国家科学技术学术著作出版基金资助出版

天然药物化学研究

主　编　方起程

中国协和医科大学出版社

图书在版编目（CIP）数据

天然药物化学研究 / 方起程主编. —北京：中国协和医科大学出版社，2006.6
ISBN 7-81072-790-7

Ⅰ. 天…　Ⅱ. 方…　Ⅲ. 药物化学-研究　Ⅳ. R914

中国版本图书馆 CIP 数据核字（2006）第 048443 号

天然药物化学研究

主　　编：方起程
责任编辑：李春宇　吴桂梅　吴　磊

出版发行：中国协和医科大学出版社
（北京东单三条九号　邮编 100730　电话 65260378）
网　　址：www.pumcp.com
经　　销：新华书店总店北京发行所
印　　刷：北京丽源印刷厂

开　　本：787×1092 毫米　1/16 开
印　　张：56.25
字　　数：1300 千字
版　　次：2006 年 9 月第一版　2006 年 9 月第一次印刷
印　　数：1—3000
定　　价：115.00 元

ISBN 7-81072-790-7/R·783

（凡购本书，如有缺页、倒页、脱页及其他质量问题，由本社发行部调换）

参加编写人员名单

（按姓氏笔画排序）

王　伟　中国医学科学院　中国协和医科大学　药物研究所
王素娟　中国医学科学院　中国协和医科大学　药物研究所
方起程　中国医学科学院　中国协和医科大学　药物研究所
方唯硕　中国医学科学院　中国协和医科大学　药物研究所
刘明韬　中国医学科学院　中国协和医科大学　药物研究所
刘　悦　中国医学科学院　中国协和医科大学　药物研究所
叶　敏　北京大学医学部　药学院
石建功　中国医学科学院　中国协和医科大学　药物研究所
甘茂罗　中国医学科学院　中国协和医科大学　药物研究所
朱　平　中国医学科学院　中国协和医科大学　药物研究所
许旭东　中国医学科学院　中国协和医科大学　药物植物研究所
吕　扬　中国医学科学院　中国协和医科大学　药物研究所
吉腾飞　中国医学科学院　中国协和医科大学　药物研究所
再帕尔·阿不力孜　中国医学科学院　中国协和医科大学　药物研究所
李　帅　中国医学科学院　中国协和医科大学　药物研究所
李　斌　中国医学科学院　中国协和医科大学　药物研究所
李　媛　中国医学科学院　中国协和医科大学　药物研究所
陈若芸　中国医学科学院　中国协和医科大学　药物研究所
杜冠华　中国医学科学院　中国协和医科大学　药物研究所
张东明　中国医学科学院　中国协和医科大学　药物研究所
张艳玲　中国医学科学院　中国协和医科大学　药物研究所
张培成　中国医学科学院　中国协和医科大学　药物研究所
杨峻山　中国医学科学院　中国协和医科大学　药物植物研究所
林　生　中国医学科学院　中国协和医科大学　药物研究所
林　茂　中国医学科学院　中国协和医科大学　药物研究所
周　亮　中国医学科学院　中国协和医科大学　药物植物研究所
周金云　中国医学科学院　中国协和医科大学　药物研究所
胡晨曦　中国医学科学院　中国协和医科大学　药物研究所
赵　颖　中国医学科学院　中国协和医科大学　药物研究所
赵天增　河南省科学院天然产物重点实验室
柳雪枚　中国医学科学院　中国协和医科大学　药物研究所
袁　玮　中国医学科学院　中国协和医科大学　药物研究所
秦海林　中国医学科学院　中国协和医科大学　药物研究所
浮光苗　中国医学科学院　中国协和医科大学　药物研究所
庾石山　中国医学科学院　中国协和医科大学　药物研究所
程克棣　中国医学科学院　中国协和医科大学　药物研究所
訾佳辰　中国医学科学院　中国协和医科大学　药物研究所
戴均贵　中国医学科学院　中国协和医科大学　药物研究所

内 容 简 介

本书重点论述了近十年来天然药物化学研究的新理论、新方法、新思路和新进展；总结了生物碱、黄酮类化合物、木脂素和香豆素、鞣质、皂苷、萜类化合物、氨基酸、多肽和蛋白质等各类天然药物化学成分研究进展及结构特点；介绍了药用真菌、海洋生物化学成分的研究近况以及天然药物生物合成及其方法；叙述了最新发展起来的高效、快速、天然产物样品的高通量制备技术，核磁共振谱、质谱、X线衍射分析的新技术和新方法。结合目前形势，提出当今从事天然药物化学研究的高级研究人员不仅要熟悉天然产物成分的提取、分离和化学结构解析的专业理论知识和技术，还应努力掌握天然化合物的结构修饰，类似物合成以及有效成分的半合成和全合成的基本理论知识和技能。书中编入了“天然药物化学结构修饰及其常用有机反应”和“天然化合物生物活性研究及其方法”，以供读者参考。本书可作为科研人员在药物研究和创制新药工作中的参考书；也可作为天然药物化学、中药化学等专业硕士、博士研究生学习的参考书。

序　言

我国的天然药物化学以及与其关系密不可分的中草药成分化学研究，在我国新药创制方面曾经做出过巨大贡献。在获得国家级奖励的新药中，天然药物中的有效部位、有效成分及其衍生物占有很大的比例。从世界范围内来看，即使是在以合成药物占主导的西方发达国家，天然来源的生物活性成分也在新药研究中起着无法替代的关键作用。

现代天然药物研究重点已在很大程度上从具有生物活性成分的分离与结构鉴定“发现”新药，逐渐向多学科综合研究天然药物、以及采用化学/生物学技术手段改造天然化合物以“创造”新药的阶段发展。为了适应这一发展趋势，天然药物化学研究人员有必要掌握更多的新技术和新方法，充分了解相关学科的进展，并与药理、生化和分析等多个学科的研究人员密切配合，才能保持在这一研究领域的优势，并与世界科技发展同步。

本书由天然药物化学家方起程研究员主编并组织三十余位年富力强、既有扎实的理论基础又有较丰富实践经验的中青年学科带头人和学术骨干共同编写完成。书中充分描绘了天然药物研究这一重要的、既传统而又新颖的研究领域中几乎各个方面的理论、技术以及最新进展的概貌。

我相信本书会有利于天然药物研究领域新知识的传播和学术交流，并将受到有志于从事这一领域研究的青年科技人员和研究生的欢迎。它是一本值得推荐的参考书。

梁晓天

2006 年 1 月

前 言

我国有着丰富的天然药物资源，特别是中医中药，包括我国少数民族的传统药物，是中华民族经历了几千年与自然界和疾病作斗争的实践中总结出来的经验，有自己的理论体系，是祖先留给我们的瑰宝。我国动植物药的总数约为12000余种，其中90%来源于植物，但目前作过研究的仅占总数的5%左右。由于我国地处寒、温、热三带，地域辽阔，气候多变，致使生物具有多样性，也使天然药物中化学成分种类更为丰富多彩。50年来国内外研制成功的50多种天然药物，大多是由天然活性成分直接或以其为先导化合物衍化而来，这些药物治疗疾病范围很广，如心脑血管疾病、肿瘤、神经系统疾病、炎症、免疫系统疾病、消化系统疾病以及杀灭寄生虫如人体内疟原虫等。近年来海洋天然药物的研究又成了许多国家关注的新热点，已有几种进入了临床研究。

“创新”是我们这个时代的需求和特征，为了加快我国具有自主知识产权的创新药物研究，必须解决快速、高效发现活性先导化合物或创新侯选药物的关键问题。国际上这些年采用的天然活性成分研究总的模式是活性跟踪、分离鉴定、结构测定、结构修饰、优化先导化合物。近年来，采用组合化学等手段研究天然药物有效物质，得到人们很大的重视。因为天然生物资源多样性，进而构成化学结构分子骨架的多样性。利用最新发展起来的天然产物的高效、快速高通量制备和高通量筛选系统相结合的技术以获得具有开发前景的药物先导化合物，再进行广泛深入的研究，可能是加快天然药物现代化步伐的有效途径。

我国天然生物资源中潜藏着大量药物先导化合物，受到国外很多药物研究机构的重视，我们从事天然药物研究的科学工作者也应该有责任感、紧迫感，在总结自己经验的基础上，不断学习先进国家在这一领域里的新思路、新方法和新技术。加快我们的研究步伐，充分发挥我国中医药民族文化遗产的作用，推陈出新，为人类保健、防病、治病的卫生事业作出贡献。

本书共十七章，重点论述了近十年来天然药物化学研究的新理论、新方法、新思路和新进展。总结了生物碱、黄酮类化合物、木脂素和香豆素、鞣质、皂苷、萜类化合物、氨基酸、多肽和蛋白质等各类天然药物化学成分研究进展及结构特点、物理化学性质、提取分离方法以及化学结构研究中最常使用的波谱技术，特别是核磁共振谱、质谱、X线衍射分析的新技术和新方法。介绍了药用真菌、海洋生物化学成分的研究近况以及天然药物生物合成及其方法。叙述了最新发展起来的高效、快速、天然产物样品的高通量制备技术；高效液相色谱-串联质谱联用技术；以及这些技术和高通量筛选系统相结合，快速高效发现活性先导化合物或创制候选新药的方法。根据现阶段我国创制新药形势和总体发展的需要，改革开放后二十多年来我们自己研制新药的实践经验以及人才资源的现实和可能，从事天然药物化学研究的高级研究人员应该树立科学发展观，开阔思路，与时俱进，拓展研究领域不仅要熟悉天然产物成分的提取、分离和化学结构解析的专业理论知识和技术，还应努力掌握天然化合物的结构修饰、类似物合成以及有效成分的半合成和全合成的基本理论知识和技能。因此，在本书中编入了一个章节“天然药物化学结构修饰及其常用有机反应”以供读者参考。采用生物活性导向和追踪来寻找有效成分是行之有效的一种方法，为了帮助读者初步学习相关学科的知识，便于合作研究中相互了解和沟通，本书有一个章节专门介绍了“天然化合物生物活性研究及其方法”。

本书可作为科研人员在药物研究和创制新药工作中的参考书；也可作为天然药物化学、中草药化学等专业的硕士、博士研究生学习的参考书；药品和中药生产企业的中高级技术人员也可从该书中得到启迪和借鉴。

参加本书各章节编写的人员大多为从事天然药物化学、天然药物生物合成、仪器分析、药物筛选的中青年专家和本学科的学术带头人，同时也是为研究生讲授本专业课程的教师，他们掌握丰富的文献资料，对所撰写的章节内容熟悉，为了突出近十年来的研究进展内容，各人的侧重点不可能完全一致，每一章可自成体系，独立成文，因此，本书有些章节在内容上可能有一些重复。

承蒙中国科学院院士梁晓天教授为本书写序言，谨代表全体编写人员表示衷心感谢。本书编写和出版得到了国家科学技术学术著作出版基金委员会的资助。

由于科研和教学任务繁忙，时间紧迫，书中难免存在错误之处，请读者批评、指正。

方起程

2006 年 1 月

目 录

第一章 概 论

天然药物包括植物药、动物药、生化药物、菌类药物和海洋药物等来源于天然生物资源及其经人工修饰而获得的药物。中药以及我国各少数民族的传统药物和民间草药根据其来源，应归属于天然药物。中医中药是中华民族经历了几千年与自然界和疾病做斗争的实践中总结出来的经验，有自己的理论体系，是祖先留给我们的瑰宝，历代有许多经典著作。其中最著名的是明朝医学家李时珍的《本草纲目》，它是几千年来祖国药物学的总结，记载了1892种药物，分成60类。备受世界各国的瞩目，从17世纪起《本草纲目》陆续被译成日、德、英、法、俄等五国文字，并被誉为“东方药学巨典”。在当今世界回归自然的潮流中各国科学家对中药的研究发生了极大的兴趣，但究竟如何开展中药的现代研究有一个不断实践和认识的过程，有时还受客观条件和各种因素的制约。天然药物之所以能防治疾病，其起作用的应是它的有效成分。根据现阶段我国创制新药形势和总体发展的需要，改革开放后二十多年来我们自己研制新药的实践经验以及人才资源的现实和可能，当今从事天然药物化学研究的高级研究人员应该树立科学发展观，开阔思路，与时俱进，拓展研究领域，不仅要熟悉天然产物成分的提取、分离和化学结构解析的专业理论知识和技术，还应努力掌握天然化合物的结构修饰，类似物合成以及有效成分的半合成和全合成的基本理论知识和技能。为研制出高效低毒并有知识产权的创新药以及天然药物的深层次研究和开发，这无疑是一条很重要的途径。同时各相关学科必须进行综合研究，其中天然药物化学和药效学研究的紧密配合尤为重要。

一、天然药物化学在我国的发展经历

在我国天然药物特别是中药的应用已有几千年的历史，但是真正开展中草药的化学研究却是从20世纪20年代才开始。赵承嘏（1885~1966）先生是中国进行中草药化学研究的先驱者。他于1923年由欧洲返回祖国，1925年赵承嘏到北京协和医学院任药物化学教授，开始了中草药研究工作，1932年他创办北平研究院药物研究所并任研究员兼所长，他毕生致力于中草药化学研究。系统研究了30多种中草药化学成分，得到了许多新生物碱，其中部分推荐临床使用，如延胡索素乙，在临床上作为镇痛镇静剂使用；从中药常山中分离得到常山碱，具有高出奎宁100倍以上的抗疟活性。新中国成立后他在中国科学院上海药物研究所创建了植物化学室。同期北京中央卫生研究院药用植物系也成立了植物化学室，早期主要研究人员是从原南京中央卫生实验院北迁过来的。1958年在中央卫生研究院药物化学系、药用植物系、药理学系以及北京协和医学院药理学系基础上，根据国家十二年科学技术发展规划的要求建立了中国医学科学院药物研究所，植物化学室即成为该研究所的主要研究室之一，以后又改名为天然药物化学研究室。应该说新中国成立后，在相当长时间里，这一北一南的两个药物研究所在天然药物化学和新药研究领域里曾起到了全国的领军作用。

建国初期，我国新药的研制近于空白，基础非常薄弱。若袭用国际上通行的做法，即合成大量化合物进行药效学筛选，这在当时的国力很难实现，也不切实际。因此，从天然药物和中草药中寻找生物活性成分并开发新药，或以其为先导化合物来合成更有效的药物是一条切实可行的途径，而且我国拥有品种繁多和资源丰富的中草药以及传统的用药经验，这是得天独厚的开发新药的宝库。但是在20世纪50年代，植物成分的分离主要依靠有机溶剂，因此，只有那些含量较高、容易在有机溶剂中析出结晶的成分，才有可能分离、纯化。而化学结构测定工作仍只能采用经典的化学转化和化学降解为主的方法，不仅样品需要量大，而且所得信息少，有的常常不够准确。50年代后期，国外已开始将现代波谱技术应用到测定化学结构的研究上，这大大地加快了鉴定化学结构的速度，而且提高了准确度。最常用的波谱技术是紫外、红外、质谱和核磁共振等。其特点是：获得正确的信息比经典的化学方法快，信息量大，直观性强，技术方法多样，样品用量小，一般只需几毫克，而且基本上是“无损”分析；不改变混合体系的组成，对互变异构及构象等的研究比用化学分析法有利。

我国是在20世纪50年代后期才开始陆续引进波谱技术应用于测定化学结构的知识。1955年黄量、梁晓天等一批留美爱国科学家冲破各种艰难险阻，先后回到祖国。他们了解国外科学前沿，具有深厚的化学基础知识，针对当时国内情况，他们在中国医学科学院药物研究所为青年科研人员，先后开设了紫外光谱、红外光谱、核磁共振谱、质谱、旋光光谱等一系列学习班。讲解新理论，传授新技术，以提高青年科研人员的科研素质和专业理论水平。同时加紧引进这些新技术，尤其是核磁共振新技术。梁晓天教授为了在国内推广核磁共振技术，阅读了大量资料，着手编译了《核磁共振光谱解析简论》（科学出版社出版，1964年），接着又编著了《核磁共振高分辨氢谱的解析和应用》（科学出版社出版，1976年）。1982年再版，详尽地论述了化学结构与谱线的关系。这两部书是我国在核磁共振方面较早的中文论著，至今仍作为各大专院校师生、研究生和科研人员的主要参考书之一。梁晓天教授为我国创立和发展此项技术起了重要作用，因而获得1978年全国科学大会著作奖。为了普及和推广核磁共振技术在天然药物化学结构测定中的应用，他先后赴国内一些大专院校及科研单位讲学、辅导、协助解决分析图谱中的问题，还为全国各地求教者解决了不计其数的化学结构难题。国家科委、卫生部也给予了大力支持。从1956年起，在国家外汇很有限的情况下，先后给中国医学科学院药物研究所进口了红外光谱仪、紫外光谱仪、旋光仪、核磁共振仪（60兆）、质谱仪等，这些在当时都是全国第一台。以后又进口了超导核磁共振仪（500兆）、单晶X射线衍射分析仪等。使波谱技术在测定化学结构中得以推广应用，大大促进新药研究的速度，研究工作基本上达到了国际水平，取得了很多成果，发现了一些化学结构全新的化合物，并使其发展成为新药。

一叶萩碱（securinine）的结构测定：早在1953年，前苏联全苏芳香和药用植物研究所的科研人员已从一叶萩植物［*Securinega suffruticosa*（Pall.）Rehd］的叶子中分离出一叶萩碱。药效学研究证明一叶萩碱具有士的宁（strychnine）样的作用，但毒性比士的宁小8~10倍。在前苏联于20世纪50年代后期已开发成中枢神经兴奋药，用于治疗急性脊髓灰质炎后遗症、各种运动功能及神经精神障碍性疾病，而它的化学结构当时正在研究。一叶萩属大戟科植物，在我国蕴藏量很丰富。1960年中国医学科学院药物研究所有关科研人员利用活性炭吸附法从一叶萩叶子中分离出淡黄色一叶萩碱的针状结晶。在梁晓天教授指导下开始研究其化学结构。初期，采用经典的化学降解法取得信息表明，一叶萩碱分子中有共轭双键，处于同一环中。因当时我国还没有核磁共振仪，只好请外国友人做了一张60兆^{1}H NMR，虽然分辨率很不理想，却提供了双键排布的信息，彻底排除了同环共轭二烯结构的可能；还排除了其他大量可能的结构，把可能结构限制在很小范围内，便于决定取舍。由于没有质谱仪来确定分子量，根据元素组成，既可能是 $C_{13}H_{15}NO_2$，又可能是 $C_{13}H_{17}NO_2$，很难加以确定，只好用经典的元素分析法做了许多衍生物的分析。这种方法要求细心精制样品及重复实验，才能保证重演性与精确度，费工费时。有了精确的组成，就可以根据生源学说设计定向的化学反应，如一叶萩碱在较温和条件下可以分解成四氢吡啶及邻羟基苯乙酸。根据这一反应，分析一叶萩碱的亚甲基受到邻位氮及氧的活化，从而易于失去质子，继而 C－N 断键以减除桥环张力，亚胺的负电荷通过共轭系统转移到羰基上。可视为逆 Mannich 反应，从而确定了一叶萩碱的化学结构，只用了很短的时间，与日本科学家同时在不同杂志上发表了一叶萩碱的化学结构[1]。

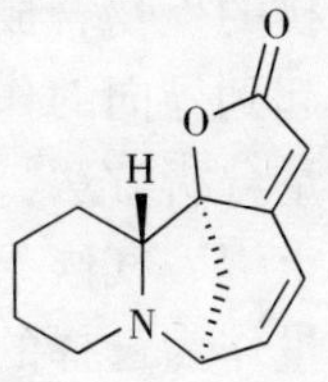

左旋（－）一叶萩碱

另一个例子是抗疟药鹰爪甲素和青蒿素结构的测定：鹰爪甲素分子内含有过氧基团，在天然化合物中是罕见的，而化学性质又出乎意料地稳定，不显示其含有过氧性能，给结构的测定带来很大困难。通过核磁共振的去偶技术，理顺了试验中的一些矛盾现象，否定了原来推导的缩酮结构，推理为过氧结构，又根据生源学说对许多可能结构进行选择，再经过针对性化学降解以及三苯膦的定量分析，才确定了鹰爪甲素的化学结构[2]。具有过氧键而且是抗疟活性基团的化合物，这是一个新的发现，引起国内外医药界的重视。无独有偶，青蒿素（qinghaosu，artemisinin）几乎与鹰爪甲素同时发现，其结构中可能也含有过氧键，梁晓天教授结合鹰爪甲素结构的启发，用三苯膦定量分析法，确定了青蒿素结构中的过氧键。这一基团的存在，也在许多方面的化学重排反应试验中有所体现。青蒿素结构的确定，为寻找新型抗疟药提供了一条新的途径。

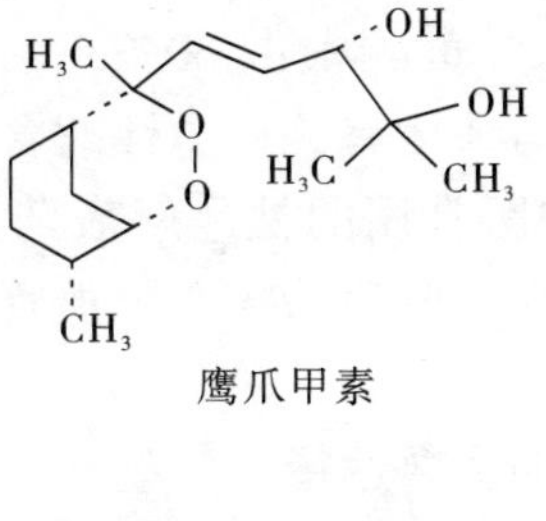

鹰爪甲素

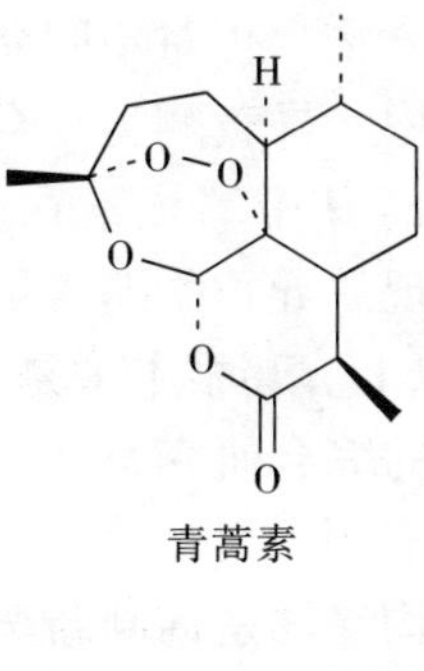

青蒿素

以上两个例子都是 20 世纪 60 年代的工作，由此说明现代波谱技术在测定天然产物化学结构的重要性，特别是对复杂化学结构的研究，确实是不可或缺，不仅加快了化学结构测定的速度，而且提高了准确度。但是现代波谱技术得以在全国范围内逐步推广和应用，还只是开始于70年代末恢复高考制度以后。与此同时分离成分的新方法和新技术如薄层色谱、离心薄层色谱、柱色谱、高效液相色谱、高速逆流色谱以及种类繁多的吸附剂、载体等的相继推广和应用，使许多天然药物中的微量成分得以分离和纯化。近一二十年来，由于核磁共振谱和质谱又开发了许多新方法和新技术，如二维核磁技术、DEPT等的推广应用，再加上在线分析技术LC－MS－MS、LC－NMR等，可以说，近年来我国天然药物化学研究已达到了一个较高的水平，而且已形成一支较大的队伍，这对新药的研究和开发起到非常重要的作用。

二、多学科综合研究是快速创制新药的根本保证

在新药的研究和开发过程中，天然药物化学与其他相关学科如药理、药物分析、药物制剂、药用植物、药用植物栽培、天然药物的生物合成等合作非常重要，尤其是药理筛选和药效学的研究对天然药物化学的研究常常起到导向的作用。有了高纯度的标准品，药物分析才能测定必要的理化常数，研究定性、定量分析方法，制定原料和制剂的质量标准等；在药用植物栽培研究中诸如优良品种的选育，土壤、气候条件等生态环境的影响，适宜的栽培技术措施和采收季节等都需要以有效成分含量作为选择的指标。只有明确有效成分，才有可能发现更多可以利用的天然资源。同样，在菌类药物的研究中，优良菌种的选育，培养基组成的适宜配比和培养条件的选择等都需要以有效成分含量作为考核的标准。因此，在新药研究和开发过程中必须开展各相关学科的综合研究。

“葛根的研究”[3]是一较好的例证。葛根的综合研究是20世纪70年代初从中国医学科学院阜外心血管病医院和药物研究所组成的一支医疗小分队到首都钢铁厂开展高血压病防治过程中开始的。医护人员发现有的病人服用降压药后，血压可降至正常范围，但有些症状如颈项强直、头晕等仍存在。严重影响工人出勤。一位参加过中西医结合学习班的药理学家提出，《伤寒论》中记述葛根可治疗项背强直，乃用葛根汤试治颈项强直、头晕等高血压症状，发现效果很明显。有的病人自述服用葛根汤后不但颈项强直、头晕等症状消失，而且听力和视力也有改进。根据这一信息开展了葛根的化学和药理等学科的综合研究，证明葛根异黄酮类化合物以及葛根素具有改善心脑血管的血液循环作用，从而创制了愈风宁心片、葛根素注射剂等新药。在调查葛根资源过程中，发现作为药用的葛根有5种，但在中医古典书籍上列为中药上品的是粉葛（*Pueraria thomsonii*）。通过对葛根中的活性成分的研究，明确其有效成分为葛根素等异黄酮类化合物，再对不同品种和不同产地的葛根样品进行总异黄酮的含量测定，发现列为上品的粉葛中，异黄酮类化合物的含量很低。野葛（*Pueraria lobata*）中总异黄酮的含量比粉葛高数十倍，其中葛根素在总异黄酮中占60%左右。野葛在我国分布很广，资源很丰富。此外，还发现总异黄酮的含量与纬度有关，愈往北含量越高，东北地区野葛中总异黄酮含量可达12%以上。葛根本来是中医常用的祛风解表药，通过中医古典书籍的提示和医疗实践以及多学科的综合研究，从而发展成为治疗心脑血管疾病的药物，是中药现代化和推陈出新的一个成功范例。

三、天然化合物的结构修饰是创制新药的重要途径

长期以来，我国药品生产以仿制为主，改革开放后开始实施药品的专利和知识产权保护。因此，加快创新药的研制不仅是形势所逼，而且也有现实可能，但需要大力倡导。天然化合物种类繁多，具有化学结构多样性、新颖性，而且许多具有特殊的生物活性。我国又有中医中药和许多少数民族的传统药可作为创制新药的源泉。多年来天然药物化学研究已遍及全国各省市医药研究机构和许多大专院校，已有一支相当规模的科研队伍能从事天然药物的化学成分提取、分离、纯化和结构测定。这些都是我们创制新药的基础。回顾一下国内外由天然药物衍生出来的新药概况就会发现，一些有效药物经过化学结构修饰或以其为先导化合物来合成类似物，常常可使药效得到成倍乃至几十倍的提高，或使其不良反应降低。从以下一些实例可以证明，在多数情况下，只要对原始成分作略微的化学结构改变，常常就能产生明显的效果，而且开发成为具有自主知识产权的新药。

（一）有效药物的化学结构修饰 蒿甲醚（artemether）[4]是青蒿素半合成的衍生物，它克服了青蒿素在临床试验中存在的复发率高、溶解性差、疗效尚不够理想等缺点，其抗疟活性比青蒿素提高了六倍，临床复发率由48%降至7%，而且油溶性好，便于制成油针剂用于抢救凶险型疟疾患者。

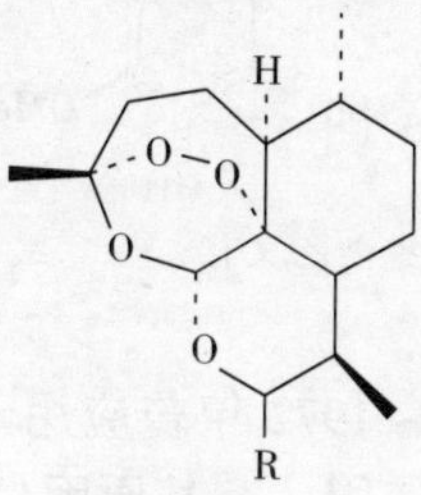

青蒿素 R = =O

蒿甲醚 R = $-OCH_3$

长春碱（vinblastine）和长春新碱（vincristine）是20世纪50年代从长春花（*Catharanthus roseus*）植物中提取、分离出来的，1960年开发成为抗癌药，1989年对长春碱进行化学结构修饰又开发出长春瑞宾（vinorelbine）[5]。实验研究表明，它对非小细胞肺癌杀伤作用强，比长春碱强1倍，比长春新碱强20多倍。已作为治疗小细胞肺癌和晚期乳腺癌首选药物。它直接作用于管蛋白/微管蛋白的动态平衡。主要作用于分裂期微管蛋白，仅在高浓度下影响轴突微管蛋白，对管蛋白螺旋化的作用低于长春新碱。长春瑞宾可做成口服制剂，其与注射剂比较，生物利用度相同，但病人服用方便。

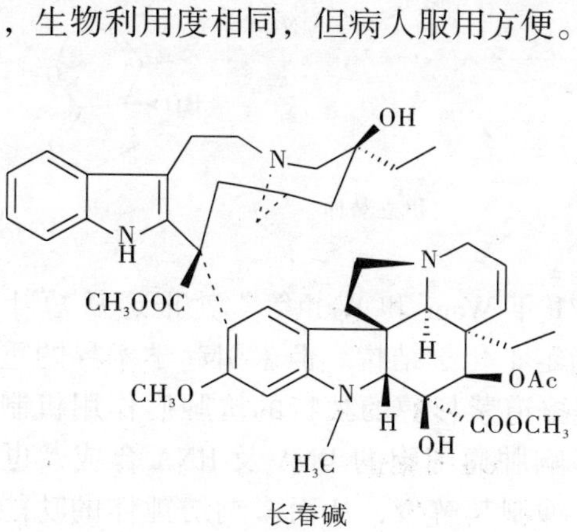

长春碱

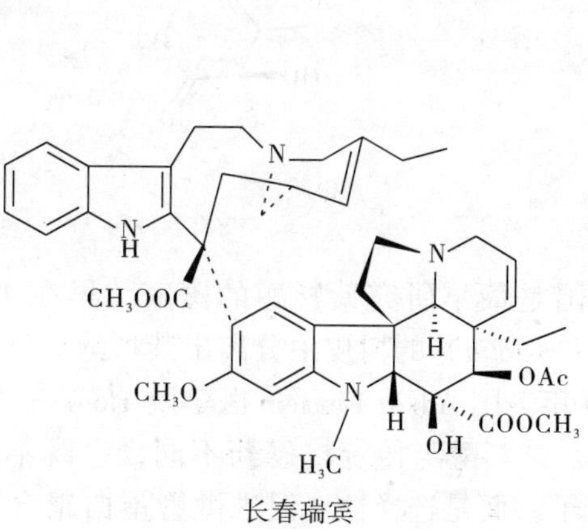

长春瑞宾

鬼臼毒素（podophyllotoxin）是从西藏鬼臼（*Podophyllum emodi* Wall.）的根茎中分离得到的成分，有很强的细胞毒作用。由于毒副反应比较严重，水溶性差，无法用于临床。经对鬼臼毒素的化学结构进行修饰，以其差向异构体表鬼臼毒素（epipodophyllotoxin）为母体引入糖苷而得到衍生物鬼臼乙叉苷（etoposide，VP－16）[6]和鬼臼甲叉苷（teniposide，VM－26），降低了毒性而成为抗癌药用于临床。

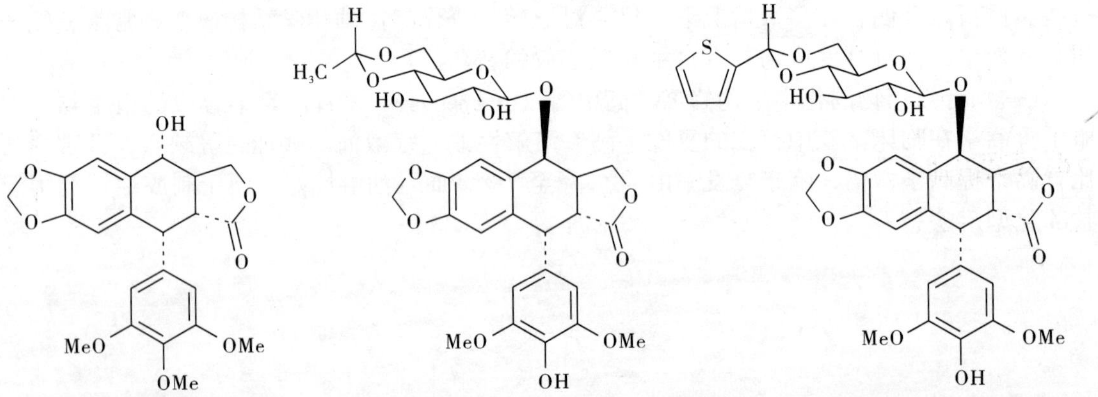

鬼臼毒素　　鬼臼乙叉苷　　鬼臼甲叉苷

喜树碱（camptothecin）早在1971～1972年曾应用于临床治疗消化系统肿瘤，后因其引起膀胱出血等严重的不良反应而停止使用。究其原因是喜树碱的水溶性极微，在膀胱中容易析出结晶，刺激膀胱壁而引起出血。伊立替康（irinotecan hydrochloride，CPT－11）[7,8]和拓扑替康（topotecan）都是喜树碱半合成衍生物，由于其水溶性比喜树碱大，克服了膀胱出血的不良反应。

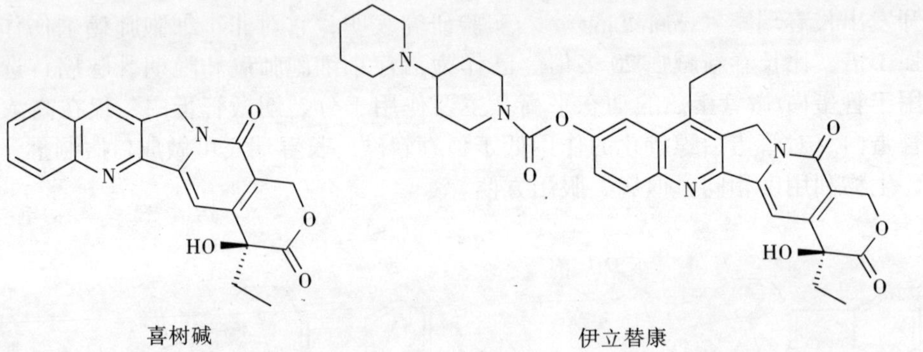

喜树碱　　伊立替康

美国是最早研究紫杉醇的国家，早在1971年Wani和Wall等[9]就报道从短叶红豆杉（*Taxus brevifolia*）的树皮中分离出紫杉醇，并确定了化学结构。但未引起学术界的重视。直到1979年美国Albert Einstein医学院Horowitz等报道紫杉醇的独特的抗肿瘤作用机制，才引起重视。紫杉醇与传统抗癌药不同，它既不影响肿瘤细胞的DNA及RNA合成，也不损伤DNA分子，而是选择性地促进微管蛋白聚合并抑制其解聚，从而影响纺锤体的功能、抑制癌细胞的有丝分裂。以后经美国百时美施贵宝公司（Bristol – Myers Squibb，BMS）进一步研究与开发，1992 年 12 月美国 FDA 批准紫杉醇作为治疗转移性卵巢癌的药物，以后又批准可用于治疗转移性乳腺癌。中国医学科学院药物研究所 1985 年开始紫杉醇的研究，并经评选列入了国家“七·五”科技攻关计划。在对 4 种国产红豆杉植物开展系统化学研究[10]的同时进行了紫杉醇及其注射液的开发研究，经临床试验后于 1995 年投入生产。

1984 年法国科学家在用 10 – 去乙酰巴卡亭Ⅲ（10 – deacetyl – baccatine Ⅲ）作原料研究紫杉醇半合成过程中，发现一中间体多烯紫杉醇（taxotere，docetaxel）[11]具有与紫杉醇相同的促进微管蛋白聚合并抑制其解聚的作用，阻断癌细胞的有丝分裂。与紫杉醇不同的是，多烯紫杉醇并不改变微管束中原丝的数目。随后开发成抗乳腺癌的新药，并获得专利保护。多烯紫杉醇的活性与紫杉醇相当，但水溶性比紫杉醇大，毒性小。

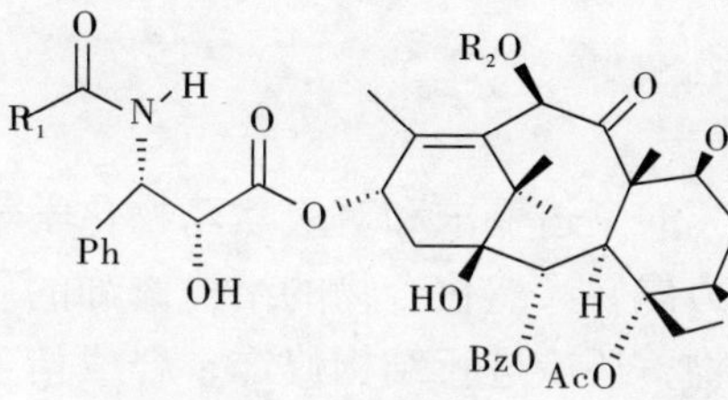

紫杉醇　R_1=Ph　R_2=Ac
多烯紫杉醇　R_1=t-BuO　R_2=H

石杉碱甲（huperzine A）是刘嘉森等[12]从我国民间草药千层塔［蛇足石杉，*Huperzia serrata*（Thunb.）Trev.］中分离得到的新生物碱，药理试验证明它对乙酰胆碱酯酶有高选择性抑制作用，通过抑制乙酰胆碱酯酶来提高脑内乙酰胆碱水平，用老年猴、老年小鼠、老年大鼠以及各种实验性记忆损害动物模型进行了研究，结果表明，石杉碱甲均显示有明显促进记忆功能及改善记忆障碍的作用。石杉碱甲是新型高选择性胆碱酯酶抑制剂，已经在临床上用于治疗老年痴呆症（阿尔茨海默病，Alzheimer disease）。此后，引起了国内外科学家很大兴趣，对石杉碱甲的结构改造和构效关系进行了大量研究。中国科学院上海药物研究所的科学家们曾合成及半合成了百余个类似物及衍生物，除阐明了石杉碱甲的构效关系，还发现一个新的衍生物“希普林”（schiperine），它对脑内乙酰胆碱酯酶的选择性抑制作用强于石杉碱甲。“希普林”已获得中国及国际专利[13]并已在欧洲 35 家医院同时完成了Ⅱ期临床试验，结果表明，其疗效、持续时间和毒性等综合指标均明显优于国际上近年开发的治疗老年痴呆症药物。

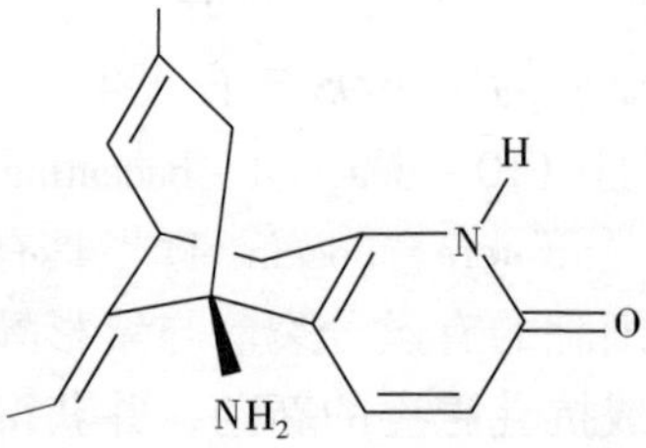

石杉碱甲

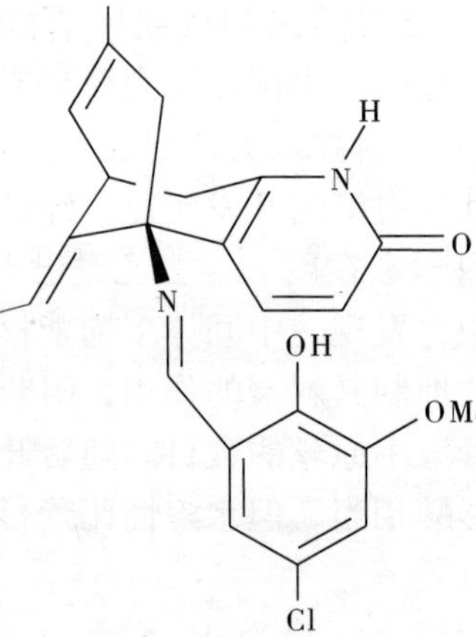

希普林

如上所说，根据创新药研究的紧迫要求和对天然药物化学学科发展的前瞻性考虑，应在天然药物的化学研究基础上大力倡导天然化合物的结构修饰的研究。也就是说要拓宽研究领域，除了研究自在的天然化合物，还应进行结构修饰，合成衍生物和类似物以提供更多的筛选样品。多年来的研究说明，从植物中提取分离出来的成分，绝大多数是已知化合物，而找到新成分，常常得量较少，测定结构以后，有时只够做高通量筛选（high throughput screening）。已知成分有时得量较多，有的有一定生物活性，如能将这些已知成分作一些结构修饰，有可能得到新的并具有生物活性的化合物，具备申请专利和发展成创新药物的条件。

（二）有效成分的半合成和全合成　此外，当一个植物成分类药物投入生产后，常会产生许多副产品，如何综合利用是一个很重要的问题。以紫杉醇（taxol，paclitaxel）为例，每生产 1 公斤紫杉醇大约要产生 5 公斤的紫杉烷类化合物的副产品。如对其中 80% 以上的副产品加以综合利用，可望将这些副产品转化为 2～3 公斤紫杉醇。很明显，对于毒性很大的紫杉烷副产品的后处理压力会大大减轻，有利于环境保护。这些含量较高的紫杉烷类成分副产品包括三尖杉宁碱（cephalomannine）、10－去乙酰紫杉醇（10－deacetyl taxol）、7－木糖－10－去乙酰紫杉醇（7－xylose－10－deacetyl taxol）、7－表－10－去乙酰紫杉醇（7－epi－10－deacetyl taxol），10－去乙酰巴卡亭Ⅲ（10－deacetyl baccatineⅢ）和巴卡亭Ⅲ（baccatineⅢ）等。通过半合成和酶学方法转化成为紫杉醇或多烯紫杉醇（taxotere，docetaxel），使每吨原料生产的紫杉醇能力提高 3 倍以上，紫杉醇原料药价格可相应地大大降低。如从 7－木糖－10－去乙酰紫杉醇制备紫杉醇，已在广西桂林晖昂生化药业有限责任公司成功实施，并开始公斤级半合成紫杉醇生产，经专利检索，目前国内外尚未有这一产业化方法的报道。该公司已申报了中国专利和国际专利。

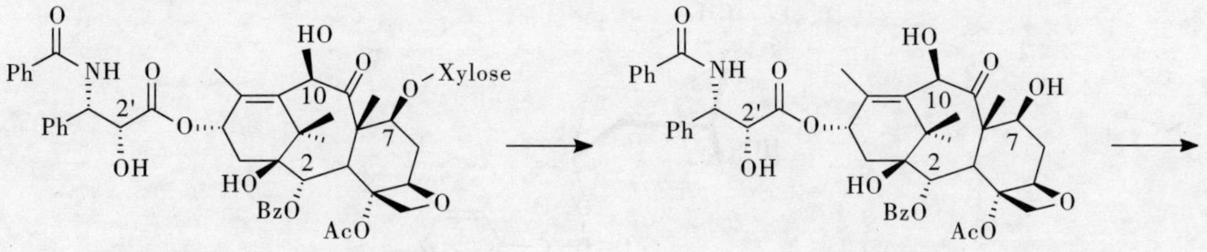

7-木糖-10-去乙酰紫杉醇　　10-去乙酰紫杉醇

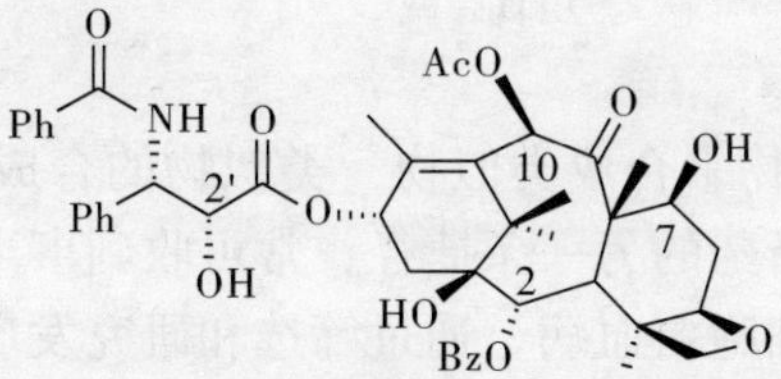

紫杉醇

山莨菪碱（anisodamine）[14]是从生长在青藏高原唐古特山莨菪（*Anisodus tangutica* Maxim）的茎叶中分离出来的一种生物碱，化学研究证明其结构为6-羟基莨菪碱，命名为山莨菪碱。系统的药理研究显示山莨菪碱的中枢作用比阿托品弱，而外周作用与阿托品相似。20世纪60年代初，北京市友谊医院儿科用大剂量阿托品抢救小儿中毒性痢疾引起的休克。但有些病例由于阿托品抑制腺体分泌作用较强，产生不良的副作用，影响了用阿托品抢救休克的治疗，迫切需要有阿托品那样的治疗作用，而副作用，特别是抑制腺体分泌作用很小的药。山莨菪碱的药理作用正符合这种要求，它抑制腺体分泌的作用比阿托品弱几十倍。就这样，山莨菪碱于1965年4月第一次进入了临床试用，这也是山莨菪碱的另一个商品名"654"的由来。由于山莨菪碱治疗不同类型休克有明显的疗效，它的主要机制是改善微循环障碍，因而收到异病同治的功效，用于抢救中毒性痢疾、暴发型流脑和大叶肺炎的危重病儿，使死亡率大大降低，同时促进了微循环和抗休克的理论研究。山莨菪碱的发明与应用推动了山莨菪碱的人工合成，设计出独创的合成路线。天然山莨菪碱为左旋体，合成的山莨菪碱为消旋体，因分子中含有两个手性中心，故合成品由四个光学异构体组成，即一对外消旋体（6S，2'S和6R，2'R）和一对内消旋体（6S，2'R和6R，2'S）。为了区别，合成山莨菪碱的商品名定为654-2。二者生物活性比较，天然品对平滑肌的解痉作用稍强。而合成品对抗震颤、镇痛及扩瞳和抑制唾液分泌作用略强，小鼠半数致死量也稍大。合成山莨菪碱的大量生产，开拓了应用莨菪类药物治疗疾病的广阔前景。

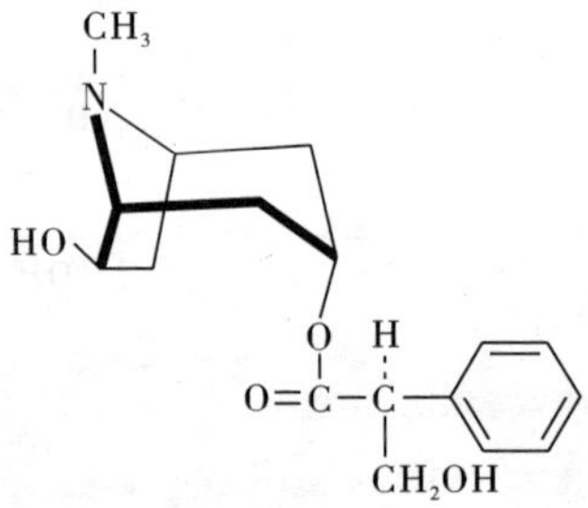

山莨菪碱

（三）以有效成分为先导化合物来合成类似物　类似物的合成对于开阔药物设计思路显得更为重要。是创制有知识产权新药的另一条捷径，常可收到事半功倍的效果。

当归芦荟丸可以治疗慢性粒细胞白血病，通过筛选和研究发现其有效成分是复方中青黛所含的靛玉红（indirubin），以靛玉红为先导化合物合成了一系列衍生物和类似物，从而创制了治疗慢性粒细胞白血病的新药甲异靛（meisoindigo）[15]。

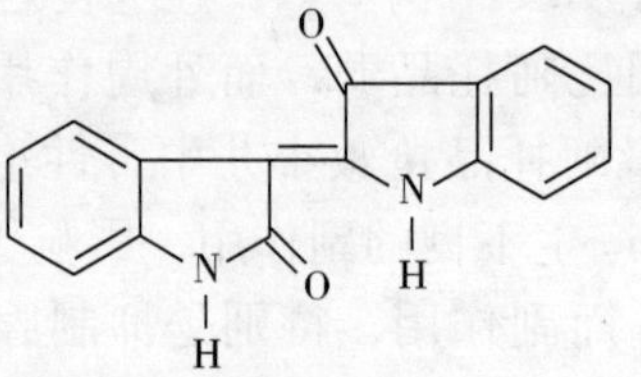

靛玉红

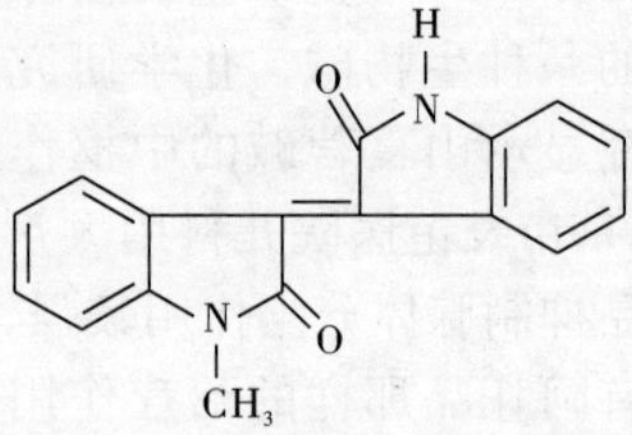

甲异靛

又如根据治疗肝炎有效成分五味子丙素（schisandrin C）的化学结构合成了一系列类似物，并筛选出联苯双酯[16,17]，具有很好的降酶和治疗乙型肝炎的作用。近年来又在联苯双酯基础上创制了新一代治疗肝炎新药双环醇（bicyclol，商品名百赛诺）。

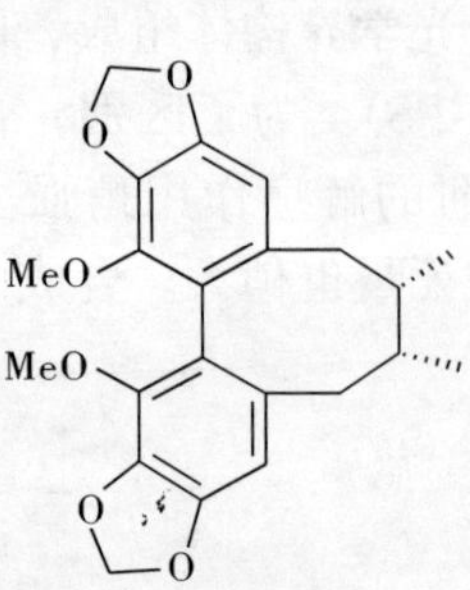

五味子丙素

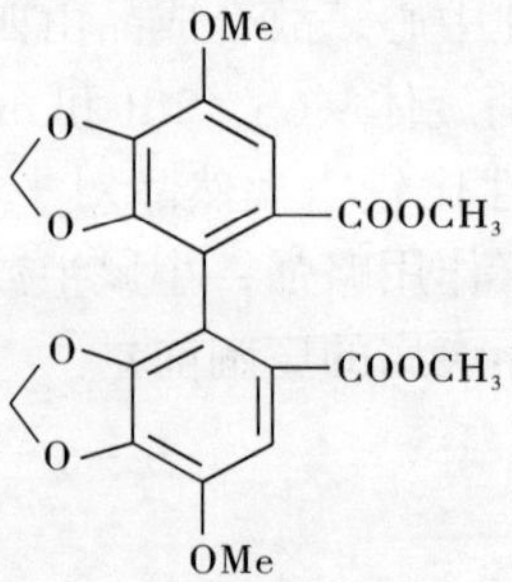

联苯双酯

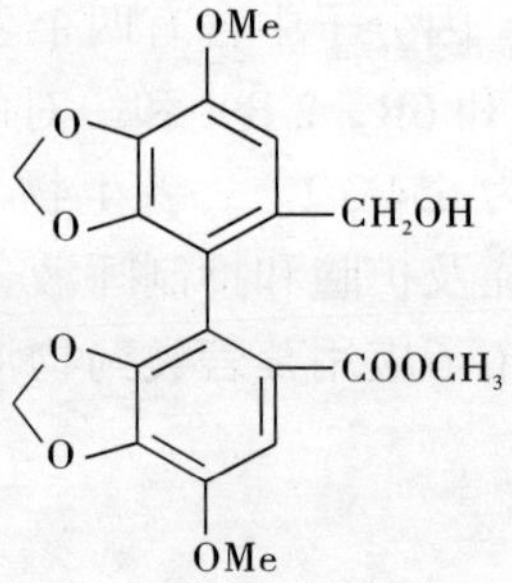

双环醇

斑蝥素（cantharidin）是从中药斑蝥（*Mylabris phalerata* Pall，鞘翅目芫青科昆虫）中分离出来的，具有抗肿瘤活性的成分。20 世纪 70 年代曾用于治疗原发性肝癌，但由于其对泌尿系统有较强烈的刺激作用，影响它的临床使用。后设计合成了一系列衍生物，从中筛选出去甲斑蝥素（norcantharidin）[18]，它的毒性比斑蝥素小，而对原发性肝癌等消化道系统癌症的疗效提高了，还有增加白细胞的功能，这是它的独特作用。去甲斑蝥素不仅可以大量生产，而且生产成本远比斑蝥素低。

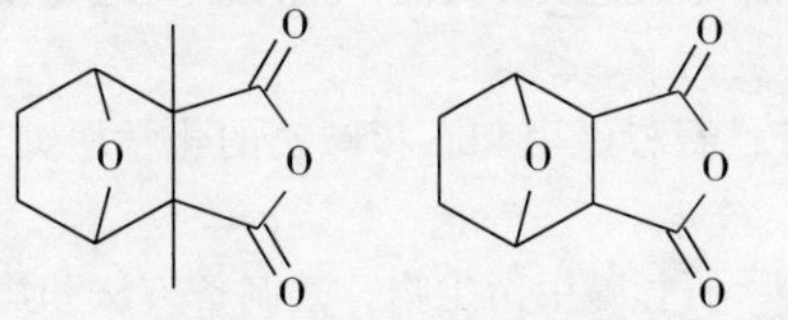

斑蝥素　　　　去甲斑蝥素

综合分析我国当前天然药物化学的研究现状，从事天然药物化学成分的提取、分离、纯化和结构测定的研究人员占绝大多数，而同时掌握化学成分的结构修饰，半合成和全合成知识和技能的极少。这从天然药物化学专业毕业的研究生论文可见一斑，但极少数人的例子却说明，一个科研人员全面地熟悉和掌握天然药物化学两方面的知识和技能是可以做到的，而且结合起来可起到相辅相成的作用。前者是发现自在之物，提供许多可供选择的新的和已知的天然化合物，从中选择一些有意义的进行结构修饰或以其为先导化合物进行类似物的合成。这样做将为生物活性的筛选提供更多的样品，同时为创制具有自主知识产权的新药打下基础。这是形势发展的需要，学科发展的必然；使从事新药研究的科技人员的思路拓宽了，科研工作的能力和水平也将得到提高。除此以外，从事天然药物化学研究的科技人员还应了解一些相关学科的知识，这有利于相互沟通和合作。

（方起程）

参 考 文 献

1．陈淑凤，谢晶曦，梁晓天．一叶萩碱的化学结构．药学学报，1963，10（4）:225－236

2．梁晓天，于德泉，吴伟良，等．鹰爪甲素的化学结构．化学学报，1979，37（3）:215－230

3．葛根．见：中国医学科学院药物研究所编著．中草药现代研究．北京：北京医科大学·中国协和医科大学联合出版社，1995，第一卷：258－305

4．China Coorperative Research Group on Qinghosu and Its Derivatives as Antimalarials．Clinical studies on the treatment of malaria with qinghaosu and its derivatives．J Traditional Chinese Med，1982，2（1）:45－50

5．Depierre A，Lemarie E，Dabouis G，et al．Efficacy of navelbine（NVN）in non small cell lung cancer（NSCLC）．Semin．Oncol，1989，16（2 Suppl），4:26－29

6．Saulnier M G，Senter P D，Kadow J F．Preparation of podophyllotoxin glycosides as antitumor agents and pharmaceutical compositions containing them．Brit UK Pat Appl GB 2207674A1，8 Feb．1989

7．Kunimoto T，Nitta K，Tanaka T，et al．Antitumor activity of 7－ethyl－10－［4－（1－piperidino）－1－piperidino］carbonyloxycamptothecin，a novel water－soluble derivative of camptothecin，against murine tumors．Cancer Res，1987，47（15）:5944－5947

8．Negoro S，Fukuoka M，Niitani H，et al．A phase Ⅱ study of CPT－11，a camptothecin derivative，in patients with primary lung cancer. Jpn J Cancer Chemother, 1991, 18 (6):1013-1019

9. Wani M C, Kepler J A, Thompson J B, et al. Plant antitumor agents VI. The isolation and structure of taxol, a novel antileukemic and antitumor agent from *Taxus brevifolia*. J Am Chem Soc, 1971, 93 (9):2325-2327

10. 红豆杉（紫杉醇原料）. 见：中国医学科学院药物研究所编著. 中草药现代研究. 第三卷，北京：北京医科大学·中国协和医科大学联合出版社，1997，305-360

11. Verweij J, Clavel M, Chevalier B. Paclitaxel (Taxol) and docetaxel (Taxotere): not simple two of a kind. Ann Oncol. 1994, 5 (6):495-505

12. 刘嘉森，俞超美，周有作，等. 石杉碱甲和石杉碱乙的化学研究. 化学学报，1986，44（10）:1035-1040

13. 朱大元，唐希灿，林金来，等. 石杉碱甲衍生物，其制备方法和用途. 中国专利号 1052225，2000 年 5 月 10 日；Zhu Dayuan, Tang Xican, Lin Jinlai et al. Huperzine A derivatives, their preparation and their use. US Patent 5929084, July 27, 1999; European Patent USRE38460E, Mar. 9, 2004

14. 唐古特山莨菪及其相关的莨菪类药物. 见：中国医学科学院药物研究所编著. 中草药现代研究. 第二卷，北京：北京医科大学·中国协和医科大学联合出版社，1996，542-620

15. 青黛（靛玉红原料）. 见：中国医学科学院药物研究所编著. 中草药现代研究. 第一卷，北京：北京医科大学·中国协和医科大学联合出版社，1995，227-257

16. 五味子与联苯双酯. 见：中国医学科学院药物研究所编著. 中草药现代研究. 第一卷，北京：北京医科大学·中国协医科大学联合出版社，1995，349-407

17. Gu Shijie. Bis (methylenedioxy) biphenyl compounds. European Patent 0353358B1, 7 Feb. 1990

18. 王广生，仲怀玉，黄谨逵，等. 去甲斑蝥素治疗原发性肝癌 244 例. 药学通报，1986，21（4）:90-93

第二章 天然药物化学成分快速研究及其方法

一、概述

传统意义上的天然药物，即以天然生物资源和传统医药学理论为基础的传统药物，是来源于实践经验的总结，但对其本质的认识尚存在诸多空白，特别是药效物质或有效成分的化学结构和作用机制尚不清楚，严重影响着传统药物的有效性及其质量的稳定性和可控性的客观评价，因此，制约着其发展。而现代广义的天然药物，即以天然生物资源和现代医药学理论为基础的药物，包含了地球上所有潜在药用价值的生物资源（陆地、海洋动植物和微生物等）。现代天然药物研究和应用的特点是以现代医药学理论为依据，随着现代医药学理论的进步而发展。主要内容是在现代医药学理论指导下，从天然生物资源中寻找具有潜在药用价值的物质，从分子水平认识和揭示其药效作用的本质，并指导其开发和临床应用；同时，用现代医药学理论和方法从分子水平认识和揭示传统天然药物的本质，推动传统医药的发展，也是现代天然药物研究的重要内容。在现代天然药物研究中，天然药物化学成分的研究及其药效作用的评价和机制研究是从分子水平认识天然药物本质的最基础性研究内容，不论在与传统天然药物有效性、质量的稳定性和可控性的客观评价等直接相关的药效物质基础方面，还是在现代天然药物创新先导物的发现方面，都是十分重要的核心内容，具有潜在前景。

随着药物研究中相关技术的进步、认识水平的不断提高和人类健康的需求，充分利用现代科学技术和方法，进行高效快速的天然药物活性成分的研究，不但是挖掘、发展和完善传统天然药物的迫切需要，而且成为现代药物研究中的焦点。

在现代药物研究中，尤其是近10多年来，由于市场竞争压力的增大、制药企业发展的需要、疾病谱的变化和生命科学相关方法和技术的进步，对于具有巨大经济效益和社会效益的药物，研究和开发的速度成为医药行业竞争最激烈的核心问题。在药物研究中，为了得到在临床和开发中具有产权优势和竞争力的候选药物，全球化的制药企业相互竞争，增大投入，极大地推动了基因组和蛋白组技术、自动化技术、高通量药物筛选技术等的应用。在竞争中，具有进一步开发前景和潜在市场价值的活性物质（先导物）的高效快速发现成为主要焦点，包括活性快速筛选和结构快速确定两方面的核心内容。

在活性筛选方面，随着生命科学和自动化技术的发展，出现了基于分子水平或细胞水平的自动化微量活性测定和优选技术，如高通量筛选技术等，可在短时间内获得巨大数量样品的活性信息，为活性的高效确定和筛选提供了条件。因此，在近10多年来，国际上许多大型制药企业和药物研究机构纷纷投入巨资，相继建立了高通量药物筛选系统，使化合物活性的高效快速筛选成为现实。在可供筛选的物质来源方面，包括天然生物资源、化学合成和生物工程技术三个主要途径，其中，由于合成化学中组合化学合成方法的出现，在大数量样品制备方面可满足高通量药物筛选的要求，因此，国际上从事药物研究的机构和企业，曾一度把期待的目光投向了似乎具有无限前景的组合化学合成；纷纷投入大量资金建立了组合化学样品制备体系，随之合成了庞大数目的组合化学样品库，供高通量筛选。单纯从数字方面讲，组合化学和其他合成方法相结合，似乎可合成无限数量的样品。然而，在组合化学合成方法引入样品制备后，近10年来药物先导物的总体发现速度并没有明显增加；并且在组合化学合成方面，有理性地选择了较小规模和有目标的聚焦样品库的制备。总之，在药物先导物的发现方面，组合化学样品制备技术与高通量药物活性筛选技术的匹配组合，在投入产出比方面并未得到预期结果。尽管，药物研究中的许多具有开创性意义的成果与一些新型天然产物的活性和结构紧密相关，如镇痛药吗啡、抗生素类青霉素和头孢菌素类、心血管系统治疗药物他啶类、抗肿瘤药物紫杉醇和鬼臼毒素类等，但是由于药物研发速度的加快、竞争压力的增大以及资源和环境等问题，许多跨国性制药企业和药物研究机构，在样品获取方面曾表现出远离天然药物化学的趋势，偏向合成化学，尤其是组合化学。但是经过近10年的实践，已开始意识到，目前尚不存在既能产生巨大数量又能形成多样性结构的通用单一方法和技术，以满足高通量活性筛选的需求。事实上，自然界中各种生物体通过特定的代谢过程可产生具有化学结构多样性和功能多样性的次生代谢产物，每一种生物代谢产生的化合物就相当于一个或多个组合合成的聚焦化合物库，总体为药物筛选可提供了取之不尽的化合物来源。尤其是土壤微生物资源，其中99%尚未被人们认识，同时由于微生物的可再生和生物工程化培养的特点，使得其研究前景更加广阔。另外，天然生物代谢产物的生物来源特性人体通常对其更具良好的适应性，因此，仍然是药物分子的最佳来源之一。与此同时，在天然药物化学研究中，高效快速的分离和结构鉴定技术和方法得到快速发展和应用，为天然药物化学研究注入了新的活力。因此，一些大型制药企业和药物研究机构再次意识到天然生物资源在现代药物研究中的重要性，把部分重点重新放在了天然生物资源和天然药物化学研究领域[1]。以下从技术基础和研究方法两个方面对国内外天然药物化学的高效快速化研究进展进行简要叙述，仅供参考。

二、天然药物高效快速研究方法的技术基础

天然药物化学研究中的核心内容包括活性测定、成分分离和结构鉴定三个主要方面，计算机技术和自动化技术的应用使得活性测定、成分分离和结构鉴定的技术和方法日新月异，成为高效快速化的核心技术基础，主要体现在以下几个方面。

（一）高效快速的活性测定和筛选技术　首先，随着计算机和自动化技术的飞速发展，在近10多年中，药物研究中活性测定的许多程序化操作步骤和过程，实现了高度地自动化，包括样品和试剂的管理、称量、定量溶解、定量稀释、定位转移、均匀混合、培养、检测、数据采集和处理等步骤，完全可以通过计算机程序控制的自动化智能机器来完成，因而从时间、空间和效率上为药物活性筛选的高效快速化创造了条件。

其次，分子生物学、细胞生物学和分子药理学的发展日新月异，尤其是基因组和蛋白组技术和方法在功能基因和功能蛋白研究中的应用，使得与各种疾病包括疑难疾病相关的分子机制和药物发挥作用的分子机制（受体、酶、离子通道、信号传导分子和基因等）不断阐明。例如，与心血管疾病相关的腺苷受体、α和β亚型肾上腺素能受体、血管紧张素Ⅱ受体（AT1）、内皮素受体（ET）、血管紧张素转换酶（ACE）、羟甲戊二酰辅酶A还原酶（HMG-CoA）、内皮素转换酶、乙酰辅酶A胆固醇酰基转换酶（ACAT）、K^+、Na^+和Ca^+通道、细胞凋亡和NO供体等；与肿瘤相关的T细胞受体、表皮生长因子受体、蛋白激酶C、端粒酶、拓扑异构酶Ⅰ和Ⅱ、微管蛋白酶、DNA 引物酶、蛋白酪氨酸激酶（PTK）、法尼基转移酶（FTase）、丝裂原蛋白激酶（MAPK）、细胞周期依赖激酶（CDK）、细胞分裂依赖激酶（CDCK）、核因子（NF）-κB、血管生长因子、内皮细胞生长因子和金属蛋白酶、ras 基因和 p53 基因等；与病毒感染性疾病相关的 CD4 受体、CCR5 受体、反转录酶、蛋白酶等；与神经精神疾病相关的多巴胺受体、甘氨酸受体、褪黑素受体、腺苷受体（A_1）、5-HT_3 受体、胰岛素受体、β-淀粉样蛋白、tau-蛋白、神经型一氧化氮合酶、单胺氧化酶 A（MAO-A）蛋白磷酸酯酶、乙酰胆碱酯酶、bcl-2 基因等；与抗炎免疫相关的 T 淋巴细胞、CD4 细胞、细胞粘附分子（LFA-1、ICAM-1 等）、细胞因子（NO，IL-6，IL-12，IL-18 等）、蛋白酪氨酸激酶（PTK）、半胱氨酸蛋白酶、环氧酶-2（COX_2）、磷酸酯酶 A_2（PLA_2）等；以及与糖尿病相关的一些分子机制，如蛋白赖氨酸磷酸化酶 PTP1B 等。与此同时，以与各种疾病相关的生物分子（如蛋白、受体和酶）以及以细胞为模型的可用于药物活性评价的高灵敏微量快速检测和评价方法不断建立，如荧光检测、放射性核素检测和发光检测以及专用试剂盒的应用等[2,3]。这些与前述计算机程序控制的高度自动化智能机器操作系统集成，形成了基于分子水平或细胞水平的高度自动化体外微量筛选技术，即高通量筛选，日筛选量可达到数万至数十万样次。体外微孔板中或芯片上平行进行大量样品活性测试的半自动或全自动化筛选技术和方法，成为实现天然药物高效快速研究方法中活性测定的关键技术支撑[4]。

在体外微孔板中平行进行的手动和半自动化快速活性测定技术和方法的应用，在国内外药物活性评价研究中已得到普及，很多从事药物研究的实验室根据自己的研究特点，建立了相应的特殊模型和快速筛选方法。尽管高通量药物活性筛选方法和技术已趋于成熟，在国外大型制药公司的研发机构，绝大多数建立了不同规模的高通量筛选体系。但是在国内，目前真正能够进行药物高通量活性筛选的单位和机构非常有限，据了解只有两家，分别是依托于中国科学院上海药物研究所的国家药物筛选中心和依托于中国医学科学院中国协和医科大学药物研究所的国家药物筛选实验室，尚无任何制药企业自已投入建立高通量药物筛选体系。

（二）高效快速的分离和样品处理技术　天然药物化学研究最主要的内容之一是成分的分离纯化，也是影响研究速度的关键环节。天然生物代谢产物的分离纯化方法和技术有很多，包括溶剂萃取法、重结晶法、沉淀法、分馏法、升华法和色谱法等等。其中，只有色谱方法适用于天然生物代谢产物复杂样品的系统分离，是目前应用最为普遍、最有效和发展最快的分离技术和手段；色谱技术的自动化和高效化发展也是实现天然产物高效快速化分离的核心技术之一。

色谱分离方法诞生于 20 世纪初，中期被人们接受并得到迅速发展，后期被逐步改进、完善并推广应用，被称之为 20 世纪的分离技术。该技术的发展极大的推动和加快了复杂、微量天然药物的分离纯化过程，已成为天然药物化学成分分离纯化的必要手段。同时相关技术和方法的发展，尤其是近 20 年来，不论在相关理论、材料、检测手段和自动化设计等方面，还是在天然药物成分的制备型分离纯化和工业化应用方面，均取得了显著成效[5]。因此，高效快速的天然药物成分分离方法和技术，也是高效化色谱分离方法和技术在天然药物化学研究中的应用，围绕天然产物样品的集成化高效快速制备和样品库制备而形成不同的体系。主要包括以下几个关键技术环节。

1. 自动化色谱分离技术　随着计算机软硬件的发展，实现了色谱分离技术全过程的自动化，包括进样、洗脱溶剂配比或梯度、溶剂驱动泵流速、检测信号采集、洗脱流分接收等的自动化集成，通过一个程序软件可设计和控制色谱分离的全过程。近年来，以高效液相色谱为基础的各种新型色谱分离设备不断问世。主要包括用于简单样品（合成或组合合成）纯化和天然生物提取物复杂样品预分离的程序控制自动化平行中压液相色谱（如美国 Biotage 公司等）和序列闪式色谱仪器（美国 Isco 公司的 Combiflash system 等），以及用于样品纯化的平行高效液相色谱仪器（美国 Biotage 公司的 Flash - Biotage system 等）和串联柱切换多级色谱仪（德国 SEPIAtech GmbH 公司的 SEPBOX light system）。其中，平行中压和高压分离设备通过色谱柱、流动相驱动泵、检测器和流分接收器的平行设计，可同时进行 2～4 个样品的平行分离；序列闪式色谱分离设备根据色谱柱的平行配置和序列程序控制进行逐个样品的连续性分离；串联柱切换多级色谱分离设备，在加入样品后，首先通过一个一级分离色谱柱，使不同成分得到初步分离；经过一级分离色谱柱初步分离后的成分组，通过程序控制的柱切换方式直接进入不同的捕获柱中；在每个捕获柱下串联第二级分离色谱柱，被一级分离色谱柱分离后进入不同捕获柱中的不同初级分离组分，通过独立的流动相洗脱进入第二级分离色谱柱进行进一步分离并进行独立接收，即可得到进一步纯化的样品。在使用不同的设备进行分离的过程中，根据样品特点和样品量的情况可选择不同填料（正相、反相、离子交换树脂、活性炭以及各种新型填料）和大小的预填装色谱柱，可设计等度或梯度洗脱程序控制洗脱过程，也可根据使用检测器和分离目的，选择性的设计按时间或色谱峰接收不同的洗脱流分。在以上快速分离设备中，可使用的检测器主要有二极管阵列检测器（DAD）、蒸发光检测器（ELSD）和质谱（MS）检测器。

2．流分的自动化收集　流分收集器是实现自动化样品收集的必备部件。在仪器设计中，流分接收器通过进样时间点和（或）色谱峰信号进行触发来控制，从而可选择按时间或按色谱峰接收每一份样品。在选择按色谱峰收集时，可通过设定色谱峰的响应阈值或（和）斜率控制收集过程，设定的阈值高，则样品的纯度高，但收率降低；反之，则相反。对于复杂的样品往往要同时设定阈值和斜率，才能达到自动收集主要色谱峰的目的。色谱分离和流分自动收集器的匹配应用为实现样品分离过程的快速高效自动化提供了重要的技术支撑[6]。

3．样品的高效快速浓缩　样品的浓缩是分离纯化过程中十分重要的一个环节，经过平行或序列分离和流分自动接收后可产生处于溶液状态的大量流分（通常接收在标准的试管中），因此，必须有与其相匹配的样品浓缩设备。近年来，为了满足相关需要，国际上有几家公司设计生产了可用于试管中溶液直接浓缩的高速旋转离心真空浓缩仪等设备，如英国 GeneVac 公司的 DD4、HT8 和 HT12 等系列设备，分别可进行 48、96 和 144 个 10 ml 标准试管中溶液样品的一次性同时浓缩或 8、16 和 24 块标准微孔板中样品的一次性同时浓缩，可解决大量样品的快速高效化浓缩问题。

4．样品的高效自动化转移　在高效快速的药物活性筛选中，细胞和分子水平的活性测定通常在 24、96 和 384 孔标准板中进行；因此，浓缩后的样品需要从试管中转移到特定的标准多孔板中，需要配套的样品溶解转移技术和设备。伴随高通量活性筛选方法和技术的发展，为了进行大量样品的溶解、稀释和转移等处理，近年来相关的配套技术和设备已经比较完善，也可方便地用于分离和浓缩后试管中样品向多孔板中的定量溶解、稀释和定位转移，如德国 Lissy 公司、美国 Beckman 公司等的样品转移设备均具有十分完备的功能。溶解转移到多孔板中的样品溶液再通过以上浓缩设备除溶剂可得到与高效化活性筛选相匹配的干燥样品；成为实现高效快速天然药物化学研究的另一个关键配套技术。另外，根据研究目的和方法设计可选择各种现有的高效化自动设备，如样品的自动化称量等设备。

（三）高效快速的结构鉴定技术　波谱分析中的质谱和核磁共振技术是目前最为有效和快速的结构鉴定手段。近年来，质谱和核磁共振技术的发展也很快，为天然药物化学研究中高效快速的结构鉴定创造了条件。其中，在质谱技术方面，不但出现了能够更有效地测定样品分子量的软电离离子化技术（如 FAB、ESI、Tof、API 和 APCI 等）和能够获得更多结构信息的多级质谱（MS^n）测定技术，而且具有不同软电离离子化功能和多级质谱测定功能的色谱－质谱联用技术不断成熟并得到应用[7]。色谱－质谱联用技术的发展实现了样品的快速分离和成分质谱结构信息测定的同时进行，真正实现了快速分离与快速结构信息测定的同步化，成为天然药物化学快速高效化结构鉴定中可应用的最成熟技术之一。

在结构鉴定研究中，虽然随着质谱技术特别是 HPLC－质谱联用技术的发展，使结构特征明确、质谱裂解规律性强的天然药物成分结构的高效快速化确定成为现实。但是在大多数情况下，单独用质谱技术获得的质谱数据难以解决质谱裂解规律性不强的一些复杂天然药物成分的准确平面结构和精细立体构型等问题。在这种情况下，尚需要其他技术特别是核磁共振技术的联合应用。核磁共振技术尤其是各种二维核磁共振实验是目前能够准确确定复杂天然药物平面化学结构和精细立体构型的最有效手段之一，尤其是高效液相与核磁共振的联用技术（HPLC－NMR）为高效快速化精确测定天然药物的化学结构提供了可能，但是由于 NMR 仪器昂贵、灵敏度低，同时 HPLC－NMR 中流动相所需氘代溶剂成本高、溶剂信号影响显著等缺点，极大地限制了 NMR 技术的应用。近年来，首先，在核磁共振低灵敏度的缺陷方面有了极大地改善，一方面，随着高磁场超导体技术的发展和应用，高磁场核磁共振仪器投入使用，如 800 MHz 和 900 MHz 核磁共振仪；另一方面，核磁共振探头技术的改进取得了许多新成果，如微量 Nano 探头、超低温探头和毛细管探头等微量高灵敏探头的开发成功。以上新型仪器和技术的发展使得核磁共振的检测灵敏度提高到微克级水平；其次，溶剂峰压制技术得到改进，在 HPLC－NMR 联用中使用常规非氘代溶剂的可行性逐渐成为现实。尽管，由于相关仪器仍然比较昂贵，使相应技术的应用并不十分普遍，但从总的发展趋势看，高磁场核磁共振仪器和高效液相与核磁共振的联用技术以及上述其他技术的不断成熟，为天然药物化学结构的高效快速化精确测定提供了可供选择的有效解决手段。

三、高效快速的天然药物成分的研究方法

与药物化学和有机化学的关系相似，天然药物化学不同于一般的天然产物化学，其核心是紧跟药物研究的发展趋势，与药物研究中的其他学科尤其是药物分子活性评价体系紧密联系，以研究和开发药物为目的，从生物体中寻找具有显著生理活性的代谢产物。因此，强活性新型成分的发现是关键，但不是唯一，因为随着药物研究中药物活性新型评价方法和体系的出现及应用，具有新型药理活性的已知成分的发现也十分重要。现阶段，高效快速的天然药物化学研究的特点主要表现在天然产物样品的集成化快速制备和样品库的建立，以适应和满足药物活性测定评价技术和方法的需求。

（一）预分离天然产物样品库及其建立方法　由于天然药物化学研究的重点是从天然生物资源中分离鉴定具有生物活性和药物开发前景的代谢产物，因此，活性是第一位的，在进行分离纯化和结构鉴定之前，首先需要了解研究对象中是否存在与研究目标相关的活性成分。天然生物资源的传统药用价值及其功能主治是最基本的活性信息，通常也是最有价值的活性信息。根据传统天然药物的用途，直接采集相应的生物品种，进行成分分离结构鉴定，再通过在对应的药理模型上进行活性评价和深入研究开发，是天然药物化学的早期研究思路。然而，很显然在庞大数量的生物资源中，只是极少一部分有药用记载，绝大部分无药用记载的天然生物资源，并不意味着无药用价值，比如具有重大里程碑意义拯救了无数生命的青霉素的发现和开发应用。因此，出现了天然药物化学发展的第二个阶段，即以活性跟踪为导向的成分分离与结构鉴定及活性再评价研究，在该阶段中，以天然生物资源提取物初级样品库的建立为基础。天然药物化学研究的对象是多样性的生物资源，包括陆地和海洋中的植物、微生物、动物、昆虫等，在自然界生物资源的数量是庞大的，收集不同品种的生物样品，进行提取即可得到最为初级的生物资源提取物样品库，在目标药理模型上进行活性测定获得提取物样品的活性信息，在随后的分离纯化和结构鉴定中，以相应的药理模型对分离纯化过程中得到的组分和成分进行活性跟踪，找到真正的活性成分，然后进行深入研究；这样使天然药物化学研究的目的十分明确。因此，在天然药物化学研究的第二发展阶段取得了巨大成功，如头孢菌素类、他啶类、青蒿素类、鬼臼毒素类和紫杉醇类等一系列直接来源于天然生物以及经过优化修饰的半合成或合成药物的开发和临床应用。

如前所述，随着药物研究开发速度的加快和新型活性筛选测定方法、技术以及体系的建立，天然生物资源提取物初级样品库已不适应和满足药物研究发展的需要。一方面，初级样品库中的样品以天然生物资源的溶剂提取物为主，由于天然生物资源的代谢复杂性特点，决定了其提取物组成的复杂性，通常一个提取物中可能含有数十种乃至数百种成分，在活性筛选尤其是体外细胞和分子水平模型筛选过程中，初级样品中成分之间的相互影响和干扰，特别是色素类成分对检测结果的影响，经常出现假阴性或假阳性，以致于无法检测。另一方面，由于初级样品过于复杂，在总提取物中每种成分特别是低含量成分的含量很低，也直接影响到活性测定结果的准确和可靠性。总体情况是初级样品库从样品的质量和数量上均已不适于新型分子和细胞药理模型快速活性评价方法和技术要求。因此，为了克服天然生物资源初级样品库质量和数量的问题，加快天然生物资源中活性化合物的发现速度，德国的 Bioleads 公司通过以下技术路线（图 2-1），探索了利用不同溶剂提取、Isoleader 自动化色谱分离和 ContiWeight 自动化样品接收等技术组合应用，建立微生物和真菌资源的提取物预分离天然产物样品库（即亚组分样品库）的方法，并结合半制备 HPLC、LC-MS 和 NMR 等技术探索了天然药物化学的半自动化快速研究体系，实现了天然药物化学研究中活性筛选、分离和结构初步鉴定的高效化方法[1]。

真菌和微生物经过液体培养基进行培养并过滤后，菌丝体用有机溶剂提取得到低极性提取物，而滤液利用 Isoleader 色谱仪和 ContiWeight 流分收集仪通过两个不同的色谱柱（树脂柱）按重量分离为 9 个亚组分。每种真菌或微生物经过以上过程可得到 10 个预分离亚组分；利用半自动化的以上过程，在 1 个月内处理了 800 种多样性的真菌和微生物提取物，得到 8000 个成分富集的预分离亚组分。得到的组分提供给不同的用户在各自不同的药理模型上进行活性筛选，得到反馈筛选结果后，利用半制备 HPLC 按时间自动化接收，将活性组分分离为 10 个不同的次亚组分，然后进行再次活性测定和评价。最后，利用 HPLC-MS 和 NMR

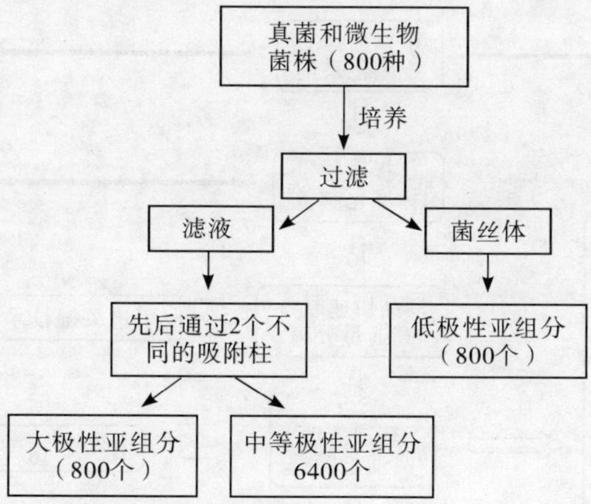

图 2-1 真菌和微生物培养无预分离组分样品制备技术路线

对反馈的活性次亚组分中的成分进行分析。通过探索研究证明，在大多数情况下，通过以上分析过程获得的信息，足以进行已知结构的确认和未知结构的初步确定。该方法的优点是，一方面，极大地缩短了从活性发现到结构鉴定的时间；另一方面，由于只有对具有活性的亚组分和次亚组分进行进一步分离和结构分析，同时也只有在必要时对含有非重复性成分（新结构）的菌株进行较大规模的培养，以获得真正有价值的活性新型代谢产物，因此，可极大地减少费用投入。

同时，也有人进行了植物资源提取物亚组分样品库的建立，其中，每个亚组分中含有 1 ~4 个主要成分。为了尽可能避免组分中代谢产物的重复，在亚组分样品制备之前，首先对初级提取物样品进行色谱指纹图谱测定。

另外，结合中药现代化和创新药物研究以及我国高通量药物筛选发展的需要，在国外相关方法建立的同时，在国家“863”计划项目① 的支持下，中国医学科学院药物研究所也进行了中草药提取物初级样品库、亚组分样品库建立方法和体系的探索性及可行性研究[7]。通过研究已形成了具有近 3000 种药用植物初级提取物样品库和由 1200 多种药用植物提取物按极性大小分离制备得到的 50000 个亚组分样品库。相关基本方法和技术路线见图 2-2。主要步骤如下所述：

第一，中草药生物资源样品的规范化采集。所谓规范化即在采集中必须有严格的采集计划和严谨的采集记录。通过文献调研收集中草药传统药用信息，根据中草药的传统用途和功能主治，归类选择需要采集的生物样品范围，同时结合中草药资源的形态分类学特点和药用部位以及资源分布情况等确定采集计划，包括采集时间、地点、海拔、部位、生态环境、学名、药用价值、标本库建设等内容；并制定规范化采集的程序、采集量、运输和保存、信息记录和标本制作等程序。然后，有计划、有目标的进行中草药样品采集和收集。

① “高通量药物筛选和多样性样品库建立”（No. 2001AA234021）。项目负责人：王晓良研究员。

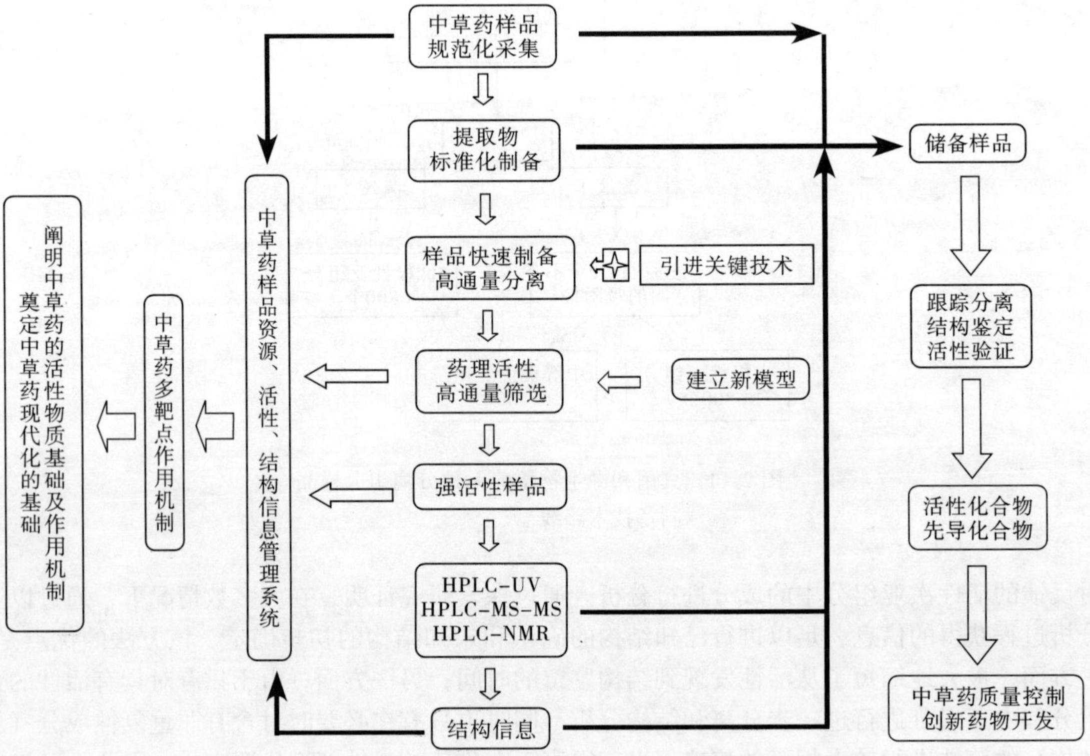

图 2-2 中草药高效化研究技术路线

第二，中草药资源初级提取物库即储备样品库的建立。结合天然药物化学研究中的经验和实际情况，确定中草药初级样品库的统一规范化方法，如提取方式、提取溶剂、提取次数以及提取物的浓缩干燥条件等。

第三，中草药提取物预分离组分库的建立。通过技术路线设计、引进设备和方法选择，建立了中草药预分离组分样品的制备体系。在该体系中主要引进了美国 Isco 公司生产的 CombiFlash Sq×16 型 16 通道组合闪式序列分离设备、英国 GenVac 公司生产的 DD4 型多组分真空离心浓缩设备和德国 Lissy 公司生产的 ZINSER ANALYTIC 样品溶解转移设备。构建了日处理 4~8 个提取物，制备 160~320 个亚组分样品制备体系。

第四，结合中国医学科学院药物研究所已有的多台套 LC-MS-MS，LC-NMR（配备 Nano 探头和超低温正向探头）等大型结构分析设备和高通量药物筛选系统，构成了我国第一个可进行中草药高效快速化研究的完整体系。

（二）天然产物纯品库及其建立方法 天然生物资源代谢产物结构的复杂多样性和生物源性，使其成为药物先导物的最佳来源之一。但是由于天然生物代谢产物存在于复杂的生物体中，要分离得到纯品并不是一件容易的事情。到目前为止，从各种生物资源中分离鉴定的具有较小分子量（<1500）的代谢产物只有 15 万个左右，其中，15%左右的化合物是近缘生物在代谢过程中产生的与生物表型或基础代谢相关的常见代谢产物，其生理活性相对较

低，特性也较差，如β-谷甾醇及其葡萄糖苷，常见黄酮及其苷类，常见脂肪酸类、氨基酸类、核苷类和单糖类等等；30%左右是在天然产物化学研究过程中分离鉴定的代谢产物，尽管结构特殊、新颖，但是由于研究过程中注重新颖结构的发现和鉴定问题，因此对其药理活性情况完全未知。尽管在已分离鉴定的天然生物代谢产物中，20%~30%的化合物进行了活性测定，主要是近年来的报道，但是在绝大多数情况下，只是从事天然药物化学研究的实验室结合自己所具备的活性检测方法和条件，进行了简单测试，因此，活性筛选和测定的范围非常有限。因此，在多种药理模型上被筛选和系统评价的天然生物代谢产物的数量十分有限，天然产物多模型活性筛选和系统评价的潜力十分广阔。然而，要实现天然生物资源代谢产物在多模型上进行高效快速筛选和系统评价，并能及时在不断建立的新型药理模型上高效快速地再评价，使天然生物资源代谢产物达到物尽其用，就必须建立并不断补充天然生物代谢产物纯品库。故此，近年来国际上也出现了一些专门从事样品库建立和样品提供的小型新公司，它们通过各种不同渠道设法收集天然纯品化合物、建立已知天然产物纯品库的同时，也在利用现代先进仪器设备建立天然产物纯品库的制备方法。

1．有偿收集和合作共建模式　在各学术研究机构从事天然产物化学和天然药物化学研究的实验室进行有偿收集，是最简捷和快速的建立天然产物纯品库的方法。但是，也存在困难和问题，主要表现在：①由于在全世界从事天然产物结构研究的机构很多，相关研究经历了很长时间，因此要收集到所有分离鉴定的天然产物是绝对不可能的；②由于在零散收集的过程中涉及产权和利益问题，很多学术研究机构不愿意以固定的价格一次性出售样品；③可收集到的样品通常是容易获得的常见高含量代谢产物。由于在收集中存在的以上困难和问题，因此一些企业在进行收集的同时，通过与国际上有影响的从事天然药物和天然产物化学研究的主要学术机构联合，以协议和合作的方式保证双方利益的前提下，共同进行天然产物样品库的建立。通过这种模式，国际上一些大的制药公司加大投入建立了各自的天然产物样品库，但是库中样品的数量均相对有限。据报道国际上最大的天然产物样品库建立在Rhone-Poulene Rorer公司，据称收集了5万多个样品；其他制药公司的天然产物样品库中的样品数目多数在数千至3万个以内。其中，在初期得到德国政府基金的资助，随后德国和瑞士的7个制药公司共同合作资助，由德国的Hans-Knoell-Institut（HKI）牵头，70多个从事天然产物化学研究的实验室参与，建立的天然产物纯品库（natural products pool）计划是通过收集模式建立天然产物纯品库的一个成功范例。通过几年的努力，他们获得6000多个纯天然产物样品。每年由该样品库为每个合作公司可提供800~1000个天然产物纯品，每个样品1mg，在各企业拥有的不同药理模型上进行筛选评价。在一年时间内，合作企业根据活性筛选结果，可从该样品库中选择样品进行进一步评价或共同对样品库中的活性样品申请专利。通过协议调节和指导，不但保证了合作企业之间对样品的共享和转运，同时在可能的专利应用过程中，也照顾到了样品库中样品提供者的发明成分和利益。在几年中，合作企业从该样品库中已经索取了120多个化合物，进行进一步评价或开发。

2．建立纯品天然产物快速制备体系　除通过有偿收集和合作共建的模式外，一些制药公司通过合作建立高效快速的纯品天然产物样品库制备体系，以加快从天然生物资源代谢产物中筛选药物先导结构的速度。如德国AnalytiCon Discovery和Aventis公司合作探索了建立半表征的含量大于80%以上、重量大于5 mg的天然产物纯品库制备体系的可行性研究[8]。其总体指导思想是注重样品的纯度，以适应高通量活性筛选的需要，结构表征放在次要地位，以减少在无活性成分结构鉴定方面的时间和经费投入，加快活性化合物的发现速度。主要步骤如下：

第一，为了达到探索的预期目的，他们对生物资源进行了预选和分析测定。首先，在植物资源上，根据化学分类学的特点，预选了已知能产生次生代谢产物数量、多含量高的植物，最多需用植物原料干重500g；同时为了避免已知化合物的重复发现的问题，主要预选了文献中无代谢产物研究报道的品种。最后从包括124个科的植物中预选了679种植物用于该项探索研究。在微生物资源上，主要预选了培养条件简单、容易放大培养的微生物和真菌，最多需要培养10l，在该项目研究中首先预选了2665个细菌菌株和1425个真菌菌株；再经过在不同介质中的培养、放大培养实验，从中预初选了619个细菌菌株和630个真菌菌株。

第二，对预选的生物资源样品进行了初步化学筛选，利用程序控制的双柱高效相液相色谱-蒸发光检测器-二极管阵列检测器组合（HPLC-ELSD-DAD）和高效液相色谱-电喷雾质谱连用（HPLC-ESIMS），对预选的生物资源提取物进行了成分数量和含量的初步分析筛选，在以上预选的生物资源中，分别有1/3的植物提取物和1/8~1/10的微生物培养液提取物其所含成分的数量和含量通过了筛选。

第三，对选择的提取物样品进行了快速分离纯化。在分离纯化中，大多数提取物样品（1.0~3.5g）首先利用Biotage公司生产的闪式色谱分离系统（Flash™-Biotage system）对不同成分进行了富集，然后用由AnalytiCon AG公司开发、SEPIAtec GmbH公司生产投放市场的自动化柱切换双级色谱分离系统（SEPBOX light system）富集后的组分进行进一步纯化分离。结果从278个细菌、220个真菌和227种植物提取物中分别分离得到1211个、1031个和1758个成分，总计得到4000个纯化合物样品。

第四，利用AnalytiCon Discoveries建立的HiTSE模式对分离纯化的化合物进行结构鉴定。该模式主要包括三个步骤，首先，以前期实验过程中得到或进一步测得的HPLC相对保留时间和质谱分子离子峰和裂解碎片峰数据为基础，进行结构推断，必要时测定一维和二维核磁共振数据，并从内部的数据库中进行检索；其次，从商业数据库中进行检索（如Antibase和Chapman & Hall Dictionary of Natural Products Database）；最后，对检索不到的未知化合物进行质谱及一维和二维核磁共振数据的综合解析以进一步鉴定其结构。在结构鉴定中，3362个化合物（约84%）的分子量能够准确指定，其中80%的化合物的分子量在200~700D之间；分子量大于1000D的化合物约占8%。分子量分布范围与已知的天然产物数据库中化合物的分子量分布一致。另外，为了了解所得到化合物结构的总体情况，他们随机选择了其中的400个化合物（10%）进行了结构鉴定研究，结果显示400个化合物的结构基本覆盖了所有天然产物的结构类型，不但多样性十分明显，而且如聚酮类、大环内酯类、生物碱类、二萜类、倍半萜类等许多具有代表性的似药结构的化合物均在其中；并且发现其中39%以上的化合物具有新结构。

第五，利用高通量活性筛选方法，在9种不同药理模型上对其中的2400个化合物进行了活性筛选评价，并与其他的组合合成库和天然产物收集库的样品进行了平行比较。结果表明，尽管由于所筛选模型数目和化合物数目相对较少，难以得到具有准确地统计学意义的解释。但是，在测定的 9 种模型中，该项目中得到的化合物在其中 5 种模型上的总体阳性率或活性确证率均优于其他样品库；而在另外 4 种模型上的活性结果较其他两个化合物库的活性差，这就进一步证明，在药物研究中，天然药物化学是药物先导物不可缺少的重要来源之一。

以上探索过程仅用时 18 个月，共得到 4000 个单体化合物，同时也得到其他大量样品的重要信息，不难看出其快速高效化的程度。

另外，德国的 BioLeads 公司在建立前述预分离天然产物样品库的过程同时，也探索了纯品天然产物样品库的制备体系和方法，利用半制备 HPLC 峰检测收集对预分离天然产物样品库进行进一步分离纯化，可得到纯度大于 85%但结构信息未知的天然产物纯品库，据称他们在一个月内可得到 80 000 个纯化合物样品。

在我国，天然产物纯品库的建立情况目前很不理想，只有个别科研机构为了配合建立的高通量药物筛选体系，利用自己单位的研究积累和少量经费购买收集了一部分天然产物样品，但是库中样品数量不超过 1 万个。这与国际上药物研发以企业为主体的情况差别很大，因此，迫切需要有远见的企业加入和共同建立。

四、展望

国际上，基于天然生物资源的创新药物研究的主要方法是通过药理模型（靶点）体外活性跟踪，从包括陆地和海洋生物等的天然资源中提取、分离、鉴定活性化合物；经结构修饰改造和优化确定出先导物；最后通过全合成、半合成或从天然资源中直接提取解决先导物来源，再进入开发和产业化。近年来，高通量活性筛选技术的引入和迅速发展，极大的推动了药物的研究进程。高通量活性筛选的特点是能够进行大量样品的快速筛选，其基本要素包括足够大的样品库和优良的药理模型。与高通量活性筛选相应的样品的高通量制备和样品库以及新型药理模型的建立已成为目前创新药物研究的焦点。因此，天然药物化学研究中，高效快速研究方法和体系的建立以及应用研究已成为未来发展的主要趋势。

在国内，尽管已建立了几个具有高通量筛选能力的实验室和筛选中心，但是样品的缺乏直接影响着其作用的发挥和发展。中草药是具有我国特色的创新药物的重要源泉，由于成分的复杂性，其提取物不宜直接用于高灵敏的高通量活性筛选。但是，如果把平行和序列组合等高效快速的分离技术用于中草药样品的分离，使复杂样品按极性等特点快速分离成一些成分组（或单体），可以克服成分过于复杂的问题，建立中草药预分离组分样品库，可与高通量筛选相结合。经过高通量活性筛选得到的活性成分组（或单体）又可以与色谱－波谱联用技术结合，直接快速鉴定其中成分的结构或获取有价值的结构信息以指导下一步研究。这样使中草药中创新药物先导物的发现与高通量活性筛选有机地结合，可推动中草药中创新先导化合物的发现速度，加快以中草药有效物质为基础、具有我国特色的创新药物研究步伐。同时，由于国内制药企业发展水平的限制，尚缺乏能够真正承担创新药物研究主体角色的企业，因此，在企业尚未参与样品库建立的情况下，如何加快我国天然药物化学研究速度是一项艰巨的任务，也将直接影响我国药物研究的发展速度和水平。

另外，中草药尤其是复方药物的多靶点、多途径协同作用机制已得到普遍共识，但是对这种复杂作用机制本质的认识尚处于初级阶段。尽管药理学和分子生物学研究已揭示一种疾病可能与药物作用的许多靶点有关，有的靶点之间存在相关性，有的相对独立，每个靶点与疾病的相关程度也显著不同，但是仍然有许多疾病（主要是疑难疾病）的病因尚不清楚，药物发挥作用的靶点也不明确，缺乏有效的药物。许多事实证明，中草药尤其是复方对多种疑难疾病通常能够显示特殊的治疗效果；由于作用的靶点不明确，因此对中草药（或复方）多靶点、多途径作用机制的研究显得十分复杂。中草药样品的高通量制备与高通量活性筛选相结合能够快速获得中草药组分（或单体）的大量活性数据，可以建立中草药组分（或单体）在各种不同药理靶点上的活性信息数据库，通过计算机分析不同靶点之间的相互联系，以及各种中草药在中医药理论体系中的配伍关系，不但可以揭示中草药（或复方）多靶点、多途径作用的本质，发展中医药理论体系，而且可能发现中草药（或复方）治疗疑难疾病作用的新途径，为寻找新靶点提供重要信息。事实上，许多新靶点的发现来源于药物作用新途径的建立，许多药物被作为探针，广泛用于靶点研究。

（石建功　王素娟）

参考文献

1. Ulrich Abel, et al. Modern methods to produce natural - product libraries. Current Opinion in Chemical Biology, 2002, 6:453
2. 吴镭主编．药学科学前沿与发展方向．北京：中国医药科技出版社，2000
3. 杜灿屏等，主编．21世纪有机化学发展战略．北京：化学工业出版社，2002
4. 杜冠华主编．高通量药物筛选．北京：化学工业出版社，2002
5. 袁黎明编著．制备色谱技术及应用．第二版，北京：化学工业出版社，2005
6. Ulrich Rosentreter, et al. Optimal Fraction Collecting in Preparative LC/MS. Journal of Combinatorial Chemistry, 2004, 6 (2):159
7. 石建功，等．高通量技术在天然药物和重要现代化研究中的应用．世界科学技术－重要现代化，2003, 5 (4):48
8. Bindseil KU, et al. Pure compound libraries; a new perspective for natural product base drug discovery. Drug Discovery Today (DDT), 2001, 6:840

第三章　现代核磁共振技术在化学结构研究中的应用

核磁共振（nuclear magnetic resonance，NMR）是根据有磁矩的原子核在磁场的作用下，能够产生能级间的跃迁原理而采用的一种核物理技术。目前，由其所得到的信息已在物理学、化学、生物学和医学等学科和领域中得到了广泛的应用。其中，在有机化合物结构研究方面，通过测定样品的高分辨核磁共振图谱，多数情况下可以很快地把某一化合物的结构确定下来。

核磁共振现象的发生主要与原子核的自旋、原子核在磁场中的运动以及通常发生共振现象的必要条件有关。在所有元素的同位素中，有些原子核无自旋现象，如^{12}C、^{16}O、^{32}S等，这部分原子核不能发生核磁共振；还有一些原子核有自旋现象，如^{1}H、^{13}C、^{15}N、^{19}F、^{31}P等；研究表明，这部分原子核在外磁场中可以发生能级分裂，处在不同的能级状态（如上述几种原子核在外磁场中均有高低两种能级状态）；同时，这些原子核在外磁场中还以一定的自旋角速度作进动运动，具有一定的进动频率γ。如果在与外磁场方向垂直的方向上再加一个频率为f的电磁辐射，当$f=\gamma$时（这是发生共振现象的必要条件），处于低能级状态的原子核就会吸收该电磁辐射的能量而跃迁到高能级，这就是核磁共振。

高分辨核磁共振图谱可根据图谱中所包含的频率变量数目分为一维核磁共振图谱、二维核磁共振图谱和三维核磁共振图谱。不同的图谱分别提供不同的结构信息，它们互为补充，特别是一维谱和二维谱，目前已成为有机化合物结构鉴定的常规方法。

第一节　核磁共振一维谱

一维核磁共振图谱按检测核的种类的不同可分为：^{1}H谱、^{13}C谱、^{15}N谱、^{19}F谱、^{31}P谱等。对天然有机化合物的结构鉴定而言，最常用的一维谱是：常规氢谱和全去偶碳谱等。

在有机化合物结构鉴定方面，核磁共振氢谱（$^{1}H-NMR$）可提供的信息包括谱线的积分面积、化学位移、裂分情况和偶合常数，在分析核磁共振氢谱时我们主要通过对这4种信息的分析而获得化合物中相应氢原子的数量、类型、相邻原子或原子团信息以及立体化学信息。因此，通常我们分析核磁共振氢谱有以下几个主要方面：

1. 应用化学位移的知识，结合谱峰面积，确定（或大致确定）化合物中含氢官能团的种类。

2. 应用n+1规律或二级偶合裂分的知识，确定（或大致确定）分子中基团和基团间的相互关系，区分出自旋体系的种类。

3. 计算偶合常数，应用偶合常数的知识确定分子的构象或立体构型。

核磁共振碳谱（$^{13}C-NMR$）是在质子核磁共振的基础上发展起来的一种新技术，它的基本原理与氢谱基本相似。但是，由于^{13}C的天然丰度很低（1.1%），其旋磁比（γ）也很小，仅为^{1}H的1/4，而核磁共振测定的灵敏度与γ^3成正比，因此，在相同的磁场强度下，碳谱测定的灵敏度大约只有氢谱的1/6000；在核磁共振技术发展的初期，测定有机化合物（特别是天然有机化合物）的碳谱有一定的困难。脉冲傅立叶变换（PFT）核磁共振仪器的出现，使得碳谱的测定有了突破，目前，在有机化合物结构鉴定中，碳谱与氢谱已起着同样重要作用。

^{1}H的天然丰度是99.8%，因此，在有机化合物分子中，与^{13}C核直接相连的氢元素多数是^{1}H。由于^{13}C和^{1}H均为有自旋的磁性原子核，因此，在外磁场中，^{1}H会对^{13}C核产生自旋干扰，导致^{13}C的谱线发生裂分。与氢谱测定时采用的"在与外磁场方向垂直的方向上再加一个频率为f的"单一"电磁波"不同，常规的碳谱测定采用了双照射技术，在扫记碳谱的过程中，用另一个强的去偶电磁辐射在全部质子共振频率区进行照射，使得^{1}H对^{13}C的干扰全部消除，从而得到所有碳的信号均为单峰的图谱（化合物分子中不含^{19}F、^{31}P等时），这种技术通常称为质子宽带去偶（proton broad band decoupling）或质子噪声去偶（proton noise decoupling），也称全质子去偶（full proton decoupling）。

质子宽带去偶碳谱提供的结构信息主要包括分子中碳原子的个数和类型。由于碳谱的化学位移范围比氢谱的化学位移范围要宽得多，且^{13}C的弛豫时间一般较长，所以每个碳峰谱线半高宽度很小，几乎成单线，与氢谱相比，即使碳原子仅有细微的非等价差异，彼此也能分开，基本上不发生重叠。因此，通常分子中有多少个不同化学环境的碳，则在图谱上就有多少条谱线（当然，也可能有谱线重叠的巧合），氢谱中无法反映的季碳也可得到明确的数据。

通常，我们在完成了对核磁氢谱和碳谱的分析以后，根据分析结果，确定需进一步开展的测试项目。

图3-1为氧化巴西木素（1，brazilein）的氢谱和质子宽带去偶碳谱。表3-1为通过详细的二维核磁共振研究完成的对brazilein的氢谱和碳谱信号的全归属。

表3-1 化合物1的氢谱和碳谱数据

编号	δ_H（J，Hz）	δ_C
1	7.80，1H，d，J=8.4	130.5
1a		110.9
2	6.56，1H，dd，J=8.4，2.4	110.9
3		162.2
4	6.34，1H，d，J=2.4	102.8
4a		158.9
6	4.00，4.45，2H，ABq，J=12.0	72.9
6a		74.2
7	2.81，2.87，2H，ABq，J=19.2	39.7
7a		151.5
8	6.31，1H，s	117.5
9		179.3
10		152.3
11	7.09，1H，s	104.1
11a		126.0
12		157.7
OH	10.36，1H，s	
	9.15，1H，s	
	5.65，1H，br s	

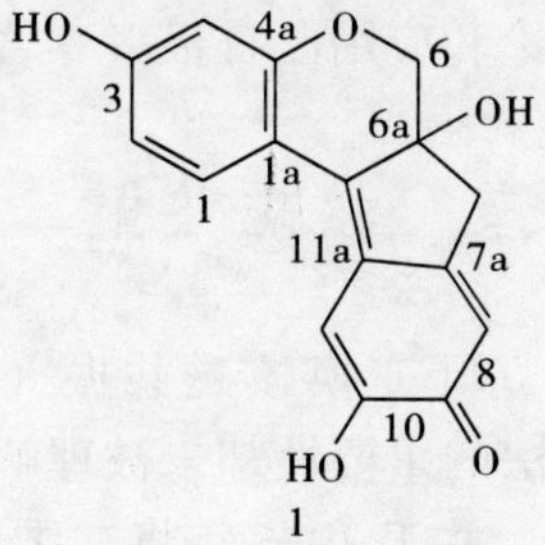

1

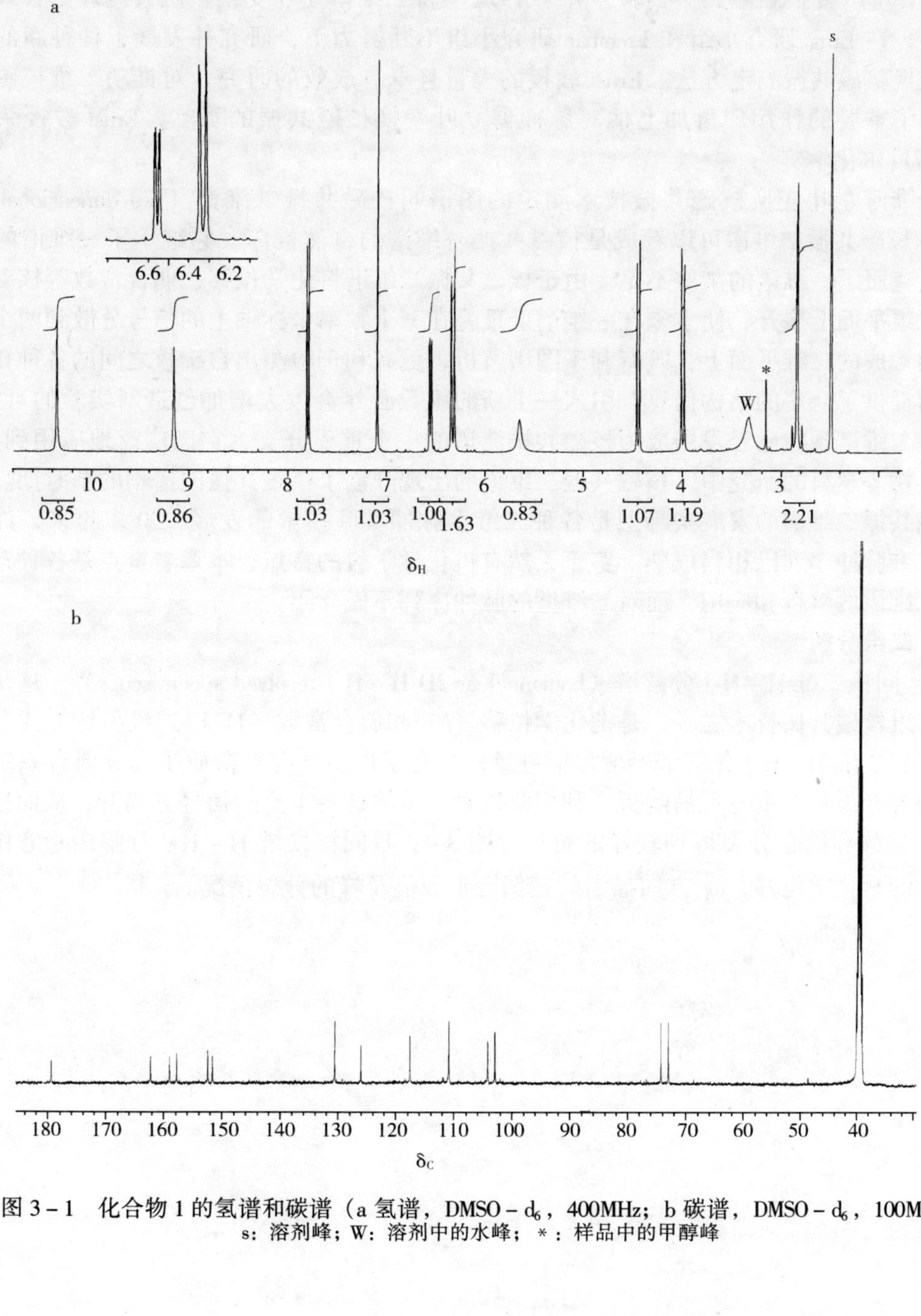

图 3 - 1　化合物 1 的氢谱和碳谱（a 氢谱，DMSO - d_6，400MHz；b 碳谱，DMSO - d_6，100MHz）
s：溶剂峰；W：溶剂中的水峰；＊：样品中的甲醇峰

关于核磁共振氢谱和碳谱的理论和应用已有很多专著出版，本书不作详细论述。

第二节　核磁共振二维谱

1971年，Jeener提出了二维傅立叶变换核磁共振（two dimensional - FT NMR，2D - FT NMR）的测定方法。当时这种新方法的重要性却未被理解，直到1974年才由Ernst等首次完成了二维傅立叶变换核磁共振实验，并于1976年将二维傅立叶变换核磁共振理论公式化发表。此后，在Ernst研究小组和Freeman研究小组不断努力下，研究并发展了种种新的二维傅立叶变换核磁共振测定方法。Ernst教授的大量且卓有成效的研究，对推动二维核磁共振的发展起了重要的作用，再加上他对脉冲傅立叶变换核磁共振的贡献，Ernst教授荣获了1991年诺贝尔化学奖。

由二维傅立叶变换核磁共振技术测定的图谱叫核磁共振二维谱（two dimensional NMR spectra）。核磁共振二维谱可以看成是核磁共振一维谱的自然推广，它继承了一维谱的一些优点，更克服了一维谱的某些不足。由于核磁共振二维谱将化学位移、偶合常数等核磁共振参数在二维平面上展开，使本来在一维谱上重叠在一个频率坐标轴上的信号分散到两个独立的频率轴构成的二维平面上，既有利于图谱解析，更有利于检测出自旋核之间的各种相互作用，从而提供了众多的结构信息。引入一个新的维数必然会大大增加创造新实验的可能性，核磁共振二维谱现在已经发展成为核磁共振波谱的一个重要分支，它已广泛地应用到物理、化学、生物等学科的研究中，核磁共振二维谱的出现开创了核磁共振波谱学的新时期。

核磁共振二维谱的发展实际上是各种二维多脉冲实验技术的发展。30多年来，许多核磁共振二维脉冲序列已相当成熟。鉴于天然有机化学学科的特点，本章着重点是各种常见核磁共振二维谱的解析和应用，而对二维谱的脉冲序列不做介绍。

一、二维分解谱

（一）同核二维H - H J分解谱（homonuclear 2D H - H J resolved spectroscopy）　这是最早开发的二维核磁共振技术之一，是把化学位移（δ）和偶合常数（J）以二维坐标方式分开的图谱。同核二维H - H J分解谱不增加信息量，但对于许多具有复杂质子自旋偶合系统的化合物，偶合分裂相互重叠不易解析，利用此技术，可将这些重叠的信号分离开，从而使各质子的化学位移和偶合分裂得到较好的解析。图3 - 2是同核二维H - H J分解谱示意图，ω_2方向显示的是化学位移，ω_1方向显示的是偶合常数值及峰的分裂情况。

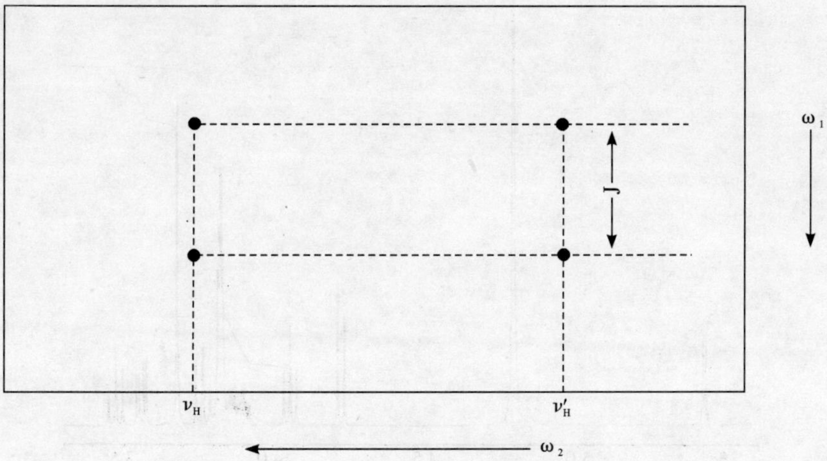

图 3－2　同核二维 H－H J 分解谱示意图

下面举例加以说明。

例 1　D－蔗糖（2，D－sucrose）的二维 H－H J 分解谱（图 3－3）

图 3－3（a）为 D－蔗糖（2）的一维氢谱。图 3－3（b）为 D－蔗糖的二维 H－H J 分解谱的投影图，可以准确地读出各氢峰的化学位移。图 3－3（c）为 D－蔗糖的二维 H－H J 分解谱的等高线图，可以清楚地看到 F4'－H、G_3－H、G_4－H 均为四重峰，而在图（a）的一维谱中则表现为三重峰。

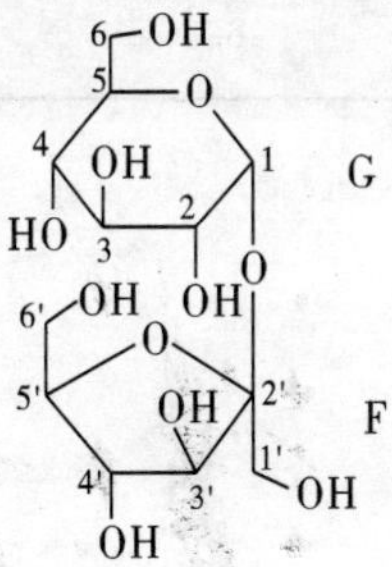

2

（二）异核二维 C－H J 分解谱（heteronuclear 2D C－H J resolved spectroscopy）　一维不去偶碳谱，由于 C－H 偶合常数较大，所以多重峰交叠，不易辨认。因此，对于测定复杂结构化合物的不去偶碳谱的 J_{CH} 值，异核二维 C－H J 分解谱是最佳选择，它可以将多重峰的偶合信息和化学位移完全分离，并可得到所有的 J_{CH} 值。

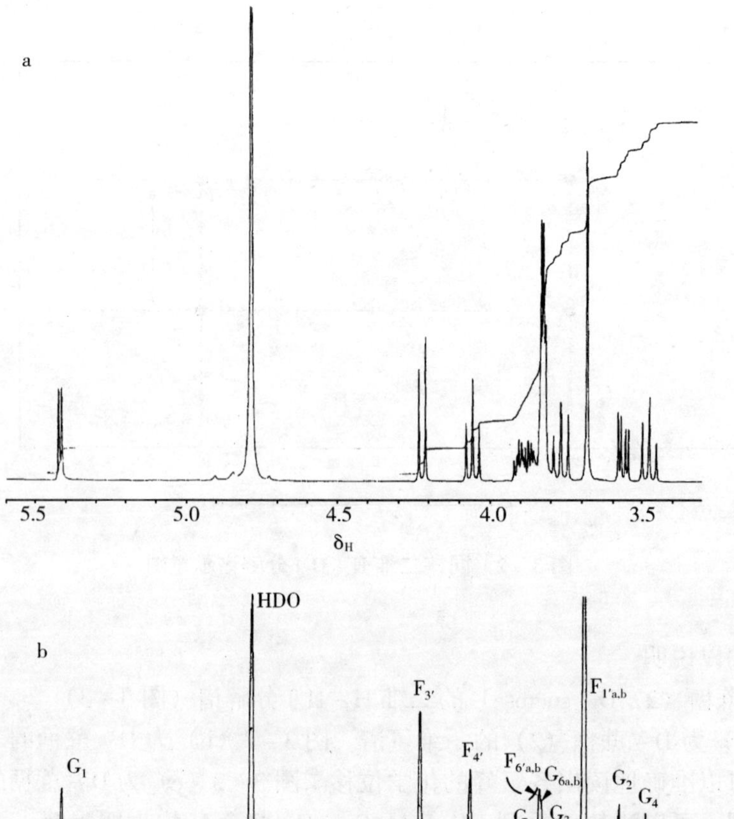

图 3-3　D-蔗糖的一维氢谱和二维 H-H J 分解谱

（a 一维氢谱；b 二维 H-H J 分解谱投影图；c 二维 H-H J 分解谱等高线图）

例 2　D－蔗糖（2，D－sucrose）的二维 C－H J 分解谱

图 3－4 为 D－蔗糖的二维 C－H J 分解谱。b 为其碳谱，12 条碳峰全能看到。a 为其二维 C－H J 分解谱，可以清楚地看到每个碳与其相连氢的偶合分裂情况，C－H 偶合常数也可以得到。

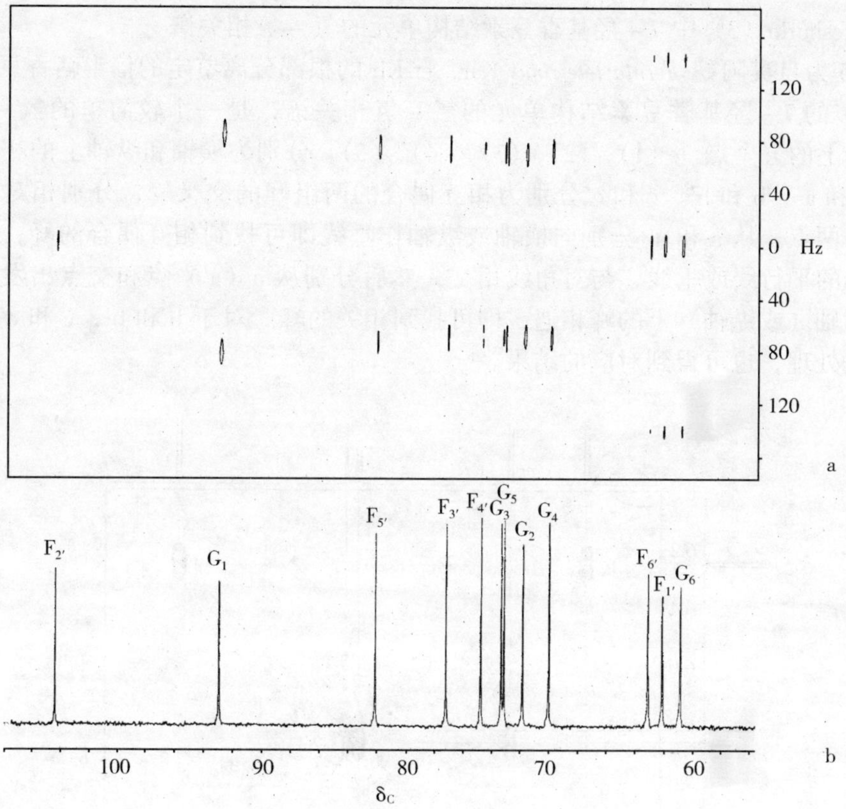

图 3－4　D－蔗糖的二维 C－H J 分解谱

除上述检测直接相连碳氢偶合的异核二维 C－H J 分解谱外，还有检测远程碳氢偶合常数的远程异核二维 C－H J 分解谱，更有利于碳谱信号的归属；但目前在化学结构研究中应用不多，本章不做介绍。

二、二维化学位移相关谱

二维化学位移相关谱是通过核间的 J 偶合作用转移而得到的。根据偶合核的类型和转移的方式不同，二维化学位移相关谱又具体分为：同核化学位移相关谱（homonuclear chemical shift correlation spectroscopy）、异核化学位移相关谱（heteronuclear chemical shift correlation spectroscopy）、远程偶合相关谱（long range correlation spectroscopy）等。二维化学位移相关谱是应用最广泛同时也是发展很成熟的二维谱，它和二维多量子跃迁谱一起，在指认偶合核相关方面起着重要作用。

（一）氢－氢相关谱（H－H chemical shift correlation spectroscopy，H－H COSY）　氢－氢

相关谱是应用最广泛和最早的一种核磁共振二维技术之一，谱中二维坐标都表示质子化学位移。所谓氢－氢相关就是指同一自旋偶合系统里质子之间的偶合相关，这种方法把复杂的自旋系统中有关自旋偶合的信息用二维谱的形式绘制了出来。因此，若从某一确定的质子着手分析，依次就可对其自旋系统中各质子的化学位移进行精确归属，较传统的双照射实验优越得多。

例 3　feshurin（3）中 7－羟基香豆素结构单元的氢－氢相关谱

图 3－5 为自臭阿魏 *Ferula teterrima* Kar. et Kir 的根部分离鉴定的倍半萜香豆素类化合物 feshurin（3）的 7－羟基香豆素结构单元的氢－氢相关谱，是一个较简单的氢－氢相关谱。图中对角线上的五个点［（1）、（2）、（3）、（4）、（5）］分别为横轴和纵轴上的相应五组峰的交叉点，a 和 a′、b 和 b′、c 和 c′分别为相互偶合的两组峰的交叉峰，分别相对于对角线为相互对称的两点。从 a 和 a′ 分别向横轴或纵轴作垂线即可找到相互偶合的峰；或从 a（a′）点作与横轴的平行线或垂线，与对角线相交，然后分别从 a（a′）点和交点出发作两条相互平行线与横轴（或纵轴）上的峰相遇，即可找到相关的峰。对于 b 和 b′，c 和 c′，按 a 和 a′ 相同的方法处理，也可得到对应的结果。

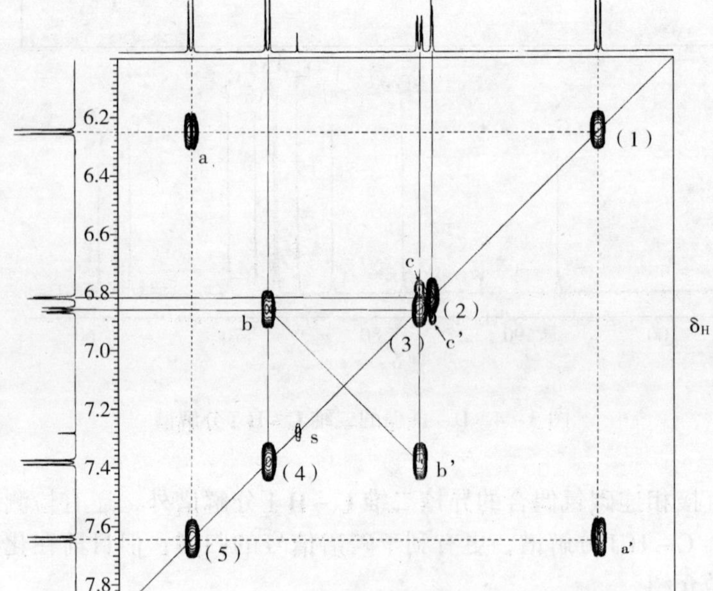

图 3－5　3 中 7－羟基香豆素结构单元的 H－H COSY 谱

（$CDCl_3$，500MHz）

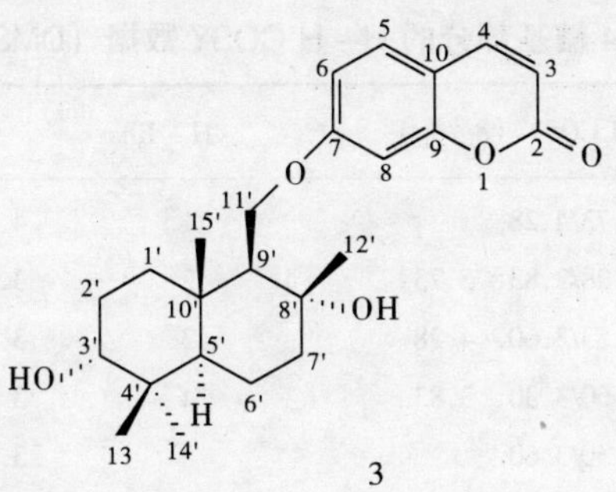

3

例4　槲皮素－3－O－吡喃鼠李糖基呋喃阿拉伯糖苷（4）的 H－H COSY 谱[1]

图 3－6 为化合物 4 中 2 个糖基上有关氢的 H－H COSY 谱。图（a）为 δ_H 3.00～6.00 范围的 H－H COSY 谱，图（b）为 δ_H 3.00～4.00 范围的 H－H COSY 谱。由于化合物 4 中含有 2 个糖（阿拉伯糖和鼠李糖），糖基中各个氢的化学位移非常相近，归属比较困难，其 H－H COSY 谱大大有助于它们的归属。化合物 4 糖基部分的氢信号归属及其 H－H COSY 数据见表 3－2。

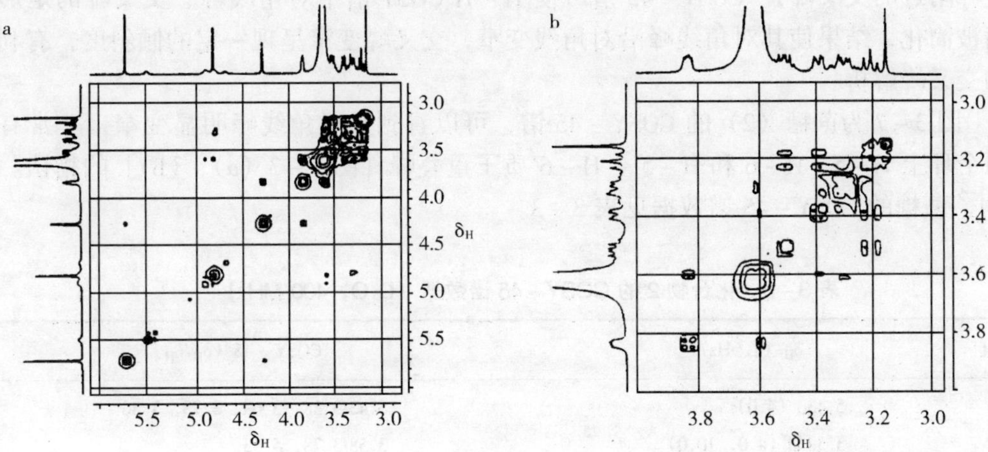

图 3－6　化合物 4 的 H－H COSY 谱

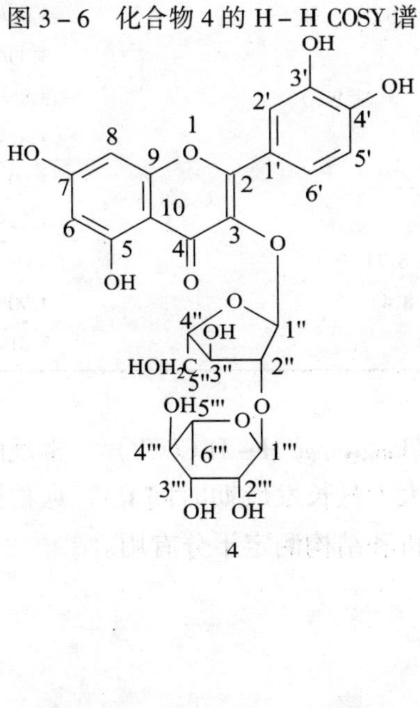

4

表 3-2 化合物 4 糖基部分的 H-H COSY 数据（DMSO-d_6，400MHz）

H-Ara	δ_H	H-H COSY（δ_H/δ_H）	H-Rha	δ_H	H-H COSY（δ_H/δ_H）
1″	5.73brs	5.73/4.28	1‴	4.82d	4.82/3.60
2″	4.28m	4.28/3.83，5.73	2‴	3.60 *	3.60/3.39，4.82
3″	3.83m	3.83/3.60，4.28	3‴	3.39m	3.39/3.23，3.60
4″	3.60 *	3.60/3.30，3.83	4‴	3.23m	3.23/3.39，3.51
5″	3.30m	3.30/3.60	5‴	3.51m	3.51/3.23
			6‴	1.12d	

* 包含于溶剂的水峰中

（二）COSY-45（β-COSY）谱　在 H-H COSY 谱中，由于对角线峰和交叉峰均显示多重峰线相关的矩形点阵，所以在质子密集区这种矩形点阵往往重叠十分拥挤，使得密集的交叉峰，特别是在对角线峰附近的交叉峰被掩盖而分辨不清（如图 3-6 中 δ_H3.1~3.4 范围，在对角线峰附近的交叉峰）。COSY-45 谱可使 H-H COSY 谱中对角线峰、交叉峰的矩形点阵减少而被简化，结果使其对角线峰沿对角线变窄，交叉峰变窄呈现一定的倾斜度，有利于被掩盖的交叉峰解析。

例 5　图 3-7 为蔗糖（2）的 COSY-45 谱，可以看到其对角线峰明显变窄，非常有利于蔗糖两个环上 H-5、H-6 和 H-5′、H-6′质子重叠峰［图 3-3（α）、(b)］的指认。结合图 3-4，蔗糖的 COSY-45 谱数据见表 3-3。

表 3-3 化合物 2 的 COSY-45 谱数据（D_2O，400 MHz）

H	δ_H（J，Hz）	COSY-45（δ_H/δ_H）
1	5.43d（4.0）	5.43/3.58，3.69，3.78，3.86
2	3.58dd（4.0，10.0）	3.58/3.78，5.43
3	3.78dd（9.3，10.0）	3.78/3.49，3.58，5.43
4	3.49t（9.3）	3.49/3.78，3.86
5	3.86ddd（2.3，3.2，9.3）	3.86/3.49，3.81~3.83，5.43
6	3.81~3.83	3.81~3.83/3.86
1′	3.69s	3.69/5.43
3′	4.24d（8.7）	4.24/4.07
4′	4.07dd（8.4，8.7）	4.07/3.90，4.24
5′	3.90dt（5.1，8.4）	3.90/3.81~3.83，4.07
6′	3.81~3.83	3.81~3.83/3.90

（三）远程氢-氢相关谱（long range H-H COSY）　常规的 H-H COSY 谱观察不到较小偶合的交叉峰（除非在测定时大大延长发展期时间 t_1），远程氢-氢相关谱增加了来自远程偶合的交叉峰强度，对图谱解析和结构测定十分有用。

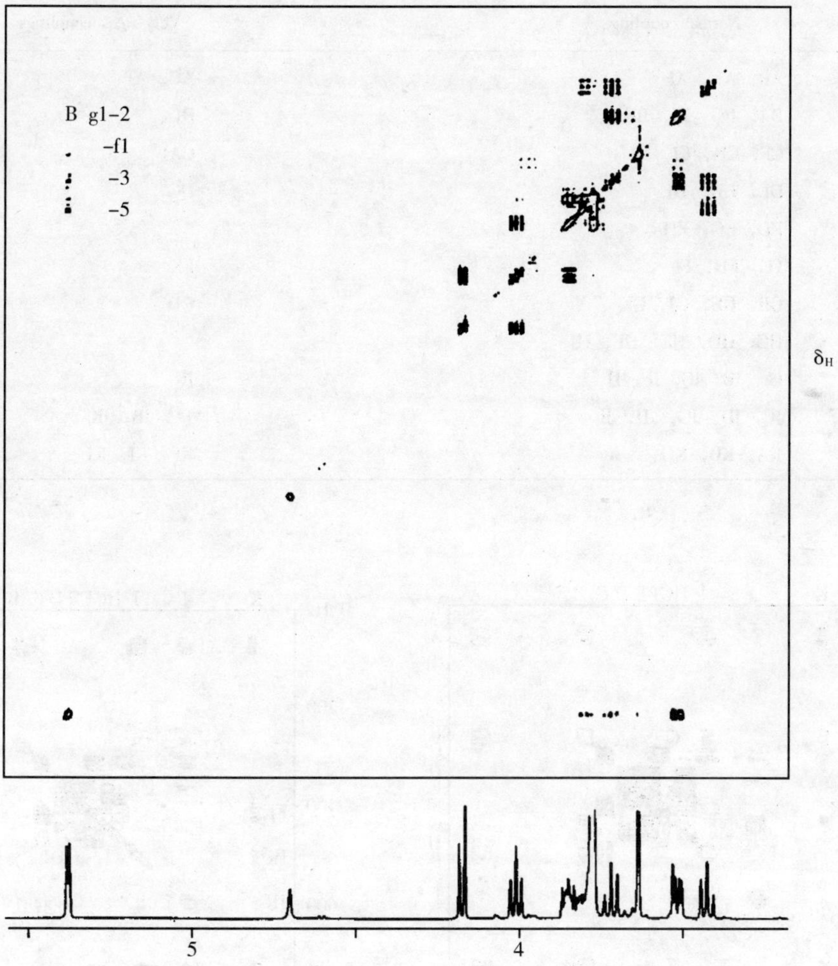

图 3-7　化合物 2 的 COSY-45 谱

例 6　图 3-8 为远程氢-氢相关谱应用示例[2]，图（a）为 tricyclodecane（5）的氢-氢相关谱，图（b）为其远程氢-氢相关谱，图（b）与图（α）相比显现出了许多新的交叉峰，这些新的交叉峰即为化合物中很弱的 H-H 偶合。表 3-4 列出了由 COSY 谱得到的化合物 5 中正常的 H-H 偶合（左边）和很弱的 H-H 偶合（右边），图（a）中看不到很弱的 H-H 偶合，图（b）中看得非常清楚。

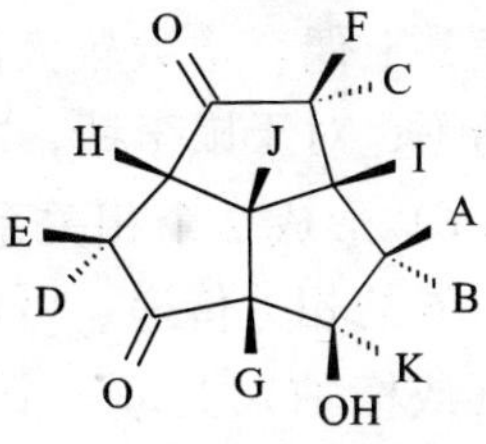

5

表3-4 化合物5的H-H偶合

Normal couplings	Very weak couplings
AB，AK，AI	AC，AJ
BA，BG，BI，BK	BJ
CF，CH，CI，CJ	CA
DE，DH，DJ	DG
ED，EG，EH	
FC，FH，FI	FK
GB，GE，GJ，GK	GD
HC，HD，HE，HF，HJ	
IA，IB，IC，IF，IJ	IK
JC，JD，JG，JH，JI	JA，JB，JK
KA，KB，KG	KF，KI，KJ

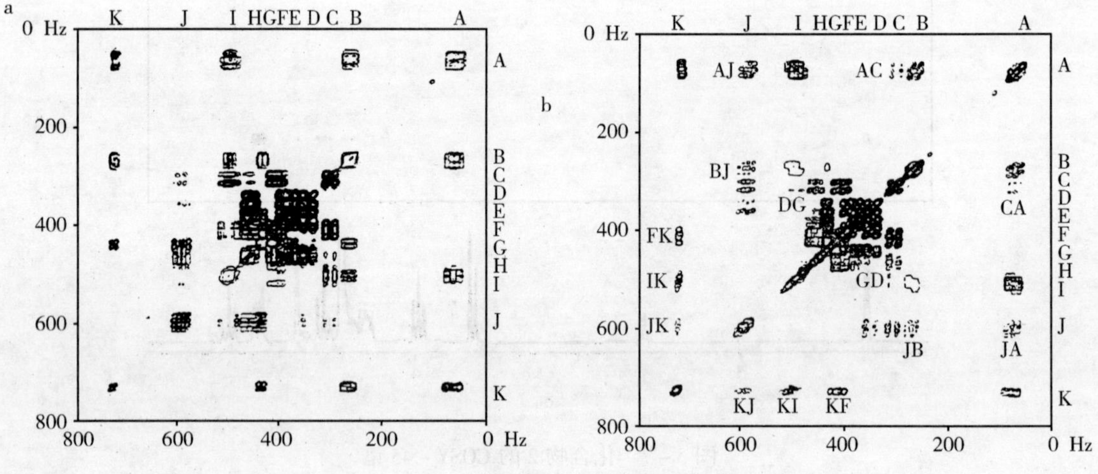

图3-8 化合物5的远程H-H COSY谱

（四）氢-氢总相关谱（total correlation spectroscopy，H-H TOCSY） 在许多自旋偶合系统的质子峰重叠严重时，仅靠氢-氢相关谱难以解析，氢-氢总相关谱则可发挥重要作用。例如，在多糖苷中，糖残基信号严重重叠，此时氢-氢总相关谱在推断糖的种类和数量方面具有一定的指导意义。它可显示糖残基上偶合常数较大的（J=5.0~8.0 Hz）较为完整的相关系统，如葡萄糖、木糖、阿拉伯糖等；对于鼠李糖，由于$J_{1,2}$较小（J=0~2.0 Hz），rha-（H-1~H-2）和rha-（H-3~H-6）形成2个相关系统，极易识别；对于半乳糖，由于$J_{3,4}$和$J_{5,6}$较小，阻碍了从H-1到H-6的相关传递，可由此判断半乳糖的存在。

在H-H TOCSY谱中，从纵轴（或横轴）上每一个自旋系统内的任意一个氢的信号出发，做平行于横轴（或纵轴）的直线，自旋系统内的所有氢均与该直线相交，由此可以确定自旋系统内的所有氢，再结合 H－H COSY 谱，即可对氢的信号进行归属。

例 7　图 3－9 是化合物 6 的 H－H TOCSY 谱的 δ 3.8～5.3 部分的放大图，是一个比较简单的 H－H TOCSY 图谱示例。可以看到，葡萄糖上 7 个质子构成的自旋系统的每一个氢与自旋系统内的其他所有氢的相关。

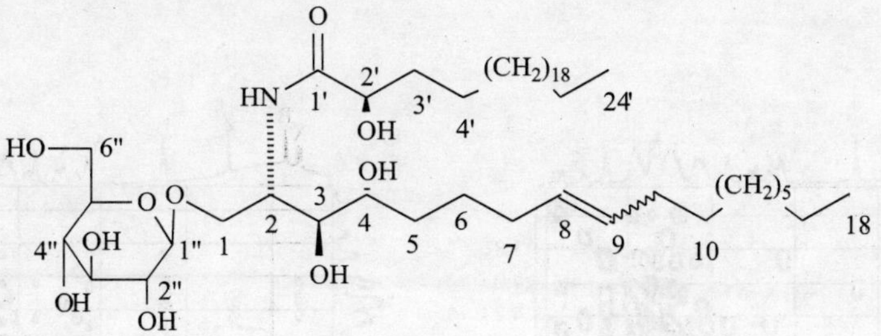

6

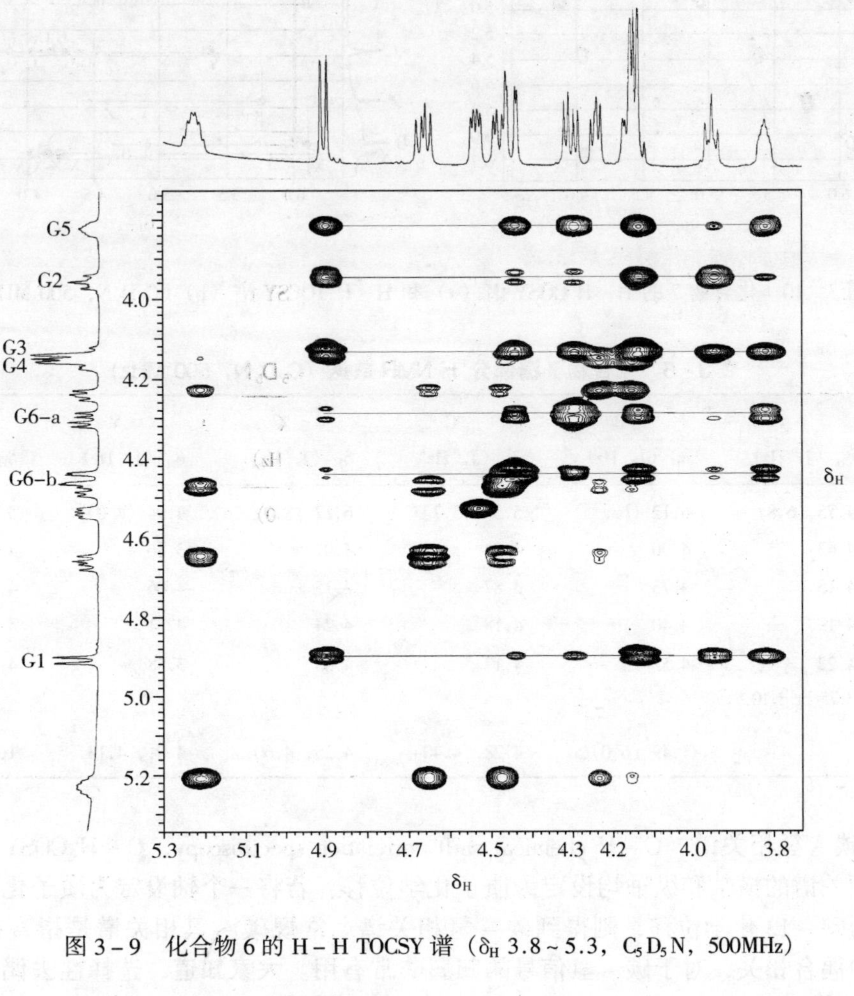

图 3－9　化合物 6 的 H－H TOCSY 谱（δ_H 3.8～5.3，C_5D_5N，500MHz）

例8 图3-10（a）和图3-10（b）分别为化合物7的δ_H 3.5~6.5范围的氢-氢相关谱和氢-氢总相关谱[3]。从6个糖残基的H-1出发，氢-氢相关谱仅能看到H-1和H-2的相关；而氢-氢总相关谱则能看到H-1和糖残基上其他所有氢的相关，即显示出3个葡萄糖（C、X、Y）、2个鼠李糖（B、Z）和1个阿拉伯糖（A）残基上质子的相关系统。氢-氢相关谱和氢-氢总相关谱二者结合，可使6个糖残基的^{1}H NMR信号全部得到归属，其数据见表3-5。

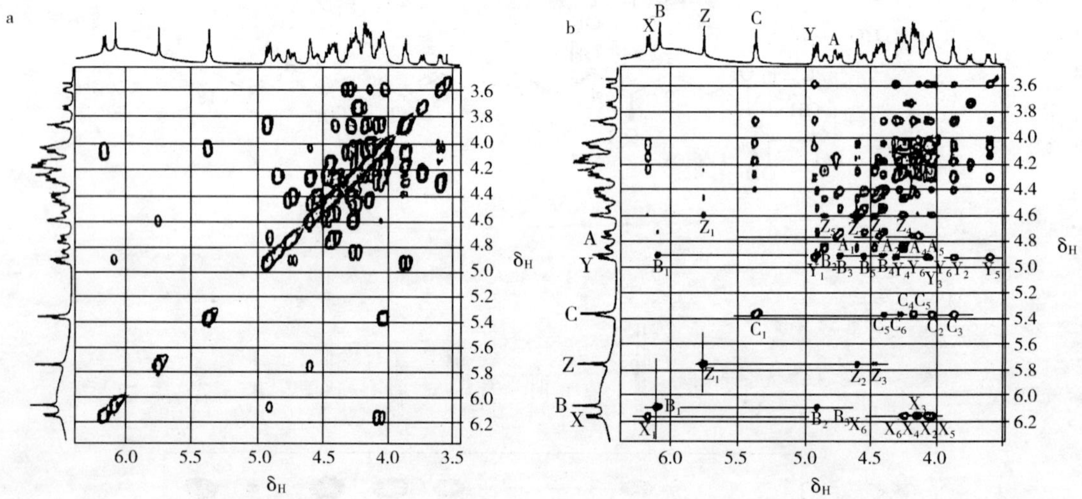

图3-10 化合物7的H-H COSY谱（a）和H-H TOCSY谱（b）（C_5D_5N，500 MHz）

表3-5 化合物7糖部分^{1}H NMR数据（C_5D_5N，500 MHz）

H \ 糖残基	A δ_H（J，Hz）	B δ_H（J，Hz）	C δ_H（J，Hz）	X δ_H（J，Hz）	Y δ_H（J，Hz）	Z δ_H（J，Hz）
1	4.75（6.8）	6.12（br. s）	5.39（5.7）	6.17（8.0）	4.94（8.0）	5.77（br. s）
2	4.43	4.90	4.04	4.07	3.86	4.60
3	4.15	4.73	3.87	4.15	4.06	4.45
4	4.19	4.40	4.18	4.24	4.31	4.25
5	4.22 3.75(br d,10.5)	4.55	4.17	4.03	3.58	4.88
6		1.49（6.0）	4.28，4.40	4.25，4.60	4.01，4.13	1.63（6.1）

（五）碳-氢相关谱（C-H chemical shift correlation spectroscopy，C-H COSY，HETCOR）

氢-氢相关谱的横轴和纵轴均设定为质子化学位移，若将一个轴设定为质子化学位移，另一轴设定为碳-13化学位移，则得到碳-氢相关谱。常规碳-氢相关谱是指直接连接的碳-氢之间的偶合相关，对于碳-氢信号的归属非常有用。大家知道，选择性去偶碳谱也能得到直接连接的碳-氢之间的偶合关系，但为取得完整的数据，需对每种氢的共振频率进行照射，照射一种氢做一次实验相当费事和费时。碳－氢相关谱则全面地反映了碳－氢之间的相关性，一张这样的二维谱等于一整套选择性去偶碳谱，将全部的非季碳原子与直接连接的氢关联起来。因此，与氢－氢相关谱一样，碳－氢相关谱也是应用最广的核磁共振二维技术之一。

例 9　8－乙酰山栀苷甲酯（8）的 C－H COSY 谱[4]

图 3－11 为 8－乙酰山栀苷甲酯（8）的 C－H COSY 谱，可以清楚地看到苷元 C－H、葡萄糖 C－H 一一相关的对应关系，为 C－H COSY 谱确定化合物 8 碳峰归属的应用示例。化合物 8 的 NMR 数据见表 3－6。

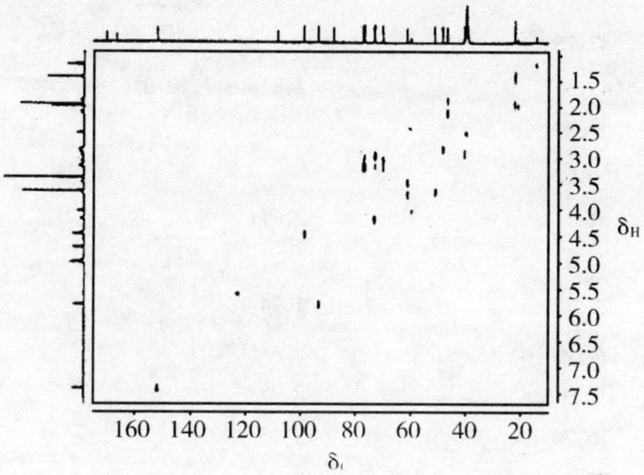

图 3－11　化合物 8 的 C－H COSY 谱

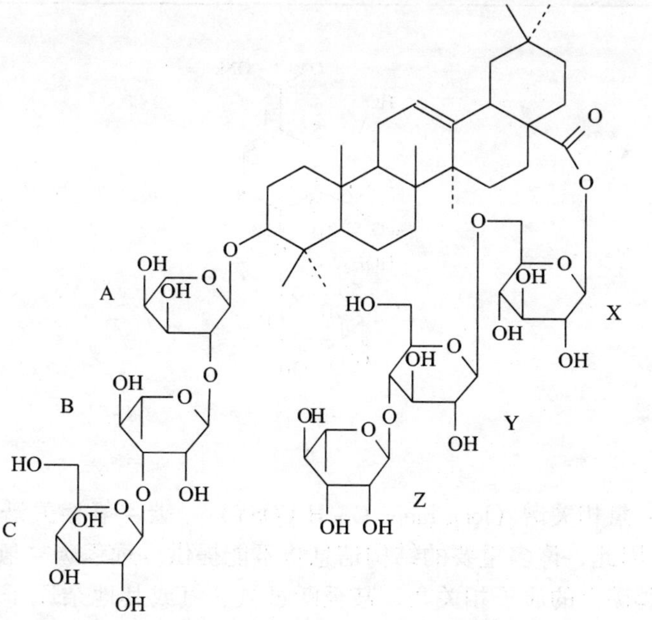

7

表 3-6 化合物 8 的 NMR 数据（DMSO-d_6，400MHz/H）

C	δ_C	δ_H（J，Hz）	C-H COSY（δ_C/δ_H）
1	93.53	5.78（2.0）	93.53/5.78
3	151.77	7.38	151.77/7.38
4	108.12		
5	40.46	2.91（8.7）	40.46/2.91
6	73.42	4.18（5.2）	73.42/4.18
7	46.48	2.11（15.0）	46.48/1.86，2.11
		1.86（15.0，5.2）	
8	87.75		
9	48.30	2.83（8.7，2.0）	48.30/2.83
10	21.87	1.48	21.87/1.48
4-COOMe	166.62		
	51.11	3.64	51.11/3.64
8-OAc	170.23		
	22.10	1.94	22.10/1.94
1′	98.60	4.47（8.0）	98.60/4.47
2′	73.04	2.95	73.04/2.95
3′	76.70	3.13	76.70/3.13
4′	70.08	3.07	70.08/3.07
5′	77.19	3.27	77.19/3.27
6′	61.31	3.68	61.31/3.46，3.68
		3.46	

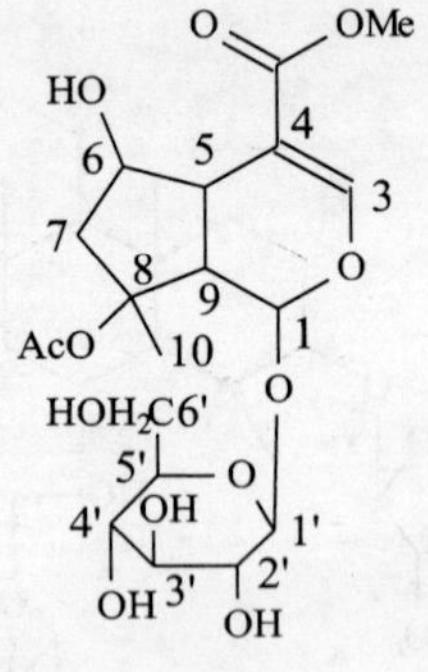

8

（六）远程碳-氢相关谱（long range C-H COSY） 碳-氢相关谱仅能看到一键碳-氢之间的偶合关系，因此，许多重要的结构信息将不能提供。远程碳-氢相关谱能够将碳原子（包括季碳）和相邻碳上的质子相关联，甚至跃过氧、氮或其他杂原子的功能团提供碳-氢之间的偶合关系，对于确定分子结构的C-C连接十分有效，因此，对化合物的结构解析非常有帮助。远程碳－氢相关谱是发展最快的核磁共振二维技术之一。

1984 年，Kessler 等提出了 COLOC（correlation spectroscopy via long range coupling）脉冲序列来获得远程碳－氢相关谱，人们常用 COLOC 作为远程碳－氢相关谱的简称。

与 C－H COSY 谱相同，COLOC 谱的一个轴设定为质子化学位移，另一轴设定为碳－13 化学位移，COLOC 谱的解析是在完成了直接连接的碳氢归属后进行的，从任意一个氢的信号出发，做平行于另一轴的直线，与该直线相交的点为与该氢原子有远程偶合的碳原子的信号。

例 10　Balanophonin（9）的 COLOC 谱[5]。

图 3－12 为 Balanophonin（9）的 COLOC 谱，（a）为设定固定延迟 Δ2＝60ms 测定的图谱，（b）为设定固定延迟 Δ2＝100ms 测定的图谱，可以看出，C－H 一键相关和远程相关 COLOC 谱均能观测到，但是，观测远程相关（b）比（a）好得多。

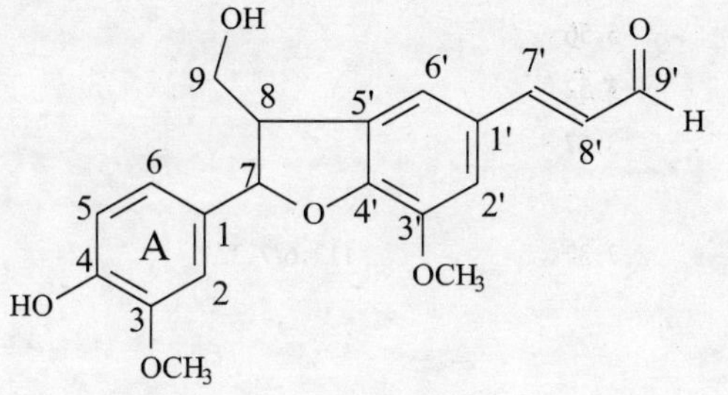

9

由图 3－12 可以看出：化合物 9 A 环的酚羟基氢和甲氧基氢均与苯环上 δ_C147.7 季碳相关，说明酚羟基和甲氧基处于邻位；δ_H 6.78 含有 2 个氢，由于酚羟基氢还和苯环上 δ_C115.5 的叔碳相关，说明其中一个 δ_H 6.78 的芳氢在酚羟基的邻位（C－H COSY 谱中，δ_H 6.78 分别与 δ_C115.5 和 δ_C118.8 相关），而另一个 δ_H 6.78 芳氢与苯环上 δ_C146.7 和 110.5 的碳相关，说明该芳氢在酚羟基的间位。因此，δ_H 6.78 的 2 个芳氢位于邻位。由此确定了 A 环的酚羟基

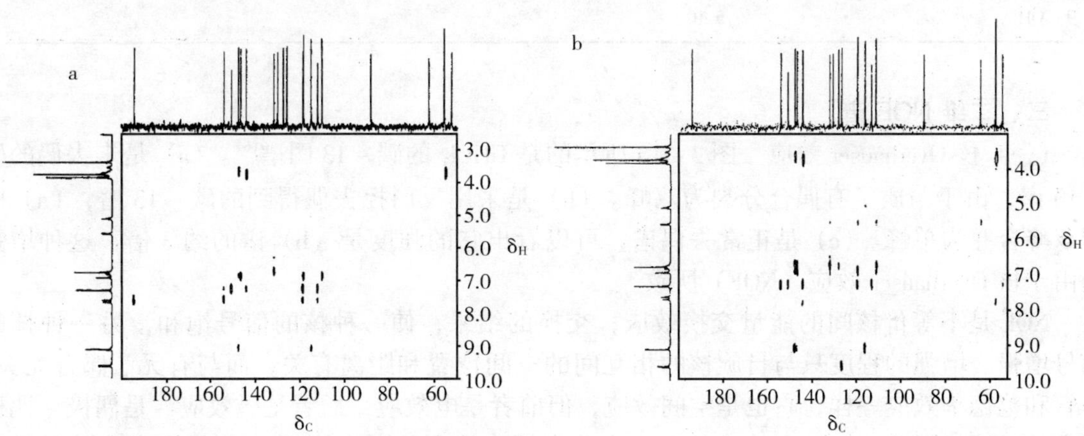

图 3－12　化合物 9 的 COLOC 谱

和甲氧基的取代位置，充分体现了 COLOC 谱在化合物结构测定中的作用。化合物 9 的 COLOC 数据见表 3-7。

表 3-7 化合物 9 的 COLOC 数据（DMSO-d_6，250 MHz/H）

C	δ_C	δ_H	COLOC（δ_C/δ_H）	
			一键	远程
1	131.6			131.6/5.56，6.78
2	110.5	6.92	110.5/6.92	110.5/5.56，6.78
3	147.7			147.7/3.74，6.78，6.92，9.12
4	146.7			146.7/6.78，6.92，9.12
5	115.5	6.78		115.5/9.12
6	118.8	6.78	118.8/6.78	118.8/5.56，6.78，6.92
7	88.3	5.56		
8	52.5	3.52		52.5/7.32
9	62.7	3.67		62.7/5.56
1′	127.8			127.8/6.80
2′	112.6	7.32	112.6/7.32	112.6/7.32，7.64
3′	144.2			144.2/3.86，7.32
4′	150.6			150.6/7.32
5′	130.2			
6′	119.1	7.32	119.1/7.32	119.1/7.32，7.64
7′	154.1	7.64	154.1/7.64	154.1/7.32
8′	126.2	6.80		126.2/9.60
9′	194.2	9.60		194.2/7.64
3-OMe	55.7	3.74	55.7/3.74	
3′-OMe	55.9	3.86	55.9/3.86	
4-OH		9.12		
9-OH		5.10		

三、二维 NOE 谱

（一）核 Overhauser 效应 图 3-13 所示的是 $CHCl_3$ 的碳-13 图谱[6]。（a）是未去偶的碳-13 谱，由于与质子有偶合分裂为双峰。（b）是采用反门控去偶得到的碳-13 谱，（a）中的双峰合并为单峰。（c）是正常去偶谱，可以看出它的强度是（b）谱的约 3 倍，这种增强是由于核 Overhauser 效应（NOE）所致。

NOE 是不等价核间的能量交换效应；交换的结果，使一种核的信号饱和，另一种核的信号增强。增强的程度只与自旋核的相互间的空间位置和距离有关，而与有无 J 偶合无关。尽管和范德华效应一样，它也是空间效应，但前者是电效应，后者是磁效应，是偶极-偶极偶合的反映。因此，NOE 在核磁共振中十分重要，特别是因为核间 NOE 能提供有关质子间距离的重要信息，因此，在确定化合物结构的相对构型时，通过 NOESY 的测定可以解决许

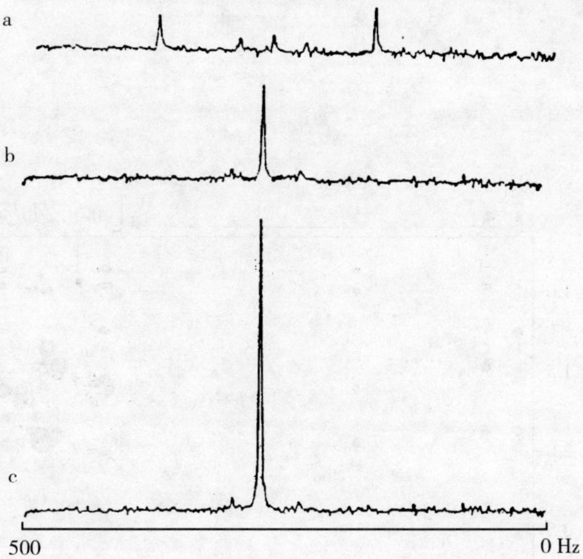

图 3－13　$CHCl_3$ 的碳－13 图谱（a 未去偶的^{13}C谱；b 反门控去偶的^{13}C谱；c 正常质子去偶谱）

多问题。

（二）同核二维 NOE 谱（homonuclear NOE spectroscopy，NOESY）

例 11　feshurin（3）的 NOESY 谱

图 3－14 为通过 NOESY 实验观测到的化合物 3 的 NOE 相关，图 3－15 为 3 的 δ0.70～4.50 的 NOESY 谱图（等高线图），图中，a 为 Me－13′和 Me－15′的 NOE 相关峰，但是，Me－13′和 Me－14′的 NOE 相关峰也包含在 a 中，需通过图谱放大，从 a 点对应于 Me－14′和 Me－15′峰的宽度得到确认；b、c、d、e 和 f 分别为 Me－12′和 Me－15′、H－6′β 和 Me－15′、Me－13′和 H－6′β、H－9′和 H－5′以及 H－9′和 H－1′α 的 NOE 相关峰。由上述各相关峰可推测 Me－12′、Me－13′、Me－15′和 H－6′β 处于同侧，即为β构型，而 H－9′、H－5′和 H－1′α

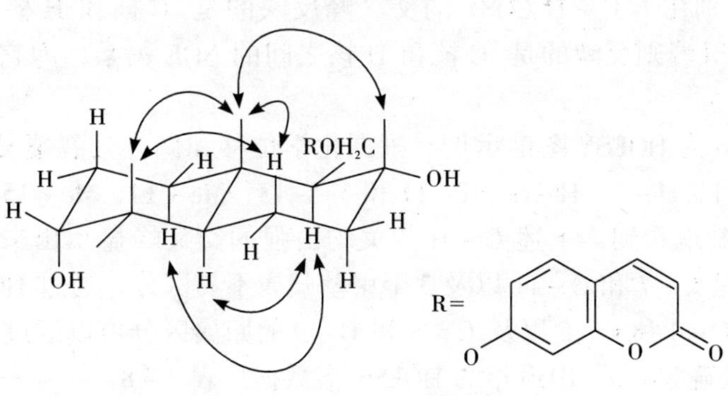

3

图 3－14　化合物 3 的 NOE 相关

处于同侧，即为 α 构型。

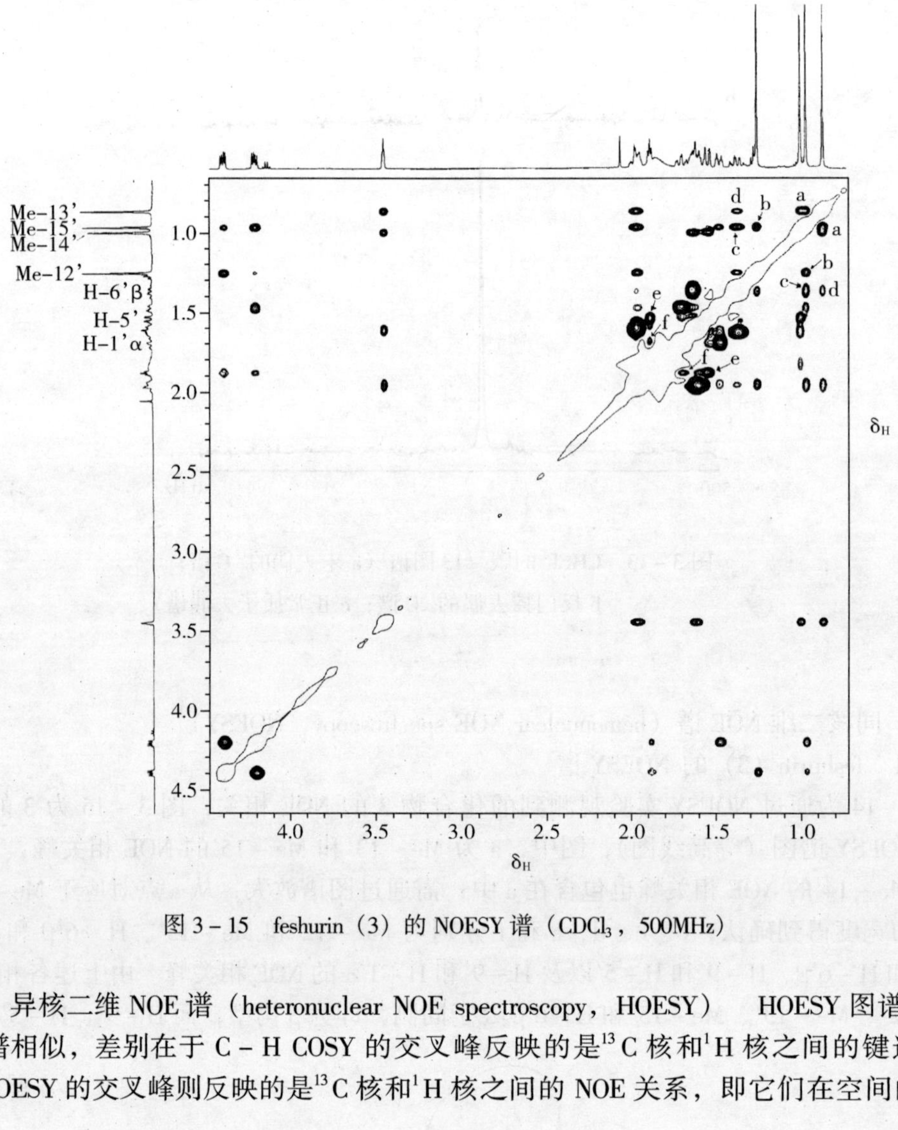

图 3-15 feshurin（3）的 NOESY 谱（$CDCl_3$，500MHz）

（三）异核二维 NOE 谱（heteronuclear NOE spectroscopy，HOESY） HOESY 图谱与 C-H COSY 图谱相似，差别在于 C-H COSY 的交叉峰反映的是 ^{13}C 核和 ^{1}H 核之间的键连偶合关系，而 HOESY 的交叉峰则反映的是 ^{13}C 核和 ^{1}H 核之间的 NOE 关系，即它们在空间的距离是相近的。

例 12 图 3-16 为 HOESY 图谱示例。根据化学位移和偶合分裂情况，α-山道年（10，α-santonin）的 H-1、H-2、H-6、H-11 和 Me-13、Me-14、Me-15 可以明确归属，在 HOESY 谱中可以清楚地看到，上述 C-H 相关均由强的交叉峰显示出来，碳峰归属即被明确。特别要指出的是 C-7 和 C-11 以及 3 个甲基归属不易区分，通过 HOESY 谱交叉峰立刻可将其区分。同样 C-4 和 C-5 以及 C-8 和 C-9 的归属区分可以通过 HOESY 的 C-H 相关和 C-H 远程相关确定。α-山道年的 HOESY 谱数据见表 3-8。

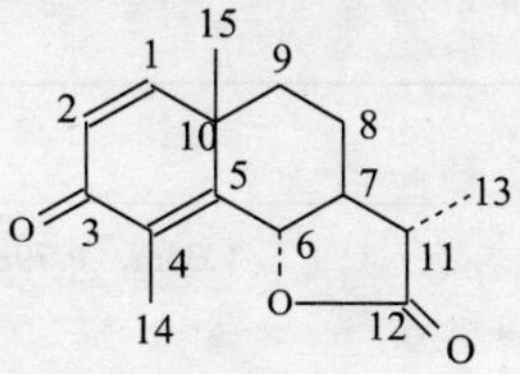

10

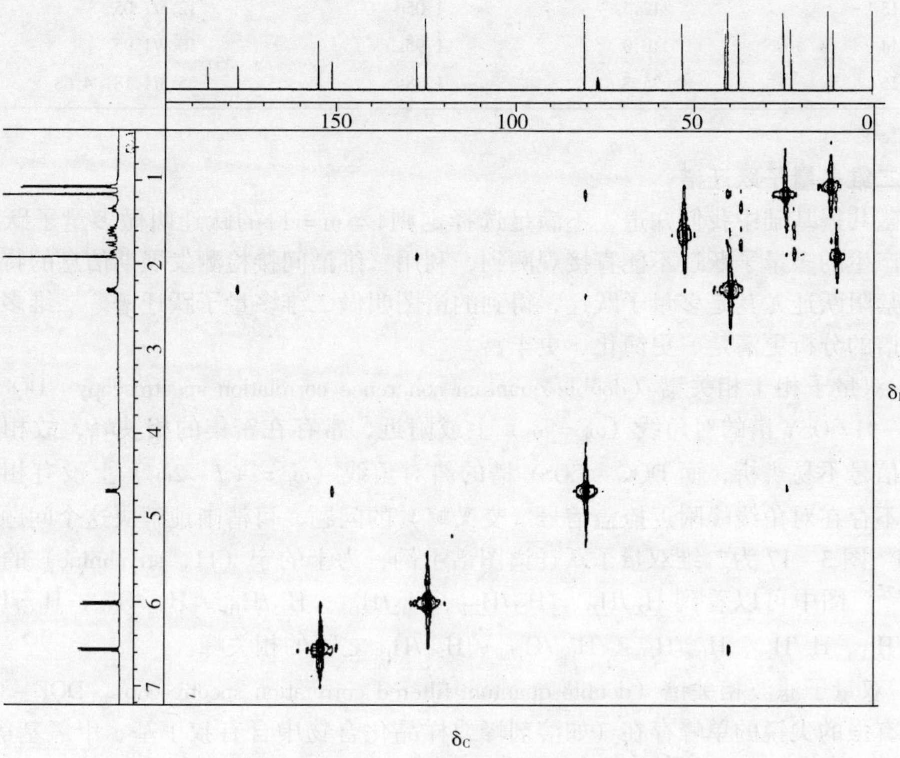

图 3-16　α-山道年的 HOESY 谱

表 3-8　化合物 10 的 HOESY 数据（$CDCl_3$，400MHz/H）

C	δ_C	δ_H	HOESY（δ_C/δ_H）
1	155.1	6.58d	155.1/6.58
2	125.9	6.01d	125.9/6.01
3	186.0		
4	128.4		128.4/1.95
5	151.5		151.5/4.68
6	81.5	4.68br d	81.5/4.68，1.18，2.30
7	54.0	1.62m	54.0/1.62，2.30
8	23.8	1.62m，1.86m	23.8/1.62，1.86

续 表

C	δ_C	δ_H	HOESY（δ_C/δ_H）
9	39.3	1.34m，1.79m	39.3/1.34，1.79
10	41.7		41.7/1.18，1.79，6.58
11	41.2	2.30dq	41.2/2.30
12	177.4		177.4/2.30
13	12.5	1.05d	12.5/1.05
14	10.9	1.95s	10.9/1.95
15	25.3	1.18s	25.3/1.18，4.68

四、二维多量子跃迁谱

在核磁共振基础中我们知道，不满足选择定则|△m = 1|的跃迁叫做多量子跃迁。一般情况下，产生的多量子跃迁不能直接观测到，利用二维谱间接检测发展期信息的特点，可以用来观测禁阻跃迁尤其是多量子跃迁，得到的谱图叫做二维多量子跃迁谱。二维多量子跃迁谱可以使谱的分析更清楚、更简化、更丰富。

（一）双量子相干相关谱（double quantum coherence correlation spectroscopy，DQC－COSY）

由于H－H COSY谱的对角线（$\omega_1=\omega_2$）上或附近，常存在密集的相关峰，故相近化学位移的质子信号不易辨析，而DQC－COSY谱的斜对角线（$\omega_1=+/-2\omega_2$）上没有相关峰，图面干净，不存在对角线峰附近掩盖信号（交叉峰）的问题，可清晰地解决这个问题。

例13 图3－17为二维双量子跃迁谱图谱示例，为士的宁（11，strychnine）的二维双量子跃迁谱[7]。图中可以看到 H_{22}/H_{23a}、H_{22}/H_{23b}、H_{12}/H_{11a}、H_{12}/H_{11b}、H_{20a}/H_{20b}、H_{18a}/H_{18b}、H_{11a}/H_{11b}、H_{12}/H_{13}、H_8/H_{13}、H_{18a}/H_{17ab}、H_{18b}/H_{17ab}、H_{15a}/H_{15b}之间的相关峰。

（二）双量子滤波相关谱（double quantum filtered correlation spectroscopy，DQF－COSY）

当氢谱中有强的尖锐的单峰存在（如溶剂峰或样品化合物中含有叔丁基、甲氧基等官能团）时，常规的H－H COSY谱常常显现不出弱的峰组所产生的相关峰，DQF－COSY谱正是为解决该问题而设计的。

例14 图3－18为20（R）－人参皂苷－R_{g3}（12）的DQF－COSY谱[8]，可以清楚地看到在δ_H 0.50～2.00区间，虽然化合物12氢谱中存在许多强的甲基单峰，其范围的DQF－COSY交叉峰分辨很好，有关数据（δ_H/δ_H）为：3.29（H－3）/2.19（H－2α），1.81（H－2β）；0.69（H－5）/1.50（H－6α），1.37（H－6β）；3.91（H－12）/1.98（H－11α），1.51（H－11β），2.01（H－13）；2.40（H－17）/1.94（H－16α），1.37（H－16β），2.01（H－13）。

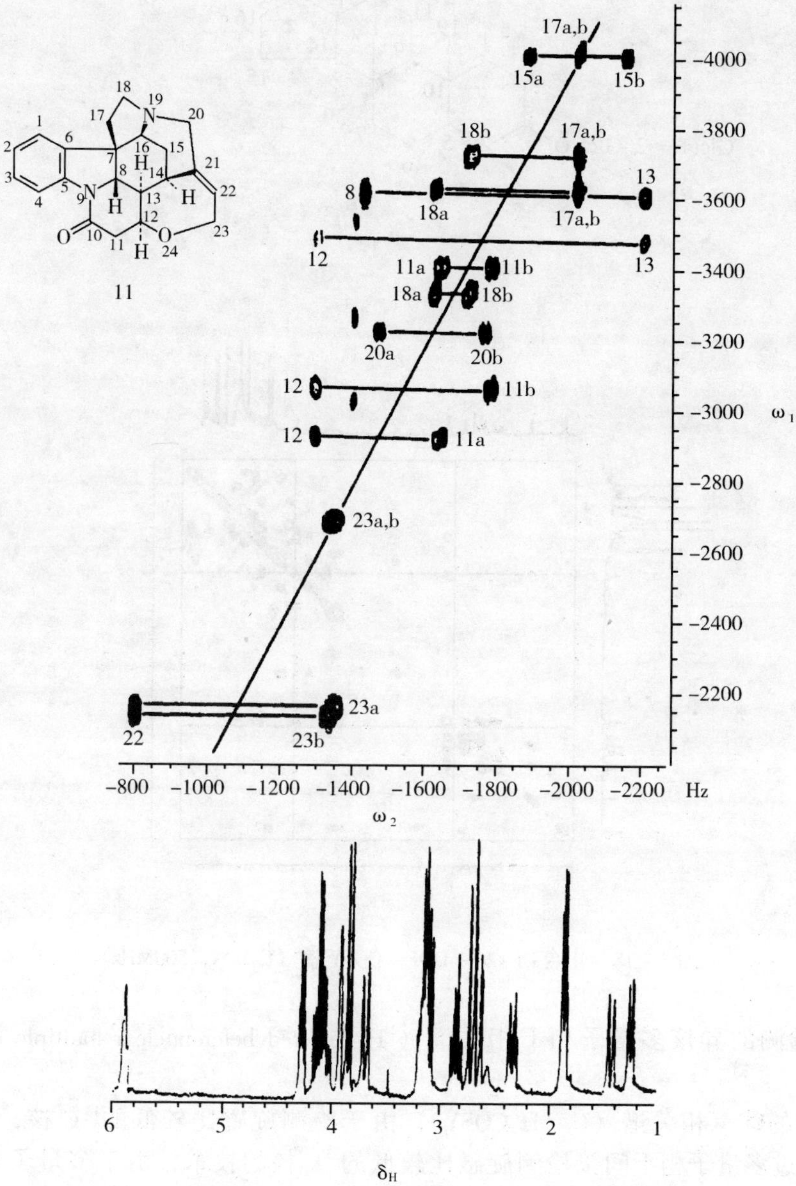

图 3－17 化合物 11 的 DQC－COSY 谱（$CDCl_3$，300MHz）

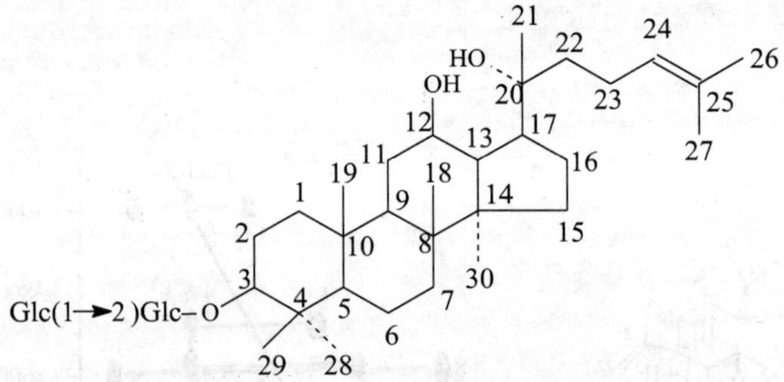

12

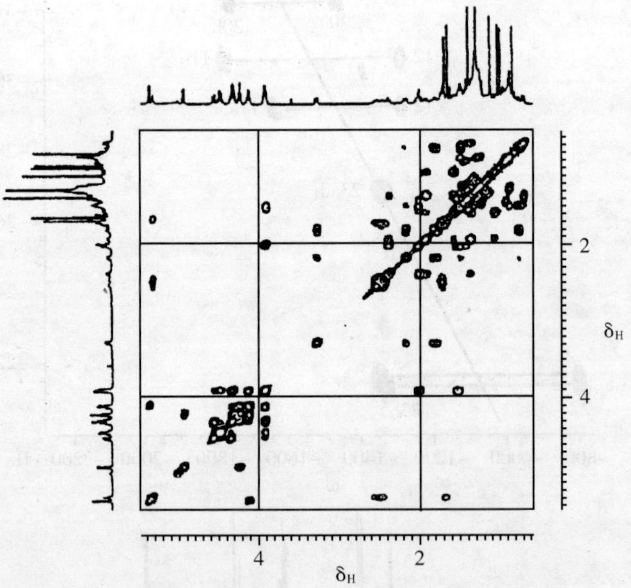

图 3-18 化合物 12 的 DQF-COSY 谱（C_5D_5N，500MHz）

（三）^{1}H 检测的异核多量子相干相关谱（^{1}H detected heteronuclear multiple quantum coherence，HMQC）

前面介绍的碳氢相关谱（C-H COSY），由于检测旋磁比较低的^{13}C 核，灵敏度较低。HMQC 谱是通过多量子相干间接检测旋磁比较低的^{13}C 核的技术，由于多量子相干转移，使其灵敏度大大提高。因此，现在观测相隔一键的 C-H 相关多采用 HMQC 谱，其图谱特点与 C-H COSY 谱相似，将全部的非季碳原子与直接连接的氢关联起来。

例 15　图 3-19 为雪胆素 C（13）的 HMQC 谱[9]。图中可以清楚地看到化合物 13 的 C-H 一键相关，如 C-2、C-3 和 C-16 之 3 个连氧次甲基碳与 H-2、H-3 和 H-16 之 3 个次甲基氢的相关分别是：δ_C/δ_H 71.05/4.07m，81.47/3.39d，70.23/4.63br dd。化合物 13 的详细 HMQC 数据见表 3-10。

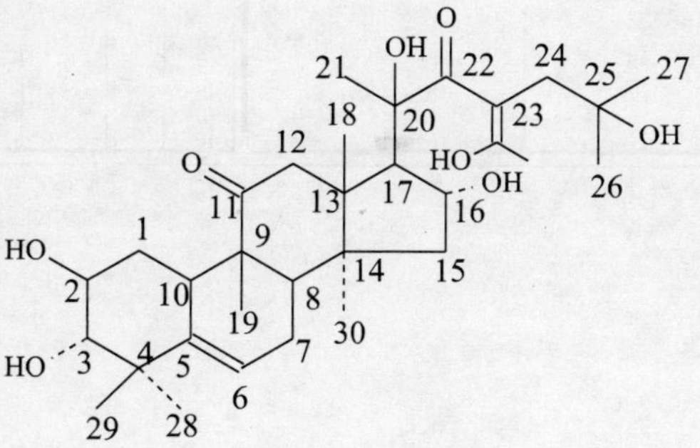

13

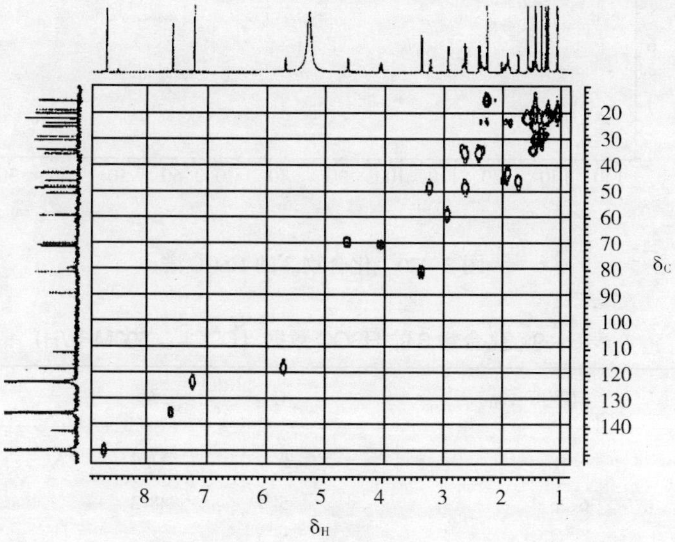

图 3-19　化合物 13 的 HMQC 谱

（四）HSQC 谱（^{1}H detected heteronuclear single quantum coherence）　在 HMQC 谱中，ω_1 轴仍存在 ^{1}H－^{1}H 之间的偶合分裂，使得 ω_1 轴分辨率进一步降低，为此，常用 HSQC 谱代替。HSQC 谱属单量子相干谱。HMQC 谱和 HSQC 谱除了在 ω_1 轴可能有微小的差别外，二者非常近似，所得结果完全一样，可根据实际情况选用其中之一即可。此外，HSQC 谱的脉冲序列还发展了替代 DEPT 谱的功能，读者在实际工作中可注意应用[10]。

例 16　图 3-20 为 feshurin（3）的 HSQC 谱，可以看到，其与 HMQC 谱的特征完全一致。通过对图 3-20 的分析，得到了全部直接连接的碳－氢之间的偶合信息（表 3-9）。

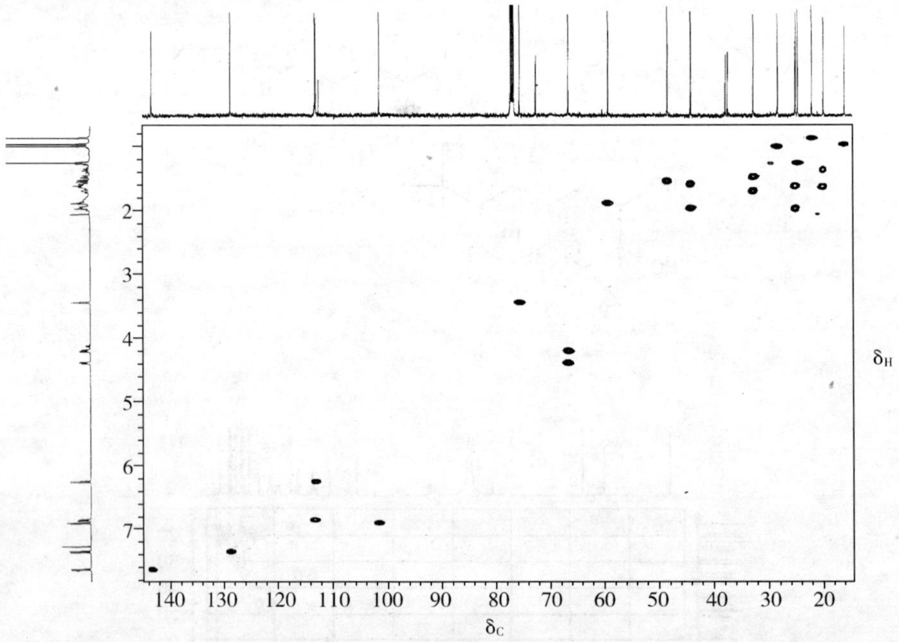

图 3-20 化合物 3 的 HSQC 谱

表 3-9 化合物 3 的 HSQC 数据（$CDCl_3$，500MHz/H）

C	δC	HSQC（δH）	C	δC	HSQC（δH）
2	161.1		4′	37.4	
3	113.2	6.25 d	5′	48.3	1.54 br d
4	143.3	7.64 d	6′	19.9	1.37 m，~1.61m
5	128.6	7.36 d	7′	44.1	~1.61m，~1.96m
6	113.0	6.86 dd	8′	72.6	
7	161.7		9′	59.2	1.88 br t
8	101.5	6.91 d	10′	37.8	
9	155.8		11′	65.5	4.39 dd，4.20 dd
10	112.5		12′	24.6	1.25 s
1′	32.7	1.47 dt，1.69 td	13′	22.0	0.86 s
2′	25.0	~1.61 m，~1.96 m	14′	28.3	1.00 s
3′	75.5	3.45 br s	15′	15.9	0.96 s

（五）^{1}H 检测的异核多键相关谱（^{1}H detected heteronuclear multiple bond correlation，HMBC）

前面介绍的碳－氢远程相关谱（COLOC）由于检测旋磁比较低的^{13}C 核灵敏度较低，与 HMQC 谱类似，现在一般采用^{1}H 检测的异核多键相关谱。HMBC 谱与 COLOC 谱图谱特点相似，不同点是：HMBC 谱的 ω_2 轴是 δ_H，ω_1 轴是 δ_C；而 COLOC 谱的 ω_2 轴是 δ_C，ω_1 轴是 δ_H。

例 17　图 3－21 为雪胆素 C（13）的 HMBC 谱[9]，图中可清楚地看到化合物 13 的 C－H 远程相关，如化合物 13 为少见的 β－二酮三萜类化合物，在溶液中主要以烯醇式形式存在，C－23 为双键季碳（δ_C112.20），$COCH_3$ 的羰其碳也为双键季碳（δ_C185.80），它们均与 H－24α（δ_H2.41）、H－24β（δ_H2.64）、$COCH_3$（δ_H 2.27）有远程相关。即 δ_C/δ_H 112.20/2.41，112.20/2.64，112.20/2.27，185.80/2.41，185.80/2.64，185.80/2.27。化合物 13 的详细 HMBC 数据见表 3－10。

表 3－10　化合物 13 的 HMQC、HMBC 数据（C_5D_5N，500MHz/H）

C	δ_C	HMQC（δ_H）	HMBC
1	34.73	2.29m，2.37m	H－2，H－10
2	71.05	4.07m	H－1，H－3
3	81.47	3.39d	H－1，H－2，CH_3－28，CH_3－29
4	42.86		CH_3－28，CH_3－29
5	142.50		H－1，H－10，CH_3－28，CH_3－29
6	118.60	5.69brs	H－1，H－7
7	24.12	1.91m	H－6，H－8
8	34.41	1.48m	H－7，H－10
9	48.15		H－8，H－10，CH_3－19
10	43.31	1.92m	H－1
11	212.90		H－8，H－12，CH_3－19
12	48.91	2.64d，3.22d	CH_3－18
13	48.15		H－12，H－17，CH_3－18，CH_3－30
14	50.10		H－8，CH_3－18，CH_3－30
15	46.23	1.73d，1.97m	H－16
16	70.23	4.63brdd	H－15，H－17
17	59.56	2.94dd	H－16，CH_3－18，CH_3－21
18	19.02	1.22s	H－12
19	20.19	1.06s	H－10
20	89.46		H－16，H－17，CH_3－21
21	20.42	1.44s	
22	207.40		H－17，H－24α，H－24β，CH_3－21
23	112.20		H－24α，H－24β，$COCH_3$
24	35.98	2.41d，2.64d	CH_3－26，CH_3－27
25	71.44		H－24α，CH_3－26，CH_3－27
26	30.60	1.44s	H－24α，H－24β
27	29.28	1.33s	H－24α，H－24β
28	22.47	1.26s	H－3
29	25.48	1.57s	H－3
30	22.37	1.44s	
$COCH_3$	185.80		H－24α，H－24β，$COCH_3$
	15.52	2.27s	

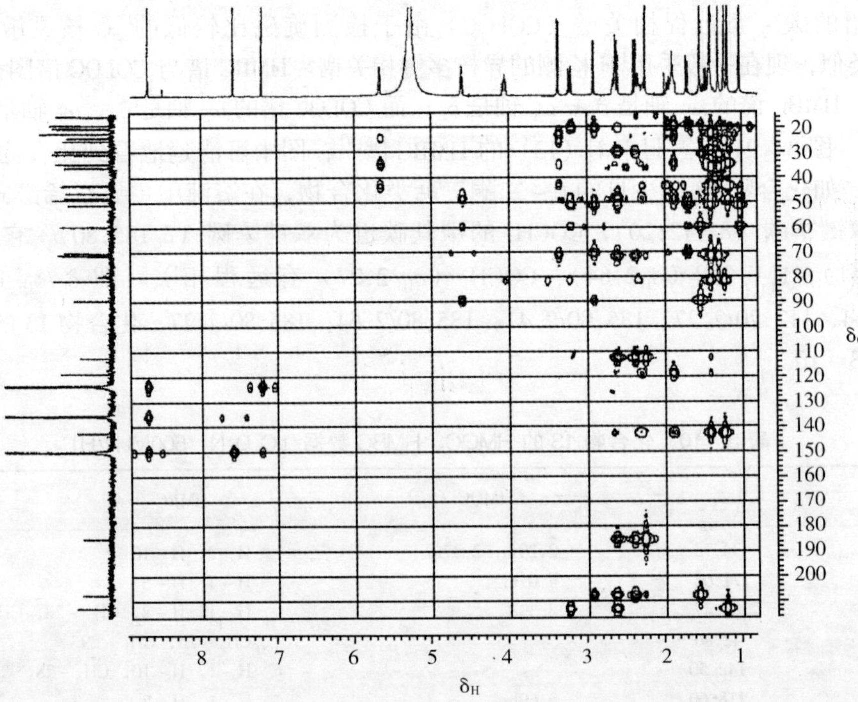

图 3-21 化合物 13 的 HMBC 谱

（六）HMQC-TOCSY 谱 H-H TOCSY 谱能有效地实现偶合网络内偶合氢核之间相干的任意传递。当复杂分子具有若干独立的自旋系统而在某些区域里谱峰严重重叠时，该方法可较好地分辨各个不同自旋系统内的氢核。

HMQC-TOCSY 谱是将 H-H TOCSY 谱与 HMQC 谱结合起来的一种二维技术。它不但在氢谱方向得到独立自旋系统内每个碳与该系统内所有氢的相关，而且在碳谱方向得到自旋系统内每个氢与该系统内所有碳的相关。这样只要自旋系统内有一个氢和一个碳的 NMR 信号与其他系统不重叠，就有可能将各个不同的自旋系统区分开，并对谱线进行明确归属。例如，对于含有多个糖基的糖苷化合物，由于糖基部分氢谱谱峰严重重叠，碳谱谱峰严重交错，难以解析归属，HMQC-TOCSY 谱即可发挥重要作用。

例 18 图 3-22 为大叶吊兰苷 A（14）的糖基部分 HMQC-TOCSY 谱[11]。其^{13}C NMR 提示具有 4 个糖端基碳，化学位移分别为：δ_C102.56（A：C-1），104.85（C：C-1），105.01（D：C-1），105.11（B：C-1），表明其含有 4 个糖。HMQC 实验显示 4 个糖基端基质子的化学位移分别为：δ_H4.84（A：H-1），5.14（B：H-1），5.53（C：H-1）和 5.19（D：H-1），进一步证实其含有 4 个糖。HMQC-TOCSY 谱提示 A、B 和 C 为六碳糖，而 D 为五碳糖，进一步分析确定 A、B、C 和 D 分别为半乳糖、葡萄糖、葡萄糖和木糖。由于半乳糖（A）H-4 处于 e 键，H-3 和 H-4 以及 H-4 和 H-5 之间的$^3J_{H-H}$较小，磁化强度矢量转移效果大为降低，在 HMQC-TOCSY 实验中，即使混合时间达到 180ms，也不能建立糖基偶合网络内的全相关，但可以建立糖基内端基到4位的相关以及6位到5位的相关。而葡萄糖和木糖当混合时间为180ms时，可以建立糖基偶合网络内从端基到末位的全相关。图3－22可以清楚地看到A、B、C和D 4个糖基中每个糖的所有碳全相关峰（纵轴方向）和所有氢全相关峰（横轴方向），图中均用虚线连接了起来，对每个糖基碳峰和氢峰的归属起着重要作用。化合物14糖基部分的NMR数据见表3－11。

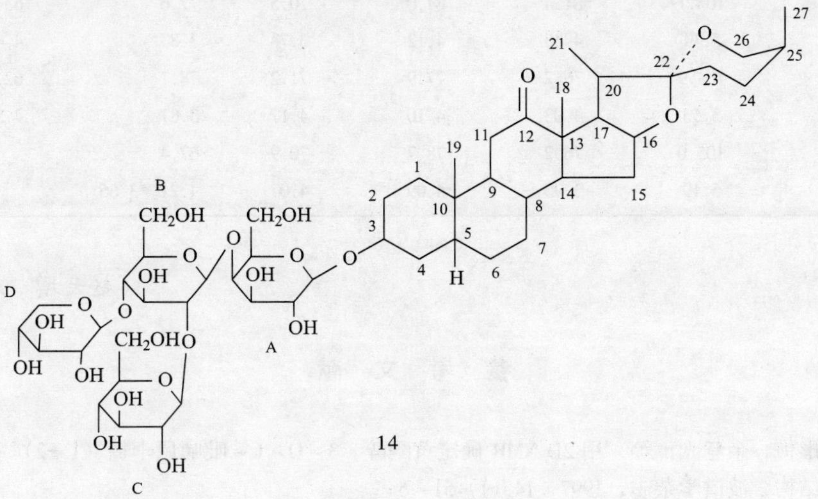

14

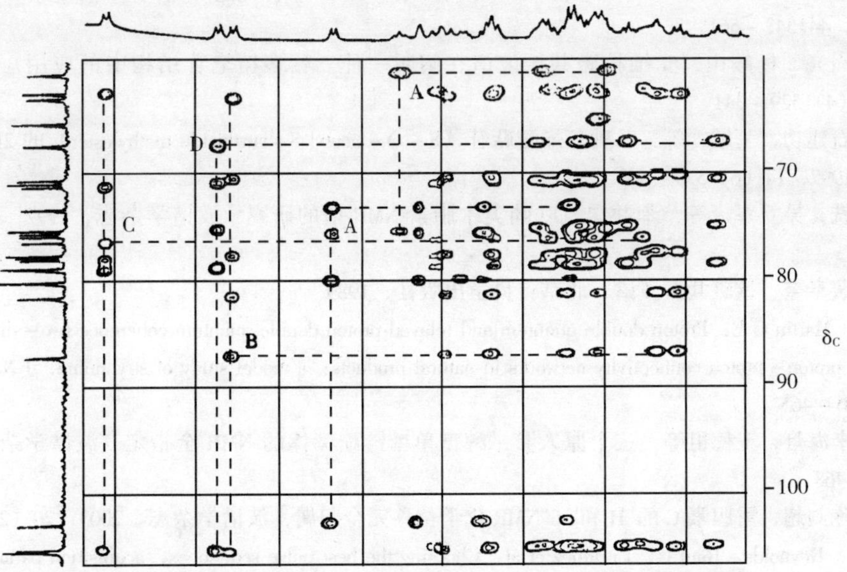

图3－22　化合物14的糖基部分HMQC－TOCSY谱

表3-11 化合物14的糖基部分NMR数据（C_5H_5N，500MHz/H）

糖基	δ	糖基信号					
		1	2	3	4	5	6
A	δ_C	102.6	73.2	75.7	80.0	75.4	60.8
	δ_H	4.84	4.37	4.11	4.58	3.99	4.64，4.18
B	δ_C	105.1	81.4	87.0	70.5	77.6	63.1
	δ_H	5.14	4.35	4.12	3.78	3.83	4.49，4.02
C	δ_C	104.9	76.2	77.9	71.2	78.7	62.6
	δ_H	5.53	4.03	4.10	4.17	3.87	4.52，4.34
D	δ_C	105.0	76.2	78.7	70.9	67.4	
	δ_H	5.19	3.95	4.09	4.07	4.21，3.66	

（赵天增　秦海林）

参　考　文　献

1. 李文魁，李彤梅，余竟光，等．用2D NMR确定黄酮醇-3-O-L-吡喃鼠李糖（1→2）-L-呋喃阿拉伯糖的双糖结构．波谱学杂志，1997，14（1）:51-54
2. Bax A，Freeman R．Investigation of complex networks of spin-spin coupling by two-dimensional NMR．J Magn Reson，1981，44:542-561
3. 鞠建华，周亮，杨峻山．二维核磁共振波谱在阐明一种三萜多糖皂苷结构中的应用．波谱学杂志，2001，18（4）:329-341
4. 王洵洵，石建功，王敏，等．一种环烯醚萜苷（8-O-acetyl-shanzhiside methylester）的2D NMR．波谱学杂志，1997，14（6）:539-543
5. 高峰，李铣，吴立军，等．苯并二氢呋喃类木脂素NMR谱的研究．波谱学杂志，1997，14（5）:425-429
6. 裘祖文，裴奉奎．核磁共振波谱．北京：科学出版社，1989
7. Craig D A，Martin G E．Proton double quantum and relayed proton double quantum coherence two-dimensional NMR mapping of proton-proton connectivity networks in natural products：a model study of strychnine．J Nat Prod，1986，49（3）:456-465
8. 藤荣伟，李海舟，王德祖等．三个原人参二醇型单糖链配糖体的NMR全指定．波谱学杂志，2000，17（6）:461-468
9. 邱明华，陈剑超．雪胆素C的^1H和^{13}C NMR化学位移完全归属．波谱学杂志，2003，20（2）:129-135
10. William F．Reynolds，Raul G．Enriquez et al．Choosing the best pulse sequences，acquisition parameters，postacquisition processing strategies，and probes for natural product structure elucidation by NMR spectroscopy．J Nat Prod，2002，65:221-244
11. 藤荣伟，杨庆雄，王德祖，等．大叶吊兰甙A和B的NMR化学位移全归属．波谱学杂志，2000，17（5）:375-381

第四章　现代质谱技术在化学结构研究中的应用

第一节　概　述

质谱分析方法（mass spectrometry，MS）在天然药物中的应用最常见的是对其所含的有效成分和其他单体化合物进行分子量和元素组成的确认。随着质谱分析中新型电离技术的不断开发和完善，目前基本上建立了适用于绝大多数天然产物的不同质谱分析方法。在该领域使用最多的是电子轰击质谱（EI－MS）及化学电离质谱（CI－MS）、快原子（离子）轰击质谱（FAB/LSI－MS）和电喷雾电离质谱（ESI－MS）等，虽然基质辅助激光解吸电离质谱（MALDI－MS）亦可用于测试一般小分子的天然产物，但它更广泛地应用于多肽及蛋白质等生物大分子的分析中。

质谱分析可提供分子结构信息的另一个重要途径是通过解析由质谱裂解反应产生的碎片离子或丢失基团，分析推测有关官能团、部分结构甚至整个分子结构。尤其是近10年来，多种类型、不同序列的串联质谱技术（MS/MS或MS^n）的发展和开发[1]，使质谱成为鉴定分子结构不可缺少的强有力分析手段。MS/MS技术[2-4]以碰撞诱导裂解（collision－induced dissociation，CID）过程为基础，产生一系列与结构相关的子离子，对于天然药物和药物代谢产物的结构分析，包括结构类型、苷类中糖链的连接方式及其与苷元的连接位置等提供很有价值的信息。

另外，近十多年来从天然药物中寻找可能发展成为新药的单体有效成分的研究又备受重视，对于具有生物活性的有效部位进行快速分析在新药研制过程中起到越来越重要作用。除了已经很成熟的GC－MS技术主要用来分析易挥发性成分之外，MS/MS、高效液相色谱－质谱联用技术（LC－MS，LC－MS/MS或LC－MS^n）等在天然产物成分分析中的应用越来越被重视[5-8]。而且由于质谱具有高灵敏度、高选择性和快速等特点，近10年来LC－MS/MS方法逐渐取代色谱分析手段应用于天然药物中相关成分的定量分析。这些新技术的使用可大大节省时间、原材料和溶剂等消耗，而对于一些用传统的方法难于分离的微量成分，也可以得到快速分析检测。总之，MS/MS和LC－MS/MS技术，以及近几年发展起来的高效液相色谱与核磁共振谱联用技术（LC－NMR）等，以及高通量筛选体系的出现给改革传统的天然药物研究模式提供了更有效的途径。

本章重点介绍近10年发展迅速、发挥作用越来越大的MS/MS和LC－MS/MS等技术在天然药物结构研究中的应用。

第二节　分子量的确定

对于天然产物进行分子量的测定和元素组成的确认，可以说是质谱分析的首要功能和任务，该部分内容看似简单，实际测试中会遇到许多困难。因为天然产物的种类繁多，不同结构类型的化合物性质差异很大，因此，需要了解被测样品的类型及其性质，针对性地选择适合于不同类型化合物的质谱分析方法，其关键之处是不同离子化方法及其正、负离子检测方式的合理使用。

其中，运用质谱技术测定天然产物元素组成及分子式的确认，目前主要应用高分辨质谱分析法。根据有机化合物中常见元素的原子精确质量数为基准，用高分辨质谱测得化合物的分子离子峰的精确质量数，其数值不是整数，一般给出小数点后 4～6 位数字。符合一定实验误差之内精确数值的可能分子式数目将大大减少，并尽可能结合其他谱学得到的信息，以确定被测样品化合物的分子式及元素组成。由高分辨质谱测得的精确分子量数据（实验值）与理论计算得到的分子量数据（理论值）相差要求在数毫质量单位（mD）或 10ppm 以下，这样推测出来的分子式其可信度高。由于高分辨质谱的测定，往往要根据具体的被测样品进行具体技术处理及分析，因此，这里就不举例一一介绍。

一、EI－MS 及 CI－MS 的应用

EI－MS 及 CI－MS 法是质谱分析中最早发展起来的技术，二者均是一种对被测样品的汽化与离子化分别实施的典型方法。它们主要应用于易挥发、极性小和热稳定的天然产物，且一般适用于分子量小于 1000D 化合物的测定。由于 EI－MS 谱中既可以产生分子离子（$M^{+\cdot}$），也出现提供一定结构信息的大量碎片离子，且离子峰重现性好，其结果可作为标准数据库被广泛应用。但是，它局限于分子结构相对稳定的小分子分析；而 CI－MS 法是通过发生‘离子－分子’反应来实现离子化，所以它是一种比较温和的电离技术。根据其不同反应气体的选择，或者不同类型分子被特定的正或负反应（气体）离子作用，可以实现样品分子选择性电离。例如，胺和醚等含杂原子的分子通常产生 $[M+H]^+$（准）分子离子峰，而饱和烃则常产生 $[M-H]^+$ 离子等。因此，对于在 EI－MS 谱中易碎裂、分子离子峰强度很弱的化合物，在 CI－MS 中可形成强度较高的分子离子峰，不过得到的碎片离子少、谱图简单，可获得的结构信息少一些。EI－MS 和 CI－MS 法的共同缺点是不适合极性大、热不稳定的有机化合物的分析。

图 4－1 是甲糖宁的（a）EI－MS 和（b）CI－MS 谱。从图中可以看出，在 EI－MS 谱中该类分子结构很容易发生失去异丁基部分的裂解产生更稳定的 $[M-57]^{+\cdot}$（m/z 167）碎片离子，其分子离子 $[M]^{+\cdot}$（m/z 224）峰相对强度很弱，而在 CI－MS 谱中可测得基峰的 $[M+H]^+$ 分子离子。该例子也说明对于有些天然产物的质谱分析，即为了确定分子量，又想获得结构信息时，同时测定 EI－MS 和 CI－MS 谱更利于结构分析。

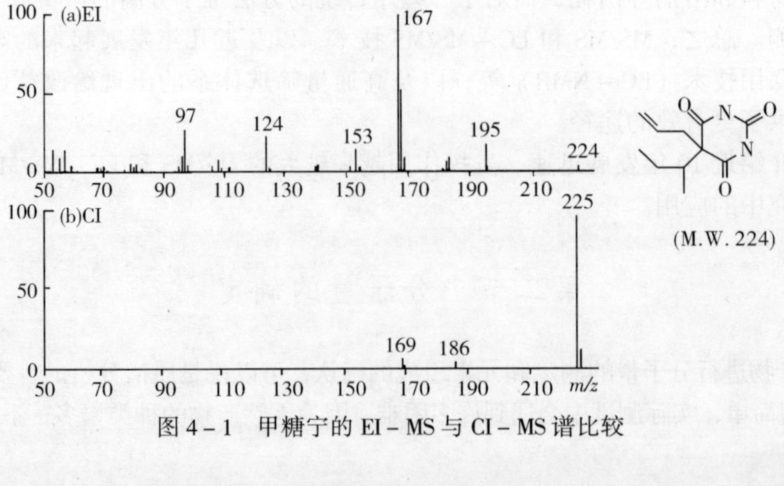

图 4－1 甲糖宁的 EI－MS 与 CI－MS 谱比较

二、FAB－MS 的应用

1981 年由 M. Barber 等研制出了快原子轰击质谱法（FAB－MS）以来[9]，它被广泛应用于热不稳定、难挥发以及低极性至中等极性有机化合物的分析。FAB－MS 法的开发大大提高了质谱分析的应用范围，实现了从小分子至数千道尔顿分子量相对大分子的测定，目前它是天然药物结构分析中比较常用的离子化技术。

运用 FAB－MS 法测定天然产物时，要想得到理想结果，其关键测定条件之一是选择合适的基质。最初该方法是以甘油（glycerol，G）作为基质制备样品溶液，进行质谱分析，目前则可以使用多种基质，比较常用的还有硫代甘油（thioglycerol，TG）、间硝基苄醇（*m*－nitrobenzyl alcohol，m－NBA）和二硫苏糖醇（dithiothreitol glycerol，DTT）等。近几年的研究表明，对于一些有机化合物使用混合基质，如 G/m－NBA、DTT/m－NBA 和 DTT/TG 等进行 FAB－MS 测定可得到更理想的结果[10]。另外，需要说明的是由于 LSI－MS（液体二次离子化质谱，以高速 Cs^+ 离子束轰击样品分子）的作用原理与 FAB－MS 相似，且得到的谱结果基本一致[11]，则一般均称为 FAB－MS 法。

在 FAB－MS 谱中生成的最常见分子离子峰为 $[M+H]^+$；还根据分解反应产生 $[M-H]^+$ 离子；容易提供电子的芳烃及酚类化合物可产生 $M^{+\cdot}$ 离子；甾体类和氨基霉素等出现 $[M+NH_4]^+$；而糖苷、核苷和聚醚等可观察到 $[M+Na]^+$ 离子；而由基质与轰击粒子碰撞诱导发生还原反应，可产生二聚体 $[2M+H]^+$ 及 $[M+H+B]^+$ 等离子（B 为基质分子）。

另外，通过研究 FAB 的离子化机制和分析比较 EI－MS、CI－MS 和 FAB－MS 谱，发现 FAB－MS 谱中，既具有与 EI－MS 相似的碎片离子，称之为‘EI－like’峰，又可产生与 CI－

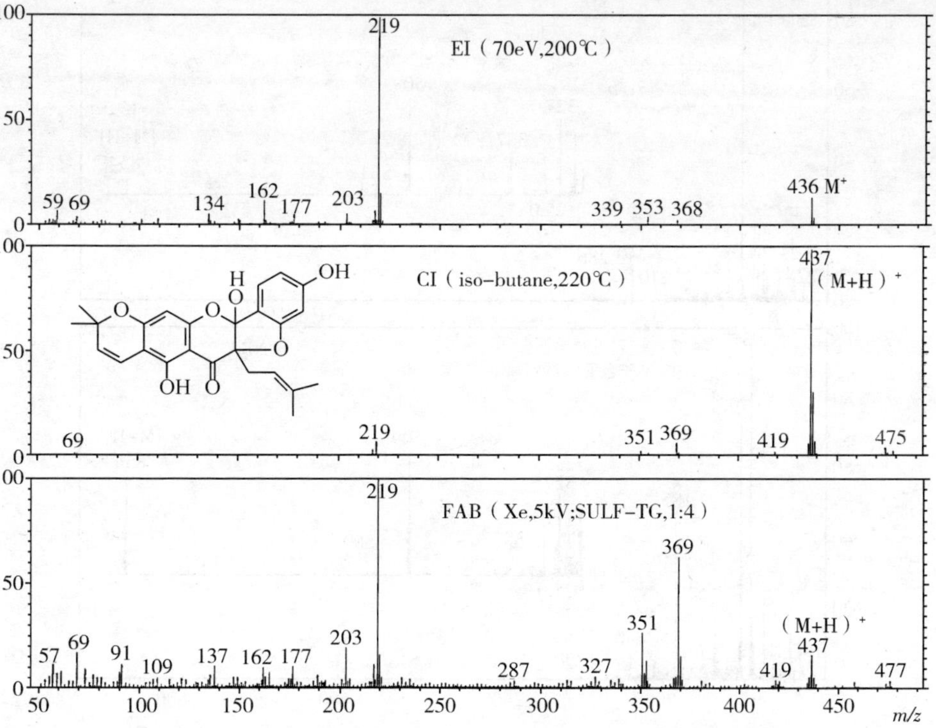

图 4－2　Sanggenon A 的 EI－MS、CI－MS 和 FAB－MS 谱比较

MS 谱相似的‘CI－like’峰。图 4－2 是一种黄酮类化合物 Sanggenon A 的 EI－MS，CI－MS 和 FAB－MS 谱比较，从图中可以看出，在 FAB－MS 谱中同时含有相当于由 EI－MS 谱中 $M^{+\cdot}$ 分子离子裂解产生的一系列碎片离子，也存在直接由［M＋H］$^+$ 分子离子裂解产生的碎片离子。

紫杉醇是从红豆杉植物中分离出的化学结构新颖、作用机制独特的新型抗肿瘤天然药物，它主要用于治疗转移性卵巢癌和乳腺癌，被誉为 20 世纪 90 年代国际抗癌药三大成就之一。利用 FAB－MS 法测定以紫杉醇为代表的紫杉烷类化合物时，具有一定的难度且结果差异比较大，研究表明选择合适基质很关键。对紫杉醇选用不同基质进行比较测定，发现与单一基质相比，混合基质给出了更好的结果，图 4－3 是选用三种不同混合基质分别测定紫杉

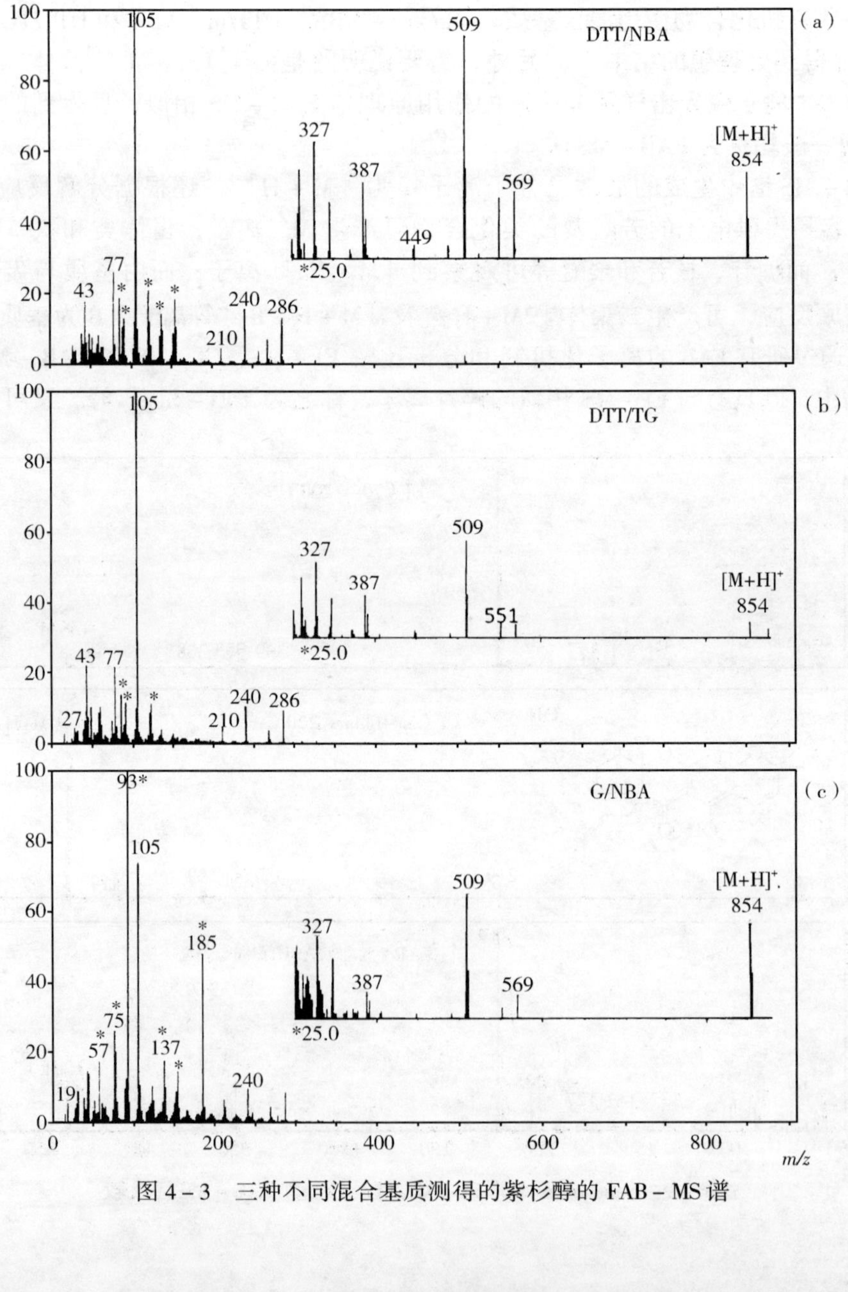

图 4－3 三种不同混合基质测得的紫杉醇的 FAB－MS 谱

醇的 FAB－MS 谱结果[10]。其中，DTT/m－NBA 混合基质最适用于紫杉醇的 FAB－MS 谱测定，同时由图也可以看出，主要观察到由基质产生的一些离子峰（有*标明的峰）和 m/z 105、m/z286 以及 m/z 854、m/z796、m/z569、m/z551、m/z509 等相关离子，其中，紫杉醇的分子离子［M＋H］$^+$（m/z854）和其他一些与结构中官能团相关的高质量区碎片离子峰强度均很弱。总之，理想的基质应该是能产生比较明显的被测分子离子峰，而尽可能给出比较弱的基质自身离子峰。

三、ESI－MS 的应用

电喷雾电离（ESI）是目前最温和（软）的离子化技术[12]，ESI－MS 很适合用于热不稳定、较强极性分子的测定；由于 ESI－MS 谱通常主要产生分子离子峰，则可直接进行混合物分析；而且在解决液相色谱与质谱离子源的接口问题上起了关键作用[13]，从而在真正意义上实现了 LC－MS 的联用技术。ESI 技术在离子化过程中，根据分子中碱性或酸性基团的体积和数量，通常小分子得到［M＋H］$^+$或［M－H］$^-$等单电荷离子，而生物大分子容易形成多电荷离子，因此利用 ESI－MS 法还能够分析检测蛋白质和寡核苷酸等高分子量的化合物。另外，利用 ESI－MS 检测一些含有羟基、氨基碱性基团或者羰基等亲和力较大的具有一定极性的天然产物时，常常能观察到 Na^+、K^+ 等碱金属离子附加的［M＋Na］$^+$、［M＋K］$^+$加合离子，以及双分子簇合离子［2M＋N］$^+$（N ＝ H，Na，K）等。

如上所述，在紫杉醇的 FAB－MS 谱中只能观察到很弱的［M＋H］$^+$分子离子，与其相比较，在 ESI－MS 谱中（图 4－4），主要的强峰为分子离子区域的［M＋H］$^+$ m/z854、［M＋Na］$^+$ m/z876 以及［M＋K］$^+$ m/z892 等离子，碎片离子峰则很弱。因此，对于在 FAB－MS 谱上不易产生［M＋H］$^+$等分子离子的极性较强的化合物而言，ESI－MS 法更适合于进行分子量的确定。另外，图 4－5 列举了从具有抗肿瘤活性的有毒植物萝摩科三分丹（*Tylophora atrofolliculata*）中提取、分离得到的主要有效成分菲并吲哚里西丁类生物碱 B1 的 FAB－MS 谱和 ESI－MS 谱结果。从图中可以看出，由于该类生物碱的结构比较稳定，在 FAB－MS 谱中可观察到很强的［M＋H］$^+$离子峰（m/z380），但是，失去 H_2O 分子的［M＋H－H_2O］$^+$离

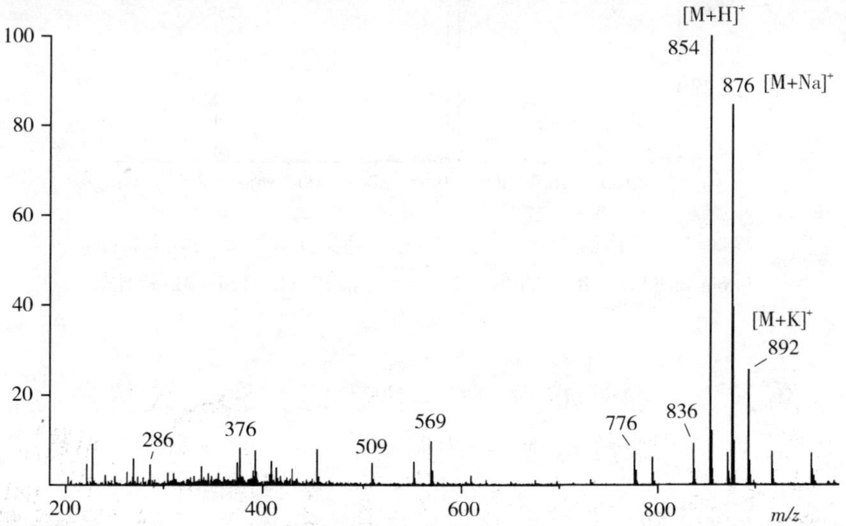

图 4－4　紫杉醇的 ESI－MS 谱

子（m/z 362）为基峰，同时还存在一些明显的碎片离子以及由基质产生的一些离子峰。而在 ESI－MS 谱中，除了可产生［$M+H-H_2O$］$^+$（m/z 362）碎片离子之外，基本上只有［$M+H$］$^+$ m/z 380 离子（基峰）以及二分子簇合的［$2M+H$］$^+$（m/z 759）离子 。由于 ESI－MS 谱提供的结构信息很少，因此，目前广泛使用 ESI－MS/MS 或者 LC－（ESI）MS/MS 等质谱联用技术进行天然药物的分析，下面将结合这些方法的实例进行介绍。

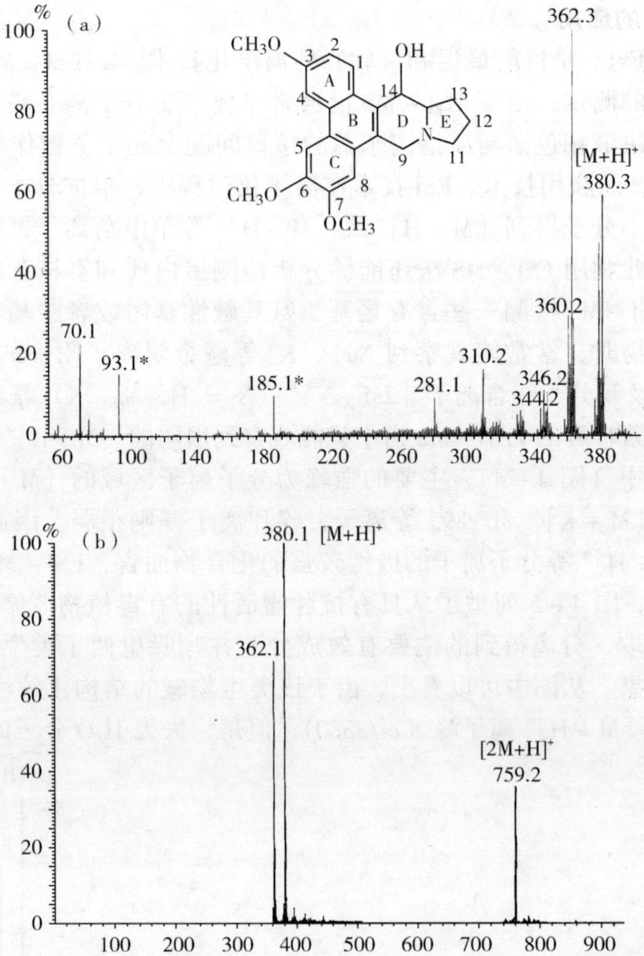

图 4－5　（13aS，14S）－3，6，7－trimethoxy－14－hydrophenanthroindolizidine（B1）的（a）FAB－MS 谱和（b）ESI－MS 谱比较

第三节　MS/MS 及 LC－MS/MS 方法在天然药物结构分析中的应用

MS/MS 技术具有的识别分子量和结构解析同步完成的特点，加强了质谱分析的特异性和

选择性。研究 MS/MS 谱可以了解到被分析样品的混合物性质和成分，对一些混合物不必进行色谱分离就可直接分析，而且在 HPLC 的分离效果不很理想，或者 LC - MS 灵敏度不高的情况下，MS/MS 方法可以发挥重要作用。MS/MS 技术与色谱法相比有很快的响应速度，具有高灵敏度和高效率等优点，并可以减少或消除样品基质中无关物质的干扰（噪音）、减少分析前对样品所要求的纯度，使复杂色谱问题简单化。另外，通过子离子扫描（PROS）、母离子扫描（PRES）和中性丢失扫描（NLS）等不同扫描方式的 MS/MS 谱测定，可以分析推测分子离子和产物离子的可能结构，从而掌握更多的分子结构信息，并可推测裂解反应机制。大量的研究表明，MS/MS 谱或 MS^n 谱能有效地反映相关化合物之间在结构上存在的微小差异和结构特征。因此，MS/MS 技术已经成为强有力的结构分析手段，应用于各种类型异构体的鉴定以及结构特征研究。

现代天然药物化学研究的关键是先进的分离技术和手段以及准确、高效、快速的结构分析方法。因此，为了加快从具有生物活性的天然产物中发现新的先导化合物，且解决难分离或者分离过程中可能易丢失的微量（活性）成分的分析问题，需要建立高效、快速的结构分析方法。近 10 年来 MS/MS 技术、LC - MS 及 LCMS/MS 联用技术有了飞速发展，它们与其他分析方法相比具有高效快速、高灵敏度和高选择性等特点，在天然产物混合物微量成分的结构分析中发挥着非常重要的作用。目前，这方面的研究报道很多[14-20]。

近几年来，我们研究组运用 AutoSpec Ultima - Tof 仪（空间序列型，磁质谱 - 飞行时间型串联）、QTRAP 型 LC - MS/MS 仪（空间序列型，四极杆 - 线性离子阱串联）以及 LCQ 型 3D 离子阱（时间序列型）对一系列不同类型的天然产物进行了离子化探讨、特征裂解反应的发现、质谱裂解方式及其与结构特征之间的相关性等研究，并成功地用于分子鉴别[21-27]。需要指出的是不同类型串联质谱仪的裂解方式及其产物离子的相对强度会出现一定的差异，存在不可比性；但有时这些差异性信息对于更充分地了解同类化合物的结构特征能起到互补性作用。

一、菲并吲哚里西丁类生物碱的结构分析

萝摩科三分丹（*Tylophora atrofolliculata*）植物中抗肿瘤活性成分为菲并吲哚里西丁类（phenanthroindolizidine）生物碱，如表 4 - 1 所示按照其母核结构及其 C - 14 位有无羟基取代，将这类生物碱可分为 4 种结构类型。我们分别采用 FAB - MS/MS 和正、负离子检测模式的（±）ESI - MS^n 方法对菲并吲哚里西丁类生物碱进行了细致的质谱裂解规律探讨，考察到这 4 种结构类型的裂解行为存在着特征性差异，并发现了一系列新颖的质谱裂解反应。通过这些特征裂解可以鉴别这些不同类型分子的结构。

表 4 - 1 菲并吲哚里西丁类生物碱的结构类型分类

结构类型	第一类结构	第二类结构	第三类结构	第四类结构
母核结构	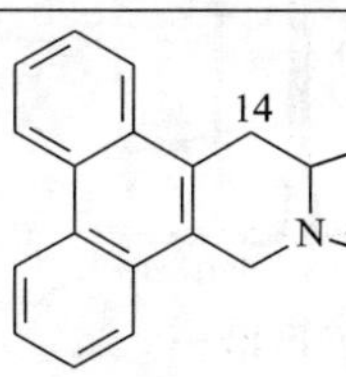	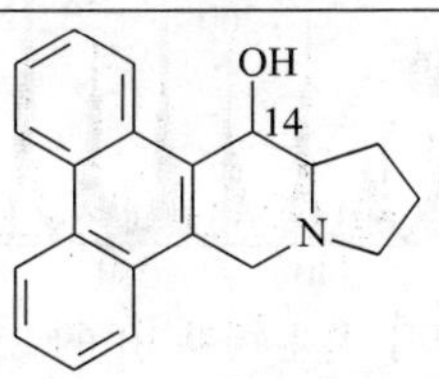	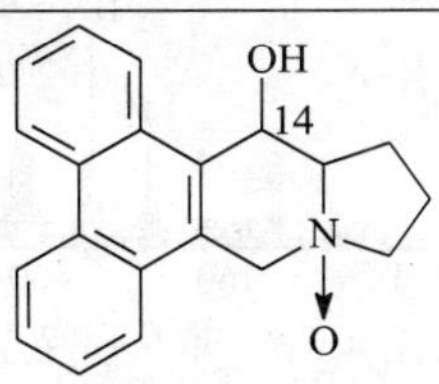	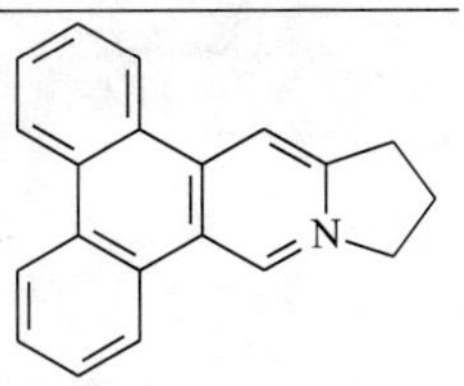

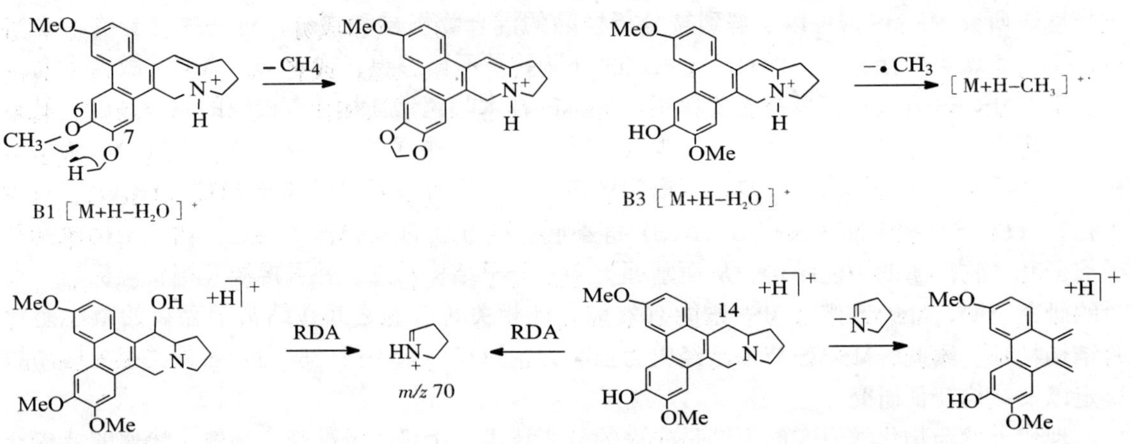

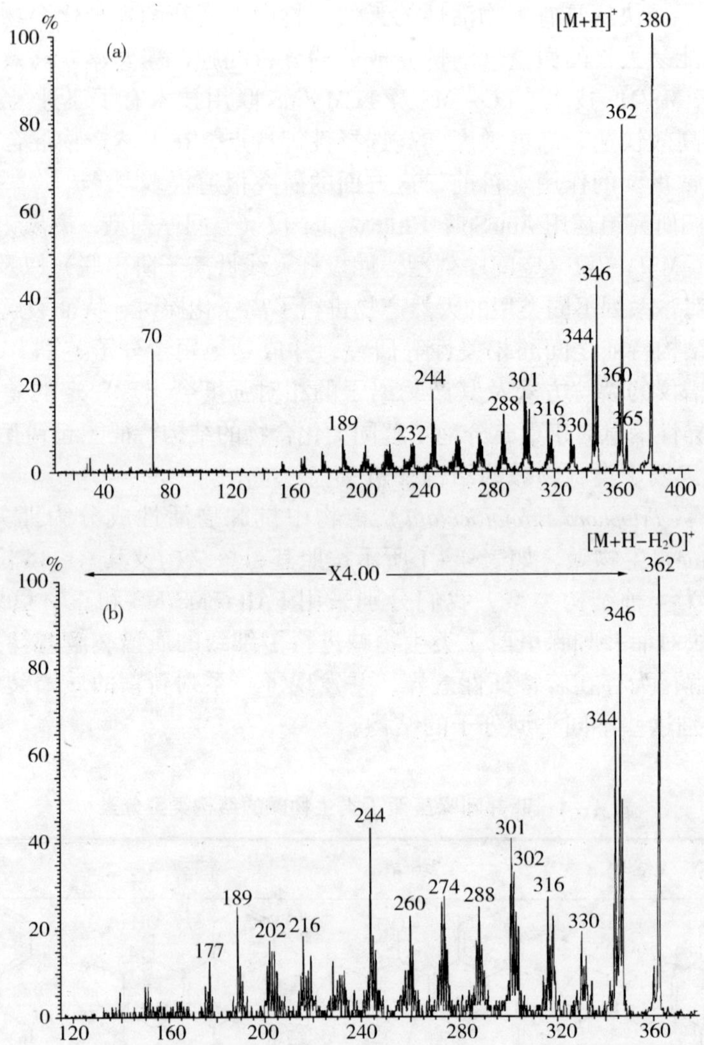

图 4-6 菲并吲哚里西丁类生物碱 B1 的 ESI-MS/MS 谱

(a) [M+H]⁺ 的 MS/MS 谱；(b) [M+H−H₂O]⁺ 的 MS/MS 谱

图 4-6 和图 4-7 列举了由 AutoSpec Ultima-Tof 串联质谱仪测定的菲并吲哚里西丁类生物碱 B1 和 B3（均属第二类结构）的 ESI-MS/MS 谱结果。这两个化合物的结构差异只是 C-6 位取代基不同，其中 B1 为 OCH_3 基，B3 为 OH 基，其分子量分别为 379 D 和 365 D。它们的共同之处在于由 $[M+H]^+$ 离子测得的 MS/MS 谱中，主要产生丢失一分子水的 $[M+H-H_2O]^+$ 离子（分别为 *m/z* 362 和 *m/z* 348），以及质子化的吡咯环离子（*m/z* 70）。而它们的主要差异是分别产生很强的 *m/z* 346 和 *m/z* 333 离子，可分别归属为 $[M+H-H_2O-CH_4]^+$（*m/z* 346）和 $[M+H-H_2O-CH_3]^{+\cdot}$（*m/z* 333）离子。通过分析归纳这类生物碱的碎裂规律，发现其芳香环上 C-6 和 C-7 位均为 OCH_3 基取代时（如 B1），容易发生脱去甲烷的特征裂解反应；而当一个是 OCH_3 基，另一个是 OH 基时（如 B3），则发生只失去甲基

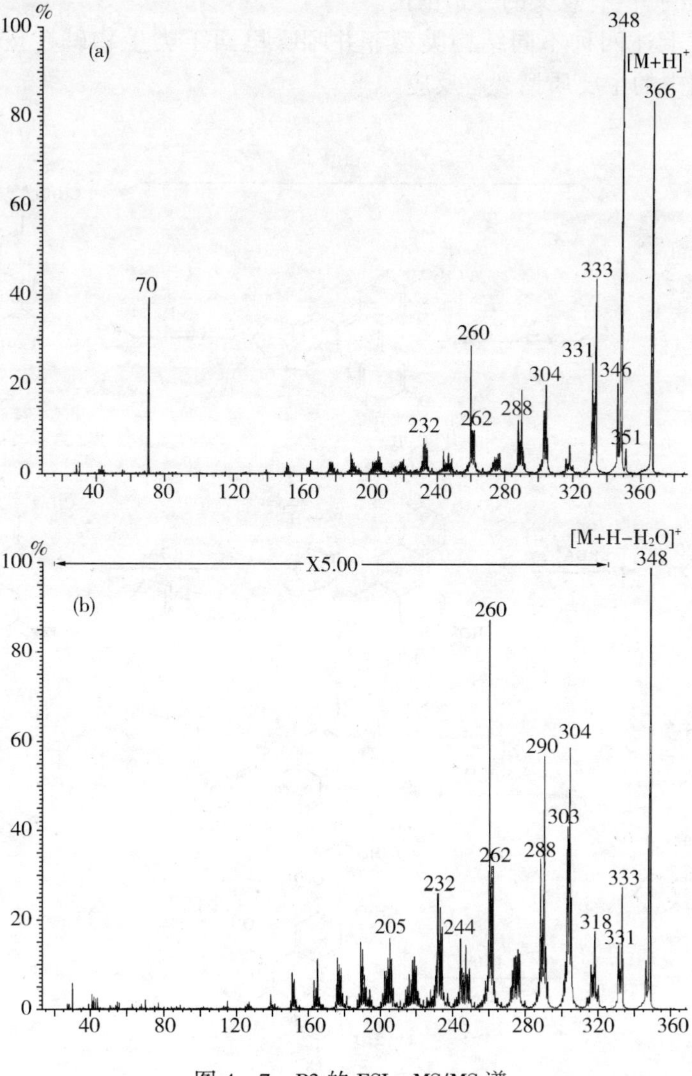

图 4-7　B3 的 ESI-MS/MS 谱

(a) $[M+H]^+$ 的 MS/MS 谱；(b) $[M+H-H_2O]^+$ 的 MS/MS 谱

的裂解反应。另外，研究发现这类生物碱中当 C－14 位是羟基取代时，其 $[M+H]^+$ 和 $[M+H-H_2O]^+$ 离子的 MS/MS 谱中，通过 RDA 反应丢失吡咯环的 $[M+H-69]^+$ 离子不产生或很弱（不同类型的串联质谱仪，其结果有一定差异）；而 C－14 位未羟基化的化合物，其 $[M+H-69]^+$ 的峰均比较强。上述这些特征裂解反应可归纳为如下所示。

另外，在负离子扫描模式下，发现只有结构中含酚羟基的化合物在（－）ESI－MS 谱上存在响应，且出现 $[M-H]^-$ 离子和 $[2M-H]^-$ 等离子，但其强度较弱。由（－）ESI－MS^n 谱分析可知，主要以失去甲基和脱水反应为主，不发生 D 环的 RDA 裂解反应或丢失 N－氧化二氢吡咯环的反应。总体上在（－）ESI－MS^n 谱上获得的结构信息有限，但是对于判断该类成分是否存在酚羟基的化合物提供了很有价值的结构信息。因此，将（±）ESI－MS^n 谱相结合，可以更有效地分析出此类化合物在结构上存在的微小差异和结构特征，为结构解析和混合物成分分析提供有意义的分析依据。

图 4－8 归纳了上述四种不同结构类型菲并吲哚里西丁类生物碱在正离子检测模式下（＋）ESI－MS/MS 谱中的主要质谱裂解反应。

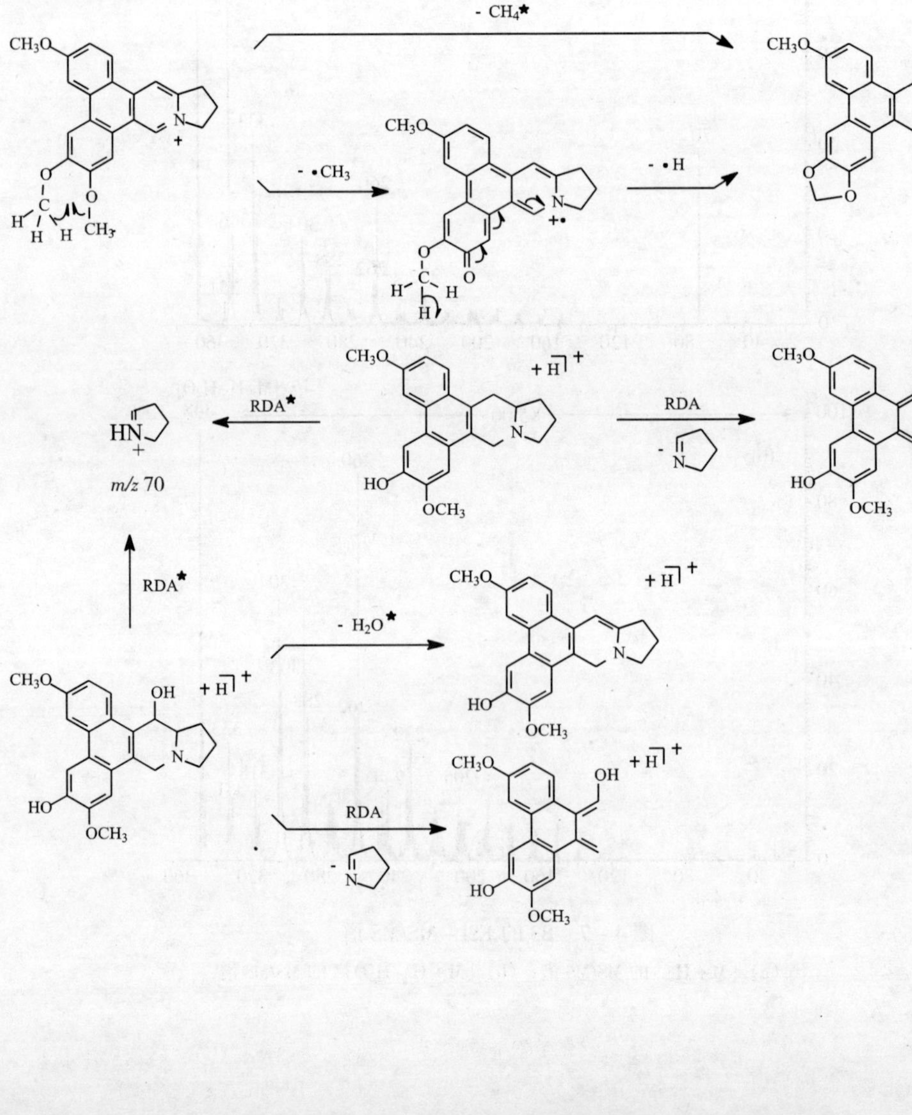

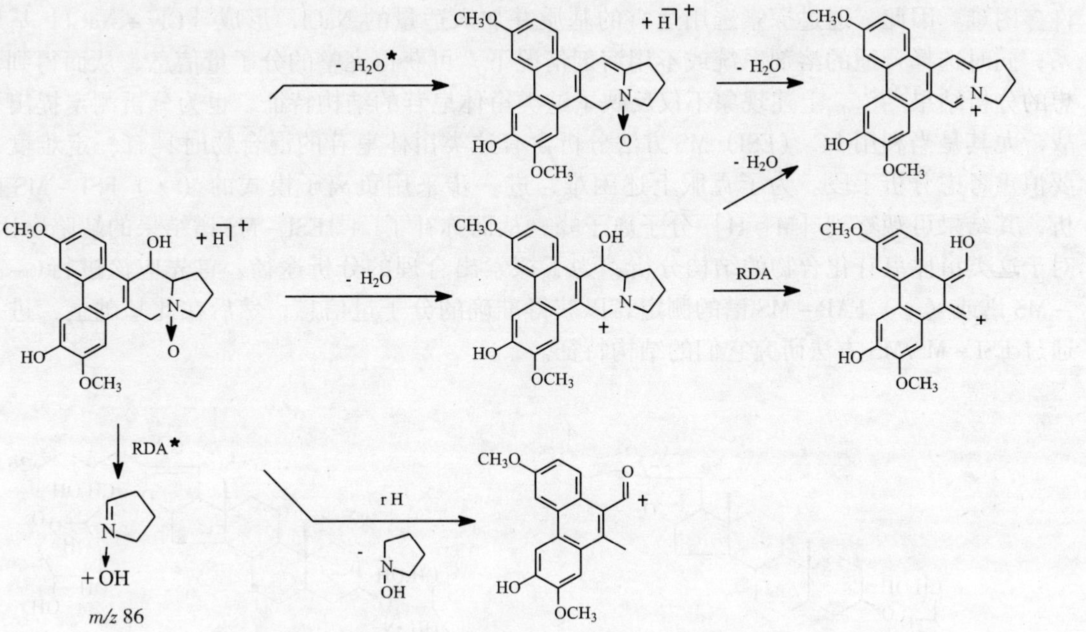

图 4-8　四种不同结构类型的菲并吲哚里西丁类生物碱在（+）ESI-MS/MS 谱中的特征裂解反应，其中标有★的反应为主要途径

以上述研究结果为主要分析依据，进一步利用正负离子检测模式的 ESI-MS、ESI-MS^n、LC-UV-MS、LC-MS^n 等质谱分析手段，对三分丹植物中所含菲并吲哚里西丁类生物碱的混合物开展了成分分析。推导出 18 个菲并吲哚里西丁类生物碱微量成分的结构，其中 9 个为新化合物，并且利用 LC-NMR 等手段确认了十个化合物的结构。该部分内容的详细结果及讨论参见文献[23,24,28]。

二、甾体皂苷类天然产物的结构分析

对甾体皂苷类化合物，在大多数情况下，采用正离子检测模式的 ESI-MS 方法进行分析检测。但是对于从天冬（*Asparagus cochinchinensis*）植物中分离得到的 4 个呋喃甾烷型和螺旋甾烷型甾体皂苷类化合物（结构式如图 4-9 所示）进行（+）ESI-MS 谱分析时，发现由于呋喃甾烷型甾体皂苷（化合物 TD-1 和 TD-1-OH）中 C-22 位取代基 OH 或 CH_3O 十分活泼，容易发生中性丢失反应而失去 H_2O 和 CH_3OH 分子，无法观察到 $[M+H]^+$ 离子峰，其结果与 C-22 位无取代基的化合物（TD）产生相似谱型，即不能获得完整的分子量信息。

为了解决这一难题，我们研究组曾尝试采用 FAB-MS 方法，结果检测出了分子离子峰。FAB-MS 是利用离子-分子反应实现样品分子离子化，对于那些在质谱条件下不易形成分子离子的化合物，可以通过与碱金属离子、铵离子或者其他反应气体分子产生的反应离子发生离子-分子反应，形成加合离子，从而达到判断化合物分子量的目的。研究发现，在 FAB-MS 谱测定中，不同的基质对能否得到良好的分子离子峰信息影响很大，而且 C-22 位 OH 和 CH_3O 取代基不但容易丢失，还在不同溶剂系统下可发生互变反应，这对准确分析带来了许多困难。因此，通过探索选用适宜的基质并加入适量的 NaCl，形成［Gly + NaCl］基质体系；同时选择合适的溶剂系统或不用溶剂情况下，可获得完整的分子量信息，从而得到了理想的分析结果[22,29]。上述现象不仅反映了这类甾体皂苷的结构特征，也为分析测定提出了挑战，尤其是当利用 LC-（ESI）MS 方法分析含有这类甾体皂苷的混合物时具有一定难度，需要慎重考虑分析手段。为了克服上述困难，进一步采用负离子模式的（－）ESI－MS 谱分析，其结果可观察到［M－H］$^-$分子离子峰，从而弥补了(＋)ESI－MS 谱结果的缺陷。因此，对于这类甾体皂苷化合物的结构分析，为了探索出合理的分析途径，首先应该进行(－)ESI－MS 谱或（＋）FAB－MS 谱的测定，以获得准确的分子量信息；然后在此基础上，进一步通过 ESI－MS/MS 方法研究它们的结构特征。

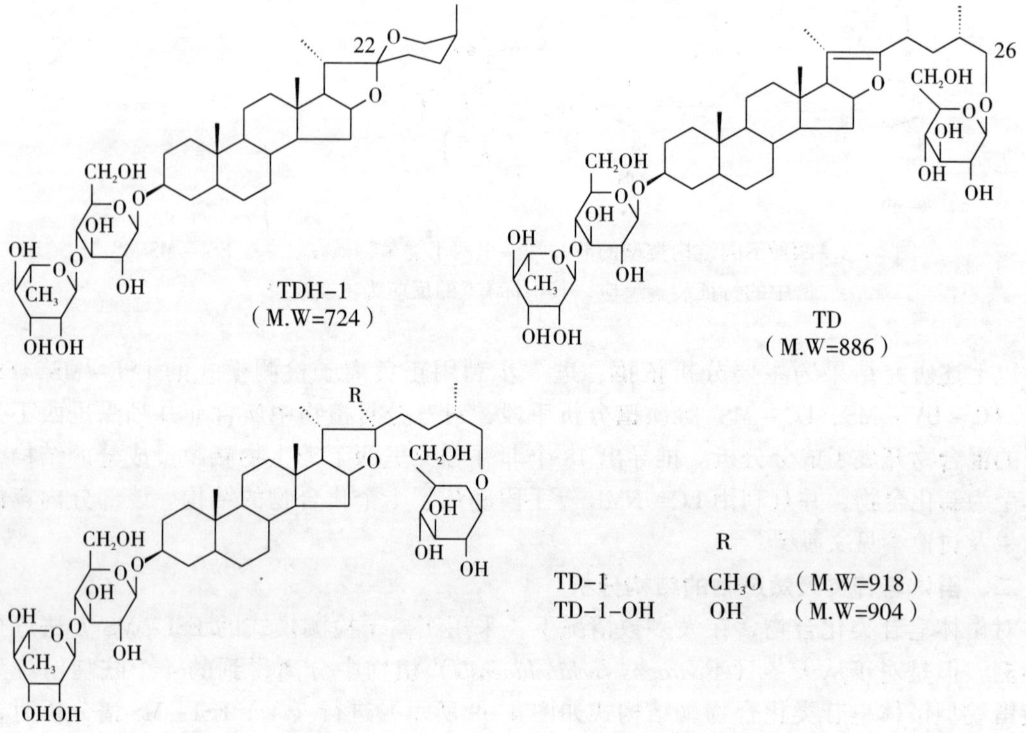

图 4－9 呋喃甾烷型和螺旋甾烷型甾体皂苷类化合物结构式

在(＋)ESI－MS/MS 谱研究中，发现这类甾体皂苷有趣的 E 环开环并丢失 144D 基团的特征裂解反应（反应式如下所示），利用此特征裂解反应能够有效区分螺旋甾烷型和呋喃甾烷型甾体皂苷[22]。对于螺旋甾烷型甾体皂苷或 C－26 位没有被葡萄糖取代的化合物而言，优先发生丢失 144D 基团的裂解反应，产生明显的［M＋H－144］$^+$子离子峰；而对于 C－26 位具有糖基侧链的呋喃甾烷型甾体皂苷，其丢失 144D 基团的裂解被抑制。如图 4－10 所示，Aspacochioside C（TD）优先发生失去 C－26 位葡萄糖的裂解反应，然后产生丢失 144D 基团的［M＋H－Glu－144］$^+$离子（m/z 581）。该结果表明 C－26 位糖基的存在对这类甾体皂苷的裂解行为产生一定影响，且与 C－3 位末端的鼠李糖相比，优先丢失 C－26 位葡萄糖。而在［M－H］⁻ 离子的(－)ESI－MS/MS 谱中，发现首先失去的是 C－3 位末端的鼠李糖，然后再丢失一分子的葡萄糖[25]。但是，值得注意的是利用不同原理的质谱仪，特别是空间序列型串联质谱仪与 3D 离子阱型的 MS/MS 谱结果具有较大的差异；其主要表现在离子阱型质谱仪更易产生丢失糖链序列的子离子。

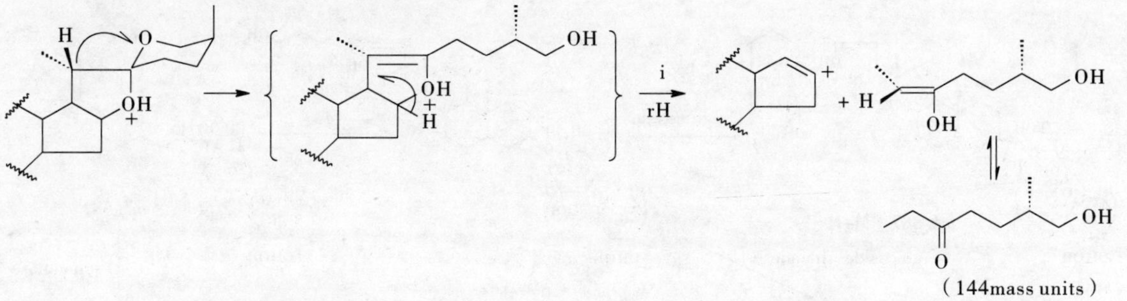

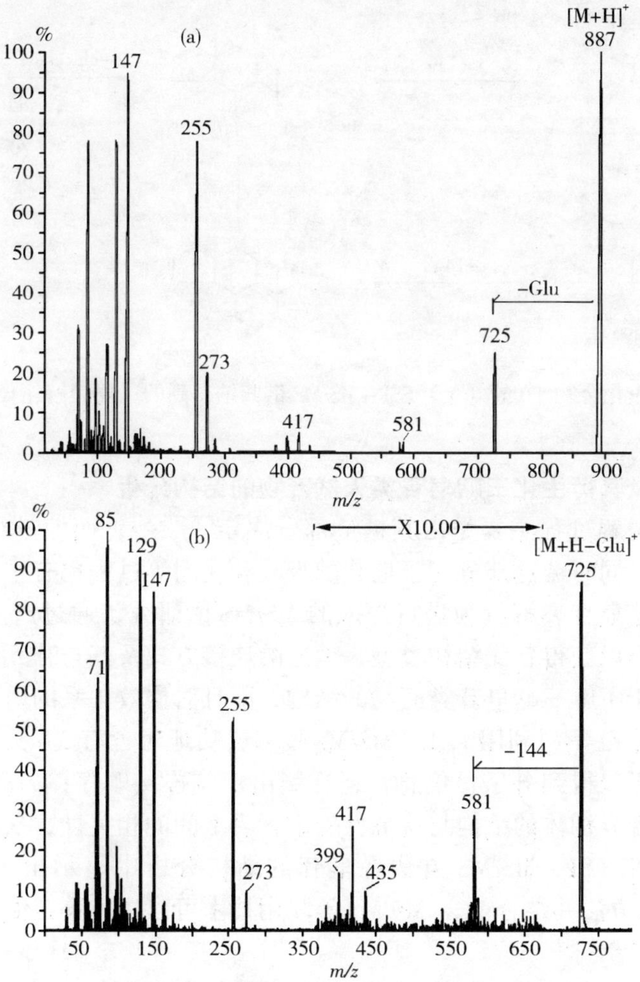

图 4－10　化合物 TD 的（＋）ESI－MS/MS 谱

(a)［M＋H］⁺ 分子离子的 MS/MS 谱；(b)［M＋H－Glu］⁺（m/z725）离子的 MS/MS 谱（利用 AutoSpec Ultima－Tof 串联质谱仪测定的结果）

上述结果可以作为分析鉴别这类甾体皂苷的结构以及混合物成分的分析依据。MS/MS 方法在了解和掌握同类化合物的裂解特征、结构的微小差异和取代基种类及其位置与裂解行为的关系方面能提供很有益的信息，可以作为强有力的结构分析手段。图 4－11 归纳了以 Aspacochioside C（TD）为例的这类甾体皂苷化合物的主要裂解途径。

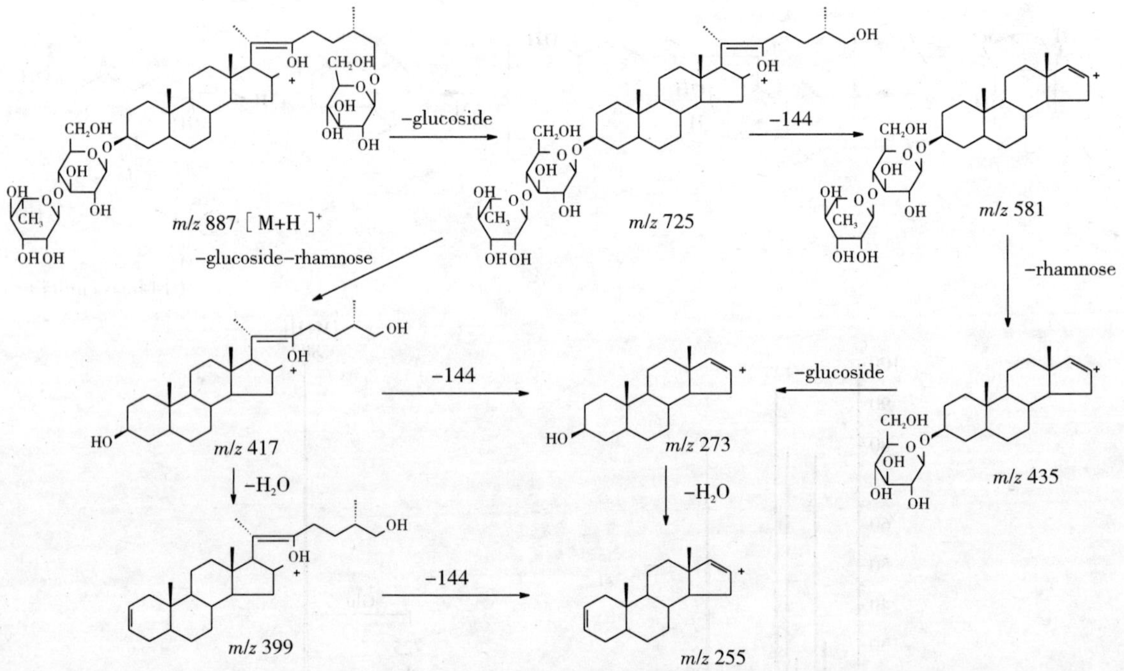

图 4－11　由化合物 TD 的（＋）ESI－MS/MS 谱归纳得到的主要裂解途径示意图

三、葡萄糖醛酸及其衍生化三萜皂苷类天然产物的结构分析

由于三萜皂苷的裂解过程主要是由其糖链部分决定[26,30~32]，而糖链结构与其生物活性之间有着密切的关系，同时糖链部分对于皂苷的吸收和代谢等过程也有重要的影响。因此对于含有复杂糖链的三萜皂苷裂解行为进行深入的 MS/MS 谱研究，通过产生的一系列与结构相关的子离子分析，可以获得苷元结构类型、糖链的连接方式及其与苷元的连接位置等重要的信息，这不仅有助于了解三萜皂苷类药物的结构，而且对构效关系的研究无疑也具有非常重要的参考价值。陈耀祖等[33]利用 FAB－MS/MS 技术成功地对含有 3～5 个糖基的三萜皂苷类进行了结构分析，不仅得到分子量信息，还推测出糖基连接顺序；另外通过 MS/MS 谱分析还可以了解某些皂苷异构体的结构与特征性裂解行为之间的相关性，从而有效地区分相应的同分异构体。近年来 ESI－MS/MS 方法在皂苷的结构分析中显示出了越来越重要的作用[17,25,32,34－37]；利用该方法并结合 LC－MS/MS 等联用技术可以快速鉴定混合物复杂体系中三萜皂苷类成分的结构[16,25,27,31]。

我们研究组分别利用正、负离子检测模式的（±）ESI－MS 及其 ESI－MS^n 方法细致考察了葡萄糖醛酸及其衍生化三萜皂苷类天然产物的质谱裂解行为，总结了裂解行为与结构特征之间的相关性规律。尤其在确定糖的连接顺序及其连接位置、独特裂解反应及其机制的研究方面取得了新的发现和进展[26,27]。这些结果为分析鉴定药用植物活性粗提物中同类三萜皂苷组分提供了分析依据。这类三萜皂苷的结构式见图 4-12。

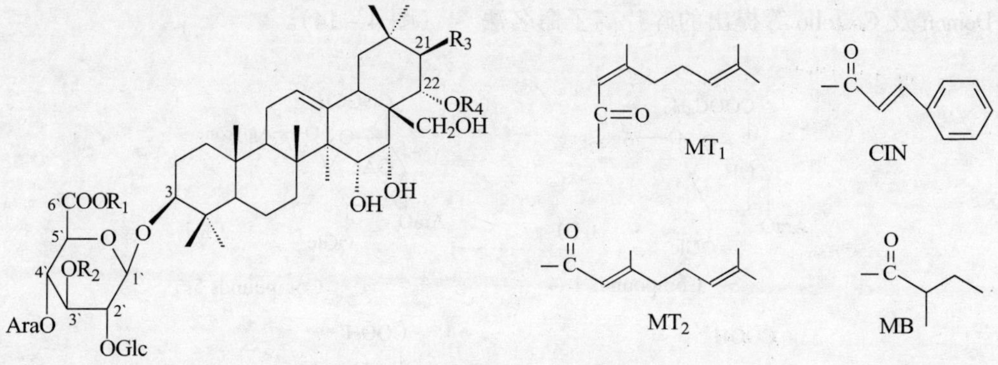

Compound	R1	R2	R3	R4	M W（D）
1	butyl	H	OMT_1	MB	1266
2	butyl	H	OMT_2	MB	1266
3	butyl	H	OCIN	MB	1246
4	butyl	H	H	MT_1	1166
5	CH_3	Ac	OMT_1	MB	1266
6	CH_3	Ac	OMT_1	benzoyl	1286
7	H	Ac	OMT_1	MB	1252
8	H	Ac	OMT_2	MB	1252
9	H	Ac	OMT_1	benzoyl	1272

注：Glc，β-D-glucopyranosyl；Ara，α-L-arabinofuranosyl；Ac，acetyl.

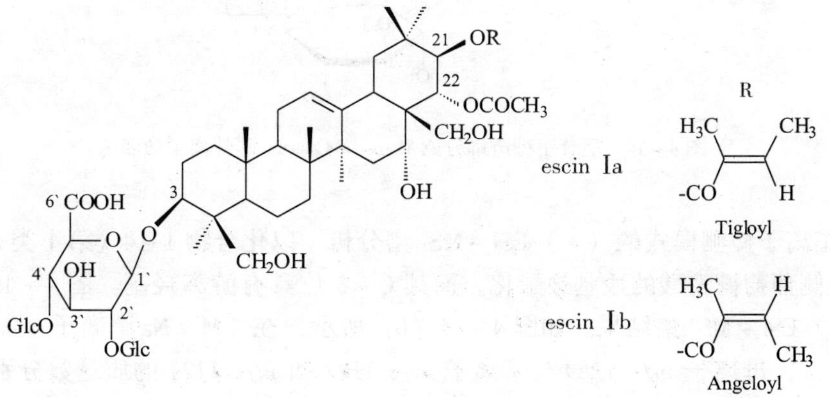

图 4-12　由山矾科华山矾植物中分离得到的三萜皂苷类和七叶皂苷（escin）Ⅰa 和Ⅰb 的结构

按照三萜皂苷类糖链中葡萄糖醛酸基的结构差异，将上述化合物分为4种类型（图4－13），其中Ⅰ类及Ⅱ类化合物的糖链结构中内侧葡萄糖醛酸的羧基均被酯化，二者的区别在于Ⅱ类化合物的C－3′位羟基被乙酰化；而Ⅲ类及Ⅳ类化合物中葡萄糖醛酸基均为游离羧基，其区别在于Ⅲ类化合物的C－3′位羟基被乙酰化。为了说明这些皂苷的裂解方式，本文采用Domon及Costello等提出的碎片离子命名法[38]（图4－14）。

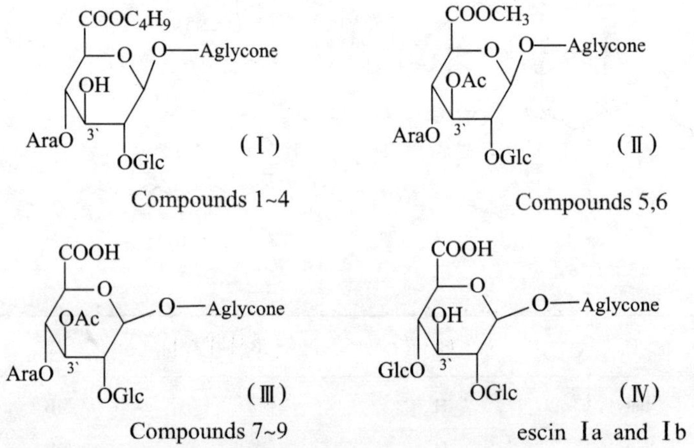

图4－13 葡萄糖醛酸及其衍生化三萜皂苷的结构分类

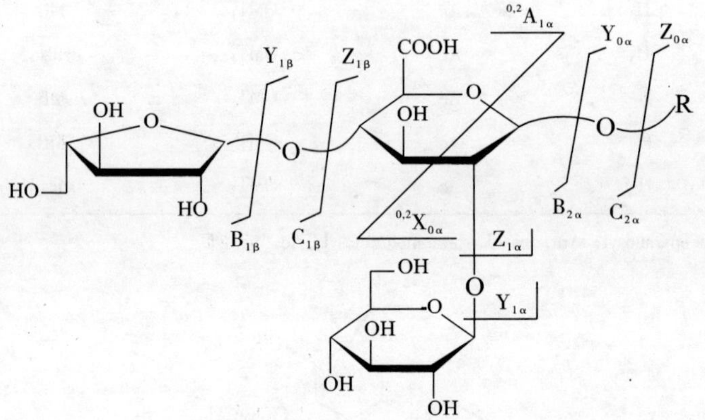

图4－14 皂苷中糖链部分的Domon－Costello碎片离子命名法

（一）正离子检测模式的（＋）ESI－MS^{n}谱分析　以化合物1～4（第Ⅰ类）为例，其结构特征是内侧葡萄糖醛酸的羧基被酯化，而其C－3′位具有游离羟基。图4－15给出了化合物1的（＋）ESI－MS^{n}谱结果。如图4－15（b）所示，在［M＋Na］$^+$离子（m/z 1289）MS^{2}谱的高质量区，母离子m/z 1289与子离子m/z 1187和m/z 1121的质量数分别相差为102D和168D，其对应于苷元上取代基MB和MT_1产生的羧酸分子，当这两个基团同时丢失时产生m/z 1019离子，这些裂解过程可以给出苷元上取代酰基的信息。而低质量区的子离子峰给出了糖链部分的结构信息，其中最具特征的裂解反应是 C－3 与糖链连接的糖苷键氧原子在断裂过程中保留在糖链部分，产生基峰的 $C_{2\alpha}$ 糖链离子（*m/z* 567），而不发生生成 $B_{2\alpha}$ 离子的裂解反应；还值得注意的是也不产生［苷元 + Na］$^+$ 的 $Y_{0\alpha}$ 离子（*m/z* 763）。其他Ⅰ类和Ⅱ类化合物也同样存在相似的切除苷元过程，并且形成基峰的 $C_{2\alpha}$ 离子。进一步由 $C_{2\alpha}$ 离子的 MS^3 谱可以观察到裂解产生的其他产物离子［图 4－15（c）］，同时通过图 4－15（d）～（f）所示的 MS^3 谱能了解到主要产物离子的裂解方式，且裂解途径可以得到证实。另外，如图 4－15（g）所示，对 *m/z* 763 离子的 MS^2 谱分析表明，其裂解反应也是分别丢失来自相应取代酰基 MB 和 MT^1 的羧酸分子，产生 *m/z* 661、*m/z* 595 离子；当这两个基团同时丢失后产生 *m/z* 493 离子。

如图 4－15（c）所示，通过糖苷键切除反应，分别丢失分支糖链的末端阿拉伯糖（Ara）和葡萄糖（Glc）得到子离子 *m/z* 435 和 *m/z* 405，而且很明显地观察到通过交叉环切除反应，生成更强的 $^{0,2}A_{2\alpha}$ 离子（*m/z* 345）。根据以前的有关报道[17,35,39－41]，交叉环切除反应包括两步过程：①首先环键断裂，内侧糖环被打开；②随后通过氢重排反应，并根据糖基连接位置引发裂解反应。对于葡萄糖醛酸及其衍生化的三萜皂苷类而言，由于 Na^+ 优先加合在葡萄糖醛酸基的 COO 基上，促进开环后的 $C_{2\alpha}$ 离子生成；且 C－3′位 OH 基的存在又有利于引发交叉环切除反应的发生[26]。因此，交叉环切除反应的第一步形成了无环羟醛 $C_{2\alpha}$ 离子（*m/z* 567），第二步通过 C－3′上羟基的氢重排反应引发裂解得到 $^{0,2}A_{2\alpha}$ 离子（*m/z* 345）。本实验也观察到了较弱的交叉环离子 $^{0,2}X_{0\alpha}$（*m/z* 245），进一步表明葡萄糖基（Glc）位于 C－2′。因此，通过交叉环切除反应的考察，可以有效地分析确定糖基连接的位置，上述裂解过程详见图 4－16。

此外，还检测到其他交叉环离子。例如，在 *m/z* 435 离子的 MS^3 谱中［图 4－15（d）］，*m/z* 303 来源于丢失包含丁酯基团中性分子（$C_6H_{12}O_3$）的反应，而由 *m/z* 345 离子产生的 $^{2,4}A_{2\alpha}$（*m/z* 215）过程类似于 $^{0,2}X_{0\alpha}$ 离子的生成；另一个交叉环离子 $^{0,3}A_{2\alpha}$（*m/z* 315）是由 *m/z* 345 离子丢失甲醛分子产生；另外，还产生很强的丢失 Ara 糖基的 *m/z* 213 离子［图 4－15（f）］。这些结果进一步证实了阿拉伯糖基的存在并位于 C－4′。同时 *m/z* 345 离子还可以通过丁基上氢原子的重排反应，丢失环丁烷分子（C_4H_8）产生 *m/z* 289 离子，这进一步证实了丁酯基的存在。图 4－16 总结了化合物 1 中糖链部分的裂解途径。

图 4－17 给出了上述四类葡萄糖醛酸及其衍生化三萜皂苷中［M + Na］$^+$ 离子的（+）ESI－MS^2 谱比较结果。从图中可以看出，由于糖链中葡萄糖醛酸基的结构有所不同，导致这类三萜皂苷的质谱裂解行为发生较大的变化，尤其是糖链部分的裂解表现出明显的差异（第Ⅱ～Ⅳ类型化合物的 MS^3 谱省略）。例如，由于七叶皂苷Ⅰa 及Ⅰb（第Ⅳ类）的葡萄糖醛酸基具有游离羧基，虽然它的 MS^2 谱与化合物 7（第Ⅲ类）中对应的谱形比较相似，但是，七叶皂苷Ⅰa 及Ⅰb 在裂解过程中产生的无环羟醛离子可以发生交叉环切除反应，产生特征的 *m/z* 273、*m/z* 245 及 *m/z* 319 等交叉环离子[26]。

对（+）ESI－MS^n 谱分析表明，糖链中葡萄糖醛酸的羧基和 C－3′位羟基及其衍生化是决定该类三萜皂苷裂解方式的关键基团，将导致其裂解行为及其主要产物离子强度产生显著差别；而苷元上取代酰基的变化对裂解反应影响不大，因此，具有相同糖链部分的化合物表

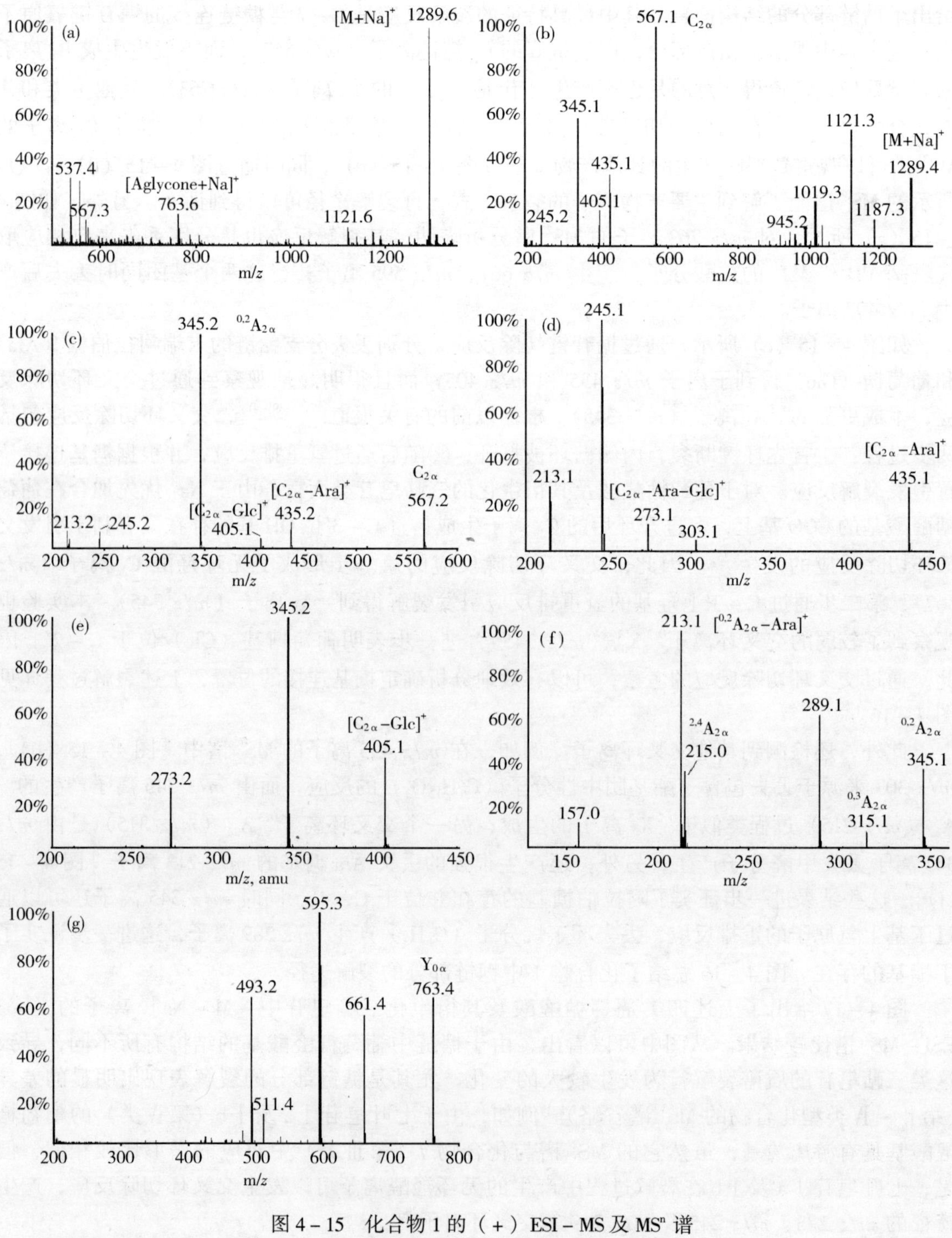

图 4－15 化合物 1 的（+）ESI－MS 及 MS^n 谱

（a）ESI－MS 谱；（b）$[M+Na]^+$ 离子的 MS/MS 谱；（c）$C_{2\alpha}$ 离子（*m/z* 567）的 MS^3 谱；（d）$[C_{2\alpha}-Ara]^+$ 离子（*m/z* 435）的 MS^3 谱；（e）$[C_{2\alpha}-Glc]^+$ 离子（*m/z* 405）的 MS^3 谱；（f）$^{0,2}A_{2\alpha}$ 离子（*m/z* 345）的 MS^3 谱；（g）$Y_{0\alpha}$ 离子（*m/z* 763）的 MS/MS 谱

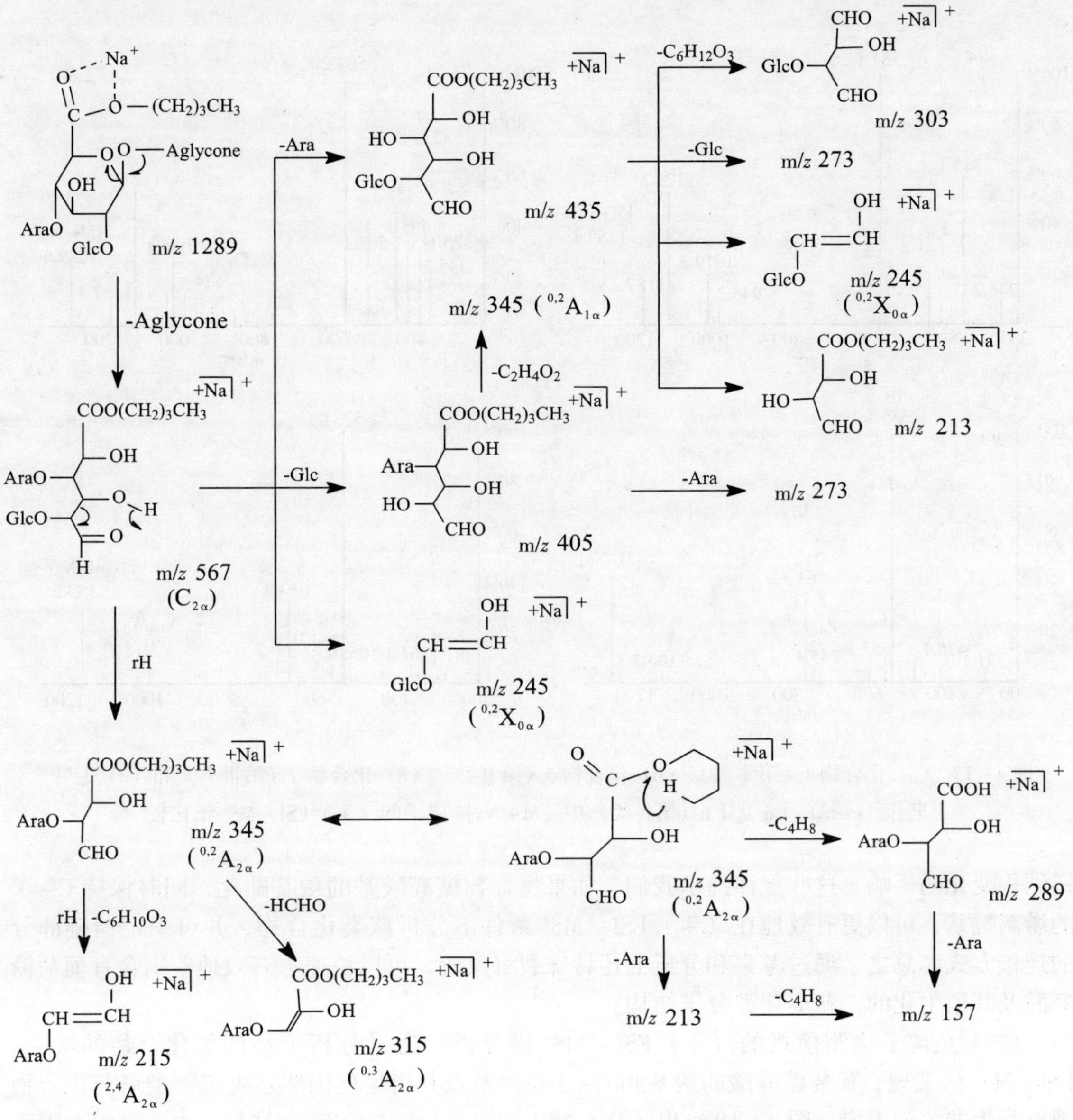

图 4-16 由（+）ESI-MS^n 谱分析推倒出的化合物 1 中糖链部分的裂解途径示意图

现出类似的裂解行为。对于正离子检测模式的质谱分析可以得到如下规律：①当 C-3′羟基保持游离状态时，糖链部分发生交叉环切除反应，从而可确定具有分支结构糖链上的糖基连接位置；当 C-3′羟基被酰化，相应的交叉环反应消失，糖基的连接位置则不易确定。这些裂解行为的变化表明 C-3′羟基上氢的重排反应是决定发生交叉环切除反应的关键步骤；②当葡萄糖醛酸基的羧基被酯化后，只得到很强的 $C_{2\alpha}$ 糖链离子，而不产生 $B_{2\alpha}$ 糖链离子及苷元离子；当葡萄糖醛酸基的羧基保持游离状态时，可以观察到很强的 $B_{2\alpha}$ 糖链离子和苷元离子，而 $C_{2\alpha}$ 糖链离子的强度明显降低；③末端糖基的丢失反应存在于多种裂解过程中，而不受糖

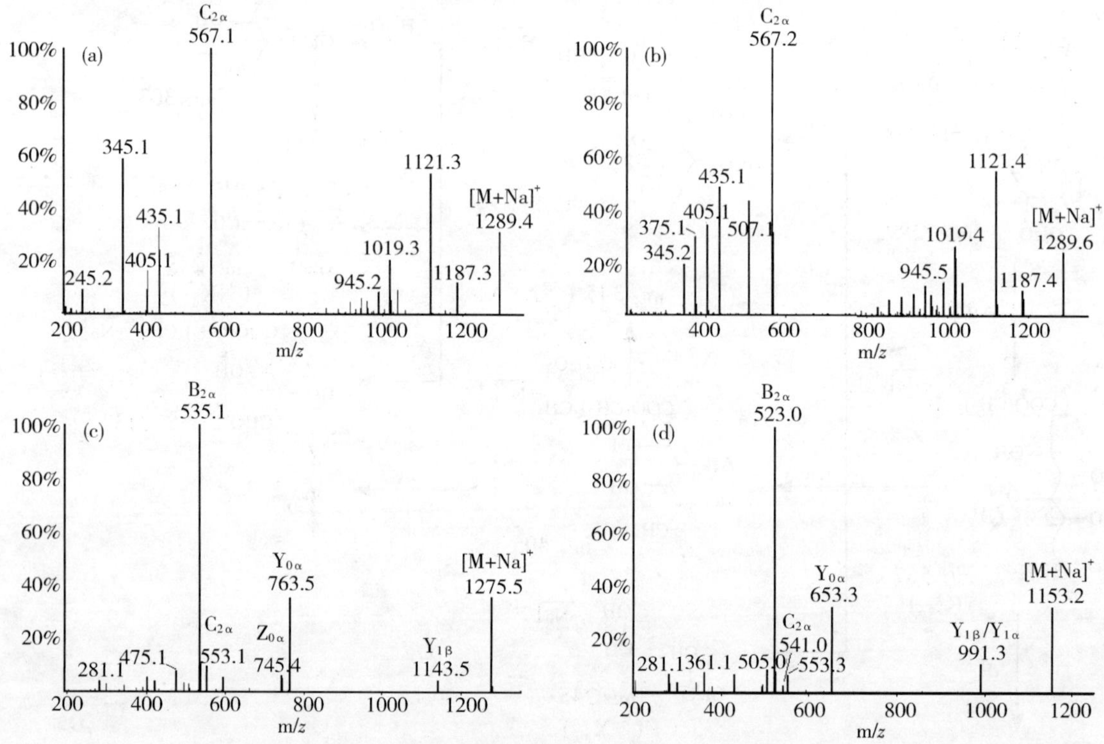

图 4-17 (a) 化合物 1 (第Ⅰ类)、(b) 化合物 5 (第Ⅱ类)、(c) 化合物 7 (第Ⅲ类) 和 (d) 七叶皂苷 (escin) Ⅰa 及Ⅰb (第Ⅳ类) 中 $[M+Na]^+$ 离子的 (+) ESI-MS^2 谱比较

链结构变化的影响。这些规律提示我们，如果将葡萄糖醛酸基的羧基酯化，同时保持 C-3′的游离羟基，可以更有效地在 (+) ESI-MS^n 条件下分析该类化合物，并可确定糖链部分的连接方式。总之，通过考察和分析上述特殊裂解反应，可以快速、有效地鉴别含有葡萄糖醛酸及其衍生化的三萜皂苷类分子结构。

(二) 负离子检测模式的 (-) ESI-MS^n 谱分析　通过分析上述四类化合物的 (-) ESI-MS^n 谱发现，葡萄糖醛酸的羧基和 C-3′位羟基及其衍生化仍然是决定该类皂苷化合物裂解行为的关键因素。图 4-18 给出了化合物 1 的 (-) ESI-MS^n 谱结果，由于篇幅有限不进行阐述，详细内容见文献[27]；图 4-19 归纳了其主要裂解途径。

这里总结了该类三萜皂苷在 (-) ESI-MS^n 谱中的主要裂解特征。研究发现，(-) ESI-MS^n 谱中的裂解行为与 (+) ESI-MS^n 谱明显不同；①可以直接观察到明显的苷元上取代酰基的产物离子，如 $[MT_1O]^-$ (*m/z* 167) 和 $[MBO]^-$ (*m/z* 101) 离子；②羧基被酯化而 C-3′位保留游离羟基时 (Ⅰ类结构)，可以同时丢失 AraOH 与 GlcOH 末端糖，并继续以醇分子的形式失去葡萄糖醛酸中酯基部分；还可产生明显的苷元离子。另外，$[M-H]^-$ 离子也可以直接丢失 AraOH、GlcOH，以及苷元部分得到具有 4-氧-4H-吡喃-2-羧酸骨架的特征性离子 (如 *m/z* 195 离子)；③第Ⅱ类结构，首先丢失乙烯酮分子，然后发生与Ⅰ类结构相似的裂解。但是与第Ⅰ类结构不同的是不产生 4-氧-4H-吡喃-2-羧酸骨架离

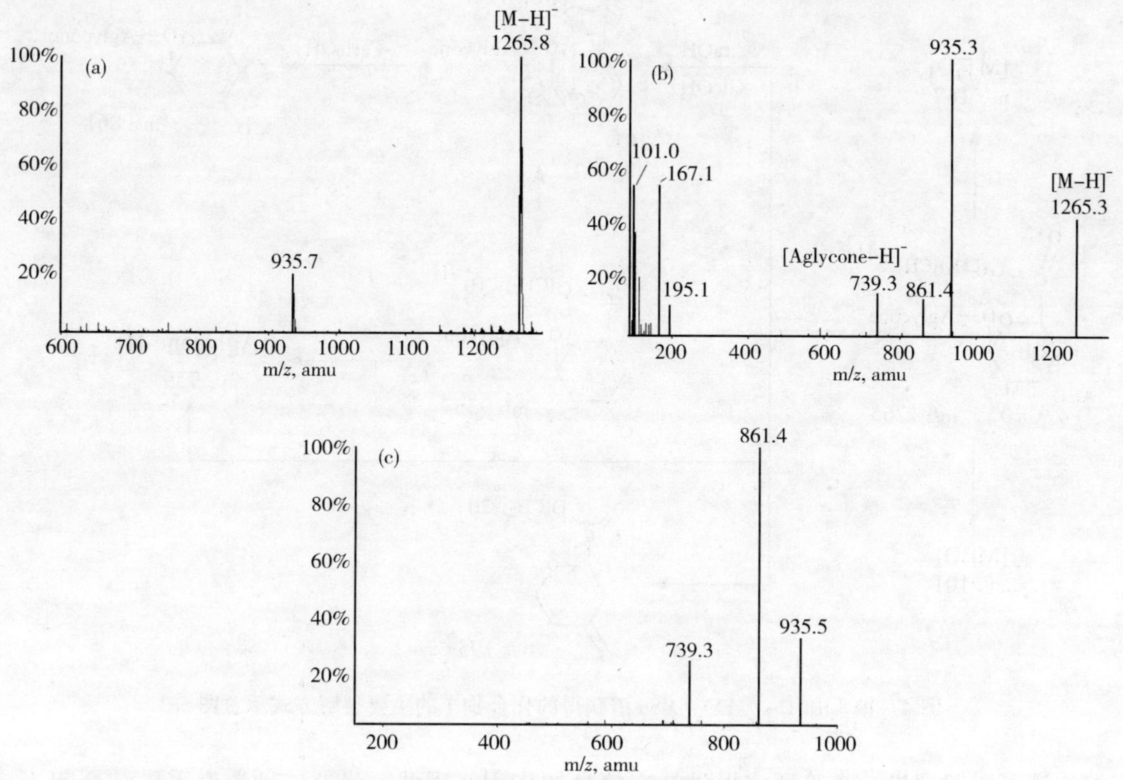

图 4－18　化合物 1 的（－）ESI－MS 及 MS^n 谱

（a）ESI－MS 谱；（b）$[M-H]^-$ 离子的 MS/MS 谱；（c）$[M-H-AraOH-GlcOH]^-$ 离子（m/z935）的 MS^3 谱

子；④第Ⅲ类结构，也同样丢失乙烯酮分子，但由于负电荷主要位于羧基上，从而在裂解过程中表现出与上述两类结构完全不同的特异性裂解反应；⑤第Ⅳ类结构，首先观察到丢失 CO_2 分子的裂解，并且也产生由羧基负电荷中心引发的糖基和苷元部分丢失等特异性裂解反应；另外，也出现了同时丢失两分子 GlcOH 末端糖的离子，并可以直接得到苷元离子以及具有 4－氧－4H－吡喃－2－羧酸骨架的特征性离子。

综合以上结果，（－）ESI－MS^n 谱可以提供一定的结构信息，其中一些特征性裂解反应可以证实分支糖链的末端糖基；反映出葡萄糖醛酸基中羧基的酯化类型以及 C－3′位羟基是否被酰化的差异；还可以得到苷元及其取代基的信息。因此，负离子检测模式和正离子模式的结果可以起到相互补充作用。但是负离子条件下检测灵敏度较低；而且提供的信息难以确定各糖基的连接位置。

小结

总结正、负离子模式下（±）ESI－MS^n 谱的质谱行为及裂解规律表明，（＋）ESI－MS^n 条件下的检测灵敏度高且能提供更多的结构信息，尤其是糖链部分糖基连接顺序及连接位置的信息；由（－）ESI－MS^n 谱可以得到苷元上取代基以及葡萄糖醛酸基上羧基酯化类型的信息。因此，分析该类三萜皂苷化合物时应以（＋）ESI－MS^n 谱为主要手段，而（－）ESI

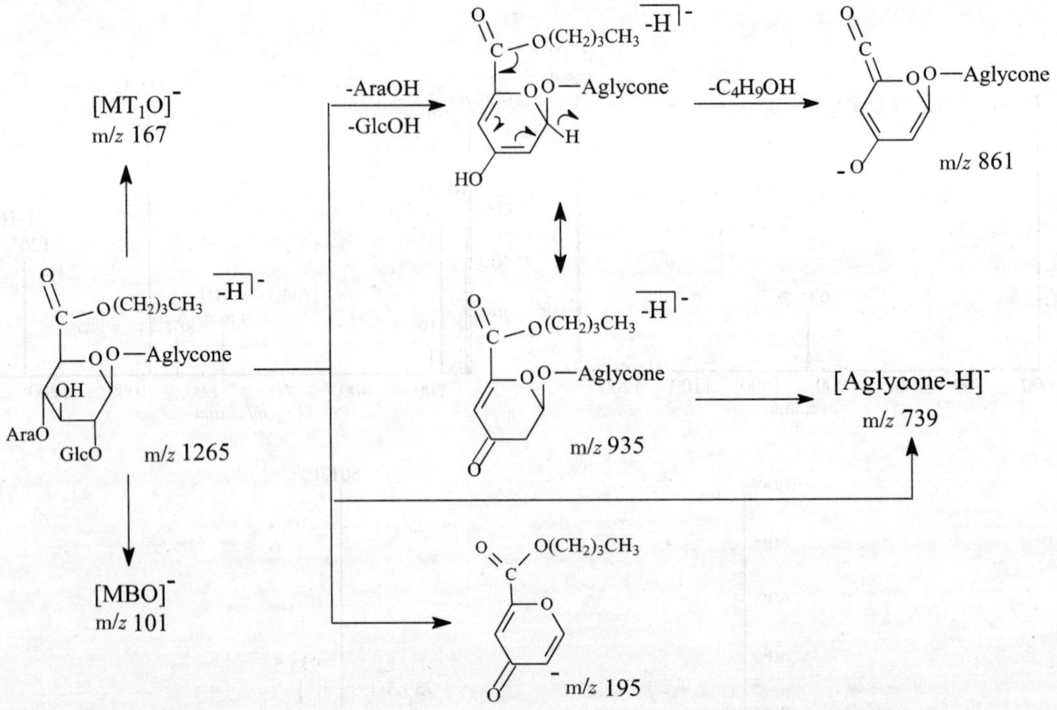

图 4-19 由（-）ESI-MSn 谱获得的化合物 1 的主要裂解方式示意图

-MS^n 谱可以起到进一步验证或提供补充信息的作用。因此，将这二种质谱手段结合起来，可以更全面地掌握该类化合物的结构信息，从而可以为快速分析和鉴定天然药物粗提物中微量的同类三萜皂苷组分提供重要和有效的分析依据。

（三）华山矾植物活性提取物中三萜皂苷类成分的质谱分析　通过掌握葡萄糖醛酸及其衍生化的三萜皂苷类在（±）ESI-MS^n 谱中的裂解规律，并以此为主要分析依据，利用直接进样的（±）ESI-MS、ESI-MS^n 和 LC-MS 及 LC-MS^n 等不同质谱分析方法相结合的手段，曾开展了华山矾植物的抗癌活性提取物中所含葡萄糖醛酸及其衍生化三萜皂苷类成分的分析[27]。

在正、负离子检测模式下对活性提取物进行直接进样的（±）ESI-MS 谱测定，发现该混合物组分比较复杂。由于该类三萜皂苷的单体化合物在（+）ESI-MS 条件下主要形成 $[M+Na]^+$ 离子，而在（-）ESI-MS 条件下生成 $[M-H]^-$ 离子，因此结合（±）ESI-MS 谱结果和上述讨论，分析推测出混合物中可能存在的葡萄糖醛酸及其衍生化三萜皂苷类组分及其分子量（表 4-2）。此外，直接进样的 ESI-MS 方法无法区分各种同分异构体组分，因此有必要对该混合物进行 LC-MS 谱分析，确定包括同分异构体在内的该类三萜皂苷组分。图 4-20 和图 4-21 是分别在正、负离子检测模式下由 LC-MS 谱测得的基本离子色谱图和几种相关成分的质量色谱图。从图中可以看出，各组分的分离效果并不是很理想，这是由于混合物中该类三萜皂苷化合物的极性很接近，且它们的紫外线吸收又很弱，因此不易摸索理想的 HPLC 分离条件，不过仍观察出该混合物中存在多种同分异构体组分。对比图 4-20 与图 4-21 可以看出，每个组分在正负离子模式下的 LC-（±）ESIMS 谱检测条件下，分别获得保留时间基本一致，且质量数相差 24D 的一对分子离子峰，则判断分别是［M + Na］$^+$ 和［M－H］$^-$ 离子。例如，组分 3 在正离子模式下测得 m/z 1243 离子，而在负离子检测中获得 m/z 1219 离子，两者质量数相差 24D，保留时间也一致，因此，可以判断 m/z 1243 是［M + Na］$^+$ 离子，而 m/z 1219 为［M－H］$^-$ 离子，则成分 3 的分子量为 1220 D。其他组分的分析与此类似。综合直接进样的 ESI－MS 谱和 LC－MS 谱结果分析，发现该混合物中至少含有 17 个具有不同分子量的组分，判断出 14 个组分为葡萄糖醛酸及其衍生化的三萜皂苷类化合物。其中 1、2、4、5 和 6 等分别具有至少一对同分异构体组分，而组分 9 由于含量甚少，则在正离子条件下观察到比较弱的 m/z 1285 离子，但在负离子条件下没有较好的响应。

表 4－2　通过正负离子检测模式的 ESI－MS^n 和 LC－MS^n 谱分析获得的华山矾植物抗癌活性提取物中所含葡萄糖醛酸及其衍生化三萜皂苷类组分的分子量和主要子离子等信息

Constituent	［M + Na］$^+$ (m/z)	［M－H］$^-$ (m/z)	M. W. (D)	Main product ions ［M + Na］$^+$ (m/z)	［M + Na］$^+$ (m/z)
1a (1b)	1161	1137	1138	993, 539, 407, 377, 317, 245	807, 761, 639, 489, 167
2a	1203	1179	1180	1035, 581, 521, 449 419, 389, 359, 287	1137, 807, 761, 639 489, 167
2b	1203	1179	1180	1035, 581, 449, 377 317, 287, 215, 185	807, 761, 639, 489 167
3	1243	1219	1220	1141, 1121, 1019, 567 435, 405, 345, 245	889, 815, 693, 195 121, 101
4a (4b)	1247	1223	1224	1187, 1079, 1019, 567 435, 405, 345, 245	893, 819, 697, 195 167
5a (5b)	1269	1245	1246	1167, 1121, 1019, 567 435, 405, 345, 245	915, 841, 719, 195 147, 101
6a	1311	1287	1288	1209, 1163, 1061, 609 477, 405, 345, 287	915, 841, 719, 195 147, 101
6b	1311	1287	1288	1209, 1163, 1061, 609 549, 477, 447, 417 387, 315	1245, 915, 841, 719 147, 101
7	1189	1165	1166	1021, 567, 507, 435 405, 375, 345	1123, 793, 761, 639 489, 167
8	1227	1203	1204	1125, 1079, 525, 393 363, 303, 245	
9	1285	—	1262	1183, 1163, 1061, 609 549, 477, 447, 417 387	—

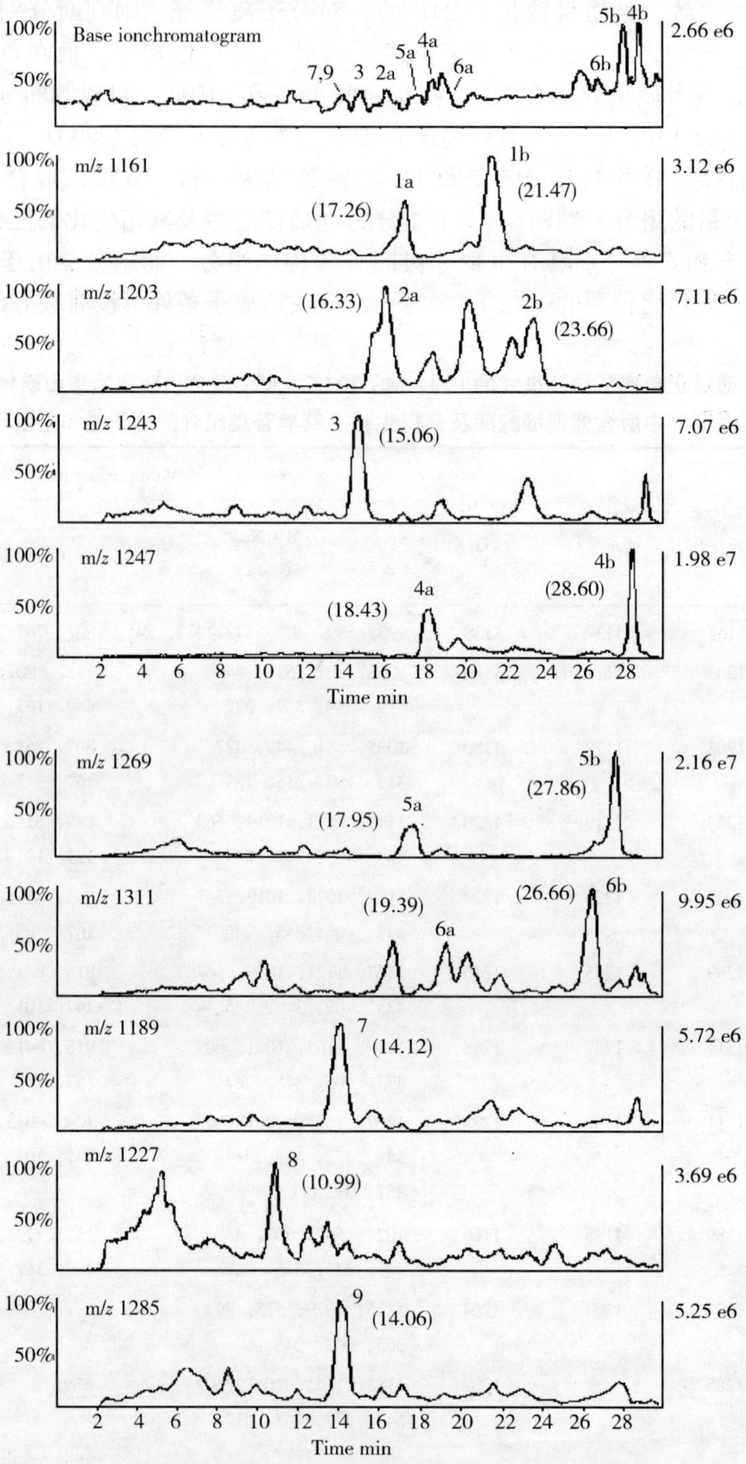

图 4-20 华山矾植物抗癌活性提取物在正离子检测模式下的 LC-MS 谱分析

包括基本离子色谱图以及 *m/z* 1161、1203、1243、1247、1269、1311、1189、1227 和 1285 等选择离子的质量色谱图（括号内为各组分的保留时间）

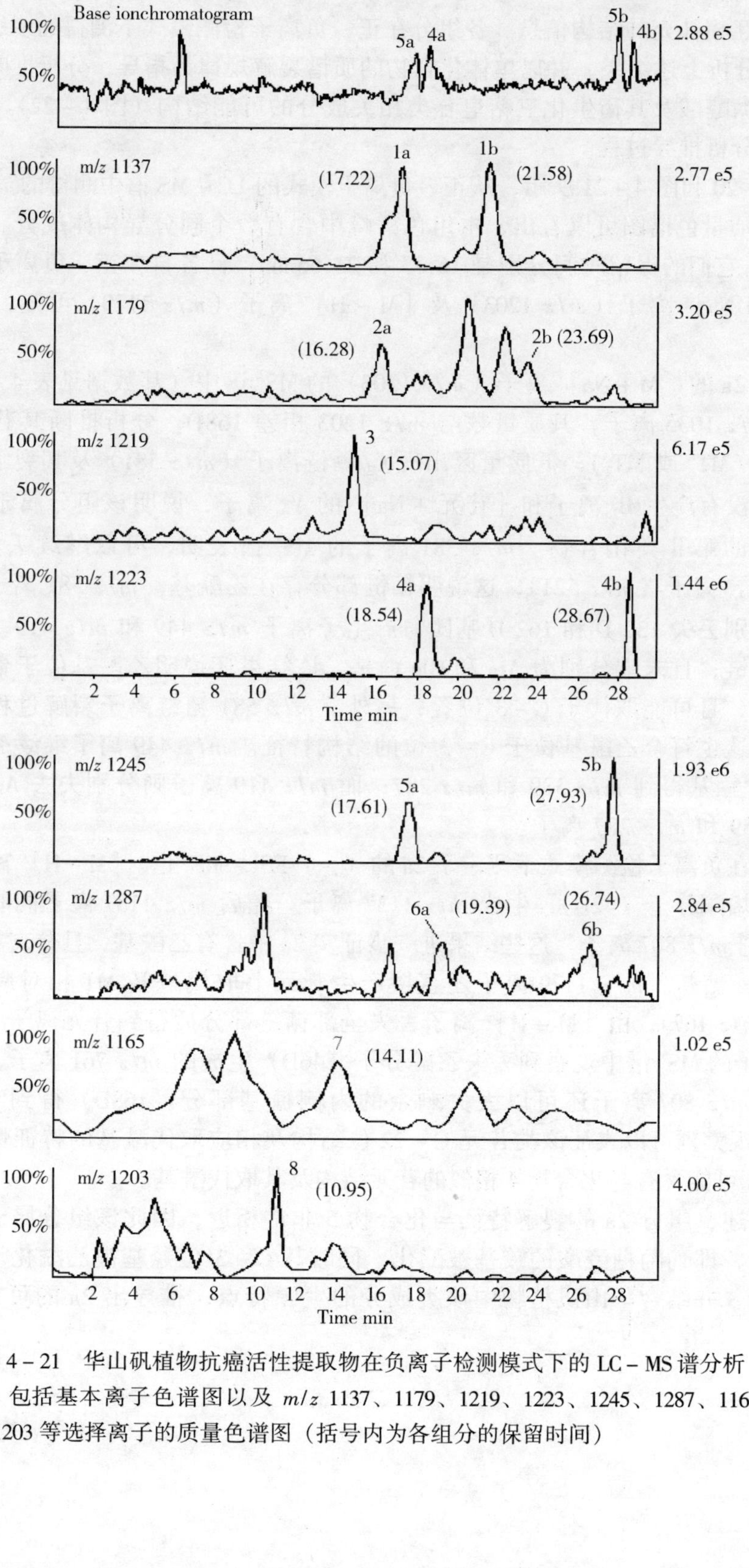

图 4－21　华山矾植物抗癌活性提取物在负离子检测模式下的 LC－MS 谱分析

包括基本离子色谱图以及 *m/z* 1137、1179、1219、1223、1245、1287、1165 和 1203 等选择离子的质量色谱图（括号内为各组分的保留时间）

通过进一步考察混合物中1～9组分的ESI－MS^n和LC－MS^n谱，将二者结果结合起来分析，可获得互相补充的结构信息。各组分在正、负离子检测模式下测得的多级质谱结果见表4－2。综合分析上述结果，并以单体化合物的质谱裂解规律为指导，分析推断出该混合物中所含的葡萄糖醛酸及其衍生化三萜皂苷类相关成分的可能结构（图4－22）。以下以组分2a为例，阐述分析推导过程。

如图4－20和图4－21所示，从正、负离子模式的LC－MS谱中测得的m/z 1203和m/z 1179离子的质量色谱图可以看出，本组色谱峰中含有数个同分异构体成分。已确认的组分为2a和2b，它们的保留时间分别是16.33和23.66min，且各自在正、负离子条件下基本一致。由$[M+Na]^+$离子（m/z 1203）及$[M-H]^-$离子（m/z 1179）可知，二者分子量为1180 D。

在组分2a的$[M+Na]^+$离子（m/z 1203）的MS^2谱中（其数据见表4－2），高质量区只观察到m/z 1035离子，其质量数与m/z 1203相差168D，分析推断其苷元上可能只含有MT酰基（MT_1或MT_2）；低质量区出现$C_{2\alpha}$糖链离子（m/z 581）及其裂解产生的几种产物离子，而没有产生$B_{2\alpha}$离子和［苷元＋Na］$^+$的$Y_{0\alpha}$离子，说明该组分属于葡萄糖醛酸的羧基被酯化的第Ⅱ类化合物。m/z 581离子的MS^3谱表明，可以继续丢失AcOH，得到$[C_{2\alpha}-AcOH]^+$离子（m/z 521），这说明糖链部分存在乙酰基。m/z 581离子还能发生糖苷键断裂，分别丢失132 D和162 D基团，产生子离子m/z 449和m/z 419，这表明该组分具有分支糖链，且末端分别为Ara和Glc糖基。该结果还说明乙酰基位于葡萄糖醛酸基的内侧糖环上，且可能取代于C－3′位置；另外，m/z 581糖链离子裂解过程中没有产生交叉环离子，这也符合乙酰基位于C－3′位的结构特征。m/z 449离子继续裂解，分别失去AcOH及Glc糖基得到m/z 389和m/z 287；而m/z 419离子则分别失去AcOH及Ara糖基产生m/z 359和m/z 287离子。

另外，在负离子检测模式下测定了2a的（－）ESI－MS^n谱。$[M-H]^-$离子（m/z 1179）首先丢失乙烯酮分子（42D），生成m/z 1137离子。随后m/z 1137离子同时丢失AraOH和GlcOH，得到m/z 807离子。这些结果进一步证实2a中含有乙酰基，且分支糖链的末端分别为Ara和Glc糖基。m/z 1179离子还直接产生苷元上取代酰基MT相对应的羧酸负离子$[MTO]^-$（m/z 167）；由$[M-H]^-$离子丢失全部糖链部分后得到苷元离子（m/z 639）。从m/z 807离子的MS^3谱中观察到丢失乙醇分子（46D）生成的m/z 761离子，证实了乙酯基团的存在。m/z 807离子还可以丢失剩余的内侧糖基部分（168D）得到苷元离子（m/z 639）；同时观察到可以表征该类苷元C－22位结构及相应取代酰基的特征性离子m/z 489，表明组分2a可能含有与化合物4相似的苷元结构及其取代酰基。

综上所述，组分2a的裂解特征与化合物5非常相近，因此该组分属于第Ⅱ类结构类型的化合物，即葡萄糖醛酸的羧基被酯化，同时其C－3′位羟基被乙酰化。通过以上结构信息及分析，并结合华山矾植物中该类成分的生源特点，推导出2a的可能结构（图4－22）。

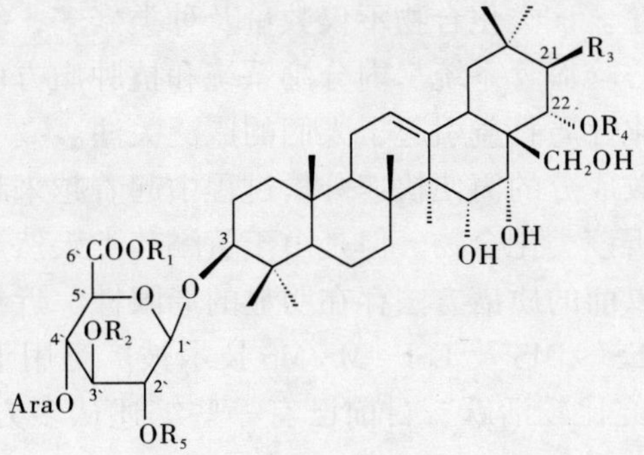

Constituent	R_1	R_2	R_3	R_4	R_5
1a（1b）	C_2H_5	H	H	MT	Glc
2a	C_2H_5	Ac	H	MT	Glc
2b	C_2H_5	H	H	MT	Glc - Ac
3	butyl	H	O - benzoyl	MB	Glc
4a（4b）	butyl	H	OMT	Ac	Glc
5a	butyl	H	$OCIN_2$	MB	Glc
5b	butyl	H	$OCIN_1$	MB	Glc
6a	butyl	H	OCIN	MB	Glc - Ac
6b	butyl	Ac	OCIN	MB	Glc
7	CH_3	Ac	H	MT	Glc
8	CH_3	H	OCIN	MB	Glc
9	butyl	Ac	O - benzoyl	MB	Glc

注：CIN：（E） - cinnamoyl（CIN_1），（Z） - cinnamoyl（CIN_2）；MT：3，7 - dimethyl - 2，6 - octadienoyl

图 4 - 22　从华山矾植物抗癌活性提取物中推导出的三萜皂苷类成分的可能结构

小结

根据上述方法获得的大量结构信息以及相关的植物成分生源特征，共分析推断出 2 个混合物中 28 个三萜皂苷类成分的可能结构，其中除了两个组分是已分离得到的该类单体皂苷之外，其他组分均为新化合物，其中包括多种同分异构体。从而建立了适合于华山矾植物中三萜皂苷类成分分子鉴别的高效、快速的质谱分析方法。值得指出的是，在 HPLC 的分离效果不很理想，或者 LC - MS 灵敏度不高的情况下，MS/MS 法发挥了很大作用。一般皂苷类化合物具有极性大、不稳定、难挥发等特点，传统的分离纯化方法很难得到大量的皂苷类化合物，尤其是粗提物中的微量组分；并且它们的结构比较复杂，糖链部分的结构分析是难点问题。因此，本分析方法的建立对于皂苷类化合物的快速分析鉴定，特别是糖链部分的分析确定具有重要的应用价值。

四、黄酮醇苷类化合物的结构分析

黄酮类化合物是植物中一种重要的多酚类次生代谢产物，包括黄酮、异黄酮、黄酮醇、异黄酮醇、黄烷酮、异黄烷酮和查耳酮等，广泛存在于药用植物、水果和蔬菜中，以游离态或与糖结合为苷的形式存在。该类化合物不仅数量及种类繁多，结构类型复杂多变，且表现出多种活性，尤其是对于心脑血管系统、内分泌系统和抗肿瘤方面具有明显的药理作用，其中与结构密切相关的抗氧化性质日益引起了人们的广泛关注。

质谱技术在黄酮类有效成分的简便快速分析过程中起着越来越重要的作用。早期主要利用 EI－MS 和 FAB－MS 分析该类化合物。但是由于黄酮苷类天然产物具有较大的极性、难挥发及热不稳定性等特点，以前的质谱方法存在明显的局限性。近年来随着研究方法和技术的不断完善和发展，尤其是 ESI－MS 及 ESI－MS/MS 技术被广泛用于黄酮类化合物的分析研究中[42－49]。由于该领域的研究比较活跃，目前已有一些综述从多方面总结了质谱技术在黄酮类天然产物结构分析中的应用[50～52]。

另外，黄酮类化合物具有较大的共轭体系，利用 UV 谱可以有效地分析该类化合物的结构类型；而 MS 可以提供化学成分的分子量和考察色谱峰的纯度。因此目前 LC－UV－MS^n 是分析混合物中黄酮类组分的重要联用技术。实际研究中，根据质谱的数据（包括 MS 及 MS^n），结合 UV 谱以及保留时间等信息，并通过对比文献数据或标准物的对照，可以快速有效地鉴定已知及未知黄酮类成分结构。这些对质量标准的建立和新药的研发具有重要意义。目前该领域已有很多研究报道和综述总结[51－53]。

黄酮苷类化合物的结构特征，包括具有多个酚羟基以及黄酮氧苷、碳苷等异构体，使得该类化合物具有不同的质谱行为特点。根据其电离特点，可以分别在正、负离子检测模式下，利用 MS/MS 技术对比研究它们相应的质谱裂解规律，有助于建立快速、准确的质谱分析方法。对于分析鉴定黄酮苷类化合物，包括同分异构体、区别糖链的不同连接方式及其连接位置、鉴别黄酮氧苷和碳苷等方面，MS/MS 技术也发挥了重要的作用[42,43,46－48,54－59]。另外，我们研究组分别在正、负离子检测模式下，采用 ESI－MS^n 方法系统地研究了黄酮醇类及其糖苷化合物的质谱行为，掌握了反映结构特征及其差异的裂解特征及规律，尤其是获得了能提供糖基化位置的有益依据。在黄酮醇及其单取代糖苷类化合物的（±）ESI－MS^n 谱研究中发现以下主要特征和规律：

1．（＋）ESI－MS^n 谱分析研究表明，黄酮醇苷类化合物的 $[M+H]^+$ 离子主要丢失糖基部分生成 $[苷元+H]^+$ 离子，而不产生其他子离子。糖基化位置对其裂解行为没有影响，因此（＋）ESI－MS^n 谱难以区分糖基化位置不同的同分异构体。

2．（－）ESI－MS^n 谱的结果表明，糖基化位置对黄酮醇苷类的质谱裂解行为产生重要的影响。通过 $[M-H]^-$ 离子的 MS^2 谱中自由基苷元离子 $[苷元-2H]^{-\cdot}$ 是否产生，以及苷元离子 $[苷元-H]^-$ 与自由基离子 $[苷元-2H]^{-\cdot}$ 的相对强度变化，可以判断糖基化位置不同的同分异构体。例如，①C－3′－O－糖苷取代物中主要丢失糖分子，只产生 $[苷元-H]^-$ 离子；②C－3－O－糖苷取代的化合物分别发生丢失糖分子和糖苷键均裂的裂解反应，可以同时生成相对强度比较接近的 $[苷元-H]^-$ 离子和自由基 $[苷元-2H]^{-\cdot}$ 离子；③对 C－7－O－糖苷取代物而言，主要丢失糖分子生成 $[苷元-H]^-$ 离子，只能观察到强度很弱的自由基苷元离子 $[苷元-2H]^{-\cdot}$；④甲氧基的取代以及羟基取代数目的变化，会影响 $[苷元-2H]^{-\cdot}$ 离子强度的大小。

另外，还进一步对 3，7－二－O－糖取代的黄酮醇苷类化合物进行了细致的（－）ESI

-MS^n 谱分析研究，获得了可反映不同位置取代的糖基裂解特征和主要产物离子生成差异的有趣信息，从而能帮助确定糖基化位置[60]。图 4-23 表明了 3，7-二-O-糖取代的黄酮醇苷类化合物中不同位置糖基的丢失方式及其产生的主要离子。

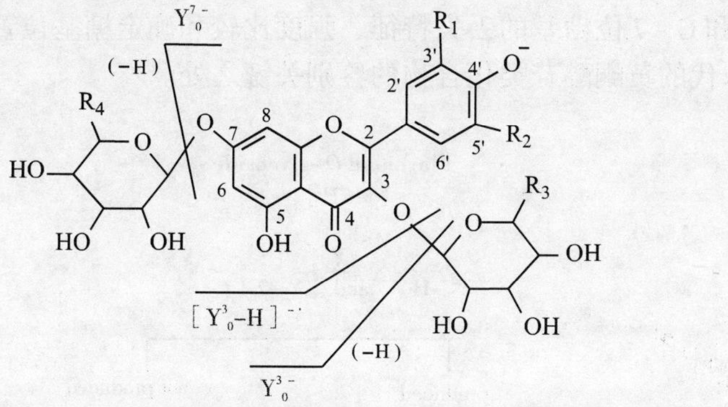

图 4-23　3，7-二-O-糖取代黄酮醇苷类化合物中主要离子的标明

图 4-24 给出了山奈酚 3-O-葡萄糖-7-O-阿拉伯糖苷由（-）ESI-MS^n 谱分析获得的主要裂解途径。研究发现，这种糖基双取代的黄酮苷类化合物中 C-3 和 C-7 位糖基的裂解表现出明显的特征差异，其中糖苷键均裂反应主要发生在 C-3 位糖基上，产生明显的自由基

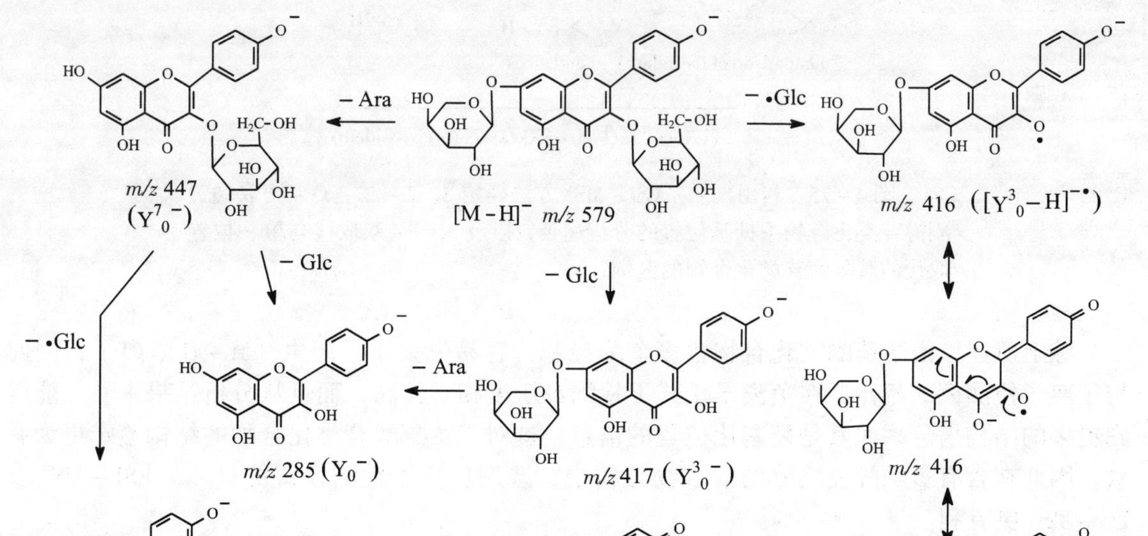

图 4-24　由（-）ESI-MS^n 谱获得的山奈酚 3-O-葡萄糖 7-O-阿拉伯糖苷化合物的主要裂解途径

苷元离子［Y_0^3-H］$^{-\cdot}$（m/z 416），同时最终生成2个糖基均以自由基形式丢失的［Y_0-2H］$^-$苷元离子（m/z 283）。因此，以黄酮苷类化合物是否发生糖苷键均裂反应产生自由基苷元离子及其强度大小为分析依据，可判断糖基化位置。

图4－25归纳及总结了利用（－）ESI－MS^n 谱开展3，7－二－O－糖取代的黄酮醇苷类化合物中C－3和C－7位糖基的丢失特征、强度比较和确定糖基位置的分析思路，以及双取代与单一位置取代的黄酮醇苷类化合物的鉴别关键之处。

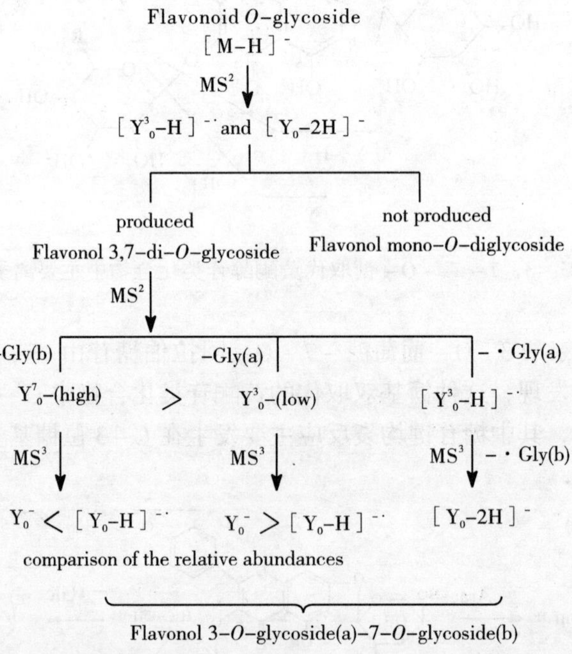

图4－25　利用（－）ESI－MS^n 方法确定3，7－二－O－糖取代黄酮醇苷类化合物中糖基位置的分析途径，以及3，7－双取代与单一位置取代的黄酮糖苷类化合物的区别

综上所述，由于黄酮类化合物含多个酚羟基，容易失去质子产生［M－H］$^-$离子，因此与正离子检测模式相比，在负离子模式下检测灵敏度相对较高，而且从分析结果来看，能得到更多的结构信息，尤其是糖基化位置的信息，这对于黄酮醇苷类化合物的结构鉴定更为有效，因此在含有黄酮醇类成分的混合物分析中，选用负离子检测模式的（－）ESI－MS^n 及LC－MS^n 更有利。

五、结束语

根据不同结构类型天然药物的特点和性质，首先需要合理选用电离方式，包括正、负离子检测模式的离子化效果以及离子化部位的探讨。在此基础上重点运用MS/MS方法，深入、细致地研究同类化合物的特征裂解反应，尤其是质谱裂解方式及其与结构特征之间的相关性等内容，从而可以了解和掌握它们的特征裂解和结构上细微差别带来的质谱行为差异或变化规律，并成功地用于分子鉴别。这些结果为分析推测天然产物混合物中微量成分的结构提供重要的依据。这种由结构差异导致的裂解方式的特征多样性可作为未知化合物结构的有力手段。

因此，根据天然产物成分性质以及已获得的同类结构类型化合物的 MS 谱信息，并结合 UV 谱特征，分别选用 FAB－MS、ESI－MS 及其 MS/MS，以及 LC－MS/MS 等不同质谱分析手段相结合，开展天然药物活性提取物中与单体化合物具有相同结构类型的微量成分结构分析。通过上述分析思路可获得大量有效的结构信息，甚至可以分析推测出新化合物的可能结构；必要时还可结合 HRMS、LC－NMR、nano ^{1}H NMR 等手段对于部分新成分进行结构确证。上述‘互补性’质谱分析思路的核心目的是使复杂的天然产物混合物体系，通过合理运用并充分发挥多种不同质谱分析手段，尽力将其分析途径简化、高效化，达到微量活性成分的快速分析。这种将单体化合物在质谱行为中表现出的“个体差异”有效地应用于混合物同类成分的“共性分析”中，来开展药用植物微量（含未知）成分分析的质谱分析方法，对天然药物活性成分或先导物的快速分析及发现提供了新的研究思路和良好的应用价值。

（再帕尔·阿不力孜）

参 考 文 献

1．Busch K L，Glish G L，McLuckey S A．Mass Spectrometry/Mass Spectrometry：Techniques and Applications of Tandem Mass Spectrometry，VCH，New York，1998
2．Cooks R G，Beynon J H，Caprioli R M，et al．Metastable Ions．Elsevier，Amsterdam，1973
3．McLafferty F W，J AM Chem Soc，1973，95:2120
4．McLafferty F W，ed．Tandem Mass Spectrometry．Wiley－Interscience，New York，1983
5．Roush R A and Cooks R G．J Nat Prod，1984，47:197
6．Burlingame A L，Baillie T A and Derrick P J．Anal Chem，1986，58:165
7．Nissen W．M．．A．J Chromatogr A，1999，856:179－197
8．项赟，李立军，再帕尔·阿不力孜．药学学报，2002，37:389－395
9．Barber M，Bordoli RS，Sedgwick RD，et al．J Chem Soc Chem Commun，1981，7:325
10．Takayama M，Kataoka H，Katagi T，et al．J Mass Spectrom Soc Jpn，1998，46:143
11．Aberth W，Straub K M，Burlingame A L．Anal Chem，1982，54:2029
12．Fenn J B，et al．，Science，1989，246:64
13．Bruins A P，Covey T B，Henion J D．Anal Chem，1987，59:2642
14．Fuzzati N，Gabetta B，Jayakar K，et al．J Chromatogr A，1999，854:69－79
15．Wolfender JL，Rodriguez S，Hostettmann K．J Chromatogr A，1998，794:299－316
16．Cui M，Song FR，Zhou Y，et al．Rapid Commun Mass Spectrom，2000，14:1280－1286
17．Fang SP，Hao CY，Sun WX，et al．Rapid Commun Mass Spectrom，1998，12:589－594
18．Guo MQ，Song FR，Bai Y，et al．Anal Sci，2002，18:481－484
19．Rezanka T，Dembitsky VM．J Chromatogr A，2003，995:109－118
20．Boue S M，Carter－Wientjes CH，Shih BY，et al．J Chromatogr A，2003，991:61
21．Chang Y，Abliz Z，Li LJ，et al．J Mass Spectrom，2000，35:1207－1214
22．Liang F，Li LJ，Abliz Z，et al．Rapid Commun Mass Spectrom，2002，16:1168－1173
23．Xiang Y，Abliz Z，Li LJ，et al．Rapid Commun Mass Spectrom，2002，16:1668－1674

24. Cui LJ, Abliz Z, Xia M, et al. Rapid Commun Mass Spectrom, 2004, 18:184 - 190
25. Liu YZ, Liang F, Cui LJ, et al. Rapid Commun Mass Spectrom, 2004, 18:235 - 238
26. Bin Li, Abliz Z, Fu GM, et al. Rapid Commun Mass Spectrom, 2005, 19:381 - 390
27. Bin Li, Abliz Z, Tang MJ, et al. J Chromatogr. A, 2005 (in press)
28. 于德泉，吴毓林主编．天然产物化学进展，北京：化工出版社，2005，398 - 408
29. Liang F, Abliz Z, Zhang RP, et al. Rapid Commun Mass Spectrom, 2005 (in press)
30. Lee MR, Chen CM, Hwang BH, et al. J Mass Spectrom, 1999, 34:804
31. Cui M, Sun WX, Song FR, et al. Rapid Commun Mass Spectrom, 1999, 13:873 - 879
32. Ackloo SZ, Smith RW, Terlouw JK, et al. Analyst. 2000, 125:591
33. 陈耀祖，陈能煜，李海泉，等．化学学报，1986，44:1020
34. van Setten DC, Zomer G, van de Werken G, et al. Phytochem Anal, 2000, 11:190
35. Cui M, Song FR, Liu ZQ, et al. Rapid Commun Mass Spectrom, 2001, 15:586
36. Liu SY, Cui M, Liu ZQ, et al. J Am Soc Mass Spectrom, 2004, 15:133
37. Broberg S, Nord LI, Kenne L. J Mass Spectrom, 2004, 39:691
38. Domon B, Costello CE. Glycoconj J, 1988, 5:397
39. Spengler B, Doice JW, Cotter RJ. Anal Chem, 1990, 62:1731
40. Hofmeister GE, Zhou ZR, Leary JA. J Am Chem Soc, 1991, 113:5964
41. Harvey DJ. Mass Spectrom Rev, 1999, 18:349
42. Cuyckens F, Ma YL, Pocsfalvi G, et al. Analusis, 2000, 28:888
43. Cuyckens F, Rozenberg R, de Hoffmann E, et al. J Mass Spectrom, 2001, 36:1203
44. Justesen U. J Mass Spectrom, 2001, 36:169
45. Zhang JM, Satterfield MB, Brodbelt JS, et al. Anal Chem, 2003, 75:6401
46. Hvattum E, Ekeberg D. J Mass Spectrom, 2003, 38:43
47. Ma YL, Vedernikova I, Van den Heuvel H, et al. J Am Soc Mass Spectrom, 2000, 11:136
48. Ma YL, Cuyckens F, Van den Heuvel H, et al. Phytochem Anal, 2001, 12:159
49. Fabre N, Rustan I, de Hoffmann E, J Am Soc Mass Spectrom, 2001; 12:707
50. Wolfender JL, Rodriguez S, Hostettmann K, et al. J Mass Spectrom, 1995, S35
51. Stobiecki M. Phytochemistry, 2000, 54:237
52. Cuyckens F, Claeys M. J Mass Spectrom, 2004, 39:1
53. Cai ZW, Lee FSC, Wang XR, et al. J Mass Spectrom, 2002, 37:1013
54. Waridel P, Wolfender JL, Ndjoko K, et al. J Chromatogr A, 2001, 926:29
55. Grayer R, Kite GC, Abou - Zaid M, et al. Phytochem Anal, 2000, 11:257
56. Ferreres F, Llorach R, Gil - Izquierdo A. J Mass Spectrom, 2004, 39:312
57. Pikulski M, Brodbelt JS. J Am Soc Mass Spectrom, 2003, 14:1437
58. Cuyckens F, Claeys M. J Mass Spectrom, 2005, 40:364
59. Zhang JM, Wang JM, Brodbelt, JS. J Mass Spectrom, 2005, 40:350
60. Ablajan K, Abliz Z, Shang XY, et al. J Mass Spectrom, 2006, 41:352

第五章　现代 X 射线衍射技术在化学结构研究中的应用

第一节　概　　述

一、引言

自 1895 年德国物理学家伦琴（Röntgen）发现 X 射线，并因此获得 1901 年首届诺贝尔物理学奖以来，历经百余年跨越 3 个世纪，X 射线技术一直伴随人类健康问题在医药科学领域中发挥着自身独特的重要作用。从医学上人体诊断学中的透视技术、照像技术、断层扫描（CT）技术、人体治疗学中的放射技术都可以找到 X 射线诊断技术的应用领域。

X 射线衍射分析技术是在 20 世纪 50 年代末到 60 年代初进入我国，目前已广泛应用于物理、化学、生物、地质、材料及药学等研究领域。美国药典于 70 年代已经将该种分析技术应用于化学药物（天然与合成）的检测，我国则是在 20 世纪后期才将该项分析技术列入新药和药典的部分检测项目中。

X 射线衍射技术是确定固体药物成分与结构的一种有效分析检测方法。在药学研究领域中，X 射线衍射分析技术又分为单晶 X 射线分析（single X－ray diffraction，SXRD）和粉末 X 射线分析（powder X－ray diffraction，PXRD）。单晶 X 射线分析主要应用于天然药物、合成药物、生物药物乃至食品中的组分结构研究。单晶 X 射线衍射分析可以独立完成全新的或复杂的疑难的药物分子结构测定；完成生物药物（受体或其复合物）等大分子的结构测定[1]。单晶 X 射线分析技术是一种定量的分析方法，凭借一颗单晶体就可以获得被测分子的准确结构，包括：分子三维结构及构型、构象，成键原子的键长、键角、二面角值，溶剂及结晶水含量，氢键、配位键、盐键值，理论粉末衍射图谱，晶型等定量信息值；粉末 X 射线衍射分析技术则可以应用于化学药物和中药（药材、制剂）研究。它是一种定性或定量的分析技术，可应用于化学药品的成分、纯度、晶型、稳定性，以及药物制剂中原料药含量、稳定性和晶型变化等分析。此外，粉末 X 射线分析方法还可以应用于传统的中药及其制剂的检测中，基于中药的物质属性为多组分共存的模糊体系，粉末 X 射线分析可以给出符合传统中医药整体论思想，包含中药全部成分的客观标准，即以图形与数值去识别、评价中药及其制剂质量控制的新分析方法。

二、X 射线衍射分析技术的历史与现状

1895 年德国物理学家伦琴（Röntgen）在进行阴极射线管实验中发现了一种新的具有穿透能力的未知射线，并将其命名为 X 射线。伦琴教授的伟大发现率先在医学领域应用，这就是医学上的 X 射线透视（诊断放射学与治疗放射学），继而应用在工程技术上，用 X 射线进行工业探伤，形成了 X 射线的第一个研究领域，即 X 射线照像技术。

1912 年德国物理学家劳厄（M. V. Laue）通过大量的科学实验发现了 X 射线通过晶体后将产生衍射现象，并用照相底片记录了该图像（劳厄衍射图），证明 X 射线是一种短波长

的电磁波，其波长范围在0.01～100Å（0.001～10nm）。劳厄还证实了晶体是一种具有有序结构的物质，它能够形成天然的立体光栅，确证了晶体内部的原子、分子、离子分布具有周期性结构特征。随后劳厄提出了表示原子排列周期与X射线波长间关系的著名的衍射方程——劳厄方程，成功地解释了X射线、晶体与衍射方向三者之间的相互关系。由于劳厄卓越的研究结果，他于1914年获得诺贝尔物理奖。

1913年，英国物理学家布拉格父子（W. H. Bragg and W. L. Bragg）研制出世界上第一台X射线衍射仪，并推导出X射线衍射的最基本公式即著名布拉格方程。布拉格方程是把X射线的衍射方位（2θ）、晶体结构（晶面间距d_{hkl}）和X射线的波长（λ）三者有机地联系起来。并利用布拉格方程首先成功计算获得了氯化钠、氯化钾分子的三维结构，为研究物质内部结构提供了一种直接可靠的分析技术，它使人们真实地“看到”了微观物质世界原子的存在状态及其分子的排列规律，为近代晶体学学科的发展奠定了基础，并从此开创了人类利用X射线衍射技术揭示微观物质结构的新纪元。1915年布拉格父子共同获得诺贝尔物理奖。

自20世纪30年代始，晶体结构各种计算方法也在得到不断的发展，由最初的尝试法、傅立叶综合法（电子密度函数逼近法），发展到帕特逊（Patterson）法、分子置换法、重原子法、同晶置换法、反常散射法及直接法等。自60年代始，由于上述计算方法特别是直接法的迅速发展，伴随着计算机及计算技术的飞速变化，X射线单晶结构分析进入了智能化阶段，豪普曼（Hauptman）与卡尔（Karle）由此获得1985年诺贝尔化学奖。

1921年布拉格（W. H. Bragg）首先开创了应用X射线衍射法测定天然产物分子（萘与蒽）的晶体结构，揭开了X射线晶体学步入有机化学乃至生命科学领域的序幕，特别是贝恩（Bun）与霍奇金（Hodgkin）对青霉素晶体结构的测定，以及1957年霍奇金完成维生素B_{12}的晶体结构测定并因此获得了诺贝尔化学奖（1964年），表明了X射线衍射分析技术在测定有机分子结构中日趋成熟和巨大的潜力，成功的将X射线晶体学与有机化学联系起来，并逐渐使得X射线有机晶体学成为一门独立的学科。

1961年英国物理学家肯德鲁（Kendrew）运用单晶X射线衍射分析方法成功地测定了生物大分子肌红蛋白的三维立体结构；随后，英国物理学家佩鲁茨（Perutz）对血红蛋白结构进行了单晶X射线衍射分析，他们因此获得了诺贝尔化学奖（1964年）。迄今为止，X射线衍射晶体结构分析方法已成为生命科学领域中获取各种生物大分子（蛋白质、核酸、多糖及其复合物等）的三维立体结构，揭示受体和药物分子结构与功能关系最重要的分析方法之一，成为定量研究物质结构且能达到分子量从十万乃至百万的唯一有效分析技术手段。并发展形成了新的蛋白质晶体学与结构分子生物学学科领域。

X射线衍射晶体结构分析（X射线晶体学）属于晶体学的二级学科。一方面它涉足交叉于不同学科之间，另一方面作为一个独立学科体系，对其他学科的发展有着深远的影响。瑞士化学晶体学教授丹尼茨（J. D. Dunitz）在《X射线分析和有机分子结构》一书中写到：“如果至今没有X射线晶体学，就无法想象今日的化学是什么样的”。表明了X射线晶体学在化学科学发展中所起到的重要作用。一些新兴学科的开创，如分子生物学、结构分子生物学、计算机辅助药物分子设计等均与之息息相关。X射线晶体学与不同学科的交叉，成为当今基础与应用科学研究的前沿和热点。

在药物化学研究领域中，X 射线晶体结构分析已经确定了大量的天然产物与合成药物全新或复杂的分子结构。迄今为止，美国国家癌症研究所创建的 NCI 药物信息系统 NCI DIS 3D 数据库中，已收集了 40 多万种药物分子的三维（立体）结构数据；X 射线衍射分析还完成了多种生物大分子药物、受体及其复合物晶体结构的测定工作，为药效团的寻找和新药开发提供依据，如美国著名的 PDB 蛋白质晶体结构数据库。在药物研究领域中，X 射线衍射分析可以进行原料药结构分析、构型与构象分析以及固体多晶型药物分析等，这些是其他仪器分析手段不能独立完成的分析研究工作。

近代科学发展的特点是从物质的宏观表征研究深入到微观结构的本质探讨。晶体结构分析，就是一种在原子层次水平上认识微观物质世界的科学手段。它以固态物质（晶体与非晶体）为基础，利用晶态物质对 X 射线衍射效应来揭示晶体物质的微观结构信息。

纵观 X 射线跨越 3 个世纪百余年的发展历史，由众多科学家在探索 X 射线性质、应用、仪器等方面的创新性研究成果，围绕 X 射线的光环，形成了一个获得诺贝尔奖的群体，先后有 19 项诺贝尔物理学奖、化学奖、医学生理学奖诞生于晶体学界，共有 29 位科学家先后获此殊荣。并先后诞生了分子生物学、蛋白质晶体学、结构分子生物学等多个新的学科领域。

迄今，X 射线分析技术已经在药学研究领域成为药学家、化学家、植物化学家、生物化学家等从分子、原子水平上获取微观物质结构信息的有力工具，并以微观物质结构为基础，为阐明受体与药物之间的结构与功能相互关系提供了准确定量的立体结构数据，进而加深对客观物质结构与功能规律性的认识。伴随现代科学技术的高速发展，X 射线衍射分析技术已成为计算数学、物理学、化学、分子生物学、药学、植物学、地质学、考古学、冶金学、材料科学等多学科的交汇点，这表明 X 射线晶体学的巨大生命力。X 射线衍射分析已经成为当代人类认识微观物质结构世界的一种得力和不可缺少的重要分析技术。

第二节　基 本 原 理

在天然与合成化学药物研究中，单晶 X 射线衍射分析技术与粉末 X 射线衍射分析技术可用于测定结构与成分的各类分析项目中[1,2]。

单晶 X 射线衍射结构分析研究对象为固体中的晶体样品。单晶 X 射线衍射技术的实质是研究 X 射线、晶体与分子结构三者之间关系。当 X 射线照射到晶体上时，晶体将会产生衍射效应，由于晶体内部原子的有序排列，在晶体周围空间产生一幅规律的三维衍射图像，利用衍射图像中的信息，根据分子排列的对称性质，通过数学计算可以准确获得分子三维立体结构。单晶 X 射线衍射结构分析过程是完成傅立叶（Fourier）变换与傅立叶反变换的过程。第一次傅立叶变换是在 X 射线衍射实验中完成的，它获得了晶体在衍射空间的衍射图谱（像）与衍射数据值；第二次傅立叶变换是通过数学计算完成，获得分子立体结构模型和各种参数值。单晶 X 射线衍射结构分析数据为一种定量分析结果。

粉末 X 射线衍射分析可以用于单一物质样品的定性物相分析、晶态与非晶态物质鉴别、两种物质的异同性鉴别、相同化合物的不同晶型样品的定性鉴别等；根据需要粉末 X 射线衍射技术还可以进行定量的含量检测分析，如：样品中的杂质含量测定、相同化合物的不同晶型含量测定、原料药与制剂的晶型定量分析等。对于复杂体系样品（如中药）则可以实现定性鉴定、识别、分类等目的[3]。

一、X 射线衍射原理

X 射线是一种电磁波，其运动规律符合麦克斯威尔的电磁方程。X 射线属于一种短波长的电磁波。

（一）X 射线产生　将几十千伏的直流高电压加在真空管中的阴极灯丝上，产生和加速高速运动的电子轰击到阳极靶面，由于电子流的运动在遇到阳极靶面后突然受阻，从而改变了运动方向，出现所谓“韧致辐射”效应，产生 X 射线并伴随大量的热能；若高速运动电子其能量达到可以撞击出阳极靶元素的内层（K、L、M 层）电子时则产生特征辐射。上述过程中将产生近 99% 的热能，约 1% 为 X 射线。

从 X 射线产生示意图 5 - 1 中可以看出：直流高电压、阴极灯丝和阳极靶是产生 X 射线必要因素，我们将产生 X 射线装置称之为 X 射线发生器。由于 X 射线产生过程中会产生大量的热能，所以要求阳极靶应该使用导热性质良好的铜金属材料构成，通常采用的靶元素还包括 Fe、Ag、Cr、Mo、W 等金属，一般是将各种金属元素镀膜于铜靶靶面上。

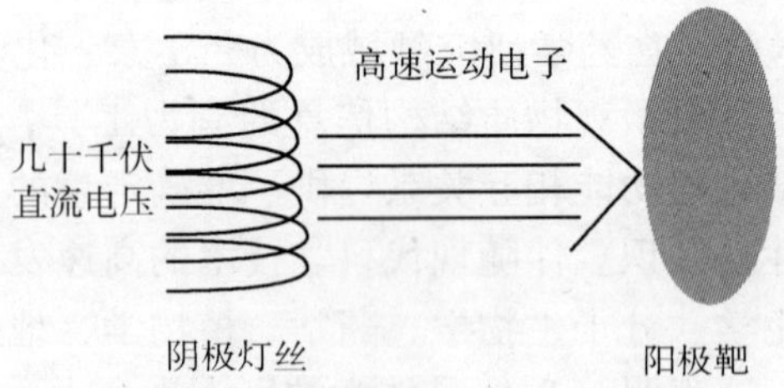

图 5 - 1　X 射线产生示意图

X 射线光源按其输出功率的大小可分为低功率（封闭式光管，2kW、3kW，实验室光源）、高功率（旋转阳极，18kW 以下，实验室光源）和强光源（同步辐射，加速器光源）三种。

不同功率 X 射线光源可用于不同的研究对象：低功率 X 射线光源一般可用在分子量小于 2000 的有机小分子样品结构测定；高功率 X 射线光源可用于分子量在 2000 ~ 30000 之间的有机小分子或生物大分子样品结构测定；强光源 X 射线主要用于分子量大于 30000 以上的生物大分子样品结构测定。

（二）X 射线谱　X 射线包含有两种谱线：连续谱与特征谱。

特征谱：X 射线的光子能量与靶元素有关，激发的 X 射线波长与电子壳层间能量差有关，因此不同的靶元素具有不同的标识谱，称之为 X 射线特征谱，特征谱为近单色波长的 X 射线。

连续谱：X 射线的光子能量与靶元素类型无关，它们的最短波长（或短波限）取决于高速撞击电子的最大能量，因此产生一幅 X 射线连续谱，连续谱为含有连续变化波长的 X 射线。

一般测定有机分子晶体结构时采用 X 射线特征谱，其波长范围在 0.5 ~ 2.5Å（0.05 ~

0.25nm)，因为这个波长范围与晶体晶面间距大致相当，如：C－C原子的单键键长值为1.5Å，C－H键长值约为1.0Å，C－O双键和单键的键长值为1.2Å～1.4Å。所以选择0.5Å～2.5Å的波长范围是根据晶体结构的性质确定的。如果选择的波长过长（>2.5Å），实验样品与空气对X射线的吸收过大；如果选择的波长过短（<0.5Å），衍射线将集中在低角度区域，影响分辨率，特别是粉末X射线衍射图谱。所以测定有机分子通常选择Cu（波长λ=1.54178Å）或Mo（波长λ=0.71073Å）均符合0.5～2.5Å的波长范围。

利用连续谱可以直接摄取生物大分子的衍射数据（Laue法），或取出其中一段波长用于大小分子衍射分析。

（三）X射线性质　由于X射线为短波长的电磁波，因此X射线具有电磁波与物质相互作用的普遍性质。即：

1. 吸收效应　当X射线通过物体时，其强度逐渐衰减，一部分X射线将被物体吸收，X射线衰减的程度与其通过的路程有关，并呈指数函数形式；衰减的速度随物体的组成而异，组成物质的化学元素的原子序数越大，吸收X射线越多。

2. 电离作用　当X射线通过气体时可以引起电离。

3. 光电效应　当X射线照射到光电材料上时，可以产生光电效应。利用X射线的光电效应，可制成X射线衍射仪器的各种测量装置。

4. 感光效应　当X射线照射到感光乳胶底片上时，可以使底片感光。X射线照像方法就是利用了X射线的感光效应来完成的。

5. 荧光效应　当X射线照射到荧光物质上时，可以激发荧光。在X射线衍射仪器进行光路调整时，就是利用其荧光效应来观察X射线的踪迹位置。

6. 散射效应　散射是电磁波与物质相互作用的最普遍现象。X射线衍射单晶结构测定就是利用由X射线的相干散射产生的衍射效应完成的。

（四）衍射方程　每个原子都会对入射X射线产生散射，来自诸原子的散射波形成干涉现象，由此产生衍射图像。当干涉波的波程差为波长的整数倍时，衍射出现极大值。以直线点阵和平面点阵为出发点，劳厄和布拉格父子分别推导出了不同的衍射方程。图5－2给出劳厄方程推导示意图，图5－3给出布拉格方程的推导示意图。

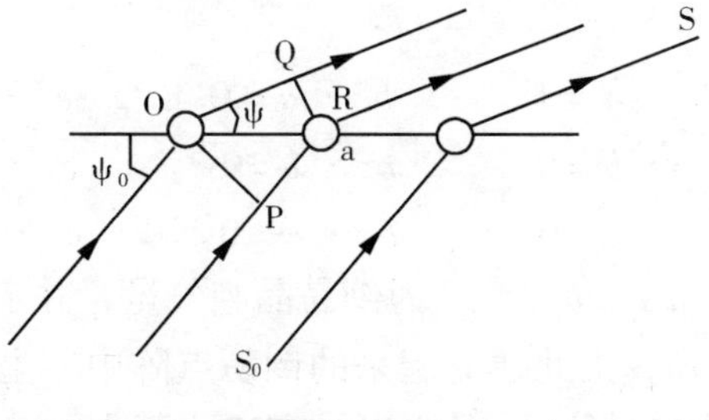

图5－2　劳厄方程推导示意图

劳厄（Laue）方程：

$$a\ (\cos\Psi_{a0} - \cos\Psi_a) = h\lambda$$

$$b\ (cos\Psi_{b0} - cos\Psi_b) = k\lambda$$

$$c\ (cos\Psi_{c0} - cos\Psi_c) = l\lambda$$

它是基于以原子列为散射体时得到的衍射条件，其中 a、b、c 为晶胞的单位矢量，h、k、l 为正负整数，称为衍射指标，λ 为入射 X 射线波长。

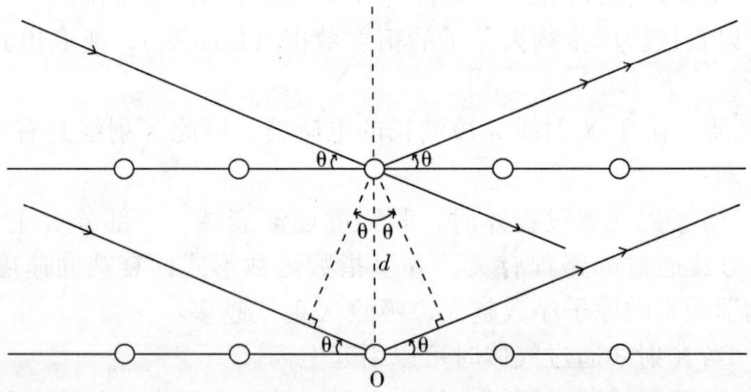

图 5－3 布拉格方程的推导示意图

布拉格（Bragg）方程：

$$2d_{hkl}sin\theta = n\lambda$$

它是把具有点阵结构的晶体看作一些平行平面族，用晶面指标（hkl）表示其方位。d_{hkl} 为（hkl）晶面族的晶面间距（Å），n 可为正、负整数（含零）。

劳厄方程与布拉格方程是等效的，二者均揭示了晶体结构、X 射线、衍射三者之间的联系，但后者对衍射给出了更直观的解释，明确了对于给定的入射线，其衍射线的方位（以掠射角 θ 或 2θ 表示）。但两者均未能描述可能产生的全部衍射线的总体特征。

（五）倒易点阵 在晶体学中将晶体所在的空间称为正空间，衍射线组成的空间称为衍射空间。显然，晶体在正空间的对称规律必然要反映到由它产生的衍射空间中。为了简洁、系统地表示晶体点阵的全部点阵平面，引入了固体物理学中用于描述波矢量的“倒易点阵”概念。其定义如下：

$$a^* \cdot a = 1 \qquad b^* \cdot a = 0 \qquad c^* \cdot a = 0$$

$$a^* \cdot b = 0 \qquad b^* \cdot b = 1 \qquad c^* \cdot b = 0$$

$$a^* \cdot c = 0 \qquad b^* \cdot c = 0 \qquad c^* \cdot c = 1$$

式中 a、b、c 为晶胞矢量；a^*、b^*、c^* 为倒易晶胞矢量，并定义 $|H_{hkl}| = 1/d_{hkl}$。

依据倒易点阵的定义可知，由此建立起来的倒易点阵中，坐标为 hkl 的阵点的倒易矢量 $H_{hkl} = h \cdot a^* + k \cdot b^* + l \cdot c^*$ 为（hkl）晶面的法线方向，其大小为 $1/d_{hkl}$。即晶体中任一晶面(hkl)，在倒易点阵中相应于一个节点，H 方向为该晶面的法线，大小为相应晶面间距的倒数（$1/d_{hkl}$）。采用倒易点阵阐述晶体的衍射规律可以更加简明和直观。

（六）爱瓦尔德球 将晶体放置于球心 O 点，AO 为 X 射线的入射线方向（记为 S_0），并以 1/λ（或单位 1）为半径画一圆球（反射球），倒易点阵与反射球相切于入射线出口处 O^*，利用倒易点阵和反射球可为衍射方向描绘出一幅简明的图像。当晶体绕竖直轴转动时，倒易点阵同步转动，当任意一个倒易阵点 hkl 和反射球面相遇，连接球心到该 hkl 点 P 的方向，即为衍射指标为 hkl 的衍射方向。图 5－4 给出爱瓦尔德作图法示意图。

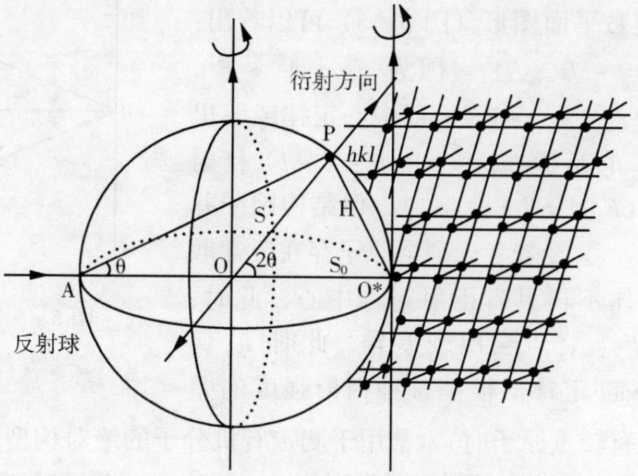

图 5－4　爱瓦尔德作图法示意图

若用单位矢量 S_0，S 分别表示入射与衍射 X 射线方向，由图可得方程：$S = S_0 + \lambda H$ 或 $1/\lambda\ (S - S_0) = H$，该式称为衍射的一般方程，它包括了劳厄方程与布拉格方程，不但给出了产生衍射的可能方向，而且绘出了一幅完整的衍射图像。迄今，收集单晶 X 射线衍射数据的方法（照像法、衍射仪法、CCD 与 IP 面探测仪法等）的基本原理都是根据反射球与倒易点阵的关系而设计的。

（七）结构因子　结构因子 F_{hkl} 是晶体结构分析中引入的第一个物理量，它表征了晶胞内全部原子（含不同种类）和晶胞内原子不同排列规律对 hkl 衍射波的贡献。如果晶胞内有 N 个原子，结构因子应为来自晶体中所有 N 个原子散射波的叠加，是一个含有相位变化的量，即

$$F_{hkl} = \sum_{j=1}^{N} f_j \exp[2\pi i(hx_j + ky_j + lz_j)] = |F_{nkl}| \exp[ia_{hkl}] = A_{hkl} + iB_{hkl}$$

式中　$A_{hkl} \equiv |F_{nkl}| \cos\alpha_{nkl} = \sum_{j=1}^{N} f_j \cos 2\pi(hx_j + ky_j + lz_j)$，称为结构因子的实部量

$B_{hkl} \equiv |F_{nkl}| \sin\alpha_{nkl} = \sum_{j=1}^{N} f_j \sin 2\pi(hx_j + ky_j + lz_j)$，称为结构因子的虚部量

其中 f 为原子散射因子，表示原子对 X 射线的散射能力，其值与 $\sin\theta/\lambda$ 相关；$|F_{nkl}|$ 为结构振幅，表示 F_{hkl} 的大小（模）；$\alpha_{hkl} = \tan^{-1}\ (B_{hkl}/A_{hkl})$ 为结构因子的相位，它决定于由晶胞中全部原子参与的 hkl 衍射与原点单电子衍射之间的相位差，一般规定 α_{hkl} 为正 $(0 \sim 2\pi)$。

（八）衍射强度　F_{hkl} 的表达与晶体所选原点的位置有关，因为在它的相位表达式中含有原子的坐标，但 $|F_{\mathrm{nkl}}|^2$ 的值则与原点的位置选择无关，因为

$$|F_{nkl}|^2 = F_{nkl}F^*_{nkl} = \sum_{j=1}^{n}\sum_{q=1}^{n} f_j f_q e^{2\pi i[h(x_j-x_q)+k(y_j-y_q)+l(z_j-z_q)]}$$

由光学衍射理论知：衍射光的强度与结构振幅平方呈正比，即 $I \propto |F_{nkl}|^2$，其中 I 为衍射强度。从结构因子 F_{hkl} 和 F_{-h-k-l} 在复数平面图形（图 5-5）可以看出：$A_{hkl} = A_{-h-k-l}$，$B_{hkl} = -B_{-h-k-l}$。因为 $F^2 = A^2 + B^2$，所以容易得到 $I_{hkl} = I_{-h-k-l}$，称为衍射中心定律或菲里德尔（Friedel）定律，它是指 hkl 和（$-h-k-l$）衍射的结构振幅相同，即 $|F_{hkl}| = |F_{-h-k-l}|$，但结构因子并不相同，即 $F_{hkl} \neq F_{-h-k-l}$。若考虑到当原子存在反常散射（色散）时，则晶体不再具有衍射对称中心，此时，结构振幅 $|F_{hkl}|$ 和 $|F_{-h-k-l}|$ 会出现差异，此时 $I_{hkl} \neq I_{-h-k-l}$，破坏了 Friedel 定律。根据这种衍射强度的差异（特别是样品中含有较重原子时），常用于测定有机分子的绝对构型。

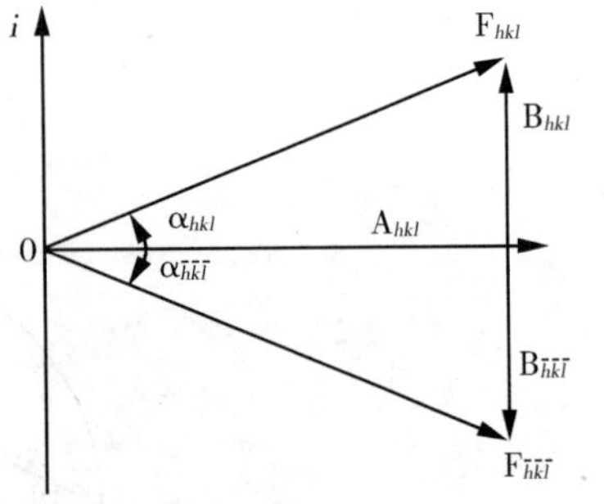

图 5-5 Friedel 定律推导

由 $I \propto |F_{hkl}|^2$，经理论计算得到衍射强度值 $I_{hkl} = K \times L \times P \times T \times A \times |F_{hkl}|^2$，其中 K 为比例因子、L 为积分因子、P 为极化因子、T 为温度因子、A 为吸收因子。从实验中我们可以测量到 I_{hkl} 值，通过结构分析软件的运算可消除 L、P、T、A、K 等几何、物理因素的影响而得到结构振幅 $|F_{hkl}|$ 的值，并以此作为进行晶体结构分析的起始数据。

由晶体衍射强度公式 $I_{hkl} = I_{-h-k-l}$ 可知：不论晶体结构中是否含有对称中心，衍射强度数据中都存在着对称中心。因此，当不考虑 X 射线反常散射效应时，当把 $|F_{hkl}|^2$ 值赋予倒易点阵中阵点上时（此时称为加权倒易点阵），阵点之间的对称性应为 11 种，称为衍射型或劳厄型。

（九）衍射系统消光　当晶体的部分衍射强度出现有规律且系统为零的现象时，称为衍射系统消光（diffraction systematic absences）。系统消光的出现，是由于某些类型 hkl 衍射的强度或结构振幅数值为“0”。系统消光是因为结构中存在螺旋轴、滑移面和带心点阵等含有非整数平移的微观对称元素而引起。通过晶体衍射的系统消光现象，可以测定晶体结构中存在的螺旋轴、滑移面和带心点阵类型，进而获得可能（或唯一）对称群。

（十）电子密度函数　X 射线衍射是由原子中的电子散射造成的，故晶体的内部原子分布的周期性，必然反映在晶胞中的电荷分布是有规律的，因此晶体学家引入了电子密度函数 ρ（xyz），即单位体积内的电子数目来表示晶胞中电荷的分布，每个原子核周围的电子密度分布的最大值处为原子所在位置。电子密度函数也是周期函数，其表达式为：

$$\rho(x,y,z) = V^{-1}\sum_{h}\sum_{k}\sum_{-\infty\, l}^{+\infty} F_{hkl}\exp[-2\pi i(hx+ky+lz)]$$

或

$$\rho(r) = V^{-1}\sum_{H}|F_H|\exp[-2\pi i Hr + \alpha(H)]$$

由光学衍射理论知，此关系式表示 $\rho(r)$ 与 $F(H)$ 应为一对 Fourier 变换配偶，所以结构因子 F_{hkl} 也可以用电子密度函数 $\rho(xyz)$ 表达：

$$F_{hkl} = \int_V \rho\ (x, y, z)\ \exp\ [2\pi i\ (hx + ky + lz)]\ dV$$

$$或 = \sum_{j=1}^{N} f_j \exp\ [2\pi i\ (hx_j + ky_j + lz_j)]$$

结构因子和电子密度函数两者之间的相互变换关系统称傅立叶变换（Fourier transform）。因此晶体结构的测定过程可归结为完成一次傅立叶（获得了衍射数据）和一次傅立叶反变换（解析结构）过程，即：X 射线投射到晶体上将产生衍射现象，形成一幅衍射图像，完成了傅立叶变换；利用各种晶体学相位计算方法，如能将衍射图像“还原”，则实现了傅立叶反变换，从而获得晶体结构。

初看起来，上式似乎已经提供了一个结构测定的“简捷”直接方法，但困难来自下面的事实：在目前的光源条件下，我们从实验测量只能得到衍射强度，由此只能测定结构振幅 $|F_{hkl}|$ ，而不能测定相位 α_{hkl} 值，即衍射实验中“丢失”了相位。从上世纪 20 年代始，如何测定结构因子相位数值，就成为测定晶体结构的关键问题，也是困难所在。经过晶体学家逾半个世纪的努力，现已发展了多种相位计算方法，并以其数学模型的完善为基础，形成了高度智能化的结构测定自动分析软件。

二、晶体几何对称性

（一）晶体与非晶体

1．晶体　组成固体物质中的分子、离子或原子在空间形成周期性、具有规则的排列规律，即几何对称性。晶体一定是固体物质，但是固体物质不一定是晶体。晶体也常被分为单晶体与多晶体（粉晶）。

2．非晶体　固体物质内部分子、离子或原子形成无确定规律的分布，没有长周期有序的排列规律。没有周期性排列规律的固体物质称为非晶体或者称为非晶态物质。

（二）晶胞　晶胞是组成晶体的最小重复单位，可用一个平行六面体表示。它包含三个边和三个角，称为晶胞参数，其中 a、b、c 分别代表晶胞的三个边（或轴，长度单位：Å），α、β、γ 分别代表晶胞的三个夹角（单位：°），晶胞体积用 V 表示（单位：$Å^3$）。

为描述晶胞的数学特征，通常引入坐标系定义，即：沿平行六面体 a 轴方向记为 x，b 轴方向为 y，c 轴方向为 z。其中 a 和 b 轴的夹角为 γ，a 和 c 轴的夹角为 β，b 和 c 轴的夹角为 α。图 5－6 给出单个晶胞示意图。

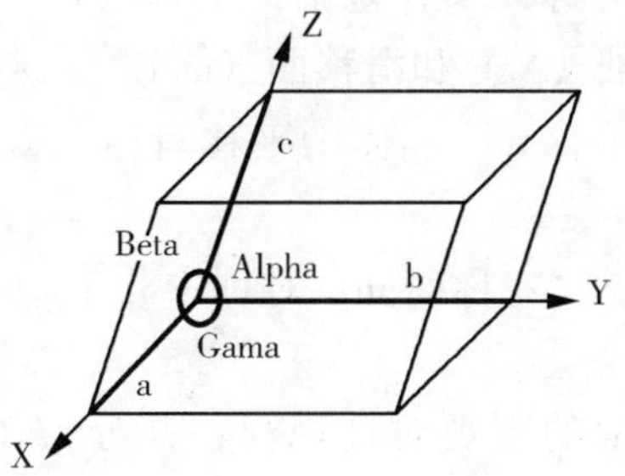

图 5－6　单个晶胞示意图

由多个晶胞按特定规律沿 a、b、c 三个方向无限延伸堆积结果，就可获得肉眼能够看到的晶体，晶体是由成千上万个独立晶胞按照特定排列方式堆积组成，图 5－7 给出多个晶胞堆积示意图。晶体具有周期性排列规律，晶胞中的分子或原子是按照一种确定的排列方式（对称）出现于晶胞中，晶胞在三维空间按严格的周期性规则排列，其重复周期为晶胞 a、b、c 三个轴或其组合值。在晶胞中某点位置则用它在三轴上的分量值表示，记为（X Y Z）。

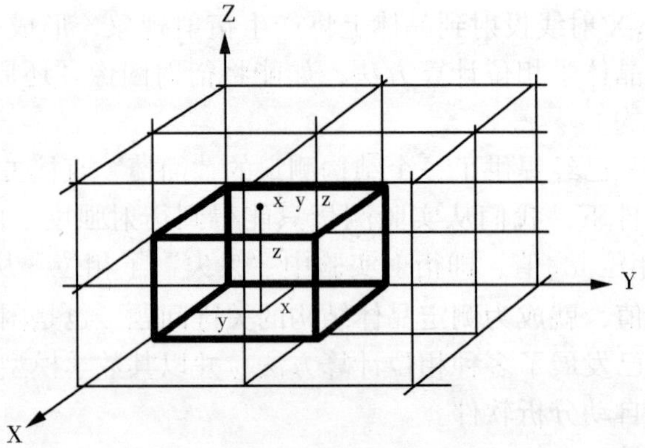

图 5－7 晶胞堆积示意图

（三）晶体的物理化学性质　晶体与非晶体的区别在于晶体内部的分子、原子具有周期性排列规律，晶体内分子的周期性质使晶体具有以下共性：

1．在合适的结晶条件下可以形成结晶多面体，如各种天然有机分子的结晶常表现为块状、柱状、片状、针状等形式。

2．各向异性　在晶体的不同方向上可以表现出不同的物理性质，如光学性质、力学性质、电磁学性质等。

3．确定的熔点值　当化合物晶型确定时，该化合物具有确定的熔点值。

4．均匀性质　晶体在其各个组成部分的宏观性质相同，这是由分子的周期性排列性质决定的。

（四）晶体的对称性质　晶体的对称理论贯穿于整个晶体学，它表征的是晶体的几何属性。在传统的晶体中存在七类对称元素，包括：平移（T）、对称中心（$\bar{1}$）、对称轴（N）、反轴（$\bar{N}$）、对称面（m）、螺旋轴（N_t）和滑移面（m_t）。

1．晶体的特征对称元素（平移）　晶体中平移对称元素可简写为 P、C（A、B）、I、F 等 4 种，并可组成 14 种平移群。

2．宏观对称元素（对称轴 N、对称面 m、对称中心 $\bar{1}$、反轴 $\bar{N}$）　4 种宏观对称元素相互组合形成 32 种点群。

32 种点群，概括了晶体外形的宏观对称规律，并分为 7 个晶系（三斜、单斜、正交、三方、六方、四方、立方）。

3．微观对称元素（滑移面 m_t、螺旋轴 N_t）　由晶体中允许存在的全部七类对称元素按照确定的相互组合规律可以得到 230 个空间对称群（简称空间群）。在药物分子的晶体结构中常见到的空间群有：P1、$P\bar{1}$、$P2_1$、C2、$P2_1/c$、$P2_12_12_1$、Pbca 等。

4. 对称元素分类

第一类对称元素：存在于叠合相等的分子之间，如空间群中只出现此类对称元素，则分子存在绝对构型问题。对称元素包括：平移 T、对称轴 N（1，2，3，4，6）、螺旋轴 N_t（2_1，3_1，3_2，4_1，4_2，4_3，6_1，6_2，6_3，6_4，6_5）3 种。

第二类对称元素：存在于对映相等的分子之间，如空间群中包含了第二类对称元素，则分子间的对映形式出现，故为消旋体结构。包括：对称中心 $\bar{1}$、对称面 m、反轴 $\bar{N}$（$\bar{3}$，$\bar{4}$，$\bar{6}$）和滑移面 m_t（a，b，c，n，d）4 类。

三、单晶 X 射线衍射结构分析

单晶 X 射线衍射结构分析的全过程包括：晶体生长、衍射实验、结构解析与精确化、结构描述等五个步骤。

（一）晶体生长　衍射实验用样品的制备。

晶体生长目的是获得单晶 X 射线衍射实验适用的单晶体，实验用晶体应无宏观缺陷（气泡、空缺、位错、孪生、聚集等）。而单晶体的质量则直接影响衍射分析结果。理想晶体尺寸为 0.5mm×0.5mm×0.5mm 球形状，若实验用晶体尺寸太小将使晶体衍射能力减弱，无法得到高分辨率的衍射数据。晶体生长的目的是为拥有一颗尽量完美的单晶体，这是晶体结构分析过程中的首要关键问题。

迄今为止，随着 X 射线衍射实验仪器的日臻完善以及计算方法的智能化程度的不断提高，解决晶体结构的关键问题，已不再是如何寻找结构因子相位而是能否得到高质量的单晶体。晶体生长技术目前已经成为有机小分子乃至蛋白质、核酸及其复合物等大分子晶体学的研究热点。

晶体生长是一个热力学的准平衡过程，是从亚稳相不断转变为稳定相的动力学过程，是晶核形成与生长的过程。驱使分子结晶的动力是使其自由能最低。只有当分子对称的、周期重复的排列成晶体时，其自由能才能降到最低。

天然有机化合物虽然主要由碳、氢、氮、氧等元素组成，但形成的化合物分子则千差万别，结构变化多种多样。正是由于有机分子结构具有这种复杂多样性，所以到目前为止，有关有机化合物的单晶培养工作，仍然还带有半经验性质，这同时也给药物晶体学实验室在单晶生长领域提供了一个广阔的创意空间。

通过对近千个天然产物样品的晶体生长实验，获得了影响天然有机分子与合成有机分子单晶生长的因素，主要包括以下几个方面：

1. 化合物自身的性质　化合物自身的结构与理化性质是决定其结晶难易程度的内在因素之一，也是结晶方案选择的决定因素，掌握化合物样品的性质非常重要。

在晶体生长前需要了解化合物的稳定性、是否易被氧化、是否对光敏感、是否容易潮解等，根据每个化合物各自不同的特点来决定单晶体培养的方法。

（1）具有刚性分子骨架的有机化合物样品易于形成晶体：因为刚性分子间易于形成有序的规则排列，所以容易获得适于衍射实验的单晶体；而柔性分子化合物，或骨架或含有较长侧链而存在可变因素，极易形成多构象现象，所以分子不易形成有序排列，造成晶体生长困难。

（2）化合物中的取代基种类是影响样品结晶的一个重要因素：多羟基化合物样品容易形成复杂的分子内与分子间的氢键作用，从而影响分子的有序排列。

（3）样品纯度是影响晶体生长的因素之一　一般样品越纯则越易结晶，而混合物则不易结晶。

2．晶体生长方法　有机药物分子的单晶生长一般采用溶液生长法，即先将样品溶解在适合的溶剂中，并使之逐渐达到饱和或过饱和状态，经静置直至析出单晶体。通常采用缓慢溶剂蒸发法、缓慢冷却法、混合溶剂法、溶剂扩散法、溶剂包结等方法。晶体的生长的过程包括晶体成核与晶体生长两个步骤。

3．溶剂系统选择

（1）溶剂：为获得合用的单晶体，首先要根据化合物的可能结构信息去选择溶剂系统（极性溶剂、非极性溶剂或混合溶剂），以期达到有限过饱和度的溶液体系；然后，通过溶剂蒸发、扩散及溶质扩散与反应扩散等方式，逐步改变体系中的密度梯度，使溶液的某一部位出现晶核，并逐步长出单晶体。溶剂蒸发方式是最常采用的。有时，还可采用混合溶剂系统。例如，样品对某种溶剂的溶解度过大时，就可以通过加入某种溶解度较小的溶剂改变样品的溶解度，达到过饱和状态，从而诱发晶核，有利于晶体的生长。

（2）溶解度：在溶液中进行晶体生长时，需要考虑样品对溶液系统的溶解度。根据化合物样品不同性质，选择适当的溶剂系统，溶剂系统应对化合物样品的溶解度适中。若溶解度小，样品难以溶解，需要加入较多的溶剂，从而影响晶体生长速度；若溶解度太大，不易制成过饱和的溶剂系统，造成晶核成核困难而影响单晶体的生长。所以选择溶解度适中的溶剂系统是晶体生长的一个关键问题。

4．温度和湿度控制

（1）温度：有机化合物晶体生长环境温度对于单晶培养也是一个重要的影响因素。通过环境温度调整，可以控制溶液体系溶解度大小或溶剂挥发速度的快慢。另外，晶体生长要求环境温度是恒定的，因为温度波动会导致样品的溶解度发生相应变化，给均匀溶液体系造成扰动，从而导致生长过程中出现缺陷或不容易得到合用晶体。

（2）湿度：环境湿度会影响晶体的生长。对于那些易于潮解的样品，在湿度较大的环境中不仅不易得到单晶体，而且样品也会受到破坏。比较干燥的环境利于单晶体生长，通常应避开潮湿闷热环境，如北方的春秋季节是单晶生长最好的时间。

5．外部体系稳定性　体系的稳定性是影响晶体生长因素之一，机械震动或晃动晶体生长的容器，都会破坏晶体生长的平衡状态，影响晶核形成质量和数量，产生缺陷晶体或较小晶体。因此在晶体生长过程中，应尽量减少来自于外界的干扰，保持晶体生长环境的稳定。

6．体系洁净度　均匀成核是单晶体生长的第一步，如果在晶体生长的容器壁或溶剂中含有微小杂物时，晶核则优先形成于杂质微粒上。其后果是：一方面晶核分散不利于形成较大的单晶体，另一方面杂质包裹在晶体中影响晶体的质量，从而使晶体生长失败。因此，生长体系要求其容器与溶剂体系具有较高的洁净度。

7．生长时间　由于分子有序排列，所以晶体生长需要较长的时间。根据不同化合物样品的性质与所选择的溶剂系统的不同，晶体生长需要的时间均有相应的变化。一般来说，有机化合物等药物小分子晶体生长约需要两周甚至更长的时间。

（二）衍射实验

1．单晶体的选择 晶体生长完成后，首先要从培养出的单晶体样品中挑选出一颗适合于衍射实验用样品，该项工作需要在显微镜下操作。对晶体的大小尺寸要求：通常是最短方向应大于等于0.1mm，总体积应大于等于$10^{-3}mm^3$。其次，晶体表面要洁净、并具有一定的几何外形。对于在空气中不稳定的单晶体样品，则需要采取专门的方法，如将其封藏于玻璃毛细管中或用特殊胶包裹使晶体与空气隔绝。

2．单晶X射线衍射实验及条件

（1）衍射仪：单晶X射线衍射的实验仪器通用的主要有3种：四圆衍射仪、面探测衍射仪（Image Plate，IP或Diffraction Image Processor，DIP）、CCD衍射仪。

四圆衍射仪：产品始于20世纪60年代，测角仪由四个机械圆组成，其X射线光源一般采用低功率的封闭管（3kW），采用闪烁计数器逐点记录衍射数据。可用于测定有机小分子化合物样品。其特点是：测量准确、且精度高，但速度慢。

面探测衍射仪：为20世纪90年代初期产品。一般是由二个或三个机械圆组成，其X射线光源一般采用高功率的旋转阳极（6～18kW），并采用影像板逐面记录衍射数据。该种仪器是为大分子晶体结构测定而研制的（采用Cu靶），主要应用于蛋白质、多肽、核酸及其复合物等生物大分子样品。其特点是测量速度快，可避免生物大分子单晶因X射线照射时间过长，引起样品变化而失去活性。该类型仪器也非常适合测定有机小分子样品的晶体结构，但多用Mc靶。

CCD衍射仪：为20世纪90年代中后期产品。是由2个圆组成，其X射线光源目前采用低功率的封闭管（3kW），并采用电子光电板逐面记录衍射数据，适用于测定小分子化合物（Mo靶）和大分子（Cu靶）样品。其特点是：测量速度快、测量精度较高。

（2）实验条件：根据被测样品的稳定性、晶体尺寸、分子量大小、样品对X射线的衍射能力等因素设置单晶衍射仪的实验条件。如：仪器类型、管流（mA）管压（kV）、波长（λ）、数据收集范围（2θ）、数据收集速度（°/s）、单晶样品安装方式（玻璃丝、毛细管）等。

（3）晶系与劳厄衍射型判断：药物等有机晶体样品中常见的晶系、劳厄型、衍射强度的对称规律见表5－1。

表5－1 有机晶体样品中常见的晶系、劳厄型、衍射强度对称规律

晶系	劳厄型	衍射强度的对称规律	独立区数据范围
三斜	$\bar{1}$	I（h k l）＝I（－h－k－l）	1/2（衍射球）
单斜	2/m	I（h k l）＝I（h－k l）＝I（－h k－l）＝I（－h－k－l）	1/4（衍射球）
正交	mmm	I（h k l）＝I（－h k l）＝I（h－k l）＝I（h k－l） ＝I（－h－k l）＝I（－h k－l）＝I（h－k－l）＝I（－h－k－l）	1/8（衍射球）

由衍射仪测量获得晶体基本的晶胞参数值，可初步判定晶体所属的可能晶系，天然有机分子与合成有机分子晶体中约有95%以上的均落于三斜、单斜与正交3个晶系；其次应根据衍射强度数据，按照可能的劳厄型计算其衍射强度的对称性，最终准确的给定晶体所属晶

系和劳厄型及晶胞参数。当晶系与劳厄衍射型确定后，就可以设定数据收集的参数范围。

（4）衍射数据收集：由 3 种不同类型的单晶衍射仪收集得到的衍射实验数据，其记录格式可以是以下任意一组，σ 表示相应强度数据的标准偏差：

			强度值	强度偏差值
h	k	l	I	σ（I）
h	k	l	F	σ（F）
h	k	l	F^2	σ（F^2）

当衍射数据收集完成后，即完成了第一次傅立叶变换。全部数据均按给定的文件名记录在计算机中。对于药物分子，一般包含 1000～6000 个衍射数据。

（5）系统消光规律与空间群判断：根据衍射实验获得的衍射强度数据，可以检查其系统消光规律，确定晶体所属的点阵类型以及晶胞诸方向上存在的滑移面和螺旋轴，最终确定晶体的正确空间群或可能的空间群。

用系统消光规律检查点阵类型、螺旋轴、滑移面见表 5－2。

表 5－2　用系统消光规律检查点阵类型、螺旋轴、滑移面

	衍射指标	消光		点阵
点阵类型	h k l	h＋k＝2n＋1（h＋l＝2n＋1，k＋l＝2n＋1）		C（B，A）
	h k l	h＋k＋l＝2n＋1		I
	h k l	h k l 全部为奇数或偶数时衍射存在		F
	衍射指标	消光	方向（//）	N_t
螺旋轴	h 0 0	h＝2n＋1	a 轴	2_1
	0 k 0	k＝2n＋1	b 轴	2_1
	0 0 l	l＝2n＋1	c 轴	2_1
	衍射指标	消光	方向（⊥）	m_t
滑移面	h k 0	h＝2n＋1	c 轴	a
		k＝2n＋1		b
		h＋k＝2n＋1		n
	0 k l	k＝2n＋1	a 轴	b
		l＝2n＋1		c
		k＋l＝2n＋1		n
	h 0 l	h＝2n＋1	b 轴	a
		l＝2n＋1		c
		h＋l＝2n＋1		n

根据衍射强度数据的系统消光规律可以判断晶体可能的空间群。在 230 个空间群中，天然有机分子与合成有机药物分子晶体约 95% 样品落于三斜晶系中的 P1、$P\bar{1}$，单斜晶系中的

$P2_1$、$P2_1/c$、C2，正交晶系中的 $P2_12_12_1$、$Pca2_1$、Pbca 等空间群中。

（三）结构解析 结构解析过程是利用晶体学相位计算方法完成第二次傅立叶变换的过程，目的是建立被测样品的正确分子立体结构模型。在单晶X射线衍射实验（第一次傅立叶变换）过程中获得了衍射强度数据，却丢失了相位信息，无法计算出相应的电子密度图，所以在结构解析中一个关键就是如何求解相位的问题。

目前，用于有机分子相位计算方法主要包括直接法和重原子法。由于有机分子通常只含有碳、氧、氮等元素，符合直接法的“等同原子”及电子密度不重叠且非负的基本假设，所以利用直接法可以完成95%以上的药物小分子的晶体结构解析工作。

1. 直接法 直接法是从实验测得的衍射强度数据 I_{hkl} 入手求出结构振幅值 $|F_{hkl}|$，然后将其换算成归一化结构因子 $|E_{hkl}|$：

$$E_{hkl} = F_{hkl}/(\varepsilon \sum_j f_j^2)^{1/2}$$

其中 ε 是与系统消光有关的因子，为整数。由于 E_{hkl} 对应的是一个“点原子”，而且它具有随机变量的基本特征，因此可利用概率论中的中心限定理论以及联合概率、条件概率等原理，实现了从结构振幅中推引结构因子的相位，从而测定晶体结构，而且在相位确定的起始过程中无需依靠已有的结构信息。

1952年，对于由等同原子组成的晶体，塞尔（Sayre）提出电子密度函数 ρ（r）拥有相同而分立的峰，其平方函数 ρ^2（r）也是由相同的分立峰组成，两个函数极大值位置应相同，差别在于峰的形状，因而它具有不同的散射因子 f^g。由此导出 Sayre 等式：

$$F_H = \frac{1}{V}\left(\frac{f}{g}\right)\sum_k F_K F_{H-K} = \frac{f^g}{V}\sum_k F_K F_{H-K}$$

上式表明：任意一个结构因子 F_H 可从指标之和为 H 的各对衍射的乘积加和而得。

直接使用 Sayre 等式求结构因子是比较困难的，但从中可以得出重要关系式。若在 Sayre 等式两边乘以 F_{-H}，可得振幅与相位间的关系：

$$|F_H|^2 = \frac{1}{V}\left(\frac{f^{sq}}{g}\right)\sum_k F_{-H}F_K F_{H-K}$$

$$= \frac{1}{V}\left(\frac{f^{sq}}{g}\right)\sum_k |F_H F_K F_{H-K}| \exp[i(\alpha_{-H} + \alpha_K + \alpha_{H-K})]$$

如果 $|F_H|$ 有较大的数值，$|F_K|$ 和 $|F_{H-K}|$ 也有较大的数值，$|F_H \times F_K \times F_{H-K}|$ 也应有较大的数值，则等式两边应是较大的正实数，这三个结构因子乘积项在求和项中其权重较大（但不一定正确）。继之，卡尔（Karle）和霍夫曼（Hauptman）建立了只取相位时的近似关系式：$\alpha_{-H} + \alpha_K + \alpha_{H-K} \approx 0$（$\alpha_{-H} + \alpha_K + \alpha_{H\cdot K} \approx 0$），该式称为 Σ_2 关系式。Σ_2 关系式是一个概率关系式，式中“≈”号表示可能等于。它是直接法早期工作中最重要的关系式之一。

用 E_H 代替 F_H，选用 $|E|$ 值较大的衍射来计算相位。当晶体有对称中心时，相位值非0即 π，则

$$S(H)S(K)S(H-K) \approx +1 \text{ 或写成 } S(E_H) \approx S\sum_K E_K E_{H-K}$$

在直接法的应用中，为表述简捷，常用单一字母 H（或 K，L）及 h（或 k，l）代替原衍射指标 HKL 及 hkl（下同），其中 $S(H)$ 或 $S(E_H)$ 表示 E_H 的正负号。此时 Σ_2 关系式又

称符号关系式。与之同时，考克兰（Cochran）和乌尔福逊（Woolfson）给出了一个双曲正切函数计算公式，用来确定符号关系式成立的概率 P

$$P=\frac{1}{2}+\frac{1}{2}\mathrm{tanb}\left(\frac{\sigma_3}{\sigma_2^{3/2}}|E_{H_1}E_{H_2}E_{H_3}|\right) \qquad 其中 \qquad \sigma_n=\sum_{j=1}^{N}Z_j^n$$

N 是晶胞中原子数目，Z_j 是第 j 个原子的原子序数。当晶胞内为等同原子时，$\sigma_3/\sigma_2^{3/2}=1/\sqrt{N}$。对于 3 个指标之和为零的结构因子，若已知其中 2 个结构因子的相位，则可求得第 3 个结构因子的相位数值。该值正确性由概率公式决定，随 3 个结构振幅值增大而增大，随晶胞内原子数目的增加而降低。

非中心对称情况下，相位可取 $0\sim2\pi$ 范围之内的任何数值，推导更为复杂。Woolfson 提出了一个非中心对称下的普遍公式，即著名的正切公式：

$$\tan\alpha_H=\frac{\sum_k|E_KE_{H-K}|\sin\ (\alpha_K+\alpha_{H-K})}{\sum_k|E_KE_{H-K}|\cos\ (\alpha_K+\alpha_{H-K})}$$

随后又提出了加权正切公式，使相位关系式推导的结果更为准确、可靠。

直接法中是用 E_H 作为傅立叶变换的系数，由此计算所得电子密度图称为 E 图。

至今，加权正切公式和随机相位起始套已成为应用直接法的基本公式，形成了十分完善的计算软件程序（MULTAN、SHELXS 等）。由卡尔（Karle）和乌尔福逊（Woolfson）提出的“记号附加法”和“多解附加法”使直接法已经成为测定有机分子结构的主要方法。

2．重原子法　在海洋有机分子样品中经常出现含有 P、S、Cl、Br 等重元素的化合物。由于 X 射线的散射能力随着原子序数增加而增加。当晶胞中含有轻、重原子（指原子序数而言）时，考克兰（Cochran）曾给出一个经验公式：如果晶胞中所含诸重原子的原子序数平方和约等于晶胞中轻原子序数的平方和时，约有 3/4 的相位是由重原子（以 Q 表示）贡献的。此时可近似地认为结构因子的相位 α（H）是由这些重原子的相位 α_Q（H）决定的，即

$$\begin{aligned}\rho(r) &= V^{-1}\sum_H|F_H|\exp[-2\pi iHr+\alpha(H)]\\ &\approx V^{-1}\sum_H|F_H|\exp[-2\pi iHr+\alpha_Q(H)]\end{aligned}$$

那么，此时只要设法解出重原子位置，就可以获得近似的电子密度函数，继之可获得其他轻原子位置，再通过傅立叶综合法与参数极小化计算就可得到精确的结构。

随着计算机计算速度和晶体结构各种计算方法的发展，以直接法为基础的 MULTAN、SHELXS 等单晶 X 射线衍射自动化结构解析程序软件业已成熟，对于已经掌握 X 射线衍射与晶体学基础知识的药物化学研究人员，可由衍射数据经软件计算完成一般的有机分子结构解析工作。

（四）结构精确化　当获得被测样品的初始分子模型后，需要利用最小二乘法和差值傅立叶等参数极小化计算方法，不断完善和修正分子结构模型，再对分子结构采用最小二乘计算法进行结构参数（包括原子坐标、原子占有率、原子热运动参数等）精确化计算，使计算结构模型的结构振幅 $|F_c|$ 与实验值 $|F_o|$ 无限逼近，最终获得分子的精确立体结构。晶体学中引入可靠（收敛）因子 R 来表示这一结果，即：

$$R=\frac{\sum \| Fo|-|Fc\|}{\sum|Fo|}$$

加和（$\sum$）覆盖全部衍射点，正确结构的R值应小于9%。

（五）结构描述　当经计算获得被测分子的立体结构后，可以通过国际通用的晶体学各种计算与绘图软件获取被测样品的各种结构信息与各种分子立体图形。如：化合物所含元素种类与数量，正确分子式与分子量，计算晶体密度，分子立体结构投影图与晶胞堆积图，原子相对坐标（或绝对坐标），成键原子间的键长值，相邻原子间的键角值，相邻4个原子间的扭角值，分子内与分子间的氢键值，分子骨架的平面性，不同环间的扭角值，分子间排列规律，分子的构象与构型分析、溶剂与结晶水含量，结构（位置、取向、占有率、热运动）无序问题等。迄今，对于一个成熟的晶体学实验室，仅凭借一颗单晶体就可以获得上述全部信息。

（六）单晶X射线衍射与波谱分析间关系

1．单晶X射线衍射分析给出的分子结构数据是定量分析结果，如：每个原子均有其固定位置，成键原子间有准确的键长与键角值，分子的立体结构；波谱分析可以给出分子结构，但成键原子间的键长值为近似值。

2．单晶X射线衍射分析的研究对象必须是固体物质中的晶体；波谱分析研究对象可以是固体或液体。

3．单晶X射线衍射结构分析是一种独立分析方法，它不需要借助于任何其他分析技术即可独立完成化合物样品的分子结构分析；而波谱则是需要将多种分析技术获得的实验结果进行综合分析才可能完成化合物分子结构的定性分析工作。特别是对于未知结构或骨架新颖的化合物，经常会花费时间且不宜奏效。

四、粉末X射线衍射分析

粉末X射线衍射分析与单晶X射线衍射分析不同，它的研究对象不是针对某一颗单晶体，而是对无数颗随机取向的微小晶粒组成的晶态或非晶态样品，每颗微晶粒尺寸要求在100～200μm。对于单一成分的天然或合成有机化合物样品进行粉末X射线衍射实验，一般需要100mg左右样品量。粉末X射线衍射常用于有机化合物的成分（物相）鉴定与识别，尚不能进行结构测定。

粉末X射线衍射分析采用的是固体进样，所以其特点是对于任何固态物质经研磨成粉末后即可进行实验，而无需经过任何化学处理，也不需要溶剂介入。

（一）基本原理　当单一波长的X射线入射到粉末（多晶）样品上某点S上，满足布拉格方程$2d_{hkl}\sin\theta=n\lambda$时，X射线将会产生衍射。不同小晶体取向的随意性，造成晶面间距为d_1，d_2，d_3，d_4，…等各点阵平面族衍射线形成以入射线为轴和锥角为2θ的一组同轴圆锥，我们将其称为衍射锥（图5－8）。衍射锥与垂直于入射线束的底片、图像板或计数器相交后就得到一组同心圆环或独立峰组，称其为德拜环（或德拜线）。

应用粉末X射线衍射仪可测量出粉末（多晶）样品中凡满足布拉格方程的衍射线，并按晶面间距d（Å）及相对衍射强度（I/I_0）记录为粉末X射线衍射图谱。粉末X射线衍射图谱表现为：锐峰（晶态）、弥散峰（非晶态）或为两种峰的叠加。每种单一化学成分均拥有

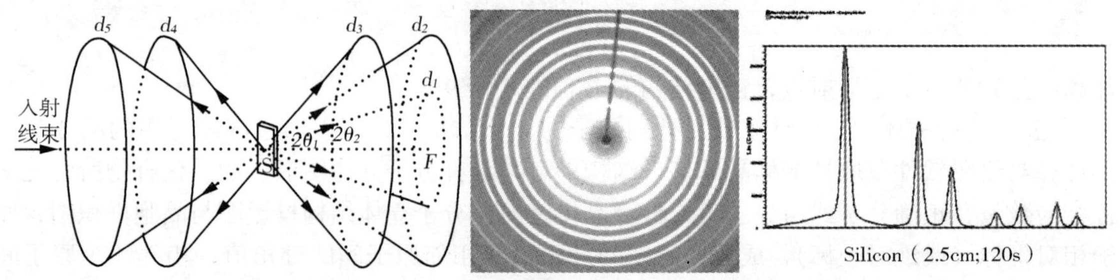

图 5－8 粉末 X 射线衍射原理图示意图

自身的特征粉末 X 射线衍射图谱（包含数十乃至百条衍射线）；反之，不同的粉末 X 射线衍射图谱代表着不同成分或同一种化合物的不同晶型。粉末 X 射线衍射分析可广泛应用于天然药物化学中的单一成分或混合成分的定性与定量分析。应用粉末 X 射线衍射可以测定某些无法得到合适单晶的微晶化学样品的晶体学参数，例如：晶胞参数、点阵类型、空间群等，但至今尚不能凭借粉末衍射数据完成未知有机化合物的结构测定。

2000 版《中国药典》二部已经将粉末 X 射线衍射分析技术作为一种标准药物成分分析方法，用于固体化学药物成分的定性分析与识别鉴定。粉末 X 射线衍射图谱具有指纹性、高分辨率、重现性与专属性，因此可以完成单一或混合物质成分分析或同种化合物不同晶型分析。

（二）粉末 X 射线衍射分析步骤　在天然与合成化学药物研究中，应用粉末 X 射线衍射分析技术的一般步骤包括：粉末实验样品的制备、粉末 X 射线衍射实验、衍射图谱数据分析等。

1．粉末实验样品制备　由于粉末 X 射线衍射使用的样品要求具有一定尺寸大小的大量微晶，所以在进行粉末 X 射线衍射实验前，需要对被测样品进行制样处理。一般是将样品放入玛瑙研钵经研磨后过 100 目筛，制成粉末 X 射线衍射实验用样品。

2．粉末 X 射线衍射实验

（1）粉末 X 射线衍射仪器

仪器分类	产品设计时间	X 射线发生器类型	最大功率	测量强度灵敏度
低分辨	20 世纪 70～80 年代	封闭管	2～3kW	1%
高分辨	20 世纪 90 年代以后	旋转阳极靶	6～18kW	0.1%

目前，我国拥有低分辨封闭管粉末衍射仪器近千台，大功率高分辨粉末 X 射线衍射仪器约 30 台左右。

（2）实验进样量：一般的天然药物与合成药物均为有机化合物，且多数只含有碳、氢、氮、氧等化学元素。由于晶体对 X 射线的散射能力与组成的化学元素相关，与无机物、矿物或金属配合物等化合物相比较，有机化合物的衍射能力较弱。所以在进行粉末 X 射线衍射实验时要求其进样量应大于 50mg，一般为 100mg。

（3）实验条件：粉末 X 射线衍射仪型号，辐射（或波长 λ），单色器，管压（kV），管流

(mA)，扫描方式（连续式或步进式)，2θ 扫描范围（°），扫描速度（°/m)，步长（°）等。

对于天然化学药物与合成药物样品，一般数据收集的 2θ 扫描范围取 3~80°，且使用 $CuK\alpha$ 辐射类型。

3．衍射图谱数据分析　根据不同的检测分析要求进行衍射图谱的数据处理。对于天然化学药物与合成药物样品一般可进行下列分析内容：晶态与非晶态物质鉴别、固体化学药物异同鉴别（即物相分析)、固体化学药物纯度鉴别、单一成分的固体化学药物的晶型确定、固体化学药物晶型纯度分析、固体化学药物多晶型含量测定、固体化学药物稳定性与影响因素测定、以及固体化学药物制剂中原料药的晶型与含量测定等。

第三节　X 射线衍射技术应用进展

一、单晶 X 射线衍射分析技术与化学药物研究

（一）单晶 X 射线衍射　X 射线为短波长电磁波。当 X 射线照射在被测样品上时，因光的干涉作用而产生衍射效应。单晶体是指样品中所含分子（原子或离子）在三维空间中呈规则、周期排列的一种固体状态。化学药物中的原料药（一般由单一成分组成）在合适的溶剂系统中经重结晶可得到适合 X 射线衍射使用的单晶样品，其大小尺寸为 0.1~1.0mm^3。当 X 射线照射到单晶样品而产生衍射效应时，形成以确定规律分布在空间的衍射图像，衍射点的数目，依据化合物分子量大小（药物小分子、生物大分子、复合物等）和分子的排列规律（对称性）而异。

近年来，随着单晶 X 射线衍射仪器的迅速发展，高功率 X 光源设备的出现，新型探测器（IP、CCD 等）快速记录数据方式的问世，在短时间内（几小时）收集一套高分辨率衍射实验数据已经成为可能（完成第一次傅立叶变换)。随着结构分析计算方法的成熟和结构解析软件的高度智能化、自动化，通过运行在微机或工作站上的结构分析软件系统（MULTAN，SHELXS 等)，经过数据处理、结构解析、结构参数精化等计算分析过程，便可在计算机屏幕上直接显示（或输出）被测样品的分子三维结构及获得相应定量的立体结构参数值（完成第二次傅立叶变换)。

（二）单晶 X 射线衍射分析应用进展　进入 20 世纪 90 年代后，对于经提取、分离或合成等途径得到的未知或已知化学药物样品，只需经重结晶实验得到合用单晶后，凭借一颗单晶就可以迅速完成单晶 X 射线衍射结构分析的全部工作。它不仅能够提供准确的分子相对或绝对构型，而且对分子的构象（及差向异构)，成键原子间的键长、键角、扭角、二面角，分子平面性，分子内氢键与分子间氢键分布，晶态下分子的排列规律（即晶型)，溶剂分子的分布与数目等均可提供准确、定量、可靠的信息，极大地缩短了为获得先导化合物和药物分子正确结构所需的时间[2]。

1．天然产物中微量化合物分子结构测定　随着现代分离与提取技术的飞速发展，从天然产物中可获得低含量的化合物已经成为可能，单晶 X 射线衍射结构分析只需要一颗单晶体（0.15~0.25mg)，即可完成微量化合物的结构测定工作。

例：10 – Deacetyl – 7 – epitaxol

10 – Deacetyl – 7 – epitaxol 化合物为天然紫杉醇的类似物，与紫杉醇具有相同的骨架和

C_{13}侧链，但其体外对抗人 KB 细胞株的活性弱于紫杉醇[3]。为研究比较该化合物与紫杉醇分子在立体结构上的差异，我们对来自微量样品的单晶测定了该化合物分子立体结构。

实验条件：在乙酸乙酯中获得无色透明片状晶体，衍射实验晶体大小 0.2×0.7×0.8mm。用日本 MAC DIP－2030K 面探测仪收集衍射强度数据，*MoKα* 辐射，石墨单色器，晶体距 IP 板距离为 100mm，管压 50kV，管流 90mA，ω 扫描方式，扫描 2 次，回摆角度 5°，间隔 5°，扫描速度 1.2°/min，最大 2θ 角为 50.0°，共收集 36 幅画面，获得独立衍射点 8355 个，可观察点（$|F|^2 \geqslant 6.0\sigma|F|^2$）为 6713 个。

结构分析：晶体属单斜晶系，空间群 $P2_1$，晶胞参数 a＝16.355（1），b＝17.723（1），c＝17.469（1）Å，β＝100.601（3）°，晶胞体积为 V＝4984.8（5）Å^3，晶胞内分子数 Z＝2。不对称单位的正确化学计量式应为 $(C_{45}H_{48}O_{13})_2 \cdot (C_4H_8O_2)_3$，即含有 2 个 10－deacetyl－7－epitaxol 分子及 3 个溶剂分子。图 5－9 所示为 10－deacetyl－7－epitaxol 的分子相对构型和立体结构投影图。最终可靠因子为 $R_f = 0.084$，$R_w = 0.077$（$w = 1/\sigma^2|F|$），计算晶体密度 Dc＝1.255g/cm^3。

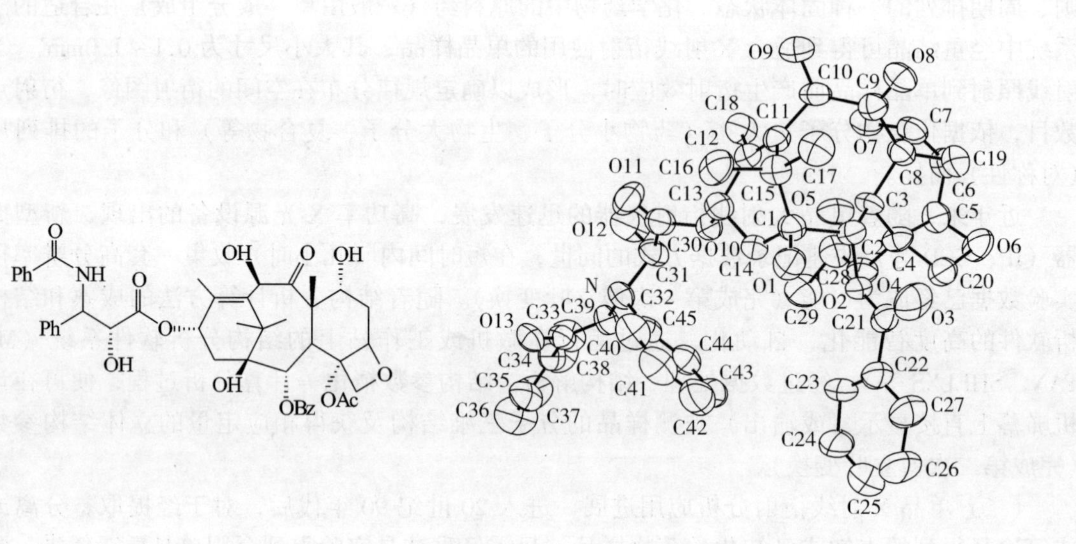

图 5－9　10－deacetyl－7－epitaxol 的分子相对构型和立体结构投影图

2．天然产物中的未知化合物分子结构测定　单晶 X 射线衍射分析的最突出的优越性在于它是一种独立分析技术，不需要借助任何其他的分析手段。单晶 X 射线衍射分析可独立完成包括全新分子骨架、全未知结构、未知取代基或未知元素种类的化合物分子结构测定。

（1）天然产物中全新骨架分子结构测定：在已知的天然产物中存在着很多不同骨架类型的化合物，由于多种原因造成在世界上仍然存在许多我们人类尚未认识的未知物质，其中一些物质可能含有全新的分子骨架类型。对于这些全新骨架分子结构的认识的最快捷有效方法应属单晶 X 射线衍射分析。

例：2，20－Diacetyl－5－deacetyl taxachitriene B

2，20 – Diacetyl – 5 – deacetyl taxachitriene B 为天然提取获得的紫杉烷二萜类化合物，与以前发现的 5/7/6 环和 6/8/6 环骨架类型不同的是该分子为 $C_3 \sim C_8$ 开环形成的 6/12 双环体系新型骨架类型。

实验条件：在（甲醇:水）混合溶液中获得无色透明柱状结晶，衍射实验选取晶体尺寸为 0.4×0.4×0.6mm。用 MAC DIP – 2030K 面探仪收集衍射强度数据，*MoKα* 辐射，石墨单色器，晶体与 IP 板距离 d = 100mm，管压 50kV，管流 90mA，ω 扫描方式，扫描速度 1.2°/min，扫描 2 次，回摆角度为 5°，间隔 5°，最大 2θ 角为 50.0°，共收集 36 幅画面。获得独立衍射点 3113 个，其中可观察点（$|F|^2 \geq 8.0\sigma|F|^2$）为 2825 个。

结构分析：晶体属单斜晶系，空间群 $P2_1$，晶胞参数：a = 10.591（1），b = 15.166（1），c = 12.311（1）Å，β = 114.933（4）°，晶胞体积 V = 1793.1（2）$Å^3$，晶胞内分子数 Z = 2。不对称单位的正确化学计量式为 $C_{32}H_{44}O_{13} \cdot H_2O \cdot (CH_3OH)_{0.5}$，即含有 1 分子 2，20 – Diacetyl – 5 – deacetyl taxachitriene B，1 个结晶水分子与 0.5 个甲醇分子。紫杉烷二萜分子为 $C_3 - C_8$ 开环形成的 6/12 双环体系类型。该化合物的氧化程度较高，除 C_5 位羟基外，其他位羟基均氧化形成乙酰基。图 5 – 10 所示为 2，20 – Diacetyl – 5 – deacetyl taxachitriene B 分子相对构型及立体结构椭球投影图。最终可靠因子为 $R_f = 0.060$，Rw = 0.059（$w = 1/\sigma^2|F|$），计算晶体密度 Dc = 1.263g/cm^3。

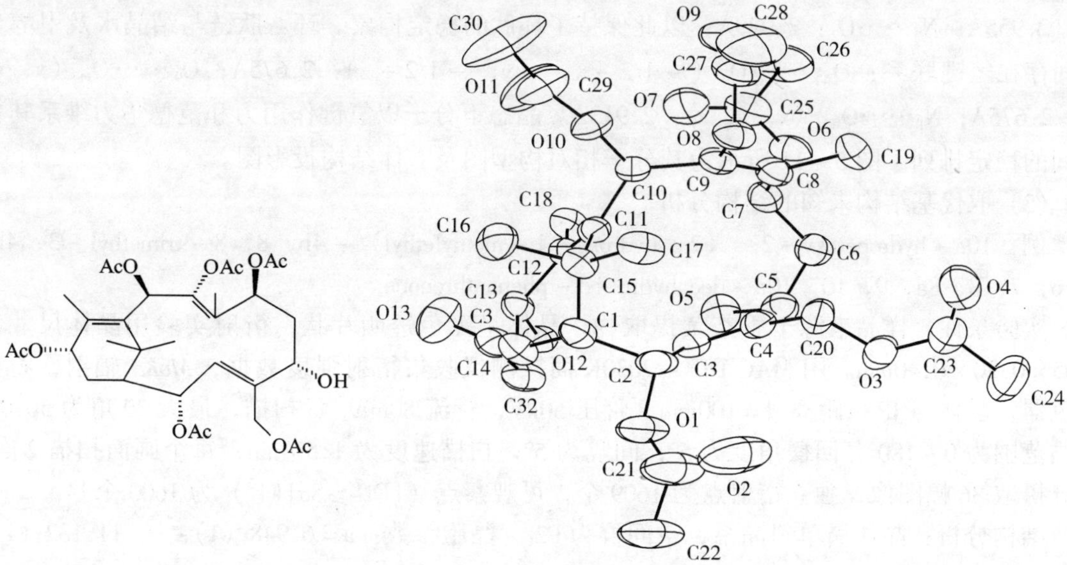

图 5 – 10　2，20 – Diacetyl – 5 – deacetl taxachitriene B 分子相对构型及立体结构椭球投射图

（2）全未知结构分析

例：26 – （sec – butyl） – 11 – （4 – hydroxybenzyl） – 20 – isopropyl – 14，17 – dimethylperhy – dro – dipyrrolo［1，2 – a:1，2 – d］［1，4，7，10，13，16，19，22］octaazacyclotetracosine – 5，10，13，16，19，22，25，28 – octaone

实验条件：样品用甲醇+水（1∶1）溶剂重结晶，放在5℃环境下进行单晶体生长，获得晶体呈无色透明片状，衍射实验用晶体尺寸为0.10×0.20×0.30mm。用MAC DIP-2030K面探测仪收集衍射强度数据，MoKα辐射，石墨单色器，晶体与IP板距离d=100mm，管压50kV，管流90mA，ω扫描，最大2θ角为50.0°，扫描范围为0~180°，回摆角度为5°，间隔为5°，扫描速度为1.5°/min，每个画面扫描2次，总计摄取36幅图像，独立衍射点为4149个，可观察点（$|F|^2 \geqslant 8\sigma|F|^2$）为4119个。

结构分析：晶体属正交晶系，空间群为$P2_12_12_1$，晶胞参数：a=10.477（1），b=14.556（1），c=28.264（1）Å。晶胞体积V=4310.4（4）$Å^3$，晶胞内分子数Z=4，$R_f=0.071$，$R_w=0.070$（$w=1/\sigma|F|^2$）。不对称单位的正确化学计量式为$C_{38}H_{56}N_8O_9 \cdot CH_3OH \cdot (H_2O)_2$，计算分子量为768.91（不含溶剂分子），计算晶体密度是1.271g/cm^3。

分析结果表明：该化合物为环八肽类化合物，其肽链由2个丙氨酸、1个酪氨酸、2个脯氨酸、1个异亮氨酸、1个甘氨酸、1个缬氨酸等共8个氨基酸组成，其一级结构为：

```
Ala—Tyr—Pro—Pro
 |           |
Ala—Val—Gly—Ile
```

环八肽分子中的氨基酸或同为L或同为D构型。晶态下不对称单位中除含有1个环八肽分子外，尚含有1个甲醇溶剂分子和2个结晶水分子。分子排列属第一类空间群，故具有旋光活性。晶态下环八肽链内存在3对氨基与羰基的分子内氢键联系：$N_3 \cdots\cdots O_6$：2.931Å；$N_4 \cdots\cdots O_7$：2.955Å；$N_7 \cdots\cdots O_2$：2.939Å，以此保持了环肽的稳定构象。环八肽链与结晶水及甲醇分子间存在氢键联系：$O_{W1} \cdots\cdots O_9$（-1/2-x，-y，-1/2+z）：2.675Å；$O_9 \cdots\cdots O_M$（x，y，z）：2.675Å；$N_1 \cdots\cdots O_{W1}$（x，y，z）：2.913Å。晶态下分子以氢键作用力和范德华力维系其在空间的稳定排列。图5-11所示为其分子相对构型图及立体结构投影图。

（3）取代基结构未知的结构分析

例：10a-hydroperoxy-2-（2-hydroxy-1-methylethyl）-4b，8，8-trimethyl-3，4b，5，6，7，8，8a，9，10，10a-decahydro-3-phenanthrenone.

实验条件：样品来源于香茶菜提取物，晶体呈无色透明片状，衍射实验用晶体尺寸为0.05×0.20×0.40mm。用MAC DIP-2030K面探测仪收集衍射强度数据，*MoKα*辐射，石墨单色器，晶体与IP板距离d=100mm，管压50kV，管流80mA，ω扫描，最大2θ角为50.0°，扫描范围为0~180°，回摆角度为5°，间隔为5°，扫描速度为1.5°/min，每个画面扫描2次，总计摄取36幅图像，独立衍射点为1609个，可观察点（$|F|^2 \geqslant 8\sigma|F|^2$）为1600个。

结构分析：晶体属单斜晶系，空间群为$P2_1$，晶胞参数：a=6.948（1），b=11.132（1），c=11.860（1）Å，β=99.24（1）°。晶胞体积为：V=905.40（6）$Å^3$，晶胞内分子数Z=2，$R_f=0.050$，$R_w=0.049$（$w=1/\sigma|F|^2$），正确分子式为$C_{20}H_{30}O_4$，计算分子量为334.46，计算晶体密度是1.227g/cm^3。

分析结果表明：晶体为香茶菜二萜类中的过氧化物10a-hydroperoxy-2-（2-hydroxy-1-methylethyl）-4b，8，8-trimethyl-3，4b，5，6，7，8，8a，9，10，10a-decahydro-3-phenanthrenone。化合物分子骨架由3个六元环A（椅式）、B（椅式）、C（信封式）稠合而成，其中A/B呈反式联结，且在C_8位上连接了1个过氧取代基团。晶态下分子排列属第一

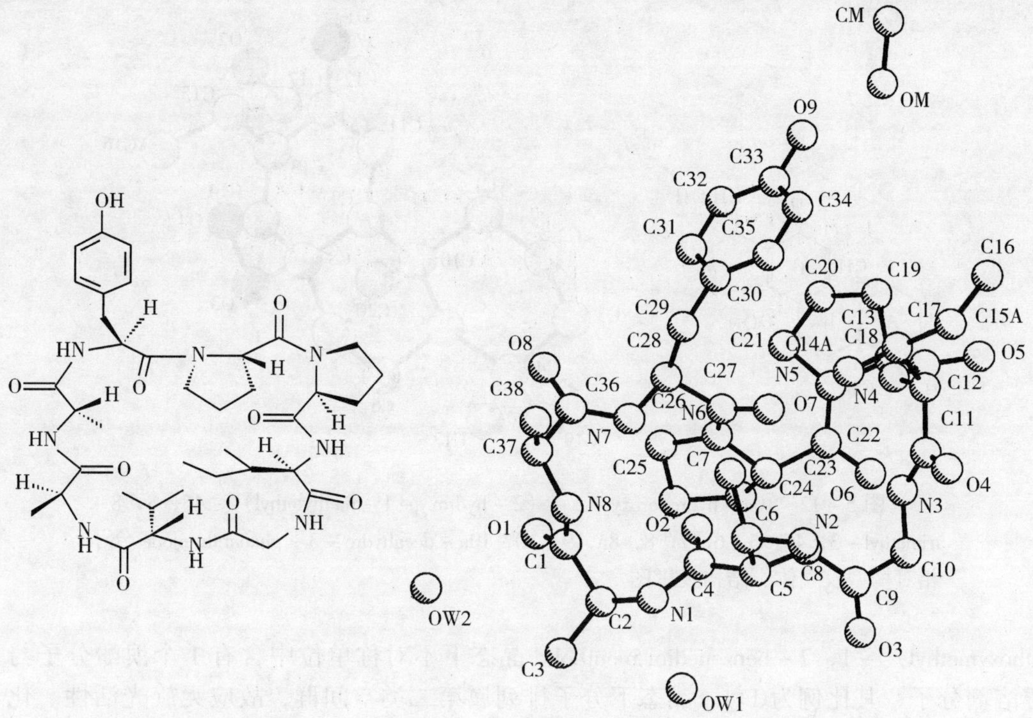

图 5-11　26-（sel-butyl）-11-（4-hydroxybenzyl）-20-isopropyl-14，17-dimethylperhydrodipyrrolo［1，2-a：1，2-d］［1，4，7，10，13，16，19，22］octaazacyclotetracosine-5，10，13，16，19，22，25，28-octaone 分子相对构型及立体结构投影图

类空间群，故该化合物具有旋光活性。分子内无氢键联系，分子间氢键：O_2……O_1（2-x，y-1/2，1-z）2.864Å。晶态下分子以氢键作用力和范德华力维系其在空间的稳定排列。图 5-12 所示为分子相对构型及立体结构投影图。

（4）原子种类未知化合物的结构分析

例：3，4-dibromo-5-（methoxymethyl）-1，2-benzenediol menthol

实验条件：晶体呈无色透明柱状，衍射实验用晶体大小为 0.03×0.20×1.00mm。用 MAC DIP-2030K 面探测仪收集衍射强度数据，*MoKα* 辐射，石墨单色器，晶体与 IP 板距离 d=100mm，管压 50kV，管流 50mA，ω 扫描，最大 2θ 角为 50.0°，扫描范围为 0～180°，回摆角度为 5°，间隔为 5°，扫描速度为 1.5°/min，每个画面扫描 2 次，总计摄取 36 幅图像，独立衍射点为 1933 个，可观察点（$|F|^2 \geq 8\sigma|F|^2$）为 1829 个。

结构分析：晶体属正交晶系，空间群为 Pbca，晶胞参数：a=8.4810（2），b=14.6910（7），c=19.3510（1）Å。晶胞体积 V=2411.0（2）$Å^3$，晶胞内分子数 Z=8，R_f=0.068，R_w=0.066（$w=1/\sigma|F|^2$），不对称单位的正确化学计量式为 $C_8H_8O_3Br_2 \cdot CH_3OH$，计算分子量为 311.96（不含溶剂分子），计算晶体密度 1.895g/cm^3。

分析结果表明：在分子结构中含有 2 个溴原子，为溴酚类化合物 3，4-dibromo-5-

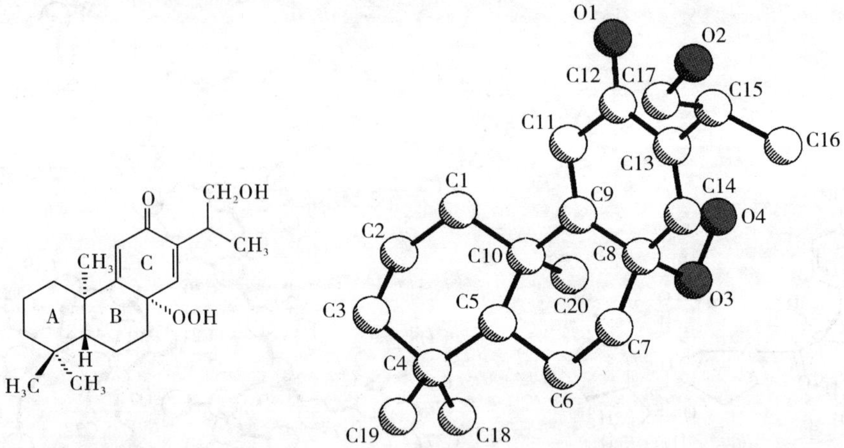

图 5 - 12 10a - hydroperoxy - 2 - （2 - hydroxy - 1 - methylethyl） - 46，8，8 - trimethyl - 3，46，5，6，7，8，8a，9，10，10a - decahydro - 3 - phenanthrenone 分子相对构型及立体、结构投影图

(methoxymethyl) - 1，2 - benzenediol menthol。晶态下不对称单位中含有 1 个溴酚分子与 1 个甲醇溶剂分子，其比例为 1∶1。晶态下分子排列属第二类空间群，故应无旋光活性。化合物分子间存在氢键联系：$O_1 \cdots\cdots O_3$（1 + x，y，z）∶2.632Å，$O_2 \cdots\cdots O_m$（3/2 - x，- 1/2 + y，z）∶2.685Å，$O_m \cdots\cdots O_1$（- 1 + x，y，z）∶2.867Å。晶态下分子以氢键作用力和范德华力维系其在空间的稳定排列。图 5 - 13 所示为分子结构图与分子立体结构投影图。

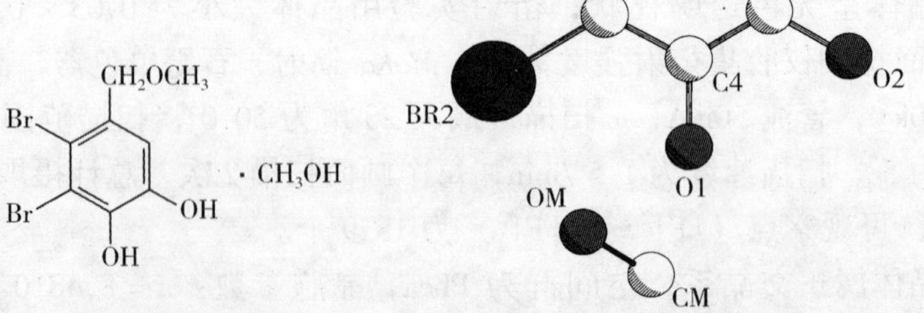

图 5 - 13 3，4 - dibromo - 5 - （methoxymethyl） - 1，2 - benzenediol menthol 分子结构与立体结构投影图

3. 天然产物中的疑难化合物分子结构测定 疑难结构是指由于在有机分子结构、构型、构象以及在三维空间排列方式的新颖性、复杂性和不确定性；或由于样品的纯度等而造成采用波谱技术分析困难的结构问题。

(1) 二聚体疑难结构分析

例：Langduin C

实验条件：在乙醇溶剂中重结晶获得无色透明块状晶体，衍射实验晶体尺寸为0.20×0.30×0.80mm。用MAC DIP－2030K面探测仪收集衍射强度数据，*MoKα*辐射，石墨单色器，晶体与IP板距离d＝100mm，管压50kV，管流70mA，ω扫描，最大2θ角为50.0°，扫描范围为0～180°，回摆角度为5°，间隔为5°，扫描速度为1.5°/min，每个画面扫描2次，总计摄取36幅图像，独立衍射点为2174个，可观察点（$|F|^2 \geqslant 8\sigma|F|^2$）为2129个。

结构分析：晶体属三斜晶系，空间群为P1，晶胞参数：a＝6.492（1），b＝9.536（1），c＝18.380（2）Å，α＝77.60（1），β＝90.00（1），γ＝70.09（1）°。晶胞体积为：V＝1041.63（22）$Å^3$，晶胞内分子数Z＝1，不对称单位化学计量式为（$C_{40}H_{50}O_{10}$）$_1$·（C_2H_5OH）$_2$，Langduin C分子的计算分子量为690.83，计算晶体密度D_c＝1.254 g/cm^3。

分析结果表明：样品为香茶菜二萜二聚体化合物Langduin C，单体分子骨架由六元环A、B（椅式）、六元内酯环F（船式）、五元环C（信封式）、五元内酯环D（平面）及E（信封式）组成。A/B呈反式，B/C与C/D呈顺式连接。两个构型相同的分子由D（D'）环上亚甲基C_{16}（$C_{16'}$）以单键连接，组成二聚体结构。晶胞中一个不对称单位中含有1个Langduin C分子、2个乙醇分子。Langduin C分子与乙醇分子间存在氢键联系：O_5……OE'：2.392Å，O_5'……OE（－1＋x，1＋y，－1＋z）：2.936Å。晶态下分子以氢键作用力和范德华力维系其在空间的稳定排列。图5－14所示为Langduin C分子的相对结构图和分子立体结构投影图。

化合物Langduin C首先应用质谱分析技术确定其分子量为345.4，用核磁碳谱分析确定化合物有20个碳原子，两种分析结果获得了一半分子的结构信息，即$C_{20}H_{25}O_5$。单晶X射线衍射分析给出正确完整的二聚体分子立体结构。

(2) 以共晶形式存在的混合物疑难结构分析：在固体化学药物样品中共晶是常见的现象，最简单的例子是化学药物分子与溶剂或结晶水分子以共晶方式存在。共晶分子样品可以由异构体分子形成，也可以由不同结构的分子形成。在药物研究中确切地了解共晶样品的组成成分以及它们实际存在的比例是至关重要的。单晶X射线衍射分析技术对药物中的共晶样品可以给出准确、定量的分析结果。

1) 不同分子骨架与不同分子式的共晶混合物

例：1，1，6，6－tetraphenyl－2，4－hexadiyne－1，6－diol＋ 4－methoxyben－zaldehyde

实验条件：晶体呈淡黄色透明块状，衍射实验用晶体尺寸为0.22×0.30× 0.40mm。用MAC DIP－2030K面探测仪收集衍射强度数据，*MoKα*辐射，石墨单色器，晶体与IP板距离d＝100mm，管压50kV，管流60mA，ω扫描，最大2θ角为50.0°，扫描范围为0～180°，回摆角度为5°，间隔为5°，扫描速度为1.2°/min，每个画面扫描2次，总计摄取36幅图像，独立衍射点为3152个，可观察点（$|F|^2 \geqslant 8\sigma|F|^2$）为3062个。

结构分析：晶体属单斜晶系，空间群为$P2_1/n$，晶胞参数：a＝8.593（1），b＝18.181

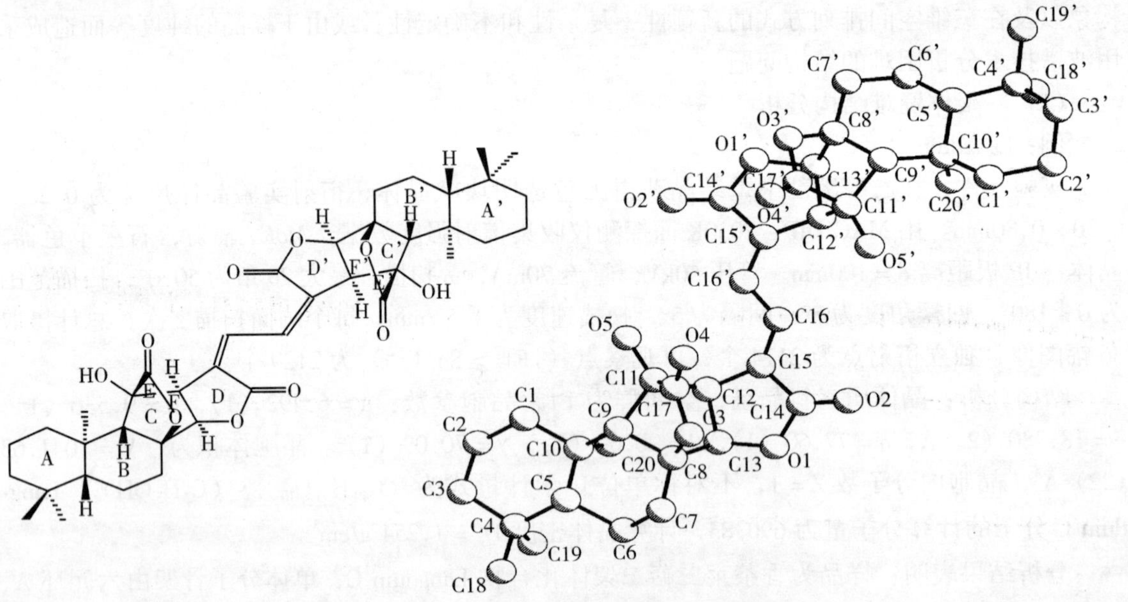

图 5-14 Langduin C 分子形相对结构及立体结构投影图

(1)，c = 12.649（1）Å，β = 111.38（1）°。晶胞体积 V = 1840.2（3）$Å^3$，晶胞内分子数 Z = 4，$R_f = 0.059$，$R_w = 0.054$（$w = 1/\sigma^2|F|$），不对称单位的正确化学计量式为 $(C_{30}H_{22}O_2)_{0.5}\cdot C_8H_8O_2$。计算分子量为 359.40，计算晶体密度 1.240g/cm^3。

分析结果表明：晶体中含有 2 种成分，即 1，1，6，6-四苯基-2，4-二炔-1，6-二醇（分子内含有晶体学对称中心）与茴香醛分子，它们形成分子比例为 1:2 的包结晶体。晶态下 1，1，6，6-四苯基-2，4-二炔-1，6-二醇分子与茴香醛分子形成分子间氢键联系：$O_1 \cdots\cdots O_3$（2.873Å），并且以此维系晶态下分子稳定排列。图 5-15 所示为化合物分子结构图与立体结构投影图。

2）相同分子骨架不同取代基的共晶混合物

例 1：Isorugulosin 和 Isoluteoskyrin

实验条件：晶体呈深棕色透明片状，衍射实验用晶体大小为 0.10 × 0.30 × 0.05 mm。用 MAC DIP-2030K 面探测仪收集衍射强度数据，*MoKα* 辐射，石墨单色器，晶体与 IP 板距离 d = 100mm，管压 50kV，管流 70mA，ω 扫描，最大 2θ 角为 50.0°，扫描范围为 0～180°，回摆角度为 5°，间隔为 5°，扫描速度为 1.2°/min，每个画面扫描 2 次，总计摄取 36 幅图像，独立衍射点为 3970 个，可观察点（$|F|^2 \geqslant 8\sigma|F|^2$）为 3892 个。

结构分析：晶体属单斜晶系，空间群为 $P2_1$，晶胞参数：a = 12.0530（8），b = 13.4440（5），c = 15.1650（9）Å，β = 100.764（3）°。晶胞体积 V = 2414.1（3）$Å^3$，晶胞内分子数 Z = 4，$R_f = 0.081$，$R_w = 0.067$（$w = 1/\sigma|F|^2$），不对称单位化学计量式为 $C_{30}H_{22}O_{10}\cdot C_{30}H_{22}O_{12}$，计算分子量分别是 542.50 和 574.50，计算晶体密度 1.535g/cm^3。

分析结果表明：晶体样品中存在 2 个具有相同骨架不同取代基的 Isorugulosin 和 Iso-

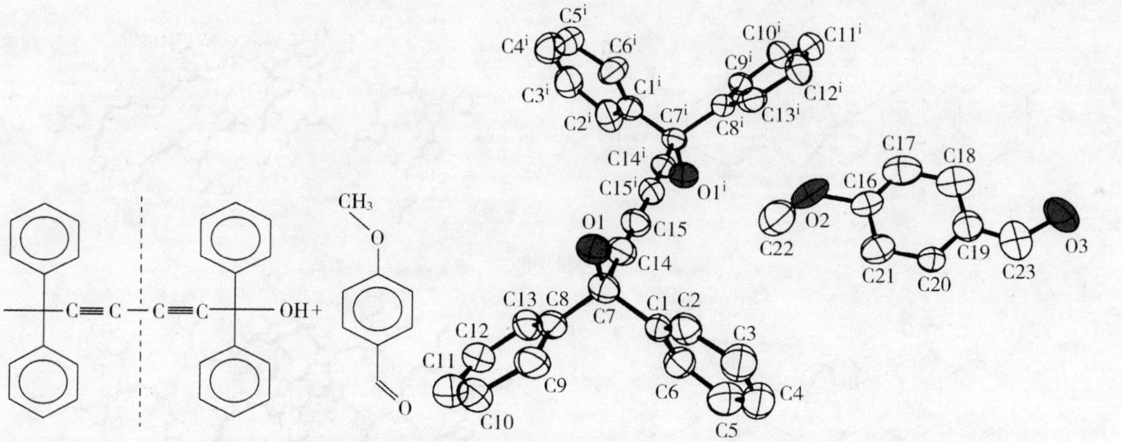

图 5 - 15　1，1，6，6 - tetraphenyl - 2，4 - hexadiyne - 1，6 - diol + 4 - methoxyben - zadehyde 分子结构与立体结构投影图

luteoskyrin 化合物分子。它们的骨架均由 2 个不饱和蒽醌通过 $C_5 - C_5$'、$C_7 - C_{5a}$'、$C_{5a} - C_7$' 缩合而成。2 个分子（Ⅰ和Ⅱ）以赝对称中心联系，从而形成赝外消旋体，故该样品的旋光应接近 0°。分子骨架中 2 个五元环（呈信封式）相互对折近 90°，且为顺式联结；2 个六元环分居五元环两侧，呈直立状，4 个环（2 个五元环与 2 个六元环）组成一个笼型结构；Isorugulosin 分子与 Isoluteoskyrin 分子的笼型结构为对映相等，其中 C_6、CB_6' 为 R（或 S 构型），CB_6、C_6' 为 S（或 R 构型）。晶态下分子内存在氢键联系：O_3'…O_4'：2.534Å，O_4'…O_1'：2.594Å，OB_1 … OB_5：2.577Å，OB_5 … OB_4：2.568Å，OB_3 … O_2'：2.847Å，OB_4' … OB_4'：2.512Å，OB_6'…OB_2'：2.552Å；分子间亦存在氢键系：O_5…O_4'：（1 - x，y + 1/2，1 - z）3.025Å，O_2…OB_3'：（x，y，1 + z）2.735Å，O_2'…OB_3：2.847Å，O_3'…O_2：（1 - x，y - 1/2，1 - z）2.784Å，OB_4'…OB_4：（1 - x，y + 1/2，- z）2.798Å。晶态下分子以氢键作用力和范德华力维系其稳定排列。图 5 - 16 所示为 Isorugulosin 和 Isoluteoskyrin 分子相对构型及分子立体结构投影图。

单晶 X 射线衍射分析发现：该样品中含有两种不同化合物分子 Isorugulosin（$C_{30}H_{22}O_{10}$）和 Isoluteoskyrin（$C_{30}H_{22}O_{12}$）分子，两种分子比例为 1∶1，并以共晶方式存在。

例 2：Inclusion compound of 1，4 - benzenediamine and 4 - allyl - 2 - methoxyphenol 本例是应用主客体包结识别方法，以对苯二胺作为主体分子，以丁香油酚作为客体分子，利用主体对苯二胺分子从丁香油混合物中识别、分离客体丁香油酚分子，利用二者形成包结物而达到提取分离之目的。

实验条件：晶体呈淡黄色透明柱状，是由对苯二胺（5.0mg）∶丁香（0.1ml）∶乙醇（0.2ml）经振摇澄清溶液、静置恒温箱半天后获得，衍射实验用晶体大小为 0.20 × 0.30 × 0.70mm。用 MAC DIP - 2030K 面探测仪收集衍射强度数据，*MoKα* 辐射，石墨单色器，晶体与 IP 板距离 d = 100mm，管压 50kV，管流 40mA，ω 扫描，最大 2θ 角为 50.0°，扫描范围为 0 ~ 180°，回摆角度为 6°，间隔为 6°，扫描速度为 1.5°/min，每个画面扫描 2 次，总计摄取 30

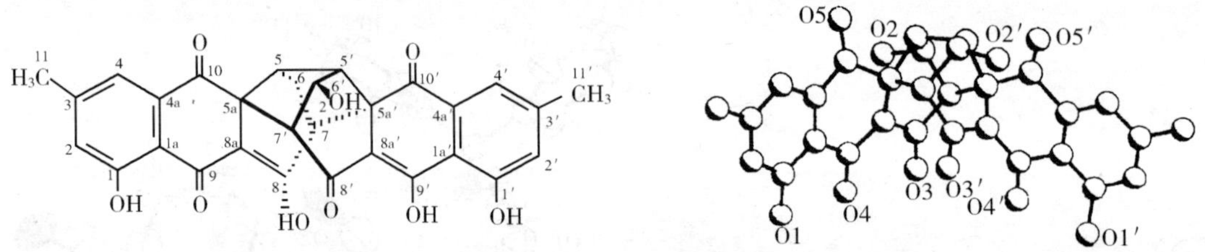

Isorugulosin

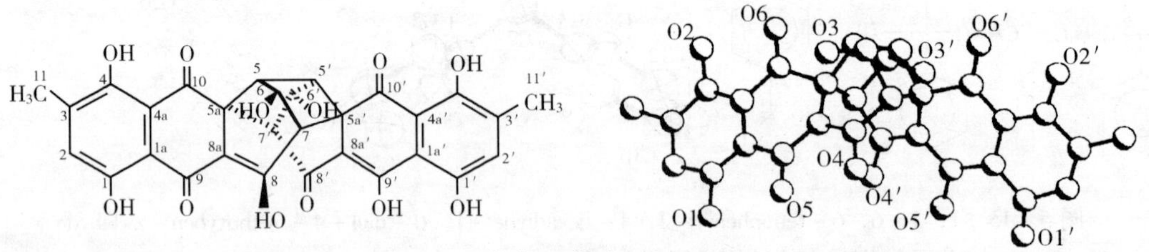

Isoluteoskyrin

图 5－16 Isorugulosin 和 Isoluteoskyrin 分子相对构型及分子立体结构投影图

幅图像，独立衍射点为1638个，可观察点（$|F|^2 \geqslant 8\sigma|F|^2$）为1612个。

结构分析：晶体属三斜晶系，空间群为 P－1，晶胞参数：a＝5.069（1），b＝9.037（1），c＝14.008（1）Å，α＝79.30（1），β＝88.94（1），γ＝77.36（1）°。晶胞体积 V＝615.11（8）$Å^3$，晶胞内分子数 Z＝2，R_f＝0.076，R_w＝0.076（$w=1/\alpha|F|^2$），最终确定不对称单位化学计量式为（$C_{10}H_{12}O_2$）·（$C_6H_8N_2$）$_{0.5}$，丁香油酚 $C_{10}H_{12}O_2$ 的计算分子量是 164.20。计算晶体密度 1.183g/cm^3。

结构分析表明：利用主客体识别方法成功地从丁香油混合物中提取分离出丁香油酚成分，主客体对苯二胺与丁香油酚分子比例为1∶2。由于对苯二胺分子内部存在晶体学对称中心，故在1个不对称单位中含有0.5个对苯二胺分子与1个丁香油酚分子。晶态下对苯二胺与丁香油酚分子形成沿 a、b 轴方向的层状隧道式结构，主客体分子间隔排列，计算对苯二胺与丁香油酚分子沿 c 轴方向的每层层厚度分别为3Å与11Å。晶态下主客体分子内无氢键联系，在主客体分子间存在氢键联系为 N_1……O_1∶2.726Å。图5－17所示为包结物分子结构图、立体结构投影图、沿 a 轴投影的晶胞堆积图。

3）相同分子式不同分子骨架的共晶混合物

例：（7aR，13aR，13bS，13cS）－11－hydroxyperhydrodipyrido［2，1－f：3，2，1－ij］［1，6］naph－thyridin－10－one

被测样品是槐定碱原料药提取纯化后的残留“杂质”，其含量仅为0.5%，为确定残留“杂质”结构，采用单晶 X 射线衍射分析。

实验条件：将被测样品用乙酸乙酯比石油醚（1∶1）重结晶，得到呈无色透明块状单晶，衍射实验用晶体大小为0.40×0.40×0.80mm。用 MAC DIP－2030K 面探测仪收集衍射强度数据，*MoKα* 辐射，石墨单色器，晶体与 IP 板距离 d＝100mm，管压50kV，管流40mA，ω扫描，最大2θ角为50.0°，扫描范围为0～180°，回摆角度为6°，间隔为6°，扫描速度为1.5°/

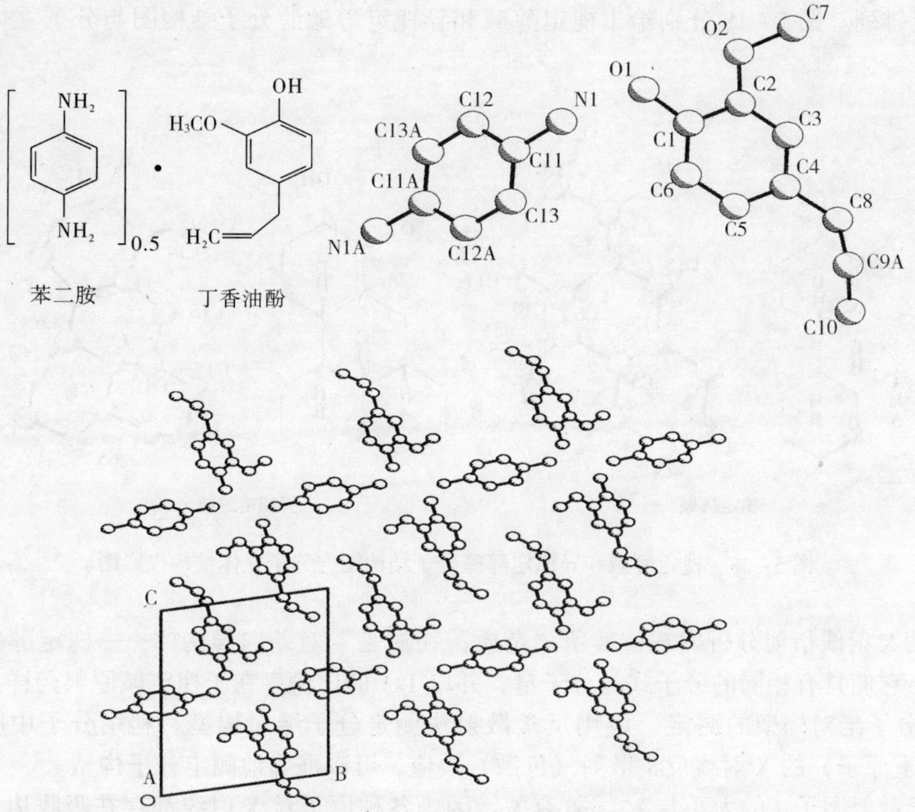

图 5-17　Inclusion compound of 1，4-benzenediamine and 4-allyl-2-methoxyphenol
包结物分子结构图、立体结构投影图、沿 a 轴投影的晶胞堆积图

min，每个画面扫描 2 次，总计摄取 30 幅图像，独立衍射点为 2462 个，可观察点（$|F|^2 \geqslant 8\sigma |F|^2$）为 2420 个。

结构分析：晶体属单斜晶系，空间群为 $P2_1$，晶胞参数：a = 12.007（7），b = 8.646（3），c = 13.913（8）Å，β = 76.22（1）°。晶胞体积 V = 1402.7（1）$Å^3$，晶胞内分子数 Z = 2，R_f = 0.052，R_w = 0.048（$w = 1/\sigma|F|^2$），不对称单位化学计量式为（$C_{15}H_{24}O_2N_2$）$_2$，单分子化合物计算分子量为 264.37，计算晶体密度 1.252g/cm^3。

分析结果表明：该样品中含有一对差向异构体分子，确定为槐定醇碱和异槐定醇碱，并以 1∶1 比例形成共晶化合物。晶态下分子排列属第一类空间群，应具有旋光活性。槐定醇碱分子骨架由哌啶环 A（椅式）、B（船式）、C（船式）和内酰胺环 D（半椅式）4 个环稠合而成；异槐定醇碱分子骨架由哌啶环 A（椅式）、B（椅式）、C（扭船式）和内酰胺环 D（半椅式）4 个环稠合而成。两者共存于晶胞的不对称单位中，并通过氢键形成二聚体结构。两个分子的结构差异在于 N_1 和 $N_{1'}$原子空间位置互为异向，由此导致槐定醇碱中的 B 环呈船式，异槐定醇碱中的 B 环呈椅式而形成一对差向异构体。两种分子间的氢键联系为：$O_1 \cdots\cdots O_{2'}$

(x, y, z):2.735Å, O_1……O_2 (x, y, z):2.827Å。晶态下分子以氢键作用力和范德华力维系其稳定排列。图 5-18 分别给出槐定醇碱和异槐定醇碱的分子结构图与分子立体结构投影图。

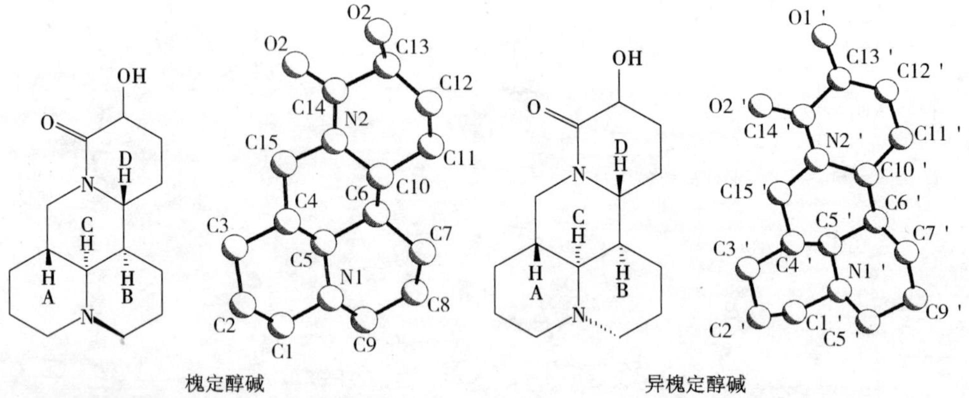

图 5-18 槐定醇碱和异槐定醇碱分子结构图与分子立体结构投影图

单晶 X 射线衍射分析发现：残留“杂质”物质是-对差向异构体——槐定醇碱和异槐定醇碱，它们具有相同的分子式与分子量，并以 1:1 的比例存在于槐定碱原料药样品中。

4. 分子绝对构型的测定　应用反常散射法测定分子绝对构型。利用分子中所含原子（特别是重原子）的 X 射线反常散射（色散）效应，可以准确地测定分子构型。

原子散射因子 f 的大小与 $\lambda^{-1}\sin\theta$ 有关。因为各种原子对 X 射线都存在吸收边。当入射线的波长接近该吸收边时，散射就出现相位变化，出现所谓“反常散射”。利用分子中所含原子（特别是重原子）的 X 射线反常散射（色散）效应，可以准确地测定分子构型。

反常散射测定分子绝对构型方法是：通常选取由反常散射引起强度变化明显的（≥1%~10%）20~30 对衍射（H, -H），对已经测定的晶体结构计算（$|F_H|-|F_{-H}|$）的符号，并与实验衍射强度值（$I_H - I_{-H}$）的符号比较。如果符号相同，表示所测定分子的构型正确；否则为其反型。

由于重原子较轻原子（碳、氮、氧）的反常散射效应大，故一般为测定分子绝对构型通常会引入重原子（如卤素）。对于不含重原子的有机化合物晶体，则需采用积累计数的方式，延长衍射实验时间后才能获得较高精度的反常散射数据，并经过吸收校正后方可确定分子的绝对构型。

应用单晶 X 射线分析方法可获得药物分子的绝对构型，特别是全新骨架类型的药物分子绝对构型确定。测定药物分子绝对构型常用的方法有以下几种：

(1) 应用反常散射测定分子绝对构型：通关藤晶 I 的分子绝对构型测定就是利用非重原子 C、O 的反常散射效应实现了对不含重原子化合物的分子绝对构型测定[4]。因为 C、O、N 原子的反常散射效应弱，故在 X 射线衍射实验中需要采用 *CuKα* 辐射，以准确地测量反常散射点对的衍射数据。

例：Tenaciss Igenin（Ⅰ）

实验条件：在丙酮∶己烷（1∶2）溶剂中，室温静置得到无色透明晶体。用魏森堡（weissenberg）照像法确定 Laue 型为 2/m，空间群为 $P2_1$，晶胞参数：a = 10.437，b = 12.467，c = 17.548Å，β = 109.57°，晶胞内分子数 Z = 2。用 Pw – 1100 四圆衍射仪逐点收集强度数据，*CuKα* 辐射，石墨单色器，θ 范围 3 ~ 68°。独立衍射点 1770，可观察点［I≥3σ（I）］1701 个。

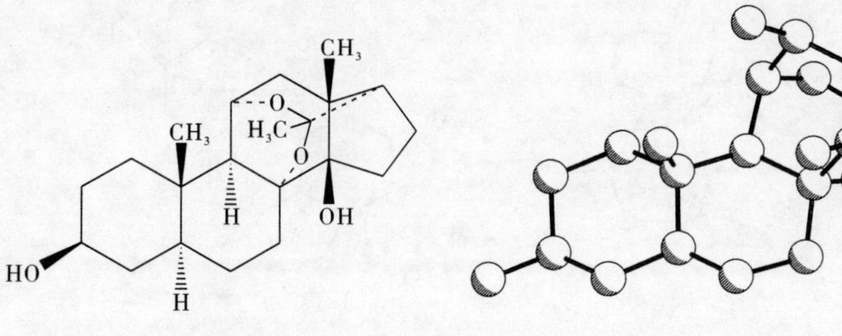

绝对构型图　　　　立体结构投影图

图 5 – 19　Tenaciss Igenin（Ⅰ）分子绝对构型及立体、结构投影图

结构分析：采用记号附加法（I. Karle，J. Karle）确定了直接法中 7 个起始套反射中 4 个记号点的关系（a = b = d，c = 0，π），用多解法（Woolfson）逐步在 |E| ≥1.9，≥1.6，≥1.3 范围扩展，在 315 个反射中获得正确的 E 图。经最小二乘修正后得到通关藤晶Ⅰ的分子结构，正确分子式为 $C_{21}H_{32}O_5$ 属甾体化合物（图 5 – 19），计算晶体密度为 1.301g/cm^3。

为确定晶Ⅰ分子的绝对构型，应用了 C、O 原子对 *CuKα* 辐射的反常散射效应。选择准球型晶体（0.3×0.3×0.9mm^3），计算出 Bijvoet 点对中 ΔFc 变化明显的 11 对衍射，并采用积累计算方式，使 22 个反常散射衍射点的强度积累值达到 20000，计算 ΔFc 与 $\left[\frac{2(I_H - I_{-H})}{I_H - I_{-H}}\right]$ 并比较其符号。在 11 对 Bijvoet 点对中，有 9 对符号相反，2 对符号相同，表明晶Ⅰ分子的绝对构型应是图 5 – 19 所示。这一结果也确证了甾体分子 C_{10} 位上甲基确为 β – CH_3[4]。

（2）利用 R 值确定分子绝对构型：当分子中含有或用化学修饰引入卤素以上的重原子时，可以通过对 2 种对映体分子的结构模型，同步进行最小二乘修正计算，获得各自的 R 值，其中 R 值小者为正确的分子构型。

例：［10 – （acetyloxy） – 7 – chloro – 9，19 – dihydroxy – 5 – methyl – 12 – methylene – 7 – azonia – heptacyclo（9.6.2.01，8.05，17.07，16.09，14.014，18）nonadec – 3 – ylacetate］·HBr（关附甲素溴盐）

实验条件：晶体呈无色透明块状，用 R3m/E 四圆衍射仪收集强度数据，*CuKα* 辐射，石墨单色器，ω 扫描，θ 范围为 3 ~ 68°，独立衍射点为 1614 个，可观察点（|I| ≥ 3σ|I|）为 1552 个。

结构分析：属单斜晶系，空间群为 $P2_1$，晶胞参数：a = 8.025（2），b = 16.728（3），c = 9.395（2）Å，β = 114.64（2）°，晶胞内分子数 Z = 2，用帕特逊（Patterson）法（SHELXTL）

得到重原子（Br）的位置，由于采用通常的重原子法会带来 C、O 原子位置的双解问题[5]。成对的（x，y，z）与（-x，-y，-z）构成双解原子坐标，采用最小二乘法由 B 值大小判断原子真伪[6]，最后得到分子的立体结构。

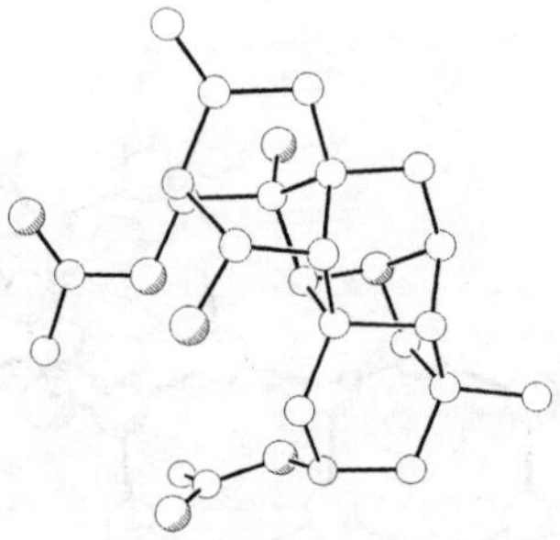

分子立体结构图

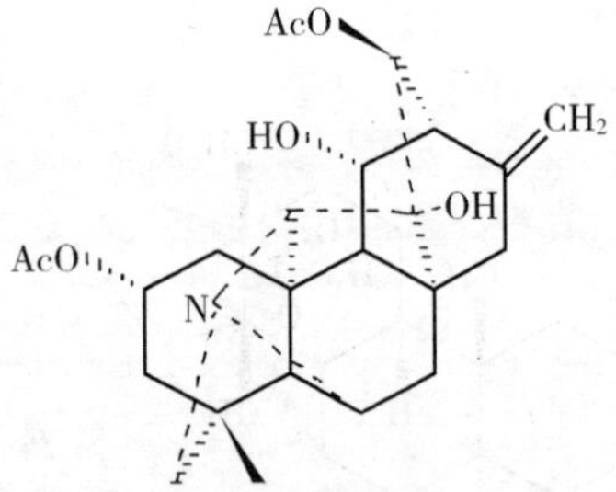

分子绝对构型图

图 5-20 ［10-（acetyloxy）-7-chloro-9，19-dihydroxy-5-methyl-12-methylene-7-azonia-heptacyclo（9，6，2，01，8，05，17，07，16，09，14，014，18）nonadec-3-ylacetate］·HBr 分子立体结构及绝对构型图

为确定分子绝对构型，采用 Br 原子的反常散射效应。我们分别对两种构型的原子坐标参数、热振动参数进行最小二乘修正，最终正确构型的 R^+ 值为 0.0485，反型的 R^- 值为 0.0505，由此确定该分子的绝对构型为 R^+ 型（图 5-20）。

（3）利用分子中局部构型信息确定分子绝对构型：利用分子中已确认的局部构型信息可确定分子绝对构型。对于非新骨架的分子，根据文献可以确定其局部取代基的构型，以此为参照，可确定待测化合物分子的绝对构型。

例：（11β，16α）-11，21-Dihydroxy-16，17-［（1-methylethylidene）bis（oxy）］pregna-1，4-diene-3，20-dione（Desonide）

实验条件：晶体呈无色透明片状，衍射实验用晶体尺寸为 0.05×0.15×0.15mm。用 MAC DIP-2030K 面探测仪收集衍射强度数据，*MoKα* 辐射，石墨单色器，晶体与 IP 板距离 d = 100mm，管压 50kV 管流 80mA，ω 扫描，最大 2θ 角为 50.0°，扫描范围为 0~180° 回摆角度为 3°，间隔为 3°，扫描速度为 1.2°/min，每个画面扫描 2 次，总计摄取 60 幅图像，独立衍射点为 2264 个，可观察点（$|F|^2 \geqslant 8\sigma|F|^2$）为 2240 个。

结构分析：晶体属四方晶系，空间群为 $P4_12_12$，晶胞参数：a = b = 9.214（1），c = 50.859（1）Å。晶胞体积为：V = 4317.8（1）$Å^3$，晶胞内分子数 Z = 8，R_f = 0.077，R_w = 0.070（w = $1/\sigma|F|^2$）。正确分子式为 $C_{24}H_{32}O_6$，计算分子量为 416.51，计算晶体密度是 1.281g/cm^3。

结构分析表明：晶体化合物分子骨架属甾体类，由 3 个六元环 A（平面）、B（椅式）、C（椅式）和 2 个五元环 D、E（信封式）稠合而成。晶态下分子排列属第一类空间群，故该化合物具有旋光活性，经检索 MERCK INDEX，2973Desonide 化合物，比较二者的旋光数据一致

[α] 值为 +110~118°，此确定分子的绝对构型。晶态下分子内无氢键联系，分子间存在氢键为：O_2……O_1（x，y+1，z）2.868Å。晶态下分子以氢键作用力和范德华力维系其在空间的稳定排列。图 5-21 所示为化合物分子绝对构型图与分子立体结构投影图。

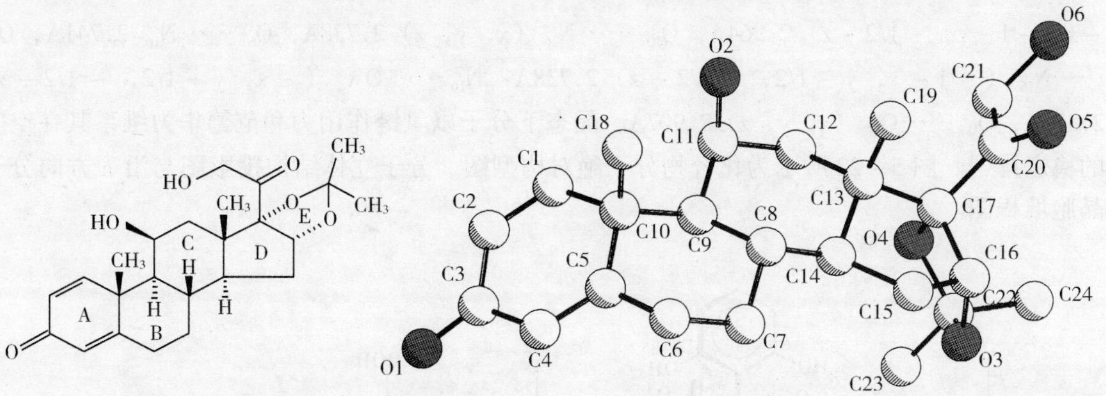

图 5-21　(11β，16α) -11，21-Dihydromy-16，17-[(1-methy lethylidene) bis (cxy)] pregnn-1，4-diene-3，20-dione (Desonide) 分子绝对构型图与分子立体结构投影图

(4) 引入手性溶剂确定分子绝对构型：引入手性溶剂确定分子绝对构型。在进行化学药物样品的重结晶过程中，选择引入手性试剂（如 D 或 L-酒石酸等）而形成共晶的单晶体，从单晶 X 射线衍射分析所得共晶组分的立体结构图中，以手性试剂的已知构型为参照，即可获得待测分子的绝对构型。

1）引入 D 构型酒石酸测定氨氯地平分子的绝对构型

例：3-ethyl-5-methyl-2-[(2-aminoethoxy) methyl]-4-(2，6-dihydroxyphenyl) -6-me-thyl-1，4-dihydro-3，5-pyridinedicarboxylate

实验条件：使用水:甲醇:D-酒石酸重结晶溶剂系统获得无色透明块状晶体，衍射实验用晶体大小为 0.20×0.30×0.40mm。用 MAC DIP-2030K 面探测仪收集衍射强度数据，*MoKα* 辐射，石墨单色器，晶体与 IP 板距离 d=100mm，管压 50kV，管流 50mA，ω 扫描，最大 2θ 角为 50.0°，扫描范围为 0~180°，回摆角度为 5°，间隔为 5°，扫描速度为 1.5°/min，每个画面扫描 2 次，总计摄取 36 幅图像，独立衍射点为 4803 个，可观察点（$|F|^2 \geqslant 8\sigma|F|^2$）为 4788 个。

结构分析：晶体属正交晶系，空间群为 $P2_12_12_1$，晶胞参数：a=10.739 (1)，b=12.847 (1)，c=36.329 (1) Å。晶胞体积：V=5012.1 (6) $Å^3$，Z=4，R_f=0.074，R_w=0.069（w=$1/\sigma^2|F|$）。不对称单位化学计量式为 $(C_{20}H_{26}O_7N_2)_2 \cdot C_4H_6O_6 \cdot (CH_3OH)_{0.5} \cdot H_2O$，分子量为 996.99，计算晶体密度为 $1.324g/cm^3$。

分析结果表明：晶体为 1，4-二氢吡啶类化合物氨氯地平，1 个不对称单位中含有 2 个氨氯地平分子 [S-4-(2'，6'-二羟基) 苯基-2-甲基-3 甲氧酯基-5-乙氧酯基-6-(2"-胺乙氧) 甲基-1，4 二氢吡啶]、1 个 D 型酒石酸分子、0.5 个甲醇分子、1 个结晶水分子。氨氯地平分子由 A 环（二氢吡啶环）与 B 环（苯环）组成，A、B 环在空间近于垂直，二面角值为93.4°。

根据D构型酒石酸分子测定氨氯地平分子中不对称碳原子为S构型，由此测得晶体样品为D－（－）酒石酸－左旋氨氯地平。左旋氨氯地平分子内存在氢键联系：$O_{6''}$……$O_{7''}$（x，y，z）2.670Å，N_{16}……O_{13}（x，y，z）2.835Å。分子间也存在氢键联系$O_{8''}$……O_{18}（－1－x，－1－y，－1/2－z）2.964Å，$O_{10''}$……N_{16}（x，y，z）2.738Å，$O_{6''}$……$N_{16'}$ 2.741Å，$O_{9''}$……$N_{16'}$（－1－x，y－1/2，－1/2－z）2.738Å，N_{16}……OW_1（－x，y＋1/2，－1/2－z）2.874Å，O_{W1}……O_{M2}（x，y，z）2.907Å。晶态下分子以氢键作用力和范德华力维系其在空间的稳定排列。图5－22所示为化合物分子绝对构型图、分子立体结构投影图与沿a方向分子晶胞堆积图。

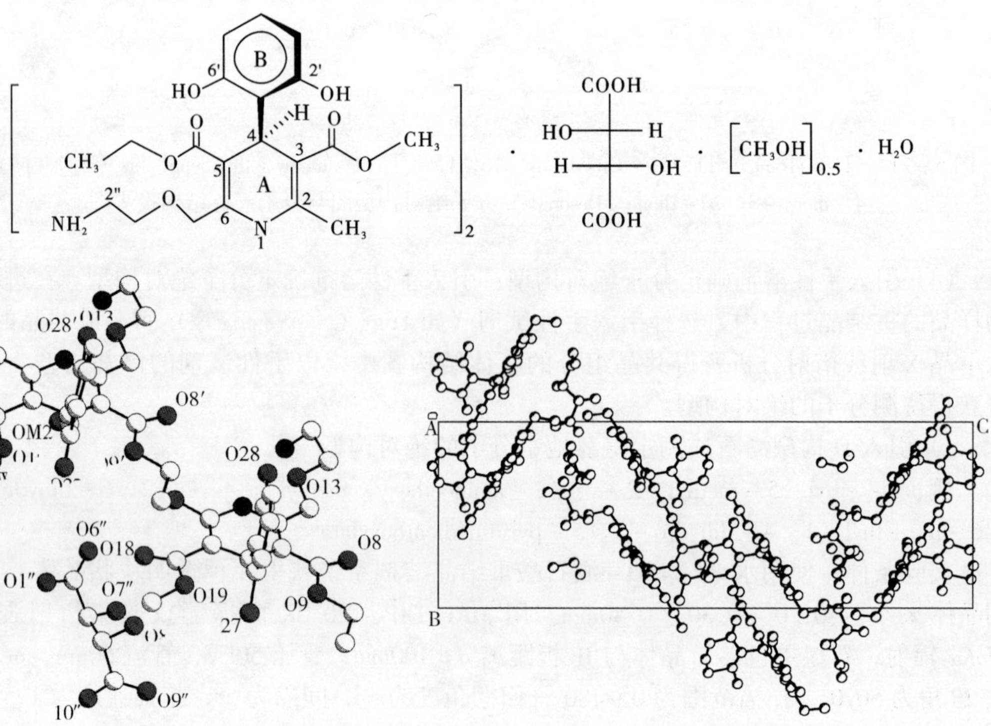

图5－22 3－ethyl－5－methyl－2－［（2－aminoethoxy）methyl］－4－（2，6－dihydroxyphenyl）－6－methyl－1，4－dihydro－3，5－pyridinedicarboxylate分子绝对构型图、分子立体结构投影图和沿a方向分子晶胞堆积图

2）引入L构型苏糖酸分子测定诺氟沙星分子的绝对构型

例：1－（3－carboxy－1－ethyl－6－fluoro－4－oxo－1，4－dihydro－7－quinolinyl）hexahydro－pyrazin－4－ium 2，3，4－trihydroxybutanoate

实验条件：使用乙醇＋水（4:1）溶剂系统获得无色透明块状晶体，衍射实验用晶体大小为0.05×0.10×0.10mm。用MAC DIP－2030K面探测仪收集衍射强度数据，*MoKα*辐射，石墨单色器，晶体与IP板距离d＝100mm，管压50kV，管流90mA，ω扫描，最大2θ角为

50.0°，扫描范围为 0～180°，回摆角度为 5°，间隔为 5°，扫描速度为 1.5°/min，每个画面扫描 2 次，总计摄取 36 幅图像，独立衍射点为 2960 个，可观察点（$|F|^2 \geq 8\sigma|F|^2$）为 2926 个。

结构分析：晶体属三斜晶系，空间群为 P1，晶胞参数：a = 7.717（1），b = 9.741（1），c = 15.180（1）Å。α = 85.43（1），β = 82.04（1），γ = 83.38（1）°，晶胞体积 V = 1120.25（1）$Å^3$，Z = 1，$R_f = 0.067$，$R_W = 0.063$（$W = 1/\sigma|F|^2$），不对称单位化学计量式（$C_{16}H_{19}FO_3N_3 \cdot C_4H_7O_5)_2 \cdot (H_2O)_4$，（$C_{16}H_{19}FO_3N_3 \cdot C_4H_7O_5$）分子量为 455.44。计算晶体密度 1.447g/cm^3。

分析结果表明：晶态下晶胞中含有 2 个苏糖酸、2 个诺氟沙星分子、4 个结晶水分子，其中 2 个苏糖酸分子均为 L 构型，而 2 个诺氟沙星分子则互为对映体结构，因此测得该样品应为 L－苏糖酸（±）诺氟沙星。诺氟沙星的 A、B 环为平面结构，C 环为椅式结构。分子间存在盐键联系：$N_{21A}\cdots\cdots O_6$（1 + x，y，z）：3.326Å，$N_{21B}\cdots\cdots O_{6'}$（x，1 + y，z）：3.296Å。分子内的氢键联系为：$O_{15A}\cdots\cdots O_{16A}$：2.688Å，$O_{15B}\cdots\cdots O_{16B}$：2.637Å，$O_{5'}\cdots\cdots O_7$：2.842Å，分子间的氢键联系为：$O_5\cdots\cdots O_{7'}$：（1 + x，y，z）：2.724Å，结晶水与分子间存在氢键联系：$O_{W1}\cdots\cdots O_9$（x，1 + y，z）：2.546Å，$O_{W1}\cdots\cdots O_{9'}$：2.910Å，$O_{W2}\cdots\cdots O_{9'}$：2.734Å，$O_{W2}\cdots\cdots O_{W3}$：2.889Å，$O_{W3}\cdots\cdots O_8$（x，1 + y，z）：2.737Å，$O_{W4}\cdots\cdots O_{8'}$：2.929Å。诺氟沙星分子通过与结晶水、苏糖酸分子氢键连成网状结构，并以氢键作用力及范德华力维系其在晶态下的稳定排列。图 5－23 所示为化合物分子结构图与分子立体结构投影图。

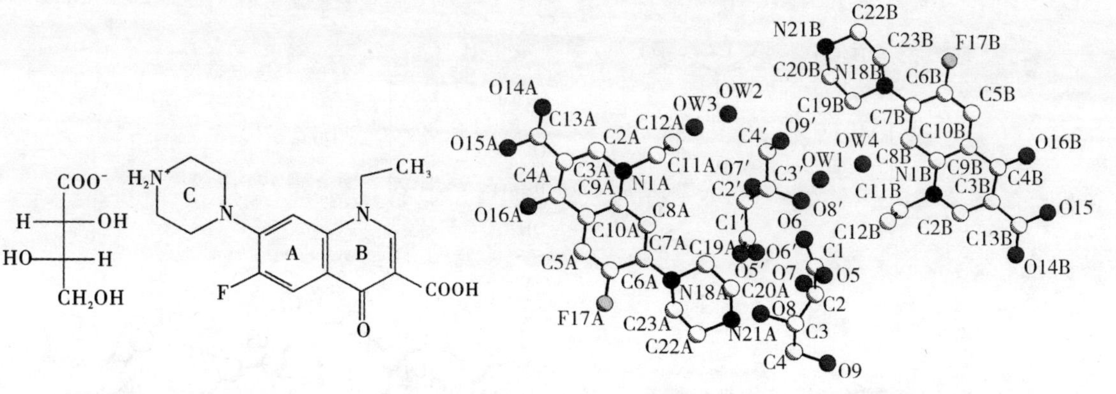

图 5－23　1－（3－carboxy－1－ethyl－6－fluoro－4－oxo－1，4－dihydro－7－quinolinyl）hexahydropyrazin－4－ium 2，3，4－trihydroxybutanpate 分子结构及其立体结构投影图

5. 构象差异　在化学药物的分子立体结构中，分子的构象将直接影响药物的疗效。研究分子的构型、构象在药物的结构与功能研究中具有十分重要的意义。通常认为药物分子活性构象应该是一种低能构象，而单晶 X 射线衍射分析获得的晶态样品的分子立体结构是一种非常接近低能的构象，而且是化合物的一种客观存在的构象。由于单晶 X 射线衍射分析可以提供准确的化合物结构信息：包括组成药物分子骨架各环的船椅式构象、环与环间的顺反联接方式、环自身的平面性质、环与环间的扭转角、侧链的相对取向位置、以及准确的原子坐标、键长与键角值等，这就为研究药物分子的结构与功能提供了最可靠立体化学基础

数据。

例：Sodium 2 - methoxy - 5 - ［(Z) - 2 - (3，4，5 - trimethoxyphenyl) - 1 - ethenyl］phenyl dihydrogen phosphated

实验条件：晶体呈无色透明柱状，衍射实验用晶体尺寸为 0.15 × 0.17 × 0.95mm。用日本 Rigaku R - AXIS RAPID IP 面探测仪收集衍射强度数据，*MoKα* 辐射，石墨单色器，晶体与 IP 板距离 d = 127mm，管压 50kV，管流 300mA，ω 扫描，最大 2θ 角为 55.0°，扫描范围为 0 ~ 220°，回摆角度为 4°，间隔为 4°，扫描速度为 4.0°/min，每个画面扫描 1 次，总计摄取 55 幅图像，独立衍射点为 10197 个，可观察点（$|F|^2 \geqslant 8\sigma|F|^2$）为 3535 个。

结构分析：晶体属三斜晶系，空间群为 P - 1，晶胞参数：a = 9.119 (1)，b = 14.573 (2)，c = 30.757 (2) Å，α = 79.82 (1)，β = 86.20 (1)，γ = 90.25 (1)°。晶胞体积为：V = 4013.6 (8) $Å^3$，Z = 2，R_f = 0.091，R_w = 0.095（$w = 1/\sigma|F|^2$），不对称单位化学计量式为 $(C_{18}H_{20}O_8NaP)_4 \cdot (H_2O)_6$，其中 $C_{18}H_{20}O_8NaP$ 的计算分子量为 418.32，计算晶体密度是 1.461g/cm^3。

分析结果表明：化合物为 2 - methoxy - 5 - ［(Z) - 2 - (3，4，5 - trimethoxyphenyl) - 1 - ethenyl］phenyl dihydrogen phosphated 的钠盐。晶态下一个不对称单位中含 4 个化合物分子和 6 个结晶水分子。由于单键旋转造成 4 个分子中苯环空间构象不同，所以不能全部叠合，4 个分子的 A/B 环二面角值分别为：55.2 (7)°、58.3 (7)°、50.0 (6)°、48.8 (7)°。图 5 - 24 所示为分子结构图、晶胞不对称单位中 4 个分子的叠合图及立体结构投影图。

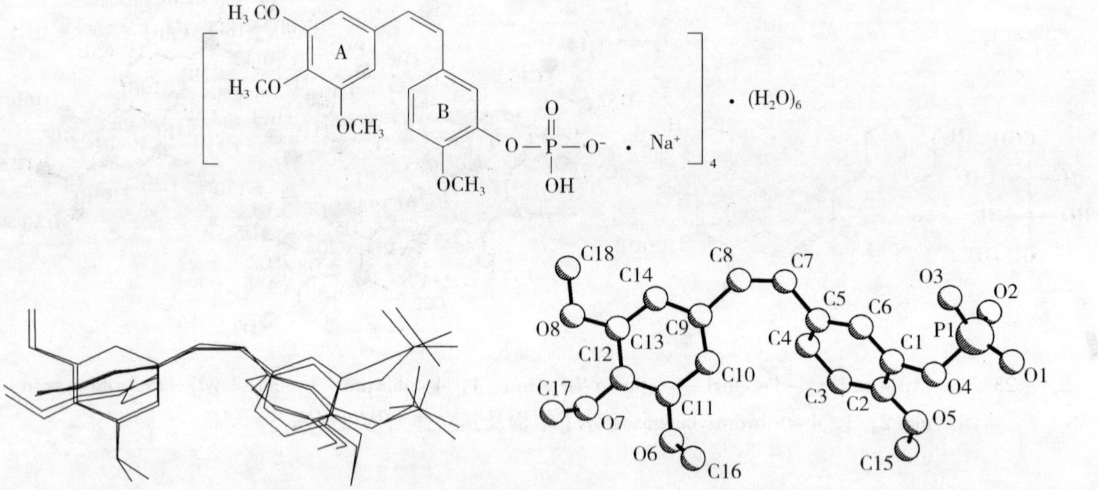

图 5 - 24 Sodium 2 - methoxy - 5 - ［(Z) - 2 - (3，45 - trimethoxyphenyl) - 1 - ethenyl］phenyl dihydrogen phosphated 分子结构图、晶胞不对称单位中 4 个分子的叠合图及立体结构投影图

例：1 - phenyl - 3 - methyl - 5 - pyrazolone

实验条件：晶体呈无色透明块状，衍射实验用晶体大小为 0.30 × 0.30 × 0.70mm。用 MAC DIP - 2030K 面探测仪收集衍射强度数据，*MoKα* 辐射，石墨单色器，晶体与 IP 板距离 d

= 100mm，管压 50kV，管流 20mA，ω 扫描，最大 2θ 角为 50.0°，扫描范围为 0 ~ 180°，回摆角度为 5°，间隔为 5°，扫描速度为 1.5°/min，每个画面扫描 2 次，总计摄取 36 幅图像，独立衍射点为 3058 个，可观察点（$|F|^2 \geqslant 8\sigma|F|^2$）为 3031 个。

结构分析：晶体属单斜晶系，空间群为 $P2_1/c$，晶胞参数：a = 10.3540（4），b = 11.1780（3），c = 15.9130（8）Å，β = 84.966（3）°。晶胞体积为：V = 1834.62（13）$Å^3$，Z = 4，R_f = 0.080，不对称单位化学计量式为（$C_{10}H_{10}N_2O_1$）$_2$，单个化合物计算分子量为 174.2，计算晶体密度是 1.266g/cm^3。

分析结果表明：该样品为吡唑酮类化合物（1 - phenyl - 3 - methyl - 5 - pyrazolone），其中 A（吡唑酮环）和 B（苯环）均为平面。在一个不对称单位内含有 2 个分子，它们的苯环取向不同，不能叠合。2 个分子中 A、B 环的二面角分别为 22.76（15）°和 34.47（15）°。分子内及分子间均无氢键联系，晶态下分子以范德华力维系其空间的稳定排列。图 5 - 25 所示为分子结构图、立体结构投影图和双分子叠合图。

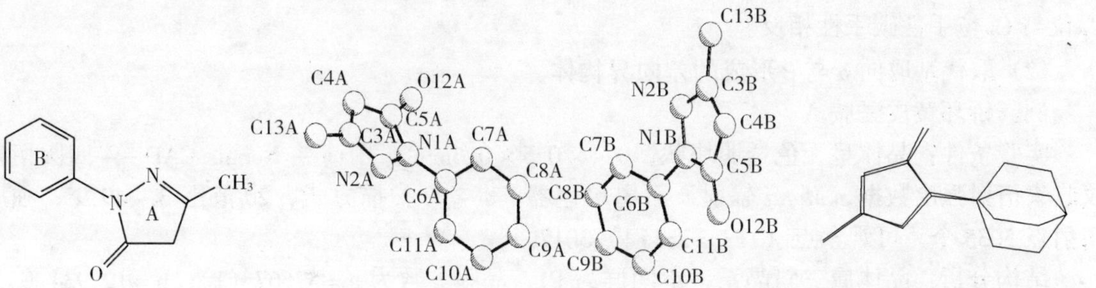

图 5 - 25　1 - phenyl - 3 - methyl - 5 - pyrazolone 分子结构图、立体结构投影图和双分子叠合图

6. 差向异构体　差向异构体存在于天然与合成有机化合物中，在寻找药物的先导化合物的过程中，经常会因手性原子上取代基位置的不同选择（α、β），而出现两种（或多种）差向异构体分子，只有准确地了解了先导化合物分子的立体构型，才能准确的获得合成的目标化合物。

（1）结构中部分手性碳的差异形成的差向异构体

例：Daphnogirin B

实验条件：晶体为淡黄色透明柱状，衍射实验晶体尺寸为 0.20 × 0.20 × 0.60mm。用 MAC DIP - 2030K 面探测仪收集衍射强度数据，*MoKα* 辐射，石墨单色器，晶体与 IP 板距离 d = 100mm，管压 50kV，管流 40mA，ω 扫描，最大 2θ 角为 50.0°，扫描范围为 0 ~ 180°，回摆角度为 5°，间隔为 5°，扫描速度为 1.2°/min，每个画面扫描 2 次，总计摄取 36 幅图像，独立衍射点为 3940 个，可观察点（$|F|^2 \geqslant 8\sigma|F|^2$）为 3923 个。

结构分析：晶体属三斜晶系，空间群为 P1，晶胞参数：a = 10.105（1），b = 10.599（1），c = 14.481（1）Å。α = 91.807（4），β = 99.662（3）°，γ = 93.161（4）°，晶胞体积 V = 1525.3（2）$Å^3$，Z = 1，R_f = 0.068，R_w = 0.069（$w = 1/\sigma|F|^2$）。不对称单位化学计量式（$C_{30}H_{22}O_{10}$）$_2$·（H_2O）$_4$·（C_3H_6O）$_2$，计算 $C_{30}H_{22}O_{10}$ 的分子量为 552.50，计算晶体密度为 1.382g/

cm^3。

分析结果表明：晶体的不对称单位中存在一对双黄酮类反型差向异构体化合物 Daphnogirin B，且含有 2 个丙酮分子和 4 个结晶水分子。一对反型差向异构体分子之间以赝对称中心联系；除 C_2、C_3 和 C_2'、C_3' 及其上的取代基外两分子的其他原子均呈对映相等，为赝消旋体结构。Daphnogirin B 分子骨架由黄酮（A、B、C 环构成）、四氢黄酮（D、E、F 环构成）及呋喃环 G 骈联而成。晶态下 2 个 Daphnogirin B 分子间存在氢键联系：O_2……O * $_3$"：（x，y，z）2.804 Å，O_3" ……O_5^*：（x，y，z）2.874Å，O_4'……O^* 4"：（x + 1，y，z）2.897Å，O * $_4$'……O_4"：（x – 1，y，z）2.821Å，分子与溶剂间也存在氢键联系：OW_1……O_2：（x，y，z）2.731Å，OW_2……O * $_2$：（x – 1，y – 1，z）2.786Å，OW_3……O_4^*'：（x，1 + y，1 + z）2.861Å，Oa_1" ……O_7"：（x，y，z）2.704Å。分子以氢键作用力和范德华力维系其在晶态下的稳定排列。图 5 – 26 所示为晶胞内 2 个化合物中分子（A、B）Ⅰ的相对构型图、分子立体结构投影图与分子 A 与分子 B 的反型叠合图。

在化合物 Daphnogirin B 中存在 3 个手性碳原子，A、B 分子的 C_2 位手性碳手性一致，而 $C_{2'}$ 位与 $C_{3'}$ 位手性碳手性相反。

（2）取代基取向 α 与 β 形成的差向异构体

例：桥环黄皮酰胺 A

实验条件：晶体呈无色透明块状，0.4 × 0.5 × 0.6mm^3。用荷兰 Nonuis CAD – 4 四圆衍射仪收集衍射强度数据，$MoK\alpha$ 辐射，石墨单色器，ω – 2θ 扫描方式，2θ 范围 3 ~ 49.9°，独立衍射点 5035 个，可观察点（|F| ≥ 3σ|F|）3017 个。

结构分析：晶体属三斜晶系，空间群为 P1，晶胞参数为 a = 5.667（1），b = 12.934（3），c = 21.119（3）Å，α = 102.17（1），β = 90.25（1），γ = 102.65（2）°，V = 1477.0（5）A^3，Z = 4，R_f = 0.047，R_w = 0.051，不对称单位化学计量式为（$C_{18}H_{17}NO_2$）$_4$。单分子为 $C_{18}H_{17}NO_2$，计量分子量为 558.670。计算晶体密度 Dx 为 1.259 g/cm^3。图 5 – 27 所示为分子结构图和分子立体结构投影图。

例：异桥环黄皮酰胺 A

实验条件：晶体呈无色透明针状，衍射实验用晶体尺寸为 0.2 × 0.2 × 1.2mm，用 MAC DIP – 2030K 面探测仪收集衍射强度数据，Mo$K\alpha$ 辐射，石墨单色器，晶体与 IP 板距离 d = 80mm，管流 90mA，管压 50kV，ω 扫描，扫描范围为 0 ~ 180°，回摆角度 Δϕ = 5°，间隔为 5°，扫描速度为 1.2°/min，重复次数 2 次，总计摄取 36 幅图像，独立衍射点为 2437 个，可观察点（$|F|^2 \geq 8\sigma|F|^2$）为 2240 个。

结构分析：晶体属单斜晶系，空间群为 $P2_1$，晶胞参数：a = 5.928（1）b = 15.014（1），c = 16.190（1）Å，β = 89.92（1）°，晶胞体积 V = 1441.0（3）$Å^3$，Z = 2，R_f = 0.075，R_w = 0.073（$w = 1/\sigma^2|F|$），不对称单位化学计量式（$C_{18}H_{17}O_2N_1$）$_2$，计算分子量是 558.67，计算晶体密度 1.288g/cm^3。图 5 – 28 所示为化合物分子相对构型图和分子立体结构投影图。

比较上述一对差向异构体化合物可以明显看出，其结构只是 C_6 位上苯环取代位置不同，前者为 α，而后者为 β，造成分子立体结构发生了巨大的改变。

7. 氢键、盐键、配位键等的计算与分子排列规律　氢键、盐键、配位键等是研究药物

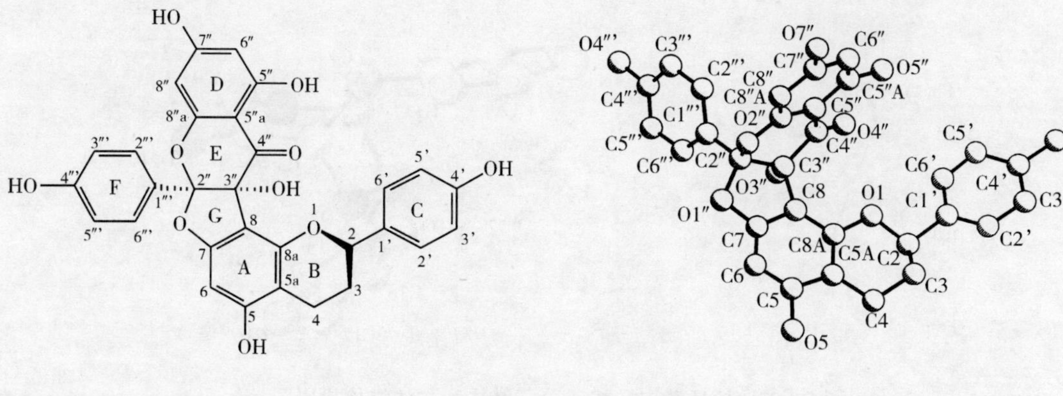

Daphnogirin B （A）

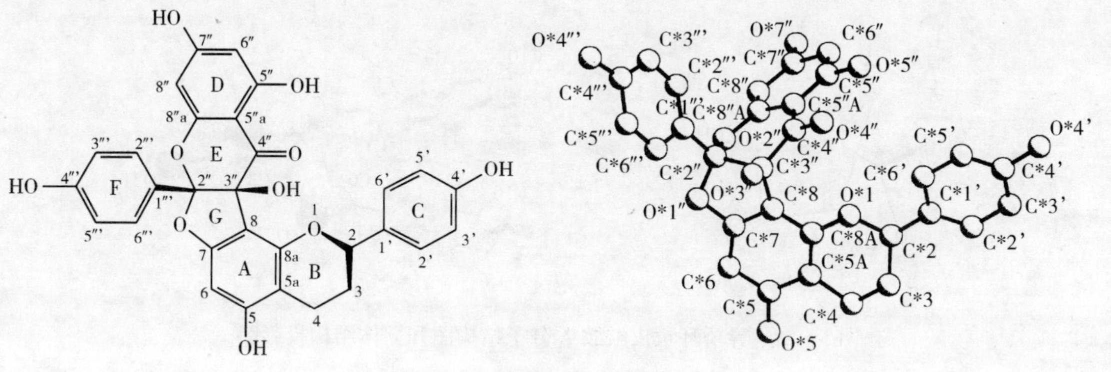

Daphnogirin B （B）

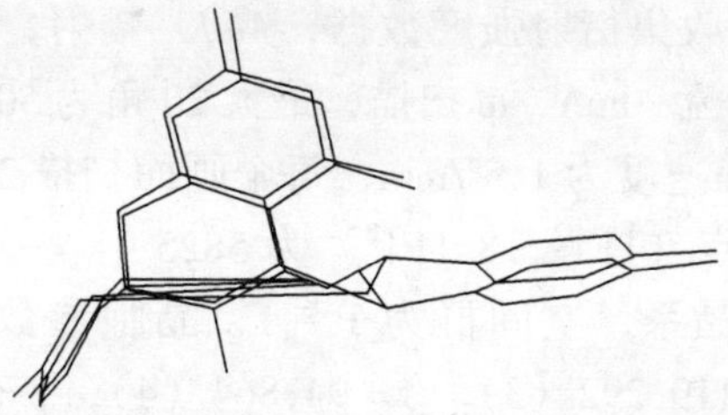

Daphnogirin B分子A与分子B的反型叠合图

图 5－26　Daphnogirin B 分子Ⅰ的相对构型图、分子立体结构投影图和分子 A 与分子 B 的反型叠合图

分子生物活性中的重要信息。利用单晶 X 射线衍射分析结果，可以准确地计算出药物分子的氢键、盐键、配位键的成键方式和数值。特别是分子内与分子间氢键的关系，将影响晶态下分子在空间形成确定排列方式，由此可获得分子在空间形成的层状、螺旋、隧道或空穴等各种排列关系，这些重要信息将有助于了解和解释药物分子的作用机制。

（1）氢键分析

例：hydroquinone

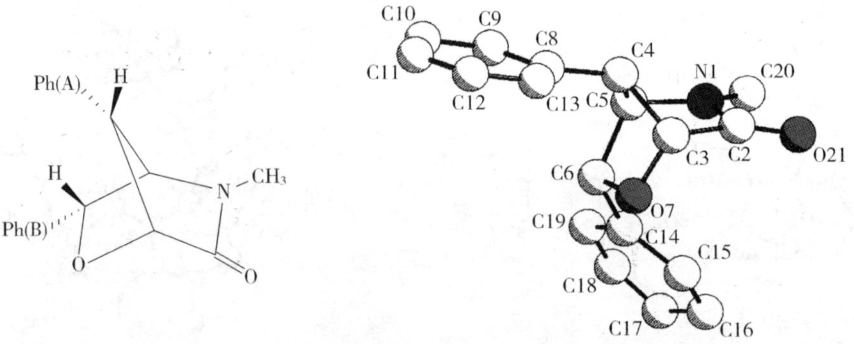

图 5－27　桥环黄皮酰胺 A 分子结构和立体结构投影图

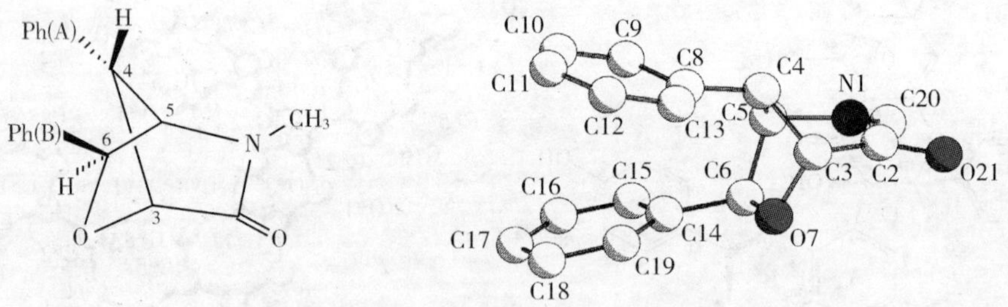

图 5－28　异桥环黄皮酰胺 A 分子结构图和立体结构投影图

实验条件：晶体为无色透明针状晶体，衍射实验用晶体尺寸为 0.08×0.10×0.40 mm。用 MAC DIP－2030K 面探测仪收集衍射强度数据，*MoKα* 辐射，石墨单色器，晶体与 IP 板距离 d＝100mm，管压 50kV，管流 90mA，ω 扫描，最大 2θ 角为 50.0°，扫描范围为 0～180°，回摆角度为 6°，间隔为 6°，扫描速度为 1.5°/min，每个画面扫描 2 次，总计摄取 30 幅图像，独立衍射点为 6098 个，可观察点（$|F|^2 \geqslant 8\sigma|F|^2$）为 5825 个。

结构分析：晶体属三斜晶系，空间群为 P－1，晶胞参数：a＝5.669（1），b＝22.360（1），c＝22.359（1）Å，α＝119.292（3），β＝94.864（4），γ＝94.814（4）°。晶胞体积 V＝2437.1（5）$Å^3$，Z＝2，$R_f＝0.082$，$R_w＝0.085$（$w＝1/\sigma|F|^2$），不对称单位化学计量式为 $(C_6H_6O_2)_9$，$C_6H_6O_2$ 的计算分子量是 110.11，计算晶体密度 1.355g/cm^3。

分析结果表明：晶体为对苯二酚化合物，晶态下 1 个不对称单位中含有 9 个对苯二酚分子，形成九聚体结构。分子间存在氢键联系为 O_1……O_{1A}：2.710Å，O_2……O_{2B}：2.758Å，O_{1A}……O_{1C}：2.712Å，O_{2A}……O_{1H}：2.757Å，O_{1B}……O_{2C}（－x－1，－y＋1，－z＋1）：2.841Å，O_{2B}……O_{2G}：2.616Å，O_{1C}……O_1（－x＋1，－y＋，－z＋1）：2.698Å，O_{2C}……O_{1D}（x－2，y，z）：2.774Å，O_{2D}……O_{2A}：2.781Å，O_{1E}……O_{1B}（－x－1，－y，－z＋1）：2.729Å，O_{2E}……O_{2F}（－x，－y，－z）：2.707Å，O_{1F}……O_{1G}（－x＋2，－y，－z）：2.647Å，O_{2F}……O_{2D}：2.701Å，O_{1G}……O_{2H}（x－1，y，z）：2.830Å，O_{2H}……O_2（x＋2，y，z）：2.793Å。3 个对苯二酚分子首

尾氢键相接形成18元大环，6个对苯二酚分子的首部相接形成螺旋状氢键网，对苯二酚分子间形成紧密排列氢键网。图5－29所示为其分子结构图和分子沿a轴投影的晶胞堆积图。

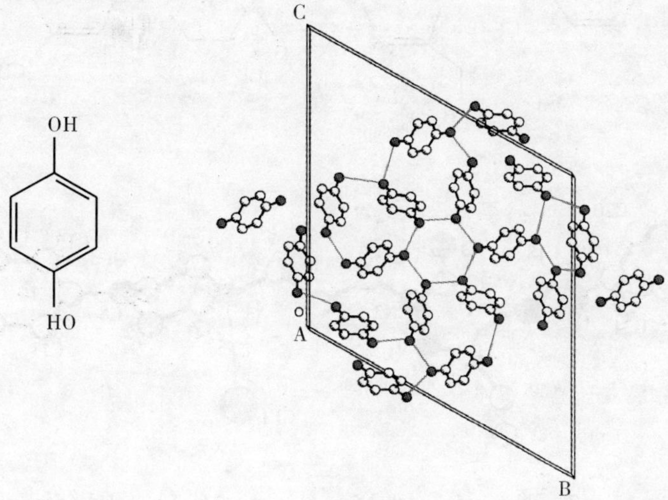

图5－29　hydroquinone分子结构图和分子沿a轴投影的晶胞堆积图

（2）盐键分析

例：1－（3－chloro－5－methylphenyl）－4－3－［3－ethyl－5－oxo－4－（2－phenoxyethyl）－4，5－di－hydro－1H－1，2，4－triazol－1－yl］propylhexahydropyrazin－4－ium chloride

实验条件：在氯仿∶甲醇（2∶1）条件下获得无色透明片状晶体，衍射实验用晶体尺寸为0.10×0.25×0.30mm。用MAC DIP－2030K面探测仪收集衍射强度数据，*MoKα*辐射，石墨单色器，晶体与IP板距离d=100mm，管压50kV，管流50mA，ω扫描，最大2θ角为50.0°，扫描范围为0～180°，回摆角度为5°，间隔为5°，扫描速度为1.5°/min，每个画面扫描2次，总计摄取36幅图像，独立衍射点为4269个，可观察点（$|F|^2 \geq 8\sigma|F|^2$）为4235个。

结构分析：晶体属单斜晶系，空间群为$P2_1/a$。晶胞参数：a=12.3440（6），b=11.2120（3），c=18.7600（2）Å，β=80.284（2）°。晶胞体积V=2559.16（19）$Å^3$，晶胞内分子数Z=4，$R_f=0.097$，$R_w=0.098$（$w=1/\sigma|F|^2$），正确分子式为$C_{26}H_{34}O_2N_5Cl_1 \cdot HCl$，其计算分子量是520.50，计算晶体密度1.356g/cm^3。

结构分析表明：晶体为1，2，4－三氮唑酮类化合物的盐酸盐。化合物分子骨架有五元三氮唑环A（平面）、哌嗪环B（椅式）和2个苯环C、D组成。A环与C环的两面角为78.7°，A环与D环的两面角为66.5°，C环与D环的两面角为85.8°，接近垂直。晶态下分子排列属第二类空间群，故无旋光活性。分子间存在盐键值$Cl_1 \cdots\cdots N_4$∶3.044Å。晶态下分子以盐键和范德华力维系其在空间的稳定排列。图5－30所示为分子结构图与分子立体结构投影图。

（3）配位键分析

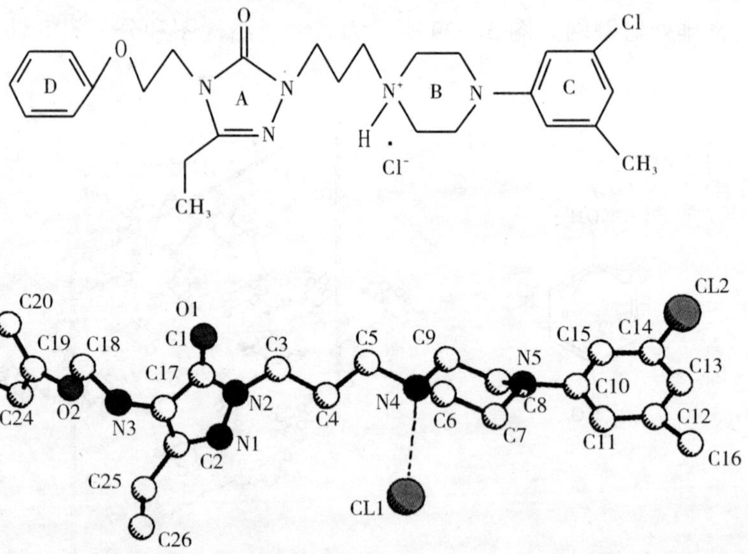

图 5 - 30　1 -（3 - chloro - 5 - methylphenyl）- 4 - 3 -［3 - ethyl - 5 - oxo - 4 -（2 - phenoxyethyl）- 4，5 - dihydro - 1 H - 1，2，4 - triazol - 1 - yl］propyl hexahydropyrazin - 4 - ium chloride 分子相对构型图与分子立体结构投影图

例：Calcium Glycine

实验条件：晶体呈无色透明块状，衍射实验用晶体大小为 0.20 × 0.20 × 0.12mm。用 Rigaku R - AXIS RAPID IP 面探测仪收集衍射强度数据，*MoKα* 辐射，石墨单色器，晶体与 IP 板距离 d = 127mm，管压 50kV，管流 300mA，ω 扫描，最大 2θ 角为 55.0°，扫描范围为 0 ~ 220°，回摆角度为 5°，间隔为 5°，扫描速度为 8.0°/min，每个画面扫描 1 次，总计摄取 44 幅图像，独立衍射点为 2198 个，可观察点（$|F|^2 \geqslant 3\sigma|F|^2$）为 2115 个。

结构分析：晶体属单斜晶系，空间群为 $P2_1/c$，晶胞参数：a = 8.212（1），b = 13.052（1），c = 9.310（1）Å，β = 95.80（1）°。晶胞体积为：V = 992.8（2）$Å^3$，Z = 4，$R_f = 0.060$，$R_w = 0.067$（$w = 1/\sigma|F|^2$），不对称单位化学计量式为［$C_2H_5O_2N \cdot Cl^-$］$_2 \cdot Ca^{2+}$，计算分子量为 261.12，计算晶体密度是 1.747g/cm^3。

分析结果表明：晶体样品为氨基酸螯合钙，其中 Ca 与 2 个 Cl 及 4 个相邻甘氨酸分子中的 4 个 O 原子形成六配位化合物，组成变形复四方双锥六配位结构，配位键平均键长为 Ca……Cl：2.739Å，Ca……O：2.328Å。晶态下不含结晶水。该样品属第二类空间群，故不具有旋光活性。分子间存在盐键联系：N_1……Cl_2（1 - x，1 - y，1 - z）：3.241Å，N_1……Cl_1（1 - x，1 - y，- z）：3.177Å。分子间无氢键联系，分子以盐键、配位键和范德华力维系在晶态下的稳定排列。图 5 - 31 所示为分子结构图、分子立体结构投影图及 Ca 原子的配位示意图。

8．原料药中溶剂分子的定量分析　在新药与制药研究中，原料药中是否含有结晶水分子或溶剂分子？特别是当重结晶过程中使用过对人体有害的溶剂时，它们是否进入晶胞？其含量是多少？单晶 X 射线衍射分析可以准确地回答这些问题。单晶 X 射线衍射分析可以准

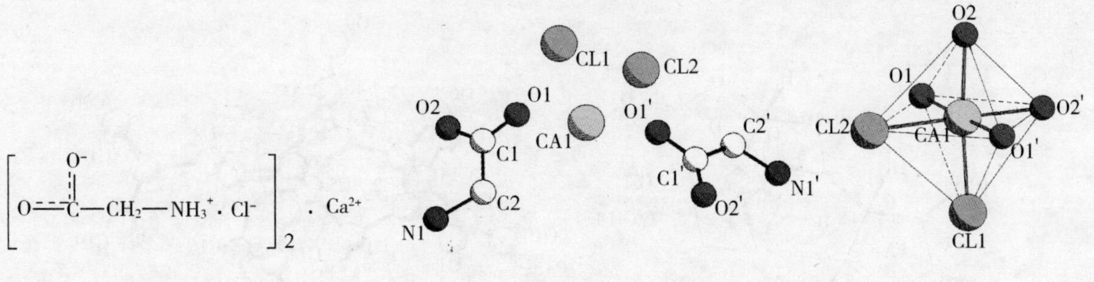

图 5－31　Calcium Glycine 分子结构图、分子立体结构投影图及 Ca 原子的配位示意图

确的测量固体化学药物样品中结晶水含量或有害溶剂量，其测量精度可以达到 10%。

（1）固体原料药中结晶水分子定量分析

例：Ginkgolide B

实验条件：晶体呈无色透明块状，衍射实验用晶体大小为 0.20 × 0.20 × 0.30 mm。用 MAC DIP－2030K 面探测仪收集衍射强度数据，*MoKα* 辐射，石墨单色器，晶体与 IP 板距离 d＝100mm，管压 50kV，管流 50mA，ω 扫描，最大 2θ 角为 50.0°，扫描范围为 0～180°，回摆角度为 5°，间隔为 5°，扫描速度为 1.5°/min，每个画面扫描 2 次，总计摄取 36 幅图像，独立衍射点为 4420 个，可观察点（$|F|^2 \geqslant 8\sigma|F|^2$）为 3329 个。

结构分析：晶体属单斜晶系，空间群为 $P2_1$，晶胞参数：a＝7.621（1），b＝12.882（1），c＝21.188（1）Å，β＝91.22（1）°。晶胞体积 V＝2079.6（3）$Å^3$，Z＝4，R_f＝0.066，R_w＝0.062（$w=1/\sigma|F|^2$），不对称单位化学计量式为 $(C_{20}H_{24}O_{10})_2\cdot(H_2O)_3$，其中 $C_{20}H_{24}O_{10}$ 分子量为 424.40，计算晶体密度 1.442g/cm^3。

分析结果表明：被测样品为银杏内酯 B，分子骨架由 6 个五元环 A～F 组成，它们全部为信封式构象，其中 A/B、B/C、C/D、B/E、C/E、C/F、E/F 环均呈顺式稠合。晶胞的不对称单位中含有 2 个构型完全相同的银杏内酯分子和 3 个结晶水分子。晶态下分子排列属第一类空间群，故具有旋光活性。分子内存在氢键联系：O_5······O_7：2.875Å，$O_{5'}$······$O_{7'}$：2.903Å。分子间存在氢键联系：O_6······OW_1（1＋x，y，z）：2.891Å，O_7······OW_3（1＋x，y，－1＋z）：2.612Å，$O_{6'}$······O_{10}（－1＋x，y，z）：2.921Å，$O_{7'}$······OW_2（1－x，1/2＋y，1－z）：2.858Å，OW_1······O_9（－1＋x，y，z）：2.746Å，OW_1······$O_{10'}$（x，－1＋y，z）：2.778Å，OW_3······O_6（1－x，1/2＋y，1－z）：2.910Å。晶态下分子以氢键作用力和范德华力维系其在空间的稳定排列。图 5－32 所示为分子相对构型图和立体结构投影图。

单晶 X 射线衍射分析给出在 Ginkgolide B 样品中，Ginkgolide B 分子与结晶水分子的比例为 2∶3，即晶态下 1 个 Ginkgolide B 分子将含有 1.5 个结晶水分子。

（2）固体原料药中溶剂定量分析

例：（4*S*，4a*R*，5*S*，5a*R*，6*R*，12a*S*）－4－（Dimethylamino）－3，5，6，10，12，12a－hexahy－droxy－4a，5a，6－trimethyl－1，11－dioxo－1，4，4a，5，5a，6，11，12a－octa-hydro－2－naphthace－ne－carboxamide hydrochloride

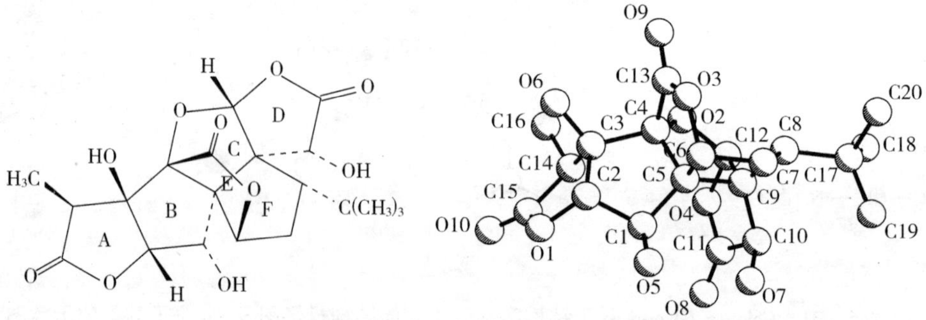

图 5－32 Ginkgolide B 分子结构及其立体结构投影图

实验条件：晶体为黄色透明块状，衍射实验用晶体尺寸为 0.2×0.2×0.3mm。用 MAC DIP2030K 衍射仪收集衍射强度数据，*MoKα* 辐射，石墨单色器，管压 50kV，管流 90mA，ω 扫描，2θ 范围为 50°，独立衍射点为 4304 个，可观察点（$|F|^2 \geqslant 8.0\sigma|F|^2$）为 3596 个。

结构分析：晶体属单斜晶系，空间群为 $P2_1$，晶胞参数：a＝11.247（1），b＝12.163（1），c＝18.847（1）Å。晶胞体积 V＝2558.4（3）$Å^3$，Z＝2，R_f＝0.087，R_w＝0.080（w＝$1/\sigma^2|F|$），不对称单位化学计量式为（$C_{22}H_{24}N_2O_9 \cdot HCl)_2 \cdot (H_2O)_{2.5} \cdot CH_3OH$，盐酸土霉素分子量为 496.90，计算晶体密度 1.386g/cm^3。

分析结果表明：晶体为叔胺盐酸盐类化合物，即盐酸土霉素。晶态下不对称单位中含有 2 个盐酸土霉素分子、2.5 个结晶水分子、1 个甲醇分子，其比例为 1∶1.25∶0.5。盐酸土霉素分子骨架由苯环 A、六元环 B（半椅式）、C（半椅式）及 D（船式）稠和而成。盐酸土霉素分子中 N^+……Cl^- 盐键值为 4.74Å。晶态下分子内有氢键联系：$O_2 \cdots O_3$：2.548Å，$O_6 \cdots O_9$：2.527Å，$N_2 \cdots O_5$：2.702Å，$O^{1'}$……$O^{2'}$：2.624Å，N_1'……O_6'：2.666Å，N_2'…..O_6'：2.571Å，O_7……Cl_1：2.955Å；分子间亦存在氢键联系：O_4……O_7：2.783Å（－x－1，y＋1/2，z－1），N_2……OMA：2.893Å（x，y＋1，z），O_4'……O_7'：3.110Å（－x－2，y－1/2，－x－2），OW_2……Cl_1'：3.218Å（x－1，y，z），以此维系分子在晶态下的稳定排列。图 5－33 所示为分子相对构型图与沿 A 轴方向投影的晶胞堆积图。

9．生物大分子及其复合物的结构测定　天然产物中的水溶部分多含有蛋白质、多肽、多糖类等化合物，这类物质的生物活性一直为药物化学家关注。现有波谱分析方法中，除 NMR、MS 对分子量约 10 万以内、且有同源性分子立体结构为基础的多肽、蛋白质结构取得进展外，欲得到更大分子的准确三维结构，还只能借助于单晶 X 射线衍射分析方法。我国晶体学家早在 20 世纪 70 年代就完成了结晶猪胰岛素的 X 射线晶体结构（图 5－34）测定工作[7]。

为发现和了解受体大分子与药物分子的结合部位与活性部位，在已知受体分子的立体结构时，通常对受体分子与药物分子作用后形成的复合物培养单晶体，再应用单晶 X 射线衍射分析方法测定复合物的分子结构，为药物分子的改造和新药设计提供合理的建议。

10．计算机辅助药物分子设计与药物分子晶体结构数据库　计算机辅助药物分子设计是

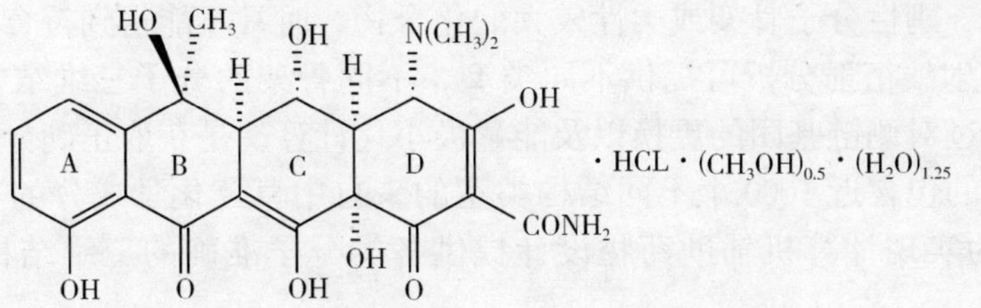

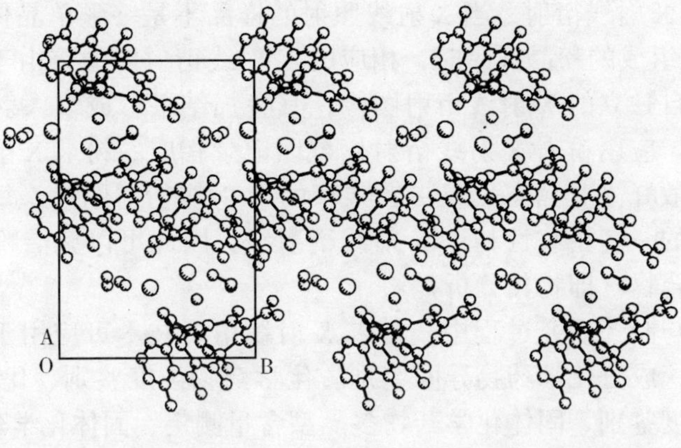

图 5-33　分子相对构型图与沿 A 轴方向投影的晶胞堆积图

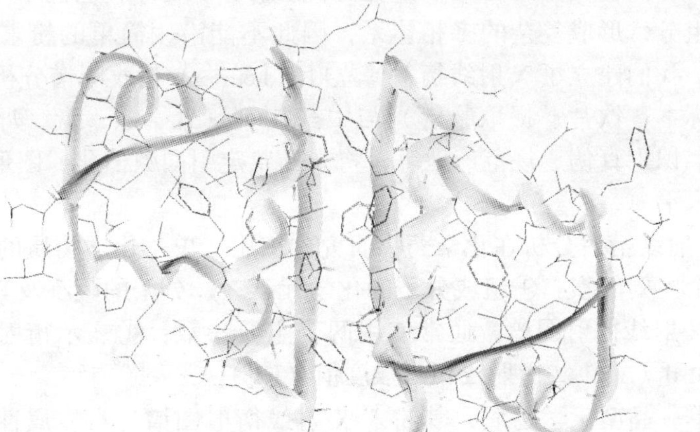

图 5-34　结晶猪胰岛素的 X 射线晶体结构

20 世纪 90 年代药学研究领域中的热点，因为它可以为药物的改造和修饰、以及药物的合成等提供一定的参考信息。计算机辅助药物设计的计算软件是以分子力学、热力学、量子化学与药理学等为基础的。对于化学药物中的小分子，起始计算应依据化合物分子的准确可靠的三维结构数据。在各种计算软件中通常含有从二维结构自动转变形成三维结构的功能，但对那些构象较复杂、刚性分子骨架或柔性较大的化合物，时常不能得到符合真实情况的正确三维结构。单晶X射线衍射分析可提供不同类型、不同骨架的分子三维结构和准确的分子立体结构数据，通过对侧链基团的更换以及能量极小化计算，是获取正确分子立体结构的有效途径。为此建立的包含近1000个不同结构类型的来自中草药化学成分的“药物分子晶体结构数据库”，将为实现计算机辅助药物设计提供各类分子准确的三维结构信息和基础研究数据。

二、粉末X射线衍射分析在药物（化学药、中药）及制剂中的研究

（一）粉末（晶）X射线衍射　当X射线照射的样品不是一颗单晶体，而是由许多细小(约为100μm）单晶粒组成的粉晶样品时，相应的X射线衍射图像将由于许多小晶粒在空间的随机取向而形成各自独立的X射线衍射图像，其叠加结果形成以入射X射线为轴线的一组同心圆锥衍射线族。应用粉末X射线衍射仪可以记录相应的粉末X射线衍射谱线，形成以锐峰（晶态）或弥散峰（非晶态）或二者共存的X射线衍射图谱，每种单一化合物（组分）应具有自身专属的一套指纹性粉末X射线衍射线，因此可以凭借粉末X射线衍射图谱准确地鉴定、认别化合物（即物相分析）。

在固体化学药物与制药研究过程中，粉末X射线衍射技术可应用于固体状态下晶态与非晶态物质鉴别、单一成分化学药物异同鉴别、化学药物纯度鉴别、化学药物的晶型确定、固体化学药物晶型纯度鉴别、固体化学药物多晶型含量测定、固体化学药物稳定性与影响因素检测、固体化学药物制剂的质量控制等。粉末X射线衍射技术还可应用于原料药物中的杂质、固体药物制剂等多相体系中成分（物相）的定性或定量分析；在固态中药及其制剂研究中，由于中药的源头物质中药材是来自动物、植物、矿物体，它们中绝大多数都含有数十乃至上百种化学组分，形成复杂的多相体系，因此不能沿用简单的粉末X射线衍射物相分析方法。近年来，我们建立了X射线衍射傅立叶（Fourier）指纹图谱分析法，可应用于中药材（对照药材、标本、饮片、提取物等）与中药制剂（丸、散、膏、丹、颗粒、胶囊等剂型）的鉴定优劣、识别真伪、规范产地等，将中药鉴定引向数值化、图形化、规范化的现代波谱仪器的分析水平。

（二）粉末X射线衍射分析在化学药物研究中应用　单一化学物质的粉末X射线衍射谱的形成取决于两个主要因素：①组成分子的化学元素；②分子的大小及其在晶胞中的排列方式。为标识粉末X射线衍射图谱，通常使用两个主要参数：①表示衍射线在空间分布的衍射角θ或晶面间距d（Å）；②衍射线相对强度值（I/I_o）。

对于给定的单一晶型化学物质，其粉末X射线衍射图谱具有专属性和指纹性。对于相同化合物的不同晶型，由于分子在空间的对称排列规律不同，它们的衍射图谱存在明显差异；对于不同的化学物质，因其化学组成与对称性的不同而形成不同的粉末X射线衍射图谱；对于同晶型的2个化合物，它们将具有相同的d值，但I/I_0有差异。

目前国际上已经分别建成了无机化合物、有机化合物、矿物等各类化学物质的粉末X射线衍射数据库（如美国国际衍射中心PDF数据库），使用者可按分子式、化合物名称、谱线的d与I/I_o值进行化合物检索与鉴别。

固体化学药物的多晶型现象是影响固体化学药物质量和疗效的重要因素之一。事实上在自然界中各类固体化学物质多晶型现象是普遍存在的，在有机化合物中大约有30%以上的样品存在多晶型问题，所以在固体化学药物研究与开发早期阶段进行多晶型问题研究具有十分重要的意义。通过对第20版美国药典片剂样品统计，大约有40%的固体化学药物样品存在多晶型现象。美国早在1972年开始，将固体化学药物的粉末X射线衍射技术列入药典中的检测方法。中国2000版药典共收载化学药物1699种，固体药物制剂约有1336种，其中有许多药物样品也存在晶型问题。目前，我国对创新固体化学药物中的原料药及其制剂要求附有粉末X射线衍射对照图谱，对于某些难溶的固体化学药物也要求增添晶型研究内容。

1．晶态与非晶态物质鉴别　固体晶态化学物质与非晶态化学物质的差别在于分子在三维空间是否存在有序周期排列。晶态物质的X射线粉末衍射图谱根据化学物质组成与分子排列规律的不同，形成数十或上百个按d值之大小出现的尖锐衍射峰；而非晶态化学物质将呈现具有少量弥散的衍射峰（图5-35）。

2．固体化学药物异同的鉴别　当需要对未知的固体化学药物样品鉴别其成分与晶型时，可采用粉末X射线衍射分析方法实现这一目的。可分别对样品进行粉末X射线衍射实验，当样品的衍射图谱与数据完全一致时，即可确定固体化学药物样品为相同化学物质的相同晶型，否则为不同化学药物或同一化学药物的不同晶型。为此需根据样品的来源、鉴别目的等来判断（图5-36）。

3．固体化学药物纯度鉴别　若固体化学药物为单一化学物质时，通过粉末X射线衍射物相分析方法可以识别样品中含量在1%以上的"杂质"。这些杂质可以是分离提取中的残留物质，也可以是合成反应不完全的物质或者是化学药物中的异构体甚至是单一化学物质中的不同晶型等。当固体化学药物样品是由晶态与非晶态混合物质组成时，粉末X射线衍射分析可以给出明确的分析结果（图5-37）。

4．固体化合药物的晶型测定　固体化学药物的晶型，实际上是结晶状态下晶胞中分子对称排列规律的表现。不同晶型的固体化学药物样品其粉末X射线衍射图谱根据其结构特征与分子排列规律的不同而有着各自专属的指纹性衍射图谱。如果我们欲确定某种固体化学药物的晶型，可以取其对照品或标准品，通过粉末X射线衍射实验，就可由粉末X射线衍射图谱中的d与I/I_0值的一致性，来判定其晶型的正确性。虽然有些固体化学药物原料药与固体制剂采取非晶态或无定型状态形式，通过粉末X射线衍射分析技术仍可以确定制剂中原料药的存在方式，即晶态、非晶态或二者共存的状态。

固体化学药物的多晶型现象的形成原因主要来自于以下三种情况：①单一固体化学药物成分产生的多晶型现象：一种固体化学药物在不同物理或化学重结晶条件下，由于分子（原子、离子）排列规律不同，导致分子间对称性质不同而产生多晶型现象；②单一固体化学药物与溶剂或结晶水分子的结合而产生的多晶型现象：在晶体中药物分子和溶剂分子共存，依靠分子间作用力（如：氢键、盐键、配位键、范德华力等）维系其有序稳定排列而形成的多晶型现象；③单一固体化学药物因其结构中的构象异构体产生而产生的多晶型现象：单一固体化学物质由于分子立体结构中化学键旋转或局部构象变化等因素而产生多晶型现象等。

目前用于固体化学药物晶型分析使用的方法包括红外光谱、固态核磁、拉曼光谱、差热分析等，但上述分析方法均为定性检测，在全盲实验条件下，难以实现鉴别目的。

采用X射线衍射分析方法定量测定固体化合药物的晶型的一般步骤为：

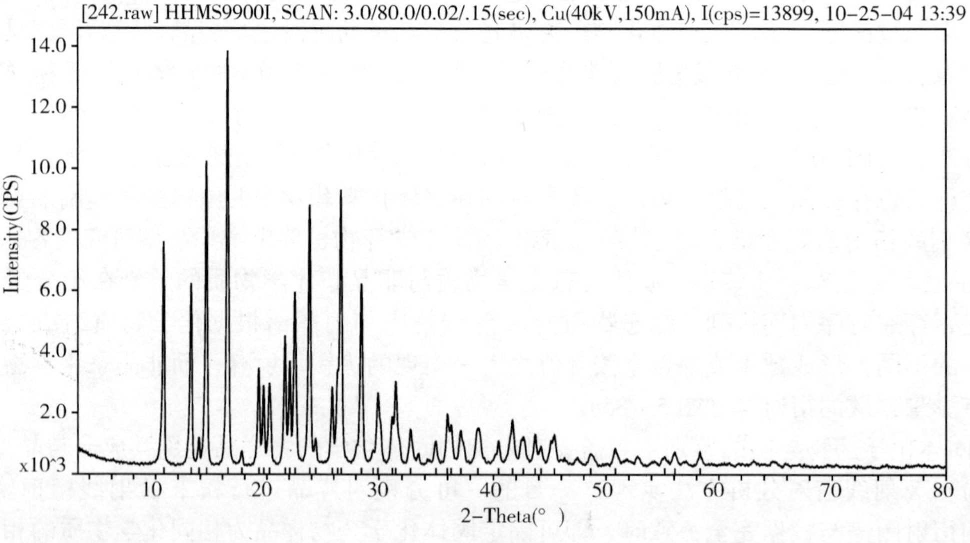

晶质物质

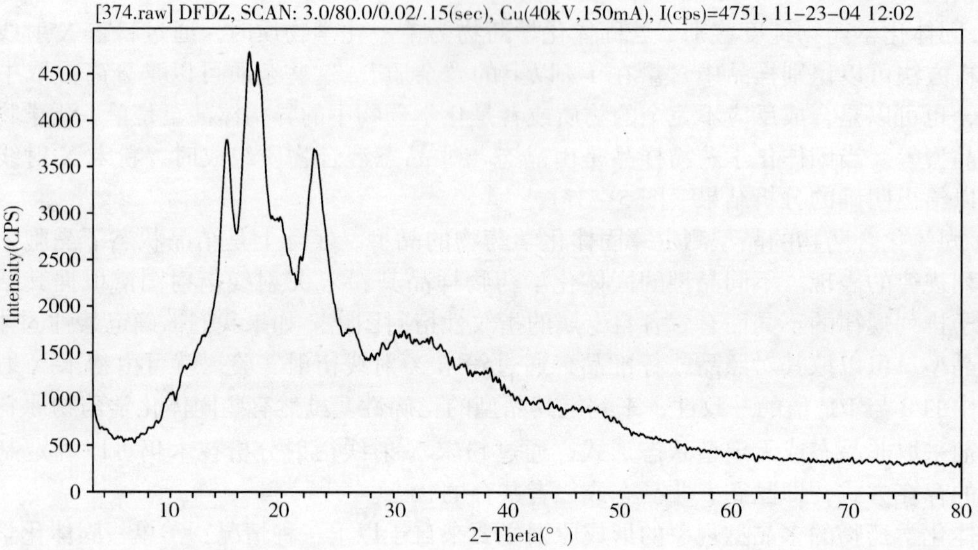

非晶质物质

图 5-35 晶态与非晶态物质鉴别

（1）通过单晶 X 射线衍射分析获得被测化学药物晶型的结构数据：包括：空间群、晶胞参数、分子式、分子量、原子坐标、原子键长键角值、分子空间排列规律、分子氢键、盐键、配位键等作用力、分子三维结构图等。由于单晶 X 射线衍射实验是使用 1 颗单晶体（纯晶型样品）完成结构分析，所获得的晶型数据应为纯晶型测量结果，由此可以直接计算出该晶型的标准粉末 X 射线衍射的理论图谱与数据。

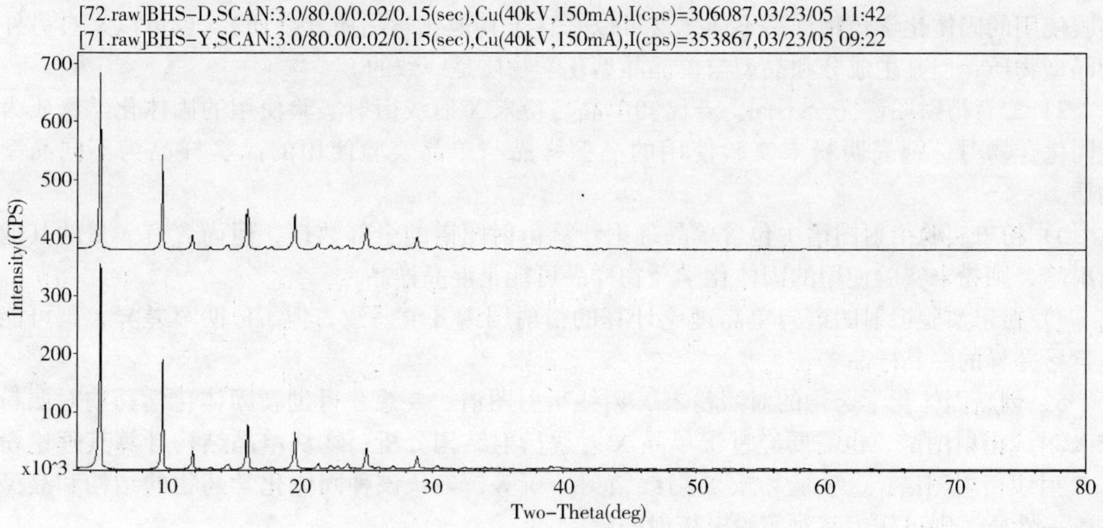

图 5-36　固体化学药物异同的鉴别

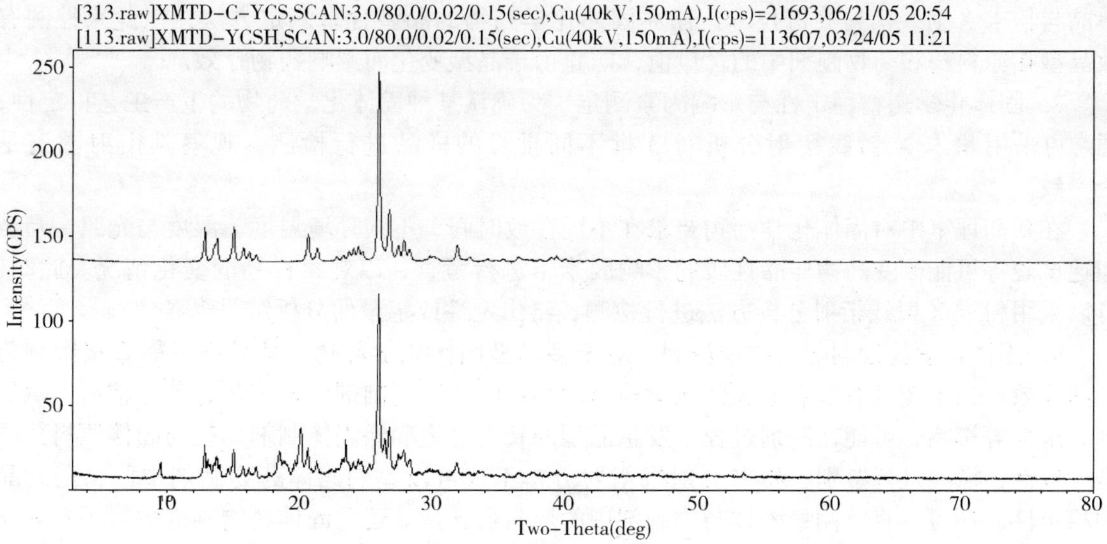

图 5-37　固体化合物纯度鉴别

利用粉末 X 射线衍射方法对固体化学药物样品进行实验，获得被测样品的实验粉末衍射图谱与数据。

（2）比较固体化学药物样品实验粉末衍射图谱与理论计算粉末衍射图谱：若实验与理论图谱完全一致，说明使用的固体化学药物为纯晶型样品；若实验与理论图谱二者图谱存在差异则需要具体分析其原因：

1）二者衍射图谱基本相同，但实验图谱中含有“个别峰”是理论图谱中没有的。表明实验使用的固体化学药物样品不纯，这可以来自于其他化学物质（杂质），也可以来自另外的晶型物质，但其主成分和晶型与单晶晶型化学物质是一致的。

2）二者衍射图谱完全不同。若已知单晶与粉末X射线衍射实验使用的固体化学物质为相同化合物时，则表明粉末实验使用的晶型样品与单晶实验使用的晶型样品为不同晶型物质。

3）粉末实验衍射图谱中包含单晶理论计算衍射图谱的全部数据，但尚含有大量的其他衍射峰，则粉末实验使用的固体化学药物样品可能是混晶样品。

4）粉末实验衍射图谱与单晶理论计算的衍射图谱d值一致，但I/Io明显差异，则可能是含量差异的混晶样品。

5．创新固体化学药物的对照粉末X射线衍射图谱　要想获得创新固体化学药物对照粉末X射线衍射图谱，也需要经过①单晶X射线衍射结构分析；②从单晶结构计算其理论粉末X射线衍射图谱；③实验粉末X射线衍射分析等，确认该种固体化学药物的结构和晶型的唯一性质，则可作为其对照粉末衍射图谱。

此外，该方法也适用于缺乏对照品的固体化学药物鉴别，据此可建立各类固体化学药物样品的对照粉末X射线衍射图谱。

6．固体化学药物多晶型含量测定　当某种固体化学药物存在多晶型问题时，可以利用单晶与粉末X射线衍射分析技术，建立固体化学药物的晶型含量测定方法，以此来控制有效晶型在原料药和药物制剂中的含量值，防止由于晶型变化而影响药物疗效。

7．固体化学药物稳定性与影响因素测定　为确认某种固体化学药物的生产工艺稳定性，通常可采用粉末X射线衍射分析对3批不同批号的样品进行检测，观察其衍射图谱是否一致。

在新药评审中对固体化学药物要求在不同存放时间、不同环境温度、湿度与光照，乃至加速试验等可能改变药物样品性质的影响因素下进行考查，以观察样品的变化情况。此时，可以采用粉末X射线衍射分析方法进行检测，给出定性或定量的分析结果[8]。

8．固体化学药物制剂的质量控制　对于多晶型固体化学药物，其晶型可能直接影响药物的疗效。当生产具有多晶型固体化学药物的制剂时，受到制剂生产工艺、各种辅料、赋形剂、溶剂等影响，可能在制剂过程中发生晶型的转变。为确保固体制剂晶型与固体原料药晶型一致性，需要进行鉴别。粉末X射线衍射分析不仅可以鉴别固体药物制剂中原料药的晶型稳定性，还可以直接测量固体药物制剂中的原料药含量。建立固体药物制剂的对照粉末X射线衍射图谱，可用于以相同配方、相同生产工艺的不同厂家、不同生产批号的固体药物制剂产品质量控制与检测。

9．固体化学药物多晶型样品分析应用

例：Lamivrdine

拉米夫定为一种抗病毒药物，在体外实验中发现它具有较强的抗HBV活性，且细胞毒性较低。近来发现拉米夫定对治疗HIV有一定活性作用。

（1）晶型样品的制备：重结晶实验条件如表5－3。

表5-3　拉米夫定重结晶实验条件

化合物	拉米夫定-晶Ⅰ型	拉米夫定-晶Ⅱ型
称样量（mg）	100	100
溶剂	乙醇+苯+氯仿（6:1:1） 混合溶剂系统	甲醇 单一溶剂系统
温度（℃）	20	10
晶体颜色外形	无色柱状	无色菱形

（2）单晶X射线衍射实验（表5-4）

表5-4　拉米夫定晶Ⅰ型与晶Ⅱ型单晶结构分析后获得的晶体学数据

化合物	拉米夫定晶Ⅰ型	拉米夫定晶Ⅱ型
晶体颜色外形	无色双锥状	无色柱状
晶体尺寸（mm^3）	$0.30 \times 0.38 \times 0.62$	$0.15 \times 0.20 \times 0.70$
分子式	$C_8H_{11}O_3N_3S_1$	$(C_8H_{11}O_3N_3S_1)_5 \cdot CH_3OH$
晶系	Tetragonal	Orthorhombic
空间群	$P4_32_12$（No.96）	$P2_12_12_1$（No.19）
晶胞内分子数	8	4
晶胞参数	$a = 8.716$（1）Å	$a = 10.942$（1）Å
	$b = 8.716$（1）Å	$b = 14.363$（1）Å
	$c = 26.455$（1）Å	$c = 33.909$（1）Å
晶胞体积（$Å^3$）	2007.8（2）	5329.1（3）
晶体计算密度（g/cm^3）	1.522	1.474
分子间氢键（Å）	$N_7 \cdots\cdots O_8$（$-1/2+y$，$3/2-x$，$1/4+z$）:3.020	$N_7 \cdots\cdots O_8$（$1/2+x$，$-3/2-y$，$-z$）:2.927
	$N_8 \cdots\cdots O_{1'}$（$1-y$，$2-x$，$1/2-z$）:2.963	$N_7 \cdots\cdots OM$（$1+x$，y，z）:2.855
	$O_7 \cdots\cdots N_3$（x，$-1+y$，z）:2.740	$O_{15} \cdots\cdots O_{8C}$（$x$，$y$，$z$）:2.639

单晶X射线衍射结构分析结果表明：拉米夫定为嘧啶类衍生物，化合物的分子骨架由六元嘧啶环A（平面）和五元氧硫杂环B（信封式）组成。图5-38所示为拉米夫定晶Ⅰ型与晶Ⅱ型的分子结构图和分子立体结构投影图。

晶态下固体化学药物拉米夫定的两种晶型均属于第一类空间群，应具有旋光活性。比较拉米夫定晶Ⅰ型与晶Ⅱ型分子立体结构发现：①拉米夫定两种晶型分子结构中的B环的构象虽然均为信封式，但是晶Ⅰ型中S原子处于B环其他4个原子所在平面的下方，而晶Ⅱ型中S原子处于B环其他4个原子所在平面的上方，故拉米夫定晶Ⅰ型与晶Ⅱ型的分子立体结构存在构象差异。为一对差向异构体；②在拉米夫定晶Ⅱ型晶体样品中除含有拉米夫定分子外尚含有甲醇分子。图5-38下方为拉米夫定晶Ⅰ型与晶Ⅱ型晶胞堆积图（沿b轴投影）。

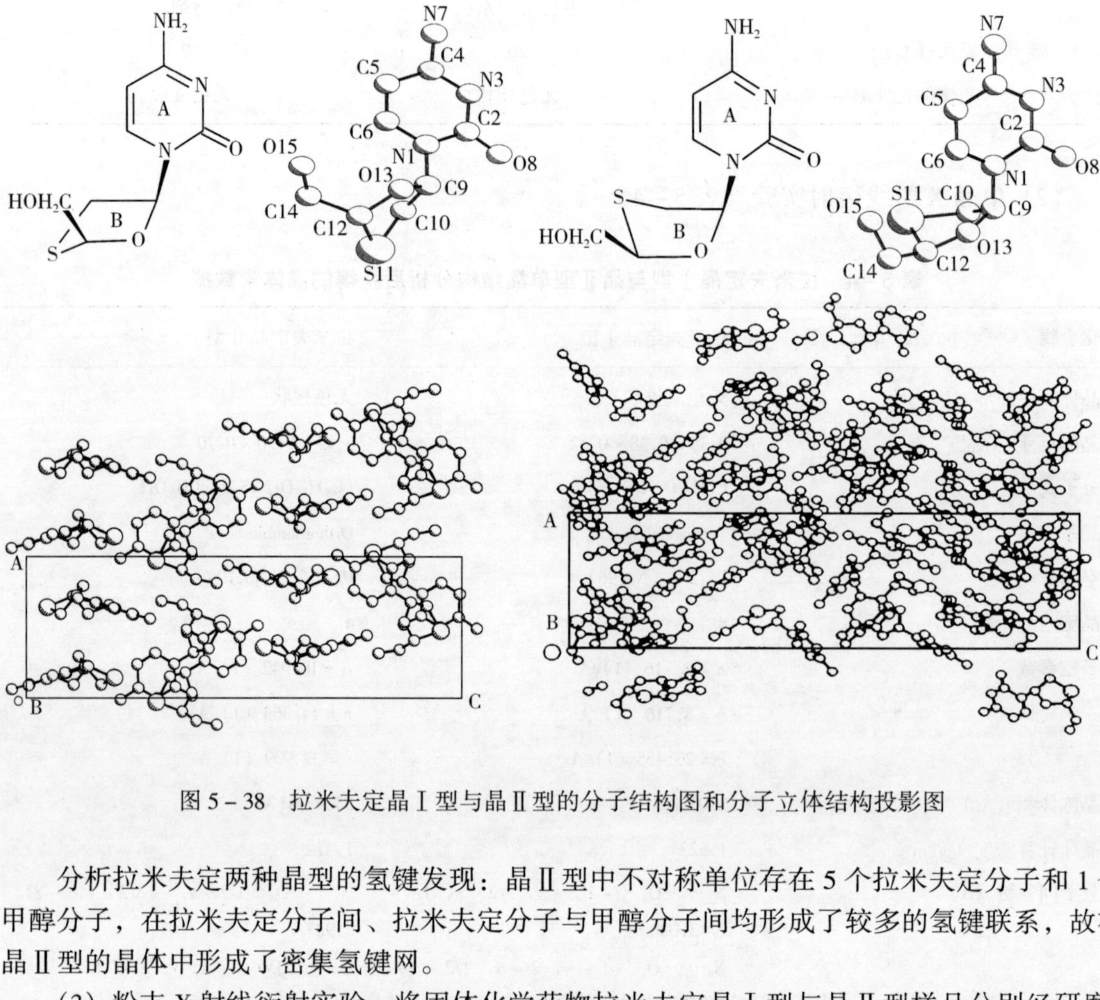

图5-38 拉米夫定晶Ⅰ型与晶Ⅱ型的分子结构图和分子立体结构投影图

分析拉米夫定两种晶型的氢键发现：晶Ⅱ型中不对称单位存在5个拉米夫定分子和1个甲醇分子，在拉米夫定分子间、拉米夫定分子与甲醇分子间均形成了较多的氢键联系，故在晶Ⅱ型的晶体中形成了密集氢键网。

（3）粉末X射线衍射实验：将固体化学药物拉米夫定晶Ⅰ型与晶Ⅱ型样品分别经研磨，并过100目筛后进行粉末X射线衍射实验，获得它们的粉末衍射图谱与实验数据。

（4）粉末衍射理论计算：利用拉米夫定晶Ⅰ型与晶Ⅱ型的单晶结构数据，分别计算两种晶型的粉末X射线衍射理论图谱。用粉末X射线衍射实验图谱与理论计算图谱进行比较。

表5-5给出拉米夫定晶Ⅰ型粉末X射线衍射实验值与理论计算值，图5-39所示为固体化学药物拉米夫定晶Ⅰ型的粉末X射线衍射实验与理论图谱的对照图。

表 5－5　拉米定晶Ⅰ型粉末 X 射线衍射实验值与理论计算值

实验值			理论值		实验值			理论值	
2θ (°)	d (Å)	I/I_0 (%)	d (Å)	I/I_0 (%)	2θ (°)	d (Å)	I/I_0 (%)	d (Å)	I/I_0 (%)
10.66	8.29	3	8.28	3	31.96	2.798	3	2.793	3
12.12	7.30	5	7.29	9	32.38	2.763	4	2.759	4
13.38	6.61	9	6.61	19	33.10	2.704	7	2.698	5
14.26	6.21	6	6.20	11	33.98	2.636	5	2.634	4
14.70	6.02	4	6.00	7	35.16	2.550	3	2.553	4
15.82	5.60	5	5.59	6	35.46	2.529	3	2.527	3
16.78	5.28	6	5.27	8	37.24	2.413	6	2.407	8
17.50	5.06	12	5.05	16	37.72	2.383	2	2.378	3
19.64	4.52	3	4.52	3	38.40	2.342	5	2.338	10
20.60	4.31	100	4.30	100	39.82	2.262	4	2.261	3
21.40	4.15	39	4.14	33	40.42	2.230	2	2.227	3
22.10	4.02	2	4.01	2	40.92	2.204	3	2.205	3
22.56	3.94	2	3.93	2	41.30	2.184	2	2.183	2
23.00	3.86	2	3.86	2	42.62	2.120	2	2.119	4
23.72	3.75	6	3.74	4	43.22	2.092	3	2.087	3
24.40	3.65	11	3.64	13	44.90	2.017	3	2.015	3
24.90	3.57	30	3.57	41	46.36	1.957	4	1.956	7
25.66	3.47	1	3.47	1	48.66	1.870	2	1.869	3
26.48	3.36	13	3.36	16	49.72	1.832	1	1.829	1
27.66	3.22	6	3.22	8	51.10	1.786	2	1.784	1
28.38	3.14	2	3.14	1	52.80	1.732	2	1.732	2
28.78	3.10	2	3.10	2	53.92	1.699	3	1.698	3
30.64	2.915	6	2.914	6	54.54	1.681	2	1.682	1
31.30	2.855	7	2.855	6	55.36	1.658	3	1.566	1
31.46	2.841	9	2.838	6	56.44	1.629	2	1.629	1

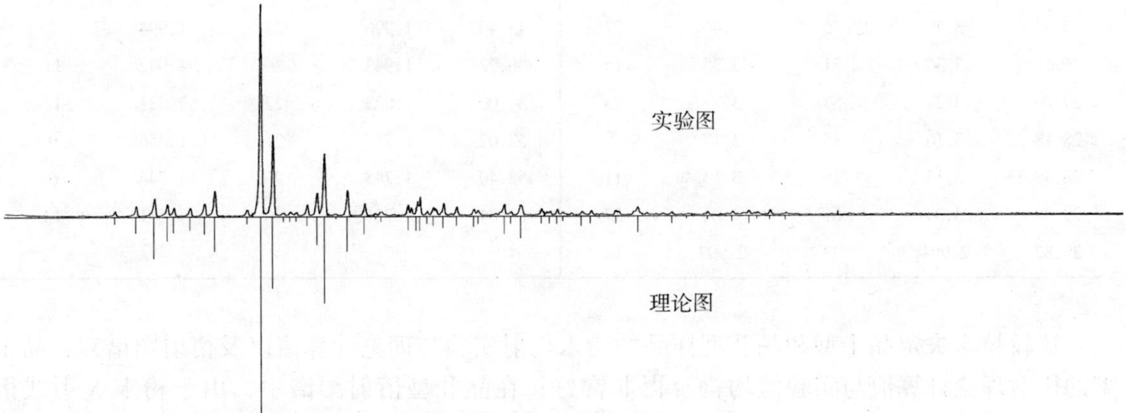

图 5－39　拉米夫定晶Ⅰ型实验与理论粉末衍射图

表 5－6 给出拉米夫定晶Ⅱ型粉末 X 射线衍射实验值与理论计算值，图 5－40 所示为固体化学药物拉米夫定晶Ⅱ型的粉末 X 射线衍射比较图。

表 5－6 拉米夫定晶Ⅱ型粉末 X 射线衍射实验值与理论计算值

实验值			理论值		实验值			理论值	
2θ（°）	d（Å）	I/I_0（%）	d（Å）	I/I_0（%）	2θ（°）	d（Å）	I/I_0（%）	d（Å）	I/I_0（%）
6.54	13.50	17	13.22	19	30.16	2.961	30	2.961	4
9.60	9.21	27	9.20	23	30.92	2.89	62	2.891	46
10.40	8.50	19	8.45	14	31.74	2.817	37	2.819	8
11.24	7.87	54	7.86	42	32.32	2.768	30	2.767	11
12.52	7.06	28	7.03	17	32.72	2.734	34	2.736	5
13.16	6.72	31	6.70	17	33.32	2.687	34	2.687	11
14.54	6.09	21	6.07	6	33.62	2.663	33	2.667	2
15.00	5.90	44	5.91	55	33.76	2.653	33	2.654	1
15.66	5.65	50	5.66	43	34.80	2.576	33	2.578	14
16.42	5.39	29	5.40	11	35.14	2.552	33	2.552	12
17.52	5.06	43	5.05	44	35.96	2.495	28	2.496	7
18.02	4.92	56	4.92	71	36.10	2.486	31	2.483	13
18.66	4.75	93	4.74	100	36.68	2.448	30	2.447	17
19.04	4.66	59	4.66	58	37.32	2.407	27	2.405	7
19.64	4.52	89	4.49	57	38.30	2.348	31	2.348	12
20.30	4.37	56	4.38	46	38.70	2.324	27	2.324	7
21.16	4.20	64	4.21	39	39.30	2.291	21	2.291	7
21.76	4.08	79	4.08	54	40.06	2.249	30	2.248	9
22.92	3.88	47	3.87	30	40.80	2.210	25	2.207	2
23.44	3.79	100	3.79	84	41.32	2.183	30	2.184	5
24.3	3.66	41	3.66	25	42.34	2.133	23	2.133	3
25.32	3.51	79	3.52	52	44.70	2.026	22	2.026	6
25.74	3.46	76	3.46	72	45.40	1.996	24	1.994	7
26.54	3.36	51	3.35	15	46.72	1.943	26	1.942	11
27.26	3.27	54	3.27	23	50.00	1.823	22	1.821	12
28.18	3.16	35	3.17	9	52.02	1.757	21	1.756	9
28.48	3.13	36	3.13	11	52.40	1.745	20	1.744	6
29.38	3.04	61	3.04	32	52.84	1.731	20	1.731	14
29.82	2.994	33	2.997	18					

比较拉米夫定晶Ⅰ型和晶Ⅱ型样品的粉末衍射实验与理论计算值以及衍射图谱知：晶Ⅰ型的衍射理论计算值与实验值均符合得非常好；在晶Ⅱ型衍射图谱中，由于粉末 X 射线衍射实验的样品量较少，造成了背景上出现明显的玻璃衍射峰，排除背景影响，晶Ⅱ型的理论计算值与实验值符合较好。表明拉米夫定晶Ⅰ型和晶Ⅱ型的粉末 X 射线衍射图谱均为纯晶

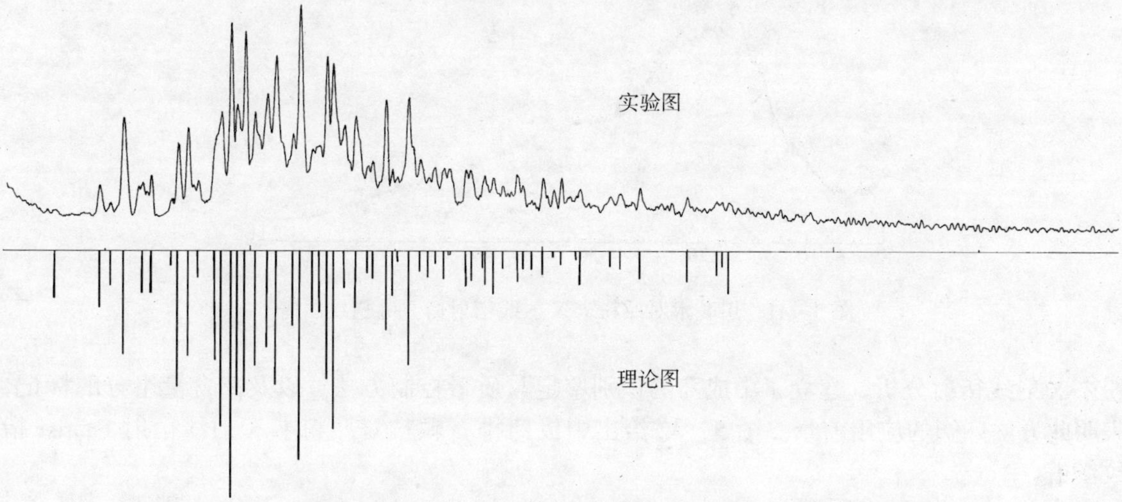

图5-40　拉米夫定晶Ⅱ型实验与理论粉末衍射图

型样品图谱，故其实验图谱可作为两种晶型的对照粉末X射线衍射图谱使用。

（三）粉末X射线衍射分析技术在中药研究中的应用与前景

1．X射线衍射傅立叶（Fourier）指纹图谱分析法　与固体化学药物相比，中药材与中成药都是由多种化学成分组成的多相复杂系统，因此不能沿用对单一化学成分分析的物相分析方法来剖析中药材与中成药中的组分。X射线衍射傅立叶指纹图谱分析法是基于中医药的整体论思想，并以组成中成药方剂的源头物质中药材作为基础。当X射线照射到经机械粉碎过、经100~200目筛后制成细粉的中药材样品时，组成中药材的几十甚至上百种化学成分将以自身的自然存在形态，同时产生各自独立的粉末X射线衍射图，这些图的叠加就形成一幅表示该种中药材整体结构特征的粉末X射线衍射指纹图谱。中药材的粉末X射线衍射傅立叶指纹图谱，是由衍射图谱的图形几何拓扑与特征标记峰值构成。通过性状、显微宏观鉴定确认的中药材样品，经X射线衍射实验转换为一幅在衍射空间中以图形及数值来表示的专属粉末X射线衍射指纹性图谱。该图谱包含了中药材的全部成分信息，也反映了各种成分（特别是高含量成分）的相对含量值，由此就可以实现对中药材的鉴定、分类与质量控制目的。

2．中药材的X射线衍射傅立叶图谱分析　天然产物中的植物、动物、矿物等中药材，因产地、气候、地貌、环境、时间等变化，使某种传统药材中形成既有共同成分，又有含量差异的带有模糊性质的复杂体系，这就是中药的物质属性。我们通过对二百余种经生药学家鉴定的中药材（标本或对照药材）的粉末X射线衍射分析，建立了鉴定识别中药材的X射线衍射傅立叶指纹图谱分析方法；对不同产地的同种中药材，按X射线衍射傅立叶图形拓扑规律与特征标记峰值建立了相应的分类方法。图5-41给出中药材川莪术对照粉末X射线衍射Fourier指纹图谱。

3．中成药的X射线傅立叶图谱分析　我们将中药材X射线衍射傅立叶图谱分析方法拓展到中成药的鉴定识别。通过对牛黄解毒丸、牛黄解毒片、金水宝等50余种中成药进行的

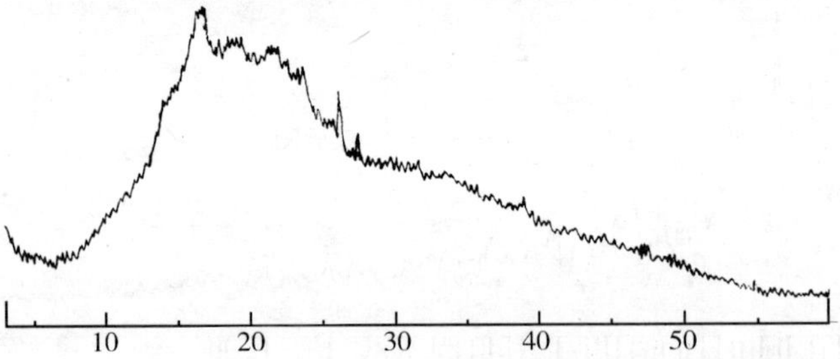

图 5-41 川莪术对照粉末 X 射线衍射傅立叶指纹图谱

粉末 X 射线衍射分析，建立了中成药的识别鉴定与质量控制方法，以及高含量组分的标记，表明此方法广阔的应用前景。图 5-42 给出中成药排石颗粒对照粉末 X 射线衍射 Fourier 指纹图谱。

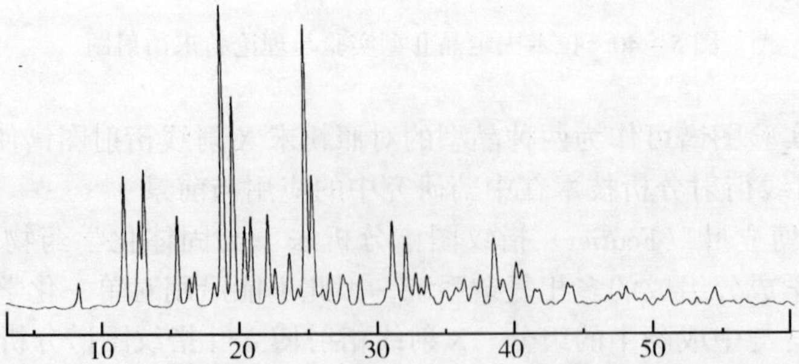

图 5-42 中成药排石颗粒对照粉末 X 射线衍射 Fourier 指纹图谱

结语

综上所述，X 射线衍射分析技术在天然药物研究中有着广阔的应用范围和使用前景。单晶 X 射线衍射与粉末（多晶）X 射线衍射是近代物理分析技术，它可以帮助人类认识和了解未知物质在微观世界的结构、形态，并赋以定性与定量分析结果。X 射线衍射分析技术给出的测试结果重复性好，再现性强，减少人为等干扰因素的影响，是目前世界先进国家普遍接受的定性、定量物理分析技术和测试手段。随着我国加入 WTO 后进出口贸易的增加，X 射线衍射分析技术将在我国天然化学药物研究、创新药物研究、传统药物（中药材、中成药）研究中发挥更大的作用[9,10,11,12]。

（吕 扬）

参考文献

1. Glusker JP. Crystal Structure Analysis for Chemists and Biologists. VCH, Published, Inc, 1994
2. 中国医学科学院药物研究所. 中草药现代化研究. 仪器分析卷. 北京：北京医科大学·中国协和医科大学·联合出版社，1999
3. 吕扬等. 药学学报，1997，32（3）:193

4．中国科学院物理研究所通关藤结构组．通关藤晶Ⅰ的分子结构，晶体结构与绝对构型．物理学报，1980年，29（8）:1014～1022
5．郑启泰．低级晶系 Patterson 法多解的一般形式．物理学报，1980年，29（5）:533～556
6．He Cun－heng，Zheng Qi－Tai．On the Application of Least Squares Refinement to Complex Structure－kesolving Enantiomoiphous Phase Ambigaily．Proceeding of the Chinese Acadeny of Medical Sciences and the Peking Union Medical College，1990，5（2）:61－63
7．北京胰岛素结构研究组·2.5 Å 分辨率结晶猪胰岛素晶体结构研究．中国科学，1972，(1):3
8．国家药典委员会编．中华人民共和国药典．2000版，附录70
9．聂晶等．中草药，2000，31（12）:881
10．张汉明等．中成药，2000，22（1）:101
11．王宝琴等．中成药，2000，22（1）:22
12．朱华等．中草药，2002，33（增刊）:201

第六章　天然药物化学结构修饰及其常用有机反应

一、天然产物研究与有机反应

天然产物由于结构通常比较复杂，在波谱学方法普及之前，化学降解与合成是解析和验证其结构的重要手段。即使在一维和二维核磁技术已经普遍使用的今天，有机反应在高度复杂的化合物的结构解析中仍扮演着重要角色。通过对某一天然产物全合成加以确认的结构推翻原来用波谱学推断的结构的情况仍时有所闻。将新结构天然产物通过可靠的化学反应找出与已知结构的化合物相关联的信息，也是新化合物结构测定的一个重要手段。

在大多数情况下，通过有机反应修饰已有的化学结构在活性天然产物的药物化学中的重要性甚至还要高于其在结构测定中的作用。由于传统医药中最常使用的陆生植物在经历百余年的化学研究后，从中发现新结构而且活性很强的天然产物的可能性已大不如前，因此对已知结构的高含量但药效学或毒性/药代性质不理想的天然产物的结构修饰在先导化合物/药物候选物的发现与优化过程中便具有特别重要的价值。对于已经成药的天然产物结构优化以发展“me - too”新药更是新药研究和开发中最常用且仍然行之有效的方法之一。这样的例子有很多。例如，喜树碱（1）虽在体外有较好的抗癌活性，但在体内由于其内酯环开环导致活性大大下降且毒性上升，因此无法成为新药；但是，通过结构改造得到活性更高且水溶性更好的衍生物如 CPT - 11，即依诺替康（irinotecan，2）可以用于临床。再如，红霉素（3）已在临床上用于感染性疾病的治疗，随后的结构优化又得到多种同类的大环内酯抗生素阿奇霉素（azithromycin，4）和氟红霉素（flurithromycin，5）等，疗效和药代性质都有所提高。

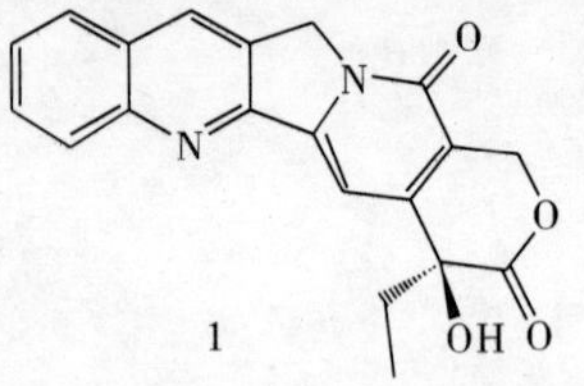

1

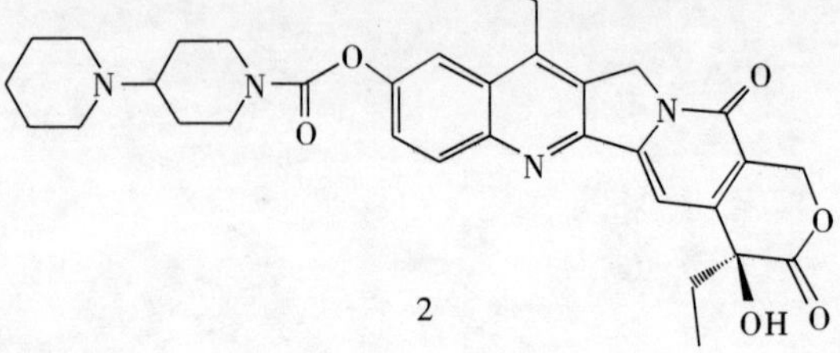

2

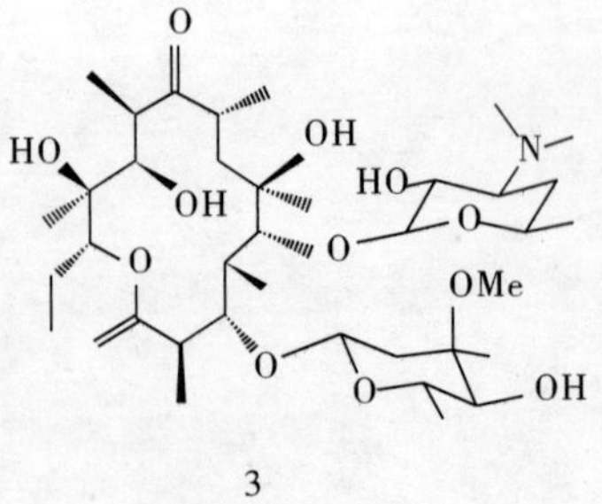

3

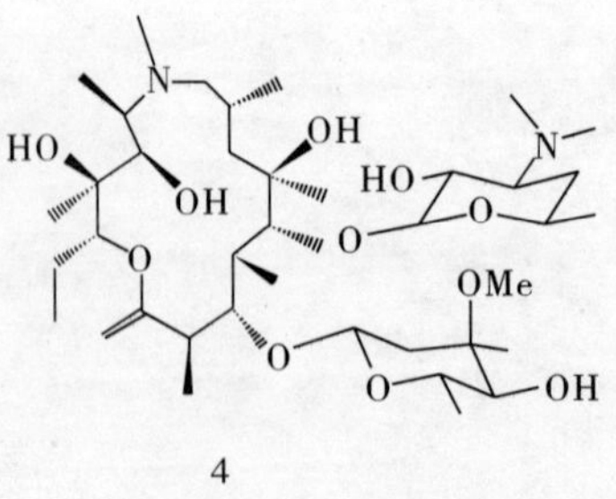

4

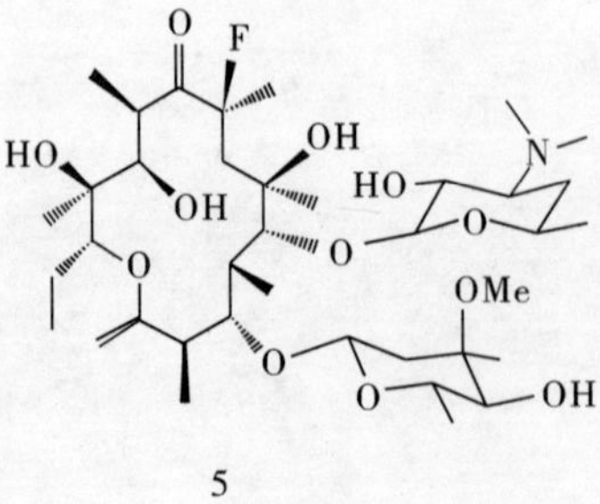

5

由于天然产物作为药用常需克服来源不足的问题，通过微生物发酵、组织培养或化学合成可以解决绝大多数问题。当某一天然产物结构非常复杂不易全合成时，常利用从天然提取的部分结构与人工合成的部分结构加以偶联制备所需天然产物，也就是所谓的“半合成”。这种方法已经成功地用于制备抗癌药紫杉醇。具体地说就是从天然提取二萜母核部分 10－去乙酰巴卡亭Ⅲ（6），通过适当保护后与人工合成的取代苯基异丝氨酸侧链偶联，再脱除保护基即得半合成紫杉醇（7），其理化性质及通过波谱学方法验证的结构与天然品一致。

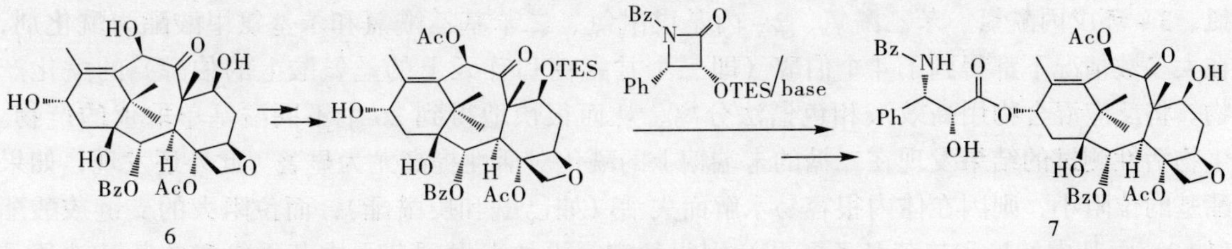

在有机合成的发展过程中，天然产物一直扮演着重要的角色——提供了许多结构新奇的靶子供有机合成化学家们尝试他们的新方法和新试剂，同时也激励着合成化学家发明新方法。

（一）天然产物结构修饰中方法学的发展

1. 传统方法

（1）天然产物的全合成、半合成及相关物的制备：由于合成技术的不断发展，从 20 世纪后半叶开始，天然产物的全合成已经开始走出实验室。也就是说，一条高效且成本低廉的活性天然产物的合成路线不仅具有学术价值，也能为天然产物作为上市新药所必须面对的药源问题提供一个非常重要的解决方法。

不过，对于结构过于复杂的天然产物，人工全合成经常不足以具有商业化的价值。这时人们可以通过半合成以及生物学相关的途径，即生物转化、发酵和基因工程的方法解决这一问题。生物学解决方法见本书第七章相关内容，此处不再赘述。

半合成方法在抗癌药紫杉醇的药源解决上就起到了十分重要的作用。不仅如此，这种半合成方法对紫杉烷类化合物构效关系的深入研究提供了有效的方法学（见本章第八小节）。

（2）天然产物的结构改造：天然产物的结构改造通常是从天然来源易得的高含量物质，通过化学或生物方法转化得到结构修饰物。这一途径也具有解决药源与构效关系研究以开发新药的双重价值。

天然产物的结构改造和药物化学的研究方法一样，通过经验性或半经验性方法，并结合计算机辅助药物设计方法指导，然后对有兴趣的位点一一改造并进行生物学评价。总结初步构效关系，并在此基础上进行新一轮的设计－合成－生物学评价循环，以期找到活性更强和其他相关性质更理想的药物候选物。

近期在一类抗生素 Mannopeptimycins 的构效关系研究中[1~2]，采用了一种被称为“霰弹法”（“shot－gun”）的策略，是对传统策略的综合运用和发展，值得在此作一介绍。

Mannopeptimycins 是 20 世纪 50 年代从链霉属细菌中分到的一类结构相似的糖肽类天然产

物，结构中苷元为环己肽，在苷元的两个位置上分别连有甘露糖单糖和双糖，并且在双糖上具有不同位置的异戊酸酯基团。其中含量最高的 Mannopeptimycin α（8）不含异戊酸酯基，活性较低，最小抑制浓度（MIC）为 64μg/ml。为了从这一类结构中寻找对耐药菌有效的化合物，20 世纪 90 年代这类化合物又重新引起人们的兴趣。人们从几种不同的 Mannopeptimycins 的结构中发现，分子中亲脂的异戊酸酯基的存在及其所处的位置对活性十分重要。以此为线索，发现了在二糖上酯化和醚化，尤其是金刚烷缩酮化产物活性很好。更有意思的是，在优化分子中存在的 4 个伯醇基时，采用了同步随机酯化即“霰弹法”策略，用已酰氯、庚酰氯、3－环戊丙酰氯、苯乙酰氯、2－丙基戊酰氯、二苯基乙酰氯和苄基氯甲酸酯为酰化剂，在大多数情况下都得到了 4 个伯醇（即三个甘露糖和苷元上的丝氨酸上的伯醇）的酰化产物。将反应混合物用高效液相色谱法分离，从而很快地得到 26 个不同酰基单取代的产物。生物活性测试的结果发现在二糖的末端糖上的酰化对活性提高尤为显著。此外还发现，如果酯基的位阻小，则因在体内很容易水解而失活（如已酰和庚酰酯），而位阻大的支链羧酸酯（如 2－丙基戊酸酯和二苯基乙酸酯）则很稳定。再加上发现苷元中苯丙氨酸的苯基被环己基取代后使活性增强。综合上述构效关系结果，合成了化合物 9，其活性高（MIC 0.08～0.39μg/ml），药动学性质也十分理想。

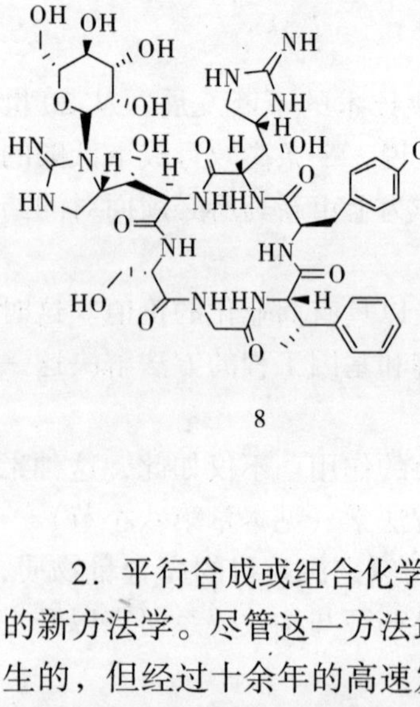

8

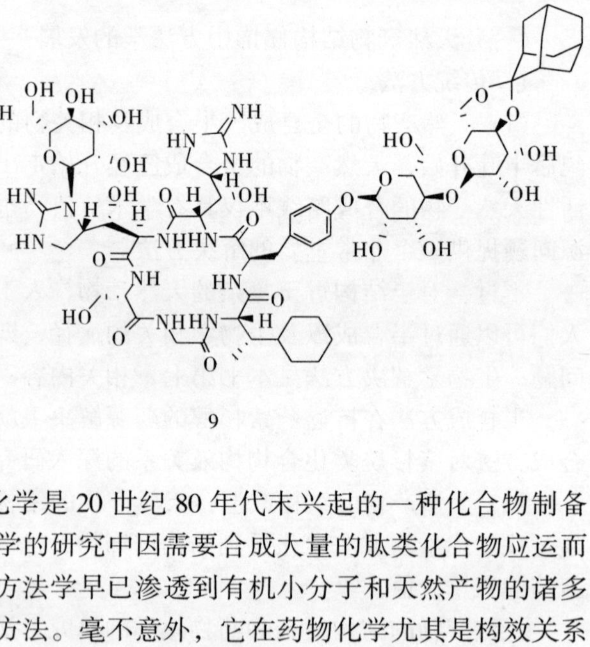

9

2．平行合成或组合化学的方法　组合化学是 20 世纪 80 年代末兴起的一种化合物制备的新方法学。尽管这一方法最早是在生物化学的研究中因需要合成大量的肽类化合物应运而生的，但经过十余年的高速发展，目前这一方法学早已渗透到有机小分子和天然产物的诸多研究领域，成为高效制备目标化合物的重要方法。毫不意外，它在药物化学尤其是构效关系研究领域具有非常重要的作用。

组合化学用于天然产物研究最有价值的方法当数焦点库（即以某一类结构为基本骨架，对其某些区域进行结构修饰以合成化合物库）的合成。近一两年来，以 Schreiber 教授为代表的研究者通过模拟天然产物的骨架结构，合成与其骨架类似及具有一定差异的多种骨架的多样性化合物库，这种方法的潜在价值有待进一步挖掘。

（1）焦点库（focused library）：图 6－1 以一个甾体化合物为例，给出了焦点库合成的概

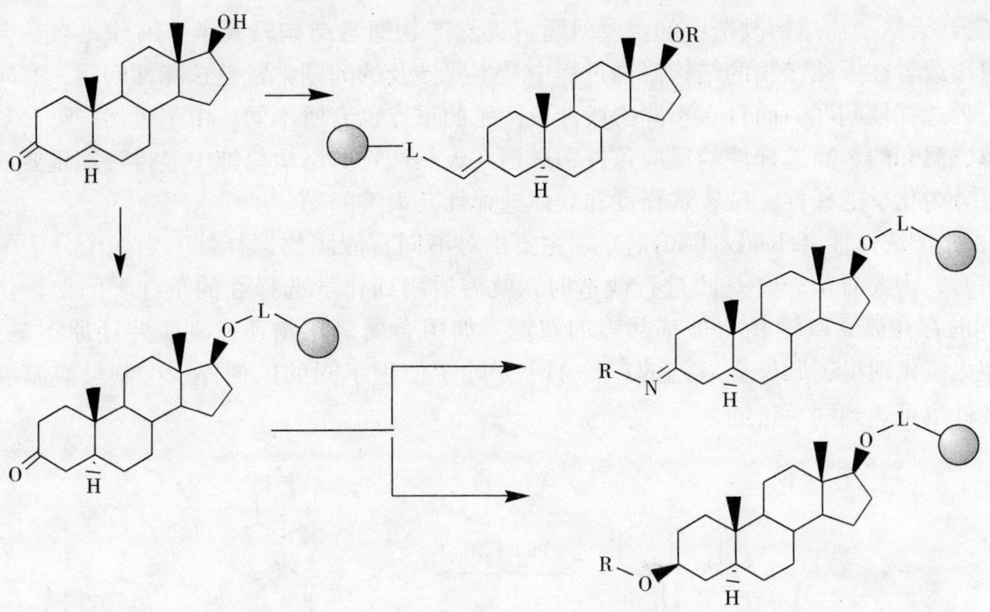

图 6-1　甾体化合物焦点库合成

貌。将固相树脂通过连接桥（以 L 表示）连接到分子的 C-3 酮基上，剩余的羟基即可用不同的基团修饰，平行合成“聚焦”于 C-17 羟基的结构改造的化合物库。与其相类似的是，将固相树脂通过连接桥连接到分子的羟基上，便可以对羰基进行结构改造，合成 C-3 的 Schiff 碱化合物库，也可将羰基还原成 3β-OH，并进一步合成其“焦点库”[3]。

（2）多样性库（diverse library）：双环结构是天然产物中最常见的结构或结构片段之一。采用不同的结构简单的合成砌块，运用多样性导向合成（diversity oriented synthesis，DOS）的原理，合成一系列具有不同骨架结构的化合物的多样性库。通过筛选找到具有某一活性的骨架，然后再用焦点库合成的方法进一步优化该骨架上的取代基，最终找到理想的化合物[4]。其策略如图 6-2 所示：

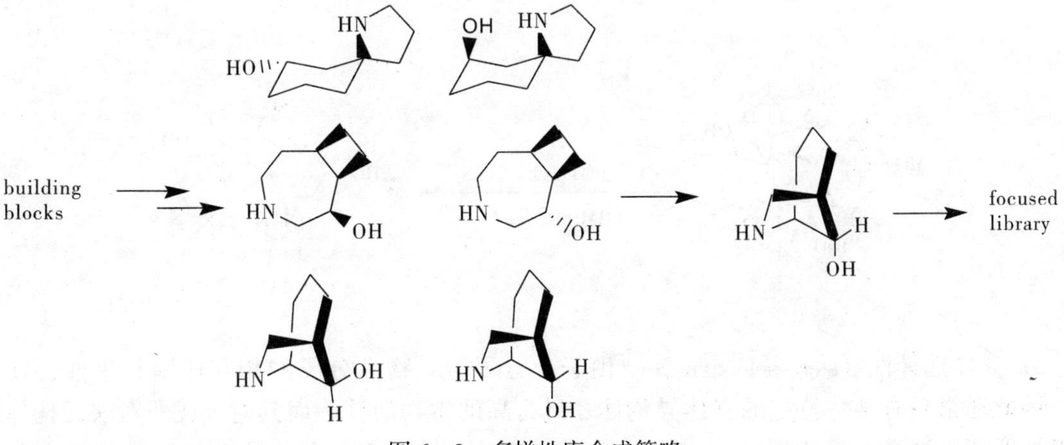

图 6-2　多样性库合成策略

（二）天然产物结构改造中的主要问题　天然产物通常结构较复杂，因此，当全合成到一定阶段或者在天然产物的结构修饰过程中最主要涉及的问题常常是选择性问题，有时涉及不止一种选择性问题，而且在不同阶段涉及问题的重点也有所不同。由于天然产物多功能基的特点，温和的、高选择性的反应条件和试剂在天然产物的结构修饰中显得特别重要。选择性又可分为化学选择性、位置选择性和立体选择性几大类问题。

1．化学选择性（chemoselectivity）　主要指对不同官能团的选择性。当一个分子中有多个基团时，需要对某一个基团进行改造时，就需要用到化学选择性的条件。例如，化合物10中同时存在孤立双键和与羰基共轭的双键。如用金属氢化物还原则主要还原羰基为醇；而用催化氢化则得还原孤立双键的产物11[5]。除了使用不同的试剂外，控制反应温度和浓度等条件也可达到同一目的。

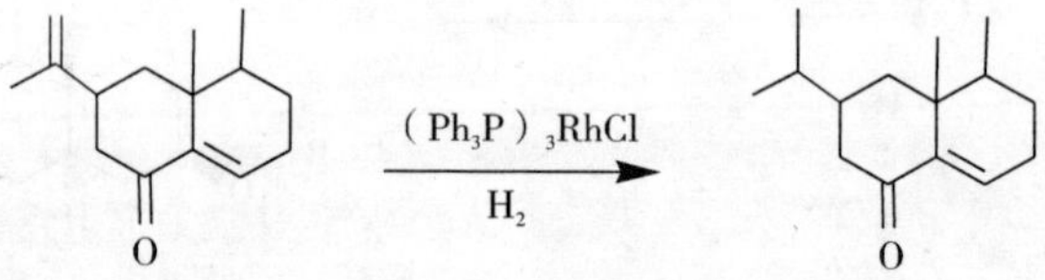

10　　11

2．位置选择性（regioselectivity）　同一类官能团处于分子中不同的位置时，可以通过其不同的反应性（如电负性或立体位阻）加以区分。例如，10－去乙酰巴卡亭Ⅲ（6）中C－7羟基在吡啶中与三乙基硅氯反应，得到C7硅醚化产物12，而与N，O－双TES三氟甲酰胺反应（LHMDS催化）则得C10硅醚化产物13[6]。

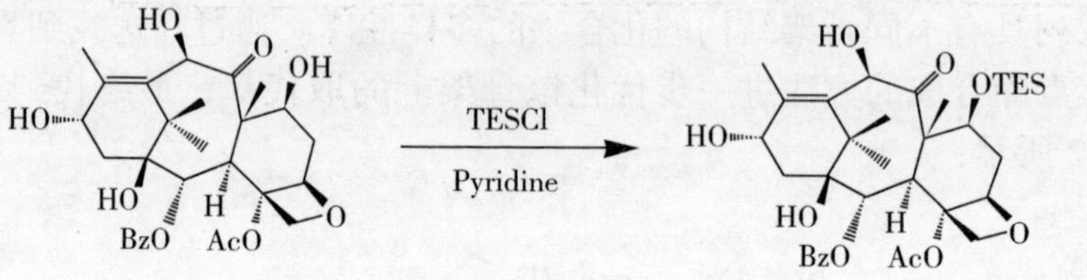

6　　12

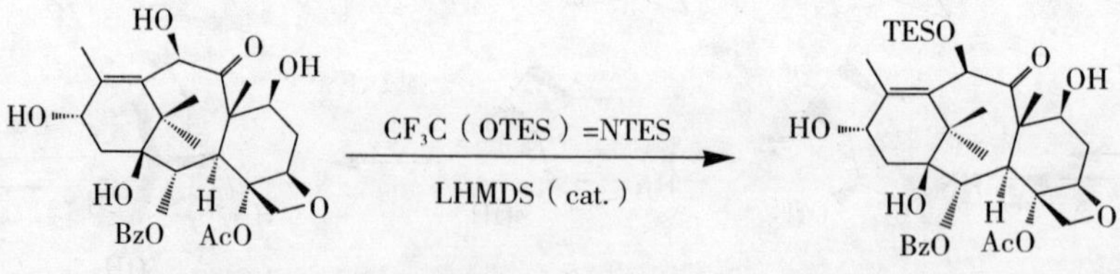

6　　13

3．立体选择性（stereoselectivity）　由于小分子与生物大分子的相互作用与手性密切相关，因此通常只有某一特定的立体异构体才具有高的生物活性，而其对映或非对映异构体可能活性低或毒性高。因此在天然产物的结构改造中，控制产物的立体选择性就显得十分重要。天然产物多以单一的立体异构体得到，因此以此为底物进行的立体选择性反应大多是非对映选择性反应。立体选择性与底物和所用试剂都有很大关系。例如，降冰片类化合物 14 用 $NaBH_4$ 还原主要得 endo 产物 15（86%），而冰片类化合物 16 在同样条件下主要得 exo 产物 17（86%）。如果用 LiAl（OMe)$_3$H 还原 14 则得 98%的 15[7]。

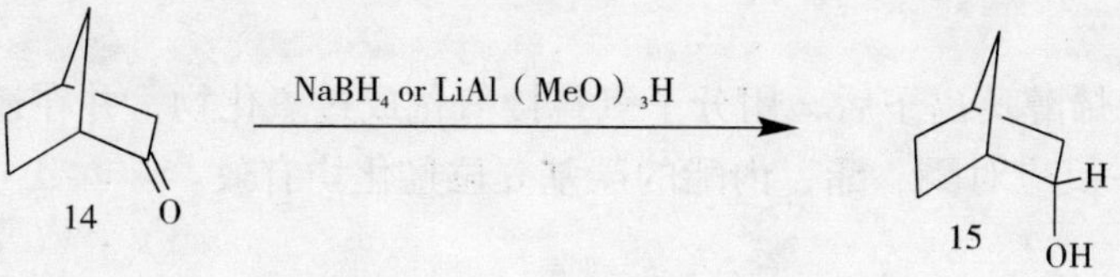

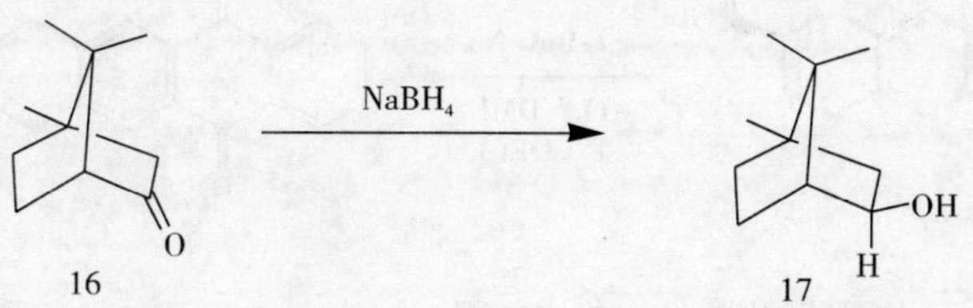

下面将对天然产物结构修饰常用的有机反应分类加以叙述，并尽可能多地涉及高选择性反应和新试剂的应用。

二、氧化反应

（一）烃类氧化

1．苄位氧化　Etard 试剂（CrO_2Cl_2）以及 CrO_3/Ac_2O、$(PhSeO)_2O$ 可将苯环上甲基氧化成醛；CrO_3/AcOH、CAN/HNO_3 可将苄位氧化成酮[8]；$KMnO_4$、$Na_2Cr_2O_7$、稀 HNO_3 可将苯甲基氧化成酸。

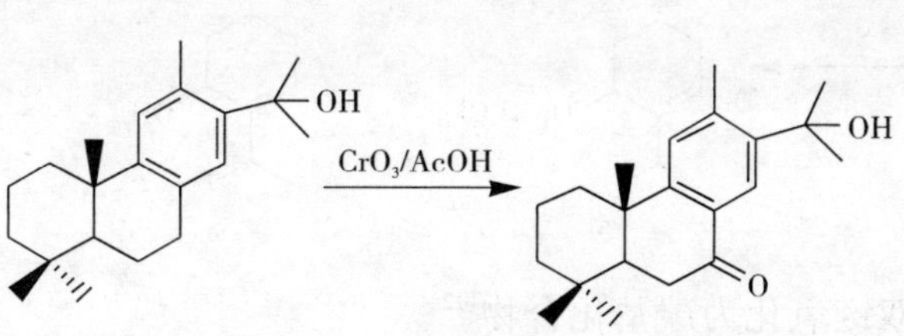

2．羰基 α 位氧化　在 α 位引入羟基生成 acyloin 及其酯可用 Pb（OAc)$_4$ 或 LDA/MoO_5 实现[9]。

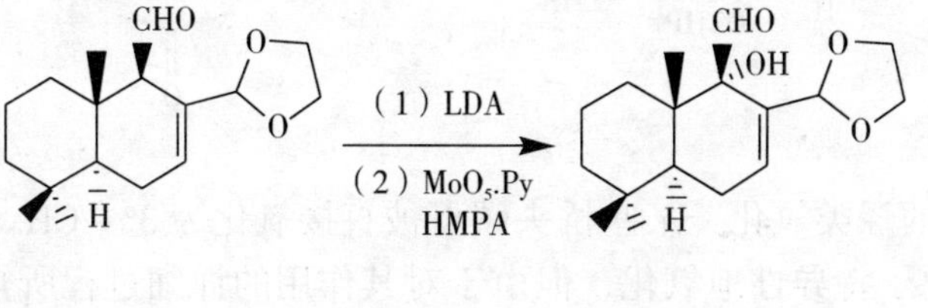

也可先将酮制备成烯醇硅醚，并用 Pb（$OAc)_4$、OsO_4 或过酸 RCO_2OH 氧化实现[10]。

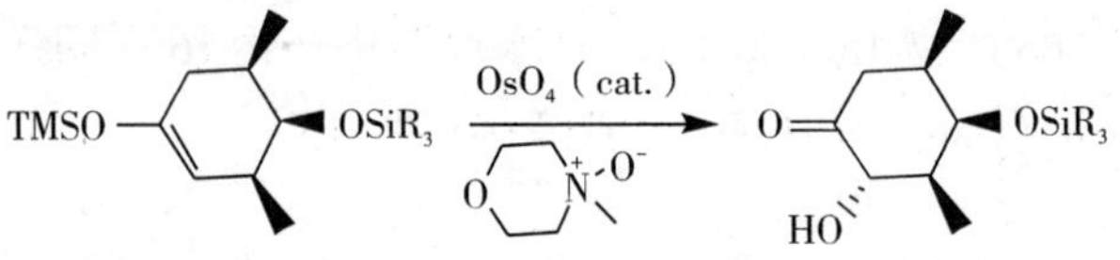

或用强碱制备烯醇负离子后，用分子氧直接氧化成过氧化物，并在还原剂存在的情况下生成羟基[11]。这一反应对酮、酯、内酯的羰基 α 位羟化均有效。

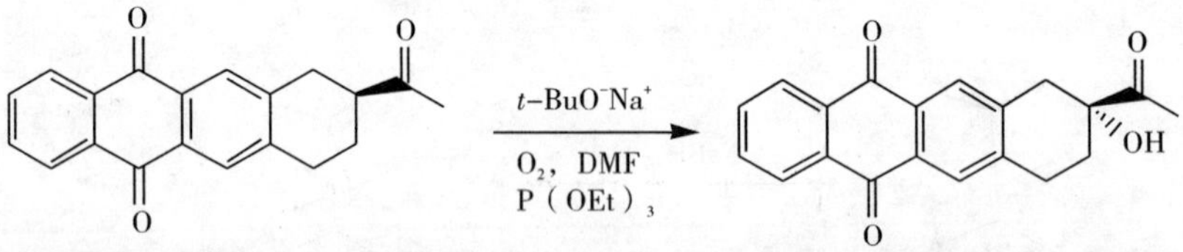

用 SeO_2 或 CH_3ONO 可将酮氧化为 1，2－双酮。

3．羰基 α－和 β－脱氢　SeO_2 和醌类试剂（如 DDQ）常用于此类反应。

4．烯丙位氧化　$CrO_3 \cdot Py$，SeO_2，$PhCO_2Ot-Bu/CuBr$ 等可将烯丙位氧化为醇、醛、酮。烯丙氧化通常可观察到双键移位。

SeO_2 氧化通常发生在多取代的一端，且 $CH_2 > CH > CH_3$，实际反应中常用 $t-BuOOH/SeO_2$（cat.）。另一个类烯丙位氧化可用如下反应序列实现（同时发生双键位移）；碱性条件下环氧化合物开环也可起到类似作用。

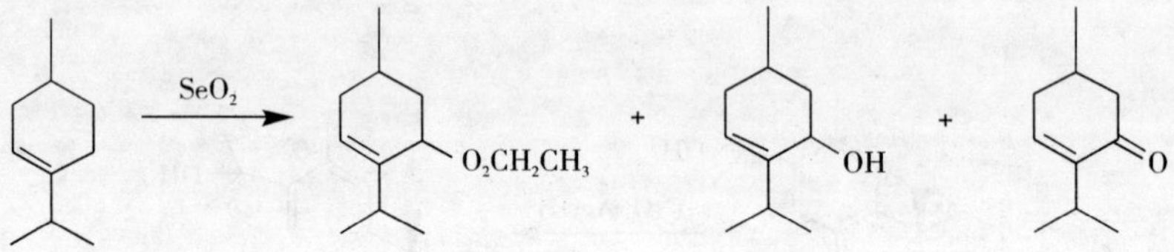

Wacker 反应可将双键氧化为羰基化合物[12]。

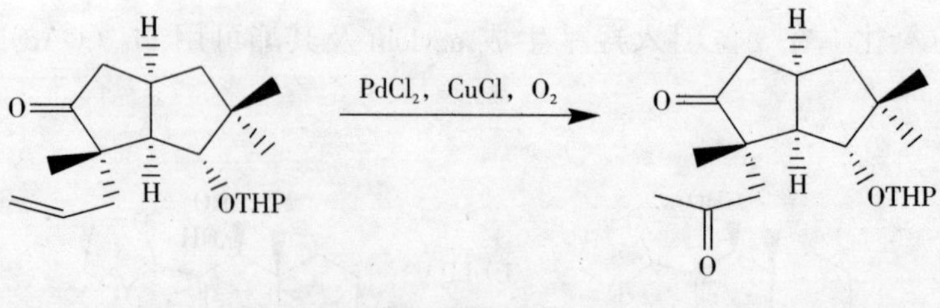

5．非活化位置的烃类氧化　某些桥头碳可被直接氧化为 3°－OH。P－450 单加氧酶类可以将非活化位的碳原子特异性地氧化，但由于对其作用的详细过程所知不多，故酶催化的羟

化位置和立体取向通常不易预测。

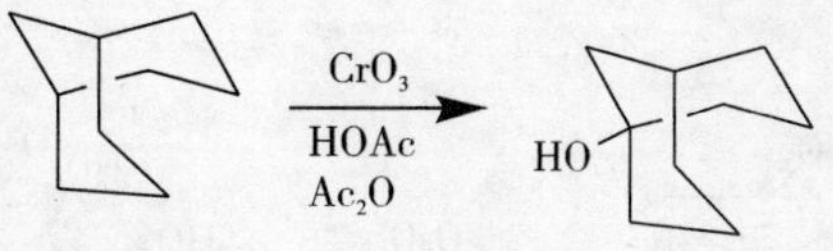

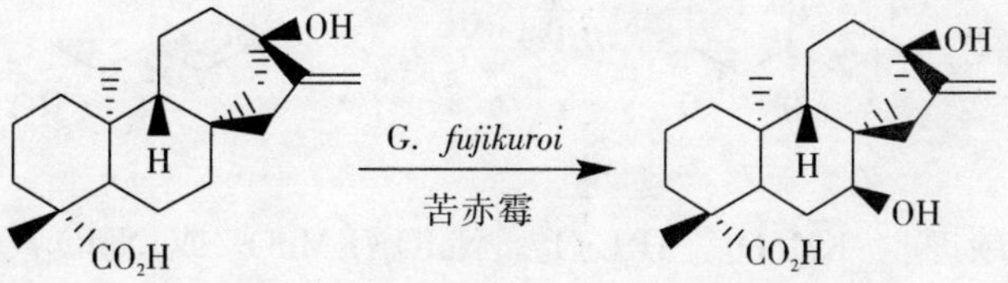

（二）双键氧化

1．环氧化　过氧化物 $t-BuOOH$，mCPBA，二烷基 dioxiranes（由 Oxone® 与酮制备）可以氧化双键成为环氧化物[13]。H_2O_2/OH^- 可用于 α，β－不饱和羰基化合物中双键的环氧化[14]。

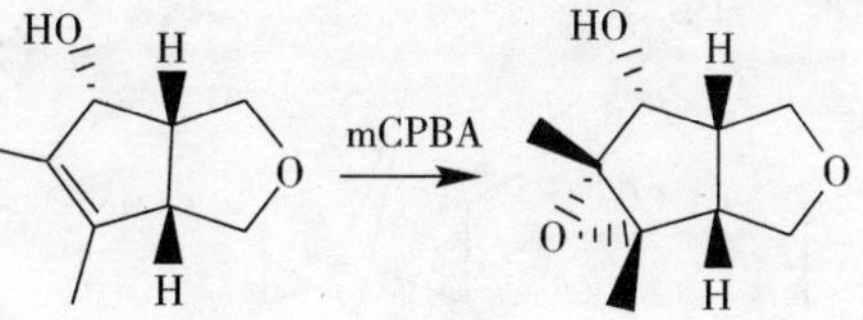

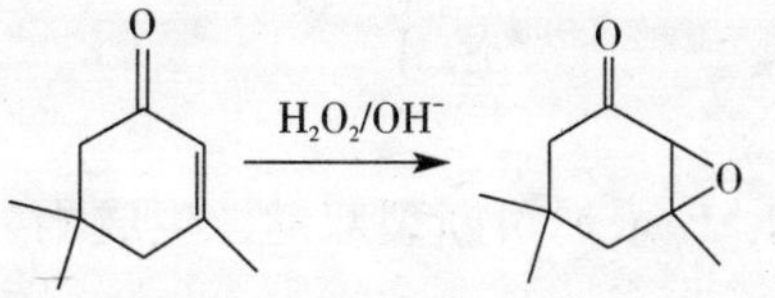

高烯丙醇的双键不对称环氧化（Sharpless 环氧化）就是以 $t-BuOOH$ 为氧化剂的立体选择性氧化反应；非官能化的双键的不对称氧化（Jacobsen－Katsuki 反应）则是以 mCPBA－NMO 或 NaClO 为终端氧化剂。

2．邻二醇化　顺式邻二醇可用 $KMnO_4$，OsO_4，I_2/CH_3COOAg（Woodward 法，途径 b）制备；反式邻二醇可用 I_2/CH_3COOAg（无水，Prevost 法，途径 a）或环氧化物开环制备。

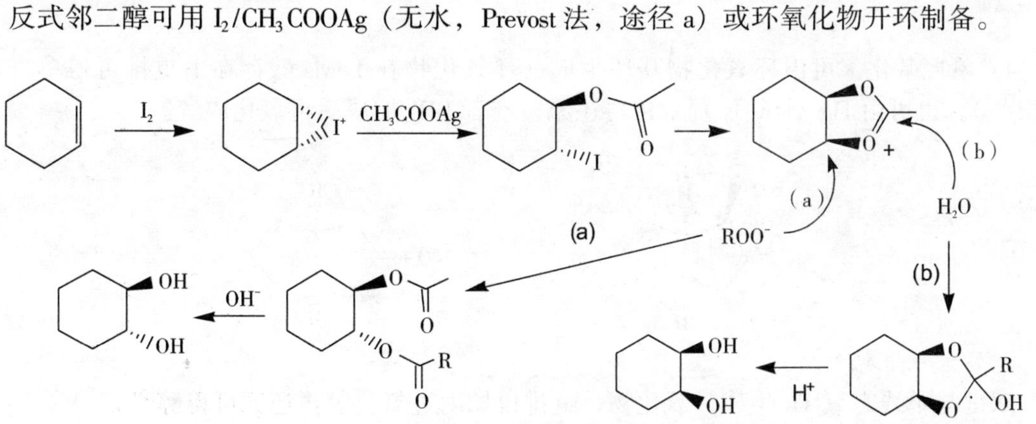

OsO_4 氧化适用底物很广泛（如下例[15]），但由于其毒性太大，常用 t - BuOOH/OsO_4（cat.）代替。

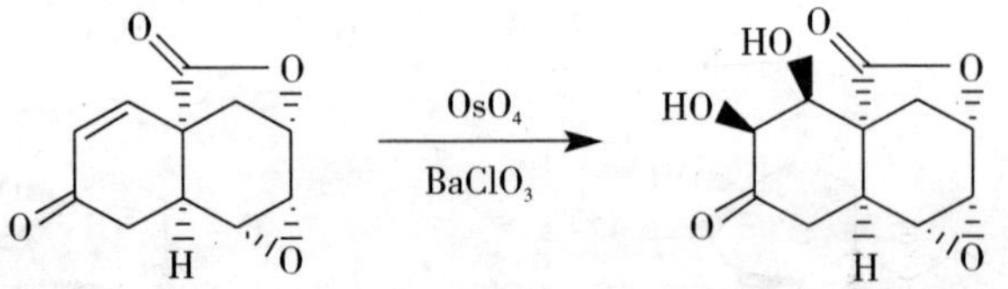

3．氧化断裂成羰基　$KMnO_4$，H_2CrO_4，$NaIO_4/KMnO_4$ 或 $NaIO_4/OsO_4$（cat.）[16]，O_3 分解[17]都可以将双键断裂，生成羰基。O_3 与双键加成物可用还原剂还原为羰基化合物。

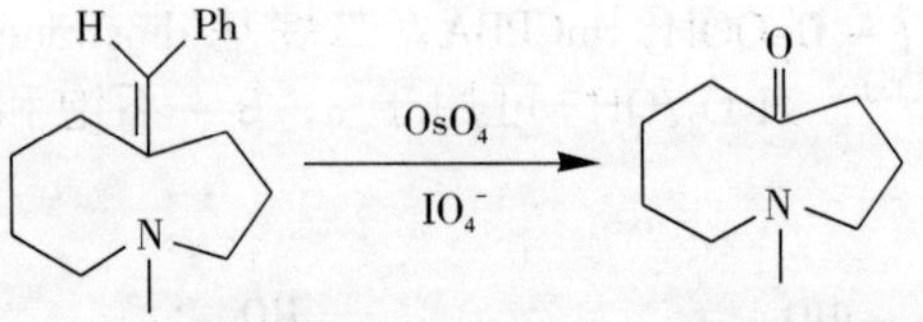

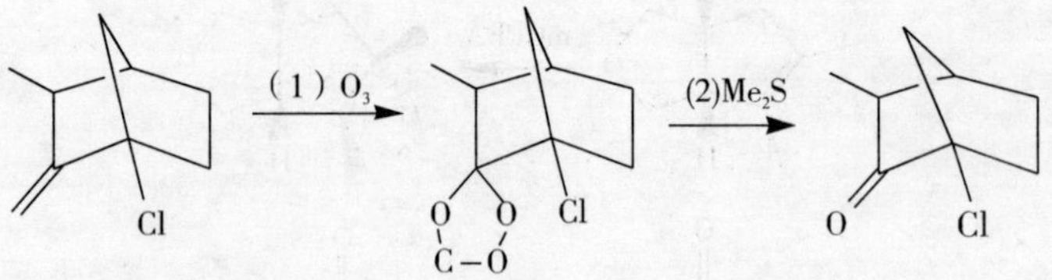

RuO_4，IO_4^- 或 $ClO_4^-/RuCl_3$（cat.）可断裂双键，生成酮、酸或酯[18]。

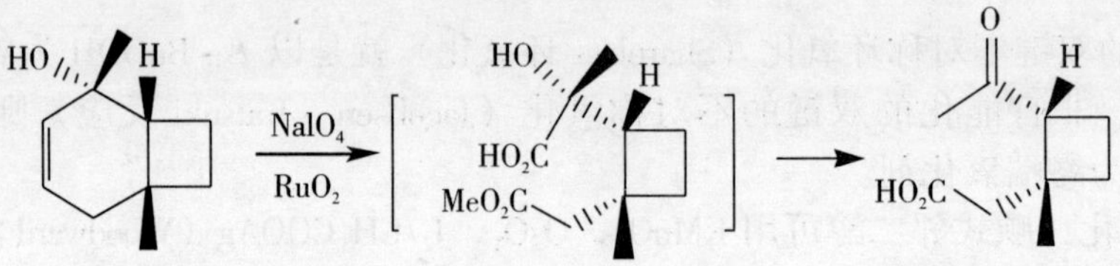

4．单羟基化　可由环氧化物开环生成（环氧化物在 Lewis 酸存在下重排可得单羰基化合物[19]），也可由 Hg（OAc）$_4$ 羟汞化再还原，或者 BH_3 加成后再氧化成醇。

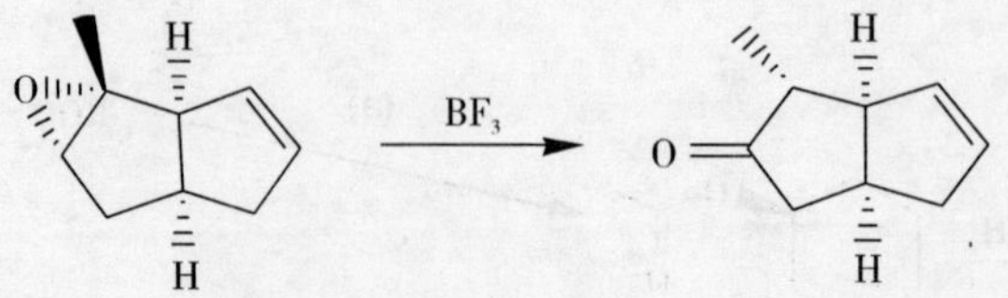

双键与单线态氧 $^1O_2$ 生成过氧化物，重排得烯丙过氧化氢再还原可得醇[20]。

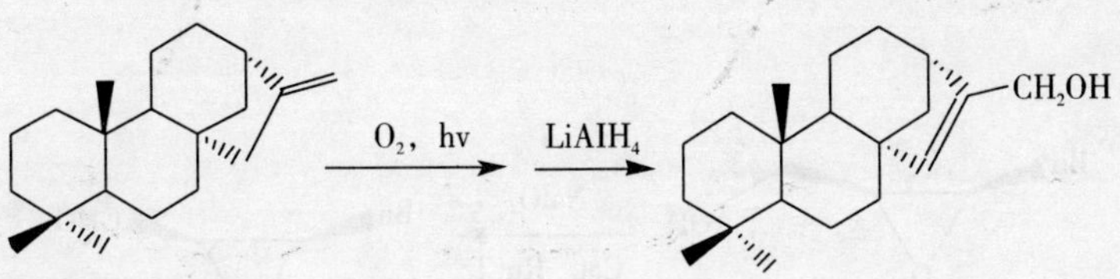

(三) 芳烃类氧化

1. 芳环氧化开裂　芳环上有推电子基取代可被 $KMnO_4$，$NaIO_4/RuO_2$（cat.）氧化成酸。

2. 芳环酚羟基化　Fenton 反应（H_2O_2/Fe^{2+}）最直接，但收率通常不佳。二酰化过氧化物如 $(PhCOO)_2$ 可引入苯甲酸酯，水解可得酚；酚可用 $K_2S_2O_8$ 氧化为对二酚。

3. 芳环的双羟化　常用恶臭假单胞菌（*Pseudomonas putida*）中的双加氧酶进行。

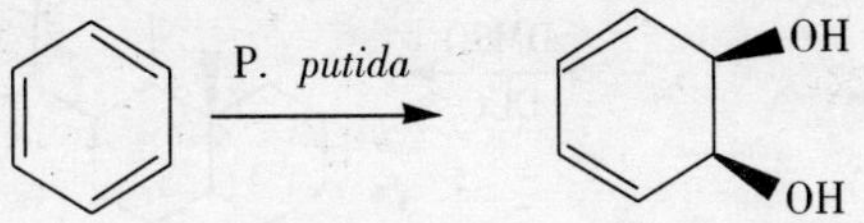

(四) 醇的氧化

1. 醇氧化为醛酮　含 Cr 的试剂最常用，如 Jones 试剂（H_2CrO_4），Collin 试剂（$CrO_3 \cdot Py$）[21]，PCC，PDC。Jones 试剂之后出现的改良型试剂大多是为了适用于酸敏感底物。

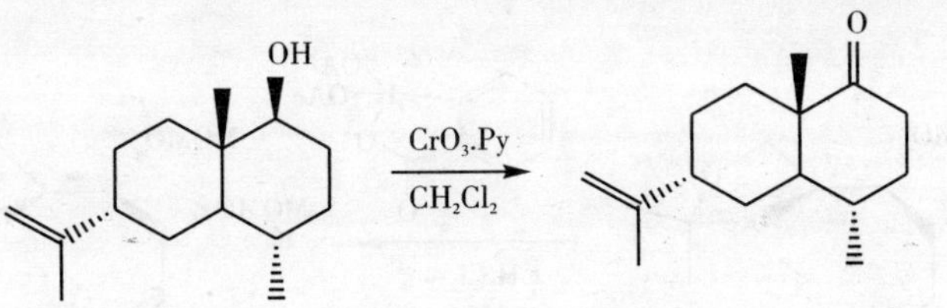

$KMnO_4$ 氧化力强，反应易过头；MnO_2 则常用于烯丙醇氧化。$AgCO_3$（Fetizon 试剂）既可用于烯丙醇，也可用于饱和醇的氧化，但用于后者易氧化到酸[22]。

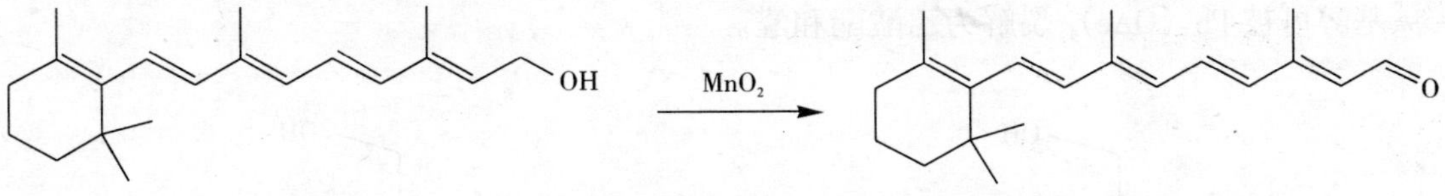

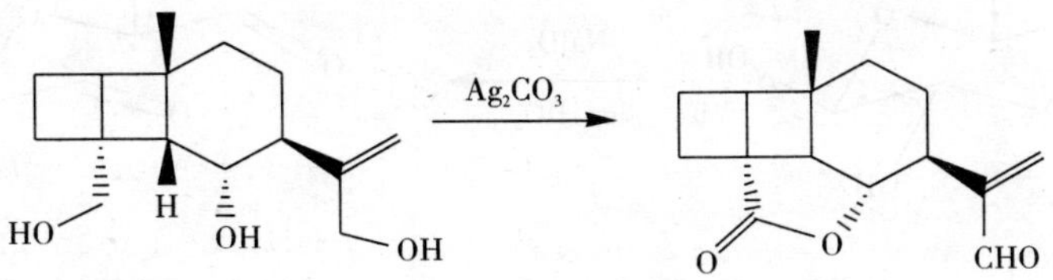

RuO_4，IO_4^- 或 $ClO_4^-/RuCl_3$（cat.）也可将伯醇氧化羰基化合物，但易发生 C = C 键断裂[23]。

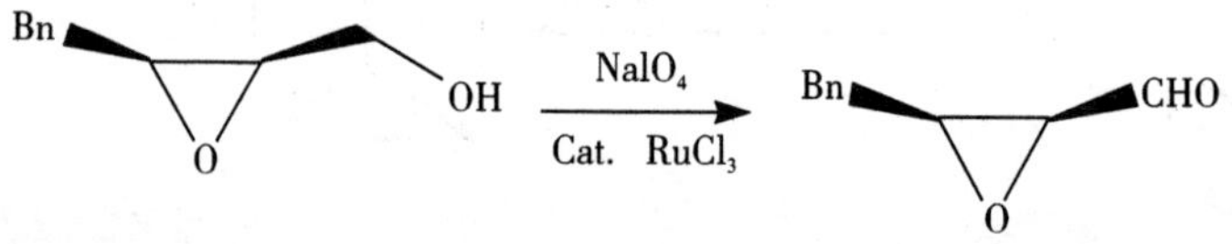

Swern 氧化是将 1°醇氧化为醛的常用方法，不像其他氧化剂容易氧化过头得到酸。Swern 氧化常用试剂为 DMSO - DCC[24]、DMSO - $(CF_3CO)_2O$ 等。

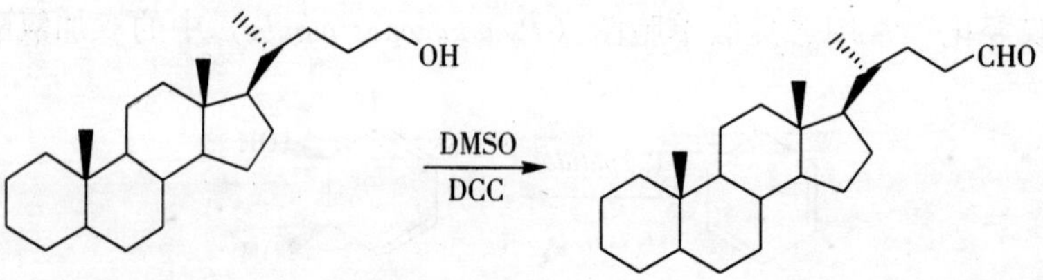

一个温和的氧化反应 Oppenauer 反应现已较少使用，它是 Meerwein 还原的逆反应。试剂为 Al（O*t* - Bu)$_3$ 和一个氢受体（通常是酮或醌），适用于对酸极敏感的底物。

Dess - Martin 氧化剂是一新型高价碘试剂，反应条件非常温和，也可氧化伯醇到醛[25]。

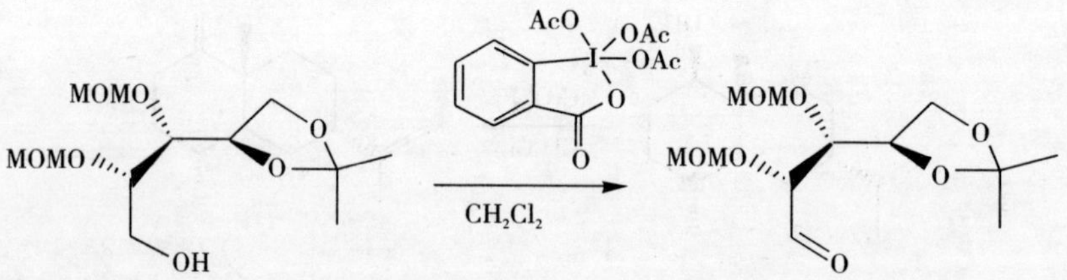

2. 醇氧化为酸　CrO_3，$KMnO_4$ 为氧化剂，可将醇直接氧化得到酸。

3. 1，2 - 二醇氧化　Pb $(OAc)_4$，HIO_4 常用。HIO_4 在苷的糖基部分的氧化裂解中常用。α - 羰基醇可被 Pb $(OAc)_4$ 裂解为乙酸酯和醛。

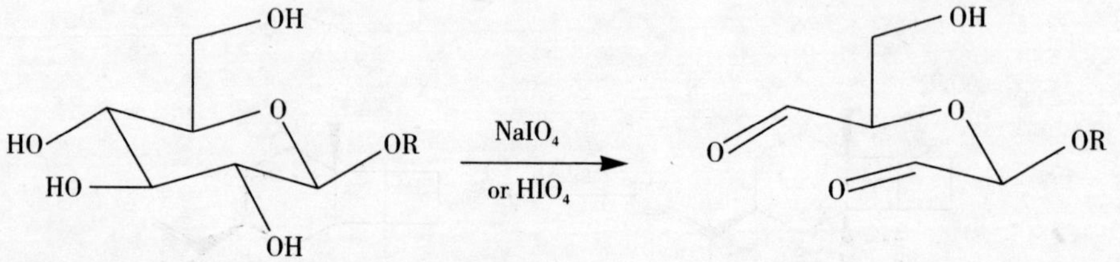

（五）酚的氧化　酚氧化成醌：氧化剂有 Fremy 盐 [$(KO_3S)_2NO\cdot$][26]、Cr（Ⅵ）、$FeCl_3$、$K_3Fe(CN)_6$ 等。Fremy 盐通常效果较好，但如芳环上有拉电子基时收率较低。

邻二酚或对二酚可被 MnO_2 或 DDQ 氧化为相应的醌[26]。

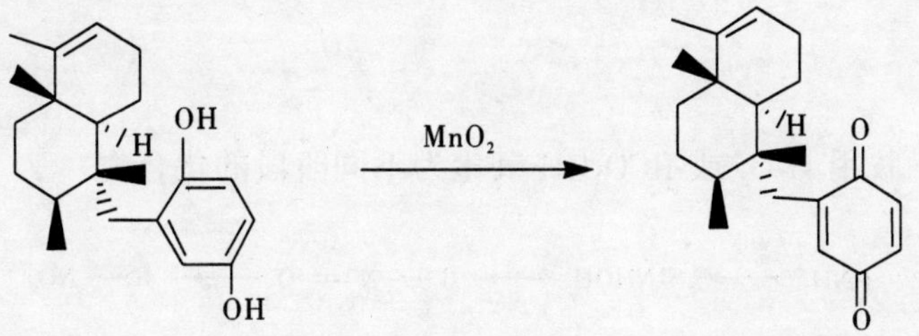

CAN 可将酚甲醚转化为酚后，再进一步氧化成醌，且在此过程中不影响脂肪醇[27]。

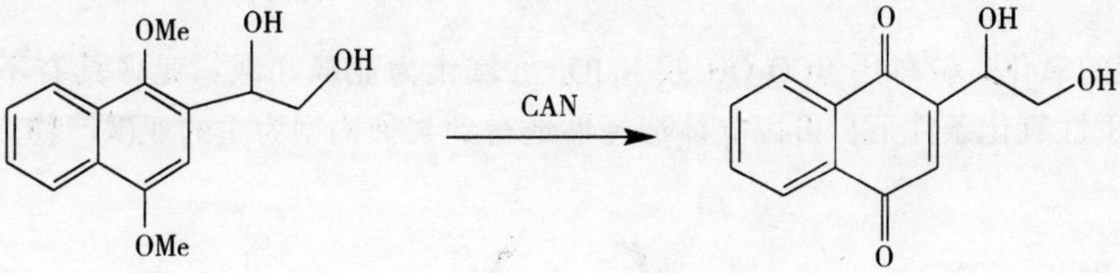

（六）醛酮氧化

1．醛的氧化　醛用 CrO_3、$KMnO_4$、Ag_2O、AgO 可氧化为酸，MnO_2 也可将烯丙或苄位醛氧化为酸或酯。

2．酮的氧化　环酮可用 Baeyer－Villiger 反应生成内酯[28]。甲基酮在碱/次卤酸作用下生成少一个碳原子的羧酸。

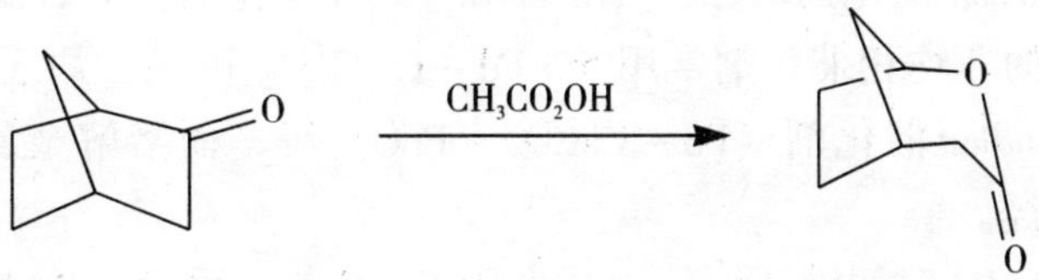

（七）其他氧化

1．炔的氧化　炔类化合物可被 $KMnO_4$、$NaIO_4/RuO_2$（cat.）氧化为邻二酮化合物。

2．氧化脱羧　$Pb(OAc)_4$ 为氧化剂，Cu（Ⅱ）为催化剂，可通过游离基机制脱去羧基生成烃或烯[29]。

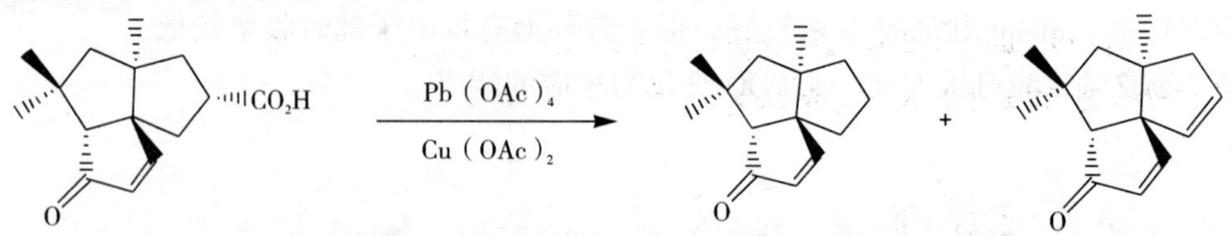

3．胺的氧化　胺用 H_2O_2 或 RCO_2OH 氧化为不同阶段的化合物。

$$RNH_2 \longrightarrow RNHOH \longrightarrow R-N=O \longrightarrow R-NO_2$$

$$RCH_2NHR \longrightarrow RCH_2N(R)(OH) \longrightarrow RCH=N^+(R)-O^-$$

$$R_3N \longrightarrow R_3N^+-O^-$$

4．硫醚的氧化　硫醚用 RCO_2OH 或 $NaIO_4$ 可氧化为亚砜和砜。亚砜具有不同的立体构型，因此在手性氧化条件下，可以立体选择性地得到某种构型为主的亚砜产物。

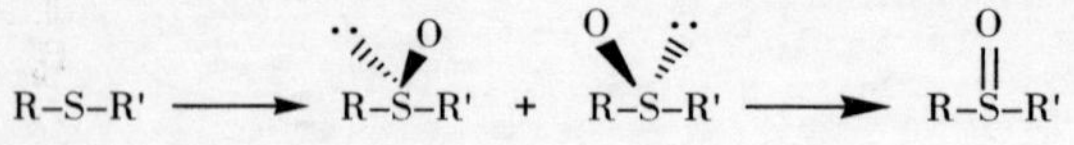

三、还原反应

还原反应可大体分为催化氢化、氢负离子转移和电子转移几大类。

（一）不饱和烃

1．炔、烯的还原　催化氢化分为均相与异相。与异相催化剂相比均相催化剂均含有配基，对烯、炔的还原选择性更高，与含杂原子的功能团（如羰基）反应性低，且不易被毒化，代表性的有 Wilkinson 催化剂 $(Ph_3P)_3RhCl$ 和 Vaska 催化剂 $[Ir(cod)(Py)PCy_3]^+PF_6^-$。

烯炔还原成烷烃的非均相催化剂常用 5% Pd - C、PtO_2 和 Ni。炔还原到顺式烯则需要低活性的催化剂，如 Lindlar 催化剂（Pd - $CaCO_3$ - PbO）等，而溶解金属（Li、Na 溶于 NH_3）可将炔还原为反式烯烃。

（1）化学选择性：Pd 对双键还原能力远大于 C = O[30]，而 Pt、Ru 则更易还原 C = O。

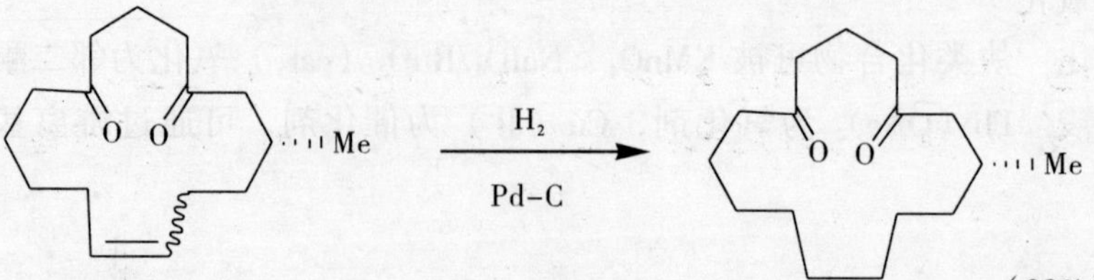

（98%）

有时控制好条件，可将 α，β - 不饱和二烯酮的双键依次选择性还原[31]。

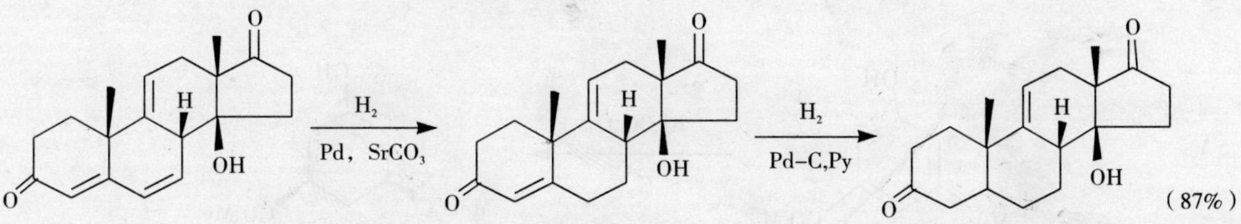

(2) 位置选择性：通常烯烃上取代越多反应性越低，在某些底物中可表现出很高的位置选择性，如下例[32]：

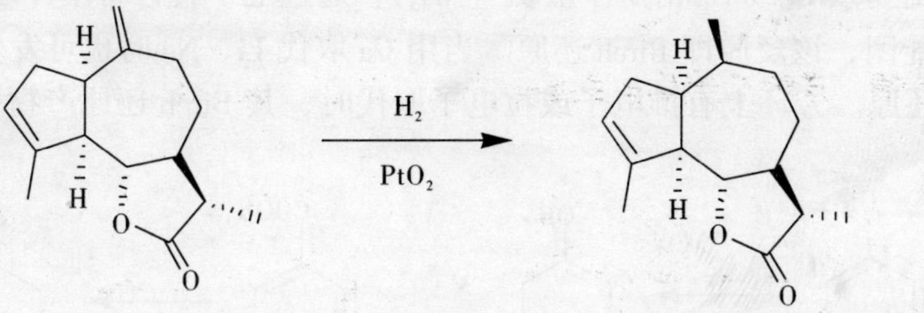

(3) 立体选择性：使用 Pd 的催化剂时，常易发生双键移位以及反式氢加成（由于金属与底物络合物平衡向热力学稳定的反式底物移动所致），而含 Pt 和 Rh、Ru 的催化剂则更易生成顺式产物。

(4) 均相催化剂的应用[33]：通常立体选择性比异相催化剂好得多，如：

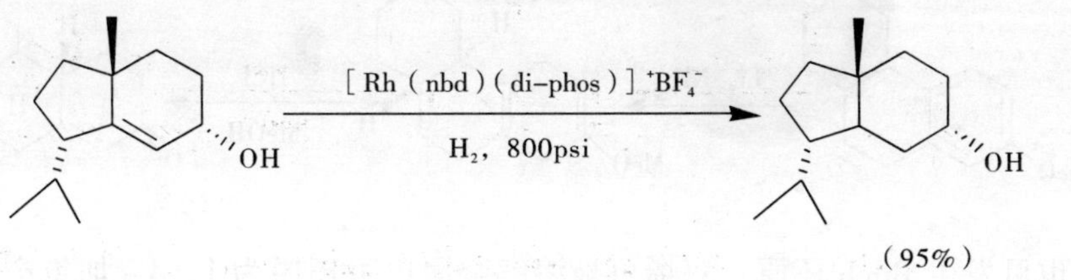

2．环丙烷等特殊烷烃　PtO_2（Adam 催化剂）可还原环丙烷成邻二甲基[34]。Li/NH_3（liq.）也可以完成这类反应。

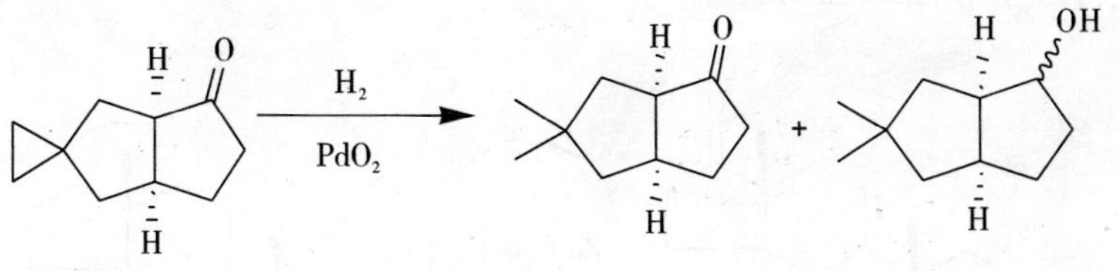

3．芳烃和杂芳烃

(1) 催化氢化：Rh、Ru 是将苯环还原为环己烷（烯）的首选，可避免底物中其他基团的氢解[35]。

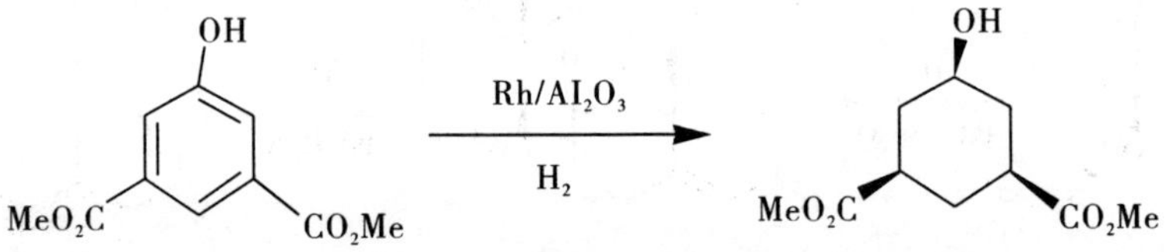

Rh 催化剂用于还原芳杂环时条件很温和，Pt 和 Pd 催化剂（尤其是 PtO_2）也可用于此类反应。

（2）Birch 还原：Li 或 Na 溶解于液氨（NH_3），通过电子转移将苯环还原成环己二烯，同时保留其他官能团，该反应即 Birch 还原。当用 Ca 取代 Li、Na 时也可发生类似的还原反应，称为 Benkeser 还原。芳环上有推电子或拉电子取代时，其 Birch 还原产物分别是：

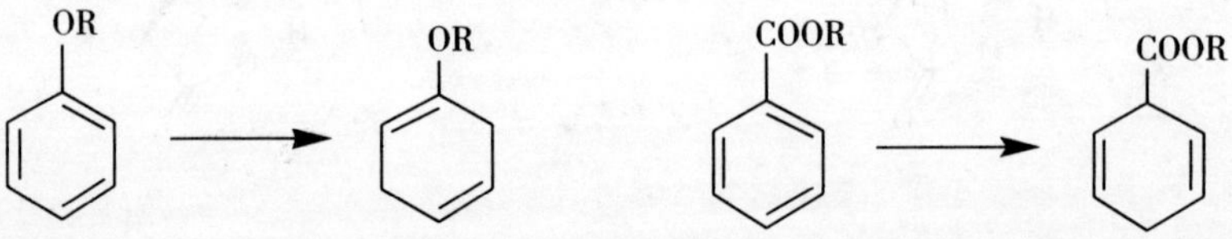

与苯环共轭双键的 Birch 还原产物为反式加氢，产物经酸水解得环己烯酮[36]，这是一个十分有用的合成方法。

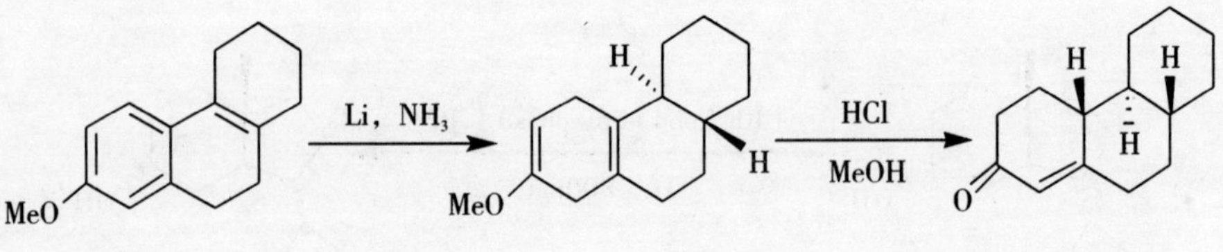

芳杂环也可发生 Birch 还原。双烯可被溶解金属也可还原为 1，4－加氢产物。

（二）羰基化合物

1. 成烃

（1）Clemensen 还原：Zn（Hg）－HCl 为一经典的还原试剂，可将羰基还原成 CH_2[37]。Zn－AcOH 还可将羟基邻位的羟基脱除。

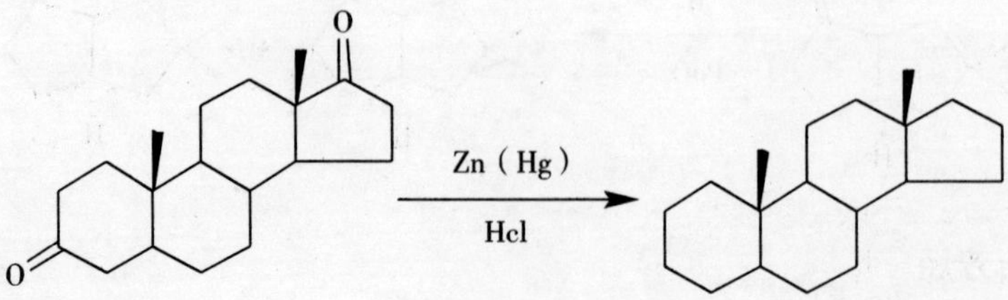

（75%）

（2）Wolff－Kishner－Huang 还原：对酸敏感底物可用 NH_2NH_2－KOH 将羰基还原为 CH_2。此反应经黄鸣龙改进使用缩乙二醇（diethylene glycol）后更加有效[38]。对大位阻的酮使用 $N_2H_4 \cdot HCl$ 效果更好。

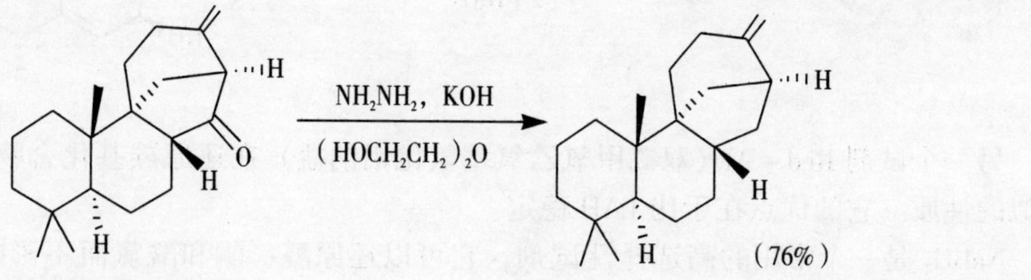

（3）其他：催化氢化常用 PtO_2 为催化剂，可将羰基还原为羟基，且反应性由易到难依次为酰氯、醛酮、酸酐、酯、酸和酰胺。尽管有时可将羟基彻底还原为 CH_2，但应用不多。

内酰胺可被 $LiAlH_4$ 还原为环状胺[39]，这在生物碱的反应中很多见。硼烷也能起到类似作用。

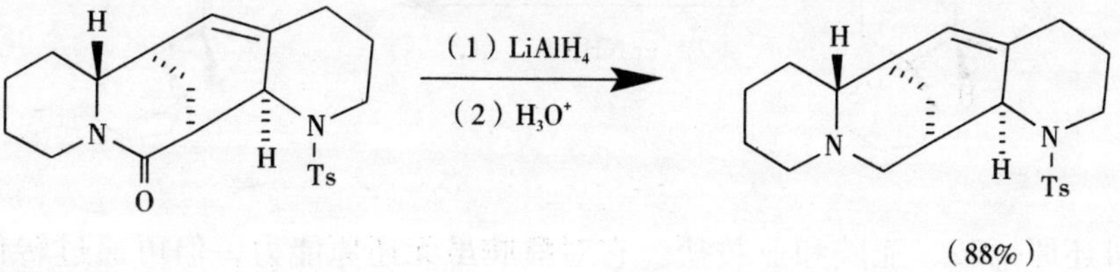

2．成醇和胺

（1）金属氢化物为首选：因为试剂种类多，可用于各种羰基化合物的选择性还原。四氢铝锂（LAH）的还原性最强，可将各种羰基化合物还原成醇，其中酰胺可还原为胺，内酯可还原为二醇，α，β－不饱和羰基化合物还原可得到α，β－不饱和醇和饱和醇产物。氨基甲酸酯的还原产物为 N－甲基胺[40]。

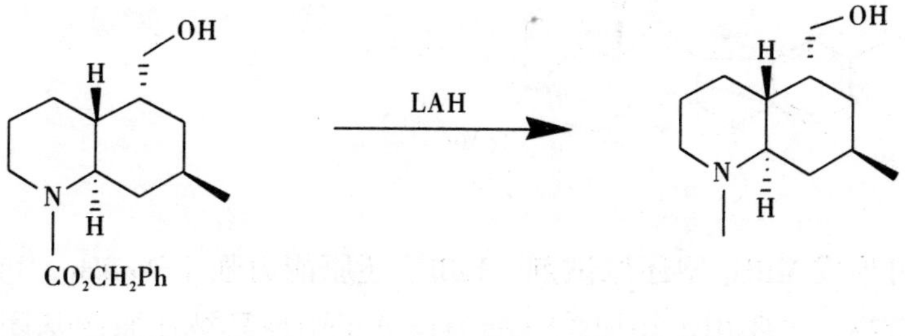

当 LAH 与醇反应时可得到 LiAl（OR）$_3$H，其活性弱于 LAH，例如 LiAl（OEt）$_3$H 可将腈和酰胺还原为醛，而 LiAl（O*t*－Bu）$_3$H 则可在还原醛酮时不还原酯[41]，显示了合成上有用的选择性。

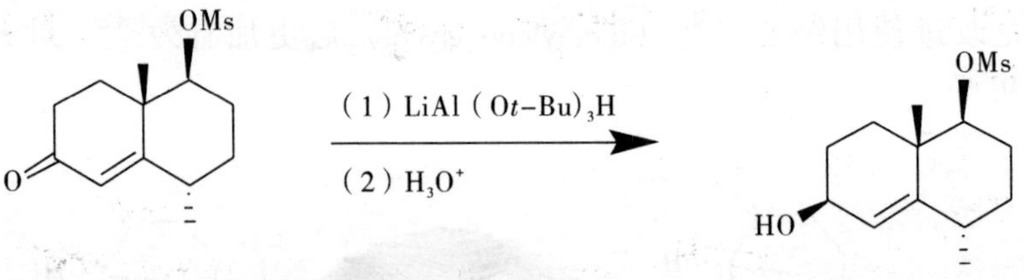

另一个试剂 Red－Al（双二甲氧乙氧基氢化铝钠盐）在还原羰基化合物时表现出与 LAH 相似的性质。它的优点在于比 LAH 稳定。

$NaBH_4$ 是一个常用的高选择性试剂，它可以还原醛、酮和酰氯而不影响酸、酯、内酯、腈、硝基、环氧化合物等多种官能团。在含有 α，β－不饱和羰基和饱和羰基的底物中，后者优先被还原[42]。

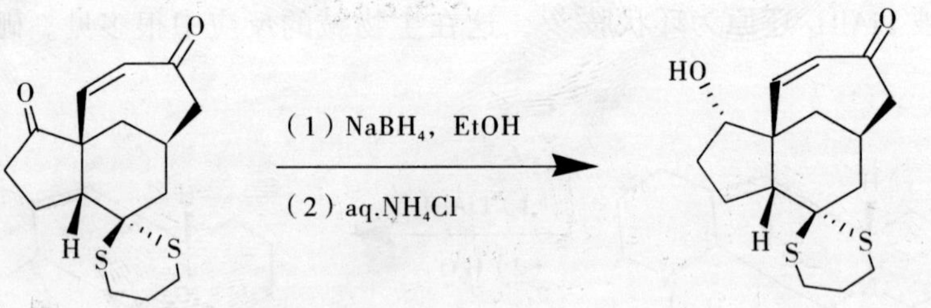

$NaBH_4$ 可还原烯胺、亚胺和亚胺盐。它对酰胺虽无还原能力，但可通过转化为亚胺盐后加以还原。下例中 $NaBH_4$ 就是将底物还原为二烯胺再进一步还原得到的产物[43]。

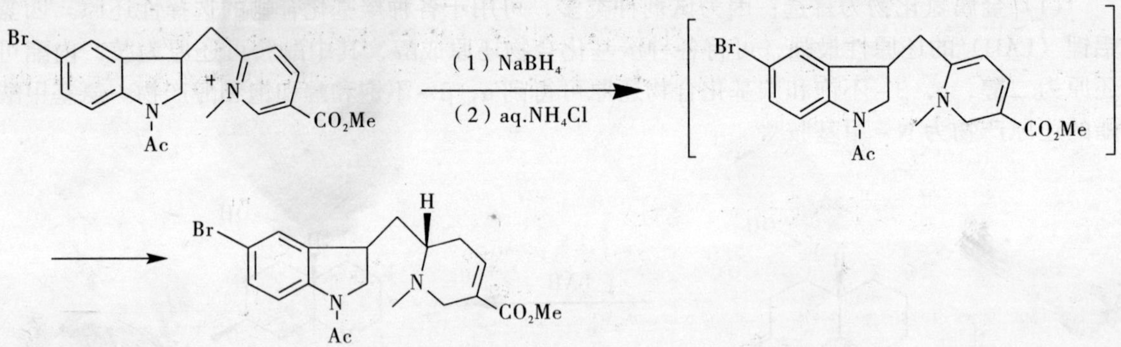

其他金属也可形成 MBH_4 型还原试剂。$LiBH_4$ 还原能力强于 $NaBH_4$，可还原除酸和酰胺外的各种羰基化合物，主要用于还原酯（酯为该分子中最易被还原的基团）。$Zn(BH_4)_2$ 则对 α，β－不饱和醛（酮）的 1，2－还原效果好，且还原时因配位作用而产生较高非对映选择性。

$NaBH_4$ 加入 Ce^{3+} 可制成 Luche 试剂，它对 α，β－不饱和醛（酮）的还原快于饱和醛

(酮)，且 1，2－还原占优[44]。

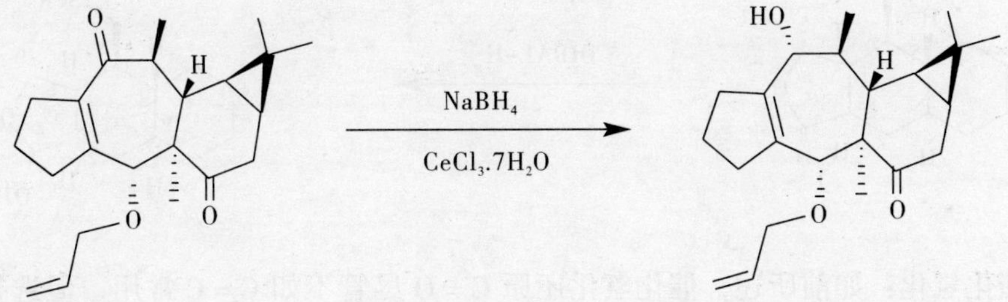

$NaBH_4$ 的衍生物如 NaBH（OR)$_3$ 或 $NaBH_{4-n}$（OCOR)$_n$ 对醛酮的还原选择性高，基本上不与其他任何基团反应。某些此类试剂如 KBH（OAc)$_3$ 可在酮存在的条件下选择性地还原醛。

当 MBH_4 中的 H 被烷基取代后，其还原能力增强。此类试剂的代表就是 Super－Hydride（$LiBHEt_3$），活性比 $LiBH_4$ 还高。当 $LiBHEt_3$ 中的 Et 用其他位阻较大的烷基替代后，则可得活性稍低的硼氢类试剂，常用的有 K－Selectride［KBH（*s*－Bu)$_3$］和 L－Selectride［LiBH（*s*－Bu)$_3$］。这类试剂由于位阻较大，在还原时立体选择性相对较高。如果用位阻更大的烷基 Me_2CH_2CH（Me）－可得 LS－和 KS－Selectride，其反应性基本不变，也是还原醛酮至醇，但立体选择性更高。

$NaBH_3CN$ 的特点是在酸性条件下稳定，可用于低 pH 条件下还原，在中性时不起反应。这对还原亚胺十分有利，可用于还原胺化而不影响其他羟基类基团。

(2) 硼烷和铝烷：硼烷（B_2H_6 或 $BH_3 \cdot Me_2S$）可还原醛、酮和酸。它的一个出色功能是在酯、腈、卤代物甚至酮存在的条件下，优先还原酸得到醇[45]。

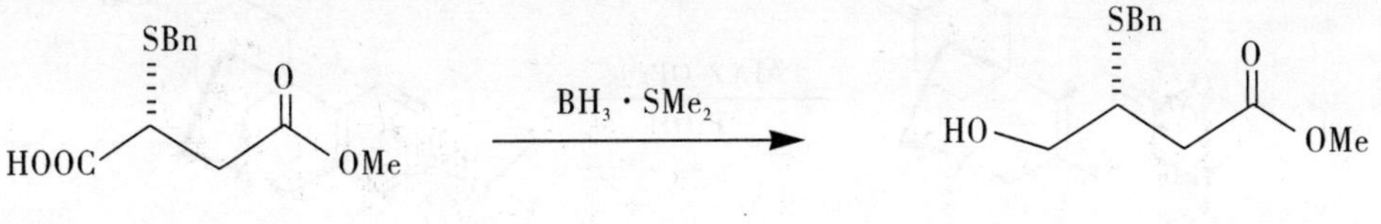

硼烷可将氨基酸还原为氨基醇时，内酰胺可还原为环状胺。硼烷经烷基取代得二烷基硼烷（R_2B）后可增加立体选择性。

铝烷（AlH_3）能还原大部分羰基化合物。它在还原 α，β－不饱和羟基化合物表现出很高的 1，2－还原选择性，这种选择性与 AlH_3 的酸性有关。

DIBAL（二异丁基氢化铝）是常用的一种铝烷类试剂，尽管它的还原能力很强，类似 LAH，但控制条件可将酯或酰胺的还原停留在醛的阶段，而不进一步还原成醇；它也可将腈还原为醛。DIBAL 最常用的反应是还原内酯成半缩醛[46]。

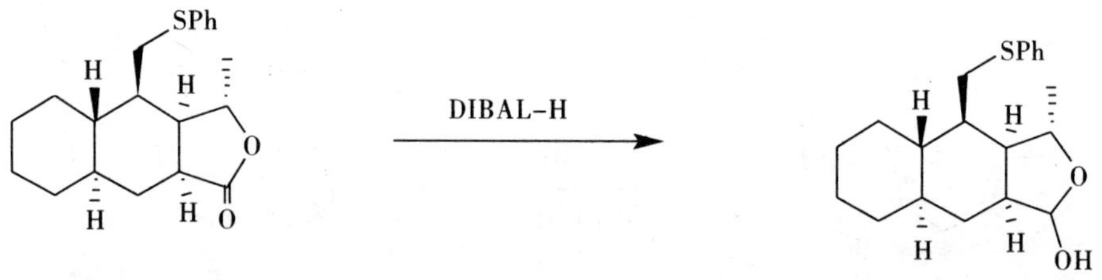

(3) 催化氢化：如前所述，催化氢化还原 C = O 尽管不如 C = C 常用，但选择适当的催化剂可以很好地完成这一反应，其中 C = O 的还原以 PtO_2 为常用催化剂，Ru 类也较常用。腈可用 PtO_2 或 Pd－C 催化氢化生成胺。

(4) 溶解金属还原：Li/NH_3 可（通过）将醛、酮的羰基转化为 Ketyl（游离基负离子），再进一步还原为醇，或偶联为邻二醇（pinacol 偶联）；也可将 α，β－不饱和羰基进行 1，4－还原[47]；而 α，β－不饱和酯的 1，4－还原可由 Mg/EtOH 完成。

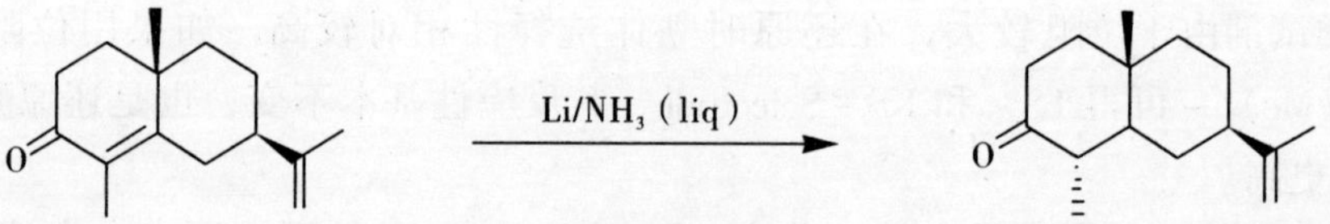

(5) 其他方法：Meerwein－Pondorf－Verley 还原是 Oppenauer 氧化的逆反应。用 Al（O*i*－Pr)$_3$ 与氢供体（如 *i*－PrOH 为溶剂），可将酮还原为醇[48]。

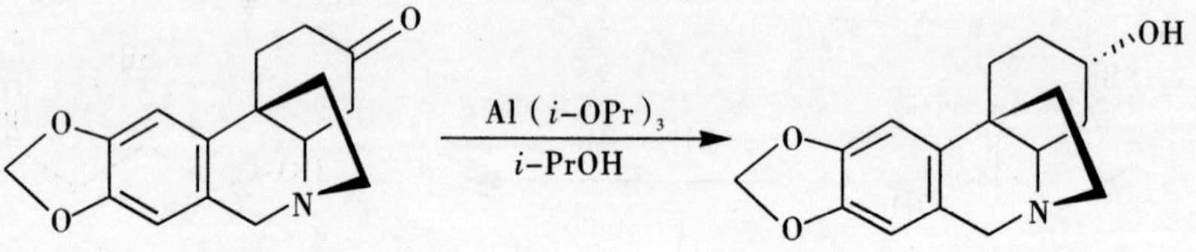

该反应可立体专一地得到 α－OH 产物，而同一底物用 LAH 还原则得到 β－OH 产物。因而该方法提供了一个不同于金属氢化物立体选择性的条件。

硅烷在酸性介质中可将 α，β－不饱和酮还原为饱和酮，也可将饱和酮还原为 2°－醇。锡烷 Bu_3SnH 和 $SnCl_2$ 可分别还原醛、腈至醇和醛。

甲酸铵通过氢转移可将亚胺正离子还原为叔胺。

3．羰基化合物的其他还原

(1) $NaBH_4$ 还原环状酸酐，经羟基酸中间体再环合得内酯[49]。

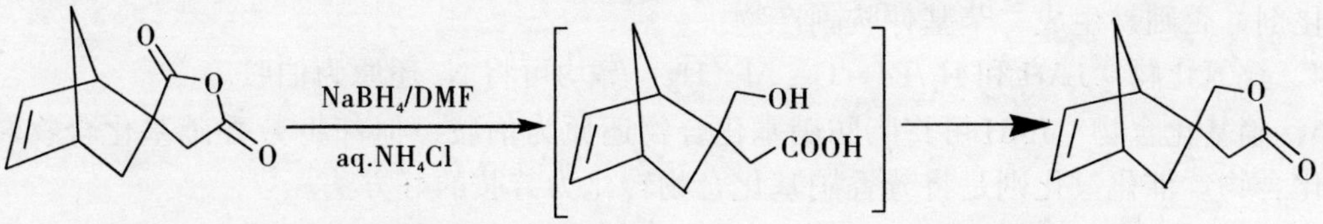

（2）催化氢化将酰氯还原为醛：使用 Rosemund 催化剂，即将 $Pd/BaSO_4$ 用喹啉毒化使活性下降，从而可使还原停留在醛的阶段。

（三）氢解及其他官能团的还原　氢解是指 C－X 断裂形成 C－H 的一类反应，用金属氢化物和催化加氢等多种方法均可实现。以下按官能团排列分别加以叙述。

1．环氧化物　LAH 从位阻小或取代少的位置进攻，生成醇产物[50]。

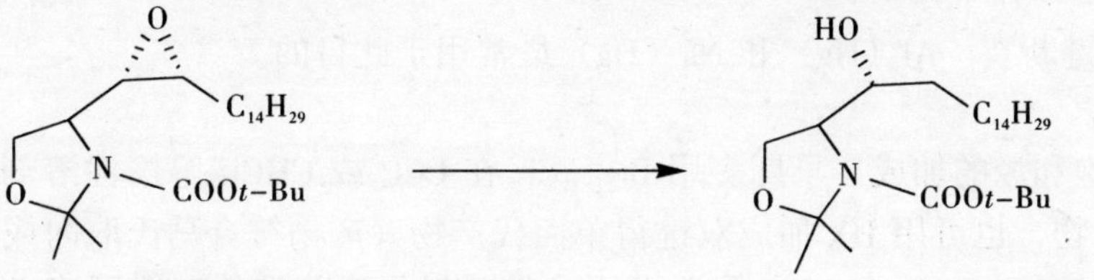

Super－Hydride 也发生类似开环，但不易重排。

Li/NH_3 则可将环氧化物还原为醇，而且倾向生成取代少的醇产物[51]。

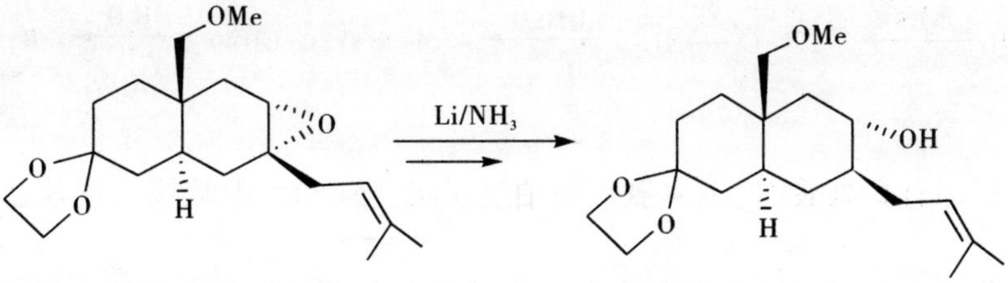

2．臭氧化物　LAH 将双键臭氧化中间体直接还原为醇，$NaBH_4$ 则只将醛、酮还原为醇，不对酯进一步还原，如[52]：

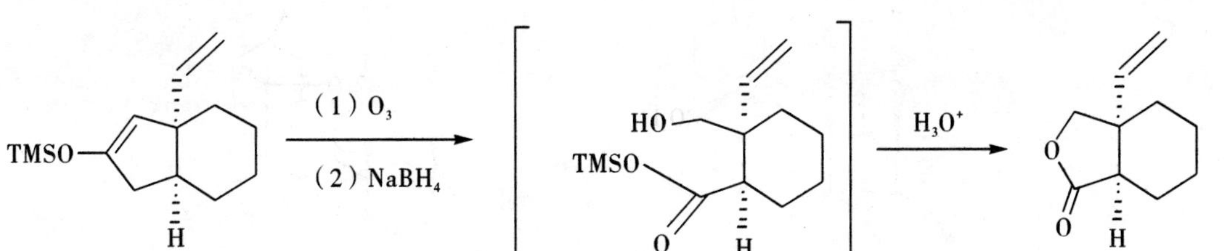

3．腈　LAH 将腈还原为伯胺，催化氢化对脂肪腈的效果好，而对芳香腈则需要小心选择催化剂，否则易生成二苄基仲胺副产物。

4．叠氮化物　LAH 和 H_2/Pd－C、Al（Hg）等均可将 N_3 还原为伯胺。

5．硝基化合物　LAH 可将脂肪硝基化合物还原为伯胺，但却将芳香硝基化合物转化为偶氮化合物。催化氢化则是将芳香硝基化合物转化为芳胺的好方法。

6．卤代物　LAH 可使卤代位置氢解成烃，磺酸酯也可发生类似反应。Red－Al 在进行氢解时比 LAH 更为有用，例如可将偕二溴代物转化为单溴化物。

$NaBH_3CN$/HMPA 也可发生卤代物和磺酸酯氢解，对多官能团底物较好。H_2/Raney Ni、Zn/H^+、Bu_3SnH 均有类似作用。Bu_3SnH/AlBN 对黄原酸酯的脱除称为 Barton 反应。

7．醇的氢解　LAH 可使炔醇的羟基脱去。$NaBH_4CN/ZnBr_2$ 可将 3°－醇转化为溴代物，而后脱去溴成烃。苄醇可用催化氢化或 Na/NH_3 脱去。

8．二硫（dithiolane）　可用 H_2/Raney Ni 脱去，这也可作为羰基间接还原为亚甲基的方法。

9．C－S 键断裂　Al（Hg）和 Na（Hg）最常用于此目的。

四、卤化

（一）不饱和烃的加成　早期多用 Br_2、Cl_2 在 CCl_4 或 $CHCl_3$ 等惰性溶剂中对双键进行加成得双卤代产物，也可用 HX 加成双键得单卤代产物（产物符合马氏取向或反马氏取向）。

N－溴代琥珀酰亚胺（NBS）是常用的溴化试剂，可以避免直接用溴进行卤化带来的问题。通常在含水二甲基亚砜（DMSO）使用 NBS 可高产率地得到 α－溴代醇，反应具有反式（anti）立体专一性，且区域选择性符合马氏规则。其反应过程如下所示：

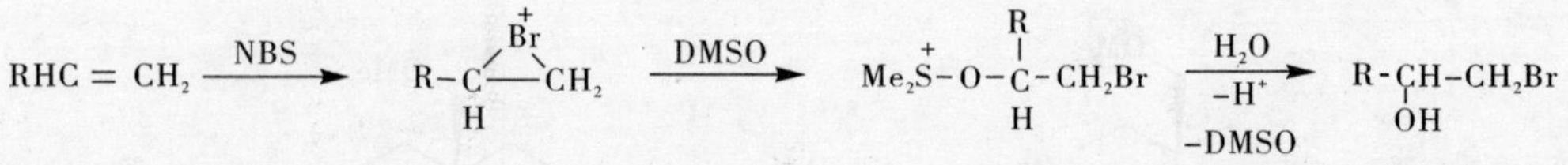

其他卤代试剂有高氯酸钠、N－氯代琥珀酰亚胺（NCS）、吡啶鎓三溴盐、苄基三甲基铵三溴盐等。

碘代内酯化是一个有用的衍生化反应，尤其是含有高烯丙位羧基结构的化合物易于发生此反应，可生成碘代内酯化合物。当然，适当位置的羧基或含氮基团也可以与羧酸类似的方式参与反应（碘代醚化或胺化）[53]。

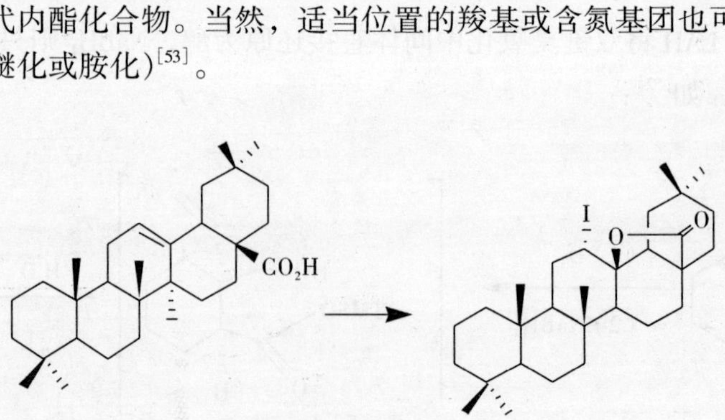

（二）烃的卤代

1．脂肪烃的卤代　烯丙位与苄位以及羰基的α位由于比较活泼，可以直接用卤素（X_2）或N－卤代酰胺（如NBS、NCS等）进行，卤化反应机制多为游离基取代。有时也可用叔丁酰氯或卤代砜作为卤化试剂。

2．芳烃的卤代　芳烃的卤代是众多芳烃亲电性取代反应中的一大类反应，通常由分子卤素在路易斯酸催化下进行反应[54]。不过除海洋生物中常见含氯和溴代的天然产物外，卤代物在天然产物中并不多见，常以人工产物的形式得到。从已有的天然产物制备成氟化物，在药物化学上很有意义，例如：

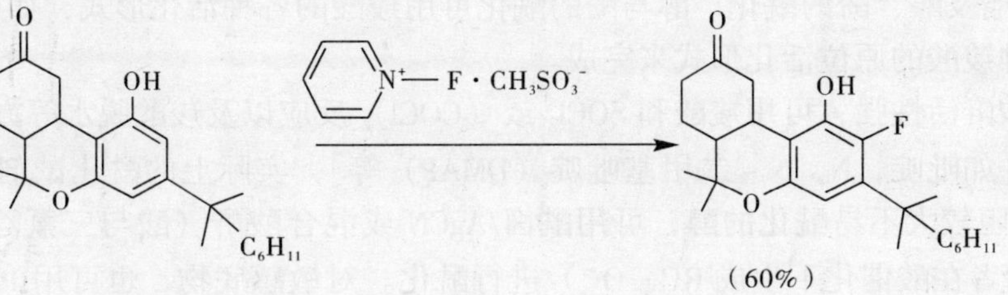

在进行碘代反应时，常用分子碘与氧化剂（如高碘酸、硝酸铈铵等）的混合物，原因是碘化生成的HI具有还原性。

3．从醇和醚制备卤代物　这类反应均为亲核取代反应，其反应活泼次序为3°＞2°＞1°－OH，可用含卤酸（如HX）直接处理醇或醚而得。不过由于HX酸性太强，也可将醇先转化为容易离去的磺酸酯，再以卤素离子（X^-）进行亲核取代反应制得。

五、O、N的烃化与酰化

醇、酚和酸是天然产物中普遍存在的官能团，因而它们的烃化与酰化在结构转化中占有很重要的地位。

（一）O的烃化和酰化

1．醇、酚成醚　最常用的就是用碱将ROH制成RO^-，与卤代物（R′X）或磺酸酯反应（$R'SO_3R''$）反应生成醚R－O－R′，即Williamson合成法。甲醚和苄醚[55]的制备最常见，其中甲醚的制备也可用Me_2SO_4或Meerwein试剂（$Me_3O^+BF_4^-$）为试剂完成。Mitsunobu反应有时也可用于双羟基底物的分子内成醚。

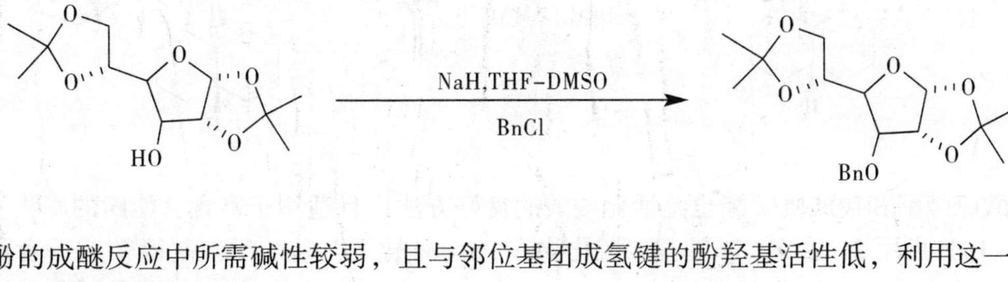

酚的成醚反应中所需碱性较弱，且与邻位基团成氢键的酚羟基活性低，利用这一点可进行如下选择性成醚反应[56]。

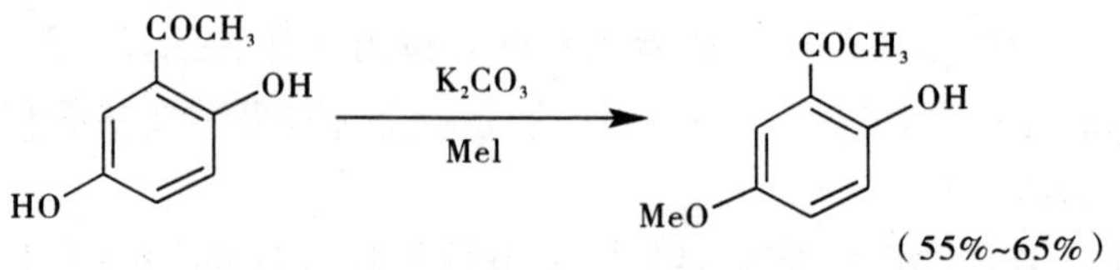

某些醚也是羟基重要的保护基，如甲醚、叔丁基醚、烯丙醚、苄醚和二氢吡喃醚等。虽然它们成醚的方法基本一致，但脱除方法及在不同环境中稳定性不同。例如甲醚要用较强的 Lewis 酸如 BBr_3 脱除，而叔丁醚用 CF_3COOH 即可脱除，苄醚用氢解方法脱去等。

2．酸成酯及醇、酚的酰化　醇与酚的酰化可用羧酸的各种活化形式，如用酰卤、酸酐、活泼酯和多种羧酸的原位活化形式来完成。

酰卤和酸酐活性强，可用羧酸和 $SOCl_2$ 或 $(COCl)_2$ 反应以及羧酸脱水等方法制备。酰化时多加入碱［如吡啶，N，N－二甲基吡啶（DMAP）等］，实际上的酰化试剂是鎓盐如 RCO－Py^+。对位阻较大不易酰化的醇，可用酰卤/AgCN 或混合酸酐（酸与三氟乙酸酐生成 RC-$OOCOCF_3$，后者在酸催化下生成 $RC\equiv O^+$）进行酰化。对敏感底物，也可用 Ph_3P、镧系元素三氟甲磺酸盐及其他 Lewis 酸提高酸酐的活性[57]。

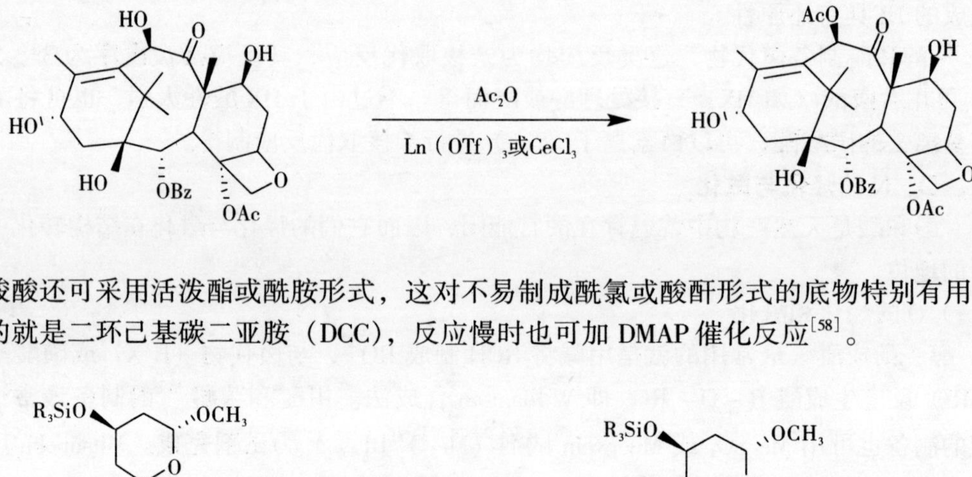

羧酸还可采用活泼酯或酰胺形式，这对不易制成酰氯或酸酐形式的底物特别有用。最早出现的就是二环已基碳二亚胺（DCC），反应慢时也可加 DMAP 催化反应[58]。

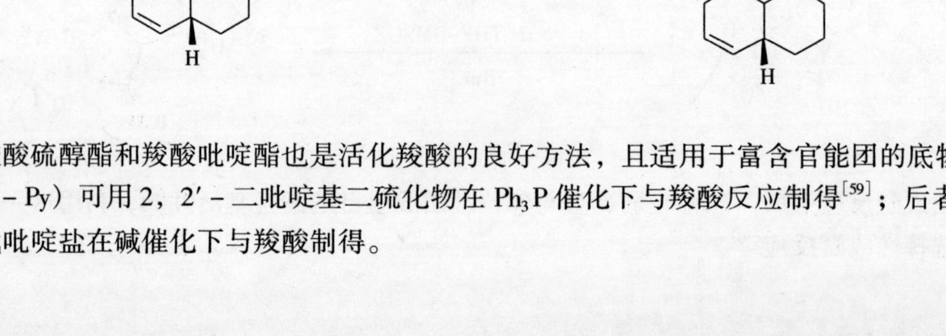

羧酸硫醇酯和羧酸吡啶酯也是活化羧酸的良好方法，且适用于富含官能团的底物。前者（RCOS－Py）可用 2，2′－二吡啶基二硫化物在 Ph_3P 催化下与羧酸反应制得[59]；后者可用 2′－氯代吡啶盐在碱催化下与羧酸制得。

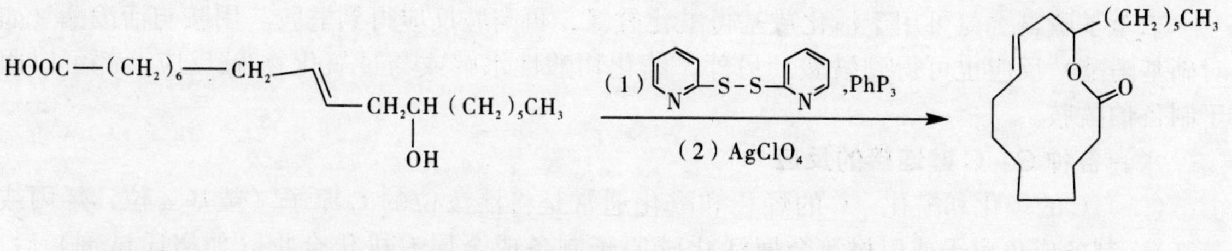

羧酸与酰基二咪唑发生反应生成的酰化咪唑也是一个良好的酰化试剂。

羧酸的酯化也可用羧酸盐与卤代物反应完成。或在 Mitsunobu 反应中以羧酸盐作为亲核试剂进行[60]。

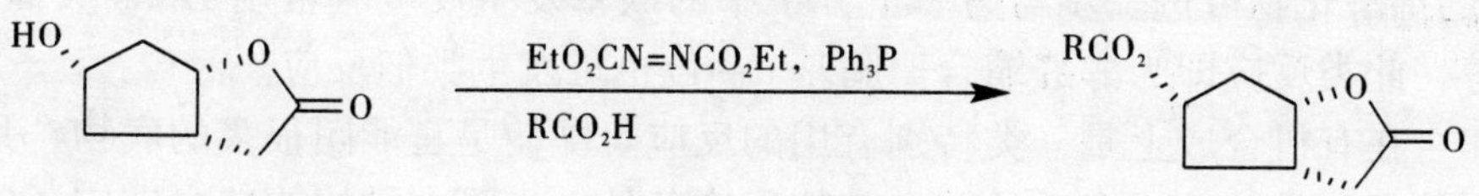

羧酸的甲酯化也可用 CH_2N_2 在中性条件下制备。

酚的活泼较低，多用酸酐、酰卤、硅醇酯为酰化试剂。位阻大的底物可加三氟乙酸酐。

3. 羟基的保护　前面讨论 O－烃化时已提到，醚可以作为羟基的保护基。羟基的另一大类保护基为酯类，包括羧酸酯、碳酸酯和氨基甲酸酯。碳酸酯对亲核试剂更敏感，而氨基甲酸酯在酸性条件下更容易裂解。详见保护基方面的专门书籍，此处不做深入讨论。

(二) N 的烃化和酰化

1. 胺的烷基化　伯、仲胺的烷基化可由胺与卤代物或磺酸酯反应制备，但通常得到不同阶段烷基化产物的混合物，没有制备价值。较大位阻的底物（二级胺及 N－取代酰胺）的烷基化有制备意义。这一反应也可用 Mitsunobu 反应完成。

伯胺常用 Gabriel 反应制备，仲胺或叔胺可用还原胺化及酰胺还原方法制备，芳胺的 N－烷基化常需加 Cu 盐加速反应。芳杂环中的 N 原子活性更弱，但吲哚在苷化可用 Mitsunobu 反应制备[61]。

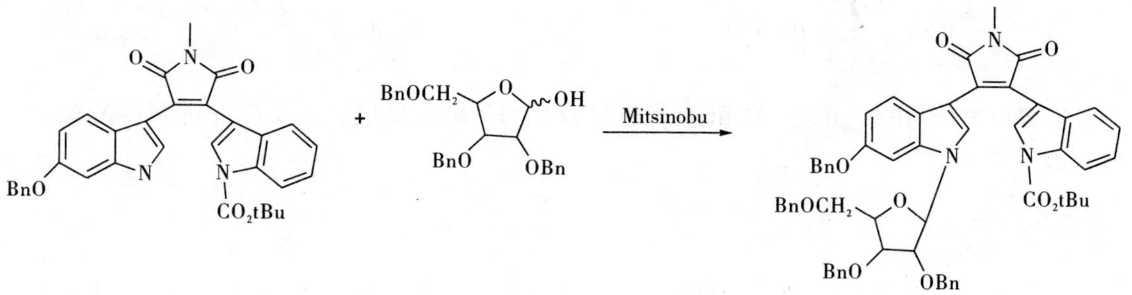

2. 胺的酰化　氨基可用与羟基类似的酰化条件制备酰胺，且氨基在游离态下更易被酰化。N－羟基琥珀酰亚胺（HOSu）、N－羟基苯并三唑（HOBt）、也可用来活化羧基。这些活

化试剂在多肽合成中十分有用。

二苯基磷酰叠氮可用于活化羧基得酰化叠氮，再与胺反应得到酰胺。用胺与活泼酯（如对硝基酚酯）反应也可得到酰胺。另外，腈化物酸性水解或与过氧化物/碱反应。都可以用于制备伯酰胺。

六、各种C－C键连接的反应

（一）C的烃化和酰化　C的烃化和酰化通常是将活泼位的C原子（羰基α位，烯丙或苄基），制备成负离子或以过渡金属活化碳原子制备成金属有机化合物（如格氏试剂）后，与含有羰基的化合物或卤代物反应而成。芳香化合物的烃化或酰化则以付克反应或过渡金属介导的偶联反应等方法加以实现。

1．羰基α位　羰基α－碳原子酸性较强，经强碱处理后可得烯醇负离子（或制成烯醇硅醚）。生成的烯醇化物可进一步与另一个分子中的羰基发生反应（常用Lewis酸催化），生成仲醇、叔醇，此类反应即为醇醛缩合。腈基α－位也可发生类似反应。

醇醛缩合在有机合成上是一类特别有用的反应。即使是官能团很多的底物，只要对官能团进行适当的保护，并选择合适的碱和其他反应条件，也可在结构改造中有广泛应用。通过烯醇硅醚进行的分子间醇醛缩合如[62]：

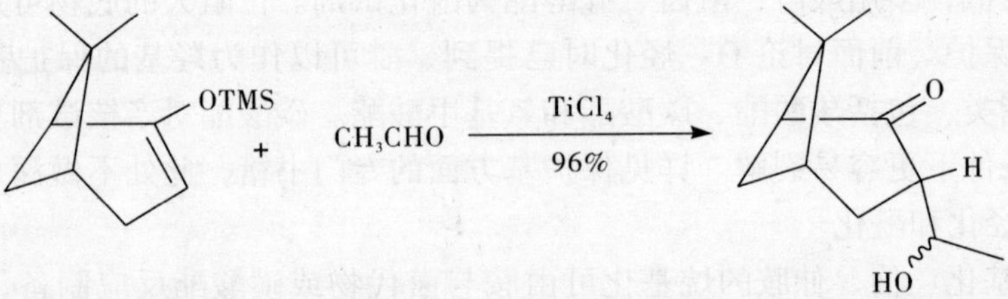

分子内的醇醛缩合[63]实例如下：

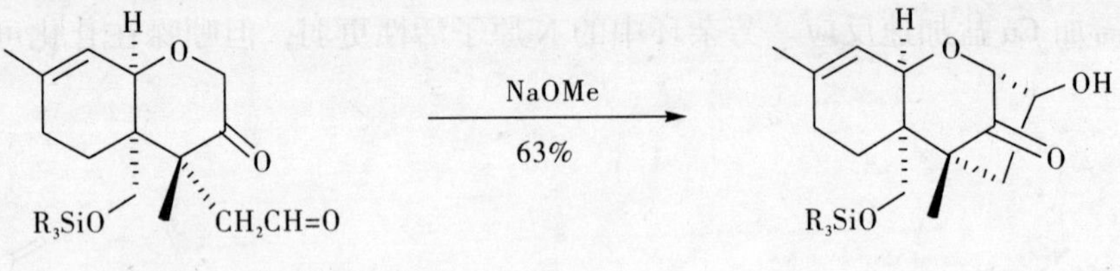

烯醇负离子与酯、酰氯、酸酐等反应可发生C－酰化反应，其反应原理与醇醛缩合一致。例如[64]：

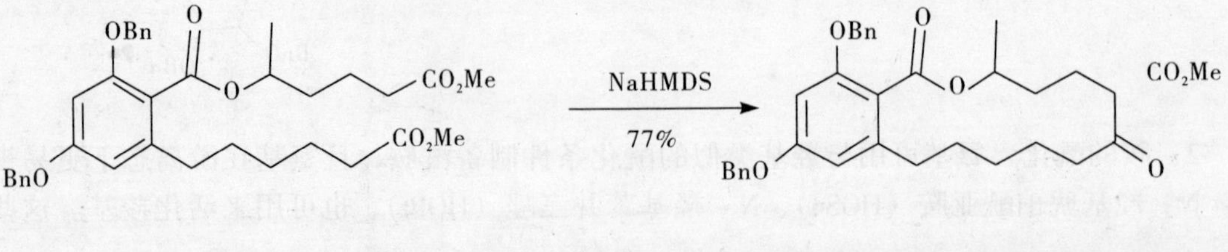

烯醇负离子与卤代物反应，即发生羰基 α 位的 C - 烃化。

Mannich 反应[65]也是在羰基 α - 位上反应，不过另一分子试剂是由醛和胺生成的亚胺盐，故此反应又称氨甲基化反应。

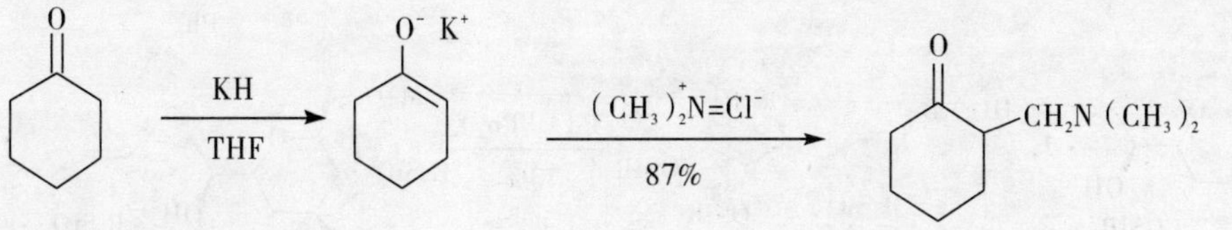

羰基 α 位卤代物与 Zn 反应得一低活性亲核试剂，可选择性地只与醛、酮反应（Reformatsky 反应）。

2．活泼亚甲基　具有 Z - CH_2 - Z 形式（Z 为拉电子基）的结构中，CH_2 具有比一般化合物更强的酸性，很容易制备成 C 负离子，从而进一步发生烃化和酰化反应。这类反应通常被称为 Knoevenagel 反应，其原料及产物基本结构可通过以下反应式显示[66]。

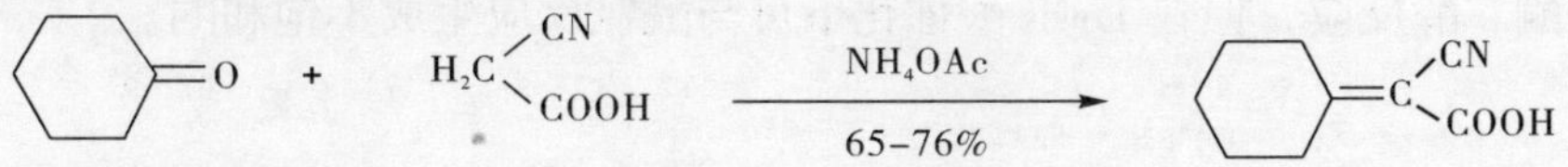

3．烯丙位和苄位　烯丙位和苄位碳原子是较活泼的位置。与其他饱和脂肪碳原子需制备成格氏试剂等金属有机化合物不同，它们用过渡金属加以活化，即可作为亲核试剂使用。

烯丙位被过渡金属如 Pd、Ni 等活化后形成亲电物种，可与一系列亲核物种反应。不过烯丙基双键在反应中通常会移位[67]。

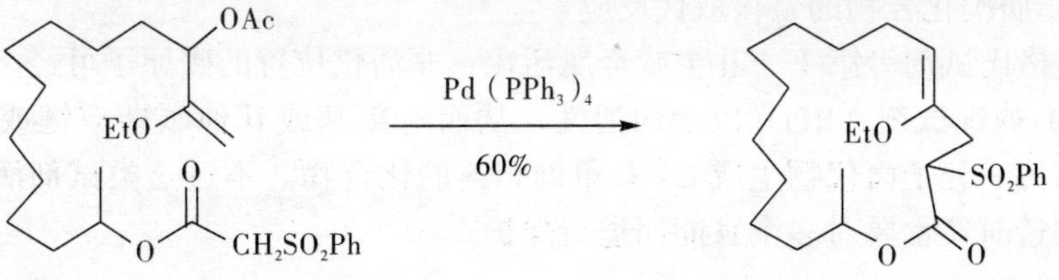

烯丙基硼化物和烯丙基硅烷都可与羰基化合物反应。前者可与乙烯基或芳基卤代物发生偶联反应，但后者需 Lewis 酸催化，两者均可与 α、β - 不饱和羰基物加成。烯丙基锡也可与上述硼和硅化物发生反应。

下面是一些反应实例[68,69]：

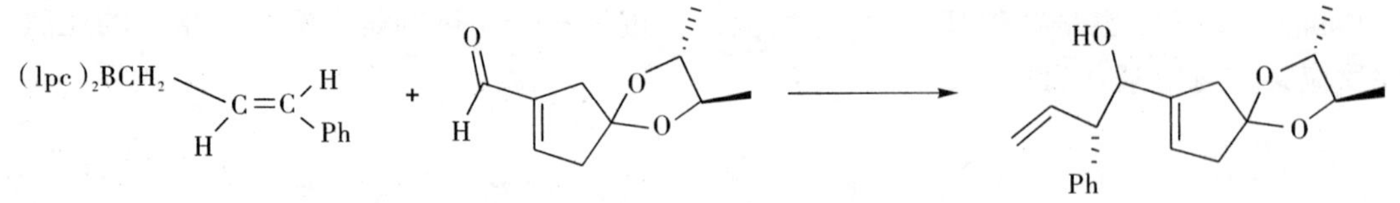

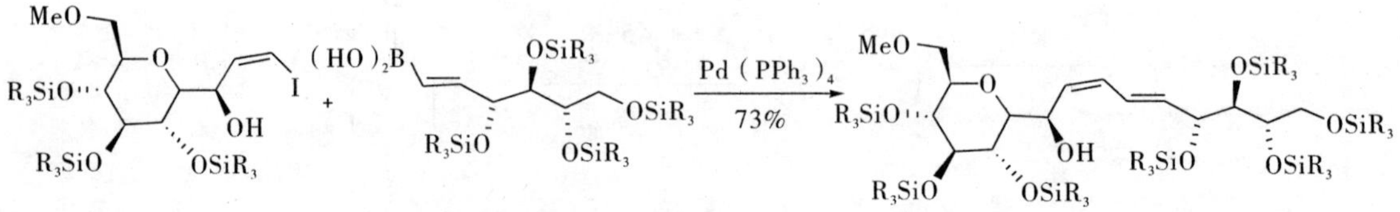

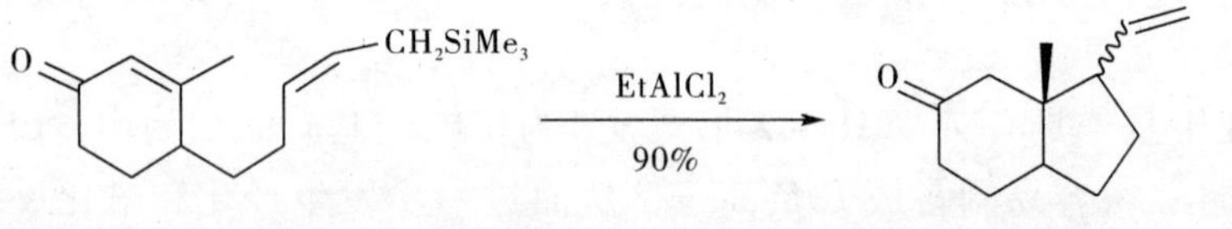

4．炔基化合物　炔基化合物生成与有机汞试剂加成得到弱亲核试剂烯代汞。该试剂虽不能直接与酮、醛反应，但在 Lewis 酸催化下可与酰氯反应生成不饱和酮。

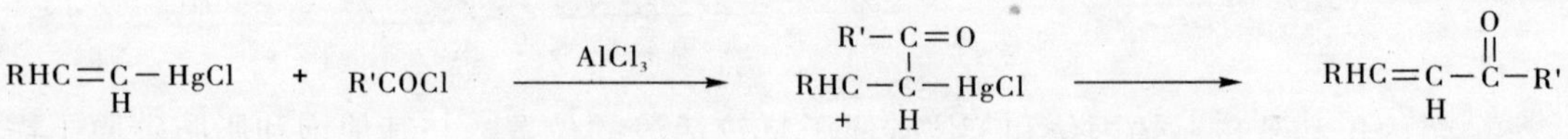

炔基末端氢酸性较强，易于生成锂试剂（$R-C\equiv C^{-}Li^{+}$），其活性弱于一般的烷基锂。

5．乙烯基的亲核反应　乙烯卤代物制备成乙烯基金属试剂后也可作为亲核试剂使用。例如乙烯基锂可与烷基硼酸酯加成，经分子碘氧化取代烯烃。

6．其他脂肪类化合物的亲核取代反应

（1）通过格氏试剂等第Ⅰ、Ⅱ主族金属活化：非活化位置的碳原子可经卤代物制成格氏试剂（RMgBr）或锂试剂（RLi）以增加活性，从而对羰基或其他碳杂双键或三键化合物进行加成，或与另一分子卤代物生成 C－C 单键相连的化合物。不过这类试剂活性太强，在天然产物结构改造时经常要对多个官能团进行保护[70]。

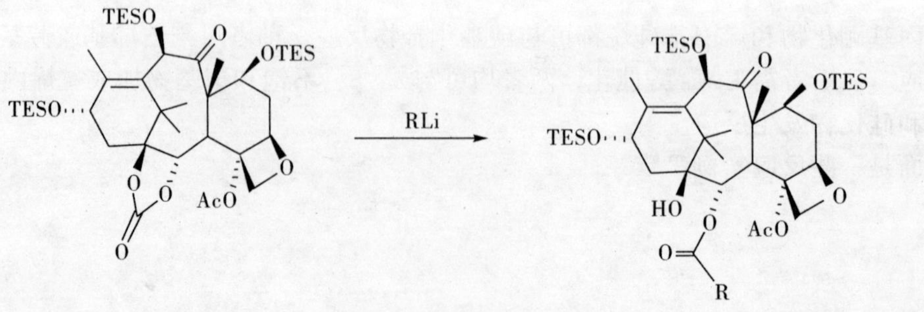

（2）Michael 加成：具有 α、β－不饱和羰基化合物（或腈）的底物，可被烯醇负离子（烯醇硅醚）、烯胺或格氏试剂、CN^- 等多种亲核试剂在羰基 β 位加成，从而发生 C－烃化及酰化等多种反应。下面是通过 Michael 加成及烯醇负离子的烷基化－锅反应制备前列腺素（环戊酮）类化合物的例子[71]。

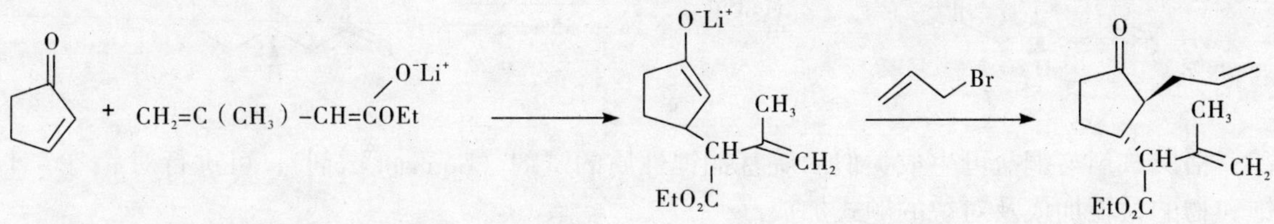

（3）通过 ylide 活化：脂肪卤代物经过与含 P 或 S－类的杂原子反应生成 ylide 之后可被活化，进而与羰基化合物反应生成烯。这类反应中最有名的是 Wittig 反应[72]。

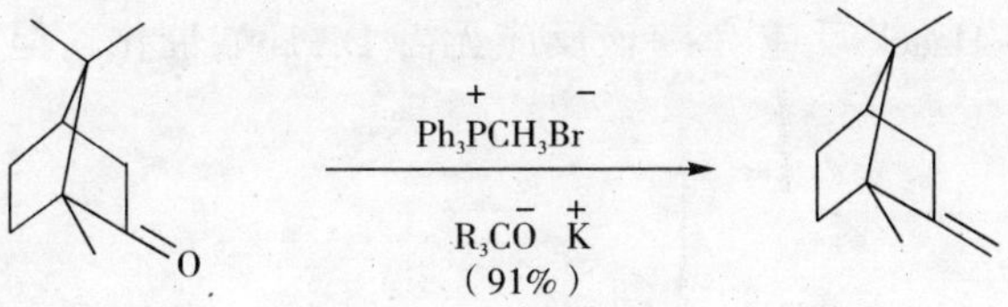

这类反应也可通过亚磷酸酯稳定的羰基 α－位碳负离子进行，即 Wittig－Horner 反应[73]。

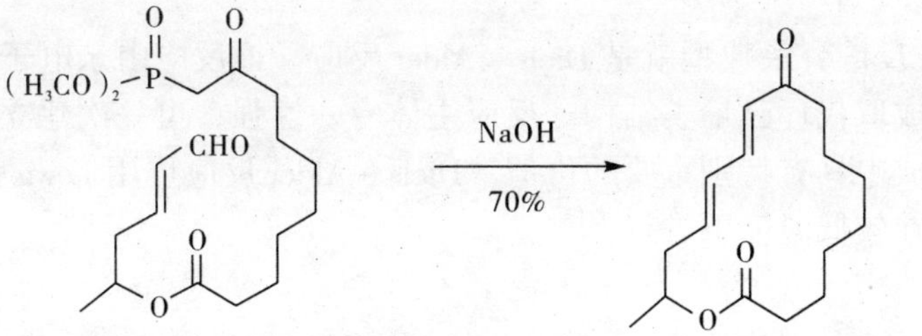

含硫 ylide 化合物最有用的是 $Me_2SCH_2^-$ 和 $Me_2S(O)CH_2^-$，可将羰基亚甲基化成为相应的环氧化物[74]。其他含硫 ylide 也十分有用，例如可进行羰基亚甲基化，或 α，β－不饱和酮的双键加成。

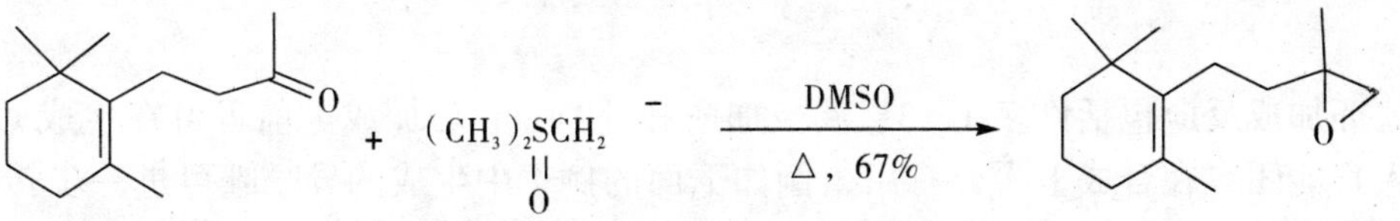

（4）通过 Cu 活化：二烷基铜锂（R_2CuLi）或铜试剂可从锂试剂（RLi）制得，其活性比锂试剂低，在 Michael 加成和环氧化物开环中应用较多[75]。

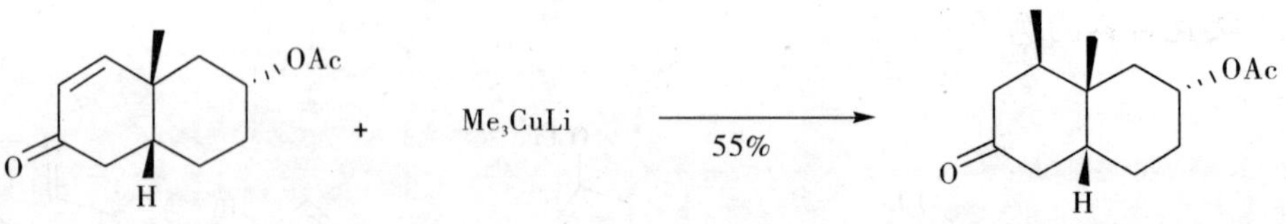

格氏试剂与铜盐可生成类似二烷基铜锂性质的试剂（Normant 试剂），可进行对 α，β－不饱和物的共轭加成及对炔的顺式加成。

7．芳香化合物　芳香环上的 C－烷基化和酰化在早期多用付克反应。不过由于所用条件过于剧烈，在天然产物的结构改造中较少使用。烷基化方法多用有机金属试剂与芳基卤化物反应。

酰化反应多用酸或 Lewis 酸催化。在芳环上引入甲酰基（醛基）可用 CO 或氰化物（氢氰酸），以及 Vilsmeier－Haack 反应[76]。该反应无需 Lewis 酸催化，但需要芳环上有推电子基活化。

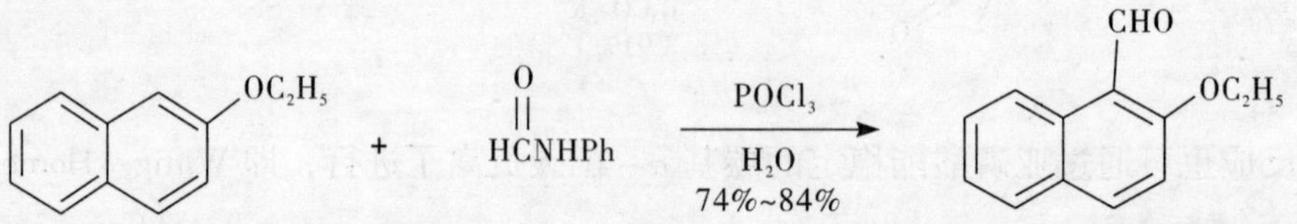

（二）环加成反应　最典型就是 Diels－Alder 反应。该反应由亲电子双烯与缺电子烯通过六元环过渡态生成取代环己烯类结构。反应主体专一性强，可一次建立数个手性中心，在复杂天然产物的合成中具有特别重要的价值。Diels－Alder 反应可用 Lewis 酸催化降低过渡态能量，使反应更易在较低温度下进行[77]。

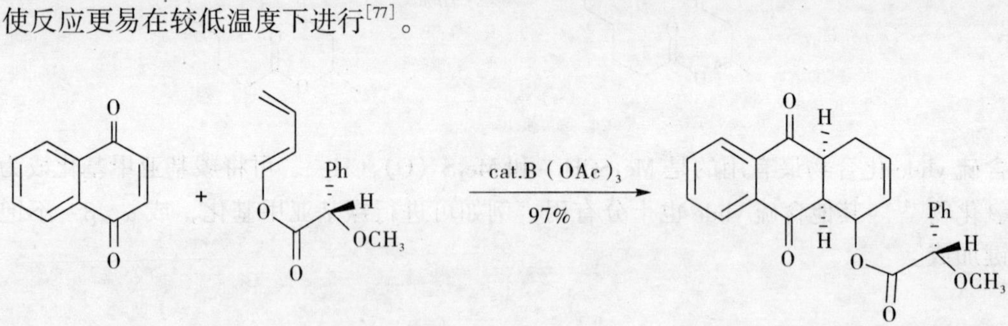

其他环加成反应包括许多 1，3－偶极加成和［2＋2］环加成。前者可在生成 C－C 键的同时引入官能团，在合成上十分有用，例如下面的例子中生成的异噁唑可进一步转化为氨基和羟基[78]。

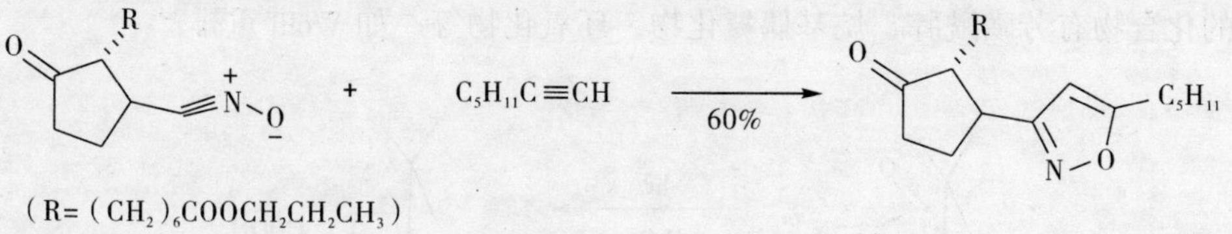

七、重排反应

重排反应通常是经过缺电子的正碳离子、卡宾或游离基中间体，使碳骨架发生异构化而实现的。也有通过协同反应历程进行的（[3，3]－σ－重排等)。

(一) C－C重排

1．经正碳离子重排 较常见的有 Pinacol 重排和 Tiffeneau－Demjanov 反应（经偶氮化合物脱除得正碳离子再重排)[79,80]。

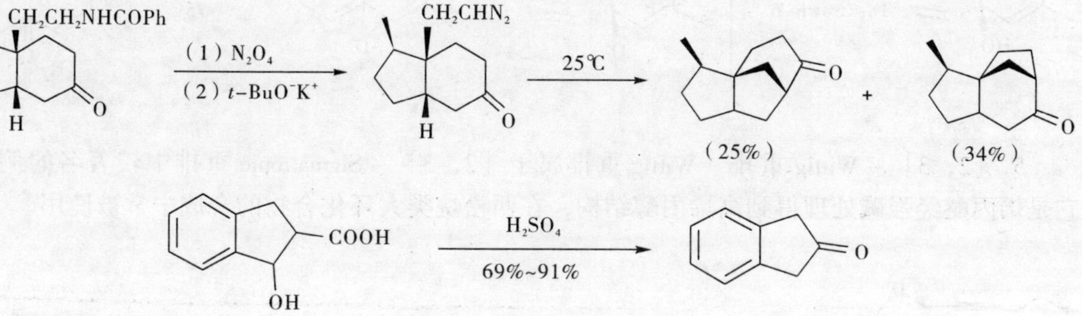

2．经负离子重排 分子中含有3°－醇和适当位置的易离去基团（多为磺酸酯）时，经碱处理 OH 成负离子可进一步发生重排或片段化（fragmentation)[81,82]。α－卤代酮可发生 Favoskii 重排，产生缩环产物。

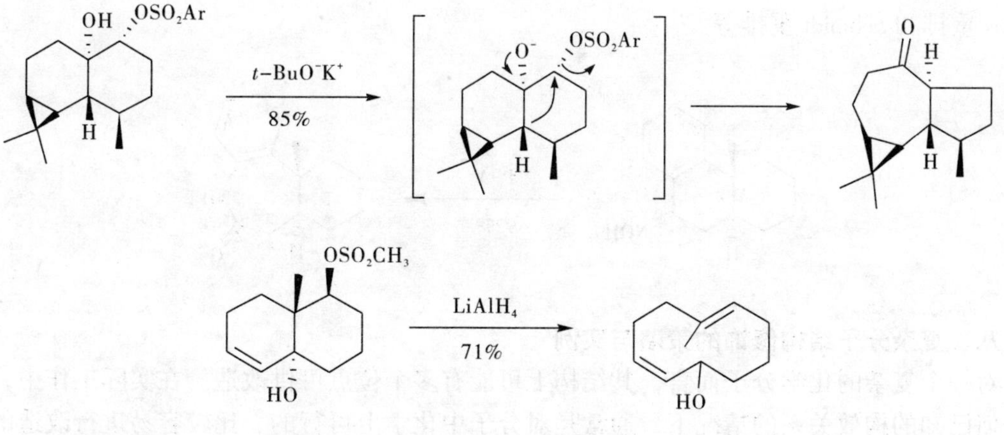

3．经卡宾重排　这一类重排最主要是经氢原子迁移生成烯。可在热解或光解条件下生成卡宾的化合物有芳磺酰腙、烷基偶氮化物、环氧化物等。如 Wolff 重排[83]：

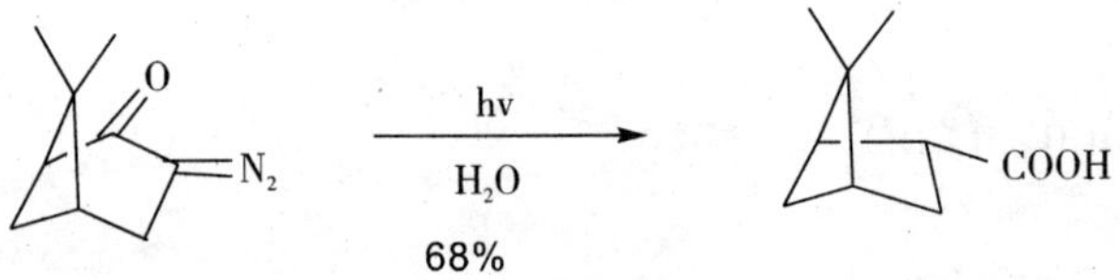

4．［3，3］－σ－重排　该类反应为协同反应机制，有 Cope 重排、oxo－Cope 重排[84]、Claisen 重排等多种反应。反应过渡态决定底物立体化学，具有高度立体专一性。

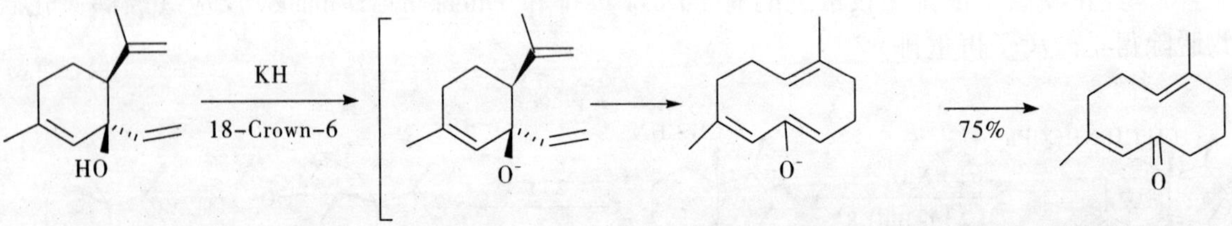

5．［2，3］－Wittig 重排　Wittig 重排属于［2，3］－Sigmatropic 重排中较著名的例子。它是烯丙醚经强碱处理得到高烯丙醇结构，在西松烷类大环化合物的合成中常被使用[85]。

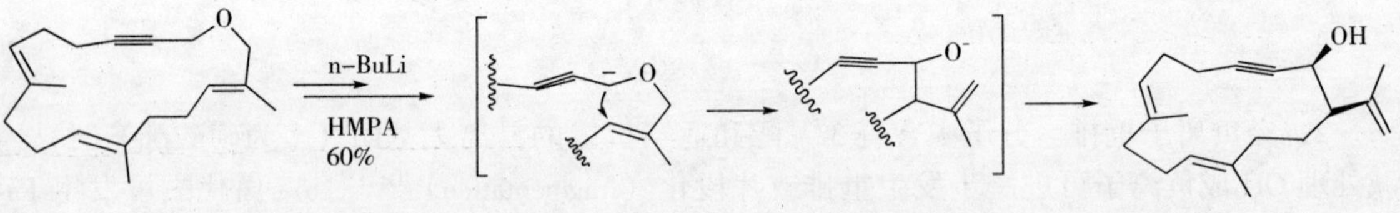

（二）C－N 重排　这类反应主要是通过 Nitrene 中间体完成的，有 Beckmann 重排[86]、Curtius 重排和 Schmidt 重排等。

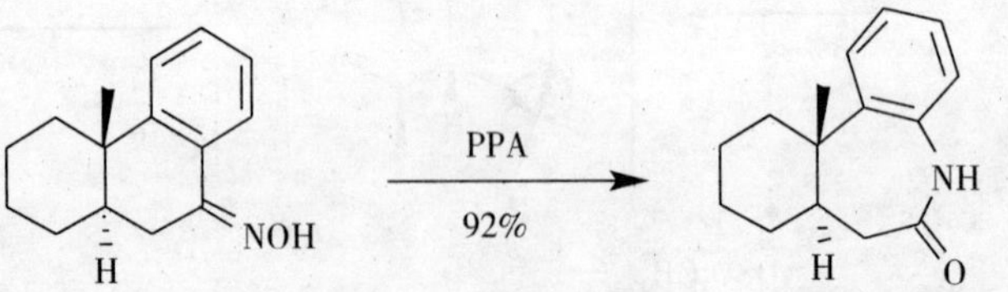

八、复杂分子结构修饰的策略与实例

对一个复杂的化学分子而言，其结构上可能有多个位点可供改造。在实际工作中，在没有任何已知的构效关系的情况下，通常是对分子中化学上可行的、比较容易进行改造的部位进行修饰。获得初步 SAR 结果后，或对某一部位做广泛修饰和深入研究（包括焦点库合成），或把注意力转向其他位置。不难理解，对某一部位化学改造的方法学研究必然先行于SAR研究。

下面就以紫杉醇为例说明结构修饰的策略，包括改造位点的次序、方法学研究和早期SAR结果对后期研究计划的影响。如下图所示，人们先后对紫杉醇的多个位点进行了修饰[87]。

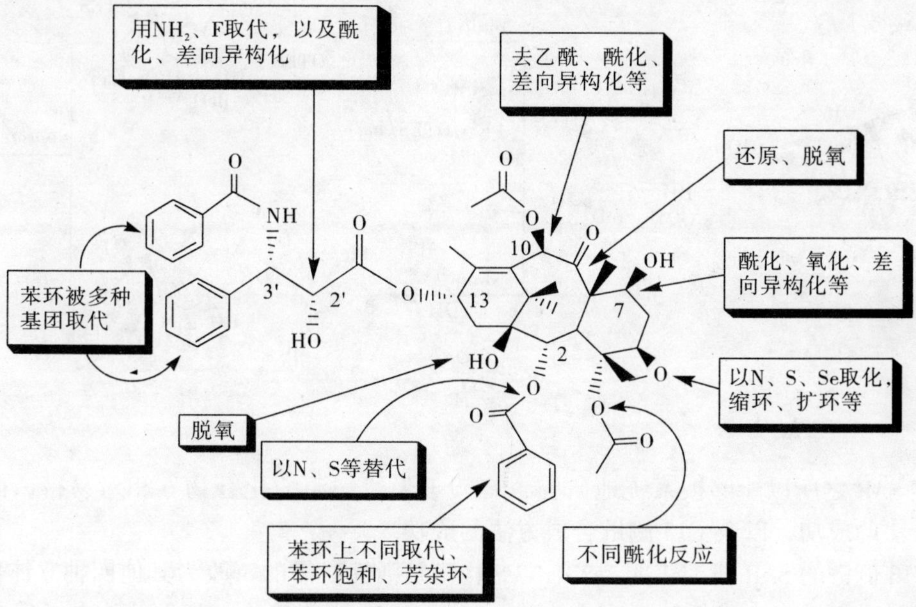

如上图所示，紫杉醇分子的母核部分由20个碳组成的紫杉烷二萜骨架构成，上面有多个含氧取代基，包括C13位的N-苯甲酰取代-（2'R，3'S）-苯基异丝氨酸侧链、C1羟基、C2苯甲酰氧基、C4乙酰氧基、C4~C5环氧丙烷环、C7羟基、C9羰基和C10位乙酰氧基。

首先可以看到，紫杉醇母核的结构中C13的侧链最复杂，可能有多个对紫杉醇分子与受体大分子结合有贡献的位点。不过要对C13侧链的构效关系进行研究，先要有化学上的准备。在开始着手研究其SAR时，遇到以下几个需要考虑和解决的问题：

其一，紫杉醇分子过于复杂，全合成方法用于SAR研究是很难实施的。因此要采用本章一开始就提到的半合成法。

其二，在半合成法中，母核10-去乙酰巴卡亭Ⅲ（6）有C7、C10和C13三个羟基，而且初步研究发现酰化反应次序为C7＞C10＞＞C13[88]。此外，6中的C10上还缺乏紫杉醇分子中的乙酰氧基。因此要把侧链接到C13位上制备紫杉醇衍生物，必须先选择性地对C7羟基保护和C10位羟基乙酰化，才能连接C13位不同的侧链。

其三，适当的侧链连接方法也是必不可少的。深入研究发现，C-13羟基的亲核活性低源于其较大的位阻以及与C4乙酰氧基所形成的分子内氢键。克服这一酰化反应不易进行的方法有二，一是用强碱脱去13-OH的氢原子，使其生成亲核活性很高的氧负离子（这同时也破坏了 13 – OH 与 4 – OAc 的分子内氢键)，并在较低温度下与活性适当且位阻较小的 C13 侧链的β – 内酰胺形式反应[89]；二是用 DCC 缩合母核与 C13 侧链的羧酸形式，并在较高温度（> 80℃）和较高浓度下完成这一反应[90]。最后，还涉及 C13 侧链本身的合成，包括 2'R，3'S 构型是否必需，以及如果必需如何立体选择性地合成 C13 侧链等问题。

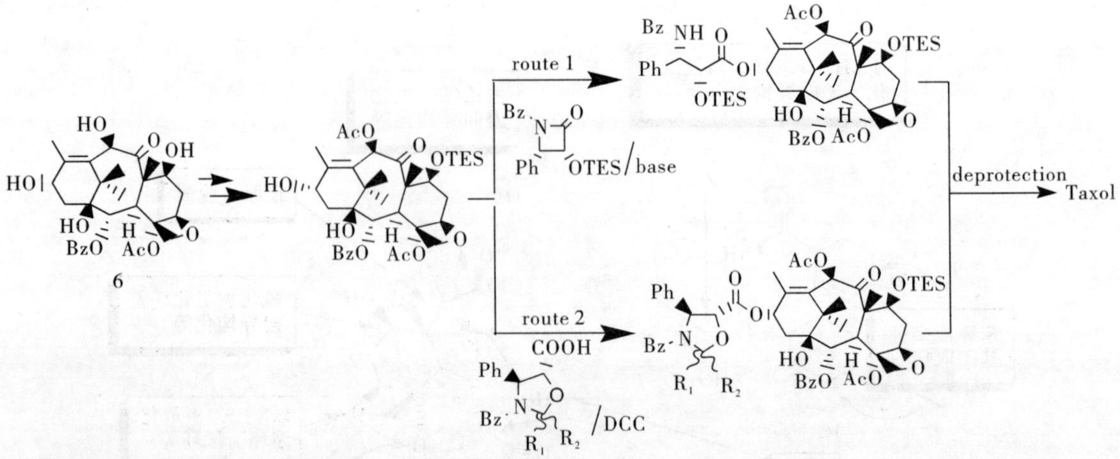

上述 SAR 之所以能够被系统地研究，有赖于天然来源的化合物 6 相对易得，侧链与母核连接方法的成功，以及 C13 侧链合成方法的成功。

对 C13 侧链的 SAR 研究表明，2'R，3'S 构型是活性必需的，改为其他四种立体异构体中的三种都导致活性大大降低甚至完全丧失。2' – OH 也是必需的，改为其他电子等排体结果都不好，而且如果 2' – OH 被酰化或醚化后，活性基本完全丧失（后来发现 2' – OH 酰化基团在体内容易水解得到 2' – OH，因此 2' – 酰化衍生物在体外虽基本丧失活性，但在体内随时间延长显示增强的活性)。此后，SAR 的关注点就落在用不同的基团替代 3' – 苯基和 3'N – 苯甲酰基上。经过大量的化合物合成和活性测试，发现了多个活性改善数倍的化合物，其中 3' – 苯甲酰基用叔丁氧羰（*t* – butyloxycarbonyl，简称 *t* – Boc）取代后得到的效果很好，并以此为基础开发了新药多西紫杉醇（docetaxel，18)。对 3' – 苯基用多种脂肪基团取代，尤其是异丁烯基和异丁基的效果很好，尤其对 P – 糖蛋白过量表达的耐药肿瘤效果出色。因此，含有 3' – 异丁基的化合物（同时也伴有母核其他位置的变化）19、20 已经进入临床实验阶段。

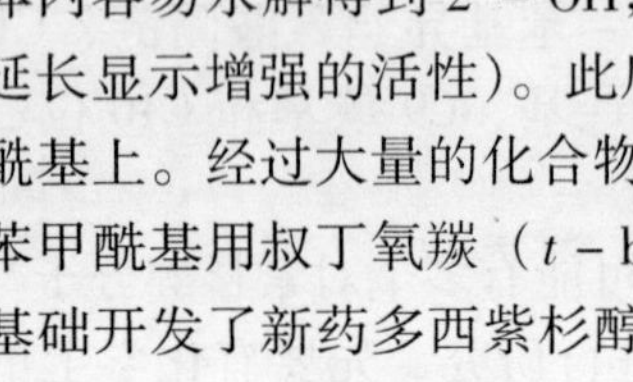

18

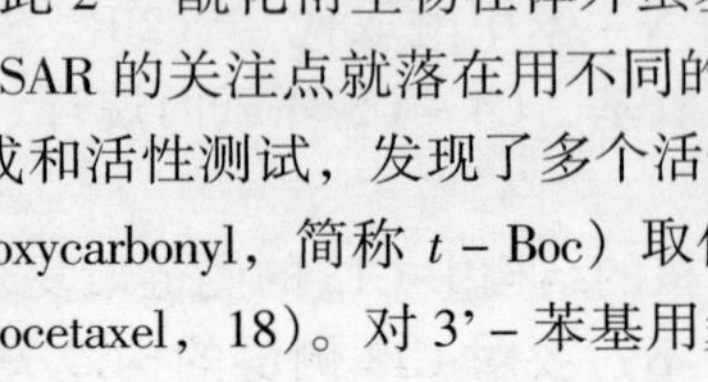

19

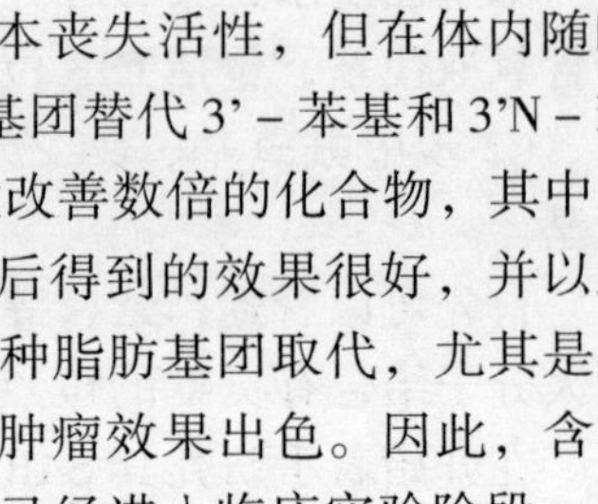

20

对紫杉烷母核的 SAR 关系研究内容更加丰富。已知 C7 位的羟基裸露，活性远低于 2'-OH，但远高于 C1 的 3°羟基。这种反应性相差较大的结果使得在保护 C-2' 羟基的情况下可对 7-OH 进行多种结构改造，包括酰化、醚化以及消除和重排。

此外可以看到，母核上具有多个酯基，也是考察 SAR 的好材料。但是，如何进行选择性脱除（或选择性酰化）是改造这些位置的重要前提。这方面的研究结果极多，下面举一两个有代表性和有趣的例子加以说明。

紫杉烷分子母核的立体结构呈一倒茶杯形状，因此有些在平面结构上看起来相距较远的基团，在空间上邻近。通过邻位基团效应，有时起到意外的反应结果；后来利用这一特性，达到选择性水解某一位置酯基的效果。

例如，7-TES-10-DAB（22a）或 7-TES-巴卡亭Ⅲ（22b）用叔丁醇钾处理可得 4-去乙酰化物。由于 C4 位比 C2 位阻大，故对 4-OAc 的选择性水解很可能是 13α-OH 邻位基团参与的结果；而 22b 中 13α-OH 被保护后形成的化合物 23 同样用叔丁醇钾处理则得 2-去苯甲酰产物[91]。当把 7、10、13 位的羟基均以 TES 保护后，底物 24 用氢化锂铝处理则得 2，4-双去酰基产物。

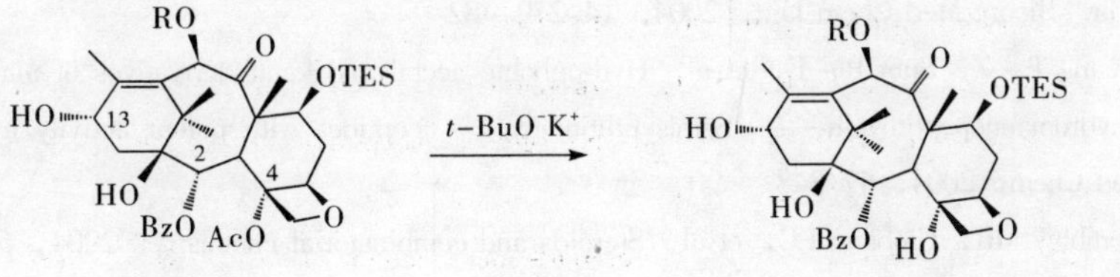

22a R=H
22b R-Ac

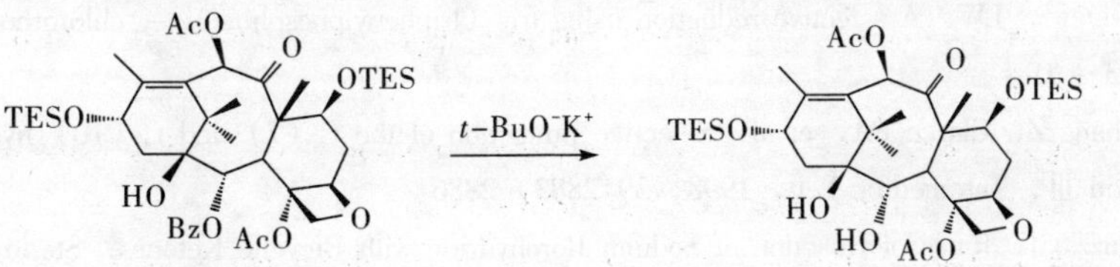

23

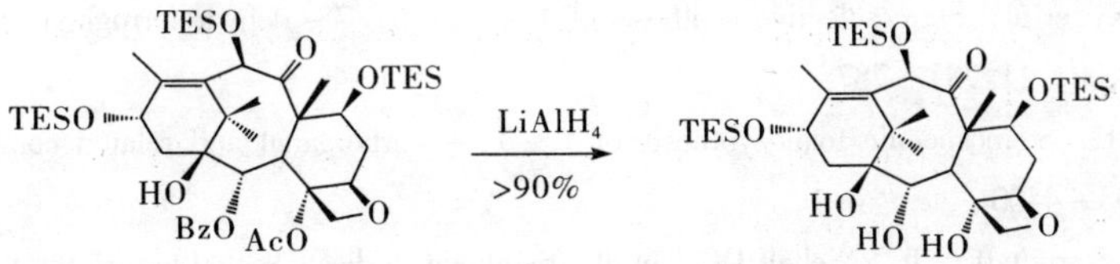

24

选择性脱除 C2 或 C4 位酰基使得人们可以对 C2 和 C4 的构效关系进行广泛研究。结果发现这两个位置对取代基的变化比较敏感（此后用 X 衍射得到的紫杉醇类分子与受体 β-微管蛋白的结晶证实，这两个位置的取代基周围被多个氨基酸残基包围，因此体积过大的酯不能被受体的疏水腔穴所容纳）。C2 位取代基为某些间位或 2，5-二取代苯甲酸酯、以及 3～4 个碳原子长度的羧酸酯时活性较好，邻、对位取代苯甲酸酯、多取代苯甲酸酯和杂环羧酸酯活性均下降；而 C4 取代基为丙、异丁、环丙羧酸甲酯时活性较好。对 C2 位 3～4 个碳原子长度羧酸酯的衍生物而言，它们的活性与 C13 位侧链末端（3'位）的取代基关系较大。这表明在紫杉烷这样复杂的结构中，分子的活性不单单取决于某个基团，整个分子的活性也不是多个基团活性简单的加和，而是由分子结构的整体变化造成其与受体相互作用改变的结果。

总之，掌握了化学反应的基本模式，对于复杂结构的分子所用的化学反应就很容易了解。这些反应之所以显得复杂，无非是在某种条件下其他官能团对我们所要修饰的官能团的干扰。通过对分子三维结构的认识，以及仔细选择试剂和反应条件，高选择性反应是可以期待的。

最后需要指出的是，本章的叙述是概括性的，对于有关内容的深入了解建议阅读有关参考书籍[92～94]。

（方唯硕）

参 考 文 献

1. He H, Shen B, Petersen PJ, et al. Mannopeptimycin esters and carbonates, potent antibiotic agents against drug－resistant bacteria. Bioorg Med Chem Lett, 2004, 14:279－82

2. Dushin RG, Wang T－Z, Sum P－E, et al. Hydrophobic acetal and ketal derivatives of mannopeptimycin－α and desmethylhexahydromannopeptimycin－α: Semisynthtic glyco－ peptides with potent activity against Gram－positive bacteria. J Med Chem, 2004, 47:3487－90

3. Maltais R, Tremblay MR, Ciobanu LC, et al. Steroids and combinatorial chemistry. 2004, 6:443－456

4. Schreiber SL. Target－oriented and diversity－oriented organic synthesis in drug discovery. Science, 2000, 287: 1964－1969

5. Brown M, Piszkiewicz LW. A selective reduction using tris (triphenylphosphine) － chlororhodium I. J Org Chem, 1967, 32:2013－2014

6. Holton RA, Zhang Z, Clarke PA, et al. Selective protection of the C (7) and C (10) hydroxyl groups in 10－deacetyl baccatin Ⅲ. Tetrahedron Lett, 1998, 39:2883－2886

7. Brown HC, Muzzio J. Rates of Reaction of Sodium Borohydride with Bicyclic Ketones. Steric Approach Control and Steric Departure Control in the Reactions of Rigid Bicyclic Systems. J Am Chem Soc, 1966, 88:2811－2822

8. Gan Y, Li A, Pan X, et al. Stereoselective synthesis of (－) －6, 7－dehydroferruginyl methyl ether. Tetrehedron: Asymmetry, 2000, 11:781－787

9. Tanis SP, Nakanishi K. Stereospecific total synthesis of (±) － warburganal and related compounds. J Am Chem Soc, 1979, 101:4398－4400

10. Boeckman RK, Jr, Starrett JE, Jr, Nickell DG, et al. Synthetic studies directed toward the naturally occurring acyl tetramic acids. 1. Convergent total synthesis of (±) － tirandamycin A. J Am Chem Soc, 1986, 108:5549－5559

11. Kerdesky FAJ, Ardecky RJ, Lakshmikantham MV, et al. Simple o－quinodimethane route to (±) －4－demethoxydaunomycinone. J Am Chem Soc, 1981, 103:1992－1996

12. Shibasaki M, Iseki K, Ikegami S. A total synthesis of dl－coriolin. Tetrahedron Lett, 1980, 3587－3590

13. Scarborough RM, Jr, Toder BH, Smith AB, Ⅲ. A stereospecific total synthesis of (±) － methylenomycin A and its epimer, (±) －epimethylenomycin A. J Am Chem Soc, 1980, 102:3904－3913

14. Kaiser C, Weinstock J. Alkenes via Hofmann elimination: Use of ion – exchange resin for preparation of ether. Org Synth, 1963, Ⅳ:552
15. Danishefsky S, Schuda PF, Kitahara T, et al. The total synthesis of dl – vernolepin and dl – vernomenin. J Am Chem Soc, 1977, 99:6066 – 6075
16. Reinecke MG, Kray LR, Francis RF. Peripheral synthesis of medium – ring nitrogen heterocycles via β – elimination reactions. J Org Chem, 1972, 37:3489 – 3493
17. Paukstelis JV, Macharia BW. Ring contraction of bicyclo [2. 2. 1] heptanes. J Org Chem, 1973, 38:646 – 648
18. Webster FX, Silverstein RM. Synthesis of optically pure enantiomers of grandisol. J Org Chem, 1986, 51:5226 – 5231
19. Whitesell JK, Matthews RS, Minton MA, et al. Total synthesis of sarracenin. J. Am. Chem. Soc. 1981, 103: 3468 – 3472.
20. Bell RA, Ireland RE, Mander LN. Experiments directed toward the total synthesis of terpenes. IX. The Total synthesis of (±) – hibaene and the oxygenation of some tetracyclic diterpenes. J Org Chem, 1966, 31:2536 – 2542
21. Ratcliffe R, Rodehorst R. Improved procedure for oxidations with the chromium trioxide – pyridine complex. J Org Chem, 1970, 35:4000 – 4002
22. Lange GL, Lee M. Synthesis of four sesquiterpenoid lactone skeletons germacranolide, elemanolide, cadinanolide, and guaianolide, from a single photoadduct. J Org Chem, 1987, 52:325 – 331
23. Carlsen PHJ, Katsuki T, Martin VS, et al. A greatly improved procedure for ruthenium tetroxide catalyzed oxidations of organic compounds. J Org Chem, 1981, 46:3936 – 3938
24. Moffatt JG. Cholane – 24 – al. Org Synth, 1967, 47:25
25. Suzuki Y, Nishimaki R, Ishikawa M, et al. Total synthesis of (–) – mniopetal E, a novel biologically intriguing drimane sesquiterpenoid. J Org Chem, 2000, 65:8595 – 8607
26. Ling T, Xiang AX, Theodorakis EA. Enantioselective total synthesis of avarol and avarone. Angew Chem Int Ed, 1999, 38:3089 – 3091
27. Kesteleyn B, Puyvelde LV, Kimpe ND. Synthesis of isagarin, a new type of tetracyclic naphthoquinone from pentas longiflora. J Org Chem, 1999, 64:438 – 440
28. Meinwald J, Frauenglass E. The baeyer – villiger oxidation of bicyclic ketones. J Am Chem Soc, 1960, 82:5235 – 5239
29. Sternbach DD, Hughes JW, Burdi DF, et al. Synthesis of polyquinanes. 2. The total synthesis of (±) – silphinene: the intramolecular Diels – Alder approach. J Am Chem Soc, 1985, 107:2149 – 2153
30. Hagiwara H, Katsumi T, Kamat VP, et al. Application of Ring Closing Metathesis to the First Total Synthesis of (R) – (+) – Muscopyridine: Determination of Absolute Stereochemistry. J Org Chem, 2000, 65:7231 – 7234
31. Daniewski AR, Kabat MM, Masnyk M, et al. Total synthesis of rac – 9, 11 – dehydrodigitoxigenin 3 – tetrahydropyranyl ether. J Org Chem, 1988, 53:4855 – 4858
32. Marx JN, McGaughey SM. ynthesis of dihydroarbiglovin and stereochemistry of arbiglovin. Tetrahedron, 1972, 28: 3583 – 3586
33. Evans DA, Morrissey MM. Rhodium (I) – catalyzed hydrogenation of olefins. The documentation of hydroxyl – directed stereochemical control in cyclic and acyclic systems. J Am Chem Soc, 1984, 106:3866 – 3868
34. Cossy J, Belotti D, Pete JP. Photoreductive cyclization: Application to the total synthesis of (±) Hirsutene. Tetrahedron Lett, 1987, 28:4547 – 4550
35. Gensler WJ, Solomon PH. Synthesis of chaminic acid. J Org Chem, 1973, 38:1726 – 1731
36. Chen L, Gill GB, Pattenden G, et al. Consecutive 6 – endo trigonal cyclisations from poly acyl radical intermediates

leading to decalone and perhydrophenanthrone ring constructions. J Chem Soc Perkin Trans, 1996, 31 – 43

37. Dave V, Warnhoff EW. Indole Rearrangements: the Action of Acid on the Dimer of 3 – Hydroxy – 2, 3 – dimethyl – 3H – indole. J Chem Soc Chem Commun, 1969, 919 – 920

38. White JD, Somers TC. Construction of the stemodane nucleus by a hydroxyl – directed intramolecular ene reaction. Total synthesis of (±) – 2 – desoxystemodinone. J Am Chem Soc, 1994, 116:9912 – 9920

39. Brosius AD, Overman LE, Schwink L. Total synthesis of (+) – aloperine. Use of a nitrogen – bound silicon tether in an intramolecular diels – alder reaction. J Am Chem Soc, 1999, 121:700 – 709

40. Comins DL, Libby AH, Al – awar RS, et al. Asymmetric Synthesis of the Lycopodium Alkaloid, Na – Acetyl – Nb – methylphlegmarine. J Org Chem, 1999, 64:2184 – 2185

41. Marshall JA, Ruth JA. Synthesis of racemic globulol via solvolysis – cyclization of a 2, 7 – cyclodecadien – 1 – ol derivative. J Org Chem, 1974, 39:1971 – 1973

42. Williams JP, Friedrich D, Pinard E, et al. Total Synthesis of the Lycopodium Alkaloids Magellanine and Magellaninone by Three – fold Annulation of 2 – Cyclopentenone. J Am Chem Soc, 1994, 116:4689 – 4696

43. Schroeter SH. A novel synthesis of β – lactones. Tetrahedron Lett, 1969, 1591 – 1593

44. Tomoo M, Shosuke Y. A synthetic study of Euphoreppinol via transannular cyclization reaction from a lathyrane – type skeleton. Tetrahedron Lett, 2000, 41:4805 – 4809

45. Seki M, Yamanaka T, Kondo K. Practical synthesis of (R) – 4 – mercaptopyrrolidine – 2 – thione from L – Aspartic acid. Preparation of a novel orally active 1 – β – methylcarbapenem. J Org Chem, 2000, 65:51 – 522

46. Hart DJ, Li J, Wu W – L, et al. Applications of Organosulfur Chemistry to Organic Synthesis: Total Synthesis of (+) – Himbeline and (+) – Himbacine. J Org Chem, 1997, 62:5023 – 5033

47. Chen Y, Xiong Z, G, et al. First total syntheisis of (+) – chrysanthemol. Chem Lett, 1997, 1289 – 1290

48. Irie H, Uyeo S, Yoshitake A. The Total synthesis of dihydrocrinine and related compounds. J Chem Soc C, 1968, 1802 – 1804

49. Haslouin J, Rouessac F. Coupures thermiques du type retro – diels – alder (V), synthese du (±) ipsenol. Bull Soc Chim Fr, 1977, 1242 – 1244

50. Solladie G, Girardin A, Lang G. Synthesis of new aromatic retinoid analogs by low – valent titanium – induced reductive elimination. J Org Chem, 1989, 54:2620 – 2628

51. Grieco PA, Nishzawa M, Burke SB, et al. Total synthesis of (±) – vernolepin and (±) – vernomenin. J Am Chem Soc, 1976, 98:1612 – 1613

52. Clark RD, Heathcock CH. Synthesis of a cytotoxic vernolepin prototype. Ozonization of silyloxyalkenes. J Org Chem, 1976, 41:1396 – 1403

53. Pereda – Miranda R, Delgado G. Triterpenoids and flavonoids from hyptis albida. J Nat Prod, 1990, 53:182 – 185

54. Tius MA, Kawakami JK, Adam W, et al, Alexandros Makriyannis. Selectivity in aromatic fluorination. Introduction of fluorine probe into nabilone. J Chem Soc Chem Commun, 1996, 2085 – 2086

55. Heathcock CH, White CT, Morrison JJ, et al. Acyclic stereoselection. 11. Double stereodifferentiation as a method for achieving superior Cram' s rule selectivity in aldol condensations with chiral aldehydes. J Org Chem, 1981, 46:1296 – 1309

56. Vyas GN, Shah NM. Quinacetopenone monomethyl ether. Org Synth, 1963, IV:836

57. Damen EWP, Braamer L, Scheeren HW. Lanthanide trifluoromethanesulfonate catalysed selective acylation of 10 – deacetylbaccatin Ⅲ. Tetrahedron Lett, 1998, 39:6081 – 6082

58. Yang YL, Manna S, Falck JR. Total synthesis of (+) – dihydrocompactin. J Am Chem Soc, 1984, 106:3811 – 3812

59. Thalmann A, Oertle K, Gerlach H. Ricinelaidic acid lactone. Org Synth, 1984, 63:192
60. Hsu CT, Wang NY, Latimer LH, et al. Total synthesis of the hypocholesterolemic agent compactin. J Am Chem Soc, 1983, 105:593 - 601
61. Ohkubo M, Nishimura T, Jona H, et al. Synthesis of dissymmetric indolocarbazole glycosides Using the mitsunobu Reaction at the glycosylation Step. Tetrahedron, 1997, 53:5937 - 5950
62. Yanami T, Miyashita M, Yoshikoshi A. Synthetic study of (+) - nootkatone from (-) - β - pinene. J Org Chem, 1980, 45:607 - 612
63. Kraus GA, Roth B, Frazier K, et al. Stereoselective synthesis of calonectrin. J Am Chem Soc, 1982, 104:1114 - 1116
64. Hurd RN, Shah DH. Synthesis of a large - ring ketone containing a lactone function. Dieckmann condensation vs. the Thorpe - Ziegler condensation. J Org Chem, 1973, 38:390 - 394
65. Danishefsky S, Kitahara T, McKee R, et al. Reactions of silyl enol ethers and lactone enolates with dimethyl (methylene) ammonium iodide. The bis - α - methylenation of pre - vernolepin and pre - vernomenin. J Am Chem Soc, 1976, 98:6715 - 6717
66. Cope AC, D' Addieco AA, Whyte DE, et al. Cycolhexylidenecyanoacetic acid and 1 - cyclohexenylacetonitrile. Org Synth, 1963, Ⅳ:234
67. Trost BM, Brickner SJ. Palladium - assisted macrocyclization approach to cytochalasins: a synthesis of antibiotic A26771B. J Am Chem Soc, 1983, 105:568 - 575
68. Truesdale LK, Swanson D, Sun RC. A new approach to prostanoids. Tetrahedron Lett, 1985, 26:5009 - 5012
69. Schinzer D, Sólyom S, Becker M. Intramolecular cyclizations of allyl - and propargylsilanes. Tetrahedron Lett, 1985, 26:1831 - 1834
70. Nicolaou KC, Renaud J, Nantermet PG, et al. Chemical synthesis and biological evaluation of C - 2 taxoids. J. Am. Chem. Soc. 1995, 117:2409 - 2420
71. Oppolzer W, Pitteloud R, Bernardinelli G, et al. Asymmetric michael addition of a chiral ester - dienolate: Enantioselective synthesis of (·) - khusimone. Tetrahedron Lett, 1983, 24:4975 - 4978
72. Fitjer L, Quabeck U. The Wittig reaction using potassiumtere - butoxide high yield methylenations of sterically hindered ketones. Synth Commun, 1985, 15:855 - 864
73. Stork G, Nakamura E. Large - ring lactones by internal ketophosphonate cyclizations. J Org Chem, 1979, 44:4010 - 4011
74. Fracheboud MG, Shimomura O, Hill RK, et al. Synthesis of luciferin. Tetrahedron Lett, 1969, 3951 - 3952
75. Marshall JA, Cohen GM. Stereoselective total synthesis of racemic fukinone. J Org Chem, 1971, 36:877 - 882
76. Croxall WJ, Fegley MF, Schneider HJ. Benzyltrimethylammonium ethoxide. Org Synth, 1955, Ⅳ:98
77. Trost BM, O' Krongly D, Belletire JL. A model for asymmetric induction in the Diels - Alder reaction. J Am Chem Soc, 1980, 102:7595 - 7596
78. Barco A, Benetti S, Pollini GP, et al. Elaboration of the. omega. - chain of 11 - deoxyprostanoid derivatives through isoxazole intermediates. J Org Chem, 1981, 46:4518 - 4524
79. Vettel PR, Coates RM. Total synthesis of (-) - prezizaene and (-) - prezizanol. J Org Chem, 1980, 45:5430 - 5432
80. Horan JE, Schiessler RW. 2 - Indanone. Org Synth, 1961, 41:53
81. Büchi G, Hofheinz W, Paukstelis JV. The Total Synthesis of (-) - Aromadendrene. J Am Chem Soc, 1966, 88:4113 - 4114
82. Marshall JA, Huffman WF, Ruth JA. Stereoselective synthesis of hydroazulenes from cyclodecadienols. J Am Chem

Soc, 1972, 94:4691 – 4696

83. Meinwald J, Gassman PG. Highly strained bicyclic systems. I. The synthesis of some bicyclo [2, 1, 1] hexanes of known stereochemistry. J Am Chem Soc, 1960, 82:2857 – 2863
84. Still WC. An expeditious route to the germacranes. Total synthesis of (±) – acoragermacrone and (±) – preisocalamendiol. J Am Chem Soc, 1977, 99:4186 – 4187
85. Marshal JAl, Jenson TM, DeHoff BS. [2, 3] – Wittig ring contraction. A new route to cembranoid natural products. J Org Chem, 1986, 51:4316 – 4319
86. Barnes RA, Beachem MT. The Stereochemistry of 4a – methyl – 1, 2, 3, 4, 4a, 9, 10, 10a – octa – hydrophenanthrene. J Am Chem Soc, 1955, 77:5388 – 5390
87. Kingston DGI, Jagtap PG, Yuan H, et al. The chemistry of taxol and related taxoids. Prog Chem Org Nat Prod, 2002, 84:53 – 226
88. Samaranayake G, Neidigh KA, Kinstong DGI. Modified taxols, 8. Deacylation and reacylation of baccatin Ⅲ. J Nat Prod, 1993, 56:884 – 898
89. Ojima I, Habus I, Zhao M, et al. Briganud. New and efficient approaches to the semisynthesis of taxol and its C – 13 side chain aalogs by means of β – lactam synthon method. Tetrahedron, 1992, 48:6985 – 7012
90. Densi J – N, Greene AG, Guenard D, et al. A highly efficient, practical approach to natural taxol. J Am Chem Soc, 1988, 110:5917 – 5918
91. Datta A, Jayasinghe LR, Georg GI. Internal nucleophile assisted selective deesterification studies on baccatin Ⅲ. Synthesis of 2 – debenzoyl – and 4 – deacetylbaccatin Ⅲ analogues. J Org Chem, 1994, 59:4689 – 4690
92. Carey FA, Sunderburg RJ. Advanced organic chemistry. Kluwer Academic/Plenum Publishers, 2000
93. Smith MB. Organic Synthesis. McGraw – Hill, 2002
94. 徐任生，主编．天然产物化学．第二版，北京：科学出版社，2004

第七章　天然药物生物合成及其方法

生物合成（biosynthesis）研究包括两层含义：第一是指天然产物（这里主要指次生代谢产物）生物合成途径的研究。放射性核素，尤其是^{14}C的应用，加上有效的分离方法，使这一研究有了实质性的进展，许多错综复杂的代谢网络已得到阐明，现代分子生物学与酶学的应用进一步推动了生物合成的研究。第二层含义是指利用现代细胞学、遗传学和生理学知识以及各种现代生物技术手段研究和开发某些感兴趣的、特别是有潜在医药价值的化合物的过程。天然药物生物合成的一个很重要的方面，是活性成分生物合成相关基因或功能基因的克隆表达，人类基因组研究所取得的成果进一步推动了生物合成相关基因的研究。这不仅有助于对有关生物合成途径的了解，还可以将重组酶用于对已知化合物进行结构改造（酶催化），改变其理化性质或药理活性而得到新的化合物。亦可应用重组酶进行组合生物催化（combinatorial biocatalysis）的研究。在一个宿主菌内进行的若干生物合成基因的组合可以开展组合生物合成（combinatorial biosynthesis）的研究。利用微生物、植物离体细胞和组织或动物细胞的培养，或者直接利用酶对外源化合物进行结构修饰来获得有价值的产物，已经取得了较大的进展。总之，生物合成研究涉及范围非常广泛，本章仅就麦角生物碱、黄酮类、萜类（以紫杉醇为代表）的生物合成研究和生物催化在生物合成与医药研究中的应用作一介绍，并简要介绍天然药物基因工程方面的研究进展。

（朱　平　程克棣）

第一节　天然药物与次生代谢的关系

一、天然药物与植物次生代谢物

（一）植物次生代谢物　次生代谢物（secondary metabolites）是相对初生代谢物而言的。糖类、氨基酸类、普通的脂肪酸类、核苷酸类及由它们形成的聚合物多糖类、蛋白质类、酯类、DNA 及 RNA 等是生物的生存和健康所必需的有机化合物，称为初生代谢物（primary metabolites）。次生代谢物则是由生物体合成，对维持生物基本生命活动尚无明确作用但对生物防御可能起重要作用的一类化合物；一般是指那些为某一种生物所独有，或为少数亲缘关系相近的生物所共有的天然来源的有机化合物，生物碱、黄酮、萜类化合物和鞣质等都属于次生代谢物。次生代谢物在药物研究中占有重要地位，有些则是极为重要的“天然药物”。

植物有能力合成数目庞大的次生代谢物（或称之为天然产物），迄今已对 20% ~ 30% 的植物进行了研究，并对分离的化合物进行了结构鉴定。已知次生代谢物结构多样性的粗略估计见表 7 – 1。

表 7－1 植物次生代谢物结构多样性[1]

天然产物数目

含氮化合物	
生物碱（1，2）	12,000
非蛋白氮基酸 2	700
胺 3	100
生氰配糖体 4	60
Glucosinolates5	100
氨基醇	150
非含氮化合物	
单萜（环烯醚萜）6	2,500
倍半萜 7	5,000
二萜 8	2,500
三萜、皂苷、甾体 9	5,000
四萜	500
苯丙基类化合物、香豆素、木质素	2,000
黄酮 10	4,000
多聚乙烯、脂肪酸、蜡 11	1,000
聚酮 12	750
碳水化合物	>200

1
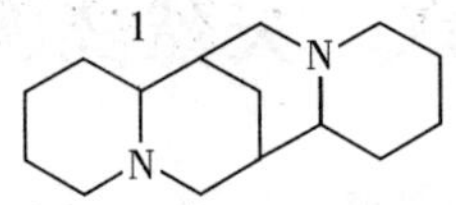
1
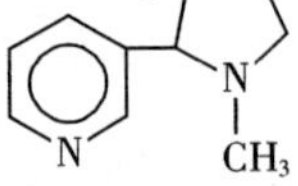
2
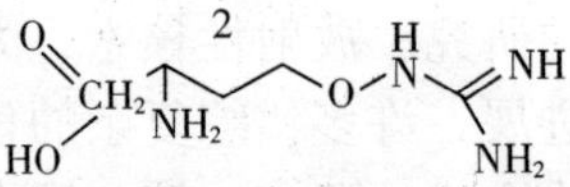
3
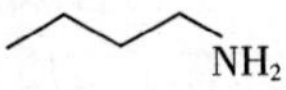
4
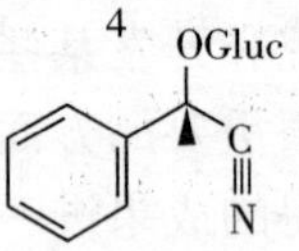
5
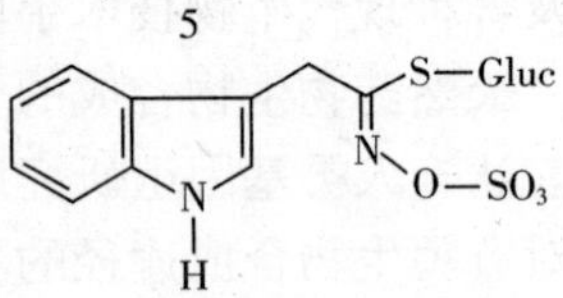
6
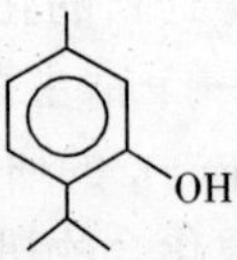
7
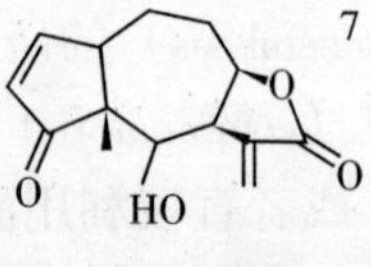
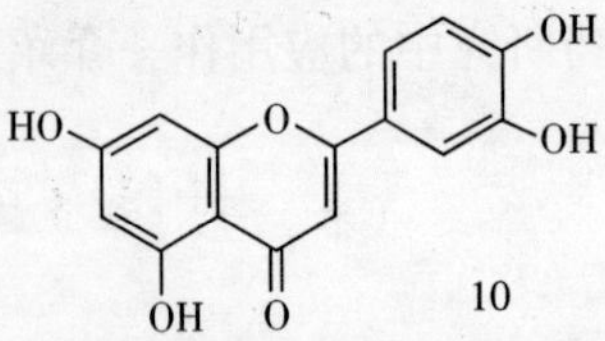
10
9
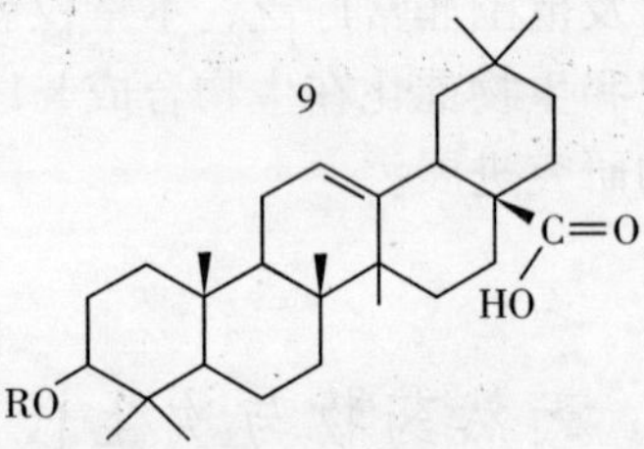
8
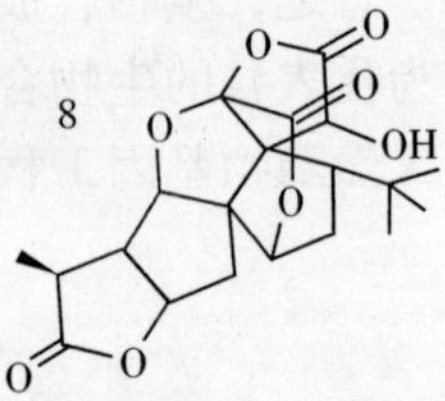
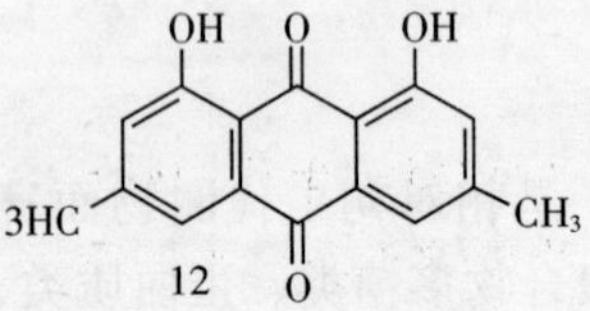
12
11
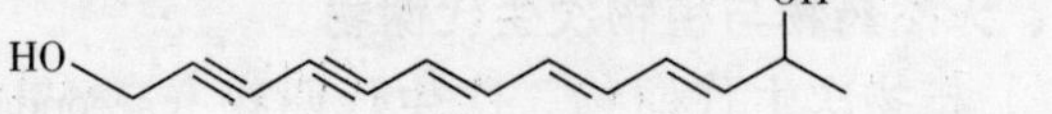

这些化合物在植物中的含量差别很大，如人参皂苷含量为干重 6% 左右，银杏内酯的含量只有十万分之几到万分之几。在天然产物药物的研究和开发中，常碰到化合物结构复杂、天然含量低、结构改造及全合成比较困难或合成工艺的产业开发价值有限等问题；怎样从天然产物中发现更多的新先导物，也是进行新药研究极为关注的内容。分子生物学的发展给药物研究提供了新的思路和技术，即从产生天然产物的生物入手，运用生物本身的遗传信息和能力来研究和解决问题，遗传学和天然产物化学的结合是天然药物研究的一个新的正在发展的领域。

（二）次生代谢物是代谢网络中基因编码的酶的产物　生物界包括人类、动物、植物和微生物，其结构特征和生活方式虽然多种多样，千变万化，但它们的新陈代谢有着共同的规律。细胞代谢的原则和方法是将各类物质分别纳入各自的共同代谢途径，以少数种类的反应

（氧化还原、基团转换、水解合成、基团脱加、异构反应等）产生种类繁多的分子。不同的代谢途径可以通过交叉点上关键代谢产物相互作用和转换，这些共同的中间代谢产物使各代谢途径相互连接，形成经济有效、运转良好的代谢网络。

除蛋白质和多肽是由 DNA 直接编码外，生物其他的产物包括多糖、非核糖体肽以及小分子化合物如生物碱、黄酮和萜类化合物都不是 DNA 直接编码的。它们是通过级联代谢经过多个酶促反应而形成的，它们是 DNA 编码的酶的催化产物。

细胞代谢是一切生命活动的基础，生物体的代谢是一个完整统一的过程，存在着复杂的调节机制。生物体的代谢调节在三种不同的水平上进行，即分子水平调节、细胞水平调节及多细胞整体水平调节。这些调节机制也都是在基因产物蛋白质，也就是酶的作用下进行的，这类调节作用在天然产物的形成中也不例外。

多肽类药物是由基因直接编码的，将其编码基因克隆到质粒载体中转化动物或植物细胞所得到的转基因动、植物就可以产生所需要的药物。而次生代谢物是 DNA 编码的酶的作用产物，需要经过多个酶促反应才能形成。次生代谢物种类繁多，结构各异，生物合成途径也各有特点。要将转基因技术用于小分子药物的研究和生产，就涉及次生代谢物生物合成途径中相关酶编码基因的分离重组。首先遇到的问题就是在多酶反应体系中选择催化哪一步或哪几步反应的酶编码基因进行遗传操作才能达到预期目的，这就需要根据特定次生代谢物的生物合成途径加以判断。因此，要进行次生代谢物基因工程的研究，就需要对次生代谢途径有基本的了解。

二、次生代谢物生物合成的研究

次生代谢物虽然数量很多，类型丰富，但基本的生物合成途径确是有限的，它们是从基础代谢（basic metabolic pathway）如糖酵解、三羧酸循环、莽草酸代谢等衍生出来的（图 7－1、图 7－2）。

（一）次生代谢物生物合成研究与遗传分析　过去 50 年中，有机化学家已鉴定了约十万个分子量在 2500 以下的天然小分子化合物。随着越来越多的天然产物的结构被阐明，并按结构进行分类，推动了各类化合物的生源研究。同位素示踪技术的应用进一步揭示了次生代谢物生源的构建单元（building block）主要来源于三种原材料：莽草酸、氨基酸、乙酸。许多化合物的全合成，特别是“仿生合成”（biomimetic synthesis）给生源假说提供了真实的论证，仿生过程中的中间产物常常是假设的生物合成途径的中间产物，或者在植物中有这些中间产物的存在。随着无细胞系统和酶纯化技术的发展，应用稳定性同位素并结合 NMR 技术追踪 ^{13}C 标记底物在多酶转化中的变化情况，已经可以推断天然产物的生物合成途径[3,4]。

然而，要真正阐明一个天然产物的生物合成途径，还需要分离和鉴定生物合成的酶系。对一个较复杂的化合物，常常涉及 15～20 个酶，加上大量中间产物的分离鉴定及各个酶活性检测方法的建立，研究的工作量很大，使生物合成研究的发展受到制约。有机化学家把目光转向天然产物的遗传分析，用基因组文库和 cDNA 文库来寻找生物合成酶的编码基因。克隆的酶编码基因不仅能够形成酶反应产物，还提供了产物生物合成的信息。迄今已积累了主要次生代谢物类型生源研究的有关资料，通过计算机网络可以获得代谢途径的最新信息，为次生代谢物的基因工程研究提供了必要的条件。研究应用有机化学和遗传工程结合的方法来提高特定化合物的含量或改变最终产物的结构，获得新化合物或新先导物，已是天然产物研

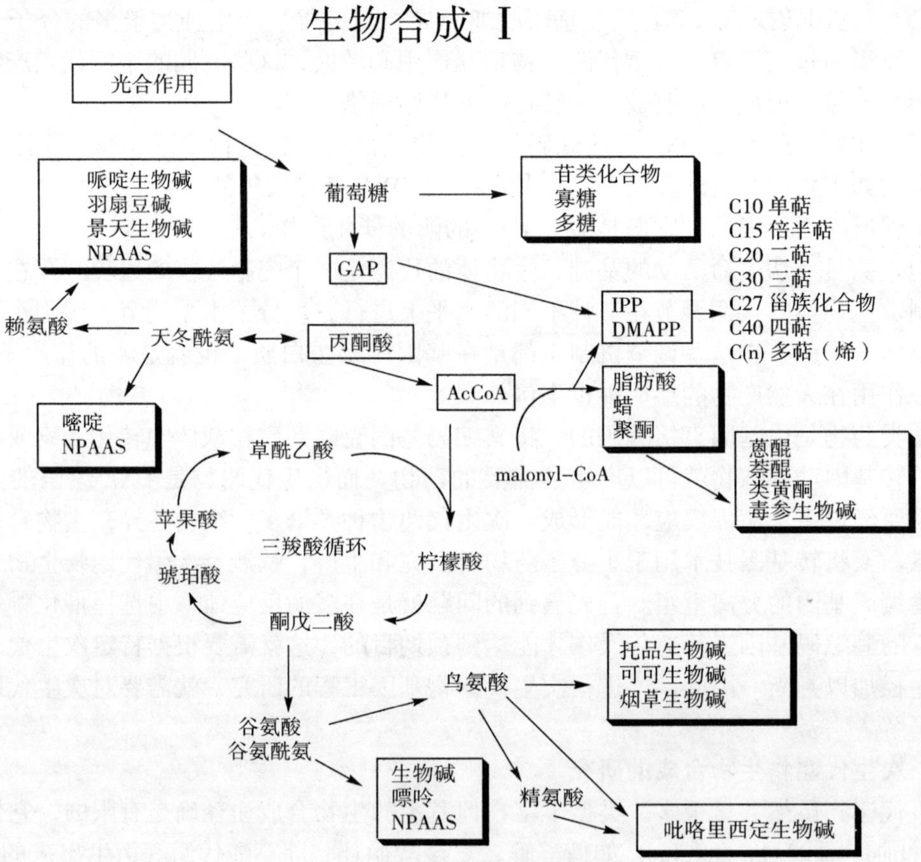

图 7-1 次生代谢的主要途径

Abbreviations：IPP，异戊烯二磷酸；DMAPP，二甲基烯丙基二烯酸；GAP，3-磷酸甘油醛；NAPPAs，非蛋白氨基酸；AcCoA，乙酰辅酶 A

（引自“Biochemistry of plant secondary metabolism”Michael Wink 1999.[2]）

究的新领域。

（二）次生代谢生物合成研究的生物学技术

1. cDNA 文库的构建　次生代谢物是由传统意义上的酶（本质为蛋白质）催化形成的，但分离到纯酶还不能进行遗传操作，必须找出编码这个酶的基因，才能进行克隆应用。生物分为原核生物和真核生物，它们在遗传结构和基因表达方面一个重要区别是原核生物的基因中没有内含子（intron），而真核生物的基因中有内含子。内含子是基因中不表达的序列，与外显子相间形成结构基因，它的存在使真核细胞在基因表达时有一个转录后 mRNA 加工过程，才能形成可转译出活性酶蛋白的 mRNA。在植物的基因组 DNA 中多数情况找不到与活性酶的氨基酸顺序完全对应的 DNA 片段，但可以从 mRNA 或其相应的 cDNA 中找到与氨基酸顺序完全对应的核苷酸顺序。cDNA 即互补 DNA（complementary DNA），cDNA 文库是用提取的真核细胞总 poly（A）mRNA 转变成的双链 cDNA 群体，插入到适当的载体分子上，再转化到细菌细胞内（通常为大肠杆菌菌株），形成包含该真核细胞表达基因编码序列的基因文库。

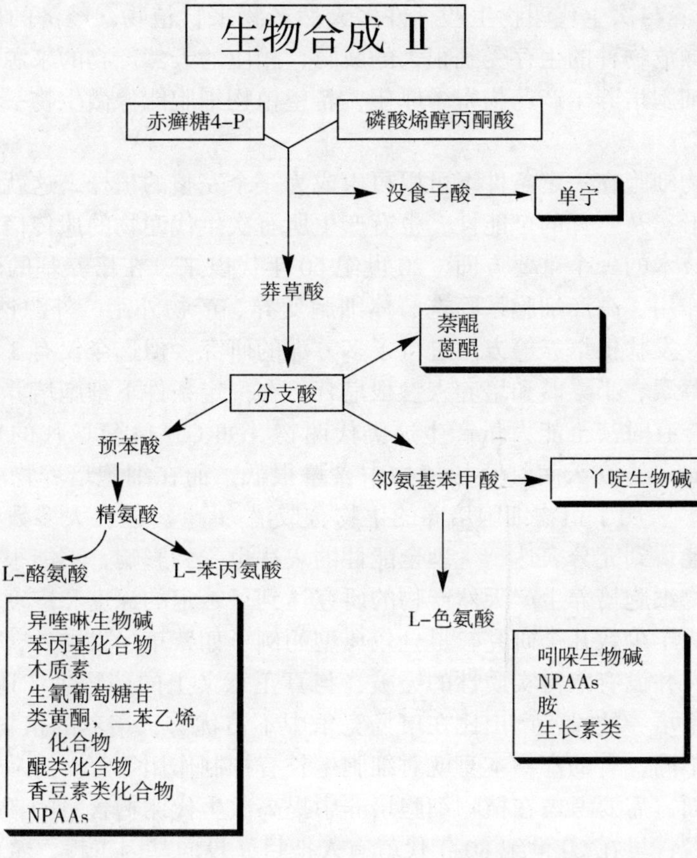

图 7-2　从莽草酸途径前体衍生的次生代谢产物的合成途径

Abbreviations：NAPPAs，nonprotein amino acids.

（引自"Biochemistry of plant secondary metabolism" Michael Wink 1999.[2]）

通常是以目的基因 mRNA 高丰度的组织构建 cDNA 文库，再用菌落杂交技术从中分离所需要的目的基因。

2．植物细胞的遗传转化　在植物基因工程的研究中，植物细胞的遗传转化非常重要。只有经过转化才能获得转基因植物细胞和植株。目前农杆菌介导的遗传转化系统是植物基因工程研究中应用最多或最为有效的转化系统之一。常用农杆菌有根癌农杆菌（*Agrobacterium tumefaciens*）和发根农杆菌（*Agrobacterium rhizogene*）分别含有 T_i 和 R_i 质粒，能整合到植物的基因组中，参与宿主细胞合成植物激素和细胞分裂素的活动，导致感染植物冠瘿瘤或发根病的形成。植物细胞的遗传转化是将改变后带有外源基因或外源 DNA 片段的 T_i 或 R_i 质粒引入农杆菌中，再利用农杆菌感染植物伤口，使植物伤口的表面长出肿瘤或不定根，再切下进行培养；或用无菌苗叶盘与农杆菌共培养接种。所获得的培养物在加有抗生素的培养基上培养，选择有抗生素抗性的克隆，再经分化诱导可以得到转基因的植株。发状根由于生长迅速、具遗传稳定性、有较大的产生次生代谢物的能力而作为研究植物代谢的模式系统，用于次生代谢物生产和生物除污的研究。

3．植物细胞培养与次生代谢物生产　许多天然产物来自植物。经济的发展和生态环境的恶化使一些珍稀濒危物种的生存受到很大的威胁，相应的天然产物的来源也受到影响。因此，人们对用植物细胞培养生产药物寄予厚望，希望植物细胞能像微生物一样进行发酵培养和次生代谢物的生产。

一个单个的植物细胞在一定条件下可以再生成为一个完整的植株，这就是植物细胞的全能性。植物细胞有形态及生理的全能性，也有产生所有次生代谢物的遗传信息。植物细胞大量培养是植物生物技术的一个重要方面，20世纪60年代以来，在培养基的营养组成、各种植物生长调节剂的作用、高产细胞系筛选、体细胞变异、产物外泌、外源诱导因子的应用、农杆菌转基因植物及发状根培养等方面进行了多方面的研究。但迄今仅有3种产物被认为具有生产价值，即紫草素、小檗碱和培养人参根皂苷。在一定条件下细胞培养能积累代谢途径中的某一中间产物，有时甚至能大量产生这类代谢物［如C－14氧取代的紫杉烷类化合物（C14－oxygenated taxanes）在云南红豆杉植物中含量很低，而在细胞培养物中其含量可达细胞干重的2%左右］，表明了植物细胞培养的生物合成潜力[5,6]。但在大多数情况下，培养细胞的形态全能性未能得到充分表达，生理全能性的表达也受到影响，不能很好地产生所需要的代谢物。虽然植物细胞培养生产天然产物的研究达到了一定的深度和广度，表现出了诱人的潜力，但实际上除了少数几个研究较早且较典型的例子如紫草、人参外，用植物细胞培养方法生产药物的研究并没有取得实质性的突破，与真正意义上的药物生产还有不小的距离。主要原因是植物细胞培养的投入产出比在市场竞争中不占优势，培养的植物细胞株欠稳定，所需目的产物含量不高，有的产物本身就对细胞生长有抑制作用等等。为从根本上改变植物细胞培养的受限局面，需要考虑在植物细胞培养中提高次生代谢物含量的新策略或获得植物次生代谢物的新途径，早在20世纪80年代就有人把目光投向基因工程，希望从基因工程取得突破以解决天然产物的来源问题。正是基于这样的认识和基因工程技术的进步，从上世纪90年代始，药用植物基因克隆工作进展迅速。

尽管植物细胞培养尚未实现产业化，但植物细胞培养在植物次生代谢及基因工程研究中是十分重要的实验系统，可以在控制的条件下进行多样性的代谢调控研究，并为基因克隆工作提供适宜的选材或必要的差异代谢系统。通过筛选次生代谢产物有特色的细胞株或突变株，应用各种物理与化学的手段对次生代谢物的形成及类型进行调控以达到预期的目的；植物细胞培养系统还可用来对外源化合物进行生物转化，完成有机合成上较为困难的反应，在需要的时候还可克隆植物细胞中催化某一反应酶的相关基因以便研究其实际应用。总之，植物细胞培养系统是天然药物生物技术研究的重要方法之一。

有关次生代谢的分子生物学的研究已取得一些令人鼓舞的结果，分子生物学在次生代谢领域的突破包括次生代谢基因的克隆、次生代谢物半活体（*ex vivo*）合成、异源基因在植物中表达或者是植物次生代谢基因在微生物中表达等。更为可能的是在天然药物的研究和生产中综合应用包括有机合成技术在内的各种技术，人们对生物技术寄予的厚望可能通过基因工程与化学的有机结合而形成的新工艺得到实现。基于基因重组的组合生物合成和用不同代谢酶的重组菌修饰天然产物结构的生物催化与高通量筛选的结合等，不仅反映天然产物的研究中生物技术与有机化学联合的广阔前景，也反映了高科技技术的结合是药物研究的发展趋势。植物次生代谢基因的发现，同类蛋白功能的阐明，代谢物组及代谢途径的重新组合

（pathway engineering）正是后基因组时代天然产物化学发展的新的研究方向[7,8]。

（程克棣　王　伟）

第二节　天然药物生物转化研究

一、生物转化概述

（一）生物转化简介　迄今，在生物转化研究领域已取得了很大的进展。生物转化不仅应用于有机合成的研究中，而且还应用于植物次生代谢产物的结构修饰、活性先导化合物的寻找及药物构效关系的探索等研究中。生物转化（biotransformation）也称生物催化（biocatalysis），是利用植物离体培养细胞或器官、动物离体细胞、微生物及其细胞、藻类等，以及它们所产生的酶对外源化合物（exogenous substrate，foreign substrate，xenobiotics compound）进行结构修饰而获得有价值产物的生理生化反应，其本质是利用生物体系本身所产生的酶对外源化合物进行酶促催化反应。生物转化具有反应选择性强（位置选择性 regio－selectivity 和立体选择性 stereo－selectivity）、反应条件温和、副产物少、不造成环境污染、后处理简单等优点。此外还可以进行传统有机合成所不能或很难进行的化学反应而逐渐被各国科学家所重视，被称为"绿色化学（green chemistry）"，用于药物开发等领域，有着重要的理论意义及实际应用价值[9,10]。

生物转化的反应类型多种多样，常见的主要有羟基化（hydroxylation）、糖苷化（glycosylation）、氧化还原（oxido－reduction）、异构化（isomerization）、甲基化（methylation）、酯化（esterification）、水解（hydrolysis）、环氧化（epoxidation）以及重排（rearrangement）等反应，其中羟基化反应在生物转化中尤为常见。

（二）生物转化的应用

1．有机合成及天然产物结构修饰　生物转化是由酶催化的化学反应，具有位置选择性（regio－selectivity）和立体选择性（stereo－selectivity），催化效率高，反应类型多，易于得到结构新颖的化合物。此外，生物转化反应由于具有高度的选择性，避免了有机合成反应中对其他基团的保护（protection）与去保护（deprotection），从而简化了合成步骤并提高产物的得率。事实上，生物转化技术作为有机合成方法的有力补充，已成为有机化学家重要的合成工具之一，尤其在结构复杂的天然产物的结构修饰方面得到了广泛的应用。目前采用生物转化技术已获得了大量新颖的化学结构，包括很多化学方法难以合成的天然产物衍生物，为新药的研制与开发提供了极有价值的先导化合物（lead compound）。有的生物转化反应还达到了工业化生产的规模，创造了巨大的经济效益。例如，1952 年 Murray 和 Peterson 发现 *Rhizopus arrhizus* 可选择性地催化孕甾酮（progesterone）的 11α－羟基化反应，从而成功地解决了皮质激素类药物合成过程中的难题，此反应在甾体药物的生产中发挥了重要作用。近年，微生物转化技术还成功地应用于抗癌药物紫杉醇（taxol）的半合成中，有关内容将在后面详述。

除一般的有机合成反应以及天然产物结构修饰以外，生物转化还在有机化合物的不对称合成（asymmetric synthesis）以及对映异构体的拆分等方面显示出巨大的应用潜力，已成为有机化学家重要的研究手段。

2．作为药物体外代谢模型　传统上药物代谢研究依赖于一些模型体系来得到人体的代谢产物，如整体动物（实验室的小型动物模型大鼠、狗、猫、豚鼠、兔等），然后检查这些动物的血浆、尿液中代谢物的存在并进行鉴定。体外研究一般是用器官、离体细胞或酶体系（近年发展到代谢酶基因工程微生物），得到一些数据来进行补充和完善。这些方法受到一些限制：①昂贵的实验动物费用，包括离体器官、细胞等保藏费用；②伦理上的考虑；③由于药物的毒性限制了用量从而只能得到极其微量的代谢产物（对微量产物来说通常为纳克级）；④尽管高灵敏分析技术的发展，利用微量的代谢产物进行结构鉴定仍然相当困难，尤其对于具有立体异构的代谢产物；⑤由于得到的代谢产物极其微量，对它们的活性和毒性的进一步评价较为困难。微生物的水解和氧化还原能力在很早以前就被证实并用于放大反应中。很多研究表明并证实真菌中具有的加单氧酶系统与哺乳动物肝加单氧酶有着类似的反应机制。在经过一系列的研究后，学者们提出微生物转化可较好地模拟动物的药物代谢，尤其是 Phase Ⅰ代谢反应，从而将生物转化技术引入到一个新的应用领域。其优点在于：①资源易得，培养基简单，费用低，种类繁多，反应条件温和，保藏容易，可通过添加相关酶的诱导剂或抑制剂对生物转化反应进行调控且操作简便；②对药物具有代谢能力的菌株筛选容易，是一个简单重复的过程；③易于放大制备代谢产物用于药性和毒性评价；④可建立药物微生物代谢的 LC - MS、GC - MS、NMR 等数据信息库；亦可制备足够的代谢物标准品，建立药物代谢产物的 HPLC - Profile，将药物人体或动物代谢或离体细胞等模型的药物代谢 HPLC 与之相比较，快速获得药物的代谢信息，为药物的代谢研究提供帮助；⑤微生物代谢较快，加入的药物浓度较高（一般在 0.2 ~ 0.5 g/L），因此也给代谢产物的检测、提取、分离、鉴定带来了方便，从而便于与动物代谢产物相比较；⑥可获得新代谢产物用于新的不同的活性试验；⑦可为预测动物代谢反应提供信息，亦可通过代谢物的结构分析预测药物的生物转化途径；⑧在涉及区域或立体选择性的代谢反应时可通过制备足够量的代谢产物来确定代谢物的反应位点和立体构型[11]。

目前已经证明，微生物对青蒿素（artemisinin）和紫杉醇（taxol）的转化产物与其人体、大鼠的代谢产物具有一定的相似性[12]；Lacroix 等也利用微生物转化得到了两个 trimegestone 的痕量人体代谢产物[13]；Zhang 等利用真菌 *Cunninghamella elegans* 对镇静药物 cyclobenzaprine 进行哺乳动物代谢模拟，得到了哺乳动物代谢产物，利用此方法制备了代谢产物并进行了结构鉴定，为此药物的代谢研究提供了帮助[14]。药物的体内代谢产物在生物样品中大多含量很低，且杂质干扰严重，产物的分离纯化与结构鉴定均较困难；而微生物转化产物的分离过程则相对简单，且可实现较大量的产物制备，因此可用于辅助鉴定药物代谢的微量乃至痕量产物，并可大量制备以作深入的研究。

但必须指出的是，药物的微生物转化产物与其人体或动物代谢产物相似的原因在于二者的 P450 等酶体系具有一定的同源性，但目前还没有足够的数据证明两种代谢途径的相关程度。因此，单凭微生物转化结果来预测药物的体内代谢途径很可能会产生误导。微生物转化应用于药物代谢研究的最大潜力只在于制备和鉴定难以获得的微量或痕量体内代谢产物。

3．阐明抑真菌药物的耐药机制　最近发现生物转化是微生物耐受抑真菌药物的重要脱毒机制。Aleu 等发现 *Botrytis cinerea* 可使具有抑真菌活性的天然化合物 ginsenol 和 isoprobotryan - 9α - ol 的结构发生改变，主要是生成羟基化产物，从而失去抗真菌作用。该研究结果为抑真菌药物的研制以及真菌耐药性机制的阐明提供了新的思路。

Pedras 等[15]还发现植物对病原性真菌的耐受亦存在着类似于生物转化的机制。植物可使真菌产生的有害物质通过糖苷化、羟基化等反应，使其失去毒害作用。

（三）生物转化体系　在天然产物的生物转化研究中，用于生物转化的生物体系一般为微生物、植物细胞或组织器官培养物，以及由之而来的纯酶或粗酶制剂。最近，海洋微藻和一些昆虫的幼虫也开始用于生物转化的研究中。在这些转化体系中，由于微生物具有资源丰富、种类繁多、易于保存以及大规模发酵技术成熟等优点而为人们广泛接受，是生物转化研究中最常用的生物体系。

1. 微生物及其酶制剂　自从 1952 年，美国 Upjohn 公司的 Murray 和 Peterson 利用根霉菌进行黄体酮（progesterone）的 11α－羟基化并申请专利以来，微生物转化在药物的研究中的重要性开始被人们所认识到，关于这方面研究也因此越来越多。近几年，由于人们对环境的重视加上手性药物的发展，微生物转化就更加被重视。起初，人们主要利用丝状真菌作为生物催化剂，而且主要用于甾体化合物的结构修饰研究中；后来，微生物催化剂拓宽到酵母、细菌，甚至某些厌氧菌（包括肠内菌）等微生物。值得一提的是肠内菌的生物转化，由于一般用的是人体的肠内菌，故用于天然药物的生物转化不仅可以模拟药物的代谢途径，而且还可以帮助人们弄清何种代谢产物被吸收以及何种代谢产物或药物原型发挥药理作用，对药物的研究及新药的开发具有重要指导意义，也正因为如此，肠内菌的生物转化渐渐演变成一个独立的研究领域。微生物转化涉及的天然药用化学成分和反应类型很多，上面所述的化合物和反应类型在微生物体系生物转化研究中都有报道，其中以羟基化反应最为普遍。

2. 植物细胞或组织器官培养物　与微生物相比，利用植物培养细胞进行天然产物的生物转化研究要晚得多，最早且具有标志性的报道要追溯到德国土宾根大学 Reinhard 等关于洋地黄强心甙羟基化反应的报道。用于生物转化的植物体系除细胞悬浮培养物外，还包括植物的再生根培养物或发状根培养物以及固定化细胞。运用植物培养体系进行生物转化的天然产物种类也较多，较为常见的反应为羟基化和苷化反应。利用植物培养体系进行生物转化的优点是植物体系拥有丰富的酶体系，易于所需反应类型的寻找；其缺点是：首先必须建立稳定的植物细胞或器官悬浮培养体系，而且保藏困难，工作繁琐；其次是植物培养物的大规模培养工艺较为复杂，不易控制。这些都是限制植物细胞生物转化应用的因素，不过由于分子生物学的发展，利用基因克隆技术可以寻找出相关反应酶的基因，进而重组到易于工业化的微生物体系中进行天然产物的生物转化，可从根本上克服上述缺点，这也是此领域将来发展的一种趋势。下面是用于生物转化的几种植物培养体系：

(1) 悬浮培养细胞转化系统：悬浮培养细胞转化系统是最早开发的植物生物转化系统。其具有直接使用前体、细胞转移限制少等特点。其反应步骤多为一步反应。但由于植物细胞生长缓慢，易污染，特别是悬浮培养的体细胞克隆容易变异，使其生物转化的能力不稳定以及大规模培养较为困难等因素限制了这一方法的广泛使用。

(2) 毛状根转化系统：毛状根具有生长速度快、生物合成能力强、不需要补充外源激素、遗传稳定性好等特点。随着毛状根诱导和培养技术的不断发展，利用毛状根进行生物转化的例子越来越多。表 7－2 列举了利用毛状根进行生物转化的例子。

表 7-2 用植物毛状根进行活性物质的生物转化

植物名称	底物	产物	反应类型
人参 *Panax ginseng*	digitoxigenin	Digitoxigenin laurate	Esterification
		Digitoxigenin myristate	Esterification
		digitoxigenin palmitate	Esterification
		digitoxigenin stearate	Esterification
		digitoxigenin β-D-glucoside	Glycosylation
		digitoxigenin β-D-sphoroside	Glycosylation
		digitoxigenin β-D-gluxoside	Glycosylation
人参 *Panax ginseng*	(RS) -2-phenylpropionic acid	(RS) -2-phenylpropionic-β-D-glucoside	Esterification
	2-(3-benzoylphenyl) -propionic acid	2-(3-benzoylphenyl)-propionyl-glucoside	
鬼针草 *Bidens sulphureus*	butylated hydroxytoluene	dimeric stibenequinone	Oxidation

(3) 固定化培养：从 Alfermann 等在 1980 年利用固定化的毛地黄（*Digitalis lanata*）细胞成功的把β-甲基洋地黄毒苷转化为β-地高辛至今，利用固定化培养细胞进行生物转化取得了飞速的发展，现在已有十多种的固定化植物细胞用于药物的生物转化当中（表 7-2）。和传统的悬浮培养细胞相比，固定化细胞生物转化体系具有可以长时间反复利用、保护细胞免受剪切力的影响、容易实现高密度培养等优点。另外，固定化培养的细胞可以提供进行多步生物转化和反复利用重要因子以及协同酶系作用的环境，有利于转化产物的合成。

3．海洋藻类 海洋微藻类是光合自养型的生物，不需要任何有机成分作为能源物质，因此微藻的大规模培养理论上要比细菌、酵母及丝状真菌更经济、简单。20 世纪 90 年代，科学家们慢慢开展天然产物的微藻生物转化研究，用于萜类等化合物的结构修饰。这是一个新兴的生物转化体系，已显示出一定的潜力。

4．昆虫的幼虫 目前，只有日本学者 Miyazawa 研究组的一些报道，他们采用鳞翅目昆虫的幼虫进行了萜类化合物和木脂素类化合物的生物转化研究，目的是想获得一些抗昆虫的活性天然产物以及考察一些天然产物在昆虫体内的代谢情况。所用的实验方法为：将底物和食物一起搅拌均匀后喂养昆虫的幼虫，一定时期后收取粪便进行提取分离。作者认为，由于昆虫是一类动物，利用昆虫的幼虫作为生物转化体系除能得到活性化合物外，还可以作为药物的一个代谢模型，模拟药物在动物或人体内的代谢途径，也能为药物的代谢研究提供帮助。

(四) 天然产物生物转化的概况 天然产物结构比较复杂，且分子中往往有多个手性中心，采用化学方法对其进行结构修饰有时会遇到各种困难。而生物转化反应则具有位置及立体选择性等优点，尤其是易于发生特异性的羟基化等反应，从而得到具有新颖取代方式的天然产物衍生物。将有机合成方法与生物转化方法相结合对天然产物进行结构修饰，可以得到更多结构新颖的衍生物，为新药的发现提供先导化合物。此外，由于微生物与植物培养体系等拥有众多化学反应相关酶的基因，可产生多种性质与功能各异的酶，从而催化天然产物生成具有不同取代方式的系列衍生物，即可对天然产物结构多样化，结合化学结构修饰可建立某一或某一类化合物的"化合物库"，这对研究此类化合物的构效关系具有重要意义。

自20世纪50年代以来，多类天然产物已有过生物转化方面的研究报道，如甾体、萜类、酚类（包括黄酮、蒽醌、香豆素）、生物碱、木脂素等，其中以甾体和萜类的报道居多，分别有相关研究的综述，并已初步总结出了一些转化反应的规律[16~19]。

近年，国内也有一些研究组采用生物转化技术，对多类天然产物进行了比较系统的研究，期望能得到一些活性更强、毒副作用更小的天然产物衍生物。下面将主要依据国内的最新研究结果，并结合相关领域的国外文献报道，分别介绍蟾蜍甾烯、青蒿素及其类似物、雷公藤二萜以及紫杉烷的生物转化研究，希望通过这些实例，展示近5~10年生物转化研究领域的最新进展。

二、生物转化在天然产物结构修饰中的应用

（一）蟾蜍甾烯类化合物的生物转化[20]　蟾蜍甾烯（bufadienolides，图7-3）是一类C-17位连接六元不饱和内酯环（α-吡喃酮环）的甾体化合物，具有强心活性。目前从自然界分离得到的此类化合物已接近300种。天然的蟾蜍甾烯A/B环为顺式或反式稠合，B/C环均为反式，但与一般甾体不同的是，其C/D环为顺式稠合。除C-3位大多有羟基外，蟾蜍甾烯往往在5β-，6β-，11α-，12α-/β-，14β-，16β-及19-位有含氧取代（多为羟基或乙酰氧基），有的则在14β，15β-位形成三元氧环。

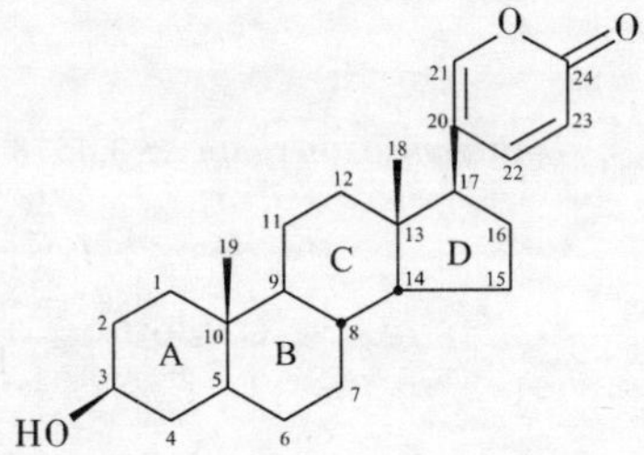

图7-3　蟾蜍甾烯的化学结构

蟾蜍甾烯是中药蟾酥的主要有效成分，其中以华蟾毒精（cinobufagin，1）、脂蟾毒配基（resibufogenin，2）及蟾毒灵（bufalin，3）的含量最高，三者约占其干重的10%，有的药材仅华蟾毒精或脂蟾毒配基的含量即可达7%~8%（图7-4）。此类成分具有强心、局部麻醉、抗休克、抗病毒等多种生理活性，近年又发现具有显著的抗肿瘤活性，受到了国内外学者的广泛关注。

研究表明，蟾蜍甾烯类化合物对肿瘤细胞的半数抑制浓度 IC_{50} 多在1~100 nmol/L之间，其中以蟾毒灵的活性尤为显著。进一步的研究还发现，蟾蜍甾烯抗肿瘤的作用机制主要是通过诱导细胞凋亡，促进细胞分化。相比较而言，蟾蜍甾烯的化学研究则相对薄弱得多。Kamano和Akizawa两个研究组最近开始致力于从中药蟾酥及蟾蜍属动物体内分离结构新颖的蟾蜍甾烯，而此类化合物的结构修饰研究则报道甚少。国内果德安研究组为了寻找具有抗肿瘤

活性的新颖先导化合物，对中药蟾酥的三种主要有效成分华蟾毒精、脂蟾毒配基和蟾毒灵分别进行了微生物转化研究，得到了近 30 个转化产物，其中 18 个为新化合物。

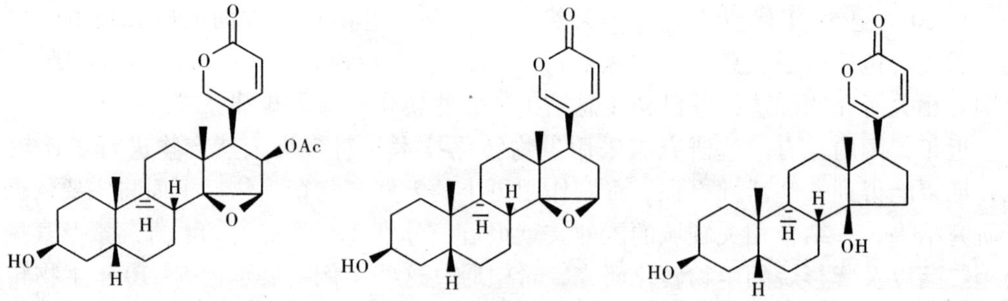

cinobufagin(1)　　resibufogenin(2)　　bufalin(3)

图 7－4　化合物 1、2 和 3 的化学结构

他们筛选了 20 余株真菌及细菌对以上三种蟾蜍甾烯进行生物转化实验，发现 *Alternaria*、*Mucor*、*Syncephalastrum* 等菌株具有较强的转化能力。

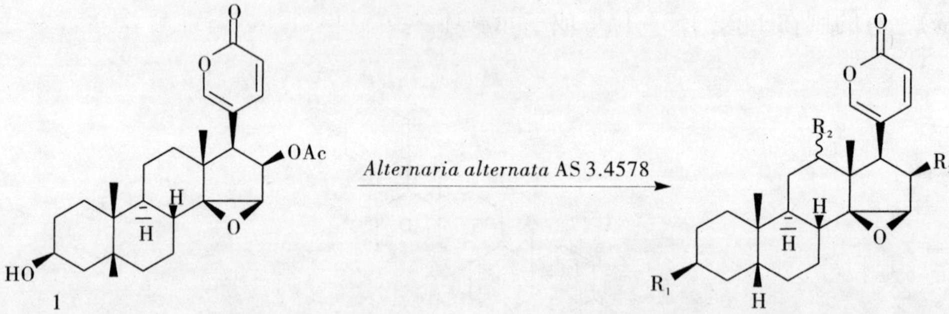

4　R_1 = OH R_2 = β－OH R_3 = OAc

5　R_1 = R_3 = OH R_2 = β－OH

6　R_1 = O R_2 = β－OH R_3 = OAc

7　R_1 = O R_2 = β－OH R_3 = OH

8　R_1 = OH R_2 = O R_3 = OAc

9　R_1 = O R_2 = α－OH R_3 = OAc

图 7－5　真菌链格孢 *Alternaria alternata* AS 3.4578 对华蟾毒精（1）的生物转化

链格孢 *Alternaria alternata* AS 3.4578 对华蟾毒精（1）的生物转化分离并鉴定了 6 个转化产物，分别为：12β－羟基－华蟾毒精（4），12β－羟基－去乙酰基华蟾毒精（5），3－羰基－12β－羟基－华蟾毒精（6），3－羰基－12β－羟基－去乙酰基华蟾毒精（7），12－羰基－华蟾毒精（8），3－羰基－12α－羟基－华蟾毒精（9）。其中化合物 5～9 为新化合物，4 和 6 为主要转化产物，结构如图 7－5 所示。此结果表明，*A. alternata* 对华蟾毒精的主要转化反

应为 *12*β－羟基化反应、*3－OH* 脱氢反应以及 *16*－位脱乙酰基反应。该转化反应的动态考察结果进一步表明，4、6、7 等几种主要产物在培养液中的浓度随着转化时间的延长呈现出非常特征的变化趋势，可以表征各产物在转化过程中的相互转化关系（图 7－6）。底物华蟾毒精在加入微生物培养体系 24 h 之后即全部选择性地转化为 12β－羟基－华蟾毒精（4），该产物随后依次发生 3－OH 脱氢反应和 16－位脱乙酰基反应，从而生成 6、7 等其他次级产物。依据此结果可初步推导出 *A*．*alternata* 对华蟾毒精的生物转化途径（图 7－7）。

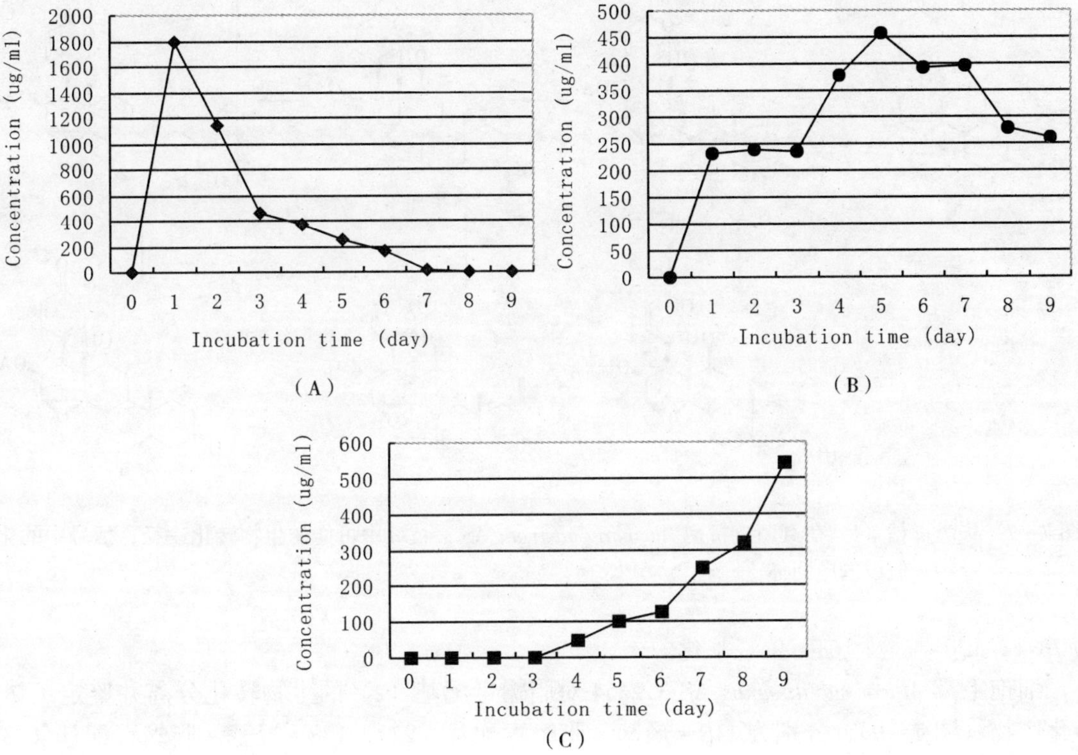

图 7－6　华蟾毒精（1）生物转化产物在真菌链格孢 *Alternaria alternata* AS 3.4578 菌液中的动态变化（A）12β－hydroxyl cinobufagin（4）；（B）3－*oxo*－12β－hydroxyl cinobufagin（6）；（C）3－*oxo*－12β－hydroxyl desacetylcinobufagin（7）

刺囊毛霉 *Mucor spinosus* AS 3.3450 对蟾毒灵（3）的生物转化分离并鉴定了 12 个分子中引入 1 个或 2 个羟基的转化产物，其结构为：7β－羟基－蟾毒灵（10），11β－羟基－蟾毒灵（11），1β－羟基－蟾毒灵（12），15α－羟基－蟾毒灵（13），15β－羟基－蟾毒灵（14），远华蟾毒精（5－羟基－蟾毒灵，15），12β－羟基－蟾毒灵（16），16α－羟基－蟾毒灵（17），7β，16α－二羟基－蟾毒灵（18），1β，7β－二羟基－蟾毒灵（19），1β，12β－二羟基－蟾毒灵（20），3－表－7β－羟基－蟾毒灵（21），其中 10，11，17－21 为新化合物（图 7－8）。10，16－18 为主要产物，得率均大于 5%。该结果表明，*M*．*spinosus* 对蟾毒灵的主要转化反应

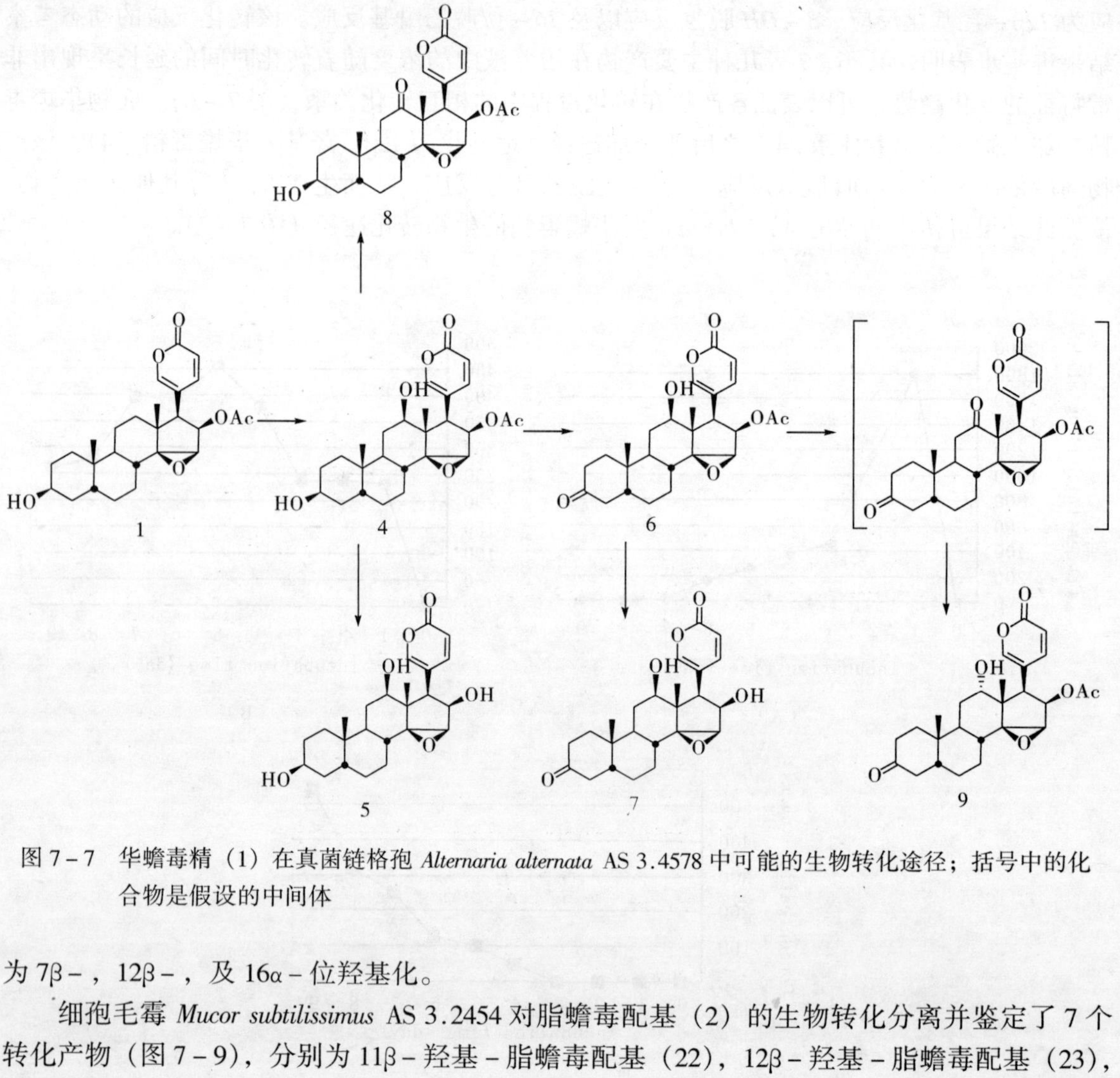

图 7-7 华蟾毒精（1）在真菌链格孢 *Alternaria alternata* AS 3.4578 中可能的生物转化途径；括号中的化合物是假设的中间体

为 7β-，12β-，及 16α-位羟基化。

细孢毛霉 *Mucor subtilissimus* AS 3.2454 对脂蟾毒配基（2）的生物转化分离并鉴定了 7 个转化产物（图 7-9），分别为 11β-羟基-脂蟾毒配基（22），12β-羟基-脂蟾毒配基（23），16α-羟基-脂蟾毒配基（24），1β，11β-二羟基-脂蟾毒配基（25），12β，16α-二羟基-脂蟾毒配基（26），1β，12β-二羟基-脂蟾毒配基（27），脂蟾毒配基 12-*o*-β-D-葡萄糖苷（28）。由此可见，*M. subtilissimus* 对脂蟾毒配基的主要转化反应是 1β-，11β-，12β-，及 16α-位羟基化，有的产物结构中引入单个羟基，有的则引入两个羟基。值得注意的是，从转化产物中还分离得到一个糖苷化产物，这种反应常见于植物悬浮培养体系介导的生物转化反应，而在微生物体系中则较少见。

铜绿假单孢菌 *Pseudomonas aeruginosa* AS 1.860 对华蟾毒精（1）、脂蟾毒配基（2）和 12β-羟基-脂蟾毒配基（23）等多种蟾蜍甾烯类化合物均表现出特异性的 3-OH 脱氢作用（图 7-10），底物可在加入转化体系后数小时内定量地转化为相应的 3-OH 脱氢产物。

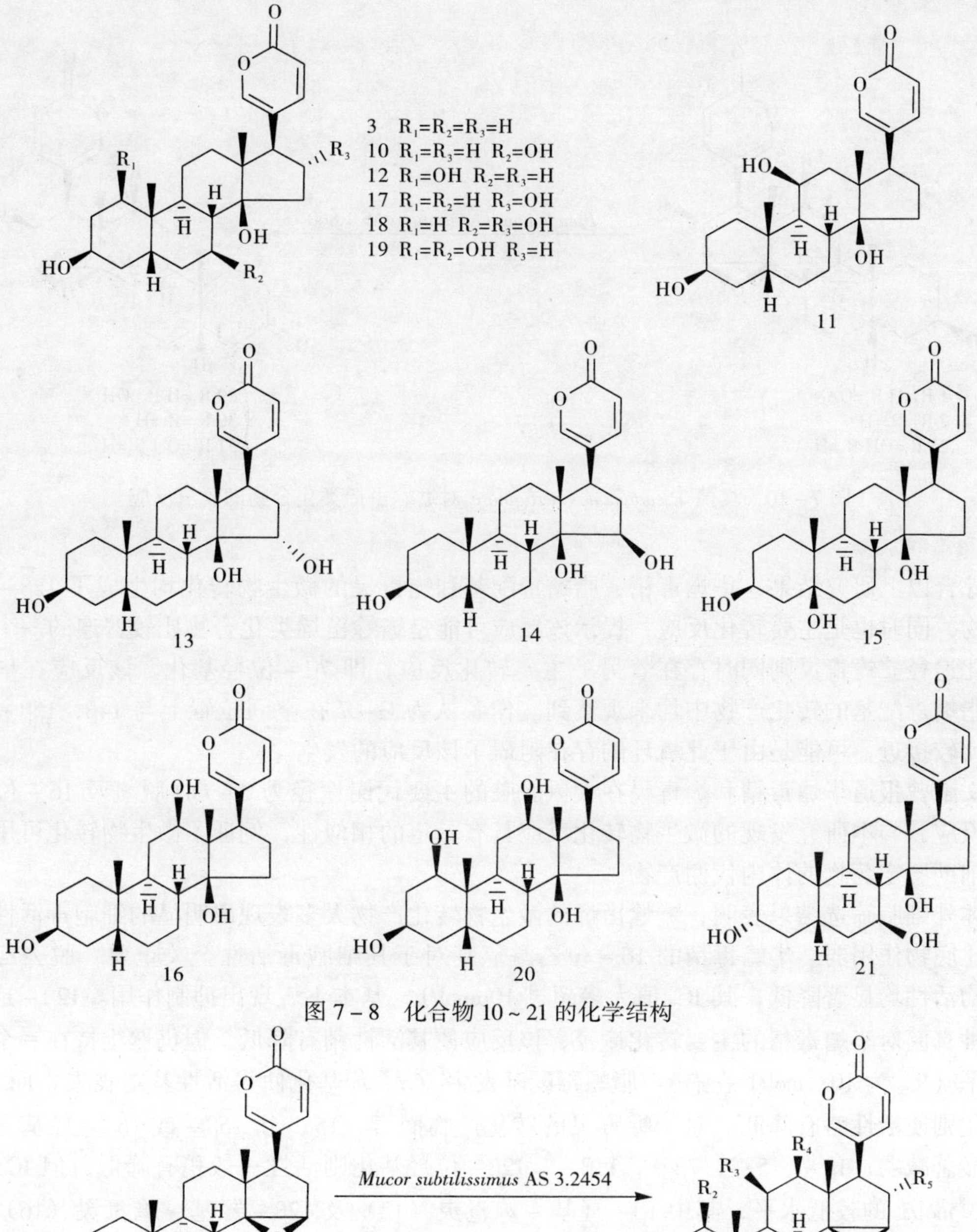

图 7－8　化合物 10～21 的化学结构

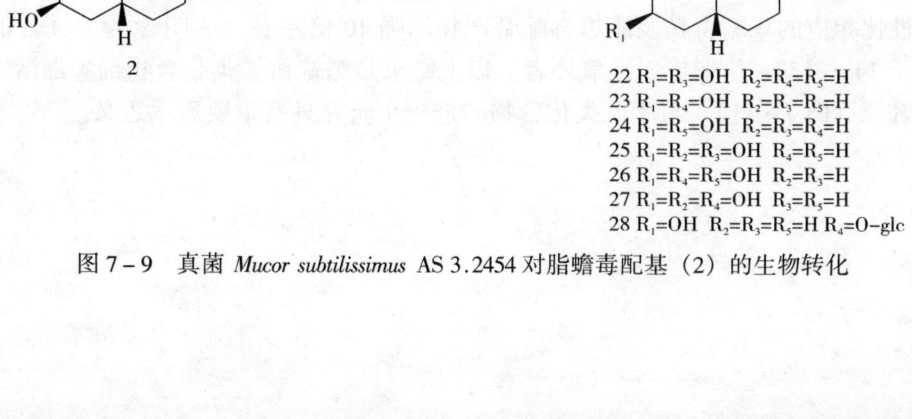

图 7－9　真菌 *Mucor subtilissimus* AS 3.2454 对脂蟾毒配基（2）的生物转化

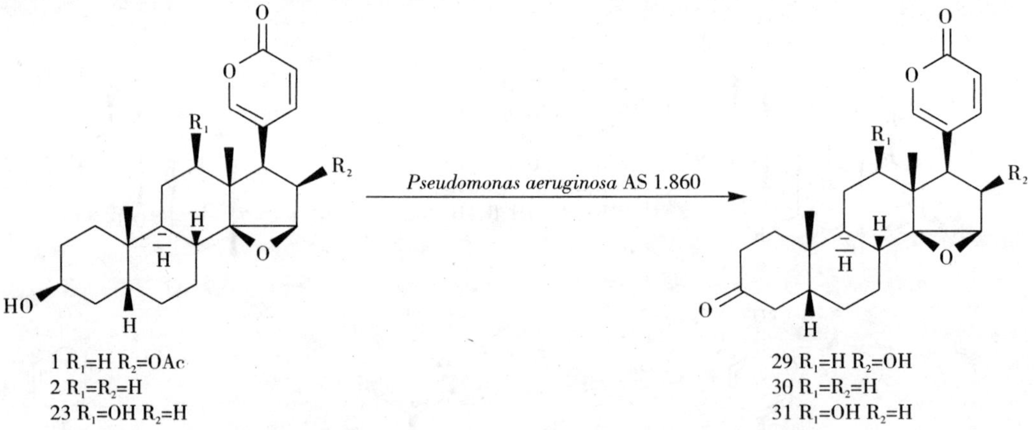

图 7-10 真菌 *Pseudomonas aeruginosa* 对蟾蜍甾烯类化合物的脱氢反应

综合以上研究结果，华蟾毒精、脂蟾毒配基和蟾毒灵的微生物转化均生成了 12β-羟基化产物，同时也是主要转化反应，提示该反应可能是蟾蜍甾烯类化合物比较普遍的一个微生物转化途径。蟾毒灵则同时存在着另一主要转化反应，即 7β-位羟基化。该反应在华蟾毒精和脂蟾毒配基的转化产物中均未观察到。作者认为 C-7 在空间位置上与 14β，15β-三元氧环比较接近，可能是由于此氧环的存在阻碍了该反应的发生。

文献曾报道华蟾毒精和蟾毒灵在大鼠肝脏的主要代谢途径为 3-OH 脱氢及 16-位脱乙酰基反应，与本研究发现的微生物转化反应具有一定的相似性，例证了微生物转化可用于制备并辅助鉴定药物的体内代谢产物。

体外细胞筛选结果表明，蟾蜍甾烯的微生物转化产物大多表现出明显的细胞毒活性，但一般比底物作用弱。华蟾毒精的 16-位乙酰氧基对于其细胞毒活性至关重要，脱去乙酰基的产物活性均显著降低，其 IC_{50} 值大多超过 10μmol/L，基本不表现出抑制作用。12β-羟基化是多种真菌对华蟾毒精的主要转化途径，该反应使其活性稍有降低，但仍然维持在一个较高的水平（IC_{50} 为 10^{-7} mol/L 左右）。脂蟾毒配基发生 16α-羟基化使得活性基本丧失，而 12β-羟基化则使活性略有降低。对于蟾毒灵的转化产物而言，15α-，15β-或 16α-羟基化均使活性显著减弱；1β-，5-，7β-，11β-，12β-位羟基化则活性一般稍有降低，但 IC_{50} 仍处于 10^{-8} mol/L 的较低水平，其中 1β-羟基-蟾毒灵（12）及 12β-羟基-蟾毒灵（16）对人宫颈癌 HeLa 细胞及人胃癌 BGC-823 细胞的抑制作用比蟾毒灵有所增强。蟾毒灵衍生物的细胞毒活性比相应的华蟾毒精及脂蟾毒配基产物增强 10 倍左右，表明含 14β-OH 的蟾毒配基活性强于 14β，15β-位形成三元氧环者。以上结果是蟾蜍甾烯类化合物细胞毒活性构效关系的重要补充（图 7-11），对于此类化合物的进一步研究具有重要启示意义。

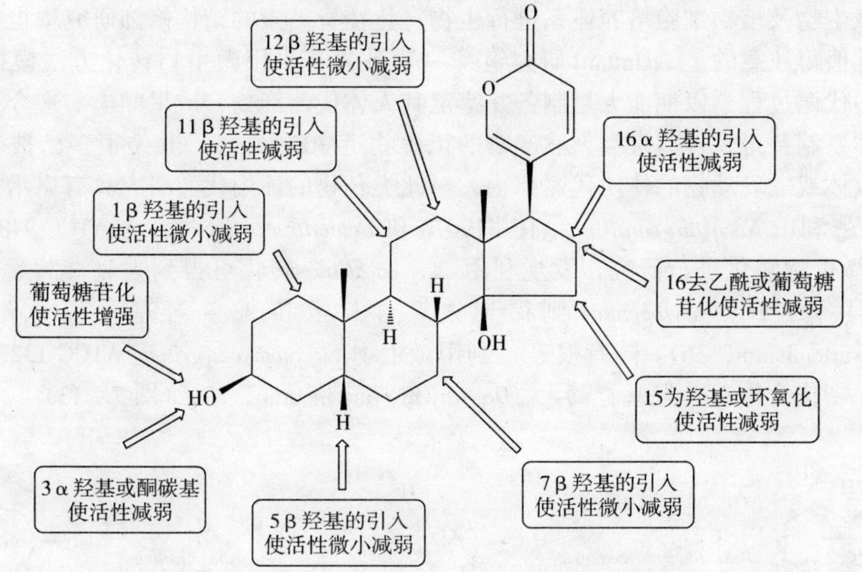

图 7-11　蟾蜍甾烯的结构修饰对其抑制人肿瘤细胞增殖的影响

（二）青蒿素及其类似物的生物转化[21]　青蒿素（artemisinin，qinghaosu，32，图 7-12）是首次由我国学者从菊科植物黄花蒿 *Artemisia annua* L. 中分离得到的新型倍半萜内酯类化合物，具有显著的抗疟作用，尤其对脑疟和抗氯喹疟疾均有良好疗效，已成为世界卫生组织推荐的抗疟药品。青蒿素的分子结构中含有过氧键和δ-内酯环，另有 7 个手性中心和一个包括过氧桥在内的 1，2，4-三噁烷结构单元，在自然界中非常罕见。

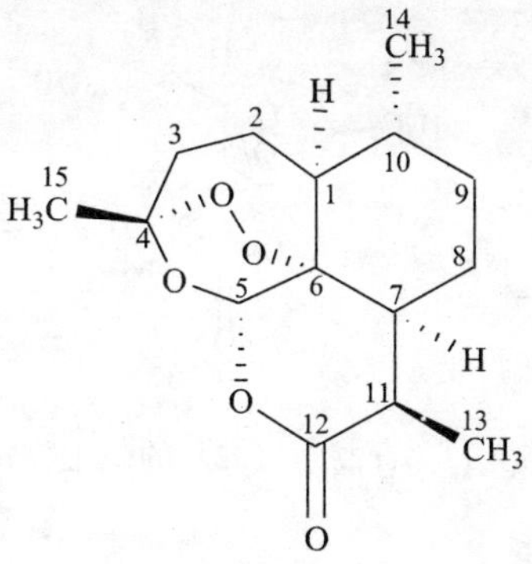

图 7-12　青蒿素（32）的化学结构

由于青蒿素用于疟疾治疗有近期复燃率高的缺点，而且该化合物水溶性较差，药物化学家一直在尝试多种手段对其进行结构修饰。采用化学方法已得到一系列的青蒿素衍生物，并从中筛选出蒿甲醚（artemether，33）、蒿乙醚（arteether，34）等抗疟活性更强的化合物，其中蒿甲醚已应用于临床。

利用微生物及植物细胞培养体系进行生物转化在青蒿素的结构修饰研究中也得到了大量结果。尤其值得注意的是，Hufford 研究组[22]一直致力于采用微生物转化方法模拟青蒿素类似物的体内代谢过程，以期能大量制备并鉴定其人体代谢产物，成果颇丰。迄今为止，采用各种生物体系制备得到青蒿素类天然产物的衍生物近 30 种之多，其中很多已被确认为此类化合物的人体或哺乳动物的体内代谢产物，对此类药物的体内代谢研究具有启示意义。

Lee 等[12]利用 *Nocardia corallina* ATCC 19070 和 *Penicillium chrysogenum* ATCC 9480 对青蒿素（32）进行微生物转化进行研究，发现利用 *N*. *corallina* 转化可得到去氧青蒿素（deoxyartemisinin，35），而 *P*. *chrysogenum* 则得到去氧青蒿素和 3α－羟基去氧青蒿素（3α－hydroxydeoxyartemisinin，36）。陈有根等[23]利用微生物 *Streptomyces griseus* ATCC 13273 转化青蒿素得到一个新化合物 9α－羟基青蒿素（9α－hydroxyartemisinin，37）（图 7－13）。

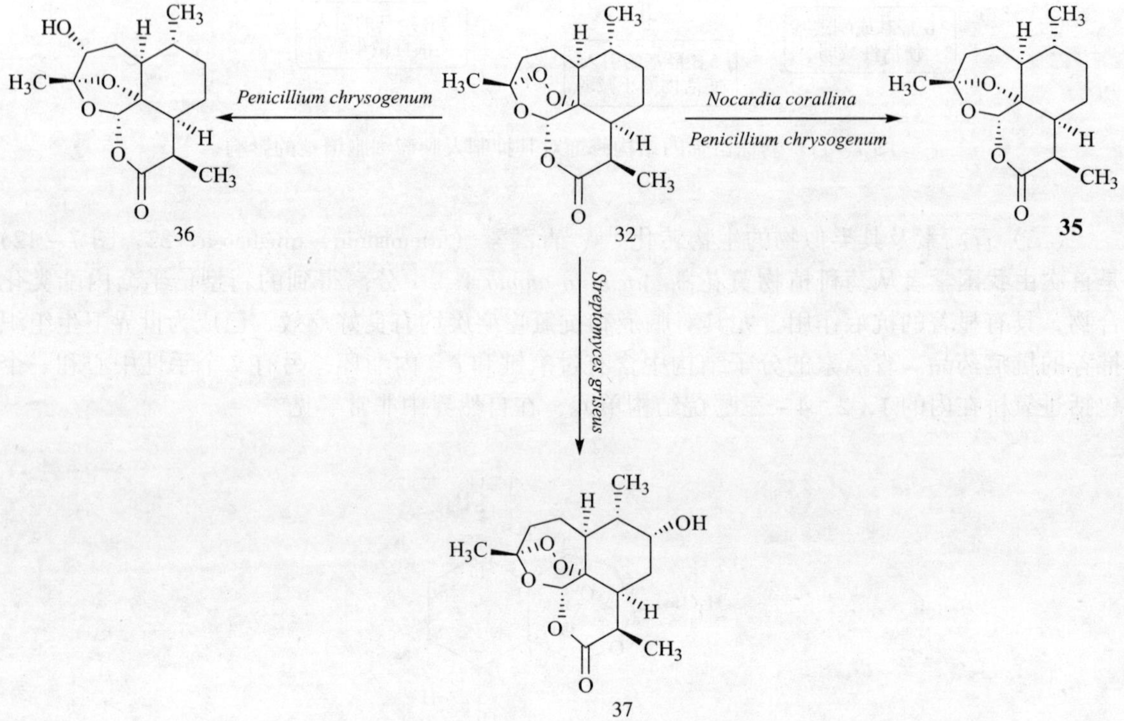

图 7－13　青蒿素（32）的微生物转化

Hufford[22]等对蒿乙醚（34）进行了微生物转化，从 *Cunninghamella elegans* ATCC 9245 的转化产物中分离得到 1α－羟基蒿乙醚（1α－hydroxyarteether，38），9β－羟基蒿乙醚（9β－hydroxyarteether，39），3α－羟基－11－表－去氧二氢青蒿素（3α－hydroxy－11－*epi*－deoxydihydroartemisinin，40）和一个重排产物 41，而采用 *Streptomyces lavendulae* L－105 转化体系则得到 9α－羟基蒿乙醚（9α－hydroxyarteether，42），2α－羟基蒿乙醚（2α－hydroxyarteether，43），14－羟基蒿乙醚（14－hydroxyarteether，44）及 41（图 7－14）。以上微生物转化产物中 39，

41，42，43 和 44 也是蒿乙醚在小鼠肝细胞中的代谢产物。

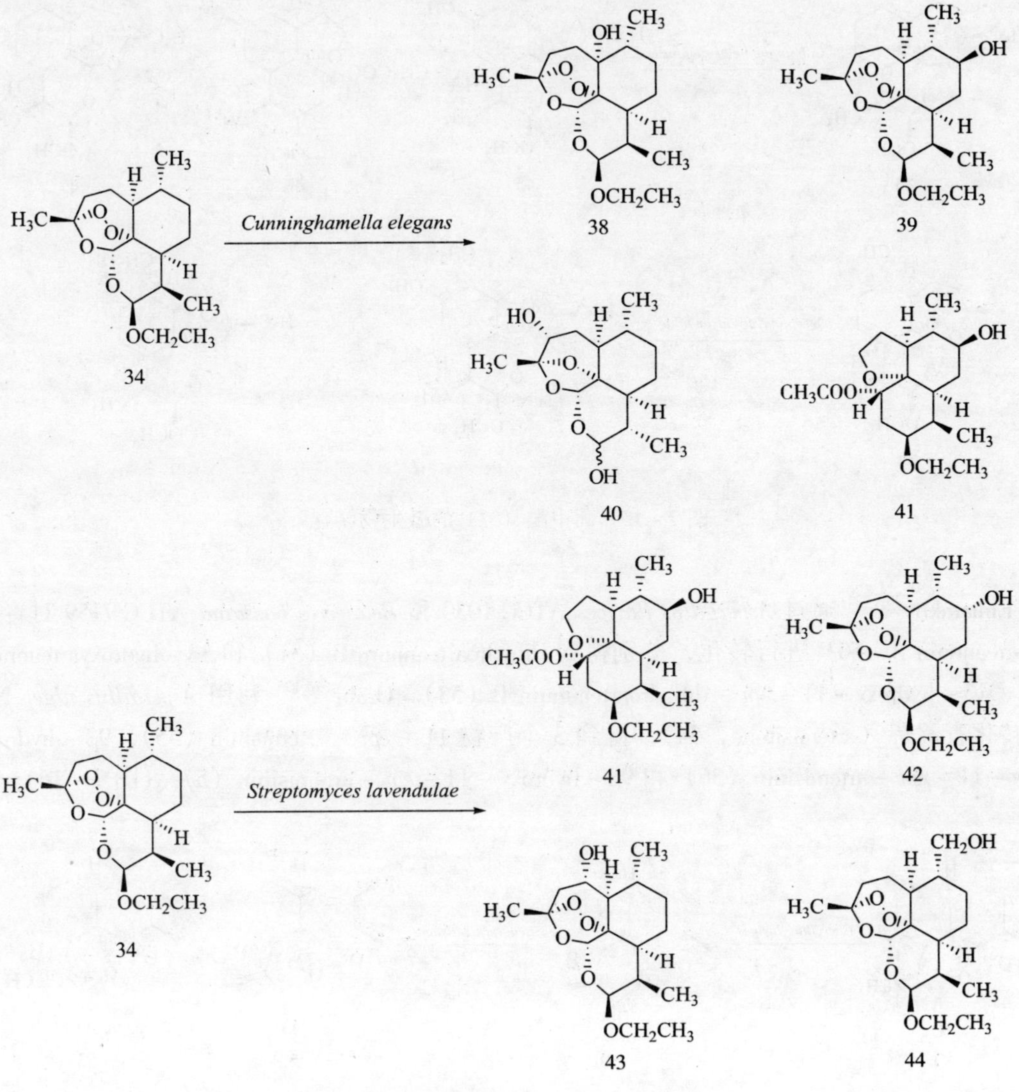

图 7－14　蒿乙醚（34）的微生物转化

Hufford 还利用同样的两株菌转化蒿甲醚（33），分别得到 9β－羟基蒿甲醚（9β－hydroxyartemether，45），45 的一个重排异构体（ring rearranged 9β－hydroxyartemether，46），3α－羟基去氧蒿甲醚（3α-hydroxydeoxyartemether，47），9α-羟基蒿甲醚（9α-hydroxyartemether，48）及 14－羟基蒿甲醚（14－hydroxyartemether，49）。其转化反应与蒿乙醚较为相似（图 7－15）。

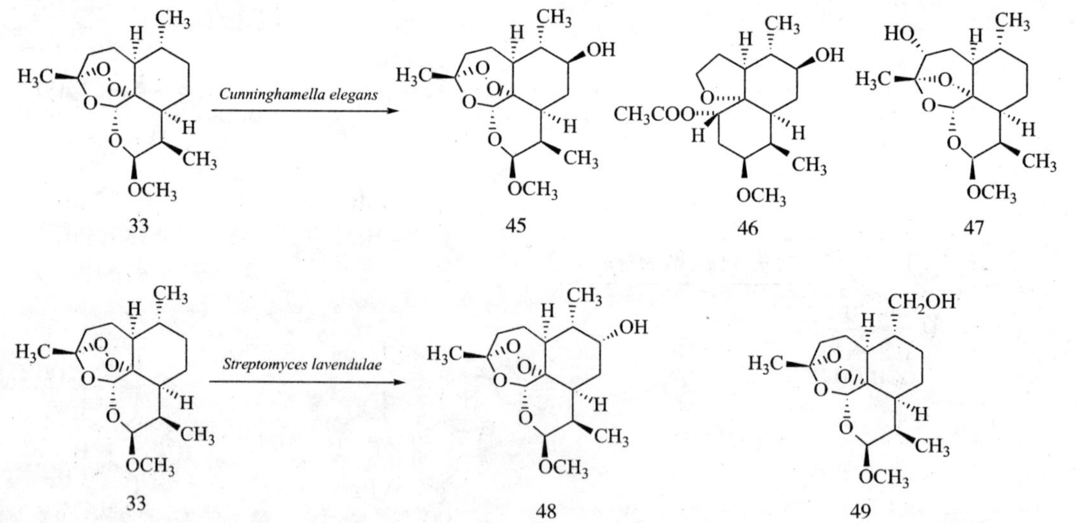

图 7－15　蒿甲醚（33）的微生物转化

Elmarakby 等[24]通过 *Aspergillus flavipes* ATCC 1030 和 *Beauveria bassiana* ATCC 7159 对青蒿素 B（arteannuin B，50）进行转化，分别得到 dihydroarteannuin B（51）和 3β－hydroxyarteannuin B（52）、13－hydroxy－11－*epi*－dihydroarteannuin B（53）。Orabi 等[25]利用 *Aspergillus niger* NRRL 599 转化青蒿烯（artemisitene，54），得到 3 个产物 11－*epi*－artemisinin（55），9β－hydroxy－deoxy－11－*epi*－artemisinin（56）和 9β－hydroxy－11－*epi*－artemisinin（57）（图 7－16）。

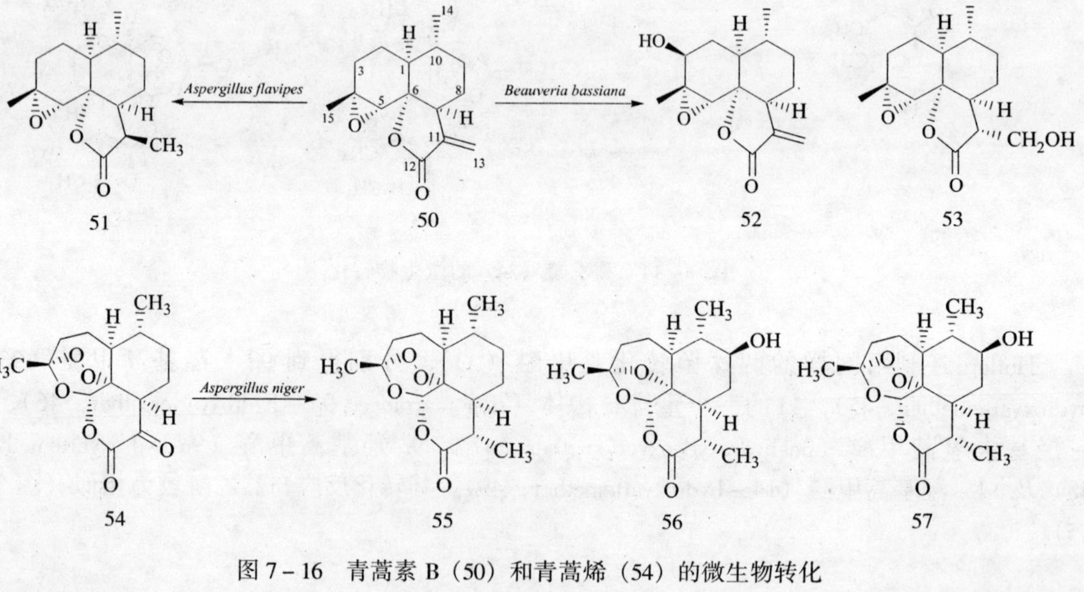

图 7－16　青蒿素 B（50）和青蒿烯（54）的微生物转化

最近，国内也对青蒿素的生物转化进行了比较系统的研究，从二十株微生物中筛选出六株真菌对青蒿素（32）进行生物转化（表 7－3），共得到六个产物，分别是去氧青蒿素(35)、3α－羟基去氧青蒿素（36)、1α－羟基去氧青蒿素（58)、10β－羟基青蒿素（59)、9β－羟基青蒿素（60）和 3β－羟基青蒿素（61)，其中化合物 58、59、60 和 61 为新化合物(图 7－17)。对以上产物的体外抗疟原虫活性进行测定，结果表明各产物对恶性疟原虫均有一定的抑制作用，但比青蒿素作用弱。在测试的几个产物中，以 10β－羟基青蒿素（59）效果较好。

表 7－3　丝状真菌对青蒿素（1）的转化

菌　种	产　物
刺孢小克银汉霉 *Cunninghamella echinulata* AS 3.3400	35，59，60
多型孢毛霉 *Mucor polymorphosporus* AS 3.3443	35，36，60，61
黑曲霉 *Aspergillus niger* AS 3.1858	35，36，58
黑曲霉 *Aspergillus niger* AS 3.795	35，36，60
华根霉 *Rhizopus chinensis* CICC 3043	35，36
雅致小克银汉霉 *Cunninghamella elegans* AS 3.1207	35，36，60

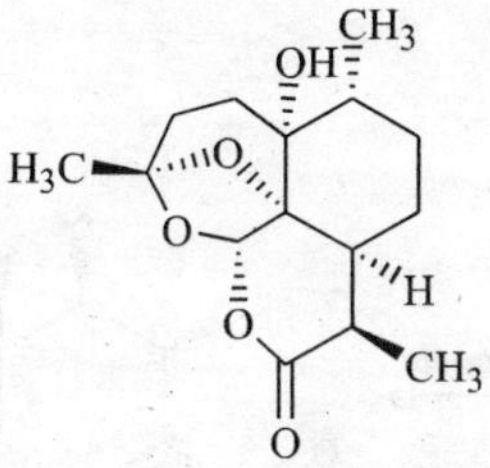
58

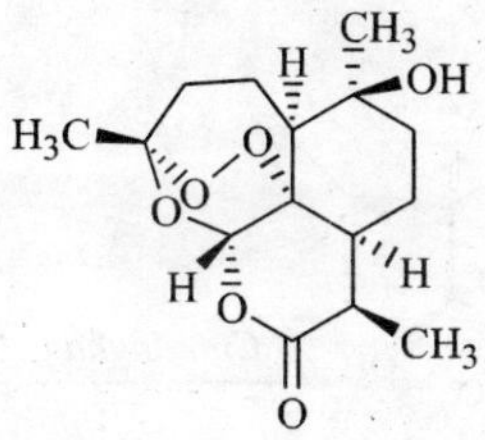
59

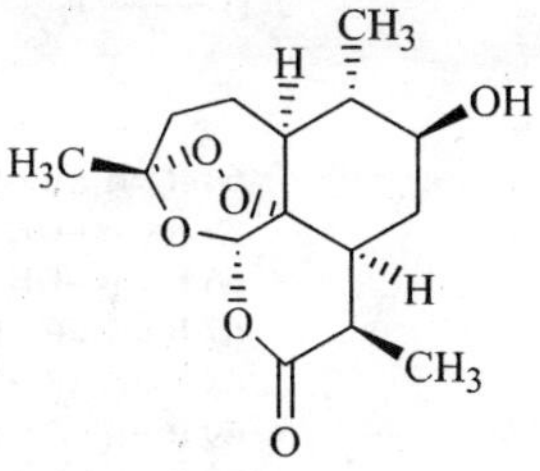
60

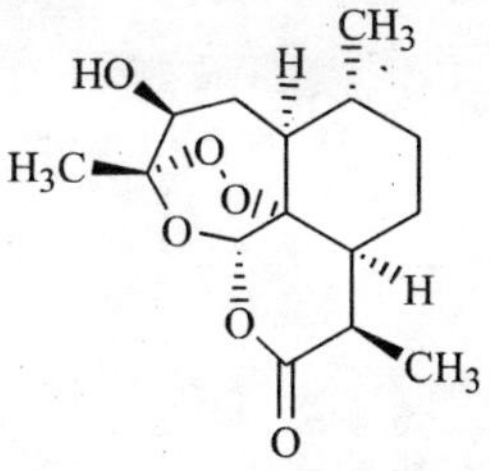
61

图 7－17　丝状真菌转化青蒿素（32）的产物

（三）雷公藤二萜的生物转化[26]　雷公藤二萜是卫矛科植物雷公藤 *Tripterygium wilfordii* Hook. f. 的主要有效成分，属松香烷型二萜，多数具有 α，β－不饱和内酯结构（图 7－18）。雷公藤二萜具有免疫抑制、抗炎、抗生育、抗肿瘤等多种显著的生理活性，但由于肾毒性大，其临床应用一直受到限制。果德安研究组试图采用微生物转化技术对雷公藤的主要成分雷公藤甲素（又称雷公藤内酯醇，triptolide，62）和雷公藤内酯酮（triptonide，63）进行结构修饰，以期得到高效低毒的衍生物。

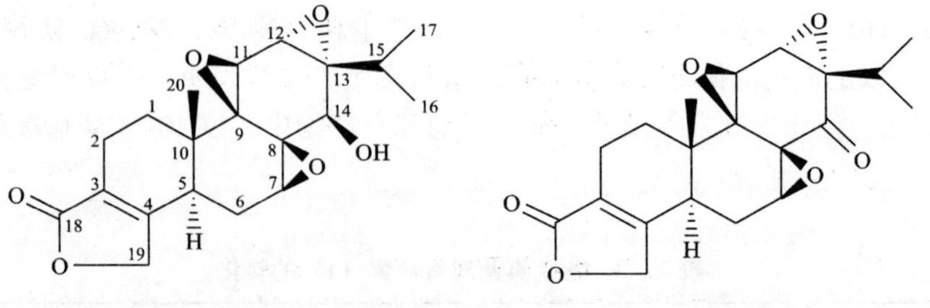

triptolide（62）　　　　triptonide（63）

图 7－18　雷公藤甲素(62)和雷公藤内酯酮（63）的化学结构

他们从三十一株微生物中筛选出短刺小克银汉霉 *Cunninghamella blakesleana* AS 3.970 对雷公藤甲素（62）进行生物转化（图 7－19），得到 7 个转化产物，分别是 5α－羟基雷公藤甲素（64）、19α－羟基雷公藤甲素（65）、19β－羟基雷公藤甲素（66）、雷公藤乙素（2β－羟基雷公藤甲素，67）、16－羟基雷公藤甲素（68）、雷醇内酯（15－羟基雷公藤甲素，69）和 1β－羟基雷公藤甲素（70），其中 64、65、66、70 为新化合物。

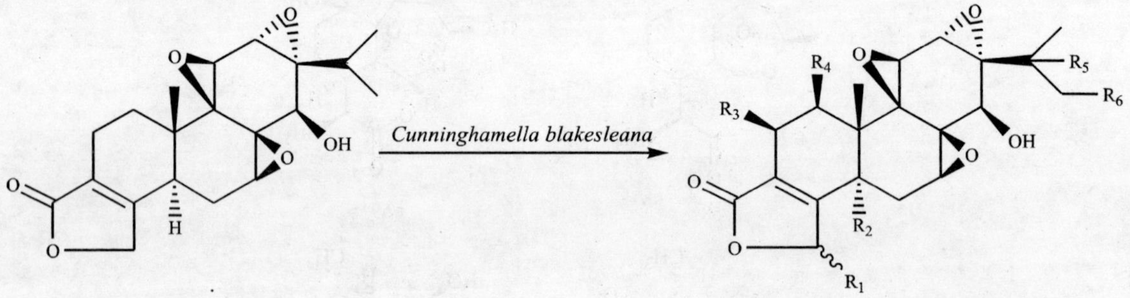

62

64 $R_1=R_3=R_4=R_5=R_6=H$　$R_2=OH$
65 $R_1=\alpha$－OH　$R_2=R_3=R_4=R_5=R_6=H$
66 $R_1=\beta$－OH　$R_2=R_3=R_4=R_5=R_6=H$
67 $R_1=R_2=R_4=R_5=R_6=H$　$R_3=OH$
68 $R_1=R_2=R_3=R_4=R_5=H$　$R_6=OH$
69 $R_1=R_2=R_3=R_4=R_6=H$　$R_5=OH$
70 $R_1=R_2=R_3=R_5=R_6=H$　$R_4=OH$

图 7－19　短刺小克银汉霉 *Cunninghamella blakesleana* AS 3.970 对雷公藤甲素（62）的生物转化

黑曲霉 *Aspergillus niger* AS 3.739 对雷公藤内酯酮（63）的转化分离并鉴定了 4 个产物（图 7－20），分别是 17－羟基雷公藤内酯酮（71）、16－羟基雷公藤内酯酮（72）、5α－羟基雷公藤内酯酮（73）、雷公藤甲素（62），其中 71～73 为新化合物。

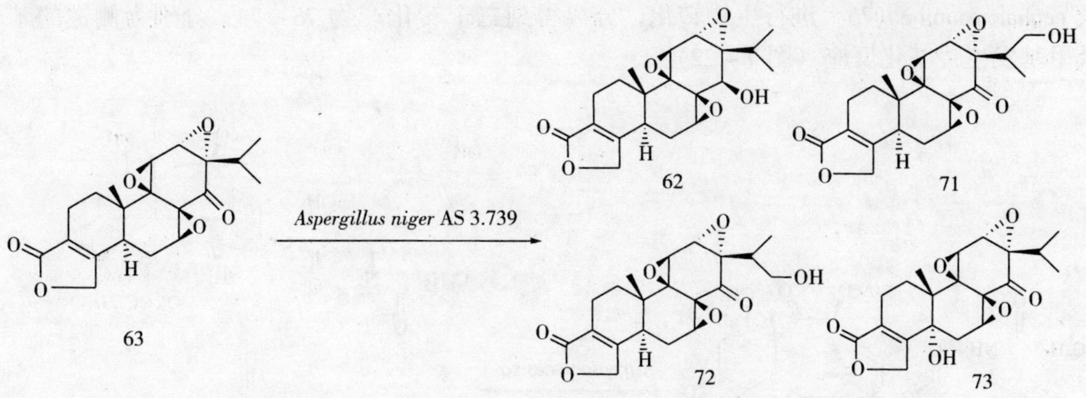

图 7－20　黑曲霉 *Aspergillus niger* AS 3.739 对雷公藤内酯酮（63）的生物转化

以上转化产物除 19－位羟基化产物外，大多表现出较强的体外细胞毒活性，对 BGC823、HeLa、HL－60、κB 等人癌细胞株的半数抑制率 IC_{50} 为 10^{-7} ~ 10^{-8} mol/L，但比底物均有所下降。

（四）紫杉烷类化合物的生物转化　紫杉烷（taxanes）是红豆杉属（*Taxus*）植物产生的一类具有新颖骨架的二萜类天然化合物，目前从自然界分离得到的此类化合物已逾 400 种。其中紫杉醇（paclitaxel，商品名 taxol，74）（图 7－21）最早于 1971 年由 Wani 等从短叶红豆杉 *Taxus brevifolia Nutt* 中分离得到，具有显著的抗癌活性，其作用机制独特，主要作用于微管，该药物已于 1992 年由美国 FDA 批准用于治疗卵巢癌和转移性乳腺癌。

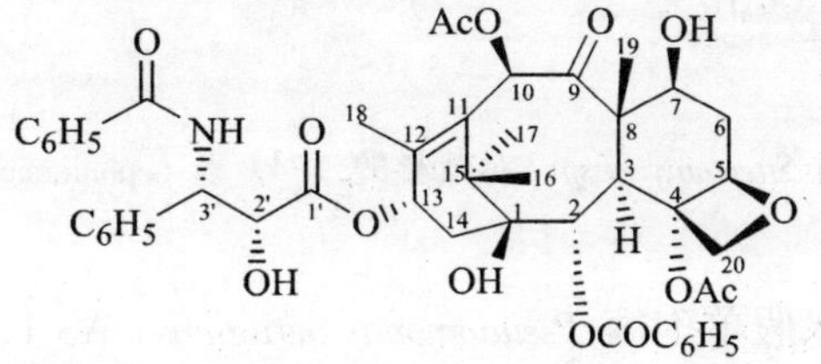

图 7－21　紫杉醇（74）的化学结构

从红豆杉植物中直接提取紫杉醇是当前生产紫杉醇的主要手段。但红豆杉属植物生长缓慢，且紫杉醇含量低，难以满足临床需求。国内外学者一直努力尝试化学全合成、半合成，以及植物组织培养等方法制备紫杉醇，但均未获得满意的解决方法。

最近有报道[27]采用微生物转化技术，以天然含量丰富的紫杉烷为底物，制备紫杉醇或其他具有抗癌活性的衍生物，同时也发现了一系列新的化学反应。有些生物转化反应由于选择性强，且得率较高，可与有机化学方法相结合，从而缩短了合成路线。

2001 年 Chen 等[28] 从 500 多株微生物中筛选出 Streptomyces sp. MA 7065 对紫杉醇（74）及 cephalomannine（75）进行生物转化，分离得到三个转化产物 76 ~ 78，分别为侧链的苯环及甲基发生羟基化反应（图 7 - 22）。

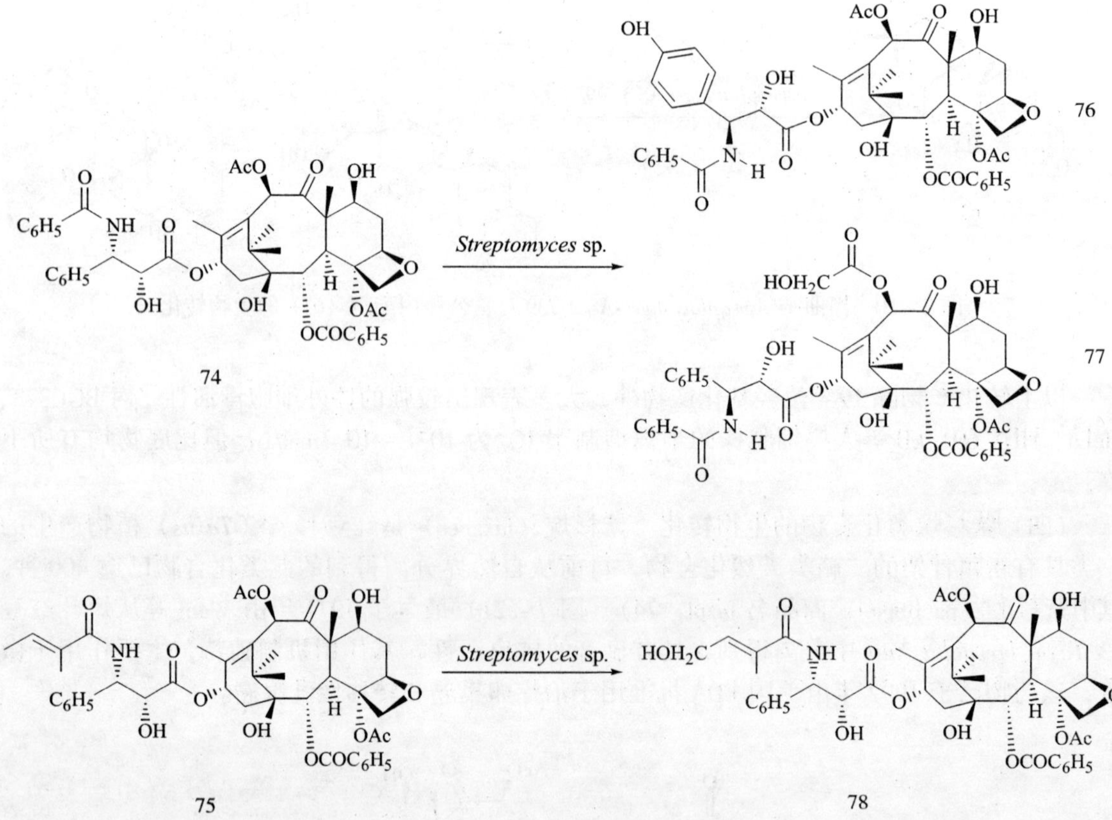

图 7 - 22　链霉菌 *Streptomyces sp*. 对紫杉醇（74）及 cephalomannine（75）的转化

国内有研究组利用铜绿假单孢菌 *Pseudomonas aeruginosa* AS 1.860 对紫杉醇（74）进行生物转化（图 7 - 23），得到 3 个 13 - 位侧链水解产物，分别为 baccatin Ⅲ（79）、baccatin Ⅴ（80）和 10 - 去乙酰 - baccatin Ⅲ（81）[29]。

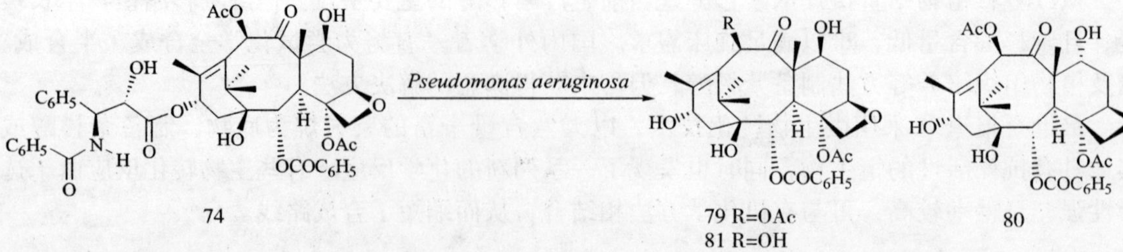

图 7 - 23　铜绿假单孢菌 *Pseudomonas aeruginosa* AS 1.860 对紫杉醇（74）的转化

为充分利用红豆杉植物中其他紫杉醇类似物的资源及避免分离的繁琐，美国施贵宝公司（Bristol – Myers Squibb）将生物转化技术引入其中并作了大量的研究[27]。他们从土壤中筛选了大量的微生物，发现 *Nocardioides albus* SC 13911、*Nocardioides luteus* SC 13912 和 *Moraxella sp*. SC 13963 等微生物能产生 C – 13 taxolase、C – 10 deacetylase 和 C – 7 xylosidase 等酶，可分别将红豆杉植物中的多种紫杉醇类似物的 13 – 位侧链、10 – 位乙酰基和 7 – 位的木糖水解下来，得到单一的 10 – deacetylbaccatin Ⅲ，使得该产物产量提高 5.5 ~ 24 倍。10 – deacetylbaccatin Ⅲ经进一步的化学反应可合成紫杉醇，从而为解决紫杉醇来源问题提供了一个很好的方法和思路。

Zhang 等[29]从云南红豆杉树皮内分离出的微生物中筛选出三株具有转化紫杉烷类能力的内生真菌，其中 *Microsphaeropsis onychiuri* 和 *Mucor* sp. 都可以将 10 – deacetyl – 7 – epitaxol（82）转化为 10 – deacetylbaccatin V（83）、10 – deacetyltaxol（84）和 10 – deacetyl baccatin Ⅲ（85）三个产物，而 Alternaria alternata 则将 1β – hydroxybaccatin Ⅰ（86）转化为 5 – deacetyl – 1β – hydroxybaccatin Ⅰ（87）、13 – deacetyl – 1β – hydroxybaccatin Ⅰ（88）和 5，13 – dideacetyl – 1β – hydroxy baccatin Ⅰ（89）（图 7 – 24）。

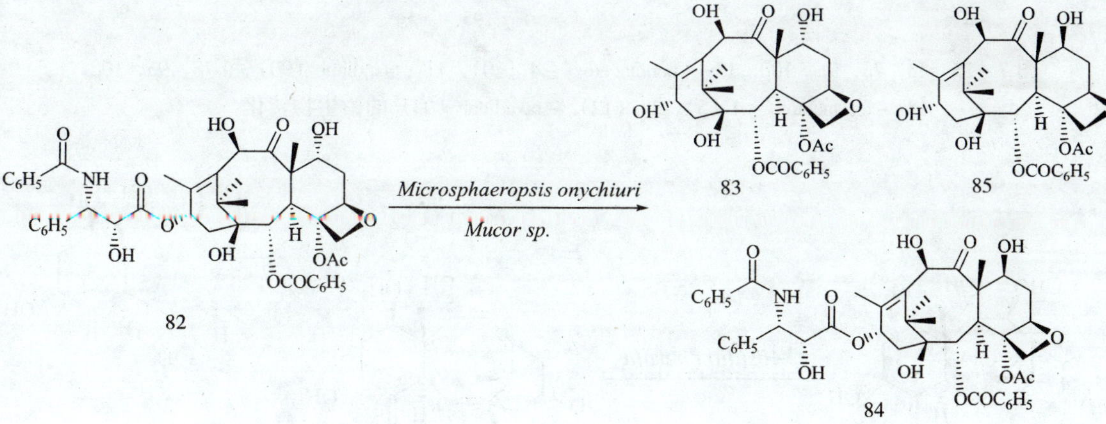

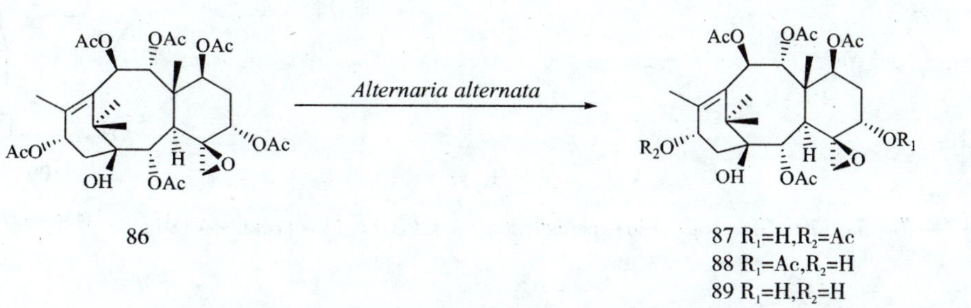

图 7 – 24　10 – deacetyl – 7 – epitaxol（82）和 1β – hydroxybaccatin Ⅰ（86）的微生物转化

Hu 等[30,31]利用 *Absidia coerulea* 对 5α，7β，9α，10β，13α – pentaacetoxy – 4（20），11 – taxadiene（90）进行转化研究，分离得到 1 – 位，14 – 位的羟基化产物 91 和 92 以及一个重排产

物 93；他们还用化学方法合成了具有 4（5），11（12）– taxadiene 骨架的衍生物 94，并用 *A. coerula* 转化得到 14 – 位、20 – 位的羟基化产物（95 和 96）（图 7 – 25）。Sun 等[32] 利用同一种菌株得到了紫杉烷的重排产物 99 和 100（图 7 – 26）。

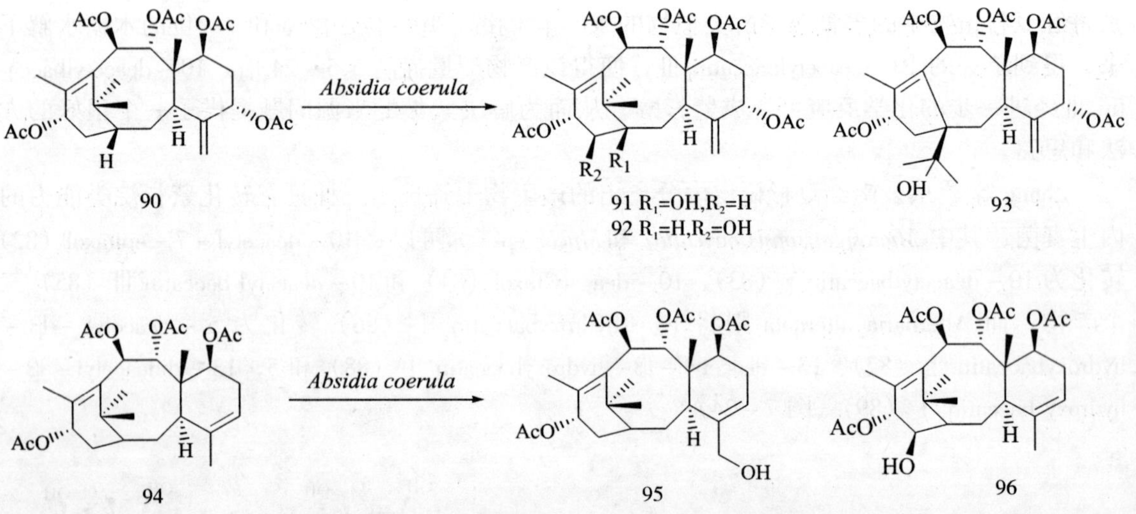

图 7 – 25　5α，7β，9α，10β，13α – pentaacetoxy – 4（20），11 – taxadiene（90）和 7β，9α，10β，13α – tetraacetoxy – 4（5），11（12）– taxadiene（94）的微生物转化

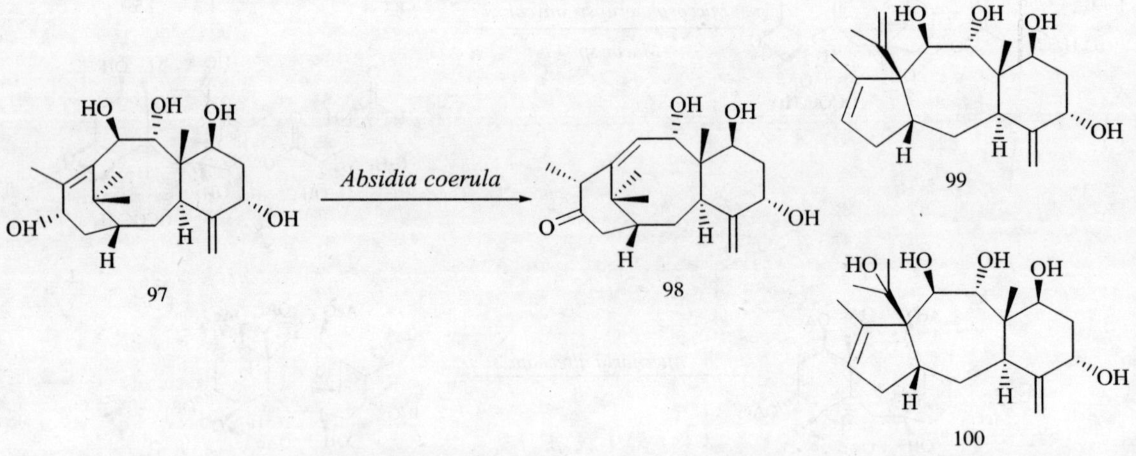

图 7 – 26　5α，7β，9α，10β，13α – pentahydroxy – 4（20），11 – taxadiene（97）的微生物转化

Sun 等[33] 还采用 *Cunninghamella elegans* AS 3.2033 和 *C. elegans var chibaensis* ATCC 20230 两种真菌对 2 – deacetoxy – 7，9，10 – trideacetyltaxinine J（101）进行生物转化，分别得到 C – 1、C – 14 及 C – 17 位羟基化的产物，另外还可使其 C – 5 位肉桂酰基的双键发生异构化（图 7 – 27）。

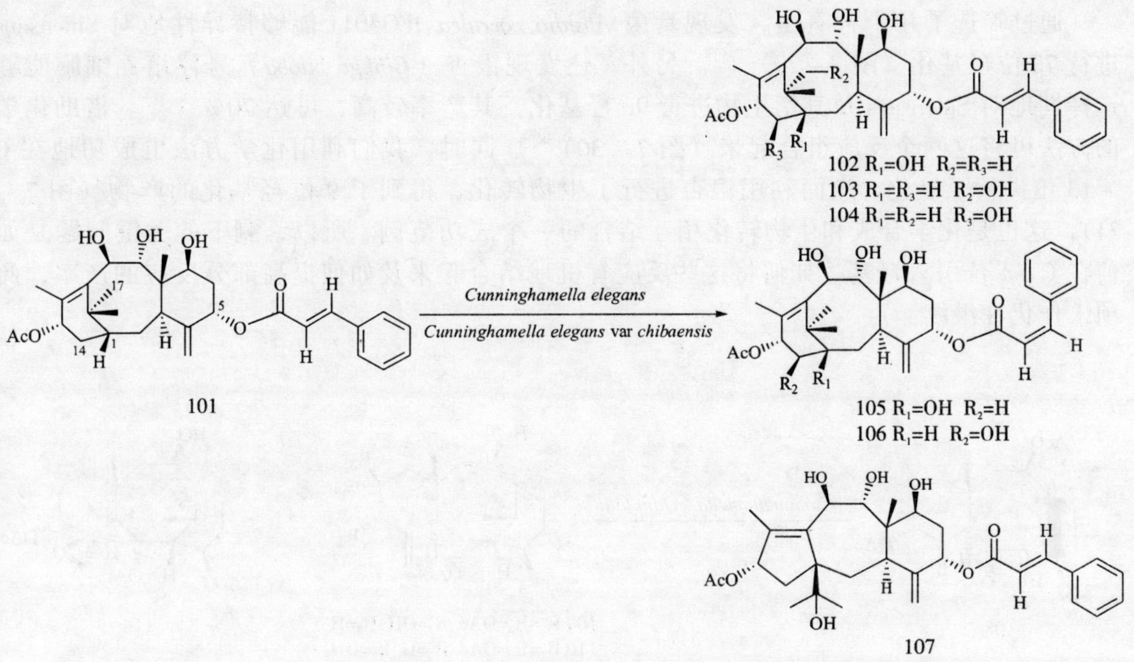

图 7－27　2－deacetoxy－7，9，10－trideacetyltaxinine J（101）的微生物转化

Sinenxans（A，2α，5α，10β，14β－tetra－acetoxy－4（20），11－taxadiene；B，C）及 yunnaxane 是本研究小组从红豆杉属植物愈伤组织和细胞培养物中分离得到的一类具有紫杉烷基本母核、结构新颖的化合物，在培养物中含量高且稳定，一般为干重的 2%～3%，最高可达 5%～6%。其中细胞系 Ts－19 培养约 10 年，其生长和产 sinenxans 能力依然强而稳定，固体培养、液体悬浮培养及生物反应器大规模培养技术成熟。其结构与紫杉醇及其他活性紫杉烷类化合物比较，区别在于 C－1 位、C－2 位、C－7 位、C－9 位、C－13 位及其四元氧环。由于从 4（20）环外双键变为四元氧环已有成熟的化学方法，我们亦已成功地进行了四元氧环的合成；C－13 位如果有羟基取代的话，侧链的连接也有成熟的方法，而且迄今为止，用化学和生物催化的方法来制备侧链已非常简便。综上所述，其关键问题在于 C－1、C－7、C－9 和 C－13 四个位置功能基团的引入。换言之，如果能成功地通过生物转化结合化学半合成的方法将功能基团引入这四个位置，则由红豆杉培养细胞生物合成的 sinenxans 合成紫杉醇及其他活性化合物就指日可待了，也将为紫杉醇及其他活性化合物的生产提供了又一全新的方法，具有重大理论及实际意义。

考虑到用传统的有机合成的方法进行 CH 和 CH_2 的功能化非常困难，也正因如此，我们近几年一直不懈地进行此项研究工作，采用植物悬浮培养细胞和微生物进行生物转化的手段。Hu 等[34]利用 *Cunninghamella echinulata* AS 3.1990 和 *C*. *elegans* AS 3.2033 进行 sinenxan A 的微生物转化，得到 9 个转化产物（109～117）。这两株真菌可以特异性地水解 5－位、10－位和 14－位的乙酰基，并对 6－位进行选择性羟基化，另外还可以将 4（20）－位的双键转化为三元氧环（图 7 – 28）。

通过筛选了几十种真菌，发现真菌 *Absidia coerulea* IFO4011 能够特异性地对 Sinenxans 进行 7β 位羟基化（图 7 – 29）[35]。另外，还发现银杏（*Ginkgo biloba*）悬浮培养细胞能够选择性地对 Sinenxans 及其衍生物进行 9α 羟基化，其产率较高，可达 70%[36,37]。借助化学的方法可将这两个反应组合起来（图 7 – 30）[38]。同时，我们利用化学方法也成功地在 C – 13 位进行了氧化，进而利用银杏进行了生物转化，得到了 9 位羟基化的产物（图 7 – 31），这也是化学合成和生物转化相互结合的一个成功范例。所以，剩下的关键问题是如何在 C – 1 位引入羟基、如何将这些反应有机地结合起来及如何提高部分反应的产率，此项工作仍在继续。

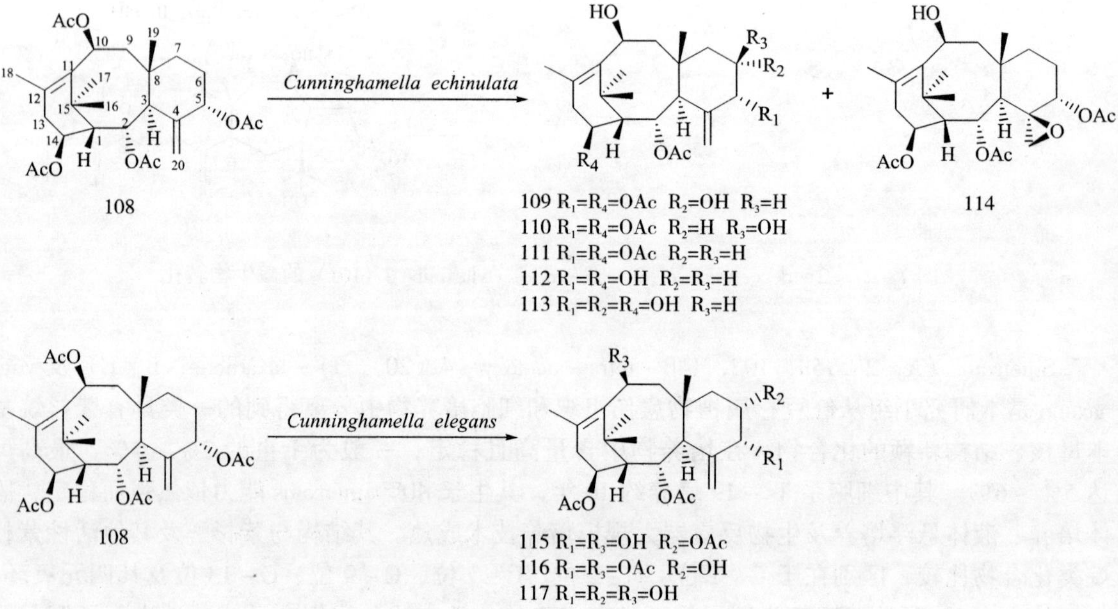

图 7 – 28 Sinenxan A（108）的微生物转化

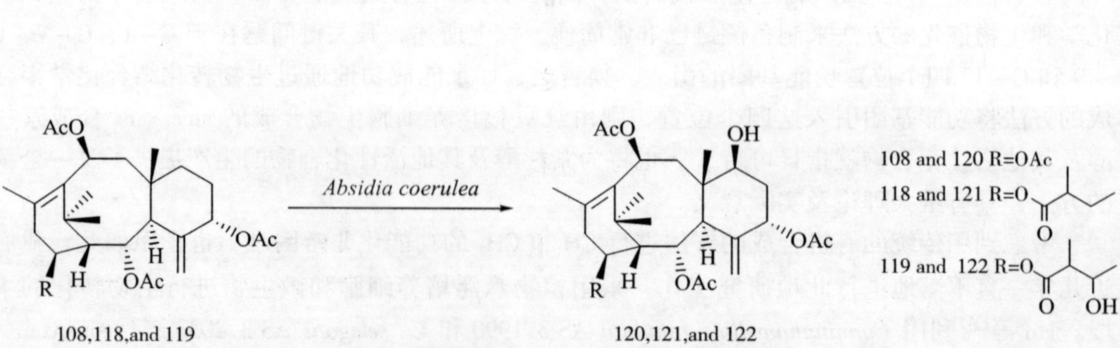

图 7 – 29 真菌 *Absidia coerulea* 对 Sinenxan A（108）及其同系物（118、119）的转化

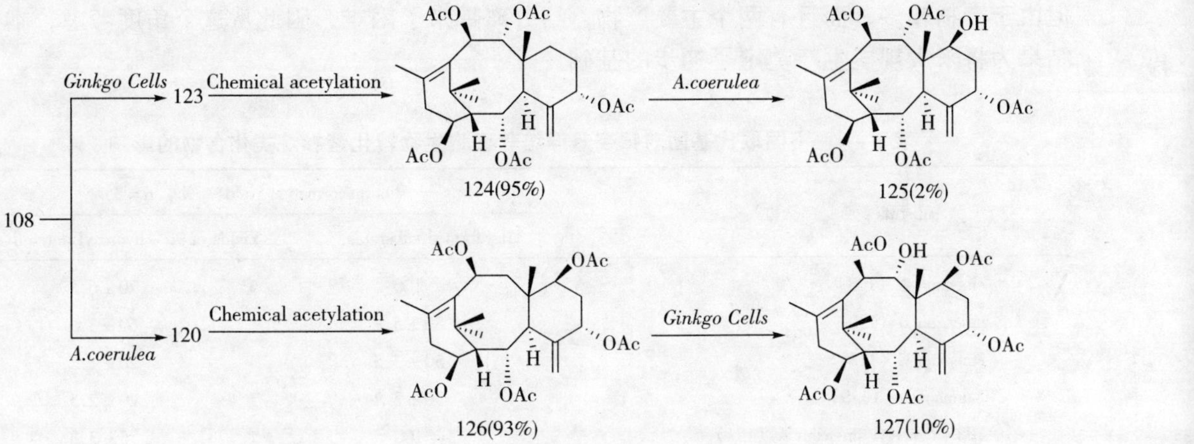

图 7 - 30　真菌 A．coerulea 和银杏培养细胞对 sinenxan A 的 9α 和 7β 组合氧化反应

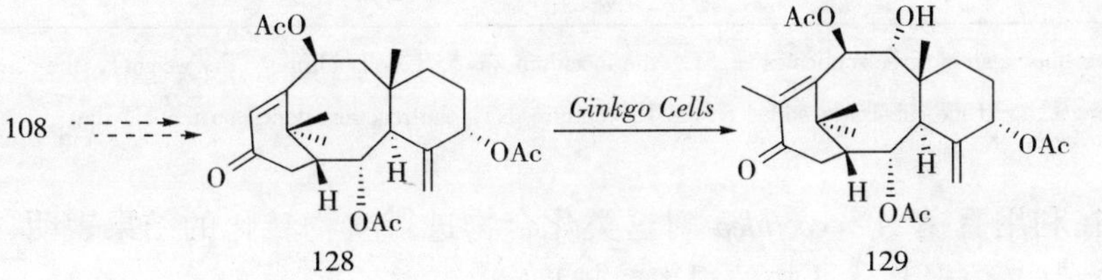

图 7 - 31　化学合成法与银杏培养细胞对 sinenxan A 的 13α 氧化和 9β 羟基化组合反应

为考察带有不同取代基团的 sinenxans 及其类似物对其生物转化的影响[37]，以在 C - 14 位上有不同取代基团的 sinenxans（A、B、C，108，130，118）、yunnanxane（119）及其 sinenxan A 的衍生物 10β - deacetyl sinenxan A（131）、14β - deacetyl sinenxan A（132）、10β，14β - deacetyl sinenxan A（133）及 128 为底物，利用银杏悬浮培养细胞进行生物转化，分析并测定了底物各自的转化率及 C - 9 位羟基化产物的产率，结果（表 7 - 4）表明，在 C - 10 及 C - 14 位上的不同取代基对其转化有着不同的影响，即酶与底物之间的存在着一定的“构效关系”：①C - 14 位上酯链的长短对其转化存在着影响，酯链越短（如 sinenxan A 和 10β - deacetyl sinenxan A，酯链为 $OCOCH_3$）越利于转化，它们自身的转化率最高，达 100%，而且其相应的 C - 9 位羟基化产物的产率也较高；相反如 sinenxan C，其转化率仅 50%，特征产物的产率约为底物加入量的 20%；②C - 14 位的取代基为羟基时不利于转化，如 14β - deacetyl sinenxan A、10β，14β - deacetyl sinenxan A；③C - 10 位上的取代基为乙酰氧基或羟基时，就底物的转化率而言，对其转化没有太大的影响，但为羟基时相应的 C - 9 位羟基化的主要产物的产率较高，这也许是因为次产物较少的缘故。另外实验结果还提示 C - 9 位羟基化产物生产的最佳路线，即先得到 10β - deacetyl sinenxan A，再以它作为底物利用银杏悬浮培养细胞进行生物转化，从而得到了更多的 C - 9 位羟基化产物。在这条路线中，次要产物少且产率低，给后处理提供了方便；相反，以 sinenxan A 作为底物，虽然转化率也能达到 100%，

但由于产物较多，而且有两个主要产物，给分离带来了困难，因此从这个角度考虑，本实验结果为将来大规模生产奠定了初步的基础。

表7-4 不同取代基团对银杏悬浮培养细胞生物转化紫杉烷类化合物的影响

substrates	Biotransformation yields（%，n = 3）	
	Transformed subsrates	Yields of 9α - hydroxyl derivatives
sinenxan A（108）	100	70 ± 6.5
sinenxan B（130）	80 ± 5.8	60 ± 3.8
sinenxan C（118）	50 ± 3.5	20 ± 1.2
Yunnanxane（119）	50 ± 3.2	20 ± 2.5
10β - deacetyl sinenxan A（131）	100	75 ± 3.3
14β - deacetyl sinenxan A（132）	60 ± 6.0	40 ± 2.5
10β，14β - dideacetyl sinenxan A（133）	50 ± 4.5	30 ± 1.8
128	90 ± 6.0	50 ± 2.5

Each value was the mean of three replicates ± SE，the inoculum was 5g/L cell cultures（dry weight），the concentration of the added substrates was 35 mg/L，and the substrates added on the 18th culture day，the reaction stoped on the 21st day

另外，在利用真菌 *A. coerulea* 对这类化合物进行生物转化的结果表明，C-14 取代基的酯链越长，其7位羟基化产物的得率就越高。

从这两组实验结果可看出不同的底物与其特异性生物转化的酶之间存在着一定的“构效关系”，显示了酶的底物特异性。

最近我们的研究结果表明此类化合物具有一定的肿瘤多药耐药逆转活性，为此，我们以红豆杉培养物中产生的 Sinenxans 为起始原料，利用生物转化结合化学合成的方法对其结构进行修饰及优化，得到了大量衍生物，建立了小型化合物库，并通过药理活性评价得到了2个活性强（其活性均约为阳性对照药 verapamil 的20倍）、毒性低（$IC_{50} > 50\mu M$）的先导化合物，初步总结了这类化合物的构效关系，并将在此基础上进行进一步的结构优化。

三、生物转化研究展望

在过去的50年中，生物转化领域出现了大量的研究论文，积累了相当丰富的基础数据，但在研究方法和研究技术上的进步则是比较缓慢的。虽然酶纯化技术、细胞固定化技术、非水体系生物转化技术、基因工程技术等已经在生物转化研究中得到了一定的应用，但是，目前生物转化研究的主流仍然停留在整体细胞催化水平上，而对转化规律的总结、对生物催化机制的阐明以及从分子水平对催化酶展开的研究则相对较少。可喜的是，随着现代分析技术、现代生物技术（尤其是分子生物学与结构生物学）的飞速发展，这些新兴技术已经开始渗透到传统的生物转化研究中[39,40]。

（一）生物转化相关酶的研究　生物转化的实质是酶催化反应，因此相关酶的研究也应该是生物转化的重要领域。由于生物转化反应的多样性，参与的酶也丰富多样，如羟基化酶、糖基转移酶、氧化还原酶、水解酶、异构化酶等。采用整体细胞进行的生物催化往往受到细胞系（菌株）、细胞生长状态、培养基、培养条件等多种因素的影响，不易于对反应过程进行有效地控制。而单个酶的催化反应则可从多方面进行精确的调控，且反应的专一性更强，后处理简单。因此，研究生物转化反应的酶是非常重要的。迄今已有多种催化一些重要反应的酶被分离出来，如用于合成异羟基洋地黄毒苷（digoxin）的洋地黄毒苷 12β－羟基化酶，用于将莨菪碱（hyoscyamine）转化为东莨菪碱（scopolamine）的莨菪碱 6β－羟基化酶，以及用于紫杉醇半合成的 C－10 去乙酰酶、C－7 木糖酶等。

近年随着结构生物学及分子生物学的发展，很多生物转化的关键酶，特别是一些 P450 酶还通过 X－衍射得到其立体结构，确定了底物与酶相互结合的具体位点，甚至还人工进行了酶的定向结构改造，从而对于酶的底物选择性、立体选择性、最佳反应条件等性质有了比较深入的认识。此外，利用基因工程还实现了多种酶的大量体外表达，从而直接将生物转化技术应用于工业化生产。

（二）现代分离分析技术在生物转化研究中的应用　高分辨核磁共振等波谱技术及现代色谱分离技术已经在生物转化产物的分离制备、结构鉴定过程中得到了广泛的应用，也使得微量产物的分离鉴定成为了可能。

高效液相色谱/二极管阵列检测技术（HPLC/DAD）目前比较成熟，且普及程度较高，而生物转化的一系列产物往往呈现出类似的紫外吸收光谱，因此该技术在生物转化的预试、产物分离以及转化动态考察时均可发挥重要作用。以蟾蜍甾烯为例，该类化合物在 17－位连接有强发色团（α－吡喃酮环），因而表现出极为特征的紫外吸收光谱，在 λ296nm 左右呈现最大吸收。这一特征极大地便利了此类化合物的生物转化研究。

对于没有特征紫外吸收或紫外特征因转化反应而发生改变的化合物而言，HPLC/DAD 的应用显然会受到限制。最近有人[41]尝试采用 HPLC/NMR 作为生物转化的检测手段，但其灵敏度差及仪器普及程度低等因素导致该方法在一段时间内尚不能广泛应用。与之相比，$HPLC/MS^n$ 技术在生物转化研究中的应用性更强一些，可根据分子离子峰及碎片离子峰初步推测转化产物的可能结构，但相关的报道目前较为少见。

（三）组合生物转化　组合化学是有机合成的新方法，可以快速地合成大量结构相关但取代基各异的化合物，以供新药筛选之用。该技术已成为药物化学研究的重要手段。与组合化学类似，组合生物转化（combinatorial biocatalysis）是近几年形成的一种新的研究思路。它是将具有不同催化功能的多个催化体系（包括酶和整体细胞）结合起来，通过多步生物转化反应，生成大量取代方式各异的转化产物，即是形成分子多样性（molecular diversity）；或是利用催化酶比较宽泛的底物选择性（broad substrate specificity），同时催化多种底物发生类似的化学反应[42,43]。组合生物转化的优点在于可以快速获得大量的转化产物，合成效率比单体系的生物转化有了显著的提高。更为重要的是，在了解催化酶性质的基础上，它还可以实现产物的定向合成（directed synthesis），使得生物转化的目标性更强。目前此方面的研究尚刚刚起步，大多是利用各种商品化酶进行催化反应，而采用整体细胞的则比较少见。脂肪酶（lipase）是目前应用得最为广泛的，如 Khmelnitsky 等[44]根据该思路合成了一系列紫杉醇的水溶性衍生物。

生物转化是化学与生物学的交叉学科，任何化学与生物学的新技术、新方法、新思路都将对生物转化研究产生深远的影响。可以预见，催化酶的研究将是今后生物转化的研究热点与发展趋势；生物转化也将与化学合成方法更紧密地结合，应用到复杂化合物的合成中去。

随着技术的进步，生物转化将在有机合成、药物的研究与开发等领域发挥更为重要的作用。

如上所述，尽管生物转化研究已取得了突飞猛进的进展，但仍然存在着一些问题，其中有两个主要问题：①反应的不可预测性。生物转化反应实质是底物和酶的相互亲和并相互作用最终导致底物结构发生变化的过程。一种酶的底物特异性决定了一种酶对某一（或一类）天然产物能够产生一种反应并不一定对其他（或其他类）底物能进行同样的反应。生物转化反应不像传统有机化学合成反应在一个较广的范围内有一定的规律可循，如果有一定规律的话，那么也仅是在一个相对较小的范围内适用，如底物的结构足够类似，但它们的转化率及产物得率也因底物的不同而不同。因此，要对某一天然产物进行特定的生物转化反应时，只可以参考类似物生物转化的报道（但不一定能够成功）。因此，在进行实验前，可供参考的依据甚少，必须经过大量的筛选试验；②产物得率较低。在报道的大多数天然产物的生物转化研究中，产物的得率都较低。所以一些学者认为，某种所需要的反应能够发生是首要的，剩下的问题是如何提高产率了。作者认为，要从根本上解决这两个问题需要分子生物学技术的介入，即必须弄清相关酶的信息，最终克隆出编码这些酶的基因，进行高效表达或对基因进行定向进化，拓宽酶的底物谱，对一些枝路的生物转化酶或基因加以抑制，并辅以改善发酵技术及工艺，来提高产物得率。

随着分子生物学、发酵等技术的发展，生物转化研究已进入一个全新的阶段。易错聚合酶链式反应技术（error prone PCR）、DNA 改组技术（DNA shuffling）·技术、高通量筛选技术（high throughput screening）、介质工程（medium engineering）、底物工程（substrate engineering）、计算机设计（computational design）等技术的应用，人们可以对生物转化酶进行定向改造，使得反应产率、选择性等大大增加，工艺简单有效。总而言之，我们坚信，本世纪在药物、环境、精细化工等研究中生物转化将占有重要地位，引导“绿色化学”世纪，具有广阔的理论及应用前景。

（戴均贵　叶　敏）

第三节　麦角生物碱生物合成的研究

麦角生物碱（ergot alkaloids）习惯上简称为麦角碱，其传统来源为麦角菌（ergot fungi，Claviceps），非传统来源可参阅有关综述[45]。麦角碱具有较为广泛的临床用途，如麦角新碱（ergometrin）用于催产和产后止血；麦角胺（ergotamine）或其衍生物用于治疗偏头痛、催产、止血；麦角酸（D－lysergic acid）的衍生物麦角溴烟酯（nicergoline）用于治疗脑血管疾病如行动不便、言语障碍、耳鸣、目眩、视力障碍、记忆衰退等。而麦角毒碱类（ergotoxines）则在临床上的应用更加普遍，如麦角溴隐亭（bromocryptine）用于抑制催乳素分泌和生长激素的释放，治疗高催乳素血症、震颤麻痹、肢端肥大和垂体肿瘤等症；二氢 α－麦角隐亭（dihydro－α－ergocryptine）的适应证为缺血性脑血管病及脑供血不足、外周血管性疾患如雷诺氏综合征；喜得镇（hydergine）用于治疗与老年化有关

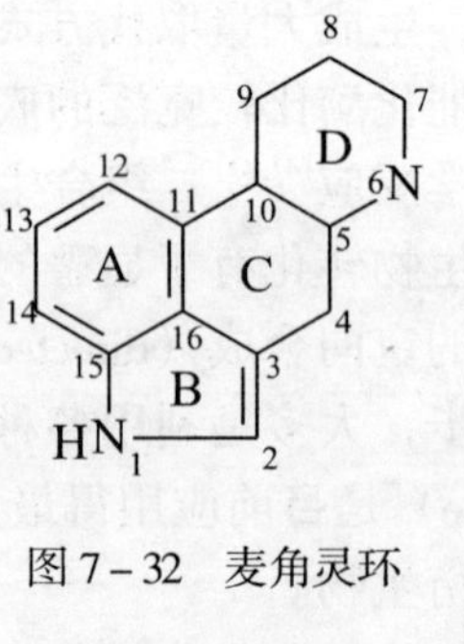

图 7－32　麦角灵环

的神经退行性疾病（neurodegeneration）和体征等。麦角毒碱和麦角胺等又被称为麦角肽碱（ergopeptines）或肽类麦角碱（ergot peptide alkaloids），其主要结构特点是它们均由麦角酸通过酰胺键与一个由三个氨基酸组成的环肽相连。

一、麦角碱的化学[46,47]

麦角碱为吲哚类生物碱，一般为带四环的麦角灵（ergoline）环系统（图 7-32）的衍生物。在自然界最常见的麦角灵有三种基本结构（图 7-33）。在结构上比较受到关注的麦角碱可分为两大类：第一类为棒麦角碱类（ergoclavines，clavine alkaloids，或 clavines），其中有些成员是麦角酸生物合成的重要中间物，还有一些则属于代谢旁路（shunt pathway）的产物。第二类以麦角酸的衍生物为代表，而最为令人感兴趣的是带有特殊环肽结构的麦角肽碱。

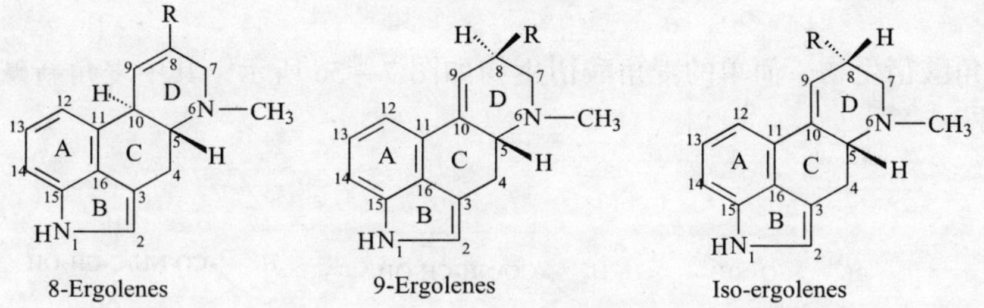

图 7-33　三种基本的麦角灵结构

（一）棒麦角碱　棒麦角碱在药物开发上似乎并没有显示出多大的价值，但对于其产生菌来说可能发挥着生物学和生态学方面的作用，例如，Agroclavine 和 Festuclavine 是有效的抗菌物质，对小鼠淋巴瘤细胞也具有显著的抑制活性。图 7-34 是几种棒麦角碱的结构。

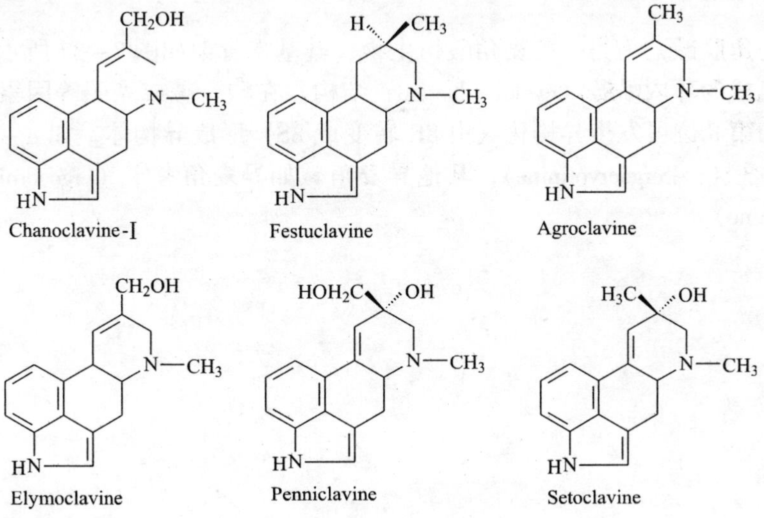

图 7-34　几种棒麦角碱

（二）麦角酸及其异构体　麦角酸的同分异构体主要有异麦角酸（D－isolysergic acid，为差向异构体）和雀稗草酸（paspalic acid）（图 7－35），它们统称为麦角灵酸（ergolene acids）。

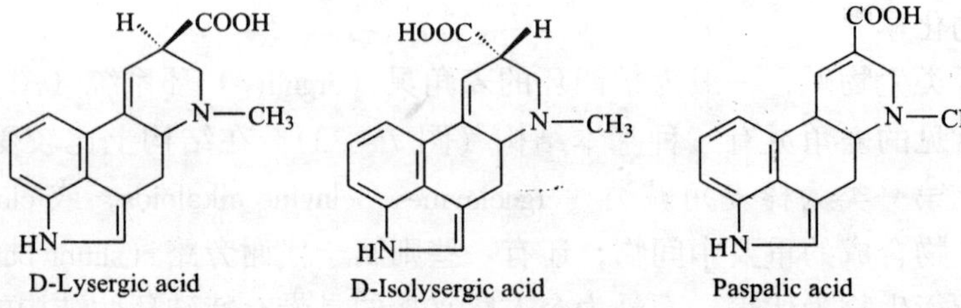

图 7－35　麦角灵酸

（三）麦角酸衍生物　简单的麦角酸衍生物如图 7－36 所示，其中麦角新碱用于产后止血和子宫复原。

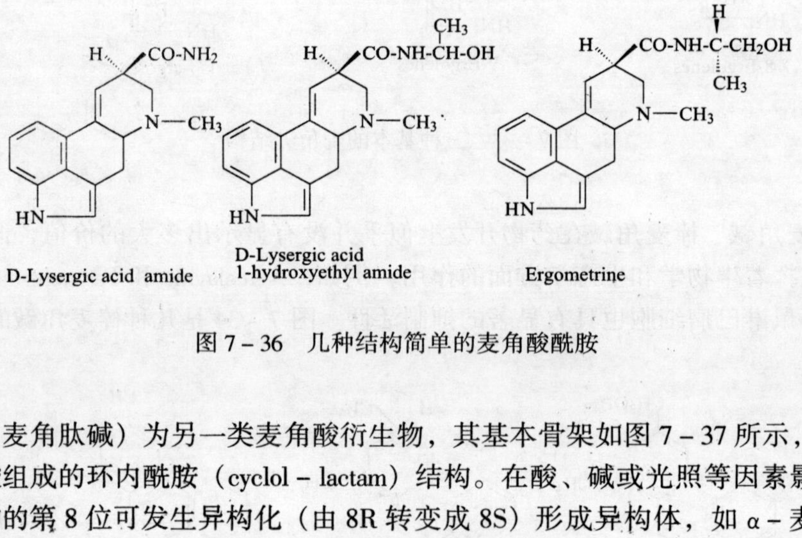

图 7－36　几种结构简单的麦角酸酰胺

肽类麦角碱（麦角肽碱）为另一类麦角酸衍生物，其基本骨架如图 7－37 所示，图中还显示几种由氨基酸组成的环内酰胺（cyclol－lactam）结构。在酸、碱或光照等因素影响下，麦角酸及其衍生物的第 8 位可发生异构化（由 8R 转变成 8S）形成异构体，如 α－麦角隐亭转变成 α－异麦角隐亭（α－ergocryptinine），其他异麦角碱如异麦角考宁（ergocorninine）、异麦角克碱（ergocristinine）。

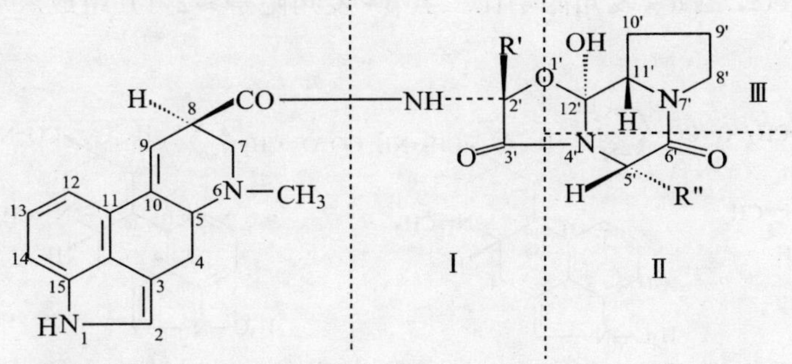

Ergopeptines	Ⅰ	Ⅱ	Ⅲ	R'	R"
α-Ergocryptine	Val	Leu	Pro	$-CH(CH_3)_2$	$-CH_2CH(CH_3)_2$
β-Ergocryptine	Val	Ile	Pro	$-CH(CH_3)_2$	$-CH(CH_3)CH_2CH_3$
Ergocornine	Val	Val	Pro	$-CH(CH_3)_2$	$-CH(CH_3)_2$
Ergocristine	Val	Phe	Pro	$-CH(CH_3)_2$	$-CH_2$-⌬
Ergosine	Ala	Leu	Pro	$-CH_3$	$-CH_2CH(CH_3)_2$
Ergotamine	Ala	Phe	Pro	$-CH_3$	$-CH_2$-⌬

图 7－37　肽类麦角碱（麦角肽碱）的基本骨架

构成环内酰胺的三个氨基酸均为 L－型，几种麦角肽碱之间的差别体现在前两个氨基酸上，而第三个氨基酸却是不变的，均为脯氨酸（proline，Pro）。麦角克碱（ergocristine）、麦角考宁（ergocornine）、α－麦角隐亭（α－ergocryptine）、β－麦角隐亭（β－ergocryptine）最早由于不易分离而被误认为一个成分，称为麦角毒碱。而 α－麦角隐亭和 β－麦角隐亭在 1967 年以前一直被认为是单一成分。图 7－37 显示了部分麦角肽碱。在构成环肽的位置Ⅰ和Ⅱ上，有时还发现有 α－氨基丁酸（α－Amino butyric acid）残基存在，上述几种氨基酸的组合可产生如表 7－5 的一些麦角肽碱：

表 7－5　环肽位置Ⅰ、Ⅱ不同氨基酸组合产生的相应麦角肽碱（位置Ⅲ为 Proline）

Posiion Ⅱ	Posiion Ⅰ		
	Alanine	α－Amino butyric acid	Valine
Phenylalanine	Ergotamine	Ergostine	Ergocristine
Leucine	α－Ergosine	α－Ergoptine	α－Ergocryptine
Isoleucine	β－Ergosine	β－Ergoptine	β－Ergocryptine
Valine	Ergovaline	Ergonine	Ergocornine
α－Amino butyric acid	Ergobine	Ergobutine	Ergobutyrine

前面已经提到，麦角新碱和麦角胺可直接应用于临床，而多数麦角碱类药物，都是由天然麦角碱经结构改造而成，包括麦角酸衍生物以及麦角肽碱在 9，10 位加氢形成的二氢麦角

碱（图 7－38），商品名为喜得镇（hydergine）的药物则是由等份的二氢麦角克碱、二氢麦角考宁、二氢麦角隐亭（二氢 α－麦角隐亭比二氢 β－麦角隐亭≈2:1）组成。

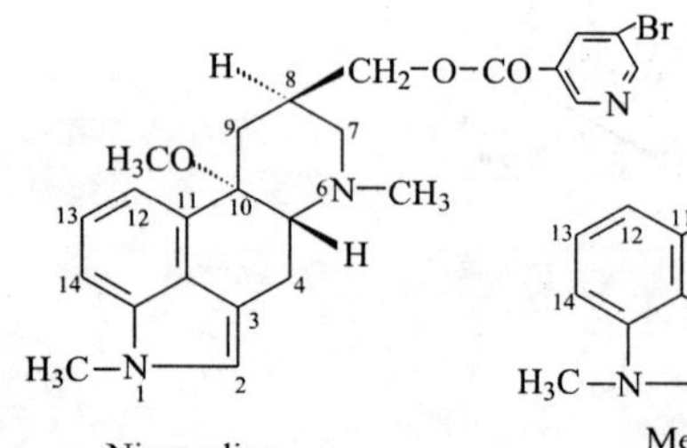

Nicergoline

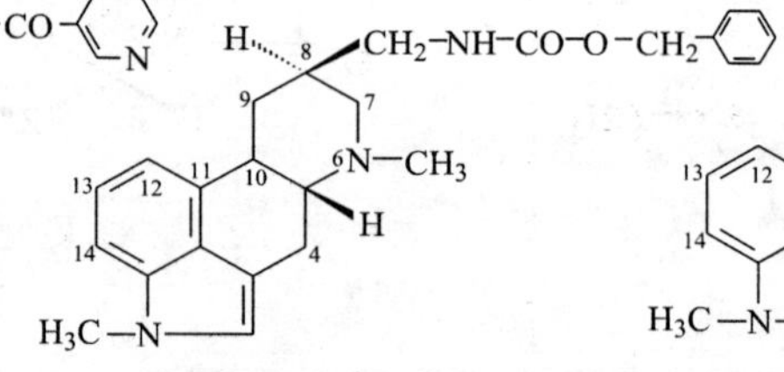

Methergoline

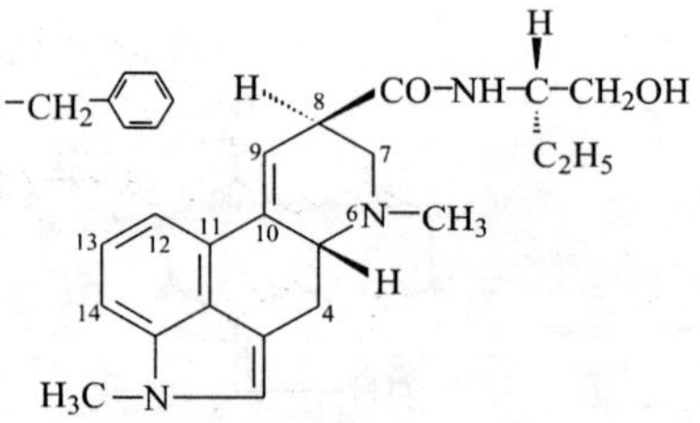

Methysergide

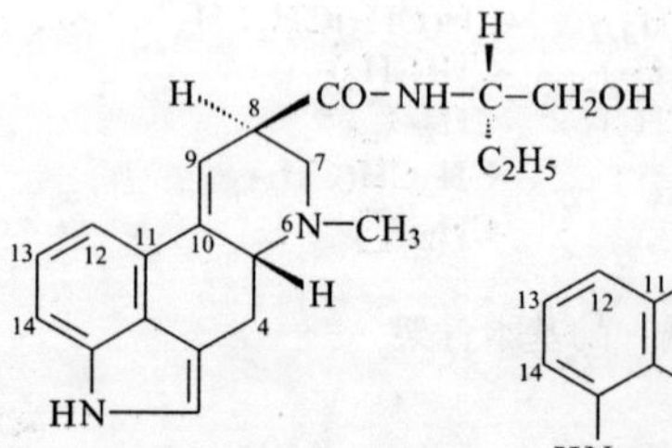

Methylergometrine

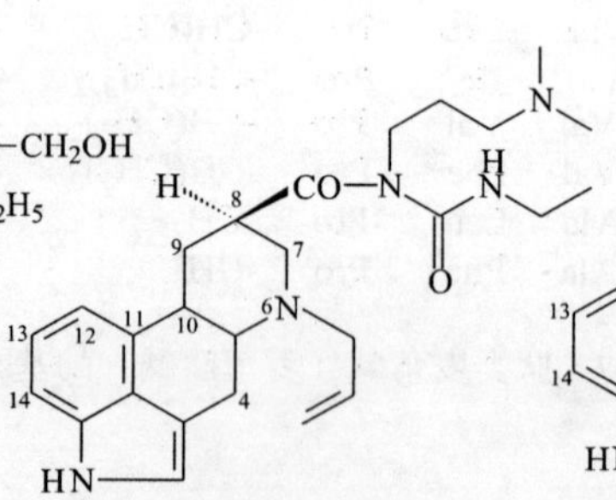

Cabergoline

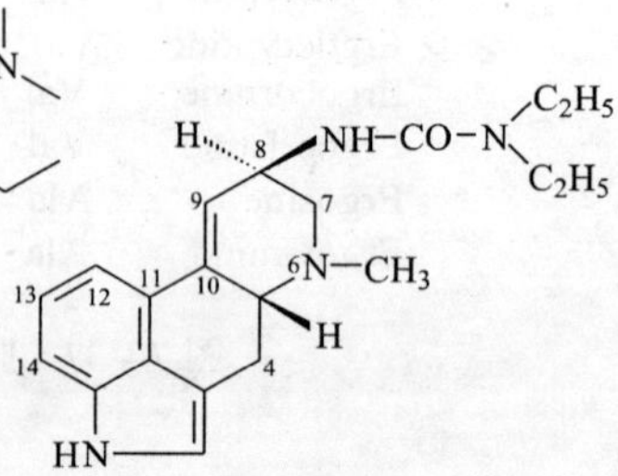

Lisuride

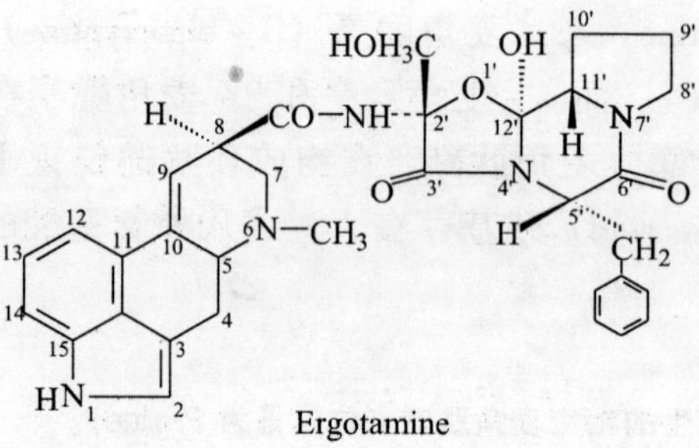

Ergotamine

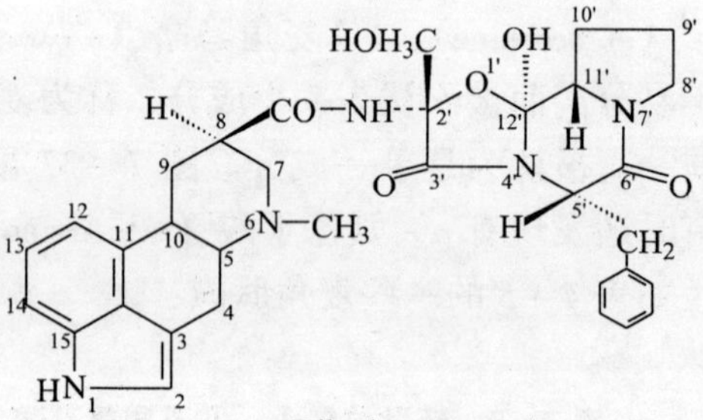

Dihydro-ergotamine

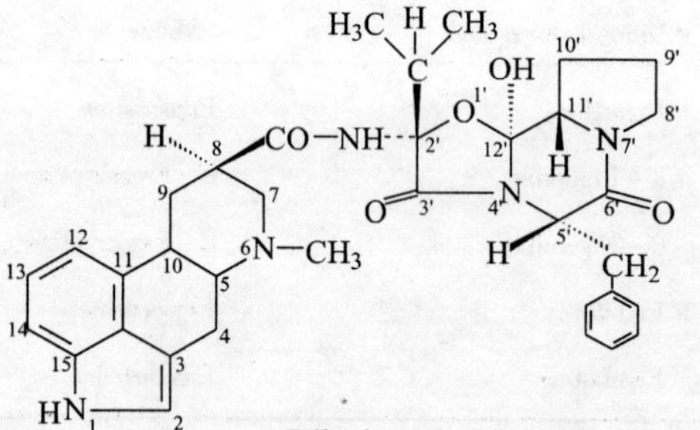

Dihydro-ergocristine

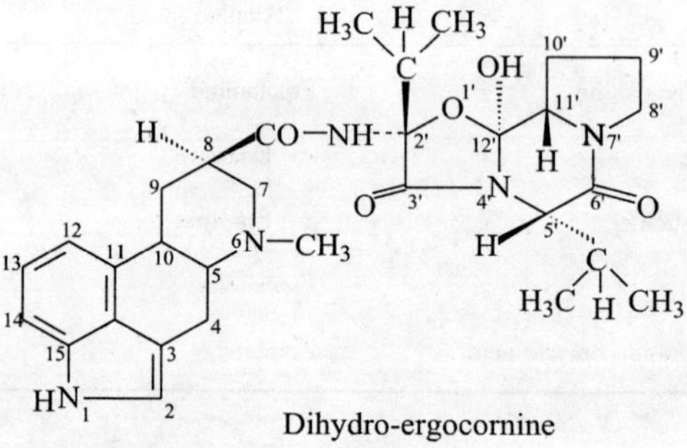

Dihydro-ergocornine

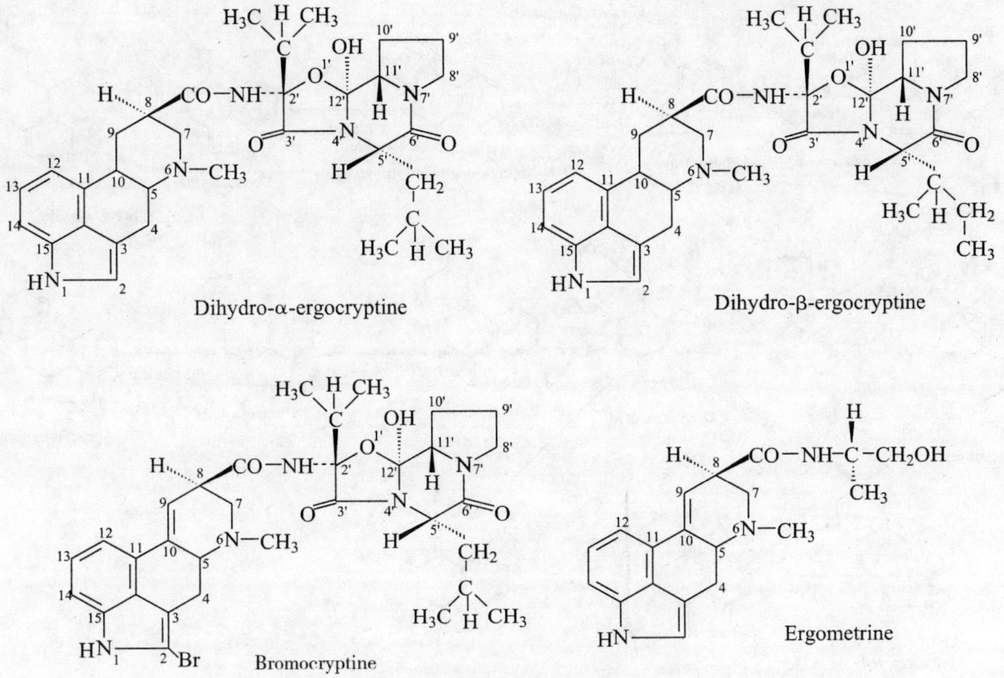

图 7 – 38 有临床用途的麦角碱类药物

二、麦角碱生物合成

（一）麦角碱生物合成途径[46,48-52] 麦角碱生物合成途径包括麦角酸的形成过程总结于图 7 – 39。

有关麦角碱生物合成研究的第一篇报道见于 1958 年。Mothes 等在温室培养的黑麦上接种麦角考宁 \ 麦角隐亭产生菌黑麦麦角菌（*Claviceps purpurea*），三周后向黑麦节间注射 $\beta^{-14}C$ 标记的 DL – 色氨酸（DL – tryptophan）。再经过三周，收获了 16 个麦角菌核，并通过纸层析方法从菌核中分离出有放射性的麦角生物碱，经生物碱降解试验显示放射性位于麦角酸部分。后来又有实验证明放射性的色氨酸掺入到了麦角灵环中，还证明甲羟戊酸（mevalonic acid）是形成麦角灵环状结构的第二个前体化合物，这也是首次证明：甲羟戊酸不仅是典型的类异戊二烯（isoprenoid）化合物生物合成的前体，而且也参与了其他次生代谢产物如生物碱的形成。L – 色氨酸除了其羧基外，所有的碳、氢原子和侧链上的氮原子都掺入到了麦角灵环中。麦角灵环系统的 N – 甲基则来自 S – 腺苷甲硫氨酸的转甲基作用。一系列试验证明麦角酸的形成经过了裸麦角碱（chanoclavine – 1）、裸麦角碱 – 1 – 半醛（chanoclavine – 1 – aldehyde）、田麦角碱（agroclavine）、野麦角碱（elymoclavine）和雀稗草酸（paspalic acid）等中间产物。详细过程见图 7 – 39。

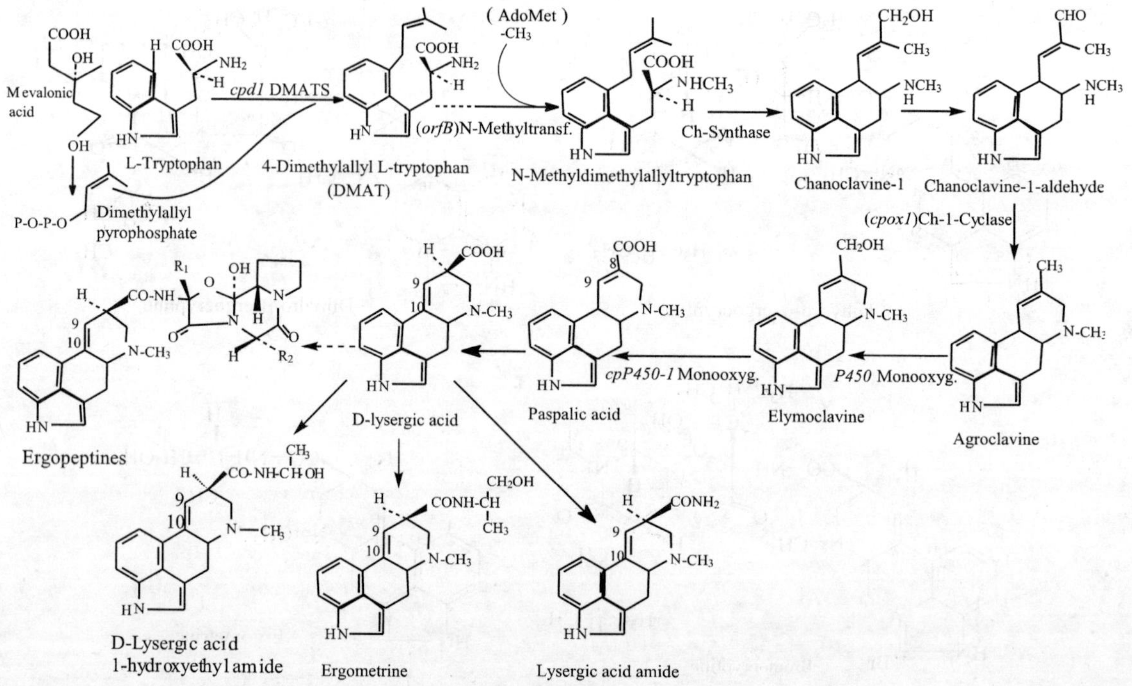

图 7－39 麦角碱生物合成途径

［催化酶前面的斜体字母表示已知的或推测的酶编码基因．DMAT 二甲烯丙基色氨酸（dimethylallyltryptophan；DMATS：DMAT 合酶（DMAT synthase）；AdoMet：腺苷甲硫氨酸（adenosine methionine）；N－Methyltransf.：N－甲基转移酶（N－Methyltransferase）

（二）麦角碱生物合成的酶学与分子生物学　相对于放射性核素示踪研究而言，麦角碱形成的酶学研究要滞后许多，在大约十几步反应的生物合成途径中迄今只有少数几个酶有所研究，如：二甲烯丙基色氨酸合酶［dimethylallyltryptophan（DMAT）synthase，DMATS］、裸麦角碱－1－环化酶（chanoclavine－1－cyclase）、氧合酶类［田麦角碱 17－单氧合酶（agroclavine 17－monooxygenase，P450 monooxygenase）和野麦角碱 17－单氧合酶（elymoclavine 17－monooxygenase，cpP450－1 Monooxygenase）］以及 D－麦角酸肽合成酶（D－lysergyl peptide synthetase，LPS），而从酶的作用机制、酶的结构甚至从基因水平进行过详细研究的只有 DMATS 和 LPS。主要原因是在离体条件下，大多数参与麦角碱形成的酶不够稳定。

1．参与麦角灵环形成的酶类　二甲烯丙基色氨酸合酶（DMATS）催化 L－色氨酸与二甲烯丙基焦磷酸（dimethylallylpyrophosphate）的缩合反应，被认为是麦角碱生物合成途径的第一个关键酶。它的 mRNA 只在诱导麦角碱合成的条件下才产生，即该基因受转录水平上的调控。而色氨酸则可诱导麦角碱的合成并解除由磷酸盐引起的抑制。DMATS 是一个分子量为 105 kD 的同型二聚体（每个亚基分子量约为 52 kD）。已从 *Claviceps purpurea* 和 *Claviceps fusiformis* 中分别克隆到该酶的编码基因。Tsai 等[53]首先用反向遗传学（reverse genetics）方法从 ATCC 26245 菌株（该菌株被当作“*Claviceps purpurea*”，但后来被 Arntz 等[54]证明是 *Clavi-*

ceps fusiformis）中克隆了 DMATS 的基因（*dmaW*），该基因在靠近编码区的 3’－端有 2 个内含子，根据编码的核苷酸序列推算 dmaW 编码 455 个氨基酸，多肽长度 51824D。*dmaW* 基因（cDNA）在酵母菌（*Saccharomyces cerevisiae*）中得到表达，产生了有催化活性的酶。Tudzynski[55]领导的研究小组以 *dmaW* 的 cDNA 为探针，从麦角胺产生菌（*C. Purpurea P*1）的基因文库中获得了 DMATS 基因的阳性克隆（该基因被命名为 *cpd*1），*cpd*1 含有 1347bp 的开放阅读框架，编码 448 个氨基酸，编码区有 2 个内含子（大小分别为 65 和 54bp），2 个内含子所处的位置与在 *dmaW* 中的相同。但是，由 *cpd*1 推断出的基因产物 CPD1（含 448 个氨基酸残基）与 *dmaW*（来自 ATCC 26245 菌株）的基因产物只有 68％的同源性，两者的异戊烯基转移酶结构域（prenyltransferase domain，或 prenyl diphosphate binding motif）也有很大的不同，CPD1 为 KDTFN（第 114～118 氨基酸残基），而 DMAW 则为 DDSYN（第 113～117 氨基酸残基）；另外上述 2 个基因的启动子区域则完全不同。在 *cpd*1 基因的启动子上有几个被公认的结合位点，这些结合位点可能分别与碳代谢、氮代谢和磷酸盐代谢对麦角碱生物合成的调节有关。麦角菌在纯培养条件下其麦角碱的生物合成受到严格调控：色氨酸既作为前体物又是诱导物，磷酸盐、葡萄糖以及铵则抑制麦角碱的合成。这样，DMATS 作为麦角碱生物合成途径的第一个限速酶，在低磷酸盐条件下其基因可被诱导激活（通过有关正向调节蛋白与启动子结合），并伴随着麦角碱的产生。

DMAT 之后的一系列酶促反应涉及结构修饰与重排，导致麦角灵 C 环与 D 环的形成。N－甲基转移酶催化 S－腺苷甲硫氨酸上的甲基转移到 DMAT 的氨基氮上，接着是脱羧与 C 环及 D 环的闭合。裸麦角碱环化酶（chanoclavine－1 cyclase）参与了形成田麦角碱（agroclavine）的环化过程，而田麦角碱－17－单氧合酶（agroclavine－17－monooxygenase）和野麦角碱－17－单氧合酶（elymoclavine－17－monooxygenase）则依次催化野麦角碱和雀稗草酸（paspalic acid）的形成，雀稗草酸再通过自发的异构化形成 D－麦角酸（D－lysergic acid）。由于上述两个单氧合酶均依赖 NADPH 和分子氧，据此判断它们为细胞色素 P450 单氧合酶。

2．参与麦角肽碱形成的酶　麦角肽碱属于 D－麦角酸的酰胺衍生物，由 D－麦角酸通过酰胺键与一个双环的环内酰胺（bicyclic cyclol－lactam）相连，环内酰胺由三个氨基酸组成，许多麦角肽碱在结构上的区别主要体现在前两个氨基酸上，而第三个氨基酸总是脯氨酸（proline，Pro）（图 7－37）。用同位素标记的底物（precursors）做实验没有发现游离的中间产物存在，因而判断肽类麦角碱的生物合成是在多酶复合体（multi－enzyme complex）上进行的，该多酶复合体被称作 D－麦角酸肽合成酶（D－lysergyl peptide synthetase，LPS）。现在已证明 LPS 属于非核糖体肽合成酶（non－ribosomal peptide synthetase，NRPS），已从麦角菌 *C. purpurea* D1 菌株（主产麦角胺）中分离得到[56,57]。一般真菌的 NRPS 为单条多肽链，但 LPS 含有两条多肽链（即 2 个亚基），大的多肽链（LPS1，370kd）含有三个模块（modules），模块 2、模块 3 分别含有 C 域（condensation domain，C domain，催化氨基酸的缩合）、A 域（adenylation domain，A domain，使氨基酸腺苷化）和 PCP 域（peptide carrier protein domain，PCP domain，肽携带域），而模块 1 只有 A 域和 PCP 域，缺少 C 域。三个模块对应于三个氨基酸底物，与底物氨基酸的激活及三肽的形成有关。模块 3 的羧基端还含有一个结构域，它不同于一般 NRPS 的肽释放域，但与典型的 C 域或杂环化域（heterocyclization domain，Cy domain）有一定相似性，被称为 Cyc 域（cyclization domain，Cyc domain），很有可能催化 D－麦角酸－

（L，L，L）－三肽－PCP 硫酯［D－lysergyl（L，L，L）tripeptidyl－PCP thioester］形成内酰胺并参与产物的释放。小的多肽链（LPS2，140kDa）为 1 个模块，包含 4 个结构域：A 域、PCP 域、C 域和一个位于氨基端的未知结构域。LPS2 与麦角酸的激活有关，故又称为 D－麦角酸活化酶（D－lysergic acid activating enzyme），肽的合成即起始于 D－麦角酸结合到 LPS2 亚基。已发现 D－麦角酸肽合成中特有的肽中间物以及 D－麦角酸与各个氨基酸在多酶复合体（LPS1，LPS2）上的装配顺序：两个 LPS 亚基均含有 4’－磷酸泛酰巯基乙胺（4’－phosphopantetheine），借此以共价的酶－硫酯形式与底物相连，催化产生 D－麦角酸－一肽、D－麦角酸－二肽和 D－麦角酸－三肽，这是一个有序且不可逆的连续酰基转移与缩合的过程。最后，D－麦角酸－三肽经环化形成 D－麦角酸（L，L，L）－三肽内酰胺（D－lysergyl（L，L，L）tripeptide lactam，ergopeptam）并离开 LPS1，最终转变成麦角肽碱。以麦角胺生物合成为例，麦角肽碱在 LPS 上的生物合成模式如图 7－40 所示。

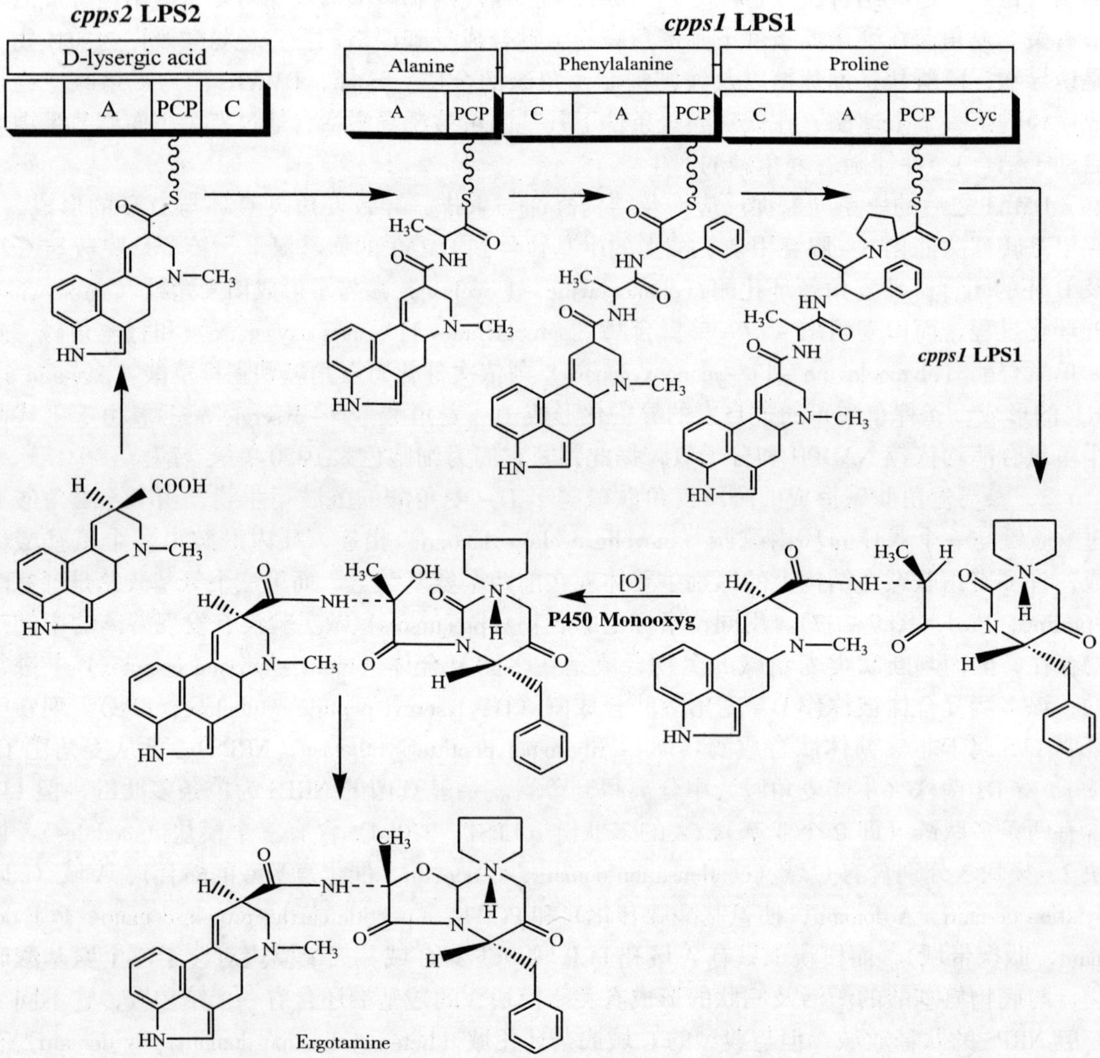

图 7－40 麦角肽碱生物合成过程（以麦角胺为例说明在 LPS 上的装配过程，斜体字母为编码基因）

Riederer 等曾用离体实验证明 LPS 对底物的专一性不是很强，即从主产麦角胺（ergotamine）的菌株 *C. purpurea* D1 制备 LPS，在消耗 ATP 和第 3 位氨基酸（L-pro）不变的前提下可根据所提供的氨基酸的不同催化形成不同的 D-麦角酸-（L，L，L）三肽内酰胺，并认为：不同的麦角肽碱产生菌在产碱类型上的差异，至少部分反映了在细胞内的游离氨基酸库中各种底物氨基酸浓度上的差别。果真如此，则主产某种麦角肽碱（如麦角胺）的菌株很有可能同时也是某种氨基酸（如丙氨酸、苯丙氨酸）的高产变株。但正如下面将要看到的那样，麦角菌可能含有不止一种 LPS1，它们的氨基酸识别域存在不同的专一性，从而体现出麦角肽碱的多样性。

3．麦角碱生物合成基因簇（gene cluster） Tsai 等从 ATCC 26245 菌株中第一个克隆了麦角碱生物合成途径的一个基因——*dma*W，该基因编码 DMAT 合酶。但该菌株不能产生肽类麦角碱，后被分子生物学分析证明该菌株为 *Claviceps fusiformis*。之后，Tudzynski[55,58-60] 等从主产麦角胺的 *Claviceps Purpurea* P1 等菌株中克隆了一些与麦角碱生物合成有关的基因，并对编码 LPS（LPS1、LPS2）的基因（*cpps*1，*cpps*2）以及编码 DMAT 的基因（cpd1）进行了深入的研究，在发现麦角碱生物合成基因簇方面取得了突出的成就。实际上，麦角肽碱生物合成模式就是在取得这些分子生物学数据的基础上，结合其他学者的酶学研究结果而提出的。他们通过染色体步移（chromosome walking approach）等方法结合 DNA 序列分析与功能分析，揭示了参与麦角碱合成的基因成簇存在，该基因簇至少有 68.5kb 长。如图 7-41 所示，*cpd*1 基因的 ORF 为 1326bp，编码 441 个氨基酸，编码区被 2 个内含子所打断（分别为 65 和 54bp）。推测的 CPD1 与 *dmaW* 的基因产物有 68% 的同源性。在 *cpd*1 上游有一些很可能与麦角碱生物合成有关的基因，包括一些功能未知基因（即尚未鉴定的开放阅读框架 open reading frames，ORF），有些未知基因经过 DNA 序列分析得到了初步认定：两个可能的单模块肽合成酶基因（*cpps*2，*cpps*3）；一个推测的过氧化氢酶基因（*cpcat*2）；一个潜在的 P450 单氧合酶基因（*cpP*450-1），该基因产物可能参与了麦角酸生物合成的最后步骤；几个氧化酶基因（*cpox*1，2，3），其编码的产物可能在生物合成的早期发挥作用，例如 *cpox*1 可能编码 FAD-依赖型的氧化还原酶（oxidoreductase），该酶可能是裸麦角碱环化酶（chanoclavine cyclase），另一个推测的氧化还原酶基因，*cpox2* 以反向与 cpox1 紧密连锁；在已测序的该基因簇的最“左侧”，有一个基因可能为“看家基因”（housekeeping gene），编码一个参与氨基酸生物合成的异丙基苹果酸盐-脱水酶（isopropylmalate-dehydratase，*cpimd*），提示麦角碱生物合成基因簇的一端止于此。cpps2 基因的 ORF 为 3927bp，包含 1 个长 65bp 的内含子（intron），推测的编码蛋白质 CPPS2 含有 1308 个氨基酸，经计算其分子量为 140kD。经过 BLAST 分析表明它是一个含有 4 个结构域的 NRPS，而且与已知的 LPS2 非常匹配，因而认定 CPPS2 就是 LPS2。与野生对照菌不同，当 *cpps*2 基因被敲除后，突变株 Äcpps2-1 不能产生任何麦角肽碱却能积累 D-麦角酸，说明突变不影响麦角灵环的合成而只影响麦角肽碱的合成，底物同位素标记试验也证实了这一结果，说明 *cpps*2 就是 LPS2 的编码基因。*cpps*3 编码 1634 个氨基酸，与 CPPS2 以及 CPPS1 的第一个模块之间的相似性分别为 22.1% 和 32.7%，不同寻常的是它含有一个 C-末端还原酶域，该基因的功能尚不清楚。*cpP*450-1 基因产物可能为野麦角碱氧化酶（elymoclavine oxidase），基因敲除后导致突变株丧失产生麦角胺的能力，但造成野麦角碱的积累，而对突变株饲喂麦角酸则可恢复麦角胺的形成。

在 *cpd*1 的下游，有两个与已知的细菌或真菌肽合成酶（NRPS）基因具有很大相似性的大 ORF，即 *cpps*1 与 *cpps*4。*cpps*1 基因的 ORF 为 10758bp，编码 3585 个氨基酸，包含三个重复的保守区。推测 cpps1 编码具有三个模块的肽合成酶，这与 LPS1 极为相似。氨基酸序列分析表明，在对应的区段上 LPS1 与 *cpps*1 的推断产物 CPPS1 基本一致，例如，LPS1 上的一段 17 肽序列几乎完全同源于 CPPS1 中第二结构域的一段顺序。由此推论 *cpps*1 就是 LPS1 的编码基因。*cpps*1 在第一单元近前端和第二单元近末端各有一内含子，理论上该基因编码的多肽的分子量约为 395 kD，与文献报道的 LPS1 的分子量大小（370 kD）相近。在 *cpps*1 的启动子区显示一些调节蛋白的结合位点，说明该基因是受转录水平调节的，而 Riederer 等发表的数据则表明，*C. purpurea* 的 LPS1 是以组成型方式合成的，这一问题有待深入探讨。*cpps*4 的结构与 cpps1 相似，可能源于基因的复制（duplication），其推测的基因产物 CPPS4 与 CPPS1 的相似性为 85%。*cpps*4 的 ORF 为 10578bp，被 4 个内含子所打断，推断的 CPPS4 含 3525 个氨基酸残基。CPPS4 亦缺乏 N 末端的缩合结构域因而可能也与 LPS2 相配合进行麦角肽碱的合成。CPPS1 和 CPPS4 在模块 1、2 的专一性底物结合区域（substrate binding pockets）均有所不同，而模块 3 相同，根据麦角生物碱的环肽结构特点以及该菌株的产碱谱，初步判断其可能的合成产物为 α - 麦角隐亭，暗示了不同三模块 CPS（或者不同的 LPS1）决定不同麦角肽碱形成的可能性，而以前发现的 LPS1 的不精确性的部分原因则有可能是酶制剂不纯造成的，当然，要澄清这一问题还需要更多的实验证据。通过 BLAST 分析还表明，与 cpps1 连锁的 *orfC* 和 *orfE*（两者也可能是基因复制的结果）均与双氧酶（dioxygenases）基因相类似。作为基因簇的首要标准是这些基因受到共同调控。已知麦角碱生物合成受磷酸盐水平的调节，即低浓度促进而高浓度抑制。Northern 分析显示，除了 *cpimd*、*orfF* 和 *orfC* 以外，其他基因在产碱条件下（低磷酸盐浓度）均有转录，而在高盐条件下转录受到阻遏，即它们作为一个基因簇在转录水平上受到共同调控，该基因簇边界以外的基因则是 *cpimd* 和 *orfF* 以及 *orfC*。当然，这并不是说该基因簇包含了所有麦角碱生物合成基因，也还不能肯定在一个基因簇内的所有基因都参与了麦角碱的生物合成。

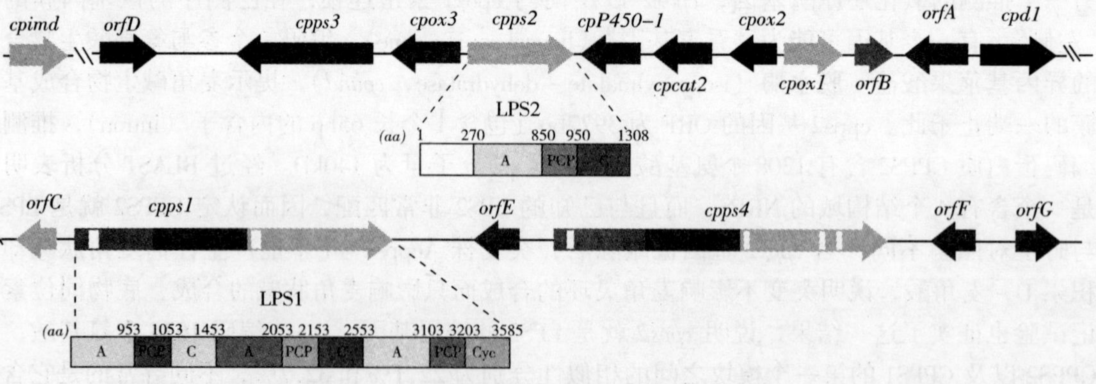

图 7 - 41 麦角碱生物合成途径基因簇（说明见正文，部分基因表示出了内含子）；*cpps*1、*cpps*2 下方图示编码蛋白的 NRPS 结构

（三）通过菌种选育影响麦角碱生物合成　菌种选育工作是麦角菌生物合成研究的重要手段之一，最为常见的作用是提高某种麦角碱的产率。菌种选育可分为自然选育、诱变育种和杂交育种三种主要形式，无论哪种形式都需要结合培养条件的选择或优化才能最终实现提高产率的目的。自然选育是基于生物自发的基因突变（自发突变，spontaneous mutation），这类突变没有人类干预，可由环境中的某些因素（如日光中的紫外线、土壤中的化学物质等）引起。而诱变育种则是基于在实验室中使用各种诱变剂（如物理诱变剂：紫外线、γ射线、X射线；化学诱变剂：亚硝酸、吖啶类染料、亚硝基胍）诱发微生物产生突变（诱发突变，induced mutation）。诱发突变与自发突变相比，突变率大大提高，但本质上两者都是DNA结构的改变。杂交育种主要涉及基因重组，即微生物获得了新的DNA片段。自然界常见的生殖方式可分成有性生殖（sexual reproduction）、无性生殖（asexual reproduction）和准性生殖（parasexual reproduction）三种方式。通过雌雄配子（性孢子，减数分裂而来）结合获得后代的过程称为有性生殖；不涉及雌雄配子结合由亲本直接产生子代的生殖方式叫无性生殖；真菌中不经过减数分裂仅通过体细胞结合就能导致基因重组的生殖方式叫准性生殖。准性生殖要经过异核体的形成（细胞含有二种或二种以上的不同基因型细胞核）、杂合二倍体的形成（细胞中二个不同基因型的核融合为一个杂合二倍体的核）以及有丝分裂交换（体细胞交换）与单倍体化三个阶段。杂交育种则利用生物的有性生殖或准性生殖原理进行有性或准性杂交，还利用重组DNA技术等实现基因重组。

麦角菌的菌种选育已出现不少成功的例子。例如，产麦角碱的菌株，其菌落形态常有如下特征：菌落较紧凑，菌丝多由短粗而壁厚的菌核型细胞（sclerotia - like cells）组成，紫外灯光下出现蓝色荧光。相反，低产菌株菌落一般疏松，菌丝细长，紫外灯下荧光较弱。这些都可作为菌落选择的初筛指标，并可运用于任何类型的菌种选育。麦角菌的分生孢子一般以多细胞、多核形式出现，而在一般培养基上，这类孢子也不易产生，要获得适于作为诱变材料的单个单核细胞比较困难。原生质体技术出现后，这一困难在很大程度上得到了解决，因为，由菌丝等获得的大量原生质体可被看作去壁的单细胞，虽然原生质体的细胞核可以是1至多个不等，但通过控制条件，总能得到单核的原生质体。原生质体是菌丝在高渗环境中酶解去壁后形成的活体球形结构，在高渗培养基上可再生出细胞壁。Keller[61]将诱变剂加入液体培养基培养麦角菌，菌丝经过原生质体化后从原生质体再生菌落中筛选出了高产突变株。笔者实验室也曾探索出可大量获得麦角菌原生质体的方法，以此为诱变材料，筛选到α-麦角隐亭高产菌株（图7-42）[62-64]。除了应用菌丝以外，亦有报道用麦角菌原生质体为材料进行固定化细胞的研究[65]。从原生质体再生的后代菌落中也能发现一些产碱量和产碱谱变异者且遗传性状比较稳定（用菌丝传代，其稳定性可维持4年以上）[66]。

原生质体融合（protoplast fusion）是将酶解脱壁得到的双亲原生质体在高渗溶液中（常用NaCl、KCl、蔗糖、山梨醇等溶液）混合，在物理（如电场）或化学（如聚乙二醇）因子的助融下原生质体间相互凝集，融合为一个新细胞的过程。该技术主要包括原生质体的制备、融合、再生与融合子检出等步骤。从结果看它与真菌中出现的准性生殖在本质上是一样的，但效率大大提高，并可以打破生物的种属界限实现远缘杂交，它为育种工作开辟了一条新的途径，目前已成为一种常规的育种手段。Spalla等[52]曾以营养缺陷型为选择标记进行麦角菌 *C. purpurea* 种内融合，融合子产碱能力介于二亲本之间。Didek - Brumec等[67]将ergo-

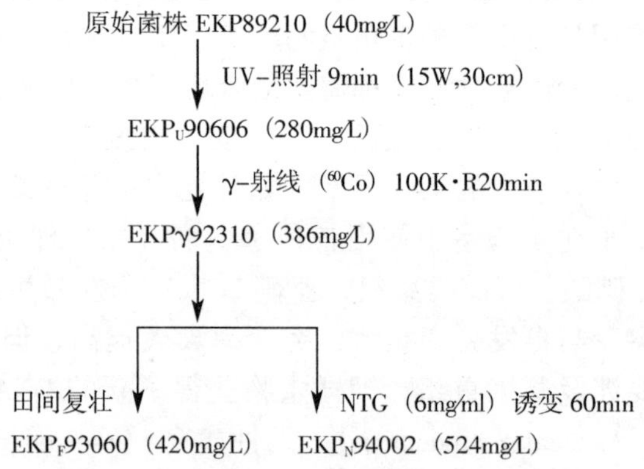

图 7－42　α－麦角隐亭（EKP）产生菌原生质体定向诱变育种

cornine－ergocryptine 产生菌与不产 ergocristine 的变株进行麦角菌种内原生质体融合，或反过来将不产 ergocornine－ergocryptine 的变株与 ergocristine 产生菌进行种内原生质体融合，两种组合获得的融合子均能产生上述三种麦角碱，显示亲本相应的生物碱合成能力被激活了。在另一篇报道中，Didek－Brumec 等[68]将两株在形态上和生物化学方面有所不同的麦角菌 *C. purpurea* 做省去营养缺陷型标记的原生质体融合，对照为用营养缺陷型标记的原生质体融合。前者根据介于两亲株之间的形态特征筛选融合子，其产碱率比营养互补得到的融合子的产率高出 10 倍以上，比亲株提高约 30%。笔者实验室曾尝试用紫外线（15W，距离 30cm，75min）和热（50～52℃，60min）分别灭活 *C. purpurea* 和 *C. paspali* 的原生质体，进行省却营养缺陷型标记的麦角菌种间灭活原生质体融合，融合子经连续 5 次传代，多数的产碱能力与亲株相当或略有提高，提示该方法可以用于麦角菌育种，如果扩大融合子的筛选数量，有可能获得产碱能力得到改善的重组体[69]。

重组 DNA 技术应用于麦角菌的育种可望使育种工作更加理性化和定向化，例如，可以通过增加 DNA 拷贝数、定点突变或者引入强启动子等方法提高代谢途径中某关键酶的活性来提高次生代谢物的产率。在 PCR 技术的基础上发展起来的 DNA 改组技术（DNA shuffling）在育种中更显示出巨大的潜力。它是由美国的 Stemmer 提出的一个全新的快速人工进化技术，是在实验室条件下快速模拟自然界的进化过程，结合适当的筛选方法可望获得理想的重组体[70]。其原理如下（图 7－43）：

第 1 步，具有不同点突变的一组同源基因用 DnaseⅠ碎片化处理；第 2 步，分离纯化小片段 DNA（如 50～100bp），变性后互为引物和模板进行 PCR 扩增重新装配这些小片段，再用能扩增基因全长的上、下游引物 PCR 扩增出全长基因；第 3 步，筛选出最佳的突变体；第 4 步，将选出的突变体基因片段再进行下一轮的 DNA 改组，不断优化重组体。DNA 改组技术在提高酶活性、增加蛋白质的热稳定性、增加抗体亲和性、提高干扰素抗病毒能力、增加酶对底物特异性、增加抗生素抗性等方面效果相当显著，虽然尚未见到应用于麦角菌的选育，但相信该技术如果应用到麦角菌的研究中也一定会发挥同样的作用。

（朱　平　胡晨曦）

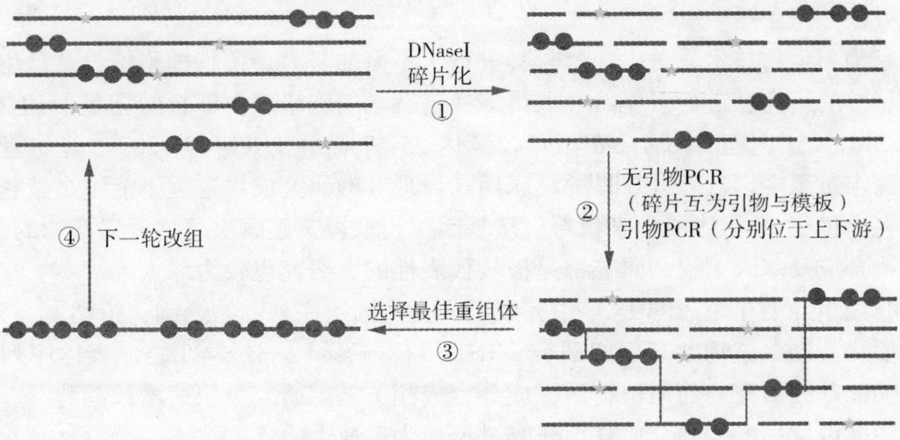

图 7-43 DNA 改组原理

第四节 后基因组时代与天然药物化学——紫杉烷类化合物生物合成研究

科学技术的发展进入了21世纪，世纪之交实施的人类基因组研究是科学发展的重大事件，它将推动基因组测序工作、功能基因的研究和基因技术的应用，从而推动整个生物技术的发展，也将对科技发展、经济发展以及整个社会产生深远影响。后基因组研究对基因及其编码蛋白的功能的研究也扩展到了不同的领域。天然产物研究也已深入到了代谢网络的研究，整合转录组学 transcriptomics，蛋白质组学 proteomics 及代谢物组学 metabolomics 的相关信息。这些与天然产物形成直接相关的基因资源，生物信息及其应用将对稀有天然产物的生产产生重要的影响[71]。

抗癌药物紫杉醇（Taxol，paclitaxel）属于紫杉烷二萜化合物，在临床上用于治疗卵巢癌、乳腺癌、肺癌等多种癌症，其资源植物红豆杉是国家一级重点保护植物，生长缓慢。由于紫杉醇的天然含量在树皮中只有万分之几，即使用较先进的工艺，提取1kg斤紫杉醇仍然需要2000~3000棵红豆杉树的树皮。因而在紫杉醇开发过程中为剥取树皮作原料，红豆杉的野生资源遭到了严重破坏。资源不足成为制约紫杉醇临床应用的主要因素，由此带动了全合成、半合成、细胞培养以及基因工程等几乎全方位的研究。紫杉烷二萜化合物有丰富的结构多样性，已鉴定的化合物超过350种，但目前只有紫杉醇及其衍生物多烯紫杉醇（docetaxel）被应用于临床。目前销售的紫杉醇按原料来源不同可分成二类：第一类是直接从红豆杉植物中提取的紫杉醇；第二类为半合成紫杉醇，即从红豆杉嫩枝条或树叶等可再生资源中提取出富含10-去乙酰巴卡亭Ⅲ（10-deacetylbaccatin Ⅲ，10-DAB）或用提取紫杉醇过程中的副产物如7-木糖、10-去乙酰紫杉醇、三尖杉宁碱等为原料经化学半合成生产紫杉醇或多烯紫杉醇。由于紫杉醇的全合成未能产业化，在相当一段时间内，紫杉醇及其半合成原料10-DAB等仍然离不开生物来源。为了保证药物的供应和保护我们赖以生存的生态环境，药用植物的资源保护和可持续发展战略已经成为需要重点考虑的问题，在诸多的解决方案中，生物技术方法被寄予厚望[72~75]。

科学家为用生物技术方法生产紫杉醇进行了不懈的努力，植物细胞培养及微生物培养方法生产紫杉醇的研究已进行多年，并取得一些进展。细胞培养中紫杉醇含量可达 20.84 mg · L（-1）/24d，巴卡亭Ⅲ（baccatin III）含量达 25.57 mg · L（-1）/28d[76]。尽管如此，作为一个年需求量至少以数百公斤计的临床用药，现有的研究成果还远不能满足紫杉醇的临床需要。早在上世纪 80 年代科学家就希望从基因工程取得突破解决植物天然产物的来源问题。紫杉醇生物合成及基因工程的研究都是极具代表性的，研究也较为深入。

人类基因组计划在短短的 13 年中完成了人类基因组序列图的绘制，带动了一批模式动、植物和重要经济动、植物的基因组研究、ESTs（Expressed sequence Tags，表达序列标签）序列测定及功能基因研究。药用植物活性成分合成相关基因研究呈快速增长趋势，涉及植物也最多，其中尤以紫杉醇生物合成基因研究进展最为迅速[77~78]。

萜类化合物在药物研究中有重要地位，如抗癌药紫杉醇、抗疟药青蒿素都是萜类化合物，它们在结构上的共同特点是含有多个异戊二烯 C_5 单元。异戊二烯是萜类生物合成的结构单位，异戊二烯聚合体经过多种方式的酶促修饰，产生不同类型的骨架。异戊二烯类生物合成途径的早期阶段是所有已研究过的生物所共有的，该阶段的中间产物焦磷酸牻牛儿酯（GDP）和焦磷酸珐尼酯（FDP）也是胆固醇生物合成的重要前体。而二萜化合物的合成都是从其共同前体牻牛儿基牻牛儿基二磷酸（geranylgeranyl diphosphate GGDP）开始的。

一、紫杉烷化合物生物合成研究

紫杉醇是一具多个取代基的环状二萜，有 8 个氧取代基团及 11 个手性中心（图 7-44）。有关紫杉醇生物合成的假设都是从 GGDP 形成紫杉烷骨架紫杉烯开始（图 7-45 A），从 GG-DP 到紫杉醇形成，至少需 20 个酶促反应，其间可能还有一些支路代谢的酶类与之链接。紫杉醇生物合成的研究经历了从紫杉烷化合物结构分析确定生物合成大致框架，用红豆杉植物或培养细胞的无细胞系统（cell-free system）确证参与生物合成的酶类别，用不同的策略克隆不同基因，并用异源表达方法鉴定克隆基因的功能，再通过各个酶的底物特异性研究来分析合成途径的过程。美国华盛顿州立大学生物化学研究所 Croteau 教授的实验室已克隆了萜类合酶、细胞色素 P450 氧化酶和酰基转移酶等 12 个紫杉醇生物合成相关基因，在原核或真核系统中得到表达并进行了功能鉴定，还应用代谢工程方法组合了 4 个基因，使重组的大肠杆菌形成紫杉烯，为药用植物有效成分合成相关基因的克隆及应用提供了很好的借鉴；并通过酶活性检测中不同底物的应用，对紫杉醇生物合成途径轮廓及一些具体步骤有了较明确的认识[79-82]。

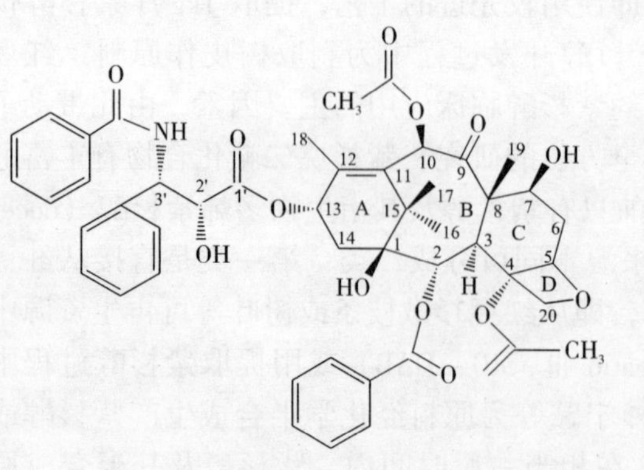

图 7-44 抗肿瘤药物紫杉醇的结构

（一）紫杉烷化合物的结构与合成酶类的分析与确证

1. 从紫杉烷二萜化合物结构特点分析确

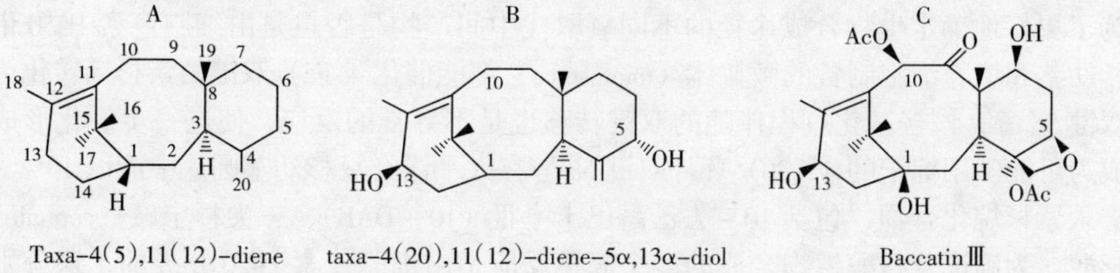

图 7－45　紫杉烷结构主要类型

A. 第一步中间产物紫杉烯；B. C－4（20）双键 686 环紫杉烷；C. 具环氧丙烷 6864 环紫杉烷

定生物合成框架：现已知有 350 个以上不同结构的紫杉烷二萜化合物，主要结构类型是 686 环 C－4（20）双键结构及 6864 环具环氧丙烷环结构的紫杉烷化合物，二者占紫杉烷化合物的一半以上（图 7－45 B、C）。其中具环氧丙烷结构并有 C－13 侧链的紫杉醇有较好的抗肿瘤活性。这些化合物的共同特点是 C－5、C－10、C－2、C－13 常为不同的氧取代基团。紫杉烷结构特点表明紫杉醇生物合成过程中从 GGDP 形成紫杉烷骨架紫杉烯［图 7－45A］后需要经过一系列的氧合及酰基转移步骤，其生物合成的主要反应涉及 GGDP 环化反应、氧合反应及酰基转移反应等。

2. 应用红豆杉细胞培养及无细胞提取物（cell－free extracts）确证参与合成代谢的主要酶类：在紫杉醇生物合成基因克隆研究中，用茉莉酸甲酯（methyl jasmonate）诱导培养红豆杉细胞形成紫杉醇与无细胞提取物的同位素饲喂试验相结合，取得了重要的酶学实验证据，确定了紫杉醇形成中最重要的三类酶，包括催化紫杉烷化合物母核形成的萜类合酶，催化母核发生羟基化修饰的羟基化酶及母核形成酰基取代的酰基转移酶类，这三类酶成为紫杉醇生物合成功能基因克隆的主要目标。

（1）同位素掺入法确定紫杉烯合酶（taxadiene synthase）的存在：用标记的［$1-{}^{3}H$］GGDP 饲喂太平洋紫杉树皮提取物，用二维 NMR 光谱鉴定了一个烯类的中间产物即具 4(5) 双键的紫杉烯（taxa－4(5)，11(12)　－diene）（图 7－45 A）；用标记的 4(5) 双键紫杉烯饲喂红豆杉幼茎圆片，有 30% 的紫杉烯掺入了紫杉醇及相关化合物，证明了 4(5) 双键的紫杉烯是确实存在的一个中间产物，用部分纯化的酶结合同位素方法从太平洋紫杉的幼茎中确定了催化从 GGDP 形成 4(5) 双键紫杉烯的紫杉烯合酶（taxadiene synthase），也称二萜环化酶（diterpene cyclase），确定了 GGDP 在紫杉烯合酶的催化下环化形成 4(5)，11(12)　－紫杉烯，形成紫杉烷骨架，这是紫杉醇形成的第一个步骤。

（2）微粒体催化反应证明细胞色素 P450（cytochrome P450）酶催化紫杉醇形成的氧化反应：紫杉烯合酶催化 GGDP 环化的产物是 4(5) 双键的紫杉烯，而不是具 4(20) 环外双键的紫杉烯。如图 7－45 A 所示，具 4（5）双键的紫杉烯是没有氧取代的，至今尚未分离到具 4（5）双键的氧化紫杉烷化合物。而具 4（20）环外双键和 C－5 氧化的紫杉烷化合物则非常普遍，说明 4（5）双键的紫杉烯 C－5 的羟基化与双键转移及烯丙基重排发生在代谢途径的早期，是紫杉醇形成的第二个步骤（图 7－45 B）。从 4（5）双键的紫杉烯转变为 C－5 羟基化 4（20）环外双键的紫杉烯醇是进一步环氧化生成罕见的环氧丙烷环（oxetane ring）的必要步骤（图 7－45 C）。

为了更好地确定生物合成途径的不同氧取代中间产物是否也是由细胞色素 P450 催化，从红豆杉幼茎和培养细胞制备的微粒体（microsome）都能催化 4（5）双键的紫杉烯转化为 4（20）环外双键 5α 醇，该羟基化过程伴随的双键转移也是不寻常的反应，使进一步氧化形成环氧丙烷环成为可能。用标记的 4（20）环外双键 5α 醇在太平洋红豆杉幼茎圆片中能以 10%～15%的比例掺入紫杉烷化合物，包括 10－去乙酰巴卡亭Ⅲ（10－DAB）、三尖杉宁碱（cephalomannine）和紫杉醇。为确证紫杉醇生物合成的多个氧化反应是由细胞色素 P450 介导的，还分别用同位素标记的后续反应最直接的底物 C－5 羟基化和乙酰氧基取代的紫杉烯来饲喂取自茉莉酸诱导的红豆杉培养细胞的微粒体，得到紫杉烯二醇、三醇、四醇等多个极性不同的化合物，不仅证明 C－5 羟基化的紫杉烯醇及其酯类是天然的代谢产物，还证明形成紫杉醇的随后 8 个氧化步骤也与 P450 有关，因为在一个多酶提取物中，产物与底物之间有重叠。应用茉莉酸甲酯诱导东北红豆杉细胞结合差异显示方法建立 cDNA 文库，用相应的探针获得了与紫杉醇形成有关的数十个差异 cDNA 片段，应用不同的底物进行功能筛选，克隆了多个羟基化酶。

（3）从 C－5 乙酰氧基转移酶的纯化着手进行酰基转移酶研究：茉莉酸甲酯诱导的加拿大红豆杉（*Taxus canadensis*）悬浮培养细胞中酰基转移酶的含量较高，用茉莉酸甲酯诱导加拿大红豆杉培养细胞产生紫杉醇，再应用亲和层析和羟基磷灰石层析方法分离提取物，使 5α－紫杉烯醇－*O*－乙酰转移酶（TAT）纯化了 800 倍，足以进行氨基酸顺序分析。该酶制剂在乙酰辅酶 A 存在时可以催化紫杉烯醇的酰基化反应，产物为 5α－乙酰氧基紫杉烯。该可溶性的乙酰氧基转移酶只能以乙酰辅酶 A 作底物，苯甲酰辅酶 A 没有活性。C－5 乙酰氧基紫杉烯醇的官能团在 4(20) 双键环氧化形成 4－acetoxy－4(5)－oxetane 环氧丙烷及分子内乙酰氧基转移和环氧乙烷开环中起着重要作用。以纯化的 C－5 乙酰氧基转移酶的氨基酸序列为基础设计简并引物经 PCR 扩增得到的片段作探针，从 cDNA 文库中筛选得到了一组酰基转移酶 cDNA 克隆，用功能分析的方法鉴定了多个酰基转移酶。

应用无细胞提取物与同位素实验确证了催化紫杉醇形成的主要反应类型，建立了各类酶的分析方法，包括紫杉烯合酶的二萜环化酶，催化紫杉烯氧化反应的微粒体细胞色素 P450 酶类，还纯化了 5α－紫杉烯醇 *O*－乙酰转移酶。这些酶学研究的前期工作，保证了紫杉醇生物合成酶基因克隆研究得以顺利进行。已发表的紫杉醇生物合成基因见表 7－6、7－7。

表 7－6 已克隆的紫杉醇合成的合酶与羟基化酶

已克隆酶类	英文名称	GenBank 注册号
紫杉烯合酶	taxadiene synthase	U48796
紫杉烷 10β－羟基化酶	taxane 10β－hydroxylase	AF318211.
紫杉烷 13β－羟基化酶	taxane 13－hydroxylase	AY056019
紫杉烷 14β－羟基化酶	taxoid 14β－hydroxylase	AY188177
紫杉烷 5α－羟基化酶	taxadiene 5α－hydroxylase	AY289209
紫杉烷 2α－羟基化酶	taxoid 2α－hydroxylase	AY518383
紫杉烷 7β－羟基化酶	taxoid 7β－hydroxylase	AY307951

表 7-7 已克隆的紫杉醇合成酰基转移酶类

英文缩写	中文名称
TAT	5α-紫杉烯醇乙酰氧基转移酶（AF190130）
TBT	2α-紫杉烷苯甲酰基转移酶（AF297618）
DBAT	10β-去乙酰巴卡亭Ⅲ乙酰氧基转移酶 AF193765）
BAPT	巴卡亭 III 3-氨基 3-苯丙醇基转移酶（紫杉烷 C-13 *O*-苯丙醇基转移酶）（AY082804）
DBTNBT	3′-N-去苯甲酰-2′-脱氧紫杉醇 N-苯甲酰基转移酶（C-13 侧链 N-苯甲酰基转移酶）（AF466397）

注①TAT：taxadien-5α-ol-*O*-acetyl transferase；

TBT：taxane 2α-*O*-benzoyltransferase；

DBAT：10-deacetylbaccatin Ⅲ-10-*O*-acetyl transferase；

BAPT：baccatinⅢ：3-amino-3-phenylpropanoyltransferase

DBTNBT：3′-N-debenzoyl-2′-deoxytaxol N-benzoyltransferase.

②括号内为 GenBank 注册号.

（二）紫杉醇基因克隆的主要策略 自 1996 年发表第一个紫杉醇合成基因——紫杉烯合酶基因的克隆：以来的短短几年内，又有 10 个紫杉烷化合物生物合成相关的基因被克隆并得到表达，充分体现了分子生物学技术在功能基因克隆中的巨大潜力。

虽然萜类化合物形成有共同的特点，催化同一类反应的酶有较高的同源性，GenBank 数据库中也有不少信息可以借鉴，但要进行未知基因的克隆，正确的思路和方法依旧是成功的要素。以紫杉醇生物合成基因的克隆为例，所用的主要策略包括如下几个方面。

1. 同源引物 PCR 扩增方法（homology-based PCR cloning strategy）——太平洋红豆杉紫杉烯合酶基因的克隆：由于紫杉烯合酶在红豆杉组织中的丰度很低，分离过程中又很不稳定，很难纯化到足量的酶蛋白进行氨基酸序列测定，因此要以氨基酸顺序为基础设计引物进行 cDNA 文库筛选就比较困难。采用同源引物 PCR 克隆策略，根据已知的不同植物环化酶基因保守区序列设计引物，用 PCR 方法制备探针，成功地获得了紫杉烯合酶（taxadiene synthase）的 cDNA 片段。

首先比较了已知的 6 个高等植物单萜、倍半萜和二萜环化酶的顺序，包括薄荷单萜环化酶 1，8-苎烯合酶（limonene synthase）、烟草倍半萜环化酶表-马兜铃烯合酶（epi-aristolochene synthase）和蓖麻二萜环化酶（casbene synthase），它们催化牻牛儿基、法尼基和牻牛儿基牻牛儿基的环化反应，其机制与紫杉烯合酶催化的反应类似。另外还有两个二萜环化酶是拟南芥和玉米中的贝壳杉烯合酶（kaurene synthase）以及冷杉中的松香二烯合酶（abietadiene synthase），后者的 DNA 顺序是此前报道的唯一裸子植物萜类环化酶的 DNA 顺序。

将上述环化酶的氨基酸序列进行比对，确定了 11 个同源区域，并根据其序列设计了 20 个引物（包括羧基末端、氨基末端和中间序列两个方向的引物），将引物进行可能的不同组合，以太平洋紫杉茎的 cDNA 文库为模板在不同的 PCR 扩增条件下进行扩增。结果仅有一组引物产生了一个 80 bp 左右的特异 DNA 片段，测序结果表明该片段为 83 bp。用 PCR 方法制备了 83 bp 的片段用作杂交探针进行 cDNA 文库筛选，得到了 102 个阳性克隆。之后，经两次重复筛选纯化了 50 个克隆，其中 12 个克隆的插入片段大于 2.0 kb，序列测定证明它们代表了相同的基因，其中有 4 个插入片段包括了完整的基因。

将上述 4 个有完整基因的 cDNA 片段按正确的读码框架转入大肠杆菌，在含抗生素的培养基中采用异丙基 – β – D – 硫代半乳糖苷（isopropy – 1 – thio – β – D – galactopyranoside IPTG）诱导紫杉烯合酶的表达。以 15μm 的［1 – ^{3}H］标记的 GGDP 为底物来分析紫杉烯合酶的活性。反应产物用戊烯（pentene）提取并经硅胶 G 柱纯化，从分离的烯烃部分得到一个有放射活性的产物，用气相色谱检测与标准 taxa – 4(5)，11(12) – diene 一致，用 GC – MS 进一步证实了酶催化产物为紫杉烯，而在对照大肠杆菌的提取物中则检测不到紫杉烯的存在（图 7 – 46）。

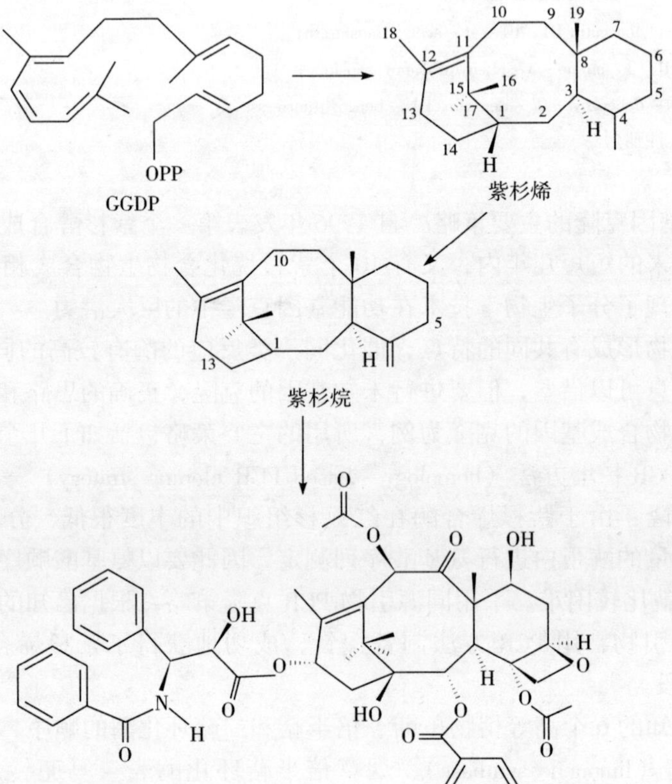

图 7 – 46　紫杉烯合酶催化紫杉烷母核的形成

在太平洋红豆杉研究的基础上，中国红豆杉的紫杉烯合酶也已克隆并成功地进行了表达，这也是我国克隆并表达的第一个紫杉醇合成相关基因[83]。

2．细胞培养体系产物的诱导形成与差异显示反转录 PCR 技术 DD – RT – PCR（differential display of RT – PCR）——紫杉烯羟基化酶的克隆紫杉醇及其他紫杉烷化合物都是多氧取代的环状二萜（polyoxygenated cyclic diterpenoid），但最初的环化产物 4（5），11（12）– 紫杉烯是没有氧取代的（图 7-45A），其羟基化反应是紫杉烯结构修饰的必要步骤。用微粒体酶离体实验证明了催化紫杉烯羟基化的是细胞色素 P450 酶类（cytochrome P450）[84]。

采用 mRNA 差异显示（differential display，DD）方法，可将不同的细胞类型或同一类细胞在不同环境下表达的基因进行比较，获得与研究目标相关的差异片段。为了克隆催化紫杉烯羟基化的酶类，用茉莉酸甲酯诱导红豆杉培养细胞产生紫杉醇，与未诱导的细胞同时提取 mRNA，经 PCR 扩增放大后用凝胶电泳比较寻找差异片段，扩增后用 TA 克隆方法获得了 100 个差异表达片段进行 DNA 序列分析。在 100 个差异片段中得到 39 个 PCR 产物有与 P450 类似的顺序，经生物信息学分析及顺序比对，选出 21 个羧基末端不同的 P450 基因片段。用这些片段作为探针筛选 cDNA 文库，获得了 12 个 3′端片段，并以此为探针来分离相应的全长 cDNA。应用 cDNA 文库杂交方法获得了 18 个克隆，其中 9 个片段为全长 cDNA，另外 9 个是截短了的 cDNA 片段。用 cDNA 末端快速扩增方法（Rapid Amplification of cDNA Ends，RACE）以 cDNA 库为模板利用 5′或 3′端顺序信息设计引物扩增得到全长 cDNA。将获得的全长 cDNA 片段克隆到适宜的载体中，用酵母表达系统或昆虫表达系统分别鉴定了表 7-6 中所列举的紫杉醇合成途径中催化 C-10、C-13、C-7、C-2、C-5 及支路代谢 C-14 位羟基化的 P450 酶类。

克隆的 C-10 及 C-13 羟基化酶可以催化 C-5 氧取代的紫杉烷的羟基化反应，并提供了形成多取代紫杉烷化合物的方法，能制备更多不同氧取代紫杉烷作为底物、鉴定更多的酶并研究其底物特异性，应用包括 C-5 及 C-10 与 C-5 及 C-13 双取代的紫杉烷在内的 5 个底物，在酵母表达的克隆中鉴定了紫杉烷 14β-羟基化酶。鉴于 C-14 氧取代的化合物在培养的红豆杉细胞中含量很高，这个基因的克隆及活性下调研究有助于扭转紫杉烷化合物的流向，转而合成紫杉醇，还有可能应用于 C-13 及 C-14 双羟基衍生物的制备。

从进化和酶的结构来看，紫杉醇合成途径中相继进行的氧化步骤及有关的细胞色素 P450 氧化酶可能是一个很相近的基因家族。除细胞色素 P450 氧结合部位、铁结合部位等保守区外，紫杉烷母核的大小和独特的结构决定了这些酶的底物结合部位的相似性，致使这些紫杉烷氧化酶类的相似程度较高，可以通过探针杂交方法获得一组的 cDNA 克隆进行功能筛选，大大提高基因克隆的速度。

3．反向遗传（reverse genetic approach）及克隆技术综合应用－紫杉烯醇酰基转移酶类的克隆　天然存在的紫杉烷化合物都是酰基化产物，紫杉醇是有多个取代基的化合物，催化紫杉醇功能团形成的 5 个酰基转移酶均已克隆（表 7-7）。

由于在 GenBank 数据库中萜类酰基转移酶的相关资料较少。应用同源性设计引物来克隆酰基转移酶基因缺乏必要的信息，需要从酶蛋白入手来克隆基因。红豆杉中催化酰基化步骤的酰基转移酶不够稳定，含量也较低，不容易得到足够的酶进行氨基酸顺序分析。为解决这个问题，研究者对实验材料做了分析，统筹应用。现认为红豆杉属各个种是非常相近的亚种（subspecies），在选择红豆杉细胞培养进行实验时，不同红豆杉种间蛋白质和等位基因只有很小的差异，例如加拿大红豆杉与东北红豆杉的紫杉烯合酶 DNA 序列之间的差异就非常小。在加拿大红豆杉细胞培养中 C-5 乙酰氧基转移酶活性较高，被选为酰基转移酶纯化与特性研究的材料，而茉莉酸甲酯诱导的东北红豆杉培养细胞因紫杉醇含量高，被作为构建 cDNA 库的材料。

前面已经提及，从茉莉酸甲酯诱导的加拿大红豆杉（*Taxus canadensis*）悬浮培养细胞中可通过层析方法获得足以进行氨基酸序列分析的5α－紫杉烯醇 *O*－乙酰转移酶（TAT）。将纯化的酶用 endolys C 和 trypsin 消化，再用 HPLC 分离了5个肽段并测定其氨基酸顺序，发现其中的3个肽段与仅有的两个植物来源的酰基转移酶有一些相同的顺序，但同源性比较低。根据纯化的肽段顺序设计了简并引物，用 cDNA 文库为模板进行 PCR 扩增获得了900 bp 的片段，编码的序列与纯化的3个肽段相同，代表了酰基转移酶的主要片段。以该片段作为探针筛选用茉莉酸甲酯诱导的东北红豆杉培养细胞构建的（ZAP cDNA 文库，获得了全长的 cDNA 片段。将获得的片段按正确的读码框架克隆到载体中并在大肠杆菌中表达，GC－MS 测定表明重组蛋白能将5α－紫杉烯醇催化形成5α－乙酰氧基紫杉烯，其底物特异性及其他酶学特性与分离的 TAT 酶一致，证明获得的克隆确实编码了5α－紫杉烯醇酰基转移酶 TAT。经分析认为5α－紫杉烯醇乙酰氧基转移酶催化紫杉醇合成的第三步反应，这也是紫杉醇形成过程中第一个酰基化反应。

用保守区引物和文库 cDNA 为模板在较低的退火温度下还得到了若干约900 bp 的片段，DNA 序列测定表明与其他植物的酰基转移酶的蛋白顺序有64%～72%等同性。用这些片段的混合探针从 cDNA 库中筛选并纯化得到了7个全长的 cDNA 克隆。将获得的一组 cDNA 片段亚克隆到载体 pCwor＋中转化大肠杆菌，并用不同的半合成底物对获得的不同 cDNA 克隆的异源表达蛋白进行了功能筛选，鉴定了参与紫杉醇合成的五个重要的酰基转移酶基因，包括10－去乙酰巴卡亭Ⅲ乙酰氧基转移酶（10－deacetylbaccatin Ⅲ－10－*O*－acetyl transferase DBAT）在内的多个酰基转移酶基因如 TBT 基因紫杉醇 C－13 侧链形成相关的基因 BAPT DBTNBT（表7－7），底物实验证明这些基因都表现了较强的区域特异性。

综上所述，紫杉醇合成途径及基因克隆研究可归纳为7个主要环节：①根据不同氧取代紫杉烷化合物的天然丰度提出了紫杉醇生物合成的可能步骤；②应用红豆杉植物或其培养细胞的无细胞系统结合同位素的应用确证了紫杉醇生物合成的酶的类别及其相应的功能，并建立了酶学的检测方法，纯化了一些酶类；③获得待克隆基因保守区氨基酸序列的相关信息；④根据生物信息学或酶的氨基酸序列获得的核苷酸序列信息设计引物或简并引物用 PCR 方法扩增片段制备探针；⑤用得到的探针筛选 cDNA 文库，获得阳性克隆；⑥全长 cDNA 的获得，若未得到全长 cDNA 可用 RACE 方法获得缺失部份的片段序列；⑦在适宜的表达系统中表达并进行功能鉴定。在这些环节中获得待克隆基因保守区核苷酸序列是极为重要和承上启下的一个环节。紫杉醇合成相关基因克隆研究根据不同的酶类采用了不同的方法。若有已知序列可寻，可以直接根据同源性设计扩增引物；若没有已知序列，则需从酶蛋白入手获得氨基酸序列设计简并引物，或用差异显示方法获得差异片段测定其序列。特别是在羟基化酶与酰基转移酶的克隆研究中，不同引物扩增得到不同相关片段作探针，筛选 cDNA 文库常常可同时获得多个片段或多个克隆，再用异源表达进行功能筛选可大大加速基因克隆的速度。

4．中国红豆杉生物合成基因的克隆　上述紫杉醇生物合成基因克隆的方法和技术具有普遍意义。在中国红豆杉细胞培养及 cDNA 文库构建的基础上，根据已发表的基因相关信息，中国医学科学院药物研究所克隆并鉴定了中国红豆杉紫杉烯合酶（AY007207），还克隆了紫杉烷－5α－羟基化酶（AY741375）、紫杉烷－7β－羟基化酶（AY374652）、紫杉烷10β－羟基化酶（AF545833）、紫杉烯醇5α－乙酰氧基转移酶（AY078285）及功能未知的酰基转移酶（AY326950）[85]。

（三）紫杉烷生物合成途径研究

1. 根据分离的不同氧取代紫杉烷的天然丰度进行推理　天然存在的紫杉烷化合物都是C－5氧取代的紫杉烷，在紫杉醇和紫杉烷化合物生物合成研究中，能进一步被氧化的化合物都是C－5氧取代的紫杉烷化合物。实验也证明4（5）双键的紫杉烯不能被重组的C－13羟基化酶和C－14羟基化酶催化形成相应的羟基化合物，因此C－5羟基化及酰基取代应是紫杉醇合成最初的几个步骤。随后的反应包括氧合反应、羟基酰基化、氧化生成酮基及环氧丙烷环与侧链的形成等。天然存在的大量紫杉烷化合物都是氧化和酰基化（oxygenation and acylation）的化合物，根据分离的不同氧取代紫杉烷化合物的天然丰度，提出了紫杉烷化合物的可能氧化顺序。C－5、C－10、C－2为最先氧化的碳原子，具有C－9和C－13氧取代化合物的丰度稍低，可能稍后才被氧化。环氧丙烷本身是在生物合成相对后期，在C－13的酰基化和C－9羟基氧化成羰基之前形成的。紫杉烷母核C－7和C－1的氧化很可能发生在环氧丙烷形成之后，也可能发生在环氧丙烷形成之前。高含量的C－14氧取代的紫杉烷在红豆杉细胞培养物中的存在表明C－14的羟基化可能发生在早期，属于早期的支路代谢。

根据现有紫杉烷化合物的结构特征分析，在GGDP环化形成紫杉烯后，C－5羟基化形成5α－紫杉烯醇应是第二步反应，5α－紫杉烯醇的酰基化可能是紫杉醇生物合成的第三个步骤，也是紫杉醇合成的第一个酰基化反应，C－5乙酰氧基紫杉烷被认为是紫杉醇合成的第三个中间产物，进一步转化才成为多取代基的紫杉烷化合物，特别是形成4(20)－epoxy－5α－acetoxy中间物，再经分子内重排形成4－acetoxy－4(5)－oxetane的D环，这是进一步形成紫杉醇及其衍生物的必要步骤。

紫杉醇生物合成的最初几步反应均与离体酶或重组酶实验符合。由于支路代谢出现，使生物合成步骤的分析更为复杂，应用重组酶对有不同取代基的底物特异性的研究将有助于对代谢途径分析及底物间相互关系的认识。

根据紫杉醇的结构分析，紫杉醇生物合成途径中GGDP首先环化形成紫杉烯骨架，然后需要20步酶促反应形成紫杉醇，包括了8个细胞色素P450介导的氧化反应及两类依赖辅酶A的酰化反应，然后是C－9位的氧化与生成环氧丙烷环形成10－去乙酰巴卡亭Ⅲ（10－deacetyl baccatin Ⅲ），在C－10乙酰化后，经过5步反应在C－13连接了侧链最终形成紫杉醇。从GGDP形成巴卡亭Ⅲ则需要14步反应。

2. 重组酶的底物特异性与生物合成途径的初步结论　异源表达的重组酶对这些酶类的区域特异性和底物特异性研究提供了极大的方便，可以获得许多信息。从茉莉酸诱导的东北红豆杉悬浮细胞构建的cDNA文库中分别获得了一组羟基化酶和一组酰基转移酶的克隆，在对获得的多个克隆进行功能筛选时，底物的设计和应用不仅能鉴定酶的功能，还可以获得重组酶的底物特异性及区域特异性的有关信息，勾画出生物合成步骤间的相互关系，提供整个生物合成途径的框架。由于紫杉醇有多个氧取代基团，这些基团形成的先后及相互关系与生物合成途径是形成紫杉醇还是形成其他紫杉烷化合物有密切的关系。随着克隆基因数目的增加和底物特异性研究的深入，紫杉醇及紫杉烷的生物合成途径将会越来越清晰。

（1）紫杉醇生物合成中可能不存在C－5、C－10、C－13三羟基取代的中间产物及其C－10、C－13二羟基5α－单乙酸酯　在羟基化酶的功能鉴定中，C－10羟基化酶活性鉴定所用的底物是 C－5 乙酰氧基取代的紫杉烷，产物为原结构紫杉烷的 C－10 被羟基取代，因此认为 C－10 羟基化可能是紫杉烷合成紧接 C－5 酰基化的第四个步骤。

在 C－13 羟基化酶功能鉴定中使用了多个底物，包括没有取代基团的 4（5）双键紫杉烯、C－5 位羟基化或乙酰氧基取代的紫杉烷及 C－5 乙酰氧基取代 C－10 羟基取代的紫杉烷。其中只有 C－5 羟基取代的紫杉烷的 C－13 能被羟基化，而 C－5、C－10 都有氧取代的紫杉烷的 13 位碳不能被重组 C－13 羟基化酶羟基化，C－5 乙酰氧基取代紫杉烷 C－13 羟基化的比例仅 6%。不仅 5α，10β－二羟基紫杉烷不能被 13α－羟基化酶羟基化，反之 5α、13α－二羟基紫杉烷也不能被 10β－羟基化酶羟基化[86]。

上述底物选择性实验证明了一个重要的事实，即 10β－羟基化酶、13α－羟基化酶在生物合成途径中不催化形成 C－5、C－10、C－13 都有羟基取代的化合物。5α，13α－二羟基紫杉烷与 C－5 乙酰氧基取代 C－10 羟基取代的紫杉烷可能分别代表了两个途径，但不能排除在后续步骤中交叉。可能还需要寻找不同的羟基化酶催化 5α，13α－二醇及 5α，10β－二醇－5α－乙酸酯的后续反应（图 7－47、7－48）[86,87]。

紫杉烷母核在不同位置的多个氧取代基团的氧合反应的顺序目前还不是很清楚，根据已有的紫杉烷化合物的结构和实验资料，紫杉烷氧化步骤的顺序很可能是 C－5，此后是 C－10，随后将是 C－2 和 C－9，然后才是 C－13。C－7 和 C－1 的羟基被认为是在生物合成的后期引入的，虽然有这样一些假设，但生物合成的真正顺序仍然需要进一步的证实。根据现有紫杉烷化合物的结构特征分析表明，5α－紫杉烯醇的酰基化是紫杉醇生物合成的第一个酰基化步骤，是其后形成环氧丙烷环的重要步骤。第二个酰基化步骤是 C－2 羟基的苯甲酰基化并形成更进一步的中间产物；第三个酰基化反应被认为是 C－10 羟基的乙酰基化使 10－deacetylbaccatin Ⅲ形成 baccatin Ⅲ，这是形成紫杉醇前的最后一个中间产物。接下来是 C－13 位侧链与 baccatin Ⅲ的酰基转移反应。

（2）C－14 羟基化有可能是紫杉烷合成早期的支路代谢途径：许多紫杉烷化合物不属于紫杉醇的合成途径，而是一些分支或末端产物。紫杉醇的 C－14 是没有氧取代的，C－14 羟基化酶不是紫杉醇合成途径中的必要步骤，但有一些紫杉烷化合物 C－14 有氧取代。如图 7－49 所示，在鉴定羟基化酶所实验的 5 个底物中，只有 C－5 乙酰氧基、C－10 羟基化的紫杉烷能够被 14β－羟基化酶催化形成 C－14 羟基取代的化合物；而 C－13 有氧取代的紫杉烷则不能形成 14 位羟基，这也旁证了 14β－羟基化酶不属于紫杉醇生物合成途径，在早期即与之分流。由于 C－14 氧取代的紫杉烷化合物在红豆杉培养细胞中含量较高，下调细胞培养中的 14β－羟基化酶基因的表达应有助于提高紫杉醇的含量[88]。另外仅有 C－5 羟基取代的紫杉烷不能被 14β－羟基化酶羟基化，仅 C－5 乙酰氧基的紫杉烷 14 位碳虽可被羟基化，但是效率很低，C－5 乙酰氧基、C－10 羟基的紫杉烷容易形成 C－14 氧取代说明 C－14 羟基化可能发生在 C－10 羟基化之后。

C－13 羟基化酶不能使 C－10、C－5 双取代的紫杉烷羟基化，而 C－14 羟基化酶正相反，C－10、C－5 双取代的紫杉烷是最佳的羟基化底物。可能预示了紫杉烷生物合成早期 C－10 羟基化作用与紫杉烷中间产物的不同流向有关（图 7－49）。

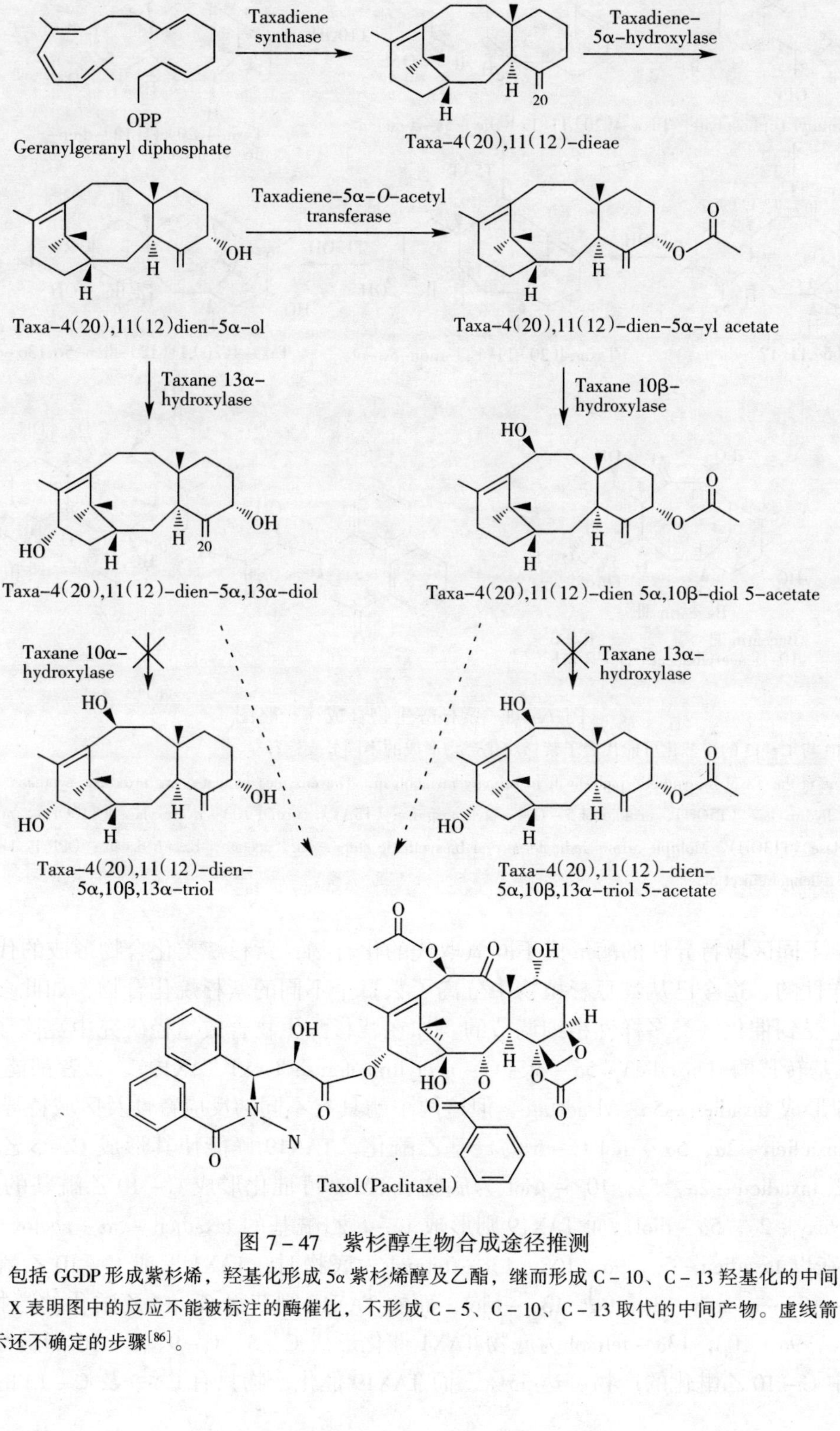

图 7-47　紫杉醇生物合成途径推测

包括 GGDP 形成紫杉烯，羟基化形成 5α 紫杉烯醇及乙酯，继而形成 C-10、C-13 羟基化的中间产物。X 表明图中的反应不能被标注的酶催化，不形成 C-5、C-10、C-13 取代的中间产物。虚线箭头表示还不确定的步骤[86]。

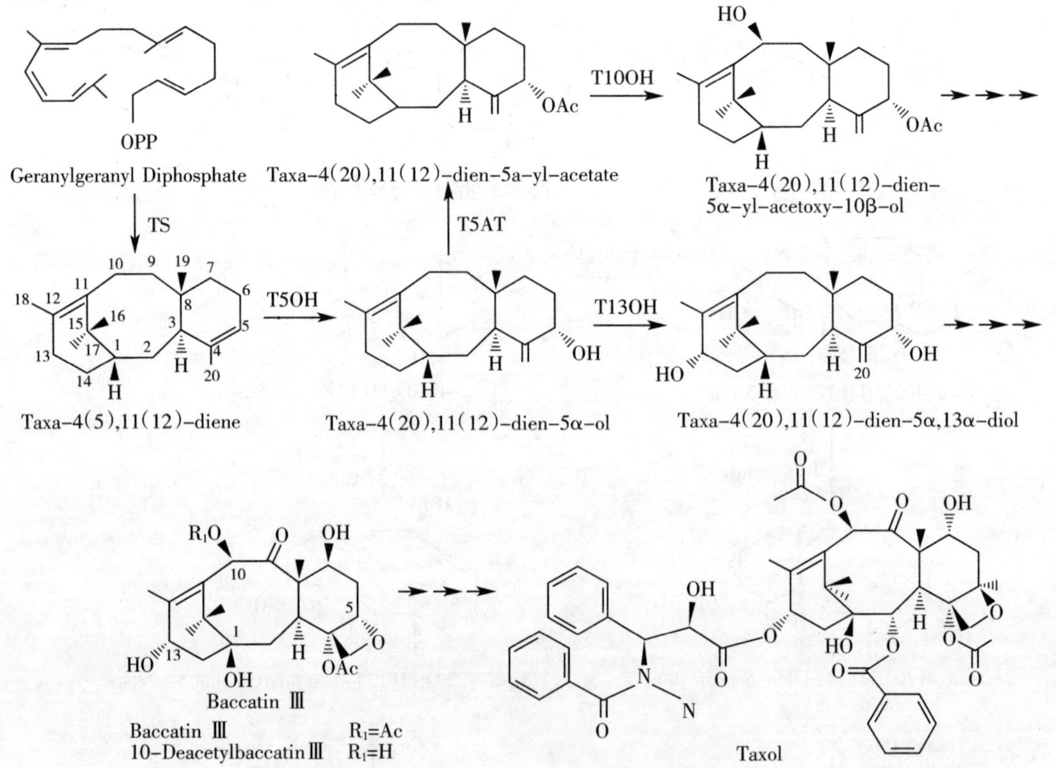

图 7-48 紫杉醇生物合成途径略图

C-10 与 C-13 的羟基化可能代表了紫杉烷化合物形成的不同分支途径

Outline of the Taxol biosynthetic pathway from primary metabolism. The enzymes indicated are taxadiene synthase (TS), taxadiene 5α-hydroxylase (T5OH), taxadienol 5-O-acetyltransferase (T5AT), taxoid 10β-hydroxylase (T10OH), and taxoid 13α-hydroxylase (T13OH). Multiple arrows indicate several biosynthetic steps. Ac, acetate; Bz, benzoate. OPP is the diphosphate moiety. S. Jennewein et al.

(3) 不同区域特异性的酶形成不同氧取代的化合物：紫杉烷类化合物形成的代谢途径是具有多样性的，迄今已从红豆杉植物中分离了数百个不同的紫杉烷化合物，如此多样化合物的形成是受到催化酶类多样性精细调节的。如在紫杉醇生物合成途径研究中克隆了两个 C-5 乙酰氧基转移酶（taxadien-5a-ol-O-acetyltransferase TAX1 TAX19），二者都能使 taxadien-5α-ol 形成 taxadien-5α-yl acetate，但这两个酶具有不同的反应特性及区域特异性。TAX1 不能使 taxadien-2α，5α-diol C-5 的羟基乙酰化，TAX19 确能使其形成 C-5 乙酰化的产物；若以 taxadien-2α，5α，10β-triol 为底物，TAX1 可催化形成 C-10 乙酰基的 taxadien-10β-acetoxy-2α，5α-diol，而 TAX19 则形成 C-5 乙酰基的 taxadien-5α-acetoxy-2α，10β-diol；在以 taxadien-5α，9α，10β，13α-tetraol 为底物时，TAX1 形成 C-10 乙酰化的产物 taxadien-10β-acetoxy-5α，9α，13α-triol，而酶 TAX19 则获得 C-13 乙酰化的产物，以 taxadien-5α，9α，10β，13α-tetraol 为底物 TAX1 催化形成 C-5、C-9、C-10 都是乙酰化的产物，其中 C-10 乙酰化的产物可达 55%，而 TAX19 催化产物只有 C-5 及 C-13 的羟基被乙

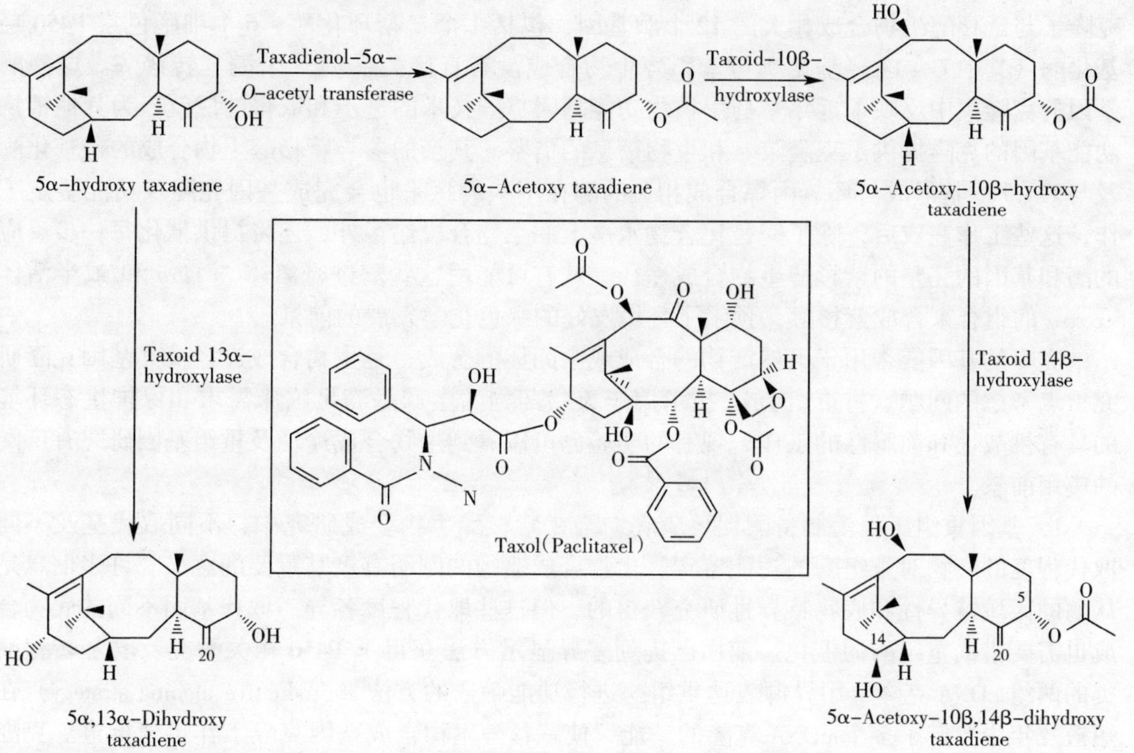

图 7－49　紫杉烷生物合成早期羟基化反应图解

5α－羟基紫杉烯作为第一个羟基化步骤的产物可以进一步羟基化，形成 5α，13α－紫杉烯二醇或乙酰化后形成 5α－乙酰氧基－10β，14β－紫杉烯二醇，C－10、C－5 双取代的紫杉烷是 C－14 羟基化酶的最佳底物[89]。

酰化，其中 C－13 乙酰化产物占 45%。结果可见，这两个 C－5 乙酰氧基转移酶有不同的区域特异性，TAX1 催化“北半球”C－9、C－10 的乙酰化，而 TAX19 更易使“东－西”部位 C－5、C－13 乙酰化。这两个酶都有可能在紫杉烷化合物形成的早期起作用，TAX19 由于反应特异性略为宽一些，有可能在后期其他酰基取代的紫杉烷化合物形成过程中起作用。不同区域特异性的代谢酶类催化了多样性产物的形成，这也说明了紫杉烷化合物结构的多样性源自生物合成酶类的不同特性[90]。

如上所述，用不同底物对重组酶功能进行的研究获得了酶与底物相关信息，确定了紫杉醇合成的早期步骤和一些基本步骤以及一个分支点，不仅提供了生物合成途径重要信息，使生物合成途径的轮廓及细节越来越清晰，还提供了生物合成途径研究需要进一步解决的问题和后续基因克隆的目标，如紫杉醇合成途径中 C－5、C－10、C－13 的氧取代是按什么顺序形成的？与支路代谢中 3 羟基或 4 羟基紫杉烷的形成是如何分流的？是否有其他的羟基化酶参与反应？环氧丙烷环的形成还没有直接的酶学信息，成为后续研究的主要目标。随着紫杉醇合成基因的相继克隆，表达及不同取代的各种底物特异性及区域特异性的研究，紫杉烷生物合成的精细画卷将会越来越清晰，有关紫杉醇生物合成途径的阐明，将可能提供用化学与生物学结合的方法增加紫杉醇来源的新途径和方法。

（四）紫杉醇生物合成途径研究及重组基因的应用前景　迄今为止，从红豆杉植物中已克隆了与紫杉醇生物合成相关的 12 个酶基因，包括 1 个二萜环化酶、6 个细胞色素 P450 羟基化酶（其中 C－14 羟基化酶与紫杉醇生物合成没有直接关系）、5 个酰基转移酶。这些酶基因的克隆集中反映了近年来药用植物功能基因克隆技术的进步和取得的成就，为其他植物功能基因的克隆提供了克隆策略和生物信息的借鉴。其余的参与紫杉醇生物合成的羟基化酶及与 C－9 酮基形成与环氧丙烷合成相关的酶在不久的将来也会完成基因克隆及功能鉴定工作，这些工作完成后，除了完善化合物水平上的生物合成途径外，还将提供催化每一步反应的酶和基因的完整的紫杉醇生物合成途径，就有可能用这些酶进行离体 *in vitro* 和/或半活体 *ex vivo* 的组合来合成紫杉醇，预示了环境友好的绿色化学发展的前景。

克隆的基因能否用于天然产物的合成或中间体的合成，是生物合成途径及其基因克隆研究重点考虑的问题。将重组 DNA 技术用于天然药物的生产是满足临床需求和保护生态环境的具有挑战性和前瞻性的工作，现有的实验已可以看到生物合成途径及重组基因研究有广阔的应用前景。

1．基因重组工程菌制备酶促反应底物　在紫杉醇生物合成研究中，不同取代基及不同取代程度的底物对重组酶的功能鉴定，生物合成途径的阐明有极其重要的意义。许多信息是从酶的区域特异性和底物特异性研究获得的，但这些取代程度各异、取代基团不同的底物合成也需要借助重组酶的催化。前面已提到差异显示方法获得了 P450 相关酶类及酰基转移酶类的两组 cDNA 克隆，用异源表达重组酶进行功能筛选的方法（productive cloning strategy）在短短几年中鉴定了多个 cDNA 克隆的功能，使紫杉醇生物合成基因克隆工作迅速推进。克隆生物合成基因进行功能筛选的关键是要有不同酰基转移酶与羟基化酶的适宜底物。因紫杉醇是多氧取代的化合物，所克隆的功能酶类又有一定的底物特异性和区域特异性，因而对所获得的 cDNA 克隆的功能鉴定及特性分析需要各种不同取代的紫杉烷类底物。仅对 7 个参与紫杉醇合成的羟基化酶与酰基转移酶进行底物特异性或区域特异性研究中涉及的酶反应底物或底物类似物与标准对照品达 20 个以上。在 C－13 羟基化酶和 C－14 羟基化酶的功能鉴定和底物特异性研究中用的 6 个底物中的 5α－乙酰氧基 10β－羟基紫杉烯（5α－Acetoxy－10β－hydroxy taxa－4（20），11（12）－diene）及 5α，13α－二羟基紫杉烯（5α，13α－dihydroxy taxa－4（20），11（12）－diene）都是从 C－5 乙酰氧基或羟基取代的紫杉烯经 C－10 羟基化酶与 C－13 羟基化酶的重组菌生物转化得到的。说明基因工程的重组菌在化合物结构修饰和酶反应底物制备中的实际应用，也提示了重组酶在化合物结构修饰中的应用前景[89,91]。

2．紫杉烯合酶的高表达及重组工程菌产生紫杉烯　如何将已克隆的植物次生代谢物合成基因用于植物天然产物的生产，解决紧缺天然产物的来源是基因克隆研究最主要的目标。紫杉醇生物合成基因克隆及后续研究提供了很好的启示。

（1）紫杉烯合酶的超表达获得的紫杉烯合酶基因只有高效表达才能有所应用。通常大肠杆菌表达系统表达的蛋白是以不溶的包涵体（inclusion bodies）形式存在，可溶的紫杉烯合酶的表达量很低，影响酶的应用。Scott A．I．教授用大肠杆菌的融合蛋白表达系统（thioredoxin fusion protein）结合 IPTG 诱导温度的调整，获得了可溶性紫杉烯合酶的高水平表达，70%的紫杉烯合酶以可溶形式存在；并建立了一步亲和层析的纯化方法，从 500ml 的细菌培养物中可以获得 13mg 纯的活性蛋白。为重组紫杉烯合酶的离体应用提供了技术保证[92]。

次生代谢相关基因的克隆研究是解决结构复杂的稀有天然产物来源的途径之一。21 世纪天然产物研究和生产的高技术化需要借助生物技术，特别是基因工程的研究成果。应用已有的研究信息来进行未知的研究，在生物信息学的基础上跨越次生代谢物与 DNA 之间的过程，从化学结构切入基因克隆研究，将使次生代谢相关基因的研究大大加速。需要注意的是生物代谢是一个网络，不少次生代谢物合成的原料来自初生代谢，提高一个关键酶的活性对最终产物形成的影响会受许多因素的制约。根据不同情况，采用适宜的技术和方法，才能达到经济有效的目的。要避开生物代谢网络对次生代谢的制约，可以采用半活体（*ex vivo*）的方法，或利用表达的酶进行体外反应，这就是遗传工程合成。

（2）重组工程菌产生紫杉烯　紫杉醇及其他紫杉烷类化合物的生物合成都是从紫杉烯这个关键中间产物开始的。但紫杉烯在植物中的含量很低，从 750 kg 干燥树皮中仅能提取 1mg 紫杉烯，化学合成紫杉烯则需要 25 步化学反应，极大地限制了紫杉醇及其衍生物的研究和提高紫杉醇含量的努力。基因工程可能提供一个获得紫杉烯的方法，这个方法的成功不仅限于一个具体的化合物，有可能展现一个天然产物合成或结构修饰的新生产工艺。

为使大肠杆菌工程菌能形成紫杉烯需要解决两个问题：一是提高紫杉烯合酶的可溶性，二是提高大肠杆菌中 GGDP 含量。对第一个问题的解决方案是将紫杉烯合酶 5′端 78 个氨基酸的质体转移肽除去使其表达可溶的蛋白。要提高大肠杆菌中 GGDP 的含量需要从提高萜类化合物合成的共同前体 IDP 的含量开始，而大肠杆菌中 IDP（isopentenyl diphosphate）是来源于脱氧木酮糖途径（deoxyxylulose－5－phosphate，DXP）。在离体紫杉烯合成系统中，IDP 异构酶、GGDP 合酶、截短的紫杉烯合酶能够将标记的 IDP 底物都转化为 GGDP，约 70% 的 GGDP 形成了紫杉烯。在含有上述 3 个酶的 2 L 放大反应系统中，360 mg IPP 能够形成 10 mg 紫杉烯。

活体紫杉烯合成系统则需要将与紫杉烯形成的有关酶类组合到工程菌中，并使其高表达。研究了不同组合的工程菌形成紫杉烯的能力，含有 IDP 异构酶、GGDP 合酶与紫杉烯合酶的重组菌能够增加 GGDP 的合成，从培养物中获得紫杉烯的产率为 0.5 mg/L。又实验了补充形成 IDP 所需要的 DXP 合酶的作用，将 4 个酶组合到 3 个质粒中，用 3 个质粒转化得到的工程菌中紫杉烯产率为 1.3 mg/L，其中含有少量 4（20），11（12）－紫杉烯。虽然离体系统紫杉烯的产量较高，但需要合成底物，制备无细胞提取物；而活体系统则可自身形成毫克级的紫杉烯，应用 4 个酶高效表达组合使丙酮酸、3－磷酸甘油酸有关初级代谢产物转向异戊二烯合成更为经济有效[93]。

（3）我国紫杉烯代谢途径工程进展　中国医学科学院药物研究所生物合成室克隆了中国红豆杉的与紫杉醇合成相关的合酶、羟基化酶及酰基转移酶等 10 个基因，已注册 9 个基因，包括一个首次注册的酰基转移酶基因（表 7－8）。

在克隆中国红豆杉多个基因的基础上，药物所开展了代谢途径工程形成紫杉烷化合物的研究，应用大肠杆菌及酵母表达系统成功地合成了紫杉烷的母核——紫杉烯，为后续的氧化修饰和酰基转移打下了基础。

表 7-8 从中国红豆杉中克隆的紫杉烷合成相关酶类

已克隆酶类	GenBank 注册号
紫杉烯合酶	AY007207
紫杉烷 10β-羟基化酶	AF545833
紫杉烷 13β-羟基化酶	AY959321
紫杉烷 7β-羟基化酶	AY374652
紫杉烷 5α-羟基化酶	AY741375
紫杉烷 2α-羟基化酶	AY789508
紫杉烷 14β-羟基化酶	待注册
紫杉烯醇 5α-乙酰氧基转移酶	AY078285
功能未知的酰基转移酶	AY326950
细胞色素 P450 还原酶	AY959320

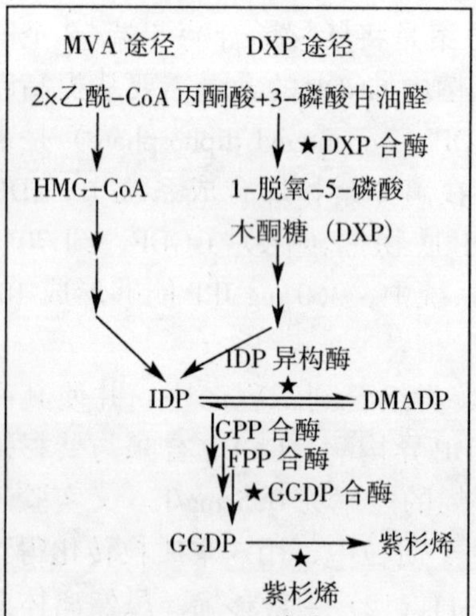

图 7-50 在大肠杆菌中建立一个“新”的合成紫杉烯的代谢途径

★表示需要进行高表达的催化反应步骤

紫杉烯是紫杉醇生物合成的重要中间体，由于大肠杆菌中 GGDP 量极低，为在大肠杆菌中建立一个生物合成紫杉烯的代谢途径（图 7-50），克隆了编码大肠杆菌 1-脱氧-5-磷酸木酮糖（D-1-deoxyxylulose 5-phosphate，DXP）合酶和异戊烯二磷酸异构酶（isopentenyl diphosphate isomerase，IDI）的基因，以及编码辣椒（Capsicum annuum）牻牛儿基牻牛儿基二磷酸（geranylgeranyl diphosphate，GGDP）合酶的基因。分别构建了含 DXP 合酶基因的表达载体及含 GGDP 合酶与 IDI 异构酶基因的融合表达载体，与紫杉烯合酶的表达载体 3 个表达载体共转化大肠杆菌，诱导 4 个基因在大肠杆菌中共表达。应用 GC-MS 分析大肠杆菌工程菌的代谢产物、11（12）-紫杉烯和中间体 verticillene 的分子离子峰和基峰与发表的标准图谱一致，二者分别占 32.45%、28.04%。表明大肠杆菌工程菌能合成紫杉烯及其中间产物，在大肠杆菌中建立了一个合成紫杉烯的代谢途径[94]。

但大肠杆菌在组合表达较多基因时存在能量代谢障碍、筛选标记较少、质粒缺乏足够的兼容性、没有完整的细胞内膜系统等问题，在后续表达氧化酶基因和获得不同氧取代中间体的研究时会遇到困难。因此，研究组还选择酿酒酵母为出发菌株进行代谢途径组合研究，此项研究为后续氧取代紫杉烷的生物合成预留了较大的空间。

克隆了酵母的羟甲基戊二酰 CoA（3-hydroxy-3-methylglutaryl coenzyme A，HMG-CoA）还原酶基因和牻牛儿基牻牛儿基二磷酸（geranylgeranyl diphosphate，GGDP）合酶基因，构建了它们的融合表达载体；与含有紫杉烯合酶基因的表达载体一起共转化酵母细胞，通过 GC

–MS分析检测工程酵母的代谢产物，结果表明获得的工程酵母能够合成紫杉烯，即在酵母细胞中建立了一个合成紫杉烯的代谢途径。

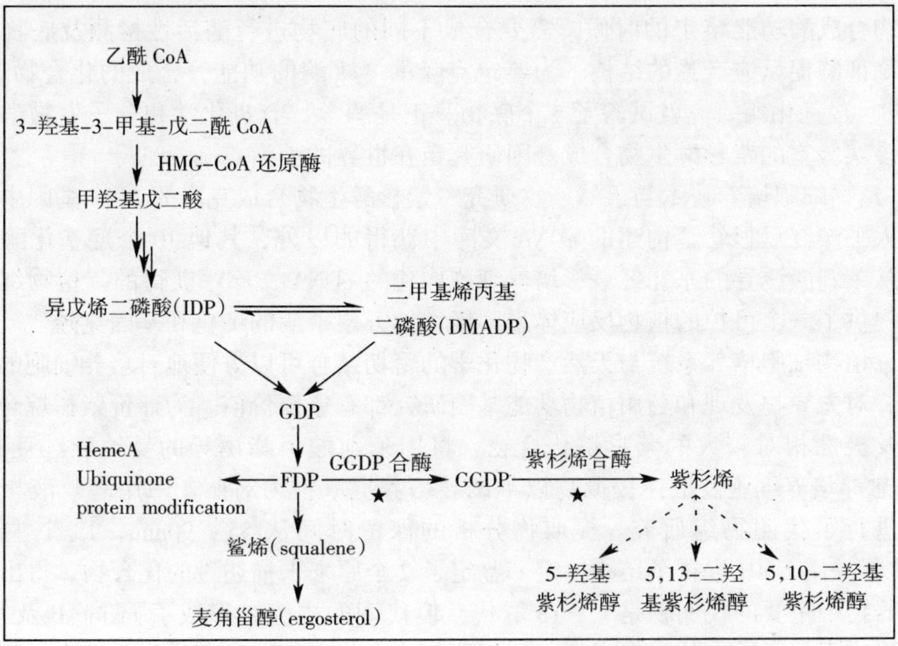

图 7–51　在酵母中建立一个“新”的合成紫极烯的公往途径

★表示需要进行高表达的催化反应步骤

GC–MS分析结果表明4(5)，11(12)–紫杉烯的分子离子峰和基峰与发表的标准图谱一致,说明在酵母细胞中建立了一个合成紫杉烯的代谢途径（图7–51），研究获得的酵母工程菌将为参与紫杉醇生物合成的其他功能基因的组合表达提供物质基础[95,96]。

随着人类基因组和植物基因组（如水稻）研究向功能基因组研究转移，带动相关技术的飞速发展，药用植物功能基因的研究必将展现新的局面。预计一些资源濒危、天然含量很低、合成困难的天然药物生产将有可能借助生物技术手段，符合环境友好绿色化学的发展方向。

二、紫杉醇生物合成酶类基因克隆的启示

（一）酶学研究的基础　美国华盛顿州立大学Croteau实验室与其他实验室合作，在较短时间内从红豆杉植物中克隆了与紫杉醇合成相关的三类酶，包括紫杉烯合酶、细胞色素P450酶类及酰基转移酶类等11个酶，并应用组合了4个酶的重组菌产生了毫克级的紫杉烯，在紫杉醇生物合成研究方面取得重大进展。这些成绩与该实验室在萜类化合物生物合成研究的长期积累是直接相关的，早在20世纪70年代就已开始多种植物单萜、倍半萜及二萜类化合物形成的酶学研究。前期酶学工作到位，建立了相应的酶学分析方法，其基因克隆及重组酶功能鉴定及酶的特性与底物特异性研究由于有酶学工作的雄厚基础得以顺利进行。

（二）最佳的学科组合　天然产物的生物合成研究是一项不同学科的综合研究，涉及生物学和化学的多个领域，从上面的叙述可以看出紫杉醇生物合成研究就综合应用了植物细胞培养、无细胞体系、同位素示踪、蛋白质纯化及分子生物学有关的各种生物学技术，同时还充分体现了有机合成与化合物结构解析在植物功能基因的功能鉴定及研究中的重要性，特别在进行生物合成酶功能鉴定的时候，需要合成不同的底物进行酶活性检测及底物特异性研究，需要确证酶促反应产物的结构。为鉴定克隆的7个酶的功能，合成的化合物达20个以上，仅14β-羟基化酶研究就试验了5个底物。正是酶学、有机化学和分子生物学的最佳学科组合使该实验室的紫杉醇生物合成基因研究走在世界的前沿。

（三）植物细胞培养技术与天然产物研究　紫杉醇生物合成克隆的11个基因中除紫杉烯合酶是从太平洋红豆杉幼茎构建的cDNA文库中获得的以外，其他10个羟基化酶与酰基转移酶都是从茉莉酸诱导的东北红豆杉培养细胞构建的cDNA文库中获得的。植物细胞培养为基因克隆提供了一个可控的植物反应体系，极大地方便了酶的纯化和基因克隆。

此外，植物细胞培养系统与天然产物化学的密切结合可以方便地对培养细胞的代谢物组进行研究，对先导物发现和药用植物功能基因研究都有重要价值。为评价紫杉烷合成早期的中间产物及极性相对较大的紫杉烷化合物，将用茉莉酸甲酯诱导的曼地亚红豆杉（*Taxus media*）的悬浮培养细胞及液体提取物以不诱导培养提取物为对照，采用高效液相色谱质谱联用方法进行了代谢物组研究。提取物分析的保留时间从55~90min，13个主要产物用HPLC纯化，并用NMR进行了结构鉴定。鉴定了2个原来未描述过的化合物，得出了在诱导的细胞培养物中主要的代谢物是C-13取代，但代谢的主流是形成了taxine B及其类似物，紫杉醇的形成不占主导地位。鉴于C-14氧取代化合物在细胞培养中大量存在，提出用基因工程方法使14β-羟基化酶的作用下调，减少C-14氧取代化合物产生，促进代谢主流转向形成紫杉醇。因此植物细胞培养技术与天然产物化学的结合可以为天然产物研究提供新的发展空间[97]。

紫杉醇的生物合成需约20步酶促反应，目前除组合不同酶能形成紫杉烯的大肠杆菌工程菌与酵母工程菌外，尚未有紫杉醇合成基因遗传工程的进一步报道，正在探讨的可能方式包括使限速及慢速步骤的基因高表达，或用反义技术抑制其他不需要化合物的形成，促使工程化的红豆杉培养细胞商业化，生产有用的紫杉烷类化合物。也可以重新组合生物合成基因，形成新型的紫杉烷化合物，提高活性、降低副作用。无论从哪一个方面开展工作，不同学科的融合和共同努力才有可能使生物技术研究用于先导物发现和药物开发。

三、中药现代化与药用植物基因研究

应该看到，历史悠远、内涵丰富的中医药以其从总体上把握事物的发展见长，而进展迅速的基因研究则于细微处揭示事物的本质为其特点。怎样用现代的技术发展中医药的优势和特色是一个技术问题，更是一个思路问题，需要从不同的领域和不同的层面上考虑二者的结合，需要一个思考、实践并不断总结提高的过程。

就药用植物功能基因研究而言，随着天然产物研究的精细化和分子生物学技术的发展，可以预见后基因组时代的天然产物研究中化学和生物学结合的特色和巨大潜力。紫杉醇生物合成基因研究中多学科和多种技术结合极大地促进了紫杉醇生物合成研究和重组基因应用前景的探索，展现了药用植物功能基因用于中间产物的形成和化合物的结构修饰的前景。

值得一提的是虽然已克隆的药用植物基因目前还没有解决天然产物来源的问题，对这些基因片段价值的认识和应用还有待深入，但克隆基因片段及合成 DNA 片段的专利注册却迅速升温。据不完全统计，仅华盛顿州立大学 R. Croteau 实验室在近 4 年的时间就注册了五百余条基因片段，其中约二百条与紫杉醇合成相关。

基因资源作为一种不同于常规意义的资源已经成为可争夺的又一重要战略资源。基因资源也是有限的战略资源，从种质资源中分离出的基因或者用种质资源育成的品种具有知识产权，往往具有很高的价值。目前世界各国均将研究重点放在种质资源的基因鉴定与功能基因克隆，展开了激烈的竞争。

中国有丰富药用植物资源，其蕴涵的基因资源迫切需要加以保护与开发。药用生物丰富的基因资源及其多样性是人类赖以生存和持续发展的重要物质基础，对其多样性的保护与利用应给予特别的重视。生物技术在天然产物生产中的应用符合可持续发展战略及绿色化学的要求，对于保护我们赖以生存的环境，保护人民健康有重要意义，预计随着研究的深入和技术的成熟将有较快的发展。

（程克棣　王　伟　朱　平）

第五节　植物黄酮类化合物的生物合成及其代谢工程

黄酮类化合物在植物中分布广泛。迄今已发现的黄酮化合物超过 6400 种，这些化合物基本可以分为七大类：查耳酮（chalcones）、黄酮（flavones）、黄酮双醇（flavandiols）、黄酮醇（flavonols）、花色素（anthocyanins）、缩合鞣质（condensed tannins）或称前花青素（proanthocyanidins）及橙酮（aurones）。黄酮类化合物的生物合成途径相对研究得最透彻，其代谢途径除少数一些还未明确（如橙酮的合成）外，大多数已经在酶和基因水平得到阐明（图 7－52）。

一、植物黄酮类化合物生物合成途径中相关酶

（一）查耳酮合酶（chalcone synthase，CHS）及其家族　查耳酮合酶（CHS）是黄酮类化合物生物合成的第一个步骤，催化丙二酰基辅酶 A 的 3 个乙酸基和对羟苯丙烯酰辅酶的一个乙酸基的缩合，产生查耳酮（*narigenin chalcone*），并释放 3 个 CO_2。该酶首次发现于皱叶石蛇床（*Petroselinum crispum*）组织培养物中。查耳酮合酶的晶体结构于 1999 年得到阐明[99]，这对于研究查耳酮合酶的反应机制、酶的进化、新功能Ⅲ型聚酮合酶的设计有着十分重要的意义。它是一个分子量大小为 42～45kD 的二聚体，具有两个独立的活性中心，其功能结构域由 Cys164、His303、Asn336 和 Phe 215 组成。反应包括初始结合、脱羧、延伸三个步骤（图 7－53）。

第一个 CHS 基因序列来自于皱叶石蛇床，发表于 1983 年。随后，分离得到很多植物中的 CHS 蛋白，并克隆到其基因。二苯乙烯合酶（stilbene synthase，STS）发现于 1978 年。随着研究的深入，又发现一系列与查耳酮合酶的序列和功能相似的酶，这些酶与 CHS 存在 65%～70%的同源性，功能上也和 CHS 相似：催化前体辅酶 A 与 3 个丙二酰辅酶 A 脱羧缩合，主要有二苯乙烯合酶（stilbene synthase，STS）、吖啶酮合酶（acridone synthase，ACS）、苯甲酮合酶（benzophenone synthase，BPS），phlorisovalerophenone synthase（PIVPS），这些酶也被称为查耳酮合酶家族[100]。它们催化的反应如图 7－54 所示。

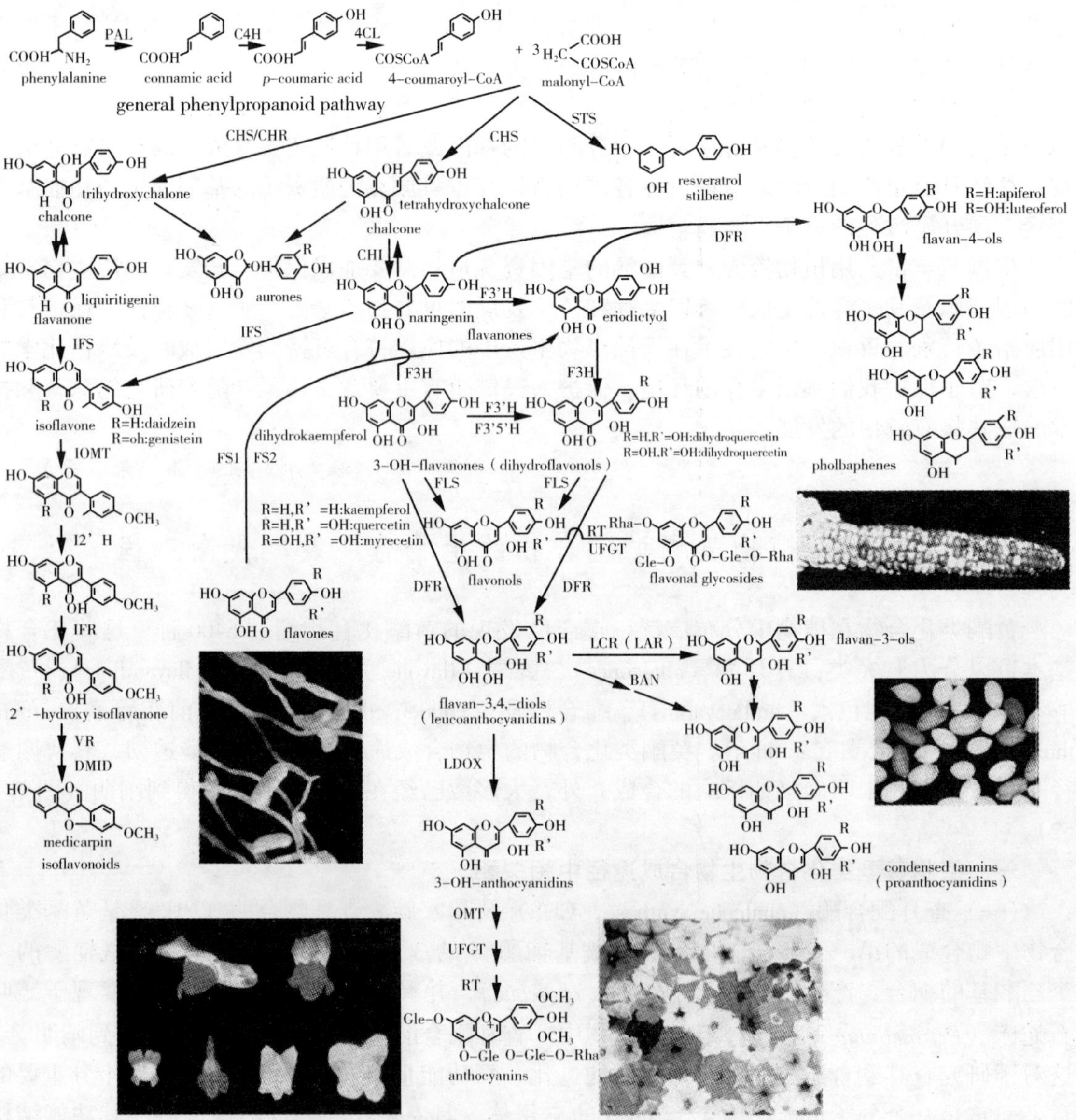

图 7-52 植物黄酮类化合物的生物合成途径[98]

BANYULS (BAN)，肉桂酸 - 4 - 羟基化酶 cinnamate - 4 - hydroxylase (C4H)，查耳酮异构酶 chalcone isomerase (CHI)，查耳酮还原酶 chalcone reductase (CHR)，查耳酮合酶 chalcone synthase (CHS)，4 - 香豆酰辅酶 A 选接酶 4 - coumaroyl: CoA - ligase (4CL)，二氢黄酮醇 4 - 还原酶 dihydroflavonol 4 - reductase (DFR)，7′，2′ - 二羟基，4′ - 甲氧基异黄烷醇脱水酶 7′，2′ - dihydroxy，4′ - methoxyisoflavanol dehydratase (DMID)，黄烷酮 3 - 羟基化酶 flavanone 3 - hydroxylase (F3H)，黄酮合酶 flavone synthase (FSI and FSII)，类黄酮 3′羟基化酶 flavonoid 3′hydroxylase (F3′H)，类酮 3′5′羟基化酶 flavonoid 3′5′hydroxylase (F3′5′H)，异黄酮甲基转移酶 isoflavone *O* - *O* - methyltransferase (IOMT)，异黄酮还原酶 isoflavone reductase (IFR)，异黄酮 2′ - 羟基化酶 isoflavone 2′ - hydroxylase (I2′H)，异黄酮合酶 isoflavone synthase (IFS)，无色花青素双氧合酶 leucoanthocyanidin dioxygenase (LDOX)，无色花青素还原酶 leucoanthocyanidin reductase (LCR, LAR)，*O* - 甲基转移酶 *O* - methyltransferase (OMT)，苯丙氨酸解氨酶 Phe ammonia - lyase (PAL)，鼠李糖基转移酶 rhamnosyl transferase (RT)，二苯乙烯合酶 stilbene synthase (STS)，UDP 葡萄糖类黄酮 3 - O - 葡糖基转移酶 UDP - glucose: flavonoid 3 - O - glucosyl transferase (UFGT)，vestitone reductase (VR)

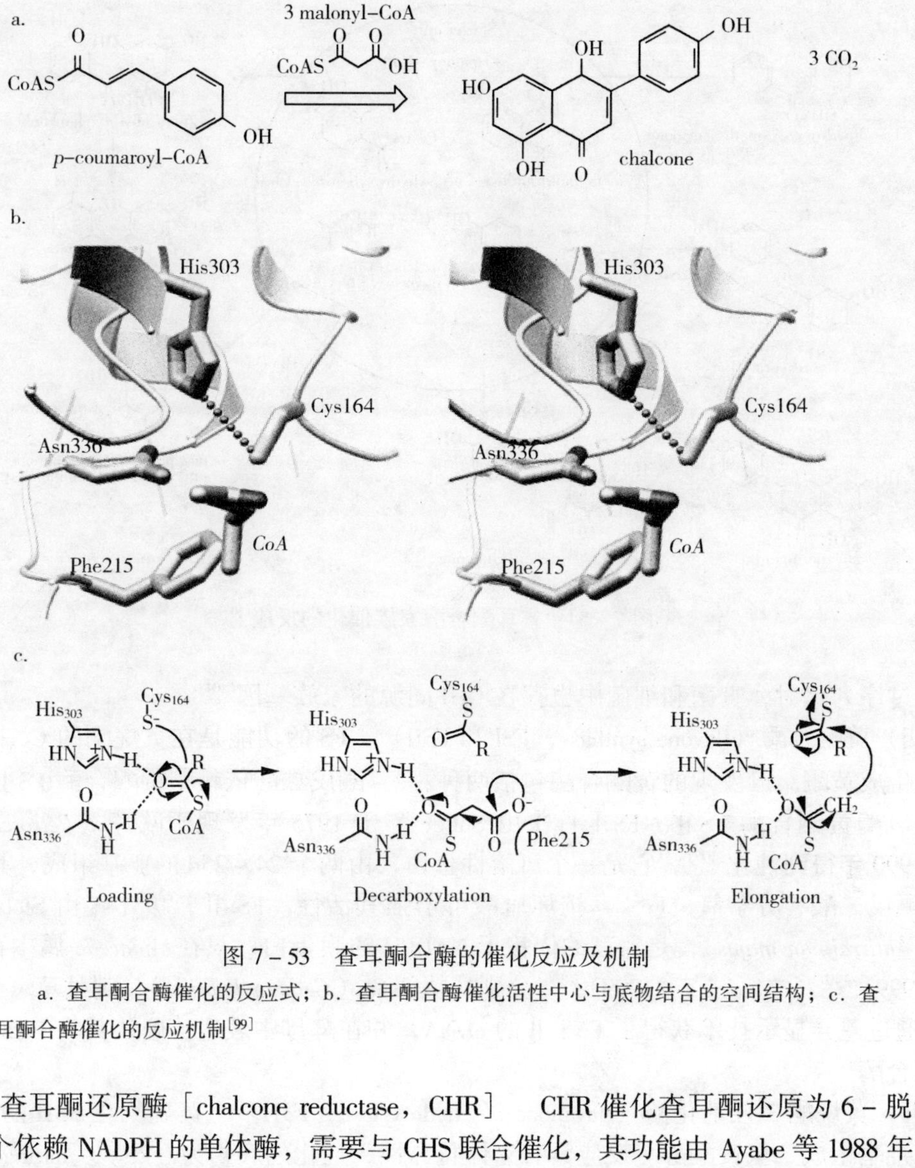

图 7-53 查耳酮合酶的催化反应及机制

a．查耳酮合酶催化的反应式；b．查耳酮合酶催化活性中心与底物结合的空间结构；c．查耳酮合酶催化的反应机制[99]

（二）查耳酮还原酶［chalcone reductase，CHR］ CHR 催化查耳酮还原为 6-脱氧查耳酮，是一个依赖 NADPH 的单体酶，需要与 CHS 联合催化，其功能由 Ayabe 等 1988 年首次发现于刺甘草（*Glycyrrhiza echinata*）的无细胞体系，1988 年从大豆（*Glycine max*）纯化得到该酶[101]。Welle 等 1988 年从大豆中克隆得到 CHR 基因，大肠杆菌中表达重组的 CHR 与大豆中的 CHS 共同作用，得到了预期产物 2′，4′，4′-三羟基查耳酮，而表达重组的 CHR 与来源于其他不能合成异黄酮种属的 CHS 共催化时，也能合成 2′，4′，4′-三羟基查耳酮[102]。

（三）查耳酮异构酶（chalcone isomerase，CHI） CHI 是 24～29D 的单分子蛋白，该酶催化 6-羟基查耳酮或 6-脱氧查耳酮分子内的环化生成 5-羟基黄烷酮或 5-脱氧黄烷酮。1967 年，Moustafa 和 Wong[103] 在大豆中检测到该酶的活性。2000 年，Jez 通过晶体衍射研究了 CHI 的结构和功能，发现 CHI 是一个典型的 open-faced-sandwich 结构，其活性位点的三维结构决定的反应底物的立体选择性。CHI 一直被认为是植物中特有的酶，但最近的研究发

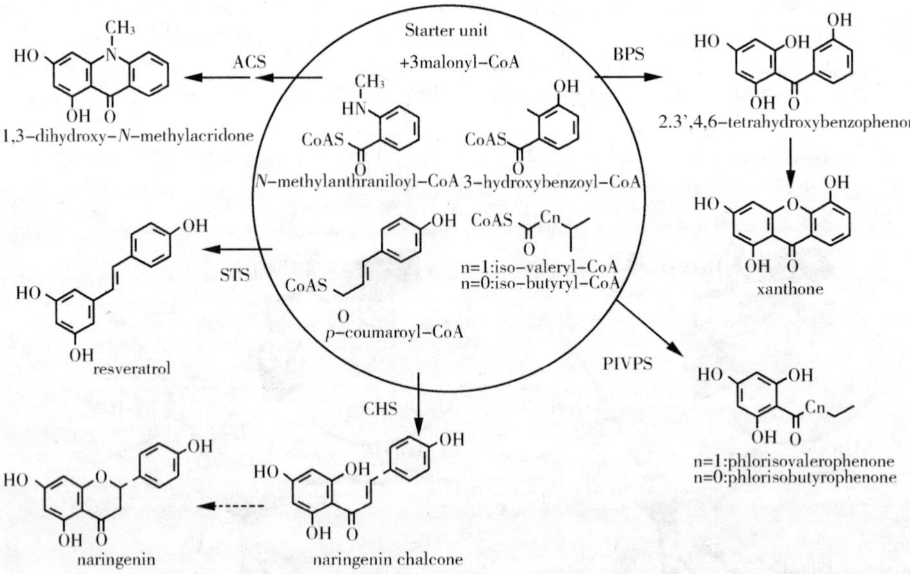

图 7-54 查耳酮合酶家族催化的反应[100]

现，通过序列比对，真菌和细菌中也存在 CHI 同源的家族基因[104]。

（四）黄酮合酶（flavone synthase，FSI 和 FSII） FS 的功能是在黄烷酮的 C_2、C_3 位间引入双键生成黄酮。已发现的黄酮合酶包括两种：2-酮戊二酸依赖型黄酮合酶 FSⅠ，P450 依赖型单氧酶黄酮合酶 FSⅡ。FSⅠ首次由 Sutter[105] 于 1975 年发现于欧芹（*Petroselinum crispum*），1990 年得到纯化[106]，它是一个可溶性蛋白，由两个 24～25d 的亚基组成，其活性依赖于 2-酮戊二酸、分子氧、Fe^{2+}，抗坏血酸可增强其活性。FSⅡ，1981 年由 Stotz 分离自金鱼草（*Antirrhinum majus*），是典型的依赖于 NADPH 的膜蛋白，只在 *Apiaceae* 属中存在。Martens（1999）[107]、Akashi T（1999）[108]分别从扶郎菊（*Gerbera hybrida*）、刺甘草（*G. echinata*）中通过差异显示技术获得了 FNSⅡ的 cDNA，并在酵母中表达，确认其为 P450 依赖型单氧黄酮合酶。

（五）黄烷酮 3-羟基化酶（flavanone 3-hydroxylase，F3H） 黄烷酮在 F3H 的催化下，3 位加入羟基生成二氢黄酮醇。反应具有立体特异性，羟化的底物为（2S）-naringenin［（2S）-4-5-7-三羟黄烷酮］和（2S）-eriodictyol［（2S）-圣草酚］，产物分别为（2R，3R）-dihydrokaempferol［（2R，3R）-二氢山奈酚］和（2R，3R）-dihydroquercetin［（2R，3R）-二氢槲皮素］。这一反应 1980 年发现自紫罗兰（*Matthiola incana*）。F3H 是一个可溶性 2-酮戊二酸依赖型双氧合酶，以 Fe^{2+}、抗坏血酸为辅助因子。Britsch 1986 年开始对矮牵牛（*Petunia hybrida*）中的 F3H 进行了一系列的仔细研究，研究发现 F3H 很不稳定，通过优化的分离纯化条件得到该酶的分子量为 42kd，与获得的 cDNA 克隆分子量一致；F3H 在大肠杆菌中表达并验证了功能；对 F3H 的序列分析和定点突变的结果发现，F3H 中有一个组氨酸和天冬氨酸的 Fe^{2+} 结合位点，一个精氨酸-X-丝氨酸的 2-酮戊二酸结合位点[109,110]。另外，通过对 F3H C 末端氨基酸序列切除的研究证明 C 末端的序列对酶的催化的重要性，但与底物的选择性无关[111]。

（六）黄酮醇合酶（flavonol synthase，FLS） 黄酮醇合酶在二氢黄酮醇 C－2、C－3 间引入双键生成黄酮醇。FLS 由 Britsch 1981 年首次发现于皱叶石蛇床，也是一个 2－酮戊二酸依赖型双氧合酶（2－ODD）。Holton 1993 年从矮牵牛中克隆得到 FLS，并在酵母中得到表达，表达的重组蛋白转化二氢槲皮素生成槲皮素。拟南芥中的 FLS 是一个多基因家族，并得到六个与其他种属 FLS 同源性很高的基因。Peletier 1997 年首次从拟南芥克隆得到 FLS，并在大肠杆菌中表达。1998 年 Wisman 得到一个 FLS 基因内部插入 En－1 玉米转座子的拟南芥细胞系，该细胞系将^{14}C标记的二氢山萘酚转化为山萘酚（kaempferol），并且还原能力很强[112]。Frank Wellmann 等克隆表达了温州蜜柑（*Citrus unshiu*）中的 FLS 并对其性质进行了仔细研究，通过定点诱变，发现 FLS 和其他 2－酮戊二酸依赖型双氧合酶（2－ODD）具有类似的保守区域和活性中心，包括 Fe^{2+} 结合位点 Asp223，2－酮戊二酸结合位点 Arg287，另外发现 Gly68、His75、Gly261、Pro207 没有明显功能，Gly68、Gly261 对于 FLS 正常折叠是必需的[113]。

（七）二氢黄酮醇还原酶（dihydroflavonol 4－reductase，DFR） DFR 的活性 1982 年首次由 Stafford 和 Lester 在花旗松（黄杉）（*Pseudotsuga menziesii*）从检测到[114]，DFR 催化二氢黄酮醇（二氢山奈酚 dihydrokaempferol，DHK）、二氢槲皮素 dihydroquercetin（DHQ）和二氢杨梅素（dihydromyricetin，DHM），生成无色花青素（leucoanthocyanidin），反应需要 NADPH 为辅酶，纯化自大丽菊（*Dahlia variablilis*）的 DFR 分子量 41kD。来自于不同植物的 cDNA 被克隆和表达，研究发现来源于不同植物的 DFR 具有底物特异性，其特异性主要决定于 B 环的取代基形式，因此 DFR 的底物特异性是决定植物花色主要因素之一。如，矮牵牛不能接受二氢山奈酚为催化底物，无法生成天竺葵色素（pelargonidin）结构的色素，因此自然界没有发现有砖红色的矮牵牛花。Johnson 研究发现矮牵牛中的 DFR 中的决定底物特异性的单个氨基酸，改变该氨基酸后，DFR 可以接受本来无法催化的二氢山奈酚作为底物，转基因的矮牵牛花产生了砖红色的花色。

（八）类黄酮 3′羟基化酶（flavonoid 3′hydroxylase，F3′H）和类黄酮 3′5′羟基化酶（flavonoid 3′5′hydroxylase，F3′5′H） 这两个酶分别催化类黄酮 B 环上 3′和 3′5′羟化反应，F3′H 催化二氢山奈酚（DHK）生成二氢槲皮素（DHQ），F3′5′H 催化 DHK、DHQ 生成二氢杨梅素（DHM），随后在特异性的 DFR 与 FLS 竞争下羟化生成相应的无色花青素，进一步氧化生成花色素。因为红色矢车菊素（cyanidin）、蓝色和紫色的飞燕草素（delphinidin）色素 B 环羟化位置在 3′、4′和 5′。因此，F3′H 和 F3′5′H 对于决定花色有着十分重要的作用。它们都是线粒体膜 P450 单氧酶，都需要 NADPH 作为辅助因子，其中 F3′H 1975 年由 Fritsch 和 Grisebach 发现自 *Happlopappus*，1999 年 Filippa Brugliera 从矮牵牛首次克隆得到 F3′H 基因，在酵母中表达，转 F3′H 基因的矮牵牛花的花色变成深紫色[115]。

（九）无色花青素双氧酶（leucoanthocyanidin dioxygenase，LDOX）或花青素合成酶（anthocyanidin synthase，ANS） LDOX 和 FLS 和 F3H 一样同属 2－酮戊二酸依赖型双氧合酶家族。LDOX 的基因 1999 年才由 K. Saito 等从皱紫苏（*Perilla frutescens*）中表达成功，功能鉴定证明了该酶属 2－酮戊二酸依赖型双氧合酶家族。在这之前，体外还没有检测到该酶的活性。最近拟南芥中的 LDOX 的三维结构通过晶体衍射得以阐明，为该酶的反应机制研究提供了进一步的信息[116]。

（十）无色花青素还原酶（leucoanthocyanidin reductase，LCR 或 LAR） LAR 还原无色花青素生成儿茶素，在后续反应中形成前花青素。这是一个 NADPH 依赖型还原酶，由 Stafford 1984 年从花旗松（*Pseudotsuga menziesii*）分离得到。对于前花青素（proanthocyanidins，PA）的生物合成途径目前还不甚明了，但最近也取得了不小的进展。1999 年，Devic 从拟南芥中发现 BANYULS，这是一个花青素的还原酶，依赖于 NADPH，其序列与 DFR 有很高的同源性，被认为很可能是一个无色花青素还原酶 LAR[117]。2003 年，Tanner 从西班牙三叶草（*Desmodium uncinatum*）分离纯化到 LAR，部分测序后克隆得到 LAR 基因，在大肠杆菌、烟草、苜蓿中表达重组的 LAR 显示其为一个分子大小为 43 kD 的单亚基，序列分析 LAR 更接近与异黄酮还原酶[118]。

（十一）异黄酮合酶（isoflavone synthase，IFS） 异黄酮合酶催化 B 环在杂环上的移动，由甘草素（liquiritigenin）、柚皮素（naringenin）分别生成大豆苷（daidzein）和染料木素（genistein）。属于细胞色素 P450 氧化酶家族，其功能早在 1984 年就被证明，但到 1999 年日本的 Shin - ichi Ayabe 实验室才首次从甘草中克隆到其基因[119]，几乎同时，Richard Dixon 的研究小组也从大豆中克隆得到 IFS。随后，Jung 也在大豆中得到 IFS 基因。表达结果均显示，大豆中的 IFS 都能以甘草素、柚皮素为底物，只是催化后者的效率低一些。Yu 等将 IFS 转至拟南芥、烟草、玉米中表达，表达结果验证了 IFS 的催化功能，另外，将 IFS 和 CHR 共转入玉米中使玉米合成了大豆苷[120]。

（十二）异黄酮 *O* - 甲基化酶（isoflavone *O* - methyltransferase，IOMT） 鹰嘴豆中紫檀碱（pterocarpan）的合成需要大豆苷和染料木素（genistein）在 4′位甲基化，但 4 羟基化酶的功能始终未在体外检测到，Dixon 在豌豆（*Pisum sativum*）中纯化产物中检测到的酶活极低，更为奇怪的是，He 在紫花苜蓿中分离纯化 B 环 4′甲基化酶时检测到的是原细胞内没有的 A 环 7 位甲基化的活性，随后，从紫花苜蓿（*Medicago sativa*）中克隆的 A 环 7 位甲基化酶，大肠杆菌表达的结果显示 7 位甲基化功能，对 B 环 4′位不能甲基化[121]。

（十三）异黄酮 2′羟基化酶（isoflavone 2′ - hydroxylase，I2′H）和异黄酮还原酶（isoflavone reductase，IFR） I2′H 是一个 P450 氧化酶，催化大豆苷生成 2 - 羟基大豆苷（2′ - hydroxydaidzein）。该反应最早在鹰嘴豆的细胞悬浮培养物中发现。1998 年，Akashi 等从甘草中克隆到 I2′H 的 cDNA，在酵母中表达，质谱鉴定转化结果可以使大豆苷和芒柄花素（formononetin）分别生成其 2′羟基化产物。IFR 是一个依赖 NADPH 的还原酶，催化 I2′H 的产物由异黄酮生成其相应的异黄烷酮[122]。

（十四）Vestitone reductase（VR）和 7，2′ - dihydroxy，4′ - methoxyisoflavanol dehydratase（DMID） Guo L 等 1994 年从紫花苜蓿中分离得到 VR 和 DMID，是紫花苜蓿中合成美迪紫檀素（medicarpin）的最后两个酶，VR 是一个 NADPH 依赖的还原酶，催化（3R）- vestitone 生成 7，2′ - dihydroxy - 4′ - methoxyisoflavanol（DMI），反应具有立体特异性，然后由 DMID 催化脱水、闭环生成美迪紫檀素。这两个酶能在低离子强度下松散地结合在一起，显示其蛋白之间有微弱的相互作用。克隆 VR 基因在大肠杆菌中的表达结果也显示了 VR 对（3R） - vestitone 的底物特异性[123]。

二、植物黄酮类化合物的代谢工程及其应用

植物内黄酮的生物合成中研究比较透彻的是花色素、缩合鞣质、异黄酮这三类化合物的

代谢途径。可以说，植物黄酮合成途径研究得如此透彻，其原因也是出于对这三个代谢途径进行调控的目的，日益清晰的黄酮类化合物代谢途径及其调控因子的研究，使人们对其生物合成路线进行代谢工程的改造成为可能[124~127]。

（一）改变植物的颜色　花色素和胡萝卜素是植物花和果实中的主要色素。花色素中天竺葵色素（pelargonidin）衍生物为橙色到砖红，飞燕草素（cyandidin）衍生物为红色到紫色，甘草素（delphinidin）衍生物为紫色到蓝色。花色素合成的种类、比例、速度及其结构修饰（酰基化、甲基化、糖基化），空泡中的 pH 和辅助色素，这些因素共同作用下决定了植物花或果实的颜色。因此，通过转入新的花色素合成基因、抑制黄酮合成途径中的某些基因等手段，可以获得颜色变化的花和果实品种。

利用 DFR、F3′H、F3′5′H 的调控各类花色素色素的合成是改变植物颜色主要的思路。其代谢途径如图 7－55 所示。矮牵牛花中只有飞燕草素和甘草素类色素，但由于其 DFR 的特异性，不能将二氢山奈酚（DHK）还原生成天竺葵色素类色素。Meyer P 等 1987 年最早将玉米中的 DFR 基因导入矮牵牛花无色素突变株中，结果在矮牵牛花中合成得到天竺葵色素。Florigene 公司将矮牵牛花中的 DFR（以 DHM 为底物）和 F3′5′H 导入 DFR（DHK 为底物）和 F3′H 活性缺失的康乃馨中，表达结果在康乃馨中最后合成了甘草素类色素，得到的紫色康

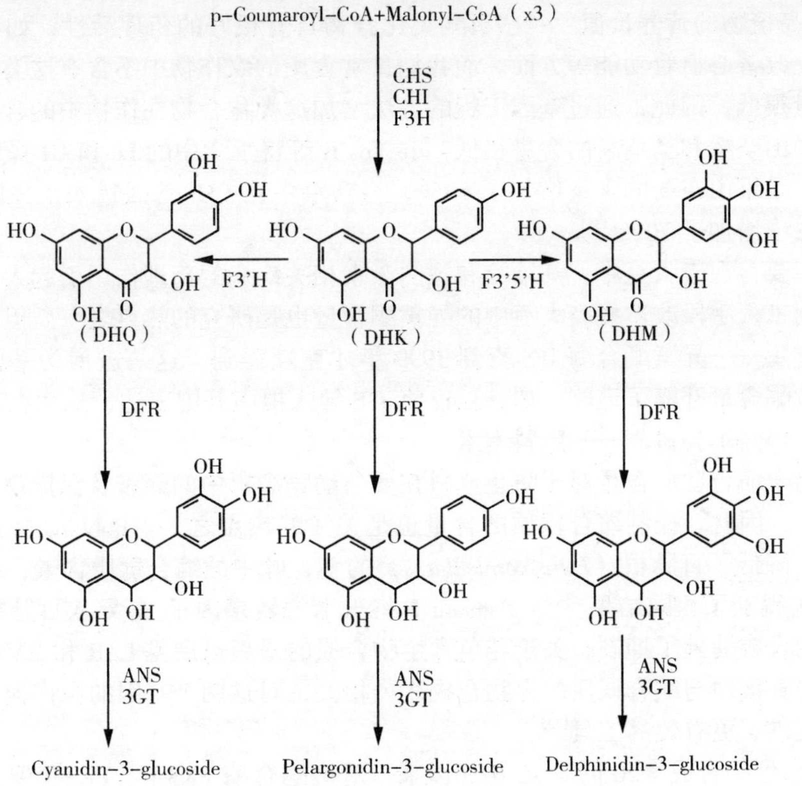

图 7－55　三种花色素的生物合成途径[128]

dihydrokaempferol（DHK），dihydroquercetin（DHQ），dihydromyricetin（DHM），anthocyanin 3－glucosyl transferase（ANS3GT）

乃馨的商品名称为“Moondust”和“Moonshadow”，这是市场第一个转基因花卉[129]。通过同样的思路，将F3′5′H转入菊（*Dendranthema*）和玫瑰（*Rosa*）中也获得成功，但是，并非转入F3′5′H基因就可以导致花色变深，因为花色还与辅助色素和空泡pH值等其他因素有关。例如，de Vetten等在矮牵牛花中发现一个与其F3′5′H活性专一相关的细胞色素P450基因*difF*，将difF和F3′5′H一起转化进康乃馨中，才能使甘草素衍生物在康乃馨中大量积累，使花色变成黑色[130]。

Davies K通过一个对CHS的调控策略将白色的矮牵牛花变成黄色，紫色的矮牵牛花花色变淡。其方法是将紫花苜蓿的CHKR转入矮牵牛花中表达，CHKR与内源CHS共同催化合成6-去氧查耳酮（6′-deoxychalcone（isoliquiritigenin）），这个产物不能作为CHI的底物大量积累，而使花色发生变化。

Vainstein A通过反义FHT的方法抑制康乃馨中花青素的合成，使naringenin-chalcone 2′-glucoside积累，花色变成橙黄色。Markham KR．将来自于金鱼草（*A. majus*）中的UDP-glucose：flavonoid-3-*O*-glucosyltransferase cDNA克隆进洋桔梗（*Lisianthus*）中，得到一个新的花色素类化合物，培养的细胞系也变成紫色[131]。Rosati C将来源于金鱼草中的DFR和来源于紫罗兰（*Matthiola*）中的ANS基因转入连翘（*Forsythia*）中，导致原本只合成胡萝卜素为主要色素的黄花连翘变成棕色[132]。

（二）提高植物的营养价值 一些黄酮类化合物具有很好的药理活性，如在抗氧化、抗肿瘤、抗炎、改善心血管功能等方面。而我们日常食用的农作物中不含有这类有益健康的黄酮、或者含量很低，因此，通过基因工程的方法增加这类化合物在作物中的含量受到关注。

在土豆中山奈酚和圣草酚的含量很低，de Vos R等将玉米中的Lc和C1操纵基因转入土豆中高表达，结果山奈酚的含量增加了60%，将矮牵牛花CHI基因转入土豆的结果使圣草酚的含量在皮中增加了70%[133]。

异黄酮主要存在于大豆中，其治疗和预防激素相关疾病的药理作用引起人们的兴趣，因此，利用代谢工程手段改造提高大豆中的异黄酮含量也是研究的热点之一。但是，异黄酮合酶第一个关键酶——异黄酮合酶IFS直到1999年才克隆得到。这一进展为基因工程手段控制作物中异黄酮含量开辟了道路，如，Jung将IFS导入拟南芥中表达，从而在非豆类植物中由柚皮素转化得到了异黄酮——染料木素。

草料作物中缩合鞣质含量对于防止草料在反刍动物瘤胃中的膨胀及保护草料营养蛋白成分有重要作用，因此，控制缩合鞣质的含量也是关注的热点之一。Robbins M通过反义抑制CHS和CHR，降低了百脉根（*Lotus corniculatus*）的茎、叶中的缩合鞣质含量，在金鱼草中引入反义DFR也得到了相同结果[134]。Damiani F将玉米的转录因子Sn导入百脉根中，结果显示缩合鞣质的合成受到了抑制。关于花色素生物合成的最新进展是LAR和BAN基因的发现，这两个基因更直接地与缩合鞣质的生物合成途径相关，对这两个基因的操作为调控缩合鞣质的合成将会提供了更有效的工具[135]。

（三）组合生物合成 20世纪80年代以来，对聚酮合酶PKSⅠ、PKSⅡ催化机制和基因的深入研究，通过改变、交换或敲除其代谢途径的模块的操作，产生新的非天然的天然化合物，由此产生了组合生物合成的概念，组合生物合成近几年来更是取得了突破性的进展。对于植物黄酮类物质的生物合成这样一个研究比较特殊透彻的领域，很有潜力成为下一个组合生物合成的重大突破口。

Hwang 等将红酵母（*Rhodotorula rubra*）中苯丙氨酸裂解酶（phenylalanine ammonia lyase，PAL）、放线菌天蓝色链霉菌（*Streptomyces coelicolor*）中 4 - 香豆酰辅酶 A 裂解酶（4 - coumarate：coenzyme A ligase，4CL）、甘草（*Glycyrrhiza echinata*）中的查耳酮合酶（CHS）这些基因连同 PT7 启动子和核酸结合序列 RBS 构建在一起，并转入大肠杆菌中表达，从而在大肠杆菌中合成了植物中所特有的黄酮类物质乔松素（pinocembrin）和柚皮素（naringenin）。其生物合成如图 7 - 56[136]。路线中的难点和关键步骤在于引入了来自天蓝色链霉菌的 4CL，可以催化肉桂酸（cinnamic acid）生成肉桂酰辅酶 A（cinnamoyl - CoA），从而跨越了 C4H 的催化步骤，解决了 C4H 在细菌中因为需要特定的细胞色素 P450 还原酶因而表达的问题。柚皮素是各种黄酮类物质生物合成的重要中间体，这一成果对于黄酮类物质的组合生物合成研究有着十分重要的意义。

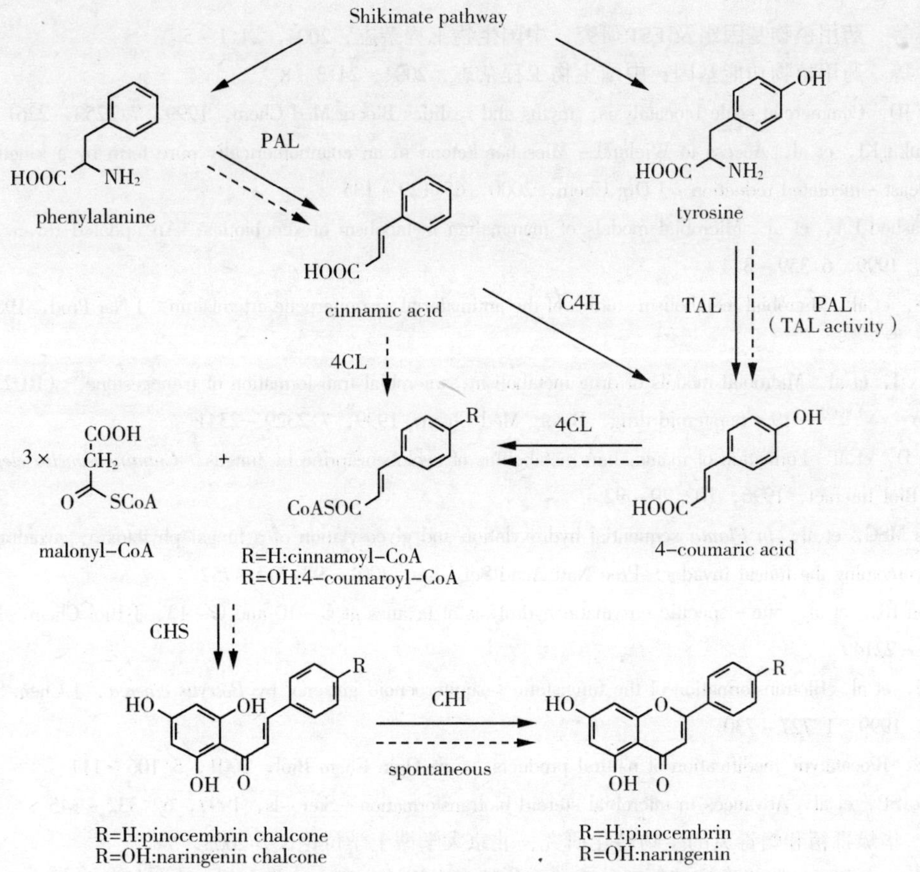

图 7 - 56　Eui I Hwang 等设计的细菌表达植物黄酮的组合合成途径[136]

phenylalanine ammonia lyase（PAL），cinnamate - 4 - hydroxylase（C4H）

（袁　玮　程克棣）

参 考 文 献

1. Wink M. Evolution of secondary metabolites from an ecological and molecular phylogenetic perspective. Phytochemistry, 2003, 64:3 – 19
2. Wink M. Biochemistry of plant secondary metabolism. New York: Sheffield academic Press, 1999
3. Scott AI. Genetically engineered synthesis of natural products Journal of Natural Products, 1994 57 (5):557 – 573
4. Roessner CA, Scott AI. Genetically engineered synthesis of natural products: From akaloids to Corrins. Annu Rev Microbiol, 1996, 50:467 – 490
5. Cheng KD, et al. Manufacture of Taxane analog by callus cultures of Taxus plants Patent 1994 PCT Int. Appl. WO9406.740 JP Appl.92/249.074
6. Cheng KD, et al. C – 14 oxygenated taxanes from Taxus yunnanensis cell culture. Phytochemistry, 1996, 42:73 – 75
7. 王伟，等．药用植物基因组及 EST 研究．中国生物工程杂志，2004，24:1 – 5
8. 朱平，等．药用植物功能基因：中国生物工程杂志，2004，24:3 – 8
9. Rozzell JD. Commercial scale biocatalysis: myths and realities Bioorg Med Chem, 1999, 7:2253 – 2261
10. Fuhshuku KI, et al. Access to Wieland – Miescher ketone in an enantiomerically pure form by a kinetic resolution with yeast – mediated reduction. J Org Chem, 2000, 65:129 – 135
11. Abourashed EA, et al. Microbial models of mammalian metabolism of xenobiotics: An updated review. Curr Med Chem, 1999, 6:359 – 374
12. Lee IS, et al. Microbial metabolism studies of the antimalarial sesquiterpene artemisinin. J Nat Prod, 1989, 52:337 – 341
13. Lacroix I, et al. Microbial models of drug metabolism: microbial transformation of trimegestone® (RU27987), a 3 – keto – $\triangle^{4,9(10)}$ – 19 – norsteroid drug. Bioorg Med Chem, 1999, 7:2329 – 2341
14. Zhang D, et al. Formation of mammalian metabolites of cyclobenzaprine by fungus, *Cunninghamella elegans*. Chemio – Biol Interact, 1996, 102:79 – 92
15. Pedras MSC, et al. *In Planta* sequential hydroxylation and glycosylation of a fungal phytotoxin: avoiding cell death and overcoming the fungal invader. Proc Natl Acad Sci USA, 2001, 98:747 – 752
16. Hanson RL, et al. Site – specific enzymatic hydrolysis of taxanes at C – 10 and C – 13. J Biol Chem, 1994, 269: 22145 – 22149
17. Aleu J, et al. Biotransformation of the fungistatic sesquiterpenoid ginsenol by *Botrytis cinerea*. J Chem Soc, Perkin Trans, 1999, 1:727 – 730
18. Riva S. Biocatalytic modification of natural products. Curr Opin Chem Biol, 2001, 5:106 – 111
19. Mahato SB, et al. Advances in microbial steroid biotransformation. Steroids, 1997, 62:332 – 345
20. 叶敏．华蟾毒精和蟾毒灵的生物转化研究．北京大学博士学位论文，2003，5
21. 占纪勋．青蒿素、脂蟾毒配基等四种天然产物的微生物转化研究．华东理工大学博士学位论文，2003，1
22. Hufford CD, et al. 1α – hydroxyarteether, a new microbial transformation product. J Nat Prod, 1995, 58:751 – 755
23. 陈有根，等．微生物转化青蒿素为 9α – 羟基青蒿素的条件优化．药物生物技术，2001，8:90 – 93
24. Elmarakby SA, et al. Microbial transformation studies on arteannuin B. J Nat Prod, 1987, 50:903 – 909
25. Orabi KY, et al. Microbial metabolism of artemisitene. Phytochemistry, 1999, 51:257 – 261
26. Ning LL, et al. Biotransformation of triptolide by *Cunninghamella blakesleana*. Tetrahedron 2003, 59:4209 – 4213

27. Patel RN. Tour de paclitaxel: biocatalysis for semisynthesis. Annu. Rev Microbiol, 1998, 98:361 – 398
28. Chen TS, et al. Biotransformation of taxol. Tetrahedron Lett, 2001, 42:3787 – 3789
29. Zhang J, et al. Microbial transformation of 10 – deacetyl – 7 – epitaxol and 1β – hydroxybacctin Ⅰ by fungi from the inner bark *of Taxus yunnanensis*. J Nat Prod, 1998, 61:497 – 500
30. Hu S, et al. Selective microbial hydroxylation and biological rearrangement of taxoids. Tetrahedron Lett, 1997, 38: 2721 – 2724
31. Hu S, et al. An efficient synthesis of 4 (5), 11 (12) – taxadiene derivatives and microbial mediated 20 – hydroxylation of taxoids. Tetrahedron Lett, 2000, 41:1703 – 1705
32. Sun DA, et al. Microbial and reducing agents catalyze the rearrangement of taxanes. Bioorg Med Chem, 2001, 9: 1985 – 1992
33. Sun DA, et al. Biotransformation of a 4 (20), 11 (12) – taxadiene derivative. Bioorg Med Chem, 2001, 9:793 – 800
34. Hu S, et al. Microbial transformation of taxoids: selective deacetylation and hydroxylation of 2α, 5α, 10β, 14β – tetra – 4 (20), 11 – taxadiene by the fungus *Cunninghamella echinulata*. Tetrahedron, 1996, 52:8739 – 8746
35. Dai J, et al. Specific oxidation of C – 14 oxygenated 4 (20), 11 – taxadienes by microbial transformation. Tetrahedron Lett, 2003, 44:1091 – 1094
36. Dai J, et al. Biotransformation of 2α, 5α, 10β, 14β – tetraacetoxy – 4 (20), 11 – taxadiene by *Ginkgo* cell suspension cultures. Tetrahedron Lett, 2001, 42:4677 – 4680
37. Dai J, et al. Regio – and stereo – selective biotransformation of 2α, 5α, 10β, 14β – tetra – acetoxy – 4 (20), 11 – taxadiene by *Ginkgo* cell suspension cultures. Tetrahedron, 2002, 58:5659 – 5668
38. Dai J, et al. Combined biotransformations of 4 (20), 11 – taxadienes. Tetrahedron, 2005, 61:5507 – 5517
39. Giri A, et al. Biotransformations using plant cells, organ cultures and enzyme systems: current trends and future prospects. Biotechnol Adv, 2001, 19:175 – 199
40. Cirino PC, et al. Protein engineering of oxygenases for biocatalysis. Curr Opin Chem Biol, 2002, 6:130 – 135
41. Weber H, et al. Online NMR for monitoring biocatalysed reactions. Curr Opin Biotechnol, 2000, 11:572 – 578
42. Michels PC, et al. Combinatorial biocatalysis: a natural approach to drug discovery. Trends Biotechnol, 1998, 16: 210 – 215
43. Rich JO, et al. Combinatorial biocatalysis. Curr Opin Chem Biol, 2002, 6:161 – 167
44. Khmelnitsky YL, et al. Synthesis of water – soluble paclitaxel derivatives by enzymatic acylation. J Am Chem Soc, 1997, 119:11554 – 11555
45. Kozlovski AG. Nontraditional Producers of Ergot Alkaloids. Applied Biochemistry and Microbiology, 1999, 35:477 – 485
46. Kobel H, Sanglier JJ. Ergot Alkaloids. In: Rehm HJ, Reed G (eds) Biotechnology 4. VCH, Weinheim, 1986, 569 – 609
47. 王泽民主编．当代药物全集．北京：北京科技出版社，1993
48. Groger D. Ergot alkaloids —— recent advances in chemistry and biochemistry. In: Hutter R, *et al*. (eds) Antibiotics and other secondary metabolites biosynthesis and production (FEMS Symposium No.5). Academic Press, New York and London, 1978, 201 – 217
49. Groger D, et al. Steric course of the N – methylation in the biosynthesis of ergot alkaloids by *Claviceps purpurea*. J Basic Microbiol, 1991, 31:121 – 125
50. Kim SU, et al. Conversion of elymoclavine to paspalic acid by a particulate fraction from an ergotamine – producing strain of *Claviceps* sp. Planta medca, 1983, 48:145 – 148

51. Maier W, et al. Mutational biosynthesis in strain of Claviceps purpurea. Planta Medica, 1980, 40:104 – 108
Spalla C, Marnati MP. Genetic aspects of the formation of ergot alkaloids. In: Hutter R, et al. (eds)
52. Antibiotics and other secondary metabolites biosynthesis and production (FEMS Symposium No.5). Academic Press, New York, 1978, 219 – 232
53. Tsai HF, et al. The *Claviceps purpurea* gene encoding dimethylallyltryptophan synthase, the committed step for ergot alkaloid biosynthesis. Biochem Biophys Res Commun, 1995 216:119 – 125
54. Arntz C, Tudzynski P. Identification of genes induced in alkaloid – producing cultures of *Claviceps sp*. Curr Genet, 1997, 31:357 – 360
55. Tudzynski P, et al. Evidence for an ergot alkaloid gene cluster in *Claviceps purpurea*. Mol Gen Genet, 1999, 261: 133 – 141
56. Keller U, et al. D – Lysergic acid activation and cell – free synthesis of D – lysergyl peptides in enzyme fractions from the ergot fungus *Claviceps purpurea*. Biochemistry, 1988, 27:6164 – 6170
57. Riederer B, et al. D – lysergyl peptide synthetase from the ergot fungus *Claviceps purpurea*. J Biol Chem, 271: 1996, 27524 – 27530
58. Tudzynski P, et al. Biotechnology and genetics of ergot alkaloids. Appl Microbiol Biotechnol, 2001, 57:593 – 605
59. Correia T, et al. Molecular cloning and analysis of the ergopeptine assembly system in the ergot fungus *Claviceps purpurea*. Chemistry & Biology, 2003, 10:1281 – 1292
60. Haarmann T. et al. The ergot alkaloid gene cluster in Claviceps purpurea: Extension of the cluster sequence and intra species evolution. Phytochemistry, 2005, 66:1312 – 1320
61. Keller U. Highly efficient mutagenesis of *Claviceps purpurea* by using protoplasts. Appl Microbiol Biotechnol, 1983, 46:580 – 584
62. 朱平, 等. 麦角菌和雀稗麦角菌原生质体的形成与再生. 真菌学报, 1992, 11:272 – 278
63. 何惠霞, 等. α – 麦角隐亭产生菌的原生质体诱变育种. 真菌学报, 1996, 15:215 – 219
64. 朱平, 等 .50ml – 管摇床培养暨 24 孔板法筛选麦角菌突变株, 2000, 27:192 – 194
65. Komel R, et al. Effect of immobilization on the stability of *Claviceps purpurea* protoplasts. Appl Microbiol Biotechnol, 1985, 23:106 – 109
66. Schumann B, et al. Characterization of some *Claviceps* strains derived from regenerated protoplasts. Z Naturforsch, 1987, 42:381 – 386
67. Didek – Brumec M, et al. Activation of ergot alkaloid biosynthesis in prototrophic isolates by *Claviceps purpurea* protoplast fusion. Journal Biotechnology, 1991, 20:271 – 278
68. Didek – Brumec M, et al. Strain improvement of *Claviceps purpurea* by protoplast fusion without introducing auxotrophic markers. Appl Microbiol Biotechnol, 1993, 38:746 – 749
69. 朱平, 等. 麦角菌与雀稗麦角菌种间灭活原生质体融合. 中国医药工业杂志, 1999, 30:342 – 344
70. Stemmer WPC. DNA shuffling by random fragmentation and reassembly: *In vitro* recombination for molecular evolution. Proc Natl Acad Sci USA, 1994, 91:10747 – 10751
71. Lange B. Ghassemian M. Comprehensive post ~ genomic data analysis approaches integrating biochemical pathway maps. Phytochemistry, 2005, 66:413 – 451
72. Jennewein S. et al. Taxol: Biosynthesis, molecular genetics and biotechnological applications. Appl Microbiol Biotechnol, 2001, 57:13 – 19
73. Erkan B, et al. The Taxane Diterpenoids. J Nat Prod, 1999, 62:1448 – 1472
74. Stierle A, et al. Taxol and taxane production by *Taxomyces andreanae*, an endophytic fungus of Pacific yew. Science, 1993, 260:214 – 216

75. Stierle A, et al. The search for a taxol – producing microorganism among the endophytic fungi of the Pacific yew *Taxus brevifolia*. J Nat Prod, 1995, 58:1315 – 1324

76. Navia – Osorio A, et al. Production of paclitaxel and baccatin III in a 20 – L airlift bioreactor by a cell suspension of *Taxus wallichiana*. Planta Med, 2002, 68:336 – 340

77. 王伟，朱平，程克棣．药用植物基因组及 EST 研究．中国生物工程杂志，2004，24（1）:1 – 5

78. 朱平，王伟，程克棣．药用植物功能基因研究．中国生物工程杂志，2004，24（2）:38

79. Koepp AE, et al. Cyclization of geranylgeranyl diphosphate to taxa – 4（5），11（12）– diene is the committed step of taxol biosynthesis in Pacific yew. J Biol Chem, 1995, 270:8686 – 8690

80. Hefner J, et al. Cytochrome P450 – catalyzed hydroxylation of taxa – 4（5），11（12）– diene to taxa – 4（20），11（12）– dien – 5alpha – ol: the first oxygenation step in taxol biosynthesis. Chem Biol, 1996, 3:479 – 89

81. Hezari M, et al. Taxol biosynthesis: an update. Planta Med, 1997, 63:291 – 295

82. Wheeler AL, et al. Taxol biosynthesis: differential transformations of taxadien – 5 alpha – ol and its acetate ester by cytochrome P450 hydroxylases from *Taxus* suspension cells. Arch Biochem Biophys, 2001, 390:265 – 278

83. Wang Wei, et al. cDNA cloning, Expression and Characterization of taxadiene synthase, a diterpene cyclase from *Taxus Chinensis*. Acta Botanica Sinica, 2002, 44:181 – 187

84. Tu J. et al. Cloning and Sequencing of Hydroxylase Genes Involved in Taxol Biosynthesis. Z. Naturforsch, 2004, 59C:561 – 564

85. Tu J, et al. Cloning and Expression of Taxus Acyltransferase cDNA. Zeitschrift fur Naturfoschung, 2004, 59C:755 – 761

86. Jennewein S, et al. Taxol biosynthesis: taxane 13 alpha – hydroxylase is a cytochrome P450 – dependent monooxygenase. Proc Natl Acad Sci USA, 2001, 98:13595 – 13600

87. Jennewein S, et al. Coexpression in yeast of Taxus cytochrome P450 reductase with cytochrome P450 oxygenases involved in Taxol biosynthesis. Biotechnol Bioeng. 2005, 89（5P）:588 – 598

88. Cheng K, et al. C – 14 oxygenated taxanes from *Taxus yunnannensis* cell cultures. Phytochemistry, 1996, 42:73 – 75

89. Jennewein S, et al. Taxoid metabolism: Taxoid 14beta – hydroxylase is a cytochrome P450 – dependent monooxygenase. Arch Biochem Biophys, 2003, 413:262 – 270

90. Chau M, Walker K, Long R, et al. Regioselectivity of taxoid – O – acetyltransferases: heterologous expression and characterization of a new taxadien – 5alpha – ol – O – acetyltransferase. Arch Biochem Biophys. 2004, 430（2）:237 – 246

91. Walker K, et al. The final acylation step in taxol biosynthesis: cloning of the taxoid C13 – side – chain N – benzoyltransferase from *Taxus*. Proc Natl Acad Sci USA, 2002, 99:9166 – 91171

92. Huang KX, et al. Overproduction, in *Escherichia coli*, of soluble taxadiene synthase, a key enzyme in the Taxol biosynthetic pathway. Protein Expr Purif, 1998, 13:90 – 96

93. Huang Q, et al. Engineering *Escherichia coli* for the synthesis of taxadiene, a key intermediate in the biosynthesis of taxol. Bioorg Med Chem, 2001, 9:2237 – 2242

94. 王伟，孔建强，孟超，等．大肠杆菌组合生物合成紫杉烯的研究．中国药学杂志，2005，40（18）:1428 – 1431

95. 王伟，孟超，朱平，等．代谢工程酵母菌合成紫杉烯的研究．中国生物工程杂志，2005，25（8）:103 – 108

96. Dejong JM. Et al. Genetic engineering of taxol biosynthetic genes in *Saccharomyces cerevisiae*. Biotechnol Bioeng. 2006, 93（2）:212 – 24.

97. Ketchum RE, et al. *Taxus* metabolomics: methyl jasmonate preferentially induces production of taxoids oxygenated at C-13 in *Taxus x media* cell cultures. Phytochemistry, 2003, 62:901-909

98. Winkel-Shirley B. Flavonoid Biosynthesis. A Colorful Model for Genetics, Biochemistry, Cell Biology, and Biotechnology. Plant Physiology, 2001, 126:485-493

99. Ferrer JL, et al. Structure of chalcone synthase and the molecular basis of plant polyketide biosynthesis. Nat Struct Biol, 1999, 6:775-784

100. Yamazaki Y, et al. Diverse chalcone synthase superfamily enzyme from the most primitive vascular plant, *Psilotum numdum*. Planta, 2001, 214:75-84

101. Ayabe S, et al. NAD (P) H-dependent 6′-deoxychalcone synthase activity in *Glycyrrhiza echinata* cells induced by yeast extract. Arch Biochem Biophys, 1988, 261 (2):458-462

102. Welle R, et al. Expression cloning in *Escherichia coli* and preparative isolation of the reductase coacting with chalcone synthase during the key step in the biosynthesis of soybean phytoalexins. Arch. Biochem Biophys, 1992, 293 (2):377-381

103. Moustafa E, et al. Purification and properties of chalcone-flavonone isomerase from soybean seed. Phytochemistry, 1967, 6:625-632

104. Jez JM, et al. Structure and mechanism of the evolutionarily unique plant enzyme chalcone isomerase. Nat Struct Biol, 2000, 7 (9):786-791

105. Sutter A, et al. Oxidation of flavanone to flavone with cell-free extracts from young parsley leaves. Arch Biochem Biophys, 1975, 170 (2):547-556

106. Britsch L. Purification and characterization of flavone synthase I, a2-oxoglutarate-dependent desaturase. Arch Biochem Biophys, 1990, 282 (1):152-160

107. Martens S. et al. Cloning and expression of flavone synthase II from *Gerbera hybrids*. Plant J, 1999, 20 (5):611-618

108. Akashi T, et al. Molecular cloning and biochemical characterization of a novel cytochrome P450, flavone synthase II, that catalyzes direct conversion of flavanones to flavones. Plant Cell Physiol, 1999, 40 (11):1182-1186

109. Britsch L, et al. Purification and characterization of (2S) -flavanone 3-hydroxylase from Petunia hybrida. Eur J Biochem, 1986, 156 (3):569-577

110. Lukacin R, et al. Identification of strictly conserved histidine and arginine residues as part of the active site in *Petunia hybrida* flavanone 3beta-hydroxylase. Eur J Biochem, 1997, 249 (3):748-757

111. Wellmann F, et al. Significance of C-terminal sequence elements for Petunia flavanone 3beta-hydroxylase activity. FEBS Lett, 2004, 561 (1-3):149-154

112. Wisman E. et al. Knock-out mutants from an En-1 mutagenized *Arabidopsis thaliana* population generate phenylpropanoid biosynthesis phenotypes. Proc Natl Acad Sci USA, 1998, 95 (21):12432-12437

113. Wellmann F, et al. Functional expression and mutational analysis of flavonol synthase from Citrus unshiu. Eur J Biochem, 2002, 269 (16):4134-4142

114. Stafford HA, et al. Enzymic and non-enzymic reduction of (+) -dihydroquecertin to its3, 4-diol. Plant Physiol, 70:695-698

115. Brugliera F, et al. Isolation and characterization of a flavonoid 3'-hydroxylase cDNA clone corresponding to the Ht1 locus of *Petunia hybrida*. The Plant Jounal, 1999, 19 (4):441-451

116. Abrahams S, et al. The *arabidopsis* TDS4 gene eneodes leucoanthocyanidin dioxygenase (LDOX) and is essential for proanthocyanidin synthesis and vacuole development. The Plant Journal, 2003, 35, 624-636

117. Devic M, et al. The BANYULS gene encodes a DFR-like protein and is a marker of early seed coat development.

Plant Journal, 1999, 19 (4):387 – 398

118. Tanner GJ, et al. Proanthocyanidin biosynthesis in plants. Purification of legume leucoanthocyanidin reductase and molecular cloning of its cDNA. J Biol Chem, 2003, 278 (34):31647 – 31656

119. Akashi T, et al. CYP81E1, a cytochrome P450 cDNA of licorice (*Glycyrrhiza echinata* L.), encodes isoflavone 2' – hydroxylase. Biochem Biophys Res Commun, 1998, 251 (1):67 – 70

120. Yu O, et al. Production of the isoflavones genistein and daidzein in non – legume dicot and monocot tissues. Plant Physiol, 2000, 124 (2):781 – 794

121. He XZ, et al. Stress responses in alfalfa (*Medicago sativa* L). XXII. cDNA cloning and characterization of an elicitor – inducible isoflavone 7 – O – methyltransferase. Plant Mol Biol, 1998, 36 (1):43 – 54

122. Akashi T, et al. CYP81E1, a cytochrome P450 cDNA of licorice (*Glycyrrhiza echinata* L.), encodes isoflavone 2' – hydroxylase. Biochem Biophys Res Commun, 1998, 251 (1):67 – 70

123. Guo L, et al. Conversion of vestitone to medicarpin in alfalfa (*Medicago sativa* L.), is catalyzed by two independent enzymes. Identification, purification, and characterization of vestitone reductase and 7, 2' – dihydroxy – 4' – methoxyisoflavanol dehydratase. J Biol Chem, 1994, 269 (35):22372 – 22378

124. Robbins MP, et al. Genetic manipulation of condensed tannins in higher plants. Ii. Analysis Of birdsfoot trefoil plants harbiring antisense dihydroflavonol reductase constructs. Plant Physiol, 1998, 116 (3):1133 – 1144

125. Dixon RA, Steele CL. Flavonoids and isoflavonoids: a gold mine for metabolic engineering. Trends in Plant Science, 1999, 4 (10), 394 – 400

126. Forkmann G, et al. Metabolic engineering and applications of flavonoids. Current Opinion in Biotechnology, 2001, 12:155 – 160

第八章 天然化合物生物活性研究及其方法

天然化合物是药物研究的重要来源，这不仅在化学技术尚未成熟的时期人们利用各种方法从天然的物质中寻找药物，就是在化学技术非常发达的条件下，由于天然产物在生物活性方面所具有的优势，仍然是候选药物的主要来源。天然化合物既可以直接成为可以发挥治疗作用的药物，更多的是根据天然化合物的活性特点和结构特点，经过结构的优化和改造，获得安全性更好、疗效更强的药物。针对天然化合物的研究，已成为当今创新药物研究的重要内容[1,2]。

随着科学技术的发展，天然化合物的研究方法和技术都取得很大进展，无论是天然化合物的分离、提取、纯化或是结构鉴定都有新的技术出现，大量新型的仪器设备和技术方法得到广泛的应用，使天然化合物的研究速度和效率都有了长足的进步，大量的天然化合物不断出现。从中发现新药或药物先导化合物，显现出强大和独特的优势，成为药物研究中备受关注的领域。

天然化合物的发现给药物研究带来了新的机遇，为发现更多更好的新药创造了条件。但是，从天然化合物中发现新药，除了获得相应的化合物以外，对天然产物的活性评价是不可缺少的重要环节，实现天然产物的药理作用或生物活性评价同步进行，是提高新药及其先导化合物发现的必要条件。因此，快速、准确的评价天然化合物的生物活性和药理作用，成为天然化合物研究的重要内容之一，也是发现药物的重要步骤之一。

药物及其先导化合物的发现一方面需要天然产物化学的研究，通过天然产物的研究，获得必要的物质基础；另一方面，又需要生物学的方法和手段对化合物进行生物活性和药理作用的评价，二者缺一不可。特别需要重视的不仅是两方面的发展，更重要的是两方面的配合和协调，通过技术的结合和研究策略的整合以及高效技术手段的应用，在获得大批结构各异的天然产物化合物同时，进行大规模和多活性的评价，才能够达到高效发现活性化合物、先导化合物或药物的目的。

中药作为药物在临床上已经应用了数千年，人们对这些天然药物也是通过进行药用活性和作用进行评价获得的使用依据，通过长期的临床经验的积累，发现了天然产物中的食物、营养物质、药物以及毒物等，形成了独特的药学理论和资源，研究天然产物中的化合物，传统药物是不可忽视的资源。

中药资源对于天然化合物生物活性的研究有非常重要的价值，特别是中药文献和药用经验对于发现其中天然化合物的药理作用具有重要的指导意义。当然，这些传统的认识仍然需要采用现代科学的技术方法来重新认识和评价，才能够发现进行现代药物研究所需要的活性天然化合物。

生命科学的迅速发展，使天然化合物的生物活性评价技术和方法也有了长足进步，各种评价方法得到了应用，新的评价方法和技术不断出现，不仅提高了天然化合物的评价效率和准确性，而且所需的样品用量也在不断减少，为化合物的多活性筛选创造了条件。在传统的以实验动物评价为主要模式的基础上，形成了分子、细胞、组织、整体评价相结合的新模式，评价的效率也得到提高。各种新的研究策略整合了现代生物学技术、药理学技术和天然药物化学技术，促进了从天然化合物中发现药物的进程[3,4]。

第一节　天然化合物生物活性研究概述

在众多的天然物质中，作为药物使用的物质仍然是有限的，因为许多天然物质并不能发挥药物的作用。根据传统应用的目的，天然物质可以分为药物、毒物、营养物质、食物和未利用物质。对于这些不同类型的物质，在进行天然产物活性成分研究时也要注意其各自具有不同的特点。

一、药物

对于天然物质的药物是指这些物质具有明显的药理作用，可以对人机体的生理和病理状态进行调节和改善，通过影响机体的功能，发挥预防和治疗疾病的目的。这类物质进入体内以后可发生各种作用。

在天然化合物的现代研究中，这类物质是特别受到重视的研究对象，因为这些物质具有作用明确、应用广泛、资料比较可靠的特点。对这些物质的化学成分进行研究，评价药理作用有明确的方向，可以避免盲目筛选；以这些药理作用明确的物质作为天然化合物研究对象，得到的化合物具有药理作用的可能性大、成功率高。

从药理作用的评价或筛选的方面来看，对这些物质中获得的化合物进行评价时，可以首先根据原药材的用途设计筛选方案，确定评价方法，这样可以有效避免浪费，提高筛选成功率。例如对于具有清热解毒作用的药物中得到化合物，首先应该进行解热抗炎等方面的药理学研究，确定这些化合物是否能够反映原药材的基本作用。

从天然产物药物中获得活性化合物或药物是一条捷径，但是由于传统用药的特殊性，在选择药理作用和生物活性评价方法中仍然需要进行认真的研究和选择。在进行活性研究方法的选择过程中，首先必须要考虑药理研究模型与原药材作用的关系，选择尽可能接近的研究方法进行筛选；其次要考虑药理作用的相互关系，比如具有镇痛作用的药物，可能通过抑制中枢的疼痛反应发挥镇痛作用，也可能通过阻断外周神经的信号转导从而阻断疼痛信号传导发挥镇痛作用，也可以通过缓解疼痛部位引起疼痛的病因，治疗引起疼痛的疾病，达到彻底解除疼痛的效果。对于这些不同的机制，要真正评价化合物的镇痛作用，就要全面进行分析，选择合理的研究方案，达到研究的目的。

二、毒物

毒物主要是指对人体能够产生危害、产生毒性反应的一些物质。许多有毒的天然物质都可以作为药物使用，但是由于这些物质具有明显的毒性，使用必须慎重，如中药中的乌头、蟾酥、砒霜、雄黄等。有一些天然物质具有非常强大毒性，人们通过研究发现了新的用途，如蛇毒等，也有一些毒性很大的物质，至今我们还没有发现它们的用途。

物质的毒性并不一定完全是有害的，有些毒性可以认为是药理作用的延伸，是药理作用的过度表现，是使用剂量过高造成的结果。可以认为，这些物质多数是具有高生物活性或强大药理作用的物质。因此，对这类物质的研究也具有重要的意义，可以从这些物质中获得具有强药理作用的化合物。有些毒物的作用多数情况下对人体是有害的，与其药理作用并不完全一致，对这类物质，如果其毒性作用具有利用的价值，可以通过研究证明其用途。如果这些毒性作用不仅干扰了治疗作用，而且对机体产生危害，就需要通过研究进行排除，以最大限度保证药物的安全。

在毒性物质中获得具有高活性化合物的机会可能比一般药物还要高，但在进行药理作用评价和研究中则有许多需要注意的内容。首先需要根据研究的目的，确定这些来自于有毒天然物质中的化合物的药理作用和生物活性的评价方法，采取适当的方法，证明这些物质是否具有药理作用或是可以产生重要危害的毒性作用。

对于药理作用，需要研究的是这些化合物作用的特点和机制，探索其临床应用的价值和方法，而对于毒性强大的化合物，可以通过作用机制的研究，寻找其可能存在的应用价值。因此，在对这些物质进行活性评价时，特别需要对研究的方法和方案进行合理的设计和选择，这些方法需要达到能够评价毒性作用和药理作用的目的，可以阐明作用机制并提供药用价值的评价依据。在评价药理作用方面还必须对相关的作用进行多方面的探讨和研究，寻找可以反映这些物质实质作用的评价方法，为利用这些有毒物质提供可靠的实验和理论基础。

三、营养物质和食物

这是天然物质中一类被长期实践证明对于人的健康具有良好补益作用的物质。这些天然产物多数含有较多的某种或多种人体需要的特定物质，这些物质可以对人的机体发挥良好的调节作用，补充机体需要的物质。对由于某些物质缺乏而引起的疾病，这些物质是非常有效的，例如维生素含量较高的产物、含微量元素较高的产物等。

当然，在这些天然产物中，同样含有大量的其他化合物，其作用也是多种多样，也有可以发挥调节作用的物质。但是，由于长期应用已经证明这些物质没有强大的作用，可以考虑直接开发作为辅助治疗的药物、预防性的药物，或者调节机体状态的药物。当然，在这些天然产物中也含有一些具有良好活性的化合物，尽管有些化合物的药理活性不是很强，但可以通过化学方法改造其结构和优化修饰，获得作用理想的药物。

对于这类产物中获得的化合物进行药理作用研究是比较困难的，主要难点在于这些物质的药理作用一般比较弱，无论是动物试验或是分子、细胞水平的研究方法，都不容易反映出这些物质的作用，因此，在进行这类作用较弱或作用特殊的物质活性评价和药理作用研究时，需要在研究方法方面进行必要的改进和调整。

在对这些化合物进行活性评价时，通常采用的方法是限制条件或增强作用的方法，所谓限制条件，就是根据化合物可能的作用机制，采用技术手段在评价的试验条件中对这些条件严格控制，如对于植物雌激素的活性评价时，就可以采用摘除卵巢的动物模型，减少动物体内雌激素生成量，以表现药物的作用。再如对于具有神经细胞功能保护作用的药物，就需要采用一些导致细胞损伤的方法，引起细胞损伤，以便观察药物的作用。

特别是对于可以作为食物应用的物质，对其中的化学成分的研究要综合考虑，采用多种技术和方法进行评价，使被评价的物质能够反映出实际的作用。

四、其他天然产物

其他天然产物主要是指没有得到应用的物质，在这些物质中，包括已经证明没有应用价值的物质，也包括人们尚未认识的物质，特别是近年来受到重视的海洋生物的研究，多数属于尚未被认识和利用的物质。

研究从这些物质中获得的化合物药理作用或生物活性，一般不宜采用上述的方法进行特定作用的研究。在这些化合物中发现药理作用和生理活性，实际上是一种随机过程，无论采用何种办法，都是进行随机筛选。根据随机筛选的规律，具有良好药理作用和生物活性的目标化合物的发现与筛选的数量有关，包括样品的数量和筛选内容的范围。

对这些化合物的研究，与人们最早在大自然中发现一些植物、动物具有药用价值一样，需要进行广泛的尝试和筛选。

当然，完全未知的物质目前已经很少，只要得到其中的化合物，不仅可以根据原材料的来源和相关的信息分析其可能具有的药物作用，也可以通过计算机的方法分析化合物的化学结构特点，初步判断可能的药理活性。将多种技术方法结合起来，就可以形成天然产物的活性筛选。高通量筛选具有规模大、速度快，可以实现“一药多筛”，是典型的随机筛选模式，特别适合这类化合物的研究[5]。

五、天然产物药理活性的特点

长期以来，对天然产物中获得的化合物进行生物活性研究和药理作用研究一直是药物研究的重要内容，经过长期的积累，人们发现了大量具有各种活性的化合物，总结这些活性化合物发现的特点，证明天然化合物具有高度的结构多样性，生物活性和药理作用发现率高，同样化合物又常常表现出活性多样性。以具有抗氧化作用的天然产物研究为例，可以看出，多种植物具有抗氧化作用，不同类型成分也可以表现相同的抗氧化作用。天然化合物的这种表现为我们进行活性研究提供了参考信息[6,7]。

（一）天然产物抗氧化活性　众所周知，机体内各种原因引起的过氧化反应是引起机体损伤的重要原因。机体在代谢过程中或病理条件下产生的自由基（free radical），尤其是活性氧（reactive oxygen species，ROS）及其衍生物是产生机体损伤的主要因素。

在生理条件下机体有抗氧化物质存在，如超氧化物歧化酶（superoxide dismutase，SOD）、谷胱甘肽过氧化物酶（GSH－PX）、过氧化氢酶（CAT）、硫氧还原蛋白（thioredoxin）等酶的反应体系和阻断过氧化链式反应的维生素 C（抗坏血酸，Vitamin C，ascorbic acid）、维生素 E（生育酚，Vitamin E，tocopherol）和胡萝卜素（carotenoid）等多种生化物质，这些抗氧化物质共同构筑的抗氧化系统保证机体不受过氧化损伤。

当机体内自由基产生过多或抗氧化能力降低，就会导致过氧化损伤。研究表明，心脑血管疾病、炎症、老年性疾病以及神经退行性疾病的发生和发展都与自由基代谢紊乱、过量自由基和脂质过氧化引起细胞氧化损伤有关。寻找具有抗氧化作用的药物，对于治疗多种疾病具有重要意义。

经过多年的努力，已经报道了数十种植物的提取物和化学成分的抗氧化作用，从这些有明显活性的化合物类型和来源分析，活性化合物的来源可以是不同植物的成分，没有明显来源种属区别。在抗氧化作用中，化合物的活性与其功能团的特点有关，与化合物的类型没有直接关系。

目前已经报道提取物或其主要成分具有抗氧化作用的有：人参、大黄、山楂叶、丹参、云芝、五倍子、天麻、毛木耳、牛膝、甘草、生姜、当归、肉苁蓉、虫草、灵芝、花椒、赤阳子、刺五加、知母、虎杖、厚朴、绞股蓝、茶叶、草苁蓉、荔枝核、首乌、香菇、通草、菊花、银耳、银杏叶、鹿茸、黄芪、紫珠、葛根、锁阳、黑木耳、漏芦、酸枣仁、蝙蝠葛等。

从这些天然产物中提取出的化合物种类包括：生物碱、苷类、萜类、糖类、有机酸、蛋白质、氨基酸、油脂、色素、无机盐及微量元素等化合物类型，各种类型的化合物抗氧化特点没有明显的区别。

生物碱类：如川芎嗪有抗脂质过氧化作用；洋金花总生物碱能提高内源性超氧化物歧化酶（superoxide dismutase，SOD）活力，抑制体内脂质过氧化物生成，降低血液、肠组织 MDA（malondialdehyde）含量；蝙蝠葛碱能提高 SOD、GSH - Px 的活性，抑制 MDA 生成。

黄酮类化合物：如淫羊藿黄酮能提高小鼠肝脏 SOD 活性，减少肝组织过氧化脂质的形成，减少心、肝等组织的脂褐质形成。甘草类黄酮有抗脂质过氧化和清除 O_2^-、OH^- 的作用；银杏叶总黄酮和山楂叶总黄酮具清除 O_2^-、OH^- 的作用。

皂苷类化合物：如三七皂苷有抗自由基作用；酸枣仁总皂苷、大豆苷、绞股蓝总苷、肉苁蓉总苷有抗脂质过氧化、提高 SOD 活性、降低 MDA 生成的作用；知母宁（芒果苷）有抗脂质过氧化作用。

多糖类化合物成分复杂，多数能表现出一定的抗氧化作用，如毛木耳多糖、云芝多糖、黄芪多糖、枸杞多糖、红芪多糖、灵芝多糖、人参多糖等均有抗氧化作用。

有机酸类化合物由于含有酚羟基结构，具有较强的抗氧化作用，如丹参中的酚酸类化合物都具有强大的抗氧化作用。

（二）天然产物抗病毒作用研究　为了寻找具有抗病毒作用的物质，人们对天然产物提取的物质进行了大量的活性评价，证明许多天然产物含有抗病毒活性的成分，这种研究模式为研究天然产物中化学成分的药理活性提供了良好的借鉴资料[1,6]。

应用传统药物的信息进行综合分析药物作用，具有一定的指导意义，与现代药理所描述的抗病毒作用相对应的传统中医药作用，一般是指清热解毒作用。因而认为具有清热解毒作用的中药有可能具有抗病毒作用，实验结果证明，板蓝根、大青叶、金银花、连翘、野菊花、柴胡等一些清热解毒药物确实具有一定的抗病毒作用。因此，在天然产物研究中充分利用现有资料和信息是十分重要的。

当然，也有许多非清热解毒类药物的化学成分也具有抗病毒作用，研究结果充分证明了这一点，如丹参、川芎、芍药、麻黄、桂枝、黄芪、人参等。因此在天然产物药理活性研究中，要全面考虑各种可能，减少漏筛，尽可能提高活性成分发现率。已有报道的具有一定抗病毒作用的天然产物如：板蓝根、大青叶、人参、芍药、黄芩、黄芪、红芪、甘草、大黄、金银花、荆芥、淫羊藿、连翘、莪术、商陆、麻黄、川芎、石榴皮、柴胡、苦参、灵芝、空心莲子草、麦冬、姜黄、黄连、丁香、芦荟、知母、败酱草、土贝母、野菊花、牛蒡、贯众、薏苡、云芝、蜂胶、红藻、桑叶、苍术、叶下珠、桉叶、贯叶金丝桃、虎杖、瑞香狼毒、乌蔹梅、夏枯草、栀子、紫河车、茶叶、萝卜、瓜蒌、丝瓜、油瓜、射干、大蒜、青蒿、红孩儿、仙鹤草、魔芋、冬瓜皮、猕猴桃、一点红、鱼腥草、蜘蛛香、地骨皮、丹参、黄柏、肿节风、百部、葱、防风、紫苏、紫草、丹皮、茵陈蒿、桂枝、香薷、佩兰、鹅不食草、常山、艾叶、紫菀、侧柏叶、诃子、五味子、槟榔、紫荆藤、鸭跖草、一枝黄花、苦地丁、石苇、芫花、紫薇等。

在这些天然产物中，也提取了一些具有抗病毒作用化学成分，其化学结构包括多种类型，如板蓝根中提取的凝集素、糖蛋白，白芍中的白芍总苷，黄芩中的黄芩苷、黄芩素（黄芩苷元），黄芪中的黄芪多糖、黄芪总皂苷、黄芪总黄酮、黄芪总多糖，甘草中的甘草甜素、甘草皂苷、甘草酸、甘草多糖，商陆中提取的蛋白类等。各种类型的化合物都可能表现出一定的抗病毒作用。

根据以上分析，天然产物中的化合物不仅具有结构的多样性，也表现为活性的多样性，是发现药物、治疗疾病的重要物质来源。选择适当的方法和技术从天然化合物中发现具有各种生物活性和药理作用的药物或药物候选化合物，是新药研究重要途径，也是天然药物化学研究的重要内容。

第二节　天然产物生物活性研究方法概述

一、天然化合物药理作用研究的基本特点[1,8]

对天然化合物进行药理学研究，首先需要对这些化合物的特点有所认识，以便指导药理活性的研究。对于生物活性研究和药理学研究的要求，天然化合物一般具有以下特点：

（一）天然产物生物活性的多样性　天然产物生物活性的多样性是指一种化合物可以产生多方面的作用，或者同一来源的化合物可以产生多种多样的生物活性。也就是说，对于具有针对性的化合物生物活性研究，这些化合物可能具有所期望的某种活性，这种活性结果与活性研究的目的相吻合，或者与其来源的原材料的信息相吻合，对于这样的化学成分，如果原材料是常用的天然药物或传统药物，这些化合物可能就是原材料产生药理作用的物质基础，属于有效成分或有效成分之一。对于这样的化合物，虽然发现了产生的药理作用或生物活性，但并不能说明该化合物仅具备这一种生物活性，可能同时具有其他活性，有必要进行更为广泛的研究。

在对天然化合物进行生物活性评价时，多数情况下是没有理想的活性，甚至没有预期的活性，这种情况可能是该化合物的生物活性没有被发现，也可能是化合物本身就没有活性。在这种情况下，可以采取多模型筛选的方法继续研究其他方面的作用，但没有必要在一个方面反复研究，因为在天然物质或是传统药物中，虽然原材料是有效的，但并不是其中所含有的化合物都是有效的。

天然化合物尽管活性发现率较高，但不是所有的化合物都能表现生物活性，及时判断没有活性的化合物对于活性研究也是重要的内容。判断一个化合物在某一方面没有活性并不容易，需要利用相关的模型进行研究后综合分析，才有可能得到准确的结论。

根据以上分析，至少有两个方面在天然化合物活性研究中需要特别注意，一是尽可能对发现的活性或没有发现活性的信息进行比较全面的评价，作出准确的判断，避免由于低水平重复或盲目探索造成的不必要的浪费；二是要进行样品的适当积累，实现样品生物活性的长期利用，从多个生物学和药理学内容进行筛选，发现其可能存在的生物活性，实现资源的充分利用。

（二）天然化合物的来源受到一定限制　尽管天然产物化学的技术发展迅速，获得各种化合物的方法和手段已经非常先进，可以高效的得到需要的化合物。但是，由于天然化合物在原材料中的含量一般较少，获得足够量仍然有一定困难。而进行药理学评价时，由于动物实验对样品的需求量一般都比较大，必然形成矛盾。样品量的不足限制了活性的发现，而活性发现的大量消耗增加了化合物制备的工作量，样品的不足又直接影响了化合物样品的多方面活性的筛选，限制了天然化合物活性研究的发展。

解决天然化合物活性研究中的这种矛盾，除了提高化合物的制备量外，必须通过减少用量方法，达到准确评价化合物活性或药理作用，一种样品可以在不同的方面进行活性评价，实现一药多筛。近年发展起来的高通量药物筛选技术就是减少样品量的先进方法，通过高通量药物筛选技术的应用，可以最大限度的降低样品化合物的用量，实现真正的一药多筛。

（三）客观准确评价生物活性研究结果　由于天然化合物的生物活性和药理作用一般比较弱，准确评价这些化合物的药理作用和生物活性对于开发利用该化合物是至关重要的环节。我国在药物研发中出现的大量的低水平重复现象，其主要原因就是不能客观准确地评价化合物的生物活性和药理作用。

在活性评价方面容易出现的问题是阳性药物对照不合理，缺乏必要参照物，或者在研究过程中，过于强调特殊性，夸大了化合物的作用；另一方面是评价的内容本身没有可以参照的阳性对照，判断标准要靠经验和间接参照来确定，容易导致活性判断的失误。为了避免出现判断不准确的现象发生，可以通过综合评价的方法进行判断，以取得比较客观准确的结果。可以采取多样品共同筛选，尽量扩大横向比较范围，有利于发现作用强的化合物；进行多模型研究，从多个方面进行综合评价，判断其优势和劣势，确定其发展方向。

准确的判断将有利于天然药物的开发，对于具有活性特点和结构优势的化合物，虽然其活性达不到理想的状态，但可以通过结构的优化和改造，实现发现新药的目的，获得作用强、品质优的新化合物。

二、药理学研究的基本要求[9]

药理研究的目的是通过动物实验来认识化合物所具有的药理作用的特点和规律，评价药物可能产生的临床作用，为开发新药和/或指导临床用药提供实验依据。由于药理学实验的对象通常是特定的生物体，其个体之间存在着一定的差异性，为了获得准确、可靠的结果，在试验设计中必须严格控制各种影响因素，达到准确客观的目的。药理学实验的设计必须遵循随机、对照、重复的基本原则。

（一）随机原则　随机原则是为了避免实验材料差异而影响结果的基本排除方法，主要是通过对实验中使用的材料进行随机分配，将客观存在的各种差异对实验结果的影响降低到最低。例如在动物实验中，动物间的个体差异是无法排除的客观存在，对这种差异，就可以通过随机的方法，分配到各实验组中，使这种差异不至于由于人为的原因影响到实验结果。

对于天然化合物活性研究和筛选，活性的发现也属于随机事件，但这种随机不是在试验中体现的，而是在获得的结果中表现出来的活性的不可控的现象，另作讨论。

1. 药理试验中随机原则的应用　所谓随机，就是在进行物质分配或分组的过程中，完全排除实验者的主观因素影响或其他可能的片面性误差的影响，使这种分配完全在非人为条件下进行。随机不是随便或随意，而是根据一定的方法进行的工作程序。在药理学实验中，凡是具有客观差异存在的各种物质分配，如动物的分组、时间的先后等，就应该应用随机原则进行安排。

在动物试验中，动物的分组必须采用随机的方法进行，以满足随机原则的要求。由于实验动物存在着不可避免的个体差异，这种差异可以通过分组而分配到不同的组别。例如采用抓取动物的方法对同一批动物进行分组，首先抓到的动物可能是体弱和运动不良的动物，而最后抓到的动物则是体格强壮的动物，这样分组的结果必然产生显著的组间差异。因此，只有采取随机的方法，才能够将这种体质差异以及动物个体之间其他方面的差异按照随机的原则分配到各组中，保证试验结果的准确。

在实际药理学实验研究中，随机原则不仅体现在动物的分组方面，而是普遍存在于实验过程各种环节中的现象，但由于有些因素容易被忽视，由此产生的影响一般不易被人发现，最终将影响实验结果。

例如在进行动物实验中，虽然采用随机法进行了分组，但是由于条件的限制，实验过程需要一只动物一只动物逐个进行。如果实验过程需要一定时间，第一个参加实验的动物与最后一只参加实验的动物可能会有数小时的差别，这种差别必然会影响到实验的结果。特别是行为学实验，时间的不同动物的活动状态不同，对药物的反映也必然产生差别。要消除这种影响，就要考虑采取随机的方法。

药理实验过程中产生差异的因素很多，如果要避免这些因素对实验结果造成影响，就需要适当采用随机的方法，将客观差异产生的影响降低到最小限度。

2．随机的方法　在实验过程中具体实施随机原则，需要根据具体实验的特点，采取适当的随机方法，实现实验设计和实施过程的随机化。常用的随机分组方法主要有：

(1) 原始的抽签法　这种方法的特点是操作简便，但在实际应用中受到一定限制，特别是在实验规模较大时，抽签的方法就受到了限制。

(2) 投硬币法　这种方法的特点是操作简便，但一般只能在两种因素中确定其中一种，因此，对于复杂的药理学实验设计，采用这种方法必然受到限制。

(3) 随机数字表法　这种方法是预先将随机产生的数字列表，使用时可以从任意地方开始，向任意方向按顺序取得数据，每个数据代表一个被分配的个体，然后根据数据确定分配的组别。这种方法适用范围广，在药理学实验的分组过程中，可以减少实验者主观因素及其他因素所造成的实验误差，是常用的方法。

(4) 随机数字法　这种方法是应用计算机自动生成随机数字的方法，由这些数字代表每一个待分配的个体，根据数字确定分配的组别。这种方法适用性强，使用方便，是药理学实验中常用的方法。

随机原则的应用并非仅仅依靠上述几种方法，重要的是通过对随机原则的理解，将随机原则应用于药理学实验设计和实验过程中，以求最大限度地降低各种主、客观因素产生的影响，而对于选择何种随机的方法，或者是否一定按照现有的方法进行分组，则并不是重要问题。

(二) 对照原则　在实验研究中，为准确表现出特定因素产生的作用，必须设对照。在特定的情况下，有时需要设立多种对照，以限定实验的条件，客观反映出所需的变化。在药理实验中，就是通过设立各种对照，排除各种无关因素可能产生的影响，以便准确观察药物产生的作用。设立对照应符合齐同可比的原则，除实验药物和处理的差别外，其他一切条件(包括实验对象的年龄、性别、体重等；实验方法、仪器、环境及时间等) 应力求一致。这样才能从实验组与对照组比较中得出药物作用的准确结论。

1. 自身对照　即在同一个体（如动物）观察给药前后某种观测指标的变化，或者两种药物一前一后交叉比较，这样可以减少个体差异的影响。因自身对照比组间对照效率高，且个体差异的影响较小，是比较有效的对照方法。

2. 组间对照　组间对照是指在实验中，设立若干与研究组相平行的对照组，以便将实验组的结果与其相比较。对照组可以根据处理方法不同，分为空白对照、实验对照、阳性对照等。组间对照是药理学实验中最常用的对照方法。组间对照可以是两两对照，也可以是多组对照，要根据实际工作需要确定。

3. 空白对照　是设立不给药物处理的对照组，用于观察不给药（或不加处理）时实验对象的反映和观察指标的变化。

4. 实验对照　又称为阴性对照，是对实验对象进行与实验组同样的实验处理，但是不给药物的对照，这种对照设立的目的在于消除实验过程对实验结果的影响，如麻醉、注射、手术等处理过程。特别是在制备动物病理模型时，必须考虑实验对照的设置。

5. 阳性对照　在天然产物活性评价中应用非常普遍，只要条件许可，就应该设置阳性对照组，所谓阳性对照，就是在同样实验条件下，设立给予同类药物已知标准品实验组，以检查实验方法及技术的可靠性。阳性对照采用的阳性药可以从两个方面考虑，一是证明实验方法的可靠性，只有阳性药物出现阳性结果，才能证明方法是成功的，否则实验就没有意义；二是通过阳性对照比较被研究的化合物的活性与已知药物的强度之间是否存在优势。

阳性对照是非常重要的，但是在实际工作中也必须科学地对待阳性对照的问题，有些人在实际工作中过分强调阳性对照，甚至影响了正常的工作。因为在天然产物的生物活性评价或药理作用筛选过程中，经常会遇到一些新的评价方法没有阳性药物可以选用，实际上一些新的技术和方法都是没有可以比较的标准的，在实验中，只要有充分的理由和证据，标准是可以制定或修改的。因此，在没有阳性对照的情况下，就需要通过试验的设计达到获得准确实验结果的目的。

除自身对照和组间对照外，还有其他对照方法，如正常值对照，文献值对照等。虽然这些数值有时仅作为参考值，但在同类可比条件下，是衡量实验条件的重要参考数据，也是不容忽视的内容。

在实验设计中，必须认真全面考虑应该设立的对照组，在一项实验中，可以同时设立多种对照，如空白对照、实验对照、阳性对照，以便准确有效地获得实验结果，达到实验目的，以保证整个实验的成功。

（三）重复原则　重复是保证实验结果可靠的重要措施之一。重复具有两方面的含义：即重现性和重复数。

重现性是指在同样的条件下，可以得到相同的实验结果。只有能够重现的实验结果，才是科学可靠的结果。而不能重现的结果可能是偶然现象，实验中的偶然现象可以有两种情况，一是由于某些非常规因素引起的假象，如仪器的波动，操作的失误等，这种结果是错误的结果，必然不可能重现，也就没有任何科学价值；二是由于尚未认识的影响因素导致的客观表现，但是由于对影响因素缺乏足够的认识，因此暂时不能获得重复的结果。对于前者，要及时排除，减少假象的干扰；而对于后者，如果获得结果确实具有重要价值，而且符合逻辑，则应该认真研究影响因素，以求实现结果的重现。无论何种情况，不可重现的结果都是没有价值的结果。

重复数就是实验要有足够的次数或例数。如进行动物实验，在每一次实验中就需要使用一定数量的动物，对于其他实验，也应该进行一定次数的重复。在实验中要求一定的重复数，具有二方面的意义，一方面是消除个体差异和实验误差，提高实验结果的可靠性。因为在生物学实验中，仅根据一次实验或一个样本所得的结果，往往难以得到肯定的结论，在适当的范围内重复愈多，获得的结果则愈可靠；另一方面是对实验结果的重现性验证。因此，在实验中设置一定的重复数，是药理学实验的基本要求。

对于天然产物活性评价和药理作用研究，由于大量的重复需要消耗样品和材料，应该在保证获得准确结果的前提下，尽可能减少重复次数，降低研究成本。对于重复数的数值大小，是研究者遇到的首要问题。样本过少不符合重复原则的要求，而重复数过多则增加实际工作中的困难，提高研究成本，而且单纯加大样本量并不能完全排除实验的偏差。所以在实验设计时要对样本大小进行估计，以最少的实验例数获得可靠的实验结论。

三、常用药理作用评价方法

常用的化合物生物活性和药理作用评价方法很多，根据实验使用的材料特点，大体可以分为分子水平评价方法、细胞水平评价方法、组织器官水平评价方法、整体动物评价方法。前两者是高通量药物筛选应用的主要方法，后两者是传统研究中常用的方法，这些方法都在随着生命科学的进步在快速发展，应用范围越来越广泛[5,9,10]。

（一）分子水平药物筛选模型　细胞生物学、分子药理学、分子生物学、生物化学、病理学等学科的发展，为观察药物作用提供了新的方法，大量分子细胞水平的药物筛选模型不断出现并应用到药物研究和药物筛选实践中。与整体动物和组织器官水平的筛选模型相比较，细胞、分子水平的药物筛选模型具有材料用量少、药物作用机制比较明确、可实现大规模的筛选等特点，已经成为目前药物筛选的主要方法。细胞分子水平药物筛选模型的应用为自动化操作奠定了基础，使药物筛选由传统的手工筛选形式转变为由计算机控制的自动化大规模筛选的新技术体系，形成了高通量药物筛选。

分子水平筛选模型是高通量药物筛选中使用最多的模型，根据生物分子的类型，主要分为受体、酶和其他类型的模型。分子水平的筛选模型的最大特点是药物作用靶点明确，应用这种方法筛选可以直接得到药物作用机制的信息。

筛选作用于受体的药物，通常使用放射标记竞争结合分析法，这一方法具有灵敏度高、特异性强等特点，适合于大规模筛选。近年来也有一些新的方法出现，但检测的指标都是被筛样品与受体分子结合情况。

筛选作用于酶的药物，主要是观察药物对酶活性的影响，由于药物与酶的相互作用也是分子间的结合，也可以采用与靶点结合的方法进行检测，但是要根据酶的特点来决定。检测酶活性的方法很多，酶的反应底物、产物都可用作检测指标，根据其变化确定酶反应速度。

由于近年来分子生物学技术和细胞生物学技术的快速发展，分子药理学研究也不断深入，新的药物作用靶点、功能蛋白质、基因表达的变化，生物活性成分等不断发现，为药物筛选提供了大量新的靶点，如新的受体、酶等。这些新的靶点为新药筛选提供了新的信息和机会。

均相药物筛选分析方法（homogeneous screening assay）是近年来筛选中常用的简便方法，所谓均相分析方法主要是指被筛选的化合物样品和相作用的蛋白等生物大分子靶点分布在溶液中，形成均匀的混合状态。这种方法适用于多种筛选靶点的药物筛选，也是最常用的筛选技术。

均相药物筛选方法虽然方便易行，但干扰因素较多，因此，在设计均相筛选方法，建立筛选模型时，需要对各种影响因素加以考虑，以达到理想效果。如缓冲液成分、酸碱度(pH)、温度、离子强度、渗透压、蛋白载体、络合剂、封闭（阻断）剂、还原剂、蛋白酶抑制剂、去垢剂等。以上影响因素无论是单独出现或多因素同时出现，都必须考虑各种因素对筛选结果的影响，以便通过利用各种条件，建立理想的高通量药物筛选模型。

（二）细胞水平筛选模型　采用细胞水平和分子水平筛选模型进行药物筛选，在两个方面表现出极大的优势，一是大样本量的筛选，极大地增加了筛选对象，扩大了横向比较的范围，提高了发现高活性高水平药物的几率；二是实现了一药多筛，由于这类筛选模型消耗样品很少（微克级），可以使珍贵的样品在多个模型上进行筛选，扩大发现新药的范围。这种筛选方法符合药物筛选和药物发现的规律。

细胞水平的筛选模型（cell based assay methods）是观察被筛样品对细胞的作用，不能反映药物作用的具体途径和靶点，但能够反映出药物对细胞生长过程的综合作用。用于筛选的细胞模型包括各种正常细胞、病理细胞（如肿瘤细胞）和经过不同手段模拟的病理细胞。

药物对细胞的作用可以有多种表现，但是由于检测方法和检测手段的限制，可供药物筛选的检测指标还很有限，在细胞模型的建立方面，扩大检测范围，是应用细胞模型的重要研究内容。

由于多种细胞筛选模型的监测指标是细胞的生殖状态，细胞模型在药物筛选方面应用最广泛的是观察化合物样品的细胞毒性，肿瘤细胞模型是筛选抗肿瘤药物的重要手段，由于细胞模型的材料来源比较容易，在药物筛选方面具有广阔的应用前景。

细胞生物学的进展使更多的细胞可用于筛选，除正常细胞外，转基因细胞、病理细胞等更多的投入筛选中。目前多数生物性物质都可通过转基因的方法由细胞表达，创造了新药筛选的便利条件。

（三）组织器官水平的筛选模型和体外药物筛选方法　随着现代医学和现代药理学的发展，采用动物的组织、器官制备的药物筛选模型越来越多，如离体血管实验，心脏灌流实验、组织培养实验等方法。通过观察药物对特定组织或器官的作用，可以分析药物作用原理和可能具有的药理作用。组织、器官水平的筛选模型可以反映生理条件下的药物作用，也可以制备成病理模型，观察药物对病理条件下组织器官的作用。应用组织器官模型筛选药物，是药物筛选技术的一大进步。

应用离体组织器官模型筛选药物，在一定程度上克服了整体动物模型的不足。首先降低了筛选样品的用量。用整体动物进行药物筛选，对样品的需求量一般在 1 ~ 5 g 以上（根据用量和动物大小），而采用组织器官水平的筛选模型筛选药物，样品用量一般仅需整体动物的 1/10 或更少；其次降低劳动强度，扩大筛选规模，减少动物用量，特别是有些模型仅使用一小部分组织器官（如血管条实验法、组织芯片法），同一时间内可以进行多样品的筛选，提高了筛选效率，降低了筛选成本。此外，这些方法的应用，减少了影响药物作用的因素，易于评价药物作用。

组织器官水平的药物筛选模型在药物筛选和药理学研究中发挥了十分重要的作用，特别是在药理学研究中具有独特的优势，目前仍在广泛应用。近几年在组织器官水平的筛选模型研究方面也取得了很大的进步。主要表现为测定方法的改进和结果处理自动化。在组织器官水平的检测方法方面，近年来采取形态学、生物化学、电子学等多种方法相结合，检测手段取得巨大的发展。而在实验结果的记录和处理方面，与计算机技术相结合，实现了智能化和自动化。但是，在学科交叉中仍然有很大差距，有许多工作需要进一步加强。

组织器官水平的筛选模型仍然不能克服效率低、自动化操作程度低、结果影响因素多等不足，在药物筛选应用中受到一定限制。但作为深入筛选或对活性化合物的确证筛选方面，却有不可替代的价值。

（四）整体动物模型与传统筛选程序　用整体动物进行药物筛选，是长期以来备受重视的方法，单纯从新药筛选的角度看，整体动物筛选模型的最大优点是可以从整体水平直观地反映出药物的治疗作用、不良反应以及毒性作用。由整体动物模型获得的筛选结果，对预测被筛选样品的临床价值和应用前景具有十分重要的价值。

整体动物模型包括正常动物和病理动物模型。由于正常动物并不能充分反应药物病理条件下的治疗作用，在药物筛选中应用更多的是整体动物病理模型。因此，研究和制备更多的整体病理动物模型，成为药物研究领域长期的重要课题。理想的整体动物模型应具备的基本条件是病理机制与人类疾病的相似性、病理表现的稳定性和药物作用的可观察性。

由于整体动物的特殊性，决定了药物筛选的过程主要依赖于手工操作，而且只能对有限的样品进行筛选，特别是目前在实验动物身上复制出的病理模型还十分有限，使用整体动物模型筛选新药具有显著的局限性、低效率和高成本等不足。

整体动物模型具有其他模型所不能替代的功能，无论采用何种方法获得的生物活性化合物或候选药物，都需要经过整体动物模型证明其作用后，才具有进行药物开发的价值。在现有条件下，整体动物模型对于药物研究，甚至药物的确证筛选来说，都是不可替代的研究内容。目前的整体动物模型还不足以满足实际工作的需要，研究新的模型仍然是重要的研究课题。特别与人类疾病相关的病理动物模型，更是研究的重点。近年来，已经研究出了一些新的模拟人类疾病的动物模型，如遗传性病理动物、基因敲除和转基因动物模型以及用化学、物理或其他方法制备的动物模型。遗传性动物模型如高血压大鼠，糖尿病大鼠、小鼠，肥胖症小鼠、心肌病大鼠等。基因敲除和转基因动物的发展更是令人瞩目，采用这种方法建立了多种动物模型，如衰老性动物、老年痴呆动物等。其他方法制备的动物模型如肿瘤、心脑缺血、老年性痴呆、帕金森病等，也在药物研究中得到应用[10]。

第三节　新技术新方法的应用

一、分子生物学技术

分子生物学技术的迅速发展，促进了生命科学研究的进步，分子生物学技术从一开始，就在药理学研究中受到重视并得到广泛应用，形成了具有特色分子药理学分支，为药理学研究提供了新的技术手段，促进了药理学研究发展[9]。

（一）核酸杂交技术　1961年，Hall根据核酸分子单链之间有互补的碱基顺序，碱基对之间可以形成非共价键（主要是氢键）的原理，开拓了液相核酸杂交技术的研究。

核酸分子杂交技术按其反应环境大致分为液相杂交和固相杂交两种。液相杂交是指参加反应的两条核酸链都游离在溶液中，通过溶液的混合使分子相互作用杂交。液相分子杂交技术包括吸附杂交、发光液相杂交、液相夹心杂交和复性速率液相分子杂交等。

固相杂交是将参加反应的一条核酸链固定在固体载体上，常用载体有硝酸纤维素滤膜、尼龙膜、乳胶颗粒和微孔板等，另一条参加反应的核酸链游离在溶液中与固定在载体上的核酸链进行杂交。固相杂交的种类很多，如菌落原位杂交（colony in situ hybridization）、斑点杂交（dot blot）、Southern印迹杂交（southern blot）、Northern印迹杂交（northern blot）以及组织原位杂交（tissue in situ hybridization），即原位杂交组织化学技术和原位杂交免疫细胞化学技术。近年发展起来的基因芯片技术实际上也是固相杂交的一种形式。

核酸杂交检测技术就是利用核酸碱基严格配对的特性和核酸标记物（探针）的灵敏度而建立的检测特定核酸的方法。在药理学研究中，应用最为普遍的是检测在药物作用下，待检基因（靶基因）的表达状态和/或其表达产物的性质和数量，这种检测常需应用核酸分子杂交技术。

探针是进行核酸分子杂交的关键物质，只有具备了理想的探针，才能够实现预期的检测目标。因此，作为核酸杂交的探针，需要具备特异性、灵敏性和适用性。根据核酸探针的标记方法不同，可分为放射性探针和非放射性探针两大类，前者是以放射性同位素进行标记，而后者是采用其他指示剂进行标记，如荧光物质等。根据制备探针的核酸性质不同，又可将探针分为DNA探针、RNA探针、cDNA探针、cRNA探针及寡核苷酸探针等几类，DNA探针还有单链和双链之分。

DNA探针是最常用的核酸探针，包括双链DNA或单链DNA探针。现已获得DNA探针有细菌、病毒、原虫、真菌、动物和人类细胞DNA探针。这类探针多为某一基因的全部或部分序列，也可以是某一非编码序列。

cDNA探针应用的是互补于mRNA的DNA分子。cDNA是由RNA经一种称为反转录酶（reverse transcriptase）的DNA聚合酶催化产生的，这种反转录酶是Temin等在20世纪70年代初研究致癌RNA病毒时发现的。用这种技术获得的DNA探针不含有内含子序列，因此尤其适用于基因表达的检测。

RNA探针是单链分子，与靶序列的杂交反应效率极高。应用同义RNA探针（与mRNA同序列）和反义RNA探针（与mRNA互补），反义RNA又称cRNA，不仅可用于反义核酸研究，还可用于检测mRNA的表达水平。RNA探针除可用于检测DNA和mRNA外，还可准确测定正向和反向转录水平。RNA探针和cRNA探针具有DNA探针所不能比拟的高杂交效率，但RNA探针也存在易于降解和标记方法复杂等缺点。

寡核苷酸探针是采用人工合成的方法，获得的含碱基数较少并含有标记物的核苷酸片段。寡核苷酸探针还可以用于检测单个碱基差异，称为寡核苷酸限制（oligonucleotide restriction）的技术。

1. Southern blot　1975年E. Southern发明了将DNA切开，电泳分离再变性，印迹到硝酸纤维滤膜上，用探针进行杂交，再用显影或显色方法检测DNA的方法。Southern杂交是DNA

和 DNA 探针之间的杂交，即将一定量的 DNA 样品用适当的限制性内切酶切割成不同长度的 DNA 片段，然后在琼脂糖凝胶上进行电泳分离，如加样量相等，酶解适当，则在用溴化乙锭染色时，应显示长度及亮度均相等的 DNA 拖带。

2. Northern blot　Northern 杂交是 RNA 与探针的杂交，是研究基因表达的最严谨的方法之一，可以定量分析组织中某一特异 mRNA 的表达丰度，根据其迁移的位置也可判断基因分子大小。这一技术应用十分广泛，尤其在药理学研究中，是用于研究药物对基因表达影响的重要方法，可以研究药物对基因表达调控以及基因结构及功能、遗传变异及病理研究。

3. 斑点杂交　斑点杂交是先将被测的 DNA 或 RNA 变性后固定在滤膜上（形成斑点），然后加入过量的标记好的 DNA 或 RNA 探针进行杂交。该法的特点是操作简单，事先不用限制性内切酶消化或凝胶电泳分离核酸样品，可在同一张膜上同时进行多个样品的检测；根据斑点杂交的结果，可以推算出杂交阳性的拷贝数。该法的缺点是不能鉴定所测基因的相对分子质量，而且特异性较差，有一定比例的假阳性。

4. 原位杂交　原位杂交技术是将分子杂交与组织化学相结合的一种技术。它是利用标记的已知核酸探针，在组织、细胞及染色体上检测特异的 DNA 或 RNA 序列的核酸杂交技术。它的特点是：特异性高；可以精确定位；能在成分复杂的组织中进行单一细胞的研究；不需要从组织中提取核酸，对于组织中含量极低的靶序列有极高的敏感性；可完整地保持组织与细胞的形态。

原位杂交已被广泛用于病毒学、神经科学、药理学、病理学、免疫学、发育生物学等学科和基因定位、基因图谱的研究等各个领域。在药理学研究中，原位杂交也日益广泛。近年来，核酸原位杂交的方法更为完善，由定性进入定量，因而又称为杂交组织化学。其基本要点包括组织细胞标本的制备、预杂交、杂交、漂洗、放射自显影或免疫酶法显色。原位杂交组织化学技术在生命科学的研究中可视为一项革命性的技术。

原位杂交技术可揭示神经递质和调节肽合成的亚细胞结构，而且可以了解它们的合成、加工、包装及分泌的细胞内全过程，从而对神经系统和内分泌系统的整个调节过程可以有明确的了解。

（二）基因转染技术　基因转移技术是将特定的遗传信息传递到真核细胞中，并在细胞内表达。这种方法已广泛用于基因的结构和功能分析、基因表达与调控、基因治疗与转基因动物等研究。基因转染方法有多种，根据不同的细胞，贴壁或悬浮细胞，可选用不同的方法，其目的是要达到较高的转染效率；影响转染率的因素有多种，包括转染方法、操作技术、质粒 DNA 的纯度、靶细胞的生长状态等。

（三）反义核酸技术　反义核酸技术是根据核酸杂交原理设计并针对特定靶序列的反义核酸，从而抑制特定基因的表达，包括反义 DNA、反义 RNA 及核酶（ribozyme），它们通过人工合成和生物合成获得。反义 DNA 是指一段能与特定的 DNA 或 RNA 以碱基互补配对的方式结合，并阻止其转录和翻译的短核酸片段，主要指反义寡核苷酸，因更具药用价值而备受重视。

反义核酸具有合成方便、序列设计简单、容易修饰、选择性高、亲和力强、特异性阻断基因表达等特点，是目前所知最精确、高效及最具广泛意义的调控特异基因表达的潜在策略，它既可以作为研究工具，用于对一些特定蛋白和基因的生理功能的研究，也可作为治疗药物用于癌症、感染性疾病等许多疾病的治疗。

（四）RNA 干扰技术（RNA interference，RNAi） 在多种生物中，外源双链 RNA（double stranded RNA，dsRNA）导入细胞中，与 dsRNA 同源的 mRNA 受到降解，其相应基因受到抑制，称为 RNA 干扰（RNA interference，RNAi）。这种属于 RNA 水平上的基因抑制，可能是生物普遍存在的 RNA 水平上调节基因表达的方式，同时也提供了一种特异性失活功能基因的方法。随着研究的深入，人们发现细胞内长链 dsRNA 降解产生的 21~25 bp 的 dsRNA 片段在 RNAi 中起到主要作用，体外合成的小分子 dsRNA 更能直接触发 RNAi，这些小分子 dsRNA 被称为小干涉 RNA（small interfering RNA，siRNA）。

在功能基因组研究中，需要对特定基因进行功能丧失或降低突变，以确定其功能。由于 RNAi 具有高度的序列专一性，可以特异地使特定基因沉默，获得功能丧失或降低突变，因此 RNAi 可以作为一种强有力的研究工具，用于功能基因组的研究。将功能未知的基因的编码区（外显子）或启动子区，以反向重复的方式由同一启动子控制表达。这样在转基因个体内转录出的 RNA 可形成 dsRNA，产生 RNA 干涉，使目的基因沉默，从而进一步研究目的基因的功能，这种技术即为 RNAi 技术。

（五）差异显示反转录 DDRT－PCR 技术 基因的选择表达决定着整个生命过程中的发育、分化、内环境稳定、刺激反应、细胞周期调控、衰老以及程序化死亡等。正常的发育过程和引起疾病的病理变化均由基因表达的改变所引起。通过比较不同细胞类型的基因表达情况可以分析控制人类生命活动的生物学过程。目前对 mRNA 进行比较研究的方法已发展起来多种。差异显示反转录 PCR（differential display reverse transcription polymerase chain reaction，DDRT－PCR）技术应用较为广泛。

（六）实时荧光定量 PCR 实时荧光定量 PCR 技术于 1996 年由美国 Applied Biosystems 公司推出，由于该技术不仅实现了 PCR 从定性到定量的飞跃，而且与常规 PCR 相比，它具有特异性更强、有效解决 PCR 污染问题、自动化程度高、同时能对模板进行准确定量等特点；敏感性通常达 100 拷贝/毫升，且线性范围宽，重复性好；FQ－PCR 结果相当稳定，同一标本的 CT 值相同，但其产物的荧光量却相差甚大。目前实时荧光定量 PCR 已被应用于病原体测定、肿瘤基因检测、免疫分析、基因表达及突变和多态性研究等许多领域。

（七）基因表达的系统分析方法 细胞或组织的生理和病理状态取决于基因表达模式，即基因的选择性表达及表达量的多少，目前有多种技术用来分析基因表达。差异显示或定量 RT－PCR 技术可用来研究 mRNA 之间的差异，但是不能提供总的表达分布图。基因芯片技术虽然能够同时分析许多转录物，但是受杂交条件的限制，也会漏掉一些低水平表达的新转录物。

以上分子生物学技术是在化合物药理作用研究中常用的技术，这些技术主要研究药物作用机制和对基因表达的影响，在评价天然化合物的过程中，主要对具有明确作用的化合物进行深入研究。应用的技术需要根据实验目的的要求，选择适当的方法。

二、细胞生物学技术

细胞（cell）是维持生物体形态结构和功能活动的最小生命单位，细胞生物学（cytobiology）是以细胞为主要研究对象，应用物理学、化学、生物学及分子生物学等多学科技术和方法，从细胞水平、显微水平及分子水平三个层次上研究细胞生命活动的现象与本质，并对这些现象和发展规律加以控制和利用的一门生命基础学科。细胞生物学在药物研究中的应用，主要目的在于观察药物或化合物对细胞生长、发育、运动、代谢、分化、分裂、遗传、变异、衰老与死亡等基本生命现象的影响[11]。

20 世纪 90 年代细胞生物学家阐明了真核细胞基因组结构、基因表达与调控及 DNA 复制的启动机制，这些理论与技术对现代药理学各种分支学科的研究都具有特别重要的价值。由于环腺苷酸（cAMP）控制着细胞之间的信号串联，并改变第二信使的量，而第二信使对细胞中许多重要事件起决定作用。Zaccolo M. 等利用两种绿色荧光突变体建立一种控制活细胞内 cAMP 波动的检测方法。这一方法对研究化合物或药物对细胞信号传导和细胞内许多重要事件的发生具有十分重要的意义。

随着细胞生物学的快速发展，细胞生物学的新理论与新方法不断涌现，如多种细胞培养与细胞工程技术；细胞、细胞膜、细胞器、受体和细胞相关成分的分离技术；观测细胞形态和结构的多种显微技术；真核细胞基因组结构和基因表达与调控技术；干细胞技术；信号传导技术；细胞周期调控技术如细胞周期关卡（cell cycle checkpoints）、纺锤体关卡（spindle checkpoints）和 DNA 损伤关卡；细胞凋亡或程序性细胞死亡的检测技术；染色体及其相关技术等。由于细胞生物学的迅猛发展，不断涌现出许多分支学科，如细胞生理学（cytophysiology，cellular physiology）、细胞化学（cytochemistry）、细胞形态学（cytomorphology，cellular morphology）、细胞遗传学（cytogenetics）、细胞流变学（cytorheology）、微生物细胞学（microorganism cytology）、原生生物细胞学（protist cytology）、细胞生物化学（cellular biochemistry）、细胞动力学（cytokinetics，cyto - dynamics）、细胞病理学（cytopathology）、分子生物学（molecular biology）、分子细胞生物学（molecular cell biology，molecular cytobiology）和细胞工程学（cytotechnology）等。为了从细胞水平、显微水平及分子水平三个层次上研究细胞生命活动的现象与本质，为评价化合物的生物活性和药理作用提供了众多技术手段。

（一）细胞形态结构检测技术　研究药物或化合物对细胞形态的影响对于阐明药物作用具有重要意义，通常研究细胞形态结构的技术主要为显微镜技术，包括光学显微技术、电子显微镜技术、流式细胞技术和放射自显影术。

光学显微技术包括普通光学显微镜观察技术，在评价药物作用的实验中，通常将药物给予各种动物或细胞后，取动物脏器组织进行组织切片或制备成单细胞悬液进行涂片，经固定、化学染料染色和封片后，在普通光学显微镜下观测细胞的形态和结构。用于观测药物对各种动物组织或细胞的形态和结构的影响。

荧光显微技术是利用一些特定的物质在激发光照射下可以产生荧光的原理，通过光学显微镜观测细胞的形态和微细结构的变化。常用的技术还有免疫荧光显微技术，是利用免疫学原理，将荧光染料与抗体相结合，在激发光作用下产生特异荧光的原理，在荧光显微镜下，观测标记到细胞表面或细胞内大分子（抗原）上的抗体，根据荧光的颜色和强度可进行抗体的定位和定量研究。

激光扫描共聚焦技术是利用激光扫描共聚焦显微镜（confocal laser scanning microscope，CLSM），对生物体或细胞进行显微断层图像分析，既可观测被检物体的表面、单层及静态的结构，又可观测被检物体的立体、断层及动态的结构变化。这种技术已广泛应用于评价药物对细胞的作用，包括对功能的影响，成为评价化合物药理作用和生物活性重要方法。可以进行免疫荧光的定量测定，可观测药物对染色体和 DNA 的影响，观测药物诱导凋亡或对凋亡的保护作用，测定药物对细胞内生物活性物质（如核苷酸、神经介质、第二信使、某些离子及某些荧光素）含量的影响，测定药物对细胞膜流动性的变化等。

电子显微技术常用的有透射电子显微镜、扫描电子显微镜、扫描隧道显微镜和原子力显微镜，在药理学研究中应用十分广泛，尤其是在药物作用机制的研究方面具有特别重要的作用。在药理学中常用于观测细胞膜、细胞核、核孔复合体、线粒体、高尔基体、核糖体、中心粒、突触等细胞器和细胞相关的超微结构。在细胞凋亡的研究中，从透射电子显微镜中可发现凋亡细胞的染色质凝集，呈新月形或靠近核膜边缘的块状、核裂解、细胞膜包裹着裂解的核碎片或内质网、线粒体和高尔基体等其他细胞结构形成凸起于细胞表面的凋亡小体，整个过程中细胞膜和溶酶体膜保持完整。扫描电子显微镜在药理学实验中主要观测药物对细胞样本表面结构的变化。

扫描隧道显微镜（scanning tunneling microscopy，STM）的分辨率极高，可观测到生物分子中的单个氢原子。在药理学实验中常用于观测药物对细菌细胞壁、细胞膜和细胞骨架结构的影响；观测药物对细胞中核酸（单链或双链 DNA 和 tRNA）结构、蛋白质（纤维蛋白、球蛋白和多肽）结构和活生物体结构的影响。

（二）流式细胞技术　流式细胞技术（flow cytometry）是将流体喷射技术、激光技术、空气计数、γ 射线能谱术、电子计算机和显微荧光光度计等技术综合成一种流式细胞仪（flow cytometer），用于检测细胞和其他生物学颗粒性物质的物理和/或化学特性的技术。流式细胞技术在评价药物对细胞的作用方面有着广阔的用途，可以研究药物对细胞的各种影响，包括细胞和亚细胞的形态，分离和纯化细胞，细胞表面抗原、电荷、糖原的测定、细胞内和细胞膜受体的测定、细胞核与细胞浆的比值、色素颗粒（如血红素、叶绿素、脂褐素）及其含量的测定、细胞周期的分析、DNA 含量的测定、RNA 含量的测定、蛋白质含量的测定、碱性蛋白含量的测定、细胞和线粒体膜电位的测定、细胞内 pH 值的测定、DNA 合成能力的测定、酶活性的测定、细胞质和膜结合的钙离子浓度的测定、膜的完整性、流动性、通透性或微粘度等膜功能的测定、细胞凋亡的分析等。

（三）细胞活性和细胞增殖的筛选　测定活细胞活性和细胞增殖程度的方法有多种，其原理一般是通过加入可以被活细胞代谢的物质作为指示剂，根据细胞代谢的程度反应细胞存活状态，常用的方法 MTT 法等。

MTT 法：MTT 法是一种测定活细胞内线粒体能量代谢功能的、快速和简便的常用方法。在药理学中主要应用于评价抑制细胞增殖作用的药物，如筛选抗肿瘤药物等；评价促细胞增殖作用的药物，如筛选抗老年退行性疾病的药物等；评价药物的细胞毒性作用；研究药物对毒物诱导细胞损伤的保护作用；用于新药的高通量筛选等等。

XTT 法：XTT 法的优点是 XTT 为水溶性，溶液容易配制；XTT 法操作比 MTT 法更简便；XTT 法比 MTT 法更敏感，而且不受培养基中酚红和牛血清等物质的影响。XTT 法的缺点是 XTT 需新鲜配制。

MTS 法：四氮唑［3 - (4，5 - dimethylthiazol - 2 - yl) - 5 - (3 - carboxy - methoxyphenyl) - 2 - (4 - sulfophenyl) - 2H - tetrazolium，inner salt，MTS］法原理是活细胞中的代谢酶使 MTS 还原成水溶性的代谢产物，该代谢产物在 $OD_{490-570}$ 处有一个大的吸收峰。优点是显色反应快，检测

波长范围宽，MTS溶液容易配制，不需加温，溶液稳定性好。

ATP法：可用于筛选促细胞增殖作用的药物、筛选药物细胞毒性作用、筛选药物对细胞损伤的保护作用和筛选药物抗凋亡作用及其他药理作用。

（四）细胞凋亡的检测法在药理学中的应用　ELISA法是筛选新药是否具有促细胞凋亡作用或筛选新药是否有抗细胞凋亡作用的首选法，因为它具有简便、快速和经济等优点。它还可用于药物高通量筛选。检测细胞凋亡的其他方法很多，如细胞凋亡的形态研究方法、流式细胞仪、细胞凋亡的生化研究方法，如Caspase-3活性的测定法、DNA琼脂糖凝胶电泳（DNA ladder）法、凋亡细胞原位末端标记法（terminal-deoxynucleotidyl transferase mediated nick end labeling，TUNEL）等方法。

细胞生物学中愈来愈多的新方法正在或将在药理学中得到广泛地应用，并将为发现和阐明药品和生物制品对生物体的反应及其机制发挥更重要的作用。

三、生物芯片技术[12~14]

生物芯片技术是发展迅速的新技术，从一开始就受到广泛的关注，在生物领域的应用前景一度被描绘的非常灿烂。经过数年的研究，生物芯片技术并未达到预期效果，而是在实践中不断完善，在生物医药领域已经得到应用。

生物芯片技术由于是生物技术的一种表现方式，在研究中并没有出现新的理论和理论的突破，也就不可能在科学研究领域产生革命性的进步，只能是一种可供选择的新技术。但作为新技术，由于很少人在解决实际问题方面投入更多的精力进行应用研究，以致于使该项技术的发展处于徘徊状态。

应用生物芯片技术进行化合物生物活性和药理作用的评价，或进行药物筛选在理念上是相通的，具有显著的优势，近年来出现的蛋白质芯片和化合物阵列相结合进行药物筛选研究就是实际应用的突破，获得了良好的效果。

生物芯片包括基因芯片、蛋白质芯片、细胞芯片以及组织芯片等。在中药研究中应用最多的是基因芯片和蛋白质芯片。基因芯片主要用于检测中药对基因表达产生的影响，根据基因表达的变化评价中药的作用，判断有效成分的存在与否。基因芯片在一次实验中可以产生大量的数据，但目前对这些数据的分析和认识还不能满足实验的需要，大量的结果不能提供有价值的信息。

蛋白质芯片在中药有效成分的研究中可以发挥重要作用，常用的如受体蛋白质芯片，可以有效地发现特定受体的配基，为寻找受体的激动剂和拮抗剂提供了重要的工具。针对特定生物活性的抗体蛋白质芯片也在研究中，利用蛋白质与小分子化合物特异性结合的原理，可以发现具有药用价值的化合物。

细胞芯片虽然在评价化合物活性方面有显著的优势，但是由于受到各种因素的影响，少数真正具有实用价值的芯片没有得到推广和应用，而多数研究的芯片由于技术原因，还不具备实用价值。

四、高通量药物筛选[5]

高通量药物筛选技术是20世纪80年代出现的新的药物筛选方式，这种方式是以药物发现的基本规律为基础，应用多学科的理论知识，集多种先进技术于一体，形成的快速高效大规模的药物筛选体系。

高通量药物筛选体系涉及生命科学如药物学、药理学、生物化学、分子生物学、细胞生物学等；化学、计算机科学、自动化控制、数学等多学科。技术上包括药理学实验技术、分子生物学技术、细胞生物学技术、计算机计算和管理技术以及自动化控制技术等多方面。

进行高通量药物筛选使用的方法主要是可以评价化合物活性的分析方法，或称为筛选模型，筛选模型的选择要根据实验的目的，尽可能要求特异性高，结果反应灵敏的分子细胞水平的检测方法。在化合物活性评价的研究中，可以根据已有的文献资料进行分析，根据被研究对象的药理作用特点和可能的作用机制，选择适当的实验方法和筛选模型，提高筛选的成功率。

确定了实验方法以后，就需要对方法进行实际考察验证，主要目的是进一步证明方法的稳定性、灵敏度、特异性；探索在所处环境下最佳的实验条件或最适合目的要求的实验条件；摸索适合于高通量筛选实验步骤，即摸索出较小的反应容积、较少的操作步骤、适宜的反应时间和温度、灵敏的检测条件等；掌握影响实验结果的各种因素等。

建立了适当的实验方法以后，要实现大规模筛选，需要完成自动化操作的实施过程，要根据自动化工作的要求，编制适合于实验进行的操作程序，编写操作程序要求做到真正反应实验的要求，能够准确实现实验过程，保证每一步操作都符合预定的条件。

高通量筛选可以产生大量数据，对数据进行适当的分析是获得研究结果的重要步骤，数据的分析可分为数据处理和结果分析两个过程。数据处理就是根据实验的特点，对检测得到的数据进行运算，以反映实验结果。如受体结合实验的数据需要根据不同对照组的数值，求出受试样品对受体结合的影响数据。

数据处理以后，需要对获得的结果进行样品作用的分析，即结果分析。结果分析的目的是判断不同的样品在该项实验中的作用及意义，发现样品的药理作用并评价其作用的强度及特点，比较不同样品之间的作用差异。结果分析的方法有多种，除了常用的数学方法以外，必须结合专业知识对结果给予判断并作出结论。在进行结果分析时不仅要考虑样品作用的强度，条件许可时还要分析其作用特点，如量效关系、时效关系等等。

对于同一样品采用不同实验方法获得的一组数据，需要根据专业知识对全部活性结果进行综合分析，判断不同样品的作用特点和强度，对样品的药理活性进行全面的分析和评价，确定符合专业要求的结论。

高通量筛选技术作为药物发现的重要技术手段，虽然发展迅速，但目前仍然存在着许多亟待解决的问题，包括理论问题和技术问题，需要根据实践经验积累，不断总结，使高通量药物筛选在新药发现特别是在天然产物化学研究中发挥关键作用。

五、其他技术

（一）生物亲和色谱方法　生物亲和色谱技术与蛋白质芯片具有异曲同工的效果，其基本原理也是采用特定蛋白质与特异结构的小分子相结合的特点，将目标蛋白质（如受体或抗体）结合在一定的载体上，做成具有特定亲和特性的色谱柱，用于分离混合的重要成分，准确地捕捉和收集有效成分。这种方法可以有效地发现并获得与特定蛋白相结合的化合物，不仅能够提供可靠的生物活性信息，而且可以有效地收集活性成分，极大地提高研究的效率。

（二）血清药理学与血清药物化学　血清药理学和血清药物化学是根据机体对中药复杂成分的吸收不同，研究能够被机体利用的成分。这种方法曾被认为是研究天然药物包括中药和传统药物的理想方法，并在研究中取得一定结果。但事实证明，这种方法也存在着明显的局限性，主要原因在于机体吸收的药物成分并非是有效成分；另一方面，天然药物成分被机体吸收后，通过机体的代谢作用，产生了复杂的变化，使有效成分的研究增加了新的干扰因素，结果更加复杂。因而血清药理学和血清药物化学在有效成分的研究中仍然具有一定的局限性。

第四节　中药与天然产物活性的研究

在进行天然产物化学成分和药理作用研究中，中药是其中重要的研究对象。这不仅是因为中药绝大多数都是天然产物，更重要的是中药本身包含有丰富的临床应用信息，通过对这些信息的分析，可以指导化学的研究和药理作用的研究。目前对在天然产物中发现的新药，多数都是来自于对传统药物的研究。因此，研究中药中的有效成分是寻找和发现新药的重要途径。

一、中药有效成分筛选的关键问题

以中药为研究对象就要充分利用中药的信息资源优势，提高药物的发现率和成功率。在进行药理作用或生物活性评价时，首先要根据样品化合物的来源，分析可能具有的作用，确定药理作用研究的内容和目标，根据研究的目标，确定研究的方法。

根据原药材的临床用途确定研究内容和评价模型，必须解决的关键问题主要是中药临床作用与现代实验模型的对应关系，中药化合物成分作用与药理作用机制的选择问题。由于在对于疾病的认识和表述方面中医药学与现代医学有明显的差异，准确理解中医药学的概念与现代医学之间的关系，对于正确选择评价方法和模型至关重要。有些疾病虽然在表述方法上有明显不同，但在认识方面是一致的，如中风与脑卒中、消渴症与糖尿病等，对于这些疾病，选择实验方法就相对容易一些。而对于表述和认识都存在差异的疾病方面，选择动物模型就必须进行认真的研究，例如中医的一些阴虚、阳虚等症，虽然很多研究有良好的效果，但在实验中证明这种作用至今仍然是比较困难的。

从中药中获得的化合物成分，可能是原药材发挥治疗作用的物质基础。对于作为中药发挥疗效的物质基础的化合物，药理学评价需要解决的问题是证明其作用，阐明其作用机制。在实际工作中，要实现这种目的并不容易。尽管这些化合物肯定可以产生作用，但是由于作用的机制、方式都是未知的，进行药理学评价时就有必要在模型选择，评价方法等方面进行认真的研究，以便获得理想的结果。

进行中药化合物成分的药理活性研究和筛选，另一个需要说明的是并非所有中药中的化合物都是有效成分，或者都是有活性的成分。如果对中药中的化合物成分的活性不能有正确的认识，就会在活性研究中走入歧途，虽然投入大量的人力和时间，也不可能获得理想结果。

在进行中药化合物成分的药理学评价和生物活性筛选过程中，比较理想的程序应该包括以下几个关键环节：模型选择、机制探讨、结果评价、科学的结论，这些环节的相互关系可以用图 8－1 所示。

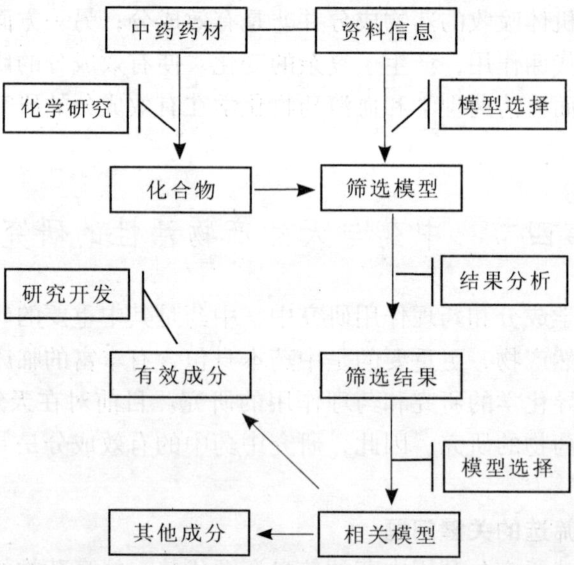

图 8-1 中药有效成分活性评价和筛选流程图

二、中药有效成分的认识

正确认识中药中的有效成分和其他成分，首先应该对中药中的各种成分进行分析，确定明确的认识，对于这些成分的研究将发挥指导作用。我们必须认识到，人们在长期的历史中使用天然产物，是由于对这些物质的处理缺乏技术和方法，在客观条件的限制下，使用天然产物可以说是理想的选择或是唯一的选择。但是这种选择并非证明中药中的全部成分都是有效的，也并非其中含量最高的成分就是最有效的成分。对中药进行现代研究和化学研究的主要目的是研究其有效成分，因此，对有效成分就应该有正确的认识，并确定中药有效成分的基本概念。

根据中药有效成分长期研究结果的总结和分析，可以认为中药有效成分（effective components）是指中药中含有的能够在防治疾病过程中发挥预期作用的天然化合物，即中药治疗疾病的物质基础。由于中药含有的成分非常复杂，即便是单味中药，也含有多种成分，这些成分的作用又各不相同，而且一种药物又可以用于治疗多种疾病，这种现实使中药有效成分的研究更为复杂。

对于直接用于临床的药物，无论是单味药或是方剂，其治疗目的是明确的，因此，其中发挥治疗作用的有效成分也是明确的，就是那些与治疗目的相关的活性成分，也就是能够产生治疗作用的成分，其他一些成分无论是否有生物活性，只要与治疗目的没有关系，都不能算作有效成分。

但是，对于药材而言，由于同一药材可以有确定的治疗目的，也可以通过在不同的方剂中用于其他的治疗目的。治疗目的的改变，必然会对其发挥的作用有不同的要求，由于治疗目的的改变，作为药材在方剂中发挥作用的成分也会有所不同，例如丹参在发挥抗菌作用时，其作用的有效成分是其中的丹参酮类化合物，而当丹参作为预防心血管疾病的抗血栓药物使用时，其有效成分应该是具有抗血小板作用的丹酚酸类化合物。因此，对于药材，其有效成分应该定位于其中的活性成分或活性较高的成分。

在中药含有的各种成分中，发挥作用的机制也各不相同，这些具有生物活性的成分通过不同的作用途径，发挥着直接或间接的治疗作用，形成了中药多靶点、多机制的作用特点。所有这些能够发挥防治疾病作用的成分，都属于有效成分。

中药有效成分在一种中药或在中药复方中可能是多种物质，这些有效成分可能属于不同的化学类型。确定中药成分中的有效成分，需要根据药物的应用目的和作用的特点，经过综合分析，才能够比较准确地判断中药有效成分。

研究中药有效成分包括两方面主要内容，即成分的确证和作用的研究。成分研究主要依赖化学的方法，药理作用的研究主要采用生物学和药理学的方法，只有二者的紧密结合，才能够完成对药物有效成分的研究。

三、中药成分的药理学分类

在复杂的中药成分中，并非全部成分都能够产生防治疾病的作用，甚至有些成分不仅不能产生治疗作用，甚至会产生不良反应。例如关木通中含有的马兜铃酸，就是典型的毒性成分。根据中药成分中各种成分的药理学作用，可以将中药成分分为有效成分、辅助成分、毒性成分、无活性成分（无关成分）等4类[6,15,6]。

（一）有效成分　中药的有效成分是指在临床应用的药物（方剂和单味药）中发挥防治疾病作用的全部成分。这些作用既包括直接治疗作用，也包括发挥间接治疗作用的成分。在使用的有效方剂中，这些成分通常是一种符合中药理论的科学组合，又称为有效成分组，是中药发挥作用的物质基础，也是进行中药研究的核心内容。

（二）辅助成分或附加活性成分　根据中药理论，在复方组方时为了减少不良反应，加入了具有对抗不良反应的物质。这些成分不发挥直接治疗作用，但可以对抗药物的毒性或不良反应。如果排除了中药中的毒性物质，这些附加活性成分也就没有必要存在了。还有一些物质属于无生物活性的物质，如纤维素等，但是在一定条件下，又能够产生一定辅助治疗作用，尽管其自身没有生物学活性，但仍然有一定的意义。

（三）毒性成分　中药中的毒性成分是能够产生不良反应的生物活性成分，这些物质具有明显的生物活性，是中药产生不良反应的主要物质基础。当然，有些成分不仅产生治疗作用，也可以产生不良反应，并不属于毒性成分。

（四）无关成分　这些成分在体内可以产生某些作用，但这些作用与治疗目的无关，也不影响有效成分的治疗作用。无关成分可以是有活性的成分，也可能是无活性的成分，重要的是在治疗目的中的作用。

根据生物活性的有无，也可以将中药中的化合物成分分为生物活性成分和无活性成分。这种分类对于化学研究是有意义的，任何一种生物活性都可能成为研究和开发中药的内容。

生物活性成分（bioactive components）的概念是指中药中含有的具有任何特异生物活性的化学成分。这些特异生物活性是药物发挥治疗作用的基础，也可能是产生不良反应或毒性作用的原因。生物活性成分包括全部有效成分，同时也包括与治疗目的无关但能够影响机体功能的成分。因此，中药中的生物活性成分既包括有效成分，也包括附加活性成分、毒性成分以及具有生物活性的无关成分。

无活性成分：由于中药使用的是原材料，其中含有大量不具备任何特异生物学活性的物质，如纤维素、淀粉以及一些不被吸收的物质等。

对中药成分进行药理学分类，有利于中药成分的深入研究，也有利于中药现代化的发展。例如，根据有效成分的概念和以上分类，可以比较合理地解释中药“异病同治”的现象。但是在实际研究过程中，明确的分类仍然存在一定的困难，但对于认识各种化合物成分，正确评价其作用和价值，有一定的指导意义。

第五节 天然产物活性研究的发展前景

进行天然化合物的生物活性研究对于新药研究是非常重要的内容，通过生物活性研究，可以发现天然化合物的各种作用，由此可开发出有利于人民健康的新产品，包括发挥疾病预防作用药物，用于治疗疾病的药物和调节机体状态的药物，促进人民健康水平的提高。

天然产物活性研究目前存在的主要制约因素有两个方面，一是化学研究与生物学研究的结合不够紧密，研究的效率比较低，对研究中存在的相关科学问题还缺乏密切合作的研究模式。另一个制约天然产物活性研究的因素是生物学研究技术和方法还不能适应化学研究的要求，需要在技术、方法和理论等各个方面进行改进和研究，实现全面的发展。

天然产物的研究具有广阔的前景，随着科学技术的发展，及时探讨和研究新的技术和方法，并将各种新技术和新方法及时应用到天然产物的研究中，将对天然产物的研究产生积极的促进作用，使我国的创新药物研究取得巨大进步。

（杜冠华）

参考文献

1. 张永祥主编. 中药药理学研究进展. 北京：人民军医出版社，2005
2. 国家发改委高技术产业司/中国生物工程学会. 中国生物技术产业发展报告（2004）. 杜冠华，小分子药物的产业状况. 北京：化学工业出版社，2005
3. 张均田，张庆柱，主编. 神经药理学研究技术与方法. 北京：人民卫生出版社，2005
4. 王德心主编. 组合化学原理、技术及应用. 北京：中国协和医科大学出版社，2004
5. 杜冠华主编. 高通量药物筛选. 北京：化学工业出版社，2002
6. 张永祥主编. 中药药理学新论. 北京：人民卫生出版社，2004
7. 姜怡，杜冠华. 抗氧化中药的研究进展. 中草药，2003，34:298-300
8. 杜冠华，刘艾林，张莉，等. 天然产物中先导化合物的快速发现技术. 中国天然药物，2005，3（6）:328-331
9. 杜冠华主编. 实验药理学. 北京：中国协和医科大学出版社，2004
10. 杜冠华，李学军，张永祥，主译. 药理学实验指南——新药发现和药理学评价. 北京：科学出版社，2001
11. 甄永苏主编. 抗肿瘤药物研究与开发. 北京：化学工业出版社，2004
12. 周勇，王伟，耿美玉，等. 雄激素含量测定用蛋白微阵列的制备。中国生物工程杂志，2005，25（11）:84-90

13．杜冠华，周勇．兴奋剂检测芯片的设计原理与技术研究．高技术通讯，2005，15（3）:77－82
14．周勇，耿美玉，杜冠华．蛋白质芯片在药学中的应用．药学学报，2004，39（4）:312－316
15．王月华，杜冠华．复方小续命汤抗 AD 有效成分组研究．中成药，2005，27（9）:993－996
16．杜冠华．中药复方有效成分组学研究．中成药，2002，24（11）:878－880

第九章 生物碱类化合物

第一节 概 述

生物碱（alkaloids）是一类重要的天然有机化合物。是存在于生物体内的一类分子中含有氮原子的有机化合物。其中低分子胺类如甲胺、乙胺等，蛋白质、肽类、氨基酸、核苷酸及维生素 B 等除外。生物碱多具有较复杂的氮杂环结构，通常具有碱性，能和酸成盐，并具有显著的生理活性。

自 1803 年 Derosne 首先从阿片（鸦片）中分离得到生物碱那可汀（narcotine）；其后德国学者 F. W. Sertürner 又从阿片中分离得到吗啡（morphine）；随后从植物中不断发现生物碱：如奎宁（quinine）、辛可宁（cinchonine）、士的宁（strychnine）、吐根碱（emetine）、马钱子碱（brucine）、咖啡碱（caffeine）、秋水仙碱（colchicine）等。到目前为止已从自然界中分离得到14900 多种生物碱。作为药物用于临床的有百余种。

生物碱广泛地分布于植物界，主要存在于高等植物中，特别是双子叶植物中，有 100 多个科的植物含有生物碱。如豆科、茄科、防己科、罂粟科、毛茛科、小檗科等植物中，其中许多是常见的中药如苦参、洋金花、颠茄、莨菪、粉防己、北豆根、罂粟、延胡索、黄连、乌头、三棵针等。单子叶植物较少含生物碱，主要分布在兰科、百合科、石蒜科。裸子植物含生物碱也很少，主要分布在红豆杉科、三尖杉科、麻黄科等植物。低等植物含生物碱的更少，主要分布在蕨类植物的木贼科、卷柏科、石松科等植物和麦角菌类植物。动物界只发现个别动物含有生物碱，如蟾蜍碱（bufotenine）、麝香吡啶（muscopyridin）等。

生物碱一般含量低，多集中在某一部位。同种植物中往往含有数种甚至几十种结构类型相同或不同的生物碱。这是由于存在于植物体中的绝大多数生物碱是来源于同一个前体，通过转化（如甲基化、去甲基化、氧化等）而形成的，因此它们的化学结构往往类似；同种植物中，生物碱的有无或含量多少受生长条件与气候等因素的影响。因此含生物碱的植物样品采收应注意产地与季节；同科同属植物中的生物碱也往往属于同一结构类型。了解此特点，对寻找新的药用植物资源及化合物结构鉴定具有重要意义。

生物碱多具有显著而特殊的生理活性，是天然产物中药用最多的一类化合物，如具有镇痛作用的吗啡（morphine）、延胡索乙素（tetrahydropalmatine）等；具有解痉作用的阿托品（atropine）等；具有抗癌作用的长春碱（vinblastine）、喜树碱（camptothecin）、三尖杉碱（harringtonine）、紫杉醇（taxol）等；具有解热镇痛作用的奎宁（quinine）等；具有抗菌消炎作用的小檗碱（berberine）等；具有平喘作用的麻黄碱（ephedrine）等；具有治疗老年性痴呆作用的石杉碱甲（huperzine A）、加兰他敏（galantamine）、黄皮酰胺（calusenamide）等。目前临床应用的药用生物碱有 100 多种。鉴于许多生物碱都是重要的药物，许多合成药物的开发研究也与生物碱有关，因此生物碱是天然有机化学的重要研究领域之一，在生物碱的研究中创立和发现了不少新的方法、技术和反应，对天然有机化学的发展起着重要的促进作用。

第二节　生物碱的生物合成[1-2]

生物碱是从生物体中初级代谢产物氨基酸通过生物合成途径生成的次生代谢产物。形成生物碱的氨基酸主要有鸟氨酸、赖氨酸、苯丙氨酸、酪氨酸、色氨酸、组氨酸和邻氨基苯甲酸等。这些氨基酸的骨架大部分保留在所产生的生物碱中。其他前体还有甲戊二羟酸和乙酸酯等。生物碱生物合成的化学原理仅涉及少数的环合反应、C－N 和 C－C 键的裂解反应以及经常伴随的某些重排、取代基的形成、增减、消除、转化等。生物碱骨架类型的形成与转化的生物化学本质是生物体在其本身存在的酶参与下，所发生的 C－C 键、C－N 键和 C－O 键的形成与裂解。对生物碱生物合成基本原理的研究，不仅可以揭示其在植物体中的形成、转化及其相互关系的本质，而且对生物碱的化学关联、结构改造、仿生合成等都有着极其重要的指导意义。生物碱生物合成的基本原理主要包括：环合反应、C－N 键和 C－C 键的裂解。

环合反应

根据生物碱生物合成中环合的先后次序，环合反应分为一级环合和次级环合两类。前者是最先形成 *N*－杂环的反应。主要包括：内酰胺形成、希夫碱（Schiff's base）形成、曼尼希（Mannich）氨甲基化反应和氨基的加成反应。次级环合反应是指具备 *N*－杂环生物碱的再环合；主要是酚的氧化偶联反应，其次是亚胺盐的次级环合反应。

（一）一级环合反应

1．内酰胺形成　该反应主要限于肽类生物碱等的生物合成。反应前，氨基酸中羧基需先被 ATP 或 CoA 酶催化激活后再与分子内（间）氨基反应生成内酰胺（图 9－1）。

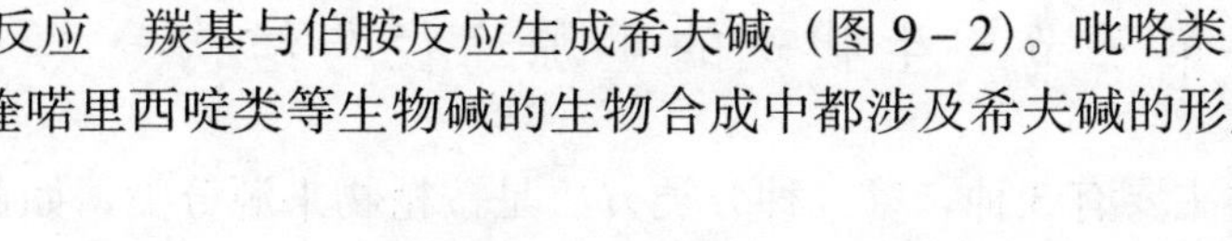

图 9－1　内酰胺的形成

2．希夫碱形成反应　羰基与伯胺反应生成希夫碱（图 9－2）。吡咯类、托品类、吡咯里西啶类、哌啶类、喹喏里西啶类等生物碱的生物合成中都涉及希夫碱的形成。

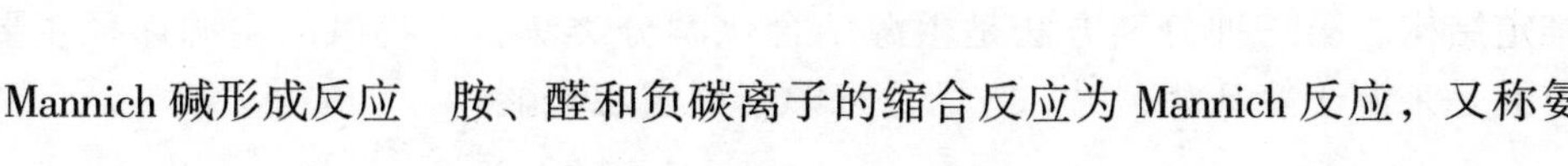

图 9－2　希夫碱的形成

3．Mannich 碱形成反应　胺、醛和负碳离子的缩合反应为 Mannich 反应，又称氨基甲基化反应，其产物为 Mannich 碱，（图 9－3）。苄基异喹啉和吲哚类生物碱的生物合成主要是 Mannich 碱形成反应。

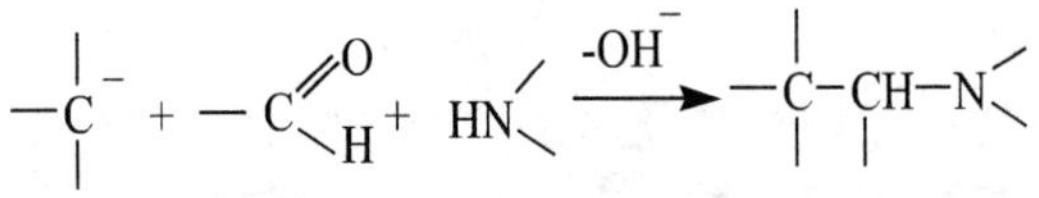

图 9－3 Mannich 碱的形成

（二）次级环合反应

1．酚的氧化偶联反应

（1）酚自由基的形成：植物体内含有酚羟基的化合物经酶的氧化形成自由基，见图 9－4。

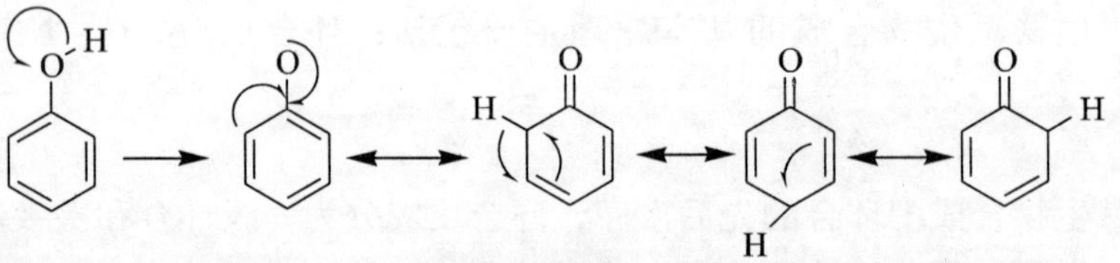

图 9－4 酚自由基的形成

（2）自由基偶联形成 C－C 键、C－O 键和 C－N 键：自由基彼此间或自身之间进行邻位、对位或邻对偶合，形成新的 C－C 键、C－O 键。在异喹啉类生物碱的生物合成途径中，由苄基四氢异喹啉形成双苄基异喹啉生物碱时，是分子间的氧化偶联反应；在形成阿朴啡类生物碱时是分子内的氧化偶联反应。在异喹啉类生物碱的生物合成研究中，网状番荔枝碱（reticuline）经邻－邻位氧化偶合产生空褐鳞碱（bulbcapnine），邻－对位偶联产生波尔定（boldine）和异波尔定（isoboldine）以及经 C－C 键裂解后再芳香化形成刺桐定（erythridine）型生物碱（图 9－5）。

2．亚胺盐次级环合反应　亚胺盐是生物碱生物合成中次级环合的有利结构单元。如由 $\triangle^1$－吡咯亚胺盐形成托品类生物碱（图 9－6）。

第三节 生物碱的生源途径与结构分类[3]

生物碱的分类主要有 3 种，第一种分类方法是按植物来源分类，如黄连生物碱，麻黄生物碱、乌头生物碱等。但有的植物含有的生物碱可能不是同一基本母核，如乌头中含有的生物碱是二萜类生物碱，而乌头的强心成分去甲乌药碱却是异喹啉类生物碱。第二种分类方法是按生物碱结构中氮原子存在的主要杂环母核类型进行分类即化学分类，如异喹啉类生物碱、吲哚类生物碱等。但此法不能了解生物碱的生源途径，而了解生源途径有助于化合物的鉴别和推定结构。第三种分类方法是生源结合化学分类法，生物碱的生源途径主要有两方面：一方面是来源于氨基酸，另一方面是来源于甲戊二羟酸。

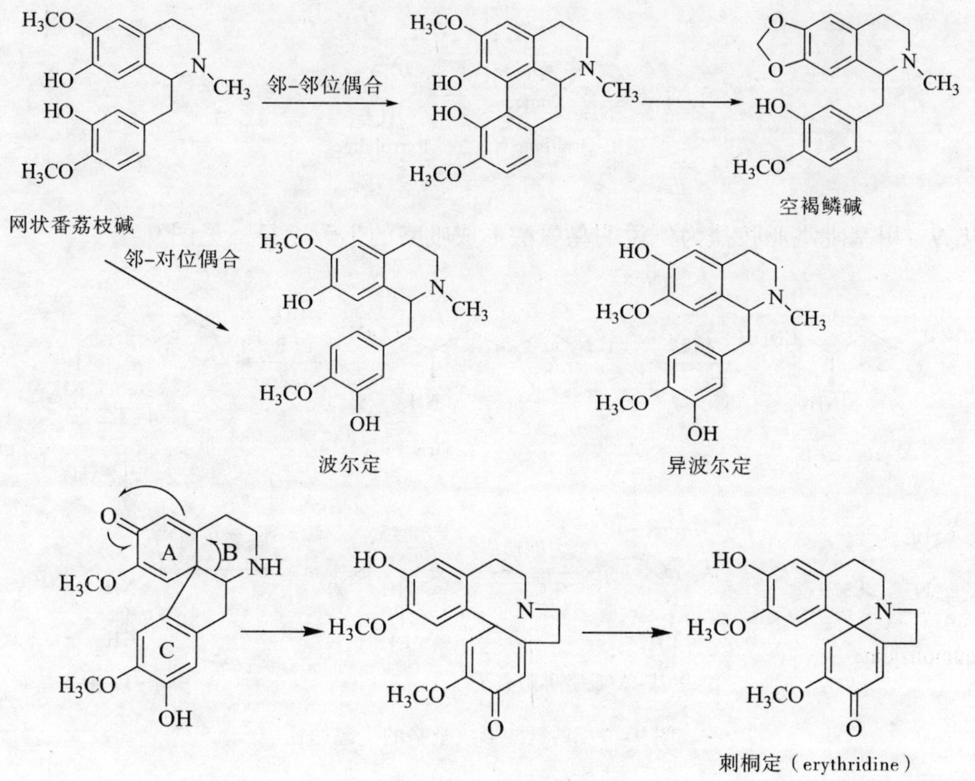

图 9-5　酚自由基的偶联

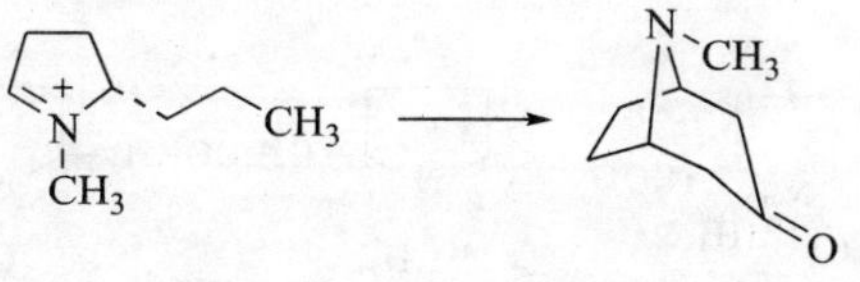

图 9-6　△¹-吡咯亚胺盐形成托品类生物碱

来源于氨基酸的生物碱主要有：鸟氨酸：吡咯类、托品烷类、吡咯里西啶类；赖氨酸：哌啶类、喹喏里西啶类、吲哚里西啶类；苯丙氨酸-酪氨酸：异喹啉类、苯丙胺类、苯乙胺类；邻氨基苯甲酸：喹啉类、吖啶类、喹唑啉类；色氨酸：烟酸类、吲哚类、卡波林类、吡咯并吲哚；组氨酸：咪唑类。来源于甲戊二羟酸的生物碱主要有：萜类和甾类生物碱。由于生物碱种类较多，因此本章主要介绍异喹啉类生物碱，对其他类生物碱只作简要介绍。

一、来源于鸟氨酸（ornithine）的生物碱

鸟氨酸（L-ornithine）是非蛋白氨基酸，在动物体内由精氨酸（L-arginine）形成，在植物中主要由L-谷氨酸（L-glutamic acid）生成。鸟氨酸结构中包括α和δ氨基部分，在生源途径中提供了吡咯环的基本骨架。

（一）吡咯（pyrrolines）类生物碱

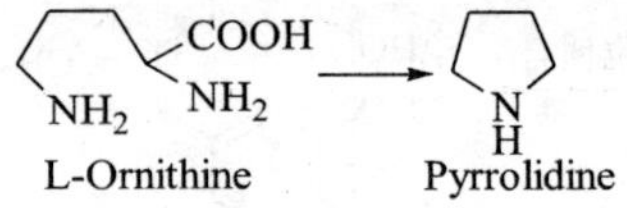

L-Ornithine　　Pyrrolidine

以 N－甲基吡咯亚胺盐为例说明鸟氨酸形成吡咯的生源途径，见图 9－7。

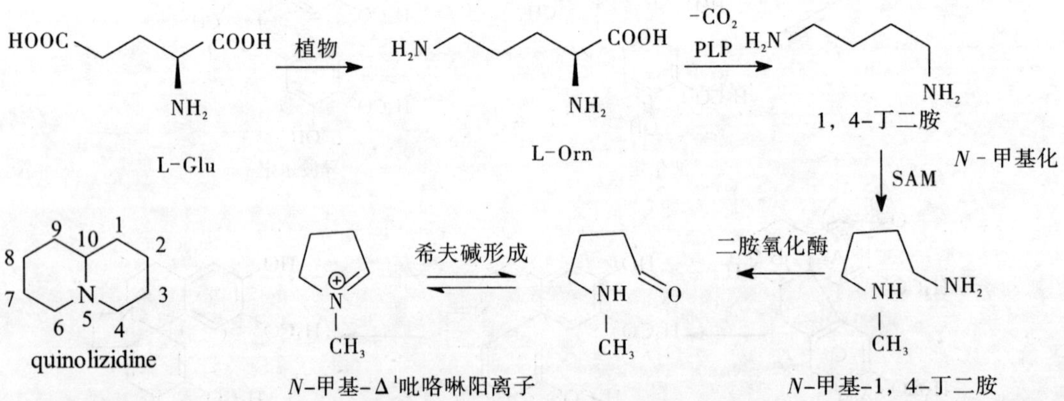

图 9－7　鸟氨酸形成吡咯的生源途径

这类生物碱结构简单，数目较少，生理活性不显著。生合成的关键中间体是 N－甲基吡咯亚胺盐。代表性化合物如水苏碱（stachydrine）、红古豆碱（cuscohygrine）等。

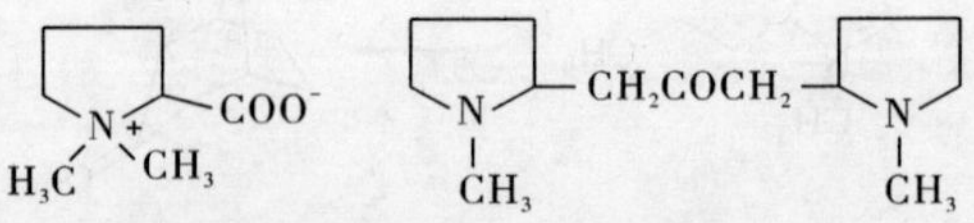

水苏碱　　红古豆碱

（二）托品烷（tropanes）类生物碱　以莨菪碱和可卡因为例说明鸟氨酸形成的托品烷类生物碱的生源途径，见图 9－8。

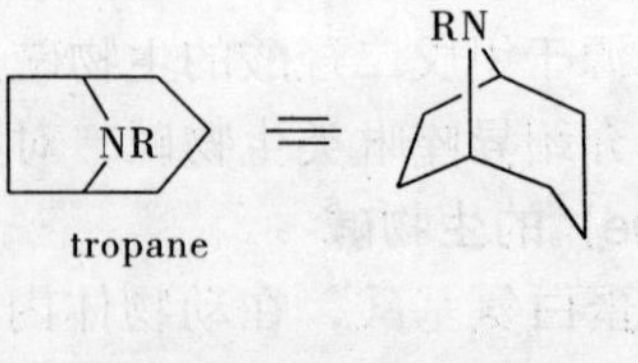

tropane

本类生物碱结构由两部分组成：托品醇和有机酸，二者多在 3－位结合成酯。重要的化合物有阿托品（atropine）、莨菪碱（hyoscyamine）、山莨菪碱（anisodamine）、东莨菪碱（scopolamine）、樟柳碱（anisodine）和可卡因（cocaine）等。

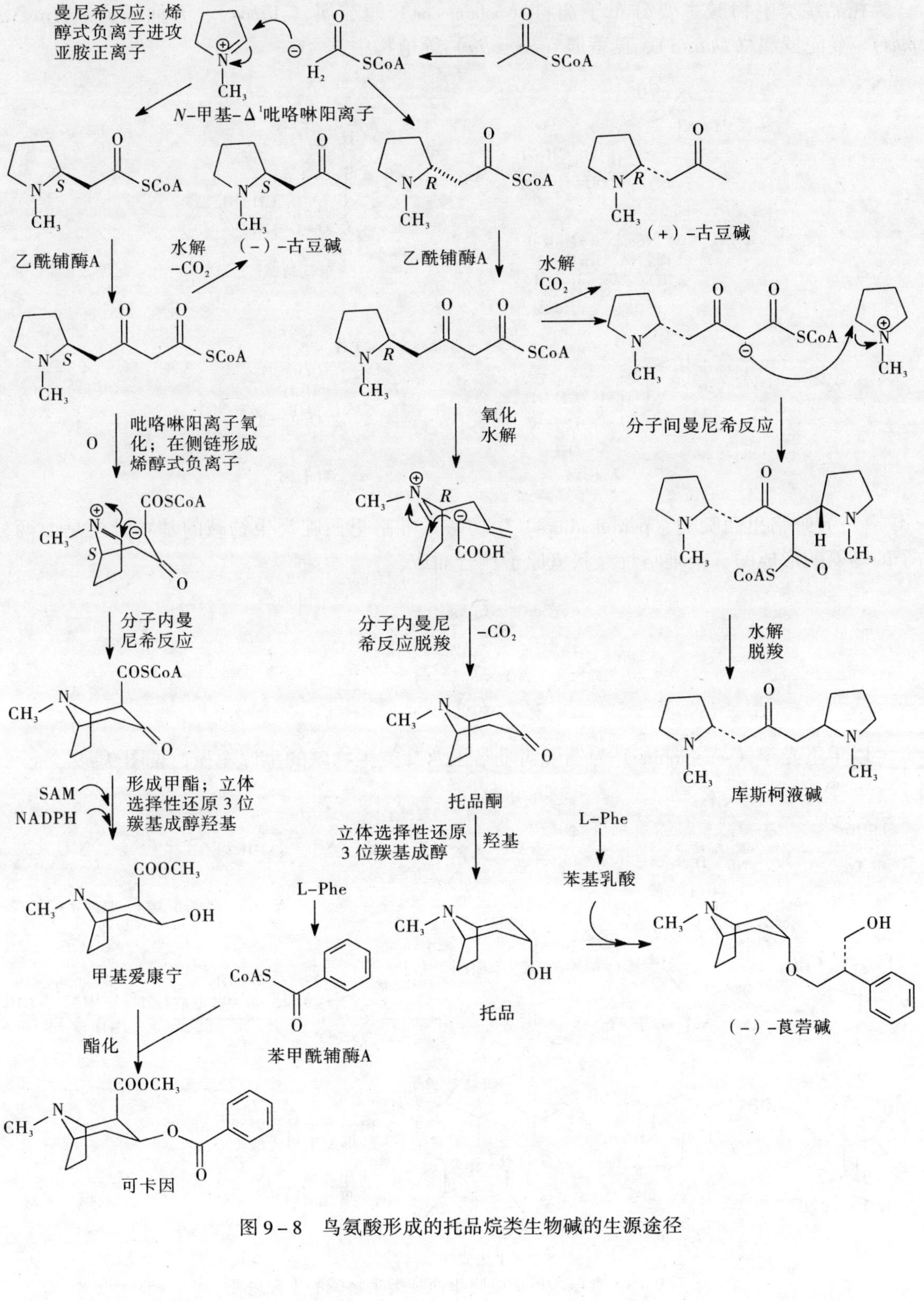

图9-8　鸟氨酸形成的托品烷类生物碱的生源途径

托品烷类生物碱主要分布于茄科（Solanaceae）颠茄属（*Atropa*）、天仙子属（*Hyoscyamus*）、曼陀罗属（*Datura*）、莨菪属（*Scopolia*）等植物中。

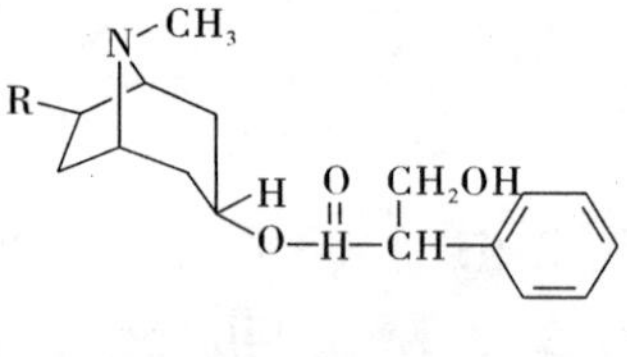

阿托品 R=H(dl-)
莨菪碱 R=H(l-)
山莨菪碱 R=OH

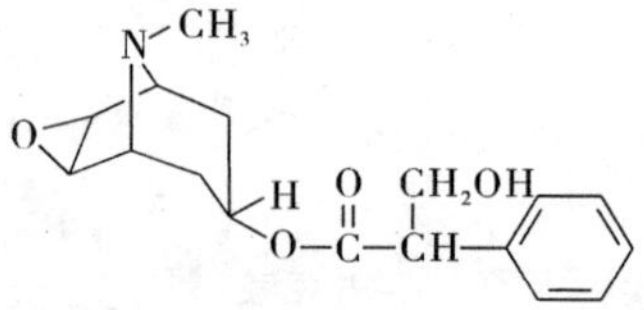

东莨菪碱

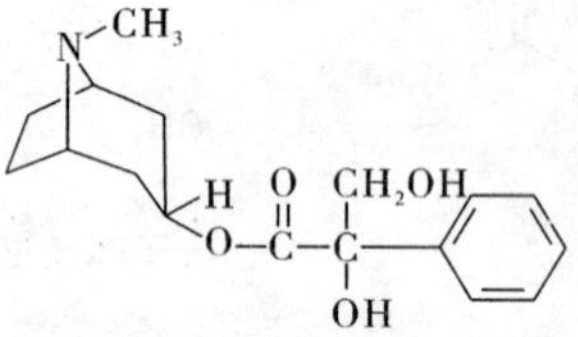

樟柳碱

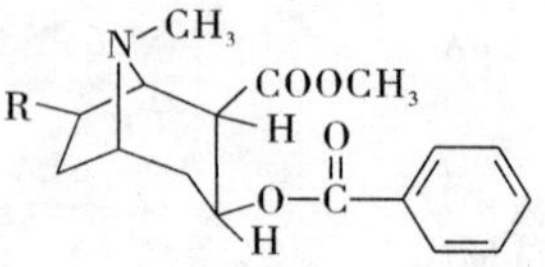

可卡因

（三）吡咯里西啶类（pyrrolizidines）生物碱　吡咯里西啶类生物碱的基本骨架是由两分子的鸟氨酸形成的二个吡咯烷经叔氮原子稠合而成。

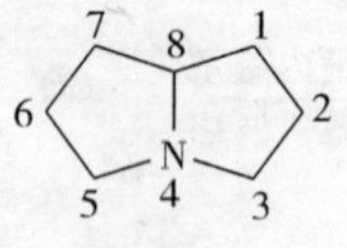

pyrrolizidine

以千里光宁（senecionine）为例说明吡咯里西啶类生物碱的生源途径，见图 9－9。

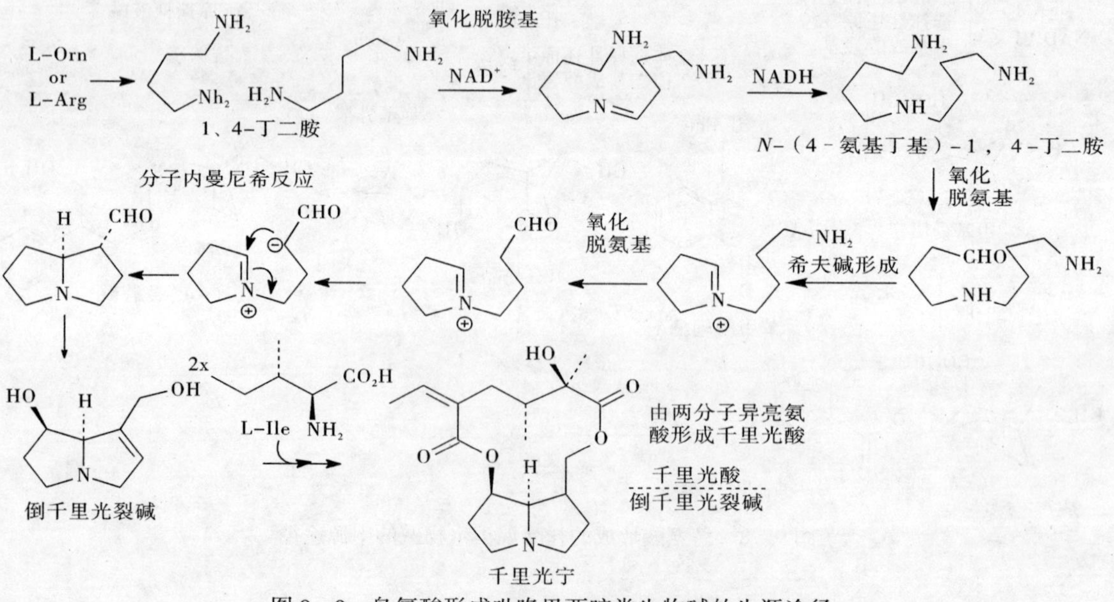

图 9－9　鸟氨酸形成吡咯里西啶类生物碱的生源途径

吡咯里西啶类生物碱结构由胺醇和酸两部分组成，代表性化合物有大叶千里光碱（macrophylline）和一野百合碱（monocrotaline）等。这类生物碱生物活性较强，但毒性也较大。

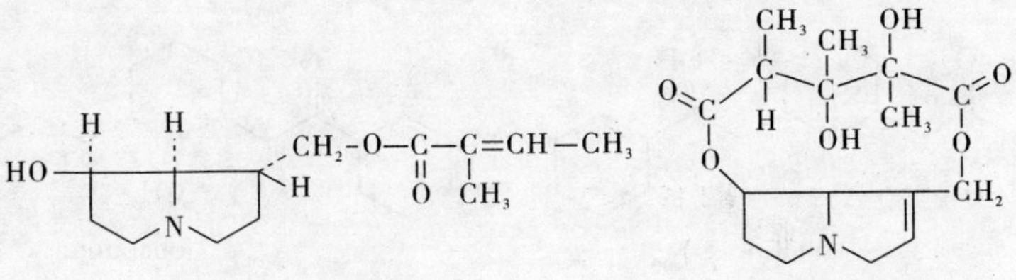

大叶千里光碱　　一野百合碱

该类生物碱主要分布在菊科（Compositae）的千里光（*Senecio*）属，紫草科（Boraginaceae）的 *Heliotropium*、*Cynoglossum* 和 *Symphytum* 属，豆科（Leguminosae）的 *Crotalaria* 属和 Convolvulaceae、Fabaceae、Hyacinthaceae、Labiatae、Moraceae 等科植物中。

二、来源于赖氨酸（lysine）的生物碱

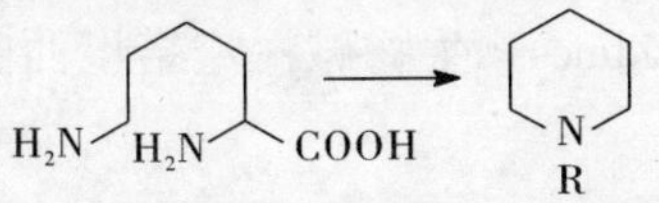

（一）哌啶类（piperidines）生物碱　以 anaferine 为例说明由赖氨酸形成的哌啶类生物碱的生源途径，见图 9－10。

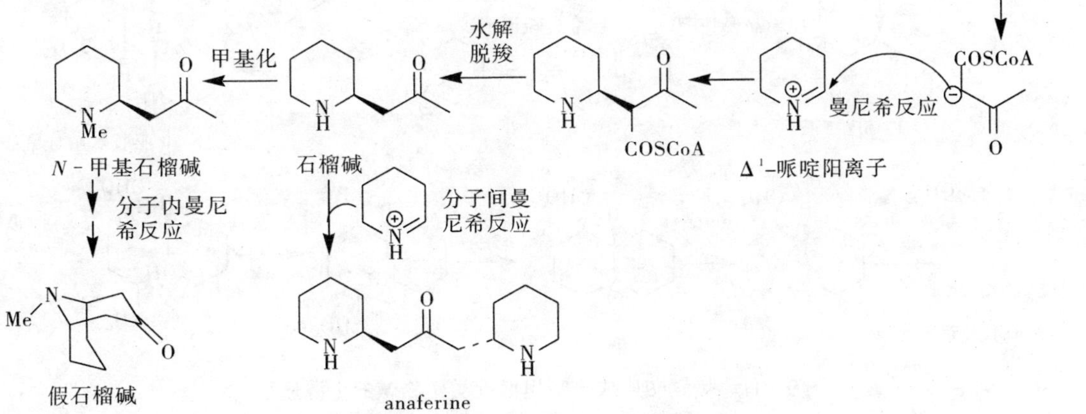

图 9－10　赖氨酸形成的哌啶类生物碱的生源途径

哌啶类生物碱结构简单，代表性化合物有胡椒碱（piperine）、山梗酮碱（lobelanine）、景天胺（sedamine）和洛贝林（lobeline）等。

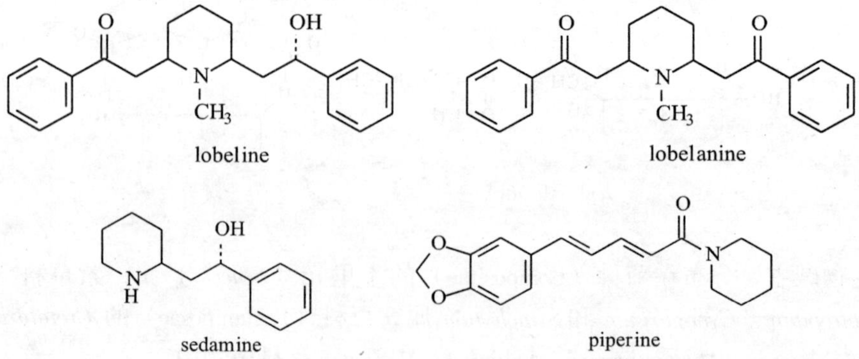

该类生物碱主要分布在 Campanulaceae、Crassulaceae 和胡椒科（Piperaceae）等科植物中。

（二）喹喏里西啶类（quinolizidines）生物碱　喹喏里西啶类生物碱是二个哌啶共用一个氮原子的稠环衍生物。

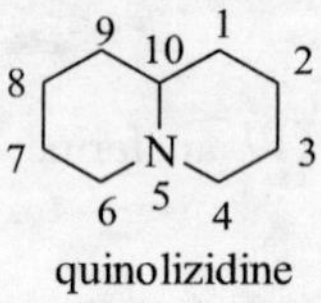

以从 *Lupinus luteu* 分离得到的羽扇豆宁（lupinine）为例说明该类生物碱的生源途径，见图 9-11。

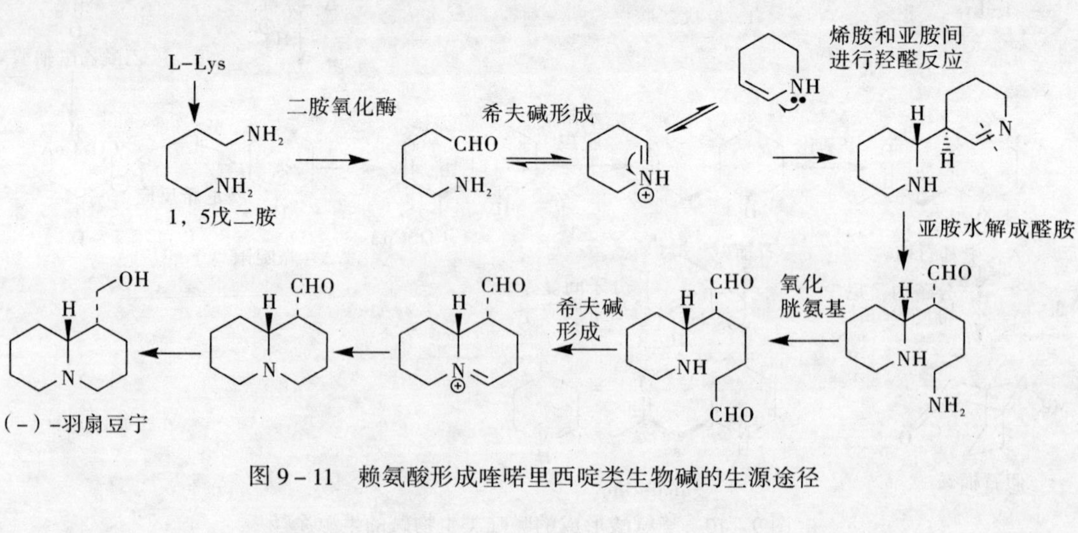

图 9-11　赖氨酸形成喹喏里西啶类生物碱的生源途径

喹喏里西啶类生物碱代表性化合物有：苦参碱（matrine）、羽扇豆碱（lupine）、石松碱（lycopodine）等。

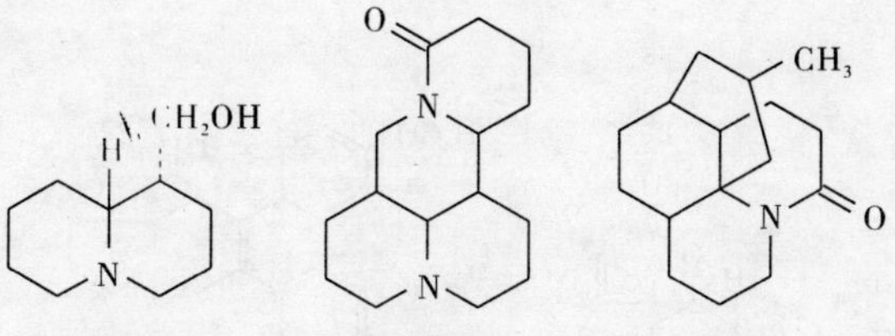

羽扇豆碱　　苦参碱　　石松碱

该类生物碱主要分布在豆科（Leguminosae/Fabaceae）的 *Laburnum*、*Cytisus*、*Lupinus* 等属和石松科石松属（*Lycopodium*）等植物中。

（三）吲哚里西啶类（indolizidines）生物碱　吲哚里西啶类生物碱是由哌啶和吡咯啶共用一个氮原子的稠环衍生物。

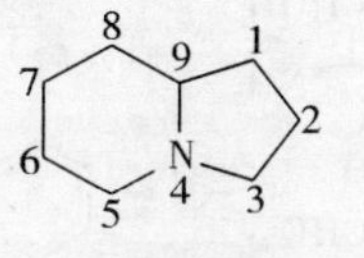

indolizidine

以从 *Castanospermum australe* 分离得到的粟精胺（castanospermine）为例说明该类化合物的生源途径，见图 9-12。

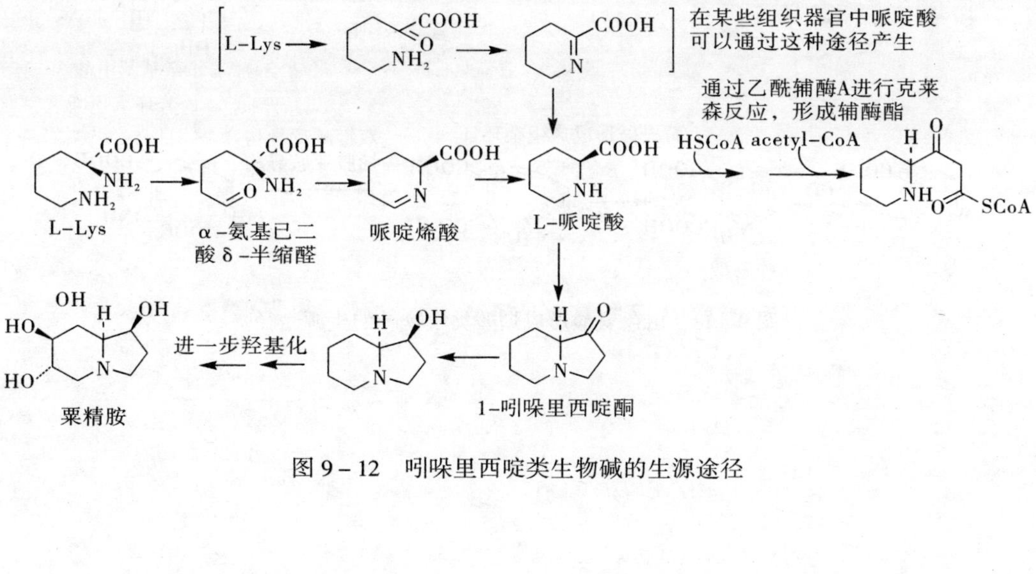

图 9-12　吲哚里西啶类生物碱的生源途径

该类生物碱数目较少，但有较强的生物活性，代表性化合物如存在于一叶萩中的一叶萩碱（surinine）具有对中枢神经的兴奋作用；存在于娃儿藤属植物中的娃儿藤定碱（tylophorinidine）具有显著的抗癌作用，其中多羟基吲哚里西啶类生物碱如 swainsonine 和 castanospermine 具有抗 HIV 活性。

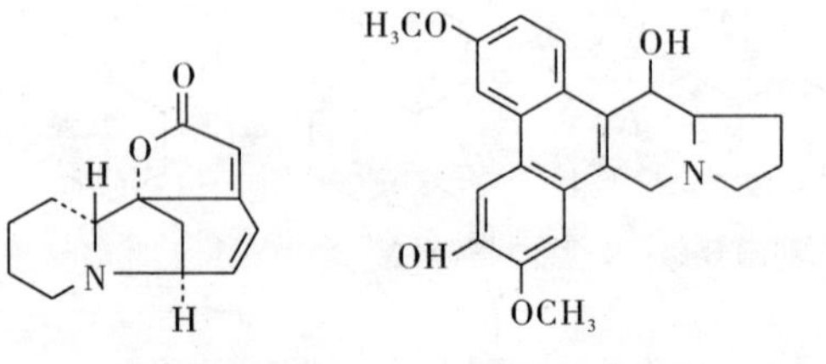

一叶萩碱　　娃儿藤定碱

三、来源于烟酸（nicotinic acid）的生物碱

以烟酸（nicotinic acid）为例说明该类化合物的生源途径，见图 9-13。

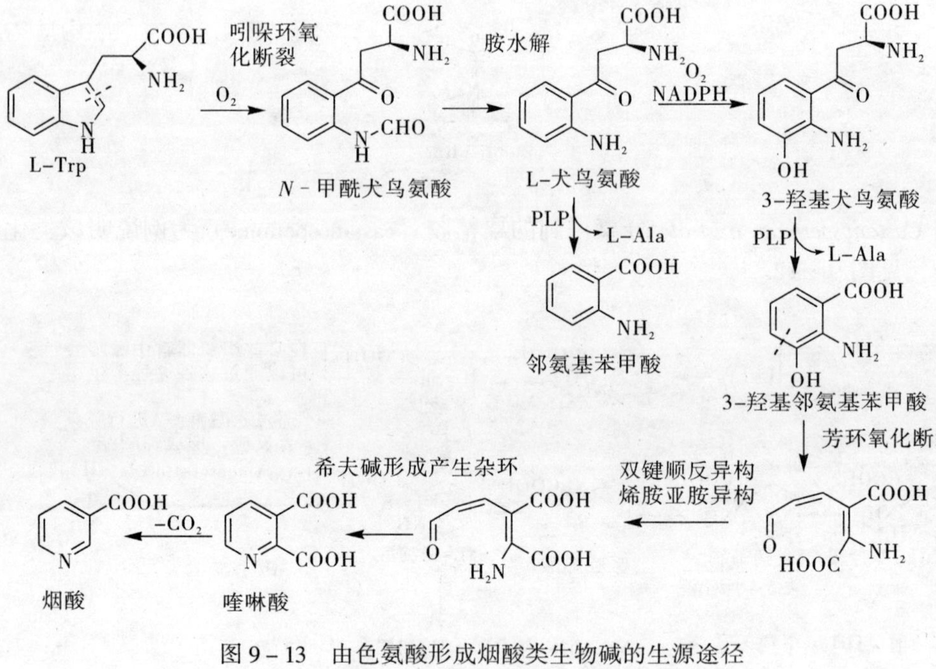

图 9-13　由色氨酸形成烟酸类生物碱的生源途径

该类生物碱主要分布在茄科（Solanaceae）植物烟草（tobacco）*Nicotiana tabacum* 中，如烟碱（nicotine）和新烟碱（anabasine）等。

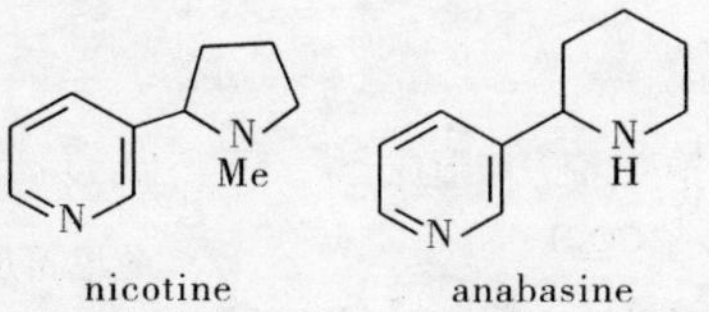

四、来源于苯丙氨酸（phenylalanine）和酪氨酸（tyrosine）的生物碱

（一）苯乙胺（phenylethylamine）类生物碱 本类化合物较少，以从 *Lophophora williamsii*.（Cactaceae）中分离得到的仙人球毒碱 （mescaline）为例来说明苯乙胺类生物碱的生源途径，见图 9-14。

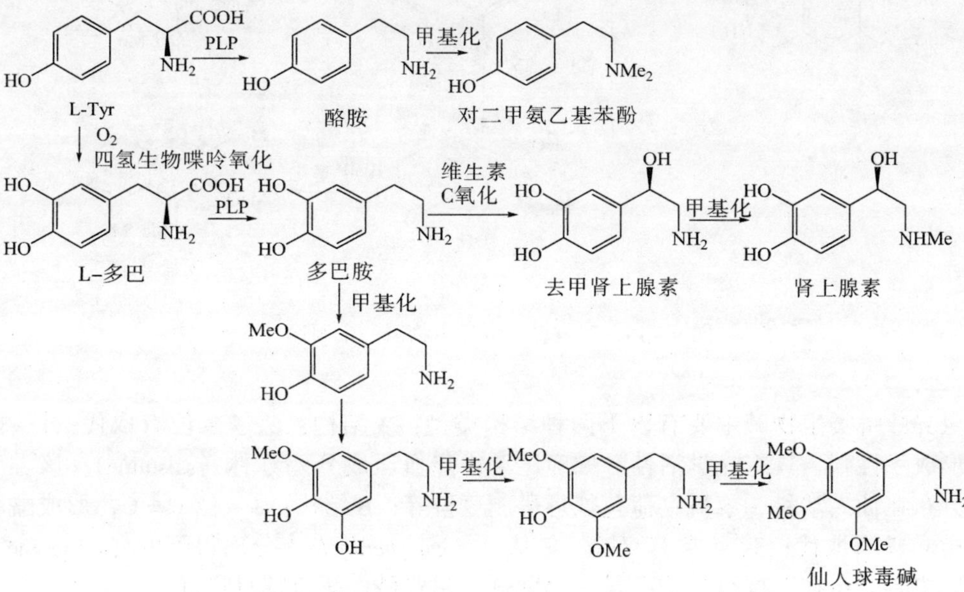

图 9-14 酪氨酸形成苯乙胺类生物碱的生源途径

（二）简单四氢异喹啉（tetrahydroisoquinoline）类生物碱 以无盐掌胺（anhalamine）、无盐掌宁（anhalonine）和无盐掌定（anhalonidine）为例说明四氢异喹啉类生物碱的生源途径，见图 9-15。

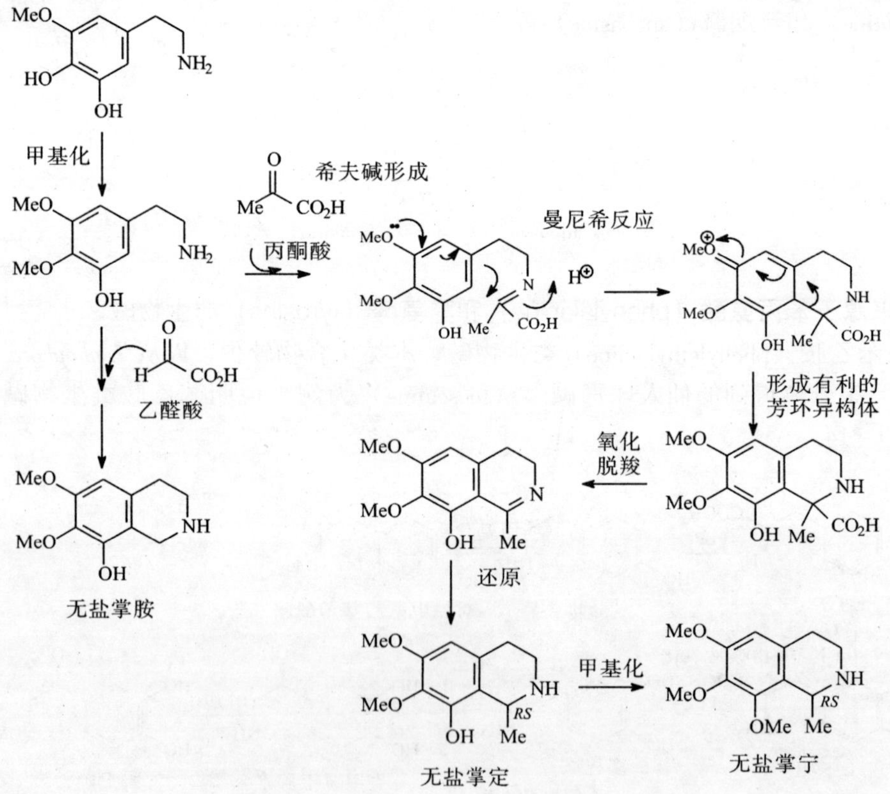

图 9-15 四氢异喹啉类生物碱的生源途径

四氢异喹啉类生物碱主要有以下两种结构类型：A 结构：6、7-位有取代；1-位有取代时，形成手性碳，具有光学活性。如鹿尾草中降血压成分萨苏林（salsoline）。该类型生物碱主要分布在仙人掌科、黎科、荷苞牡丹科、豆科等；B 结构：1-位 C=O，形成酰胺，不具碱性；6、7 有取代；3、4 常有双键。如从 *Annona cherimola*[4] 分离得到的 cherianoine。该类型生物碱主要分布在毛茛科、防己科、小檗科、罂粟科、荷苞牡丹科等。

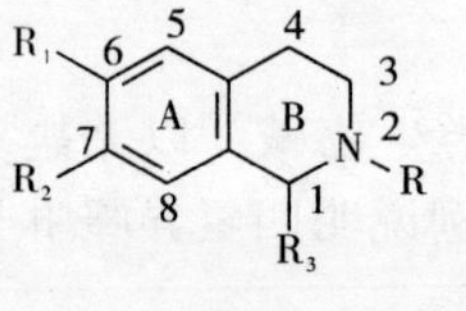

A

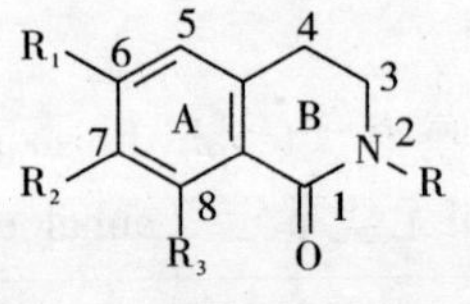

B

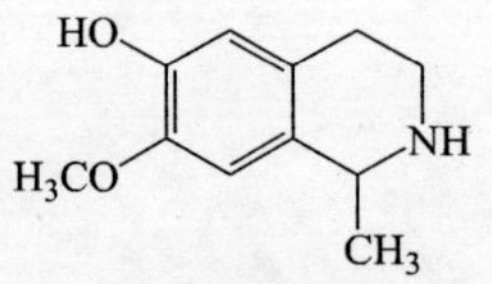

salsoline

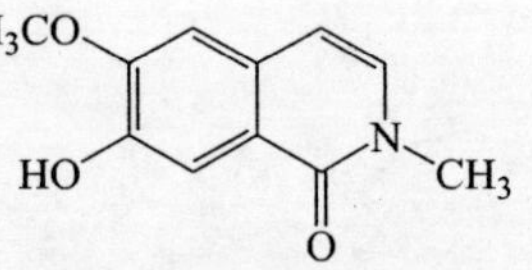

cherianoine

（三）苄基异喹啉（benzylisoquinoline）生物碱　这类生物碱的异喹啉母核的 1 位接苄基，以罂粟碱（papaverine）和（*R*）-网状番荔枝碱（（*R*）-reticuline）为例说明苄基异喹啉类生物碱的生源途径，见图 9-16。

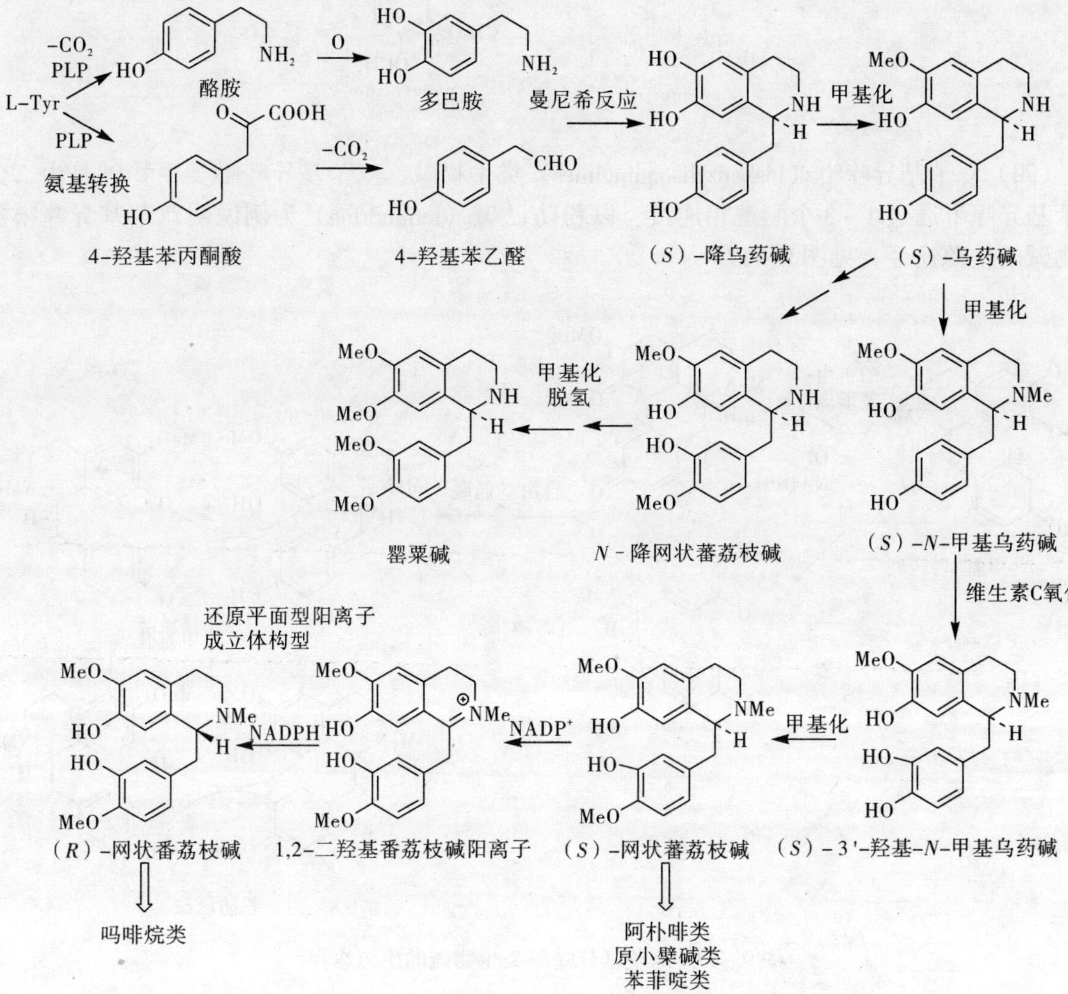

图 9-16　苄基异喹啉类生物碱的生源途径

苄基异喹啉类生物碱的结构特点是由 A、B、C 三环组成，异喹啉母核的 1 位接苄基。B 环饱和型的如乌药碱（coclaurine）；全芳香化的，如罂粟碱（papaverine）。A 环一般有两个或三个含氧取代基。C 环一个或两个取代基。主要分布在番荔枝科、小檗科、木兰科等植物中。

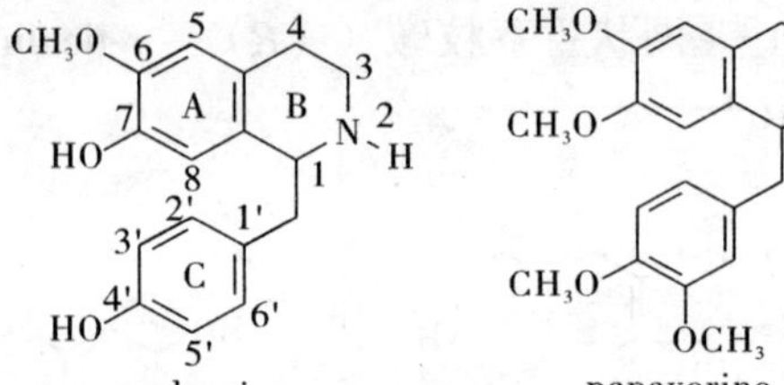

coclaurine　　papaverine

（四）双苄基异喹啉（bisbenzylisoquinolines）类生物碱　双苄基异喹啉类生物碱是由二分子苄基异喹啉通过 1～3 个醚键相连接。以粉防己碱（tetrandrine）为例说明双苄基异喹啉类生物碱的生源途径，见图 9－17。

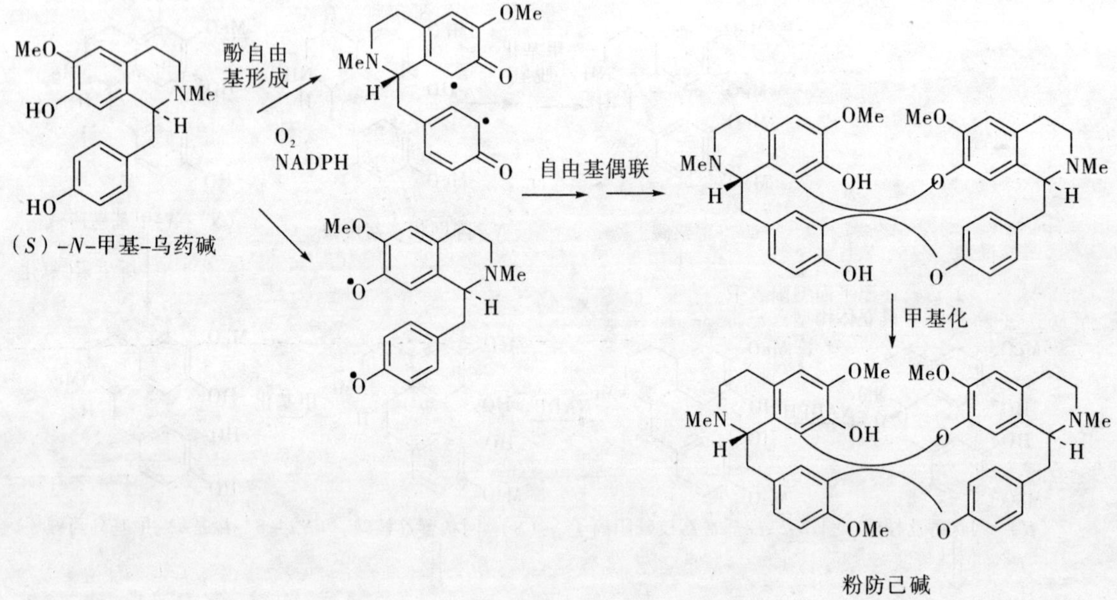

图 9－17　双苄基异喹啉类生物碱的生源途径

异喹啉二聚体为一类分布很广的生物碱，根据聚合情况分为双苄基异喹啉、阿朴啡－苄基异喹啉、阿朴啡－粟碱、原阿朴啡－苄基异喹啉、异喹啉酮－苄基异喹啉等二聚体，本文只对苄基异喹啉类二聚体作重点介绍。这类生物碱由两个苄基异喹啉为单位通过醚键或亚甲二氧基，或直接由 C－C 键相连而组成的分子，其中以醚键连接方式最多。根据连接的方式和取代基位置，K. P. Guha 等以异喹啉母核为头，以苄基为尾将它们分成 XXVI 类。

1．一个二苯醚键

(1) 尾接尾

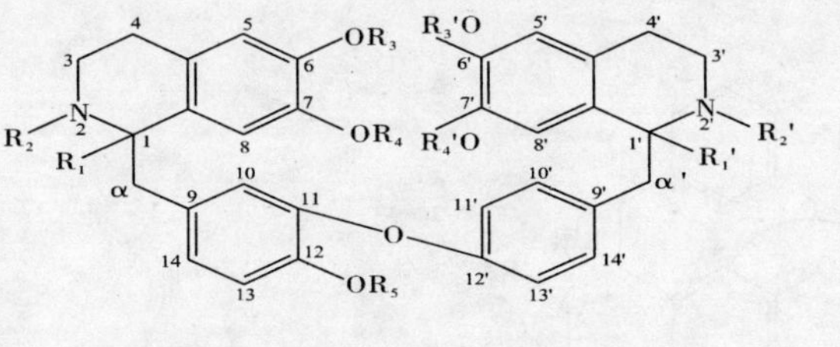

6,7,11*,12–6,7,12* Ⅰ

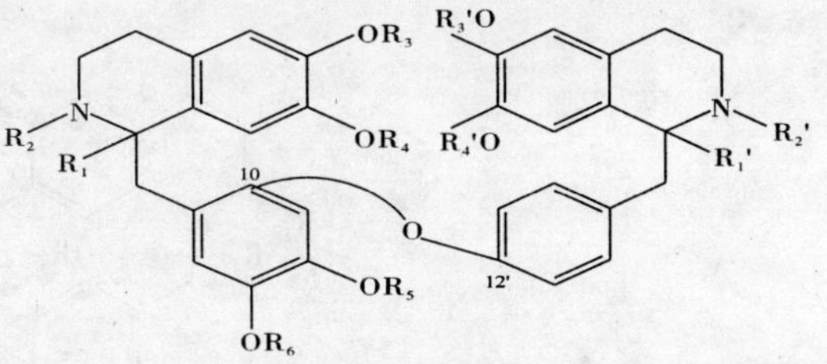

6,7,10*,12,13–6,7,12* Ⅱ

(2) 头接头 (3) 头接尾

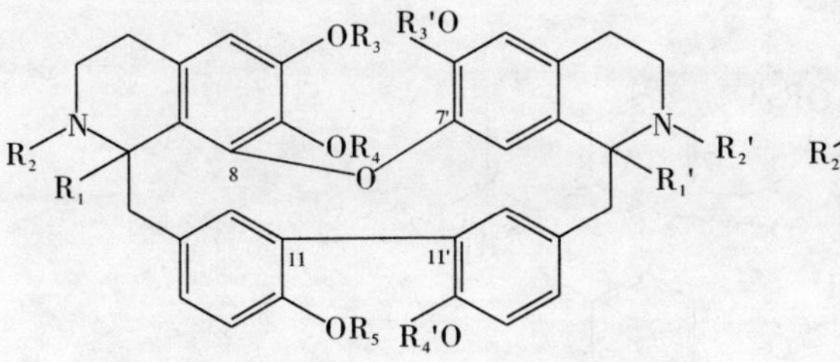

6,7,8*,12–6,7*,12（11–11）Ⅳ

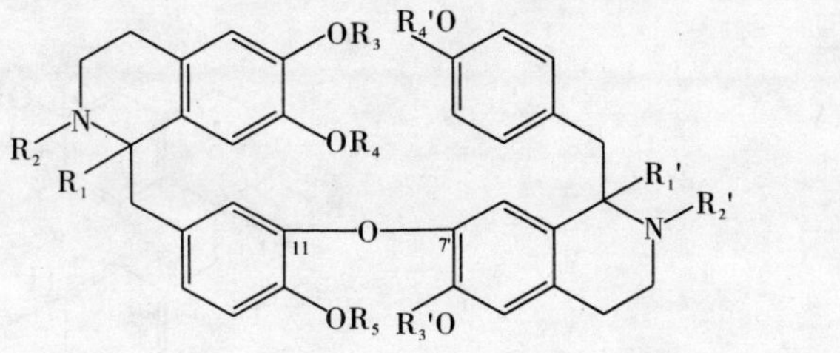

6,7,11*,12–6,7*,12 Ⅴ

2．两个二苯基醚键

(1) 头接头和尾接尾

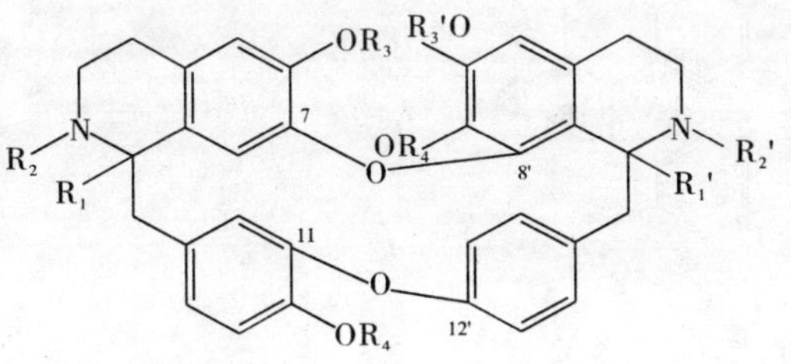

6,7*,11+,12–6,7,8*,12+ Ⅵ

(2) 全部头接头

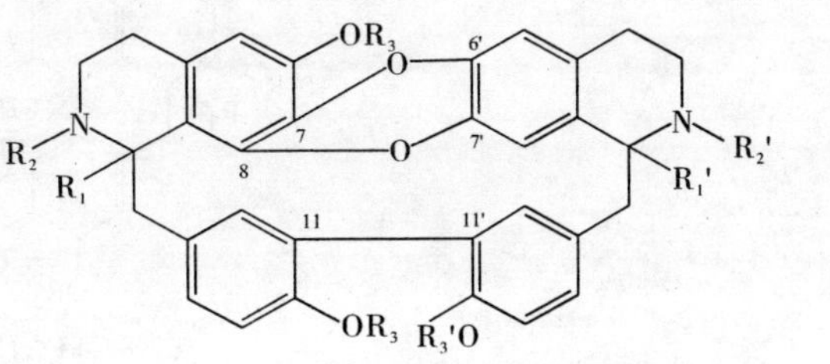

6,7*,8+,12–6*,7+,12（11–11）ⅩⅧ

(3) 头接尾

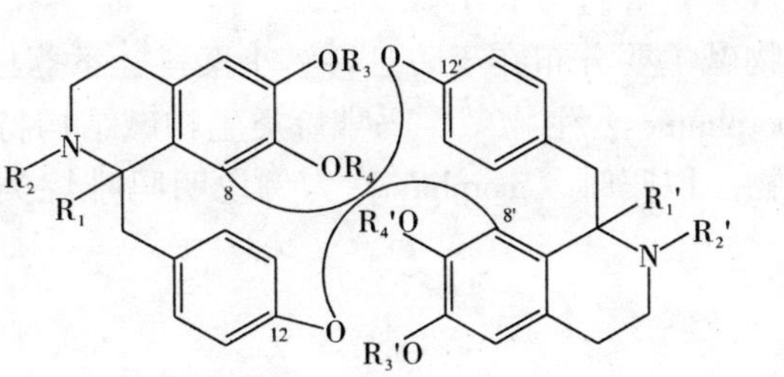

6,7,8*,12+–6,7,8+,12* ⅩⅩ

3．一个二苯醚键和一个苄醚键

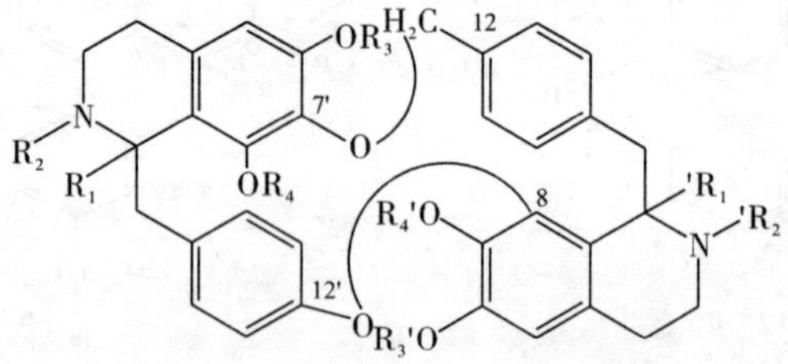

6,7,8*,12–6,7,12*[7–12]XⅫ

4．三个二苯醚键

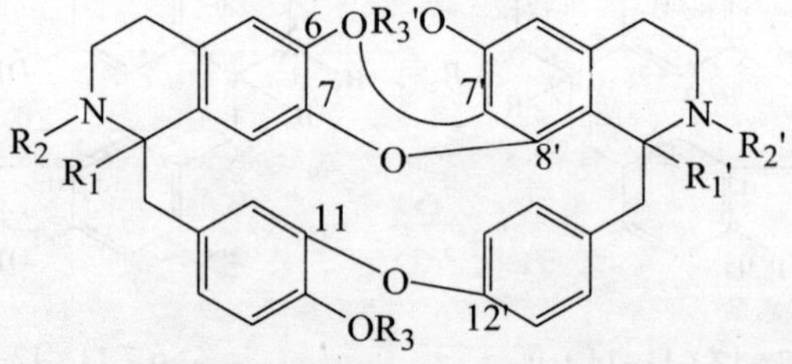

6*,7+,11++,12–6,7*,8+,12++XⅫ

5．两个二苯醚键和一个苄醚键

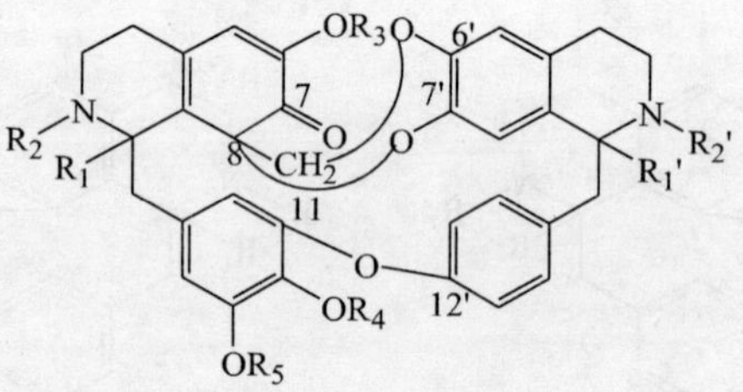

6,7,8*,11+,12,13–6,7*,12+XXV

双苄基异喹啉命名原则：根据苄基异喹啉取代基的含氧多少。左边为含氧取代基多的那个单位的苄基异喹啉部分；中间用“–”隔开；右边为含氧取代基较少的另一单位的苄基异喹啉部分；醚键位置用（＊）等符号表示。

双苄基异喹啉类生物碱主要分布在于防己科、小檗科、番荔枝科等植物中。

（五）吗啡烷类（morphnines）生物碱　吗啡烷类生物碱结构特点是既属于苄基异喹啉又属于部分饱和菲的衍生物。以吗啡（morphine）为例说明吗啡烷类生物碱的生源途径，见图9–18。

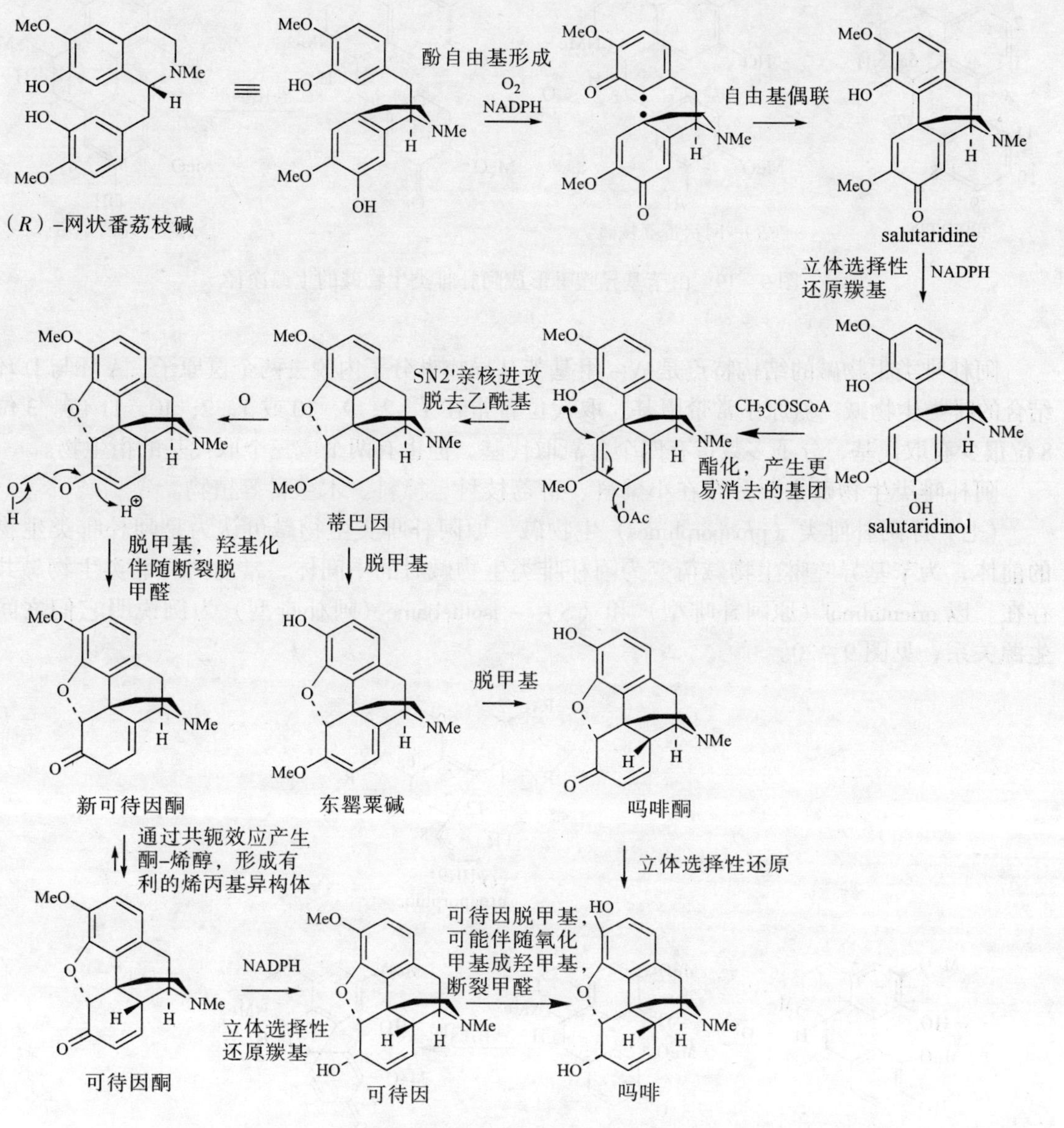

图 9-18　吗啡烷类生物碱的生源途径

阿片中所含的吗啡是常用的镇痛药，可待因（codeine）为镇咳药，它们都有成瘾的副作用。吗啡烷类生物碱主要分布在罂粟科和防己科等植物。

（六）阿朴啡类（aporphines）生物碱　阿朴啡类生物碱是苄基异喹啉的苄基部分的苯环和异喹啉部分 8 位脱去一分子氢形成的四环化合物，见图 9-19。

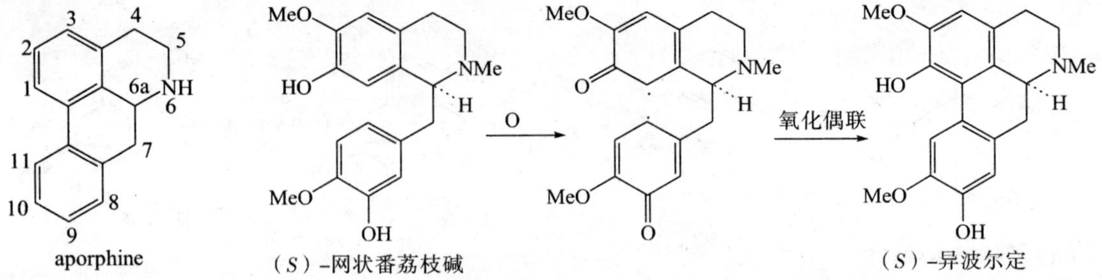

图 9-19　由苄基异喹啉形成阿朴啡类生物碱的生源途径

阿朴啡类生物碱的结构特点是 *N*-甲基苄基异喹啉分子内脱去两个氢原子，A 环与 D 环相结合的啡类生物碱。氮原子常带甲基。取代位置常在 1，2；9，10 或 1，2；10，11 位。3 位和 8 位很少有取代基，分子多数带有四个含氧取代基，但也有两个或三个取代基的衍生物。

阿朴啡类生物碱主要分布在小檗科、番荔枝科、樟科、木兰科等植物。

（七）原阿朴啡类（proaporphines）生物碱　原阿朴啡类生物碱可认为是阿朴啡类生物碱的前体，为苄基异喹啉生物碱衍变为阿朴啡类生物碱时的中间体，常与阿朴菲类生物碱共同存在。以 orientalinol（原阿朴啡型）和（*S*）-isothebaine（阿朴啡型）为例说明它们之间的生源关系，见图 9-20。

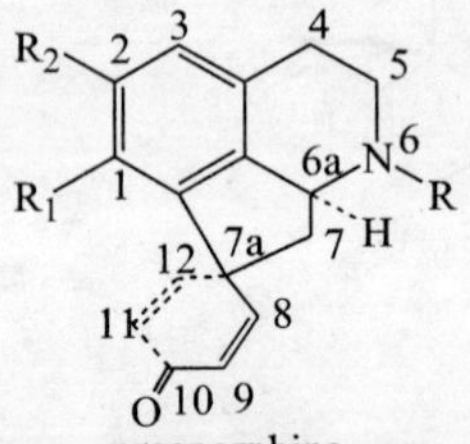

proaporphine

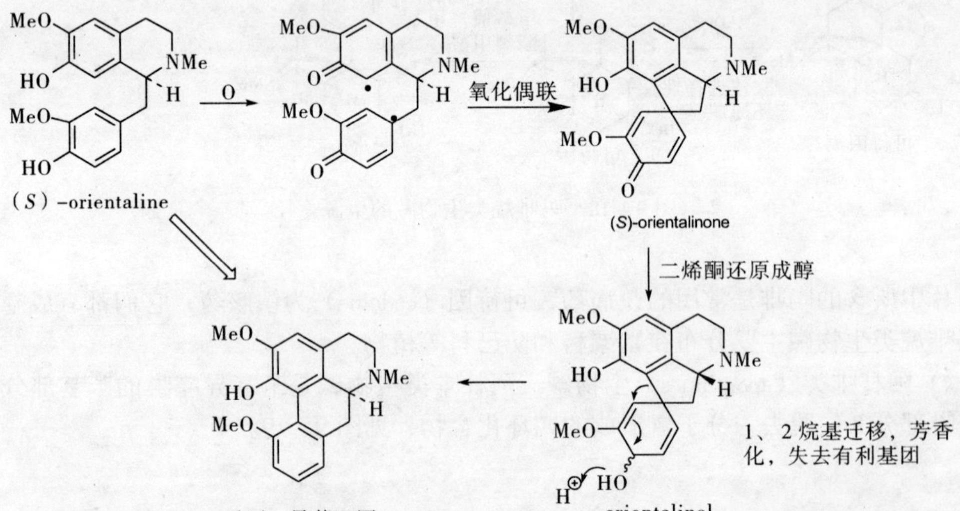

图 9-20　由苄基异喹啉生物碱经原阿朴啡类衍变为阿朴啡类生物碱的生源途径

原阿朴啡类生物碱的D环有二烯酮体系。8、9位在二烯酮平面一侧，朝前。11，12位在平面另一侧，朝后。

原阿朴啡类生物碱主要分布在番荔枝科、百合科等植物。

（八）原小檗碱类（protoberberines）生物碱　原小檗碱类生物碱为两个异喹啉环稠合而成，从生源看它是由苄基异喹啉获得一个碳原子形成的，以小檗碱（berberine）为例说明由苄基异喹啉形成原小檗碱类生物碱的生源关系，见图9－21。

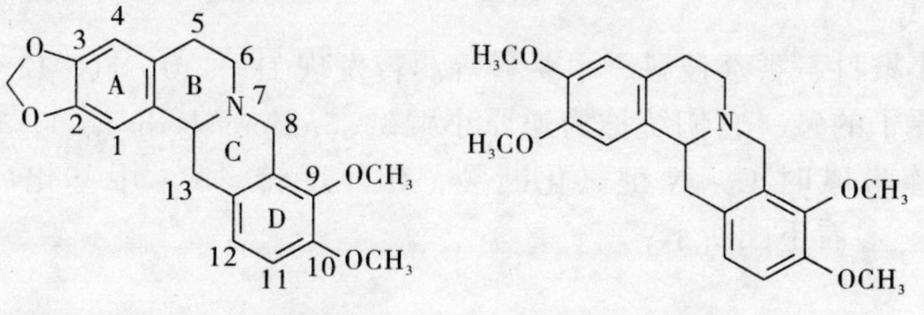

(–)-tetrahydroberberine　　tetrahydropalmatine

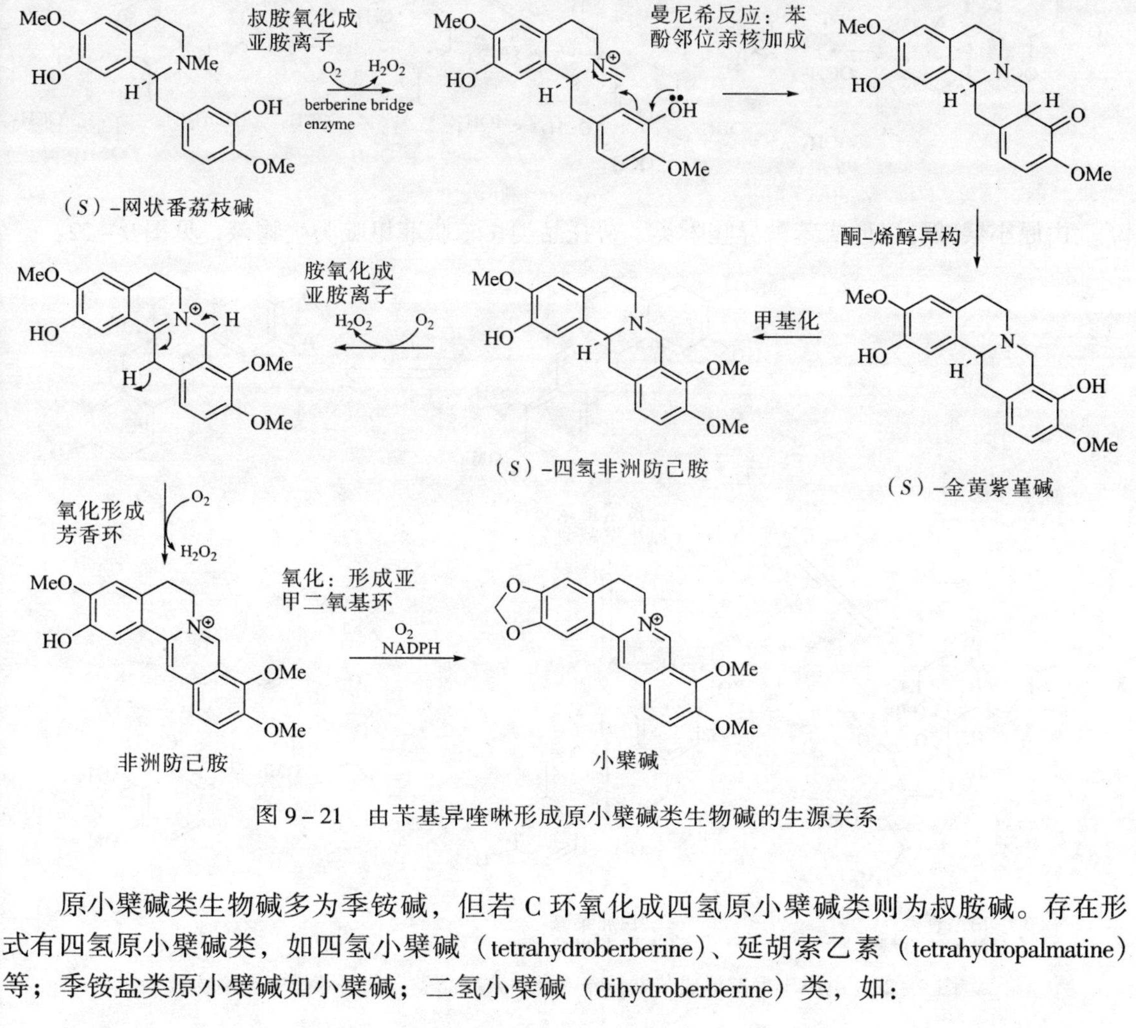

图9－21　由苄基异喹啉形成原小檗碱类生物碱的生源关系

原小檗碱类生物碱多为季铵碱，但若C环氧化成四氢原小檗碱类则为叔胺碱。存在形式有四氢原小檗碱类，如四氢小檗碱（tetrahydroberberine）、延胡索乙素（tetrahydropalmatine）等；季铵盐类原小檗碱如小檗碱；二氢小檗碱（dihydroberberine）类，如：

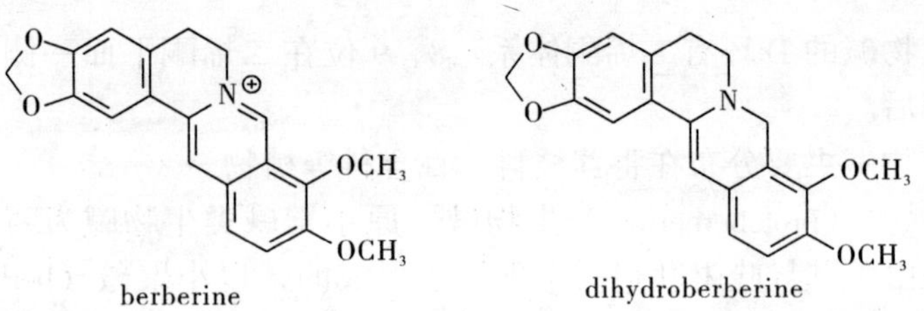

取代位置通常在2、3、9、10，或10、11位。1、13位有时有甲基取代。少数情况下5、13位上有羟基取代。

主要分布在小檗科、番荔枝科、木兰科等。曾发现D环10、11、12位上有取代基，12位侧链多一个碳原子的碱。它们统称为逆原小檗碱（retoprotoberbeines），它们是由四氢小檗碱转变成苄基异喹啉碱时C－N键氧化断裂，D环反转，N－甲基化后再环合而成。以mecambridine为例，参看下图所示：

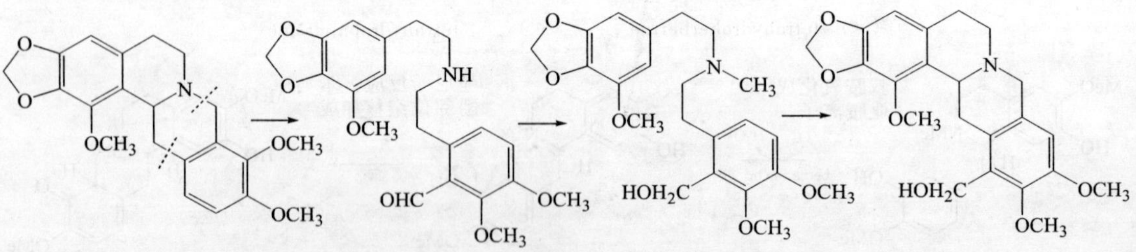

由原小檗碱可以形成苯酞异喹啉类、普托品类、苯骈菲里啶类生物碱，见图9－22。

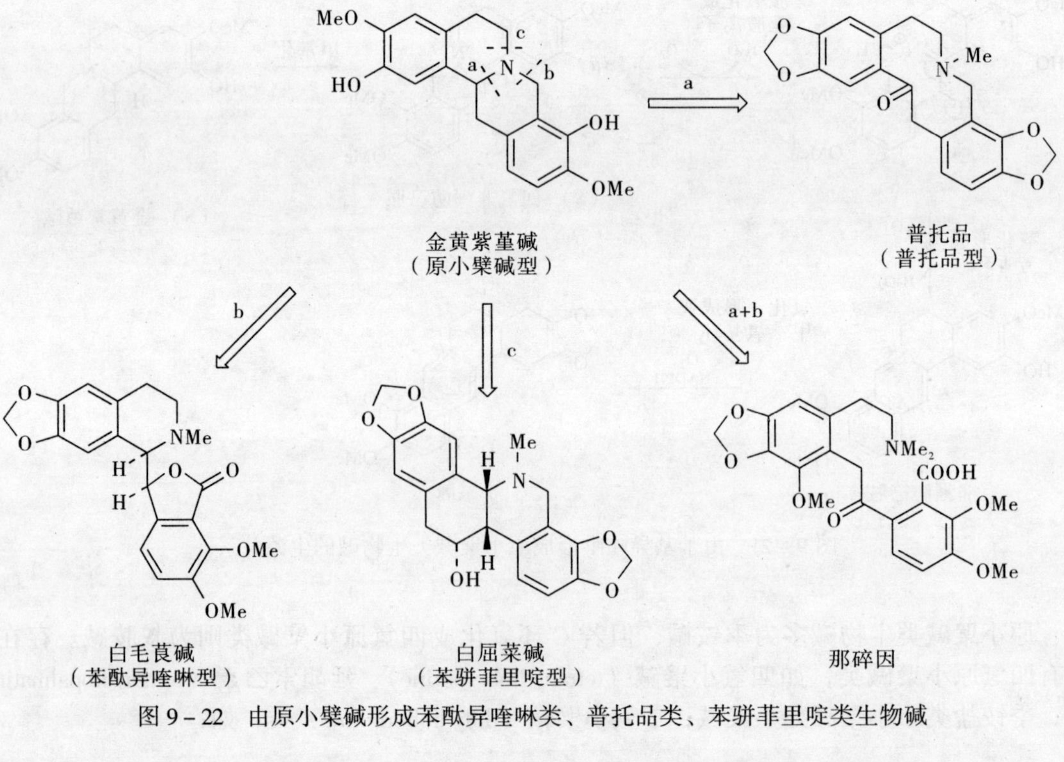

图9－22　由原小檗碱形成苯酞异喹啉类、普托品类、苯骈菲里啶类生物碱

（九）苯酞异喹啉（phthalideisoquinolines）类生物碱　苯酞异喹啉类生物碱是异喹啉母核的1位连接苯酞基。其具有经典的四环骨架，但C环为内酯环。1，9位为两个不对称中心，具有光学活性，没有一定的立体专属性。左旋的、右旋的、消旋的、赤式和苏式在天然界都有发现。如从阿片中分离得到的具有镇咳作用而无成瘾性的那可汀（narcotine）。

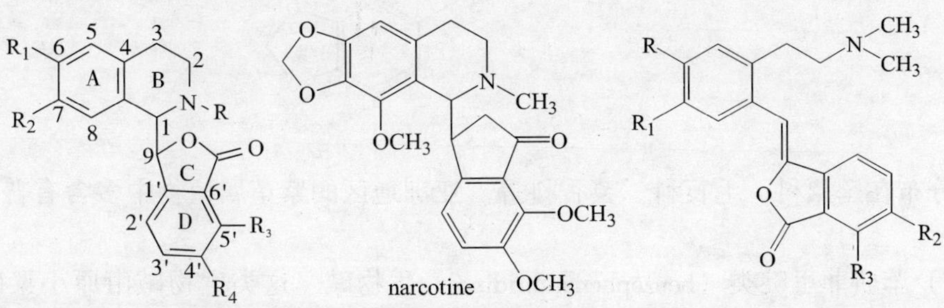

开环（secophthalideisoquinolines）：即分子中B环开裂，形成二甲胺基乙基侧链。这类生物碱有烯醇式内酯、酮式内酯、酮式酸和二酮酸形式存在，M. Shamman等认为这些多种类型的开环苯酞异喹啉是因为它们之间有密切的生源关系。如以左旋的毕枯枯林（bicuculine）为例，可看到它们的生源程序，见图9-23。

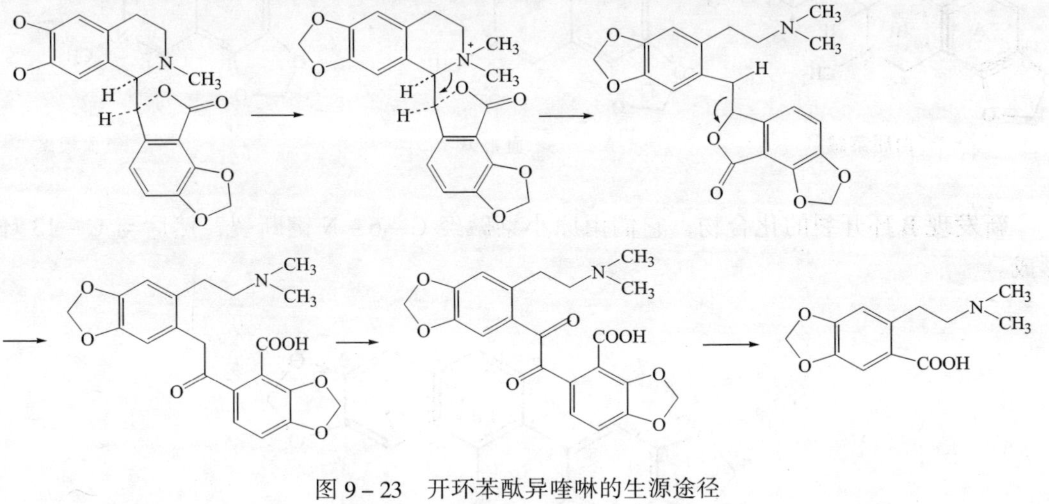

图9-23　开环苯酞异喹啉的生源途径

苯酞异喹啉类生物碱主要分布在防己科、罂粟科、小檗科、毛茛科等植物。

（十）普托品类（protopines）生物碱　这类生物碱从结构上看不含异喹啉母核，不属于真正的异喹啉衍生物，但从生源上来看它是由四氢原小檗碱衍生而来。结构上为氮的十环衍生物，环外C=O。该类生物碱在溴化氢的作用下，脱去氮上甲基，形成原小檗碱类化合物。取代位置多在2，3；9，10位。

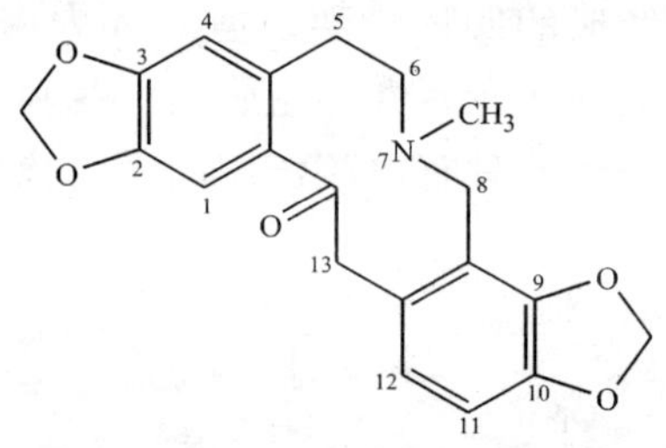

主要分布在罂粟科、毛茛科、芸香科等。亚洲地区的紫堇属植物中多含有普托品碱，且含量很高。

（十一）苯骈菲里啶类（benzophenanthridines）生物碱　这类生物碱由原小檗碱B环开环重排而形成。结构上由四个骈合环组成，一般A、D环为芳环；B、C环全部氢化：如白屈菜碱（chelidonine），C环构象半船半椅。B环全芳香化：如血根碱；B环部分还原，部分氧化，如二氢血根碱。

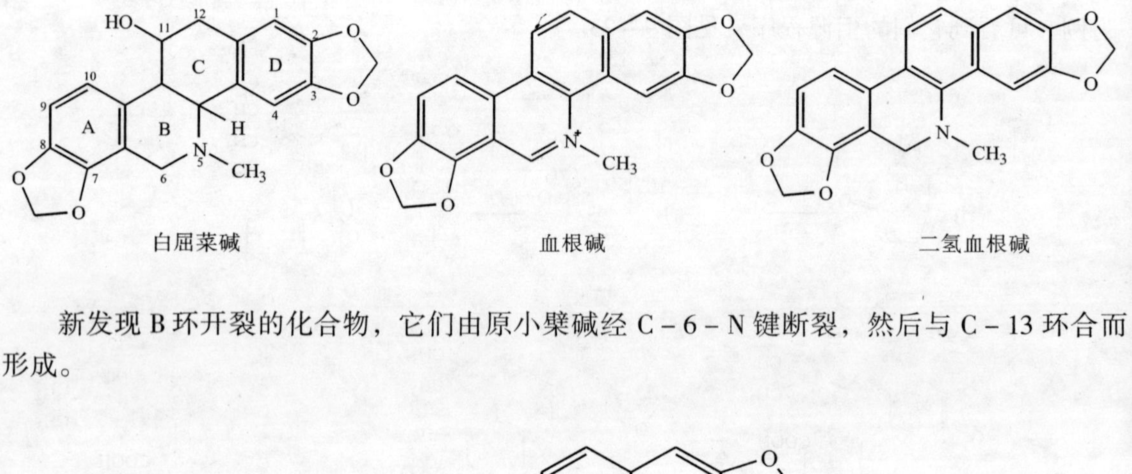

白屈菜碱　　血根碱　　二氢血根碱

新发现B环开裂的化合物，它们由原小檗碱经C-6-N键断裂，然后与C-13环合而形成。

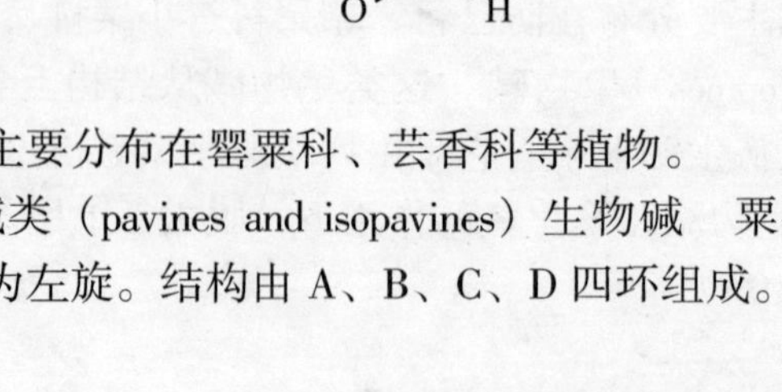

苯骈菲里啶类生物碱主要分布在罂粟科、芸香科等植物。

（十二）粟碱和异粟碱类（pavines and isopavines）生物碱　粟碱和异粟碱类生物碱由苄基异喹啉衍生而来，多数为左旋。结构由A、B、C、D四环组成。

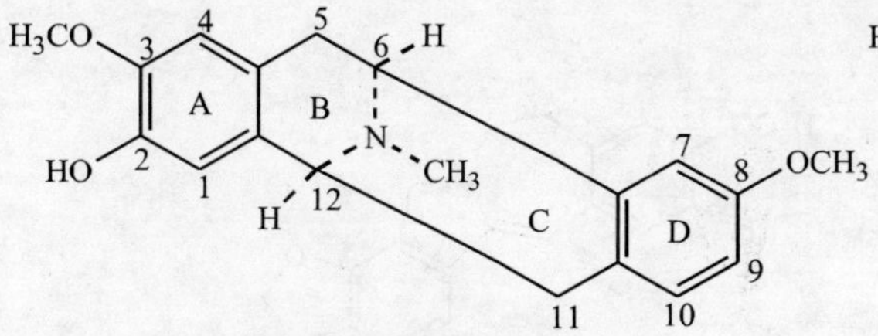

(-)-2-hydroxy-3,8-dimethoxypavinane

C环为六元环

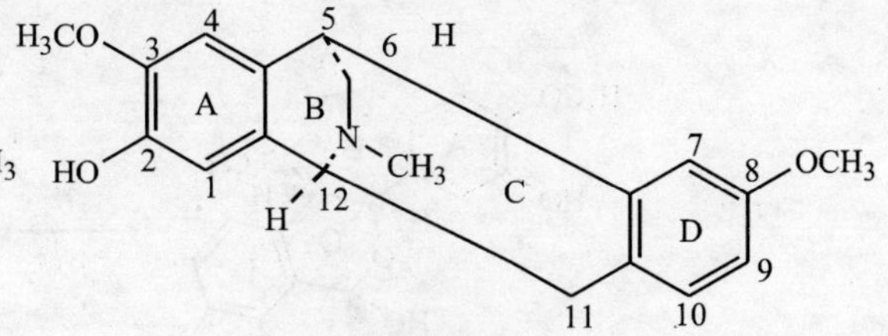

(-)-thalidine

C环为七元环

罂粟碱和异罂粟碱类生物碱主要分布在罂粟科、小檗科、防己科的唐松草属植物，同时存在罂粟碱和异罂粟碱。

（十三）苯乙基异喹啉类（phenethylisoquinolines）生物碱　这类生物碱的异喹啉母核的1位接苯乙基，代表性化合物有奥特那明（autunamine）、苛丽碱（kreysigine）、秋水仙碱（colchicine）等。以 kreysigine 为例说明该类生物碱的生源途径，见图 9-24。

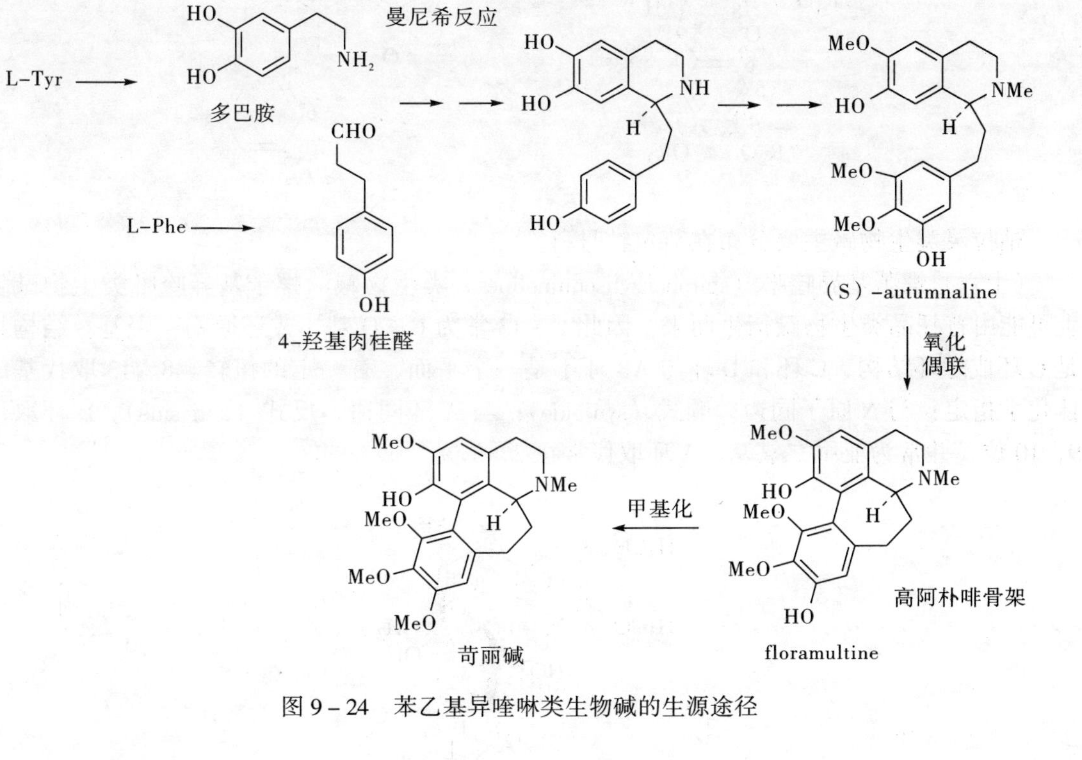

图 9-24　苯乙基异喹啉类生物碱的生源途径

苯乙基异喹啉类生物碱主要分布在百合科、罂粟科和三尖杉科等植物。

（十四）丽春定类（rhoeadines）生物碱　丽春定类生物碱目前生源不太明确，可能是由普托品类生物碱衍生而来，故 7，8；12，13 位常有取代，而 9 位上都没有取代基。

结构中 B 环七元环，C 环具有缩醛或半缩醛结构。2 位 *R* 构型，右旋。酸水解脱氢形成红色的亚铵盐。

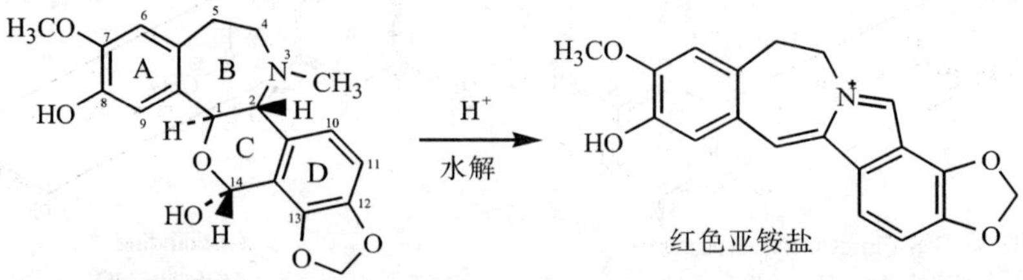

丽春定类生物碱主要分布在于罂粟科植物。

（十五）枯拉灵类（cularine）生物碱　枯拉灵类生物碱结构由四个环组成。C 环是七元氧杂环或五元氧杂环。

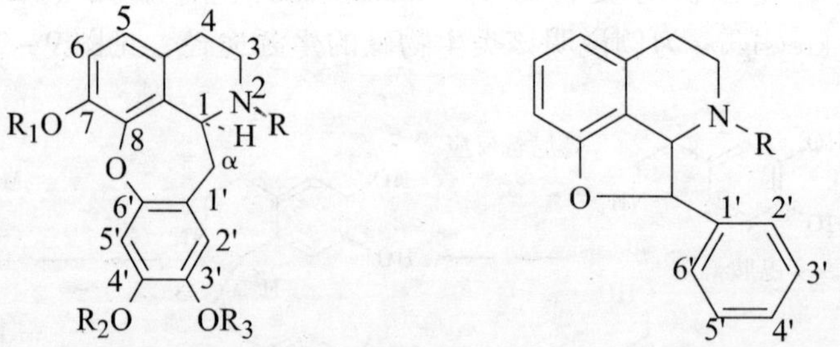

枯拉灵类生物碱主要分布在荷包牡丹科。

（十六）螺苄基异喹啉（spirobenzylisoquinolines）类生物碱　螺苄基异喹啉类生物碱生源上可能由普托品类生物碱衍生而来，因此 C－13 常为 C＝O 基，或还原物－羟基。结构特点是 C 环成螺环结构，C 环和 D 环与 AB 环不是一个平面，有一定的扭转。8、13 取代基的立体化学指定：与 N 原子同边，顺式（syn side）；与 A 环同边，反式（anti side）。D 环取代多 9，10 位，并常为亚甲二氧基。A 环取代常在 2，3 位。

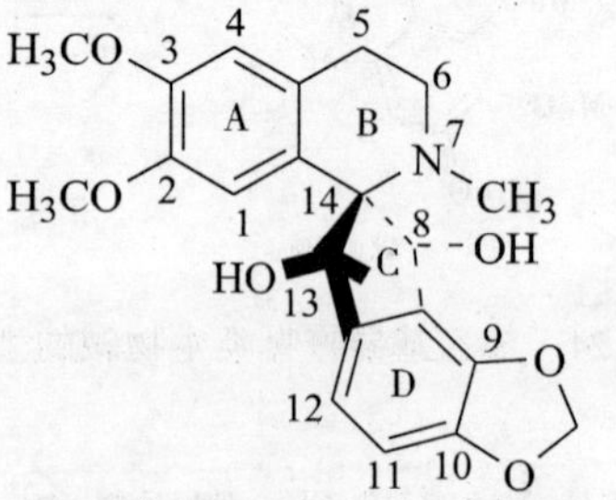

螺苄基异喹啉类生物碱主要分布在防己科植物。

（十七）萜类四氢异喹啉类（terpenoid tetrahydroisoquinoline）生物碱　该类生物碱是由来源于多巴胺或色胺的衍生物与来源于甲戊二羟酸的萜类－裂环番木鳖苷（secologanin）组成。

以吐根碱（emetine）为例，说明该类化合物的生源途径，见图9-25。

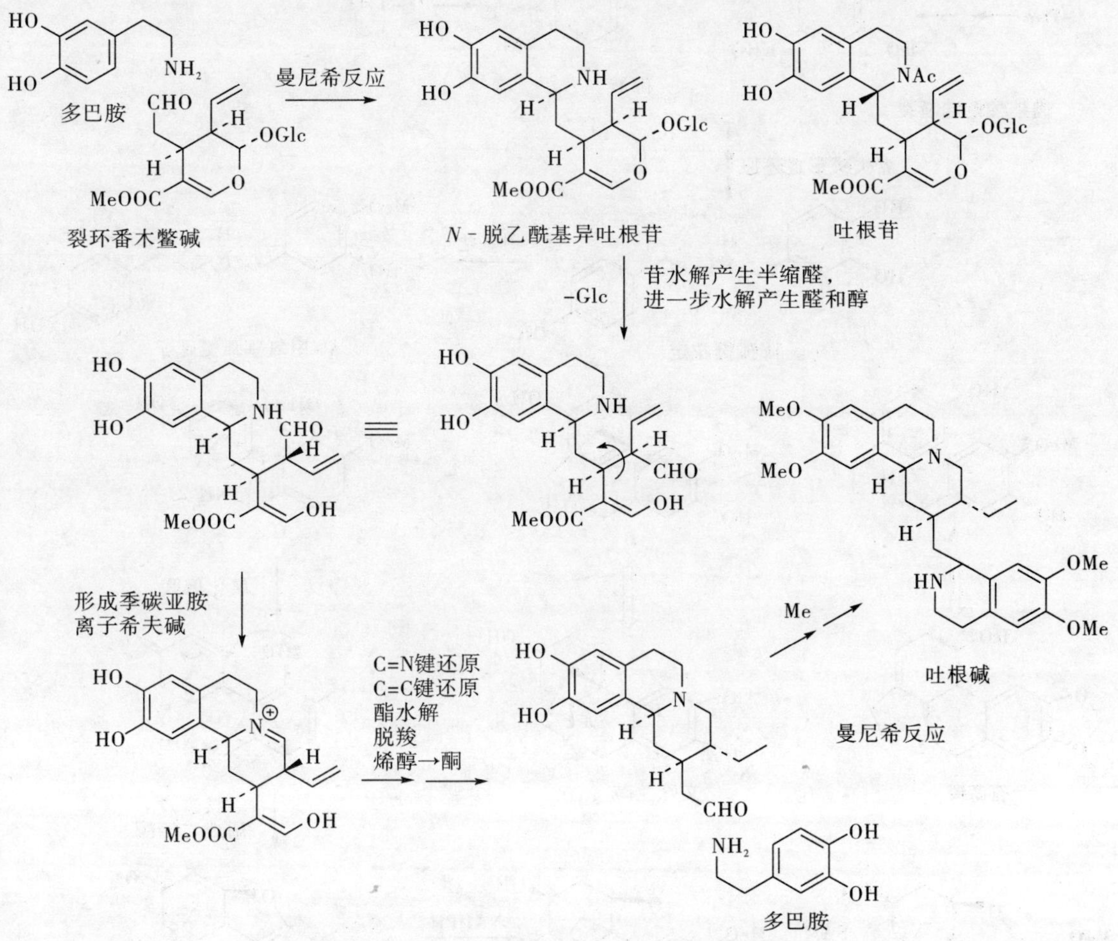

图9-25 萜类四氢异喹啉类生物碱的生源途径

萜类四氢异喹啉类生物碱分布在茜草科和八角枫科等植物。

（十八）石蒜科（amaryllidaceae）生物碱 在石蒜科植物中，许多生物碱的前体是3，4-二羟基苯甲醛（3，4-dihydroxybenzaldehyde）和酪胺（tyramine），而二者分别来源于苯丙氨酸和酪氨酸。以加兰他敏（galanthamine）为例说明该类生物碱的生源途径，见图9-26。

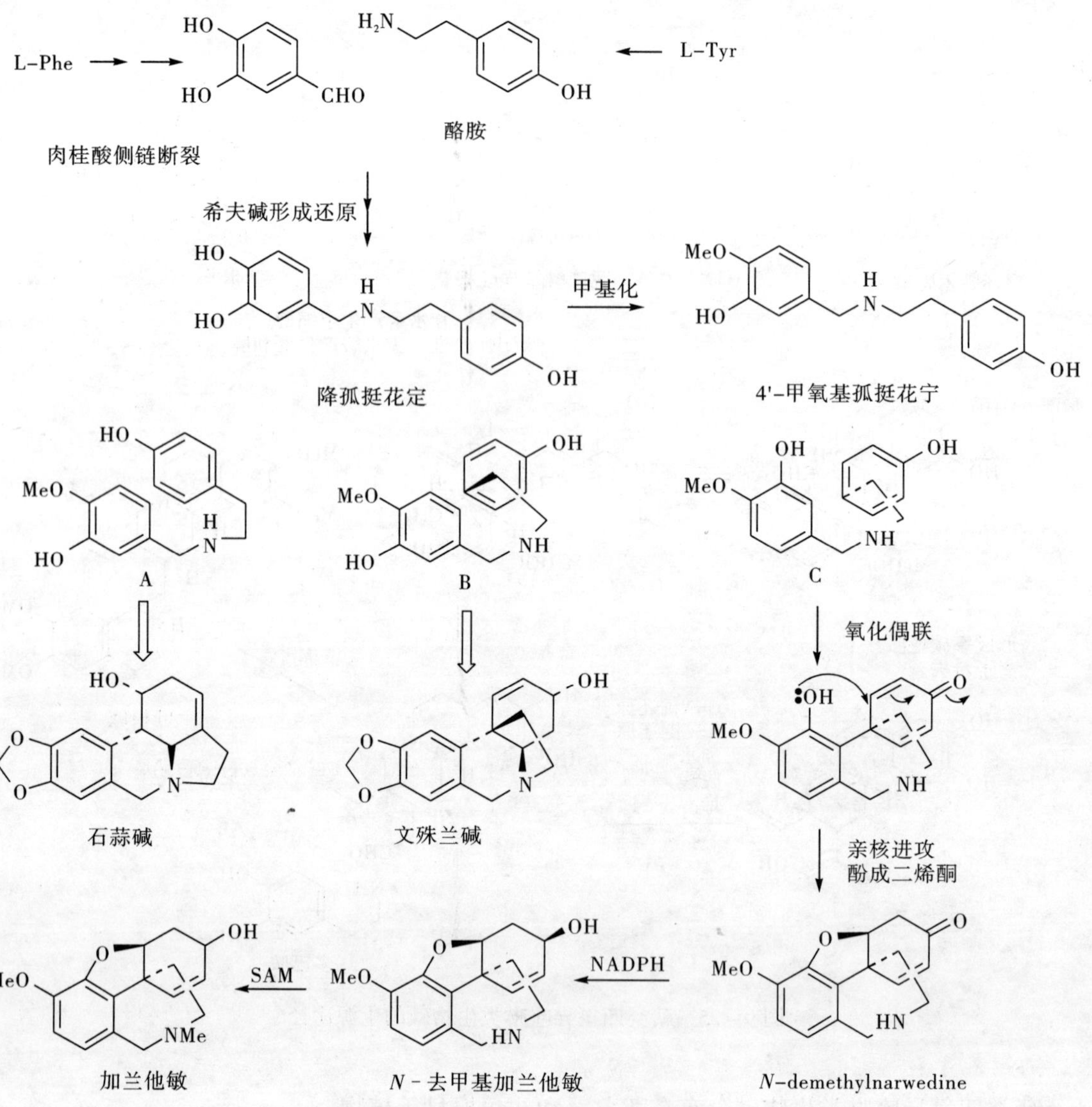

图 9-26 石蒜科生物碱的生源途径

五、来源于色氨酸（tryptophan）的生物碱

色氨酸是含有吲哚环的芳香氨基酸，是吲哚和喹啉类生物碱的前体。

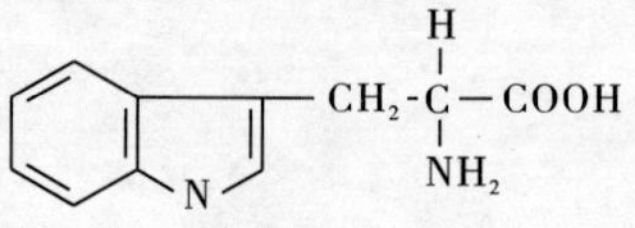

tryptophan

（一）简单吲哚类（simple indoles）生物碱　这类生物碱结构中只含有一个吲哚母核，以 5 - hydroxytryptamine（5 - HT）和 psilocybin 为例说明该类生物碱的生源途径，见图 9 - 27。

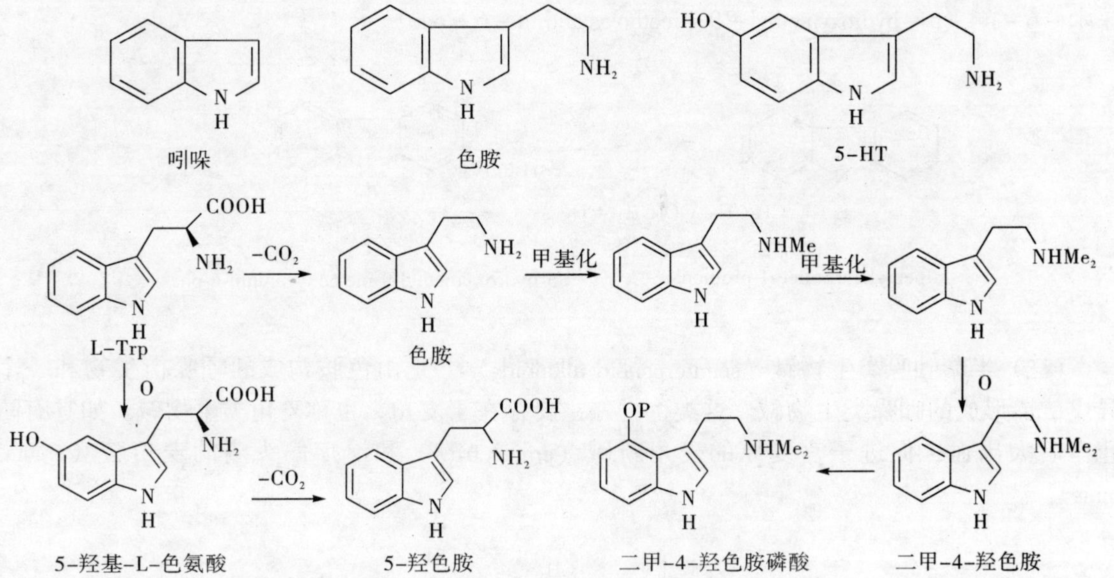

图 9 - 27　简单吲哚类生物碱的生源途径

简单吲哚类生物碱主要分布在禾本科和豆科植物中。

（二）简单 - β 卡波林类（simple β - carbolines）生物碱　以哈满尼（harmaine）为例说明 β - 卡波林类生物碱的生源途径，见图 9 - 28。

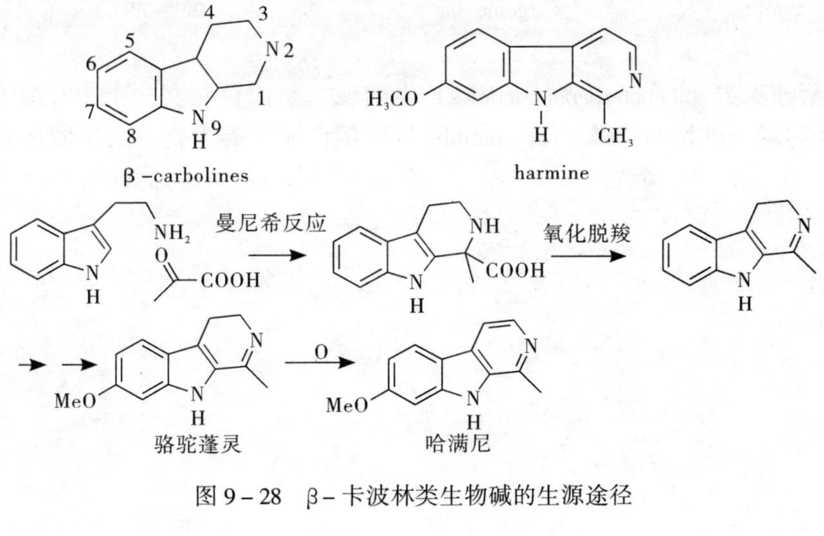

图 9 - 28　β - 卡波林类生物碱的生源途径

β卡波林类生物碱主要分布在 Malpighiaceae 科等植物。

从 *Eurycoma Longifolia* 根中分离得到的具有细胞毒和抗疟作用β卡波林类生物碱[5]：正戊基卡波林－1－丙酸酯（*n*－pentyl－carboline－1 －propionate）和5－羟甲基－9－甲氧基铁屎米－6－酮（5－hydroxymethyl－9－methoxycanthin－6－one）。

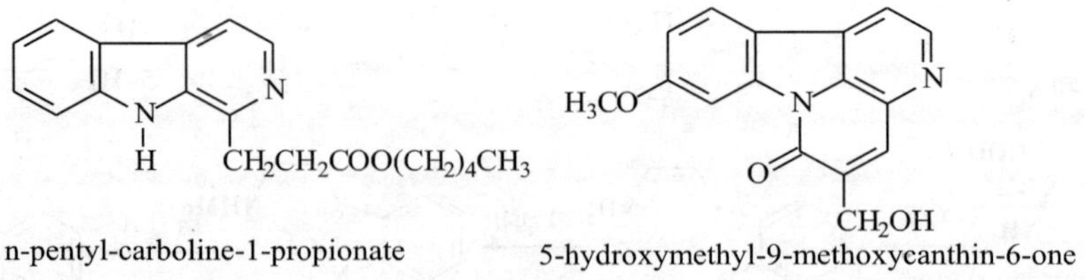

（三）半萜吲哚类生物碱（semiterpenoid alkaloids）　是由色胺构成的吲哚衍生物和一个异戊二烯形成的吲哚类生物碱。这类生物碱主要存在于麦角，也称麦角类生物碱。如具有防止产后大出血、促进子宫复原的麦角新碱（ergometrine）和治疗偏头痛的麦角胺（ergotamine）。

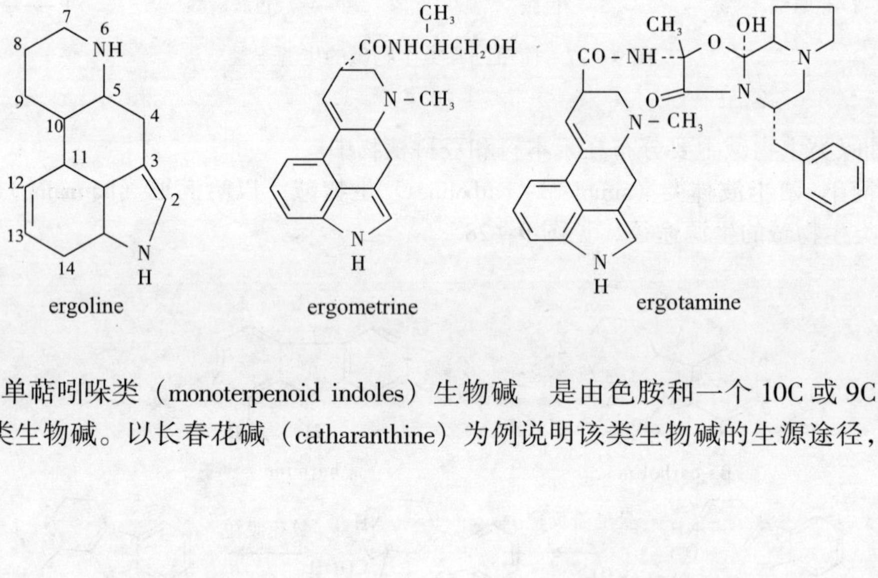

（四）单萜吲哚类（monoterpenoid indoles）生物碱　是由色胺和一个10C或9C的单萜形成的吲哚类生物碱。以长春花碱（catharanthine）为例说明该类生物碱的生源途径，见图9－29。

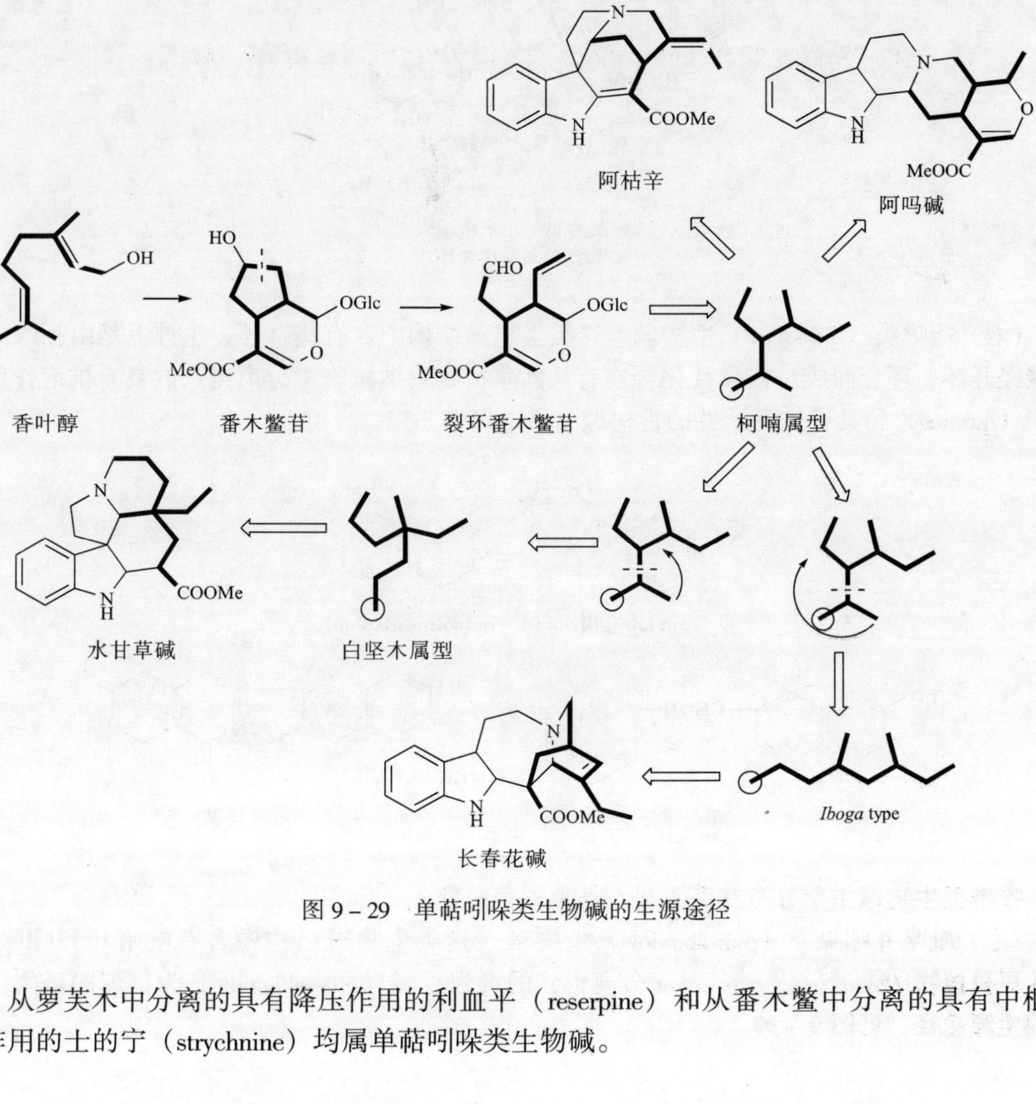

图 9-29　单萜吲哚类生物碱的生源途径

从萝芙木中分离的具有降压作用的利血平（reserpine）和从番木鳖中分离的具有中枢兴奋作用的士的宁（strychnine）均属单萜吲哚类生物碱。

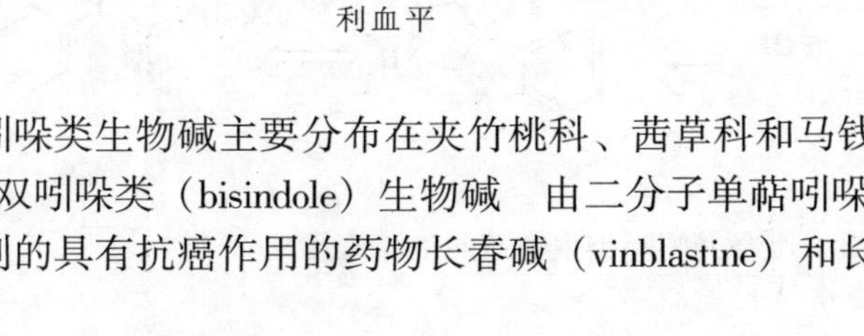

利血平

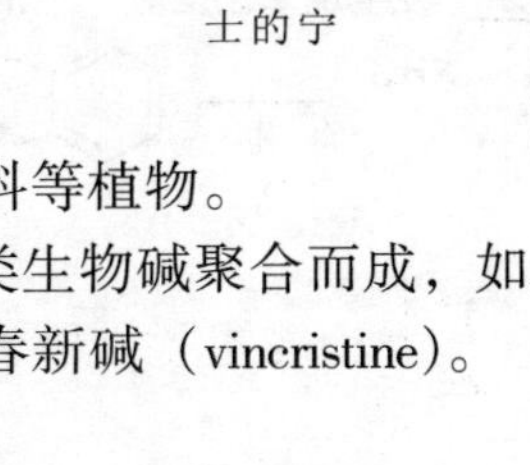

士的宁

单萜吲哚类生物碱主要分布在夹竹桃科、茜草科和马钱科等植物。

（五）双吲哚类（bisindole）生物碱　由二分子单萜吲哚类生物碱聚合而成，如从长春花中分离得到的具有抗癌作用的药物长春碱（vinblastine）和长春新碱（vincristine）。

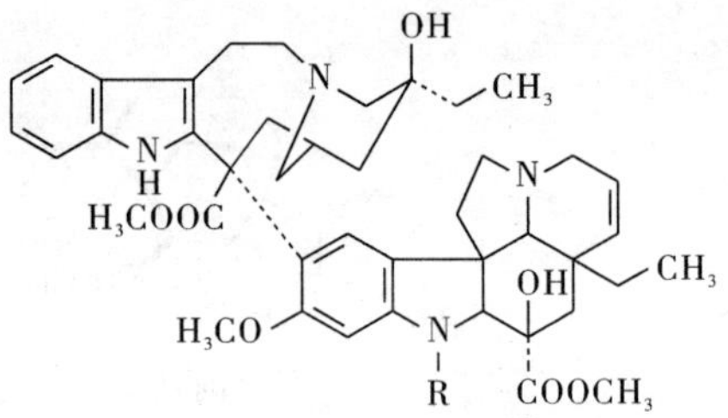

长春碱 R=CH_3
长春新碱 R=CHO

（六）喹啉类（quinoline）生物碱　这类生物碱结构中含有喹啉环，生源上是由吲哚类生物碱经开环、环合而成。代表性化合物有从茜草科金鸡纳植物中分离得到的具有抗疟作用的奎宁（quinine）和具有抗癌活性的喜树碱（camptothecin）。

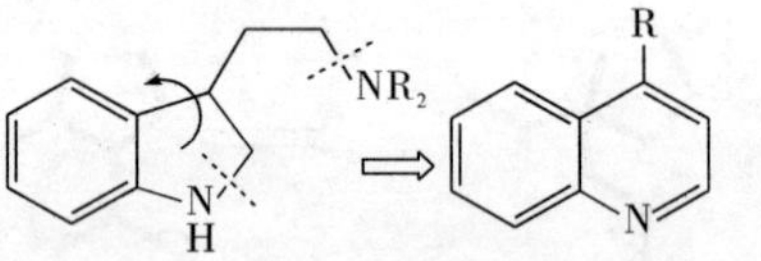

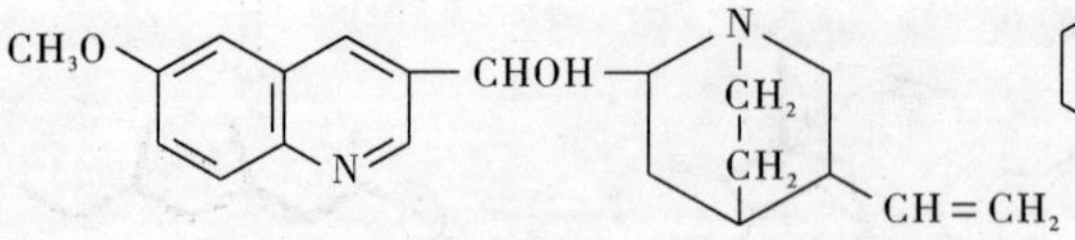

奎　宁

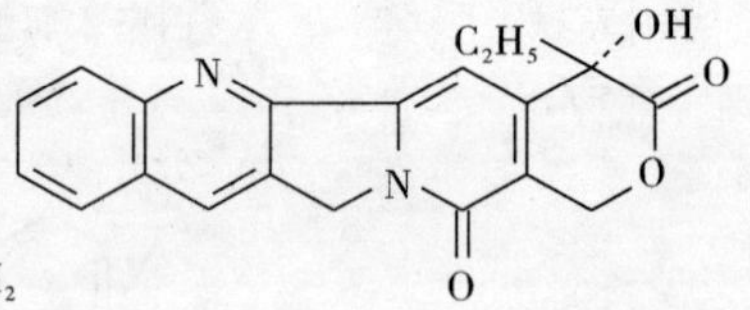

喜树碱

喹啉类生物碱主要分布在芸香科、茜草科等植物。

（七）吡咯并吲哚类（pyrroloindole）生物碱　这类生物碱结构中含有吡咯环和吲哚环，以从豆科植物 *Physostigma venenosum* 分离得到的毒扁豆碱（physostigmine）为例说明该类生物碱的生源途径，见图 9－30。

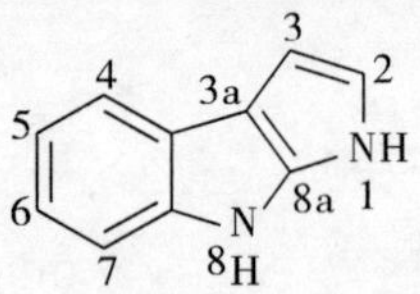

pyrroloindole

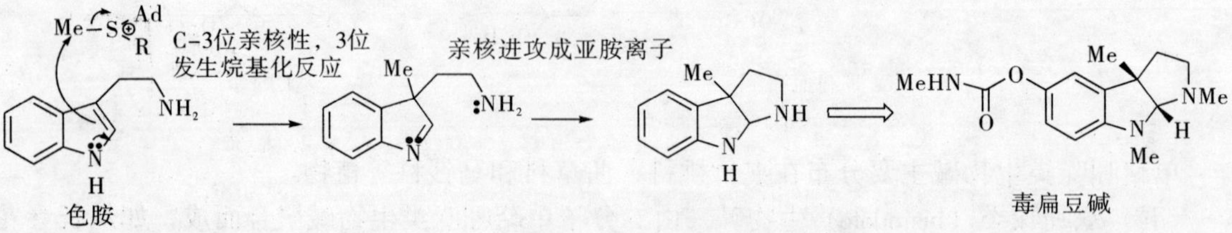

图 9－30　吡咯并吲哚类生物碱的生源途径

六、来源于邻氨基苯甲酸的生物碱

邻氨基苯甲酸是色氨酸生合成途径中的重要前体，是形成许多生物碱的前体。如喹啉类（quinolines）生物碱、喹唑啉类（quinazolines）生物碱、吖啶类（acridines）生物碱等。

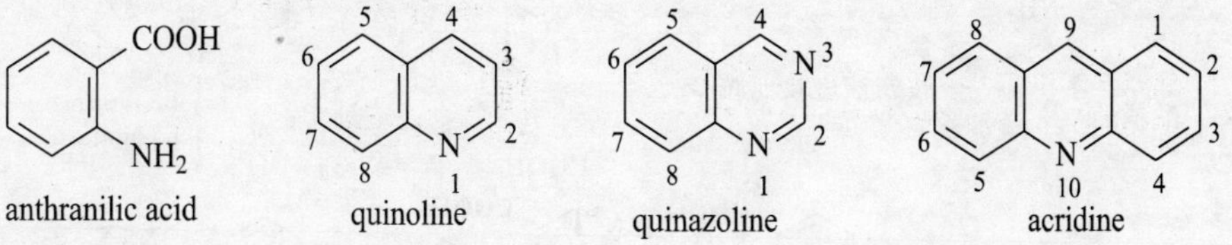

（一）喹啉类（quinolines）生物碱　以从 *Dictamnus albus* 和 *Skimmia japonica* 分离得到的白鲜碱（dictamnine）和茵芋碱（skimmianine）为例说明由邻氨基苯甲酸形成喹啉类生物碱的生源途径，见图 9-31。

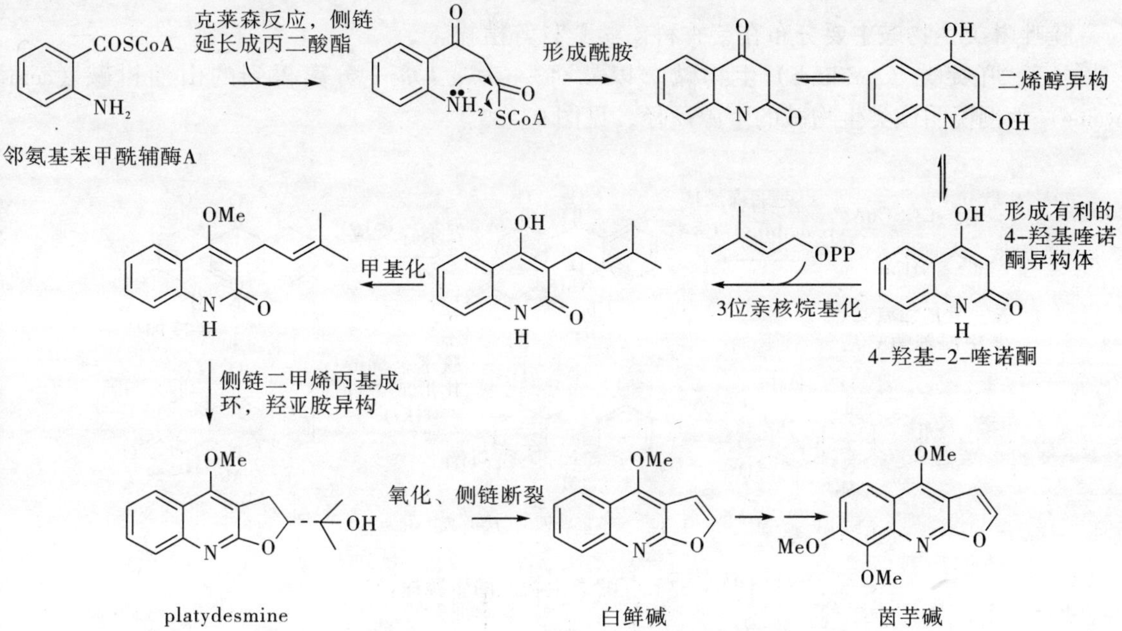

图 9-31　邻氨基苯甲酸形成喹啉类生物碱的生源途径

（二）喹唑啉类（quinazolines）生物碱　这类生物碱具有喹唑啉母核，而且在氮环上存在羰基的生物碱较多。以从蒺藜科（Zygophyllaceae）植物 *Peganum harmala* 分离骆驼蓬碱（peganine）为例说明该类生物碱的生源途径，见图 9-32。

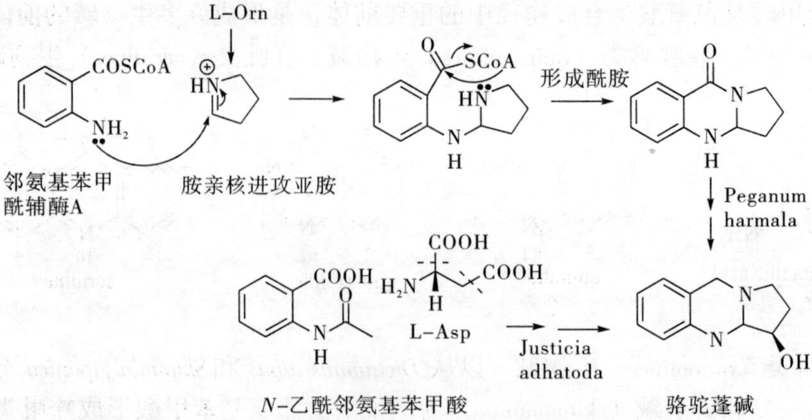

图 9－32 喹唑啉类生物碱的生源途径

喹唑啉类生物碱主要分布在芸香科、蒺藜科等植物。

（三）吖啶类（acridines）生物碱 以从 *Acronychia baueri* 分离得到的山油柑碱（acronycine）为例说明该类生物碱的生源途径，见图 9－33。

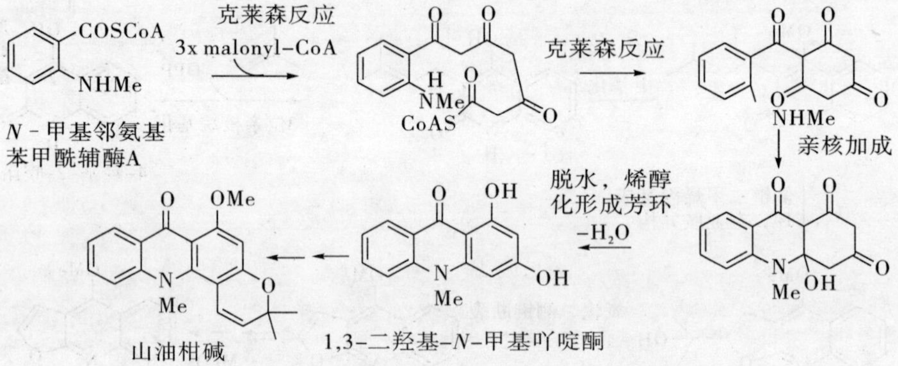

图 9－33 吖啶类生物碱的生源途径

七、来源于组胺酸（histidine）的生物碱

组胺酸结构中含有一个咪唑环，因此是含有咪唑环的生物碱前体。组胺酸经组胺酸脱羧酶生成组胺。该类生物碱较少。

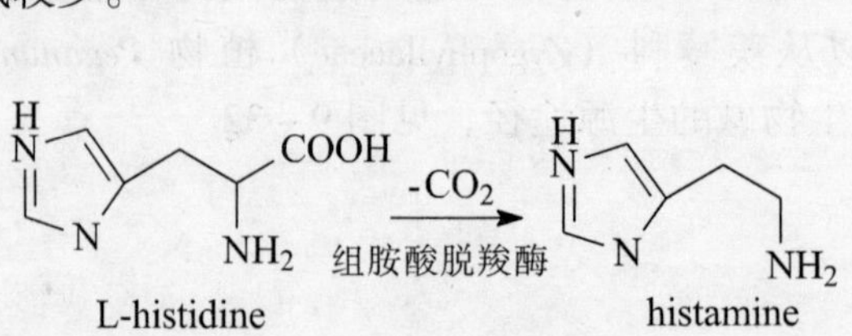

咪唑类（imidazole）生物碱

以从芸香科植物毛果芸香中分离得到的用于治疗青光眼的毛果芸香碱（pilocarpine）为例说明该类生物碱的生源途径，见图 9－34。

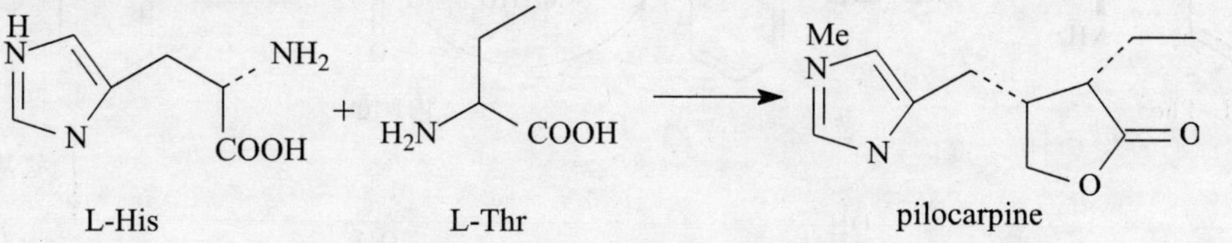

图 9－34　咪唑类生物碱的生源途径

八、来源于氨基化反应（amination）的生物碱

大部分生物碱都是来源于氨基酸，但是有一些生物碱并非来源于氨基酸，而是来源于非氨基酸，如乙酸类生物碱和苯丙胺类生物碱。

（一）乙酸类（acetate－derived）生物碱　从毒芹植物中分离的毒芹碱（coniine），从结构上看是来源于赖氨酸的哌啶类生物碱，但实际上并非如此，而是来源于乙酸，见图 9－35。

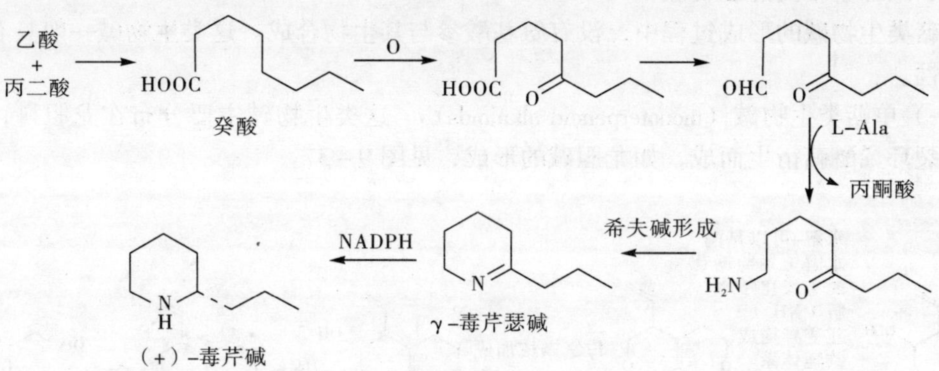

图 9－35　乙酸类生物碱的生源途径

主要分布在 Umbelliferae/Apiaceae、Pinaceae 科植物。

（二）苯丙胺类（phenylalkylamines）生物碱　该类生物碱来源于苯丙氨酸（L－phenylalanine），但氮原子并非来源于苯丙氨酸，而是来源于氨基化反应，以从麻黄中分离得到的麻黄碱（ephedrine）为例说明该类生物碱的生源途径，见图 9－36。

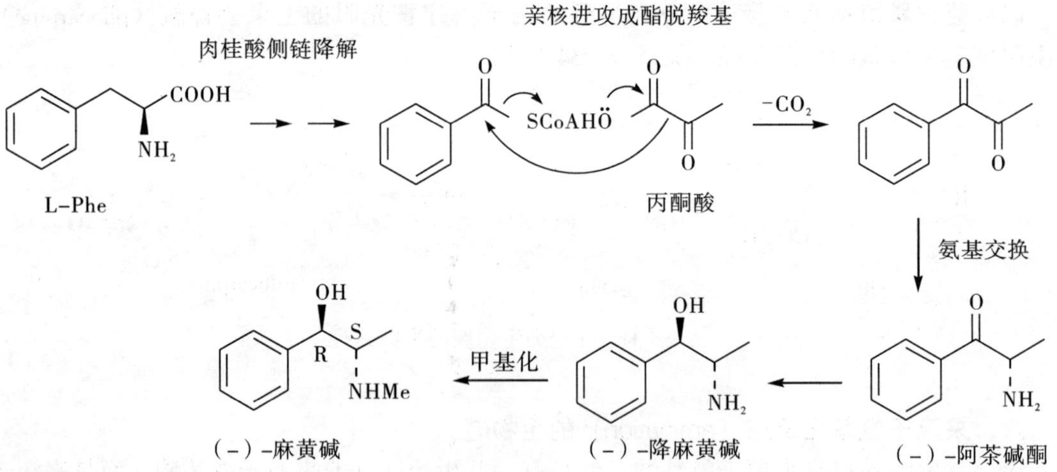

图 9-36 苯丙胺类生物碱的生源途径

苯丙胺类生物碱主要分布在麻黄科，Celastraceae，Solanaceae 植物。

九、来源于萜类的生物碱

在萜类生物碱的形成过程中，没有氨基酸参与其生物合成。这类生物碱一般具有较强的生物活性。

（一）单萜类生物碱（monoterpenoid alkaloids） 这类生物碱主要分布在龙胆科，由环烯醚萜和裂环烯醚萜衍生而成，如龙胆碱的形成，见图 9-37。

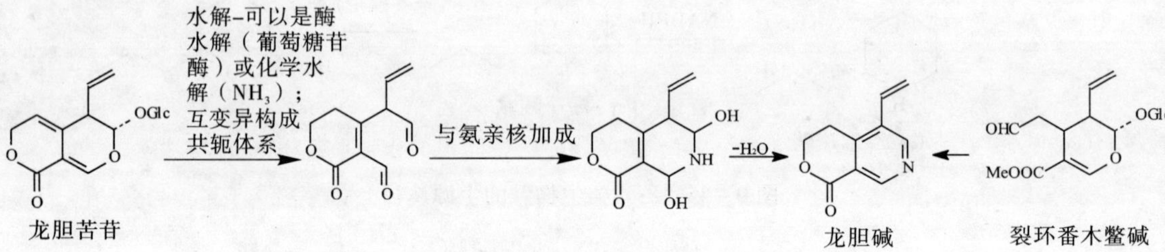

图 9-37 龙胆宁的形成

（二）倍半萜类生物碱（sesquiterpenoid alkaloids） 这类生物碱主要分布在兰科石斛属和睡莲科萍蓬草属植物中，如石斛碱（dendrobine）、萍蓬定（nupharidine）。

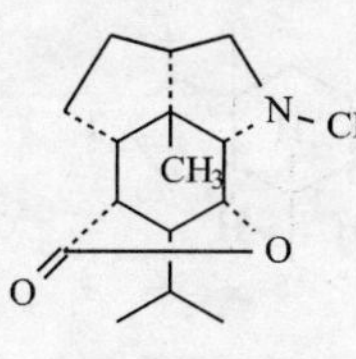

dendrobine

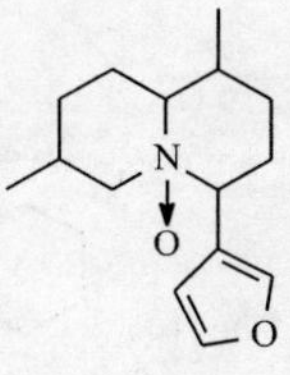

nupharidine

（三）二萜类生物碱（diterpenoid alkaloids）　这类生物碱主要分布在毛茛科乌头属和翠雀属植物中，如乌头碱（aconitine）。

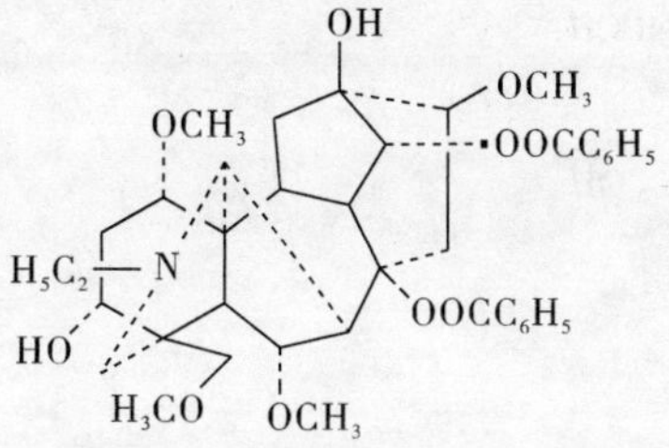

乌头碱

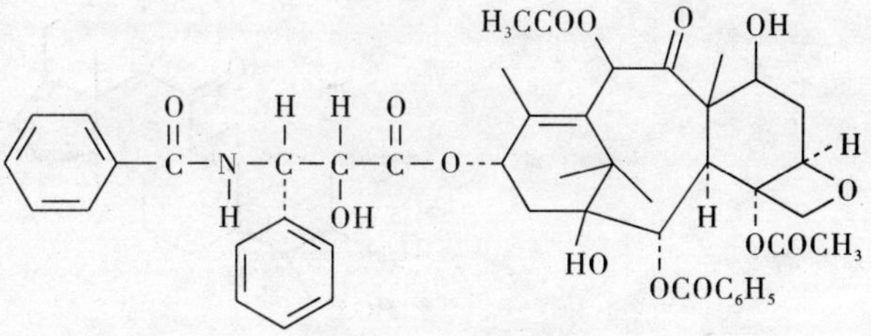

紫杉醇

（四）三萜类生物碱（triterpenoid alkaloids）　这类生物碱的数目较少，如交让木科交让木属植物中含有的交让木碱（daphniphylline）。

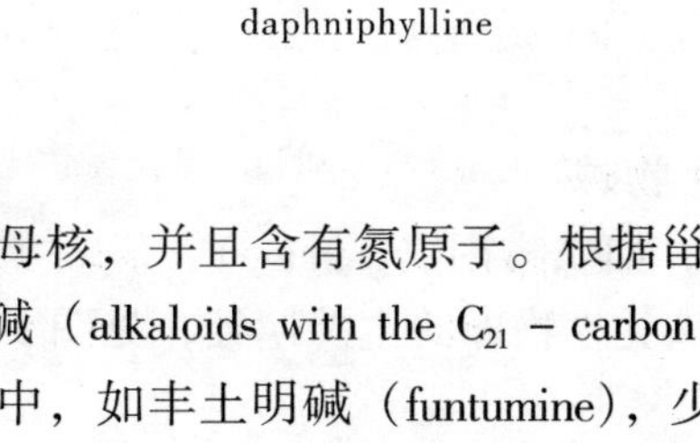

daphniphylline

十、来源于甾体的生物碱

甾体类生物碱都具有甾体母核，并且含有氮原子。根据甾核的骨架可分为以下三类：

（一）孕甾烷（C_{21}）生物碱（alkaloids with the C_{21} - carbon skeleton of pregnane）　这类生物碱主要分布在夹竹桃科植物中，如丰土明碱（funtumine），少数分布在黄杨木科植物中。

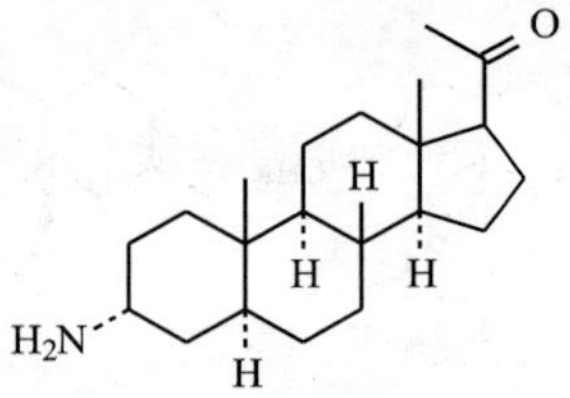

funtumine

（二）环孕甾烷（C_{21}）生物碱（alkaloids with cyclopregnane skeleton） 这类生物碱主要分布在黄杨木科植物中，如环氧黄杨木己素（cycloxobuxidine－F）。

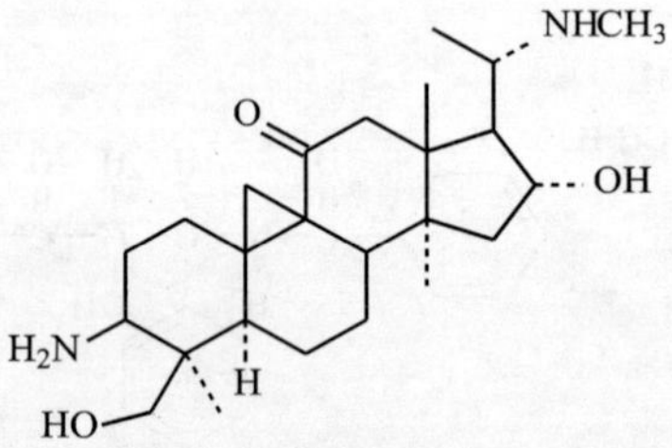

cycloxobuxidine-F

（三）胆甾烷（C_{27}）生物碱（alkaloids with C_{27} － carbon skeleton of cholestane） 这类生物碱主要分布在茄科茄属植物中，如 tomatidine、solanidine。

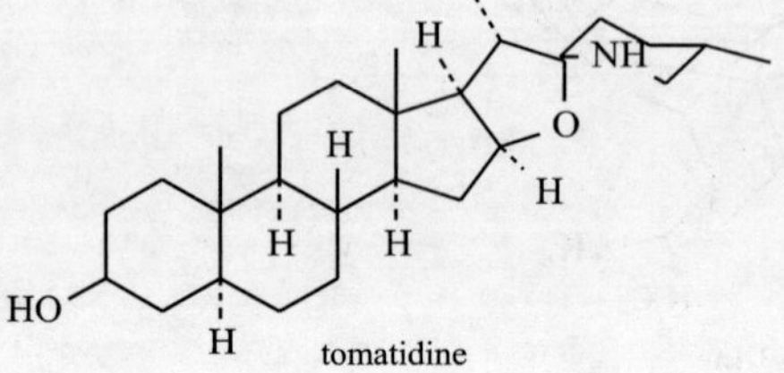

tomatidine

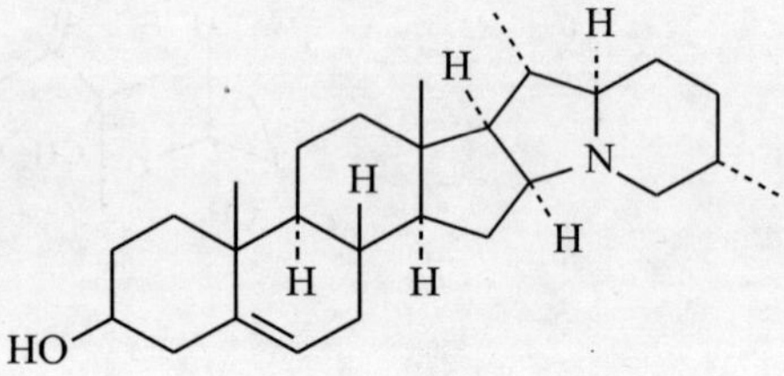

solanidine

十一、嘌呤类（purine）生物碱

这类生物碱含有嘌呤母核，如咖啡因（caffeine）、茶碱（theophylline）、可可碱（theobromine）等，以咖啡因为例说明该类生物碱的生源途径，见图 9－38。

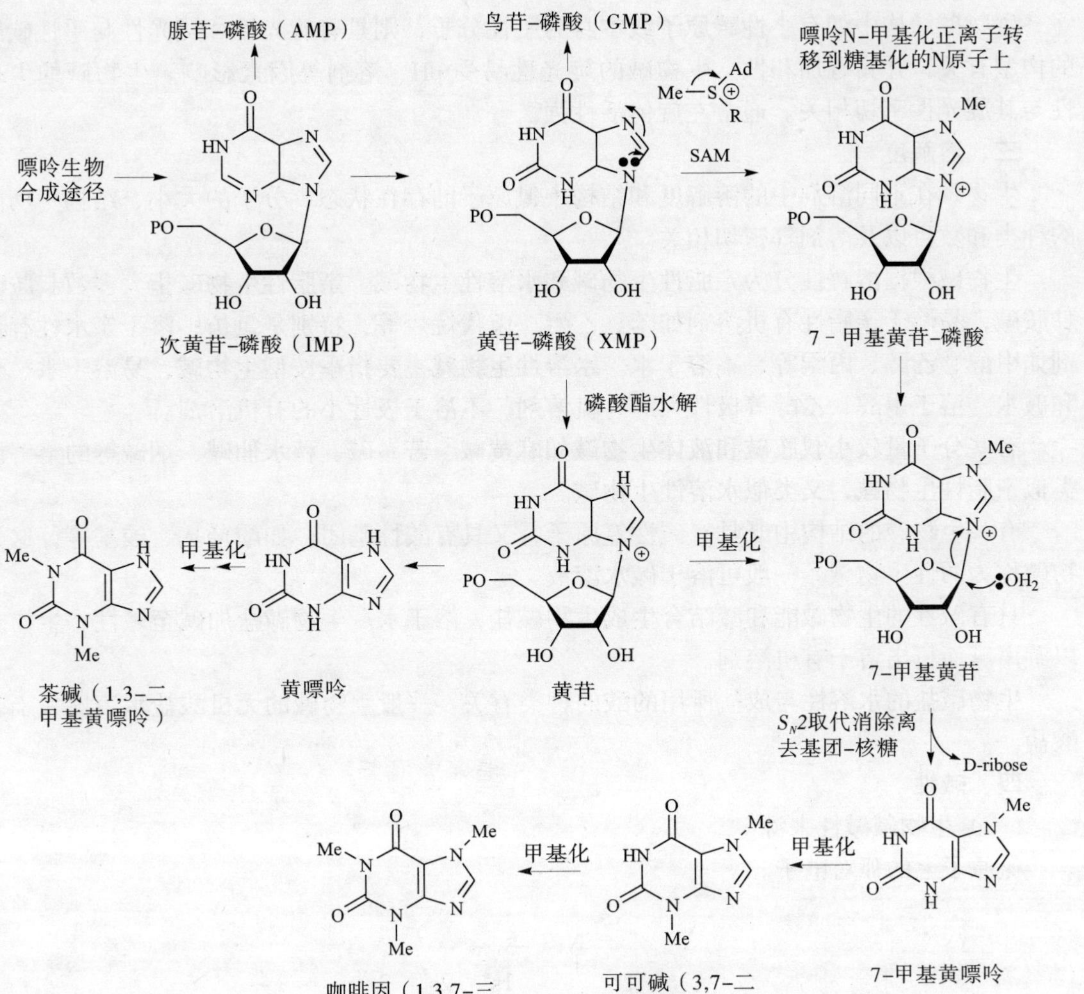

图 9－38　咖啡因的生源途径

第四节　生物碱的理化性质

一、性状

生物碱类化合物由 C、H、N 元素组成，绝大多数含 O。多数生物碱为结晶形固体，少数为无定形粉末。有些小分子生物碱为液体，如尼古丁。生物碱一般为无色，少数具有较长共轭体系显色如小檗碱。生物碱多数具有苦味，少数具有其他味觉如胡椒碱具辣味、甜菜碱具有甜味等。小分子生物碱具有挥发性，可随水蒸气蒸馏，如麻黄碱等。有的生物碱具有升华性，如咖啡因等。

二、旋光性

生物碱结构中如有手性碳原子或本身为手性分子，则具有旋光性。旋光性与手性碳原子的构型有关，并具有加和性。生物碱的旋光性易受 pH、溶剂等因素影响。生物碱的生理活性与其旋光性密切相关。通常左旋体活性强。

三、溶解度

生物碱在不同溶剂中的溶解度和结构中氮原子的存在状态、分子的大小、结构中功能团的种类和数目以及溶剂等密切相关。

生物碱根据溶解性分为亲脂性生物碱和水溶性生物碱。亲脂性生物碱指大多数叔胺碱和仲胺碱，易溶于亲脂性有机溶剂如苯、乙醚、卤代烷烃等，特别是氯仿；溶于亲水性有机溶剂如甲醇、乙醇、丙酮等，不溶于水。水溶性生物碱主要指季铵型生物碱，易溶于水、酸水和碱水，溶于甲醇、乙醇等极性大的有机溶剂，不溶于极性小的有机溶剂。

有些分子量较小叔胺碱和液体生物碱如麻黄碱、苦参碱、秋水仙碱、烟碱等的溶解性既类似亲脂性生物碱，又类似水溶性生物碱。

有些生物碱的结构中既具有碱性氮原子，又具有酸性基团，如酚羟基、羧基等，这类生物碱称为两性生物碱。一般可溶于碱水溶液。

具有碱性的生物碱能和酸结合生成生物碱盐，溶于水。生物碱盐加碱至碱性，生物碱又以游离碱而析出溶于有机溶剂。

生物碱盐的水溶性与成盐所用的酸的种类有关。一般生物碱的无机酸盐水溶性大于有机酸盐。

四、碱性

（一）生物碱碱性来源

氮原子上的孤对电子。

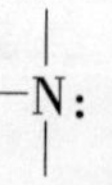

$1s^2\quad 2s^2\quad 2p^3$

（二）生物碱碱性强弱和分子结构的关系

1．氮原子的杂化方式

碱性强度随杂化程度升高而增强，即 $sp^3 > sp^2 > sp$。

季铵碱 > N 烷杂环 > 脂肪胺 > 芳香胺 > N－芳、烯杂环 > 酰胺 > 吡咯 > 腈。

2．诱导效应

吸电子基团使 N 原子电子云密度降低，使碱性降低。

供电子基团使 N 原子电子云密度增强，使碱性增强。

3．共轭效应

一般使生物碱碱性减小。

4．立体效应

N 原子附近有立体障碍时，阻止质子接受电子，使碱性降低。

5．氢键效应

N 原子附近有 OH 时，形成氢键，碱性降低。

五、沉淀反应

生物碱在酸性条件下，与某些沉淀试剂反应生成不溶性复盐或络合物沉淀。试剂：碘化铋钾试剂、改良碘化铋钾试剂、碘－碘化钾试剂、碘化贡钾试剂和硅钨酸试剂等。干扰反应的成分：蛋白质、多肽、鞣质等。利用生物碱沉淀反应可判断植物中是否存在生物碱；生物碱的提取、分离是否完全；精制生物碱和生物碱的含量测定。

第五节　生物碱的提取与分离

生物碱的提取分离一般考虑以下三种因素：①生物碱在植物体内的存在状态一般以生物碱盐的形式存在；②药材中所含杂质的情况；③根据生物碱本身的碱性控制提取时的 pH。要使生物碱充分游离，$pH - pK_a > 2$ 个单位；反之成盐 $pH - pK_a < 2$。

一、总生物碱的提取

（一）酸水提取法

1．原理 $B + H^+ \rightleftharpoons BH^+$ 生物碱盐溶于水。

2．酸的浓度　0.5%～1%。

3．常用的酸　乙酸、硫酸、盐酸或酒石酸等。

4．提取的方法　渗漉、浸渍、煎煮。

5．缺点　水溶性杂质；回收后处理麻烦；用酸有设备防腐的问题。

6．酸水液的处理

（1）离子交换树脂法

$$RSO_3^- H^+ + BH^+ \rightleftharpoons RSO_3^- BH^+ + H^+$$

$$RSO_3^- BH^+ + NH_4^+ OH^- \rightleftharpoons RSO_3^- NH_4^+ + B + H_2O$$

或 $RSO_3^- BH^+ + HCl \rightleftharpoons RSO_3^- H^+ + BH^+ Cl^-$

（2）沉淀法

a 利用游离的生物碱难溶于水而产生沉淀。

b 利用生成难溶于水的盐而将生物碱沉淀出来。

c 利用盐析而沉淀生物碱。

d 利用生物碱沉淀试剂而沉淀生物碱（水溶性生物碱）。

$$BH^+ + NH_4[Cr(SCN)_4(NH_3)_2] \longrightarrow B[Cr(SCN)_4(NH_3)_2] + NH_4^+$$

$$2B[Cr(SCN)_4(NH_3)_2] + Ag_2SO_4 \longrightarrow 2Ag[Cr(SCN)_4(NH_3)_2] + B_2SO_4$$

$$B_2SO_4 + BaCl_2 \longrightarrow 2BCl + BaSO_4$$

也可用氯离子型阴离子交换树脂：

$$R^+Cl^- + B^+[Cr(SCN)_4(NH_3)_2] \longrightarrow R^+[Cr(SCN)_4(NH_3)_2]^- + B^+Cl^-$$

（二）醇类溶剂提取法　生物碱及其盐一般都溶于甲醇和乙醇。多用乙醇。可采用渗漉、浸渍、加热回流等方法。

（三）亲脂性有机溶剂提取法　大多数游离生物碱都是脂溶性生物碱。因此提取时药材先用碱水（石灰乳、碳酸钠或稀氨水）湿润，使生物碱充分游离，再用氯仿、乙醚、甲苯等有机溶剂提取。

（四）总生物碱的纯化 采用酸水成盐，碱化，有机溶剂萃取，反复处理使生物碱与水溶性杂质和脂溶性杂质分离。

二、生物碱的分离

生物碱的分离主要包括系统分离和特定生物碱分离两类。

（一）生物碱的初步分离

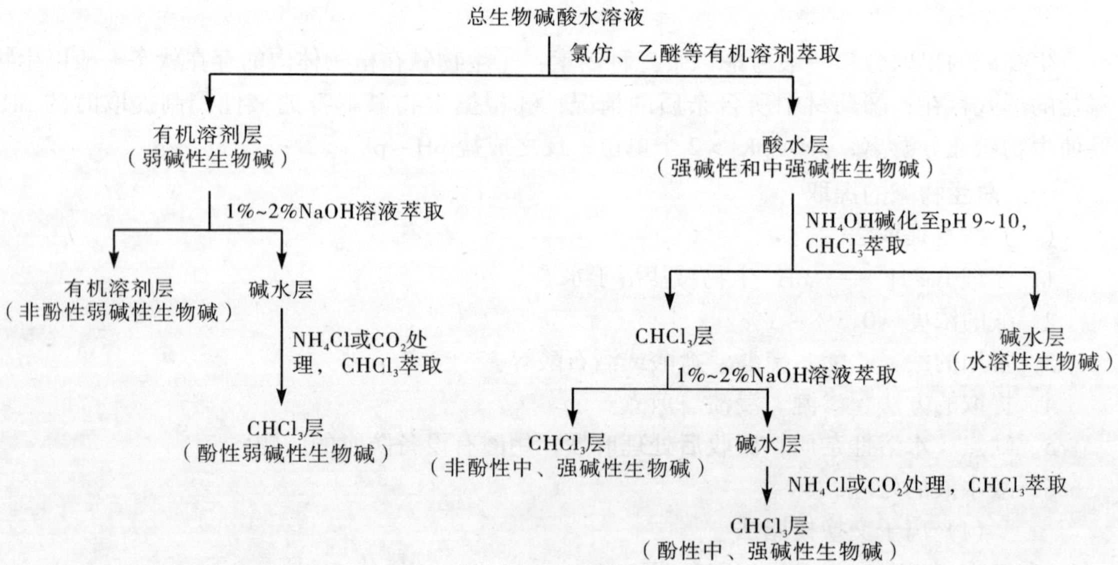

（二）利用生物碱的碱性差异进行分离 采用 pH 梯度分离，对于游离生物碱混合物可加酸萃取，pH 由高到低；对于生物碱盐混合物可加碱，pH 由低到高。

（三）利用游离生物碱的溶解度不同 如氧化苦参碱与苦参碱的分离（利用在乙醚中溶解度不同）。

（四）利用生物碱盐的溶解度不同 如麻黄碱和伪麻黄碱的草酸盐对水的溶解度不同。

（五）利用生物碱的特殊官能团性质分离 具有羧基，可溶于碳酸氢钠溶液；具有酚羟基，可溶于氢氧化钠溶液；具有内酯或内酰胺，加碱加热开环溶于水，加酸环合析出；也可制备官能团衍生物进行分离。

（六）利用色谱法进行分离

1．氧化铝层析 碱性，长春花、三尖杉中生物碱的分离。

2．离子交换层析 麻黄碱、伪麻黄碱的分离。

3．凝胶层析 麦角类生物碱用 SephadexLH－20 分离。

4．硅胶层析 硅醇基显弱酸性，处理后应用，如洗脱剂中加碱。

5．反相层析 常用的吸附剂 RP－8、RP－18 等。

6．分配层析 三尖杉总碱中三尖杉酯碱和高三尖杉酯碱的分离。

7．HPLC 快速，高效，分离能力强。

8．GC　麻黄生物碱衍生物制备分离。

利用色谱法分离时应注意：溶剂、酸碱性、吸附剂的选择及防止生物碱的氧化等。

第六节　生物碱的结构测定

一、生物碱结构测定中常用的化学方法

（一）C－N键裂解反应　C－N键裂解反应主要是了解氮原子的结合状态。

1．Hoffmann降解　季铵碱在碱性溶液中加热，产生裂解，脱水生成烯键和叔胺。

$$RCH_2CH_2\text{-}N(CH_3)_2 \xrightarrow[Ag_2O]{CH_3I} RCH_2CH_2N^+(CH_3)_3OH^- \xrightarrow{\triangle} R-CH=CH_2 + N(CH_3)_3 + H_2O$$

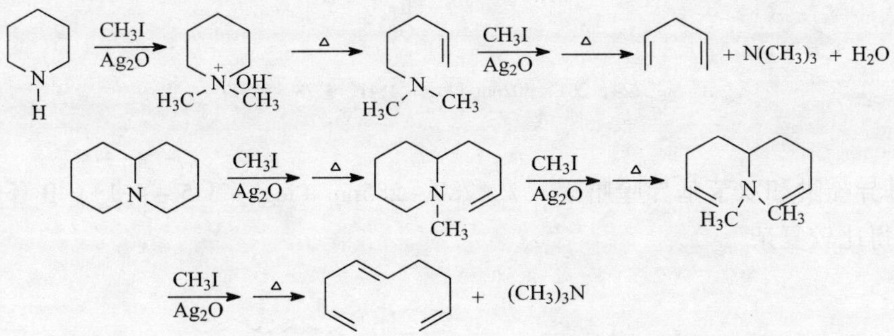

反应条件：分子中必须具备β－H；消除β－H。喹啉、吡啶、异喹啉不发生Hoffmann降解。

2．Emde降解　不发生Hoffmann降解反应可用Emde降解。

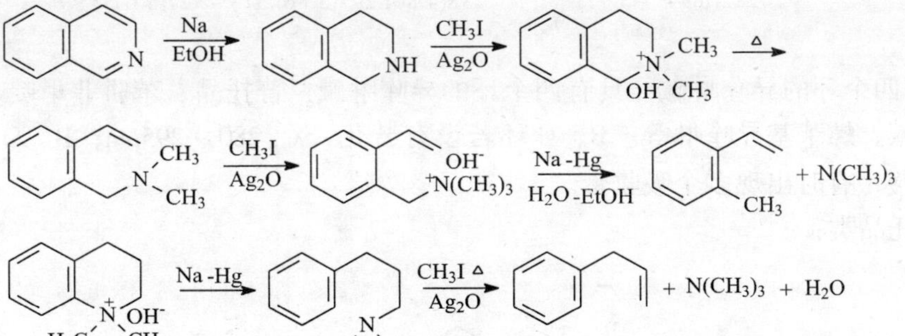

（二）其他反应　脱氢反应、氧化反应、还原反应、沟通反应等。

二、波谱分析在生物碱结构测定中的应用

主要介绍异喹啉类生物碱的波谱特征

（一）紫外光谱[6]

1．简单异喹啉生物碱

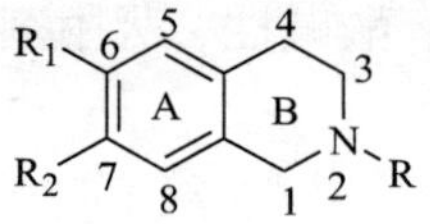

λ_{max} ~ 284nm（logε ~ 3.59）

取代基的不同使最大吸收值稍有位移，ε 值也有变化，如四氢异喹啉酮。

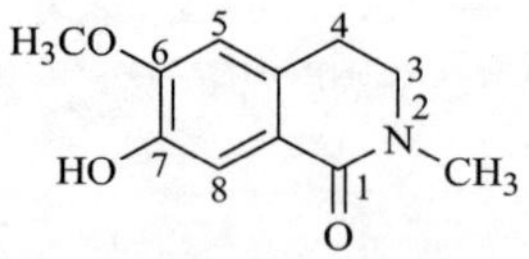

λ_{max}224，261，302nm（logε ~ 4.41，3.78，3.77）

2．苄基异喹啉和双苄基异喹啉碱　λ_{max}280 ~ 285nm（logε ~ 3.5 – 4.1），B 环带有共轭双键，光谱变得比较复杂。

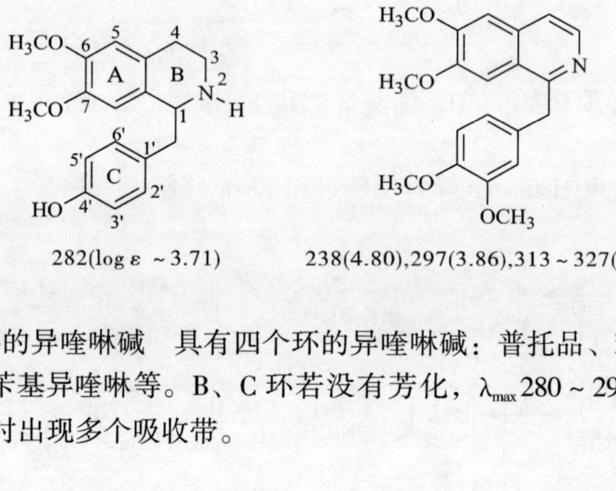

282(log ε ~ 3.71)　　238(4.80),297(3.86),313 ~ 327(3.67)

3．具有四个环的异喹啉碱　具有四个环的异喹啉碱：普托品、苯骈菲里啶、原小檗碱、粟碱、异粟碱、螺苄基异喹啉等。B、C 环若没有芳化，λ_{max} 280 ~ 295nm；B、C 环双键的增加，向长波移，有时出现多个吸收带。

（1）普托品类：

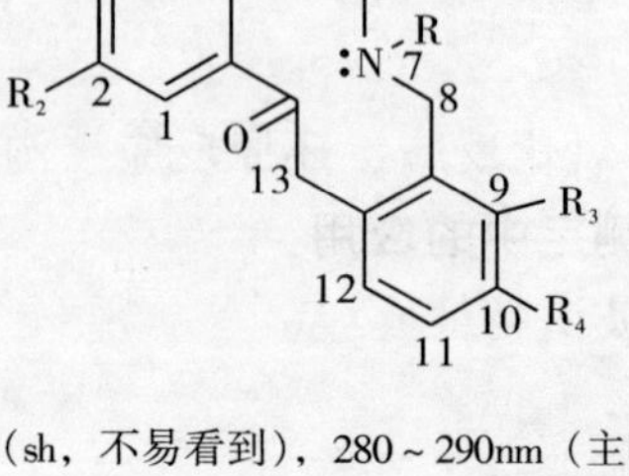

λ_{max}240nm（sh，不易看到），280 ~ 290nm（主吸收带）。

分子中羰基与氮上未用电子对的跨环作用，使紫外光谱显示苯乙酮体系的吸收。

（2）苯骈菲里啶的白屈菜类碱：

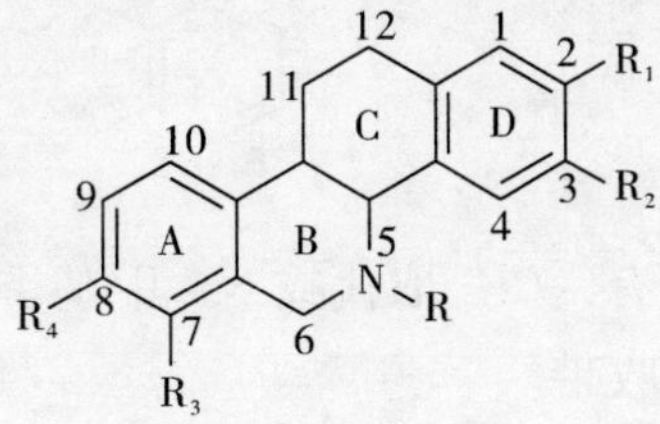

~240nm（~3.8），~289nm（3.92）主吸收带

B、C 环增加了共轭双键，主要吸收带向长波移动，出现多个吸收带，呈现扩展菲啶的紫外光谱（λ_{max}250，295，346，450nm）。

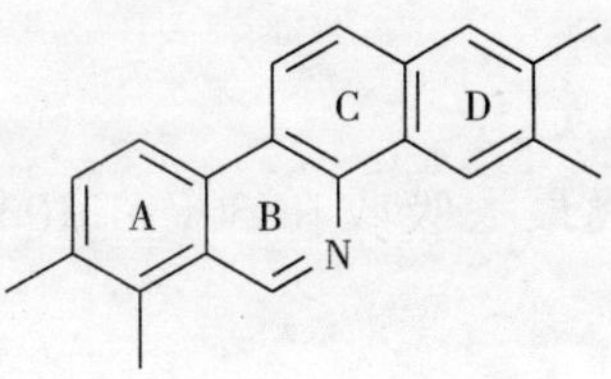

6~7个吸收带

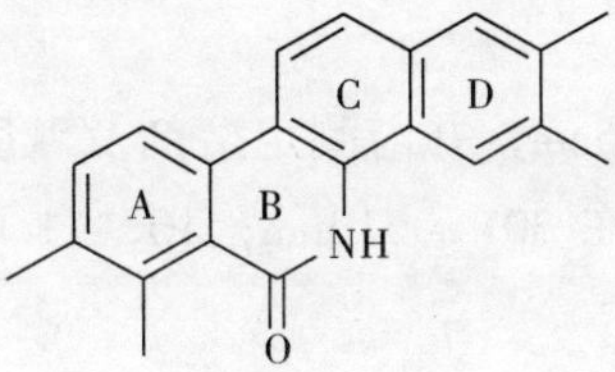

复杂,一系列吸收

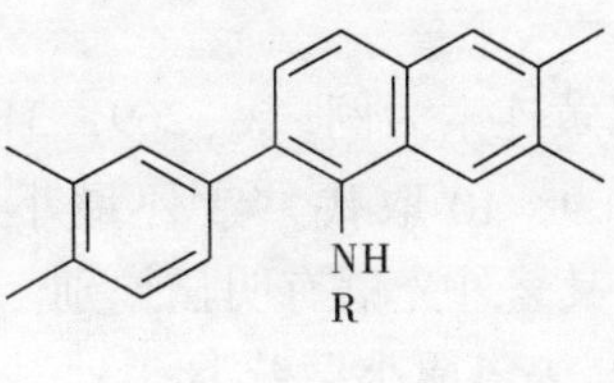

3个吸收带，λ 228~232，278，311~322nm

（3）原小檗碱类

1）四氢原小檗碱类：

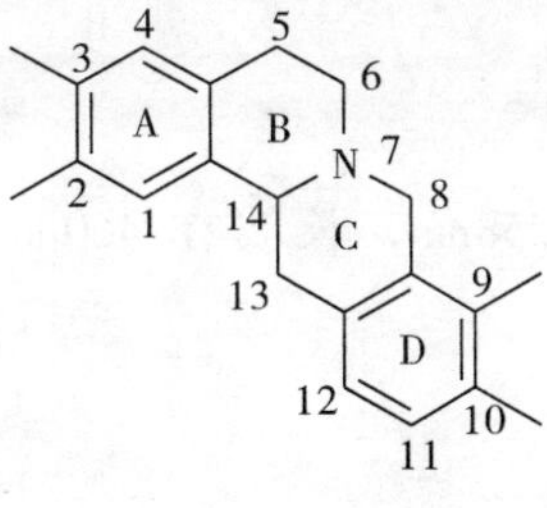

λ_{max}282~289nm，230nm 偶见肩峰。

2）二氢原小檗碱类：

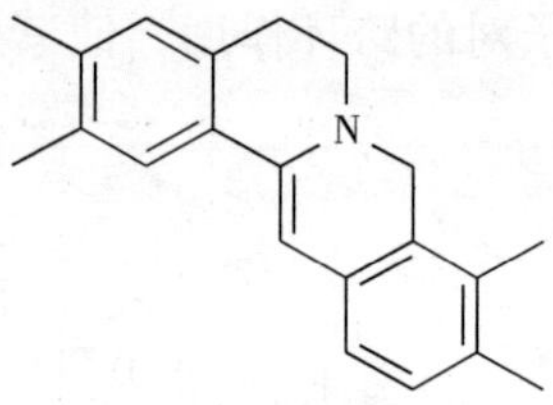

λ_{max}360～375nm，当13－位上有－CH_3取代或N－甲基季铵盐向短波移动。

3）原小檗碱季铵盐：三个吸收带。

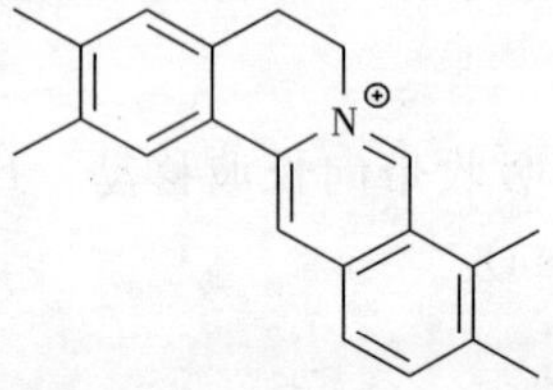

以黄连素为例，λ_{max}269，347，426nm，并与测定溶剂及碱度有关。

如9，10取代，紫外最小吸收在301～310nm；10，11取代最大吸收在301～310nm（sh），其紫外光谱有明显差别。

4）去氢原小檗碱类：

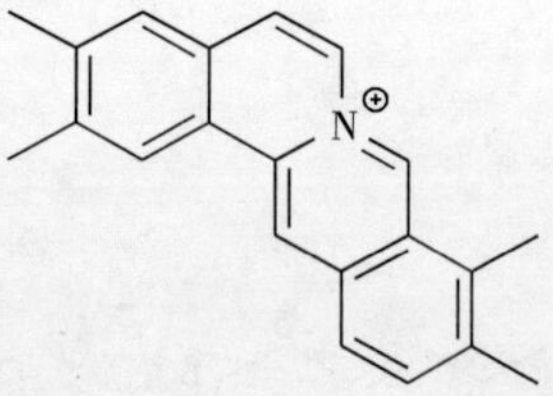

9，10取代，主吸收在248～258nm，长波在460nm；10，11取代，主吸收在322～332nm，长波在390nm。

（4）粟碱与异粟碱类：

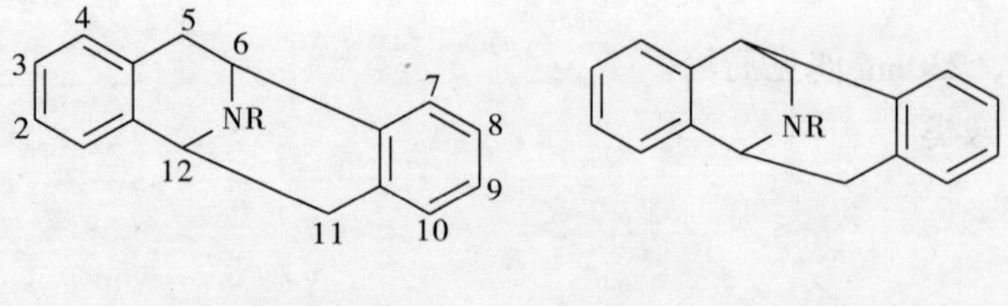

λ_{max}287～295nm，在极性溶剂中显宽带，而在环已烷作溶剂时出现一组细微结构（284、288和294nm），对鉴别粟碱型生物碱有重要作用。

(5) 螺苄基异喹啉类：C－8，13 取代基不同，紫外呈现不同的吸收。C－13 不含与 D 环共轭的取代基，紫外呈二个吸收带，～235（3.94），288（3.74）nm。C－13 含一个与 D 环共轭的双键，吸收强度增加。C－13 为羰基时，紫外呈复杂的吸收光谱，出现多个峰 203（4.60），237（4.31），263（4.05），295（3.66），355（3.51）nm。

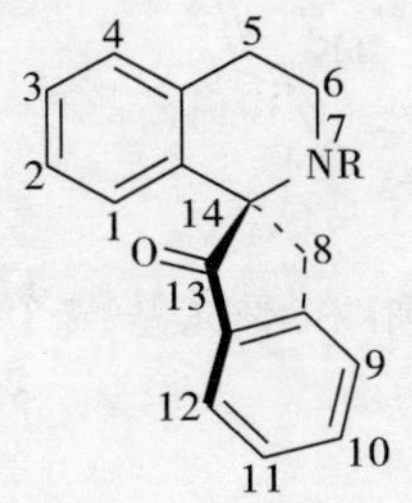

以上生物碱主要是属于四氢异喹啉环系，紫外光谱相似，下面有一些生物碱虽然也为四个环组成，但生色团不同，故紫外光谱也有不同。

(6) 阿朴啡与原阿朴啡类：UV 由联苯体系生色团的电子跃迁引起，因此受取代基的空间位阻影响而不同。1、2 位多带含氧取代基，UV 取决于 D 环的含氧取代。

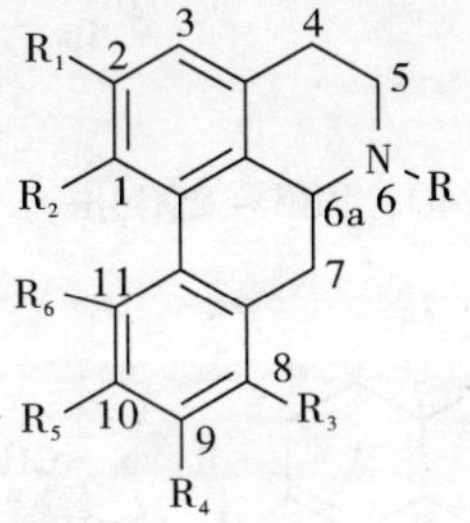

D 环无取代：λ_{max} 270～275nm（～4.3），310～320nm（～3.5）。

一取代：8 或 10 位有取代：λ_{max} 270～275nm（～4.2），290～310nm（～3.5），260nm (sh)。

9－位：280～285，310nm，低波位吸收带向长波移动～10nm。

二取代：10，11 二个取代，因受空间位阻影响，使二苯环不在同一平面，紫外向短波移动，主要有三个吸收带 λ_{max} 220～225（最强）、268～276（较强）及 302～310nm。

9，10；或 8，9 二取代，均在 λ_{max} 280～285nm 及 303～310nm，两个带几乎相等。

氧化阿朴啡：全部芳化，并带共轭羰基，UV 向长波移动至可见，此类碱为黄色，有四组吸收带：λ_{max} 240～250、270～280、300～320、380～450nm，酸性溶液使向长波移动，溶液变成红色。

原阿朴啡类：四氢异喹啉及双烯环己酮二个生色体系构成，紫外由二个生色团加合而成。

三个吸收带：λ_{max} 215，228～235，280～290nm，长波位大多由二个带组成。

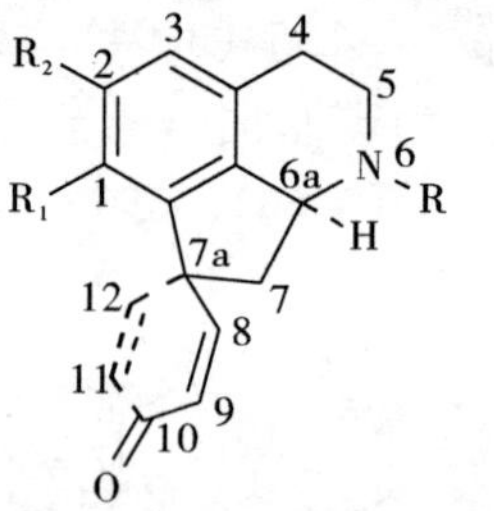

（7）苯酞异喹啉碱类：四氢异喹啉和苯酞基两个生色团，但不共轭，有三个吸收带：λ_{max}209，291，309～310nm，235nm（sh）。

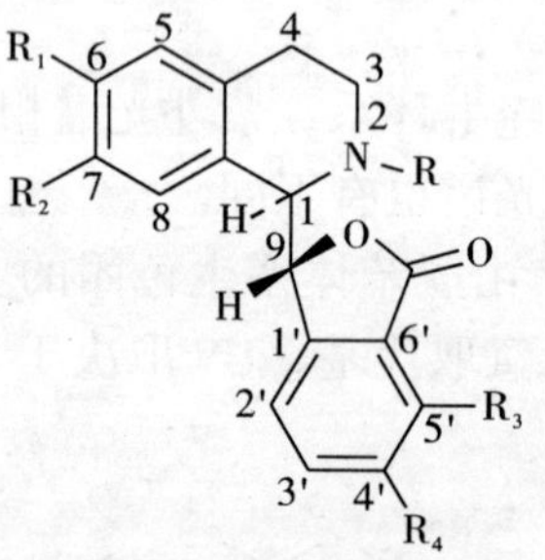

（8）丽春定生物碱类：λ_{max}230～240，285～290nm。含亚甲二氧基的化合物短波带略高。

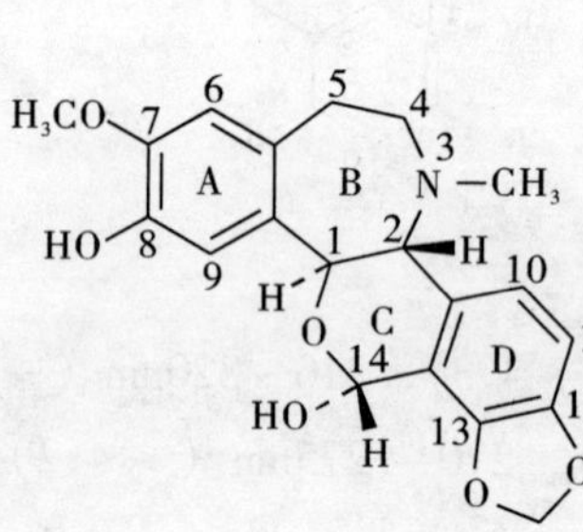

（9）枯拉灵类：与苄基异喹啉碱相似。

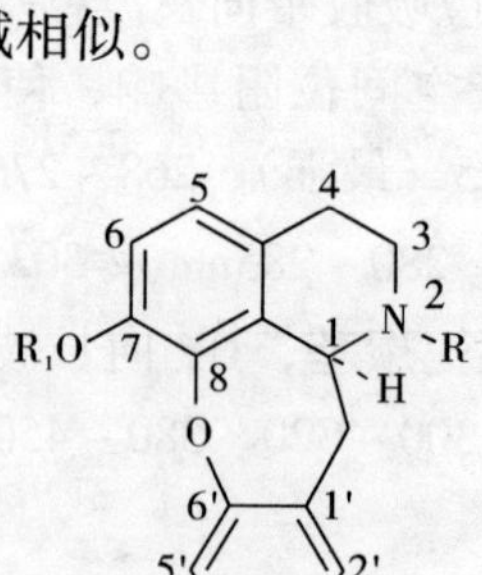

主带 λ_{max}285（3.64）nm，也有 λ_{max}226（4.40）nm 吸收。

4．五个环以上的异喹啉碱　包括吗啡烷类、部分吐根碱类及各种二聚体异喹啉碱。它们分子中生色团的分布情况，与异喹啉生色团是否共轭等对紫外呈现色带都有一定影响。

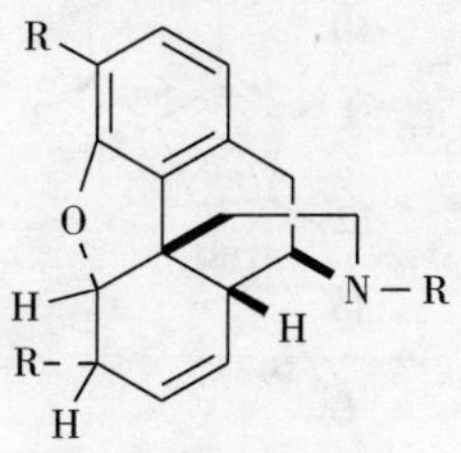

λ_{max}285nm

（二）异喹啉生物碱的红外光谱[7]　异喹啉生物碱的红外光谱在 3350～3310cm^{-1}，2800～2700cm^{-1}（－NH，－NCH_3）有一组中等强度的峰。1600～1500cm^{-1}（苯核）较强的峰，此外没有特征的吸收能断定结构特征。但某些区域的吸收，可作为判断个别异喹啉碱类的特征，有些特征可以判定分子的构型和构象。

1．普托品类　C＝O，应～1700cm^{-1}，但 1650cm^{-1}处，这是因为氮上未用电子对与 C＝O 产生了跨环效应，使双键性加强，红外向短波移动。另外普托品（protopine）结晶，测定时需在溶剂中进行。

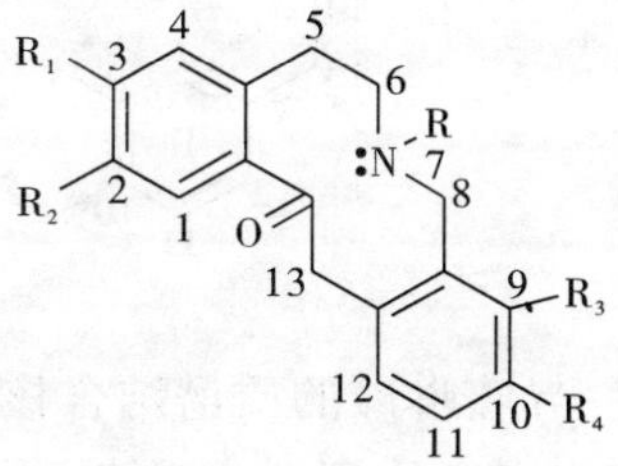

2．苯酞类

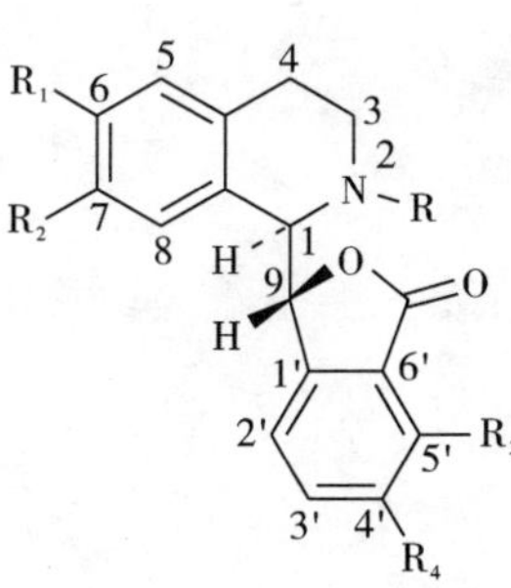

五元环内酯特征吸收：~1745cm^{-1}处。

3．原阿朴啡

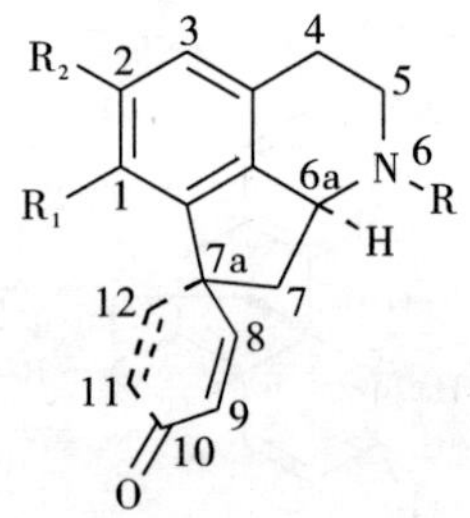

环状二烯酮特征吸收：~1656cm^{-1}和1673cm^{-1}（C=O），1605、1650cm^{-1}（C=C）。

4．原小檗碱类　2800~2700cm^{-1}处有一组小峰。B/C反式相连（14α-H），红外靠短波一侧出现两个以上特征峰。B/C顺式相连（14β-H），则靠短波一侧为肩峰，这种峰又称Bohlman峰。有人研究了原小檗碱的Bohlman峰认为（a）C-1、C-13没取代，B/C反式占优势。（b）C-1没取代而C-13有取代，则C-13与C-14氢为顺式，B/C环以反式为主。（c）C-13、C-14氢互为反式，B/C环以顺式构象为主。

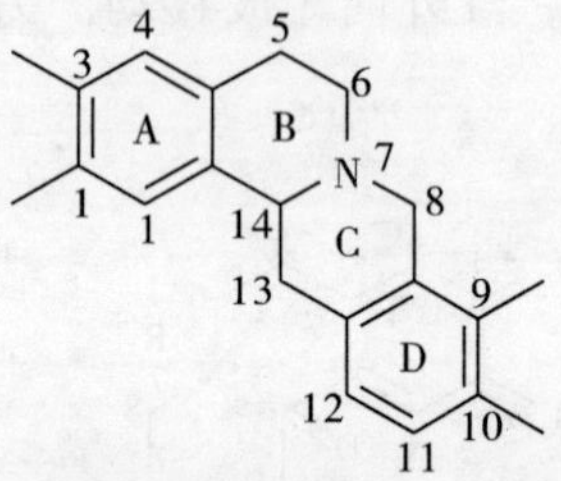

（三）异喹啉生物碱的质谱[8]　异喹啉碱的质谱结合核磁共振等光谱对该类碱的结构研究是有重要意义的，不同种类异喹啉碱，质谱裂解规律不同。现将各类碱的裂解方式分述如下：

1．简单四氢异喹啉碱类

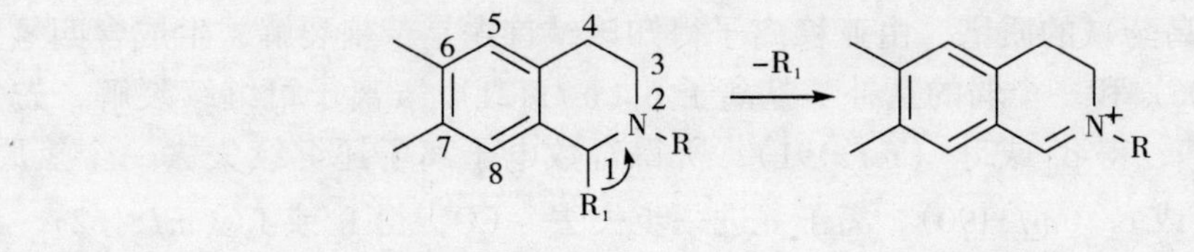

M^+（很弱）　　a（基峰）

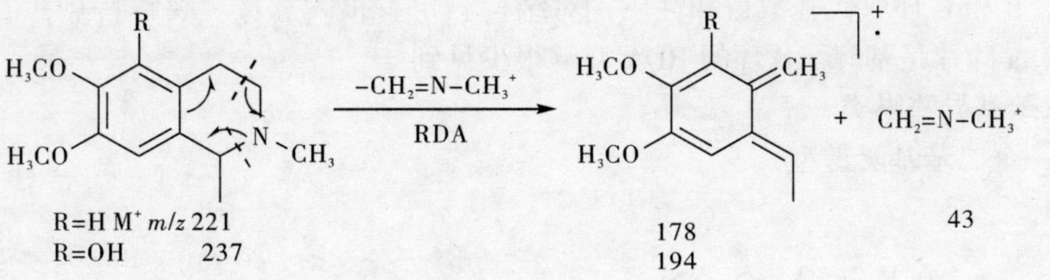

苄基裂解和 $C_1-N\alpha$ 裂解的双重影响裂解特征如下：

(1) C－1 位取代基易失去，产生强峰或基峰。

(2) M^+ 很弱，M－1 离子很明显。

有 $N-CH_3$ 取代时，B 环发生 RDA 裂解，失 $-CH_2=NCH_3$ 碎片，得 M－43 离子。C－1 无取代也可获得 M－43 碎片。

2．苄基四氢异喹啉类

两个苄基裂解，C－N 的 α 裂解特征：M^+ 很弱，M－1 离子稍强于 M^+，a 碎片是基峰，与 c 碎片为互补离子。a、c 离子性质可判断 A、B、C 三个环上取代基性质和数目。

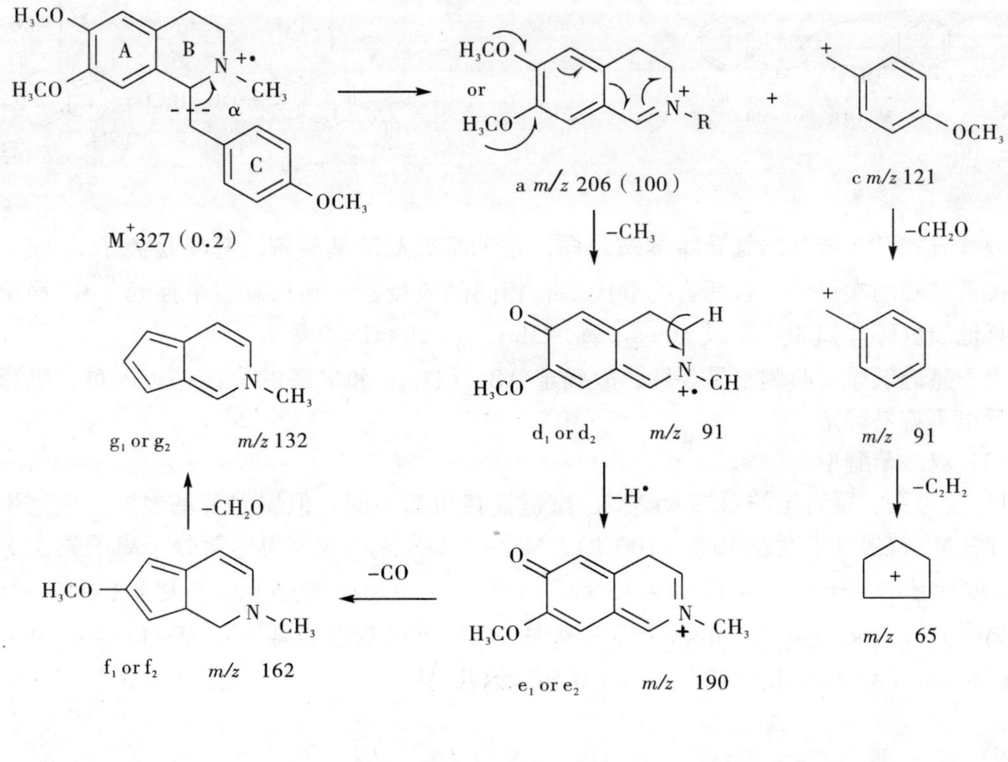

上图为三甲氧基乌药碱的质谱，由亚稳离子得知该碱首先是苄基裂解，生成含四氢异喹啉基峰离子 a（*m*/*z*206）和一个弱的互补苄基离子 c（*m*/*z*121）。a 离子可继续裂解，先失去 C_6 或 C_7 任何一个甲基，得 d_1 或 d_2（*m*/*z*191），所得奇数电子离子还继续失去一个氢原子，生成偶数电子离子 e_1 或 e_2（*m*/*z*190）。离子 e 进一步失去 - CO，得 f_1 或 f_2（*m*/*z*162），再失去 $- CH_2O$ 得离子 g_1 或 g_2（*m*/*z*132）。离子 c 可失去甲醛得苄基离子（*m*/*z*91）。离子 a 及 c 可判断 A、B 和 C 环取代基数目和性质，对结构测定有很大意义。裂解特点：a 和 c 碎片为互补离子，a 碎片是基峰。B 环的 RDA 裂解很少见到。

3．双苄基异喹啉类

（1）一个二苯基醚键型

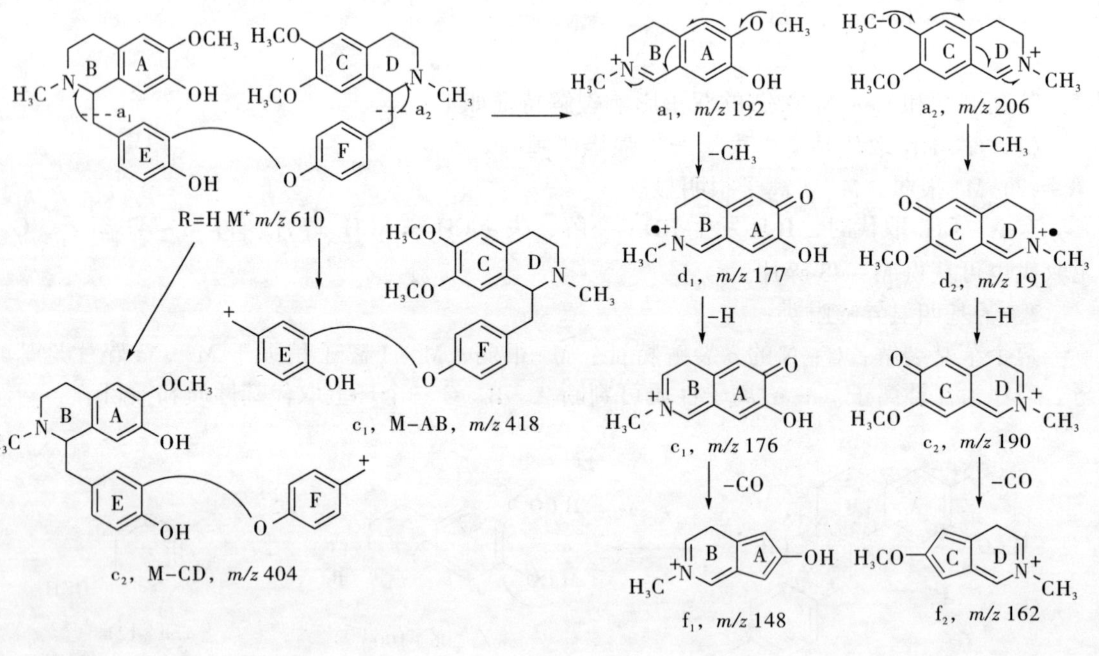

裂解方式：与苄基四氢异喹啉碱一样，是苄基或双苄基裂解。基峰是离子 a_1 或 a_2，另一为接近基峰的次强峰。若两者的取代基有相同的质量数，则只有一个强峰。M^+ 稳定性很差，其他裂解碎片如 $M - a_1$ 或 $M - a_2$，$a_1 - Me$，$a_1 - H - C = O$ 等。

由于醚键氧原子两侧不易裂解，故确定 AB、CD、E 和 F 环的取代基较困难，醚键的连接位置也不容易确定。

（2）双二苯醚型

1）头对头、尾对尾的双二苯醚型：醚键连接位置不同，但属双苄基裂解，质谱中有以下碎片：M^+ 较强（丰度在 10% ~ 100%），$M^+ - 1$（明显）；a_3（单电荷分子离子失去 E 环和 F 环及取代基的离子）；$a_3 - 1$，$a_3 - 15$（$a_3 - CH_3$）；a_4（双电荷分子离子失去 E、F 环及取代基的离子）；$a_4 - 46$（a_4 离子的两个甲氧基失去二甲醚得双电荷离子）；M - CD 环，M - F 环，M - E 环；a_2（AB 环加取代基）；$a_{2'}$（CD 环加取代基）。

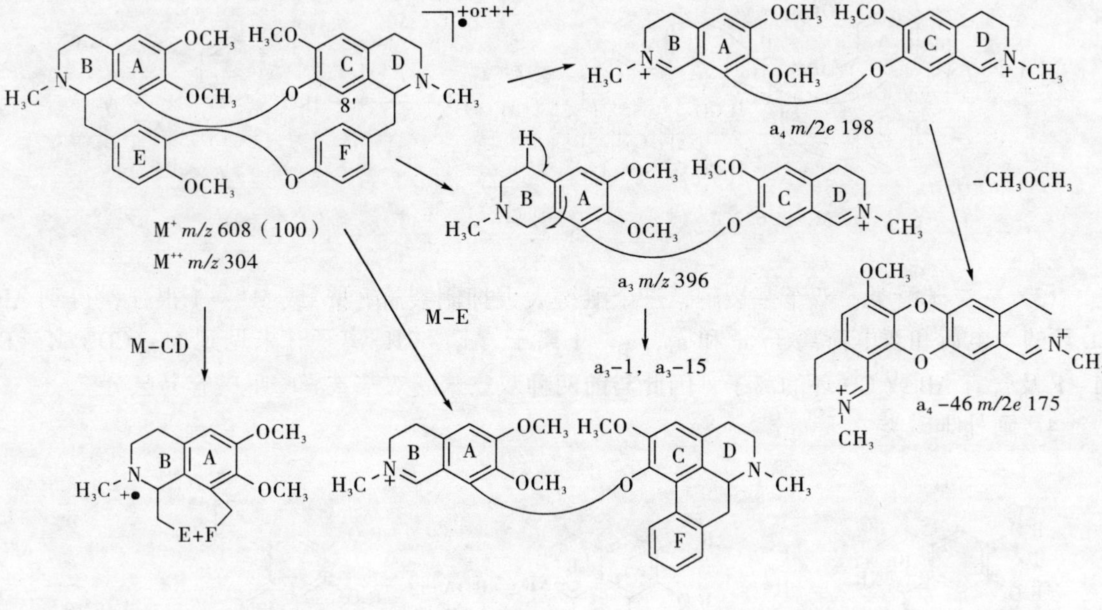

以上是小檗胺的质谱裂解。

2）头对尾的双二苯醚型

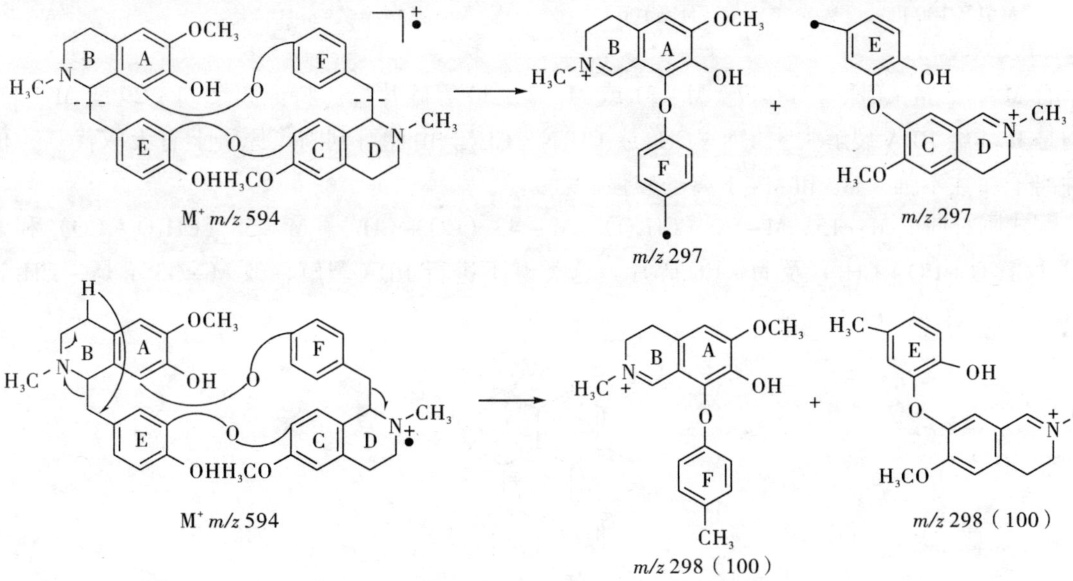

双苄基裂解，把分子裂解为两部分，都可带正电荷。两部分有同样的取代基，则只有一种质荷比的离子；两部分有不同的取代基，得到两种质荷比的离子和增加一个氢原子的离子。后者丰度较强。这类生物碱的其他裂解不强。但当 C－7 或 C－7′位有甲氧基，8 位或邻位有醚键，可出现强的 m/z204 离子。

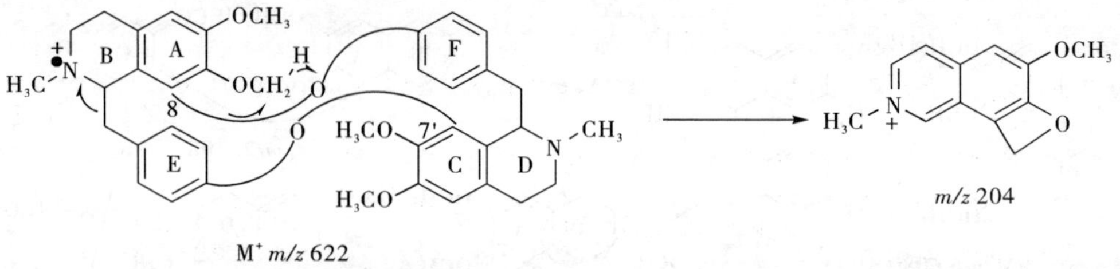

（3）三二苯醚类　双苄基裂解，三个醚键大大抑制裂解，M^+ 或 M^+-1 很强，得到 AB-CD 环的单电荷和双电荷离子 a_3 和 a_4，a_3-1 离子，a_3-CH_3 离子，未见到 M－CD、M－E、M－F 及含有 AB 或 CD 环的离子，因此与前两种双二苯醚双苄基异喹啉碱容易区分。

4．阿朴啡碱类

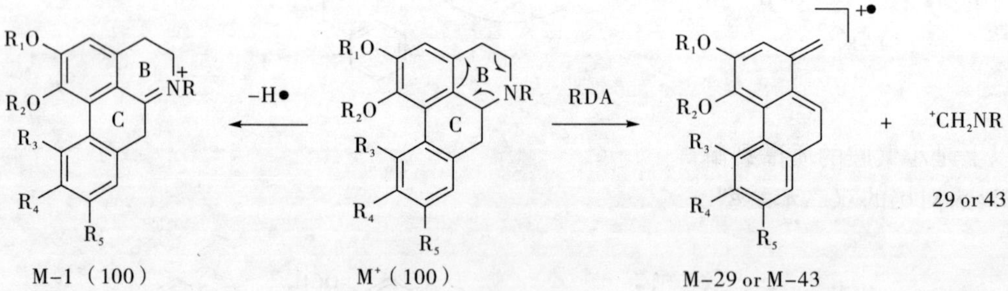

有 M－1、M－CH_3、M－17、M－31 或 M－1－30 等碎片峰。特征离子 M－29 或 M－43，它们是 B 环经 RDA 裂解失去 $HN=CH_2$ 或 $CH_3N=CH_2$。由此可判断氮原子上有无取代基，但这种离子往往不强。M^+ 和 M－1 离子较强。

酮式阿朴啡：M－15、M－30（CH_2O）、M－43（CO＋CH_3）、M－58（CH_2O＋CO）和 M－73（CH_2O＋CO＋CH_3）及 M－CO 碎片。这类碱不进行 RDA 裂解，故 M－43 不是 $-CH_2=NCH_3$ 碎片，未见 M－1 的离子。

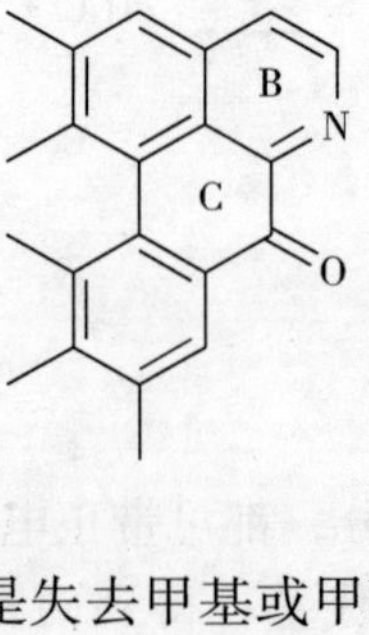

去氢阿朴啡（C 环带双键）：裂解是失去甲基或甲醛等一般功能基。

胺乙基菲类是 B 环开裂，裂解是苄基或 α－裂解，得小质量的胺碎片（基峰）和大质量失去胺碎片的互补离子。

5．四氢原小檗碱类

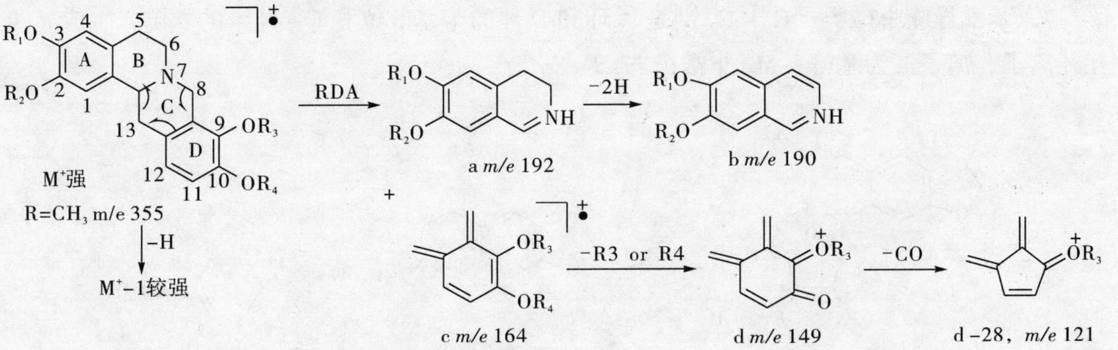

M^+ 强，M－1 稍弱，C 环经 RDA 裂解产生的离子 a、b、c 和 d 离子，C 环的 RDA 裂解把分子分为两部分（a，c），它们的强度可判断 A 环和 D 环上取代基的性质和数目。D 环 OR_3、OR_4 为 $-OCH_3$ 时，c 碎片为基峰，无 c－1 碎片。D 环 OR_3、OR_4 为 OH，OCH_3 时，a 碎片为基峰。D 环上有二个 OCH_3 时 d 离子及 M－OCH_3 离子均较强。

6．普托品碱类　裂解方式与四氢原小檗碱类相似。

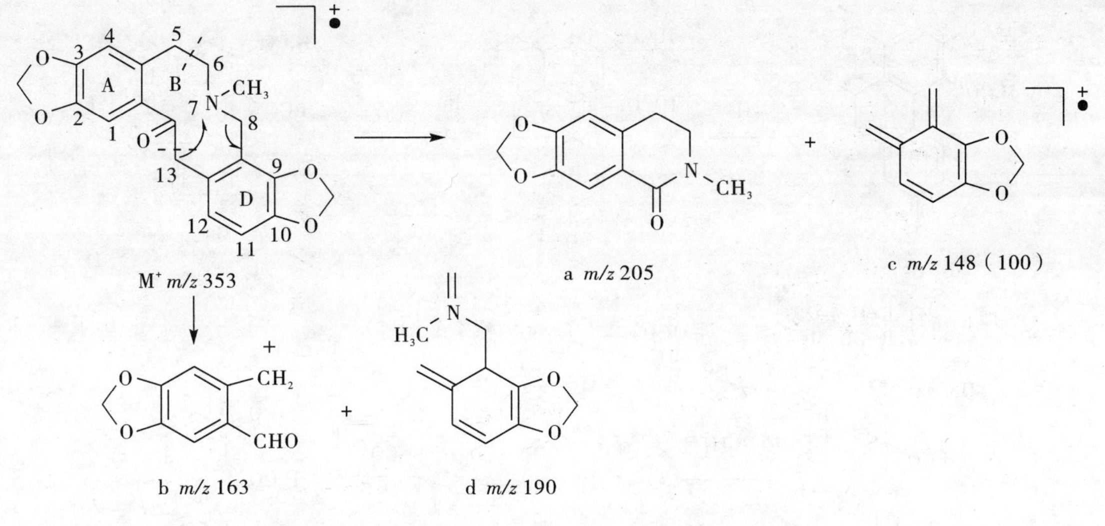

基峰是离子 c，a 碎片不是主要离子。分子离子可裂解成互补离子 b 和 d。

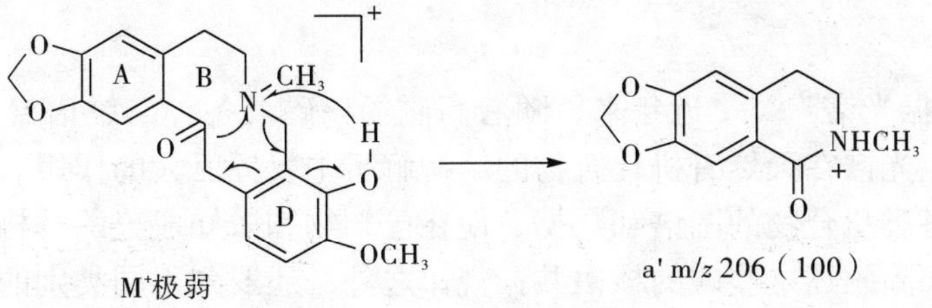

D环9－OH，基峰a′离子，可能在形成a′离子时发生氢的转移，根据上述其他离子又可判断A、D环取代基的性质和数目。

7．苯酞异喹啉碱类 C_1-C_9 键是A环和D环的苄基β位和C－N键的α位，生成a和b互补离子，离子a为基峰，M^+ 非常极弱。

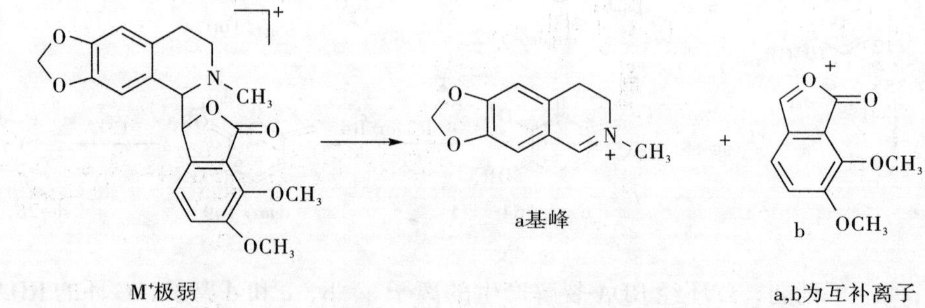

8．原阿朴啡类 M^+ 为基峰，M－1很强，均有M－29的离子（M^+ －1－28)，另由B环经RDA裂解而来。R＝H时为M－29，R＝CH_3 时是M－43。下例为斯特法林和原荷叶碱的质谱主要离子裂解。

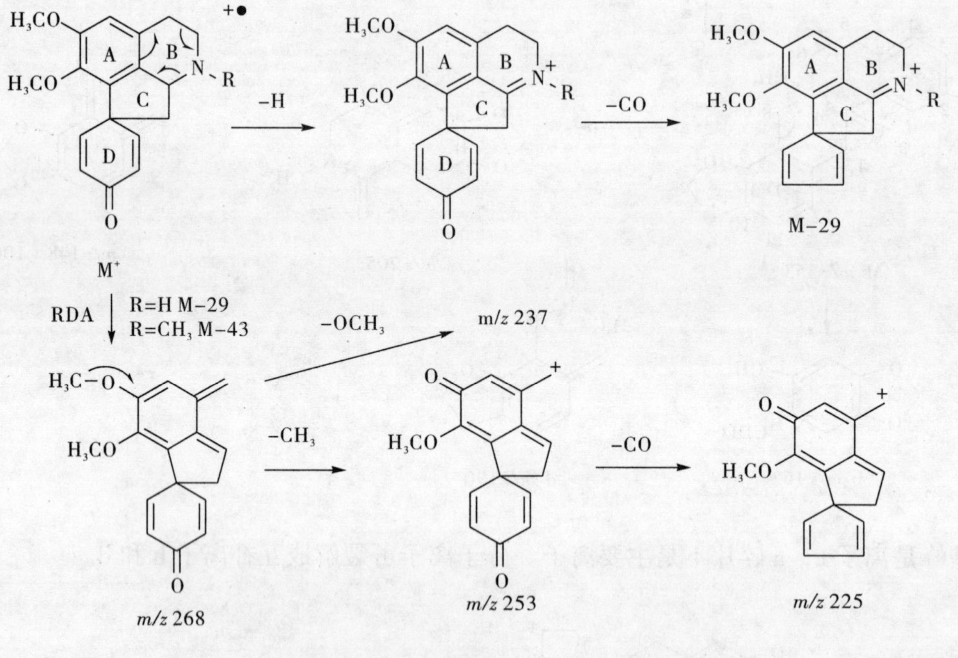

（四）核磁共振光谱[9－10] 近年来，随着高磁场核磁及各种二维谱（2D－NMR）新技术的发展，核磁共振光谱在天然有机化合物的结构解析中发挥巨大的作用。在异喹啉碱的结构研究中也积累了各类化合物的图谱和数据，使在已知物和未知成分的结构分析中起到参考和比较的作用。下面除阐述这些碱的核磁共振规律之外，还罗列不同类别的异喹啉碱的氢谱和

羰谱数据以供参考。对异喹啉生物碱的构型和构象有不少的专题研究。丰富了结构测定领域。

1．简单的四氢异喹啉

（1）氢谱

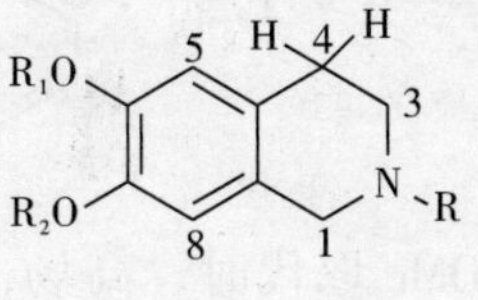

通常 H－1：δ4.2～4.4，H－4：δ2.8～3.1；C－8 没有取代，H_2－1 两个质子以单峰出现；C－8 有取代，H_2－1 为 AB 系统，δ4.3。H－1，H－3：在 N 原子两边，δH－1＞H－3，这是由于 H－1 为苯环的 α 位；H－3：δ3.2 附近。芳环 H：δ6.5～7.5；－OCH_3：s，δ～3.8。

（2）碳谱：δC－1＞C－3，因为 C－1 为苯环的 α 位。

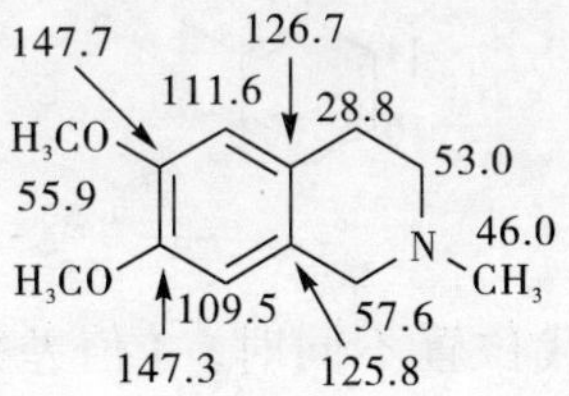

2．苄基四氢异喹啉碱　当氮原子有取代时（A 环与 C 环处于分子的同侧）：H－7，H－8 的化学位移受苯环 C 屏蔽效应或 C－7 有取代基时 H－8 的化学位移向高场；当氮原子无取代时（A 环与 C 环处于分子的异侧）：H－7、H－8 的化学位移影响不大。

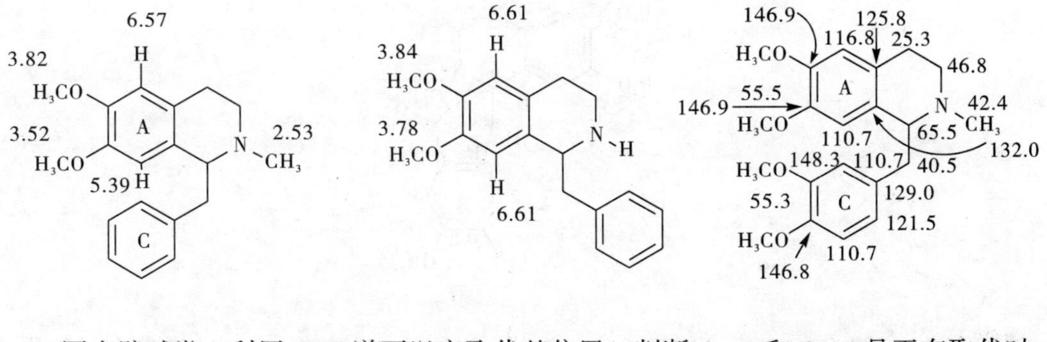

3．原小檗碱类　利用 NOE 谱可以定取代基位置。判断 C－1 和 C－4 是否有取代时，常照射 H－14 和 H－5，观察其效应，以与 D 环的取代基区别。B/C 环构象：^{1}H 谱看 δH－8 值：当 H－8 的两个氢化学位移值相差较大时（δ3.49，4.19 左右），B/C 环以反式稠合；相差较小（δ3.97，4.14）为顺式稠合。

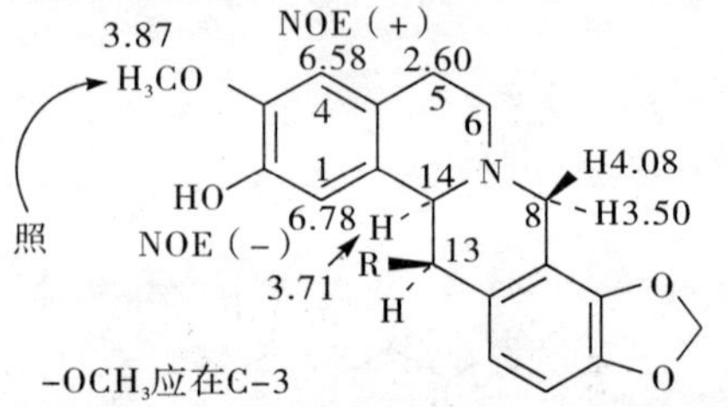

^{13}C 谱 C－6δ 值：C－1 位有－OMe 取代时，高场，一般 $\delta<48.3$，则 B/C 环为顺式稠合。C－1 无取代时，$\delta\sim51.3$，B/C 环为反式稠合。

4．阿朴啡类　氢谱对取代基的定位有较大的意义。H－11 的 δ 值：1，2 位为－OCH_2O－取代时，δ7.47～7.86；1，2 位为－OCH_3 或－OH 取代时，δ7.80～8.21。

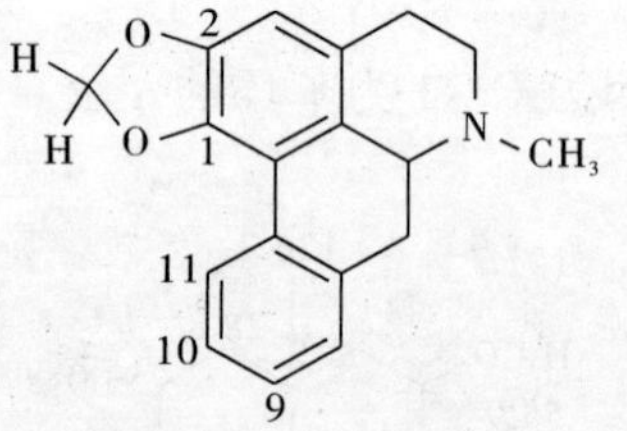

当取代基为－OCH_2O－，取代位置不同时，J 值差别较大：C－1，C－2 位，J＞4～12Hz；C－2，C－3 位，J＜2～4Hz；C－9，C－10 位为单峰；C－10，C－11 位，J＝8Hz。当取代基为 OCH_3，取代位置不同时 δ 值：C－1：δ3.4－3.7；C－11：δ3.6～3.8；C－2，C－9 或 C－10：δ3.8～3.9（低场）。

5．苯酞异喹啉碱类

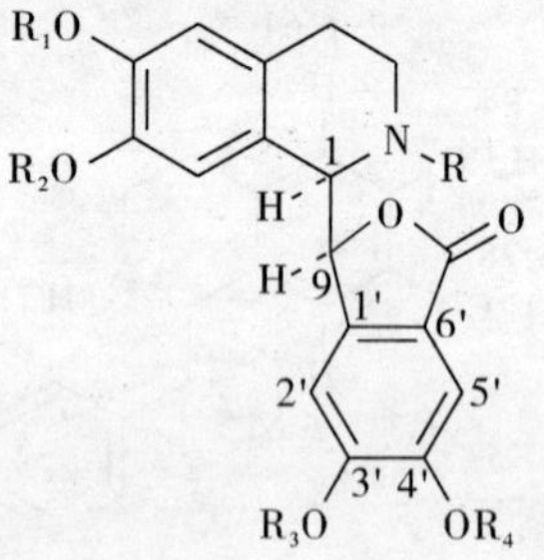

通常 H－1：δ4.0～，H－9：δ5.0～，d，J＝3.4～4.2Hz。C＝O：δ167 左右。利用 ^{1}H－NMR 解决复杂的构象问题：1－9 键是单键相连，这类化合物有较复杂的构象，Shamma 等应用 200 MHz ^{1}H－NMR 结合 NOE 技术对这类碱的构象进行分析。

赤式（1，9 位氢在同侧）：去甲基或 N－CH_3 苯酞异喹啉碱，它们的构象都属于 1A 型。

苏式（1，9位氢在异侧）：去甲基苯酞异喹啉构象为2A型，*N*－甲基苯酞异喹啉构象为4A型。判断构象主要根据：H－2′和3′－OMe的δ值、H－1、H－8和H－9的NOE增益变化。

1A式构象（赤式）：

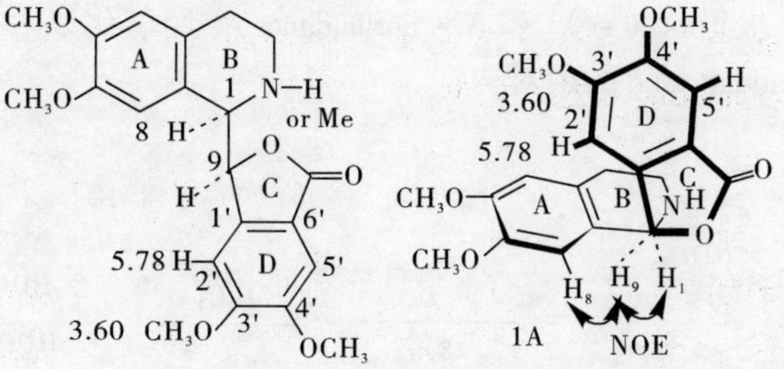

D环处在A环上方，H－2′、C－3′－OMe受A环屏蔽作用。H－2′、C－3′－OMe：δ5.78和3.60。NOE：照H－8和H－1，H－9增益。照H－9和H－1，H－8增益。

2A式构象（苏式）：

C环与D环不在A环上方，H－9与H－8接近。H－2′：δ7.02，3′－OMe：δ3.93，NOE：照射H－8，H－9增益，而H－1不增益。

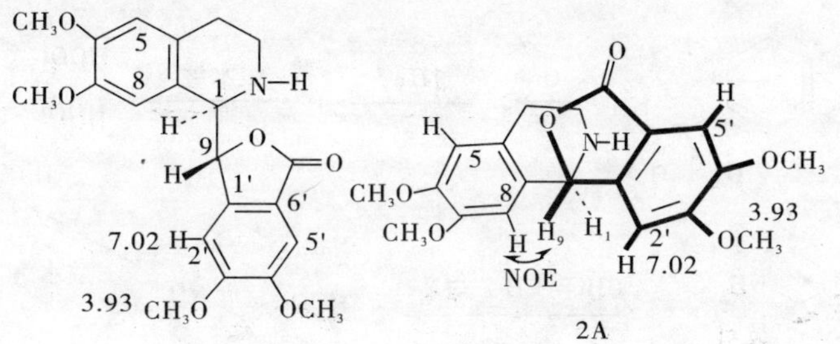

4A式构象（苏式）：

苯酞环羰基接近A环，H－2′和3′－OMe离A环较远。H－2′：δ7.15，3′－OMe：δ3.93。NOE：照H－9时，H－1与H－8没有NOE效应，说明H－1与H－8接近，照NMe时H－2有NOE效应。

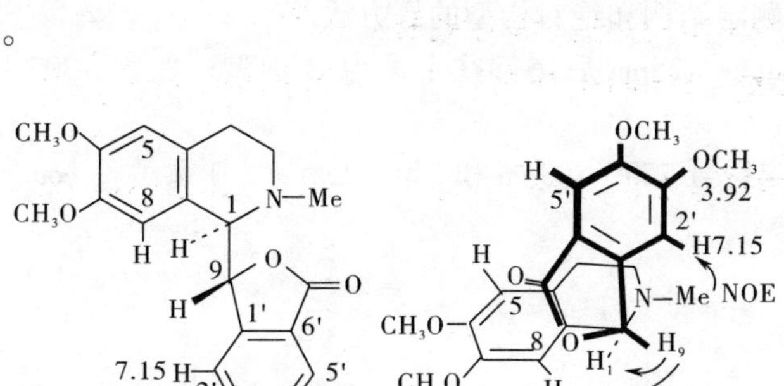

（五）绝对构型测定　异喹啉生物碱分子中带有不对称碳原子或不对称元素时，当确定平面结构式以后，还需对它们的构型及绝对构型加以阐述。

经典的方法：化学氧化、还原、降解等方法，将最终产物与绝对构型已知化合物比较，从而推断化合物的绝对构型。

Corrdi 和 Hardegger 报道，（－）－ *N* － norlaudanosine 经氧化以后，获得已知构型的酸，由此可推断出 *N* － norlaudanosine 的绝对构型。

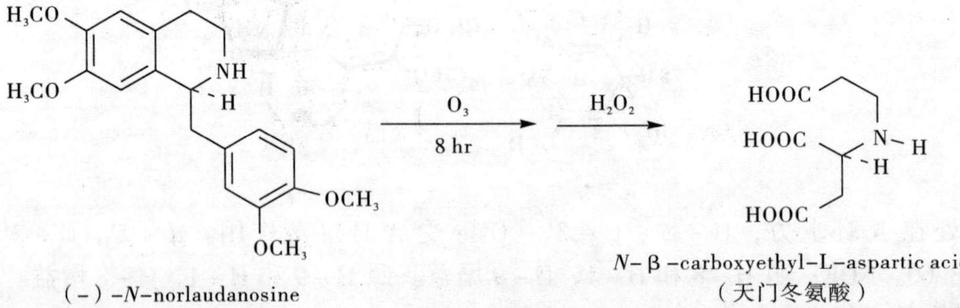

其他的四氢异喹啉生物碱绝对构型测定也是利用各种反应，最终直接或间接的与（－）－ *N* － norlaudanosine 或其衍生物进行比较而确定绝对构型的。

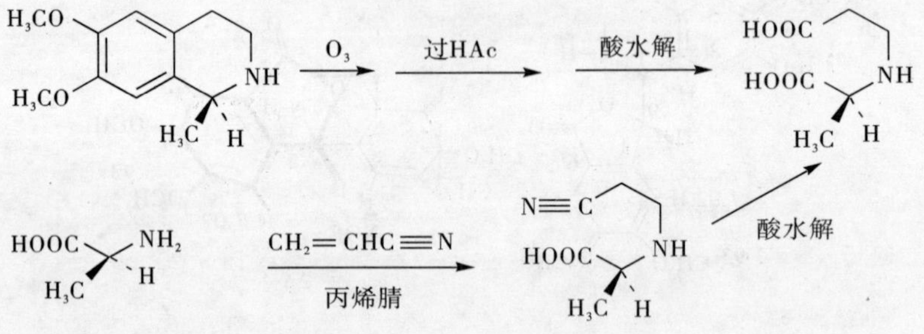

圆二色谱（CD）和旋光光谱（ORD）：根据曲线的变化与已知绝对构型化合物的圆二色谱或旋光光谱曲线进行比较而确定化合物的绝对构型。它们的优点是用量小，样品还可回收。另外 X 衍射也是测定结构和绝对构型的好方法。

ORD 谱：D 系，200 ~ 225nm 后尾部往上，为 R 构型；L 系，200 ~ 225nm 后尾部往下，为 S 构型。

CD 谱：cotton 效应符号 270 ~ 290nm 和 240 ~ 255nm。D 系示负 cotton 效应。L 系示正 cotton 效应。

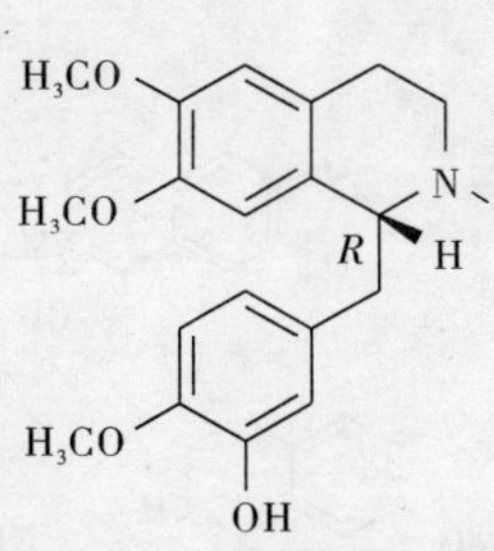

D-（-）-Landanidine

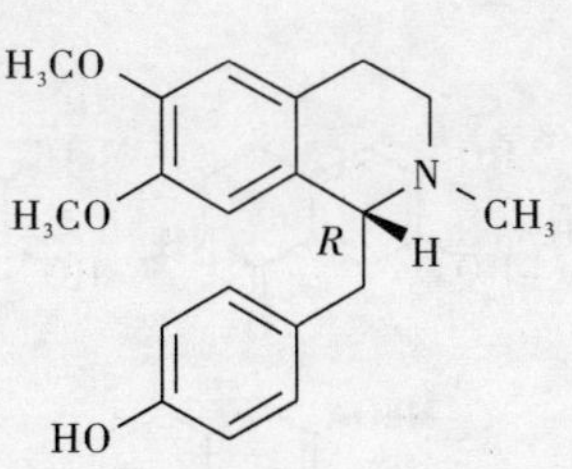

D-（-）-Armepavine

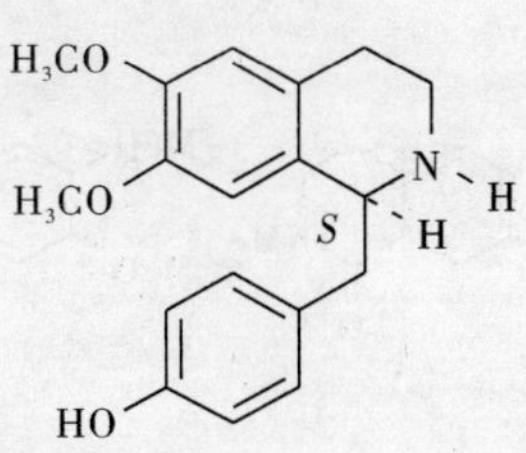

L-（-）-N-Xorarmepavine

四氢苄基异喹啉的季铵碱，曲线变化不大。在比较ORD和CD曲线时，必须注意取代基尽可能的相似。

第七节　异喹啉类生物碱的研究进展

异喹啉类生物碱是生物碱中数量最多的一类，分布广，结构类型复杂，而且药用价值大。本文主要对2000~2004年之间异喹啉类生物碱的研究进展做以简要介绍。

一、化学结构

（一）简单异喹啉（isoquinolines）类生物碱　2000年以来从天然产物中分离得到简单异喹啉类生物碱有16个，其中新化合物10个，已知化合物6个，分别来源于以下8种植物（表9-1）。在结构上6，7位多取代，通常为羟基、甲氧基或亚甲二氧基。化合物3是多巴胺的简单环合物，在6位和7位均为羟基取代。化合物7对人的癌细胞具有细胞毒活性。

表9-1　简单异喹啉类生物碱

Species	Alkaloid*	Ref.
Aristolochia elegans	elegans *N*-methylcorydaldine* 1	11
	dehydrocorydaldine* 2	
	corydaldine	
	thalifoline	
	northalifoline	
Alangium lamarckii	salsoline	12
Annona purpurea	thalifoline	
Iseia luxurians	iseluxine* 3	
Turbinicarpus alonsoi	pellotine	
Annona cherimola	cherianoine* 4	13
Cryptocarya chinensis	dehydrohydrastinine* 5	14
Carduus crispus	crispine A* 6	
	crispine B* 7	
	crispine C* 8	
	crispine D* 9	
	crispine E* 10	

* 为新的生物碱

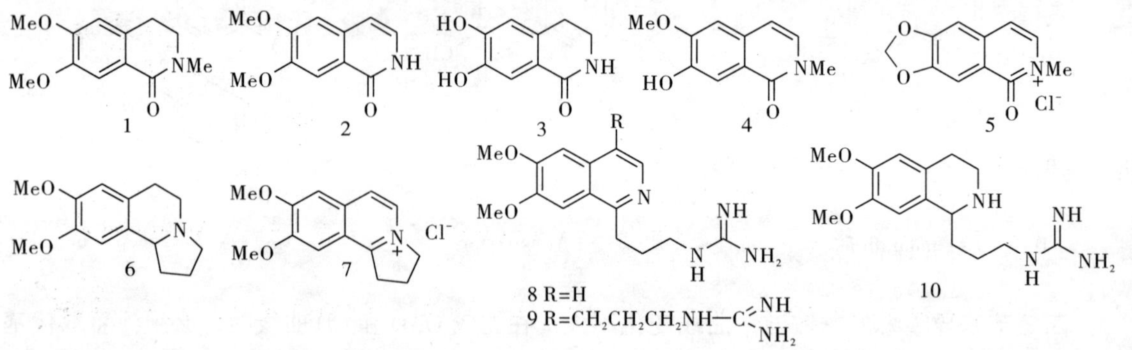

（二）萘基异喹啉（naphthylisoquinolines）类生物碱　从天然产物中分离得到 27 个萘基异喹啉类生物碱，其中新化合物 19 个，已知化合物 8 个，分别来源于以下 6 种植物（表 9-2）。化合物 29 是第一个 7，8 连接的萘基异喹啉类生物碱二聚体。萘基异喹啉类生物碱通常具有明显的活性，化合物 26 抗疟活性比氯喹还强。

表 9-2　萘基异喹啉类生物碱

Species	Alkaloid*	Ref.
Ancistrocladus ealaensis	ancistroealaine A* 11	12
	ancistroealaine B*	12
Ancistrocladus likoko	ancistrolikokine A* 13	
	ancistrolikokine B* 14	
	ancistrolikokineC* 15	
	korupensamine A	
	ancistroealaine A	14
	ancistrolikokine D*	16
Ancistrocladus tectorius	ancistrotectoriline A* 17	12
	ancistrotectoriline B* 18	
	6-*O*-methyl-(4′)-*O*-demethylancistrocladine* 19	
	6-*O*-methyl-(4′)-*O*-demethylhamatine* 20	
Triphyophyllum peltatum	dioncophylline D	
	8-*O*-methyldioncophylline D	
	dioncophyllinol D	
	8-*O*-methyldioncophyllinol D* 21	
Ancistrocladus congolensis	ancistrocongoline A* 22	14
	ancistrocongoline B* 23	
	ancistrocongoline C* 24	
	ancistrocongoline D* 25	
	korupensamine A	
Ancistrocladus qriffithii	ancistrocladine	
	ancistrogriffine A* 26	
	ancistrogriffine B* 27	
	ancistrogriffine C* 28	
	ancistrogriffithine A* 29	
	hamatine	

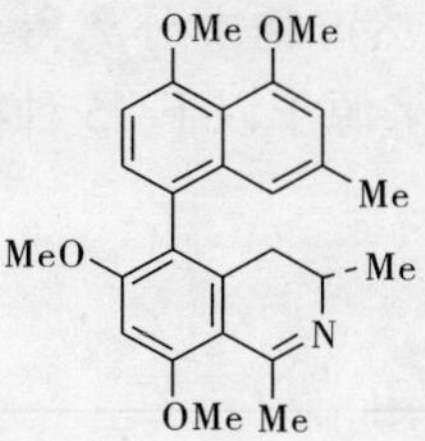
11

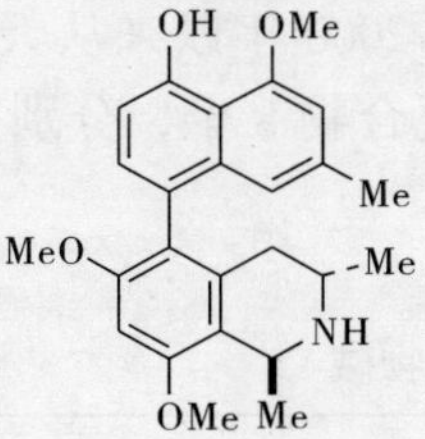
12

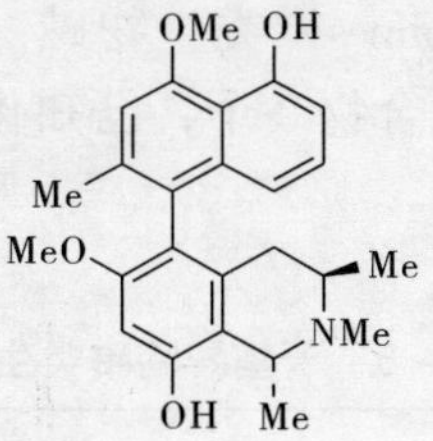
13

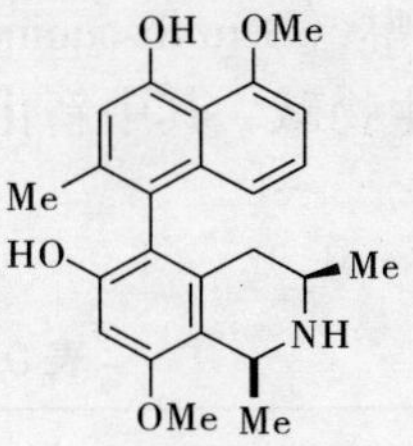
14

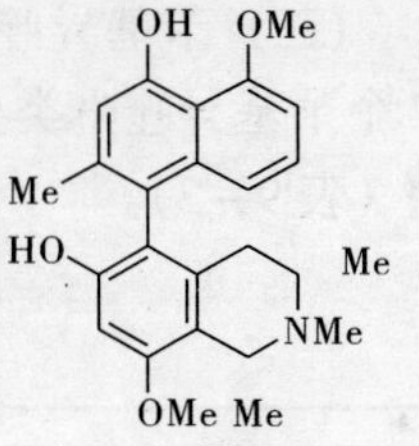
15

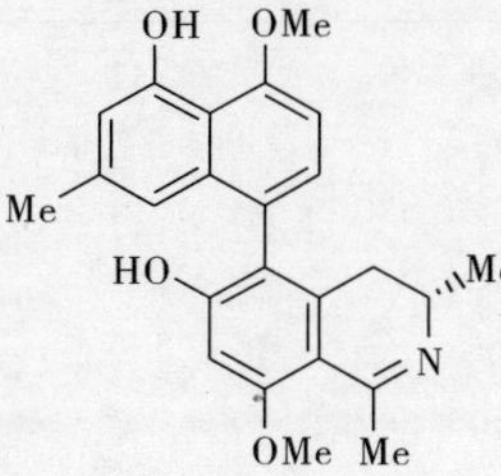
16

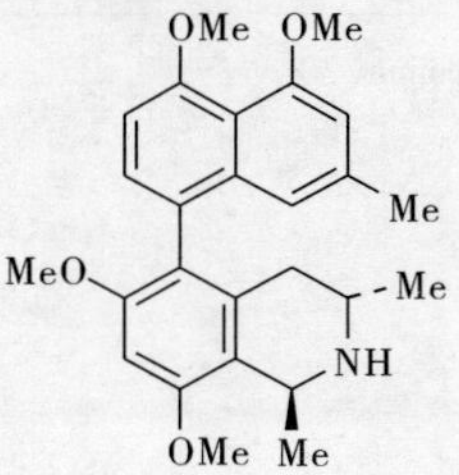
17

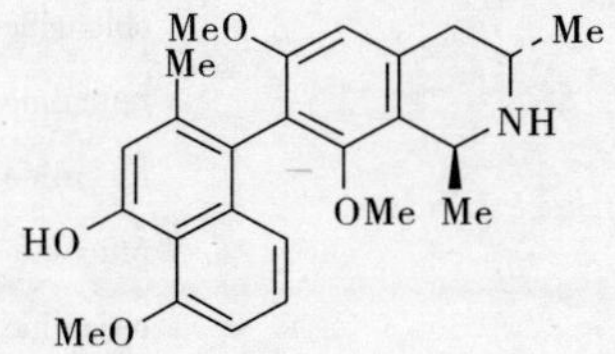
18

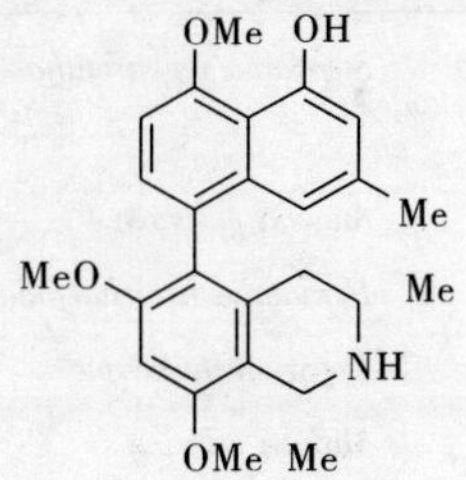
19

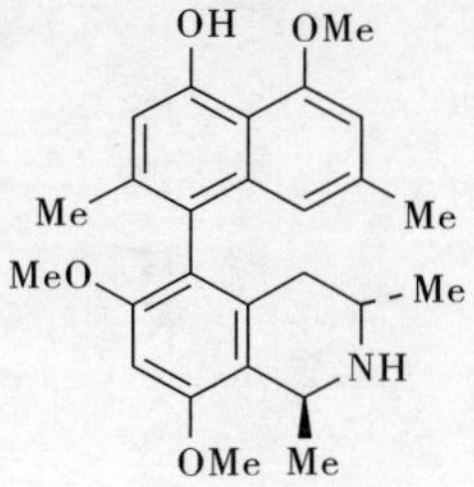
20

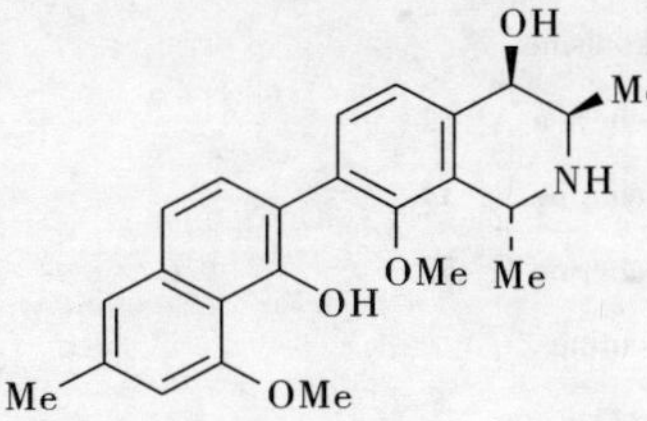
21

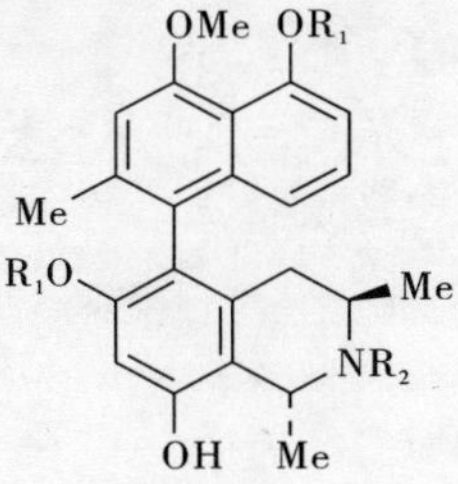
22 R_1=H，R_2=Me
23 R_1=R_2=Me

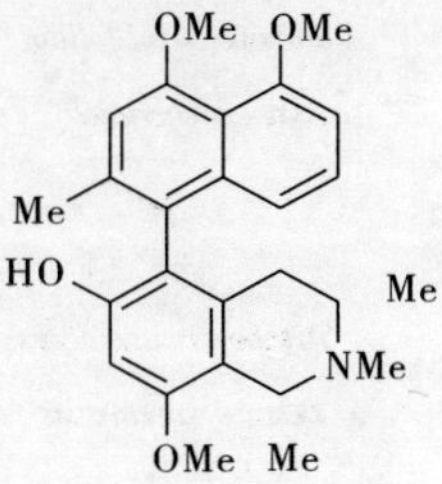
24

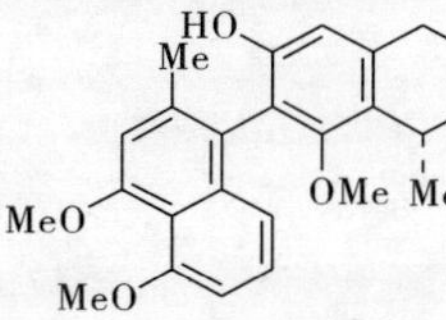
25

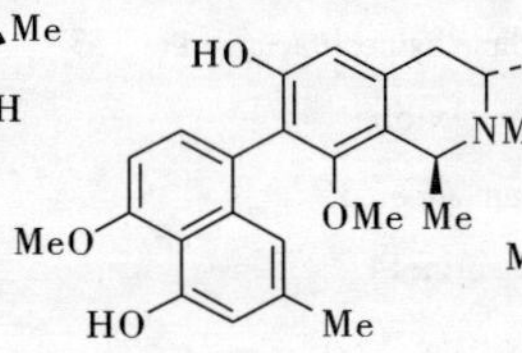
26

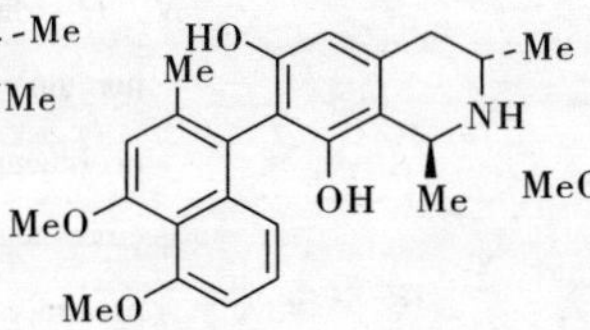
27

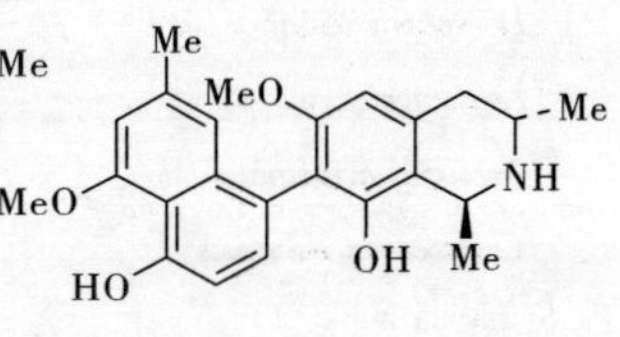
28

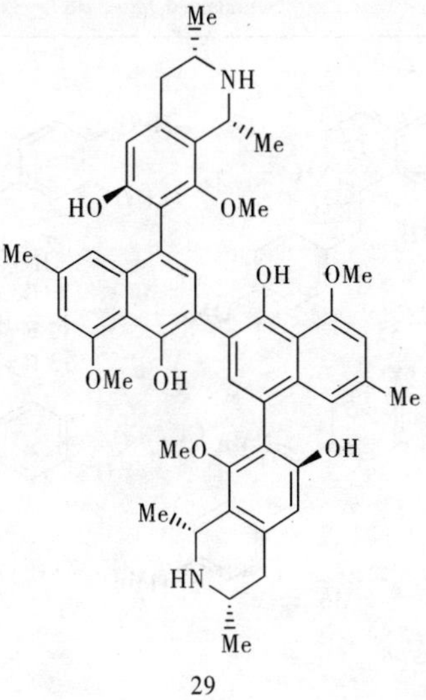
29

（三）苄基异喹啉（Benzylisoquinolines）类生物碱　2000 年以来从天然产物中分离得到 17 个苄基异喹啉类生物碱，其中新化合物 9 个，已知化合物 8 个，分别来源于以下 15 种植物（表 9－3）。

表 9－3　苄基异喹啉类生物碱

Species	Alkaloid*	Ref.
Stephania cepharantha	dehydroreticuline* 30	11
	oblongine	
Annona purpurea	reticuline	12
Hernandia nymphaefolia	reticuline	
Isopyrum thalictroides	reticuline	
Miliusa velutina	reticuline	
Monodora junodii	norgorchacoine* 31	
Papaver triniifolium	crykonisine	
Annona cherimola	anocherine A* 32	13
	anocherine B* 33	
	anocherine C* 37	14
Artabotrys uncinatus	reticuline	13
Desmos yunanensis	isococlaurine	
	N – methylisococlaurine	
	7 – deoxy – 5 – methoxymagnocurarine chloride* 34	
Doryphora sassafras	*N*，*O* – dimethylneolitacumonine* 35	
Lindera qlauca	norcinnamolaurine	
Neolitsea acuminatissima	neolitacumonine* 36	
Cryptocarya chinensis	cinnamolaurine14	
	norarmepavine	
Sabia parvi	unnamed base* 38	

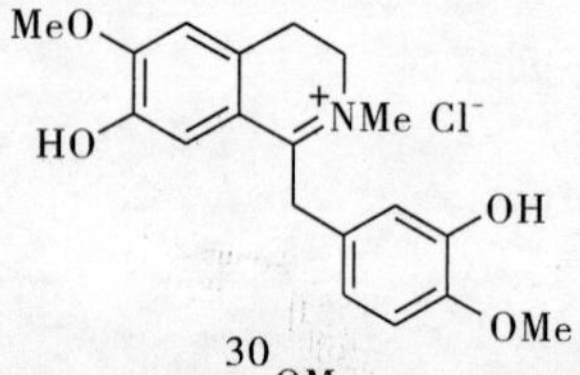
30

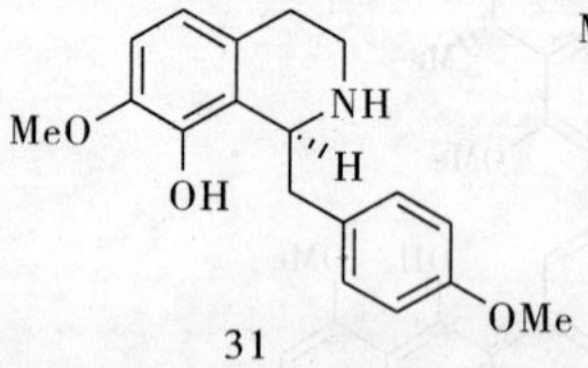
31

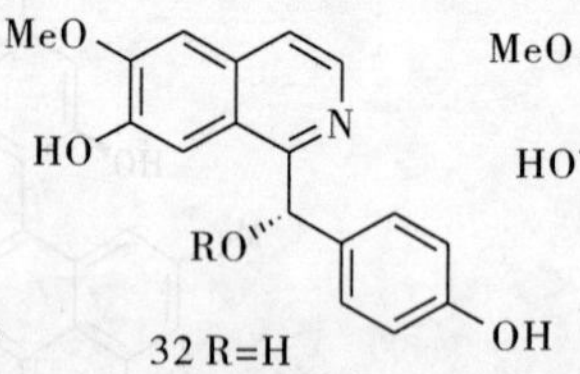
32 R=H
33 R=Me

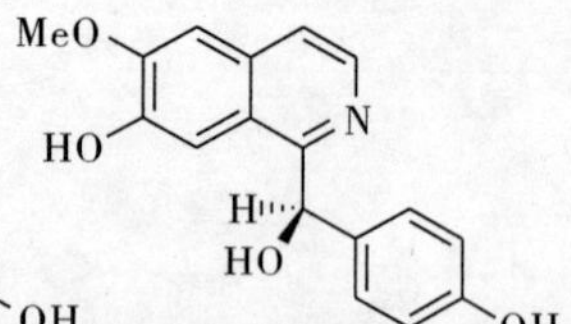
34

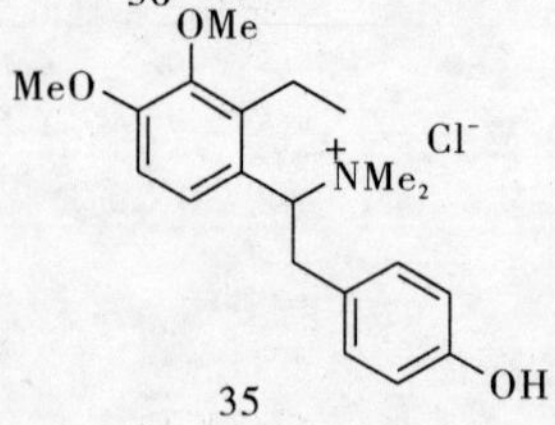
35

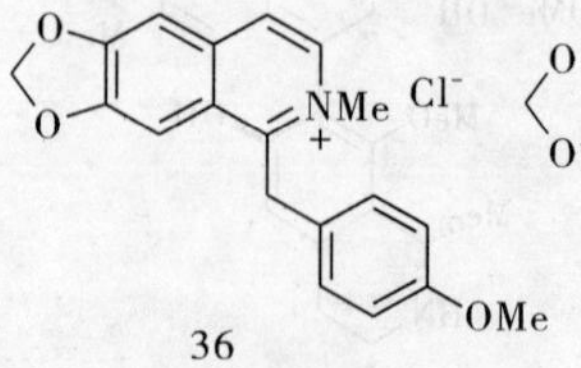
36

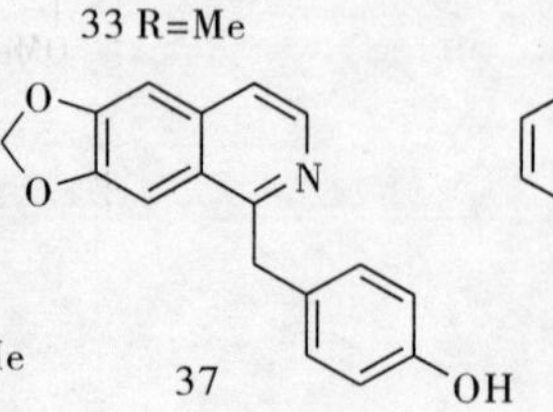
37

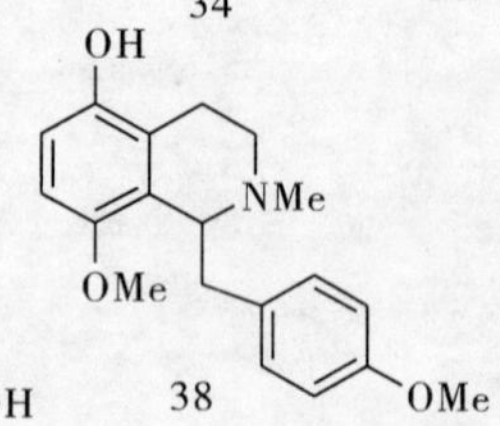
38

（四）双苄基异喹啉（Bisbenzylisoquinolines）类生物碱　2000 年以来从天然产物中分离得到 26 个双苄基异喹啉类生物碱，其中新化合物 13 个，已知化合物 13 个，分别来源于以下 10 种植物（表 9－4）。

表 9－4　双苄基异喹啉类生物碱

Species	Alkaloid*	Ref.
Stephania cepharantha	berbamine	11
	cepharanthine	
	cepharanoline	
	isotetrandrine	
	2′－*N*－methylisotetrandine	
Guatteria boliviana	(－) －antioquine* 39	12
	guatteboline* 40	
	pangkorimine	
	philogaline* 41	
	puertogaline A* 42	
	puertogaline B* 43	
	sepeerine	
Hernandia nymphaefolia	thalicarpine	
	vateamine 2′β－*N*－oxide	
Isolona ghesquireina	chondrofoline	
	(－) －curine	
	isochondodendrine	
Isopyrum thalictroides	isopyruthaldine* 44	
	isopythaldine* 45	
	isothalmidine* 46	
Sciadotenia toxifera	cavanine* 47	
Thalictrum orientale	fangchinoline	
Tiliacora racemosa	tiliacosine* 48	13
	tiliasine* 49	
Hernandia nymphaeifolia	nymphaedaline 50	
Cissampelos sympodialis	roraimine* 51	14

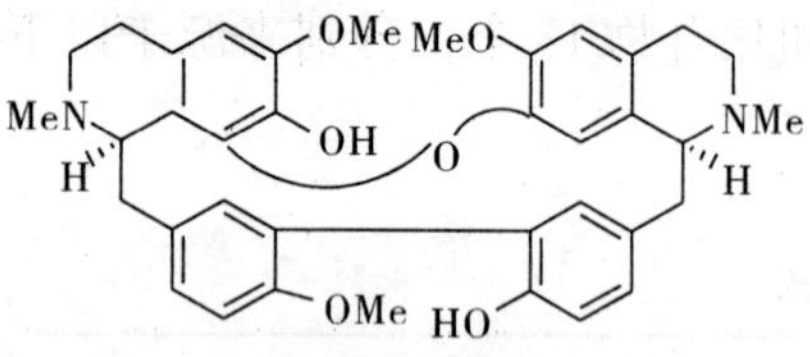
39
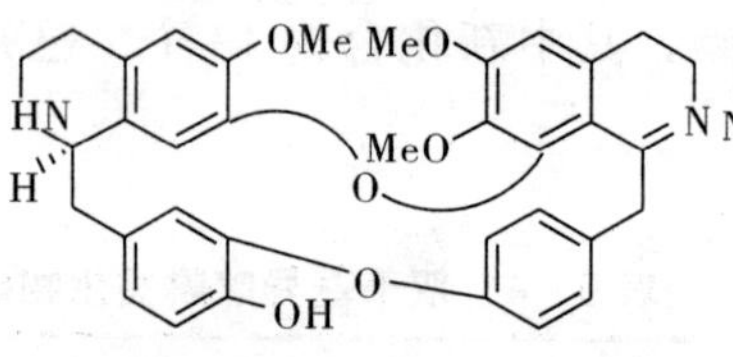
40
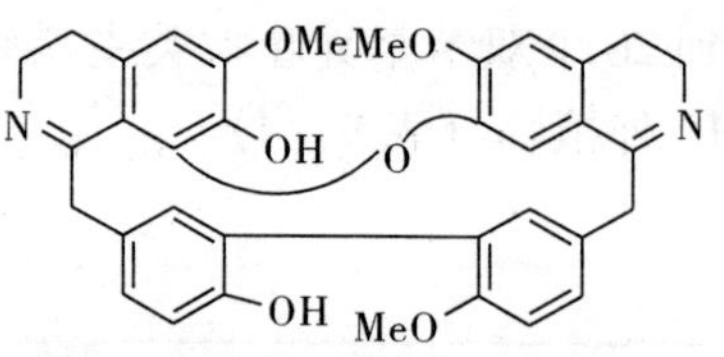
41

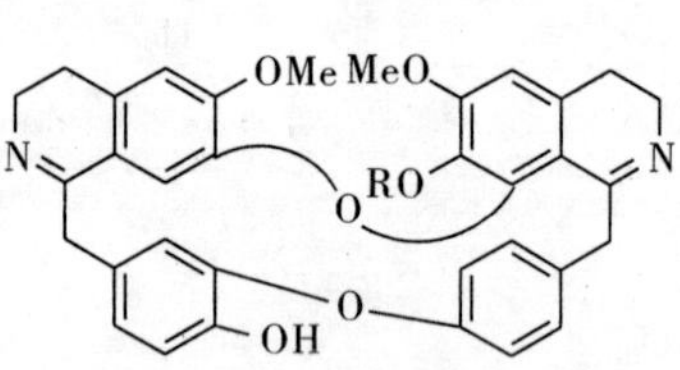
42 R=H
43 R=Me
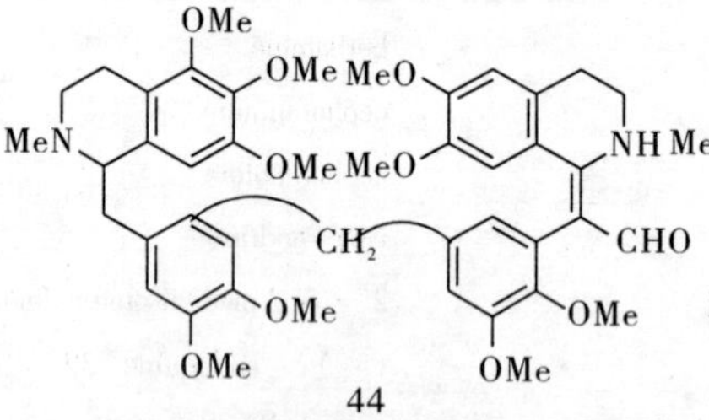
44
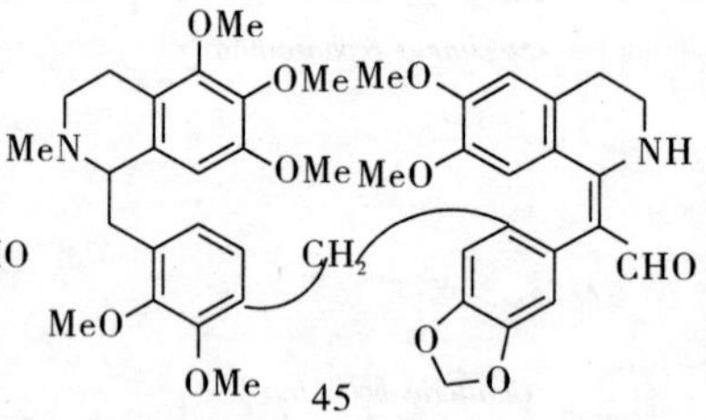
45

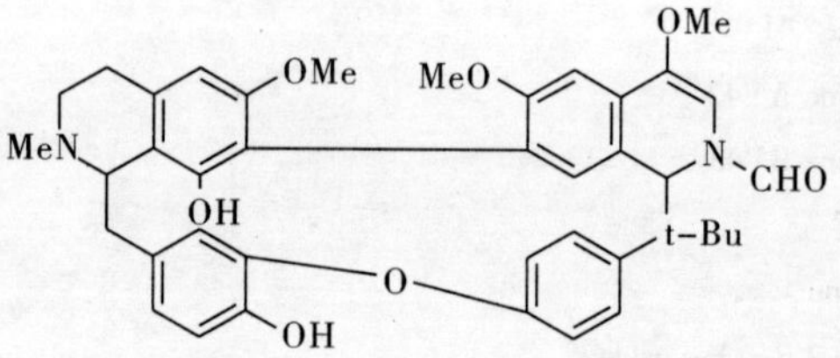
46
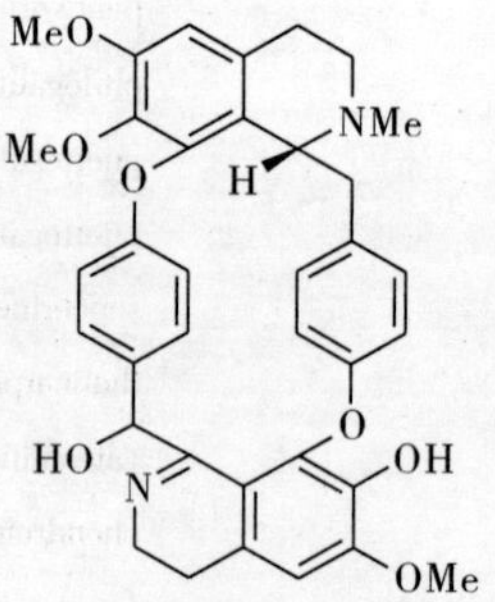
47
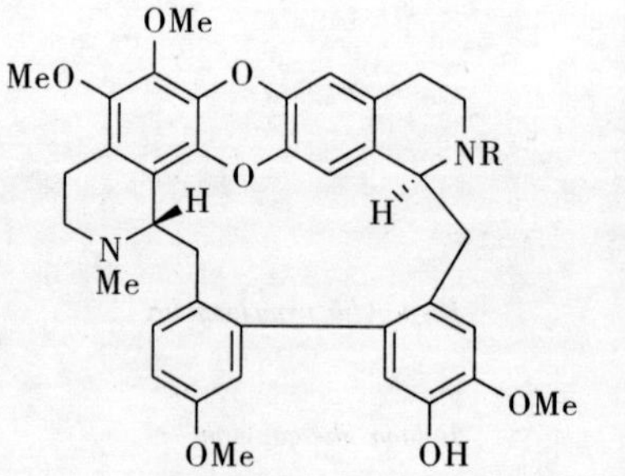
48 R=Me
49 R=H

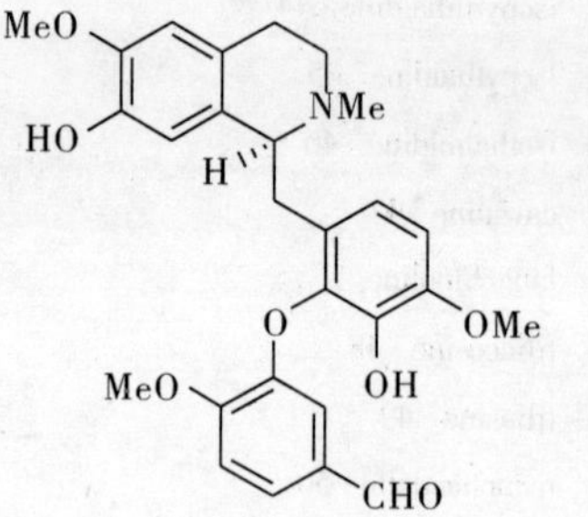
50
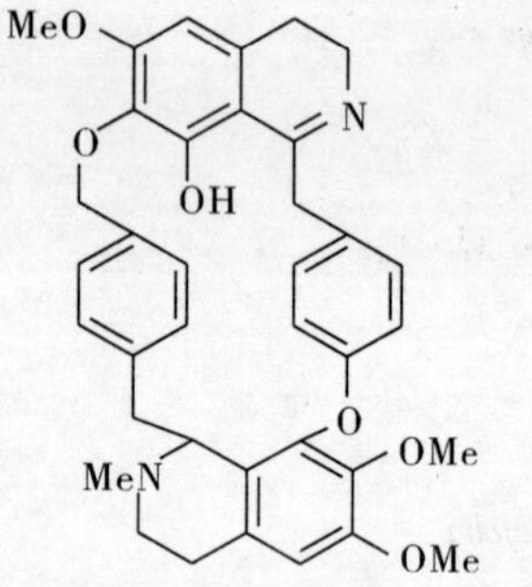
51

化合物 50 可能是 *O* - demethylateamine 的衍生物。

（五）枯拉灵（cularines）类生物碱　化合物 aryloxyphenylacetamide（52）在氯化锡催化下与乙二酰氯环合生成枯拉灵类生物碱 dioxocularine（53）[14]。

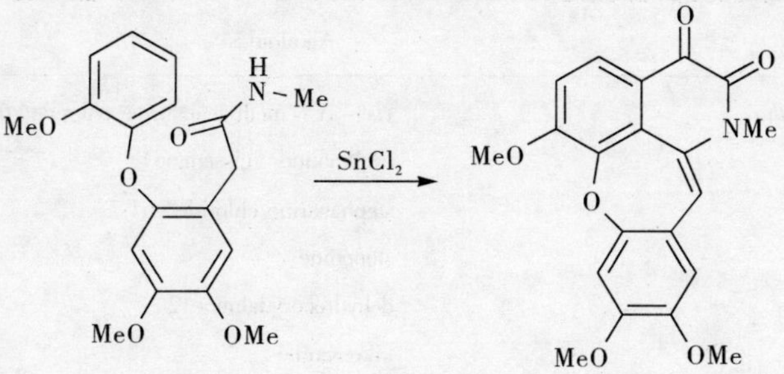

52　　　　　　　　63

（六）粟碱和异粟碱（pavines and isopavines）类生物碱　从 *Cryptocarya chinensis* 中分离得到 18 个粟碱和异粟碱类生物碱，其中新化合物 9 个，分别为 12 – hydroxy – *O* – methylcaryachine* 54，12 – hydroxycrychine* 55，*N* – demethylcrychine* 56，escholzidine *N* – oxide* 57，isocaryachine *N* – oxide* 58[13]，（–）– caryachine *N* – oxide* 59，（–）– isocaryachine *N* – oxide* 60，（–）– isocaryachine *N* – oxide B* 61 和（–）– isocaryachine *N* – oxide* 62；已知化合物 9 个，分别为（+）– caryachine，（–）– caryachine，（–）– *N* – methylcaryachine，（–）– isocaryachine，neocaryachine，2 – *O* – demethylargemonine（norargemonine），eschscholtzidine，mutagenine 和 1 – hydroxycryprochine[14]。

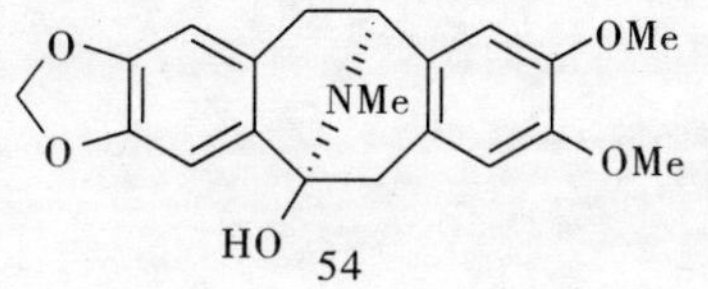

54

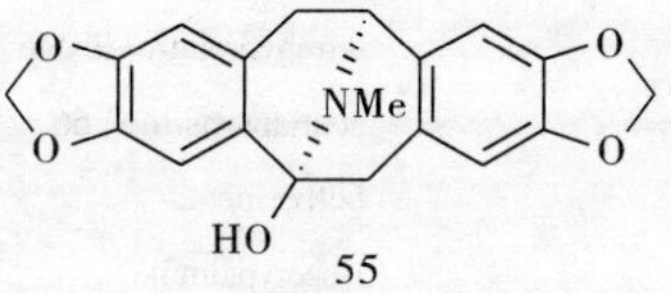

55

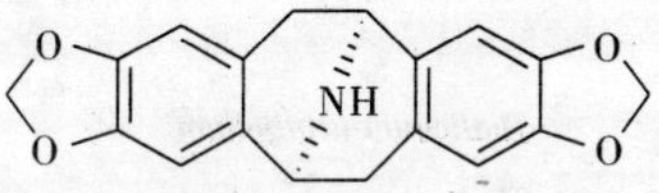

56

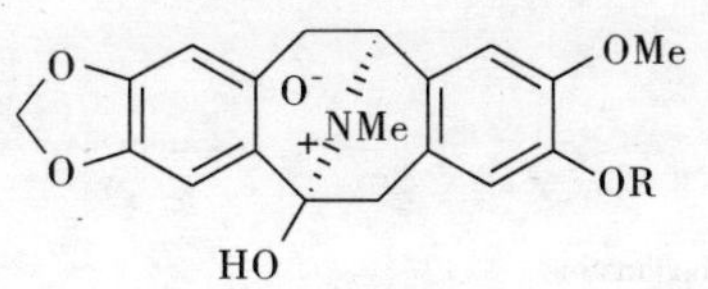

57 R=Me
58 R=H

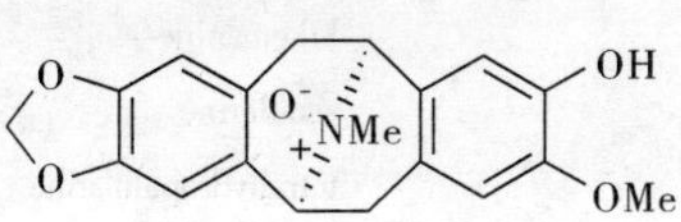

59

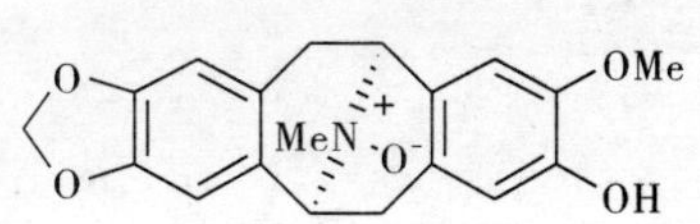

60

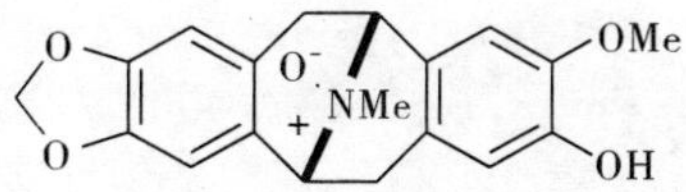

61

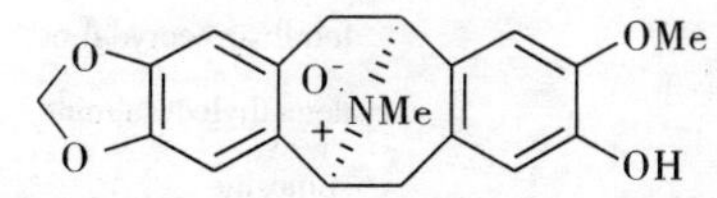

62

（七）小檗碱和四氢小檗碱（berberines and tetrahydroberberines）类生物碱　2000 年以来从天然产物中分离得到 34 小檗碱类化合物，其中新化合物 8 个，已知化合物 26 个，分别来源于以下 18 种植物（表 9 – 5）。

表 9-5 小檗碱类生物碱

Species	Alkaloid*	Ref.
Stephania cepharantha	*cis* - *N* - methylcapaurine chloride* 63	11
	cyclanoline (cissamine)	
	stephacarine chloride* 64	
	steponine	
Annona glabra	dehydrocorydalmine12	
	kikemanine	
Asteropyrum cavaleriei	berberine	
	berberubine	
	palmatine	
Isopyrum thalictroides	columbamine	
	palmatine	
Lindera glauca	canadine (tetrahydroberberine)	
Papaver triniifolium	cheilanthifoline	
	isocorypalmine	
	sinactine	
	N - methylsinactine	
Polyalthia longifolia	8 - oxopolyalthiaine* 65	
Rollinia leptopetala	discretamine	
	tetrahydrojatrorrhizine	
Thalictrum acutifolium	acutiaporberine* 66	
Thalictrum orientale	berberine	
Zanthoxylum taediosum	isocorypalmine	
	kikemanine	
	scoulerine	
	tetrahydropalmatine	
	cis - *N* - methyltetrahydropalmatine	
Artabotrys uncinatus	10 - *O* - demethyldiscretine	13
Chelidonum majus	stylopine	
Corydalis turtschaninowii	tetrahydrocorydaline	
Desmos yunanensis	demethylcordalmine	
	spinosine	
Phoenicanthus obliqua	pseudocolumbamine	
Talinum paniculatum	javaberine A* 67	
	javaberine B* 68	
	3′ - deoxyjavaberine A* 69	
Thalictrum wanqii	berberine	
	thalibealine* 70	

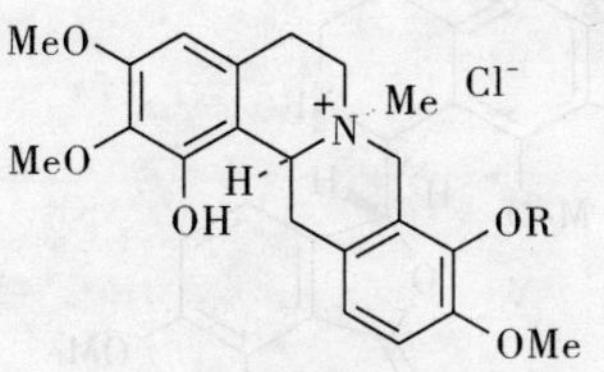

63 R=Me
64 R=H

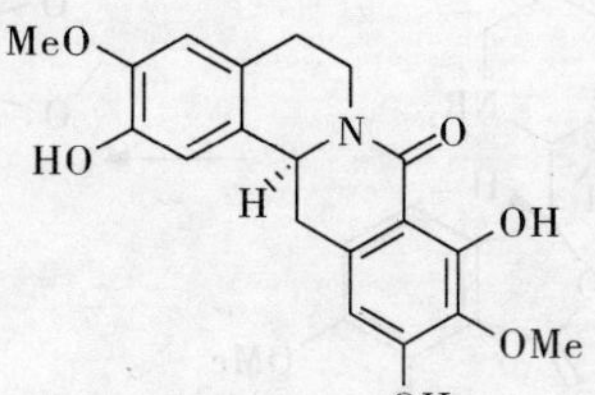

65

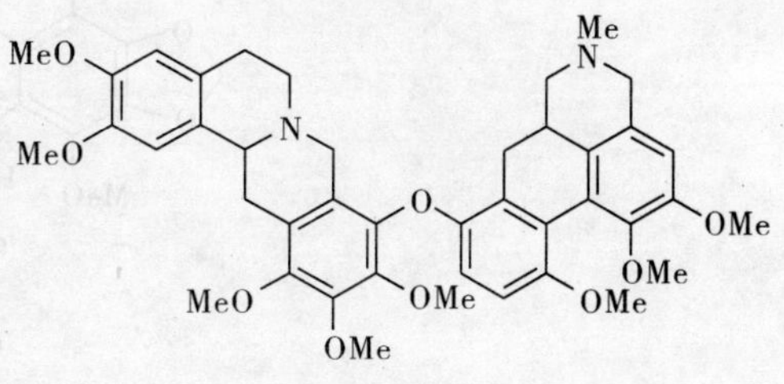

66

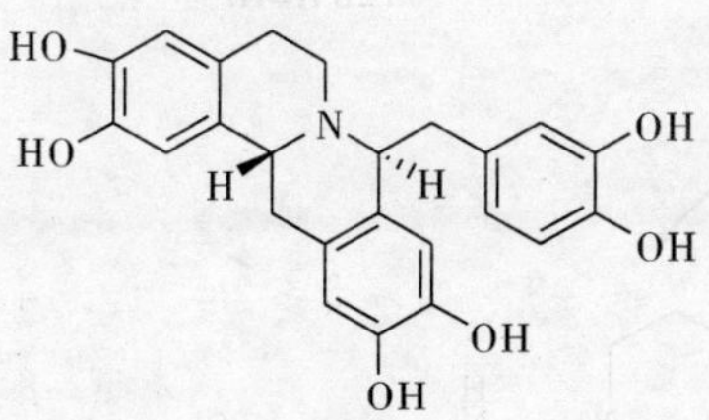

67

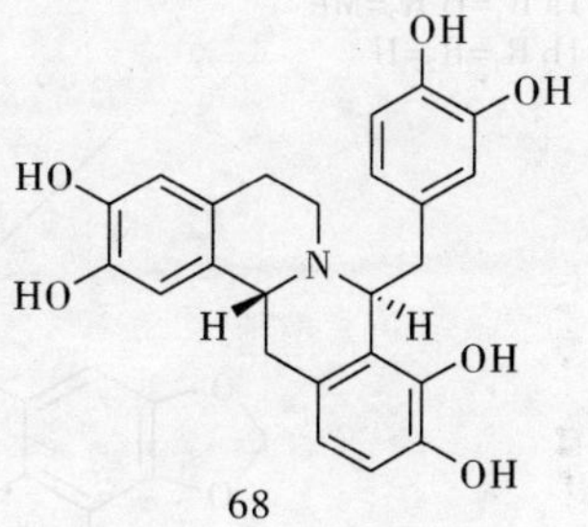

68

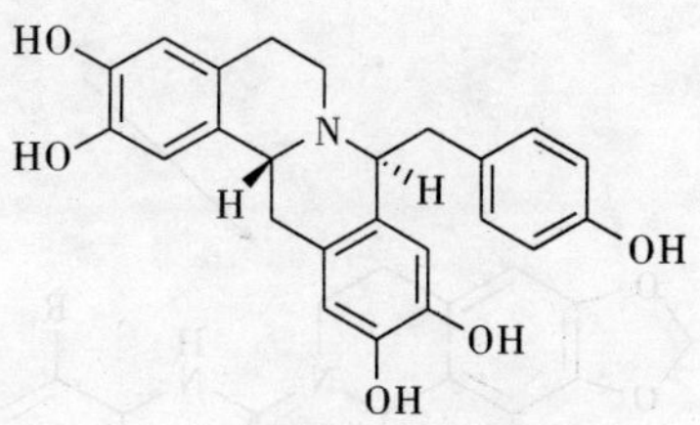

69

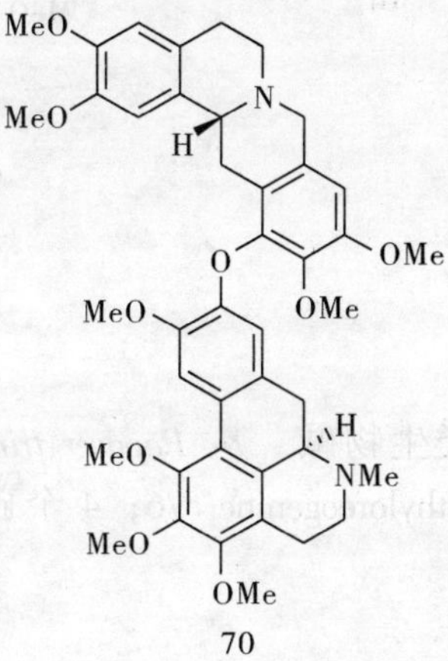

70

（八）普托品（protopines）类生物碱　2000 年以来从天然产物中分离得到的普托品类生物碱均为已知化合物，主要是 protopine，allocryptopine 和 pseudoprotopine，分别来源于 *Glaucium corniculatum*，*Glauciumavum*，*Zanthoxylum integrifolium* 和 *Fumaria schleicheri* 等植物[12-13]。

（九）苯酞异喹啉（phthalide - isoquinolines）类生物碱　从 *Papaver triniifolium* 中分离得到 α - narcotine[12] 和从 *Fumaria schleicheri* 中分离得到 adlumidiceine，*N* - methylhydrasteine[13] 均为苯酞异喹啉类生物碱。

关于 α - narcotine 的化学反应有 α - narcotine（71 a）经硼氢化钠还原成 deoxy - α - narcotine（72a）；nor - α - narcotine（71b）与芳基氰酸盐和硫氰酸盐合成 73a ~ 73d；由 deoxynor - α - narcotine（72b）制得 74。

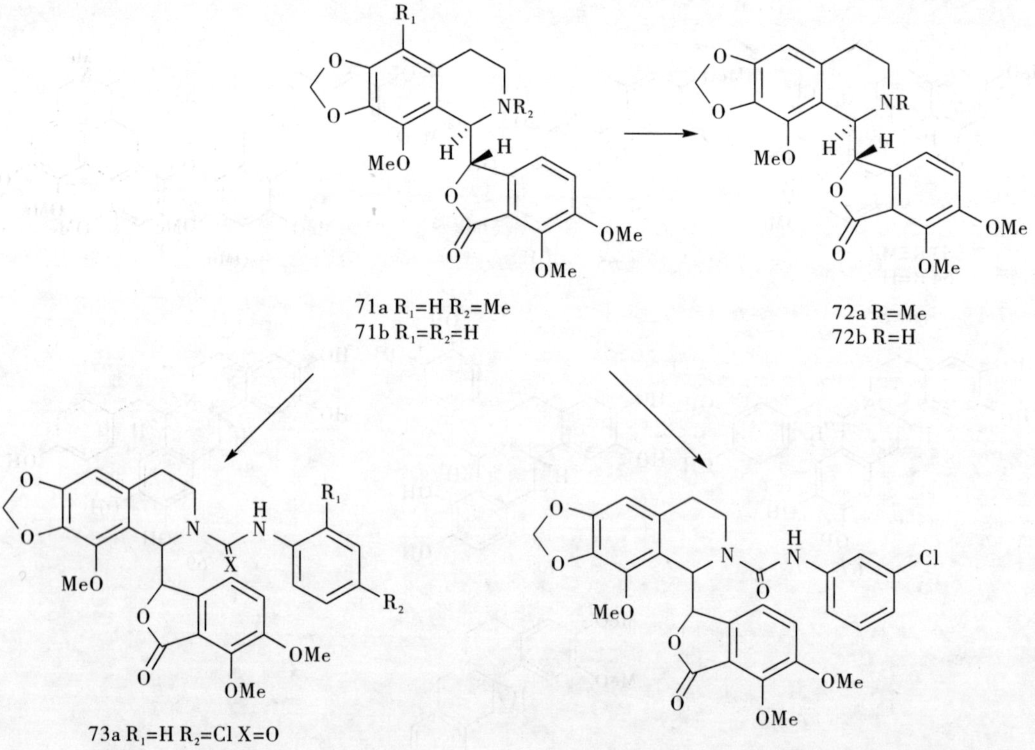

71a R_1=H R_2=Me
71b R_1=R_2=H

72a R=Me
72b R=H

73a R_1=H R_2=Cl X=O
73b R_1=R_2=F X=O
73c R_1=H R_2=Me X=S
73d R_1=OMe R_2=H X=S

74

（十）丽春定（rhoeadines）类生物碱　从 *Papaver triniifolium* 中分离得到2个新化合物：*O*－ethylrhoeagenine* 75和 *O*－ethyloreogenine* 76；4个已知化合物：rhoeadine，rhoeagenine，oreodine和oreogenine[12]。

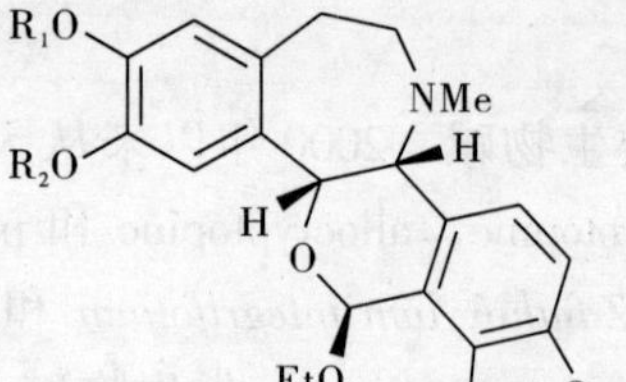

75 R_1R_2=CH_2
76 R_1=R_2=Me

（十一）变形小檗碱（other modified berberines）类生物碱　变形小檗碱主要是合成产生的。化合物77经水解乙缩醛和还原醛基生成78a，它的羟基被4－甲氧基苯醚保护成78b，再经四氧化锇/高碘酸氧化，硼氢化钠还原成79，79与3，4－dimethoxyphthalimide（80）生成酰亚胺81a，81a再转化成醛类化合物81b，81b经碘化亚钐催化生成cis－二醇类化合物82和它的trans－异构体（3:1），这两个二醇类化合物进一步转化成变形小檗碱83。

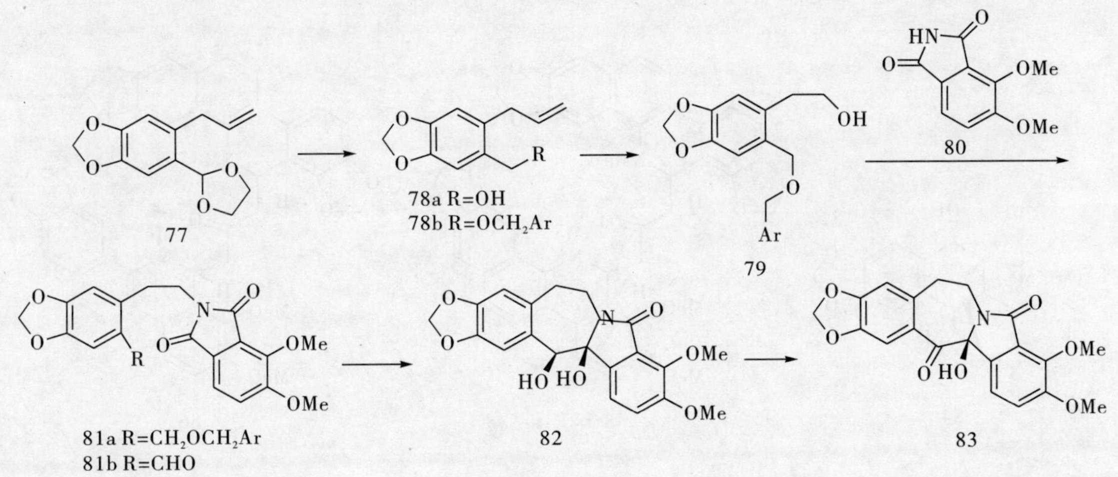

（十二）苯骈菲里啶（benzophenanthridines）类生物碱　2000 年以来从天然产物中分离得到 21 个苯骈菲里啶类生物碱，其中新化合物 3 个，已知化合物 18 个，分别来源于以下 9 种植物（表 9-6）。

表 9-6　苯骈菲里啶类生物碱

Species	Alkaloid*	Ref.
Zanthoxylum rugosum	chelerythrine	11
Corydalis incisa	corynoline	12
	acetylcorynoline	
	6 - oxocorynoline	
	corynoloxine	
	12 - hydroxycorynoloxine* 84	
	luguine	
Glauciumavum	chlerythrine	
	sanguinarine	
Chelidonum majus	sanguinarine	13
	oxosanguinarine	
Zanthoxylum caudatum	8 - acetonyldihydroavicine	
	8 - acetonyldihydronitidine	
Zanthoxylum piasezkii	*N* - demethylchelerythrine	
Zanthoxylum tetraspermum	8 - acetonyldihydroavicine	
	8 - acetonyldihydronitidine	
	decarine	
Bocconia arborea	bocconarborine A* 85	14
	bocconarborine B* 86	
	chelerydimerine	
	6 - acetonyldihydrochelerythrine	
	6 - methoxydihydrochelerythrine	
	6 - acetonyldihydrosanguinarine	
	sanguidimerine	
Zanthoxylum usumbarense	norchelerythrine	
	6 - oxodihydrochelerythrine	

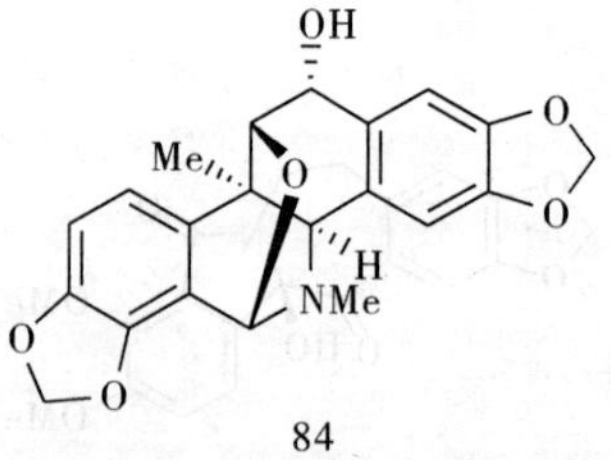

84

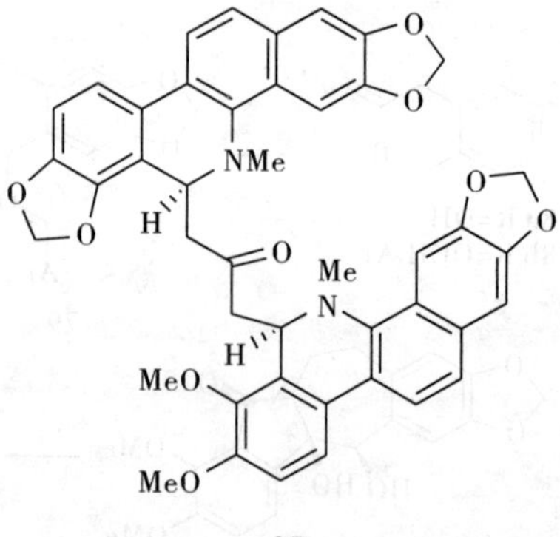

85

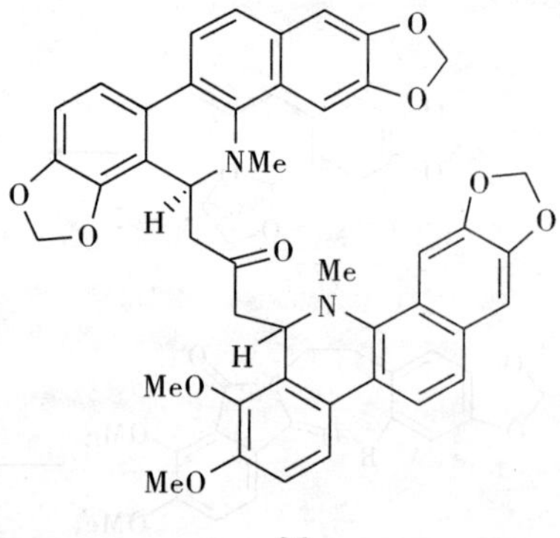

86

（十三）阿朴啡类生物碱（aporphinoid alkaloids）类生物碱

1．原阿朴啡类（proaporphines） 2000年以来从天然产物中分离得到10个原阿朴啡类化合物，其中新化合物8个，已知化合物2个，分别来源于以下6种植物（表9－7）。

表9－7 原阿朴啡类生物碱

Species	Alkaloid*	Ref.
Stephania cepharantha	stepharine	11
	pronuciferine	
Annona glabra	stepharine	12
Annona purpurea	promucosine* 87	
Artabotrys uncinatus	stepharine	13
Cryptocarya chinensis	1－*O*－demethylcryprochine* 88	
	isoamuronine* 89	
	8，9－dihydrostepharine* 90	
	isocryprochine* 91	
	pro－oxocryprochine* 92	
Roemeria hybrida	roehybridine α－*N*－oxide* 93	
	roehybramine β－*N*－oxide* 94	

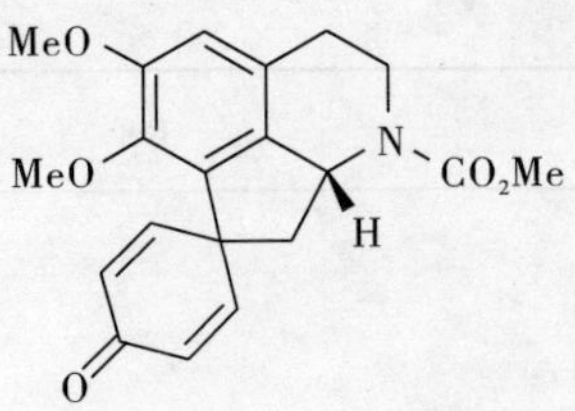
87

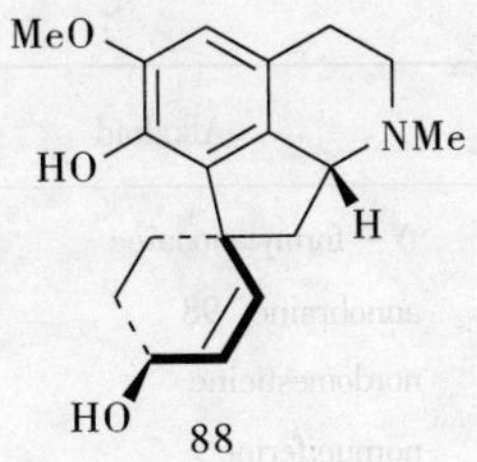
88

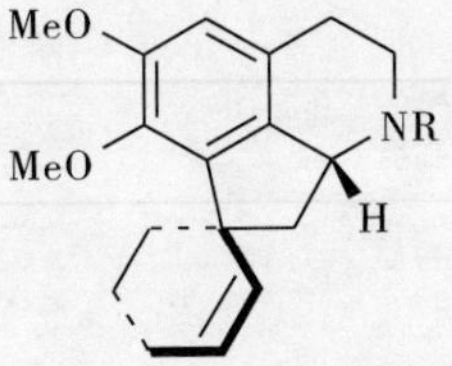
89 R=Me
90 R=H

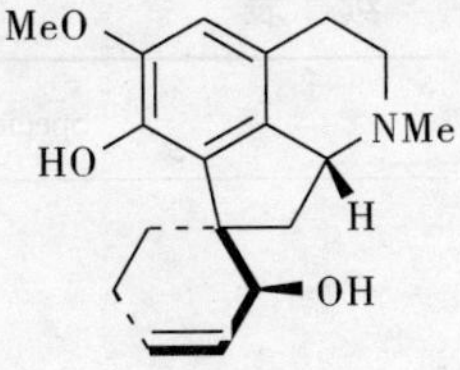
91

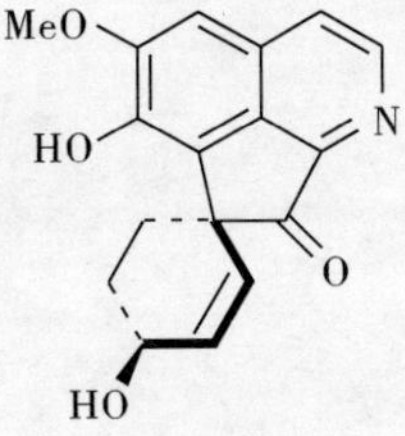
92

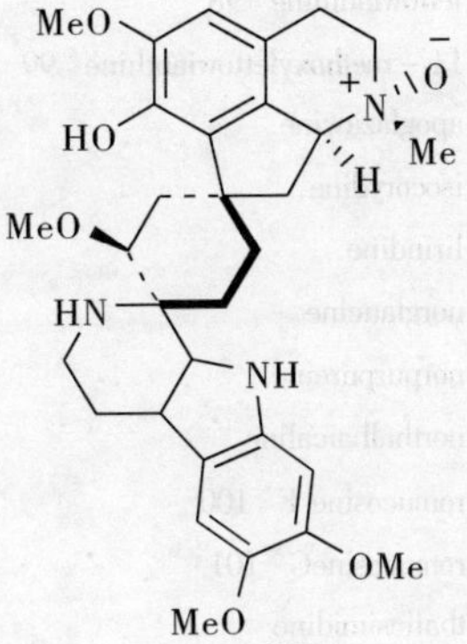
93

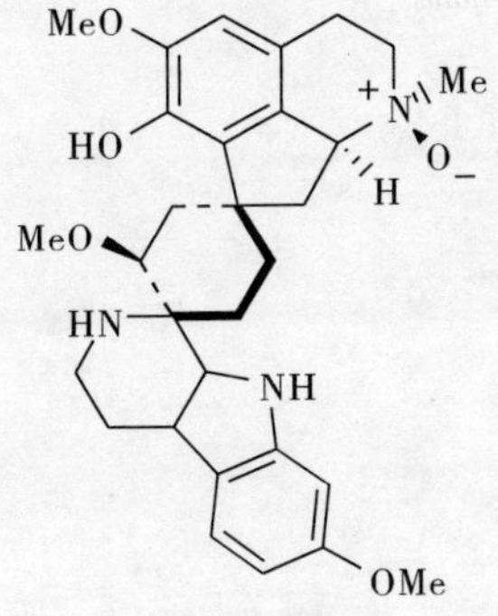
94

2. 阿朴啡类（aporphines） 2000年以来从天然产物中分离得到50个阿朴啡类化合物，其中新化合物11个，已知化合物39个，分别来源于16种植物（表9-8）。

表9-8 阿朴啡类化合物

Species	Alkaloid*	Ref.
Stephania cepharantha	asimilobine	11
	N - methylasimilobine - 2 - *O* - β - D - glucoside* 95	
	cassythicine	
	crebanine	
	dehydrocrebanine	
	dehydrostephanine	
	dicentrine	
	isolaureline	
	magnoflorine	
	menispermine	
	nuciferine	
	roemerine	
	stephanine	
	stesakine	
	stesakine - 9 - *O* - β - D - glucoside* 96	
	N - methylstesakine chloride* 97	
Annona glabra	anonaine	12

续 表

Species	Alkaloid*	Ref.
	N – formylanonaine	
	annobraine* 98	
	nordomesticine	
	nornuciferine	
Lettowianthus stellatus	lettowianthine* 98	
	11 – methoxylettowianthine* 99	
Annona purpurea	apoglaziovine	
	isocorydine	
	lirindine	
	norglaucine	
	norpurpureine	
	northalbaicaline	
	romucosine F* 100	
-	romucosineG* 101	
	thalicsimidine	
Asteropyrum cavaleriei	magnoflorine	
Fissistigma glaucescens	xylopine	
	N – acetylxylopine	
Glaucium corniculatum	corydine	
	isocorydine	
	glaucine	
	thalicmidine	
Glaucium. *avum*	corydine	
	isoboldine	
	isocorydine	
	glaucine	
Hernandia nymphaefolia	*N* – （*N* – methylcarbamoyl） – *O* – methylbulbocapnine* 102	
	hernandaline	
	laurotetanine	
Isopyrum thalictroides	isocorydine	
Lindera glauca	boldine	
	norboldine	
	nantenine	
	3 – chloro – *N* – formylnornantenine* 103	
Miliusa velutine	isocorydine – *N* – oxide* 104	
	norcorydine	
Rollinia leptopetala	anonaine	
	roemerine	
Stephania dinklagei	corydine	
Thalictrum acutifolium	acutiaporberine* 105	
Thalictrum orientale	fuzitine	

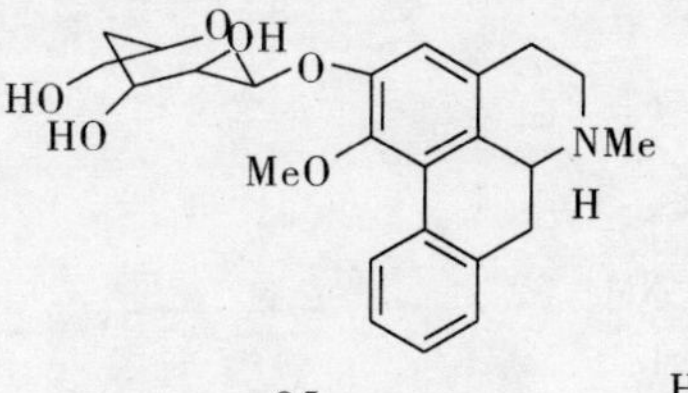

95

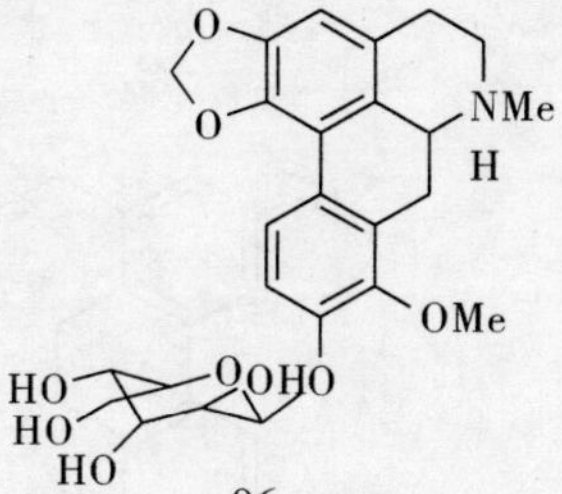

96

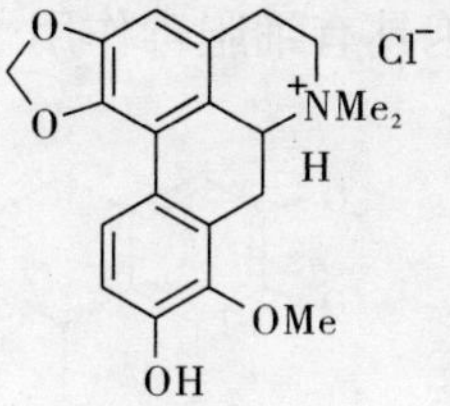

97

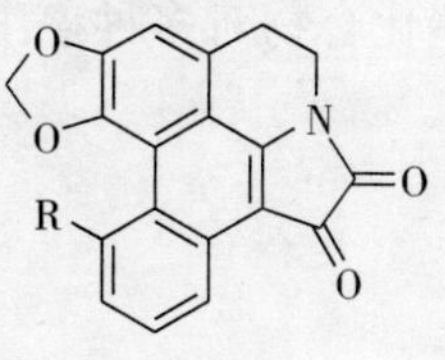

98 R=H
99 R=OMe

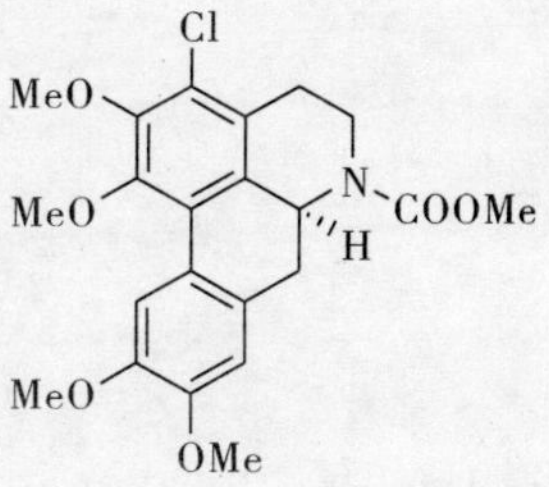

100

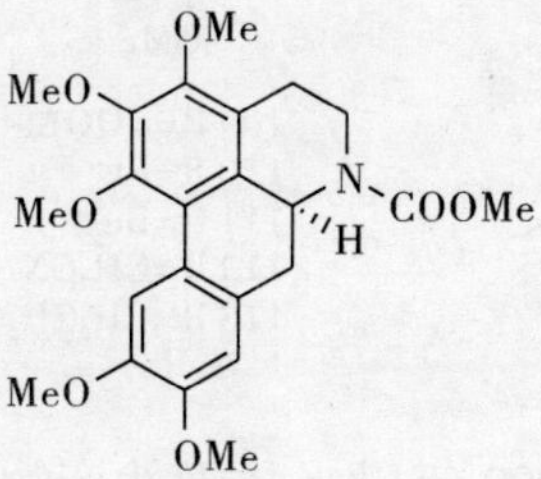

101

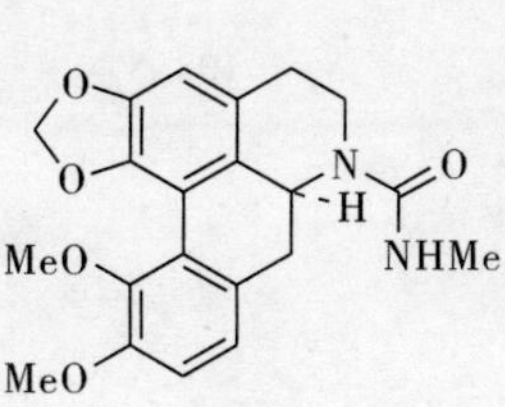

102

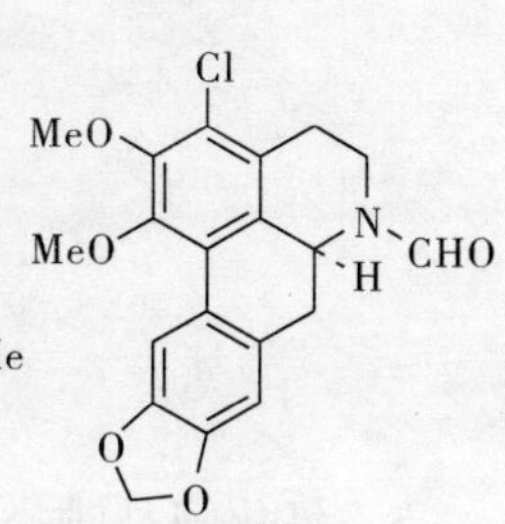

103

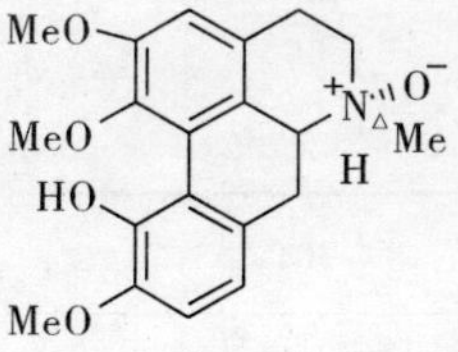

104

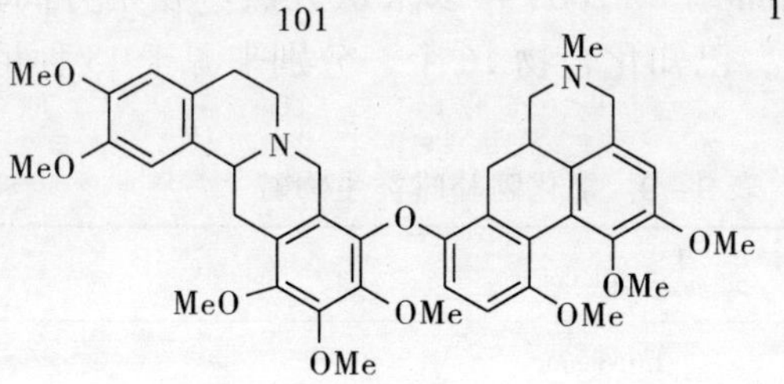

105

3．二聚阿朴啡类（dimeric aporphines）　从 *Artabotrys uncinatus* 分离得到 artabonatine F 106 为7，7′ - bisdehydroaporphine；从 *Phoenicanthus oblique* 分离得到 7 - dehydronuciferyl - 7′ - dehydro - *O* - methylisopiline 和 phoenicanthusine 107[13]。

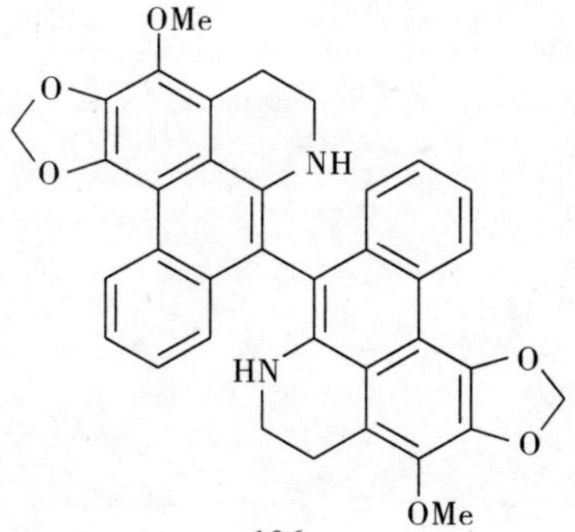

106

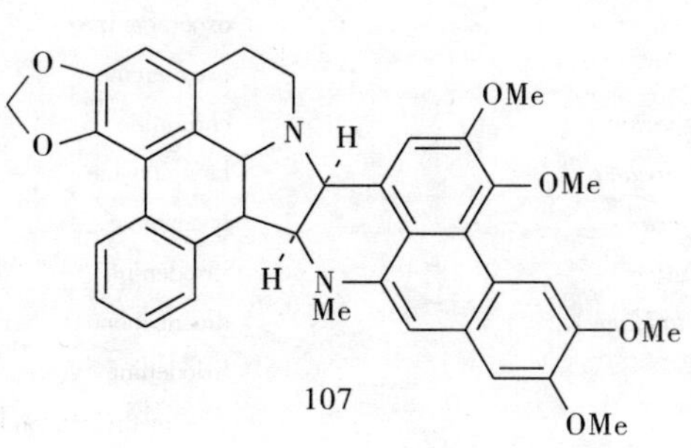

107

4．secoaporphines（phenanthrenes）　从 *Phoenicanthus oblique* 中分离得到已知化合物 *N* - methylsecoglaucine[13]。从 *Dennettia tripetala* 分离得到 argentine，stephananthrine 和 uvariopsine[14]。

化合物 dicentrine 108 经乙酸盐反应生成 phenanthrene 109，进一步转化成四级胺 110 ~ 113，这些化合物对多种癌细胞具有细胞毒作用[13]。

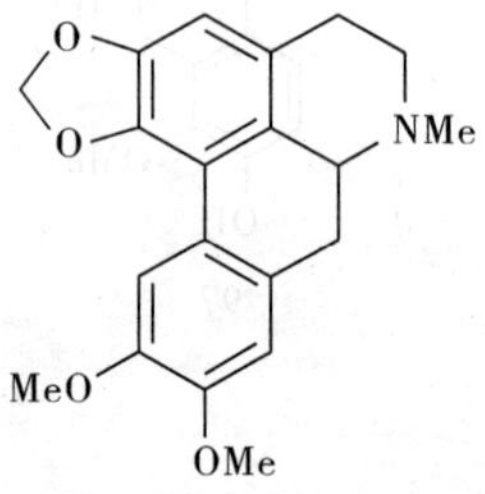

108

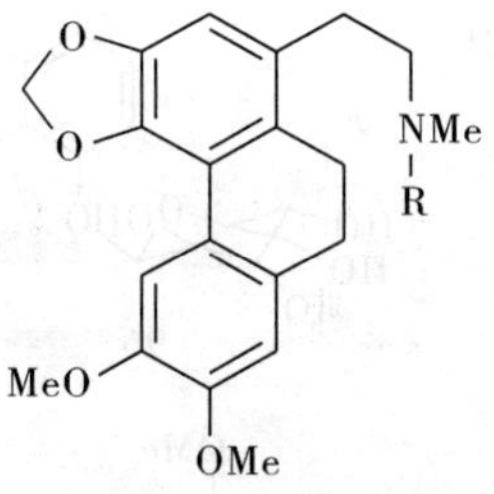

109 R=COOEt
110 R=Et
111 R=Bu
112 R=CH_2CN
113 R=CH_2CH_2OH

5．氧化阿朴啡类（oxoaporphines）　2000 年以来从天然产物中分离得到 22 个氧化阿朴啡类生物碱，其中新化合物 6 个，已知化合物 16 个，分别来源于 15 种植物（表 9－9）。

表 9－9　氧化阿朴啡类生物碱

Species	Alkaloid*	Ref.
Annona glabra	liriodenine	12
	lysicamine	
Annona purpurea	liriodenine	
	lysicamine	
	oxoglaucine	
	oxopurpureine	
Fissistigma glaucescens	atherospermidine	
	ssiceine* 114	
	liriodenine	
	kuafumine	
	oxocrebanine	
	oxoglaucine	
Glaucium . avum	corunnine	
Guatteria boliviana	lanuginosine	
Lindera glauca	lysicamine	
Miliusa velutina	liriodenine	
Stephania dinklagei	dicentrinone	
	liriodenine	
	N - methyliriodendronine* 115	
	N，2 - *O* - dimethylliriodendronine* 116	
Artabotrys uncinatus	artabonatine C* 117	13
	artabonatine D* 118	
	artacinatine	

续 表

Species	Alkaloid*	Ref.
	atherospermidine	
	O - methylmoschatoline	
	oxoasimilobine	
Desmos dasymachalus	dicentrinone	
Hernandia nymphaeifolia	oxo - *O* - methylbulbocapnine* 119	
	oxohernangine	12
Zanthoxylum caudatum	liriodenine	13
Zanthoxylum tetraspermum	liriodenine	
Annona cherimola	liriodenine	14
	oxonantenine	
	oxoxylopine	
Cissampelos sympodialis	liriodenine	

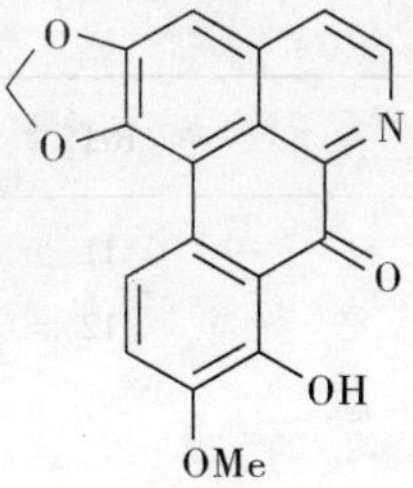
114

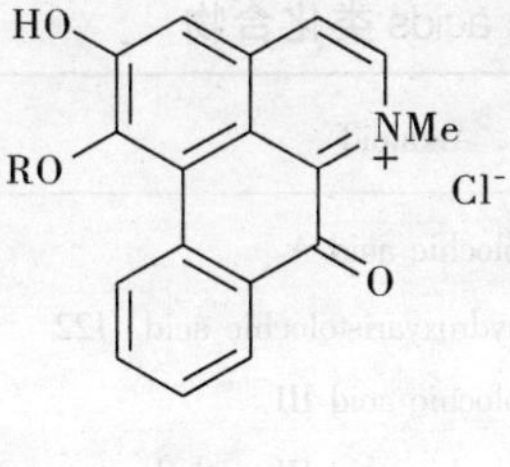
115 R=H
116 R=Me

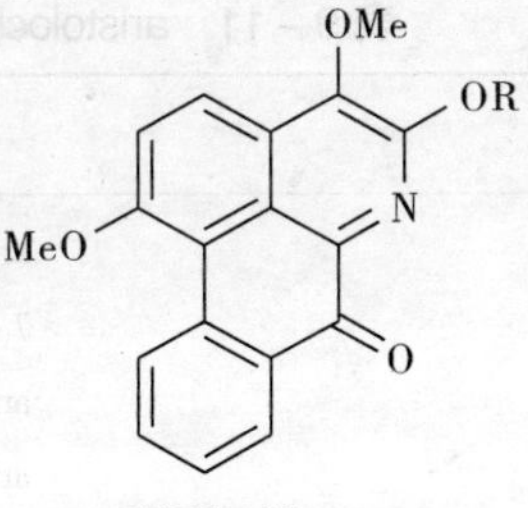
117 R=Me
118 R=H

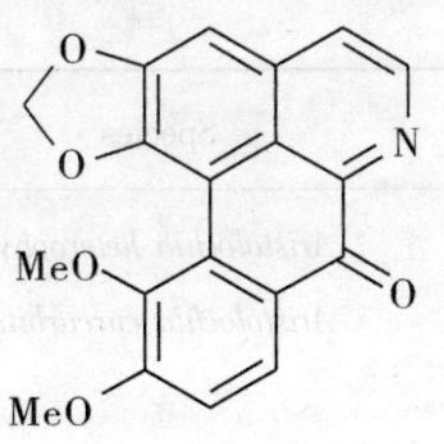
119

Liriodenine 具有抗真菌活性；芒籽定（atherospermidine）对 hepatocarcinoma 细胞具有较强的细胞毒活性[13]。

6．二氧化阿朴啡类（dioxoaporphines） 2000 年以来从天然产物中分离得到 dioxoaporphines 类化合物 5 个，新化合物 1 个，已知化合物 4 个，分别来源于以下 5 种植物（表 9 - 10）。

表 9 - 10 二氧化阿朴啡类化合物

Species	Alkaloid*	Ref.
Goniothalamus griffithii	griffithidione* 120	11
Aristolochia mollissima	cepharadione A	12
	4，5 - dioxodehydroasimilobine	
Fissistigma balansae	noraristolodine	
	norcepharadione B	
Fissistigma glaucescens	noraristolodione	
	norcepharadione B	
Fissistigma oldhamii	noraristolodione	
	norcepharadione B	

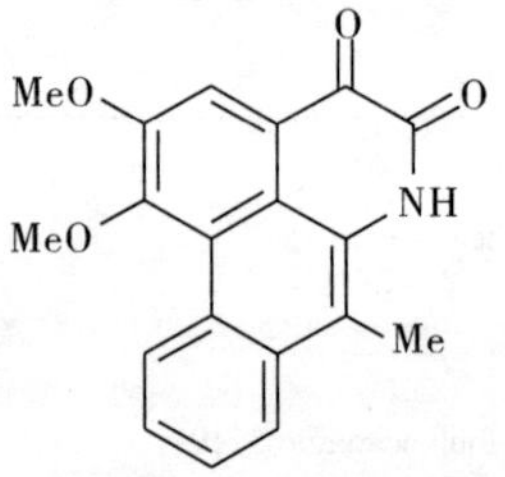
120

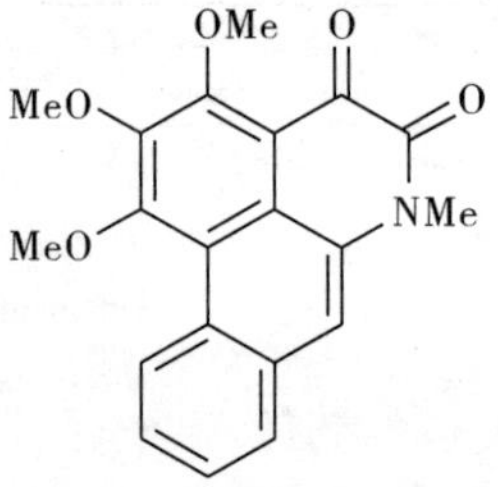
121

由 3，4，5 - trimethoxybenzaldehyde 和 *N* - methylanisylamine 合成二氧化阿朴啡类化合物 *N* - methyluregidione 121[13]。

7．aristolochic acids　从天然产物中分离得到 11 个 aristolochic acids 类化合物，其中新化合物 1 个，已知化合物 10 个，分别来源于以下 4 种植物（表 9 - 11）。

表 9 - 11　aristolochic acids 类化合物

Species	Alkaloid*	Ref.
Aristolochia heterophylla	aristolochic acid A	11
Aristolochia curcurbitifolia	7 - hydroxyaristolochic acid* 122	12
	aristolochic acid III	
	aristolochic acid III methyl ester	
Aristolochia kaempferi	aristolochic acid Ia methyl ester	
Aristolochia mollissima	aristolochic acids I	
	aristolochic acids II	
	aristolochic acids Iva	
	aristoloterpenates I	
	aristoloterpenates III	
	aristophyllide A	

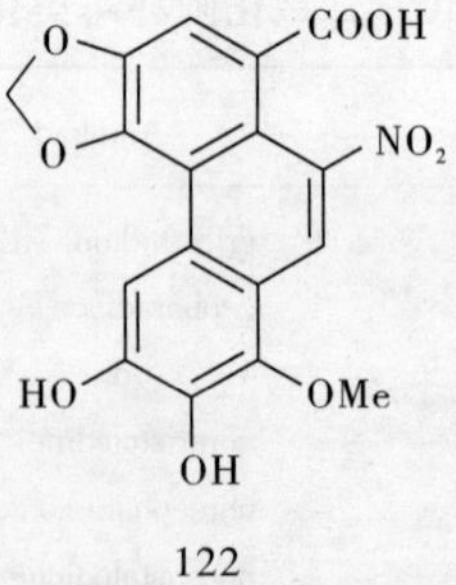
122

8．aristolactams　从天然产物中分离得到 aristolactams 类化合物 22 个，其中新化合物 6 个，已知化合物 16 个，分别来源于以下 9 种植物（表 9 - 12）。

表 9－12　aristolactams 类化合物

Species	Alkaloid*	Ref.
Aristolochia heterophylla	aristolactam C－Ⅳ* 123	11
Aristolochia curcurbitifolia	cepharanone C* 124	12
Aristolochiia kaempferi	aristoliukine C	
Aristolochia mollissima	aristolactam *N*－β－D－glucoside	
	aristolactams AⅡ	
	aristolactams AⅢa	
	aristolactam C *N*－β－D－glucoside* 125	
	aristoliukines A	
	aristoliukines B	
Fissistigma balansae	aristolactams AⅡ	
	aristolactams AⅢa	
	aristolactams BⅡ	
	aristolactams BⅢ	
	aristolactams FⅡ	
	enterocarpam Ⅰ	
	goniothalactam	
	piperolactams A	
	piperolactams C	
	stigmalactam* 126	
Fissistigma glaucescens	aristolactams AⅡ	
	aristolactams BⅡ	
	aristolactams BⅢ	
	goniothalactam	
	piperolactam A	
Fissistigma oldhamii	aristolaçtams AⅡ	
	aristolactams AⅢa	
	aristolactams BⅡ	
	aristolactams BⅢ	
	aristolactams FⅡ	
	enterocarpam Ⅰ	
	goniothalactam	
	piperolactams A	
	piperolactams C	
	stigmalactam* 126	
Goniothalamus cheliensis	aristolactam A－Ⅰa 127	13
	aristolactam A－Ⅰa 8－*O*－methyl ether 128	
Piper species	aristolactams	14

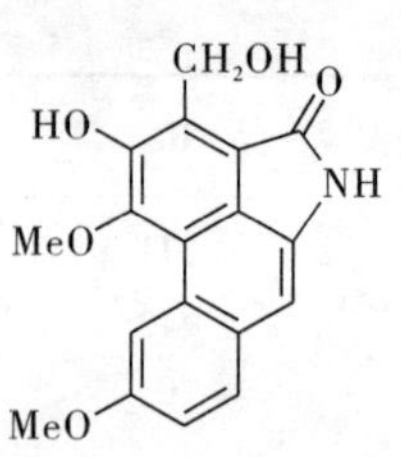
123

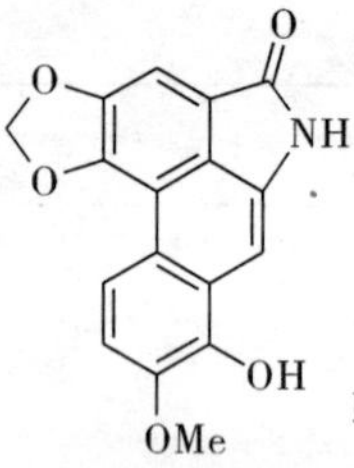
124

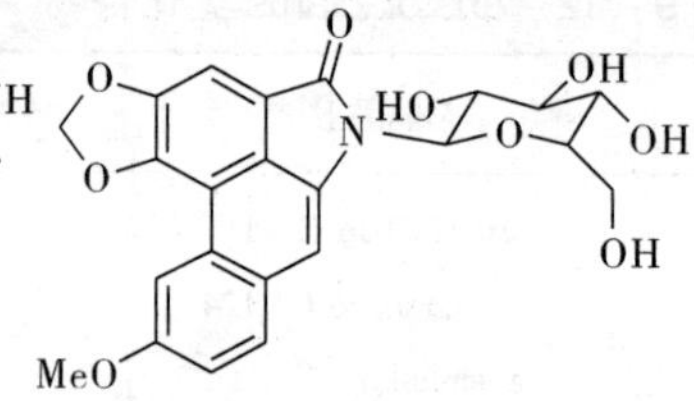
125

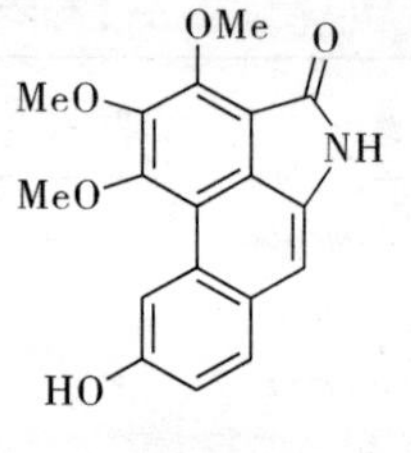
126

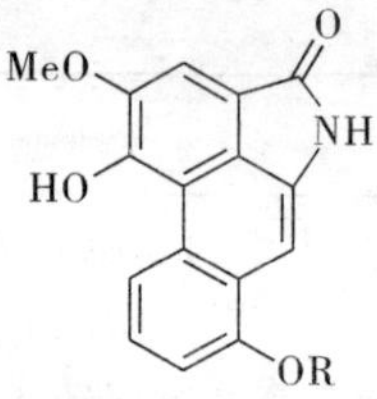
127 R=H
128 R=Me

9．氧化异阿朴啡类生物碱（oxoisoaporphines） 从 *Menispermum dauricum* 中分离得到 4 个新的氧化异阿朴啡类生物碱 daurioxoisoporphines A 129、daurioxoisoporphines B 130、daurioxoisoporphines C 131 和 daurioxoisoporphines D 132[13]，其中 129 和 130 具有细胞毒活性。

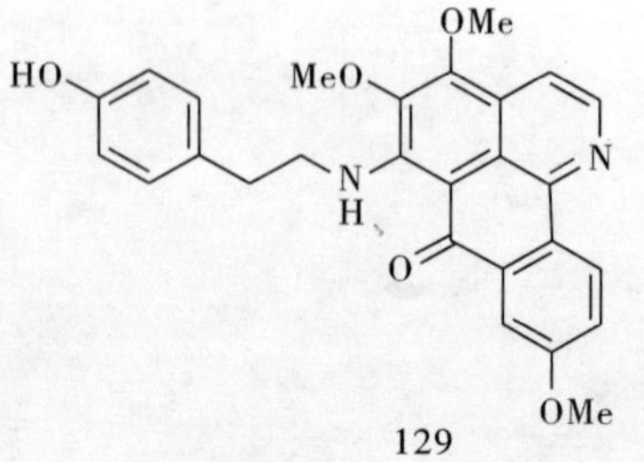
129

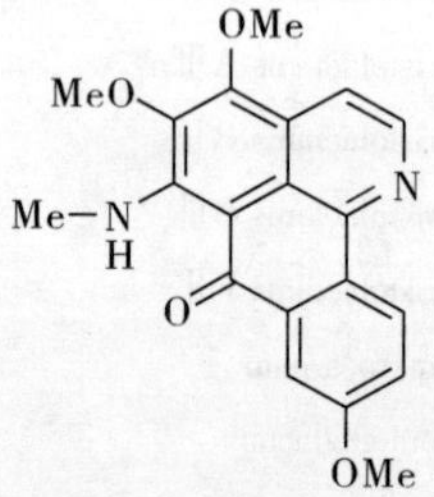
130

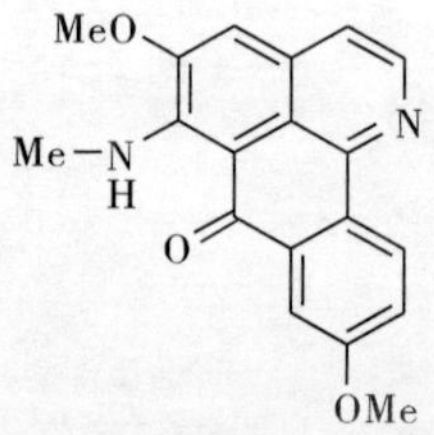
131

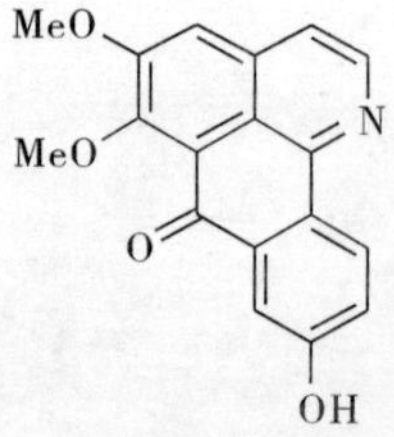
132

（十四）吗啡烷（morphine alkaloids）类生物碱 从天然产物中分离得到吗啡烷类生物碱有 15 个，其中新化合物 4 个，已知化合物 11 个，分别来源于以下 6 种植物（表 9－13）。

表 9－13 吗啡烷类生物碱

Species	Alkaloid*	Ref.
Annona purpurea	pallidine	12
	norpallidine	
	O－methylflavinantine	
Croton menthodorus	*O*－methylflavinantine	
Hyserpa neocaledonica	hyserpine	
Artabotrys uncinatus	avinantine	13
	salutaridine	
Lindera glauca	*N*－methylflavinantine	
	pallidine	
Menispermum dauricum	acutumine	
	acutumidine	
	dauricumine* 133	
	dauricumidine* 134	
	dechloroacutumidine* 135	14
	1－epi－dechloroacutumine（dechlorodauricumine）* 136	
	dechloroacutumine	

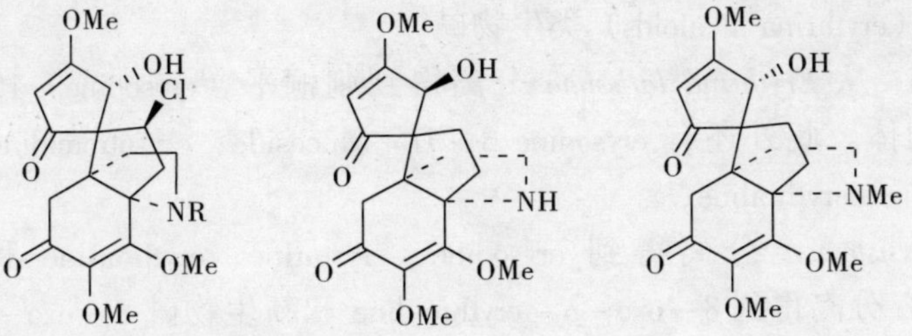

133 R=Me
134 R=H

135

136

（十五）苯乙基异喹啉（phenethylisoquinolines）类生物碱 由 137 合成苯乙基异喹啉类生物碱（*R*）- homolaudanosine 138[15]。

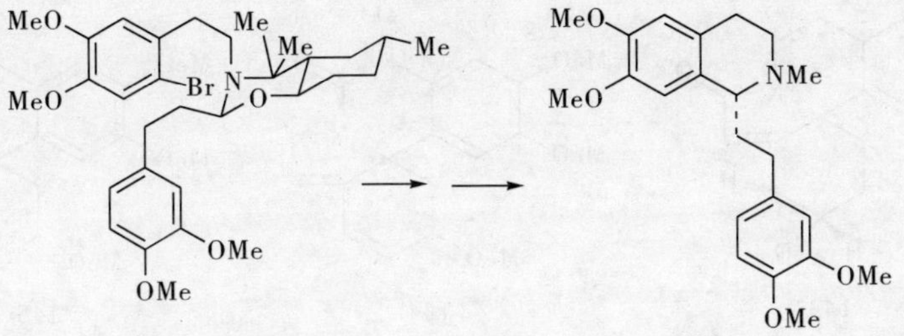

137

138

由 dibromoquinoline 139 经一系列反应合成非天然产物 homoberberine140[16]。

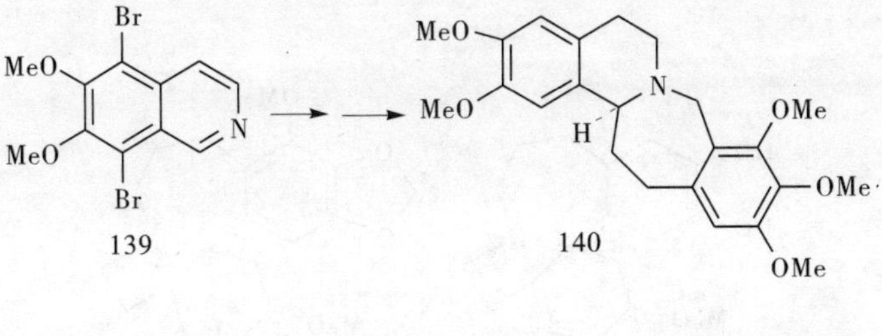

139

140

（十六）秋水仙（colchicine alkaloids）类生物碱 从 *Colchicum autumnale* 分离得到秋水仙碱（colchicine）、2 - *O* - demethylcolchicine，demecolcine、2 - *O* - demethyldemecolcine、β - lumicolchicine、2 - *O* - demethyl - β - lumicolchicine 和 2 - *O* - demethylcolchifoline[11]。

由 9 - tosyloxyisocolchicide 141 经一系列反应合成含氨基秋水仙碱类化合物 142[17]。

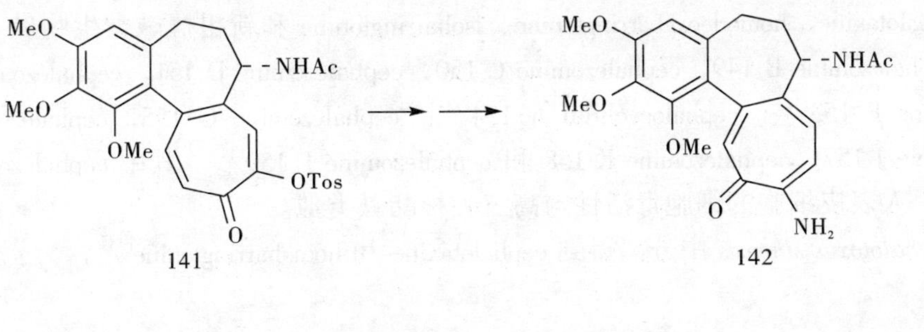

141

142

（十七）刺酮（erythrina alkaloids）类生物碱

1．erythrinanes　从 *Erythrina latissima* 分离得到刺桐平（erysopine）15 和 16 β－D－glucosides 的同分异构体。此外还有 erysodine β－D－glucoside、erysotramidine，erysotrine、erysovine、erythraline 8－oxoerythraline[12]。

从 *Erythrina lysistemon* 分离得到 erysodine、erysotrine、erythrartine 和 erythristemine。从 *Erythrina poeppigiana* 分离得到 8－oxo－α－erythroidine 和新生物碱 8－oxo－α－erythroidine－1，2－α－epoxide 143[13]。

从 *Erythrina latissima* 分离得到 10，11－dioxoerysotrine 144，对盐水虾有致命作用。从 *Erythrina stricta* 分离 11－acetylerysotrine 145 是第一个在 C－11 有非氧取代基 α 如 OH，OAc，OMe or＝O）的刺桐碱[14]。

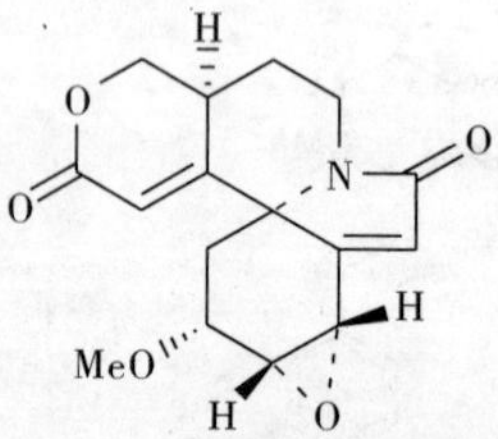

143

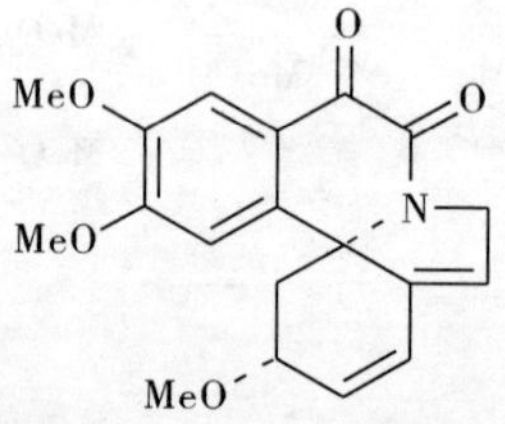

144

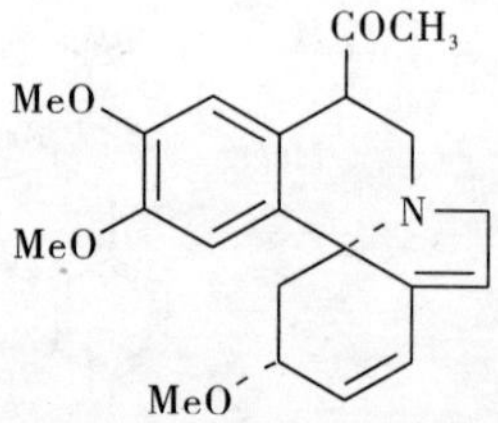

145

2．homoerythrinanes　从 *Cephalotaxus harringtonia* 分离得到 3－epitaxodine、3－epischellhammericine[12] 和新的生物碱 cephalezomine M 146[14]。从 *Lagarostrobos colensoi* 分离得到新的生物碱 dyshomoerythrine 147[13]。

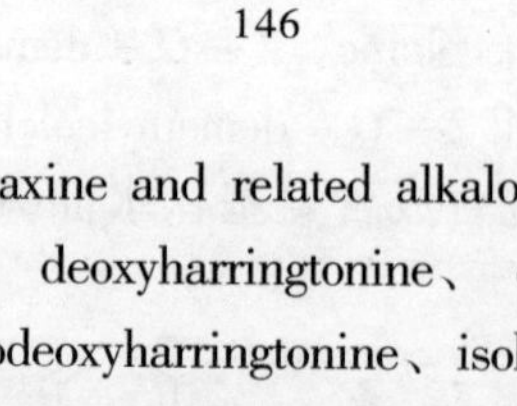

146

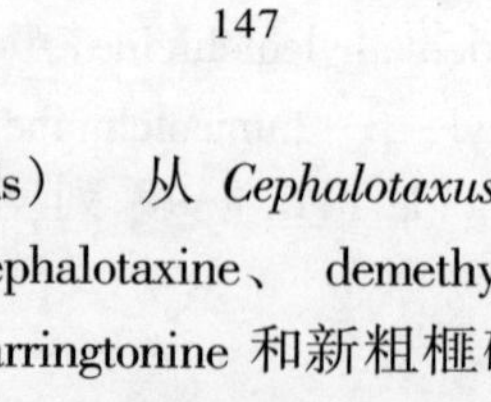

147

3．粗榧碱（cephalotaxine and related alkaloids）　从 *Cephalotaxus harringtonia* 中分离得到 drupacine、harringtonine、deoxyharringtonine、cephalotaxine、demethylcephalotaxinone、11－hydroxycephalotaxine、homodeoxyharringtonine、isoharringtonine 和新粗榧碱类生物碱 cephalezomine A 148，cephalezomine B 149，cephalezomine C 150，cephalezomine D 151，cephalezomine E 152 和 cephalezomine F 153[12]，cephalocyclidin A 154[13]，cephalezomine G 155，cephalezomine H 156，cephalezomine J 157，cephalezomine K 158 和 cephalezomine L 159[14]。其中 cephalezomines K 和 L 对淋巴癌、人表皮细胞的细胞毒活性与高三尖杉酯碱类似。

从 *Cephalotoxus sinensis* 中分离得到 cephalotaxine 和 homoharringtonine[13]。

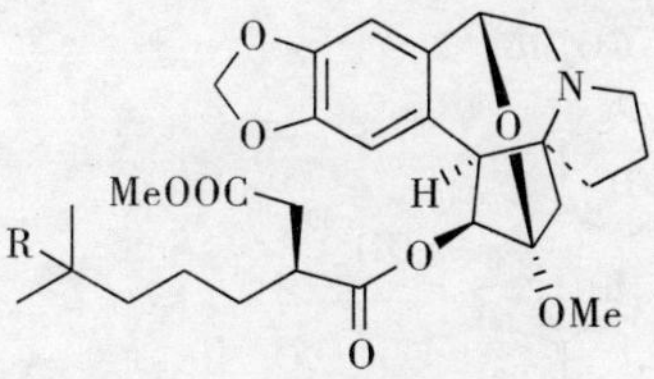

148 R=OH
149 R=H

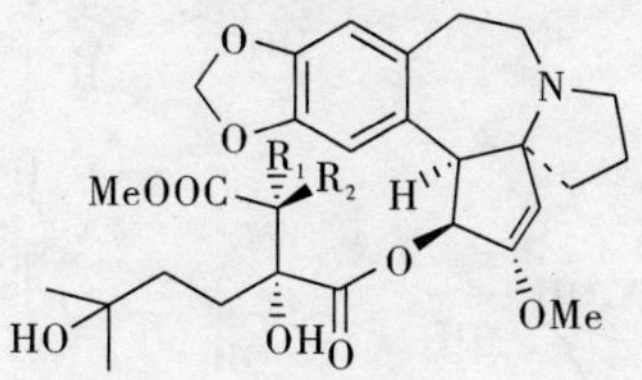

150 R_1=H R_2=OH
151 R_1=OH R_2=H

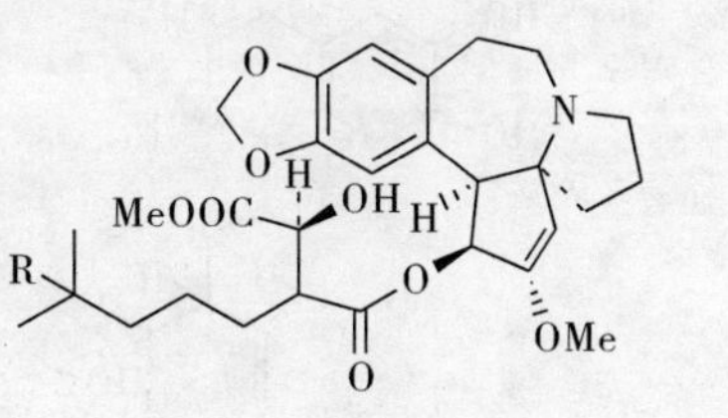

152 R=OH
153 R=O

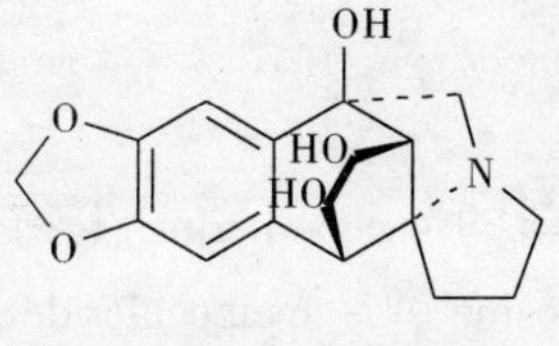

154

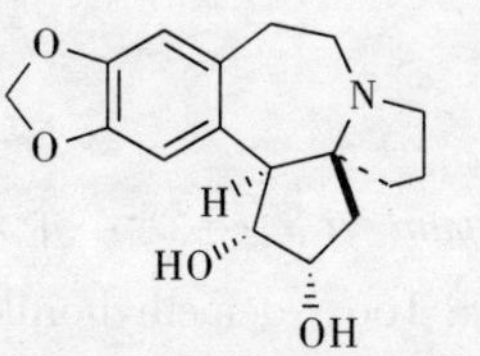

155

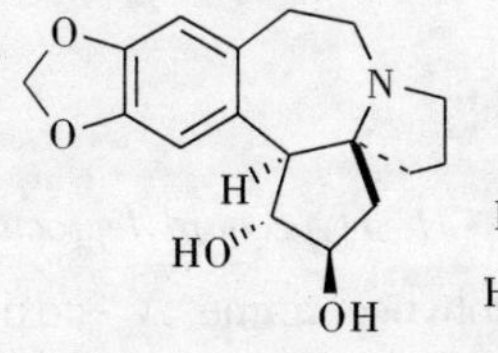

156

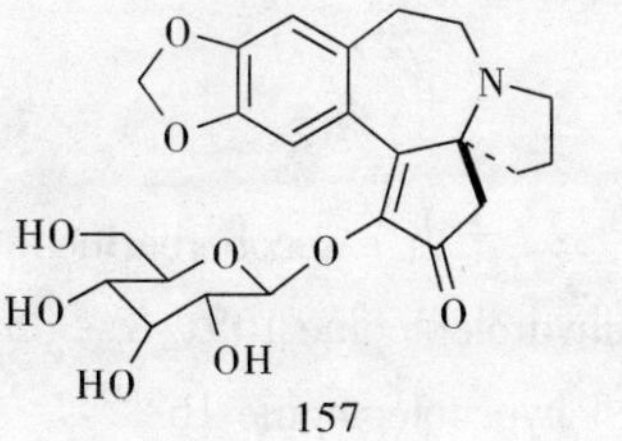

157

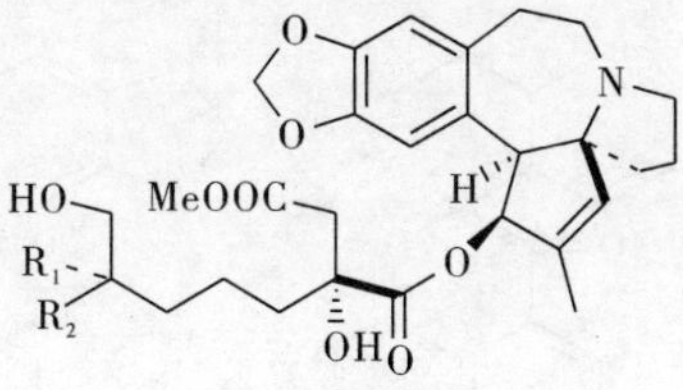

158 R_1=OH R_2=Me
159 R_1=Me R_2=OH

（十八）吐根碱（emetine and related alkaloids）类生物碱　从 *Cephaelis acuminata* 分离得到5个新的四氢异喹啉－单萜葡萄糖苷 demethylisoalangiside 160，demethylalangiside 2－*O*－β－D－glucoside 161，（4*R*）－4－hydroxyipecoside 162，ipecoside 6″－*O*－β－D－glucoside 163 和 ipecoside 6″－*O*－α－D－glucoside 164[13]。

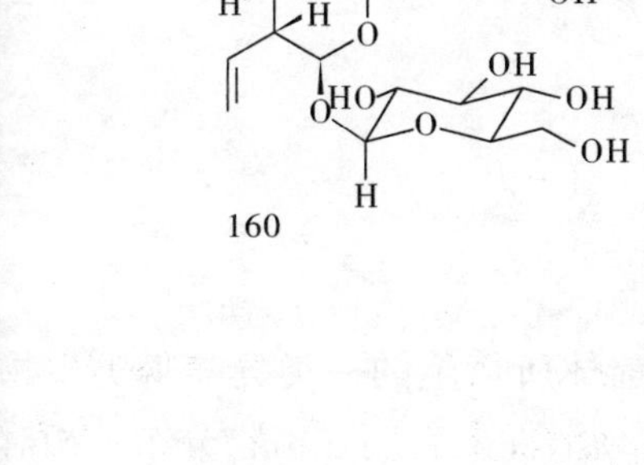

160

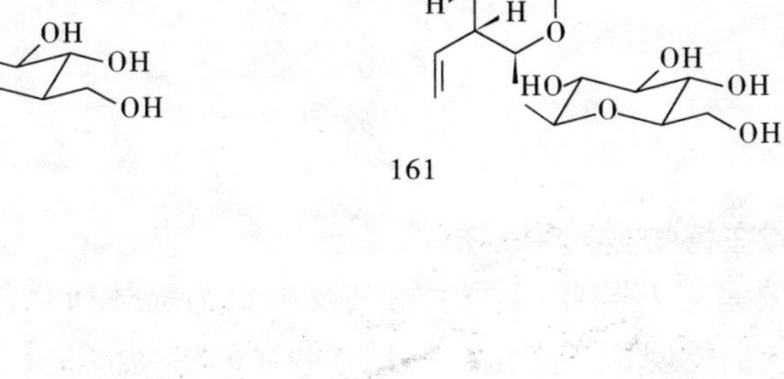

161

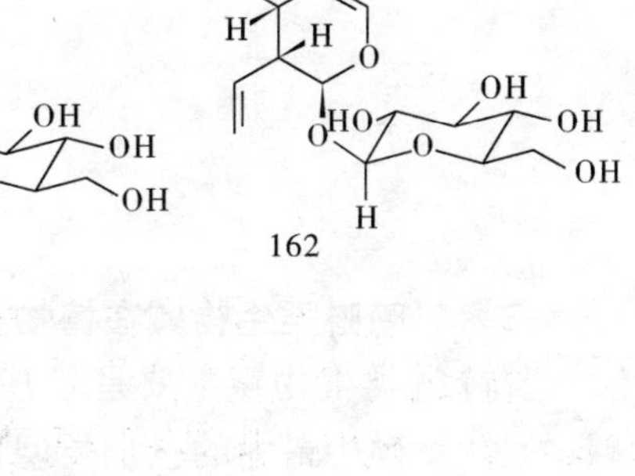

162

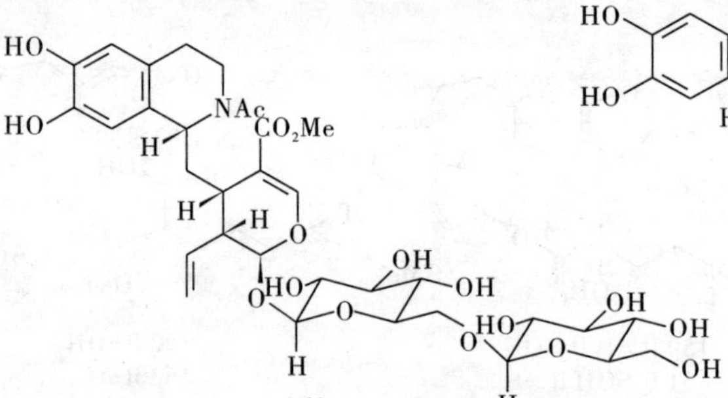
163

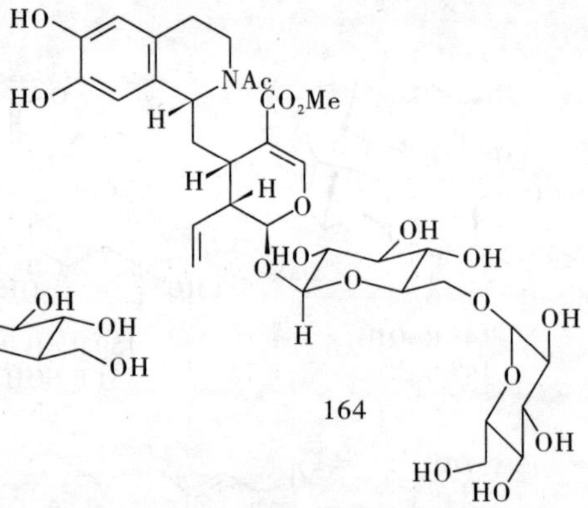
164

（十九）secoberberines 从 *Hypecoum leptocarpum* 分离得到 4 个新的 secoberberine 生物碱：dihydroleptopine 165、8 - oxohypecorinine *N* - oxide 166、demethyltorulosine *N* - methochloride 167 和 hypecoleptopine 168[13]。

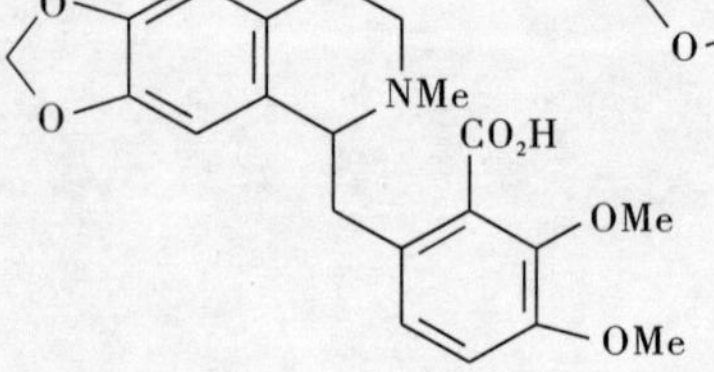
165

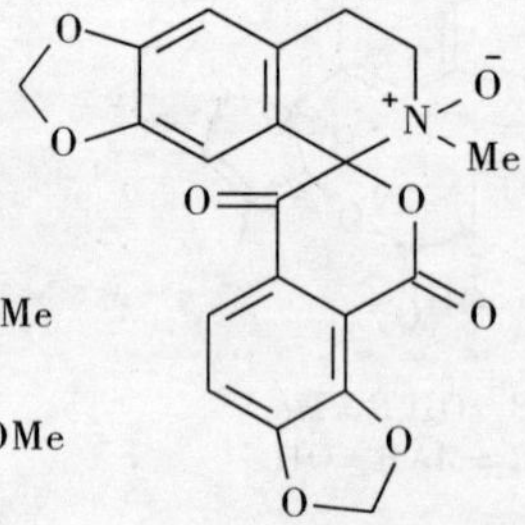
166

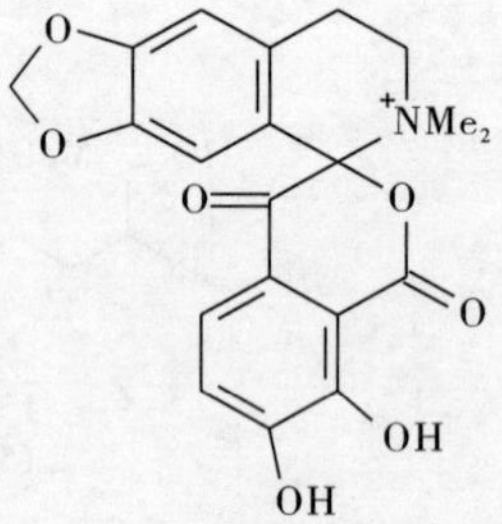
167

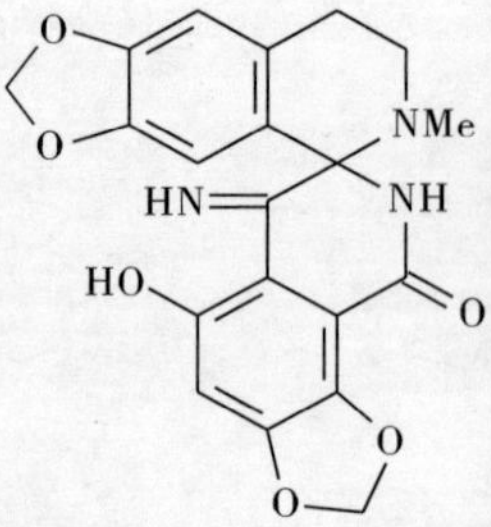
168

（二十）螺苄基异喹啉（spirobenzylisoquinolines）类生物碱 从 *Corydalis ochotensis* 分离得到新的螺苄基异喹啉 8 - *O* - acetylcorysolidine 169[12]。

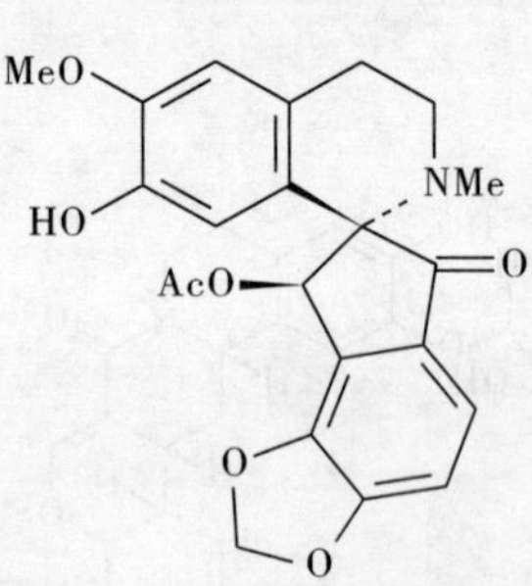
169

二、异喹啉类生物碱在植物类群中分布[18-19]

异喹啉类生物碱主要是苄基异喹啉类生物碱及由它为前体所衍生的一类异喹啉类生物碱，是生物碱中最大的一个类型，不少化合物具有明显的生理活性。它们在植物分布上相对集中，结构类型从简单到复杂分布有一定规律。苄基异喹啉生物碱主要存在于较原始的木兰亚纲植物群中，阿朴菲型、双苄基异喹啉型、原小檗碱型为普遍存在的结构类型。由于按生源路线产生的不同结构类型在植物中呈现有规律的分布，因此苄基异喹啉类生物碱可作为很好的植物分类学指标。这类生物碱主要分布在我国 11 科 50 属植物中：

木兰科（magnoliaceae）的含笑属 *Michelia*；鹅掌楸属 *Liriodendron*；木兰属 *Magnolia*。

番荔枝科（annonaceae）的番荔枝属 *Annona*；鹰爪花属 *Artabotrys*。

樟科（lauraceae）的山胡椒属 *Lindera*；木姜子属 *Litsea*；月桂属 *Laurus*。

马兜铃科（aristolochiaceae）的马兜铃属 *Aristolochia*；细辛属 *Asarum*。

莲科（nelumbonaceae）的莲属 *Nelumbo*。

胡椒科（Piperaceae）的胡椒属 *Piper*。

毛茛科（ranunculaceae）的耧斗菜属 *Aquilegia*；驴蹄草属 *Caltha*；黄连属 *Coptis*；唐松草属 *thalictrum*；星果草属 *Asteropyrum*；金莲花属 *Trollius*；侧金盏花属 *Adonis*；天葵属 *Semiaquilegia*；乌头属 *Aconitum*；翠雀属 *Delphinium*；人字果属 *Dichocarpum*；银莲花属 *Anemone*；铁线莲属 *Clematis*；毛茛属 *Ranunculus*；罂粟莲花属 *Anemoclema*；鸦跖花属 *Oxygraphis*；升麻属 *Cimicifuga*；芍药属 *Paeonia*；铁破锣属 *Beesia*。

小檗科（berberidaceae）的小檗属 *Berberis*；十大功劳属 *Mahonia*；南天竹属 *Nandina*；淫羊藿属 *Epimedium*；鬼臼属 *Podophyllum*。

防己科（menispermaceae）的古山龙属 *Arcangelisia*；锡生藤属 *Cissampelos*；轮环藤属 *Cyclea*；天仙藤属 *Fibraurea*；蝙蝠葛属 *Menispermum*；千金藤属 *Stephania*。

罂粟科（papaveraceae）的秃疮花属 *Dicranostigma*；白屈菜属 *Chelidonium*；博落回属 *Macleaya*；罂粟属 *Papaver*；绿绒蒿属 *Meconopsis*；紫堇属 *Corydalis*；血水草属 *Eomecon*。

芸香科（rutaceae）的黄檗属 *Phellodendron*；花椒属 *Zanthoxylum*。

（一）生源与进化趋势　苄基异喹啉的骨架是由两分子的酪氨酸（tyrosine）（1）分别经脱羧得到多巴胺（dopamine）（2）和氧化得到 3，4－二羟基丙酮酸（3，4－dihydroxypyruvic acid）（3），后再缩合成（4）。（4）可生成降原汉防己碱（norprotosinomenine）（5）、东罂粟灵

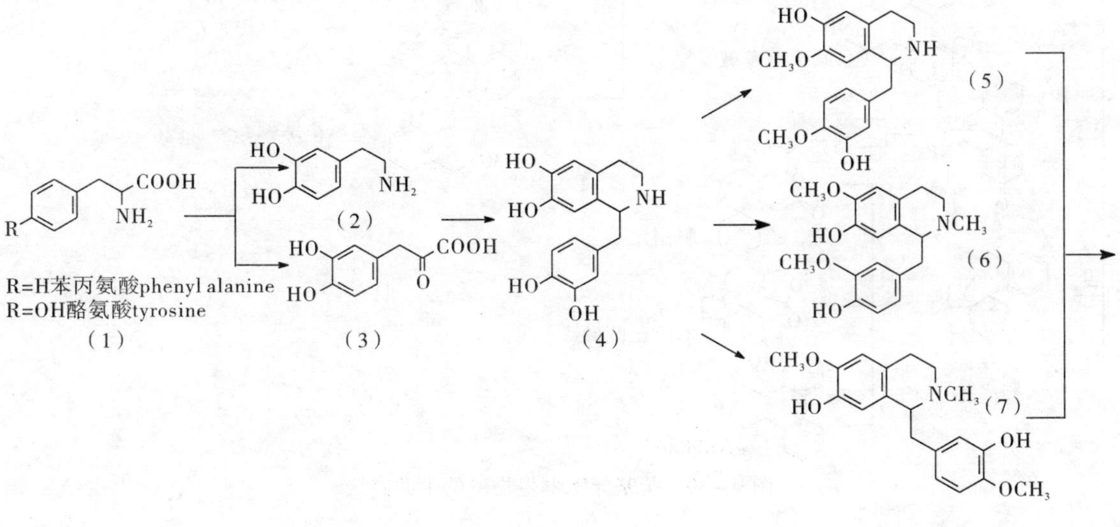

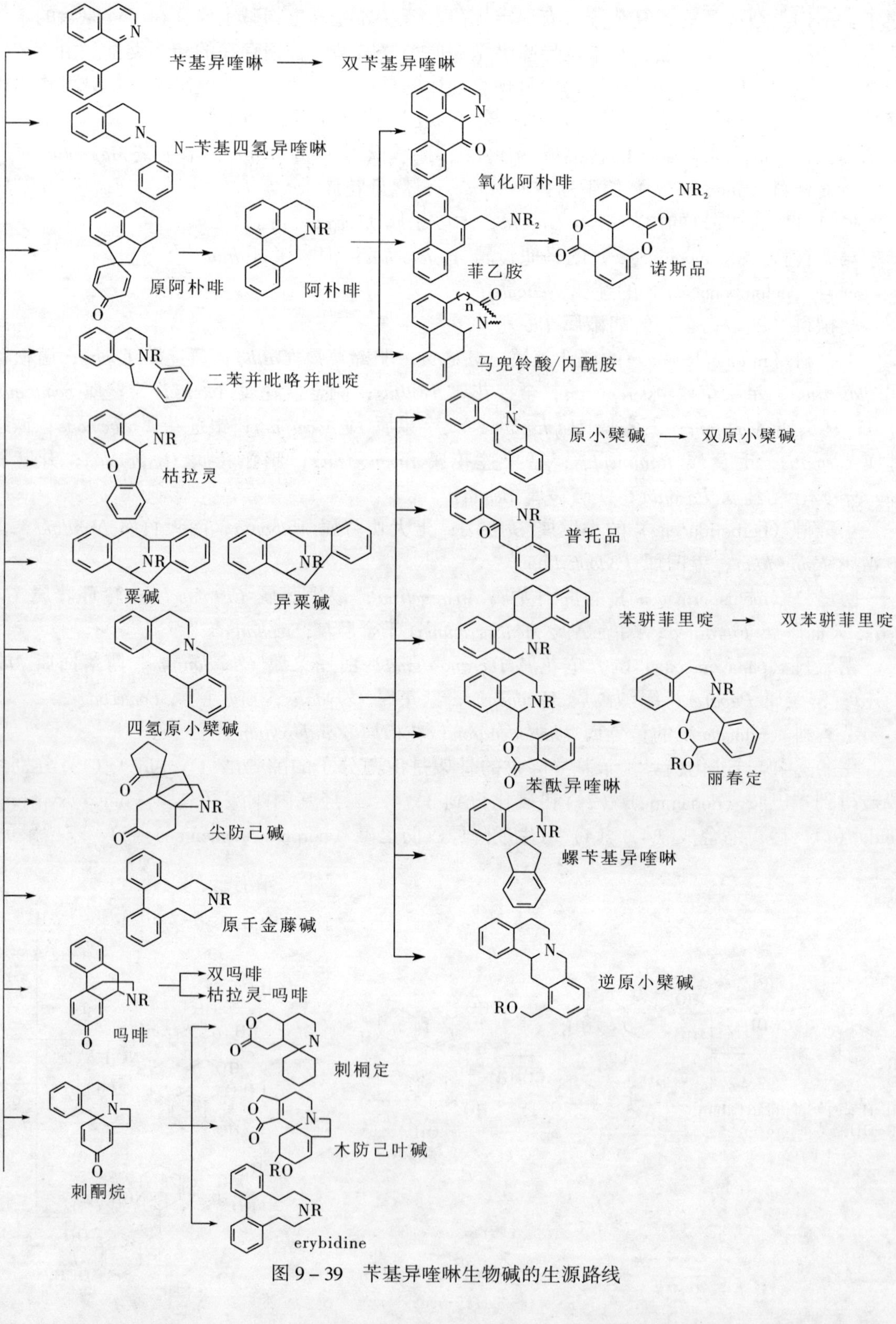

图 9－39　苄基异喹啉生物碱的生源路线

(orientaline)(6)和网状番荔枝碱(reticuline)(7)。(5)、(6)、(7)为生成苄基异喹啉衍生物的三个关键中介物。(5)可生成刺桐型、阿朴菲型、吗啡型、原小檗碱型、普鲁托品型和原依米丁型生物碱;(6)可生成阿朴菲型生物碱;(7)经不同反应可生成各种苄基异喹啉衍生物。其主要的生源途径见图9－39。现已发现四十几种苄基异喹啉类生物碱骨架，其中分布最广的有四个：简单苄基异喹啉型、阿朴菲型、双苄基异喹啉型和原小檗碱型。本文将主要讨论这四类生物碱在植物中的分布规律。由结构类型的演化过程可以看出：越靠近前体物质的化合物．其结构越简单，分布面也较广，经常出现在较原始的植物类群中；而那些需经多步反应，并在一些特殊酶作用下才能形成的化合物结构就较特别，分布面也相对较窄；它们常在科以下的分类中起重要作用。

(二)各类型生物碱在植物中的分布　具有苄基异喹啉特征性成分的植物在外部形态上都表现出较原始的特征，因而较集中地分布于多心皮类植物群中。木兰科、番荔枝科、樟科等以木本植物为主体的植物群所含苄基异喹啉生物碱的结构类型主要为简单苄基异喹啉和阿朴菲型。这两类生物碱从生源上看属于最原始的类型，而这些植物其外部形态又多具较原始的特征。由此可见，植物的化学成分与其外部形态的确有一定的对应关系。

防己科是以藤本植物为主的植物科。内含的化学物质以双苄基异喹啉型为主，同时还存在着特有的哈苏巴拿型 hasubanan 生物碱及一些较特别的类型。

毛茛科的金莲花亚科中有阿朴菲型和原小檗碱型生物碱，含量较低；唐松草亚科是苄基异喹啉生物碱在本科分布的主要类群，该碱已成为其主要的化学成分，含量也较高。毛茛亚科主含毛茛苷、三萜皂苷及内酯型化合物，但在侧金盏花属中也发现了苄基异喹啉衍生物，说明该亚科与上述两亚科有着内在的联系。

罂粟科许多属植物均为药用植物。著名的吗啡类生物碱集中分布于罂粟属中；紫堇属则有不少作用于中枢神经系统的活性成分。与上述植物类群相比，苄基异喹啉生物碱已成为各属植物的主要化学成分。

据统计，分布于中国植物区系内含苄基异喹啉碱的植物有32科110属。它们又更集中地分布于木兰亚纲中的11科84属中，其他的为星散分布。在成分上除含有苄基异喹啉生物碱外，还存在着同样由酪氨酸衍生出的氰苷，显示出化学上的一致性。

(三)几种主要结构类型的分布规律

1．简单苄基异喹啉型　目前已在近40科的植物中发现了异喹啉衍生物，其中一半以上并不伴有其他更复杂的类型。简单苄基异喹啉型大约分布在15科植物中，除罂粟科外，一般多为植物的微量成分。由于它是其他各类衍生物的前体，结构较简单，因而化合物的总数并不多。但其中一些化合物具有明显的生理活性，如罂粟碱(papaverine)就具有缓解心绞痛、心肌梗死、肠绞痛、降压、抑心肌兴奋、抗癌等多方面的活性，因而是值得注意的一个结构类型。

2．阿朴菲型　阿朴菲生物碱不仅分布很广，而且化合物数目也最多。目前已在20科110多属中发现了这类生物碱。它们更集中地分布于较原始的木本植物群中，如番荔枝科植物中含有128个这类化合物，占其总数的1/3；在樟科和木兰科中存在的数目也不少。这类衍生物经药理实验证明多具镇痛、镇静、降压、抗癌、抗炎等方面的活性。因而木本植物类群应成为开发这类型药物的重点研究对象。

阿朴菲型包括原阿朴菲型、阿朴菲型、氧化阿朴菲型、phenanthrene 型、马兜铃酸以及他斯平等逐步衍生出的一系列化合物，它们的分布十分有规律。前三者主要存在于木本植物中，分布面也广；后两者主要存在于草本植物中，且马兜铃酸特定地分布在马兜铃属内，而他斯平仅存在于小檗科的红毛三七属中；phenanthrene 型则介于二者之间。这表明植物在外部形态不断进化的同时，必然也伴随着内含物质的不断特化。

3．双苄基异喹啉型　目前已在 12 科 49 属植物中发现了这类生物碱。但它们具有 3 个明显的分布中心，即防已科、毛茛科的唐松草属以及小檗科的小檗属和十大功劳属。特别是防已科，所含这类化合物的数目占其总数的 60% 以上，单一化合物的含量也可达 0.1% ~ 0.9%，因而是很好的资源利用对象。唐松草属植物近年来由于从中分离出不少具降压、抗菌、抗癌方面活性的双苄基异喹啉生物碱，因而受到广泛重视，这类化合物也逐步成为人们重点研究的结构类型。

4．原小檗碱型　已在 10 科 45 属植物中发现这类化合物。有资源利用价值的主要为毛茛科的唐松草亚科，防已科的千金藤属、天仙藤属，小檗科的小檗属、十大功劳属，芸香科的黄柏属以及罂粟科等。具有抗菌消炎、清热解毒方面活性的季铵型生物碱集中分布于毛茛科和小檗科中；而主要作用于中枢神经系统的叔胺型生物碱则分布于罂粟科和防已科中。

据统计，目前已发现 1000 多个苄基异喹啉衍生物。其结构类型的分布规律为：越简单的结构分布越广泛，代表较原始的类型；越专化的结构分布越狭窄，经常只限定分布在一个科的一个或几个属中。这些属往往又属于较进化的类群。如螺环苄基异喹啉型仅存在于罂粟科的几个属中，而阿朴菲型生物碱则可在 20 科中找到。这一分布规律为我们寻找药用植物资源提供了有意义的线索。

从植物的外部形态与结构类型的关系来看，由以木本为主，主含阿朴菲型衍生物的植物群；到以藤本为主，主含双苄基异喹啉型的防已科；直至以草本为主，普遍存在普鲁托品型生物碱的罂粟科；形成了一条明显的进化线，体现了由木本→藤本→草本的进化趋势。

三、生理活性

生物碱类化合物具有心血管系统、中枢神经系统、抗炎、抗菌、抗病毒、保肝、抗癌等多方面的药理活性[20]。

双苄基异喹啉生物碱具有抗疟、抗炎、抗癌和心血管等多方面的生理活性。

（一）抗原虫作用　Antioquine 等 14 个双苄基异喹啉生物碱体外实验对巴西利什曼虫等 3 种鞭毛原虫显示抗原虫活性。

Aromoline 等 3 个双苄基异喹啉生物碱体外实验对痢疾阿米巴原虫显示较强的活性（IC_{50} 5 ~ 11.1μM，对照品 metronidazole IC_{50} 为 1.87μM）。

Isotetrandrine 等 9 个生物碱对恶性疟原虫的体外筛选显示较强活性（IC_{50} 0.07 ~ 21.57μg/ml），其中 Isotetrandrine IC_{50} 为 0.07μg/ml（对照品氯喹磷酸盐 IC_{50} 0.04μg/ml）。对 funiferine 等 24 个双苄基异喹啉生物碱抗疟的体外实验发现，其中 8 个双苄基异喹啉生物碱显示较强抗疟活性（IC_{50} < 1μM），11 个双苄基异喹啉生物碱的 IC_{50} 在 1 ~ 10μM 之间（对照品氯喹 IC_{50} 为 0.2μM），构效关系研究表明，抗疟的结构主要是Ⅷ型，其活性与 N 的取代状态，芳环取代基（OH 或 OCH_3）及 C－1、C－1′的立体构型有关。

（二）抗炎作用　研究认为，Cepharanthine 的抗肿瘤作用与其抗炎作用密切相关，Tetrandrine 的抗炎作用的机制主要是抑制人体单核细胞中过氧化离子及白色胺介质-1 的产生。另一项研究发现双苄基异喹啉生物碱抗炎作用是能够抑制炎症过程中有害介质 NO 的产生。

（三）心血管系统的作用　Berbamine 可缓解心肌收缩力，延长有效不应期，对抗实验性心肌梗死。Dauricine 可增加冠脉血流量，降低心肌收缩力。FenfangjineA、B、C、D 可抑制血管紧张素转化酶的活性，用于降血压。Tetrandrine 临床用于治疗高血压，近年发现其可以舒张冠状动脉、降低心肌耗氧量，对心绞痛疗效颇佳，有效率可达 90%，心电图改善率 40%，与对照组"消心痛"加"心得安"比较无显著性差异，且对劳累型心绞痛效果最好。Thalisopidine 对大鼠心肌缺血复灌引起的心律失常及多种实验性心律失常有对抗作用，机制推测与其抑制心肌细胞膜对 Ca^{2+} 的转运有关。总之双苄基异喹啉生物碱在心血管方面的活性与 Ca^{2+} 拮抗作用密切相关。

异喹啉类生物碱中的双苄基异喹啉类和原小檗碱类生物碱具抗心律失常作用。近年来发现具有抗心律失常作用的双苄基异喹啉类生物碱有莲心碱类的莲心碱、甲基莲心碱、异莲心碱，蝙蝠葛碱类的蝙蝠葛碱、蝙蝠葛苏林碱、蝙蝠葛酚性碱、N-去甲基蝙蝠葛碱、粉防己碱等。原小檗碱类自从颅痛定被发现具有抗心律失常作用后，近几年原小檗碱类生物碱的抗心律失常作用已被广泛研究，以巴马汀和小檗碱为先导物合成了一系列四氢原小檗碱型季铵化合物，其中许多具有显著的抗心律失常活性，如四氢帕马丁、小檗碱、苄基四氢帕马丁、7-氯苄基四氢帕马丁、对氯苄基四氢小檗碱等。异喹啉类生物碱主要通过阻滞离子通道，抑制 I_{Na}、I_K、I_{Ca-L} 和 IC_{a-T} 等电流，降低 APA，RP 和 V_{max}，延长 APD 和 ERP 而发挥抗心律失常作用[21]。

（四）免疫抑制作用　Tetrandrine 等多种双苄基异喹啉生物碱呈现良好的免疫抑制作用。chondocurine、tetrandrine 及 isotetrandrine 对小鼠具一定免疫抑制作用，其中前两者有选择地抑制 T 细胞依赖性免疫反应，有希望成为未来免疫抑制药。

（五）抗肝炎作用　Chondocurine 等双苄基异喹啉生物碱可抑制小鼠实验性肝损害及肿瘤坏死因子。berbamine、cycleannine 可以保护由卡介菌及多糖诱发致死的中毒小鼠，并有效抑制巨噬细胞的激活，这类细胞的激活与暴发性肝炎有关。因此某些双苄基异喹啉生物碱可以成为治疗暴发性肝炎的药物。

（六）抗矽肺　Tetrandrine 可作用于人体矽肺，可干扰中性粒细胞和单核细胞聚集造成的损害。临床曾用含双苄基异喹啉生物碱成分的复方治疗矽肺和煤工尘肺。

（李　帅　周金云　林　茂）

参 考 文 献

1. 吴立军主编. 天然药物化学. 第四版，北京：人民卫生出版社，2004
2. 匡海学主编. 中药化学. 第二版，北京：中国中医药出版社，2003
3. Paul M Dewick. Medicinal Natural Products：A Biosynthetic Approach. Second Edition，London：John Wiley & Sons Ltd，2002，291
4. C-Y Chen，F-R Chang，W-B Pan，et al. Four alkaloids from *Annona cherimola*. *Phytochemistry*，2001，56

(7):753

5. Ping-Chung Kuo, Li-Shian Shi, Amooru G Damu, et al. Cytotoxic and Antimalarial - Carboline Alkaloids from the Roots of *Eurycoma longifolia*. *J. Nat. Prod*, .2003, 66 (10):1324

6. 黄量等编. 紫外光谱在有机化学中应用. 北京：科学出版社，2000

7. 谢晶曦等编著. 红外光谱在有机化学和药物化学中的应用. 修订版，北京：科学出版社，2001

8. 丛浦珠，李笋玉，编著. 天然有机质谱学. 北京：中国医药科技出版社，2003

9. 龚运淮编著. 天然有机化合物的^{13}C核磁共振化学位移. 昆明：云南科学技术出版社，1986

10. 于德泉，杨峻山. 分析化学手册. 第二版，第七分册，北京：化学工业出版社，1999

11. Kenneth W. Bentley β-Phenylethylamines and the isoquinoline alkaloids. *Nat. Prod. Rep*, 2001, 18, 148

12. Kenneth W. Bentley β-Phenylethylamines and the isoquinoline alkaloids. *Nat. Prod. Rep*, 2002, 19, 332

13. Kenneth W. Bentley β-Phenylethylamines and the isoquinoline alkaloids. *Nat. Prod. Rep*, 2003, 20, 342

14. Kenneth W. Bentley β-Phenylethylamines and the isoquinoline alkaloids. *Nat. Prod. Rep*, 2004, 21, 395

15. R Pedrosa, C Andrés and J M Iglesias. A Novel Straightforward Synthesis of Enantiopure Tetrahydroisoquinoline Alkaloids. *J. Org. Chem.*, 2001, 66 (1):243

16. K Nagata, T Itoh, K Kameoka, et al. Enantioselective Synthesis of (S) -2, 3, 9, 10, 11-Pentamethoxyhomoprotoberberine, and (S) -*O*-Methylkreysigine Using an Asym- metric Addition to an Isoquinoline Ring. *Heterocycles*, 2001, 55 (12):2269

17. M Cavazza, M Zandomeneghi and F Pietra. *J. Chem. Soc.*, *Perkin Trans*. 1, 2002, 560

18. 朱敏，肖培根. 苄基异喹啉生物碱在木兰亚纲等植物类群中的分布. 植物分类学报，1991，29 (2):142

19. 高光耀，肖培根. 双苄基异喹啉类生物碱在植物界的分布及生理活性研究概况. 天然产物研究与开发，1999，11 (3):96

20. 蒙其淼，梁洁，吴桂凡，等. 生物碱类化合物药理作用研究进展. 时珍国医国药，2003，14 (11):700

21. 汝海龙. 国内异喹啉类生物碱抗心律失常研究近况. 中国药学杂志，2002，37 (8):563

第十章　黄酮类化合物

第一节　概　　述

黄酮化合物是植物中分布最广的一类物质，几乎存在于所有的绿色植物中。据估计，经植物光合作用所固定的碳 2%转变为黄酮类化合物或与其密切相关的其他化合物，大部分的鞣质也是由黄酮类化合物转变来的。黄酮对植物的生长、发育、开花和结果以及抵御异物的侵袭起着重要的作用。由于其分布广，部分化合物在植物中含量较高，而且多数化合物容易以结晶形式获得，所以它是较早被人类发现的一类天然产物。黄酮类化合物具有一定生理活性，虽然不及生物碱作用强，但由于分布广泛，种类繁多，因此对这类化合物的研究比较广泛和深入，是天然产物中一类重要的化合物。

近几十年来，已有许多关于黄酮研究的专著和综述问世。早在 1975 年，Harborne 等人[1]出版了关于黄酮的专著（The flavonoids），1981 年中国科学院上海药物研究所植物化学研究室编译出版了《黄酮体化合物鉴定手册》[2]，系统介绍了 1974 年之前发表的黄酮类化合物 1674 个。随着黄酮类化合物结构研究的不断深入和各种类型黄酮化合物的大量发现，20 世纪 80 年代后，出现大量专题性综述报道，1988 年 Barron 等人[3]发表了硫酸化黄酮，记载了 1986 年以前发表的硫酸化黄酮共计 56 个，并对这些硫酸化黄酮在植物中的分布、结构的多样性、波谱学特征以及采用化学和酶方法对特殊硫酸化黄酮的合成进展进行了讨论。1994 年 Harborne 等人[4]再次出版了关于黄酮的专著，1995 年 Donnelly 等人[5]发表了天然氧杂环——异黄酮和新黄酮，Harborne 等人[6,7]在 1995 和 1998 年发表了花青素和其他黄酮，1999 年 Harborne 等人[8]又出版天然黄酮化合物手册，书中列出了 6467 个已知黄酮化合物的结构、分子式、参考文献和生物活性信息。这些专著的发表为黄酮类化合物的进一步研究奠定了基础。

第二节　黄酮化合物的基本结构及其结构多样性

一、黄酮化合物的基本结构

黄酮（flavonoids）是一类具有 $C_6-C_3-C_6$ 基本母体的天然化合物，其中 C_3 部分可以是脂链，也可以与 C_6 部分形成六元或五元氧杂环，根据 C_3 部分的成环、氧化和取代方式的差异，黄酮又可分为黄酮类、黄酮醇类、查尔酮、橙酮、异黄酮、花青素以及上述各类的二氢衍生物。黄酮母核的多样性主要由黄酮本身骨架、环系的变化、芳环上氧化程度和数量而产生。

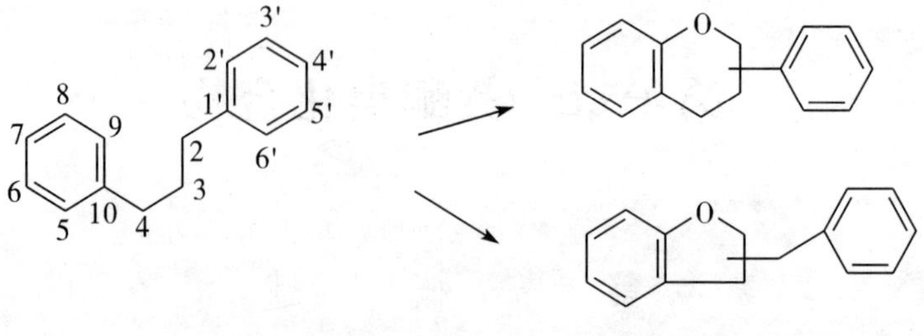

从生物合成角度来看，黄酮通常被认为是由对羟基桂皮酰辅酶 A 和丙二酸单酰辅酶 A 首先形成查尔酮，再通过生物转化形成各种黄酮和异黄酮，不同类型的黄酮异黄酮的生物合成关系见图 10－1 和 10－2。

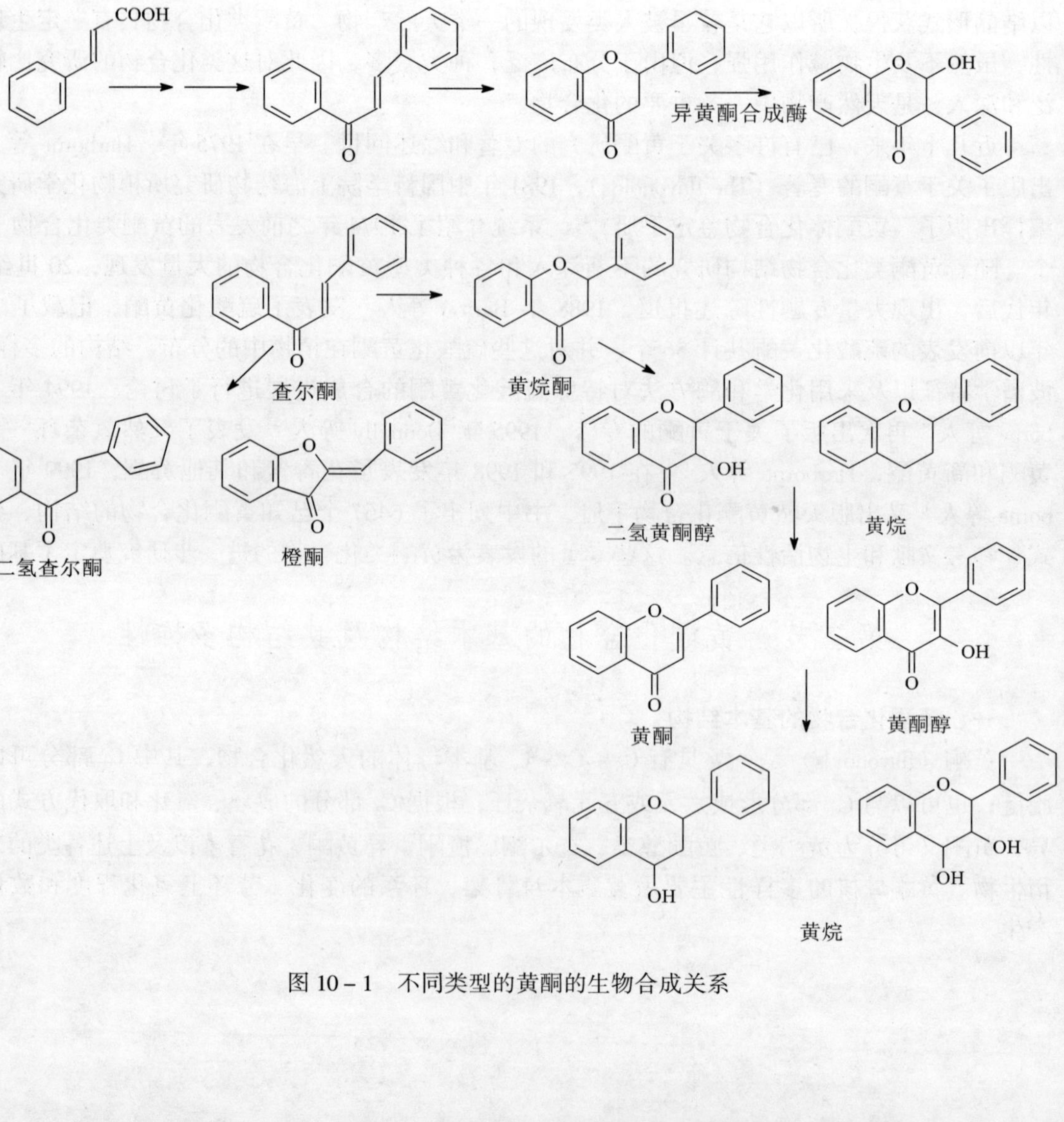

图 10－1 不同类型的黄酮的生物合成关系

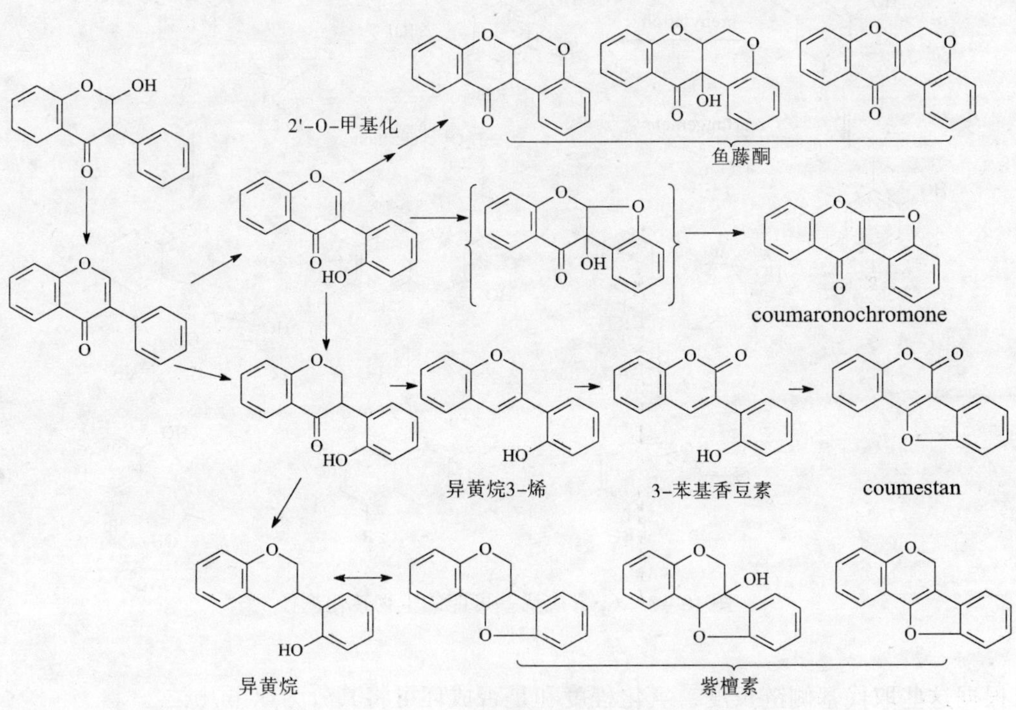

图 10－2　不同类型的异黄酮的生物合成关系

二、黄酮结构多样性

黄酮母核固定后，黄酮结构多样性主要是由于黄酮环上羟基的甲基化或黄酮类化合物本身的甲基化，羟基或黄酮类化合物本身的异戊烯化，邻二羟基的甲烯化，硫酸盐的形成和黄酮类化合物 C－，O－糖苷化而产生。

（一）异戊烯基黄酮　异戊烯基黄酮是其中重要的一类烷基化产物。尽管异戊烯基黄酮在植物界中分布并不广泛，但由于其在一些植物中含量较高，结构多样且具有一定生物活性受到广泛重视。在 1994 年以前就有许多关于异戊烯基黄酮的报道，1995 年 Tahara 等人[9] 发表了异戊烯基异黄酮，介绍了异戊烯基异黄酮的结构修饰、侧链的变化以及天然新类型异戊烯基异黄酮。1996 年 Borron 等人[10] 发表了异戊烯基黄酮，介绍了截至 1994 年从植物中分离得到的戊烯基黄酮 716 个（不含异戊烯基异黄酮）。在近 6 年中，共发现异戊烯基黄酮 334 个，大多数为 C－异戊烯基黄酮，而只有少数为 O－异戊烯基黄酮，从在植物中分布来看这些异戊烯基黄酮主要分布于豆科（Leguminosae）、桑科（Moraca）、芸香科（Rutaceae）、Asteraceae 科植物中，少数是从大戟科（Euphorbiaceae）、Scrophulariacae、Rubiaceae 科植物中分得的。从植物部位来看，多数存在于根和主干，也有少数是从地上部分、芽和种子中发现的。由于黄酮母核的多样性加之异戊烯基的可变性，使异戊烯基黄酮在黄酮类化合物中一直占有重要地位，异戊烯基黄酮广义上指黄酮分子中含有 C_5，C_{10}，C_{15} 取代基，由于这些取代基本身含有双键等极具反应性官能团，因此可以以多种形式存在于黄酮分子中。以 C_5 异戊烯基为例，其可能的生物转化途径如图 10－3。其他的 C_5 异戊烯基还可以通过这些侧链而获得。

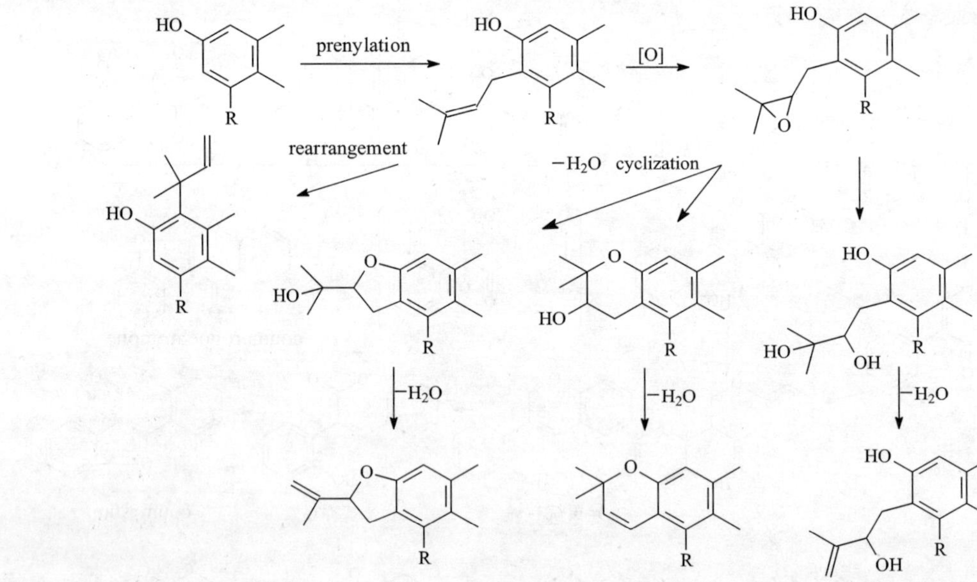

图 10-3 C_5 异戊烯基可能的生物转化途径

根据这些取代基侧链长度，氧化程度和是否成环可将其分为以下几类。

1. 异戊烯基取代基为链状，主要由于侧链的长度和氧化程度不同，见图 10-4。

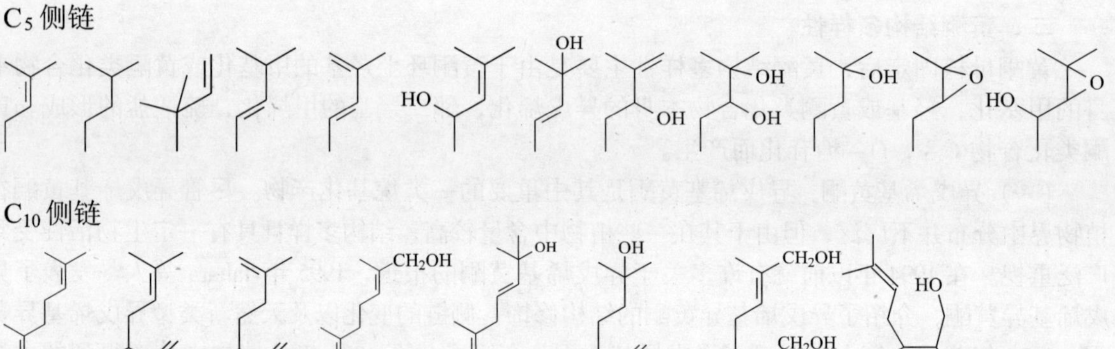

图 10-4 链状异戊烯基取代基的类型

2．异戊烯基与黄酮酚羟基环化，形成醚环，见图 10－5

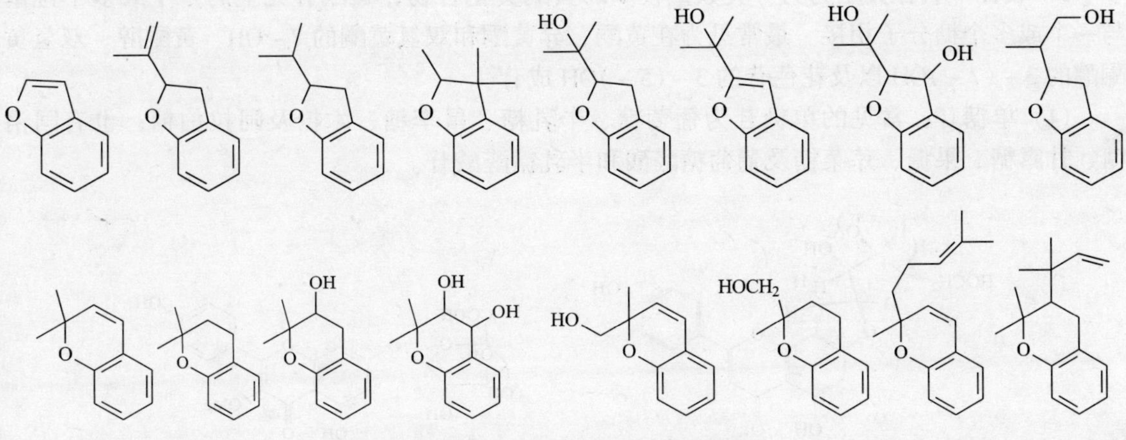

图 10－5　醚环异戊烯基取代基的类型

3．异戊烯基黄酮分子间或异戊烯基黄酮与其他分子间 Diels－Alder 反应，形成复合物。

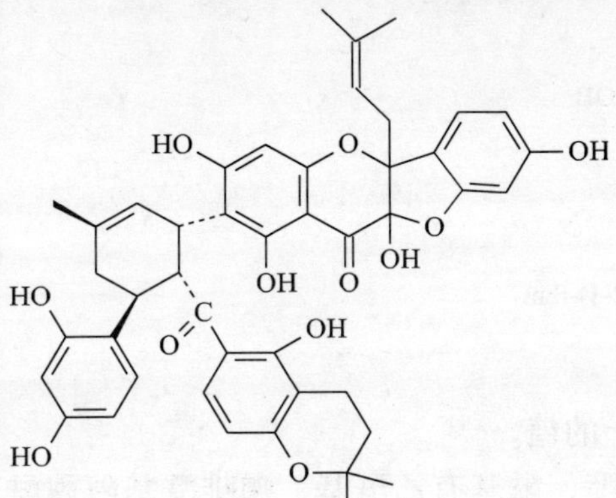

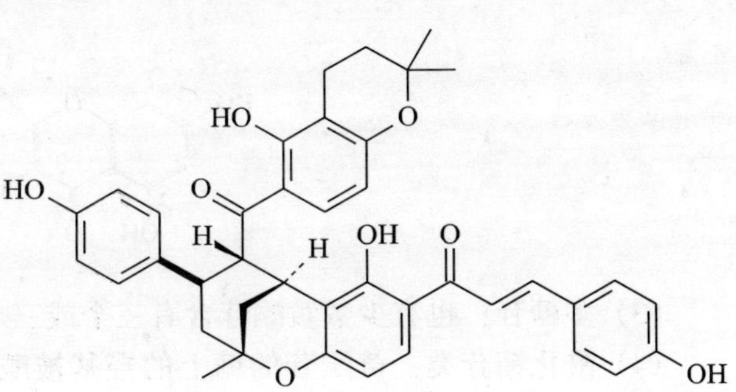

Diels－Alder 型加合物是指两个黄酮分子其中至少有一个为查尔酮，而另一个可以为带有异戊烯基查尔酮、黄烷酮、黄酮或二氢黄酮等，通过 Diels－Alder 反应形成的一类化合物过程（图 10－6）。

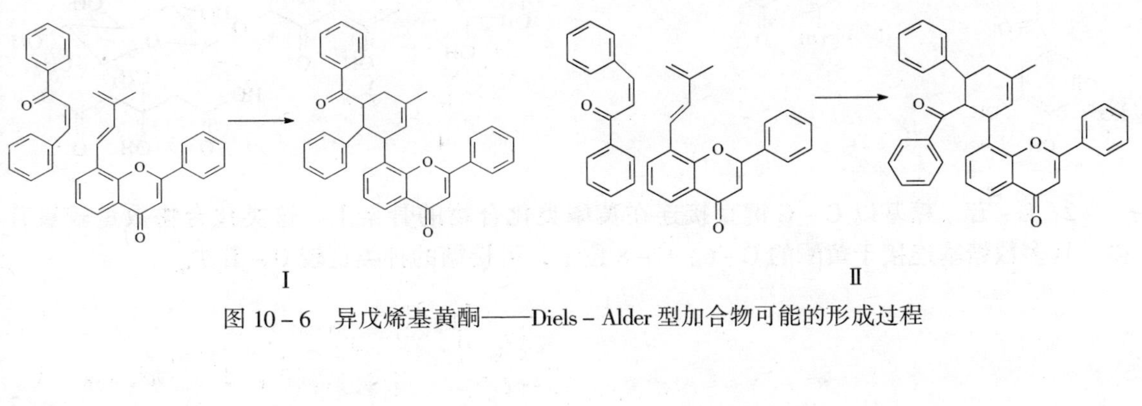

I　　　　Ⅱ

图 10－6　异戊烯基黄酮——Diels－Alder 型加合物可能的形成过程

（二）黄酮苷

1．氧苷　氧苷黄酮为另一类数量较多的黄酮类化合物，黄酮苷元上的一个或多个羟基与一个或多个糖分子相接。最常见为在黄酮、异黄酮和双氢黄酮的 7 – OH、黄酮醇、双氢黄酮醇的 3 – (7 –)OH 以及花色苷的 3 – (5 –)OH 成苷。

（1）单糖苷：常见的单糖苷为葡萄糖、半乳糖、鼠李糖、木糖及阿拉伯糖；也有阿洛糖、甘露糖、果糖、芹菜糖及葡萄糖醛酸和半乳糖醛酸苷。

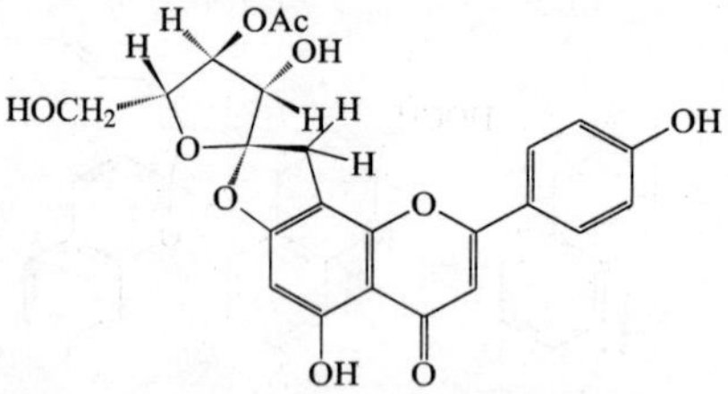

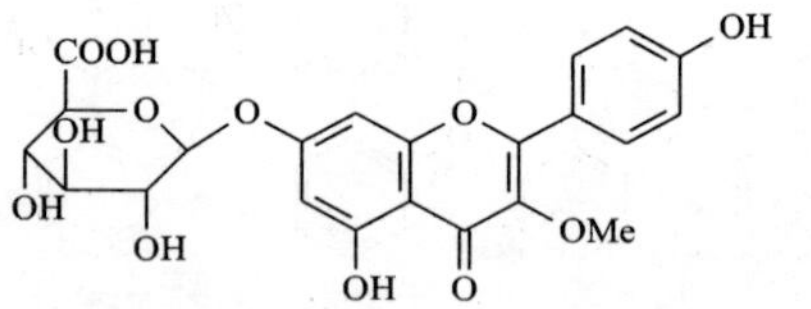

（2）双糖苷：常见的二糖有槐糖（2 – *O* – *β* – *D* – 葡萄糖基 – *β* – *D* – 葡萄糖）、龙胆二糖（6 – *O* – *β* – *D* – 葡萄糖基 – *β* – *D* – 葡萄糖）、芦丁糖（6 – *O* – α – *L* – 鼠李糖基 – *β* – *D* – 葡萄糖）和新陈皮糖（2 – *O* – α – *L* – 鼠李糖基 – *β* – *D* – 葡萄糖）。

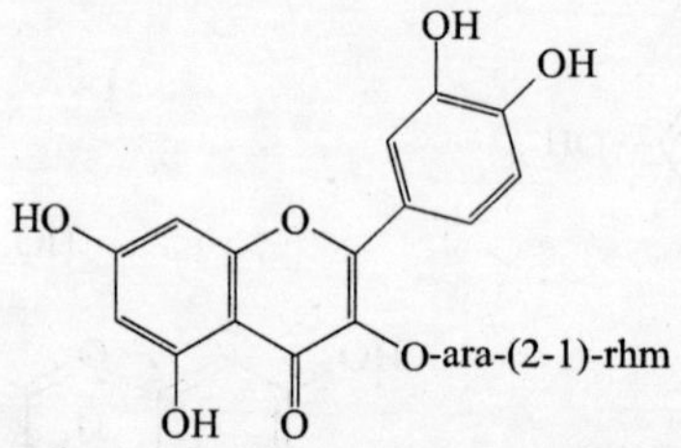

（3）多糖苷：也有少数黄酮苷含有三个或三个以上的糖。

（4）酰化糖苷类：黄酮苷的糖上的羟基被酰化成酯，酰基有乙酰基、咖啡酰基阿魏酰基、苯甲酰基、没食子酰基等。

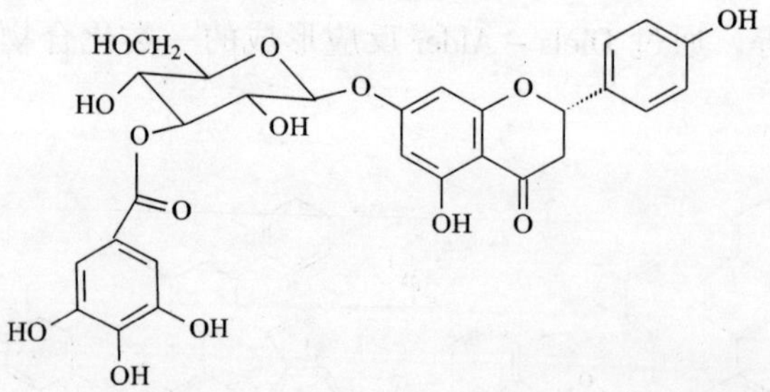

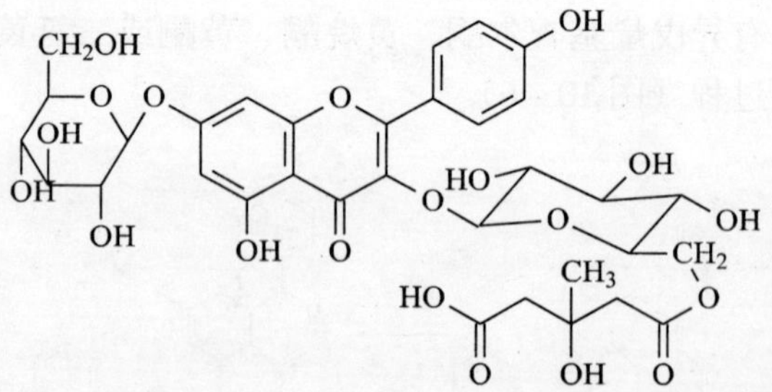

2．C – 苷　糖基以 C – C 键直接连在黄酮类化合物的骨架上，这类化合物数量较氧苷少，且多数糖基连接于黄酮的 C – 6、C – 8 位上，可接糖的种类也较 O – 苷少。

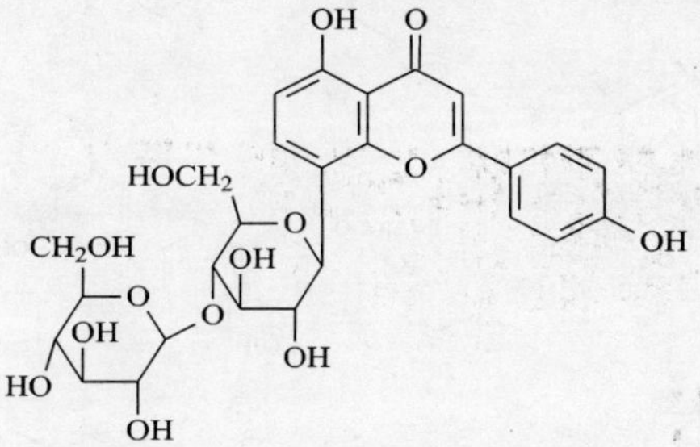

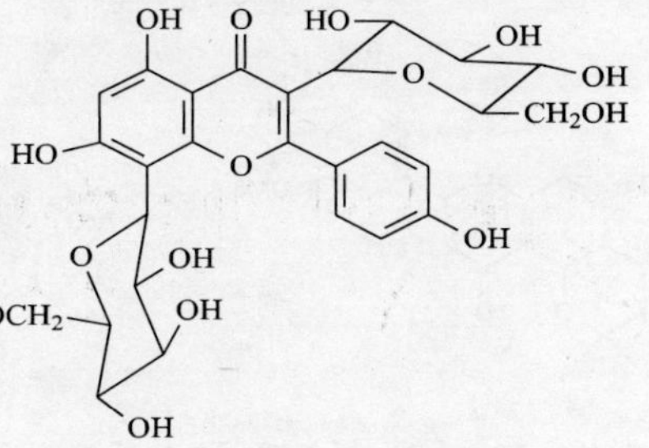

（三）黄酮（亚）硫酸（盐）

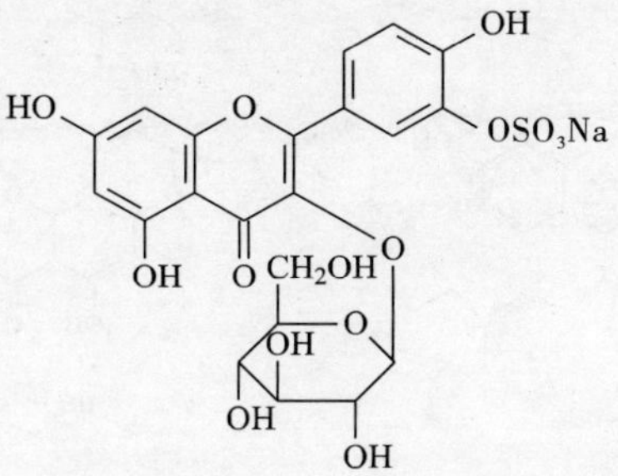

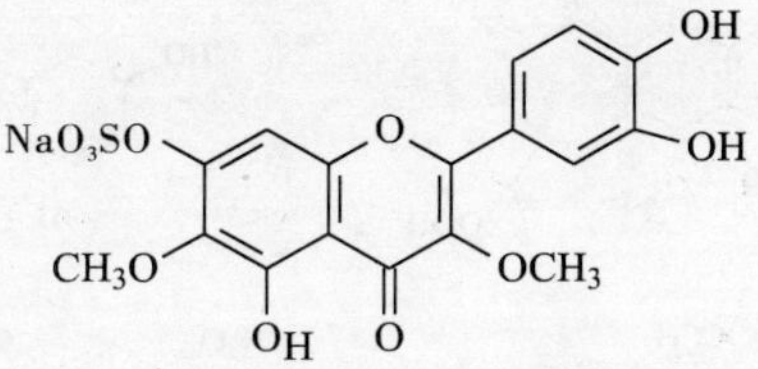

（四）黄酮与其他类型化合物的复合物[11-13]

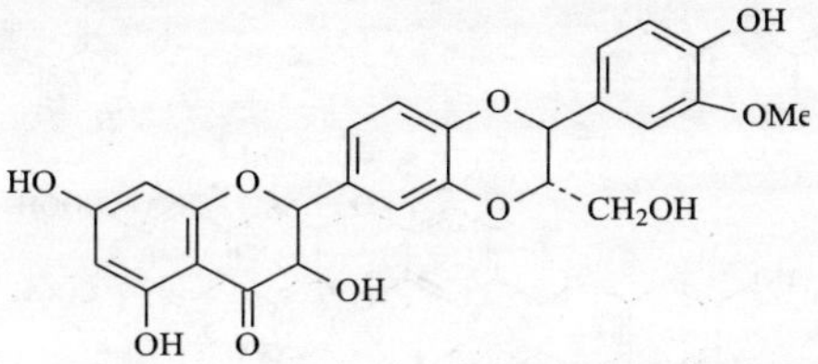

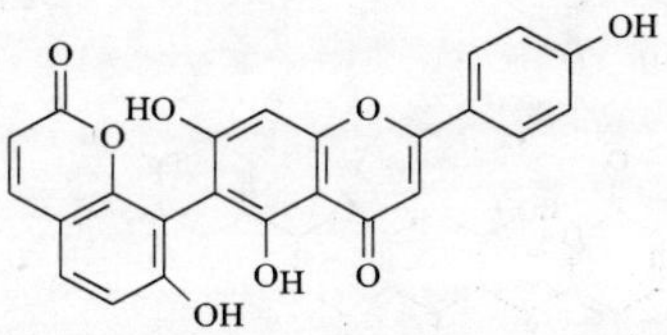

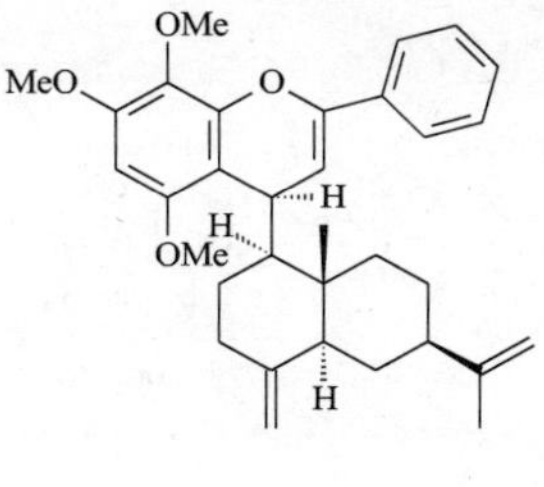

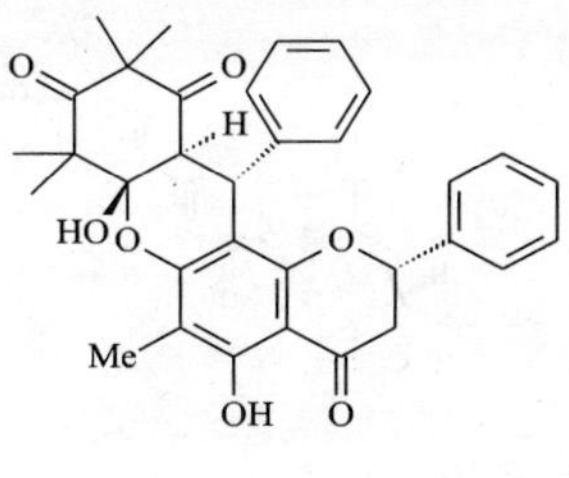

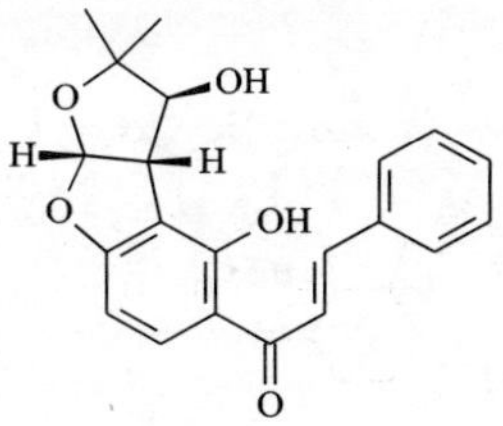

第三节　近年分离得到的新黄酮化合物

一、黄酮类

据估计，目前从植物中分得的黄酮已达9000多个，而且还有许多尚未获得的新黄酮存在于植物中。2001～2003年新报道各种类型黄酮465个[14]，其中亲脂性黄酮63个，黄酮醇27个，黄酮苷51个，黄酮醇苷152个，查尔酮36个，二氢查尔酮11个，橙酮2个，二氢黄酮54个，二氢黄酮醇16个，花青素53个。一些具有特殊结构的黄酮化合物见图10－7。

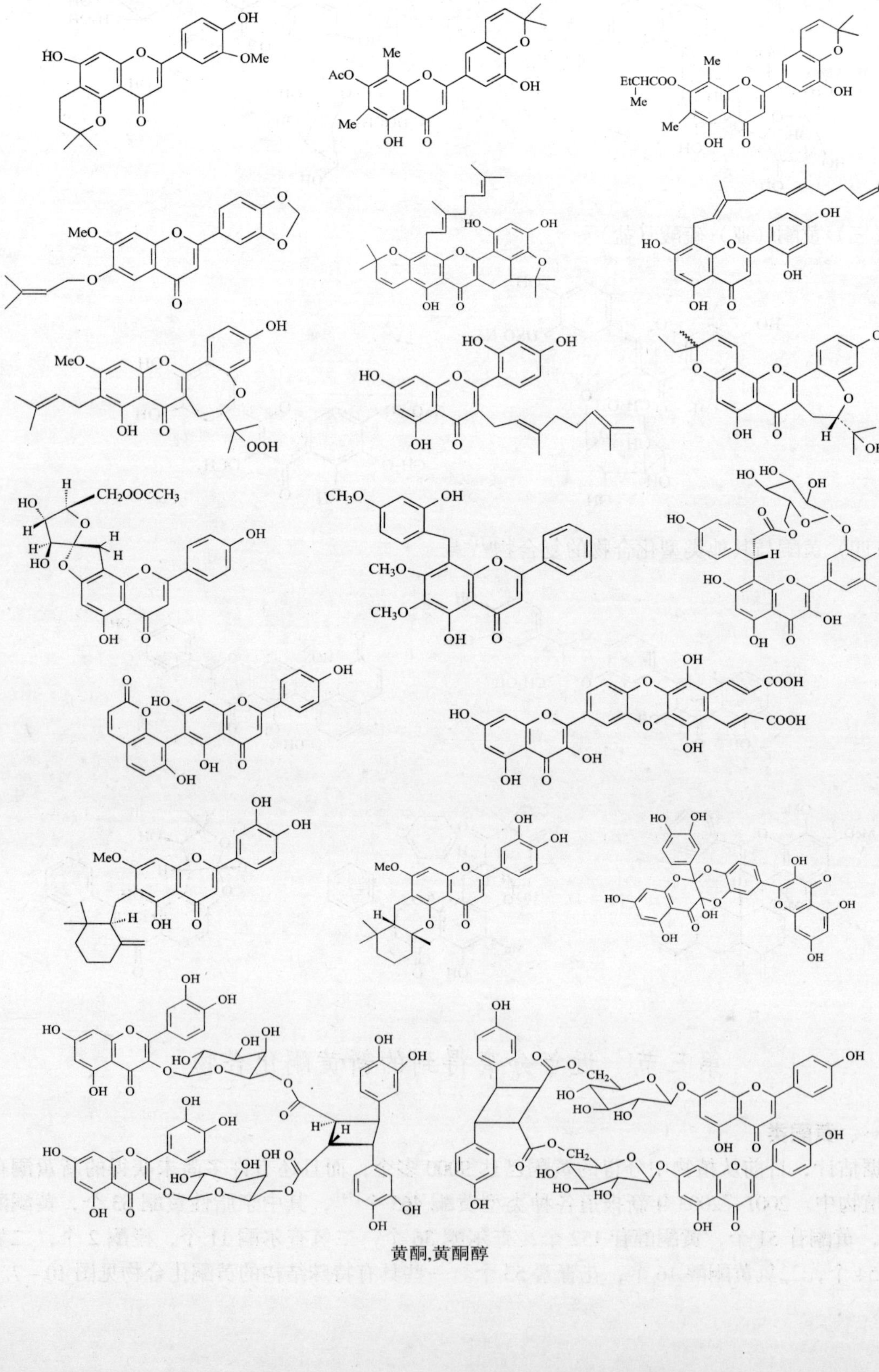

黄酮,黄酮醇

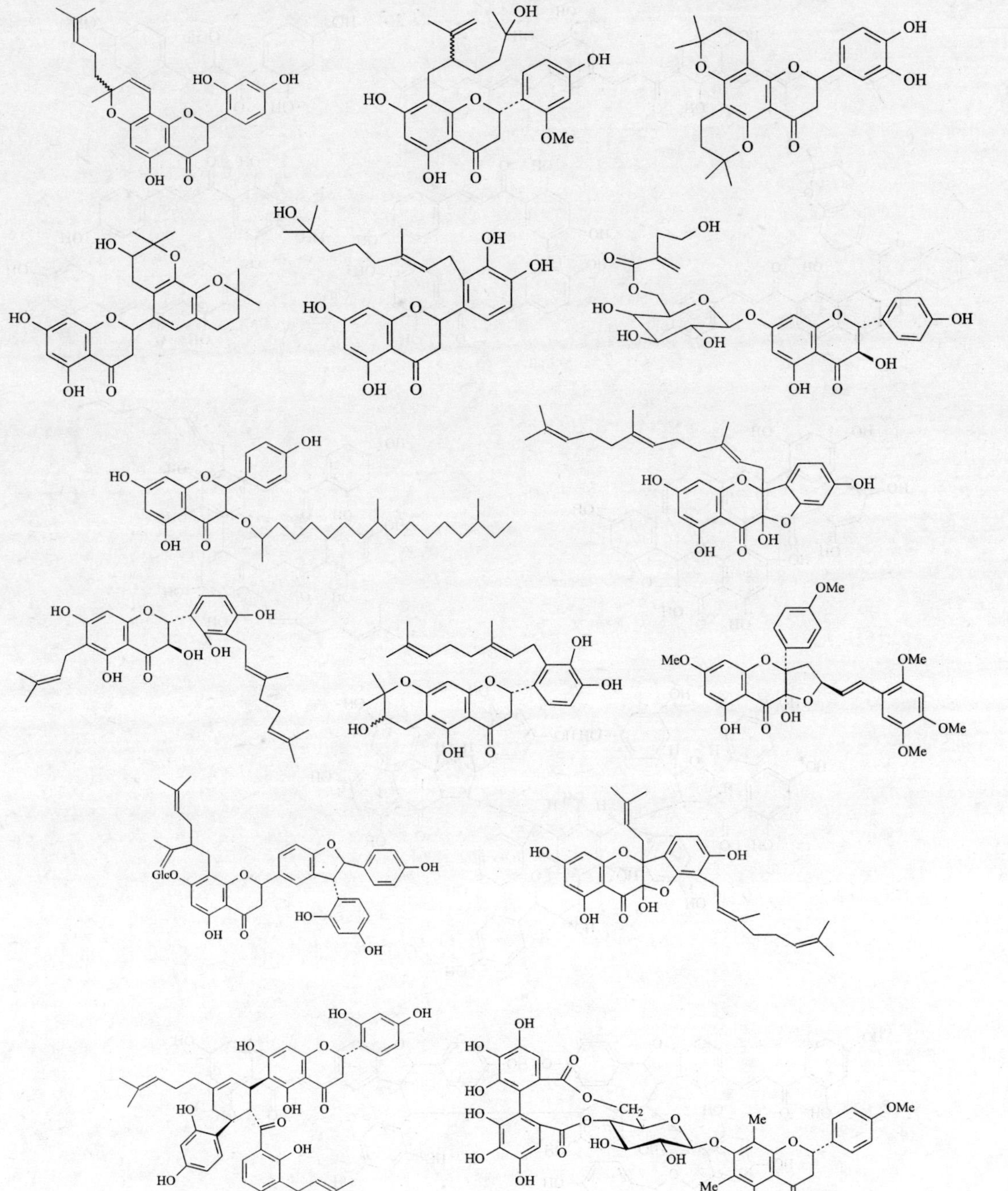

二氢黄酮，黄酮醇

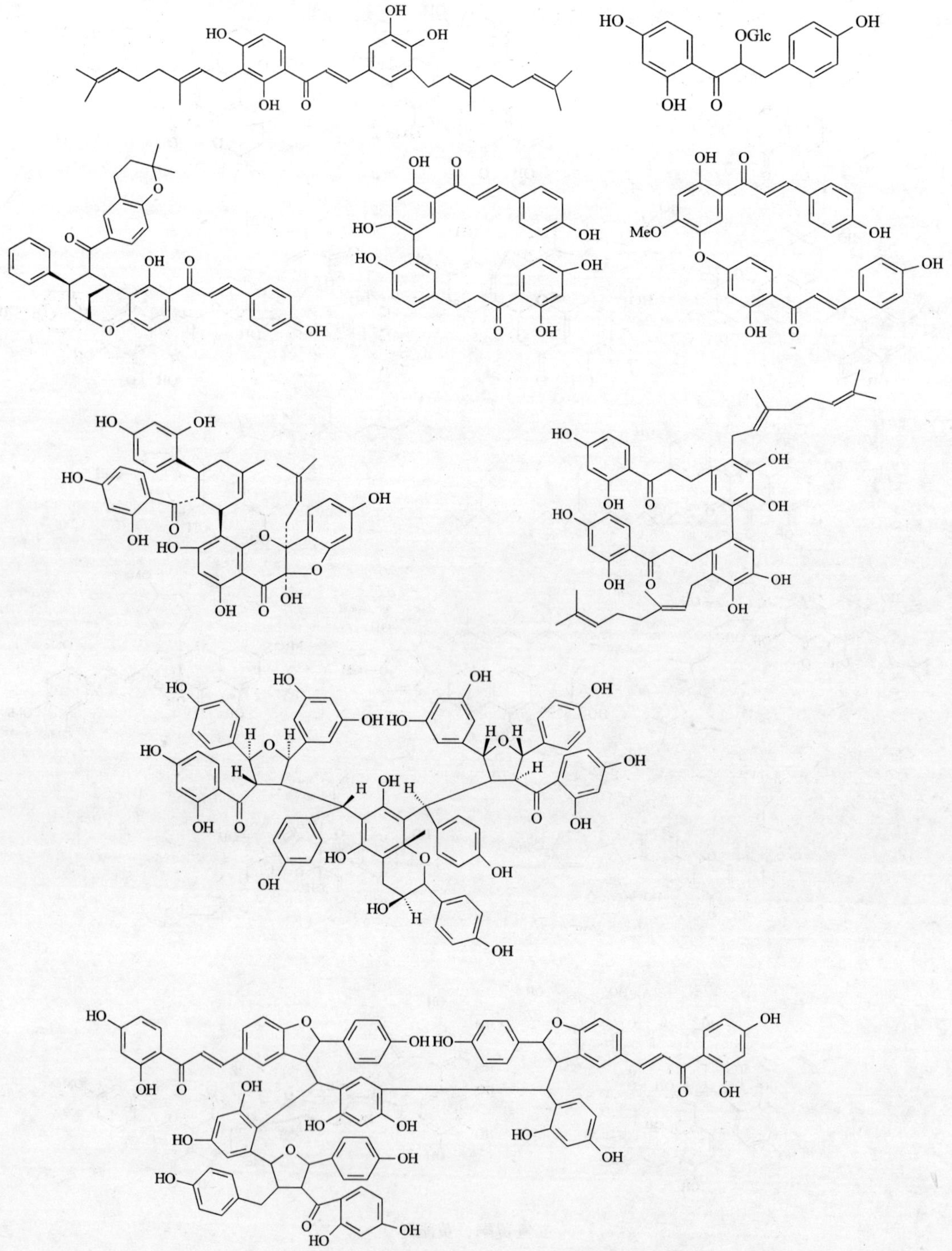

查尔酮

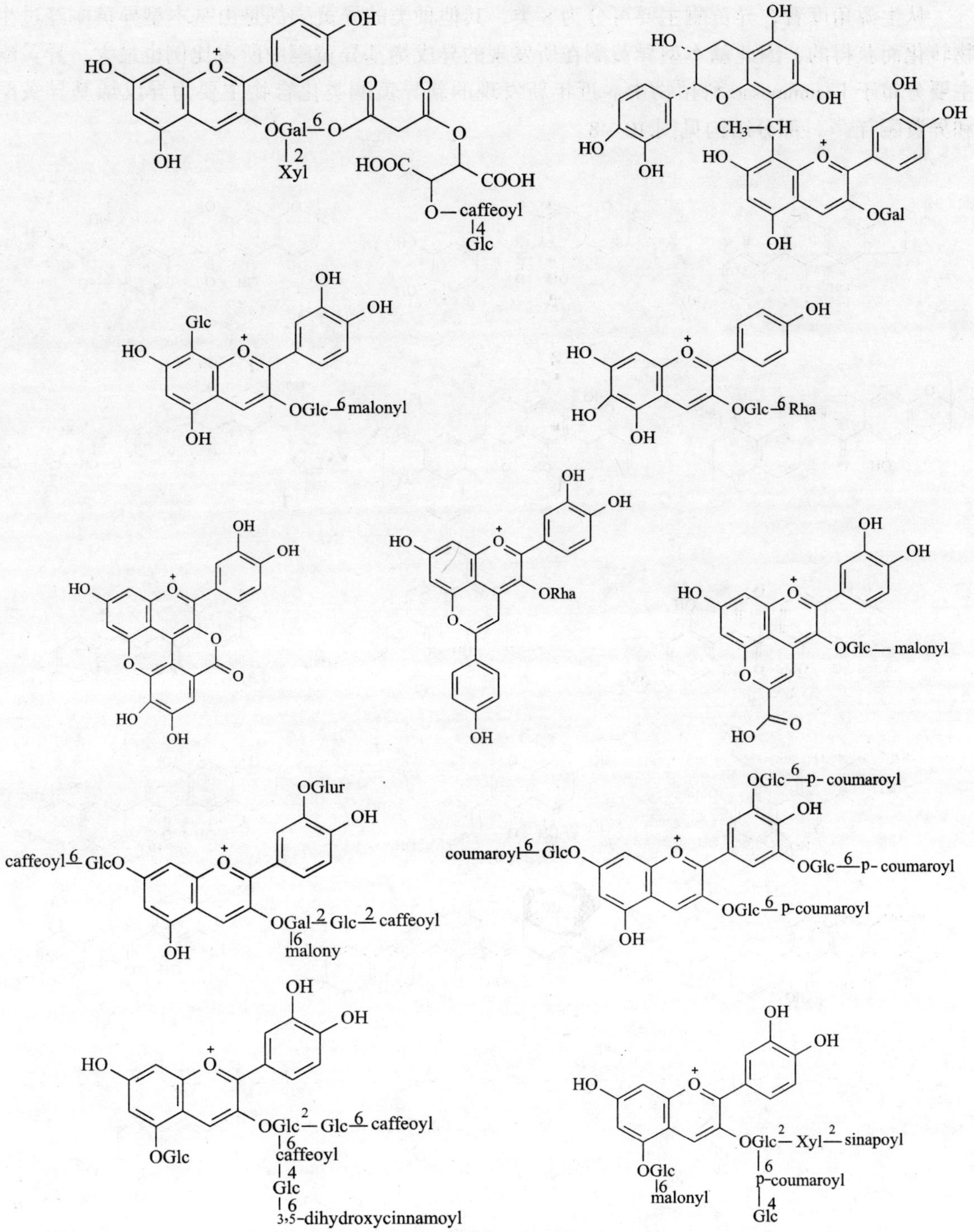

黄烷

图 10－7　近年得到的新黄酮化合物

二、异黄酮类

从生源角度看，异黄酮主要可分为8类，其他种类的异黄酮都是由基本型异黄酮经过生物转化而获得的，因此基本型异黄酮在所发现的异戊烯基异黄酮中所占比例也最大。异黄酮主要分布于Leguminosae科植物中。近年新发现的新异黄酮类化合物主要为异戊烯基异黄酮和异黄酮苷[15]，部分结构见图10－8。

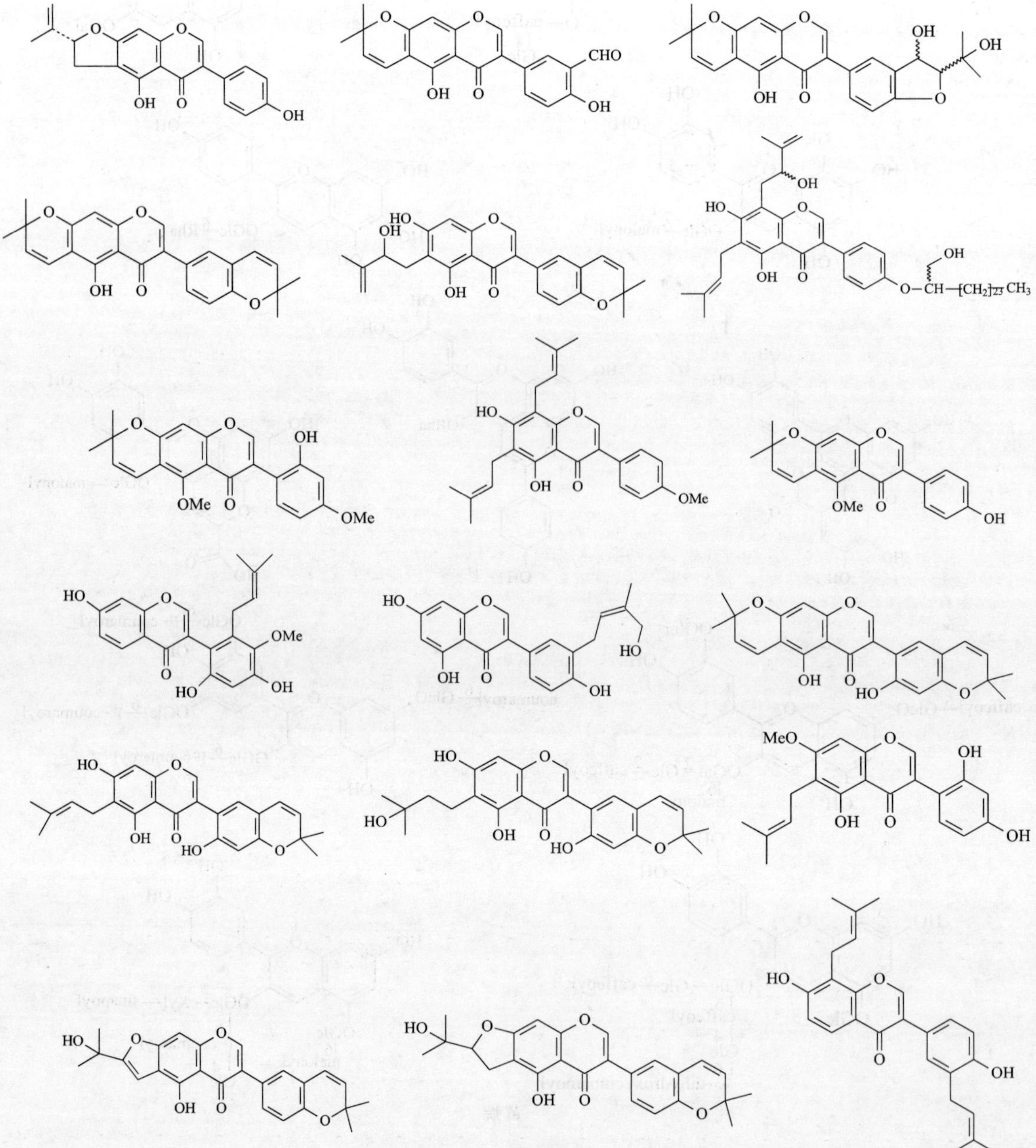

异黄酮

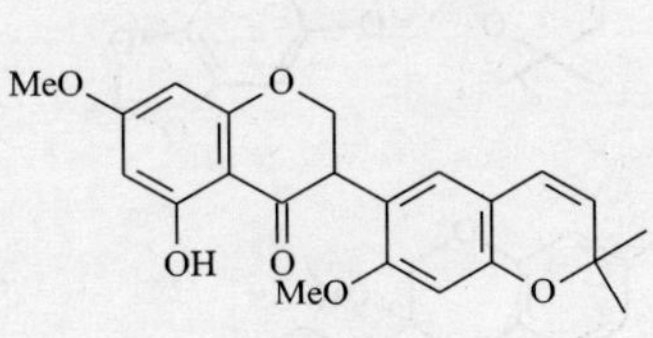
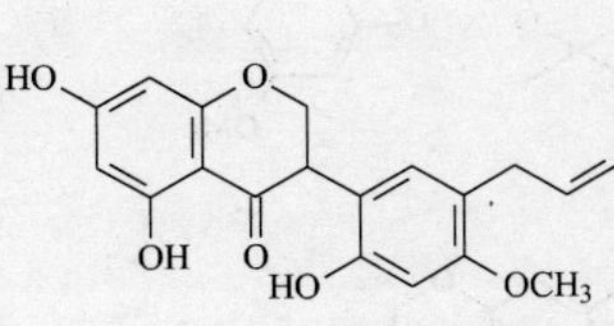
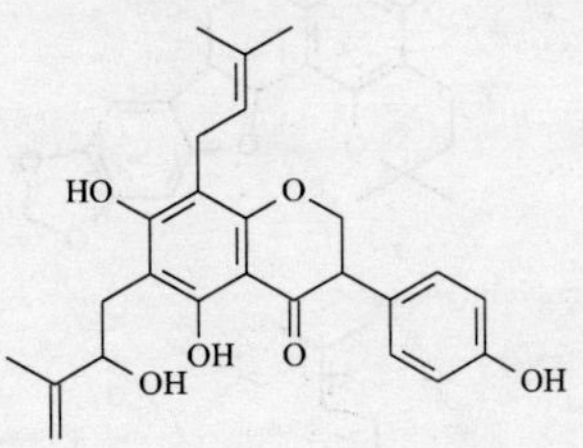
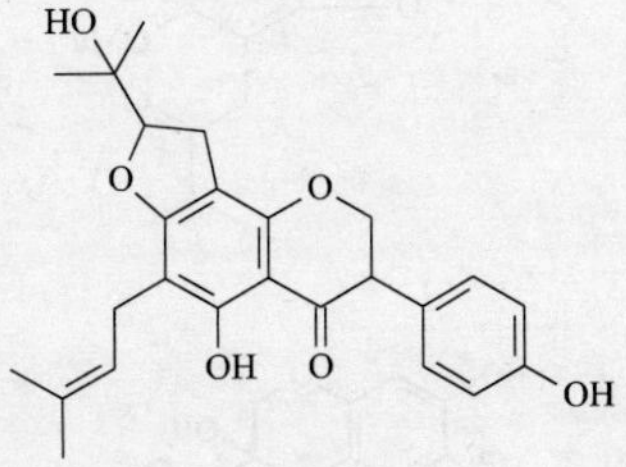
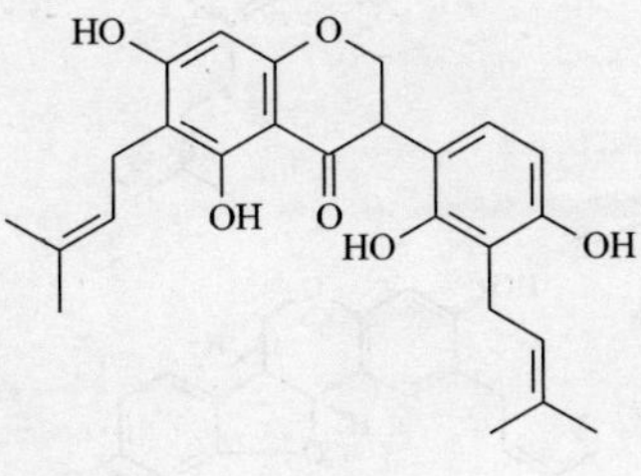
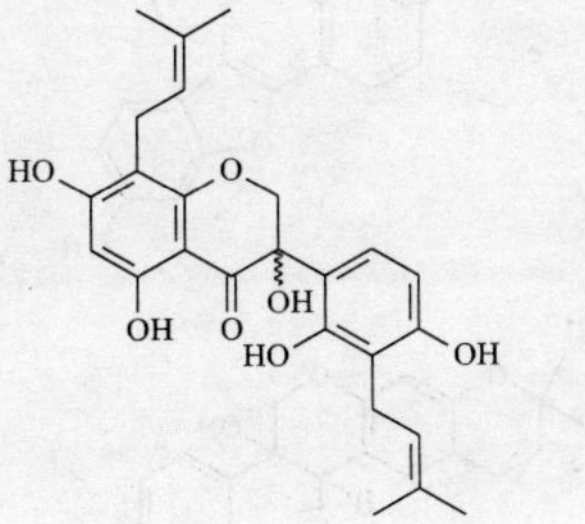
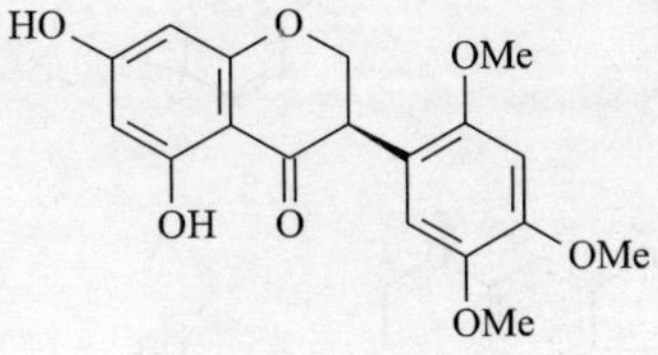
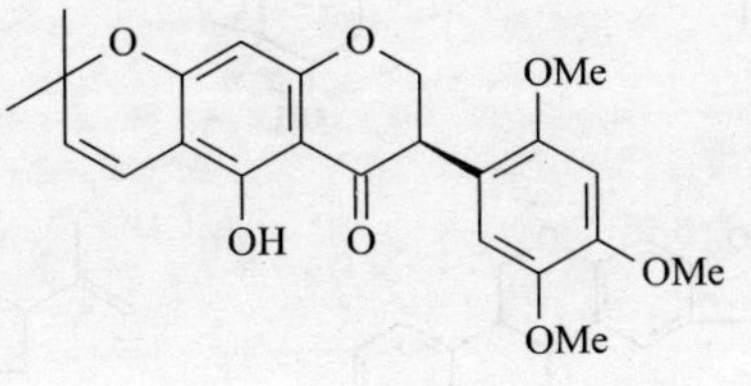
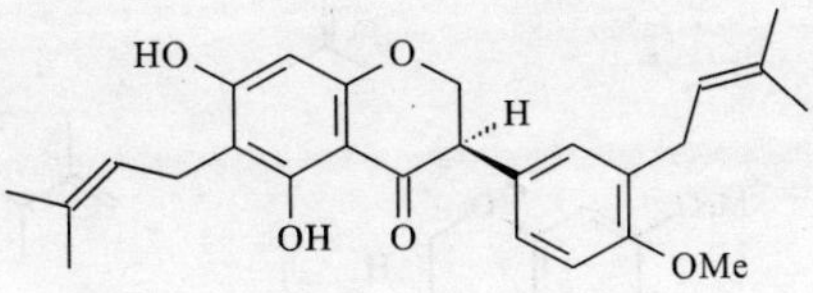
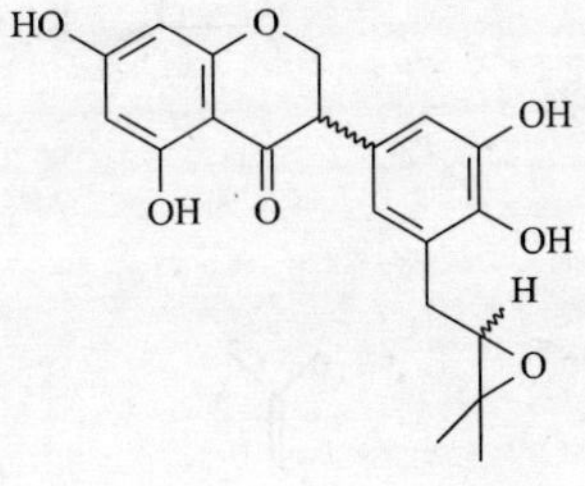
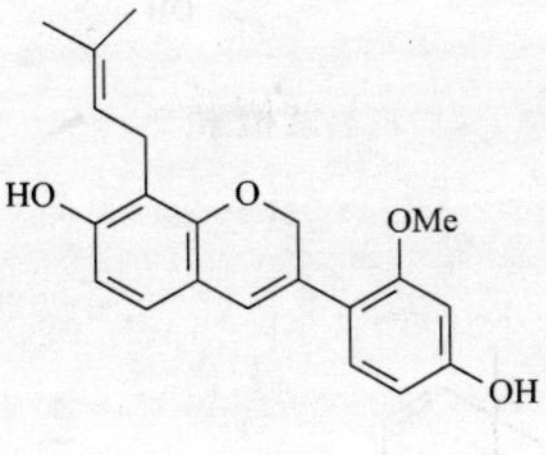
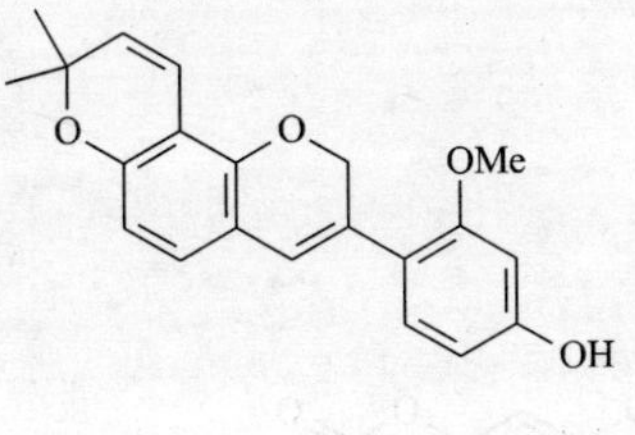
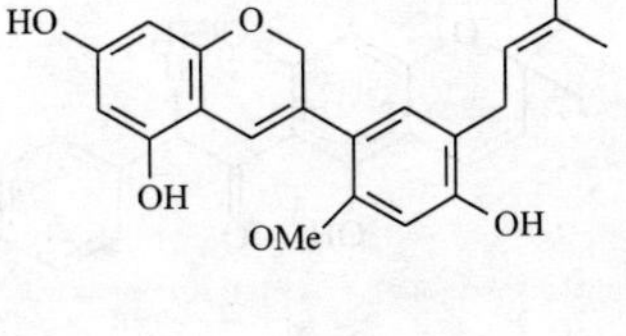
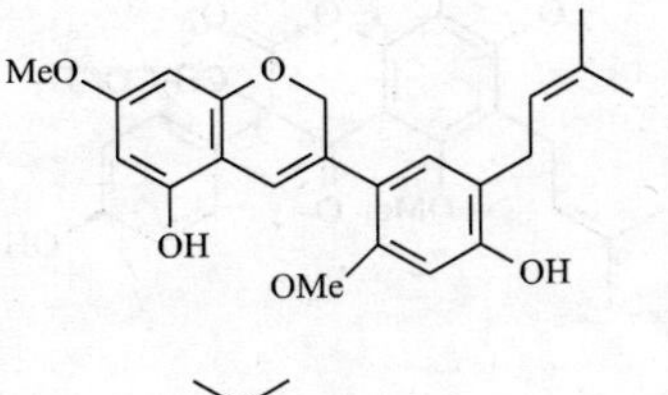
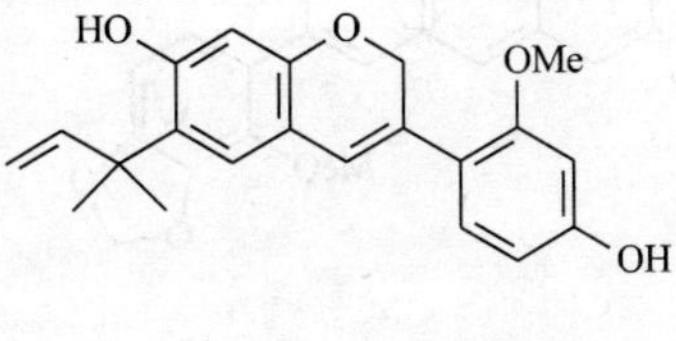
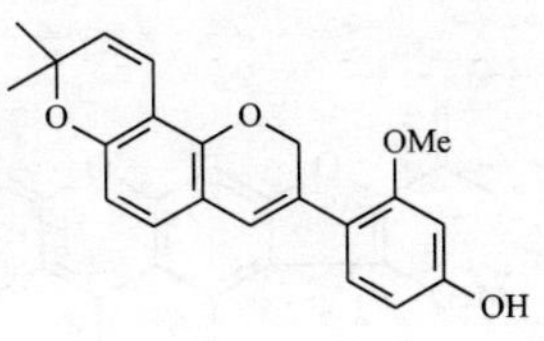
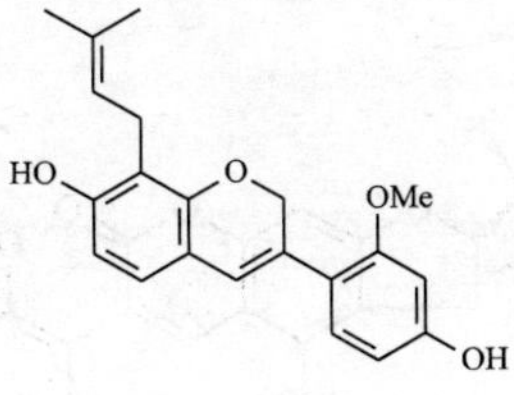
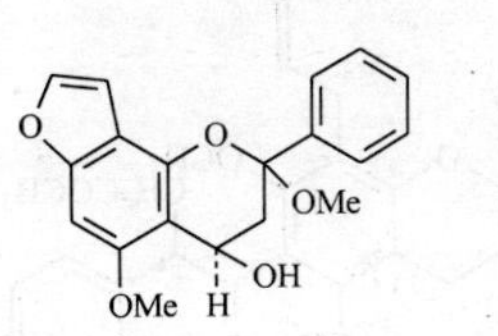

二氢异黄酮，异黄烷

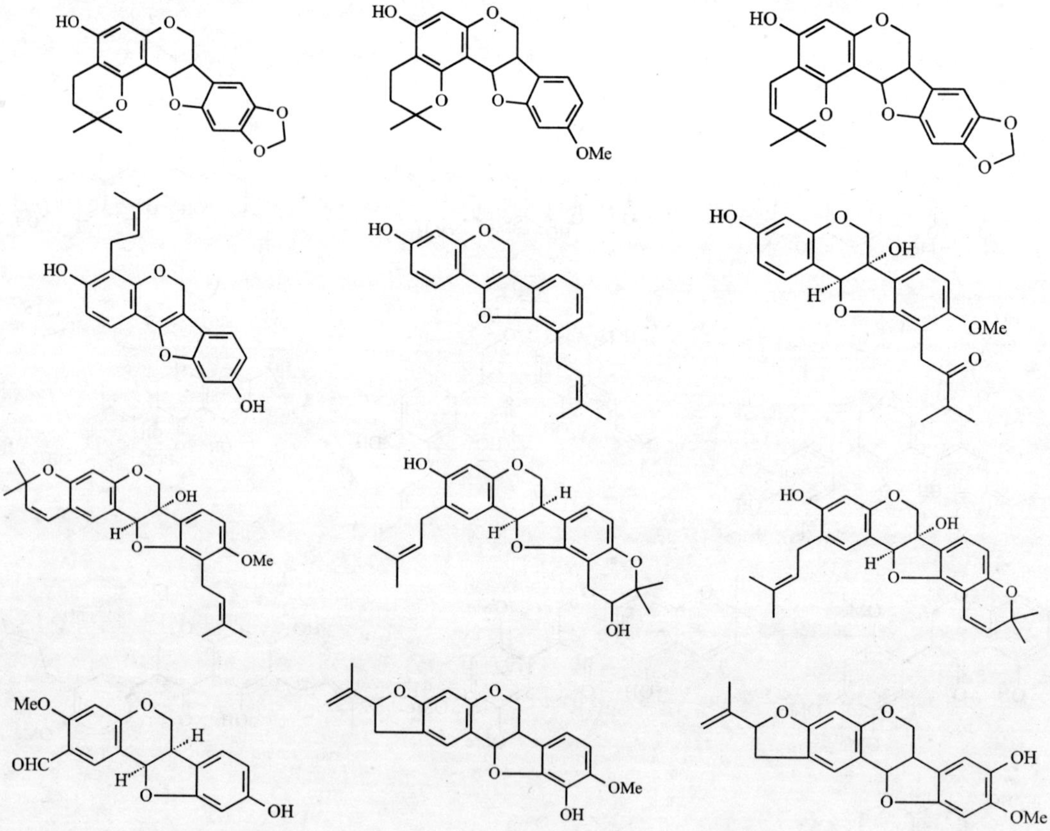

紫檀素

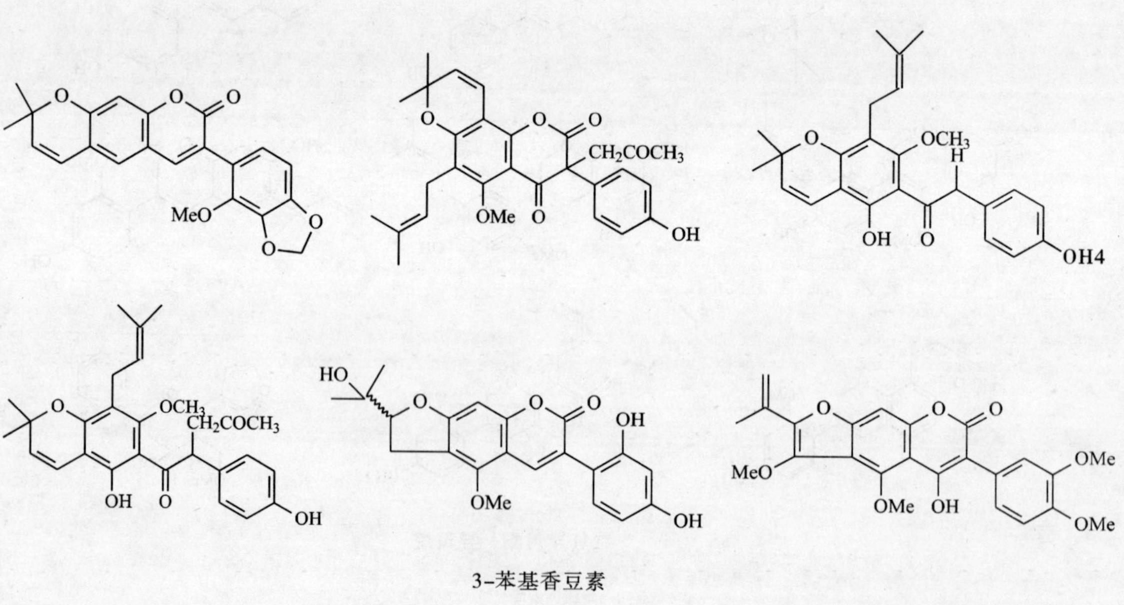

3-苯基香豆素

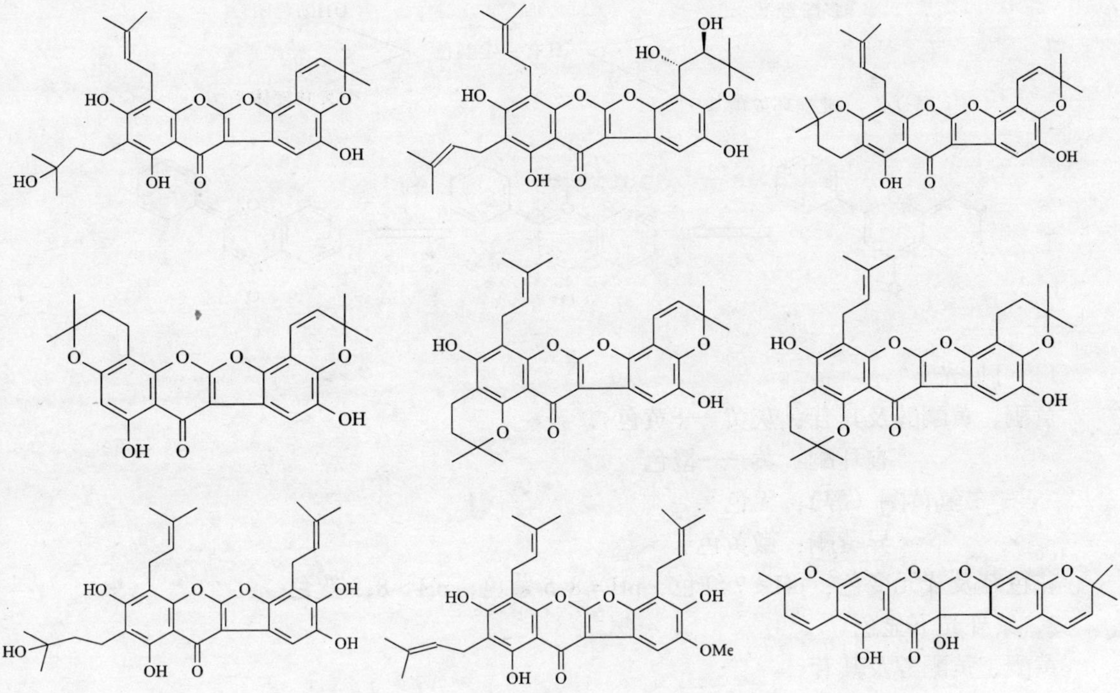

Coumaronochromones

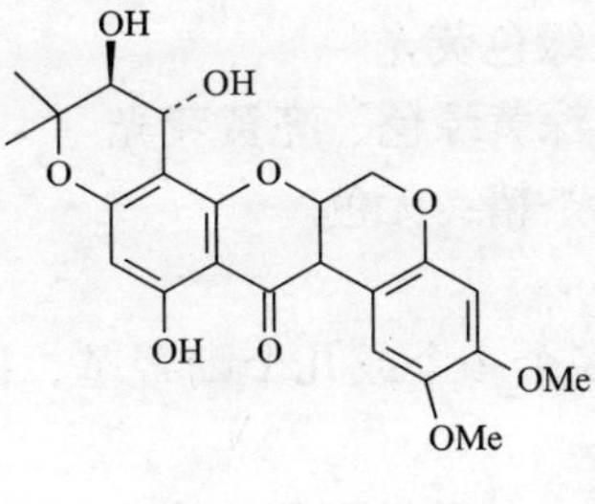

鱼藤酮（rotenoid）

图 10－8　部分新异黄酮结构

第四节　黄酮类化合物的性质

一、性状

（一）结晶性　黄酮多为晶性固体，黄酮苷（少）、花色苷元及苷为无定型粉末，且熔点高，具有旋光性。

（二）颜色

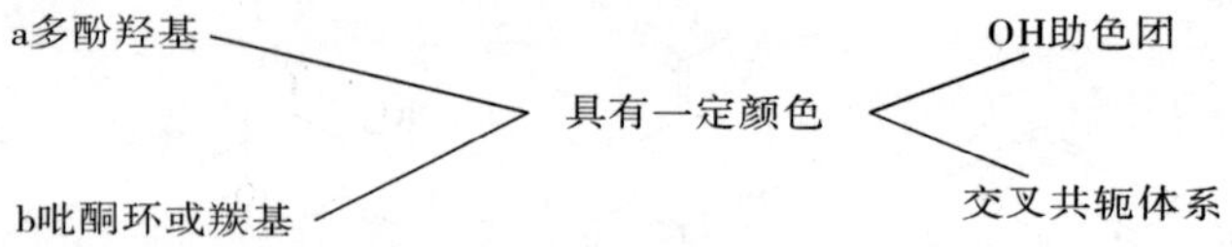

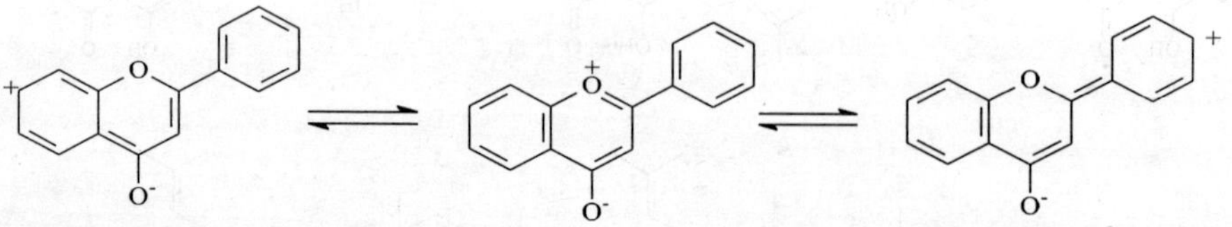

1. 可见光下

黄酮、黄酮醇及其苷：灰黄⟶黄色

查耳酮：黄⟶橙色

二氢黄酮（醇）：无色

异黄酮：微黄色

花色苷及苷元变色：pH < 7 红色，pH = 8.5 紫色，pH > 8.5 蓝色

2. 紫外光下显色

黄酮、黄酮醇及其苷

C-3-OH：亮黄或黄绿荧光

C-3-甲基化或与糖成苷：暗绿棕色荧光

C-3-无取代基：绿色荧光

查耳酮、橙酮：深黄绿色、亮黄荧光

二氢黄酮、二氢黄酮醇、儿茶精：无色

二、酸碱性

（一）酸性　大多数黄酮含多个一个或几个酚羟基，因而显酸性，可溶碱水、吡啶、甲酰胺、二甲基甲酰胺中。

对含 4-C=O 的黄酮化合物，其酸性强弱次序如下：

7，4′-二 OH > 7- or 4′-OH > 一般酚 OH > 5-OH

在天然产物的分离过程中，常可利用黄酮化合物的这一性质，将其从混合物中提取或分离。在紫外光谱鉴定黄酮结构时，利用这一性质，确定羟基是否以游离状态存在及其可能存在的位置。

（二）碱性氧原子的性质　黄酮分子中吡喃环上的氧原子显碱性，常可与酸成盐，因此用浓 H_2SO_4 可用于鉴别黄酮化合物。

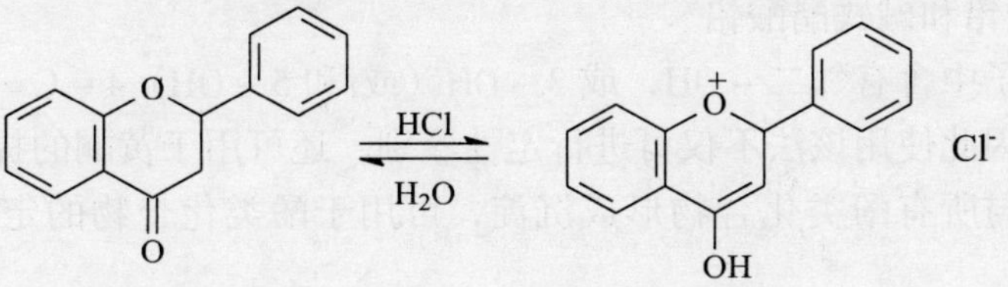

三、溶解度

黄酮苷元难溶或不溶于水，易溶于甲醇、乙醇、乙醚等有机溶剂及稀碱液中。当分子中引入 - OH 或糖，其极性增大，在极性溶剂中溶解度增大。

四、显色反应

由于黄酮类化合物分子存在有——OH 和 苯并吡喃酮，因此其显色反应主要利用了这些基团的反应性。各类黄酮化合物的显色反应主要有：①还原实验：HCl - Mg、HCl - Zn、NaBH4；②金属盐类试剂的络合反应：铝盐、铅盐、锆盐和锶盐试剂反应；③硼酸显色反应；④碱性显色反应。

(一) 还原试验

1．HCl - Mg　盐酸 - 镁粉是用于鉴别黄酮的最常用的反应，黄酮的甲醇溶液加盐酸 - 镁粉呈红色。

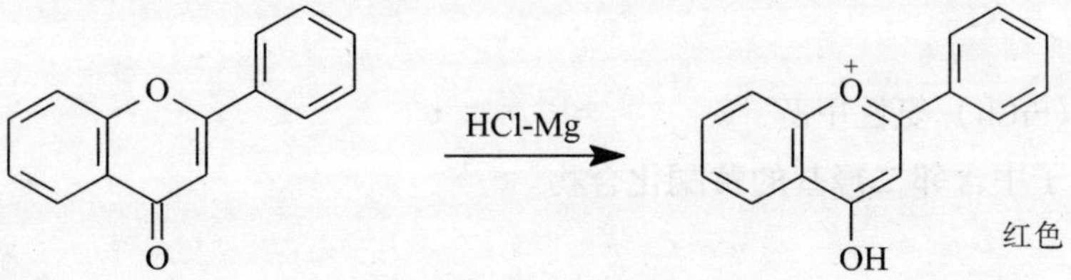

2．四氢硼钠（钾）　二氢黄酮中加入 $NaBH_4$ 呈红至紫色。

(二) 金属盐类试剂的络合反应　黄酮类化合物分子中多有下列结构，故常可与铝盐、铅盐、锆盐、镁盐等试剂反应，生成有色络合物。

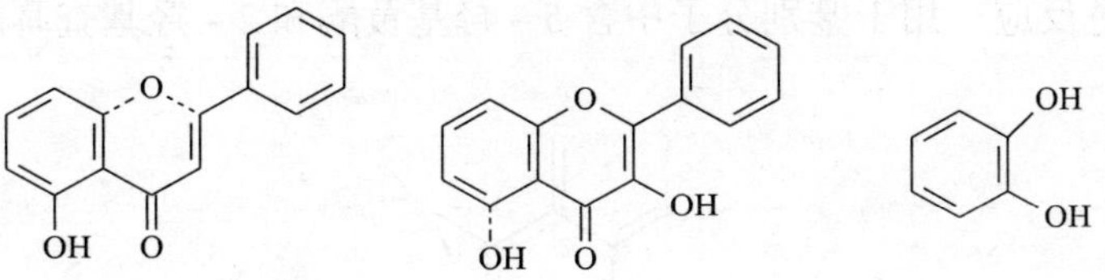

1．铝盐　1% $AlCl_3$ 或 Al (NO_3)$_3$

黄酮类化合物可与铝盐［1% $AlCl_3$ 或 Al (NO_3)$_3$］形成黄色络合物，并在 415nm 处出现最大吸收，在紫外灯下有荧光。因此使用该法不仅可进行定性鉴别，还可用于定量分析样品中总黄酮。

2．铅盐　醋酸铅和碱式醋酸铅

醋酸铅可与分子中含有邻二－OH，或3－OH（或/和5－OH）4－C＝O黄酮类化合物形成黄－绿色沉淀，因此使用该法不仅可进行定性鉴别，还可用于黄酮的提取与分离。

碱式醋酸铅可与所有酚类化合物形成沉淀，可用于酚类化合物的定性鉴别、提取和分离。

3．锆盐　2%二氯氧化锆甲醇溶液

锆－枸橼酸反应：用于鉴定含3－OH，4－C＝O黄酮类化合物

在枸橼酸存在下，含3－OH，4－C＝O黄酮类化合物可与二氯氧化锆形成稳定的络合物，而仅含5－OH，4－C＝O黄酮类化合物虽可与二氯氧化锆形成络合物，但在枸橼酸存在下，立刻分解。

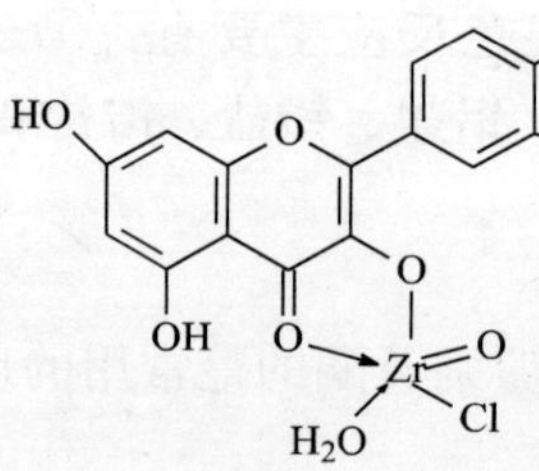

黄酮与二氯氧化锆形成的络合物结构

4．氯化锶（$SrCl_2$）氨性甲醇

用于鉴别分子中含邻二羟基的黄酮化合物。

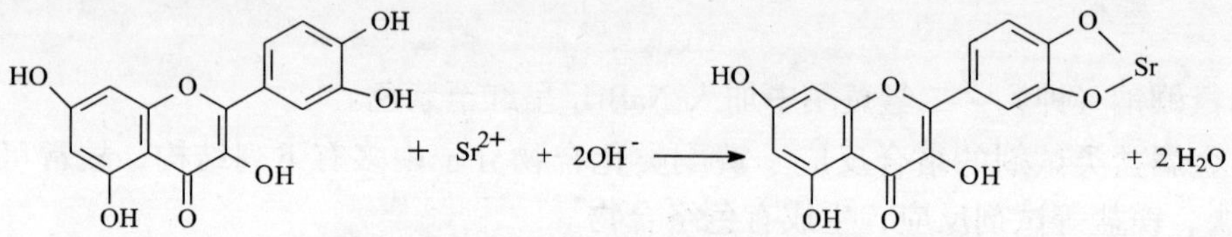

（三）硼酸显色反应　用于鉴别分子中含5－羟基黄酮和2－羟基查耳酮。

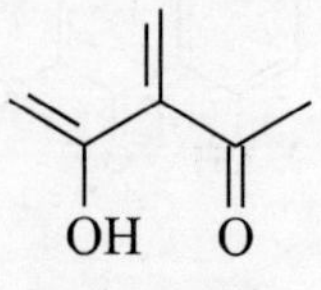

5－羟基黄酮

2－羟基查耳酮

硼酸与这两类黄酮作用形成亮黄色络合物。

（四）碱性显色反应　不同类的黄酮在碱性条件下呈现不同颜色

1．二氢黄酮类与查耳酮呈橙→黄颜色。

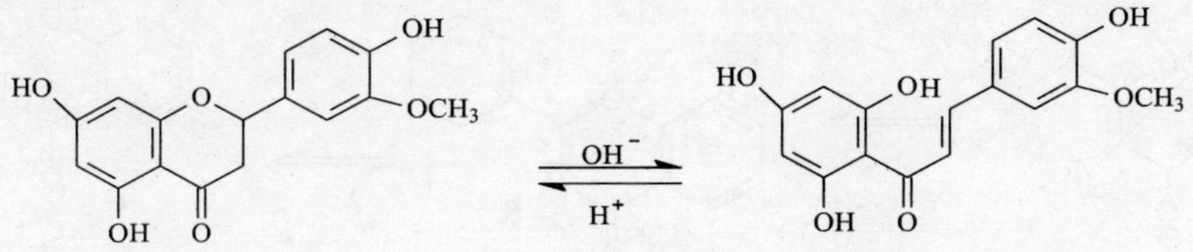

2．黄酮醇呈黄→棕。

3．黄酮类呈黄→深红→棕绿色。

第五节　黄酮化合物的光谱学特征和结构解析

一、紫外光谱

紫外－可见吸收光谱在黄酮化合物的结构鉴定中非常有用，不同类型的黄酮化合物由于分子中共轭体系和羟基的数目、位置和存在形式的不同，使其紫外－可见吸收光谱明显发生变化。常见黄酮化合物的紫外－可见吸收波段范围见表 10－1[16]。

表 10－1　黄酮化合物的紫外－可见吸收波段范围（nm）

黄 酮 类 型	band Ⅱ	band Ⅰ
黄酮类	250～280	310～350
黄酮醇类（3－OH 取代）	250～280	330～360
黄酮醇类（3－OH 自由）	250～280	350～385
异黄酮类	245～275	310～330 肩峰
异黄酮（5－去氧－6，7－双氧化）		如 320 峰
黄烷酮和双氢黄酮类	275～295	300～330 肩峰
查尔酮类	230～270（低强度）	340～390
橙酮类	230～270（低强度）	380～430
花色素和花色素苷	270～280	465～560

（一）典型黄酮化合物的紫外光谱

在甲醇溶液中的紫外光谱

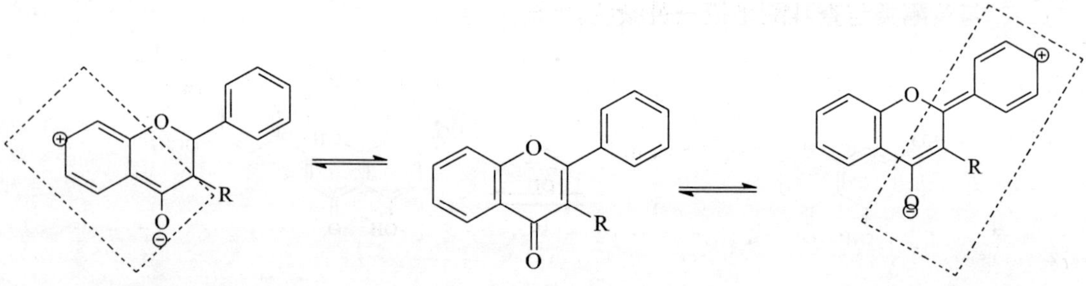

benzoyl
(band Ⅱ, 220~280nm)

cinnamyl
(band Ⅰ, 300~400nm)

(二) 取代基及其位置对典型黄酮化合物的紫外光谱的影响

1. 羟基取代的影响（表 10－2）。

表 10－2 羟基取代位置对紫外光谱的影响

－OH 引入位置	－OH 的位置	band Ⅰ（nm）	band Ⅱ（nm）
C 环	黄酮	294～352	240～280
	黄酮醇	354～387	240～280
A 环	黄酮		250
	7－OH	＋10	252
	5－OH,		262
	5，7－OH		
	5，6，7		274
	5，7，8		281
B 环	3－OH	306，344	
	3，5，7	359	
	3，5，7，4'	367	
	3，5，7，3'，4'	370	
	3，5，7，3'4'，5'	374	

2. 羟基的醚化　甲基化及糖苷化使 band Ⅰ紫移。

3. 羟基的乙酰化　使原羟基的影响消失。

(三) 各种诊断试剂的应用　常用的诊断试剂有 NaOMe、NaOAc、NaOAc/H_3BO_3、$AlCl_3$、$AlCl_3$/HCl，测定样品在甲醇溶液中加入各种诊断试剂后得到的 UV－可见光谱，通过比较来确定黄酮的结构。

1. NaOMe（NaOH）诊断试剂对黄酮及黄酮醇紫外光谱的影响见表 10－3。

表 10-3　NaOMe（NaOH）诊断试剂对黄酮及黄酮醇紫外光谱的影响

黄酮	band Ⅰ（nm）	lgε 强度
4′-OH	+40~65	不减弱或有增强
3-OH（无 4′-OH）	+50~60	减弱
3，4′-OH	光谱不稳定	几分钟消失
3′，4′，3-OH	光谱不稳定	立即消失
5，6，7；5，6，8；3′4′5′	不稳定	

2．NaOAc 诊断试剂对黄酮紫外光谱的影响　主要用于鉴定分子中是否含 7-OH。

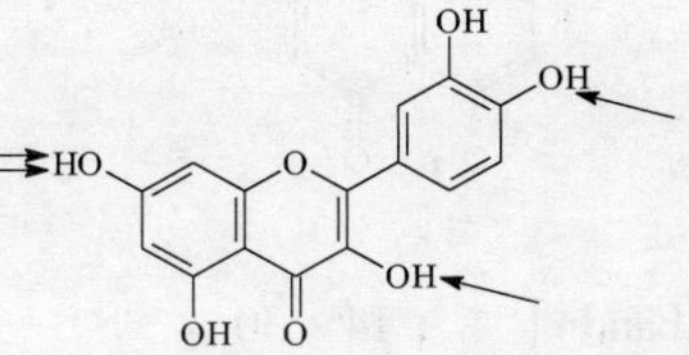

5，7-OH band Ⅱ +8

6，8-OH　　0

3．$AlCl_3$ 和 $AlCl_3$/HCl 对黄酮紫外光谱的影响　主要用于鉴定分子中是含有 3-OH、4-羰基、5-OH、4-羰基还是邻二羟基。

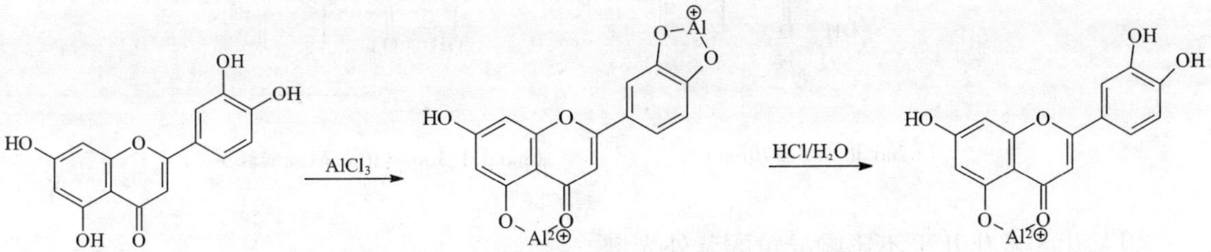

铝络合物的相对稳定性：3-OH（黄酮醇）>5-OH（黄酮）>5-OH（二氢黄酮）>邻二酚 OH>3-OH（二氢黄酮醇）（+20~60）

$AlCl_3$/HCl 谱图 = $AlCl_3$ 谱图　　示结构中无邻二羟基

$AlCl_3$/HCl 谱图 ≠ $AlCl_3$ 谱图　　示结构中可能有邻二羟基

band Ⅰ

紫移 30~40nm　　示 B 环中可能有邻二羟基

紫移 50~60nm　　示 A，B 环中可能有邻二羟基

$AlCl_3$/HCl 谱图 = MeOH 谱图　　示无 3-及/或 5-OH

$AlCl_3$/HCl 谱图 ≠ MeOH 谱图　　示可能有 3-及/或 5-OH

band Ⅰ红移 35～55nm　　示只有 5－OH
红移 60nm　　示只有 3－OH
红移 50～60nm　　示可能同时有 3－及 5－OH
红移 17～20nm　　示除有 5－OH 外尚有 6－含氧取代

4．NaOAc/H_3BO_3 对黄酮紫外光谱的影响　主要用于鉴定分子中是否含有邻二羟基，尤其是 B 环邻二羟基。

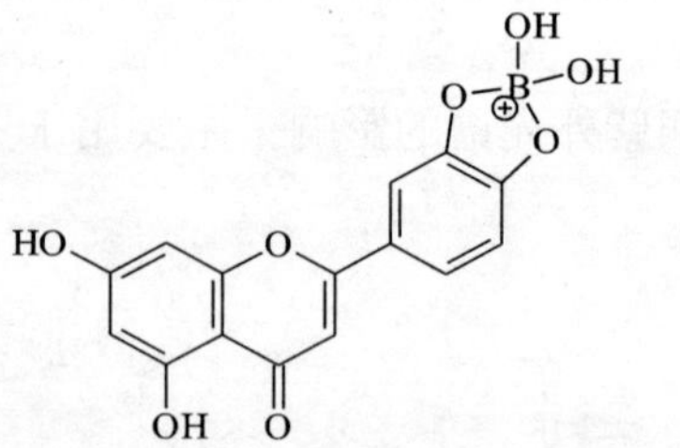

B 环　3'，4'－二羟基　　band Ⅰ　＋14～30
A 环　6，7 或 7，8－二羟基　band Ⅰ　＋5～10

（四）异黄酮紫外光谱

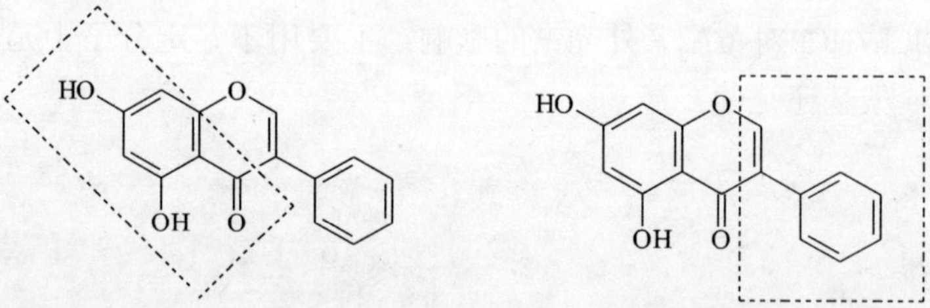

（band Ⅱ,245~270nm）　（band Ⅰ,300~330nm肩或弱峰）

甲基化、甙化几乎不影响异黄酮紫外光谱。

乙酰化使 band Ⅱ蓝移。

二、质谱在黄酮类结构测定中的应用

与其他物理技术相比较，质谱法的主要优点是分析时需要样品量小。随着质谱技术的发展，目前可采用的电离方法有 EI、CI、FAB、FD、ESI、APCI，由于 ESI、APCI 等电离方法的出现，加之与不同质谱分析器（quadroupole，ion trap，electromagnetic analyzers，time of flight and Fouriertransform ion cyclotron resonance）相结合，使得一些难挥发且热不稳定黄酮化合物尤其是黄酮苷类化合物在不需要衍生化情况下就可给出分子量，并给出多级碎片，从而获得更多结构信息。

（一）黄酮类化合物苷元结构解析　大多数黄酮苷元热稳定性较高，可采用 EIMS 测定，在获得其分子量的同时还可根据裂解碎片推测分子中可能存在的结构片段和取代基团，黄酮化合物的裂解规律一般有两种。

1. RDA 裂解（黄酮、二氢黄酮、异黄酮）。

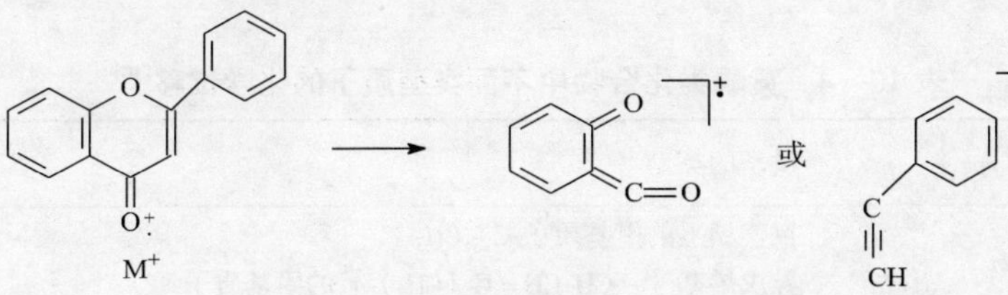

2. 当 A 环和 B 环有取代基时，可根据裂解碎片质量确定取代基所处的环系。

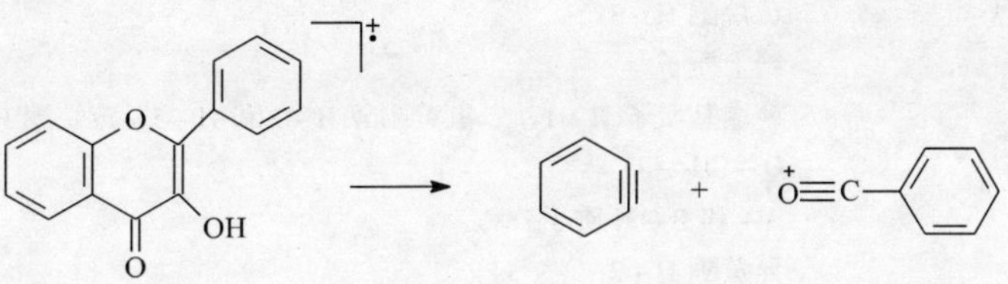

（二）黄酮苷类化合物结构解析　Stobiecki 等人[17] 在总结了质谱应用于黄酮苷类化合物结构解析基础上，提出了质谱技术在这类化合物结构解析的应用策略，见图 10-9。

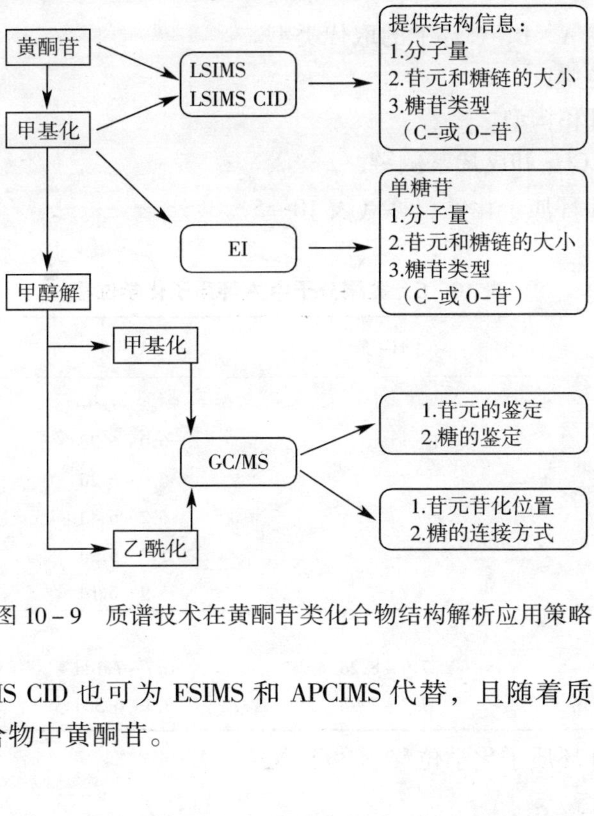

图 10-9　质谱技术在黄酮苷类化合物结构解析应用策略

其中 LSIMS、LSIMS CID 也可为 ESIMS 和 APCIMS 代替，且随着质谱技术的发展，采用 LC-ESIMS 可鉴定混合物中黄酮苷。

三、NMR 在黄酮类结构分析中的应用

(一) ^{1}HNMR 在黄酮类结构分析中的应用

1. 黄酮类结构^{1}HNMR 基本数据（表 10－4）

表 10－4 黄酮类化合物中不同类型质子的化学位移[16]

近似化学位移（ppm）	质子的类型
~1.0	鼠李糖上的甲基质子 C－CH_3
~1.7	异戊烯基［－CH_2CH＝C（CH_3）$_2$］的甲基质子
	其他质子 ~3ppm（CH_2），~5.2ppm（CH＝）
~2.0	乙酰氧基的甲基质子（$OCOCH_3$）
	芳环上的甲基质子（CH_3）
2.0~3.0	黄烷酮 H－3
3.5~4.0	糖上质子
4.2~6.0	糖端基质子 H－1，二氢黄酮醇 H－2 和 H－3，黄烷酮 H－2
~6.0	O－CH_2－O
5.8~8.0	A－和 B－环质子
7.8~8.0	异黄酮 H－2
12.0~14.0	5－OH（DMSO－d_6）

解决的问题：

1）黄酮的类型。

2）含氧取代基在 A，B，C 环上的取代类型。

3）确定甲氧基的数目。

4）确定糖的数目和构型。

5）是否存在 C－CH_3 和戊烯基侧链。

2. 黄酮分子中 A 环质子化学位移（表 10－5）。

表 10－5 黄酮分子中 A 环质子化学位移

化合物	H－5	H－6	H－8
5，7－二羟基黄酮			
黄酮（醇）		6.0~6.2d	6.3~6.5d
异黄酮		6.0~6.2d	6.3~6.5d
7－O苷		6.2~6.4d	6.5~6.9d
二氢黄酮（醇）		5.7~5.9d	5.9~6.1d
7－O－苷		5.9~6.1d	6.1~6.4d
7－羟基黄酮			
黄酮（醇）、异黄酮	7.9~8.2d	6.7~7.1dd	6.7~7.0d
二氢黄酮、二氢黄酮（醇）	7.7~7.9d	6.4~6.5dd	6.3~6.4d

3. 黄酮分子中 B 环质子化学位移

（1）4′-O-取代黄酮　由于4-OR对H-3′，5′屏蔽作用和C-环对H-2′，6′去屏蔽作用，使得H-3′，5′和H-2′，6′质子化学位移明显不同，见表10-6。

表10-6　4′-O-取代黄酮分子中B环质子化学位移

化合物	H-2′，6′	H-3′，5′
二氢黄酮	7.1~7.3d	
二氢黄酮醇	7.2~7.4d	
异黄酮	7.2~7.5d	6.5~7.1d
查耳酮	7.4~7.6d	
橙酮	7.6~7.8d	
黄酮类	7.7~7.9d	
黄酮醇	7.9~8.1d	

（2）3′，4′二氧取代（ABX）（表10-7）。

表10-7　3′，4′二氧取代黄酮分子中B环质子化学位移

化合物	H-2′	H-6′	H-5′
黄酮			
3′，4′-OH	7.2~7.3d	7.3~7.5dd	6.7~7.1d
3′-OH，4′-OMe			
黄酮醇			
3′，4′-OH	7.5~7.7d	7.6~7.9dd	6.7~7.1d
3′-OH，4′-OMe			
黄酮醇（3′-OMe，4′-OH）	7.6~7.8d	7.4~7.6dd	6.7~7.1d
黄酮醇（3′，4′-OH，3-O苄）	7.2~7.5d	7.3~7.7dd	6.7~7.1d

（3）2′，4′二氧取代

H-3′	H-5′	H-6′
6.0~6.6d（J=2Hz）	6.3~6.5dd（J=8，2Hz）	7.0~7.4d（J=8Hz）

（4）3′，4′，5′-三氧取代

2′，6′　6.5~7.5　J=2Hz

4. C环（特征区）

（1）黄酮

H-3：6.3~6.8（s）与6，8-H区别（6，8-H d，J=2Hz）

（2）异黄酮

H-2：7.6~7.8（s）（CCl_4）；7.8~8.1（s）（CDCl3）；8.0~8.7（s）（DMSO）

（3）二氢黄酮

H－2：5.2（q，$J_{trans}\approx 11Hz$，$J_{cis}\approx 5Hz$）

H－3：2.3～2.8（q，1H，J＝17Hz，$J_{trans}\approx 11Hz$）；（q，1H，J＝17Hz，$J_{cis}\approx 5Hz$）

（4）二氢黄酮醇

C－2，C－3都为R构型

H－2：4.9（d，J＝11Hz）

H－3：4.3（d，J＝11Hz）

（5）查耳酮及橙酮类

查耳酮 H－α：6.7～7.4；H－β：7.3～7.7

橙酮＝CH：6.5～6.7

（二）^{13}C－NMR法研究黄酮类化合物的结构

1．黄酮类结构^{13}CNMR基本数据（表10－8）

表10－8 黄酮类化合物不同类型碳的化学位移[16]

碳的类型	通常化学位移范围（ppm）
4－酮糖基，酰基碳	210～170
芳香环和烯烃	
a 被氧化	165～155（*O*/*P* 无含氧取代）
	150～130（*O*/*P* 存在含氧取代）
b 未被氧化	135～125（*O*/*P* 无含氧取代）
	125～90（*O*/*P* 存在含氧取代）
烃	
被氧化（糖等）	83～69（*O*－苷 C－1，～100）
未被氧化（C－2，3 黄烷酮类）	80～40（表儿茶素 C－4，28）
$O-CH_2-O$	100
$O-CH_3$	55～63（60～63 连氧双取代）
$C-\underline{CH_3}$	7～20（与甲基所处位置有关）
$CO\underline{CH_3}$	17～22
异戊烯基 $-CH_2CH=C(CH_3)_2$	21（CH_2），122（CH），131（C），18（CH_3）

解决的问题：

（1）黄酮的类型。

（2）确定碳原子的总数以及母核上含氧碳原子的数和糖基上的碳原子的数。

（3）分辨C－（或O－）连接的糖并确定C－连接的糖的位置。

（4）确定糖与糖之间的连接位置。

2．黄酮类型的确定

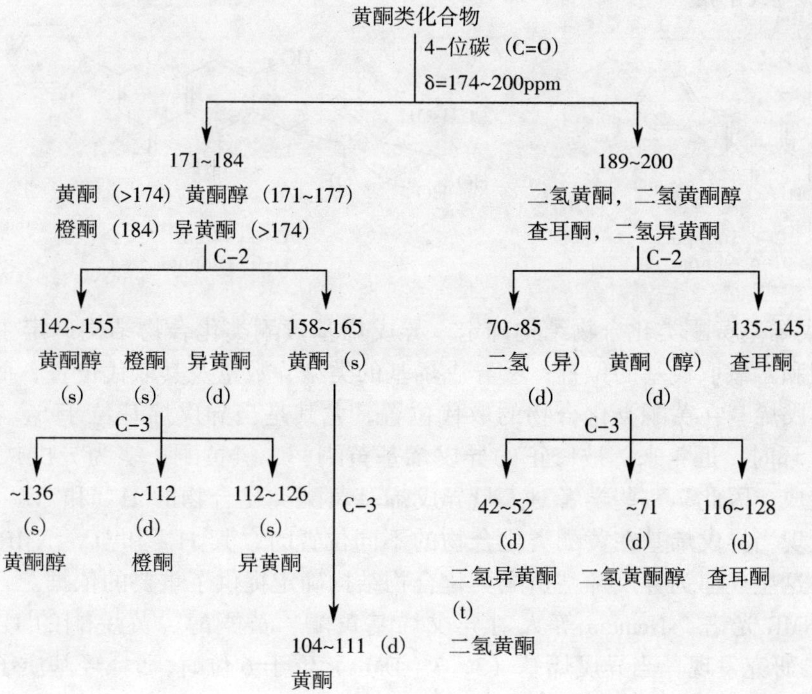

3 含氧取代基数目的确定

＞130ppm

OH，OCH_3 引入将使 ipso－碳原子（α－碳）信号向低场大幅度位移，邻位 β 及对位则向高场位移，间位变化不大（低）。

黄酮 5－OH 引入 A 环 C－4 和 C－2 向低场位移（＋4.5ppm）和（＋0.87ppm），而 C－3 向高场位移（－1.99ppm）；当 C－5 为 OCH_3 时正好相反。

4．5，7－二羟基黄酮中 C－6 及 C－8 信号

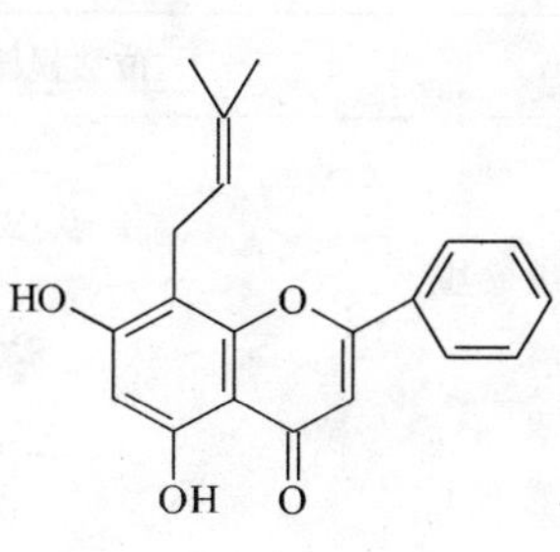

C–6~98ppm

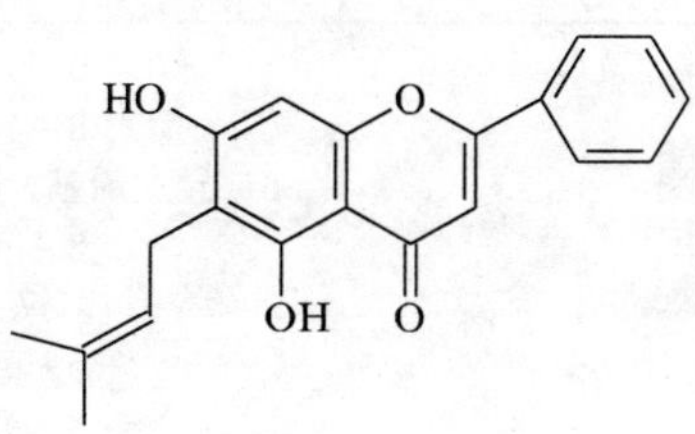

C–8~94ppm

注：C－6，C－8 取代基与 7－OH 成环例外

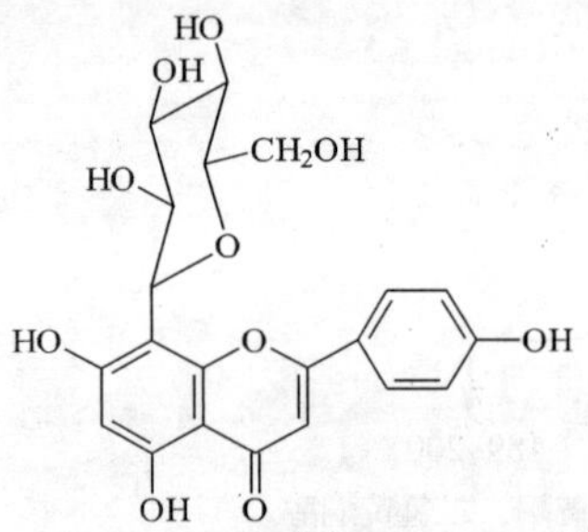

C-8 104ppm
C-6 98ppm

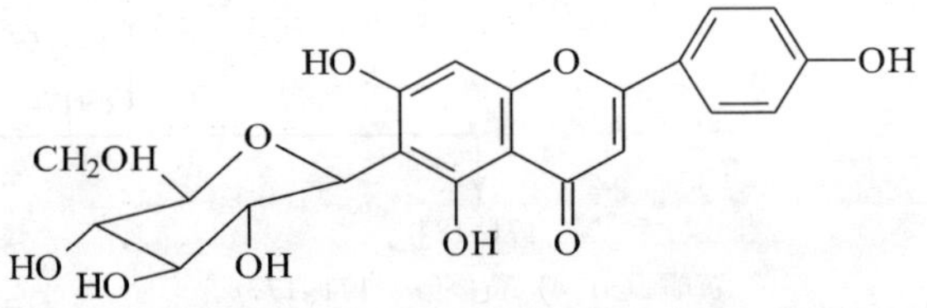

C-8 94ppm
C-6 108ppm

（三）异戊烯基黄酮类化合物结构确定　异戊烯基黄酮类化合物结构确定主要包括：①黄酮结构类型和含氧取代基的位置；②异戊烯基的类型、数量及其取代位置，而其中最棘手的问题就是异戊烯基在黄酮类化合物的取代位置，尤其是当异戊烯基位于5，7－二羟基黄酮类化合物A环时。近年来，被修正的异戊烯基黄酮、二氢黄酮；多为异戊烯基在A环的位置定错而造成。因此，一些学者对大量异戊烯基黄酮类化合物的^{1}H－和^{13}C－NMR光谱进行了研究，发现当异戊烯基在黄酮类化合物的不同位置时，其^{1}H－和^{13}C－NMR光谱呈现一定规律变化，这些规律为异戊烯基黄酮类化合物结构确定提供了重要的依据。

1．^{1}H－NMR光谱　Nomura等人对异戊烯基黄酮、黄酮醇、黄烷酮的^{1}H－NMR光谱（acetone－d_6）研究发现，当异戊烯基（3，3－DMA）位于6位时，5－羟基质子信号比具有同样B和C环，但6位没有异戊烯基（3，3－DMA）的黄酮向低场位移；当异戊烯基（3，3－DMA）位于8位时、黄酮、黄酮醇，黄烷酮比具有同样B和C环，但8位没有异戊烯基（3，3－DMA）的黄酮向高场位移，当异戊烯基（3，3－DMA）位于黄酮、黄酮醇和黄烷酮的B环时，对5－羟基质子信号影响很小。同时发现5－羟基质子信号随着温度增加，略向高场位移，但不随浓度变化而变化。Nomura等人[18]通过对异戊烯基异黄酮的^{1}H－NMR光谱（acetone－d_6）研究也发现有类似的规律，所不同的是，当异戊烯基异黄酮B环取代基不同时对5－羟基质子信号有明显影响。其结果见表10－9。

表10－9　对异戊烯基黄酮类化合物5－羟基质子信号的位移规律（acetone－d_6）

类型	取代基	位移规律（ppm）
黄酮、黄酮醇、黄烷酮	6－异戊烯基	+0.25～0.30
	8－异戊烯基	－0.04～0.10
异黄酮	6－异戊烯基，6，8－二异戊烯基	+0.28
	8－异戊烯基	－0.06
	7－OMe	
	6－异戊烯基	－0.12
	8－异戊烯基	+0.09
	2′－OH	
	3′无取代基	－0.26
	3′－异戊烯基	－0.52
	3′－OH	+0.05
	2′－OH，3′－异戊烯基环化	－0.56

2. ^{13}C - NMR 谱

(1) 3，3 - DMA 在不同位置时亚甲基碳化学位移[19]：戊烯基最常见的为异戊烯基，其在黄酮、黄烷类化合物的取代位置可分为 6 种类型，由于异戊烯基的两邻位取代基不同造成其亚甲基碳化学位移明显不同，因此，常可根据亚甲基碳化学位移大小来判断其所处的位置（图 10 - 10）。

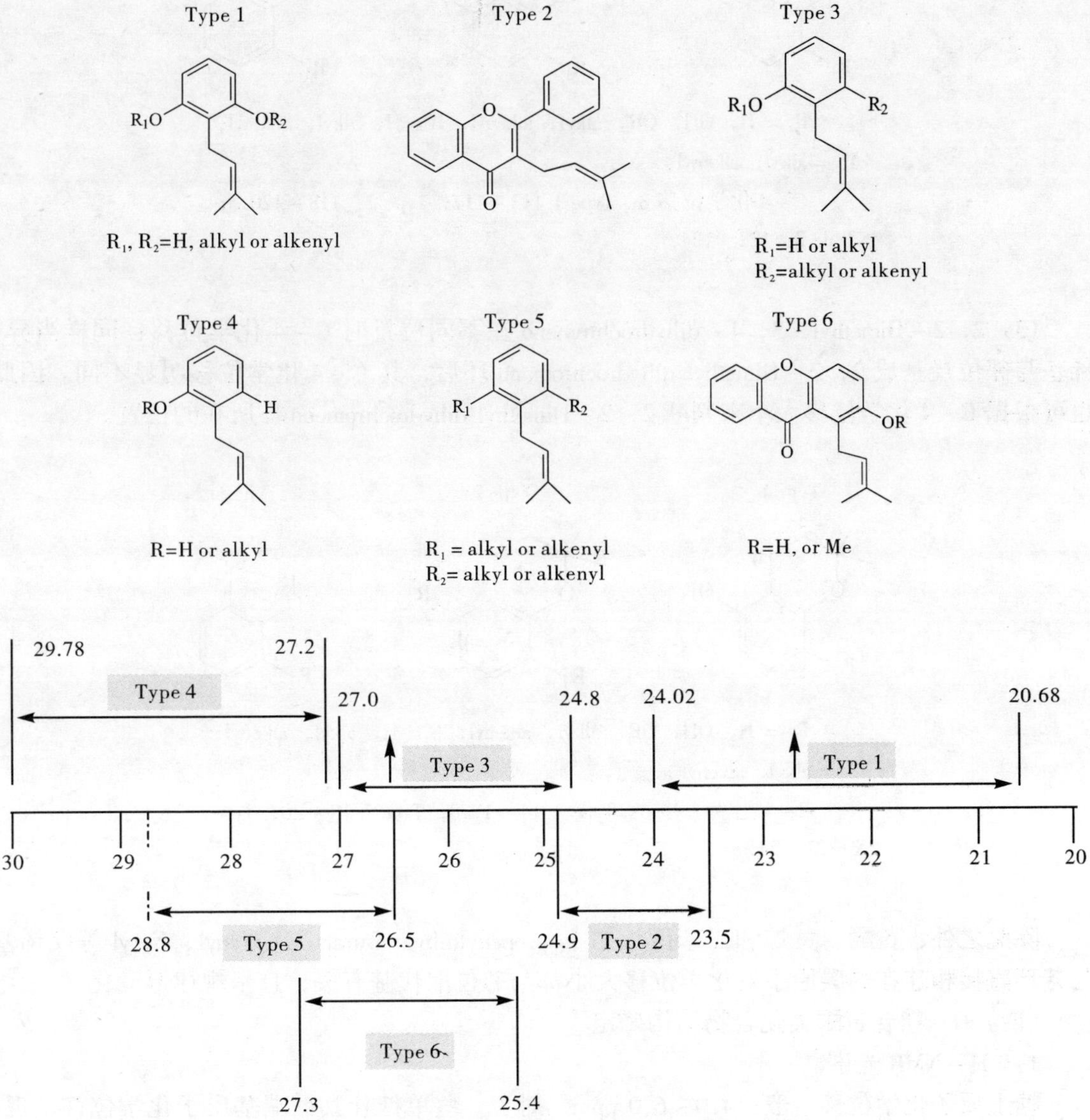

图 10 - 10 3，3 - DMA 在不同位置时亚甲基碳化学位移

(2) 2，2 - Dimethylchromeno 在不同位置时 C - 4 化学位移：不仅异戊烯基的两邻位取代基不同造成其亚甲基碳化学位移明显不同，而且当异戊烯基与邻位羟基成 2，2 - Dimethyl

chromeno 环后，其 C－4 化学位移也明显不同。因此，也可根据 C－4 化学位移大小来判断 2，2－Dimethyl chromeno 环所在的位置。

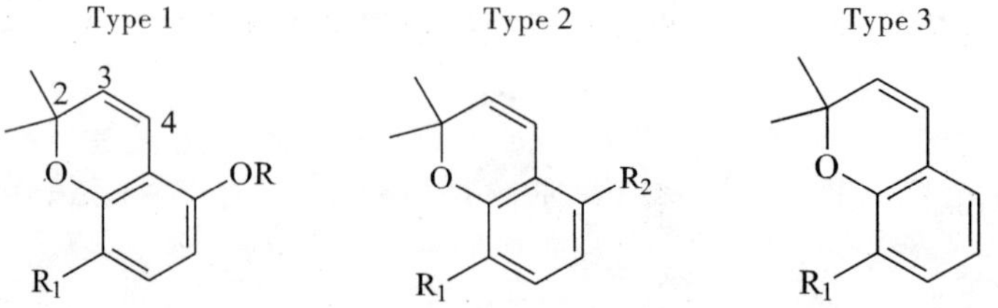

R_1 = H，OH，OR，alkyl，alkenyl；R = H，alkyl，alkenyl；R_2 = alkyl，alkenyl

C－4 化学位移 δ：Type 1 113－117；Type 2：118－120.5；Type 3：122－124.

（3）2，2－Dimethyl－3，4－dihydrochromeno 在不同位置时 C－4 化学位移：同样当异戊烯基与邻位羟基成 2，2－Dimethyl dihydrochromano 环后，其 C－4 化学位移明显不同。因此，也可根据 C－4 化学位移大小来判断 2，2－Dimethyl dihydrochromeno 环所在的位置。

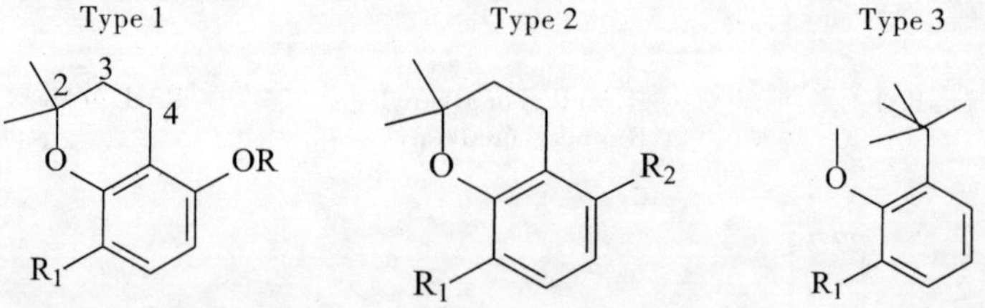

R_1 = H，OH，OR，alkyl，alkenyl；R = H，alkyl，alkenyl；R_2 = alkyl，alkenyl

C－4 化学位移 δ：Type 1 14－17.8；Type 2 18－20；Type 3：21－24.

除此之外，黄酮、黄烷和二苯丙烷中 Isopropenyldihydrofrurano、Geranyl、Neryl 等戊烯基，与芳环直接相连在的碳原子的化学位移大小都与邻位取代基有关，且呈规律形变化。

（四）O－糖苷黄酮类化合物结构确定

1．^{1}H－NMR 光谱

糖上质子化学位移一般：4.0～6.0 ppm，对于一些单糖苷其糖端基质子化学位移呈现一定规律，结果见表 10－10。

表 10 – 10　单糖苷其糖端基质子化学位移（ppm）

化合物	H – 1″（δ）
~ 黄酮醇 – 3 – O	5.7 ~ 6.0
黄酮 7 – O	
4′ – O	4.8 ~ 5.2
5 – O	
黄酮醇 3 – Rha	5.0 ~ 5.1
二氢黄酮醇	
3 – Glu	4.1 ~ 4.3
3 – Rha	4.0 ~ 4.2

2．^{13}C – NMR 谱[20]　黄酮类化合物 7 位、5 位、3 位、3′位、4′位一般具有酚羟基结构，在形成 O – 糖苷后，苷元将产生苷化位移，但由于苷元上成苷的羟基位置以及糖的种类不同，苷化位移幅度也不相同。其^{13}C – NMR 光谱呈现一定规律变化，据此，可判断黄酮类化合物 O – 糖苷中糖的连接位置，确定 O – 糖苷黄酮类化合物结构（表 10 – 11）。但应当强调指出的是 C_3 – OH 糖苷化后，对 C – 2 引起的苷化位移比一般邻位效应要大得多，这说明 C – 2，C – 3 双键与一般芳香系统不同，更具有烯烃的性质。另外 C_7 – OH 与鼠李糖成苷时引起的 C – 7 的苷化位移比一般别的糖大一些，可以通过这一特征与一般糖苷相区别。又 C_5 – OH 糖苷化后，破坏了 C_5 – OH 与 C_4 = O 的氢键缔合，并对整个分子的电子分布产生了很大影响，尤其是对 C 环上的碳原子影响更为明显。由于 C_4 = O 形成氢键的作用消失，C – 2 和 C – 4 很明显的向高场位移，而 C – 3 信号则向低场位移。这一现象正好与氢键缔合时看到的情况相反。因此比较苷和苷元中相应的碳原子的化学位移可以判断糖在苷元上的连接位置。

表 10 – 11　黄酮类化合物^{13}C 谱上的苷化位移

苷化位置	苷元的苷化位移平均值														
	2	3	4	5	6	7	8	9	10	1’	2’	3’	4’	5’	6’
7 – O – 葡萄糖					+ 0.75	– 1.35	+ 1.05		+ 1.7						
7 – O – 鼠李糖					+ 0.75	– 2.35	+ 1.0		+ 1.7						
3 – O – 葡萄糖	+ 9.2	– 2.1	+ 1.6	+ 0.4					+ 1.0	– 0.8	+ 1.1	– 0.3	+ 0.7	– 0.4	+ 1.45
3 – O – 鼠李糖	+ 10.3	– 1.05	+ 1.95	+ 0.6					+ 1.1						
5 – O – 葡萄糖	– 2.8	+ 2.2	– 6.0	– 2.7	+ 4.4	– 3.0	+ 3.2	+ 1.4	+ 4.3	– 1.3	– 1.2	– 0.4	– 0.8	– 1.0	– 1.8
3’ – O – 葡萄糖	– 0.5	+ 0.4									+ 1.6	0	+ 1.4	+ 0.4	+ 3.2
4’ – O – 葡萄糖	+ 0.1	+ 1.0								+ 3.7	+ 0.4	+ 2.0	– 1.2	+ 1.4	0

当黄酮A环C－6，C－7位均存在羟基时，C－7位羟基糖苷化后，其邻对位的碳化学位移仍然向低场位移少许。但与C－6位没有羟基而其他结构相同的黄酮相比，直接相连的碳原子的化学位移向高场的变化很大。

（五）C－糖苷黄酮类化合物结构确定　近年来，由于分离技术的进步，从天然界分离出的黄酮－C－苷数量猛增，除了常见的黄酮－C－苷和黄酮醇－C－苷外，查尔酮－C－苷、双氢黄酮－C－苷、双氢黄酮醇－C－苷等也相继发现。这些黄酮中糖大多以C－C键连接于黄酮的6－，8－位，对其NMR的影响也主要发生于黄酮化合物的A环。

^{13}C NMR是判别C－苷和O－苷的简便而可靠的手段。C－苷的端基碳（C－1″）在δ71～78区域内，除脱氧糖的脱氧碳在高场区外，糖碳峰出现在δ60～82之间。同时苷元的苷化碳向低场位移6～11ppm。而O－苷的端基碳（C－1″）信号则出现在较低场（与芳香碳重叠）δ95～105，苷元的苷化碳只有较小的位移（±2ppm）。

对连有不同吡喃糖6－C和8－C－苷黄酮，C－1″的化学位移大小决定于C－2″－OH的位置，当2″－OH在a键上（如α－L－鼠李糖），C－1″为δ77；当2″－OH在e键上（如α－L－阿拉伯糖、β－D－葡萄糖、β－D－半乳糖等），C－1″为δ～74；对呋喃糖8－C－苷黄酮，C－1″的化学位移在更低场。数据见表10－12。

表10－12　一些8－C－苷芹菜素糖上碳原子的^{13}C NMR数据

C	葡萄糖	鼠李糖	阿拉伯糖	半乳糖	木糖
1″	73.4	77.3	74.4	73.9	74.6
2″	70.9	75.0	68.2	68.5	70.3
3″	78.7	75.5	74.5	75.4	78.5
4″	70.4	72.2	68.9	69.1	70.0
5″	81.9	72.2	71.0	80.5	70.0
6″	61.3	18.1		61.3	

C－6和C－8苷化后，除对苷化碳有6～11ppm的低场位移外，对A环其他碳影响较小。C－8苷化后，仅对C－7有约2ppm的高场位移；C－6苷化后，仅对C－7有约1ppm的高场位移。对5，7－二羟基黄酮C－6苷化后，C－6的化学位移约为δ108，C－8苷化后，C－8的化学位移约为δ103。

^{1}H NMR也可帮助区别O－苷与6－C和8－C－苷，尤其是当糖上有羟基被乙酰化后，通过乙酰基中－CH_3质子的化学位移，不仅可判断是O－苷还是C－苷，还可以用于确定乙酰化的位置。当乙酰基中－CH_3质子为δ～1.70时，乙酰化发生在2″－OH上；当乙酰基中－CH_3质子为δ～1.90时，乙酰化发生在6″－OH上；当乙酰基中－CH_3质子为δ～2.0时，乙酰化发生在其他羟基上。^{1}H NMR谱中，C－6或C－8苷化后，对8－H或6－H影响很小。糖端1″－H一般在δ ～4.7。

（六）黄酮硫酸盐类化合物结构确定　Denis等人[3]对黄酮硫酸盐类化合物的^{13}CNMR谱进行了研究，从中发现硫酸基的连接位置对黄酮上的碳原子的化学位移具有一定影响。由于硫酸基是吸电子基团，会使得与其直接相连的碳原子电子云密度增大，化学位移移向高场。其邻位和对位的碳原子电子云密度减小，化学位移移向低场。与黄酮氧苷类化合物相似，由于双键与芳香系统存在差异，当硫酸基在黄酮 C-3 位碳上时，位于其邻位的 C-2 位碳原子的化学位移移向低场，且化学位移的变化要比硫酸基在其他位置引起的邻位化学位移变化大得多，见表 10-13。

表 10-13　槲皮苷硫酸盐 ^{13}CNMR 谱化学位移变化规律

	3 位（3-硫酸基槲皮素）	7 位（7'，4'-硫酸基槲皮素）	3' 位（3'-硫酸基槲皮素）	4' 位（3，4'-二硫酸基槲皮素）
直接相连碳	-3.3（C-3）	-5.0（C-7）	-4.2（C-3'）	-4.3（C-4'）
邻位	+9.7（C-2）	+2.7（C-6）	+6.9（C-2'）	+3.2（C-3'）
	+2.0（C-4）	+4.0（C-8）	+3.6（C-4'）	+6.0（C-5'）
间位	+1.1（C-10）	-0.8（C-5）	+0.6（C-1'）	+2.0（C-2'）
		-1.2（C-9）	+1.6（C-5'）	+1.6（C-6'）
对位		+2.4（C-10）	+4.9（C-6'）	+4.5（C-1'）

四、黄酮类化合物的立体化学

（一）黄酮类化合物骨架的立体化学　许多黄酮类化合物其骨架本身都拥有不对称的碳原子，这些化合物包括黄烷酮、双氢黄酮醇、查耳酮、紫檀素、鱼藤酮等。实验发现这些化合物的立体化学与其旋光性（589.3，钠-D 光）有关，见表 10-14。

表 10-14　黄酮类化合物的立体化学[16]

化合物	旋光性	立体构型
黄烷酮	-	2S
双氢黄酮醇（反式）	+	2R，3R
表儿茶素（顺式）	-	2R，3R
表儿茶素（顺式）	+	2S，3S
儿茶素（反式）	+	2R，3S
紫檀素（顺式）	-	6αR，11αR
6α-羟基紫檀素（顺式）	-	6αS，11αS
6α-羟基紫檀素（顺式）	+	6αR，11αR

其次还可通过 CD 谱确定黄酮类化合物骨架的立体构型。

（二）异戊烯基黄酮类化合物的立体化学　异戊烯基黄酮类化合物立体化学主要包括：①黄酮骨架的立体化学；②异戊烯基侧链的立体化学；③由于异戊烯基引入而导致的构型和

构象的问题。对多数异戊烯基黄酮类化合物其黄酮骨架的构型并未因引入异戊烯基而改变，因此这里只对异戊烯引入后，由新产生的不对称中心或手性轴的立体化学问题进行讨论。

1．异戊烯基侧链的立体化学　对链状异戊烯基，其侧链的构型主要为侧链中双键的顺反异构和手性碳引起的几何异构，双键的顺反异构常可通过 NOE 或 NOESY 等确定。Tahara 等人[9]曾研究了 6－或 8－异戊烯基，7－O－甲基异黄酮通过真菌代谢所的代谢产物的立体化学，结果见图 10－11。

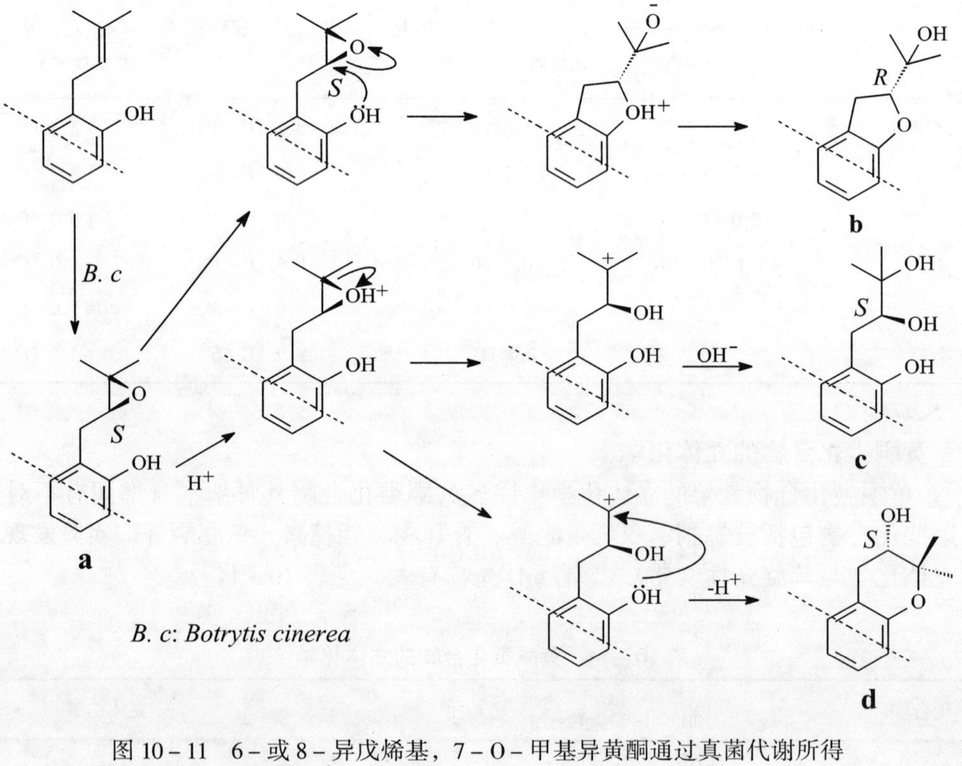

图 10－11　6－或 8－异戊烯基，7－O－甲基异黄酮通过真菌代谢所得代谢产物的立体化学

其中 c 的绝对立体化学可通过将 c 与 OsO_4/吡啶形成络合物后测定其 CD 谱来确定，a 通过将其酸水解得到构型保持的水解产物，再通过与 OsO_4/吡啶形成络合物后测定其 CD 谱来确定，d 的构型则可通过改良的 Mosher 法测定。b 的绝对立体化学测定同 c。

2．Diels－Alder 型加合物的立体化学　当一分子的查尔酮与另一分子带有异戊烯黄酮或其他物质以任一途径形成 Diels－Alder 型加合物时，主要形成两种构型异构体：全反式异构体 a 和顺反式异构体 b（图 10－12）。Nomura 等人[21]对已获得的 Diels－Alder 型加合物的立体化学进行研究，发现全反式异构体 a 的构型为 3″R，4″R，5″S，顺反式异构体 b 的构型为 3″S，4″R，5″S，而且，Diels－Alder 型加合物的构型与比旋光度有密切关系，通常比旋光度为正值是全反式异构体，比旋光度为负值是顺反式异构体。

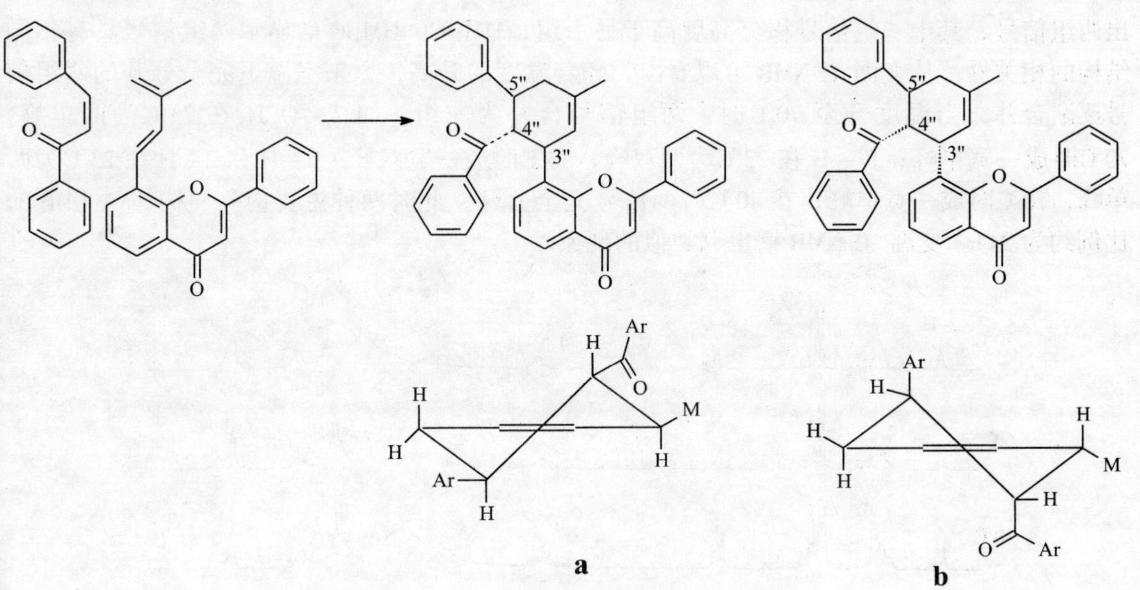

图 10 - 12　Diels - Alder 型加合物的立体化学

（三）阻转异构　化合物在溶液中由于 C - C 单键旋转受阻而造成以两种构象异构体存在的现象称之为阻转异构。在一些 C - 苷异黄酮和异戊烯基异黄酮中发现有阻转异构体的存在。

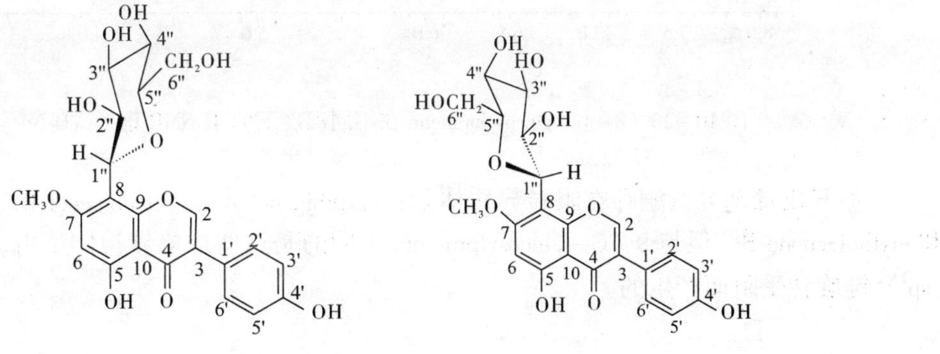

8 - C 苷异黄酮（8 - C - glucosylprunetin）[22]的两种构象异构体是因为 C（sp^3）- C（sp^2）键旋转受阻而产生的构象异构体。对于多数 C（sp^3）- C（sp^2）键旋转其能垒很低，常在较低温度下才能显示出来。但对 8 - C 苷异黄酮，由于 C - 7 和 C - 9 位取代基的存在，使其在室温或略低于室温就可观测到两组信号，即主要有两种异构体的存在。

阻转异构体可通过变温^{1}H NMR 和^{13}C NMR 谱——动态 NMR 进行研究。如在 23℃时，测定 8 – C – glucosylprunetin 的^{1}H NMR（图 10 – 13）和^{13}C NMR 谱（图 10 – 14）发现在室温时给出两组信号，其中一组信号积分高度高于另一组，HMQC、HMBC 谱显示两组信号具有相同结构的相关性。从变温^{1}H NMR 可以看出，随着温度的升高，原来室温下完全分开的两组信号逐渐合并，当温度升至 70℃时，两组信号合并为一组。如 7 – OCH_3 在 23℃为两单峰，70℃时成一宽单峰；1″ – H 在 23℃为两双峰，70℃时成一宽双峰；6 – H 和 2 – H 在 23℃为两单峰，70℃时成一宽单峰；在 40℃时两信号完全分开，此时两种主要构象异构体 A 和 B 的比例约为 2∶1。变温^{13}C NMR 谱也有类似的现象。

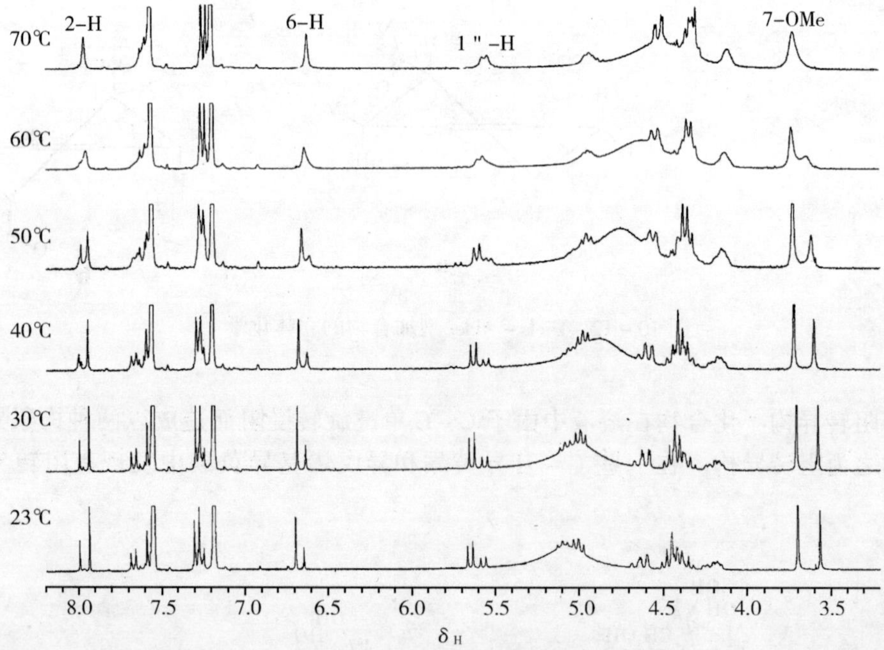

图 10 – 13　8 – C – glucosylprunetin 在不同温度下的^{1}H NMR 谱（C_5D_5N）

一些异戊烯基异黄酮存在阻转异构体如：erythbigenol A 和 erythbigenol B，erythbigenone A 和 erythbigenone B。但与 8 – C – glucosylprunetin 不同的是这些构象异构体是由 C_3（sp^2） – $C_1{'}$（sp^2）键旋转受阻而产生的。

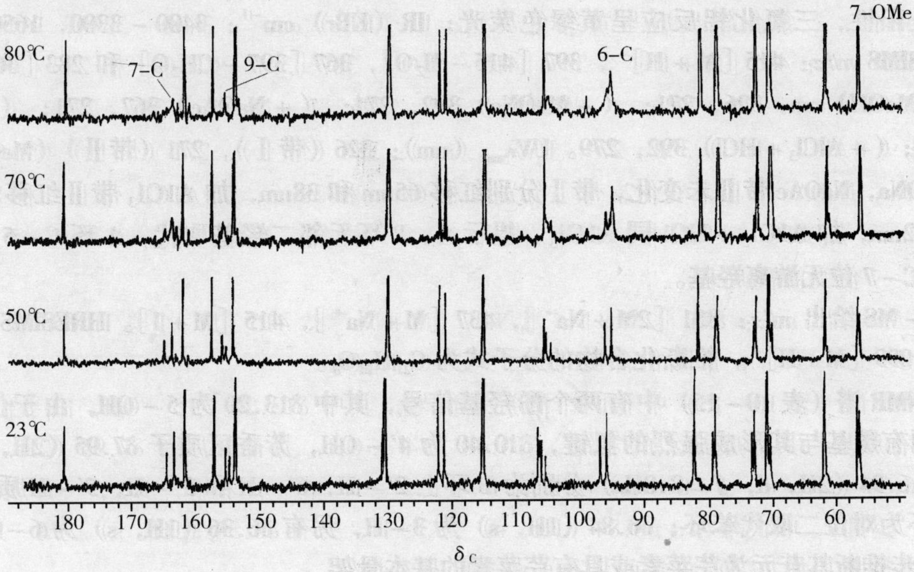

图 10－14　8－C－glucosylprunetin 在不同温度下的^{13}C NMR 谱（DMSO－d_6）

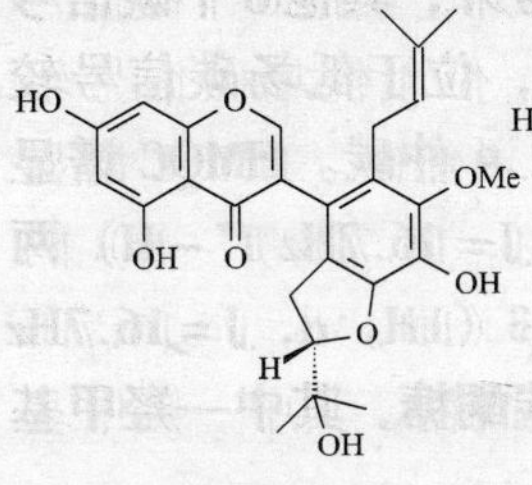

erythbigenol A

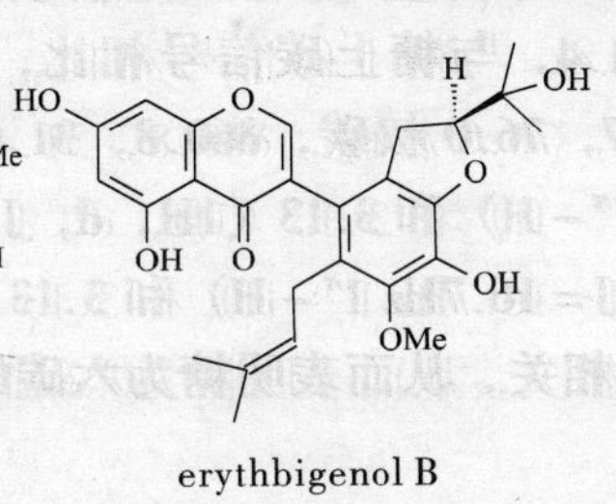

erythbigenol B

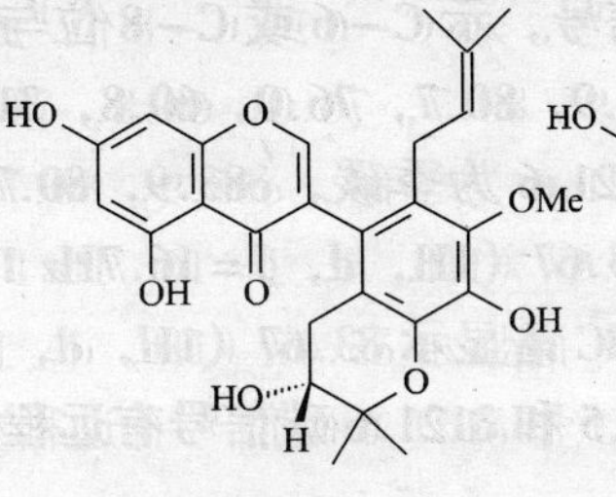

erythbigenone A

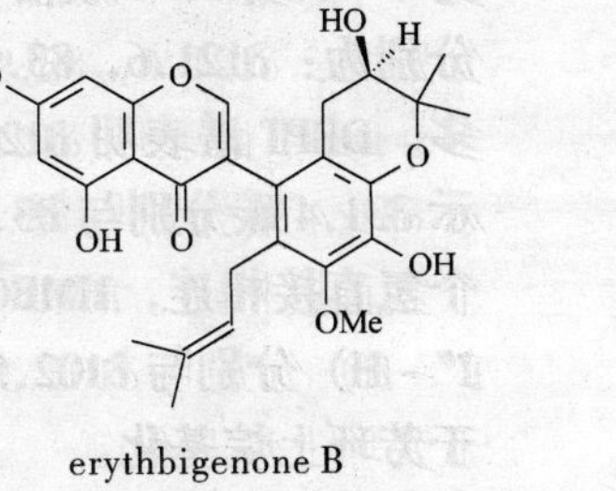

erythbigenone B

五、黄酮类化合物结构综合解析

（一）研究实例 1[23]

从山楂叶（*Crataegus pinnatifida* Bge. var. *major* N. E. Br.）中分得一新黄酮酮糖苷 pinnatifinoside A。

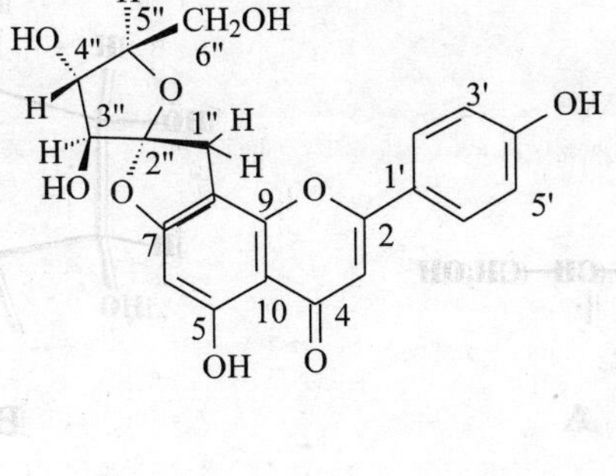

黄色针状晶体（MeOH），mp 185～187℃ $[\alpha]_D^{25}$ +79（MeOH，c 0.24）；与盐酸－镁粉试剂反应呈阳性，三氯化铝反应呈黄绿色荧光；IR（KBr）cm^{-1}：3400－3300，1650，1606，1520；ESIMS *m/z*：415 $[M+H]^+$，397［415－H_2O］，367［397－CH_2O］和 283［367－84］；UVλ_{max}（MeOH）nm：326，271；（+MeONa）392，271；（+NaOAc）367，271；（+$AlCl_3$）392，279；（+$AlCl_3$+HCl）392，279。UVλ_{max}（nm）：326（带Ⅰ），271（带Ⅱ）（MeOH），分别加 MeONa，NaOAc 带Ⅱ未变化，带Ⅰ分别红移 65nm 和 38nm，加 $AlCl_3$ 带Ⅱ红移 8nm，带Ⅰ红移 62nm，加 $AlCl_3$+HCl 同 $AlCl_3$，提示 A、B 环无邻二羟基取代，A 环 C－5 有羟基，C－3 和 C－7 位无游离羟基。

ESI－MS 给出 m/z：851［2M+Na^+］，437［M+Na^+］，415［M+1］。HRESIMS 给出 m/z：415.1099 $[M+H]^+$，推断化合物的分子式为 $C_{21}H_{18}O_9$。

^1H NMR 谱（表 10－15）中有两个酚羟基信号，其中 δ13.20 为 5－OH，由于位于最低场，表明有羰基与其形成强烈的氢键，δ10.40 为 4′－OH，芳香区质子 δ7.95（2H，d，*J*=8.8Hz），6.94（2H，d，*J*=8.8Hz）分别为 B 环上 2′－H，6′－H 和 3′－H，5′－H 质子信号，表明 B 环为对位二取代苯环；δ6.84（1H，s）为 3－H，另有 δ6.36（1H，s）为 6－H 或 8－H，可初步推断其苷元为芹菜素或具有芹菜素的基本骨架。

^{13}C NMR 谱（表 10－15）中苷元碳信号非常接近牡荆素的数据，只有 C－6、C－7、C－9 有变化，其中，C－6 和 C－9 向高场位移约 4.0ppm，C－7 向低场位移约 1.0ppm。δ102.5 为 C－6 或 C－8 碳信号，示 C－6 或 C－8 位与烷基相连。除苷元碳信号外，其他 6 个碳信号分别为：δ121.6，83.9，80.7，76.0，60.8，31.4，与糖上碳信号相比，位于低场碳信号较多。DEPT 谱表明 δ121.6 为季碳，δ83.9，80.7，76.0 叔碳，δ60.8，31.4 仲碳。HMQC 谱显示 δ31.4 碳分别与 δ3.67（1H，d，J=16.7Hz 1″－H）和 3.13（1H，d，J=16.7Hz 1″－H）两个氢直接相连，HMBC 谱显示 δ3.67（1H，d，J=16.7Hz 1″－H）和 3.13（1H，d，J=16.7Hz 1″－H）分别与 δ102.5 和 δ121.6 碳信号有远程相关，从而表明糖为六碳酮糖，其中一羟甲基于芳环上烷基化。

$^1H-^1H$COSY 谱显示出 δ3.83（1H，m）（4″－H）的质子分别与 δ4.16（1H，t），3.88（1H，m）的质子相关，并与同碳羟基质子 δ5.50（1H，d）的质子相关，同样 δ4.16（1H，t）的质子与 δ5.94（1H，d）的羟基质子相关，δ3.88（1H，m）的质子与 δ3.45（2H，m）（6″－H）的质子相关，结合 HMQC 谱的解析，推测该化合物结构中含有结构片段 A。

在 HMBC 谱中，δ121.6 碳信号分别与 δ4.16（1H，t）的质子和 δ3.88（1H，m）的质子有远程相关，进一步确定结构中存在片段 A，且以一呋喃环形式存在，如片段 B。

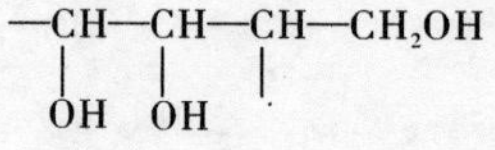

A

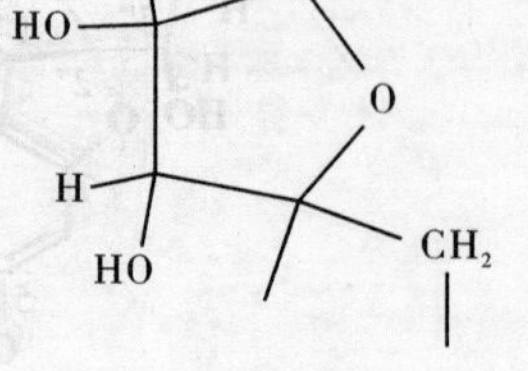

B

ROESY 谱显示 δ4.16（1H，t）的质子与 δ3.88（1H，m）的质子相关，δ3.88（1H，m）的质子与 δ3.45（2H，m）的质子相关，可确定糖部分的相对构型类似于 *α* - *D* - 呋喃果糖构型。由于 δ121.6 季碳位于较低场，为双含氧五元螺环的连接碳，C - 7 无游离酚羟基，提示 δ121.6 季碳与 C - 7 位上氧原子相连。根据以上数据，化合物（1）推导出两种结构即 Structure 1 和 Structure 2。

HMBC 谱显示 δ151.3（C - 9）与 δ3.67（1H，d，J = 16.7Hz 1″ - H）和 3.13（1H，d，J = 16.7Hz 1″ - H）的质子有远程相关，说明亚甲基连在 C - 8 位而不是 C - 6 位。从而可确定化合物为 Structure 1 所示化合物。此化合物为新化合物。命名为 pinnatifinoside A。

Structure 1

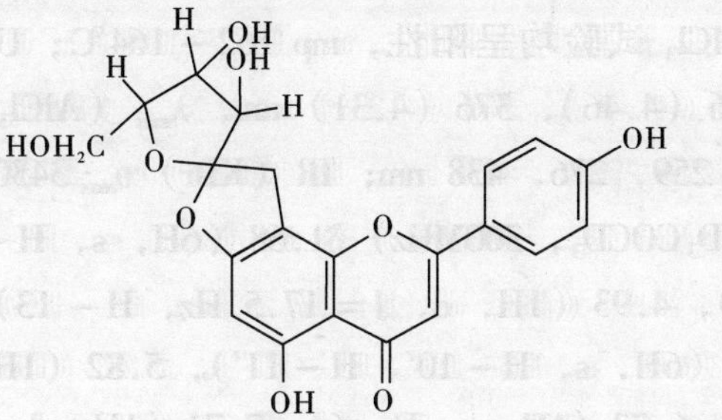

Structure 2

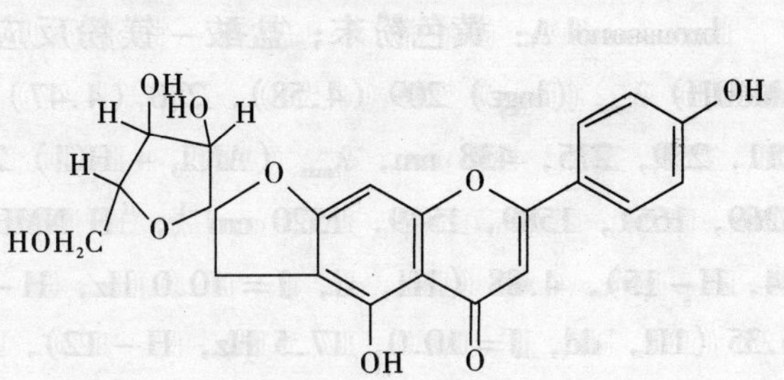

表 10 - 15　pinnatifinoside A 的 NMR 数据

C	δ_C	δ_H（Hz）	HMBC
2	163.5		
3	102.7	6.84s	C - 2，C - 4，C - 10，C - 1′
4	181.9		
5	161.7	13.20s（OH）	
6	93.8	6.36s	C - 5，C - 7，C - 8，C - 10
7	163.3		
8	102.5		
9	151.5		
10	104.2		
1′	120.9		
2′	128.4	7.95d（8.8）	C - 1′，C - 4′，C - 5′
3′	115.9	6.94d（8.8）	C - 4′，C - 5′
4′	161.2	10.40s（OH）	
5′	115.9	6.94d（8.8）	C - 3′，C - 4′
6	128.4	7.95d（8.8）	C - 1′，C - 2′，C - 4′
1″	31.4	3.67d（16.7），3.13d（16.7）	C - 8，C - 9，C - 7，C - 2″，C - 3″
2″	121.6		
3″	80.7	4.16t，5.94d（OH）	C″ - 1，C - 2″，C - 4″
4″	76.0	3.83m，5.50d（OH）	C - 3″，C - 5″
5″	83.9	3.88m	C - 2″，C - 4″，C - 6″
6″	60.8	~3.45m，4.85t（OH）	C - 5″，C - 4″

（二）研究实例 2[24]

从葡蟠（*Broussonetia kazinoki* Sieb）中分得一新异戊烯基黄酮：

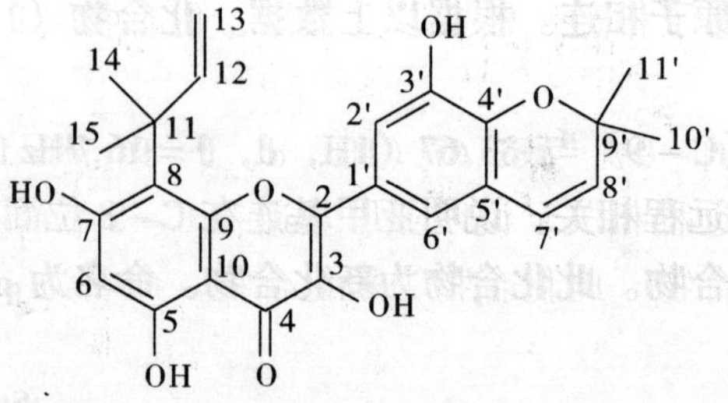

broussonol A：黄色粉末；盐酸－镁粉反应，$AlCl_3$ 试验均呈阳性，mp 162～164℃；UV（MeOH）λ_{max}（logε）209（4.58），250（4.47），266（4.46），376（4.31）nm，λ_{max}（$AlCl_3$）211，259，275，438 nm，λ_{max}（$AlCl_3$ + HCl）212，259，276，438 nm；IR（KBr）υ_{max} 3430，3269，1651，1589，1549，1520 cm^{-1}；^1H NMR（CD_3COCD_3，300MHz）δ1.68（6H，s，H－14，H－15），4.88（1H，d，J = 10.0 Hz，H－13），4.93（1H，d，J = 17.5 Hz，H－13），6.35（1H，dd，J = 10.0，17.5 Hz，H－12），1.46（6H，s，H－10′，H－11′），5.82（1H，d，J = 9.6 Hz，H－8′），6.47（1H，d，J = 9.6 Hz），6.33（1H，s，H－6），7.71（1H，d，J = 2.1 Hz，H－2′），7.51（1H，d，J = 2.1 Hz，H－6′），12.52（1H，s，5－OH），9.37（1H，s，7－OH），7.80（2H，s，3，3′－OH）；^{13}C NMR（CD_3COCD_3，300MHz）δ147.4（C－2），136.6（C－3），176.7（C－4），160.1（C－5），100.3（C－6），163.4（C－7），111.8（C－8），156.2（C－9），105.1（C－10），41.8（C－11），150.9（C－12），109.6（C－13），30.4（C－14），30.4（C－15），124.2（C－1′），116.9（C－2′），146.0（C－3′），142.7（C－4′），122.0（C－5′），118.9（C－6′），122.6（C－7′），132.2（C－8′），78.0（C－9′），28.1（C－10′），28.1（C－11′）；EIMS *m/z* 436［M］$^+$（75），421（100），393（7），353（18）；HREIMS m/*z* 436.1546（calcd 436.1522）。

IR（KBr）υ_{max}3430（br），3269（sh），1651，1589 和 1509 cm^{-1}，显示羟基、共轭羰基及芳环的吸收峰；紫外光谱显示黄酮化合物的特征吸收带，UVλ_{max}（nm）：250，266（band Ⅱ），37（band Ⅰ）nm，加 $A1C1_3$ 带Ⅰ红移 62 nm，加 $A1C1_3$ + HC1 同 $A1C1_3$，提示 A，B 环无邻二羟基取代，C－3 和 C－5 有羟基。化合物为不含邻二羟基的黄酮醇。

高分辨质谱 HREIMS 显示分子离子峰 m/*z*：436.1546［M］$^+$，确定分子式为 $C_{25}H_24O_7$。EIMS 给出分子离子峰 m/*z*：436［M］$^+$，并给出一些重要的碎片 m/*z*：421［M^+ － CH_3］和 353［M^+ － CH_3 － C_5H_8］。

^1H NMR 中存在两个异戊烯基，其中 δ1.68（6H，s，2 CH_3），4，88（1H，d，J = 10.0 Hz），4.93（1H，d，J = 17.5 Hz）和 6.35（1H，dd，J = 10.0，17.5 Hz）为 1，1－二甲基烯丙基，δ1.46（6H，s，2 CH_3），5.82（1H，d，J = 9.6 Hz）和 6.47（1H，d，J = 9.6 Hz）提示分子中含有 2，2－二甲基吡喃环。另外还有四个酚羟基信号，其中 δ12.52 为 5－OH，由于位于低场，表明有羰基与其形成强烈的氢键，δ9.37 为 7－OH，δ7.80 为 3，3′－OH；三个

芳香质子 δ6.33（1H，s，H－6），7.71（1H，d，J＝2.1 Hz，H－2′）和 7.51（1H，d，J＝2.1 Hz，H－6′）。

^{13}C NMR 谱显示 25 个碳信号，提示含有一个黄酮苷元和二个异戊烯基，其中，苷元中 C－2～C－10 碳信号与 8－异戊烯基－5，7－二羟基黄酮醇相应碳信号一致，表明化合物为一 C－8 被取代的 5，7－二羟基黄酮醇，且于 A 环的 C－8 位存在 1，1－二甲基烯丙基，这一点也由 HMBC 实验证实。在 HMBC 谱中，δ111.8（C－8）季碳信号与 δ1.68（6H，s，$2CH_3$）氢信号相关。同时，另外一个羟基和 2，2－二甲基吡喃环在 B 环取代位置也由 HMBC 谱和 ^{1}H NMR 谱确定，^{1}H NMR 谱中，δ7.71（1H，d，J＝2.1 Hz，H－2′）和 7.51（1H，d，J＝2.1 Hz，H－6′）存在两个间位偶合质子，在 HMBC 谱中，δ142.7 的 C－4″与 δ7.71（1H，d，J＝2.1 Hz，H－2′），和 7.51（1H，d，J＝2.1 Hz，H－6′）的两个间位偶合质子同时相关，也与 2，2－二甲基吡喃环上 δ6.47（1H，d，J＝9.6 Hz，H－7′）质子相关，说明一个羟基和 2，2－二甲基吡喃环位于 B 环 C－3′，4′和 5′位置，且为 3′，4′含氧取代。

第六节　黄酮类化合物的合成

经典的化学合成方法主要有两条路线，即查耳酮路线和 β－丙二酮路线。近年来，许多新技术、新方法在黄酮化合物合成得到广泛应用，如改进的 Baker－Venkataraman 法、催化羰基化等方法在构建黄酮骨架中得到了巧妙的使用，本章中将介绍近年来出现的黄酮化合物的合成新方法。

一、查尔酮的合成

查尔酮可作为合成各类黄酮类的中间体，因此，查尔酮合成是合成黄酮的重要环节。合成查尔酮时，一般是将具有欲合成查尔酮 A 环结构的苯乙酮衍生物与具有 B 环结构的苯甲醛衍生物在强碱条件下醛酮缩合，或在强酸条件下缩合而成，其中以 50%～60% KOH 或 NaOH 催化，在 0～20℃缩合较常用，但在酸、碱条件下可使查尔酮进一步闭环生成相应的双氢黄酮或者二者的混合物。Krohn K．等[25]研究合成了不同的饱和度的查尔酮，首先采用麦克尔加成反应在黄酮的 A 环上进行了选择性的取代，再发生羟醛综合反应，可得到所需的不同饱和度的查尔酮（图 10－15）。

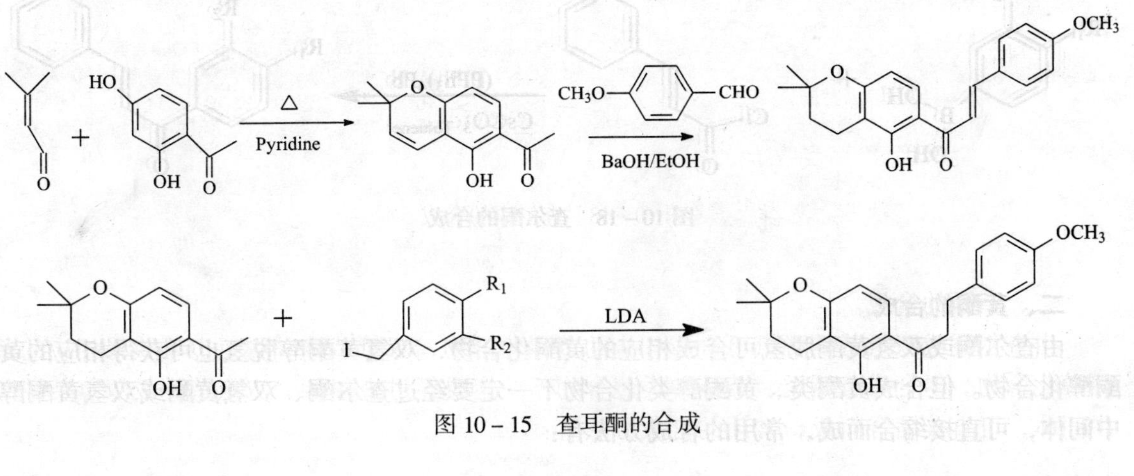

图 10－15　查耳酮的合成

Bianco A. 等[26]用α，β-不饱和酮和芳基碘化物发生偶合即 Heck 反应，简便快捷的得到查尔酮，两步反应均为 F-C 反应，该反应具有很高的选择性和不错的收率（图 10-16）。

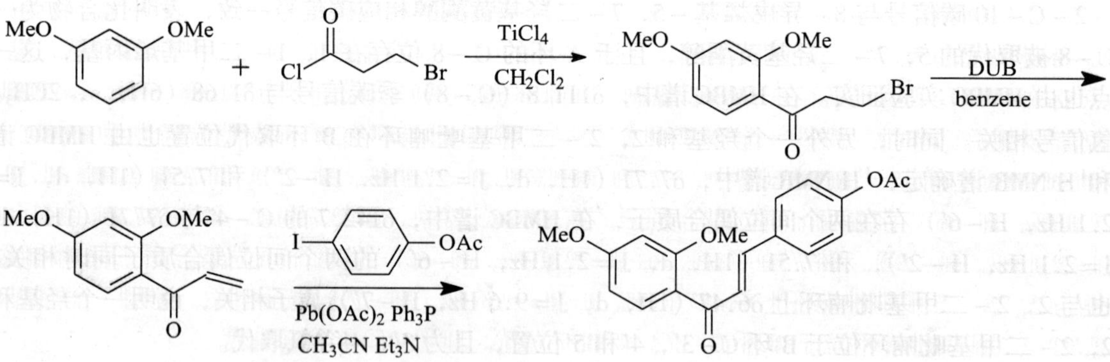

图 10-16 查尔酮的合成

Briot A. 等[27]在采用 Heck 反应合成查耳酮类化合物时，发现用 3%的 Pd（OAc）$_2$ 和 Cs_2CO_3 的 CH_3CN 溶液作为反应条件能使二氢查耳酮的收率大大提高（图 10-17）。

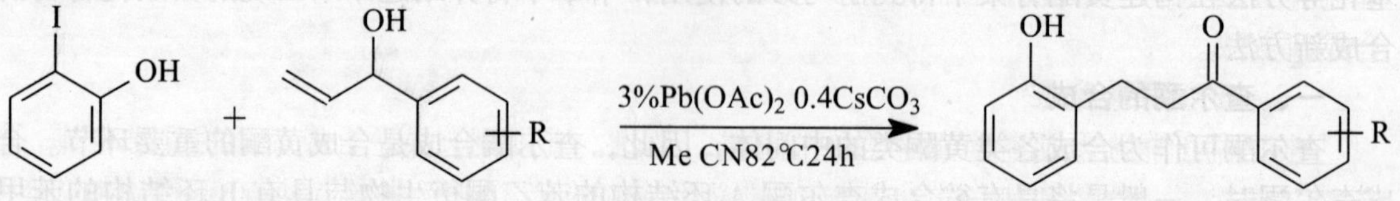

图 10-17 查尔酮的合成

Eddarir S. 等[28]人采用 Suzuki 反应肉桂酰氯和苯基硼酸在（PPh_3）$_4$Pd（0）和 Cs_2CO_3，甲苯的条件下快速简便的合成了查耳酮，产物收率都能达到 80%以上（图 10-18）。

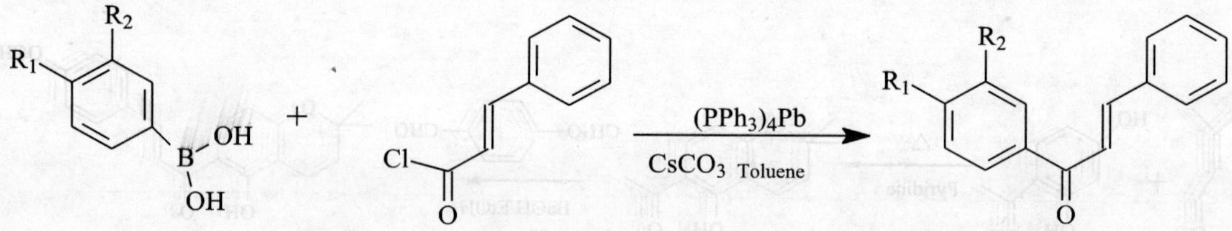

图 10-18 查尔酮的合成

二、黄酮的合成

由查尔酮或双氢黄酮脱氢可合成相应的黄酮化合物，双氢黄酮醇脱氢也可获得相应的黄酮醇化合物。但合成黄酮类、黄酮醇类化合物不一定要经过查尔酮、双氢黄酮或双氢黄酮醇中间体，可直接缩合而成，常用的合成方法有：

1．Baker－Venkataraman 法　Baker－Venkataraman 法是一种被广泛采用的合成黄酮化合物的方法。在该方法中，一般是将 2－羟基苯乙酮与芳甲酰氯在吡啶作用下形成酯，所得酯再用碱处理发生分子内的克莱森缩合反应，形成 β－丙二酮化合物，最后再经酸催化闭环生成黄酮化合物。在此基础上人们不断对其条件进行了研究，使得酯化和重排两步反应同时进行。

Jeffrey J．A．等[29]在合成 5－甲氧基黄酮时，对传统的 Baker－Venkataraman 法进了改进，使酯化和重排反应同步进行，避免了在苯甲酰化和分子内克莱森缩合反应物中目的产物分离复杂化。先将 2－羟基－6－甲氧基苯乙酮用叔丁醇钾处理成酚的钾盐，然后用苯甲酰氯酯化后直接向反应混合物中加入叔丁醇钾，得重排产物 β－丙二酮，最后在酸催化闭环得甲氧基黄酮（图 10－19）。

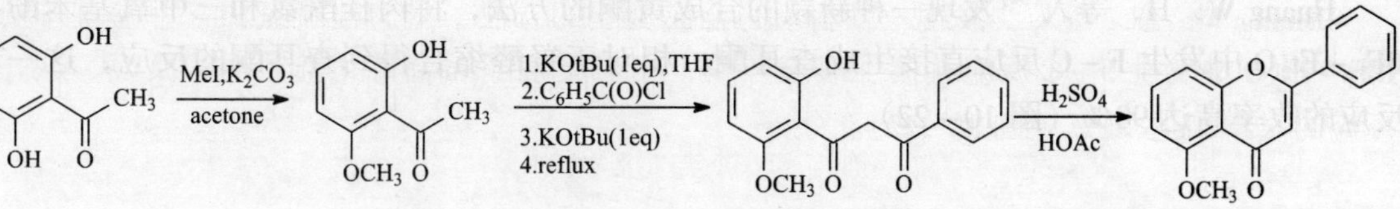

图 10－19　黄酮的合成 1

为了保护合成中 A 环含羟基的结构，Cushman M．等[30]报道了一种合成黄酮的新方法。其关键步骤是使用足量的六甲基二硅胺锂（LiHMDS）处理邻羟基苯乙酮，然后用芳酰氯反应得到 β－丙二酮型化合物，最后在酸性条件下闭环得黄酮化合物。该方法避免了 O－芳酰基化中间体的合成，收率高且无副产物（图 10－20）。Riva C．等[31]合成了 2，8－二取代的黄酮化合物，其反应也经历了类似 Baker－Venkataraman 法的过程，即先酯化再重排，只是最后一步是在碱性条件下关环。

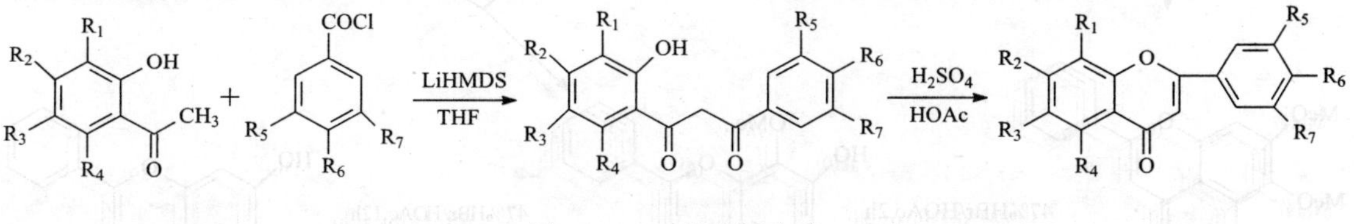

图 10－20　黄酮的合成

2．其他合成黄酮方法　在催化剂作用下，用一氧化碳和端基炔使邻卤代酚直接羰基化环合制备黄酮化合物。Kalinin V．N．等[32]报道了邻碘代酚与端基炔化合物在二级胺存在及钯催化下，用一氧化碳直接羰基化环合的方法合成黄酮化合物。用二级胺兼作溶剂和碱时效果最好，该方法虽然简单，但是容易产生副产物（图 10－21）。

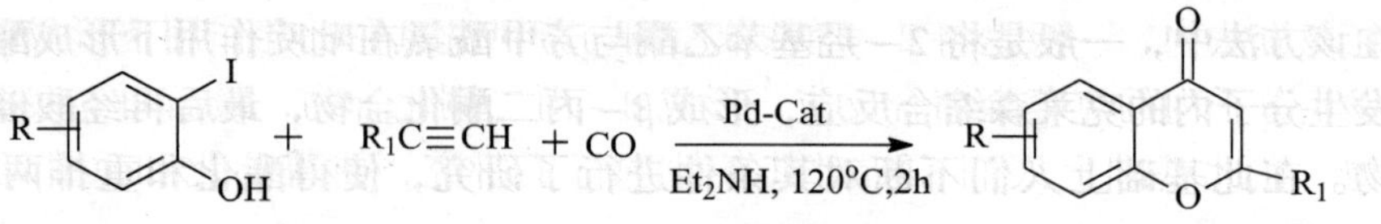

图 10-21 黄酮的合成

Miao H. 等[33]改用 $PdCl_2(PPh_3)_2$ - Thiourea - Dppp（1:1:1）为催化剂，在一氧化碳的环境下进行邻碘代酚与端基炔的羰基化闭环反应，有较高的收率 50% ~ 70%。但仍然有副产物噢呀生成，而且即使长时间反应也会有原料的剩余。当把邻碘代酚的酚羟基乙酰化后，收率为 70% ~ 92%。

Huang W. H. 等人[34]发现一种新颖的合成黄酮的方法，将肉桂酰氯和三甲氧基苯酚在 BF_3-Et_2O 中发生 F-C 反应直接生成查耳酮，相对于羟醛缩合得到查耳酮的反应，这一步反应的收率高达 90%（图 10-22）。

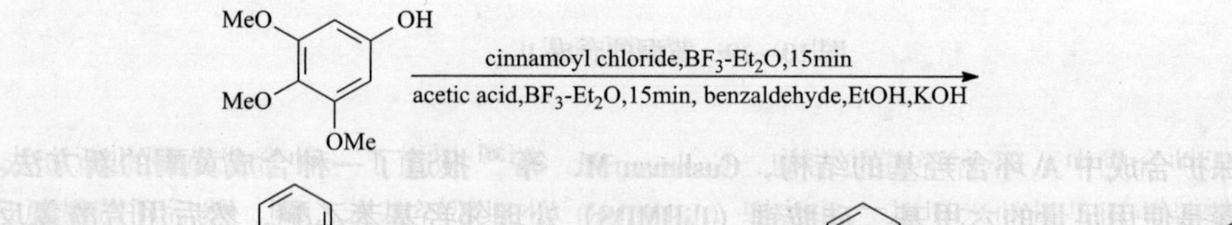

图 10-22 黄酮的合成

三、异黄酮的合成

异黄酮合成方法很多，主要有三种常用的合成路线：脱氧安息香的甲酰化，查尔酮和黄烷酮的氧化重排和芳基化后成闭合成环。

1．脱氧安息香的甲酰化　该方法获得异黄酮是将 A 环上 C－6，C－7 位有甲氧基的苯和 C 环上有不同取代脱氧安息香闭合关环，1，2，4－三甲氧基苯和苯乙酸类化合物在聚合磷酸的催化下能得到 α 构型的安息香[35]（图 10－23）。

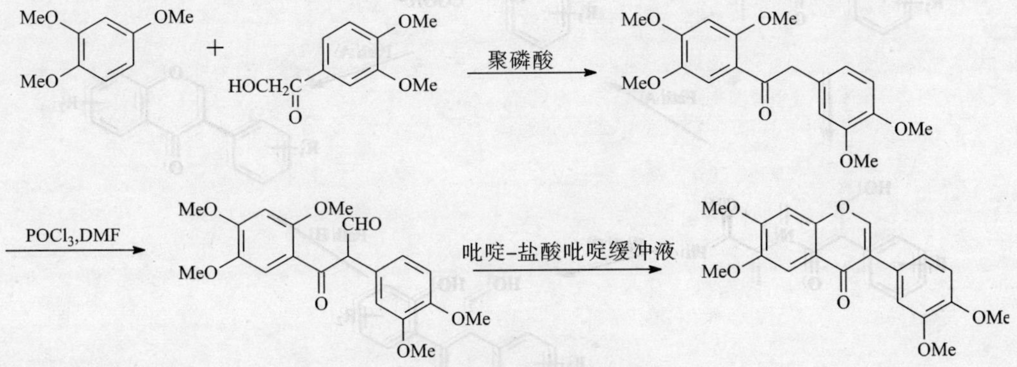

图 10－23　异黄酮的合成 1

2．查尔酮和黄烷酮的氧化重排[35]　查耳酮类和黄烷酮类的氧化重排也能得到异黄酮，许多异黄酮化合物也是这样得到的。合成查耳酮的方法如同前面所说是由苯乙酮和芳香醛的羟醛缩合等方法获得的，用查耳酮和黄烷酮的氧化重排比上一种方法更适应合成有复杂的取代基的黄酮（图 10－24）。

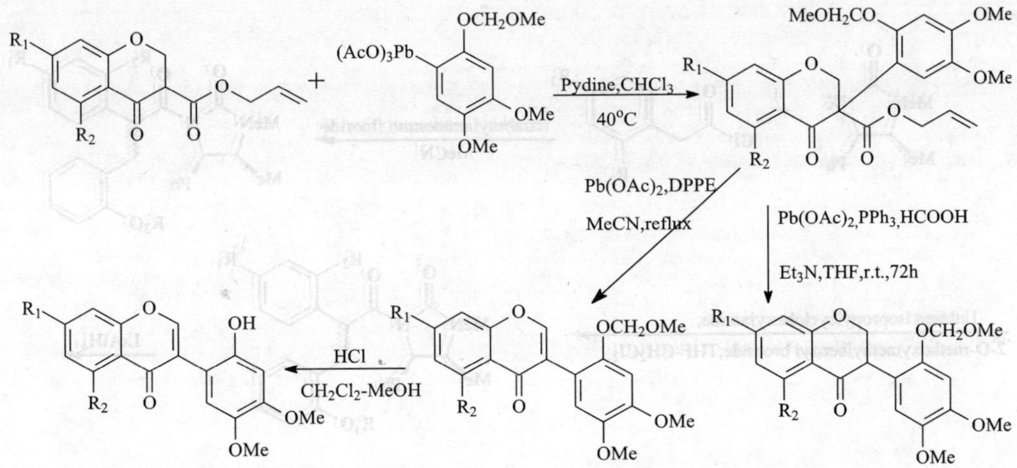

图 10－24　异黄酮的合成

3．芳基化闭合成环　Vicario J．L．等[36]发现了一种快速便捷的不对称合成方法。用酰胺类的芳香化合物获得异黄酮，根据最后闭环时的倒数第二个目标化合物的不同，分为两种途径 Path A：生成了芳基醚再进行 F－C 反应获得异黄酮；Path B：生成了苯酚类最后成醚键得到异黄酮（图 10－25）。

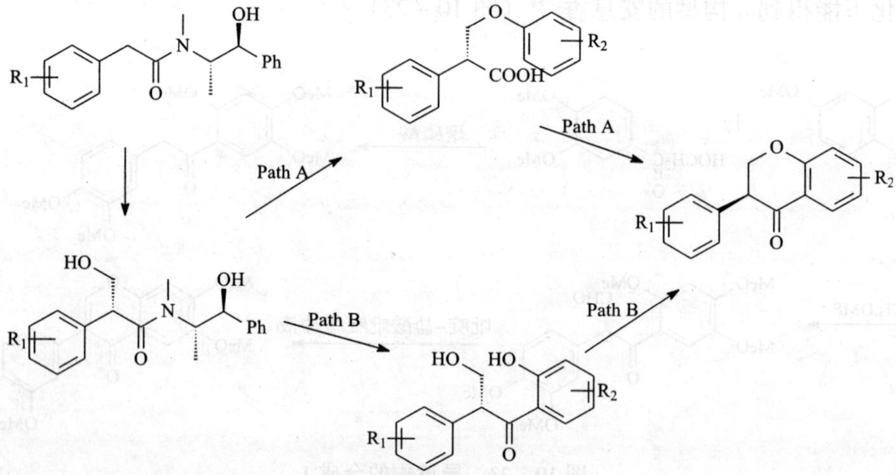

图 10－25 异黄酮的合成

四、其他黄酮的合成

异黄烷合成一般是采用异黄酮的催化加氢，在使用液氨和金属锂作还原剂时会导致二甲基色原酮的裂解，产生副产物。Versteeg 等[35]采用咪唑酮和苯乙酰氯反应极大的提高了立体选择性降低副产物的生成（图 10－26）。

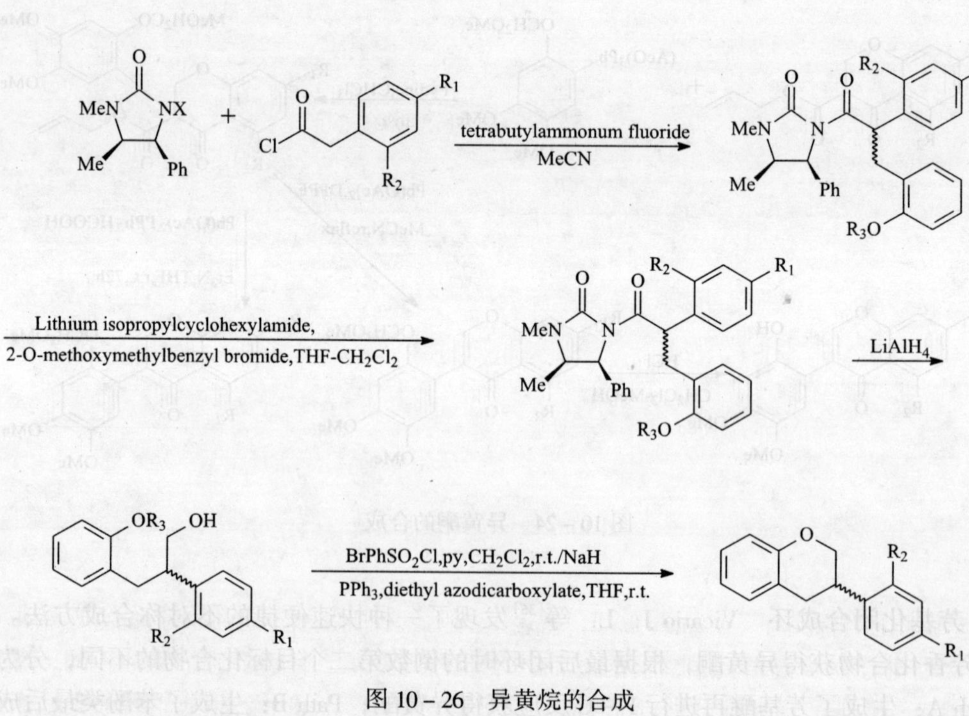

图 10－26 异黄烷的合成

合成橙酮类化合物时，Lawrence N. J.[37]用三甲氧基苯酚两步反应得到苯并呋喃酮，收率为51%。有了苯并呋喃酮后，只用一步羟醛缩合反应就可得到橙酮类化合物（图10-27）。

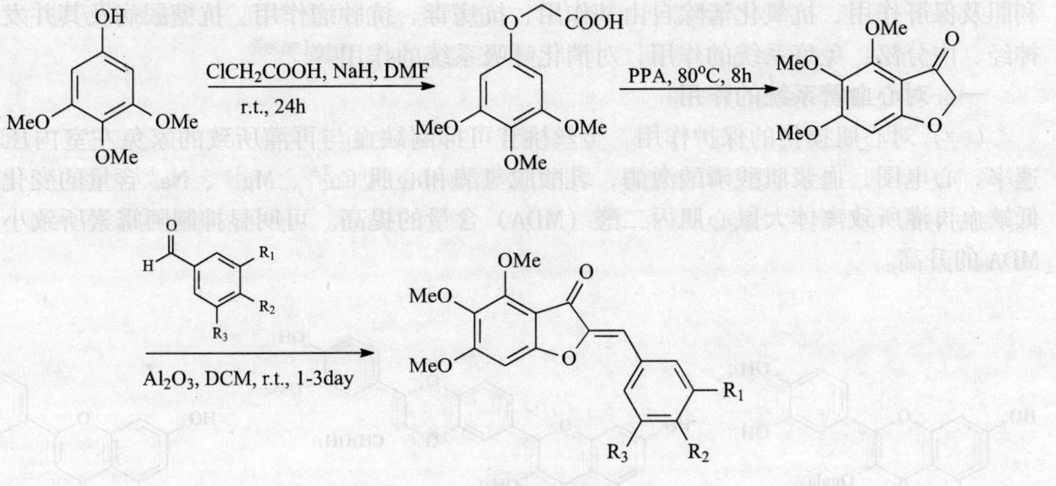

图10-27　橙酮类的合成

紫檀烷类的合成是在 Li_2PdCl_4 的催化下，色原酮发生芳基化闭环反应，其中最后一步的偶合闭环反应是关键步骤（图10-28）。

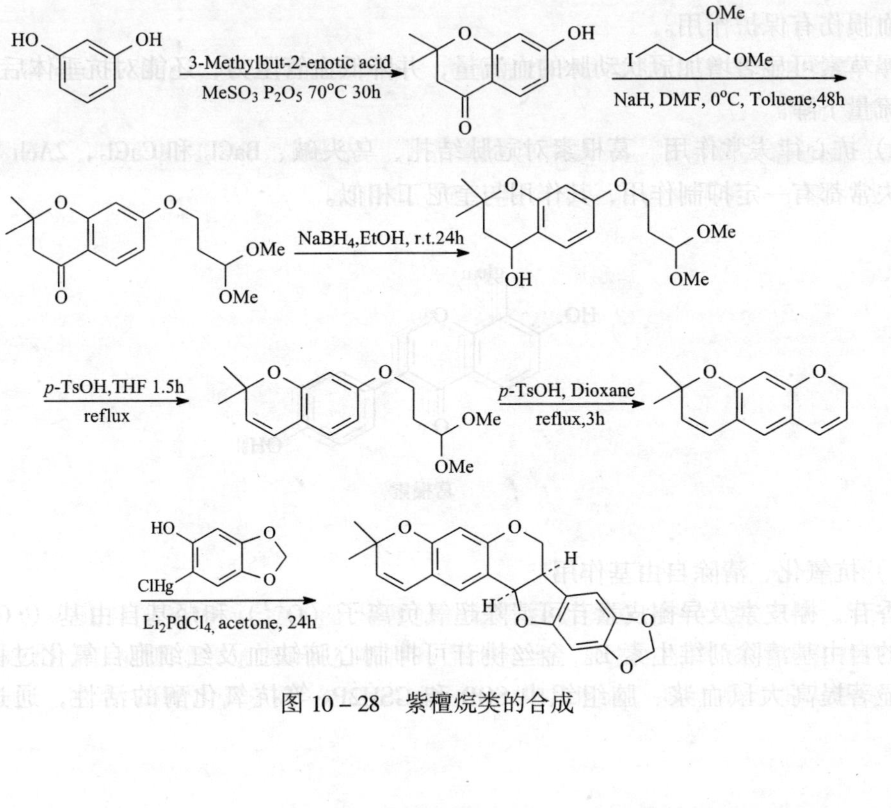

图10-28　紫檀烷类的合成

第七节 黄酮类化合物的生物活性

黄酮化合物具有多种生物活性，主要包括镇痛作用、对心血管系统作用、抗凝血作用、利胆及保肝作用、抗氧化清除自由基作用、抗病毒、抗肿瘤作用、抗糖尿病及其并发症；对神经、内分泌、免疫系统的作用，对消化呼吸系统的作用等[38,39]。

一、对心血管系统的作用

（一）对心肌损伤的保护作用　金丝桃苷可抑制缺血与再灌所致的家兔左室内压及变化速率，心电图，血浆肌酸磷酸激酶，乳酸脱氢酶和心肌 Ca^{2+}、Mg^{2+}、Na^{+} 含量的变化，可降低缺血再灌所致离体大鼠心肌丙二醛（MDA）含量的提高。可明显抑制阿霉素所致小鼠心肌 MDA 的升高。

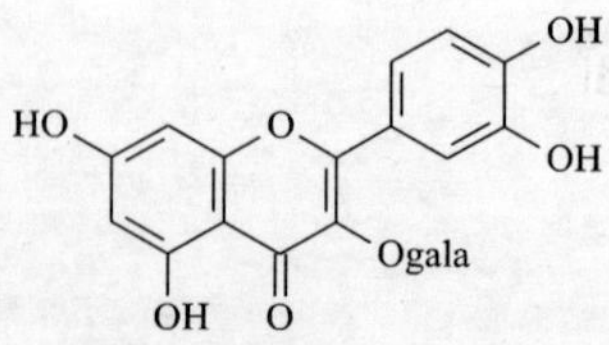

金丝桃苷

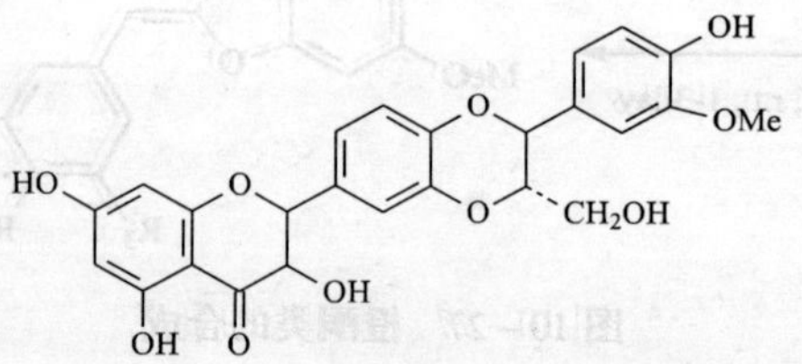

水飞蓟素

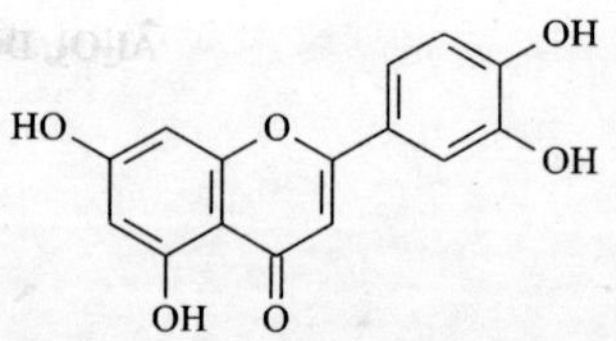

木犀草素

水飞蓟素（silybin）在对麻醉大鼠拮扎冠状动脉导致急性心肌梗死及再灌损伤模型和自发性高血压大鼠模型上均能显著缩小心肌梗死范围和降低心律失常的发生，提示水飞蓟素对心肌缺血损伤有保护作用。

木犀草素可显著增加冠状动脉的血流量，并降低血管阻力，还能对抗垂体后叶素引起的冠脉血流量下降。

（二）抗心律失常作用　葛根素对冠脉结扎、乌头碱、$BaCl_2$ 和 $CaCl_2$，2Ach 混合液诱发的心律失常都有一定抑制作用，其作用与奎尼丁相似。

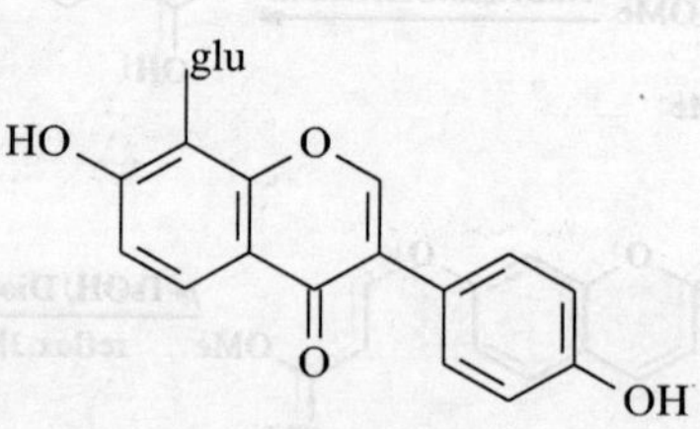

葛根素

（三）抗氧化、清除自由基作用

芸香苷、槲皮素及异槲皮素苷可清除超氧负离子（O^{-2}）和羟基自由基（·OH）作用强于标准的自由基清除剂维生素 E。金丝桃苷可抑制心脑缺血及红细胞自氧化过程中的 MDA 产生，显著提高大鼠血浆、脑组织中 SOD 和 GSH2Px 等抗氧化酶的活性，通过顺磁共振

（ESR）技术证明金丝桃苷可直接抑制脑缺血过程中氧自由基（OFR）的形成。

灯盏花素在 1mg/L 时可抑制 H_2O_2 所致的溶血，在 1～10mg/L 间呈量效关系。葛根素在 1mg/L 时可显著抑制 H_2O_2 所致的溶血，在 10mg/L 抑制（·OH）所致的溶血，在 0.12mg/L 能清除多个体系产生 O^{-2}，·OH，H_2O_2。

（四）其他　橙皮苷、d－儿茶素、香叶木苷（Diosmin）等有维生素 P 样作用，可用作防治高血压及动脉硬化的辅助治疗剂。

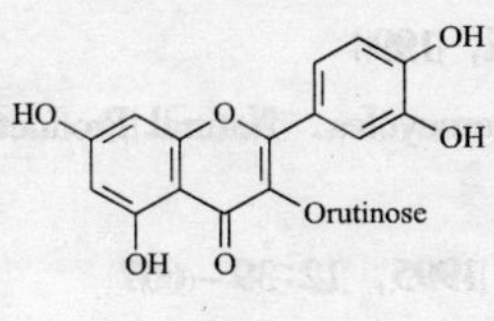

芦丁(rutin)

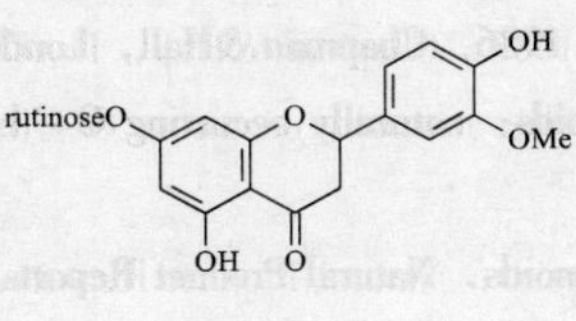

橙皮苷(hesperidin)

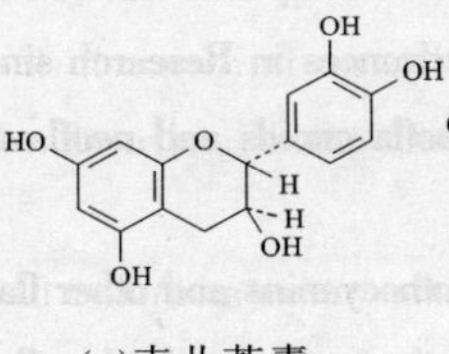

(+)表儿茶素

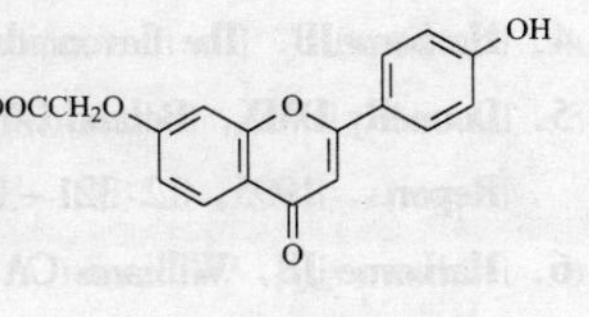

立可定

芦丁、槲皮素、葛根素、立可定（人工合成）具有扩张冠脉作用

从桑根皮中分得 moracenin A，C 及 kuwano G，H 具有降压作用

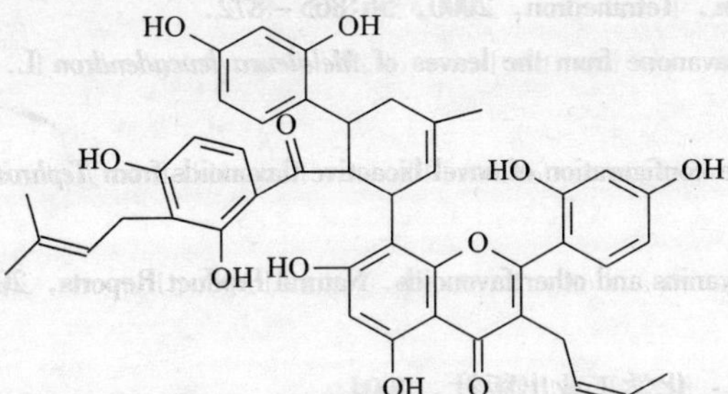

moracenin A

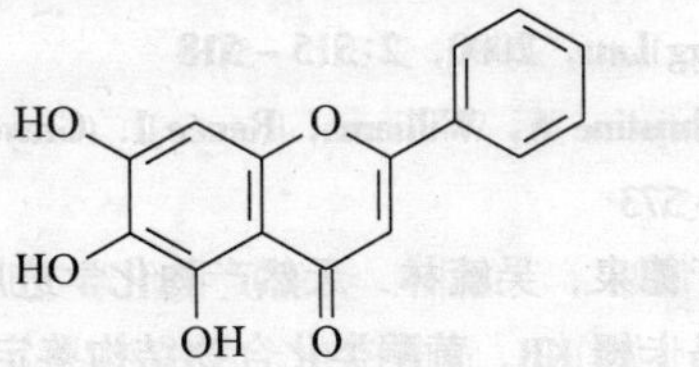

黄芩素（baicalein）

二、抗菌和抗病毒作用

木犀草素、黄芩苷均有一定抗菌作用，槲皮素、桑色素、二氢槲皮素、山萘酚具有抗病毒。

三、抑制癌细胞生长作用或抗癌作用

曾有人报道 60 种黄酮类成分的抗癌筛选，其中 10 种有不同程度的抗癌活性，以皂黄素、桑黄素和儿茶精的活性最强，二氢黄柏和汗黄芩素的作用次之。

近年来，有学者报道异戊烯基黄酮、黄酮醇也具有一定抗癌作用。

四、抗肝脏毒作用

从水飞蓟（*Silybum marianum*）种子得到的水飞蓟素（silybin）、异水飞蓟素（silydianin）及次水飞蓟素（silychristin）都证明有保肝作用。其保肝作用与抑制肿瘤坏死因子有关，可显著降低肝匀浆中 MDA 的产生。临床研究表明其对急，慢性肝炎，肝硬化及多种中毒性肝损伤等均有较好的治疗效果。目前含有水飞蓟黄酮类化合物——水飞蓟素已广泛用于急性肝炎、肝硬化的治疗。

（张培成）

参 考 文 献

1. Harborne, JB, Mabry, TJ, MabryH. The Flavonoids. Chapman & Hall, London, 1975
2. 中国科学院上海药物研 究所植物化学研究室编译. 黄酮体化合物鉴定手册. 1981
3. Barron DB, Varin L, Ibrahim RK. Sulphated flavonoids – an update. Phytochamistry, 1988, 27:2375 – 2395
4. HarborneJB. The flavonoids, Advances in Research since 1986. Chapman &Hall, London, 1994
5. Donnelly DMX, Boland GM, Isoflavonoids and neoflavonoids: naturally occurring O – heterocycles. Natural Product Reports, 1995, 12:321 – 330.
6. Harborne JB, Williams CA. Anthocyanins and other flavonoids. Natural Product Reports, 1995, 12:39 – 657
7. Harborne JB, Williams CA. Anthocyanins and other flavonoids. Natural Product Reports, 1998, 15:631 – 652
8. Harborne JB, Baxter H. Handbook of Natural Flavonoids.2 vol. Wiley, Chichester.1999
9. Tahara S, Ibrahim RK. Prenylated isoflavonoids—an update. Phytochamistry, 1995, 38:1073 – 1094
10. Borron D, Ibrahim RK. Prenylated flavonoids—a survey. Phytochamistry, 1996, 43:921 – 982
11. Porzel A, Lien TP, Schmidt J, et al. Fissistigmatins A – D: novel type natural products with flavonoid – sesquiterpene hybrid structure from *Fissistigma bracteolatum*. Tetrahedron, 2000, 56:865 – 872.
12. Lee CK. Leucadenone A – D, the novel class flavanone from the leaves of *Melaleuca leucadendron* L. Tetrahedron Lett., 1999, 40:7255 – 7259
13. Chang LC, Chavez D, Song LL, et al. Absolute configuration of novel bioactive flavonoids from *Tephrosia purpurea*. Org Lett, 2000, 2:515 – 518
14. Christine A, Williams, Renée J. Grayer Anthocyanins and other favonoids. Natural Product Reports, 2004, 21:539 – 573
15. 于德泉, 吴毓林. 天然产物化学进展. 北京: 化学工业出版社, 2004
16. 马卡姆 KR, 黄酮类化合物结构鉴定技术. 北京: 科学出版社, 1990
17. Stobiecki M. Application of the mass spectrometry for identification and structural studies of flavonoid glycosides, 2000, 54:237 – 256
18. Fukai T, Nishizawa J, Nomura T. Variations in the chemical shift of the 5 – hydroxyl proton of isoflavones; two isoflavonones from Licorice. Phytochemistry, 1994, 36:225 – 228
19. Fukai T, Nomura T. Revised structures of broussoflavonols C and D, and the structure of broussoflavonol E. Hetercycles, 1989, 29:2379 – 2390
20. Geiger H, Mabry TJ. Carbon – 13 NMR studies of flavonoidsⅢ, Tetrahedron, 1978, 34:1389 – 1397
21. Hano Y, Suzuki S, Nomura T, et al. Absolute configuration of natural Diels – Alder type adducts from the Morus root bark. Hetercycles, 1988, 27:2315 – 2325
22. Zhang P – C, Wang Y – H, Liu X, et al. Conformational Study of8 – C – glucosyl – prunetin by Dynamic NMR Spectroscopy, Chinese Chemical Letters, 2002, 13 (7):645 – 648
23. Zhang P – C, Xu S – S. Flavonoid ketohexofuranoside from leaves of *Crataegus pinnatifida* Bge. var. *major* NEBr, Phytochemistry, 2001, 57 (8):1249 – 1253
24. Zhang P – C, Wang S, Chen R – Y, et al. Five new diprenylflavonol from the Leav24. Zhang P – C, Wang S, Chen R – Y, et al. Five new diprenylflavonol from the leaves of *Broussonetia Kazinoki*, J. Nat. Prod., 2001, 64

(9):2149 - 2153
25. Kroh K, Steingrover K, Rao MS. Isolation and synthesis of chalcones with different degrees of saturation, Phytochemistry, 2002, 61:931 - 936
26. Bianco A, Cavarischia C, Farina A. et al. A new synthesis of flavonoids via Heck Reaction, Tetrahedron Letters, 2003, 44:9107 - 9109
27. Briot A, Baehr C, Brouillard R, et al. Concise synthesis of dihydrochalcones via Palladium - Catalyzed Coupling of Aryl Halides and 1 - aryl - 2 - propen - 1 - ols, JOrg Chem, 2004, 69:1374 - 1377
28. Eddarir S, Cotelle N, Bakkour Y, et al. An efficient synthesis of chalcones based on the Suzuki Reaction, Tetrahedron Letters, 2003, 44:5359 - 5363
29. Ares JJ, Outt PE, Kakodkar SV, et al. A convenient large - scale synthesis of 5 - methoxyflavone and its application to analog preparation, J. Org. Chem., 1993, 58:7903 - 7905
30. Cushman M, Nagarathnam D. A method for the facile synthesis of ring - A hydroxylated flavones, Tetrahedron Letters, 1990, 31:6497 - 6500
31. Riva C, Toma CD, Donadel L, et al. New DBU (1, 8 - Diazabicyclo [5.4.0] undec - 7 - ene) assisted one - pot synthesis of 2, 8 - disubstituted 4H - 1 - benzopyran - 4 - ones. Synthesis, 1997, 2:195 - 201
32. Kalinin VN, Shostakovsky MV, Ponomaryov AB. Palladium - catalyzed synthesis of flavones and chromones via carbonylative coupling of O - iodiphenols with terminal acetylenes. Tetrahedron Letters, 1990, 31:4073 - 4076
33. Miao H, Yang Z. Regiospecific carbonylative annulation of lodophenol acettates and acetylenes to construct the flavones by a new catalyst of Palladium - Thiourea - dppp Complex, Organic Letters, 2000, 2:1765 - 1768
34. Huang WH, Chien PY, Yang CH, et al. Novel synthesis of flavonoids of *Scutellaria baicalensis* Georgi, Chem. Pharm Bull, 2003, 51:339 - 340
35. Boland GM, Donnelly DM. Isoflavonoids and related compounds, Natural Product Reports, 1998, 241 - 260
36. Vicario JL, Badia D, Carrillo L. An easy and straightforward approach to the asymmetric synthesis of isoflavanones. Tetrahedron: Asymmetry, 2003, 14:489 - 495
37. Lawrence NJ, Rennison D, McGown AT, et al. The total synthesis of an aurone isolated from *Uvaria hamiltonii*: Aurones and flavones as anticancer Agents, Bioorganic & Medicinal Chemistry Letters, 2003, 13:3759 - 3763
38. 许旭东，杨峻山．黄酮类化学成分现代药理学研究概况，北京地区药学学术年会大会报告集，2004, 39 - 48
39. Middleton E, Kandaswami C, Theoharides TC. The effects of plant flavonoids on mammalian cell: implications for inflammation, heart disease, and cancer, Pharmacol Rev, 2000, 52:673 - 751
40. 徐任生．天然产物化学．科学出版社，2004
41. 姚新生．天然药物化学．北京：人民卫生出版社，1992

第十一章 木脂素类和香豆素类（Lignans and Coumarins）化合物

第一节 木脂素类（Lignans）

一、概述

木脂素类化合物是非常重要的一大类天然生物次生代谢产物，主要分布于植物中，由于最早是从树脂提取物中分离得到，因而得名木脂素。目前已从包括樟科、松科、胡椒科、爵床科、肉豆蔻科、五味子科、木兰科、小檗科、菊科、瑞香科、马兜铃科等70多科植物中发现存在不同含量和（或）不同结构类型的木脂素类次生代谢产物，尤其在松柏纲植物中最为多见；同时，在不同植物的根、茎、叶、花、果实和木质等部位中均有发现。由于木脂素类化合物在植物生态学和人类营养及疾病治疗中的重要作用，一直备受研究者的关注，是相关化学和生物学研究的重要内容之一。

（一）木脂素的定义　在相关文献和书籍中木脂素类化合物的定义并不统一，在早期发现的木脂素类化合物结构中均含有两个正丙基苯单元，并且通过边链正丙基上的β-碳原子（C-8和C-8′）连接。因此，根据以上结构特点，在早期木脂素类化合物的定义为具有两个正丙基苯残基单元通过β-碳原子连接骨架结构的一类化合物。但是，后来从一些植物中发现了结构中含有两个正丙基苯单元的类似化合物，但是两个正丙基苯单元之间并非β-β连接，因此，将非β-β连接的类似化合物命名为新木脂素。但是后来发现一些具有相同生源合成途径，然而正丙基苯单元部分的氧化程度不同，比如其中一个或两个苯环呈非芳香的还原形式；同时也发现有两个以上正丙基苯单元偶联形成的类似天然产物。从结构和生源考虑，这些化合物均属木脂素类。因此，木脂素类化合物是指结构中含有两个或多个 C_6-C_3 结构单元特征的一大类天然产物，可定义为由 C_6-C_3 结构单元偶连衍生而成的低分子量天然产物；其中，含有两个 C_6-C_3 结构单元的化合物最为多见。

（二）木脂素类化合物基本分类和命名　为了便于分类和命名，2000年国际纯粹和应用化学联合会（Internatinal Union of Pure and Applied Chemistry，IUPAC）建议[1]，木脂素的 C_6-C_3 结构单元被看作丙基苯，其一个 C_6-C_3 单元的芳香 C_6 部分编号从丙基取代位置起依次编为1~6，丙基部分从芳香基取代位置起依次编为7~9，另一个 C_6-C_3 单元的编号则用1′~6′和7′~9′。当两个 C_6-C_3 单元之间通过8和8′连接时，归属为木脂素；两个 C_6-C_3 单元之间不存在C-8和C-8′连接但存在其他碳-碳键连接时，归属为新木脂素，在新木脂素中，两个 C_6-C_3 单元之间的连接可包含C-8或C-8′；两个 C_6-C_3 单元之间不存在碳-碳键直接连接关系，而是通过一个氧原子以醚键形式连接时，归属为氧新木脂素。因此，根据结构中两个 C_6-C_3 结构单元的连接特征，木脂素类天然产物可分为木脂素（lignans）、新木脂素（neolignans）和氧新木脂素（oxyneolignans）。另外，当结构中含有两个以上 C_6-C_3 结构单元时，含三个 C_6-C_3 结构单元的化合物称为倍半新木脂素（sesquineolignans），而含有四个 C_6-C_3 结构单元的化合物称为双新木脂素（dineolignans）；木脂素类化合物也可通过碳-碳键或碳-氧键与其他结构类型的天然产物相互偶联，这些化合物均归属为杂合木脂素（hybrid lignans）。

木脂素类化合物的命名主要有系统命名、俗名及其衍生物命名三种方式。根据 IUPAC 的建议[1]，木脂素类化合物的系统命名方法是首先对两个 C_6-C_3 单元按以上叙述的方法分别编号，然后以木脂素、新木脂素或氧木脂素为母体结构，按有机化合物的系统命名方式进行，具体命名见下：

（手性中心编号及构型）+取代基位置+取代基+两个 C_6-C_3 间的连接位置+木脂素（或新木脂素）。

如以下化合物可命名为：

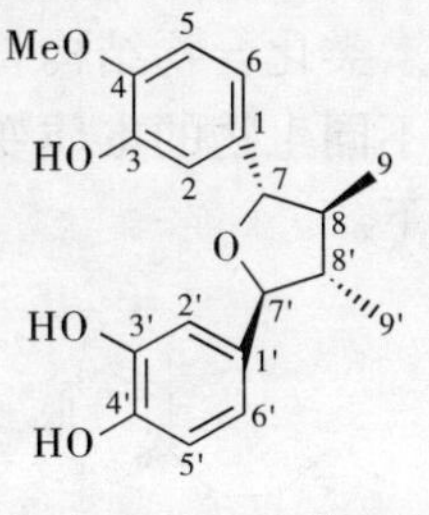

(7*S*,8*S*,7′*S*,8′*S*)-3,3′,4′-trihydroxy-4-methoxy-7,7′-epoxylignan

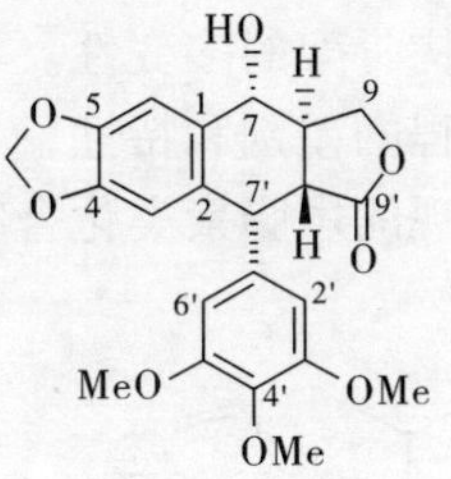

(7α,7′α,8α,8′β)-7-hydroxy-3′,4′,5′-trimethoxy-4,5-methylene-dioxy-2,7′-cyclolignan-9′,9-lactone

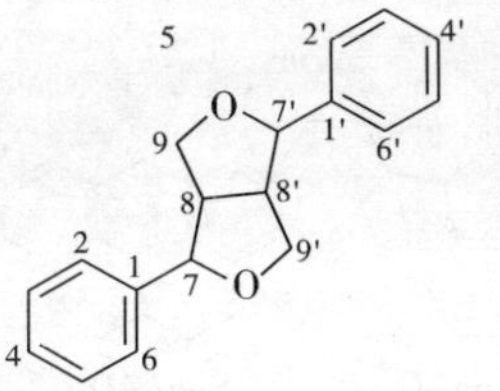

7,9′,7,9′-diepoxylignan

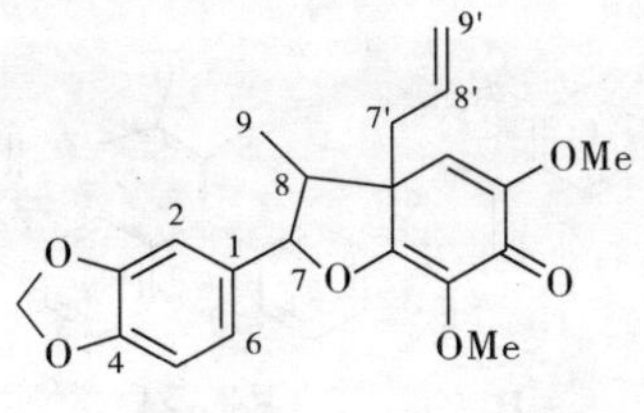

3′,5′-dimethoxy-3,4-methyl-enedioxy-2′,7-epoxy-4′H-8,1′-neolign-8′-en-4′-one

在木脂素类化合物命名中，有很多情况采用俗名以及俗名衍生物。俗名主要是根据来源植物的属和种名的拉丁名字根加常用词尾来命名，如：

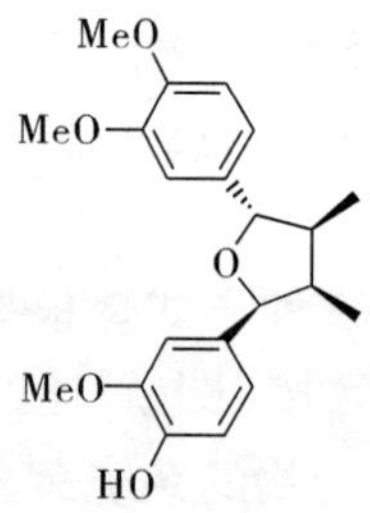
nectandrin D

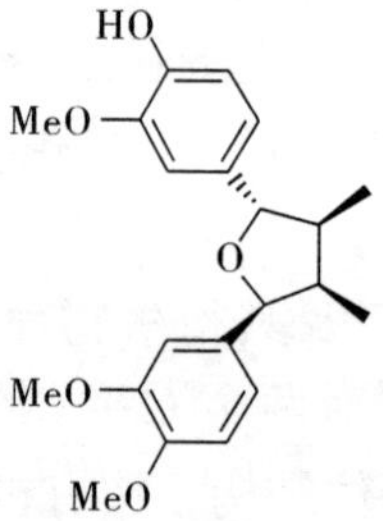
nectandrin E

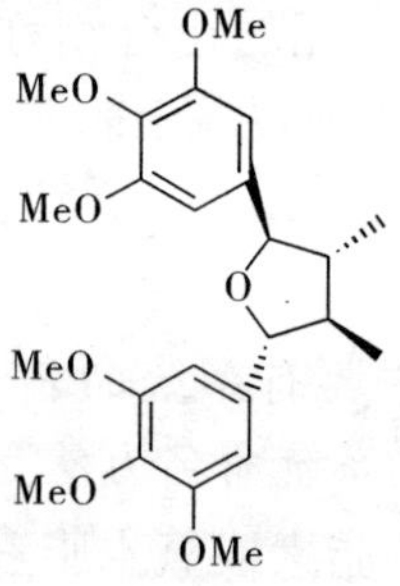
grandisin

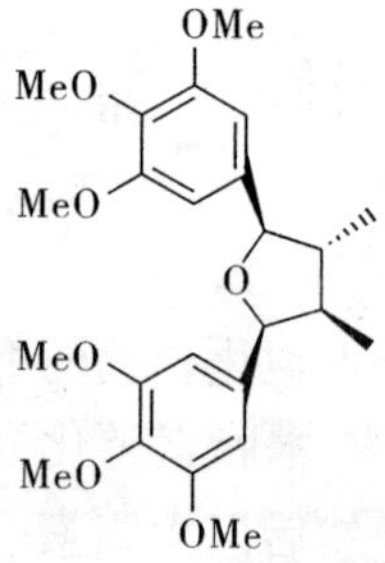
epigrandisin

二、结构类型和特点

在生物代谢过程中，由生物基因本质所决定的代谢过程及其相关生物酶和环境等因素的变化，使木脂素类化合物在形成过程中两个 C_6-C_3 单元的偶联位点和方式不同，从而导致了木脂素类化合物结构骨架的多变性。不同生物资源中木脂素类化合物结构骨架的变化代表其生物代谢和合成过程的差别和特性，也在一定程度上反应不同生物的本质变化和特性。从天然生物资源中已发现的木脂素类化合物的主要骨架类型如下。

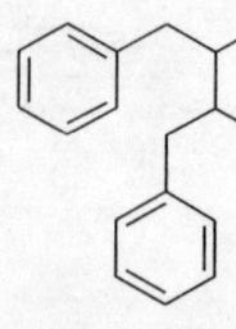
A

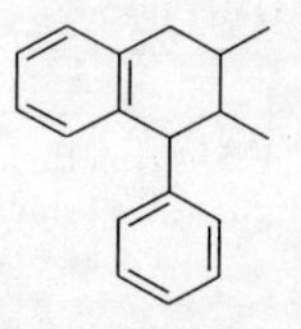
B

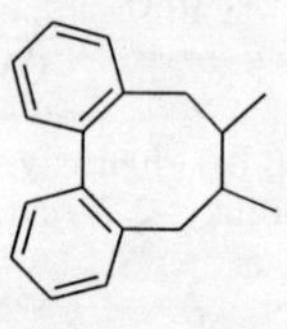
C

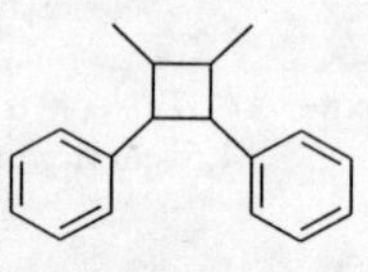
D

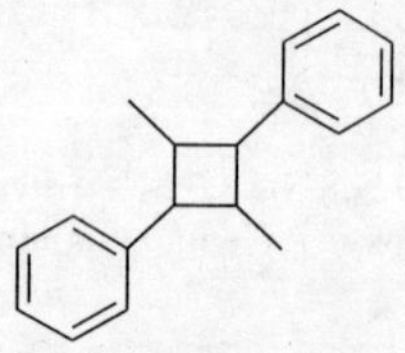
E

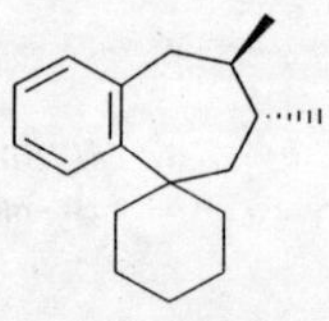
F

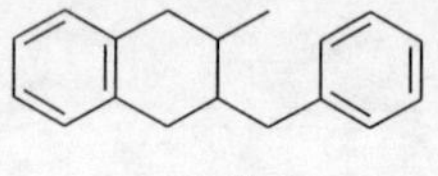
G

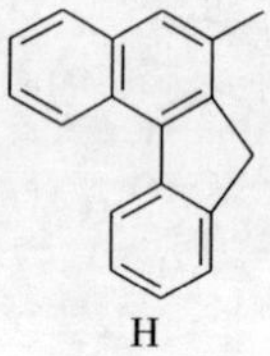
H

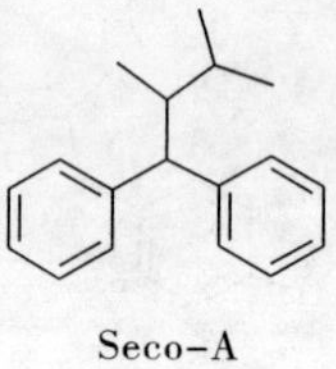
Seco-A

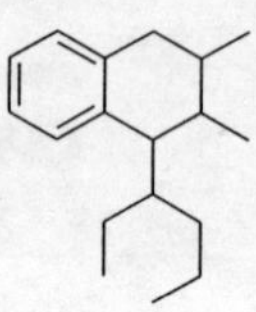
Seco-B

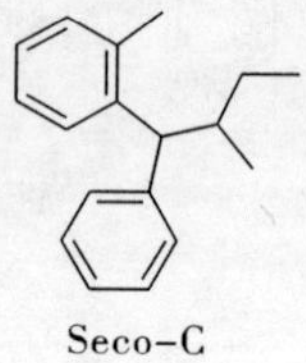
Seco-C

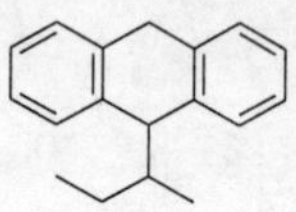
Seco-D

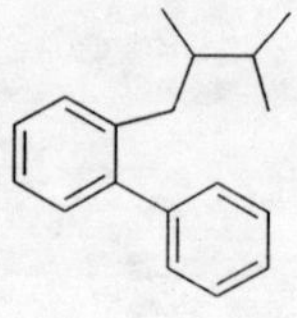
Seco-E

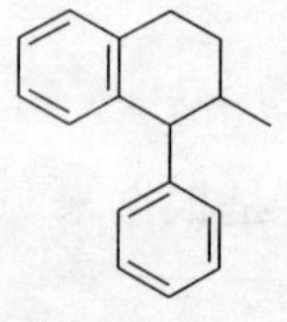
Nor-A

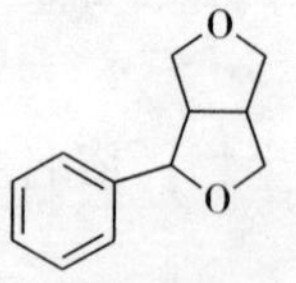
Nor-B

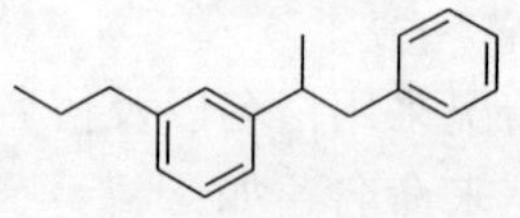
Neo-A

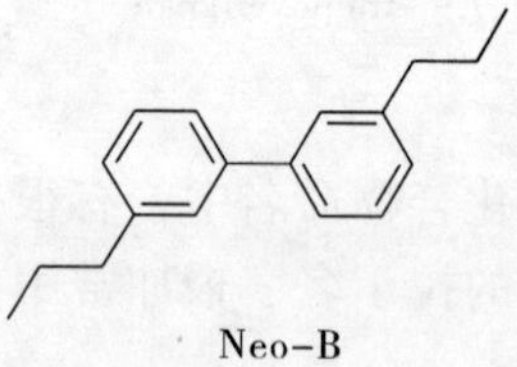
Neo-B

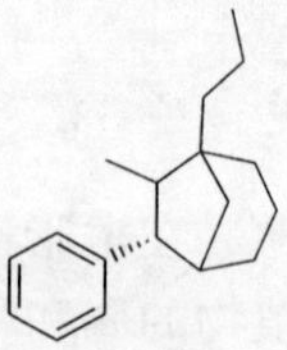
Neo-C

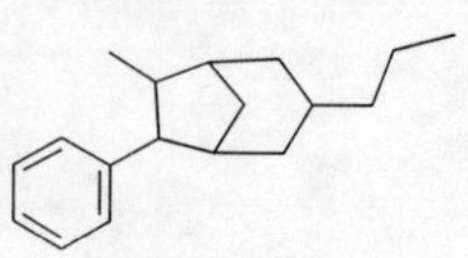
Neo-D

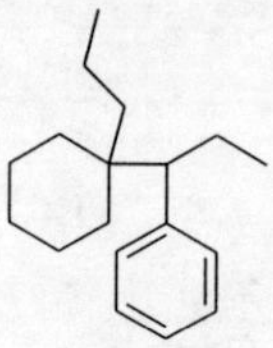
Neo-E

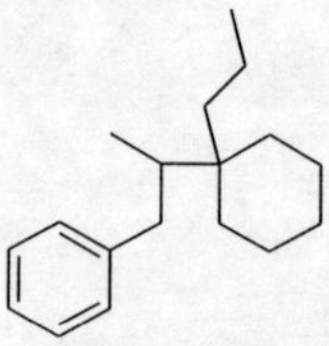
Neo-F

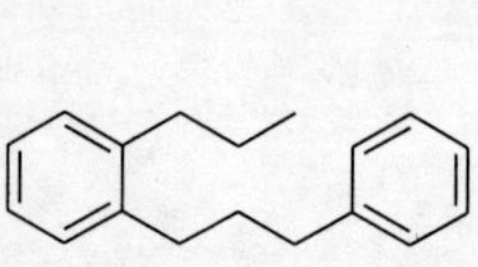
Neo-G

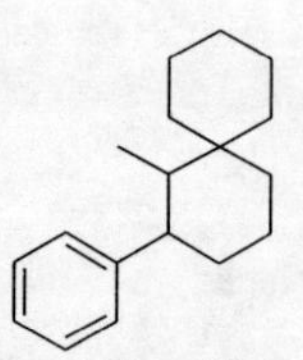
Neo-H

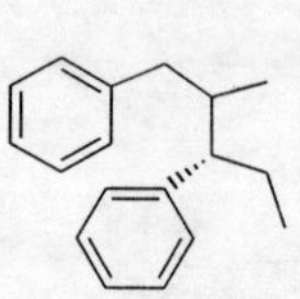
Neo-I

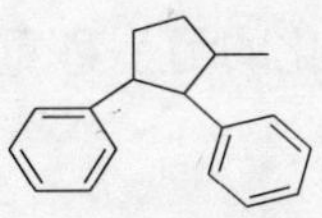
Neo-J

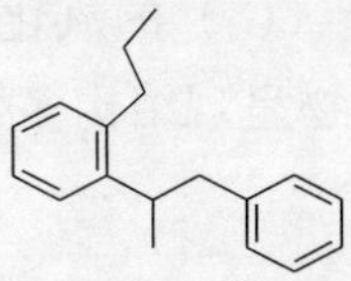
Neo-K

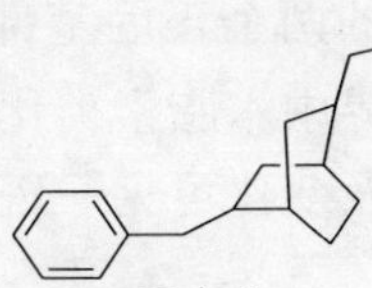
Neo-L

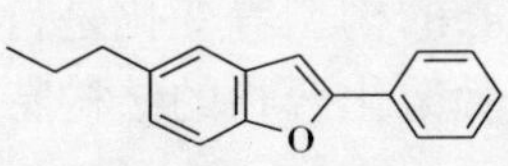
Norneo-A

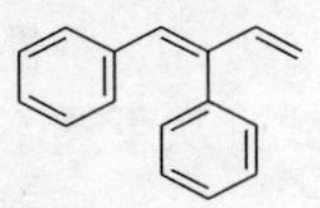
Norneo-B

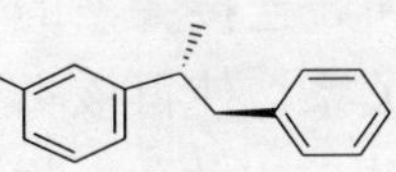
Norneo-C

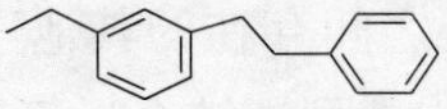
Norneo-D

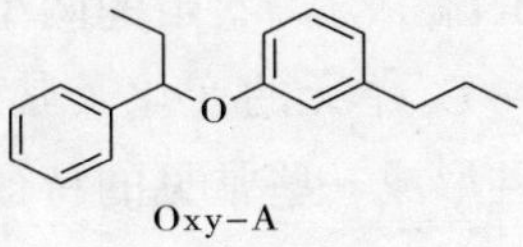
Oxy-A

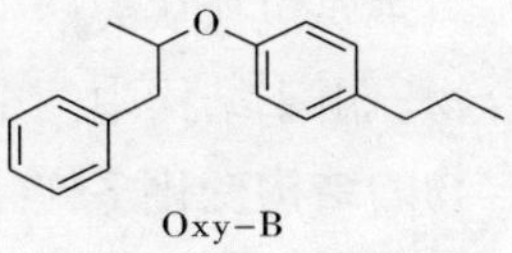
Oxy-B

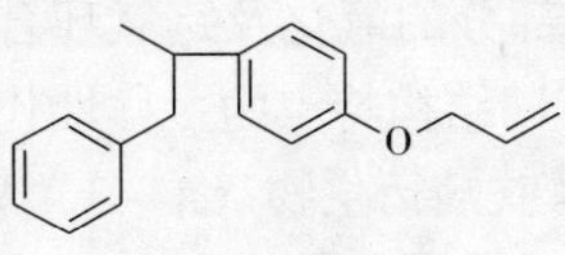
Oxy-C

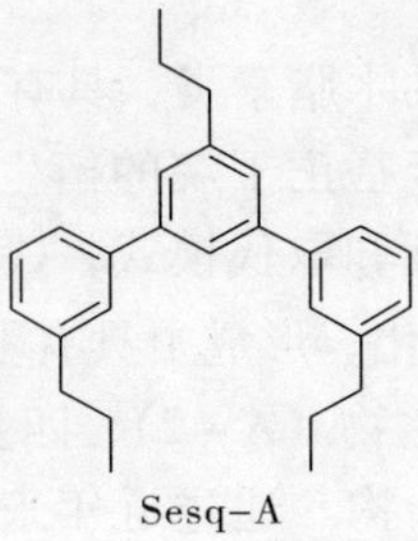
Sesq-A

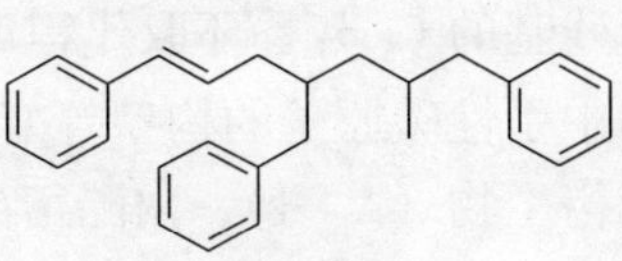
Sesq-B

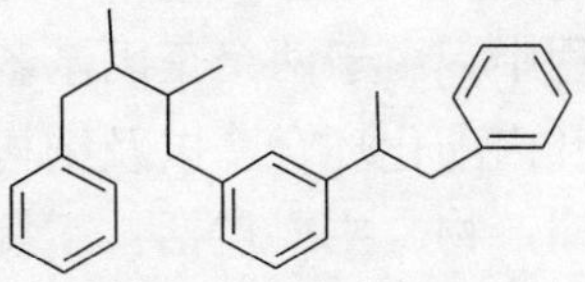
Sesq-C

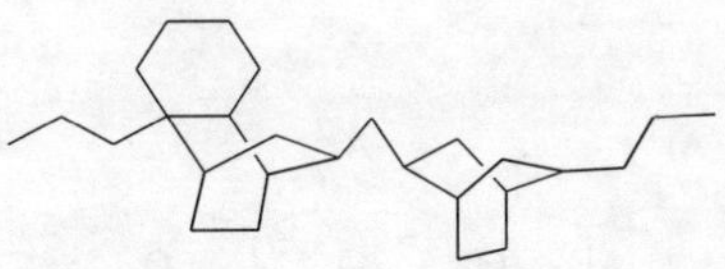
Sesq-D

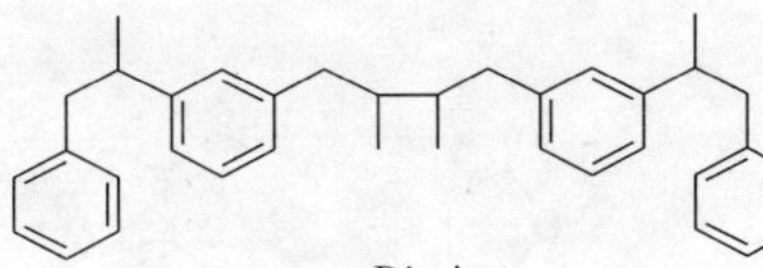
Di-A

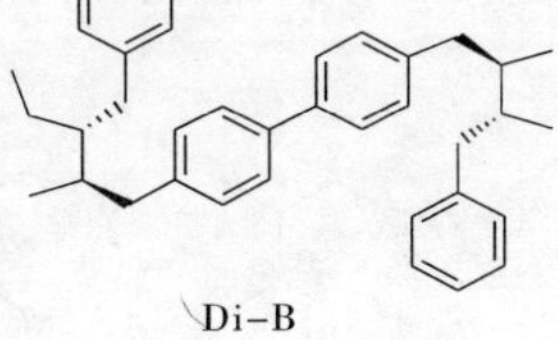
Di-B

不同生物体在代谢过程中，由于不同生物酶的催化，使其中构成木脂素类化合物的 C_6-C_3 单元具有不同的氧化程度和氧化形式。尤其是两个芳香基团（C_6）上，取代基种类、数目和相对位置的变化是构成木脂素类化合物结构多样性的主要形式之一。以下是天然生物资源中发现的木脂素类化合物芳香环上取代基的变化情况：

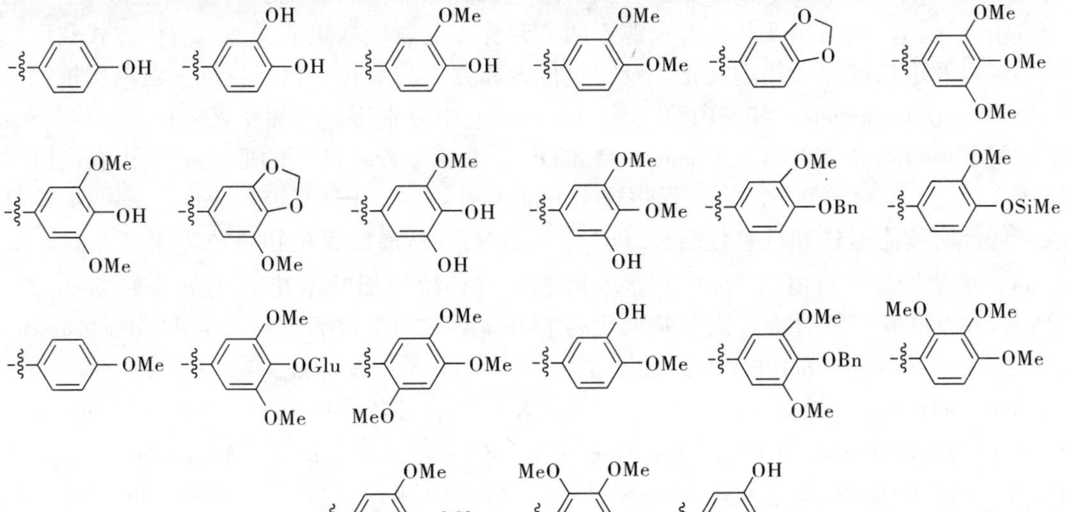

另外，构成木脂素类化合物基本骨架的两个正丙基部分（C_3）的氧化位置、氧化程度、环合方式、手性中心的构型等变化是自然界中木脂素类化合物呈现结构多样化的另一种重要形式。从下述不同骨架化合物的结构特点及变化可见一斑。

三、木脂素类

主要包括从天然生物资源中分离鉴定的两个 C_6-C_3 单元之间存在 8 和 8′连接关系的化合物。由于结构中两个 C_6-C_3 单元的变化及其相互之间存在的其他连接关系，使得该类化合物的结构变化多样，并且形成一些常见的特征结构类型。结合近年来分离鉴定的化合物的情况概括如下。

（一）双苄基丁烷类　该类化合物是最早发现的木脂素类，具有典型的通过 β－β 碳原子连接的两个正丙基苯单元，也可以看作 2，3－双苄基正丁烷的衍生物。在生物代谢合成过程中，由于两个正丙基苯残基的 C_6 芳香环取代程度和取代模式，C_3 部分的氧化及跨氧环合和内酯化环合，以及结构中手性碳原子的构型等变化，形成了具有不同结构特点的多样性代谢产物。主要包括：丁烷衍生物（A－1）、内酯衍生物（A－2）、四氢呋喃衍生物（A－3、A－4 和 A－5）和双并呋喃衍生物（A－6）等亚型结构。通过近年来新发现的具有各种亚型结构的以下代表性化合物情况可以看出其结构特点。

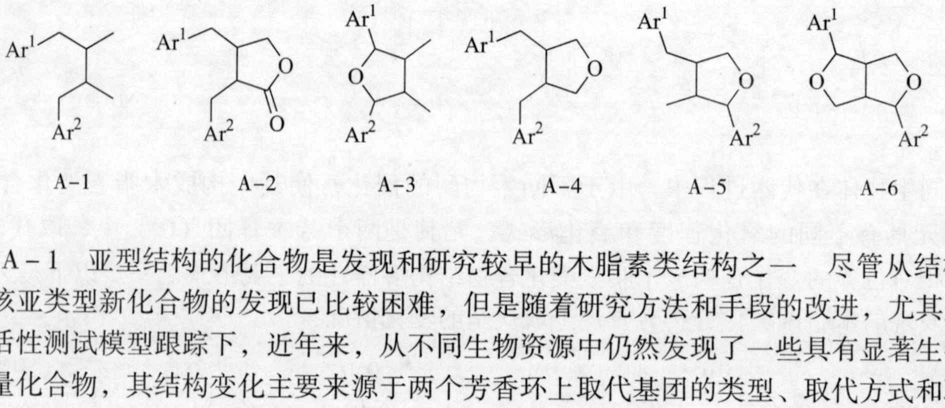

1．A－1　亚型结构的化合物是发现和研究较早的木脂素类结构之一　尽管从结构变化来讲，该亚类型新化合物的发现已比较困难，但是随着研究方法和手段的改进，尤其是在不同药理活性测试模型跟踪下，近年来，从不同生物资源中仍然发现了一些具有显著生物活性的低含量化合物，其结构变化主要来源于两个芳香环上取代基团的类型、取代方式和取代数目的不同以及手性碳原子构型变化、及苷化位置和方式的变化。包括：从三白草属植物美洲三白草（*Saururus cernuus*）和三白草（*S．chinensis*）中分别得到 9 和 9′无氧化或取代的 sauriol A（1）和 sauriol B（2）[2] 以及 saururin A（3）[3]；1 和 2 芳香环上的取代基团和取代模式均不同于 3，同时 8′的构型也不同。据报道 sauriol A 和 sauriol B 具有拒食活性，saururin A 具有显著降低低密度脂蛋白和抗氧化活性（IC_{50}，8.5μM）。从爵床属植物白花爵床（*Justicia procumbens*）、堇菜科堇菜属植物 *Virola sebifera* 叶和大戟科植物棉叶木花生（*Jatropha gossypifolia*）中分别得到 9 和 9′位均存在乙酰氧基取代的 justins A－C（4－6）、（－）－dihydroclusin diacetate（7）、secoisolariciresinol dimethyl ether diacetate（8）、5－methoxy－4，4′－di－*O*－methyl secolariciresinol diacetate（9）[4]、（±）－（8α，8′β）－4，4′－dihydroxy－3，3′－dimethoxylignan－9，9′－diyl diacetate（10）、（±）－（8α，8′β）－4－hydroxy－3－methoxy－3′，4′－methylenedioxylignan－9，9′－diyl diacetate（11）[5] 和 gossypiline（12）[6]，它们之间的区别只是两个芳香环上取代基数目和相对位置的变化。从大戟科植物棉叶木花生（*Jatropha gossypifo-*

lia）枝中还得到一个具有特殊结构的化合物 gossypidien（13）[7]，从结构上看，其 7 和 8 位以及 7′和 8′位之间均存在双键，并且 9 和 9′位均被氧化为羧酸酯，可以简单地看作由两分子苯丙烯酸衍生物偶联而成。从一种沙漠灌木三齿拉瑞阿（*Larrea tridentata*）叶中发现一个不但具有显著抗氧化活性而且结构很特别的化合物（*E*）－4，4′－dihydroxy－7，7′－dioxolign－8（8′）－ene（14）[8]，其 7 和 7′位均被氧化为酮，而两个 C_6-C_3 单元的 8 和 8′位之间通过烯键连接。另外，从蔷薇科悬钩子属植物秀厉莓（*Rubus amabilis*）地上部分中得到一个木脂素鼠李糖苷（－）－secoisolariciresinol－*O*－*α*－*L*－rhamnopyranoside（15）[9,10]；从鼠李科沟儿茶属植物 *Berchemia pakistanica* 中得到两个非常罕见的两个木脂素分子分别同时通过一个糖苷键和一个醚键与两分子糖连接的 berchemins A（16）and B（17），它们均具有强的酶抑制活性[11]。

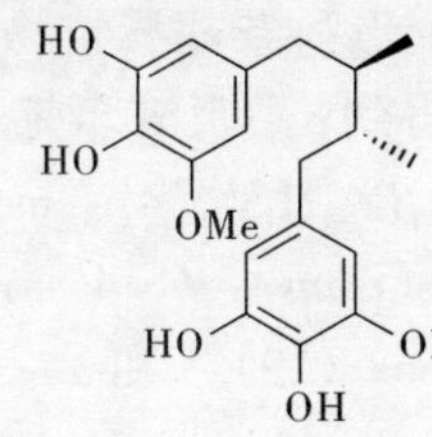
1

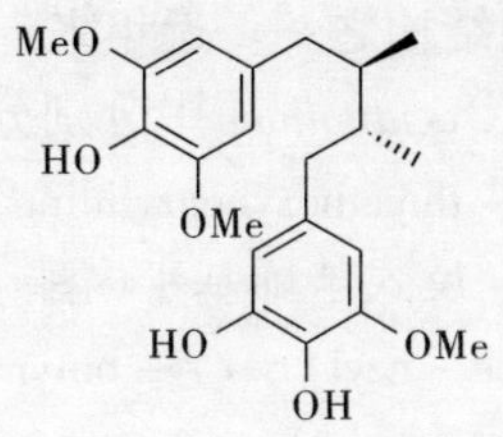
2

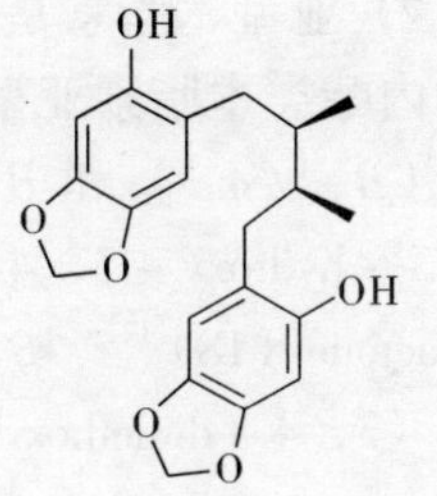
3

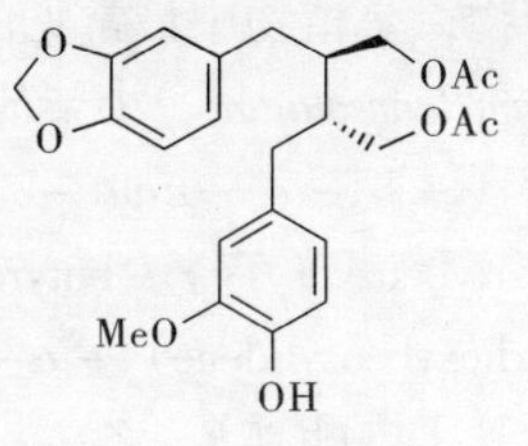
4

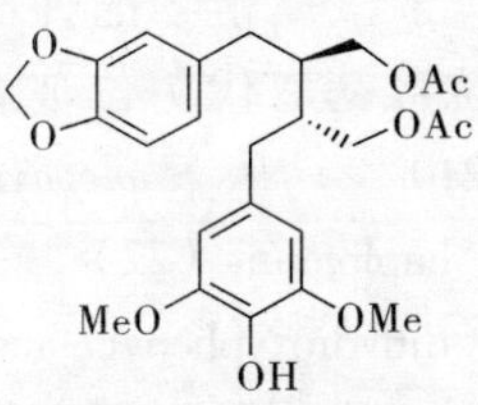
5

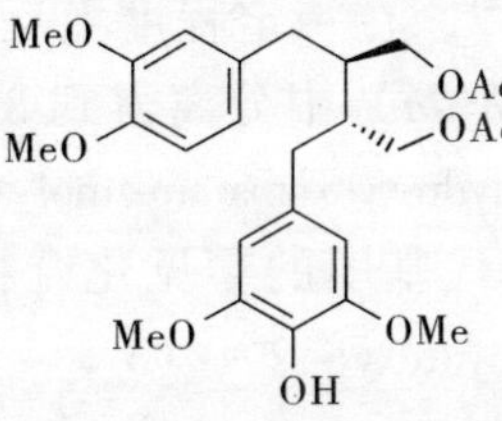
6

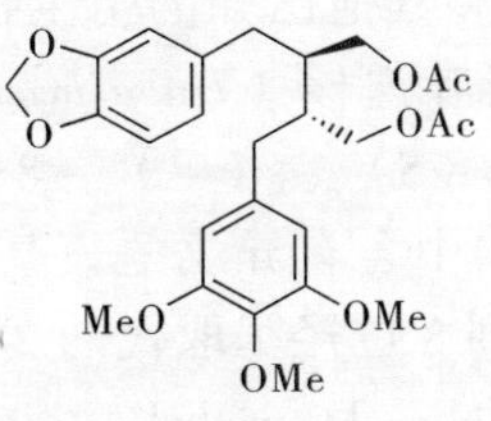
7

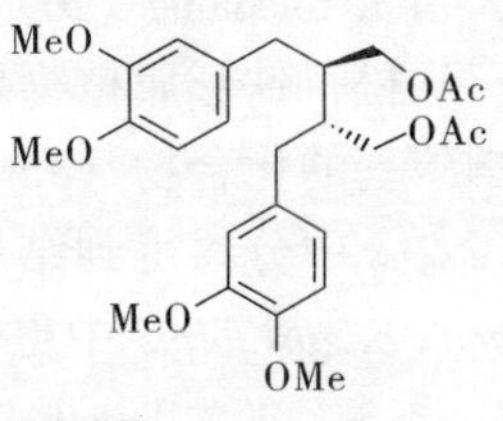
8

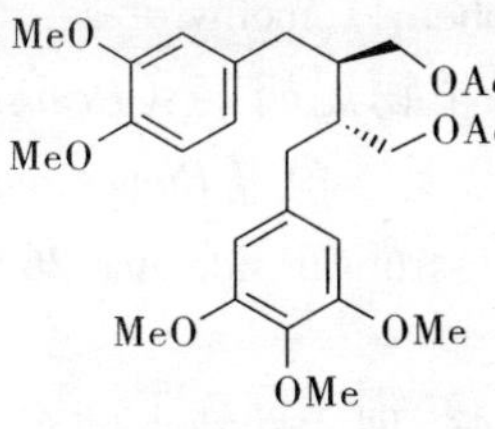
9

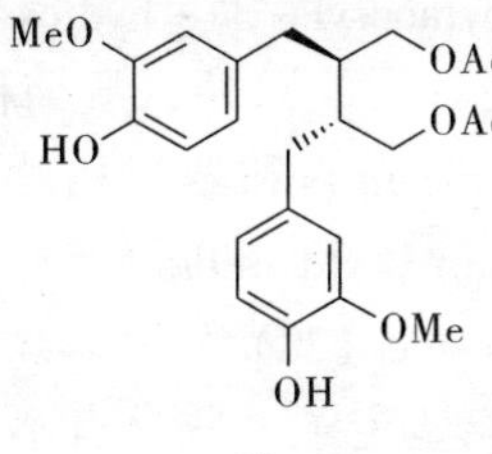
10

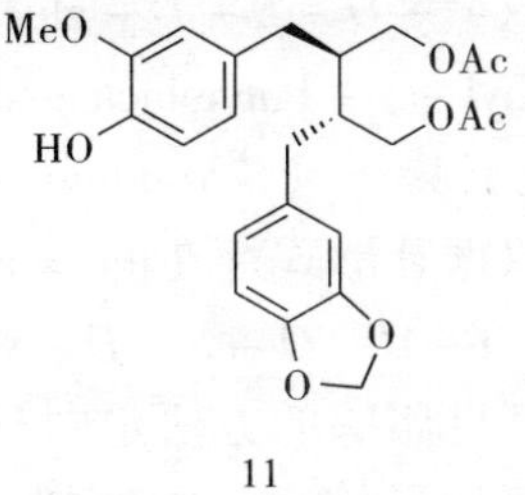
11

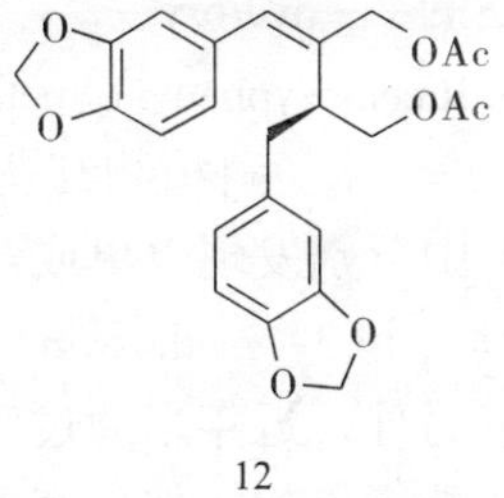
12

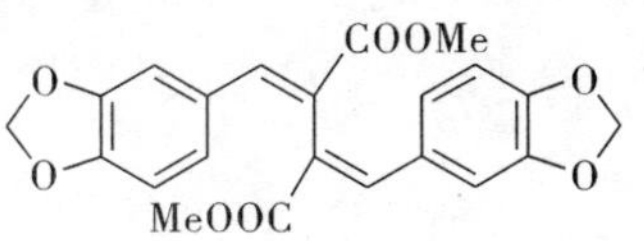
13

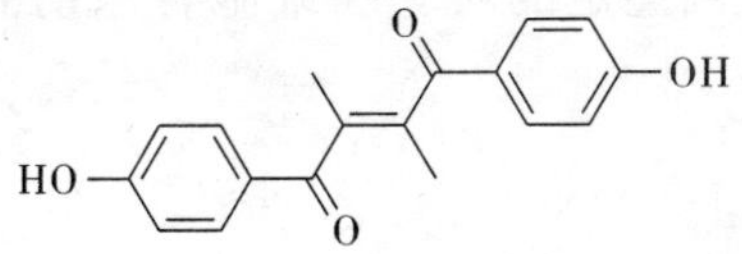
14

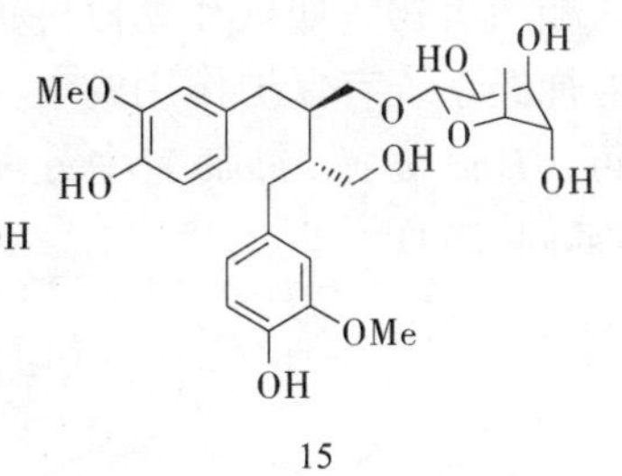
15

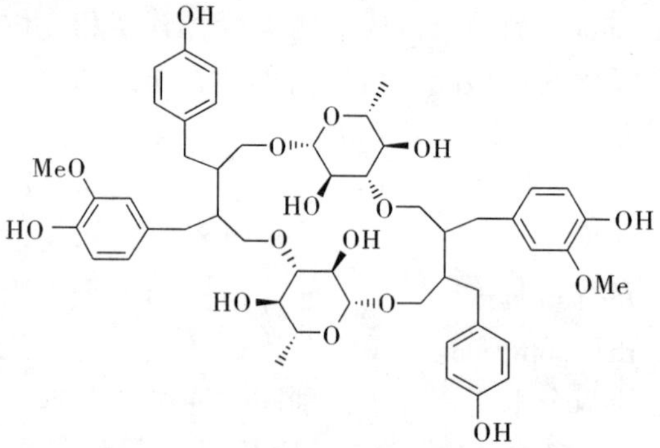

16

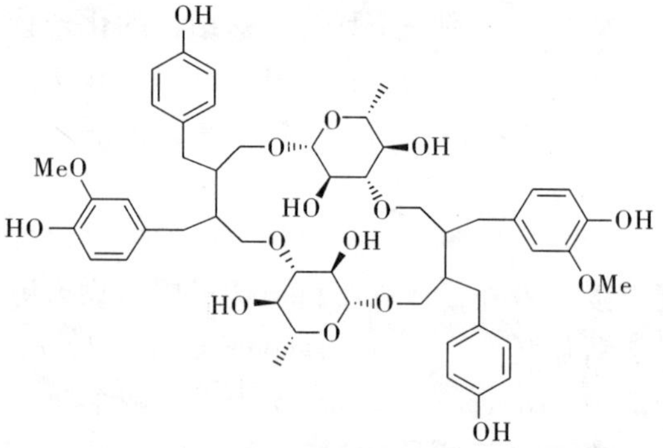

17

2．双苄基丁内酯（A－2）亚型木脂素是双苄基木脂素中具有9和9′内酯环结构的一类化合物，是植物中最常见的内酯类木脂素亚型结构之一。近年来，从伞形科柴胡属植物 *Bupleurum lanceolatum*、小柴胡（*B*．*tenue*）和 *B*．*acutifolium* 中分别分离得到α－反式苄烯基丁内酯（－）－α－*trans*－（5－hydroxy－3，4－dimethoxybenzylidine）－β－（3′，4′－methylenedioxybenzyl）－γ－butyrolactone（18）[12]、β－反式苄烯基丁内酯β－（*trans*－3′，4′－methylenedioxybenzylidene）－α－（3，4－dimethoxybe－nzyl）－γ－butyrolactone（19）[13]和α－顺式苄烯基丁内酯（*R*，*Z*）－3－（3，4－dimethoxybenzyl）－2－（3，4－dimethoxy benzylidene）－γ－butyrolactone（20）和其他已知的衍生物[14]，在一定程度上反应了该属植物的种群特征。从松科铁杉属植物异叶铁杉（*Tsuga heterophylla*）中分离得到8位羟基取代7′位被氧化为酮羰基的化合物（8*S*，8′*S*）－（＋）－8－hydroxyoxomatairesinol（21）[15]；从 *Haplophyllum suaveolens* 中分离得到结构中含有异戊酰氧基取代基团的罕见化合物 haplotonin（22）[16]。从 *Phenax angustifolius* 中得到8位羟基取代的2－hydroxy－2－（3′，4′－dihydroxyphenyl）methyl－3－（3″，4″－dimethoxyphenyl）methyl－γ－butyrolactone（23）的同时，也得到以糖苷形式存在的2－hydroxy－2－（4′－*O*－β－*D*－glucopyranosyl－3′－hydroxyphenyl）methyl－3－（3″，4″－dimethoxyphenyl）methyl－γ－butyrolactone（24）[17]。另外，从菊科植物泥胡菜（*Hemistepta lyrata*）、木兰科植物红花五味子（*Schisandra rubriflora*）和蓼科植物巴天酸模（*Rumex patientia*）中分别发现以单或双糖苷形式存在的 hemislin B glucoside（25）[18]、rubrifloside A（26）、B（27）[19]和3－methoxyarctiin－4″－*O*－β－*D*－xyloside（28）[20]。

另外，近年来通过活性跟踪的方法定向分离鉴定了一些具有不同药理活性特点的双苄基丁内酯衍生物，如从红豆杉科植物日本榧树（*Torreya nucifera*）树枝提取物中分离得到的对中枢神经系统有保护作用的（－）－4′－demethyltraxillagenin（29）[21]，以及从樟科植物三桠乌药（*Lindera obtusiloba*）中分离鉴定的对肿瘤细胞有杀伤活性的木脂素5，6－dihydroxymatairesinol（30）[22]。

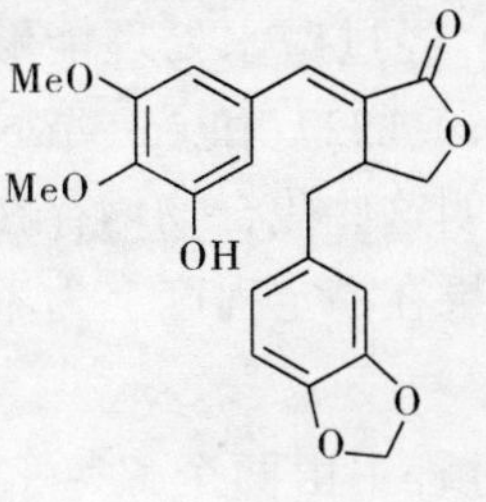
18

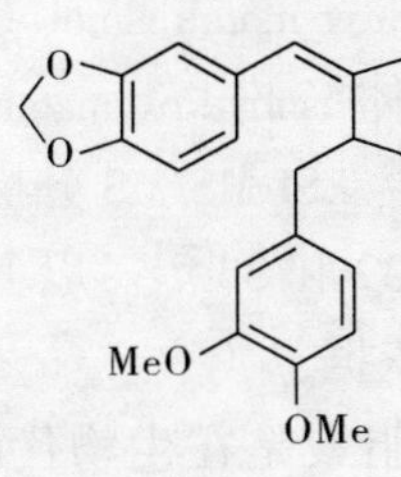
19

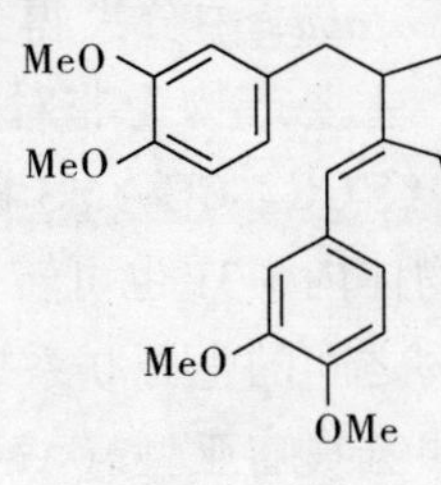
20

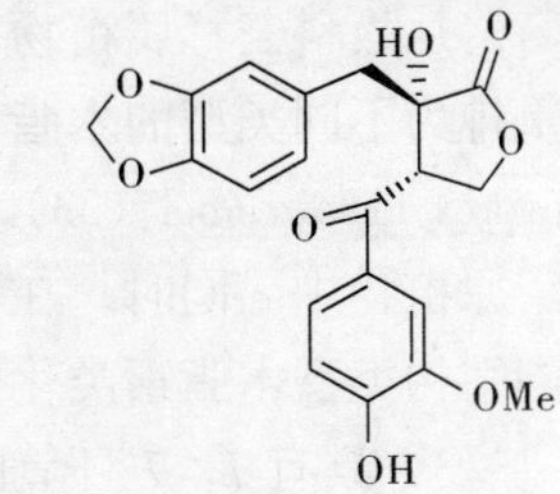
21

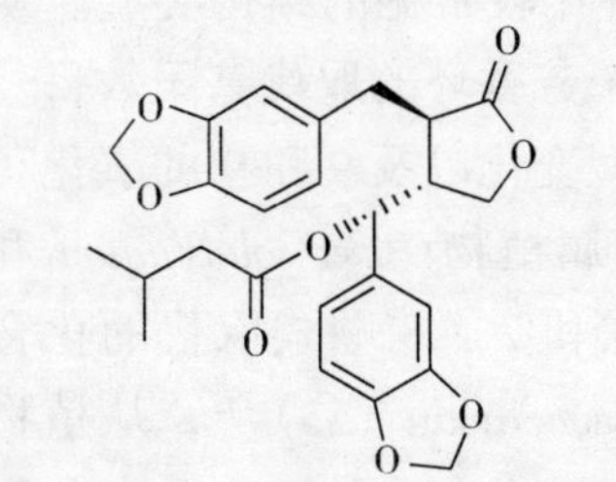
22

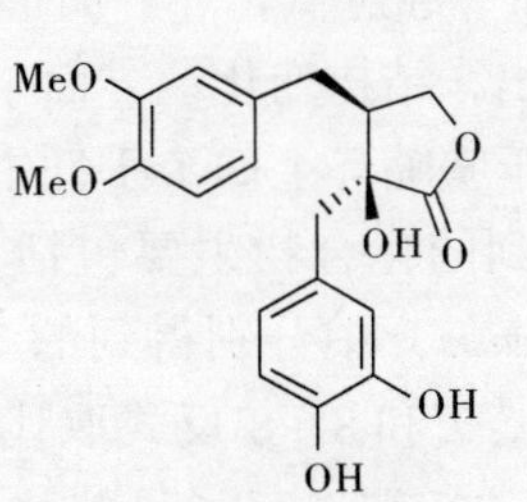
23

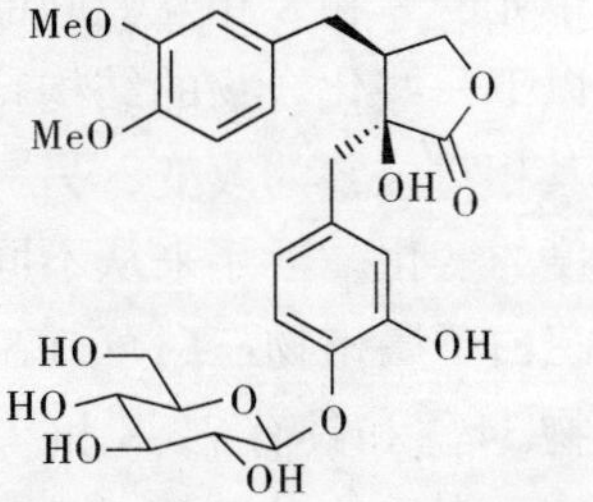
24

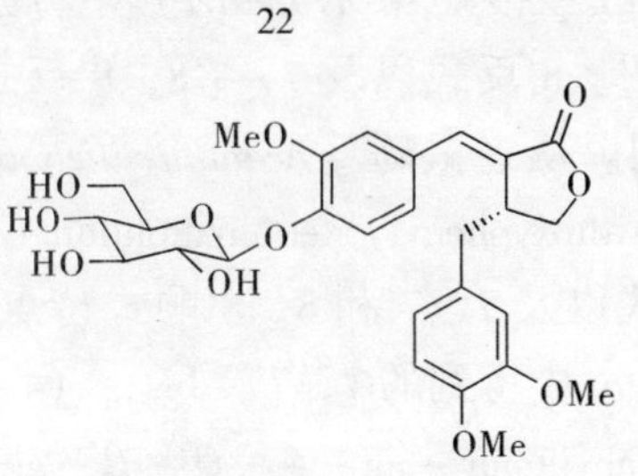
25

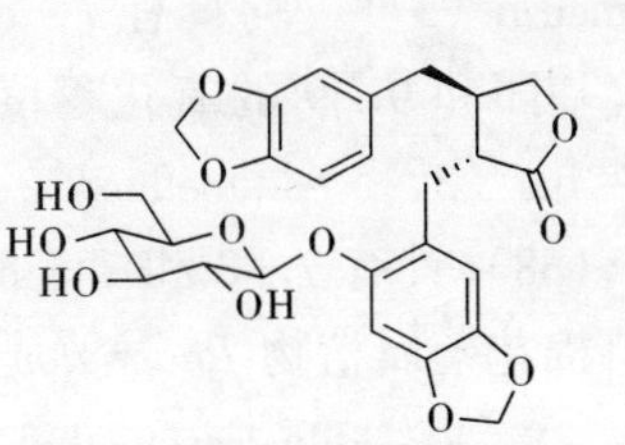
26

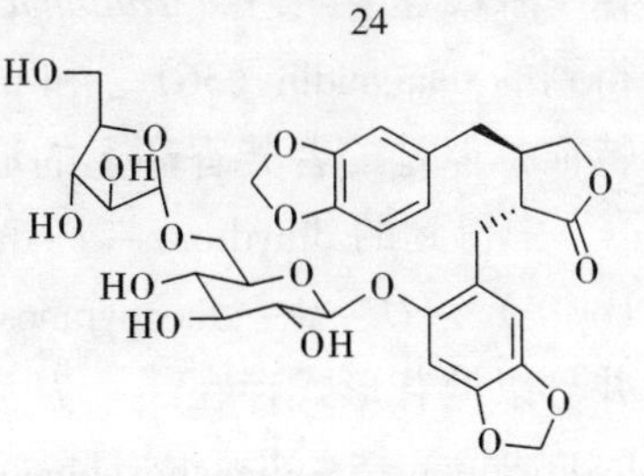
27

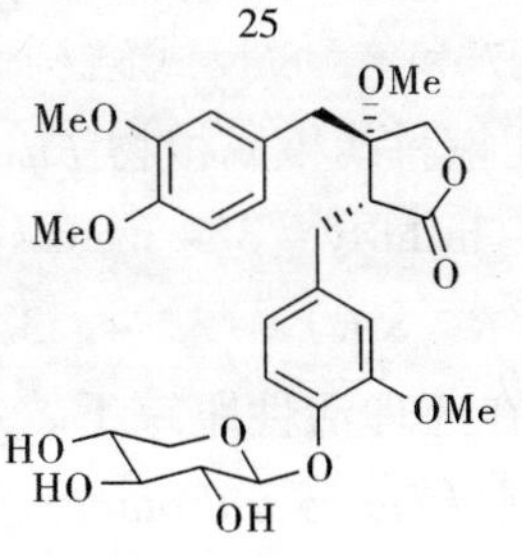
28

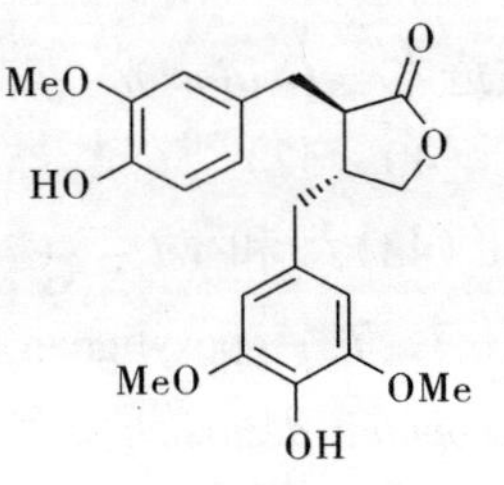
29

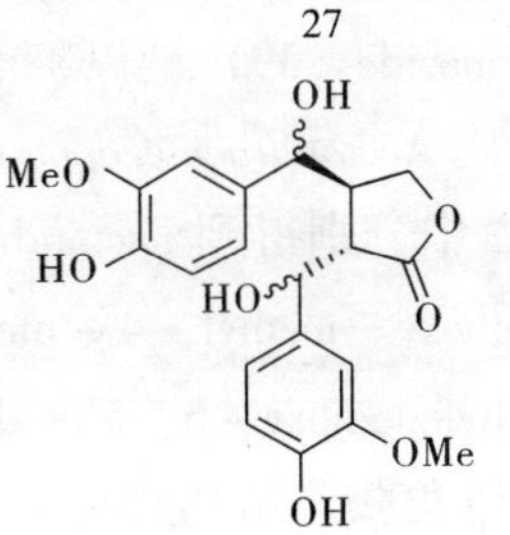
30

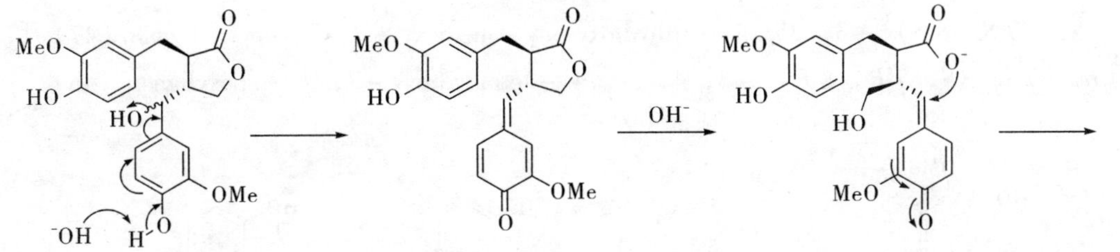
31

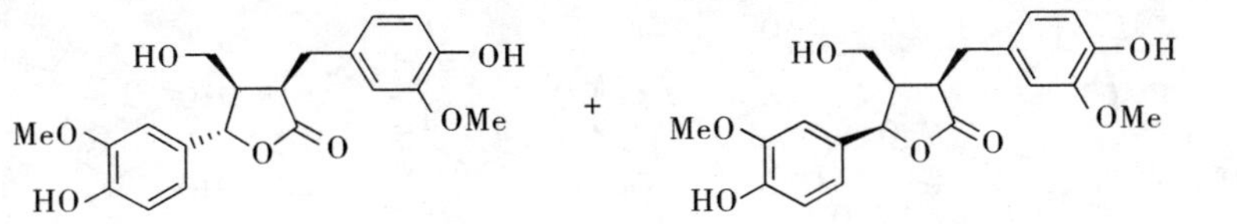
32　33

从松科云杉属植物 *Picea abies* 中分离得到的 hydroxymatairesinol（31）经过碱水处理能够重排为不同类型的木脂素，主要产物为非对映异构体 isohydroxymatairesinol（32）和 epi - isohydroxymatairesinol（33），并经 GC、GC - MS 和 HPLC - ESI MS/MS 分析证明这些化合物均存在于原植物中。同时，在动物体内，31 也可转化形成 32 和 33[23]。以上结果在一定程度上为不同结构类型木脂素类化合物之间的生源联系提供了依据。

3．具有 7，7′环氧的四氢呋喃亚型（A - 3）木脂素是在生物代谢过程中由两个 $C_6 - C_3$ 单元的 8 和 8′相互偶联的同时，7 和 7′经过氧化环合而形成的一种比较常见的结构类型。从以下一些化合物的结构特点可以看出，结构变化一方面来源于两个芳香环的取代基团数目及其相对位置的改变，另一方面来源于呋喃环上四个手性中心的构型变化以及 9 和 9′的氧化程度的变化。近年来从不同植物中得到的化合物主要包括，从胡椒属植物 *Piper solmsianum* 和三白草属植物三白草（*Saururus chinensis*）中分别得到的 7，8 反式和 7′，8′顺式取代的化合物 34[24] 和具有 7，8 和 7′，8′顺式 7，7′和 8，8′反式取代特点的 saucernetin（35）[25]；从植物霍季森氏达老玉兰（*Talauma hodgsonii*）和红豆杉科植物南方红豆杉（*Taxus mairei*）中分别得到的 talaumidin（36）[26] 和 taxumairin（37）[27] 均具有 7，8 和 7′，8′反式以及 7，7′8，8′反式特征，但是二者芳香环上的取代基团和 9，9′的氧化程度不同。从老鼠簕（*Acanthus ilicifolius*）中得到的 dihydroxy - methyl - bis（3，5 - dimethoxy - 4 - hydroxyphenyl）tetrahydrofuran - 9（or 9′）- *O* - *β* - glucopyranoside（38）具有 7，8 和 7′，8′反式以及 7，7′和 8，8′顺式特点，并且以糖苷形式存在[28]。从菊科棉花菊属植物 *Phagnalon rupestre* 中得到的 7，7′- bis -（4 - hydroxy - 3，5 - dimethoxyphenyl）- 8，8′- dihydroxymethyl - tetrahydrofur - an - 4 - *O* - *β* - glucopyranoside（39）是以糖苷形式存在的 7，8 和 7′，8′顺式、7，7′和 8，8′反式结构[29]。另外，从 *Nectandra megapotamica*、愈疮木（*Guaiacum officinale*）和胡椒科胡椒属植物 *Piper solmsianun* 中分别得到 nectandrins C - E（40 - 42）[30]、2，5 - bis（4′- hydroxy - 3′- methoxy）- 3 - methoxy - methyl - 4 - methyl furan（43）[31] 和 *rel* -（7*R*，8*R*，7′*R*，8′*R*）- 3，4，3′，4′- dimethylenedioxy - 5，5′- dimethoxy - 7，7′- epoxylignan（44）[32]；在药理活性跟踪下，从天南星科崖角藤属植物爬树龙（*Rhaphidophora decursiva*）和三齿拉瑞阿（*Larrea tridentata*）中分别得到抗疟疾活性化合物 grandisin（45）和 epigrandisin（46）[33] 以及具有显著抗氧化活性的（7*S*，8*S*，7′*S*，8′*S*）- 3，3′，4′- trihydroxy - 4 - methoxy - 7，7′- epoxylignan（47）和 *meso* -（*rel* - 7*S*，8*S*，7′*R*，8′*R*）- 3，4，3′，4′- tetrahydroxy - 7，7′- epoxylignan（48）[8]。

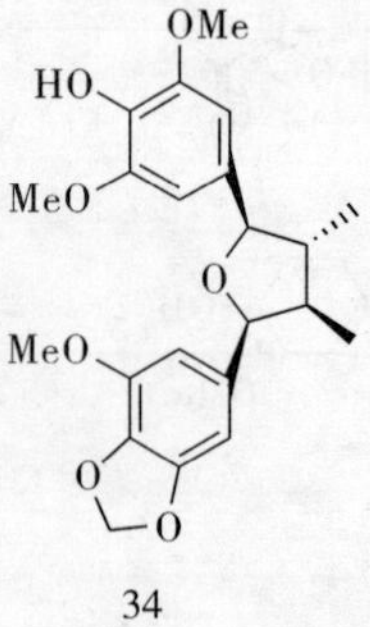

34

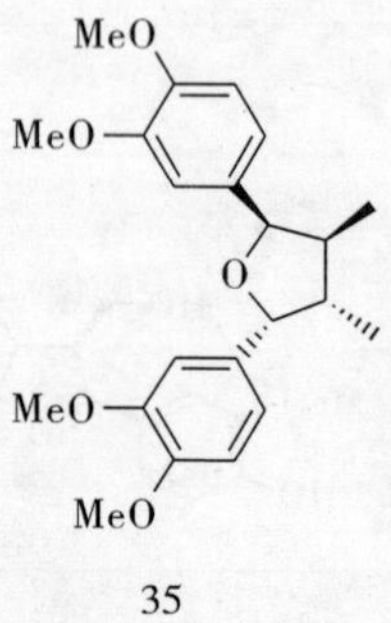

35

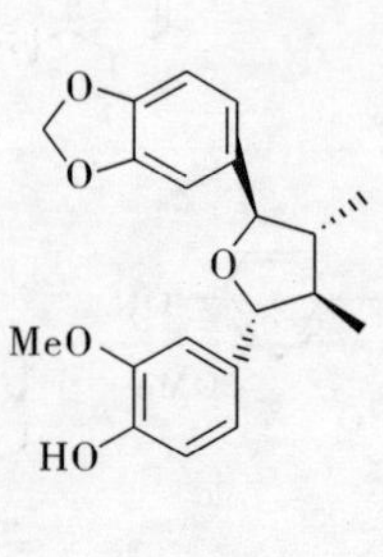

36

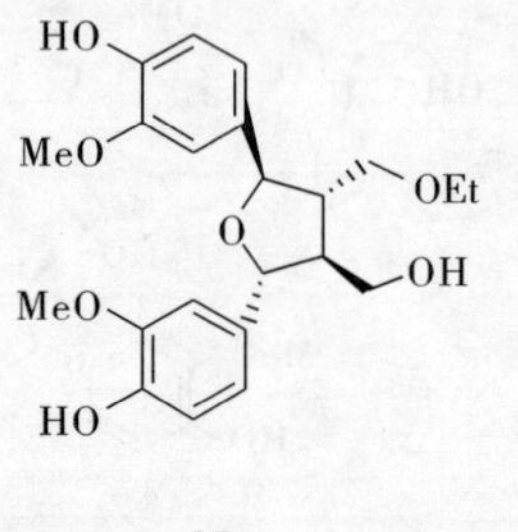

37

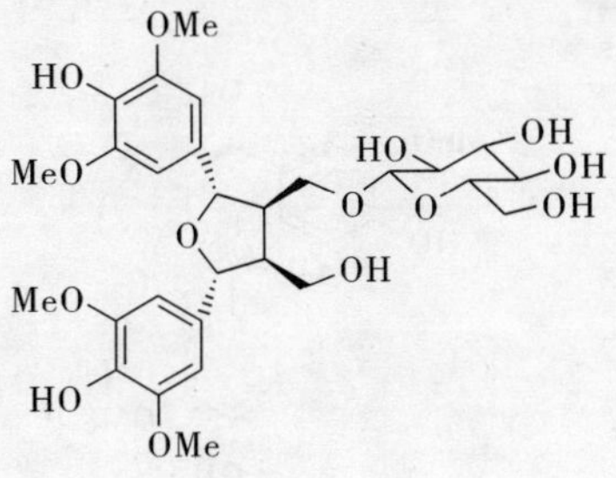
38

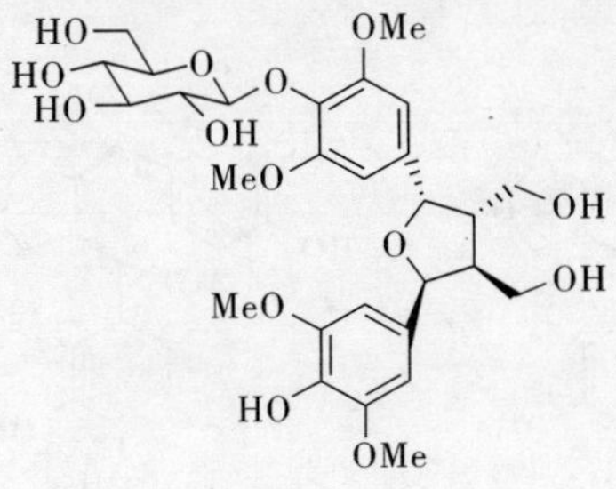
39

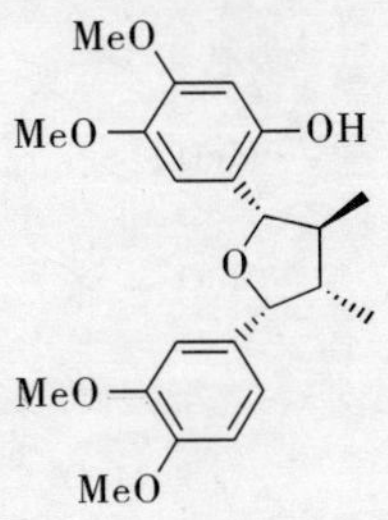
40

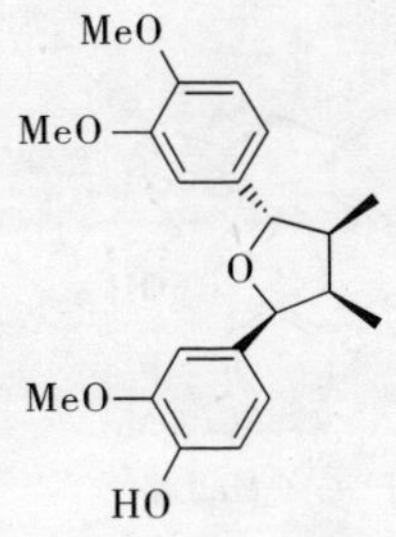
41

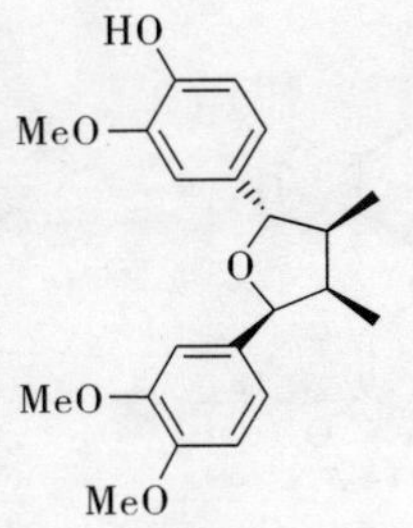
42

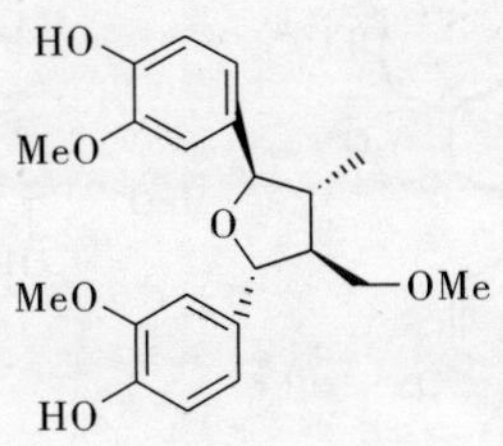
43

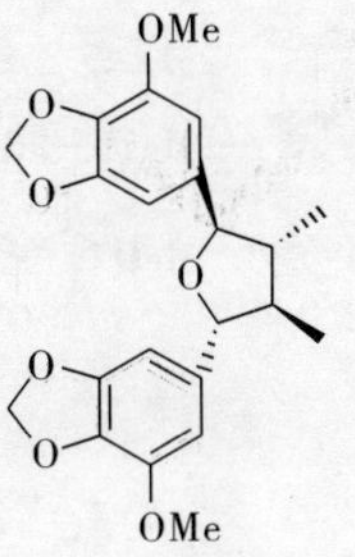
44

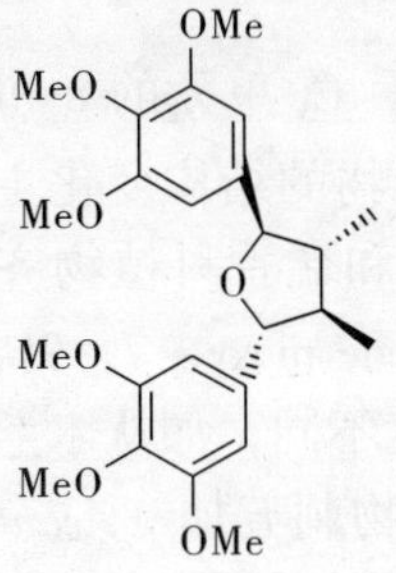
45

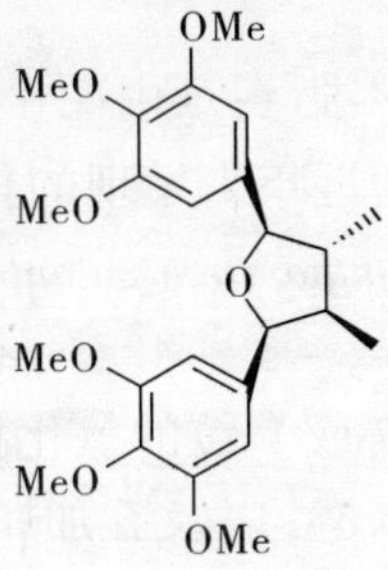
46

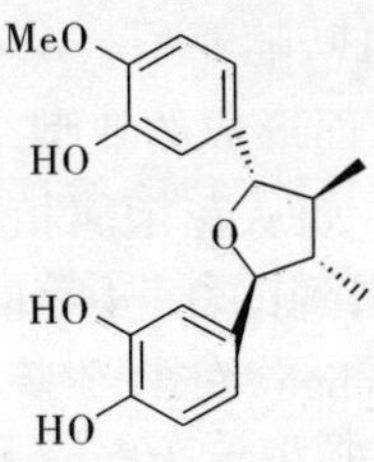
47

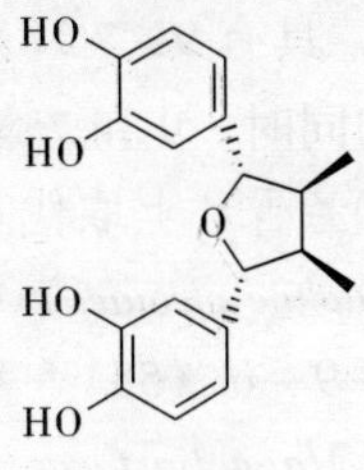
48

4. 具有 9，9′环氧的四氢呋喃亚型结构（A-4）的木脂素是两个 C_6-C_3 单元的 8 和 8′相互偶联的同时，9 和 9′氧化环合而形成的一种常见类型。结构的变化主要出现在 7 和 7′、9 和 9′的氧化以及手性中心立体化学的差别。近年来，从不同植物中得到的化合物包括：从碎米兰属植物 *Aglaia cordata* 枝和兰科植物独蒜兰（*Pleione bulbocodioides*）块茎中分别得到的 7 和 7′均被同时氧化的 aglacin K（49）[34]、sanjidin A（50）和 B（51）[35]。从马兜铃属植物 *Aristolochia peltato-deltoidea* 和胡椒属植物 *Piper chaba* 中得到分别得到 rel-（8*R*，8′*S*，9*S*）-3，4-dimethoxy-3′，4′-methylenedioxy-9β-ethoxy-8.8′，9.O.9′-lignan（52）和 rel-（8*R*，8′*S*，9*R*）-3，4-dimethoxy-3′，4′-methylenedioxy-9α-ethoxy-8.8′，9.O.9′-lignan（53）[36]、（8*R*，8′*R*）-9-hydroxy-3，4-dimethoxy-3′，4′-methylenedioxy-9，9′-epoxylignan（54）[37]；其中化合物 52 和 53 在它们的结构的 9 或 9′位被氧化为缩醛或半缩醛的形式形成一个手性中心。

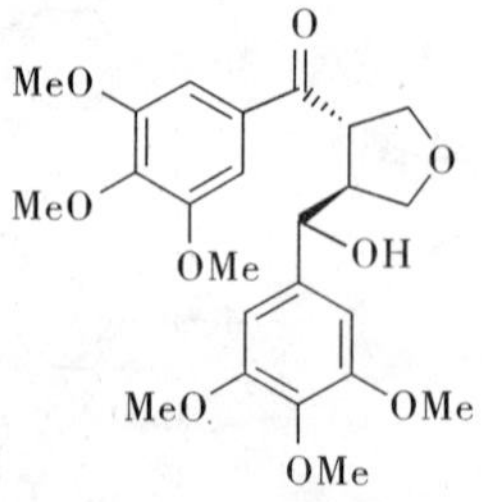
49

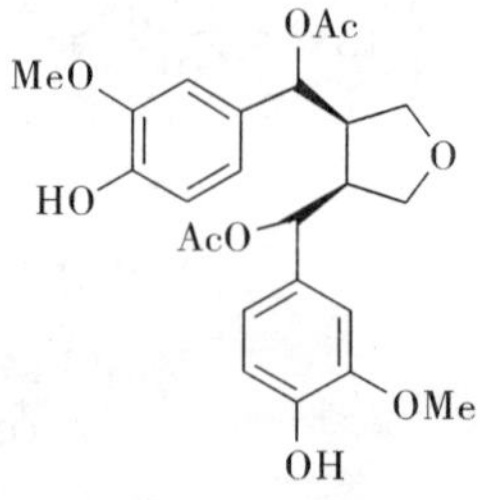
50

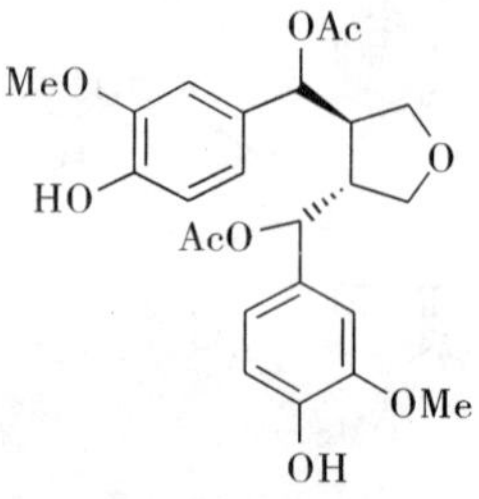
51

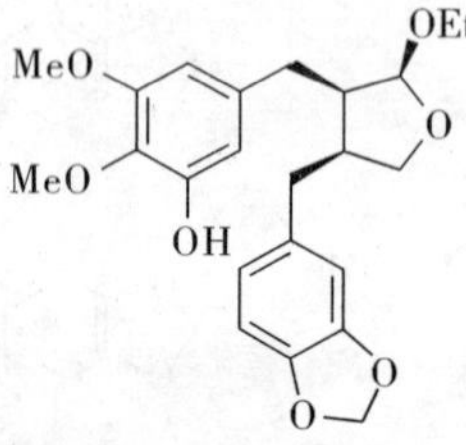
52

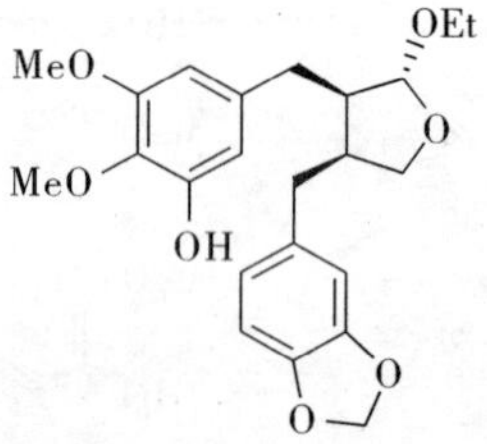
53

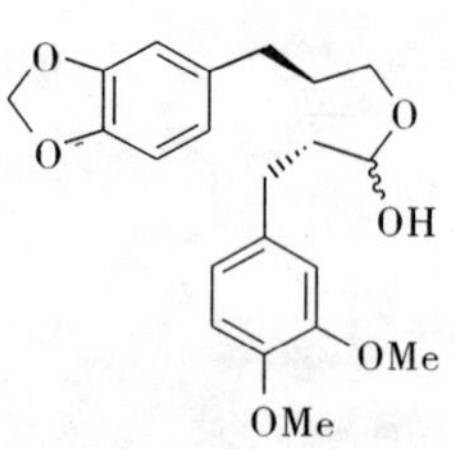
54

5．具有9，7′环氧的四氢呋喃亚型（A－5）木脂素是由两个C_6-C_3单元的8和8′相互偶联的同时，9和7′氧化环合而形成的亚型结构。近年来发现的化合物的结构变化主要表现在：①芳香环上取代基差别，如从花椒属植物 *Zanthoxylum culantrilo* 和瑞香科植物齐墩果瑞香（*Daphne oleoides*）中分别得到的 3，4－dimethoxy－3′，4′－methylene dioxy－7，9′－epoxylignan－9－ol（55）[38] 和 daphneligin（56）[39] 等；②7或7′位的氧化程度不同，如从木兰科植物辛夷（*Magnolia fargesii*）花蕾和夜香木兰（*M．coco*）以及五加属植物刺五加（*Acanthopanax senticosus*）中分别得到的具有血小板活化因子（PAF）拮抗活性的 magnone A（57）和 B（58）（IC_{50}分别为 $3.8\pm10^{-5}\mu M$ 和 $2.7\pm10^{-5}\mu M$[40]）、magnolone（59）[41] 和 ciwujiatone（60）[42] 等；③芳香有机酸在9或9′位酯化，如从唇形科藿香属植物毛叶藿香（*Agastache rugosa*）全草中得到的具有抑制 etoposide 诱导细胞凋亡活性（IC_{50}分别为 15.2 and 11.4μg/ml）的 agastinol（61）和 agastenol（62）[43]。另外，从玄参科植物肉果草（*Lancea tibetica*）、毛茛科植物小木通（*Clematis armandii*）、木樨科植物小蜡（*Ligustrum sinense*）和败酱科植物缬草（*Valeriana officinalis*）中分别得到 tibeticoside A（63）[44,45]、armandiside（64）[46]、8′－β－hydroxylariciresinol－4′－*O*－*β*－*L*－glucopyranoside（65）[47]、berchemol－4′－*O*－*β*－*D*－glucoside（66）和 4′－*O*－*β*－*D*－glucosyl－9－*O*－（6″－deoxysaccharosyl）olivil（67）[48]。缬草提取物在欧洲作为有效的抗抑郁辅助药物被广泛应用，但是其中的有效成分尚不清楚，因此，研究者对从缬草中得到化合物66和67的中枢神经系统药理作用进行了较深入地综合评价，通过中枢神经系统各种受体的放射标记结合实验，包括 $GABA_A$、$5-HT_{1A}$、腺苷 A_1 和 A_{2A}受体，发现后者为大鼠和人腺苷 A_1 受体的拮抗剂，是目前发现的第一个结构上与腺苷无关联的腺苷受体拮抗剂[48]。

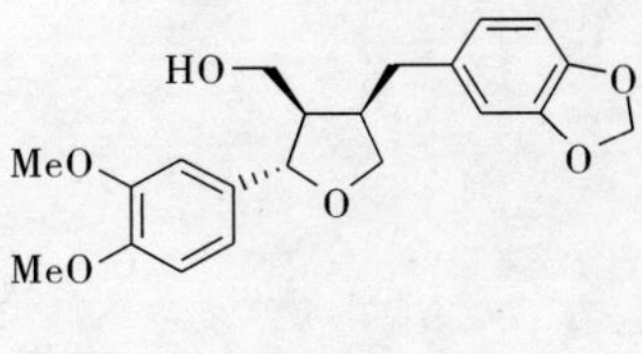

55

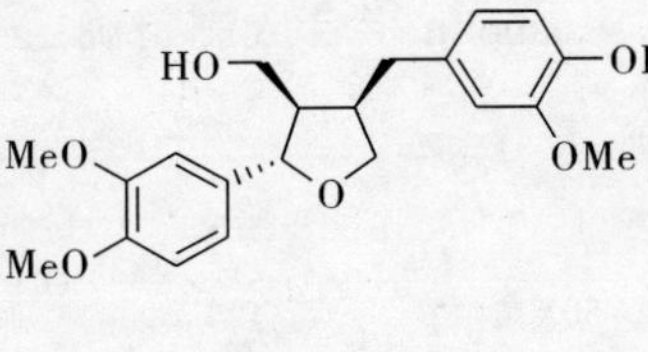

56

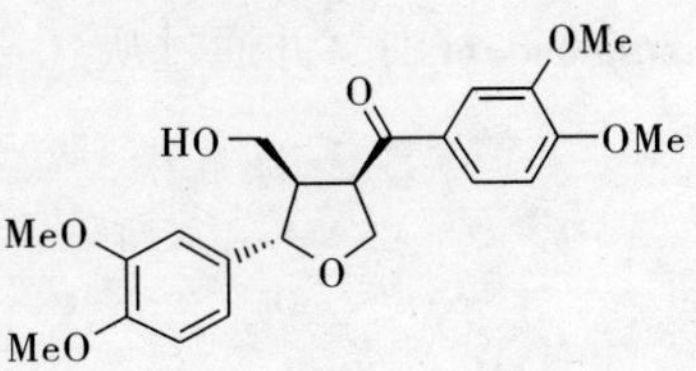

57

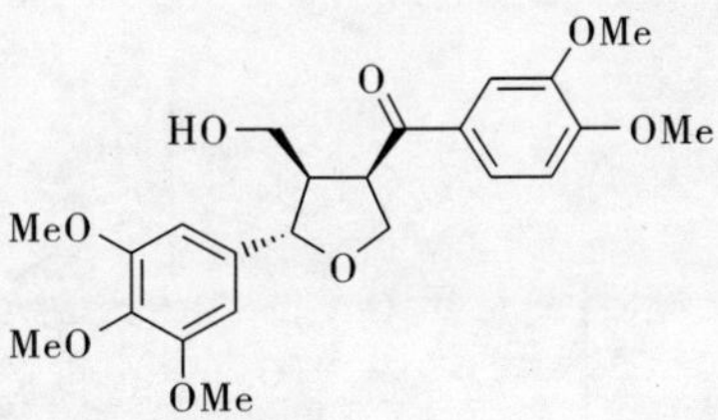

58

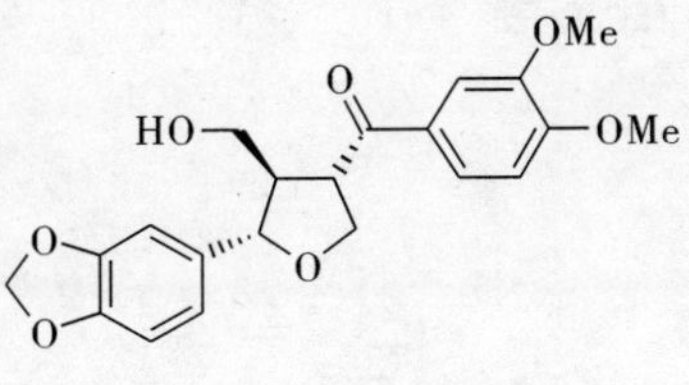

59

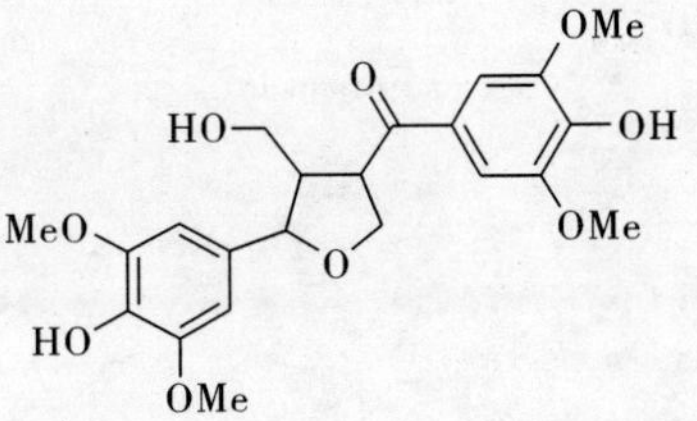

60

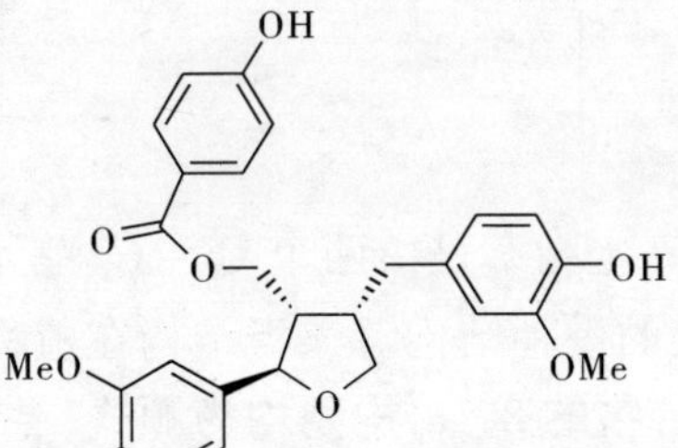

61

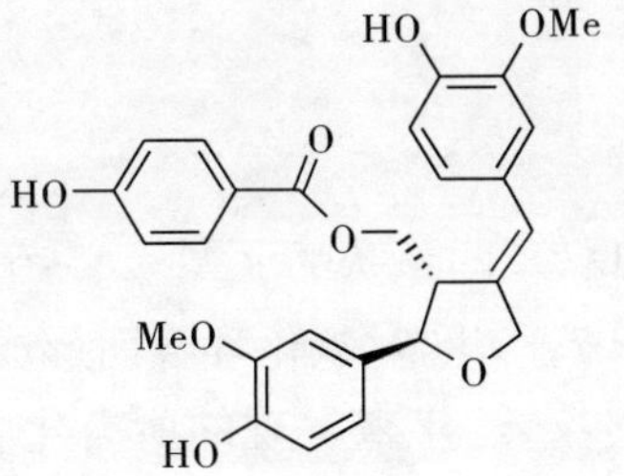

62

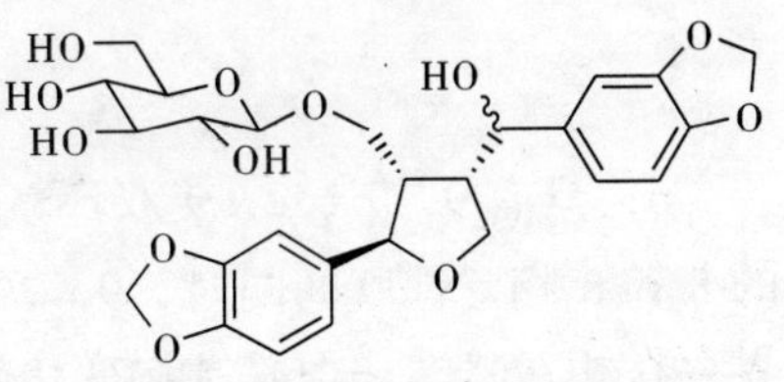

63

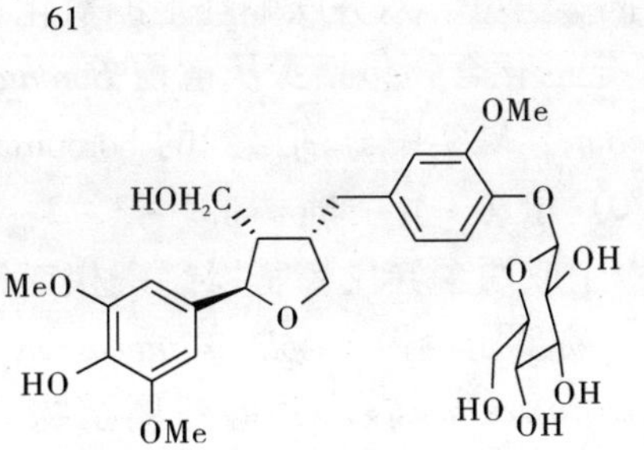

64

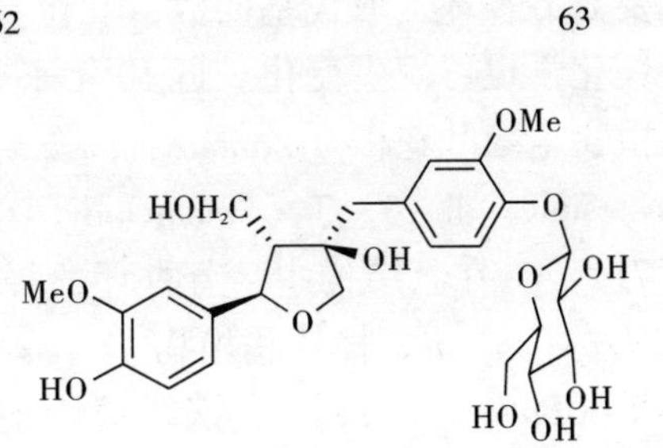

65

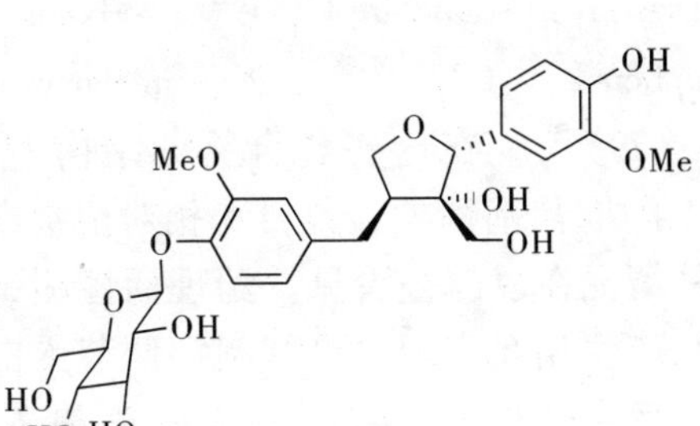

66

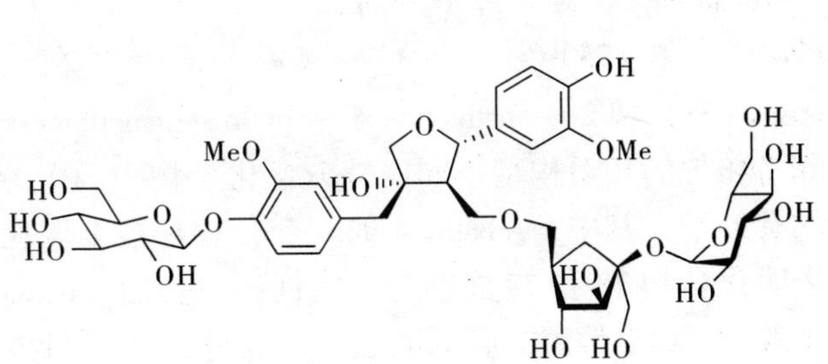

67

另外，从胡麻科植物芝麻（*Sesamum indicum*）种子和新鲜组织中分离得到（+）-episesaminone（68），并通过从（+）-sesamolin半合成制备确定了其绝对构型[49]。

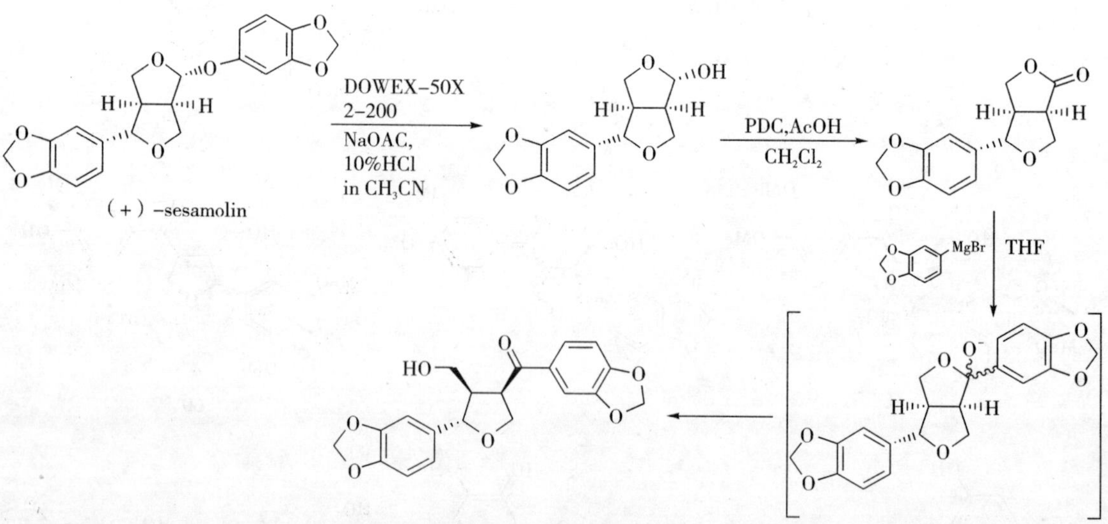

6．具有9，7′、7，9′双环氧的双并四氢呋喃亚型（A-6）木脂素是由两个 C_6-C_3 单元的8和8′相互偶联的同时，9，7′和7，9′同时氧化环合而形成的一种结构。该类结构在植物界存在相对普遍，但是结构变化较少，近年来发现的所有化合物的8，8′构型均为顺式，结构变化主要是芳香环上取代基的数目和位置等不同，另外，双并呋喃环上的氧化程度、氧化位点和立体化学也可发生变化。近10年来分离鉴定的化合物包括：从植物 *Boronia pinnata* 根和花椒属植物全缘叶花椒（*Zanthoxylum integrifoliolum*）果实中分别得到的 boropinan（69）[50]，（+）-pinoresinol-di-3，3-dimethylallyl ether（70）和（+）-pinoresinol-3，3-dimethyl allyl ether（71）[51]，在其结构中，芳香环酚羟基与一个或两个异戊烯基以醚键相连；从蜜茱萸属植物 *Melicope hayesii*、樟桂属植物 *Ocotea duckei*、喷瓜属植物 *Ecbolium linneanum*、罗林果属植物罗林果（*Rollinia mucosa*）、铁线莲属植物 *Clematis chinensis* 和银叶树属植物 *Leucophyllum ambiguum* 中依次得到的（+）-2-(3，4-dimethoxyphenyl)-6-(3，4-dihydroxy phenyl)-3，7-dioxabicyclo［3，3，0］octane（72）[52]、4′-*O*-demethylepiyan-gambin（73）[53]、ecbolin A（74）[54]、B（75）[55]、（+）-epimembrine（76）[56]、clemaphenol A（77）[57,58]、2′-methoxykobusin（78）和2′-methoxy-4″-hydroxydemethoxy kobusin（79）[59]；在这些化合物的结构中，除7和7′的相对构型不同以外，各化合物中两个芳香环上的取代基种类、数目和相对位置也均有差别；其中，ecbolin A的一个芳香环被全取代，这种情况在以前很少见。药理活性测试表明化合物78和79能够与脑内钙调节蛋白（calmodulin）产生相互作用，可抑制钙调节蛋白依赖酶cAMP磷酸二脂酶的激活。另外，从列当科植物丁座草（*Boschniakia himalaica*）和 *Isodon lophanthoides var*. *gerardianus* 中分别分离得到7位被甲氧基取代和8位被乙酰氧基取代的7-methoxypinoresinol（80）[60]和1-acetoxy-2e-piperonyl-6e-［6-methoxypiperonyl］-3，7-dioxabicyclo［3.3.0］octane（81）[61]；从菊科风毛菊属植物 *Saussurea medusa* 和禾本科植物

薏苡（*Coix lachryma - jobi L. var. ma - yuen*）中分别得到 9 或 9′被氧化成为羰基的 1 - hydroxy - 2，4 - guaicyl - 3，7 - dioxabicyclo［3.3.0］octane（82）[62] 和 mayuenolide（83）[63]，在它们的结构中，双并呋喃环的一个环实际上变成了内酯环，其中化合物 83 具有显著的自由基清除活性。此外，从麻花头属植物蕴苞麻花头（*Serratula strangulata*）、五加科植物刺五加（*Eleutherococcus senticosus*）、败酱科缬草属植物 *Valeriana prionophylla* 和百合科菝葜属植物土茯苓（*Smilax glabra*）中分别得到以单糖苷形式存在的 strangusin A（84）[64]、eleutheroside E_2（85）[65] 和 fraxiresinol - 4′ - *O* - β - *D* - glucopyranoside（86）[66]，以及以双糖苷形式存在的（+）- syringaresinol 4 - *O* - *β* - *D* - glucopyranosyl -（1→6）- *β* - *D* - glucopyranoside（87）[67]。从兰科植物独蒜兰（*Pleione bulbocodioides*）块茎中得到的 pleionin A（88）是最近发现的唯一一个具有苯骈吡喃环母核的特殊木脂素[35]。

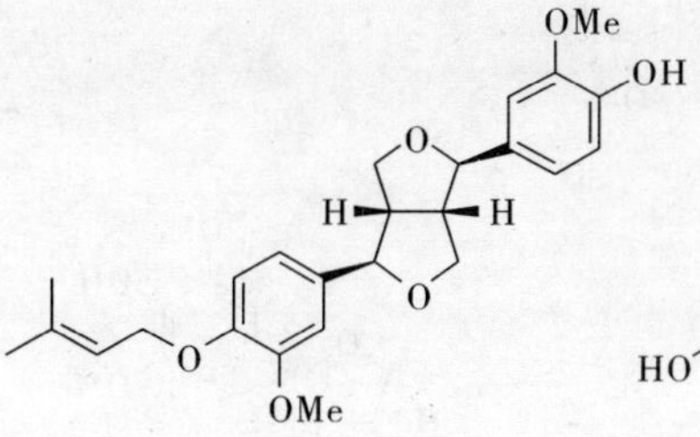
69

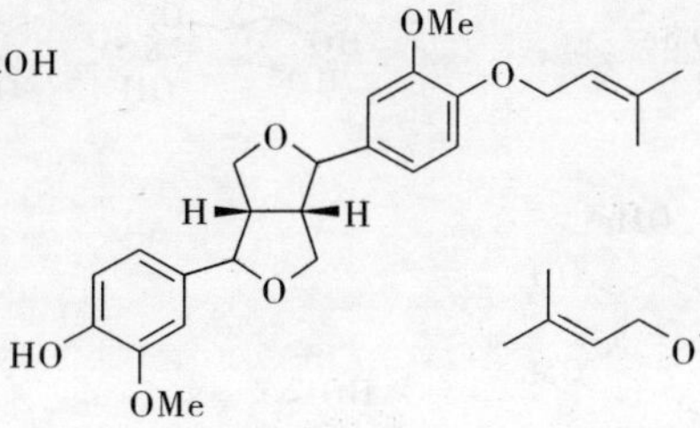
70

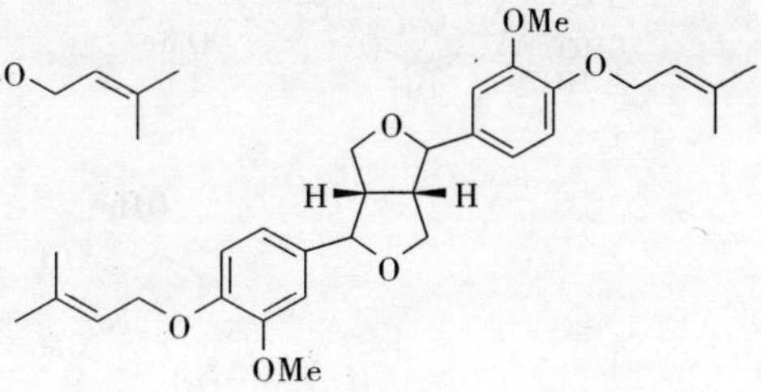
71

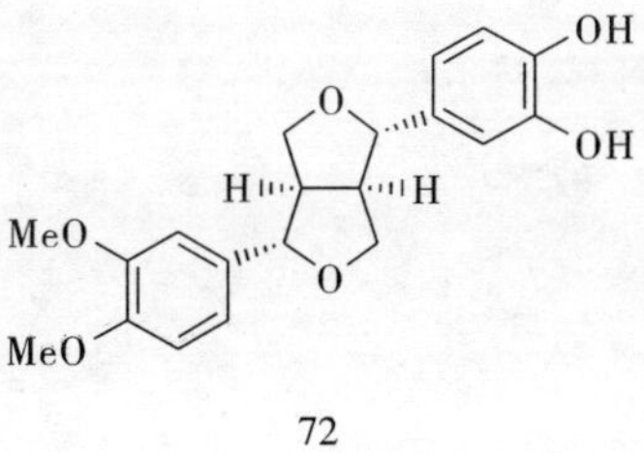
72

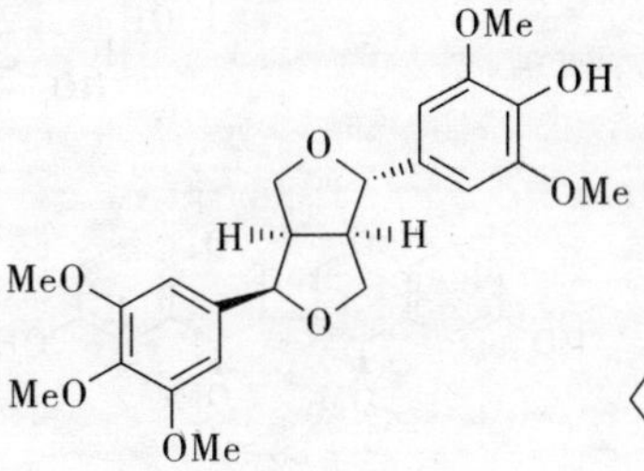
73

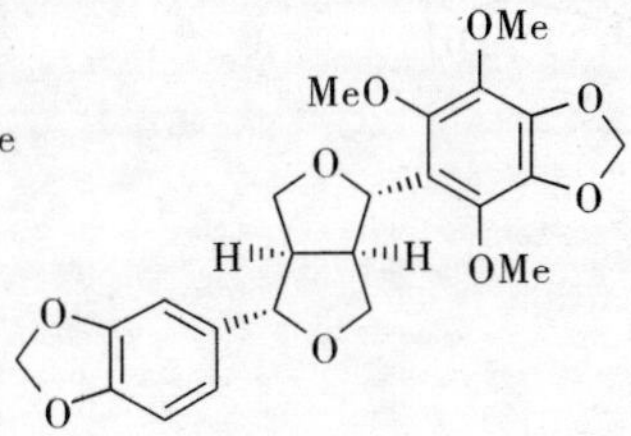
74

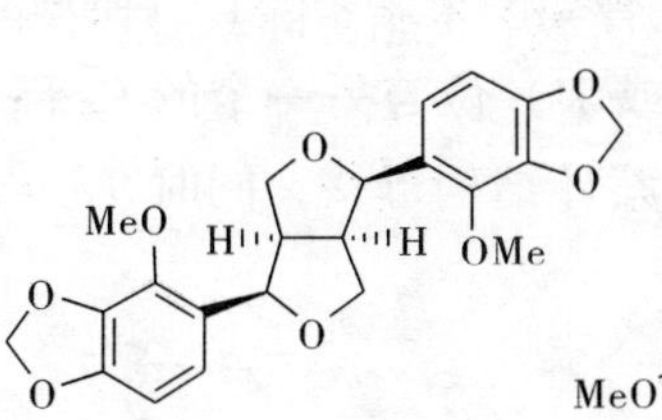
75

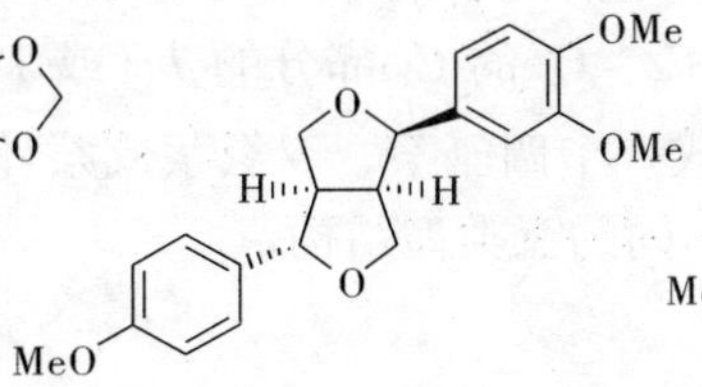
76

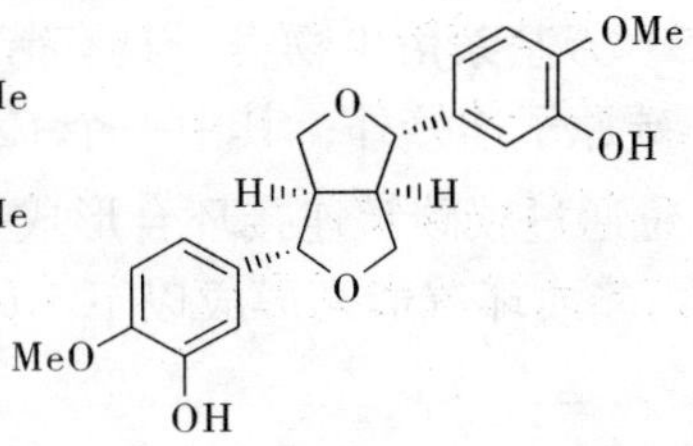
77

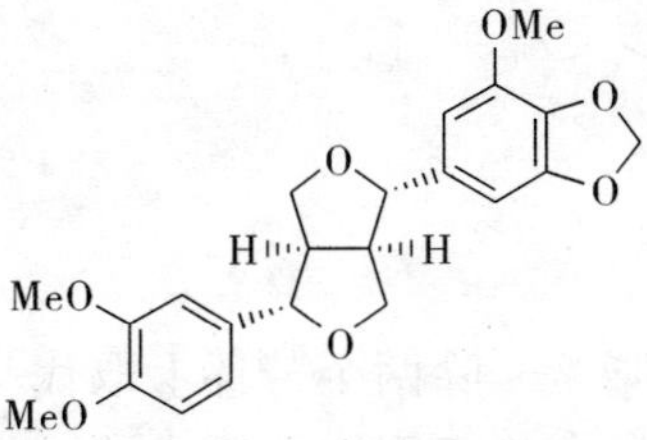
78

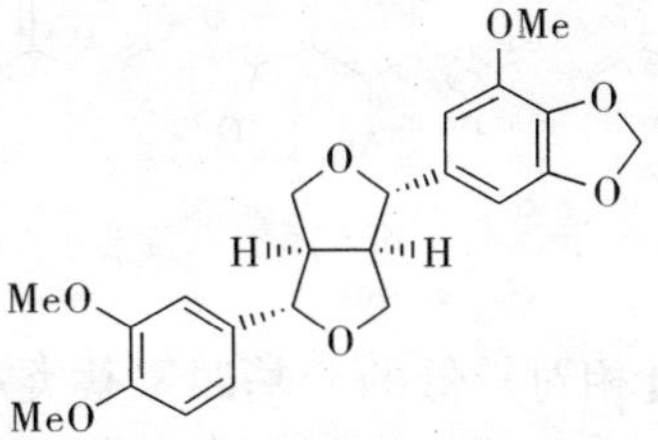
79

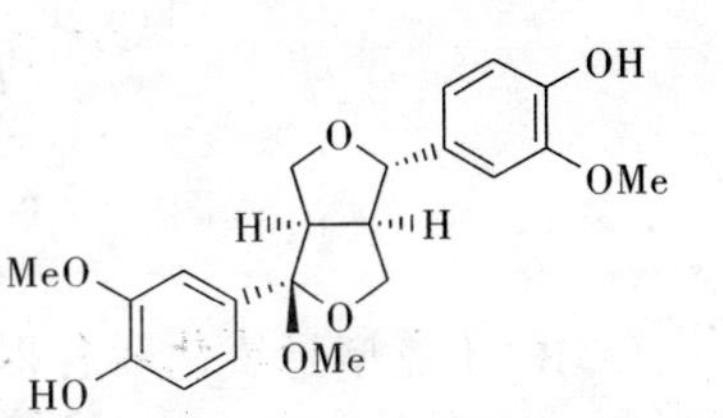
80

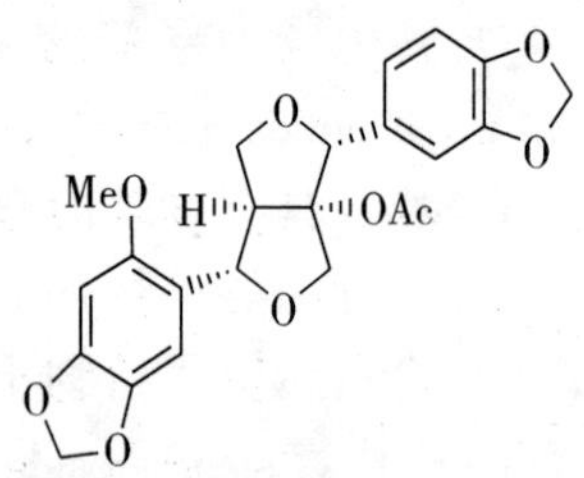
81

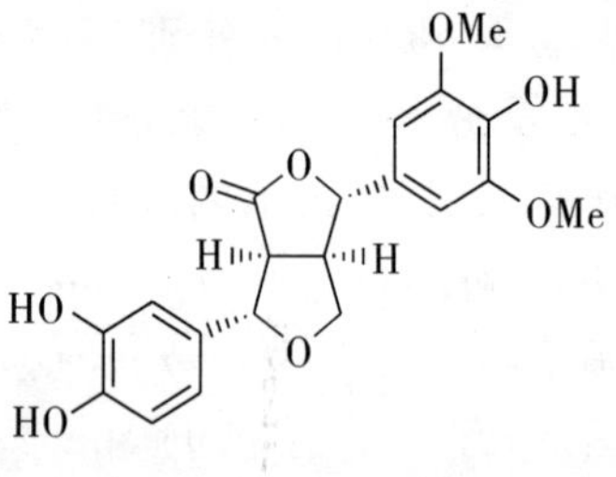
82

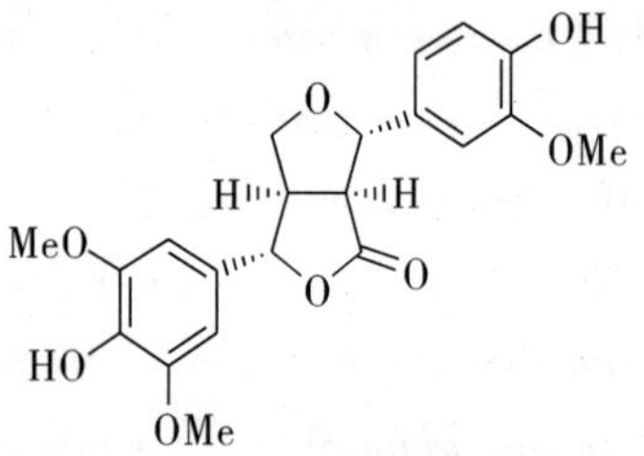
83

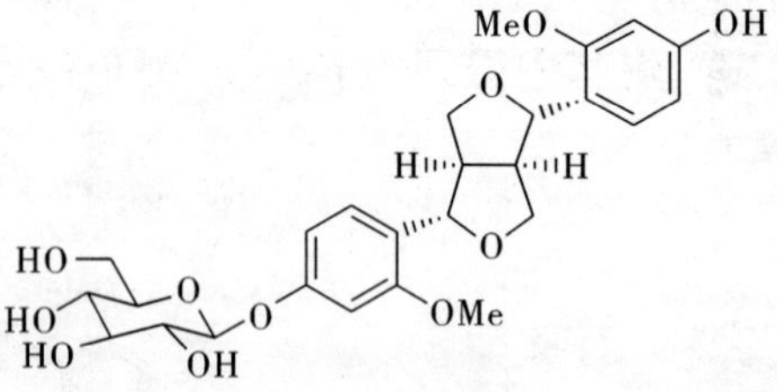
84

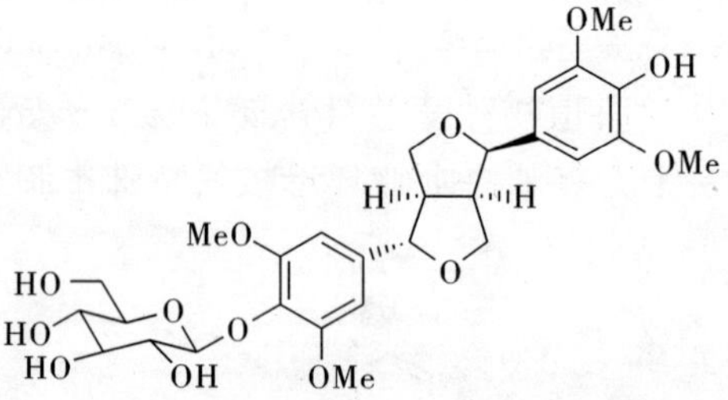
85

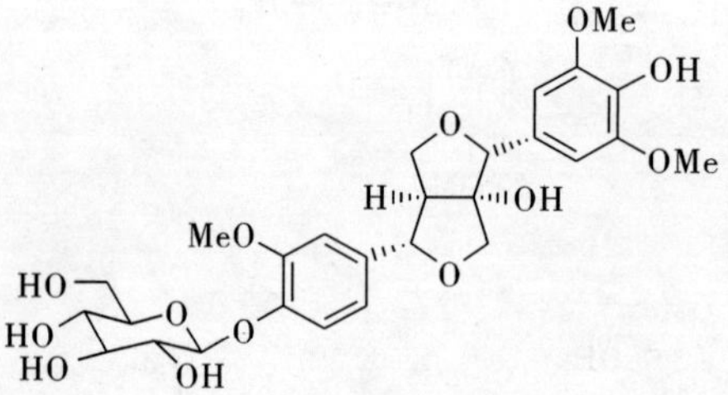
86

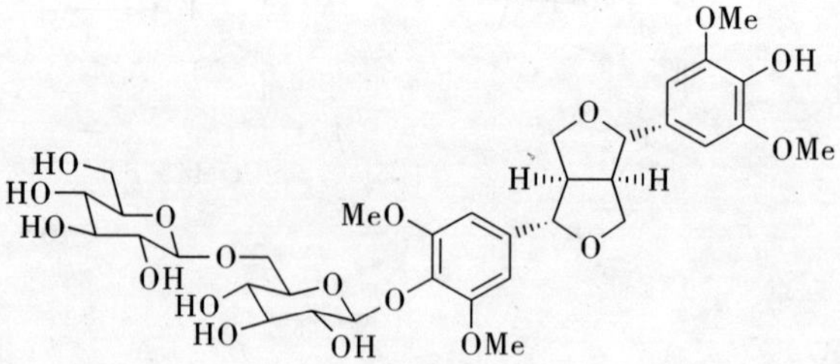
87

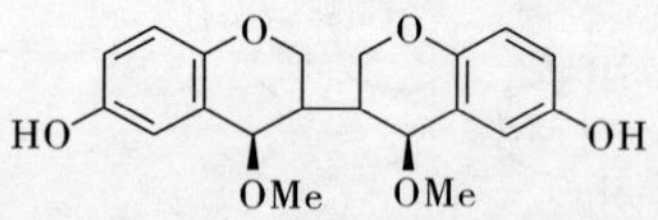
88

（二）芳基萘衍生物类　具有芳基萘基本母核结构特征骨架的木脂素除具有典型的 8，8′（β－β）碳原子连接外，其中一个 C_6-C_3 的 C_3 部分的 7（或 7′）位与另一个的 C_6 部分的 2′（或 2）位通过碳碳键连接环合形成一个四氢萘、双氢萘或萘环结构母核，同时 9，9′经常氧化形成内酯或环氧形式形成以下不同的亚类型结构。

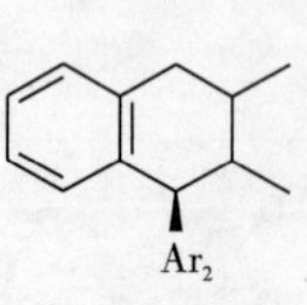
B–1

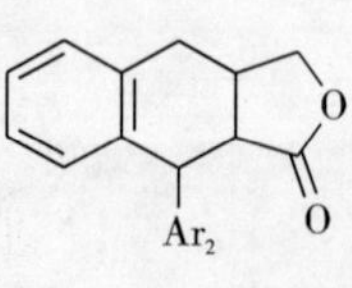
B–2

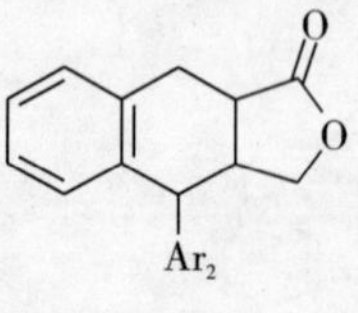
B–3

1．B－1 亚型是氧化环合程度相对较低的芳基四氢萘类木脂素。除两个芳环上取代基的变化外，结构变化主要是由两个 C_6-C_3 单元 C_3 部分的氧化还原程度不同以及通常伴随的手性中心构型的变化所致。近年来发现的该亚型化合物的主要结构特点包括：①萘环氧化程度不同的化合物，如从红豆杉科植物欧洲红豆杉（*Taxus baccata*）心材提取物中得到 3′ – demethylisolariciresinol – 9′ – hydroxy isopropylether（89）和 3 – demethylisolariciresinol（90）[68]；从植物 *Virola sebifera* 种子和唇形科植物鸡脚参（*Orthosiphon wulfenioides*）根中分别得到（7′*S*，8′*R*，8*S*）– 2′ – hydroxy – 3，4∶4′，5′ – bis –（methylenedioxy）– 7 – oxo – 2，7′ – cyclolignan（91）[69]和 orthosilignin（92）[70]，前者的 7（或 7′）被氧化为酮羰基呈二氢萘酮结构，后者具有双氢萘母核；②具有芳基四氢萘基本母核同时 9 和 9′被氧化且被醚化、酯化或苷化取代的化合物，如从大戟科植物珠子草（*Phyllanthus niruri*）、杜鹃花科白株树属植物滇白珠（*Gaultheria yunnanensis*）、马钱属植物 *Strychnos guianensis*、蓼属植物虎杖（*Polygonum cuspidatum*）和紫金科铁仔属植物密花树（*Myrsine seguinii*）中分别分离鉴定的以甲醚形式存在的 neonirtetralin（93）[71]、以乙酯形式存在的 gaultherins A（94）和 B（95）[72]、以罕见的碳酸酯和磺酸酯形式存在的 cycloolivil carbonate（96）[73]、（–）– lyoniresinol – 2α – sulfate（97）[74]和（+）– isolarisiresinol 3α – *O* – sulfate（98）[75]；从紫金科铁仔属植物 *Myrsine seguinii* 中同时得到以苷类形式存在的（+）– isolarisiresinol 3α – *O* – *β* – *D* – glucopyranoside（99）[75]。另外，从大戟科植物槌柱算盘子（*Glochidion zeylanicum*）叶、爵床科植物老鼠簕（*Acanthus ilicifolius*）地上部分和紫葳科厚膜树属植物 *Fernandoa adenophylla* 中分别得到以苷形式存在的（+）– isolarisiresinol 2α – *O* – *β* – *D* – glucopyranoside（100）[76]、（+）– lyoniresinol – 3α –［2 –（3，5 – dimethoxy – 4 – hydroxy）– benzoyl］– *O* – *β* – glucopyranoside（101）[28]和 fernandoside（102）[77]。

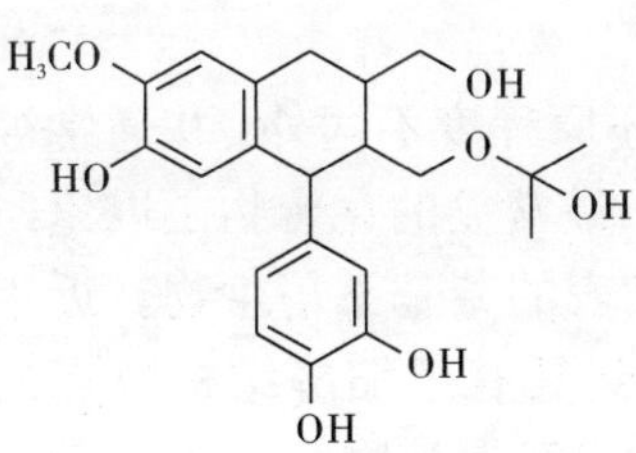

89

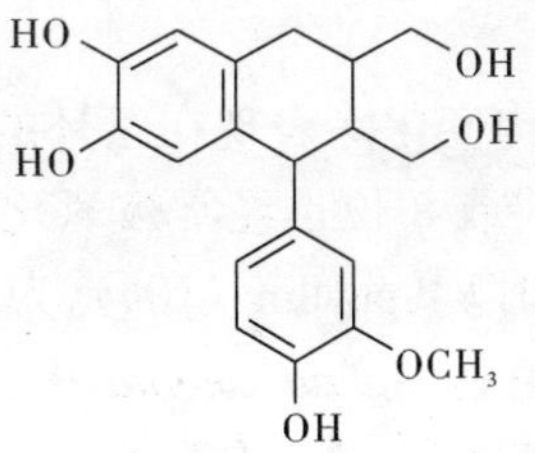

90

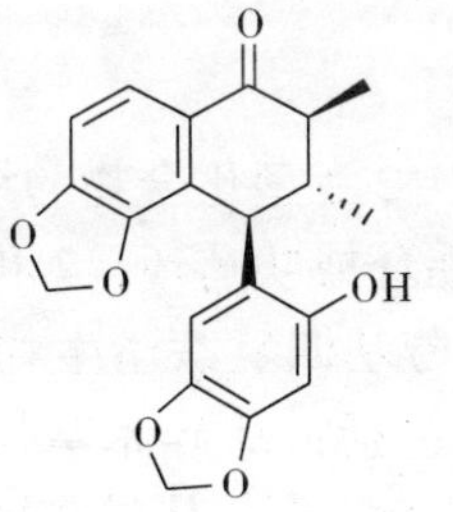

91

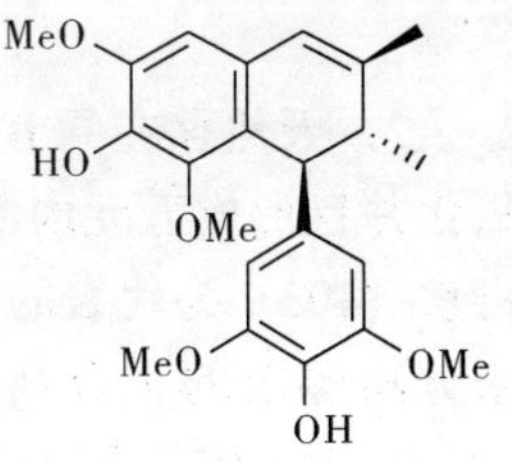

92

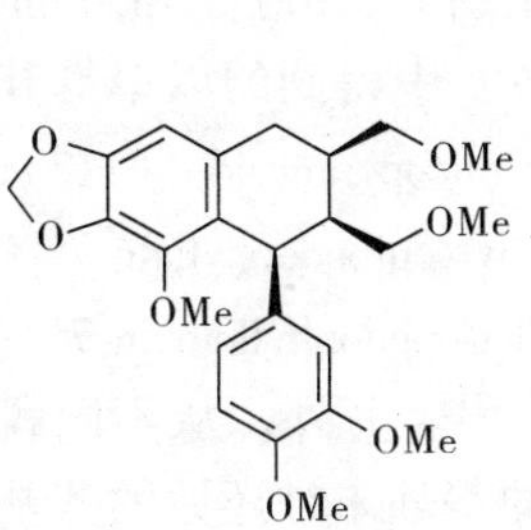

93

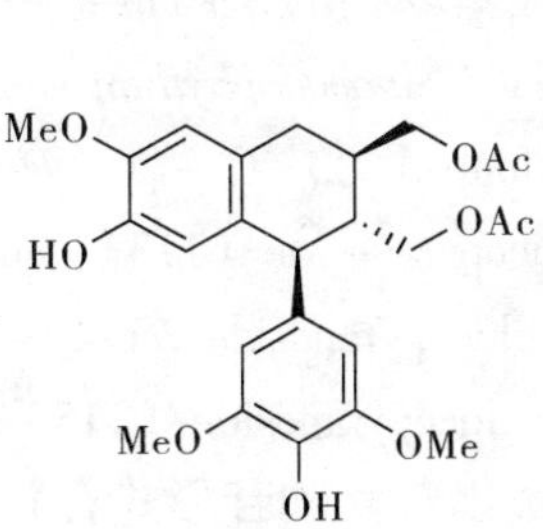

94

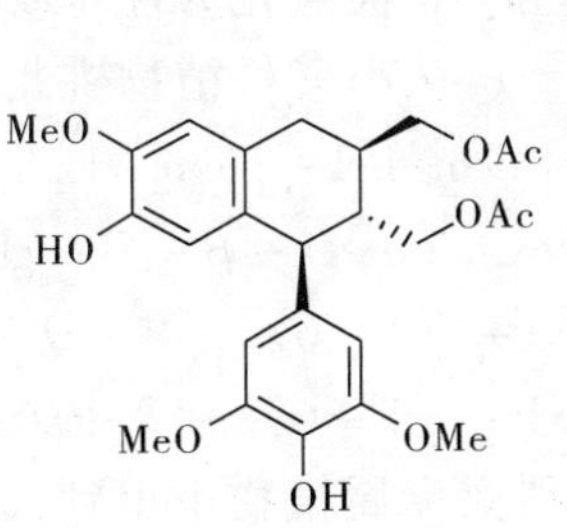

95

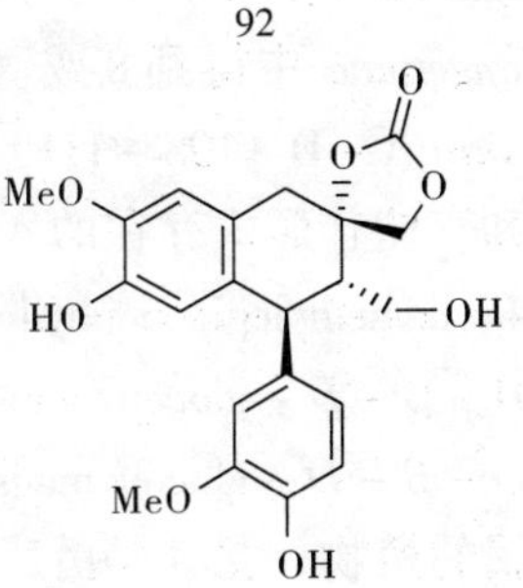

96

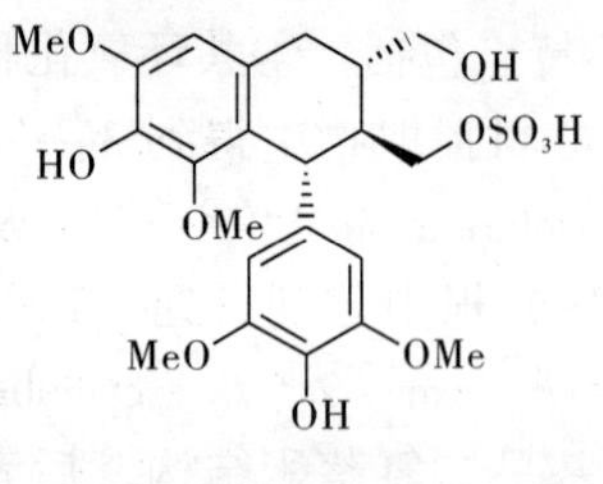

97

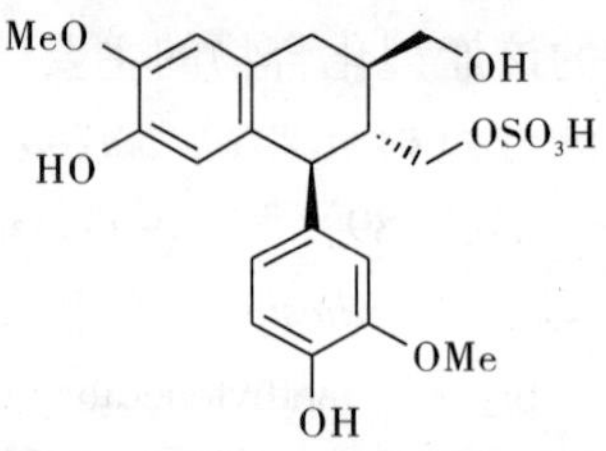

98

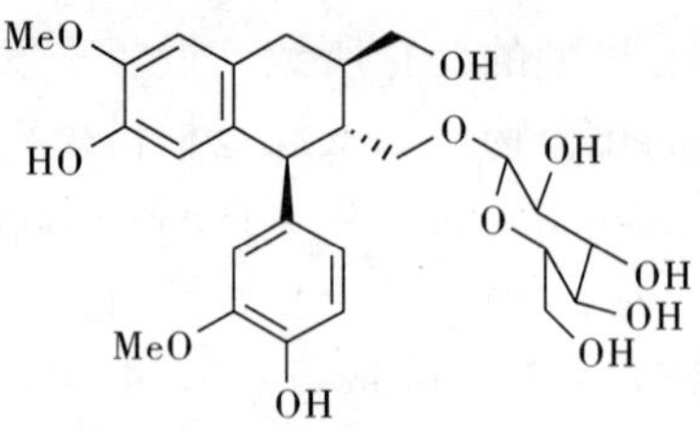

99

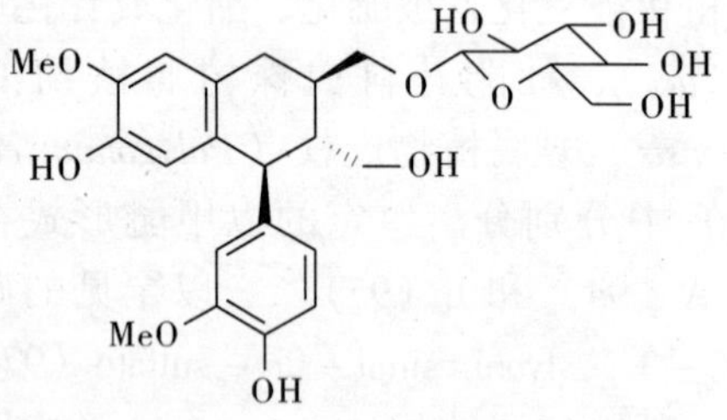

100

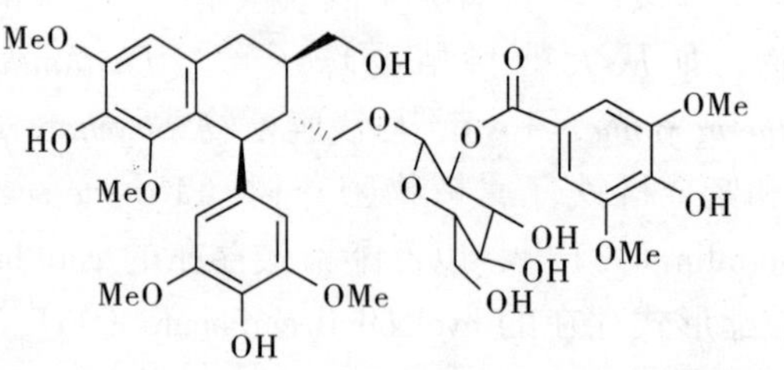

101

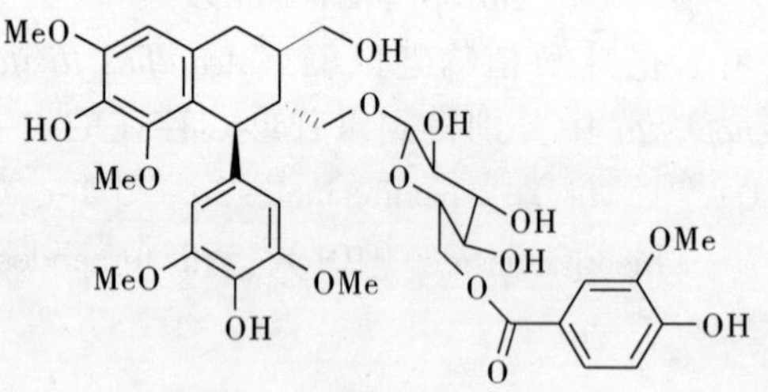

102

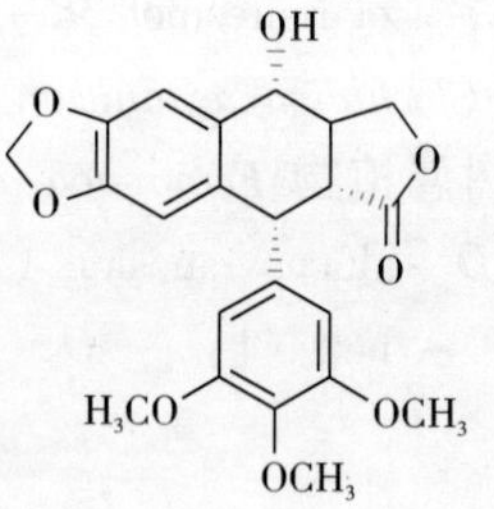

103

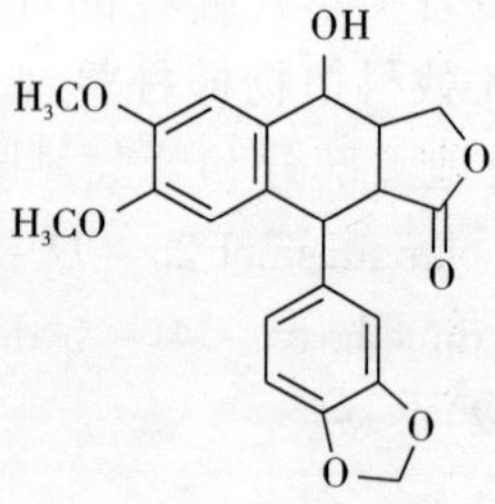

104

2．天然存在的 B-2 亚型化合物的结构变化除表现在萘环的还原程度不同外，9′通常被氧化并且形成五元内酯环或呋喃环，7 和 8′或 8′位也经常被氧化。最常见的化合物是以鬼臼毒素（103）为代表的芳基四氢萘衍生物和以 diphyllin（104）为代表的芳基萘衍生物。近年来分离鉴定的化合物包括：从碎米兰属植物 *Aglaia cordata* 中得到具有半缩醛结构特点的 aglacins I（105）和 J（106）[34]；从爵床属植物 *Justicia heterocarpa* 和没药属植物 *Commiphora erlangeriana* 中得到 8 或（和）8′被氧化为羟基或酯基取代的鬼臼毒素衍生物 I（107）[78] 和 erlangerin A-D（108-111）[79]；从小檗科植物桃儿七（*Sinopodophyllum emodi*）中得到的以单糖苷和双糖苷形式存在的 4-demethyl-picropodophyllotoxin 7′-*O*-*β*-*D*-glucopyranoside（112）、4-demethylepipodophyllotoxin 7′-*O*-*β*-*D*-glucopyranoside（113）、methyl epipodophyllate 7′-*O*-*β*-*D*-glucopyranosyl-（1-6）-*β*-*D*-glucopyranoside（114）和 isopodophyllotoxin 7′-*O*-*β*-*D*-glucopyranosyl-（1-6）-*β*-*D*-glucopyranoside（115）[80-82]。另外，从不同科属的植物，尤其是爵床科爵床属植物中得到大量以苷元和苷形式存在的萘环未被还原的芳基萘木脂素，如从爵床属植物 *Justicia neesii* 中先后得到 neesiinosides A（116）和 B（117）[83] 和第一个具有亚甲二氧基角型稠合结构特点的 justirumalin（118）[84] 以及 justicidin G（119）[85]；从同属植物 *J*. *ciliata* 中得到具有细胞毒活性的 cilinaphthalide A（120）和 cilinaphthalide B（121）[86] 以及一个三糖苷 ciliatoside A（122）和一个四糖苷 ciliatoside B（123），其中三糖苷能

够强烈抑制脂多糖（LPS）刺激的 RAW264.7 细胞中 NO_2^- 的累积，并且存在剂量效应关系，IC_{50}分别为 27.1 ± 1.6 and 29.4 ± 1.4μM[87]；从白花爵床（*J*. *procumbens*）中得到 procumbenoside A（124）和其他化合物，并对它们的细胞毒活性进行了测定，发现 justicidin A 和已知化合物 diphyllin 和 tuberculatin 对几种肿瘤细胞具有显著活性，部分化合物能够在很大程度上增强脂多糖（LPS）刺激类 RAW 264.7 细胞产生肿瘤坏死因子 – α（TNF – α）；同时发现部分化合物尚具有抑制血小板聚集的活性[88,89]。研究表明叶下珠属（*Phyllanthus sp*.）植物中也富含芳基萘木脂素，近年来先后从该属两种植物 *P*. *myrtifolius* 和 *P*. *piscatorum* 中分别得到 phyllamyricin D（125）和 phyllamyricosides A – C（126 ~ 128）[90]及 justicidin B（129）和 piscatorin（130）[91]，其中 phyllamyricoside B 在 1.89μM 下可使 HIV – 1 反转录酶的活性增加 65%，justicidin B 不但可抑制致病真菌 *Aspergillus fumigatus*，*Aspergillus flavus* 和 *Candida albicans* 的生长，而且对 *Trypanosoma brucei* 和 *Trypanosoma cruzi* 显示不同程度的抑制活性。另外，从野靛裸属植物野靛裸（*Mananthes patentiflora*）全草和芸香草属植物 *Haplophyllum buxbaumii* 中分别得到 mananthoside A（131）和 B[92]及 azizin（132）[93]。

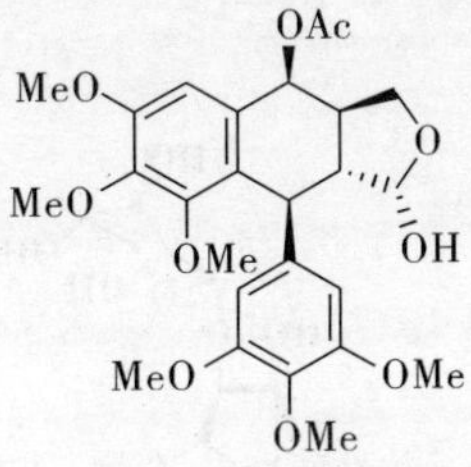

105

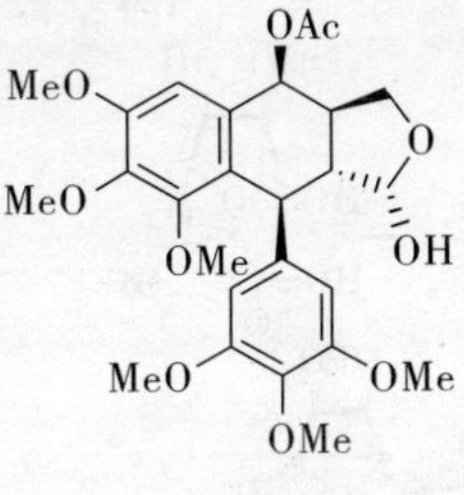

106

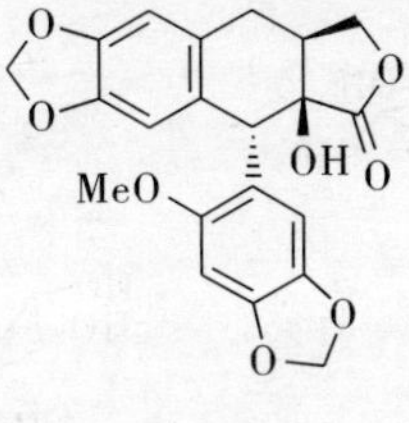

107

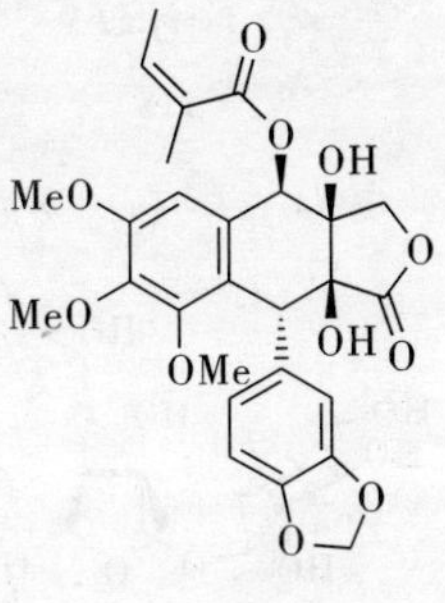

108

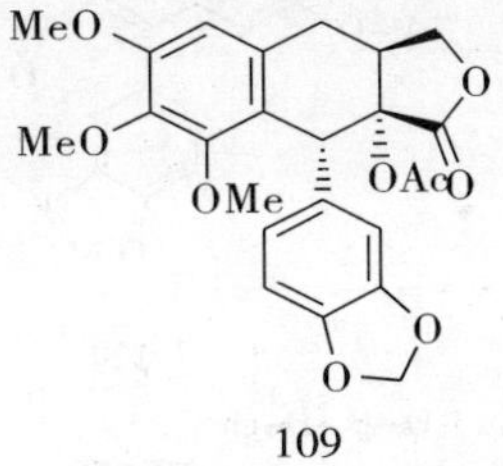

109

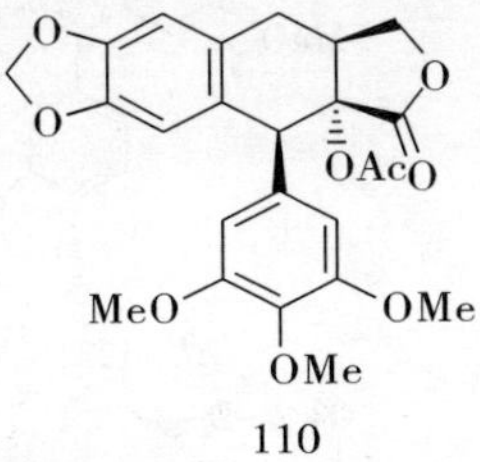

110

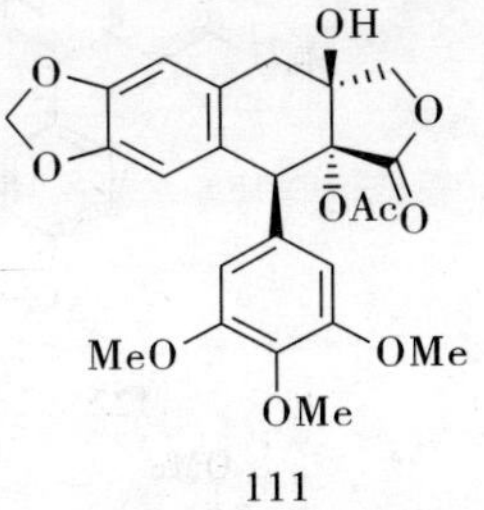

111

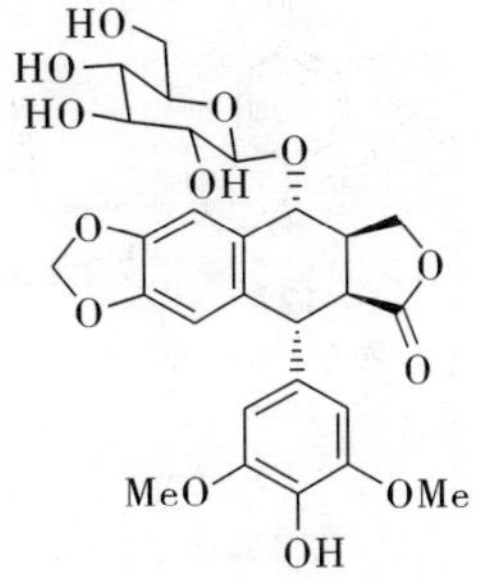

112

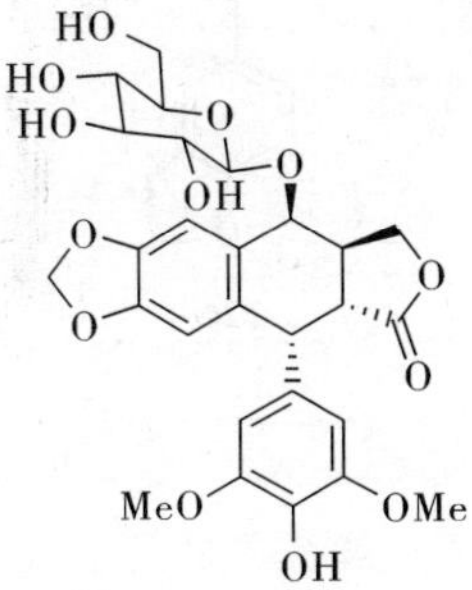

113

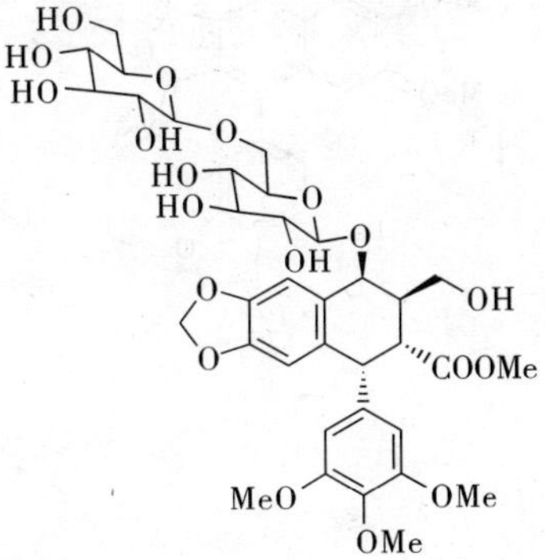

114

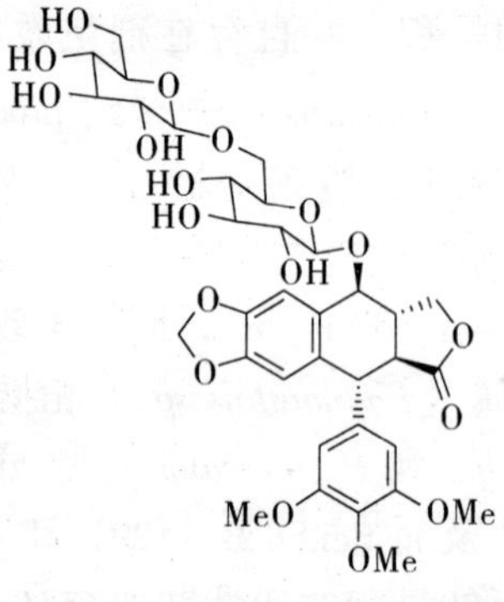

115

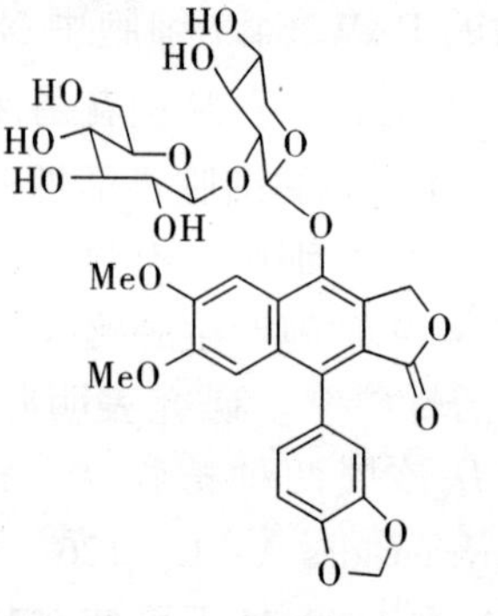

116

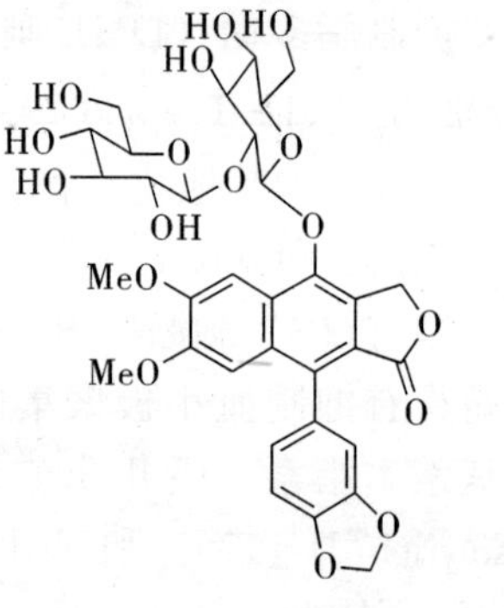

117

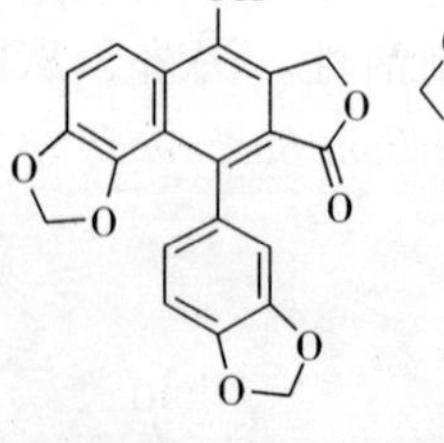

118

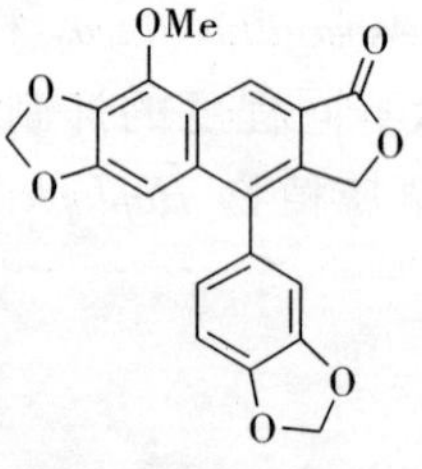

119

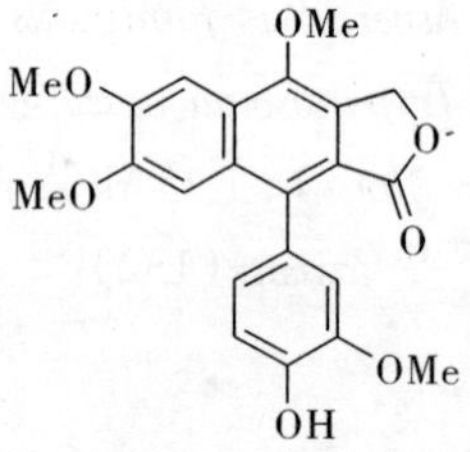

120

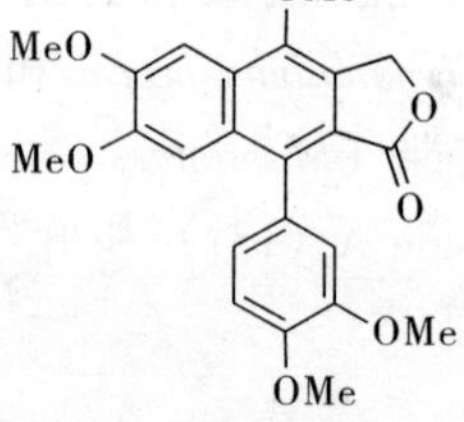

121

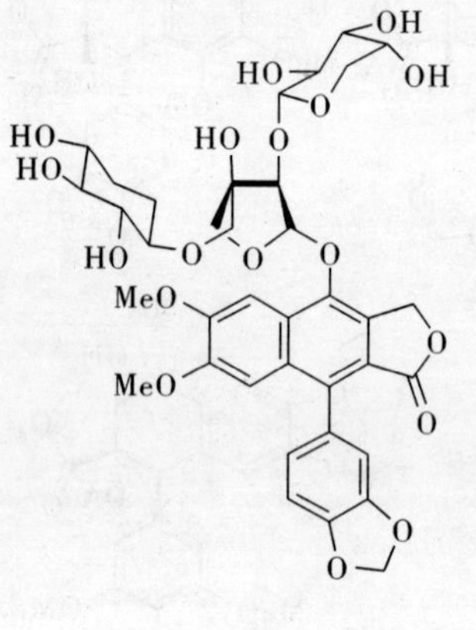

122

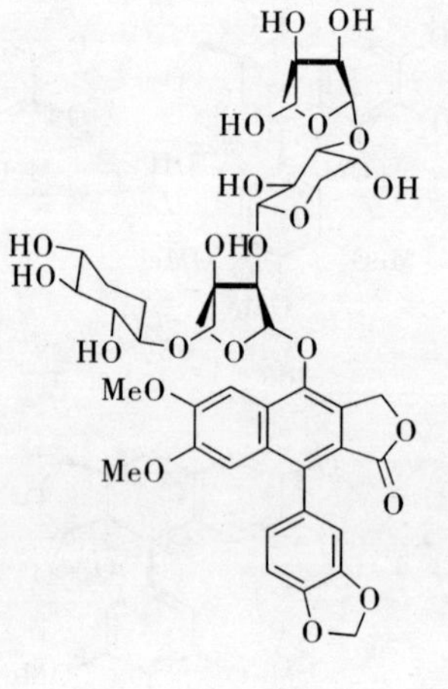

123

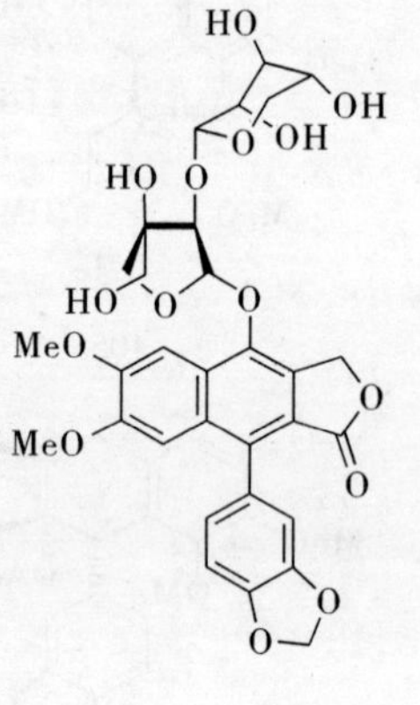

124

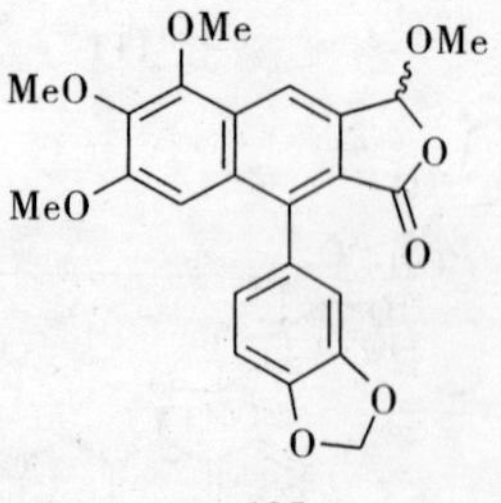

125

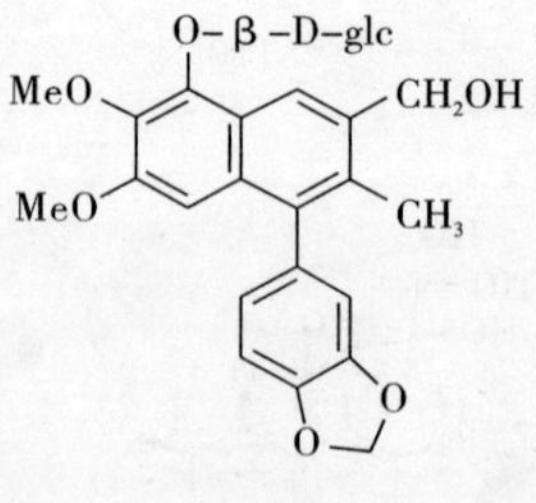

126

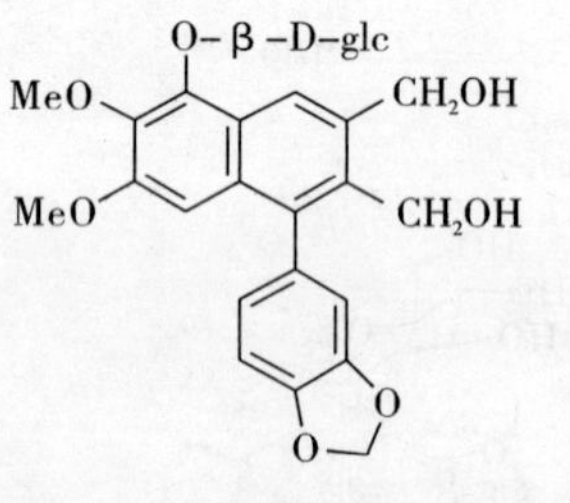

127

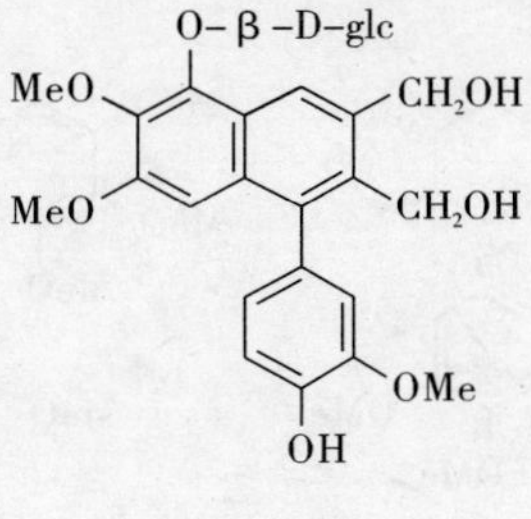

128

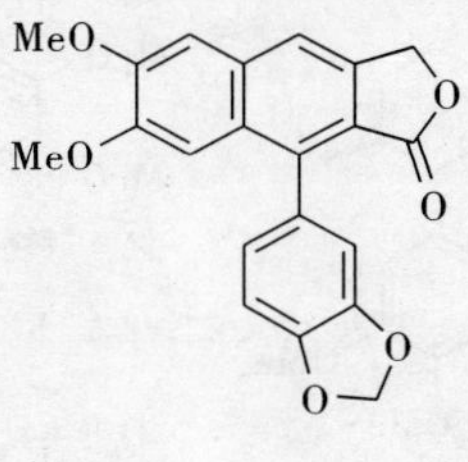

129

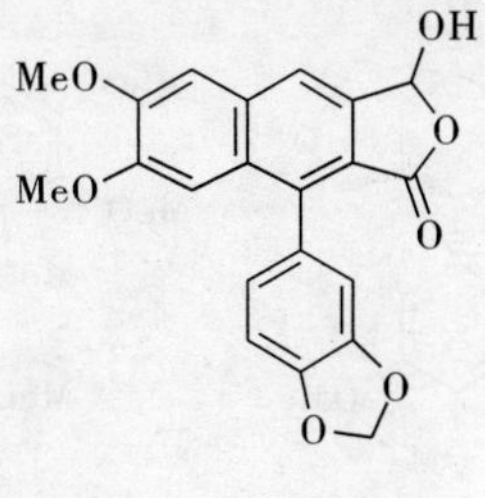

130

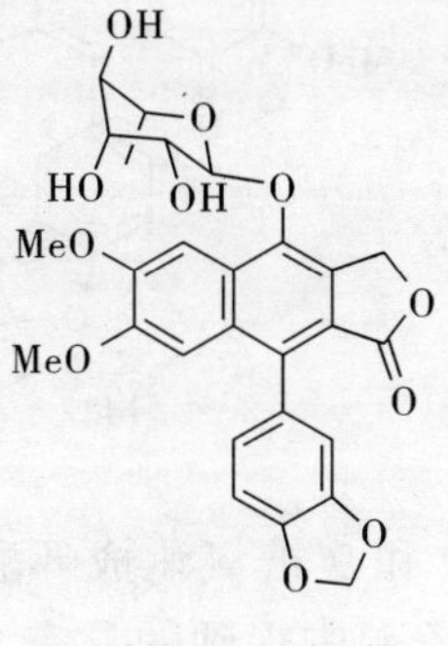

131

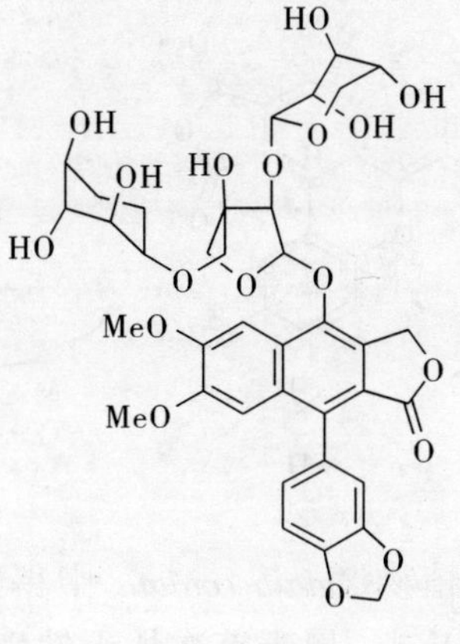

132

3．B－3亚型结构的芳基萘类木脂素的结构特点是9位被氧化为羧酸型而9′位被氧化为醇型，并且通常酯化环合为内酯。在天然生物资源中，发现的该亚型结构较少。近年来除从爵床属植物 *Justicia neesii* 和 *J．diffusa var．prostrata* 分别得到 jusmicranthin（133）[84,94] 和 prostalidin D（134）[95] 外，还从松科植物异叶铁杉（*Tsuga heterophylla*）中得到（8′*S*，7′*S*）－8－hydroxy－α－conidendrin（135）和（8′*S*，7′*S*）－8－hydroxy－α－conidendric acid Me ester（136）[96]。

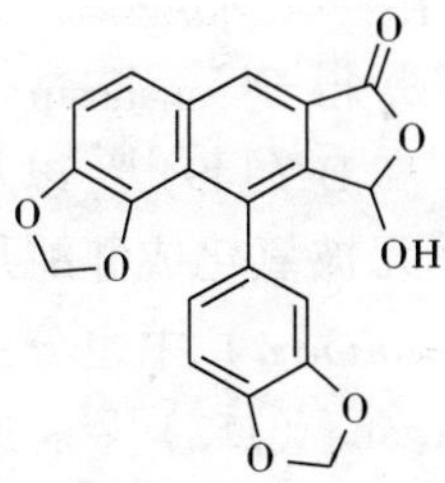

133

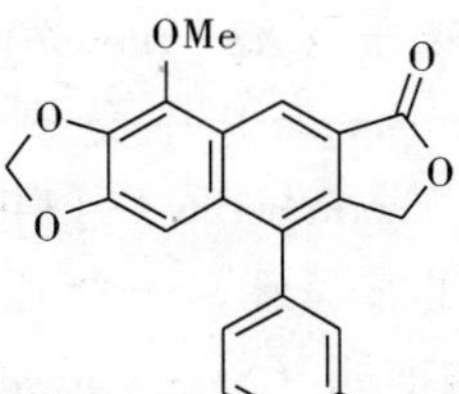

134

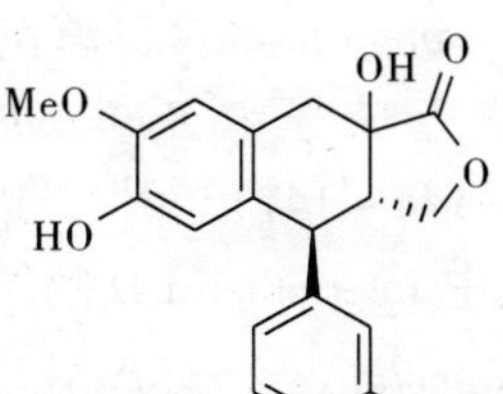

135

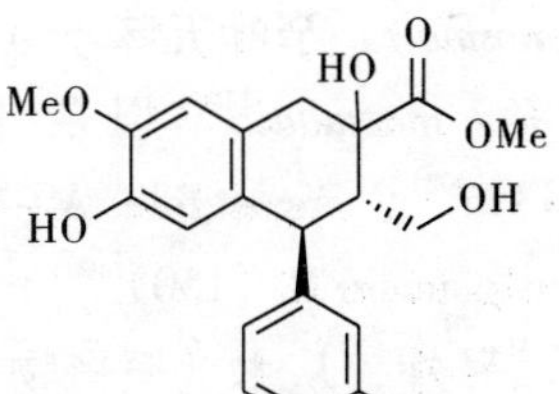

136

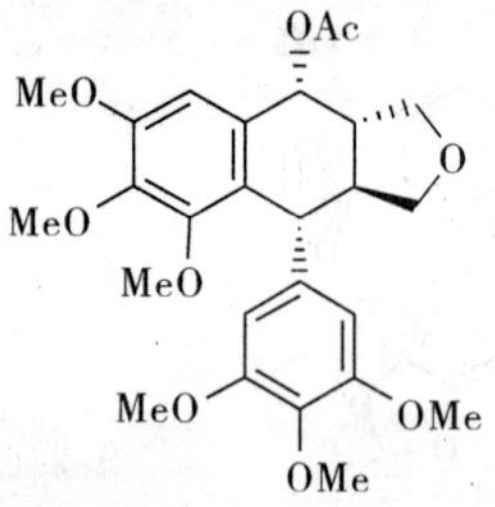
137

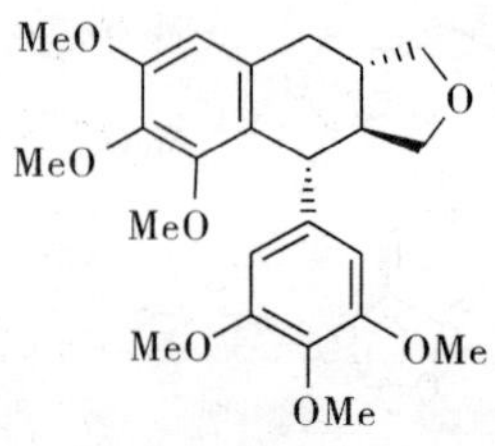
138

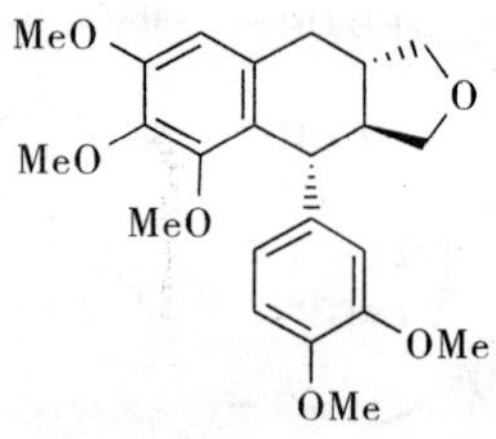
139

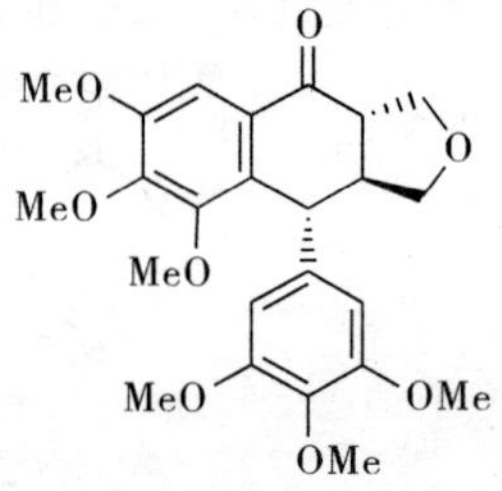
140

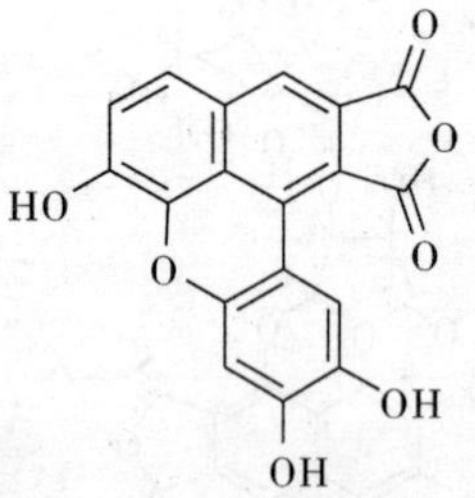
141

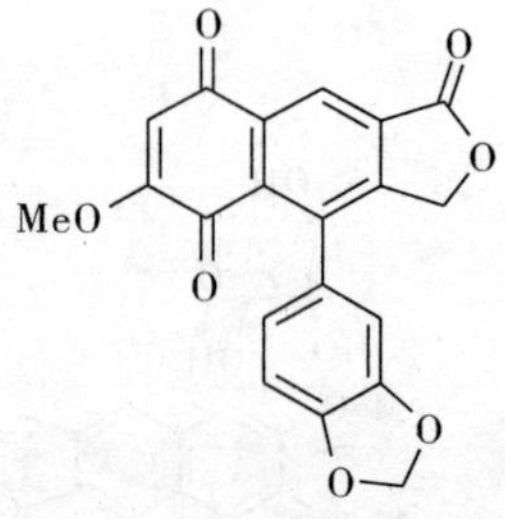
142

另外，从碎米兰属植物 *Aglaia cordata* 中得到 9 和 9′被氧化成环醚结构的芳基萘衍生物 aglacin A－D（137～140）[97]，属于首次从天然生物资源中得到的具有 9 和 9′环醚结构的芳基萘木脂素。从 *Cordia rufescens* 中得到的既有酸酐特征又有 3 和 2′跨氧环合的 rufescidride（141）也是一种罕见芳基萘结构[98]。从爵床属植物 *Justicia hyssopifolia* 中得到的 justicidone（142）是一个芳香环被氧化为对醌形式的芳基萘类木脂素衍生物[99]。

（三）联苯骈环辛烯类　该类木酯素结构中除具有典型的 β－β 碳原子连接外，两个 C_6－C_3 单元的 2 和 2′之间通过碳碳键连接环合形成一个联苯骈环辛烯基本骨架。该类化合物的结构除芳香环上取代基团种类、数目以及相对位置的变化外，主要是由环辛烯部分的氧化程度、氧化位置、取代基数目和位置以及跨氧环合等不同所形成的多样性结构。该类化合物主要发现于南五味子属和北五味子属植物中。近年来，从南五味子属植物菠萝香藤（*Kadsura ananosma*）、窄叶五味子（*K*. *angustifolia*）、滇南五味子（*K*. *interior*）、*K*. *renchangiana*[100] 和 *K*. *matsudai*[101] 以及中华五味子（*Schisandra propinqua*）中分别分离得到 ananosin A（143）[102]、angustifolin A－D（144～147）[103,104]，以及 interiotherins C（148）和 D（149）[105] 以及 acetylgomisin R（150）[106]，其中 interiotherin D 的结构非常特殊，一个 C_6 单元被氧化成邻醌形式。另外，从木兰属植物 *Magnolia pyramidata* 和五加前胡（*Steganotaenia araliacea*）中也分别得到一个联苯骈环辛烯木脂素 pyramidatin A（151）[107] 和 10－demethoxystegane（152）[108]。此外，从阿里山五味子（*Schisandra arisanensis*）和 *Kadsura matsudai* 中得到的 taiwanschirin D（153）为 3，4 裂环的联苯骈环辛烯衍生物，并且在骨架中增加了一个碳原子，为特殊的 19 碳木脂素[109,110]。

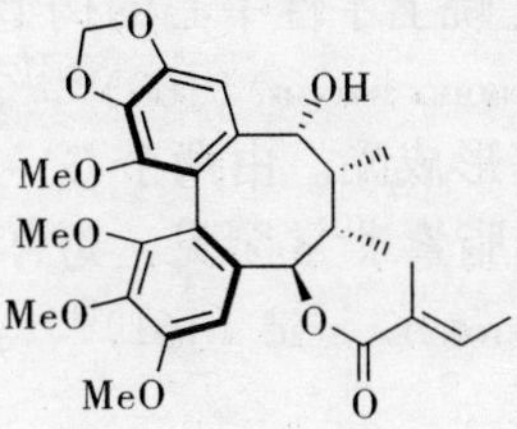
143

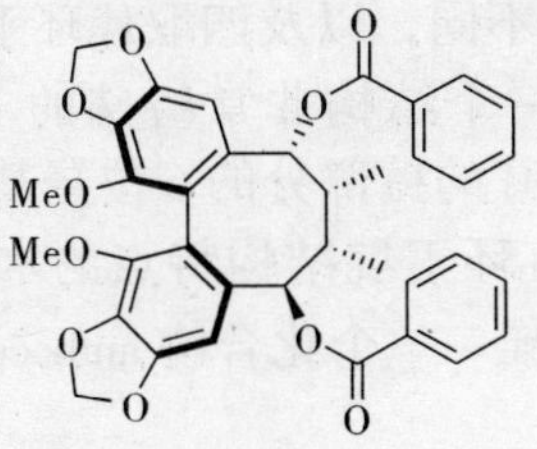
144

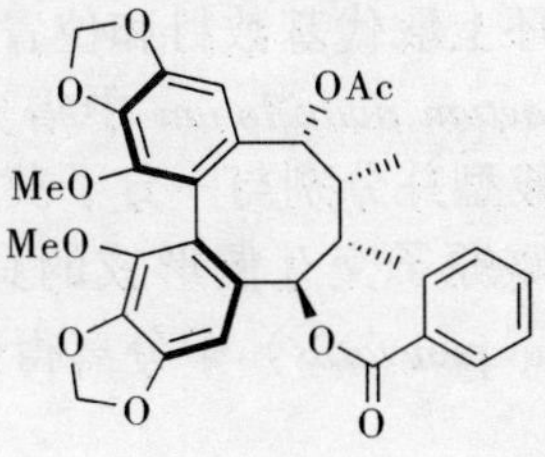
145

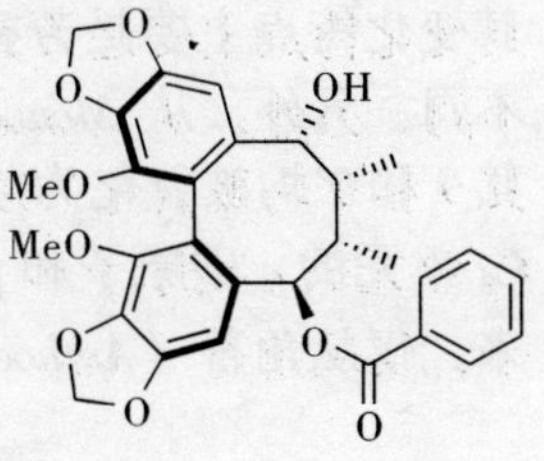
146

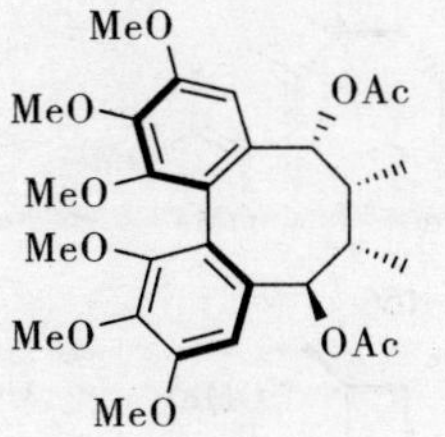
147

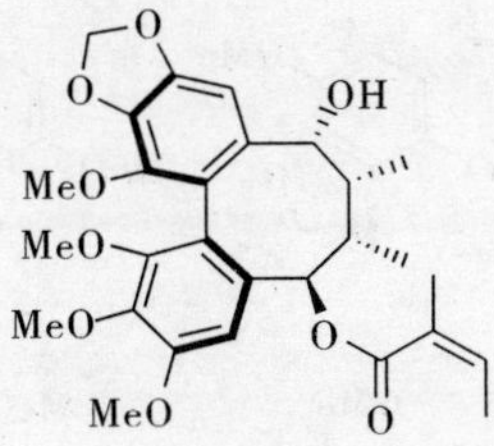
148

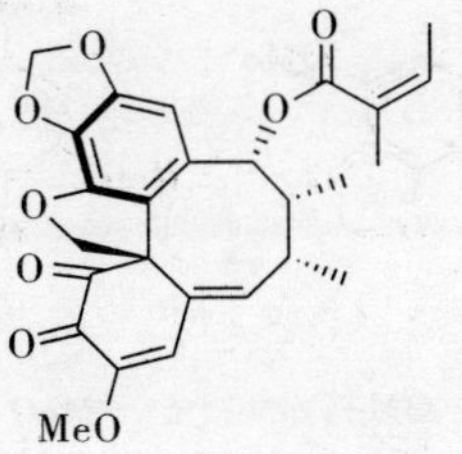
149

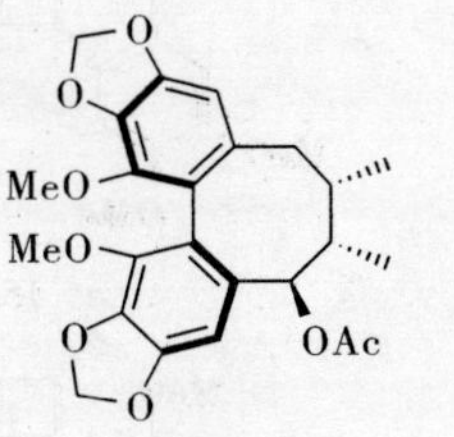
150

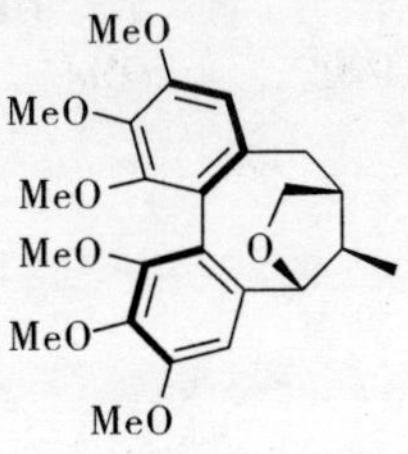
151

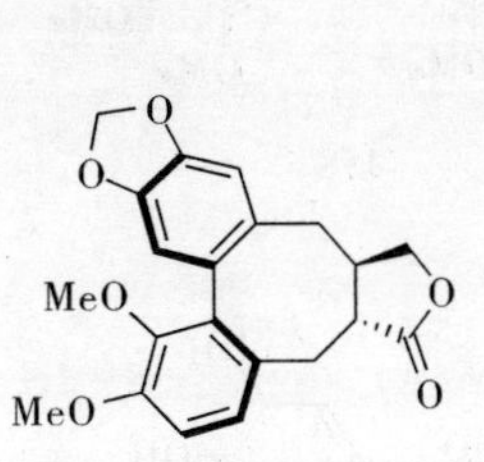
152

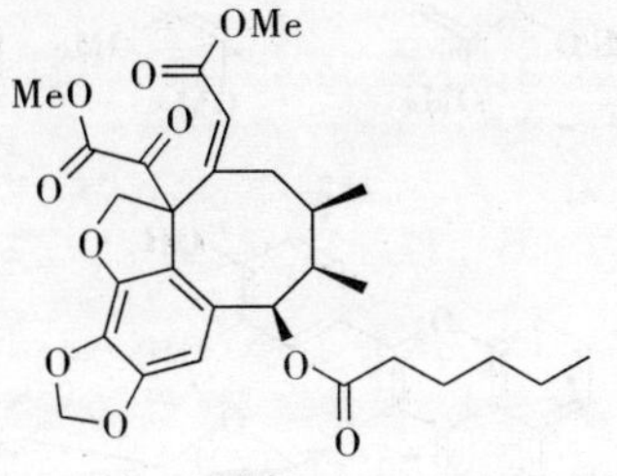
153

（四）二芳基环丁烷类木脂素　为由两个 C_6-C_3 单元的 α 碳原子和 β 碳原子分别相互偶联（D 型）或交互偶联（E 型）形成具有环丁烷结构特征的木脂素。主要分布在胡椒科胡椒属植物中，同时在其他一些植物中也有发现。到目前为止报道的相关化合物数目较少，其中以由两个 C_6-C_3 单元的 α 碳原子和 β 碳原子分别相互偶联的类型为主。

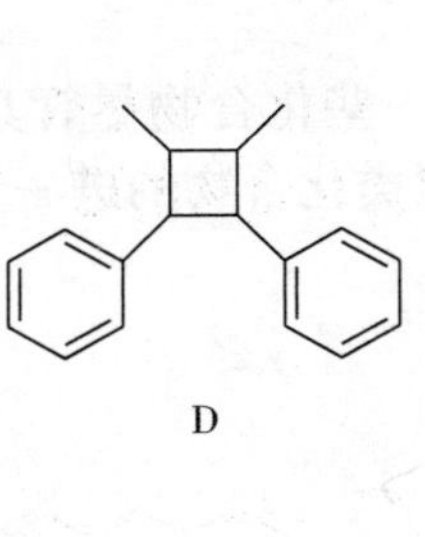
D

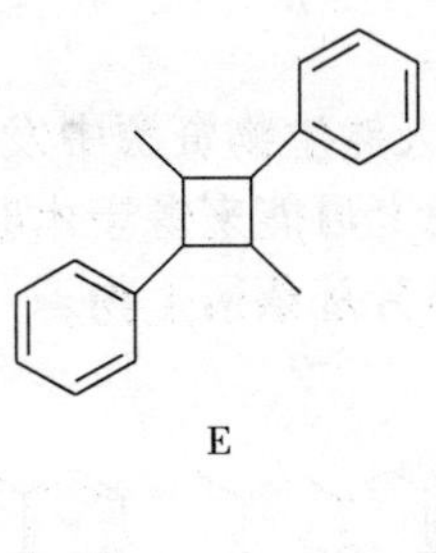
E

近年来，从唇形科植物石荠苧（*Mosla scabra*）全草、樟属植物 *Cinnamomum balansae* 叶、迷果芹属植物迷果芹（*Sphallerocarpus gracilis*）和唇形科紫苏属植物白苏（*Perilla frutescens*）中分别得到 moslolignan A（154）和 B（155）[111]、cinbalansan（156）[112]、2*R*，2*R*′ – dimethyl – 1*S*，1*S*′ – di（2，4，5 – trimethoxybenzenyl）cyclobutane（157）[113] 以及具有一氧化氮合成和肿

瘤坏死因子抑制作用的 magnosalin（158）和 andamanicin（159）[114]。从以上化合物的结构可见其变化特点主要是芳香环上取代基数目和位置的不同，以及四取代环丁烷上手性中心的构型不同。另外，从 *Monochaetum multiflorum* 中得到一个结构非常特殊的 monochaetin（160）[115]，其 9 和 9′均被氧化为羧酸型并分别与一分子黄酮苷的糖部分的 6 位羟基形成酯。由两个 C_6-C_3 单元的 α 碳原子和 β 碳原子交互偶形成的具有环丁烷结构特点的木脂素非常罕见，近年来，仅从角苔（*Anthoceros punctatus*）中分离得到唯一一个化合物 anthocerotonic acid（161）[116]。

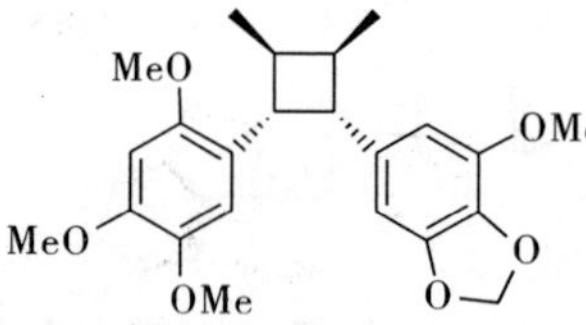

154

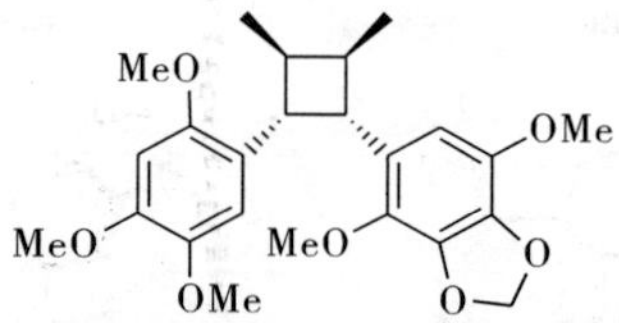

155

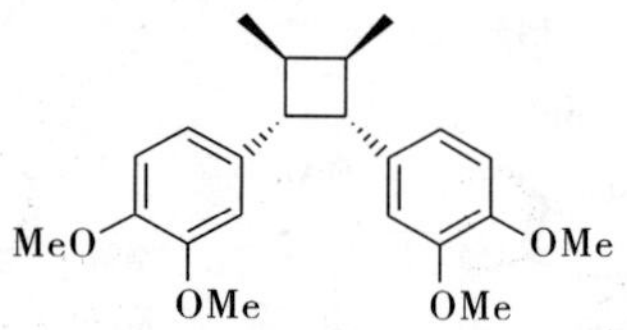

156

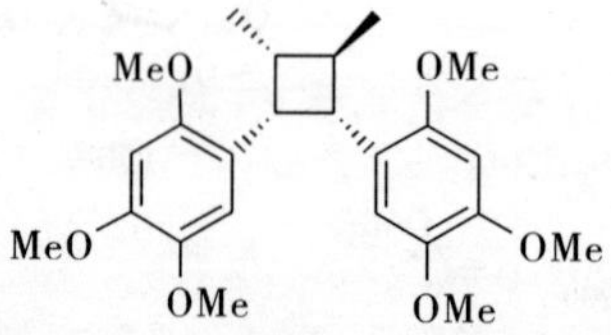

157

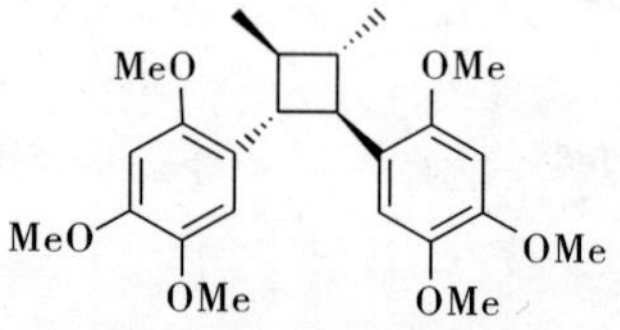

158

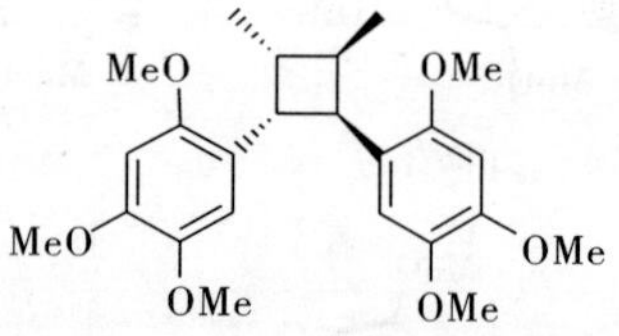

159

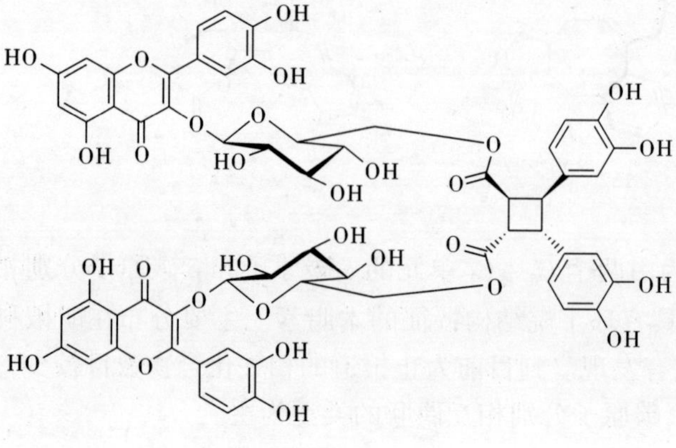

160

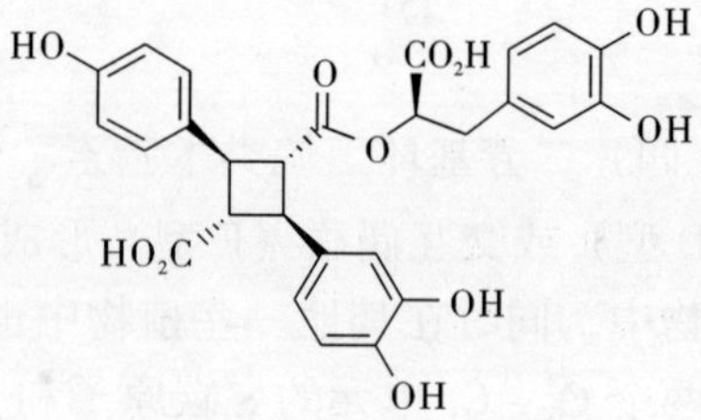

161

（五）裂环木脂素　从天然生物资源中发现一些化合物尽管其直观结构与木脂素类之间存在较大差异，但是从生源上可能来源于木脂素类化合物的进一步代谢过程，因此，也归属于木脂素类。主要包括裂环芳基萘衍生物。

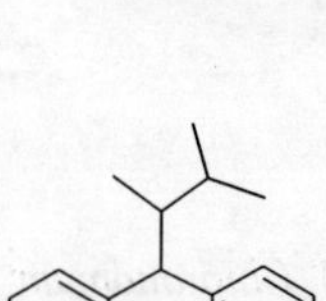
Seco-A

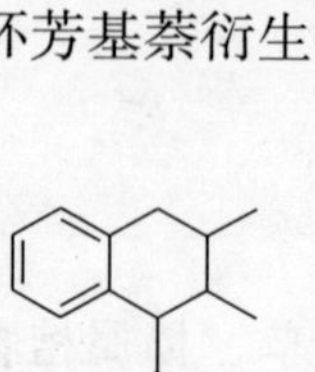
Seco-B

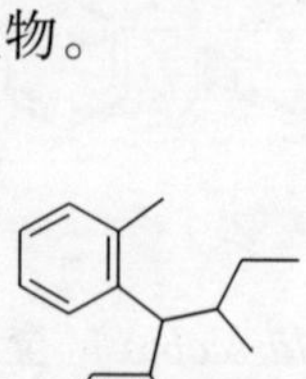
Seco-C

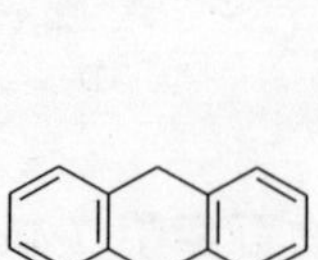
Seco-D

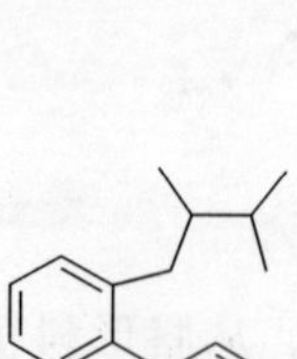
Seco-E

近年来分离鉴定的裂环木脂素也很少，主要有：从豆瓣绿属植物椒草（*Peperomia japonica*）中得到的1′.7′裂环芳基萘衍生物 peperomin A（162）等[117]；从苔藓植物 *Moerckia erimona* 中得到的具有3′.4′裂环芳基萘特征的 erimopyrone（163）[118]；从台湾扁柏（*Chamaecyparis obtusa var. formosana*）中得到的7.8裂环的芳基萘衍生物 obtulignolide（164）和 chamaecypanone A（165）[119]。另外，从 *Eupomatia bennettii* 中得到具有1′.7′裂环联苯骈环辛烯特征的 eupomatilone－1（166）等[120]。

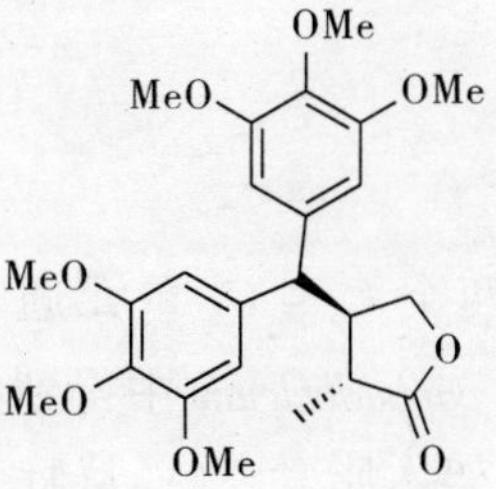
162

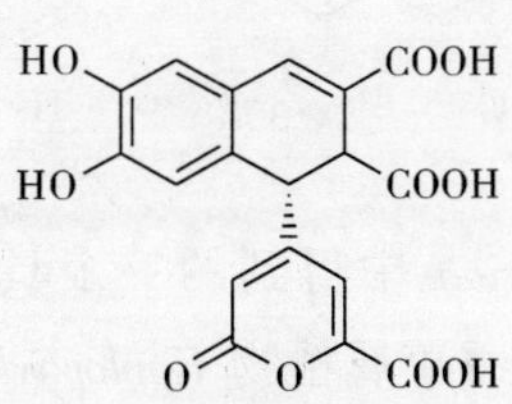
163

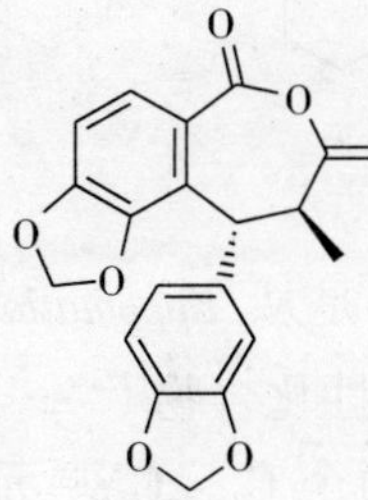
164

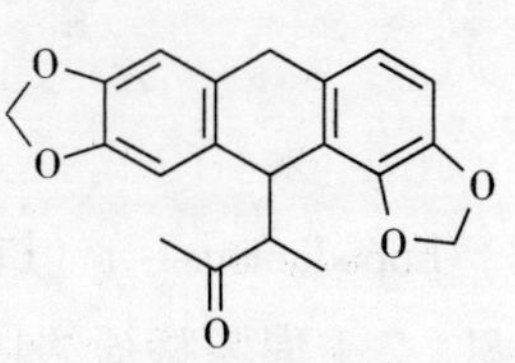
165

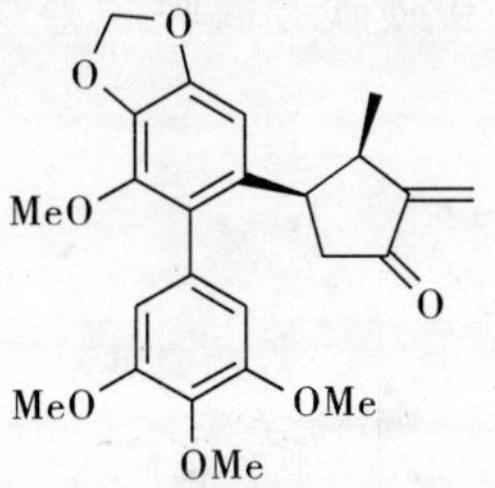
166

（六）降碳木脂素类　降碳木脂素是指从天然生物资源中得到的具有木脂素类化合物的基本结构特征，但是结构中缺失一至多个碳原子的化合物。从生源考虑，该类化合物可能来源于木脂素类化合物形成过程或生物体对木脂素类化合物的自身利用降解。近年来发现的降碳木脂素主要有：从碎米兰属植物 *Aglaia cordata* 中得到一具有芳基萘基本结构的降一碳木脂素 aglacin H（167）[121]和从蒿属植物艾蒿（*Artemisia caruifolia*）中分离鉴定的具有双并呋喃木脂素基本结构的降六碳木脂素 caruilignan C（168）和 D（169）[122]。

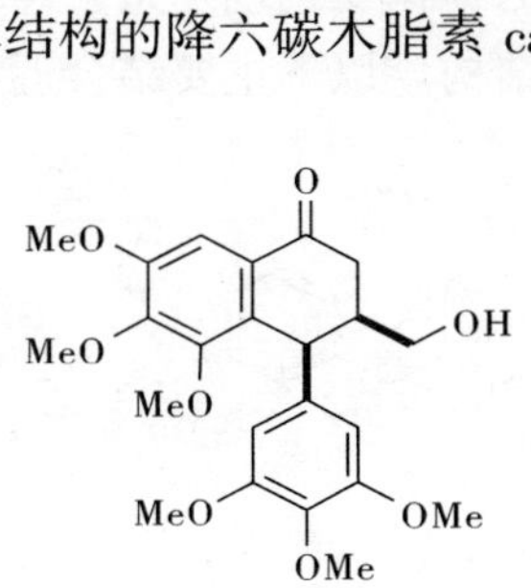
167

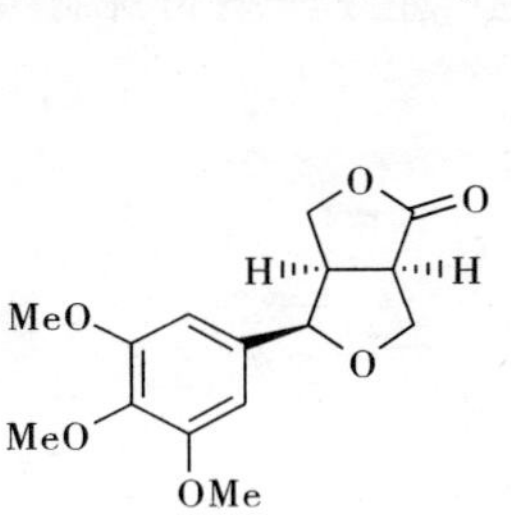
168

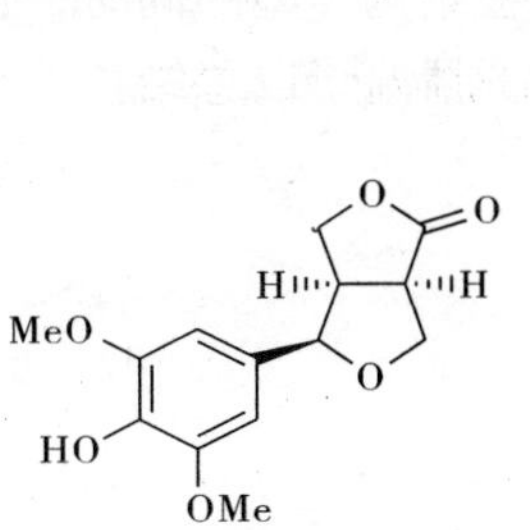
169

（七）其他类木脂素　由于在生物合成和代谢过程中，两个 C_6-C_3 单元偶合连接位点的不同，可产生多种多样的偶联方式，因此形成多变的碳骨架。除以上常见骨架的木脂素外，从天然生物资源中还分离鉴定了一些具有以下特殊骨架的木脂素衍生物。

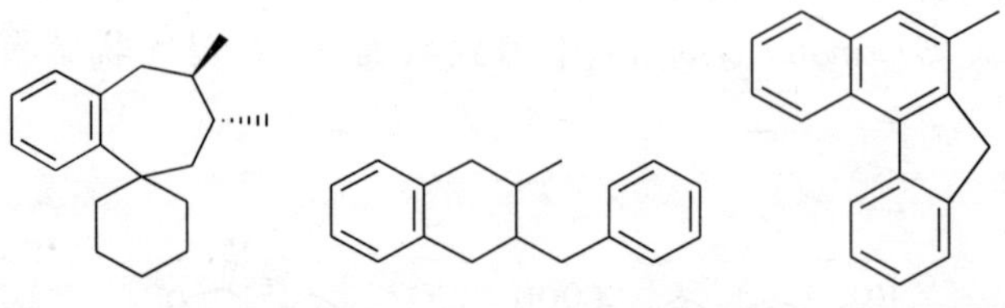

F　G　H

Eupodienone－1（170）是从 *Eupomatia laurina* 中得到的一个具有两个 C_6-C_3 单元通过 8.8′，2.1′偶联特征的代表性化合物[123]；从芸香草属植物 *Haplophyllum cappadocicum* 中得到的（－）－Padocin（171）是两个 C_6-C_3 单元通过 8.8′，2.9′偶联的新骨架木脂素[124]；从牡荆属植物单叶蔓荆（*Vitex rotundifolia*）中得到的 vitrofolal D（172）也是目前分离鉴定的唯一一个两个 C_6-C_3 单元，通过 2′，9′碳碳键偶联的芳基萘衍生物类的新骨架木脂素[125]。

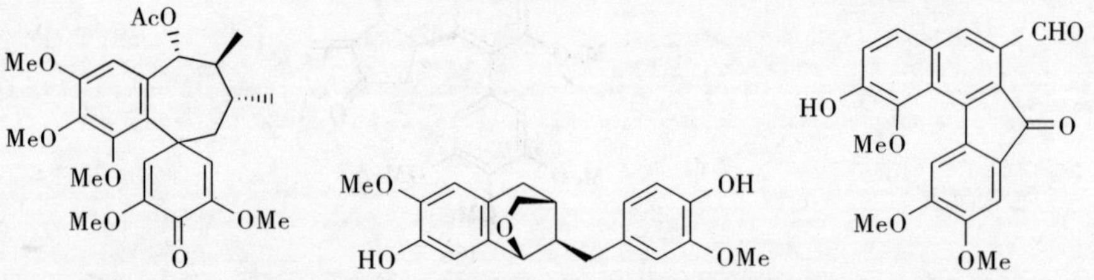

170　171　172

四、新木脂素类

主要包括从天然生物资源中分离鉴定的两个 C_6-C_3 单元之间不存在 8 和 8′连接关系，而存在其他位置通过碳碳键连接关系的化合物。同样，由于结构中两个 C_6-C_3 单元的变化及其相互之间存在的其他各种连接关系，使得该类化合物的结构变化也复杂多样，在形成一些常见的特征结构类型的同时，也产生了一些特殊骨架的结构。以下主要结合近年来分离鉴定的化合物的情况予以总结。

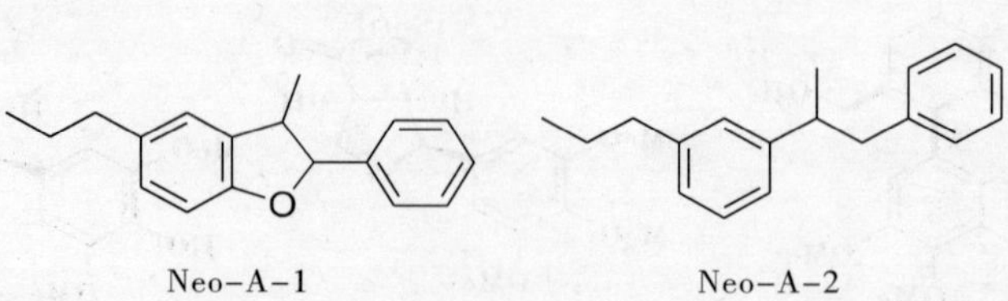

Neo-A-1　Neo-A-2

（一）芳基取代的苯丙烷类　与以上几类木脂素的结构不同，芳基取代的苯丙烷类木脂素的结构中不存在 β－β 碳原子之间的连接关系，属新木脂素类，也是天然生物资源中最常见的新木脂素类。其骨架由一个 C_6-C_3 单元的苯环3位碳原子与另一个 C_6-C_3 单元的β（8位）碳原子偶联而成。根据是否存在跨氧环合的情况，可分为2－芳基－3－烷基－二氢苯骈呋喃和β芳基取代的苯丙烷衍生物亚型，其中前者更为常见。由结构中碳原子被氧化的位置和氧化程度等变化形成多样性结构。

从不同植物资源中得到的2－芳基－3－烷基－二氢苯骈呋喃亚型化合物很多，并且在所有化合物中2－芳基和3－烷基呈反式取向，相反β芳基取代的苯丙烷衍生物亚型化合物较少，两种亚型结构的化合物经常同时存在于同一种植物中，在一定意义上表明它们之间的潜在生源联系。近年来分离鉴定的结构包括：

1．芳香环上取代基种类、数目和位置不同的化合物，如从胡椒属植物 *Piper regnellii*、拟单性木兰属植物云南拟单性木兰（*Parakmeria yunnanensis*）和桢楠属植物恒春桢楠（*Machilus obovatifolia*）中分别得到的 regnellii（173）[126]、parakmerin A（174）[127]和具有细胞毒活性的 machilusol A（175）[128]，均为芳香环部分取代情况不同且具有丙烯基的简单新木脂素。

2．丙基部分（7和8位）氧化程度和位置不同的化合物，如从桢楠属植物恒春桢楠（*Machilus obovatifolia*）枝中得到的 machilusol B－F（176～180），丙基部分被氧化呈邻二醇或酮的形式，其中 machilusol A、C～E 四个化合物具有细胞毒活性，而 machilusol B 和 machilusol F 无活性[128]。

3．9和9′位氧化程度和取代基不同的化合物，如从爵床属植物 *Justicia neesii*、纤叶棕（*Euterpe precatoria*）根和大戟科植物槌柱算盘子（*Glochidion zeylanicum*）叶中分别得到的 tiruneesiin（181）[85]，dehydrodiconiferyl dibenzoate（182）[129]和 dihydrodehydrodiconiferyl alcohol－9′－*O*－sulfate（183）[76]；这些化合物9和9′均被氧化为羟基并且被酯化，但是成酯的酸存在显著差异。另外，从大戟科植物倒卵叶算盘子（*Glochidion obovatum*）叶、*Phlomis chimerae* 地上部分、西洋参（*Panax quinquefolius*）根和野菰（*Aeginetia indica*）全草中依次得到 glochidioboside（184）[130]、（－）－4－*O*－methyl dihydrodehydrodiconiferylalcohol－9′－*O*－*β*－*D*－glucopyranoside（185）[131]，quinquenin L1（186）[132]，balanophonin 4－*O*－*β*－*D*－glucopyranoside（187），aegineoside（188）[133]；它们的9和9′均被氧化为羟基且都以糖苷形式存在，但是苷化位置以及丙基部分的氧化程度各不相同。另外，从玄参科马先蒿属植物羊扭卷马先蒿（*Pedicularis semitorta*）[134]、轮叶马先蒿（*P．verticillata*）[135]和斑唇马先蒿（*P．longiflora*）[136]中均分离得到不同结构的多种新木脂素类化合物，表明新木脂素类化合物对该属植物具有重要的化学分类学意义。同时，从以下20多种植物中均得到具有该类型结构的新木脂素：巴围檬果樟（*Caryodaphnopsis baviensis*），无根藤（*Cassytha filiformis*），小角属植物 *Illicium floridanum*，川素馨（*Jasminum urophyllum*），拉坦尼属植物 *Krameria parvifolia*，樟桂属植物 *Ocotea catharinensis*，伊利尔大翅蓟（*Onopordum illyricum*），胡椒属植物 *Piper aequale*，*P．argyrophylum*，糙苏属植物 *Phlomis integrifolia*，华东蓝刺头（*Echinops grijissii*），樟属植物 *Cinnamomum australe*，束花石斛（*Dendrobium chrysanthum*），欧洲刺柏（*Juniperus communis var．depressa*），高山火绒草（*Leontopodium alpinum*），火绒草（*L．leontopodioides*），卵圆盖裂木（*Talauma ovat*），花旗松（*Pseudotsuga menziesii*），松墨天牛（*Monochamus alternatus*），三皮丹（*Alseodaphne hainanensis*）和假海马齿属植物 *Trianthema turgidifolia*，有关结构在这里不一一列举。

从曲茎柴胡（*Bupleurum scorzonerifolium*）根中得到 saikolignanoside A（189）[137]是近年来得

到的唯一不具有呋喃环的 D－2 亚型新木脂素。另外，根据文献具有该类亚型结构化合物也存在于拉坦尼属植物 *Krameria lanceolata*，*K. ixina*，胡椒属植物 *Piper argyrophylum* 和 *P. wightii* 等植物中[138]。

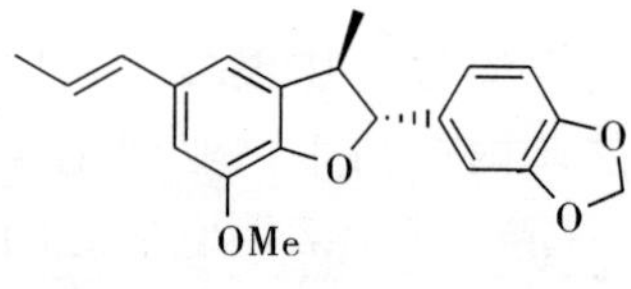

173

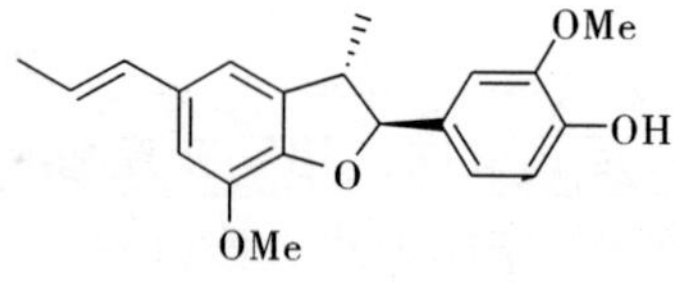

174

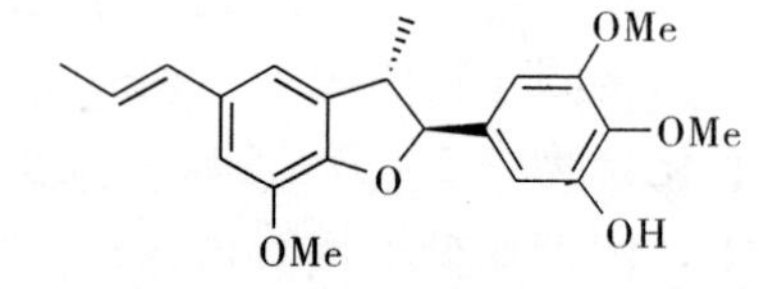

175

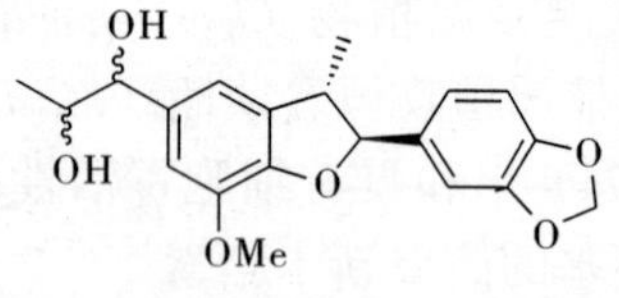

176

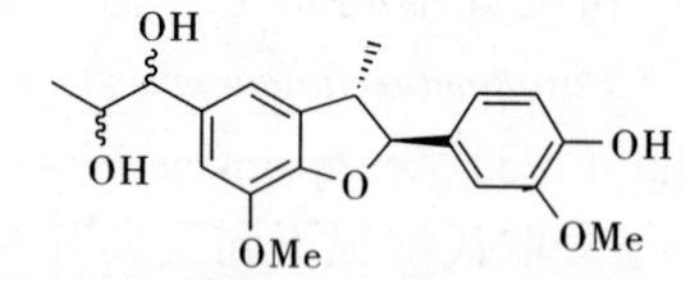

177

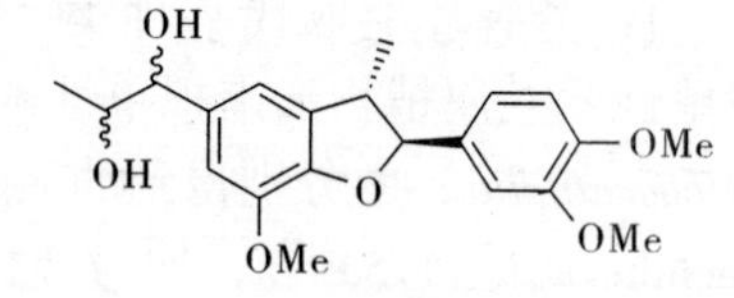

178

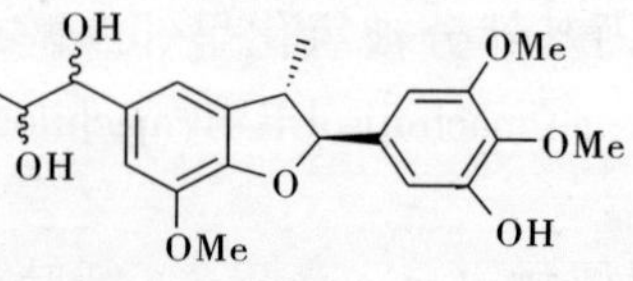

179

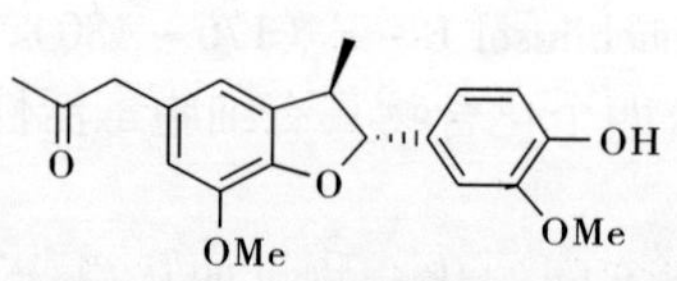

180

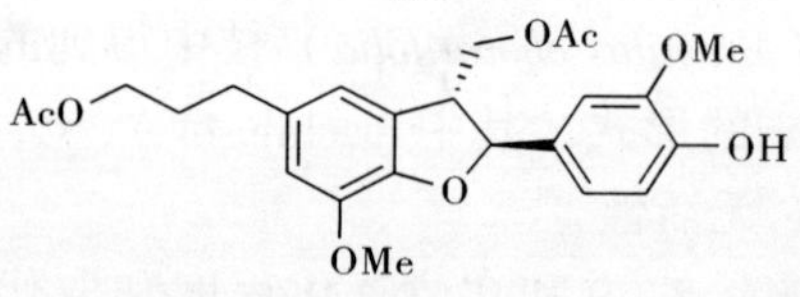

181

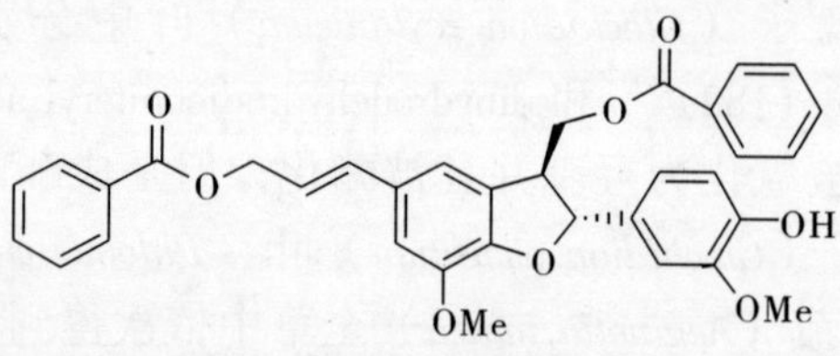

182

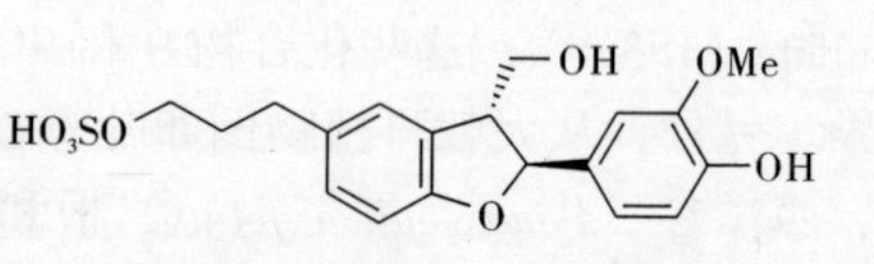

183

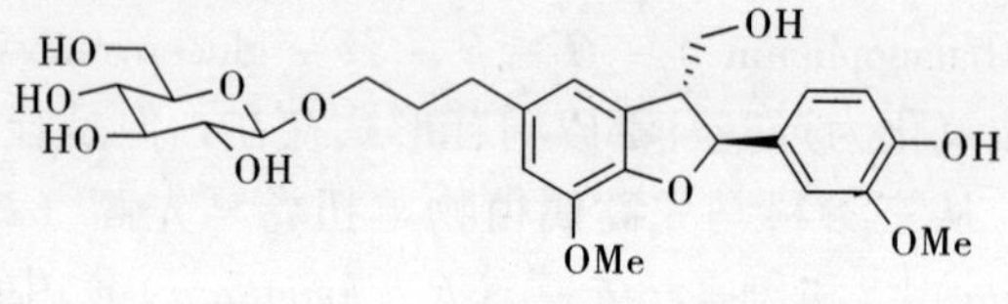

184

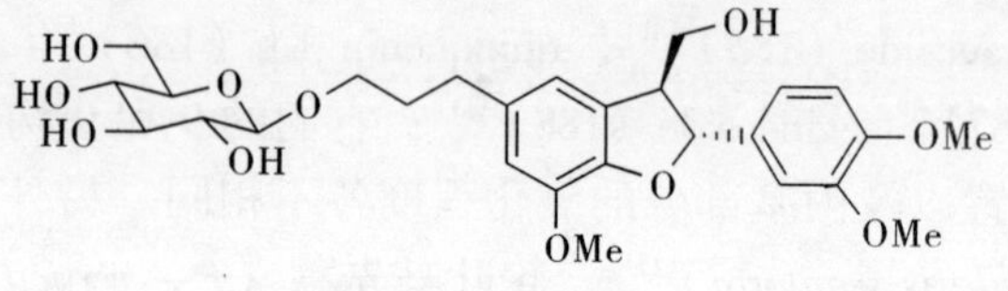

185

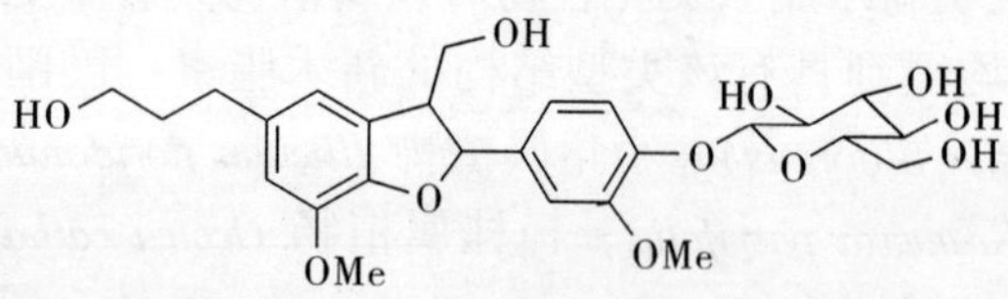

186

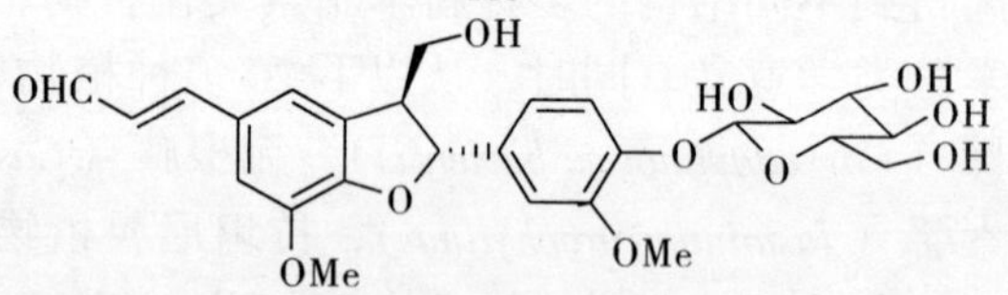

187

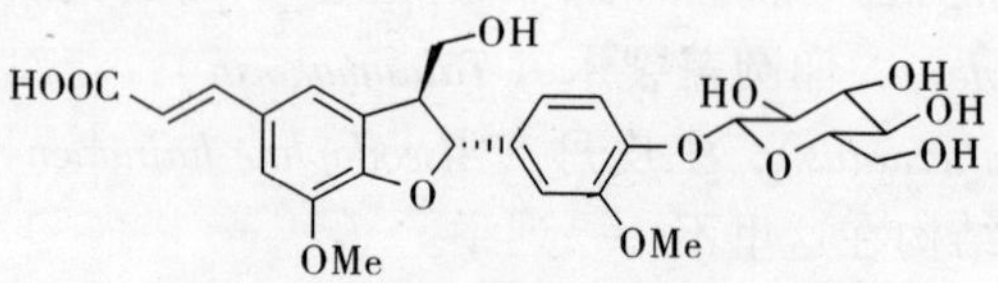

188

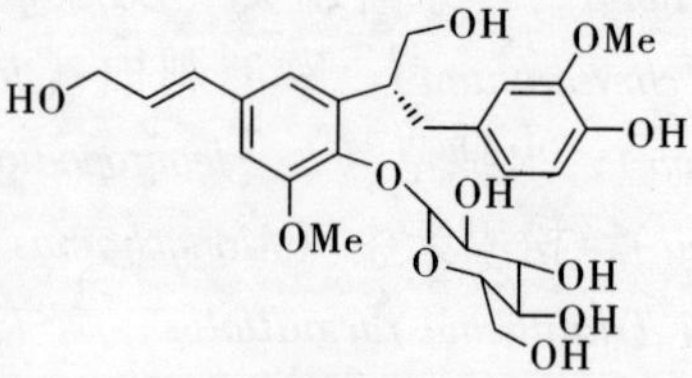

189

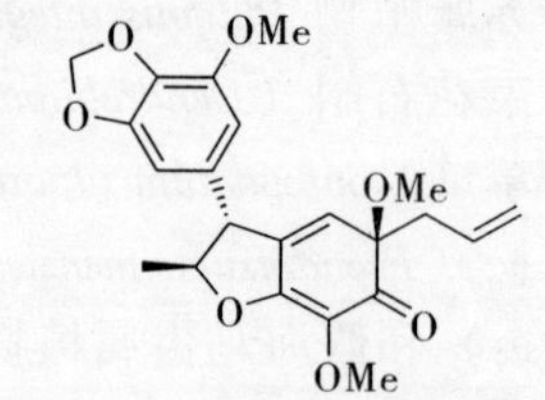

190

另外，据报道从斜蕊樟属植物马胡斜蕊樟（*Licaria chrysophylla*）中得到的 chrysophyllon Ⅱ－A（190）具有由一个 C_6-C_3 单元苯环的3位碳原子与另一个 C_6-C_3 单元α（7位）碳原子偶联而成的碳骨架[139]。

（二）联苯类新木脂素　由两个 C_6-C_3 单元的 C_6 部分直接相连形成的联苯类木脂素，该类代谢产物主要存在于樟科植物中，目前发现的两个 C_6-C_3 单元 C_6 部分连接位点均为3位碳相互连接。

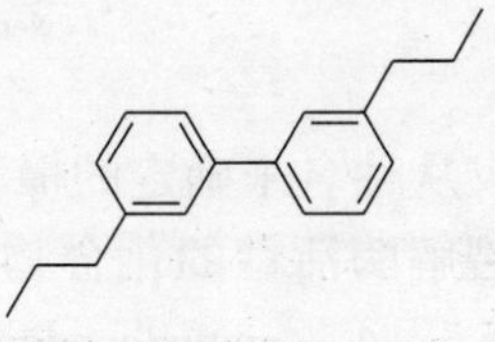

Neo-B

该类化合物在植物中的分布范围较窄，多数化合物是从厚朴（*Magnolia officinalis*）中得到，主要包括 magnolol（191）、honokiol（192）、magnaldehyde B（193）、magnaldehyde C（194）和 magnolignan A－E（195～199）。该类化合物的结构变化主要来自两个芳香环和两个丙基部分氧化程度、氧化形式以及氧化位置的变化[140,141]。近几年来无新的类似化合物发现。

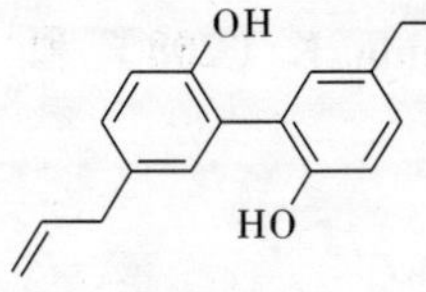

191

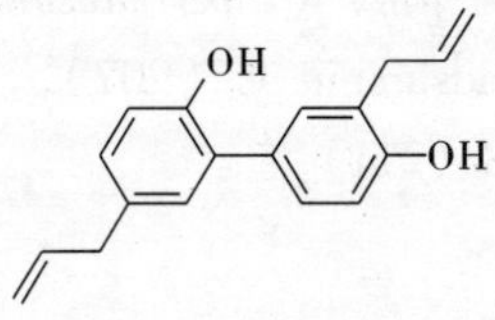

192

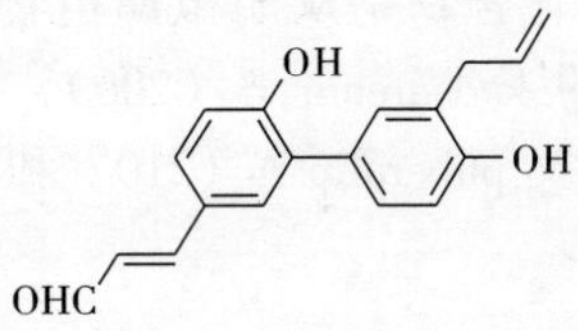

193

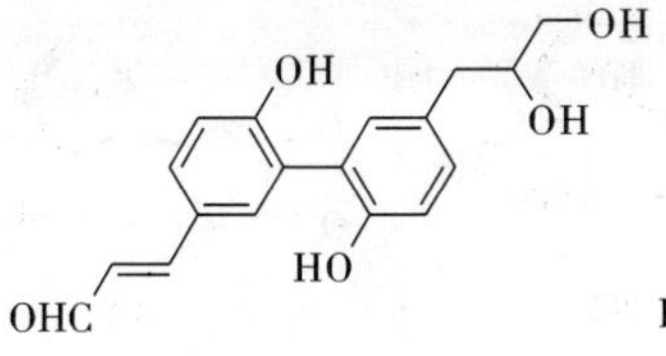

194

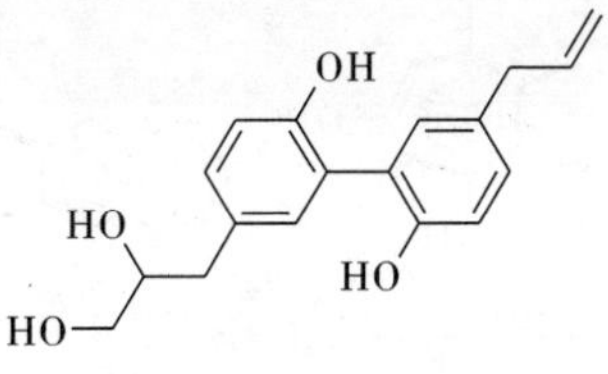

195

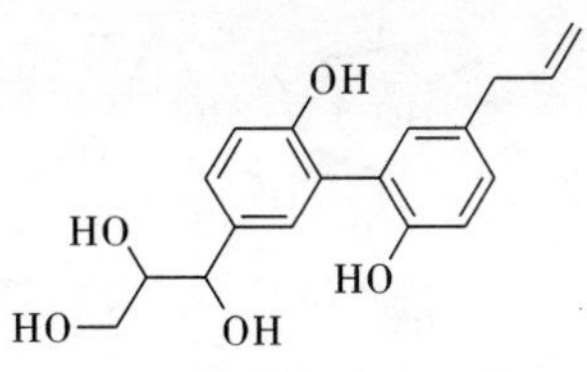

196

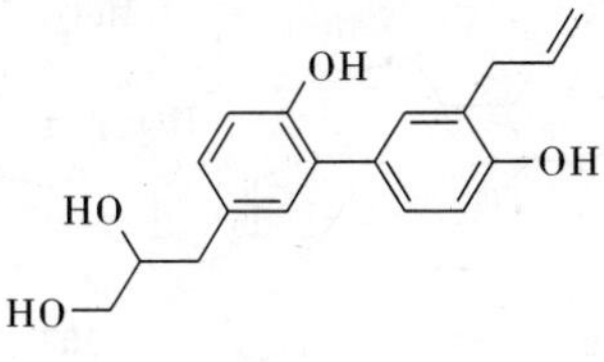

197

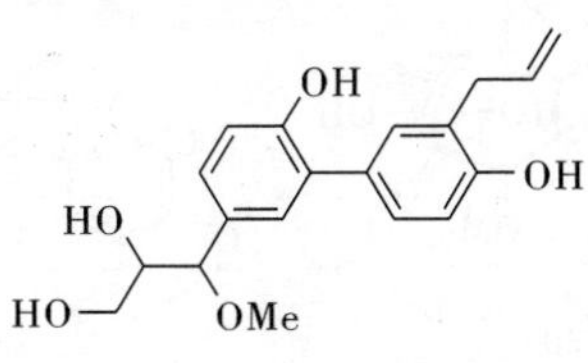

198

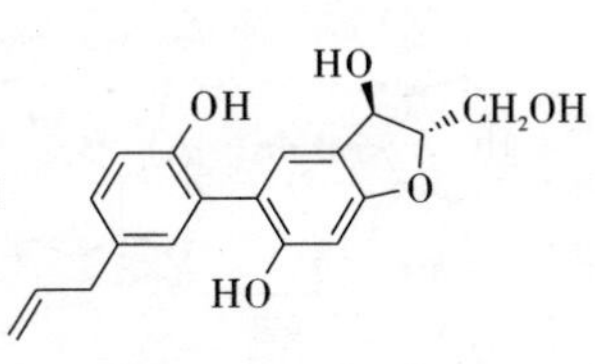

199

（三）双环［3.2.1］辛烷类新木脂素　是由一个 C_6-C_3 单元 C_3 部分的β和α位碳原子分别与另一个 C_6-C_3 单元 C_6 部分的1位和3位（H型）或3位和5位（Ⅰ型）碳原子偶联而成的特殊结构的新木脂素；两种类型的结构通常共存，主要分布在樟桂属植物（*Ocotea* sp.）植物中，到目前为止发现的相关化合物数量较少。

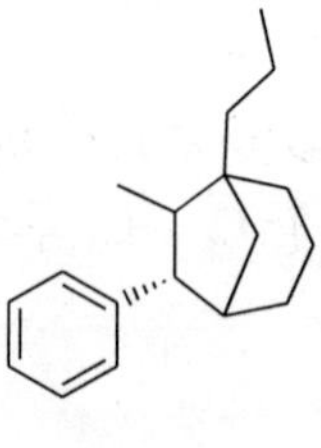
Neo-C

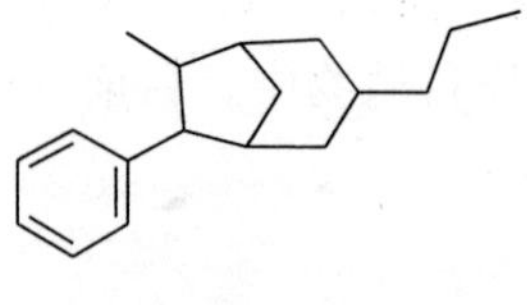
Neo-D

近年来，通过活性跟踪分离，仅从种名未确定的樟科植物 *Endlicheria aff*. 根中得到具有抑制与肿瘤相关的 DNA 聚合酶 β-裂解酶活性的化合物（7*S*，8*R*，1′*S*，5′*S*，6′*R*）-$\Delta^{2',8'}$-5′，6′-dihydroxy-3′-methoxy-3，4-methylenedioxy-4′-oxo-8.1′，7.5′-neolignan（200）和（7*S*，8*R*，1′*S*，5′*S*，6′*R*）-$\Delta^{2',8'}$-3′，5′，6′-trihydroxy-3，4-methylenedioxy-4′-oxo-8.1′，7.5′-neolignan（201），以及已知的类似物 canellin A（202）、canellin C（203）、3′-methoxyguianin（204）和（7*S*，8*R*，1′*S*，5′*S*，6′*R*）-$\Delta^{2',8'}$-3′，6′-dihydroxy-5′-methoxy-3，4-methylenedioxy-4′-oxo-8.1′，7.5′-neolignan（205）[142]。

到目前为止，从天然生物资源中发现的由一个 C_6-C_3 单元 C_3 部分的 β 和 α 位碳原子分别与另一个 C_6-C_3 单元 C_6 部分的 3 位和 5 位（Ⅰ型）碳原子偶联而成的木脂素类化合物很少，代表性化合物是从胡椒属植物海风藤（*Piper kadsura*）和绒毛胡椒（*P. puberulum*）中分别得到的 kadsurenin B（206），kadsurenin C（207），kadsurenin K（208）和 kadsurenin L（209）[143]以及 puberulin A（210）和 B（211）[144]。

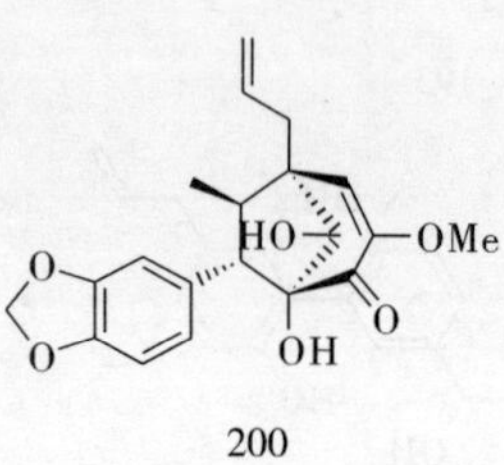
200

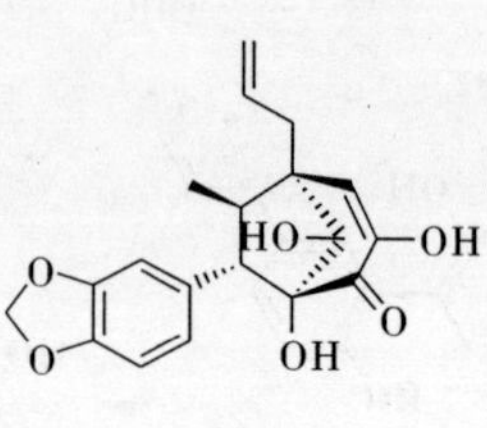
201

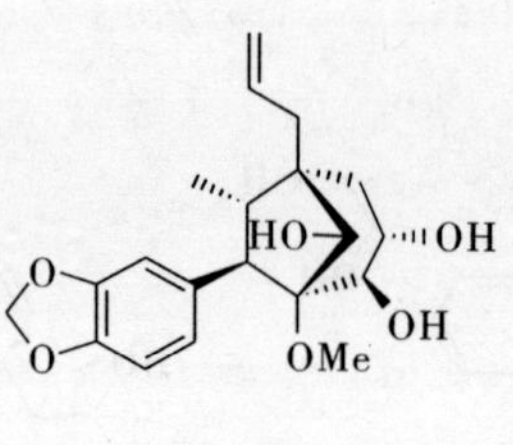
202

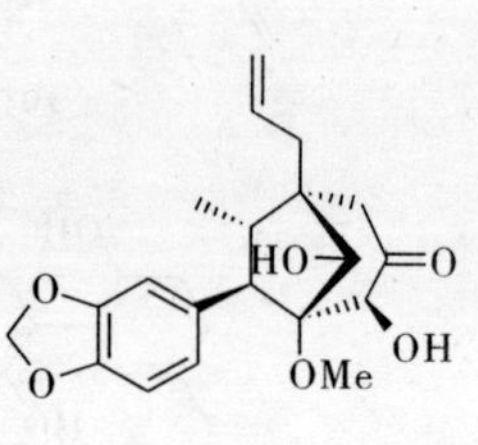
203

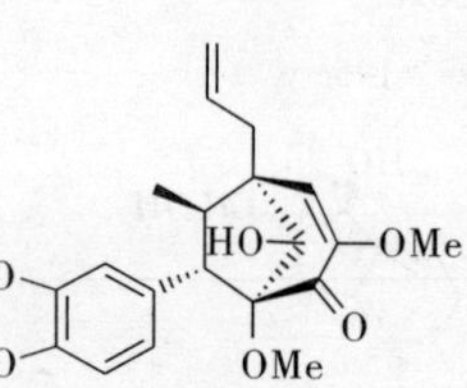
204

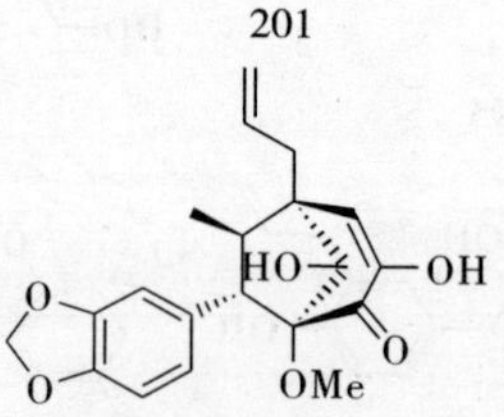
205

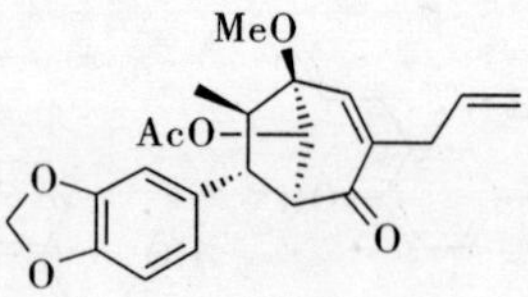
206

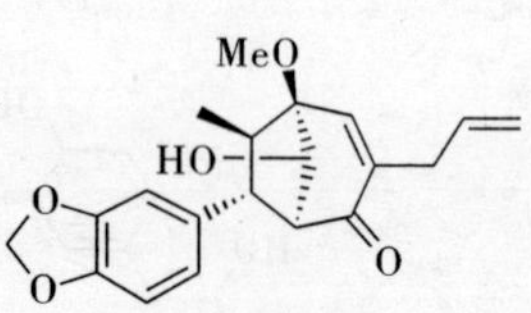
207

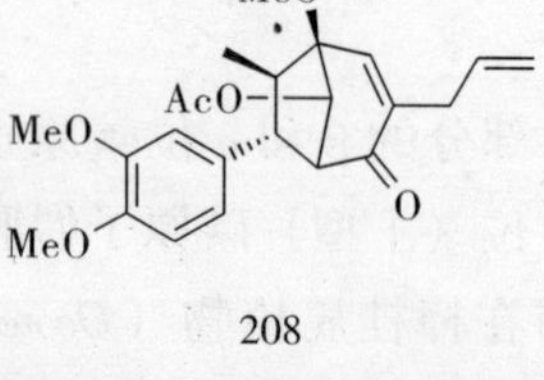
208

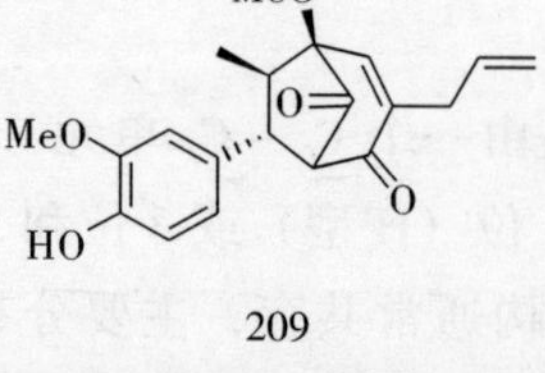
209

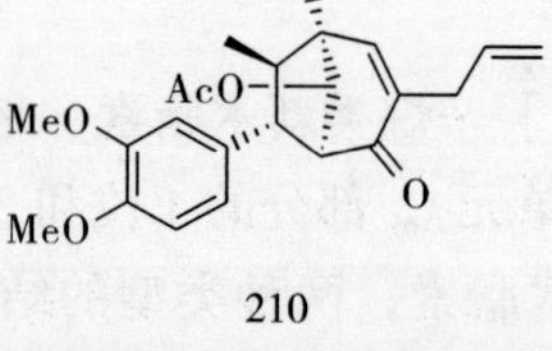
210

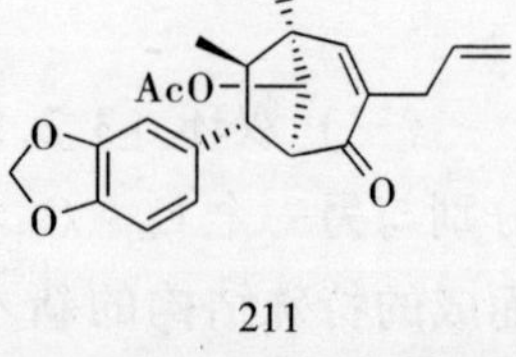
211

（四）降碳新木脂素（Nor－Lignans）　降碳新木脂素是指从天然生物资源中得到的具有新木脂素类化合物的基本结构特征，但是结构中缺失一至多个碳原子的化合物。除从垂头菊属植物点头菊（*Cremanthodium ellisii*）中分离鉴定的两个 C_6-C_3 单元之间存在 7，7′连接关系的降二碳新木脂素 ellisinin A（212）[145]外，近年来发现的降碳木脂素主要是苯骈呋喃类新木脂素的降碳衍生物。从 *Sarcomelicope megistophylla* 和安息香属植物 *Styrax ferrugineus* 中分别得到的 sarcomeginal（213）[146]和 5－［3″－（β－D－glucopyranosyloxy）propyl］－7－methoxy－2－（3′，4′－dimethoxyphenyl）benzofuran（214）[147]，是以苷元和苷形式存在的 9′降碳新木脂素衍生物。樟科植物恒春桢楠（*Machilus obovatifolia*）中的 perseal F（215）[148]和木姜子属植物尖脉木姜子（*Litsea acutivena*）的 dehydroxymethylailanthoidol（216）[149]，分别为具有不同特征的降二碳新木脂素。从拉坦尼属植物 *Krameria tomentosa* 根中得到的 krametosan（217）[150]为一个降三碳木脂素。从生源考虑，降碳新木脂素应该产生于对应新木脂素类化合物的形成过程或其进一步的代谢过程中。

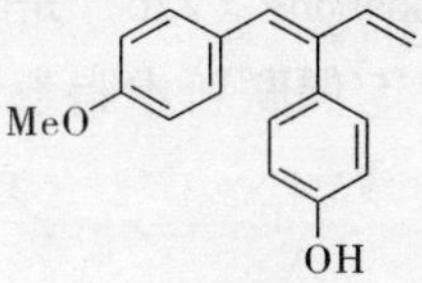

212

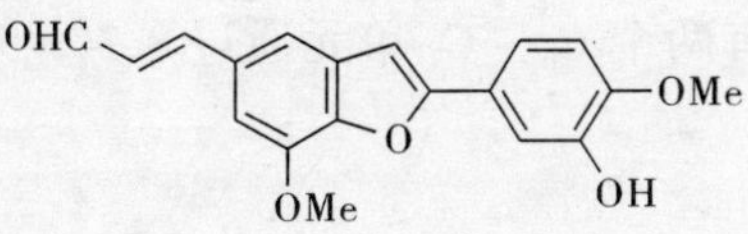

213

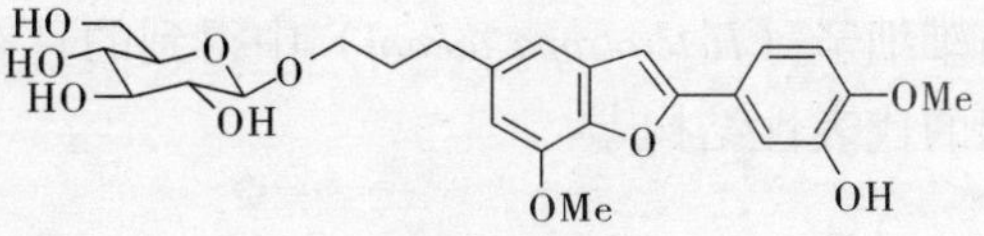

214

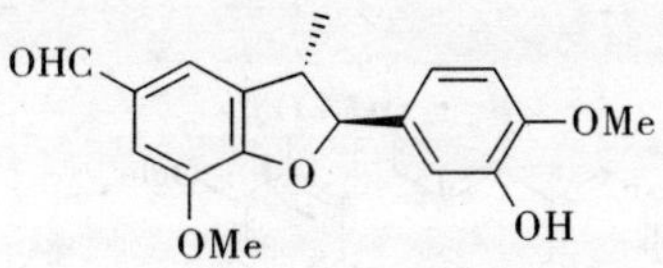

215

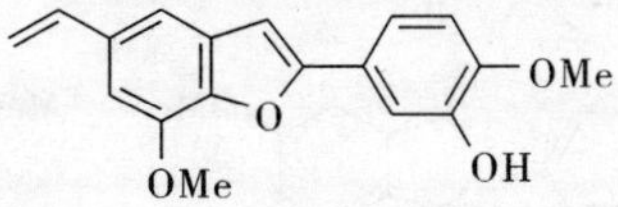

216

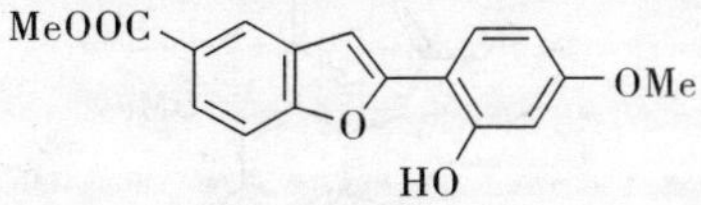

217

（五）其他新木脂素类　由于在生物合成和代谢过程中，两个 C_6-C_3 单元偶合连接位点的不同，可产生多种多样的偶联方式，因此形成多变的碳骨架。除以上常见骨架的新木脂素外，从天然生物资源中还分离鉴定了一些具有以下特殊骨架的新木脂素。

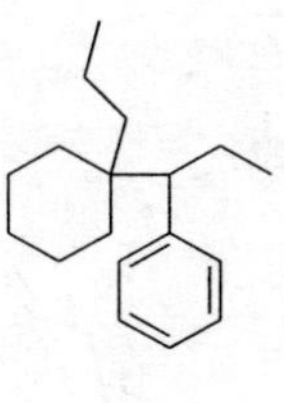

Neo－E

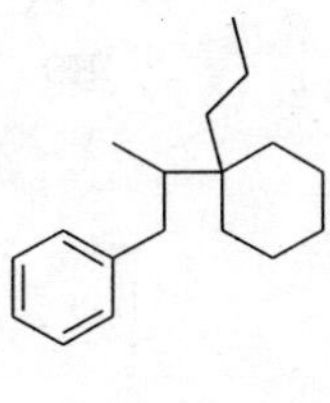

Neo－F

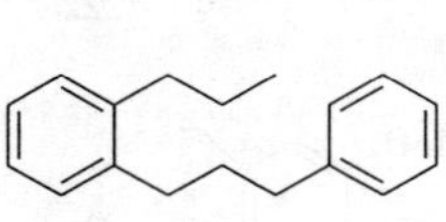

Neo－G

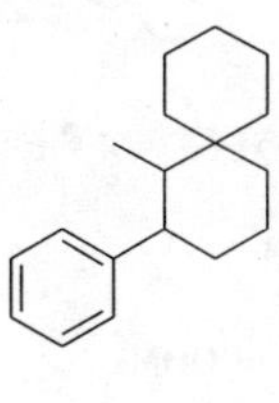

Neo－H

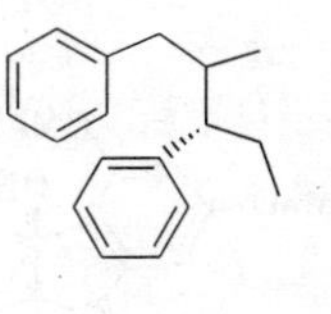

Neo－I

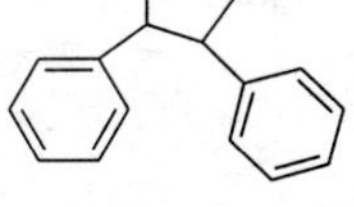

Neo－J

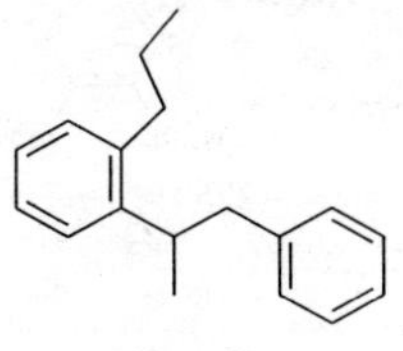

Neo－K

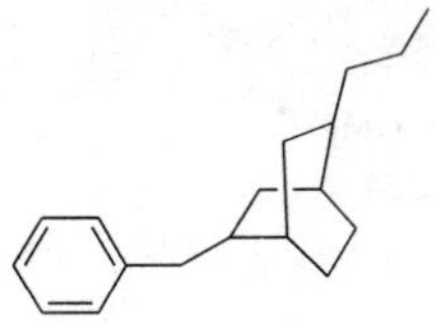

Neo－L

这些骨架的化合物在天然生物资源中分布范围小，发现的具有以上骨架的化合物数量也很少，主要包括：从斜蕊樟属植物马胡斜蕊樟（*Licaria chrysophylla*）中得到的 chrysophyllon I-A（218），是仅有的两个 C_6-C_3 单元通过 1，7′偶联的代表结构[139]。两个 C_6-C_3 单元通过 1，8′偶联的化合物主要分布于胡椒属和奥寇梯木属植物中，近年来仅从种名未确定的樟科植物 *Endlicheria* aff. 根中得到一个化合物 armenin B（219）[142]。从川党参（*Codonopsis tangshen*）根中得到的以苷形式存在的 tangshenoside Ⅲ（220）和Ⅳ（221）[151]是两个 C_6-C_3 单元通过 2，9′偶联的代表性化合物。从胡椒属植物海风藤（*Piper futokadsura*）得到的 futoenone（222）是两个 C_6-C_3 单元通过 7.9′，8.1′偶联方式的罕见结构[152,153]。从东亚大角藓（*Megaceros flagellaris*）中得到的 megacerotonic acid（223）是唯一具有 7，8′偶联特点的新木脂素类化合物[116]。在活性跟踪下，从碎米兰属植物 *Aglaia elliptica* 和 *A. rubiginosa* 中分别得到的细胞毒活性化合物 methyl rocaglate（224）和类似衍生物[154,155]是两个 C_6-C_3 单元通过 7.7′，9.8′偶联的特殊骨架新木脂素。从望春玉兰（*Magnolia biondii*）得到的 biondinin A（225）[156]是两个 C_6-C_3 单元通过 2，8′偶联的唯一一个新木脂素。化合物 heterotropanone（226）是从高雄细辛（*Heterotropa takaoi*）中得到的具有两个 C_6-C_3 单元通过 8.3′，9.5′偶联新木脂素骨架的代表性结构[157]。

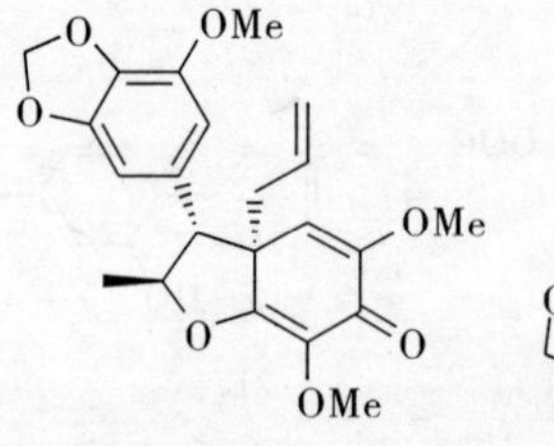

218

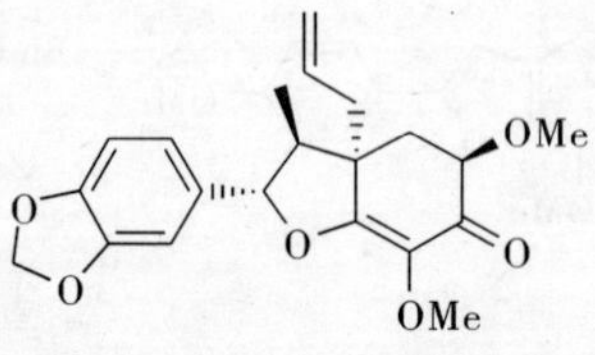

219

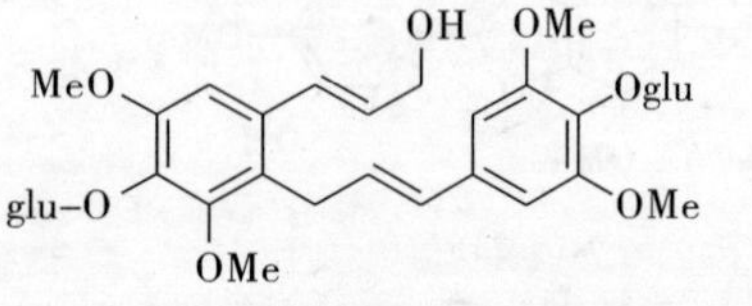

220

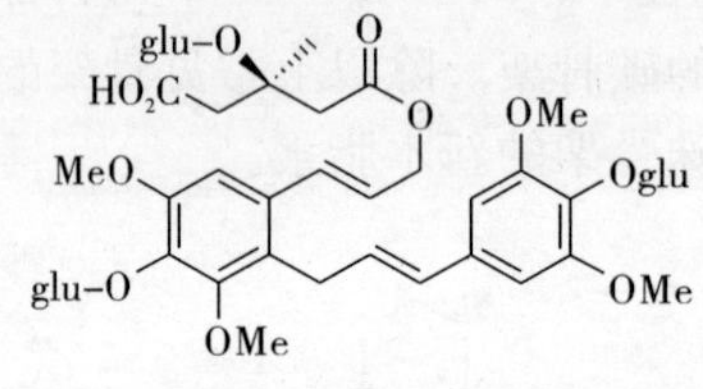

221

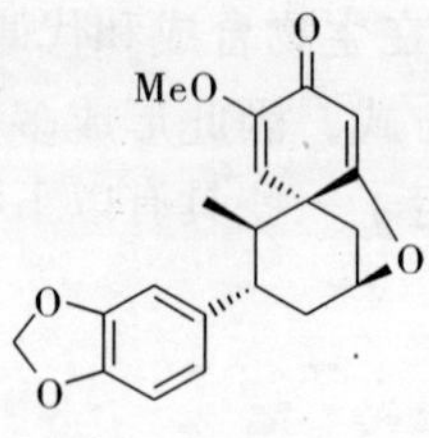

222

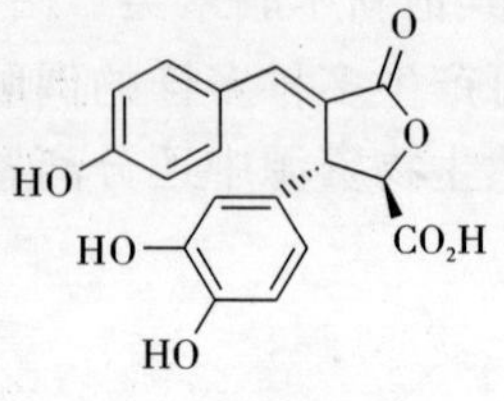

223

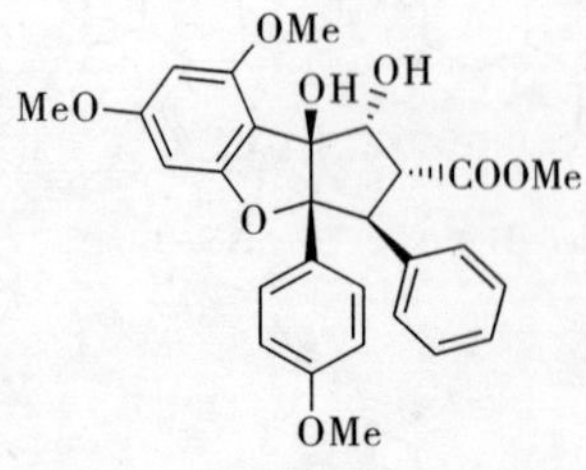

224

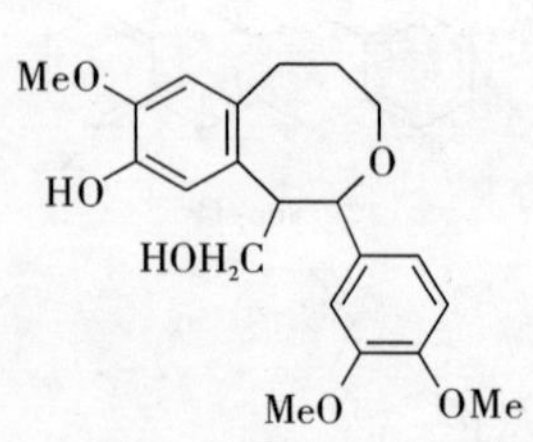

225

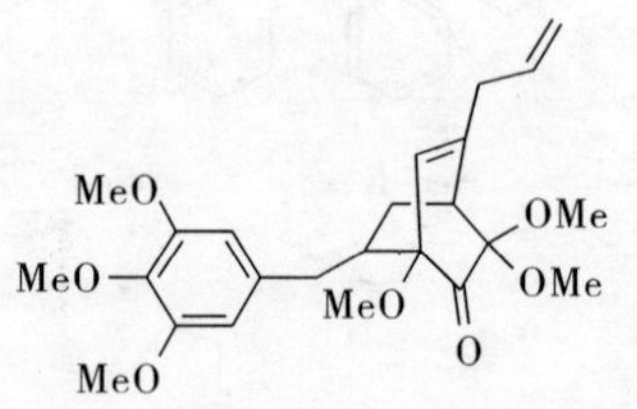

226

五、氧新木脂素类

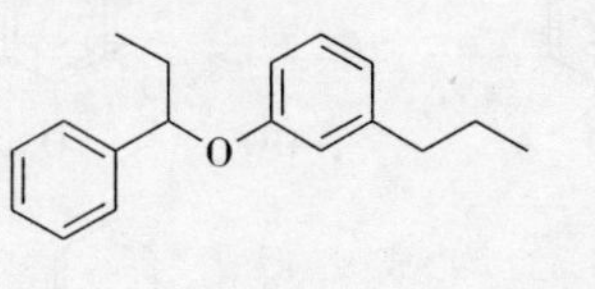

Oxy-A

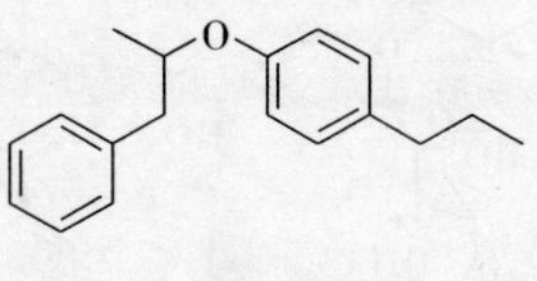

Oxy-B

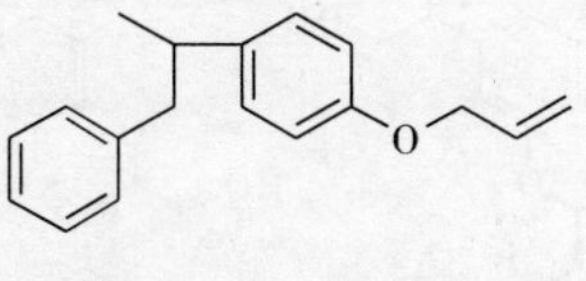

Oxy-C

两个 C_6-C_3 单元之间不存在碳碳键连接关系而是通过氧原子相互连接的化合物，或两个 C_6-C_3 单元之间尽管存在碳碳键连接关系，但是其中一个或两个 C_6-C_3 单元的 C_6 部分与 C_3 部分之间非碳碳键连接而是跨氧连接的化合物，统称为氧木脂素。从严格意义上讲，该种类型的化合物尽管由两个 C_6-C_3 单元构成，但是两个 C_6-C_3 单元之间不存在碳—碳键连接关系，因此不应归属于木脂素类，而应归为传统的苯丙素醚类，但是由于习惯，通常也归为木脂素类。为了有所区别，IUPAC 建议称该类化合物为氧新木脂素（oxyneolignan）。常见的化合物主要是有一个 C_6-C_3 单元的 7 或（和）8 位碳原子与另一个 C_6-C_3 单元的芳环 3 或（和）4 位碳原子通过一个氧原子连接的情况，以及两个 C_6-C_3 单元之间通过 8 碳碳键连接，但其中 $C_{6'}$ 和 $C_{3'}$ 之间通过氧原子连接的情况。

氧木脂素通常与其他类型的木脂素共存于同种植物中，近年来从不同植物中分离鉴定的氧木脂素有：从爬树龙（*Rhaphidophora decursiva*）的叶和枝、唇形科植物庭芥欧夏至草（*Marrubium alysson*）的地上部分、珊瑚菜（*Glehnia littoralis*）的地下部分和云南红豆杉（*Taxus yunnanensis*）的枝中分离鉴定的 4.O.8′氧木脂素 rhaphidecursinol A（227）[33]、（7*S*，8*R*）$-^{7'}\Delta$ − 3，4，5′ − trimethoxy − 7 − hydroxy − 8 − O − 3′ − neolignan（228）[158]、glehlinoside C（229）[159] 和 taxuyunin A（230）[160]；从云南红豆杉（*Taxus yunnanensis*）枝叶中得到的 taxuyunin B（231）[160] 是一个罕见的含有重排 C_3 边链的氧木脂素。另外，从龙柏（*Juniperus chinensis var*. *kaizuka*）叶和轮叶马先蒿（*Pedicularis verticillata*）中分别得到（7*R*，8*S*）− 9′ −（α − rhamnopyranosyl）− 3 − methoxy − 3′，7；4′，8 − diepoxyneolignan − 4，9 − diol（232）[161]、verticillatoside A（233）和 verticillatoside B（234）[162] 均为具有苯骈二氧六环结构特征的氧木脂素。从细孔绿心樟（*Ocotea porosa*）中得到的化合物 235[163]，是近年来发现的含有 C_6-C_3 单元的 C_3 部分通过醚键与 C_6 单元相连的代表性结构。

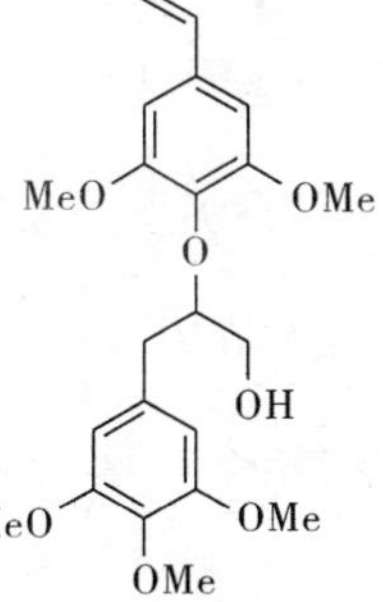

227

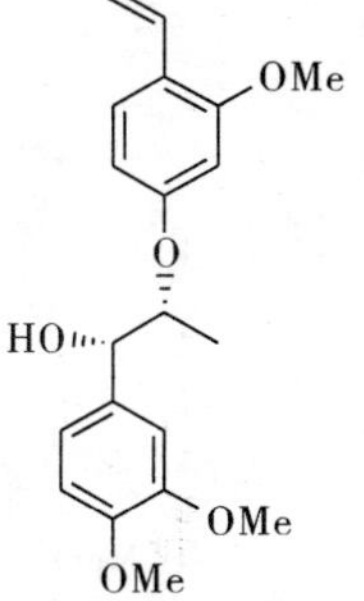

228

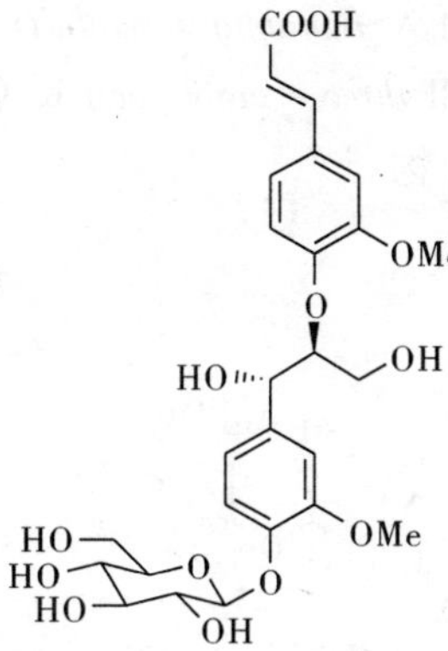

229

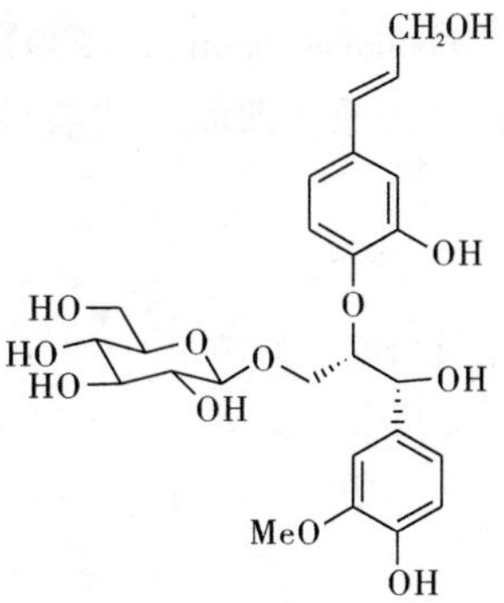

230

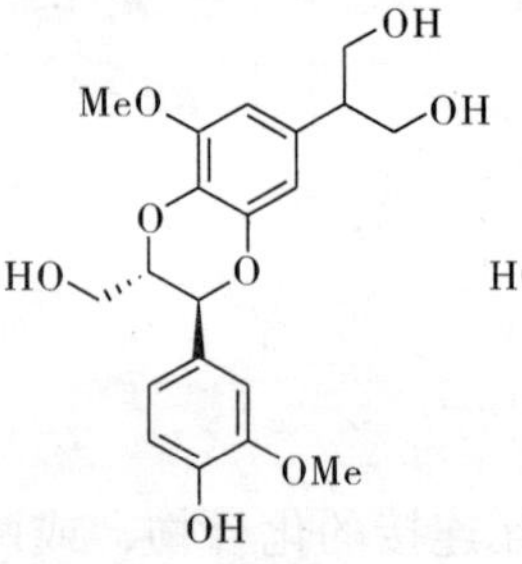

231

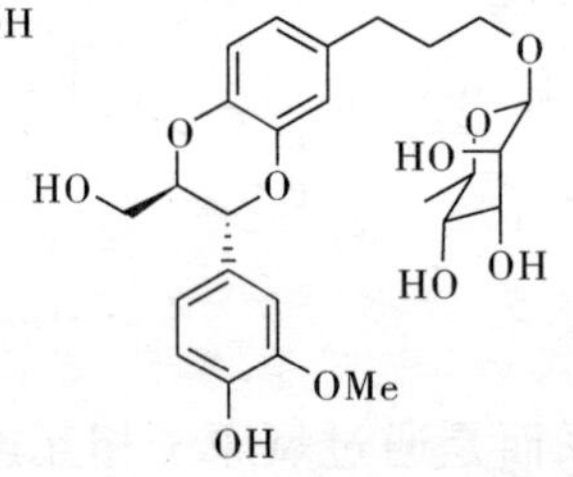

232

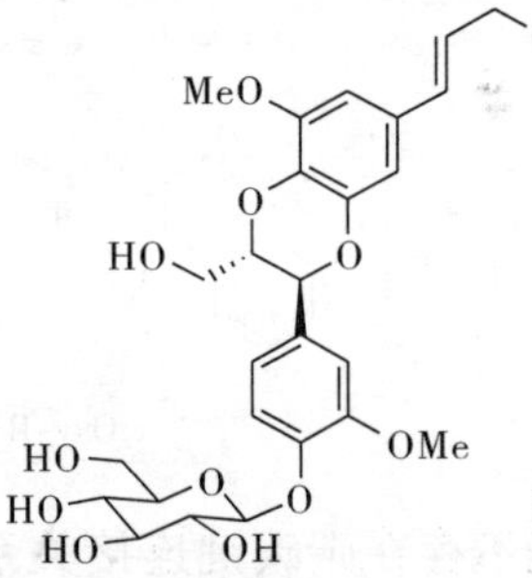

233

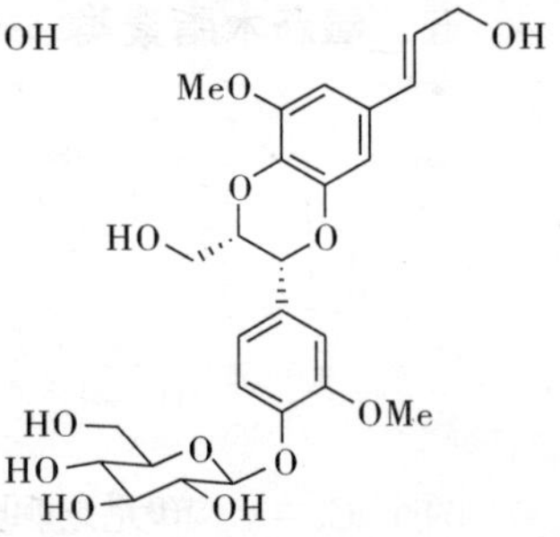

234

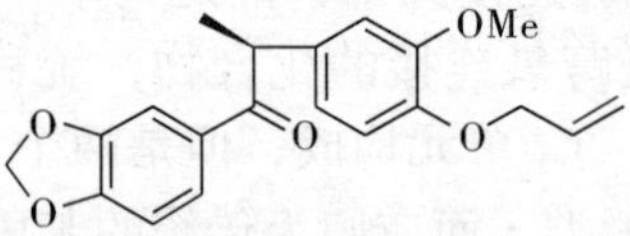

235

六、倍半木脂素类

在天然生物资源中，存在一些由三个 C_6-C_3 单元构成的代谢产物，称为倍半木脂素。尽管理论上讲三个 C_6-C_3 单元之间可能存在多种多样的偶联方式，形成不同骨架类型的倍半木脂素结构，但是目前发现的倍半木脂素的总体数目并不很多，因此，结构类型也有限。从近年来发现的以下化合物结构可以看出其变化特点。从八角茴香科植物野八角（*Illicium simonsii*）中得到的新骨架化合物 simonsinol（236）[164] 以及从圆萼刺参（Morina chinensis）中得到的新骨架化合物 morinol A（237）[165] 和 B（238）[166]，为三个 C_6-C_3 单元之间均通过碳碳键连接的倍半木脂素；从 *Bonamia spectabilis*、冷杉属植物西班牙冷杉（*Abies pinsapo*）和 *Abies marocana* 中分别得到 neobonaspectin A（239）[167]、sesquipinsapol A－C（240～242）[168,169] 和 sesquimarocanol B（243）[170]，均为双苄基丁烷类木脂素衍生物与另一个 C_6-C_3 单元之间通过醚氧键连接而成的倍半木脂素；从冷杉属植物 *Abies marocana*、卵叶厚壳树（*Ehretia ovalifolia*）、山胡椒属植物三桠乌药（*Lindera obtusiloba*）、洋麻（*Hibiscus cannabinus*）和火索麻（*Helicteres isora*）中得到 sesquimarocanol A（244）[170]、ehletianol C（245）[171]、（＋）－9′－*O*－*trans*－feruloyl－5，5′－dimethoxylariciresinol（246）[22]、boehmenan H（247）[172] 和 helisterculin A（248）[173]，为具有不同结构特点的一分子新木脂素与另一个 C_6-C_3 单元之间通过氧原子进一步偶联产生的倍半木脂素；而从 *Bonamia spectabilis* 和洋麻（*Hibiscus cannabinus*）中分别得到的 neobonaspectin A（249）[167] 和 *threo*－carolignan K（250）[172]，是三个 C_6-C_3 单元之间均通过醚键氧原子偶联的代表性化合物。

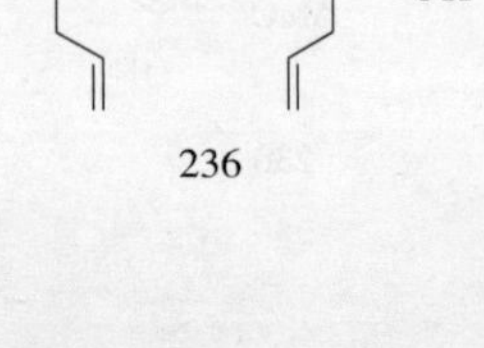

236

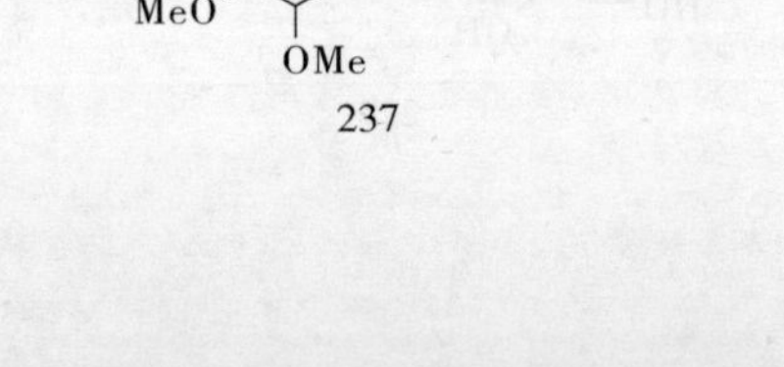

237

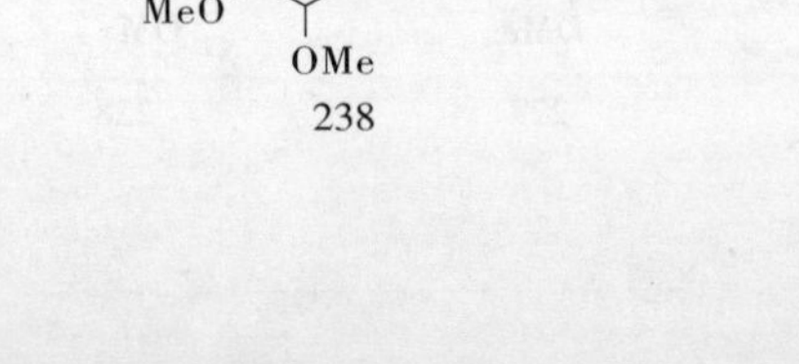

238

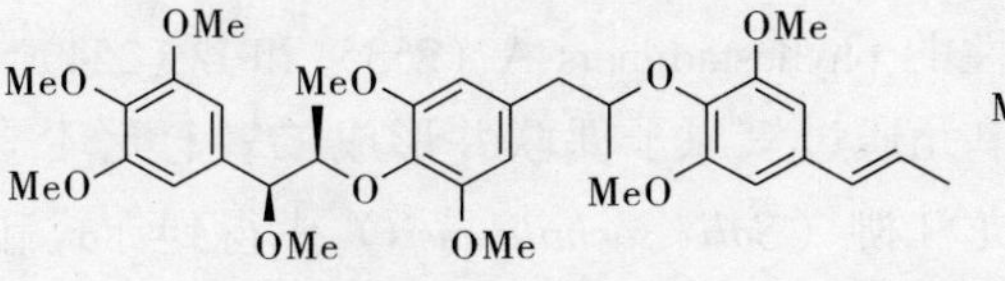

239

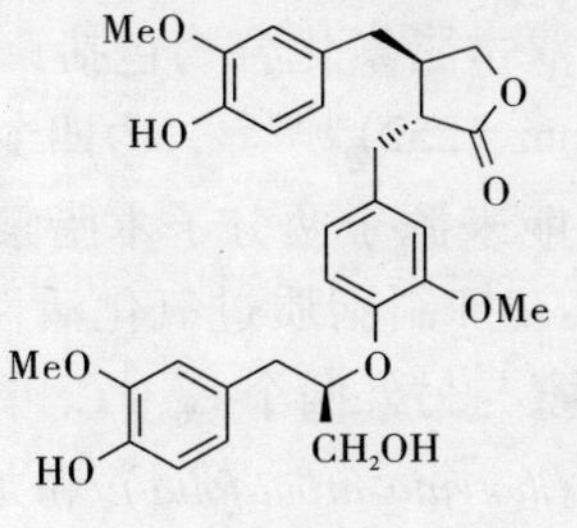

240

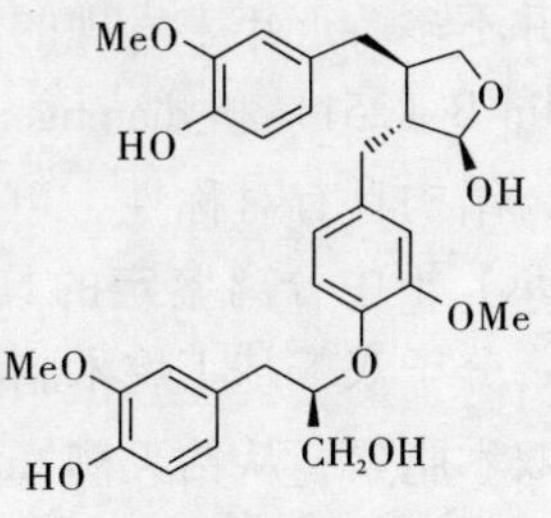

241

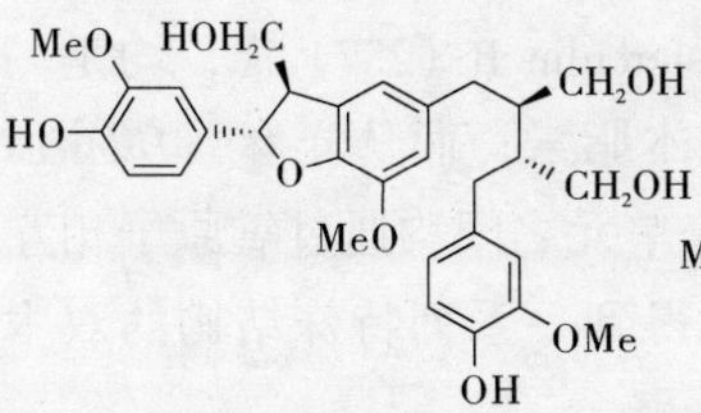

242

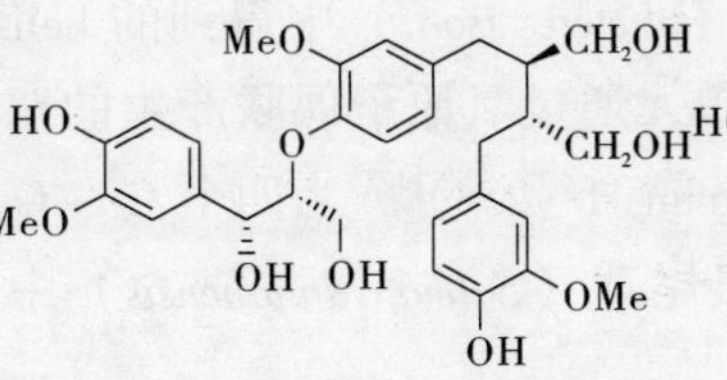

243

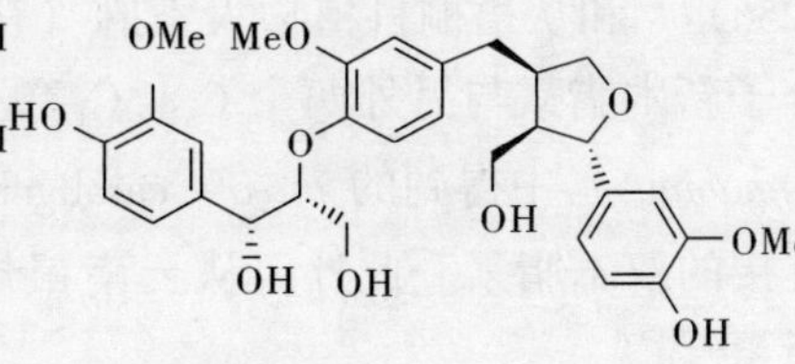

244

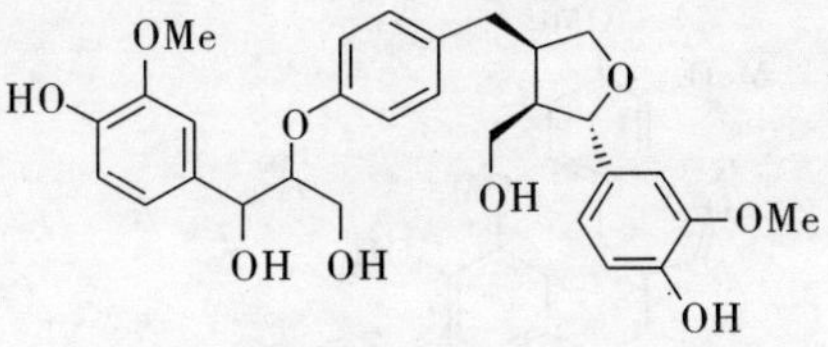

245

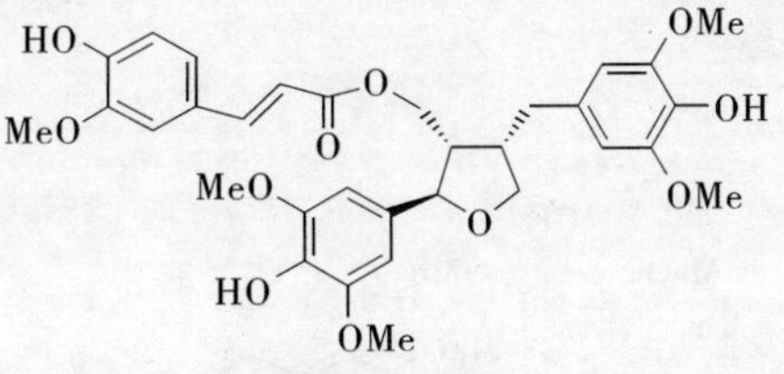

246

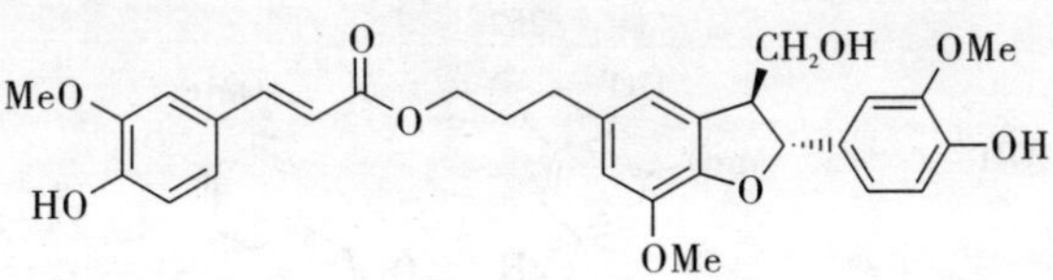

247

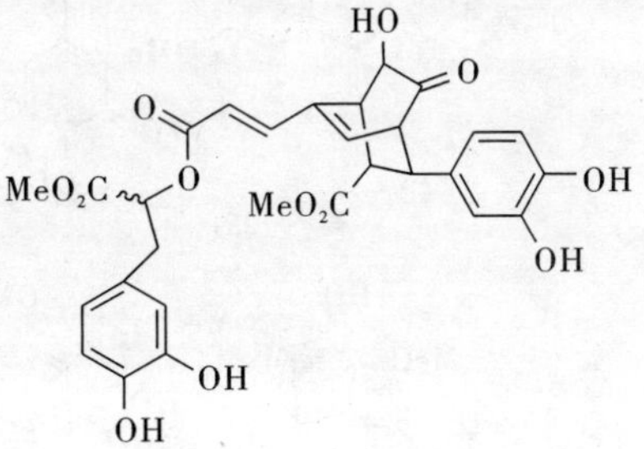

248

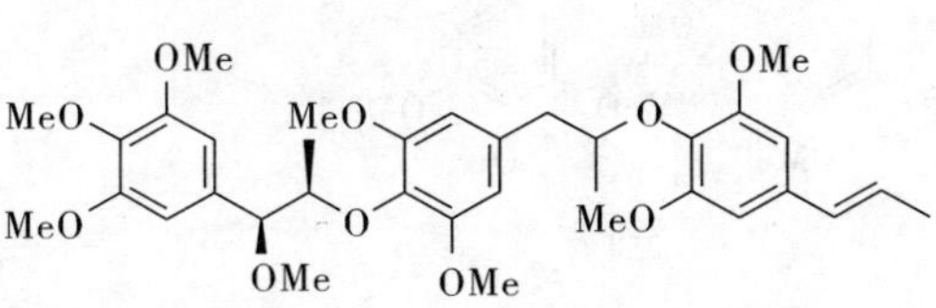

249

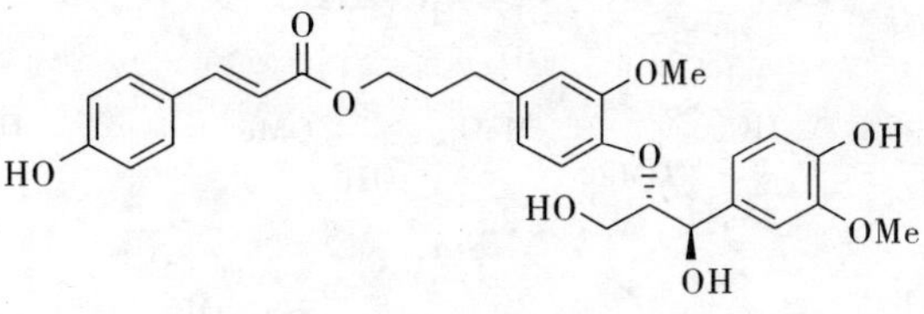

250

七、双木脂素

在天然生物资源中，存在一些由四个 C_6-C_3 单元构成的代谢产物，称为双木脂素。与倍半木脂素相似，尽管理论上讲四个 C_6-C_3 单元之间可能存在多种多样的偶联方式，形成不同骨架类型的双木脂素结构，但是目前发现的双木脂素的总体数目也较少，因此，结构类型并不多。近年来发现的双木脂素化合物包括：从牛蒡（*Arctium lappa*）种子中得到的 neoarctin B（251）和 diarctigenin（252）[174,175]，为四个 C_6-C_3 单元之间均通过碳碳键连接双木脂素，结构具有对称性，可能来源于两分子木脂素衍生物的对称聚合；从竹子（*Phyllostachys edulis*）干中分离鉴定的具有抑制脂质过氧化活性的 phyllostadimers A（253）和 B（254）[176]，是一分子双苄基丁烷木脂素与另外两个 C_6-C_3 单元通过氧原子偶联并形成二氧七元环结构的双木脂素；从钻天柳（*Chosenia arbutifolia*）和龙江柳（*Salix sachalinensis*）中得到赤式和苏式双木脂素衍生物（255）[177,178] 以及从洋麻（*Hibiscus cannabinus*）中得到的 boehmenan K（256）[172] 和从梧桐科植物火索麻（*Helicteres isora*）中得到的 helisterculin B（257）[173]，均是一分子新木脂素与另外两个 C_6-C_3 单元通过氧原子偶联产生的双木脂素；而从洋麻（*Hibiscus cannabinus*）中得到的 *threo* - carolignan H（258）[172] 为四个 C_6-C_3 单元之间均通过氧原子相互连接的双木脂素。此外，从云南鼠尾草（*Salvia yunnanensis*）中得到一系列特殊结构的双木脂素[179]。

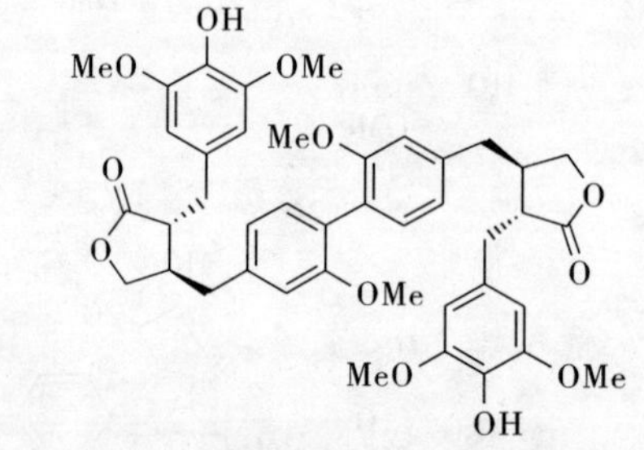

251

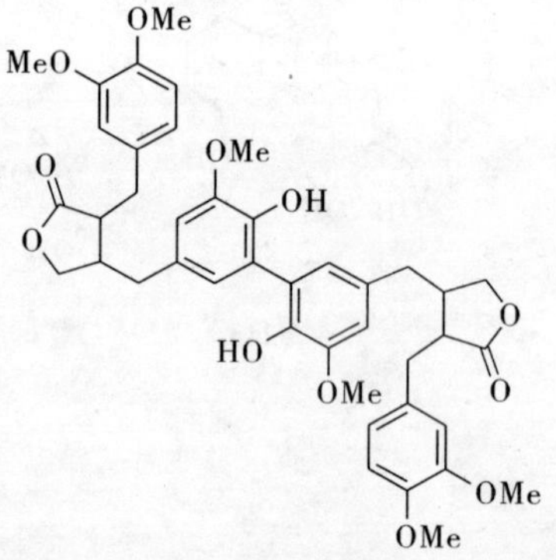

252

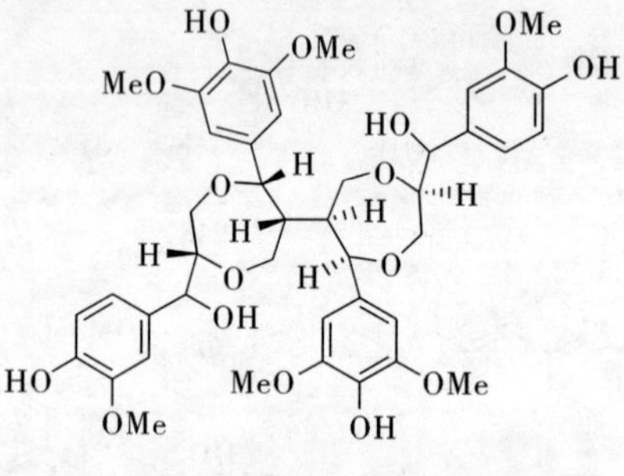

253

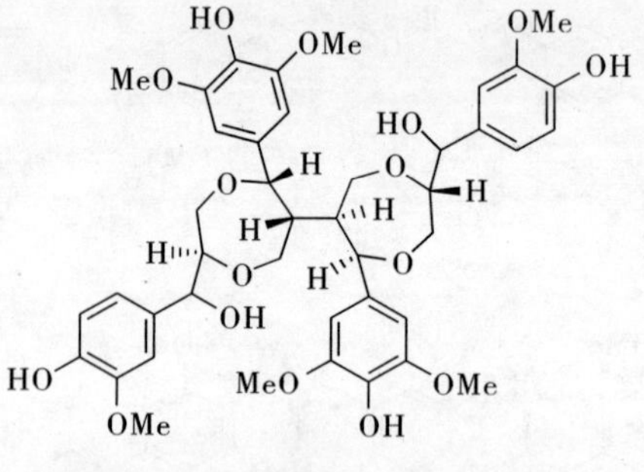

254

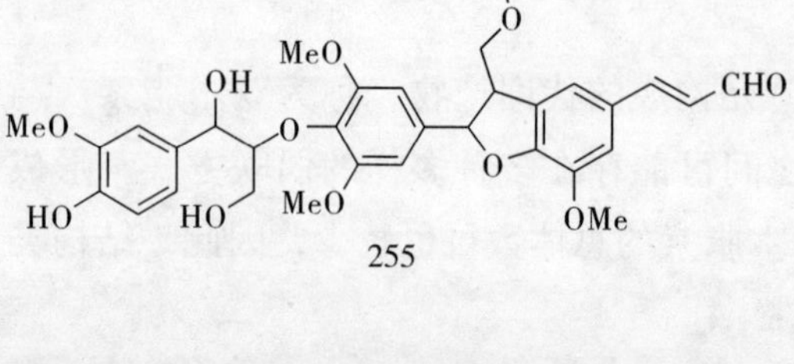

255

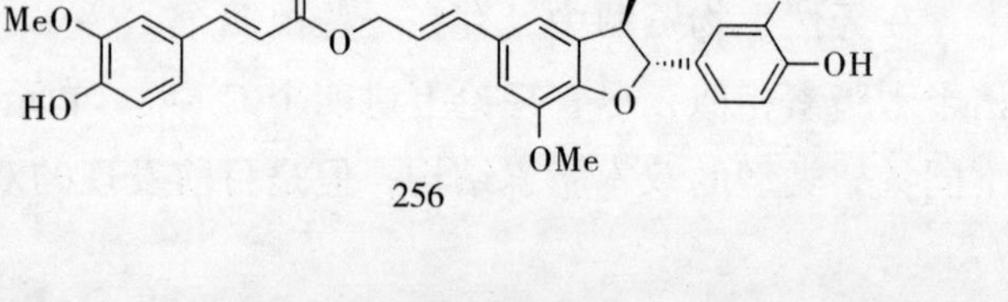

256

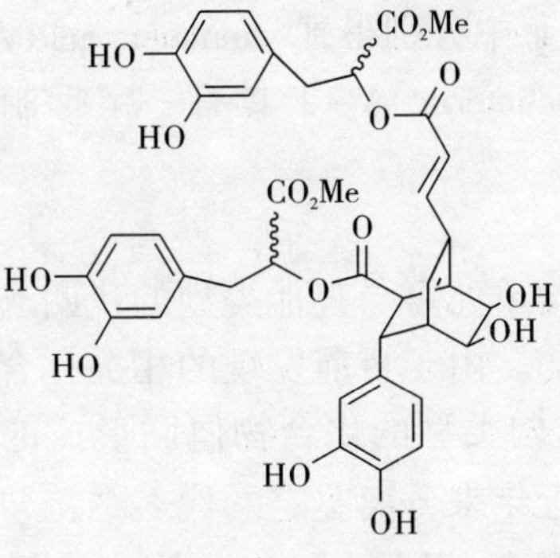

257

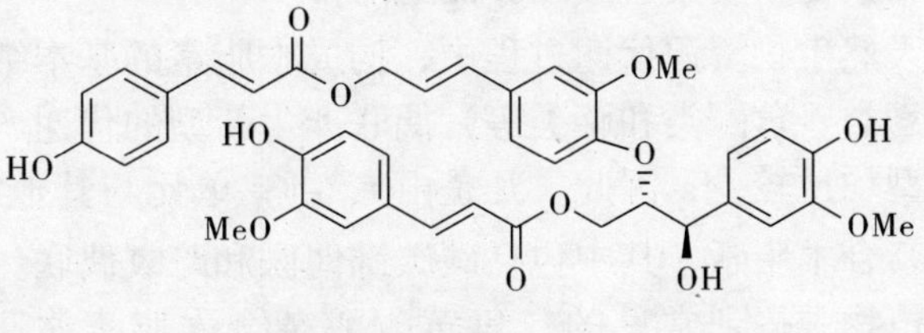

258

八、寡聚木脂素类

在天然生物资源中，发现存在一些由多个 C_6-C_3 单元以不同方式构成的寡聚物，但是对于寡聚木脂素到目前为止尚无明确的定义，在一些文献中把倍半木脂素和双木脂素也归属为寡聚木脂素之列。从一般意义上讲，寡聚木脂素应为结构中含有 5 个以上 C_6-C_3 单元的聚合物，其中含有 5 个 C_6-C_3 单元者，也可称二倍半木脂素（seslignans），而含有 6 个 C_6-C_3 单元者可称三木脂素（trilignans）。到目前为止，从天然生物中分离鉴定的含有 5 个以上 C_6-C_3 单元的木脂素类化合物很少。近年来，分离鉴定的化合物包括：从云南鼠尾草

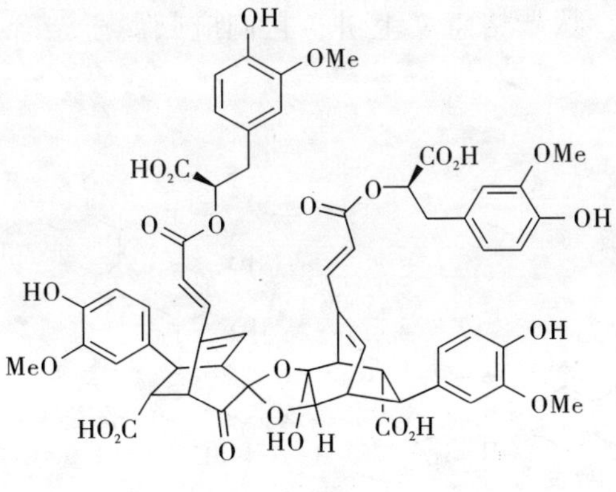

259

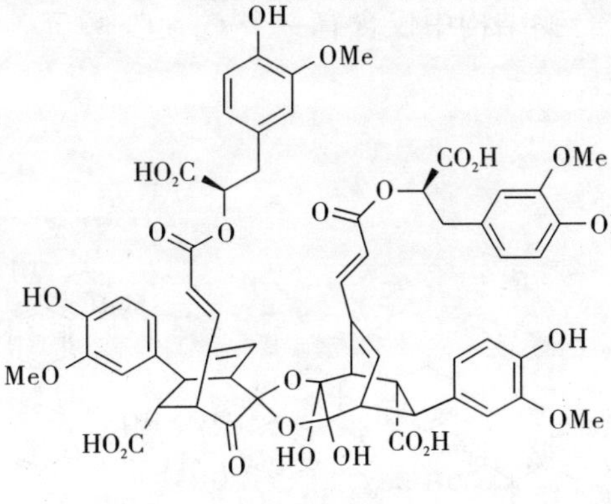

260

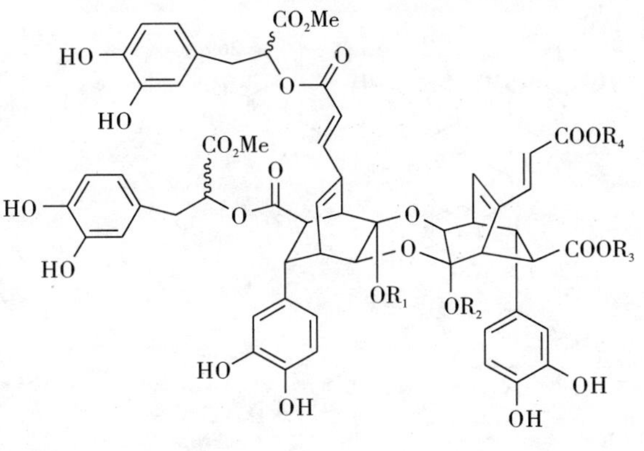

	261	262	263	264	265	266
R_1	Me	H	Me	Me	H	Me
R_2	Me	Me	Me	Me	Me	H
R_3	X	X	Me	X	Me	X
R_4	X	X	X	Me	X	Me

X=

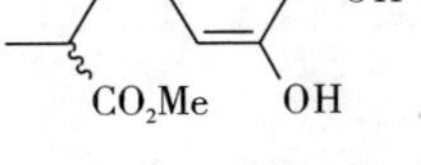

（*Salvia yunnanensis*）和梧桐科植物火索麻（*Helicteres isora*）中分别得到 yunnaneic acid A（259）和 B（260）[179] 及 helicterins A－F（261～266）[180]；其中 helicterins A－F 具有一定抑制病毒反转录酶的活性。

九、杂合木脂素（Hybrid lignans）

在天然生物资源代谢过程中，构成木脂素的基本结构单元可与其他类型的代谢产物（包括香豆素类、黄酮类和萜类等）偶联产生新型的代谢产物。由于目前发现的相关化合物的数量和类型均比较少，因此，凡是由 C_6-C_3 单元与其他结构类型的化合物偶联形成的化合物通称为杂合木脂素，其中包括碳碳键偶联和跨氧偶联。近年来分离鉴定的代表结构包括：除从多种植物中得到常见的二氢黄酮醇杂合木脂素水飞蓟素 silybin（267）外，从两蕊苏木（*Distemonanthus benthamianus*）、（花旗松 *Pseudotsuga menziesii*）和大热美肉豆蔻木（*Iryanthera grandis*）中分别得到黄酮杂合木脂素类化合物 268[181]、二氢黄酮醇杂合木脂素 pseudotsuganol（269）[182] 和查尔酮杂合木脂素 iryantherin G～J（270～273）[183]；从越南黄牛木（*Cratoxy lum cochichinese*）和大戟科植物油桐（*Aleurites fordii*）中分别得到呫酮杂合木脂素 5′－demethoxy-cadensin G（274）[184] 和香豆素杂合木脂素 aleuritin（275）[185]；从木兰科植物厚朴（*Magnolia officinalis*）和日本厚朴（*Magnolia obvata*）中分别分离得到单萜杂合木脂素 piperitylmagnolol（276）、piperityhonokiol（277）、dipiperitylmagnolol（278）和 bornylmagnolol（279）[140] 及倍半萜杂合木脂素 edusmagnolol（280）、edushonokiol A（281）、edushonokiol B（282）、edusobvatol A（283）、edusobvatol B（284）、clovanemagnolol（285）和 caryolanemagnolol（286）[186－189]。其中部分化合物结构中仅含有一个 C_6-C_3 单元，因此，从严格意义上讲，它们应归属于杂合苯丙素类。

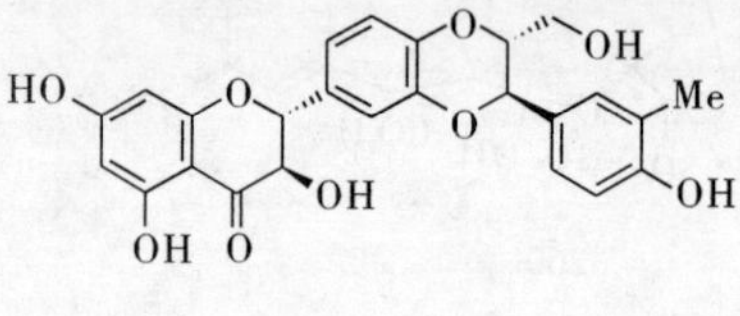

267

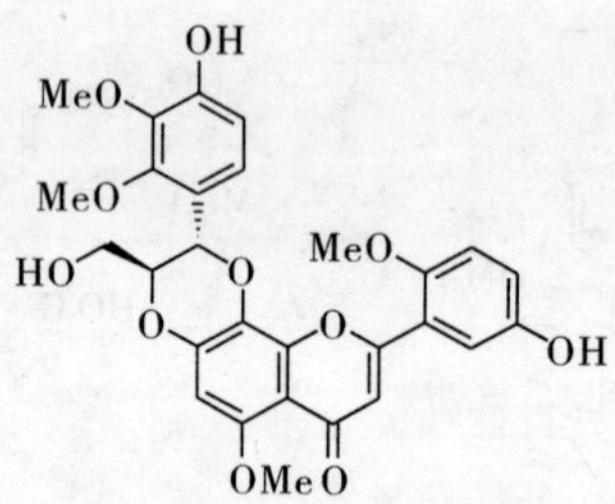

268

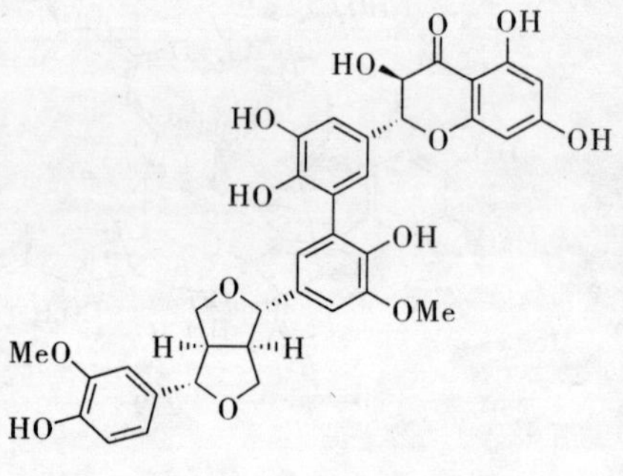

269

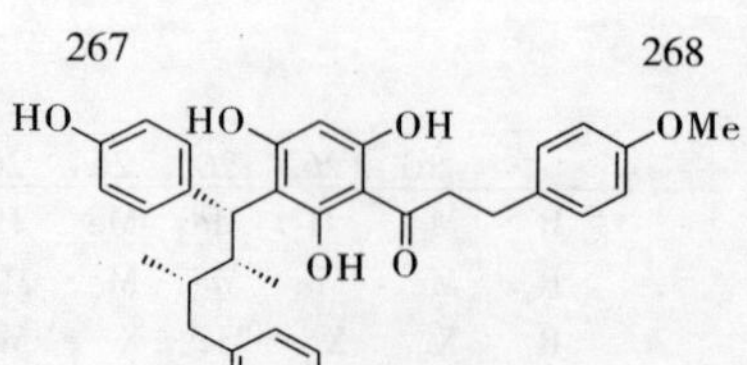

270

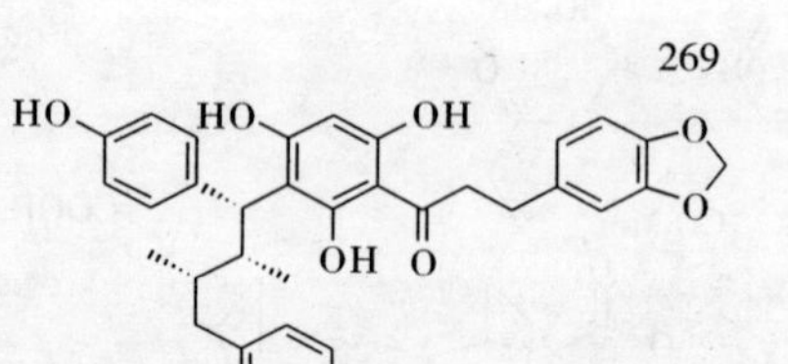

271

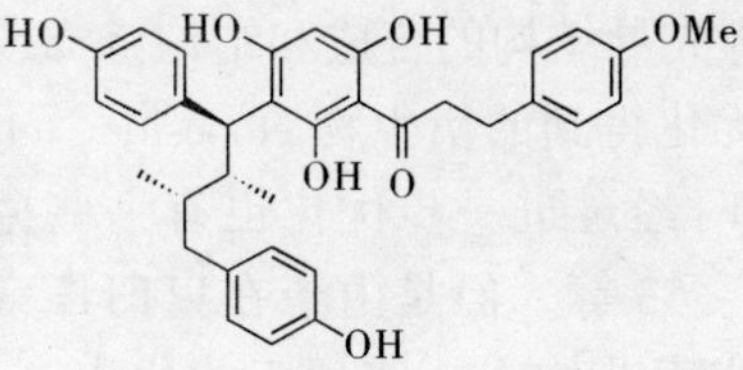

272

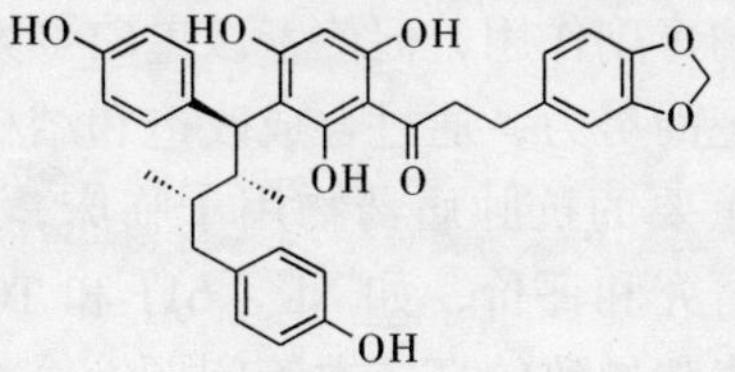

273

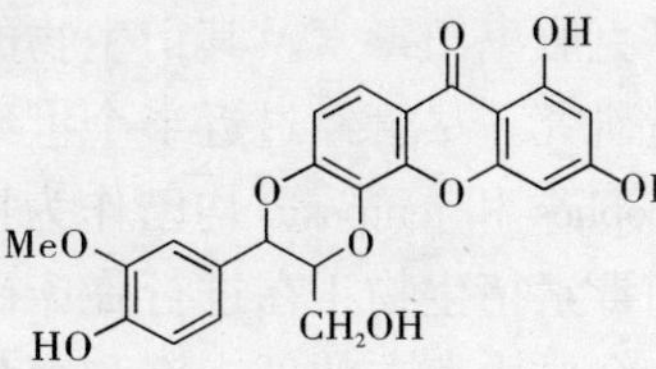

274

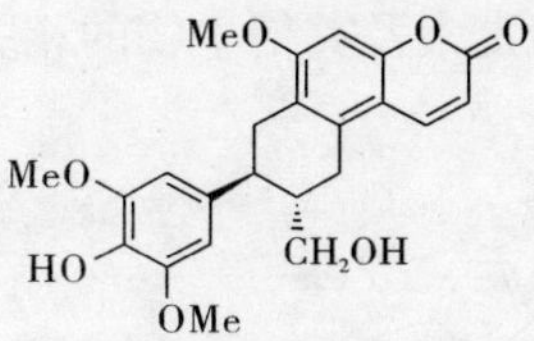

275

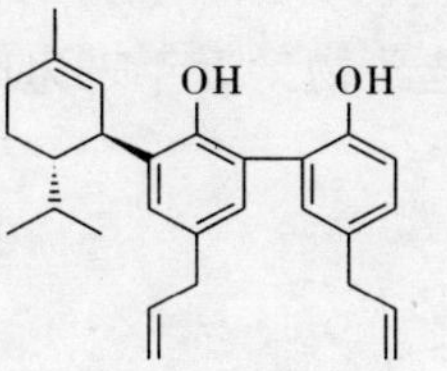

276

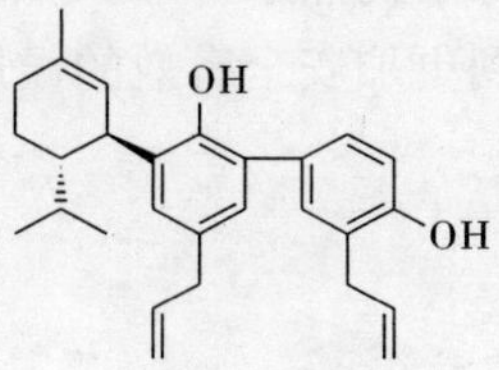

277

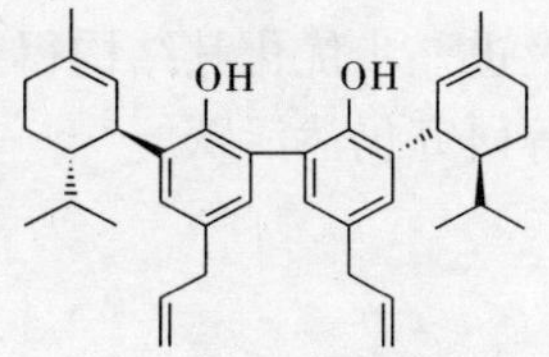

278

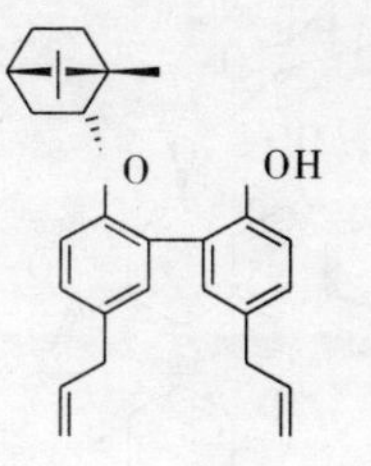

279

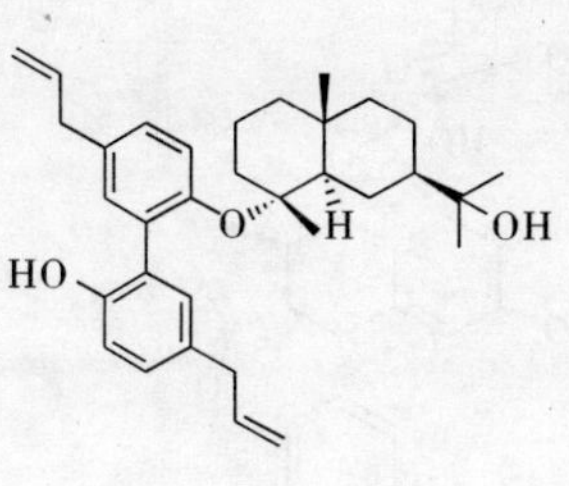

280

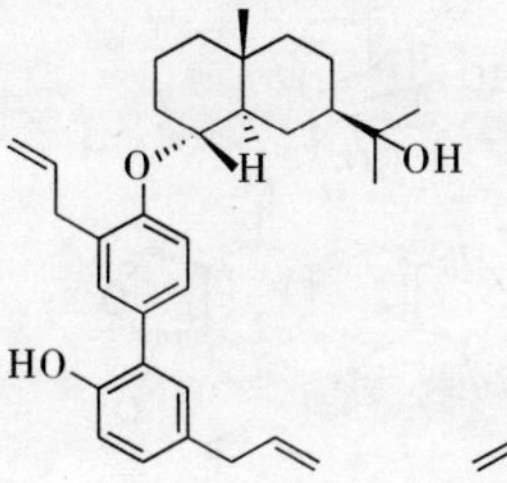

281

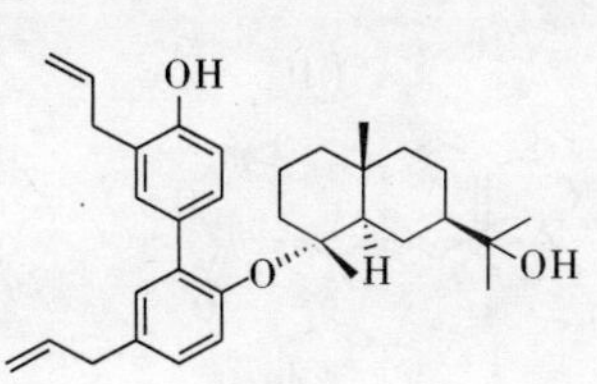

282

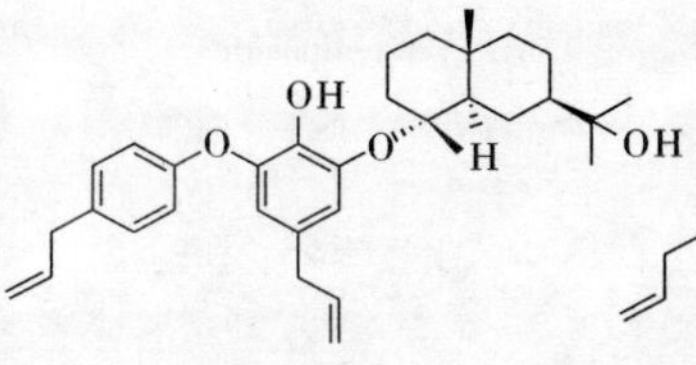

283

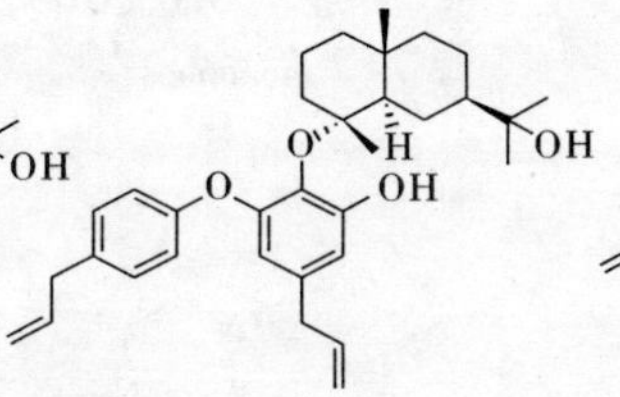

284

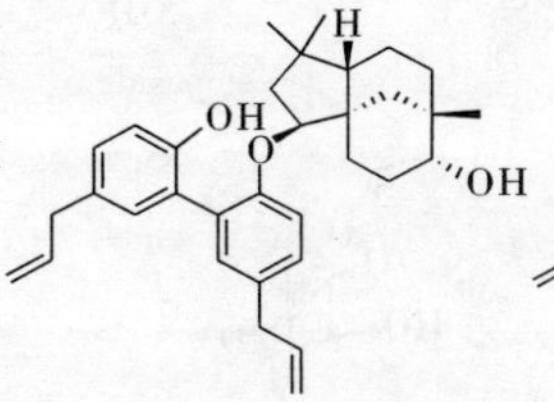

285

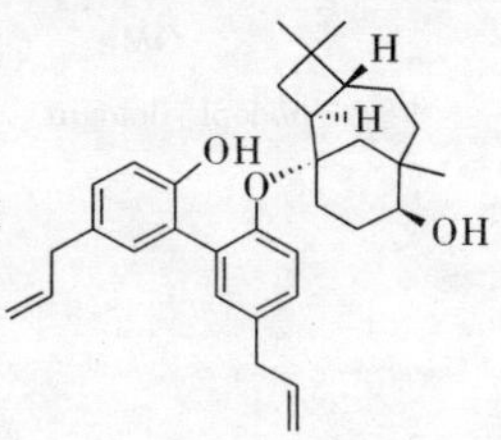

286

十、活性木脂素类化合物的合成

木脂素类化合物是药物研究中十分重要的一大类天然产物，不但具有复杂多样的分子结构，而且具有多种多样的药理活性，主要包括抗肿瘤、抗病毒、保护肝脏、抗氧化、降压、抗凝血、抗过敏、抗菌、抗炎和杀虫等，是药物先导结构的重要来源。在以木脂素类化合物为先导结构的药物研究中，从天然生物资源中分离鉴定具有显著抗肿瘤活性的木脂素类化合物的同时，为了对其进行结构优化和进一步评价等深入研究，合成研究也十分活跃。以下根据木脂素类化合物的主要结构和药理特点，选择一些有代表性的合成研究实例予以介绍，供参考。

（一）抗肿瘤木脂素鬼臼毒素及其衍生物的合成　抗肿瘤是木脂素类化合物最为重要的药理作用之一，也是研究报道最多的内容之一。具有芳基萘类木脂素基本结构的鬼臼毒素（podophyllotoxin）是20世纪40年代从小檗科鬼臼属植物盾叶鬼臼（*Podophyllum peltatum*）和西藏鬼臼（*P*. *emodi*）等中分离鉴定的具有显著抗肿瘤活性的代表性天然产物之一。在随后的研究中，从不同生物资源中也分离鉴定了大量具有强抗肿瘤活性的相关衍生物，同时为了克服鬼臼毒素及其衍生物的毒副作用，促使了以鬼臼毒素为先导结构的合成和结构修饰改造研究。尽管经过近半个世纪的努力，通过合成改造和结构优化得到的衍生物 etoposide、etopophos 和 teniposid 均已作为重要的抗肿瘤药物用于临床，同时经过进一步优化也有一些鬼臼毒素衍生物正在进行临床研究和评价，如 NK－611 和 TOP－53 等，但是由于在鬼臼毒素全合成中存在的低产率和多步骤导致的高成本等问题，全合成工艺均未能实现工业化生产，相关药物的基础原料鬼臼毒素仍然来源于天然生物资源[190]。因此，为了解决原料来源问题以及进一步优化其结构得到更加安全有效的候选药物，近年来鬼臼毒素及其衍生物的相关合成等研究仍然活跃。

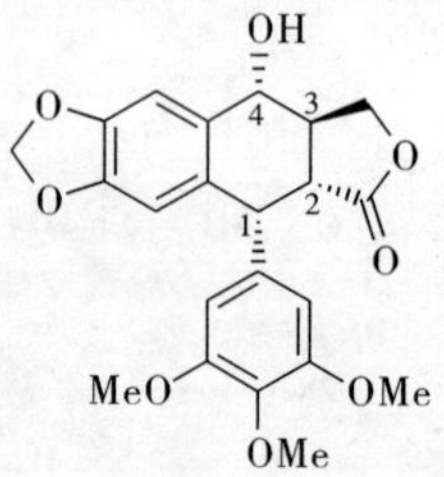
podophyllotoxin

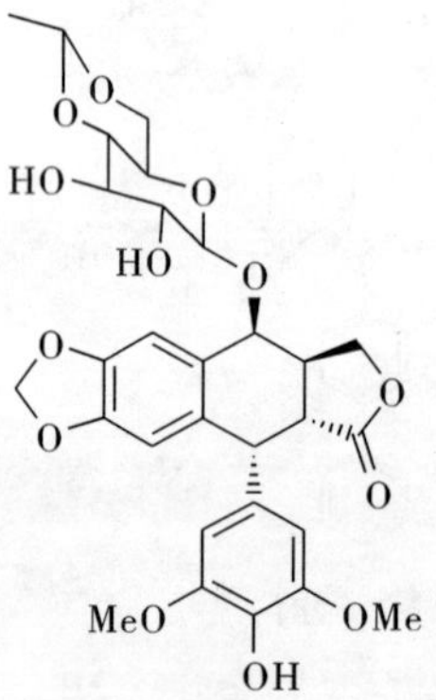
etoposide

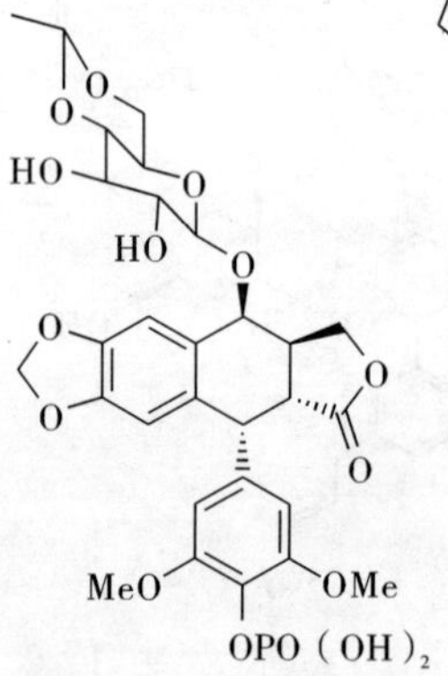
etopophos

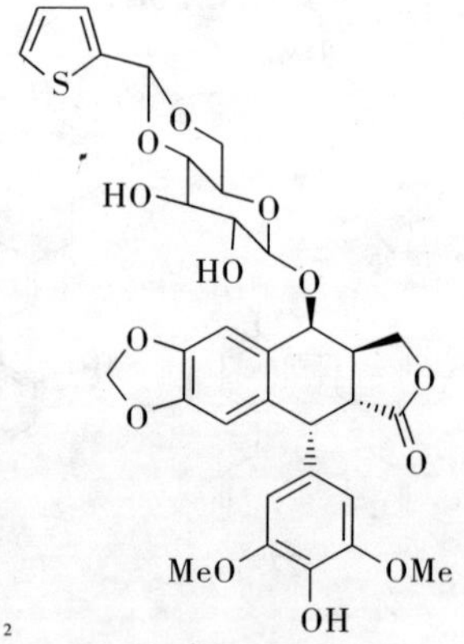
teniposide

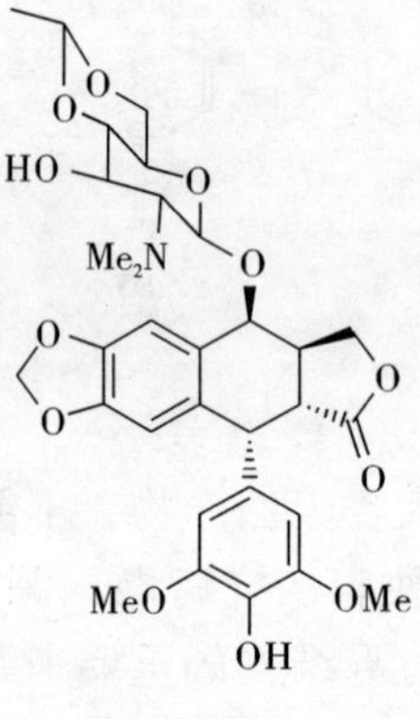
NK–611

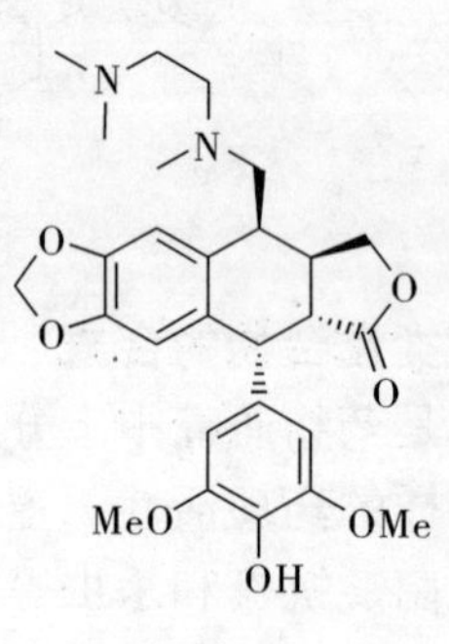
TOP–53

在鬼臼毒素及其衍生物结构中，存在 4 个不对称中心和一个对碱不稳定的反式内脂环，构效关系研究发现，4 位羟基的构型变化对活性影响不明显，并且在合成中 4 位羟基的构型转化容易实现，但是 1，2－*cis*－2，3－*trans* 构型的保持对该类化合物的抗肿瘤活性十分重要。因此，在鬼臼毒素及其衍生物的合成中，保持 1，2－*cis*－2，3－*trans* 构型的立体选择性合成方法，是需要解决的主要难点和关键。在前期的研究中有关鬼臼毒素及其衍生物的非对映体选择性和立体选择性合成已有很多报道，其中涉及的主要关键反应步骤包括以下四个途径[190]：

1. 氧酯环合途径：

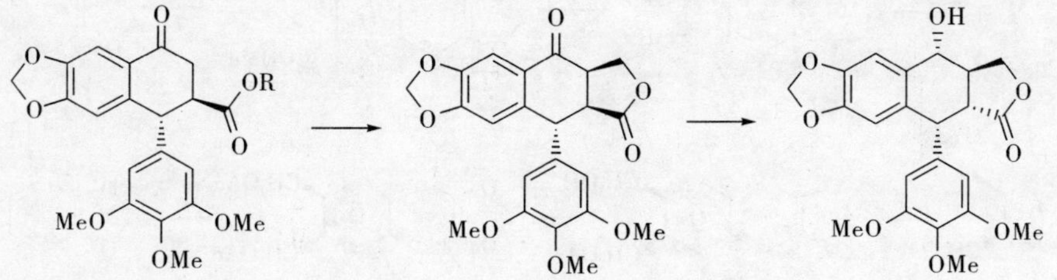

2. 二羟基酸的内酯化途径：

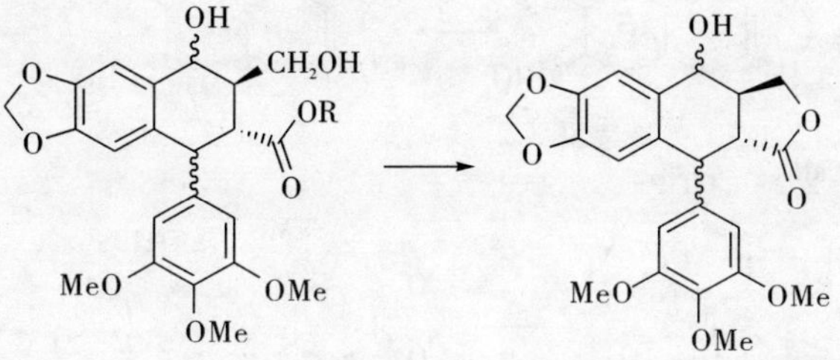

3. 共轭加成环化途径：

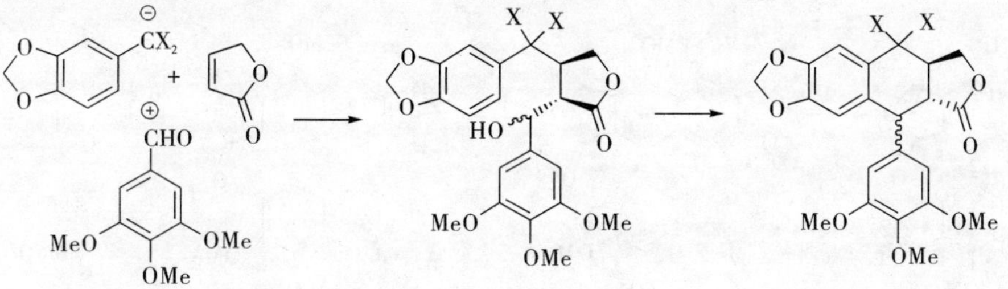

4. Diels－Alder 反应途径：

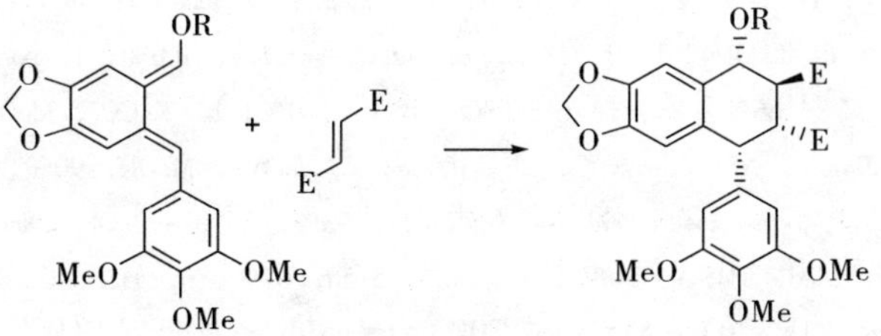

近年来，Berkowitz 等[191]通过逆合成分析和许多步骤反应条件的优化，利用酶辅助的方法完成了鬼臼毒素（podophyllotoxin）及其 C－2 差向异构体 picropodophyllotoxin 的不对称全合成（图 11－1）。他们通过胡椒醛的区域性溴化和缩醛化得到含有 A/B 环的起始原料 1，经过羟甲基化得到稳定的异苯骈呋喃的前体化合物 2，其与丁炔二酸甲酯（dimethyl acetylenedicarboxylate，DMAD）进行 Diels－Alder 加成后，进一步用 Pd/C 催化氢化选择性地合成了顺式产物 4；利用铝锂氢（LAH）还原 4 并进行酯化得到 6。然后，用猪胰脂酶催化选择性水解 6 得

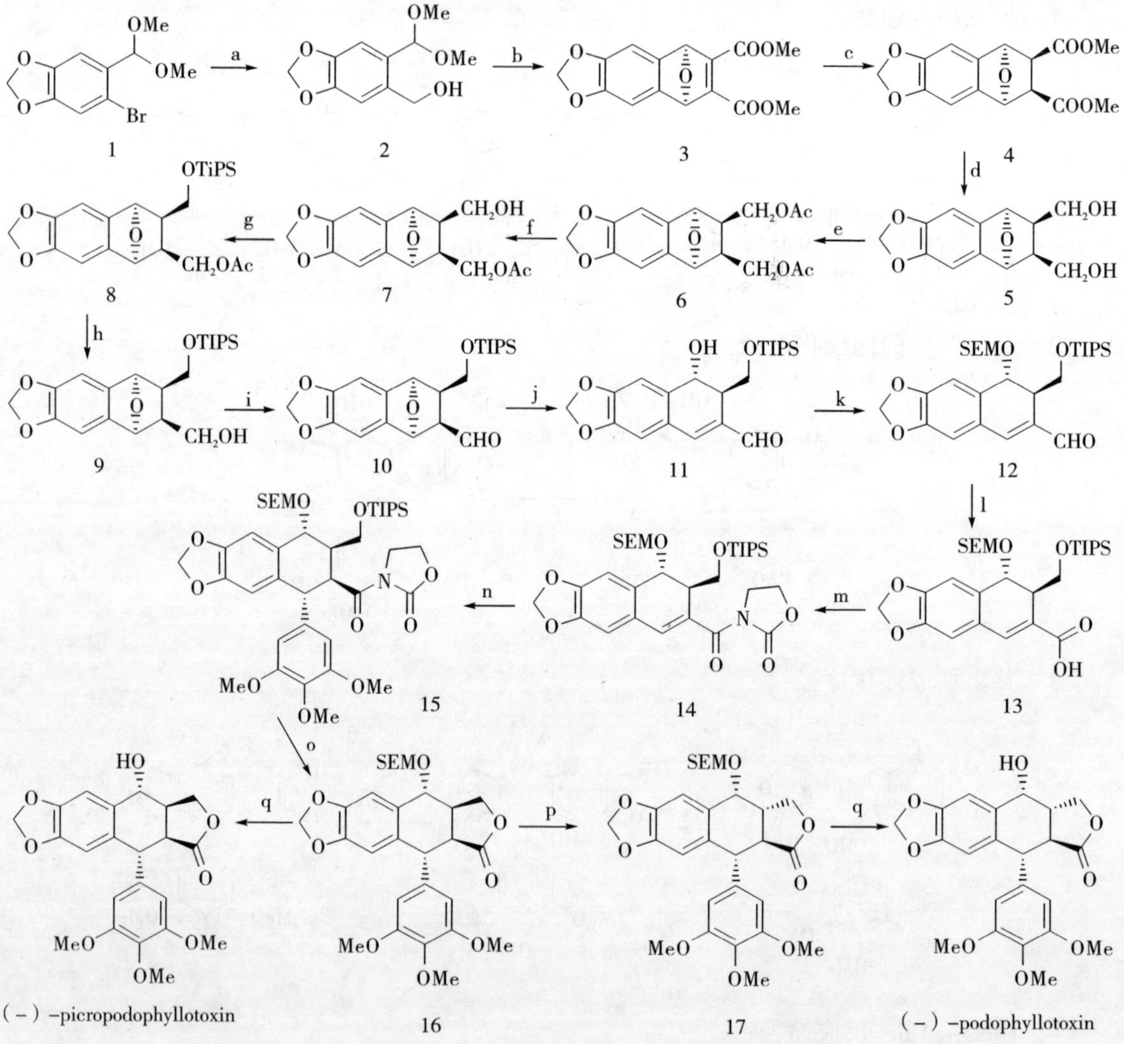

a. n－BuLi，（CH_2O）n，THF，－78℃ to rt，82%；b. dimethyl acetylene dicarboxylate，HOAc，Δ，92%；c. H2，10% P/C，45 psi，6h，99%；d. LiAlH4，Et_2O，88%；e. Ac_2O，pyridine，100%；f. porcine pancreatic lipase（PPL），10% DMSO，50 mM KPO_4，pH 8；66%～83%；g. TIPSCl，DMF，100%；h. K_2CO_3，MeOH，97%；i. oxalyl chloride，DMSO in CH_2Cl_2，－78℃，30min.，NEt_3，－40℃，2h，100%；j. NaOMe，MeOH，90%；k. CH_2Cl_2，diisopropylamine（DIPEA），2－（trimethylsilyl）－ethoxymethyl chloride（SEMCl），93%；l. n－BuOH，$NaClO_2$，NaH_2PO_4，100%；m. THF，oxazolidine（CDI），3h; dried，THF，－78℃，*t*－BuLi，5.5h，64%；n. THF，CuCN，3，4，5－trimethoxylphenylmagnesium bromide（ArMgBr），1h，10℃，85%；o. THF，tetrabutylamine floride（TBAF），40～50℃，5 h，62%；p. THF，lithium diisopropylamine，－78℃，90 min，pyridine－HCl，92%；q. EtSH，$MgBr_2$，Et_2O，0℃ to rt，5，65%～81%

图 11－1 鬼臼毒素（podophyllotoxin）及其 C－2 差向异构体 picropodophyllotoxin 的酶辅助不对称全合成路线

到非对称的关键中间体 7；单乙酰衍生物 7 与氯代三异丙基硅烷（TIPSCl）反应后用弱碱水解得到单硅醚化保护产物 9，进一步经过 Swern 氧化产生硅醚化保护的醛衍生物 10，再在甲醇钠－甲醇溶液中反应得到 C－3 和 C－4 构型与鬼臼毒素相同的区域 Michael 开环羟基化产物 11，并对羟基进行了成功保护得到稳定的羟基保护中间体 12；用次氯酸钠氧化 12 得到羧酸型产物 13，再与 2 – 噁唑烷酮反应制成 13 酰化的 2 – 噁唑烷酮 14，在氰化铜存在下 14 与芳基格氏试剂反应引入 E 环得到 15；在氟化四丁铵的作用下，15 脱去 2 – 噁唑烷酮并内酯化生成 C – 4 保护的（–）– picropodophyllotoxin（16）；16 经过异构化得到 C – 4 保护的（–）– podophyllotoxin（17）。最后，16 和 17 分别脱去保护基团即得到（–）– picropodophyllotoxin 和（–）– podophyllotoxin。

另外，Engelhardt 等[192]通过 C – 4 羟基的立体选择性引入和最后在 C – 3 位引入取代基团的合成策略，完成了抗癌药 etoposide 和 teniposide 苷元，即鬼臼毒素的 C – 4 差向异构体，epipodophyllotoxin（1）的全合成（图 11 – 2）。在合成中，也以商品化的胡椒醛 2 为原料，在二异丙酰胺锂存在下与 4，4 – 二乙氧丁腈，– 78℃放置 1 小时，然后加入 20% 的硫酸甲醇溶液，65℃水浴反应 1.5 小时，得到氰基萘衍生物 3；然后在盐酸乙醇溶液中，与手性氨基醇反应制备成噁唑衍生物取代的萘衍生物 4；再在叔丁基锂存在下与 3，4，5 – 三甲氧基溴苯反应后，进一步在甲基磺酸存在下在甲醇中反应得到 C – 1 芳基取代的 1，2 – 双氢萘 – 2 – 甲酸甲酯衍生物 5，为了防止产物被氧化为共轭的萘衍生物，通过条件优化选择用 MeSO$_3$H，使产物直接转化为甲酯。另外，由于 5 也容易被氧化而变为萘，因此不便通过直接氧化和还原的方法引入 C – 4 羟基。因此，在合成中选择 5 与 dimethyl dioxirane 反应，使活泼双

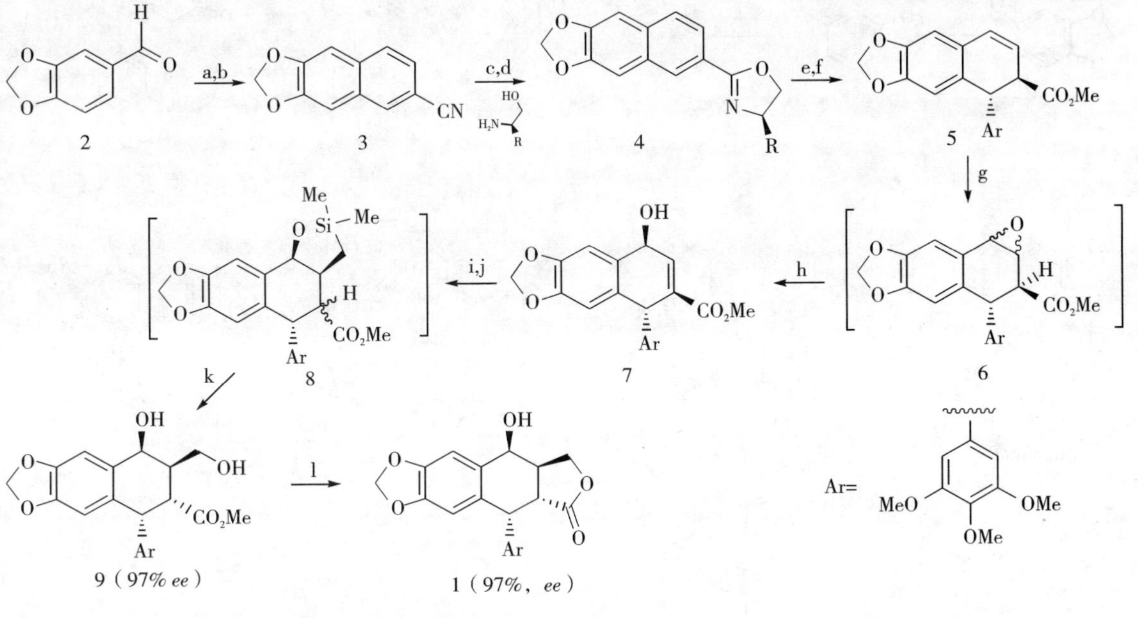

a. lithium diisopropylamide，4，4 – diethoxybutyronitrile，– 78℃，1h；b. H_2SO_4（20%），MeOH，65℃，1.5h，94%；c. HCl，EtOH，0℃，12h，85%；d. amino alcohol，R = Bn，ipr，or t – Bu，$CHCl_3$，61℃，24 ~ 48 h，85%；e. ArBr，tBuLi，– 35℃，5d；f. MeSO3H，MeOH，65℃，48h，64% ~ 71%；g. dimethyl dioxirane（0.06 M），CH_2Cl_2，0℃，4h，91%；h. LiN（$SiMe_3$）$_2$，THF，– 78℃，10 min，NH_4Cl，20℃，2 h，89%；i. NEt_3，$ClSiMe_2CH_2Br$，CH_2Cl_2，0℃，6h；j. $HSnBu_3$，azobisisobityronitrile（AIBN），benzene，80℃，10h，73%；k. KF，$KHCO_3$，H_2O_2（30%），THF，20℃，12h，68%；l. $ZnCl_2$，THF，66℃，12h，98%.

图 11 – 2　鬼臼毒素的 C – 4 差向异构体 epipodophyllotoxin（1）的全合成路线

区域立体选择性地引入羟甲基，为此采用了硅系自由基反应（silicon－tethered radical reaction），以商品化的 $ClSiMe_2CH_2Br$ 为自由基前体，在三正丁基锡氢化物的存在下产生自由基，进攻 7 的双键，并与 C－4 羟基形成环化中间体 8，再直接用过氧化氢氧化得到相应的醇衍生物 9。最后，通过 Lewis 酸催化酯化得到目标产物 epipodophyllotoxin（1）。

（二）具有多样性生物活性的典型芳基萘类木脂素类化合物的合成　从天然生物资源中分离得到了一系列具有典型芳基萘母核结构的木脂素类化合物，如 justicidin B、taiwanin C、chinensin、retrojusticidin B、justicidin E 和 retrochinensin 等，这些化合物具有多种多样的生物活性，据已有的报道显示，justicidin B、taiwanin C 和 chinensin 均能抑制胚胎成骨细胞培养物中钙离子的释放；同时，justicidin B 有较强的抗病毒活性，retrojusticidin B 有抑制 HIV－1 反转录酶的活性，retrojusticidin B、justicidin E 和 retrochinensin 有抗菌和抗血小板聚集作用等。因此，近年来有人对以上化合物进行了合成研究，其中有代表性的合成工作如下。

1．Cochran 等[193]采用并行 Pummerer－Diel－Alder 反应合成了 taiwanin C 和 justicidin E（图 11－3）。以 3，4－亚甲二氧基苄醇（胡椒醇，3）为起始原料，其溴化产物 4 与乙硫醇反应

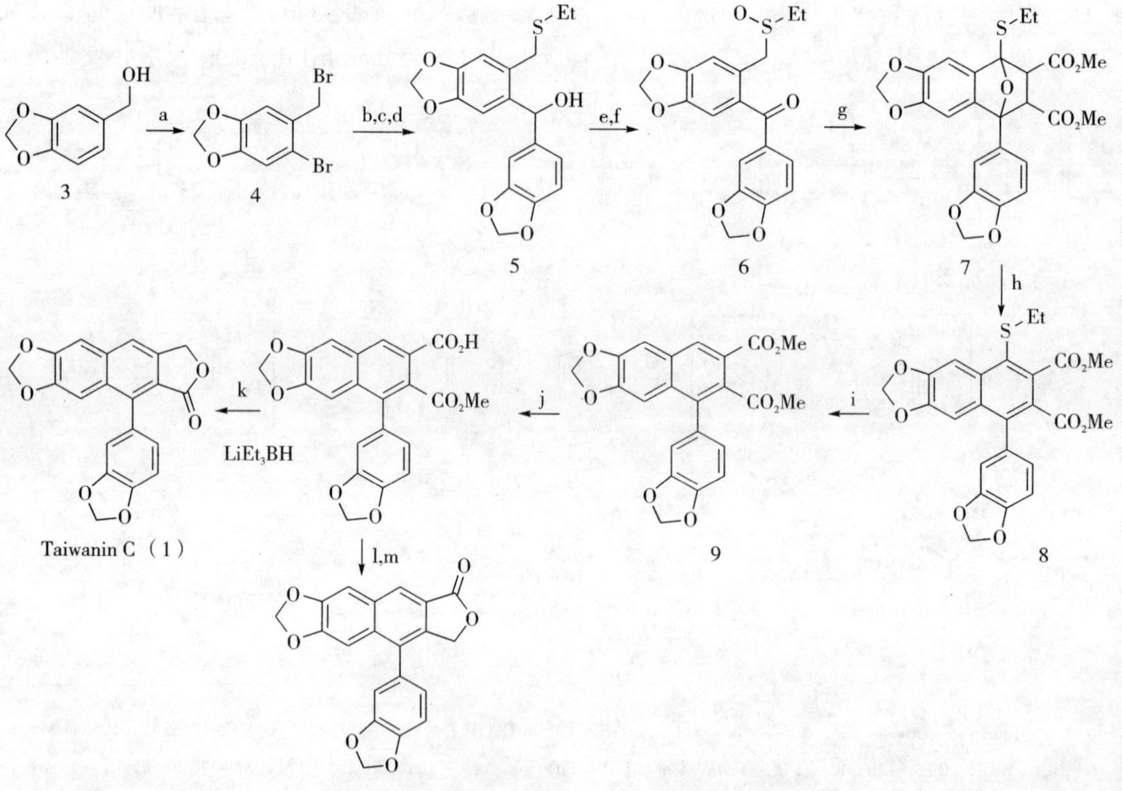

a．HOAc，Br_2，92%；b．EtSH，93%；c．t－BuLi；d．piperonal，90%；e．MnO_2；f．$NaIO_4$，81%；g．Ac2O，dimethyl maleate，85%；h．p－toluene sulfonic acid，CH_2Cl_2，100%；i．Ra（Ni），98%；j．$KOSiMe_3$，68%；k．$LiEt_3BH$；l．NaH；m．$LiBH_4$，51

图 11－3　芳基萘类木脂素 Taiwanin C 和 justicidin E 的全合成路线

制备成芳基乙基硫醚后，再在叔丁基锂存在下与胡椒醛反应得到预期的双芳基甲醇 5，随后 5 经两步氧化（MnO_2 和 $NaIO_4$）得到关键中间体 6；将 6 溶于醋酐中，缓慢加入回流的马来酸二甲酯醋酐溶液中得到加成产物 7；在二氯甲烷中 25℃下 7 与对甲苯磺酸反应得到 8，经 Ra－Ni 还原去乙硫基得到 9，并用三甲基硅醇钾（$KOSiMe_3$）进行选择性水解得到 10；用 $LiEt_3BH$ 还原 10 得到目标产物 taiwanin C（1）；先后用 NaH 和 $LiBH_4$ 还原 10 得到另一个目标产物 justicidin E（2）。同时，他们还以合成中间体 7 为原料，经过 $RuCl_3$ 催化的 $NaIO_4$ 氧化，和对甲苯磺酸处理氧化产物得到 4 位羟基取代的产物，进一步合成了 taiwanin E。

2．在合成芳基萘类木脂素中，关键步骤是苯骈环合反应，通常采用的序列 Stobbe 和 Claisen 缩合方法，用琥珀酸二乙酯作为环合试剂与酮醛缩合构建萘环的过程中，除生成预期产物 A 和 B 外，经常会发生内酯化副产物 C，如图 11－4 所示。

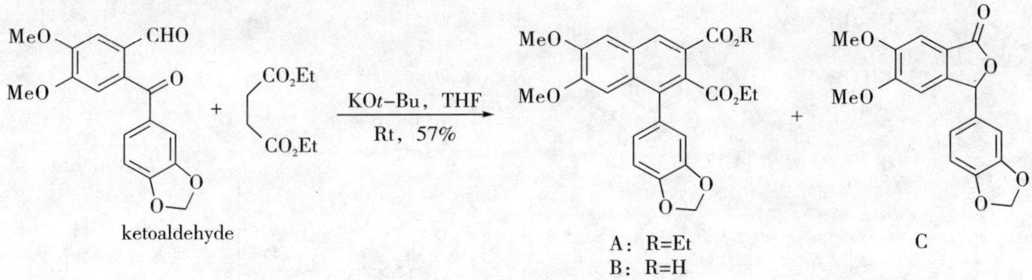

图 11－4　以琥珀酸二乙酯为环合试剂的芳基萘类木脂素合成路线

为了克服以上缺点，Flanagan 等[194]用磷酰琥珀酸酯代替琥珀酸二乙酯与酮醛探索了一条 Horner－Emmons－Claisen 序列缩合反应途径，取得成功，同时在合成路线设计上采用了平行合成的思路，合成了 justicidin B、taiwanin C、chinensin、retrojusticidin B、justicidin E 和 retrochinensin 六个天然产物以及其他衍生物（图 11－5）。在合成中，分别以胡椒醛 7A 3，4－二甲氧基苯甲醛 7B 为起始原料，经溴化后得到 8A 和 8B，再经过硼氢化钠还原 8A 和 8B 得到 9A 和 9B。在 BuLi 的作用下，9A 和 9B 分别与适当的苯甲醛衍生物偶联得到二醇衍生物 10A、10B 和 10C；然后分别用 PCC 氧化得到关键中间体 11A、11B 和 11C。在碱性环境下，11A、11B 和 11C 分别与 2－（二甲氧磷酰）－琥珀酸二甲酯（或二乙酯）反应，生成 12A、12A′、12B、12B′、12C 和 12C′；KOSiMe3 选择性地与 12A 等二乙酯中空间障碍较小的酯基作用，得到单羧基化合物，再用硼烷二甲基硫处理，酸化后得到 justicidin B、taiwanin C 和 chinensin 等目标产物。同样，用氢化钠处理以上 12A 等单羧酸衍生物，再用 LiAlH4 还原和酸化内酯化得到 retrojusticidin B、justicidin E 和 retrochinensin 等目标产物。另外，他们还用铝锂氢还原 12A 等双羧酸酯得到相应的二醇，再用二氧化锰（MnO_2）或高锰酸钯（$BaMnO_4$）氧化的方法也得到 retrojusticidin B、justicidin E 和 retrochinensin。

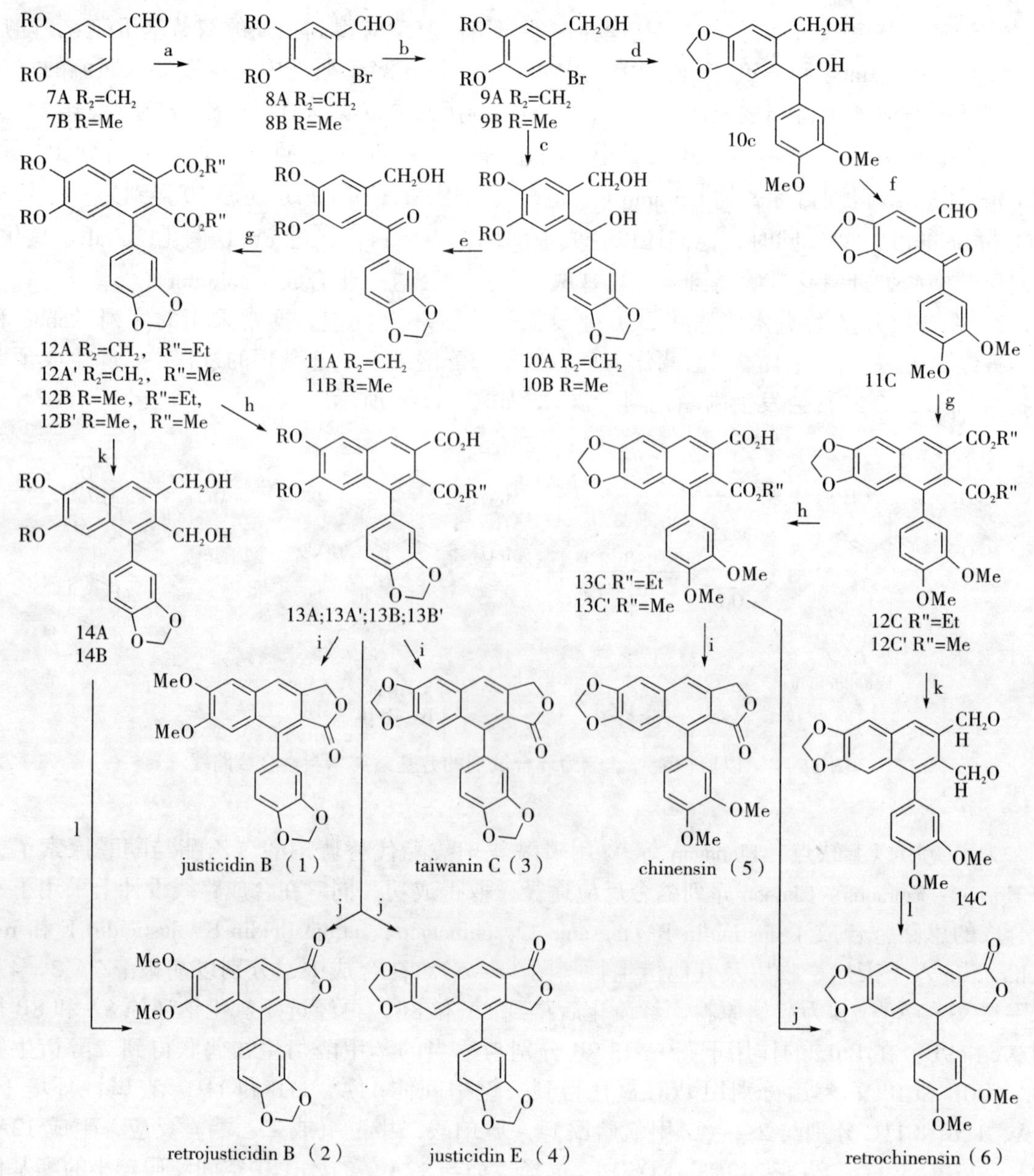

a. Br_2, AcOH, A: 86%, B: 89%; b. $NaBH_4$, A: 86%, B: 89%; c. THF, −78℃, BuLi, 7A, A: 81%, B: 78%; d. THF, −78℃, BuLi, 7B, 69%; e. PCC, on Al_2O_3, CH_2Cl_2, rt., A: 75%, B: 61%; f. PCC, on Al_2O_3, CH_2Cl_2, rt., 65%; A: 81%, B: 78%; g. dimethyl 2 −(dimethoxyphosphoryl) − succinate, or diethyl 2 −(dimethoxyphosphoryl) − succinate, EtONa, 0℃, THF/EtOH; h. Me_3SiOK, then HCl; i. BH_3SMe_2, then HCl, A: 97%, B: 87%, C: 97%; j. NaH, $LiBH_4$ then HCl, A: 67%, B: 57%, C: 72%; k. $LiAlH_4$, THF, −780℃, A: 75%, B: 83%, C: 74%; l. $BaMnO_4$, rt. DCM, A: 86%, B: 71%, 80%, or MnO_2, rt., DCM, A: 34%, B: 59%, C: 91%

图 11 − 5 以磷酰琥珀酸酯为环合剂的芳基萘类木脂素类衍生物的 Horner − Emmons − Claisen 合成路线

（三）具有多种生物活性的去甲基双氢愈创木酸（nordihydroguaiaretic acid，NDGA）的合成 NDGA 是从三齿阿瑞拉（*Larrea tridentata*）中分离鉴定的一个双苄基丁烷类木脂素，是一种熟知的脂肪氧化酶抑制剂，也具有多种多样的生物活性包括对人乳头瘤病毒、疱疹、抗 HIV 活性，以及降血脂作用。曾一度得到 FDA 的批准用于治疗各种光化角质性病变，但是由于对皮肤有明显的副作用，很快被停用。近年来，发现 NDGA 对肿瘤细胞生长循环中的信号传达具有一定抑制作用，因此其抗肿瘤作用也引起了人们的重视。自从 1947 年 Liebermann 等首次报道 NDGA 合成研究以来，已有不少相关研究专利和论文，但总结起来不外乎下列几种：酚的氧化偶合（Phenolic Oxidative Coupling）、非酚氧化偶合（Non - phenolic Oxidative Coupling）、Stobbe 缩合以及从 1，4 - 双烯酮出发的合成方法。早期的合成方法多数存在产率低、立体选择性差等问题。以下是最近报道的相对简单而又有立体选择性的合成方法。

1．Ti 诱导的羰基偶联合成 Gezginci 等[195] 利用 Ti 诱导的 3，4 - 二甲氧基苯丙酮 3 的羰基简单偶联反应完成了 NDGA（1）及其衍生物 2 的立体选择性合成（图 11 - 6）。在 N_2 气保护和 $TiCl_4$ 存在下，在 3 的无水 THF 溶液中缓慢加入 Zn 粉还原得到丁二醇衍生物 4；在苯甲酸催化和加热条件下，4 与三甲氧基甲烷反应，并经过 flash 柱色谱得到 5a 和 5b 的混合物 (4:6)，再用乙醇重结晶的方法分离得到 5b，而 5a 保留在母液中，浓缩即得 5a。以铂黑为催化剂对 5a 和 5b 分别氢化得到还原产物 6a 和 6b。最后，用 BBr_3 对 6a 和 6b 分别脱甲基得到目标产物 1 和其衍生物 2。

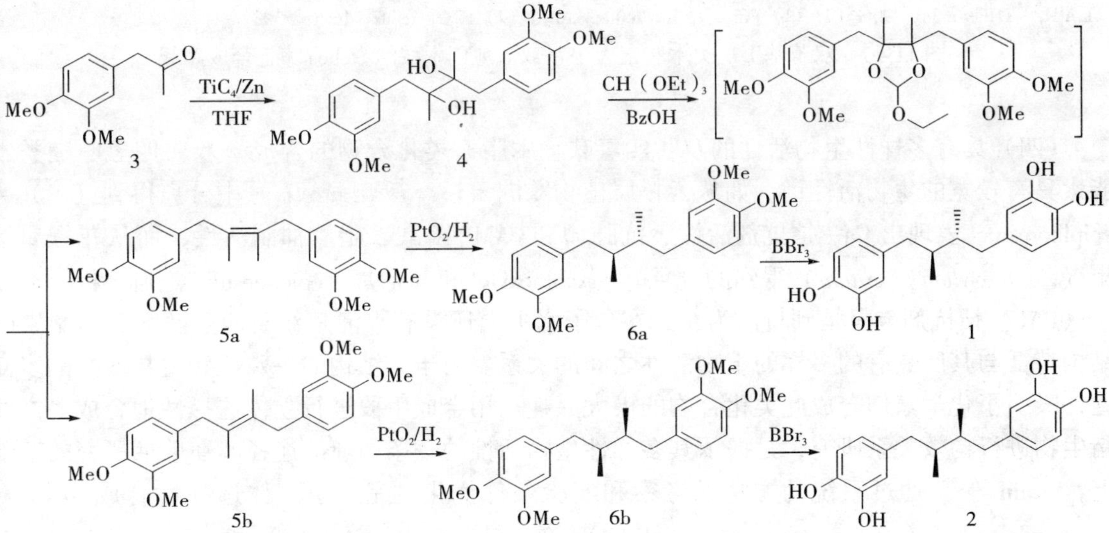

图 11 - 6 双苄基丁烷类木脂素去甲基双氢愈创木酸的 Ti 诱导羰基偶联合成路线

2．胡椒醛的 Stobbe 缩合 近年来，兰州大学的潘鑫馥教授研究组也对 NDGA 进行了研究[196]，利用廉价的胡椒醛为起始物（piperonal，1），通过一条简短的路线成功地合成了 NDGA（图 11 - 7）。首先，通过 1 与丁二酸二乙酯的两次 Stobbe 缩合反应得到 3；再用 $LiAlH_4$ 还原 3 得到（±）- 4a 和（±）- 4b 的混合物。经色谱柱分离后，（±）- 4a 用对甲苯磺酰氯酰处理得到5和6，经过分离纯化后，得到的5在THF中经$LiAlH_4$还原生成（±）－7。最后，将（±）－7用PCl_5在四氯化碳溶液中回流10h，回收溶剂后，反应混合物再在水中回流16h，即得目标产物（±）－NDGA。

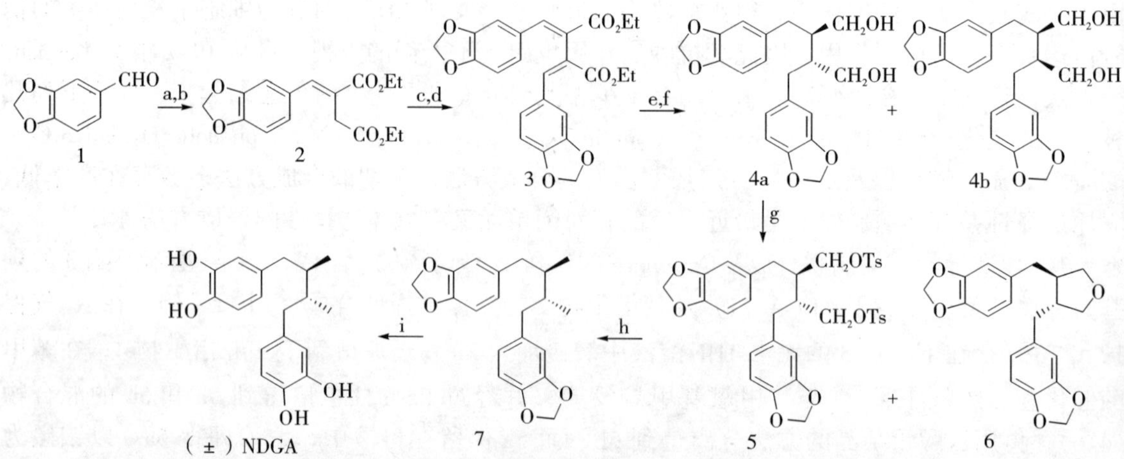

a.（1）EtONa，diethylsuccinate，reflux，4h；（2）H_2O，reflux，2 h，90%；b. EtOH，C_6H_6，reflux，24 h，87%；c.（1）EtONa，piperonal，0℃，24h；（2）H_2O，reflux，2 h，82%；d. EtOH，C_6H_6，reflux，36 h，87%；e. H_2，Pd/C（10%），99%；f. $LiAlH_4$，THF，reflux，4a∶4b（2∶1），92%；g. TsCl，pyridine，CH_2Cl_2，5，56%，6，40%；h. $LiAlH_4$，THF，reflux，90%；i.（1）PCl_5，CCl_4，reflux，10 h；（2）H_2O，reflux，16 h，73%

图11－7 双苄基丁烷类木脂素去甲基双氢愈创木酸的Stobbe缩合合成路线

（四）具有多样性生物活性的双骈四氢呋喃木脂素类化合物的合成　双骈四氢呋喃类木脂素具有较宽的生物活性谱，如从云杉属植物欧洲云杉（*Picea excelsa*）中分离得到（+）－epipinoresinol表现出Ca^{2+}拮抗剂活性、抗肿瘤和cAMP磷酸二脂酶抑制活性，而从花椒属秦椒（*Zanthoxylum piperitum*）得到的（+）－xanthoxylol和（+）－epieudesmin是血小板活化因子（PAF）拮抗剂。但是到目前为止，在分子水平上还没有弄清楚双骈四氢呋喃类木脂素的结构特征与其所具有的多样的生物活性之间的关系。由于其结构的特殊性和生物活性的多样性，吸引了化学家们合成此类化合物的极大兴趣。用合成手段进行立体选择性地合成多样性衍生物进行构效关系研究，是揭示其多样性生物活性的一条便捷的途径。在前期研究的基础上，Swain等[197]通过系统的方法学考察和实验条件优化，完成了立体选择性合成（+）－xanthoxylol（1）、（+）－methylxanthoxylol（2）、（+）－epininoresinol（3）和（+）－epieudesmin（4）等的一条新路线（图11－8）。以酚羟基被甲磺酰保护的消旋1－（3－甲氧基－4－甲磺酰氧基苯基）－烯丙醇5为原料，借助Novozym脂肪酶手性分离方法得到光学活性的（S）－异构体6，再用三醋酸锰氧化6的乙酰乙酸酯化产物7，使其环合，立体选择性地得到预期的环丙烷化的内酯1－乙酰基－4－芳基－3－氧杂双环［3.1.0］已烷－2－酮8。然后，在高氯酸镁的催化下，8与3，4－亚甲二氧基苄醇或4－甲磺酰氧基－甲氧基苄醇反应，使8结构中的环丙烷开环并醚化引入第二个芳基，得到9；用三氟甲磺酰叠氮物作为重氮试剂与 9 反应生成含有两个必要芳香官能团的关键中间体 α－重氮－γ－丁内酯类化合物 10。在醋酸铑的催化下，10 发生高度立体选择性的 C－H 插入反应生成反式取向的 2，6－二芳基双四氢呋喃（*endo*，*exo*－2，6－diarylfurofuranone）衍生物 11。最后，依次对 11 进行 $LiAlH_4$ 催化还原、分子内脱水环合和去保护得到目标产物（＋）－xanthoxylol（1）和（＋）－epininoresinol（3）；再对以上目标产物分别进行甲基化即得到目标产物（＋）－methylxanthoxylol（2）和（＋）－epieudesmin（4）。

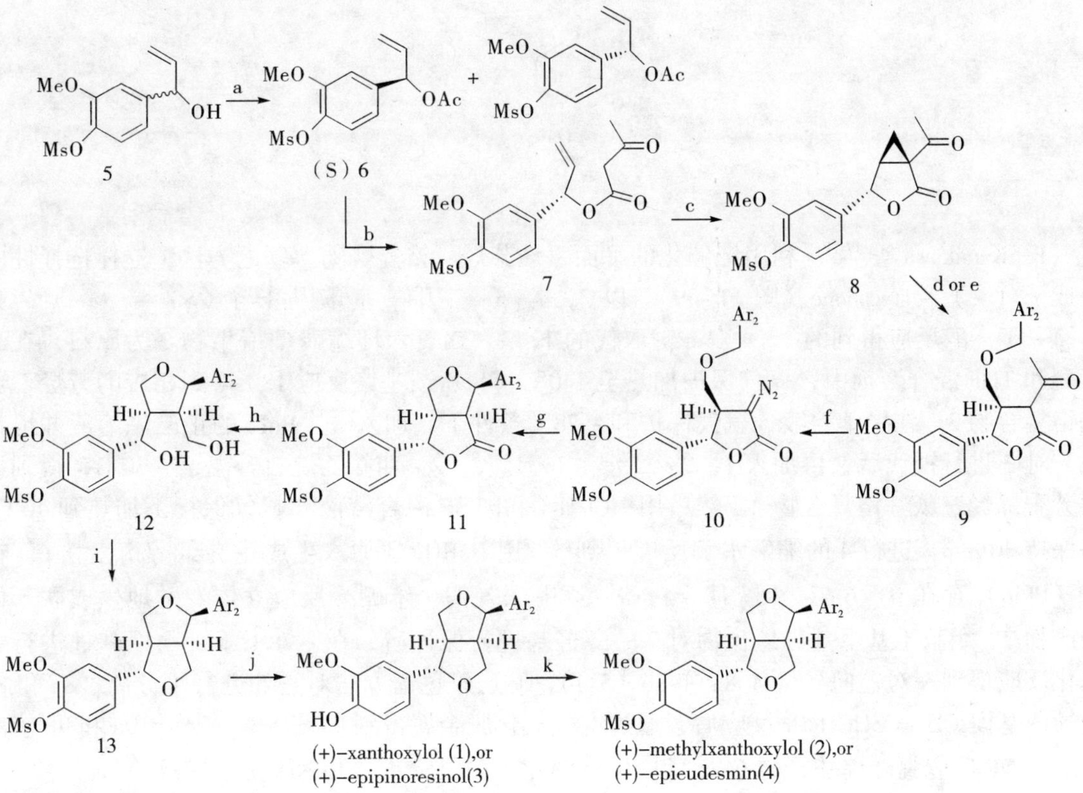

a．Novozym 435，isopropenylacetate；b. 2，2，6－trimethyl－4H－1，3－dioxin－4－one，120℃，10min，92%；c. Mn（OAc）$_3$，Cu（OAc）$_2$，KOAc，AcOH，67%；d．Mg（ClO_4）$_2$，3，4－methylene－dioxybenzyl alcohol，2，6－di－*tert*－butylpyridine，54%；e．Mg（ClO_4）$_2$，4－methanesulfonyloxy－3－methoxybenzyl alcohol，2，6－di－tert－butylpyridine，72%；f．NaN_3，Bu_4NBr，NaOH（aq），CH_3CN，hexane，Tf_2O，88%～96%；g．Rh_2（OAc）$_4$，CH_2Cl_2，80%～83%；h．$LiAlH_4$，THF，74%～75%；i．CH_3SO_2Cl，Et_3N，DMAP，CH_2Cl_2，76%～78%；j．KOH，MeOH，dioxane，50℃，90%～98%；k．MeI，$CsCO_3$，acetone，93%～94%.

图 11－8　双骈四氢呋喃木脂素类（＋）－xanthoxylol（1）、（＋）－methylxanthoxylol（2）、（＋）－epininoresinol（3）和（＋）－epieudesmin（4）的立体选择性合成路线

（五）具有多样性生物活性的联苯骈环辛烯类木脂素 Steganone 的合成　Steganone、steganacin 和 stegane 都是从五加前胡（*Steganotaenia araliacea*）中分离鉴定的具有抗肿瘤、抗病毒和抑制微管蛋白聚合活性的联苯骈环辛烯类木脂素。自 1976 年以来，由于相关天然产物以

及合成类似物在体内和体外的抑制微管蛋白的聚合活性，steganone 及其衍生物的构效关系研究一直备受关注。到目前为止，尽管至少已有九条关于这些化合物的合成路线被报道，并且其中部分合成路线实现了联苯的立体选择性偶联，但是由于其结构和活性的特殊性，在合成方面仍然有许多报道。以下主要介绍最近报道的两条比较新颖的合成路线。

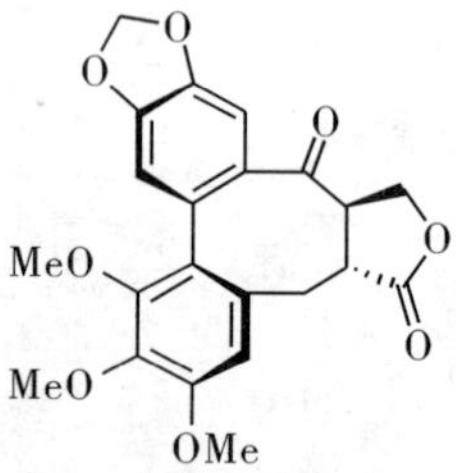

(–)-steganone

1．Kamikawa 等[198,199]利用钯催化的平面手性芳烃－铬复合物偶联的方法，立体选择性的合成了（－）－steganone（图 11－9）。以 3，4，5－三甲氧基苯甲醛与（*S*）－（－）－1，2，4－丁三醇反应得到的 1，4 双 e 键取代的 1，3－二氧六环缩醛型衍生物 2 为原料，在二丁醚和 THF 混合溶剂中，氮气保护加热至 140℃，与六羰基铬反应 18h 得到相应的芳烃三羰基铬复合物 3。在甲苯溶液、氩气保护和－78℃条件下，加入 *n*－BuLi 的正己烷溶液并搅拌 1h，对 3 进行锂代后，再加入 1，2－二溴－1，1，2，2－四氟乙烷，升温至－30℃，得到溴代芳香烯烃三羰基铬复合物 4。然后用 HCl/H_2O 和 THF 混合溶液和氩气保护下加热到 40℃，并保持 30 min，进行 4 的缩醛水解反应得到 5；用 $NaBH_4$ 还原 5 生成手性苄醇衍生物 6。在 Pd（PPh_3）$_4$ 存在下，6 与 2－醛基－4，5－亚甲二氧基－苯硼酸反应立体专一地生成联苯偶合产物 7。用叔丁基甲基硅氯化物对 7 的醇羟基进行保护后，在－78℃下，与甲基锂进行烷基化反应得到一对差向异构体 8a 和 8b（5∶1），并通过色谱方法对它们进行了分离。8a 和 8b 与烯丙基溴 $CH_2=CHCH_2Br$ 反应后，通过空气氧化脱金属得到 9a 和 9b。随后，9a 和 9b 依次 *n*－Bu4NF 反应脱硅烷基，与 CBr_4 反应进行溴化，与马来酸二甲酯钠反应得到缩合产物 10a 和 10b。在（Ph_3P）$_2$RhCl 和 $HgCl_2$－HgO 的催化下使 10a 和 10b 异构化并水解得到 11a 和 11b，用氯铬酸吡啶盐氧化为 12a 和 12b 后，为了避免联苯的旋转异构化，立即在三氟醋酸中用溴化吡啶和溴进行溴代反应得到 13a 和 13b，并及时用叔丁氧化钾处理得到稳定的环化产物 14a 和 14b。然后用经氢氧化钾处理并脱羧和甲酯化得到一对非对映异构体 15 和 16，经 flash 柱色谱分离后可分别得到光活的 15 和 16。其中 15 可直接用于下一步目标化合物的合成，而 16 在二甲苯中加热可转化为 15，反复数次加热转化和 flash 柱色谱分离后，制备得到大量的 15。最后，用 Jones 试剂氧化 15 即得目标产物（－）－steganone。

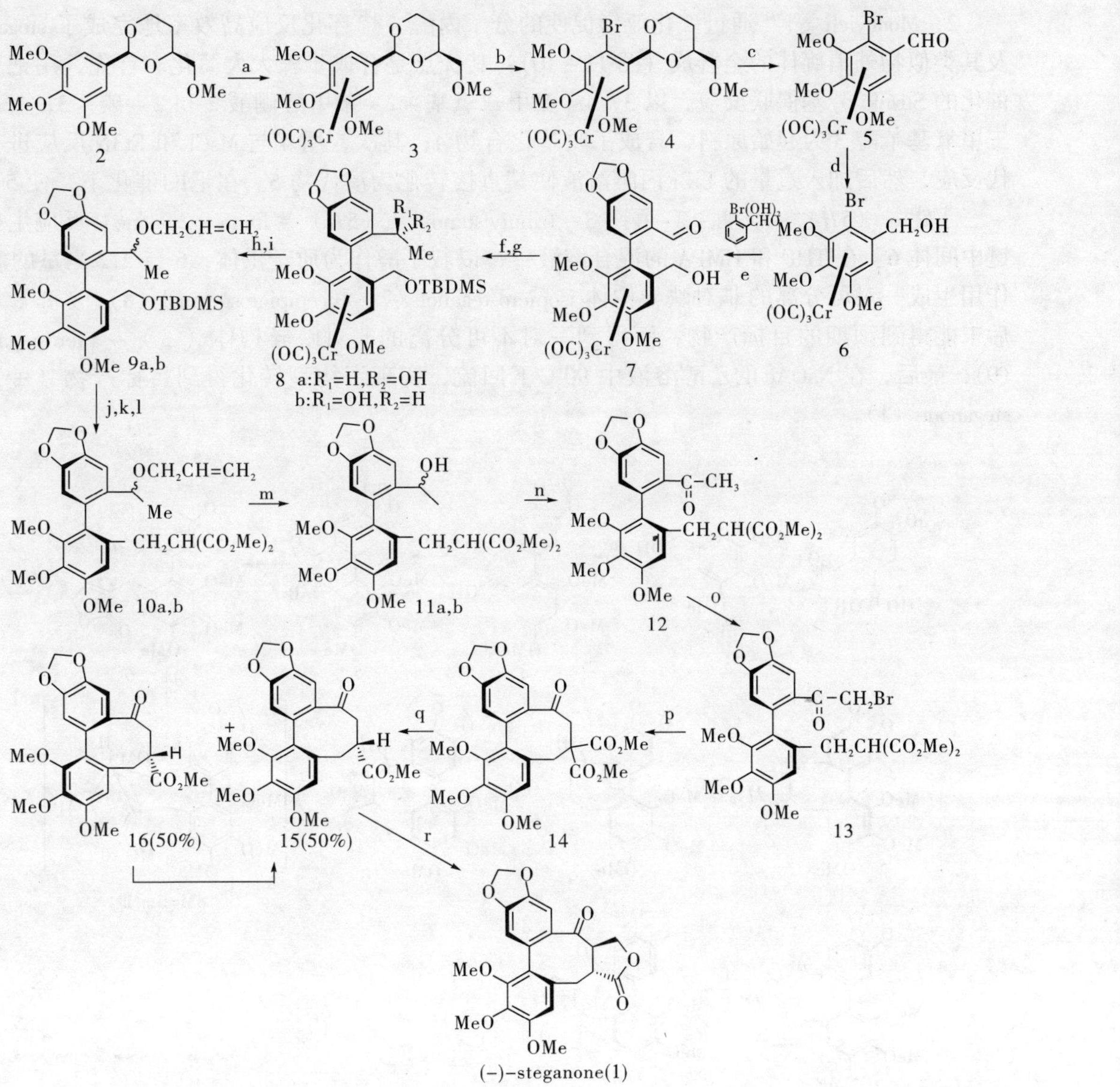

a. Cr（CO）$_6$，n－Bu$_2$O/THF（10/1），140℃，18h，62%；b. n－BuLi，BrCF$_2$CF$_2$Br，54%；c. HCl/H$_2$O，THF，40℃，30min，83%；d. NaBH$_4$；e. Pd（PPh$_3$）$_4$，Na$_2$CO$_3$，MeOH/H$_2$O，reflux，30 min；f. TBDMSCl，imidazole，CH$_2$Cl2，87%；g. MeLi，ether，－78℃ 95%；h. for 8a：CH$_2$ = CHCH$_2$Br，NaH，THF，DMF，63%；hv－O$_2$，ether，90%；I. for 8b：hv－O$_2$，ether；CH$_2$ = CHCH$_2$Br，NaH，THF，DMF，63%；j. n－Bu$_4$NF，THF，98%；k. CBr$_4$，PPh$_3$，CH$_2$Cl$_2$，0℃；l. NaCH（CO$_2$Me）$_2$，MeOH，45%；m. hexane/EtOAc（1:1），10% aq. EtOH，diazobicyclo［2.2.2］octane，（Ph$_3$P）$_3$RhCl，reflux 3h；10% aq. acetone，HgCl$_2$，HgO，18 h，rt.，83%；n. dry CH$_2$Cl$_2$，AcONa，pyridinium chlorochromate，2h；o. dry CH$_2$Cl$_2$，TFA，pyridinium bromide perbromide，1.5h；p. THF，t－BuONa，Ar$_2$，30min，54%；q. EtOH，KOH，Ar$_2$，2h，50%；CH$_2$N$_2$；r. KOH，H$_2$CO，2h，3N HCl；acetone，Jones reagent，20%.

图 11－9　联苯骈环辛烯类木脂素（－）－steganone 的立体选择性全合成路线

2. Monovich 等[200]通过碘化亚钐促使的分子内醛－烯环化反应高效率地完成了 steganone 及其类似物外消旋体的全合成（图 11－10），其优点是合成步骤大大简化。首先，用钯－镍催化的 Suzuki 芳基偶联反应，以 3，4－亚甲二氧基－2－苯甲醛硼酸 2 和 2－碘－3，4，5－三甲氧基苄醇 3 为起始原料，合成了联苯化合物 4；其次，用 4 与 MsCl 和 Et3N 反应进行氯代反应，然后加入过量的 LiBr 丙酮溶液使其直接转化为溴代物 5。在钯的催化下，使 5 与 3－三丁锡－（5*H*）－呋喃－2－酮［3－tributylstannyl－（5*H*）－furan－2－one］反应生成关键中间体 6。在 THF 和 HMPA 的混合溶液中，以叔丁醇作为质子供体，6 与 2.2 当量的 SmI2 作用生成一对可分离的非对映异构体 isopicrosteganol（7）和 epipicrosteganol（8）；7 和 8 氧化后未能得到预期的目标产物，而得到一对不可分离的非对映异构体（±）－picrosteganone (9)；最后，在 NaOAc 的乙醇溶液中 90℃下回流，实现了构型转化得到目标产物（±）－steganone（1）。

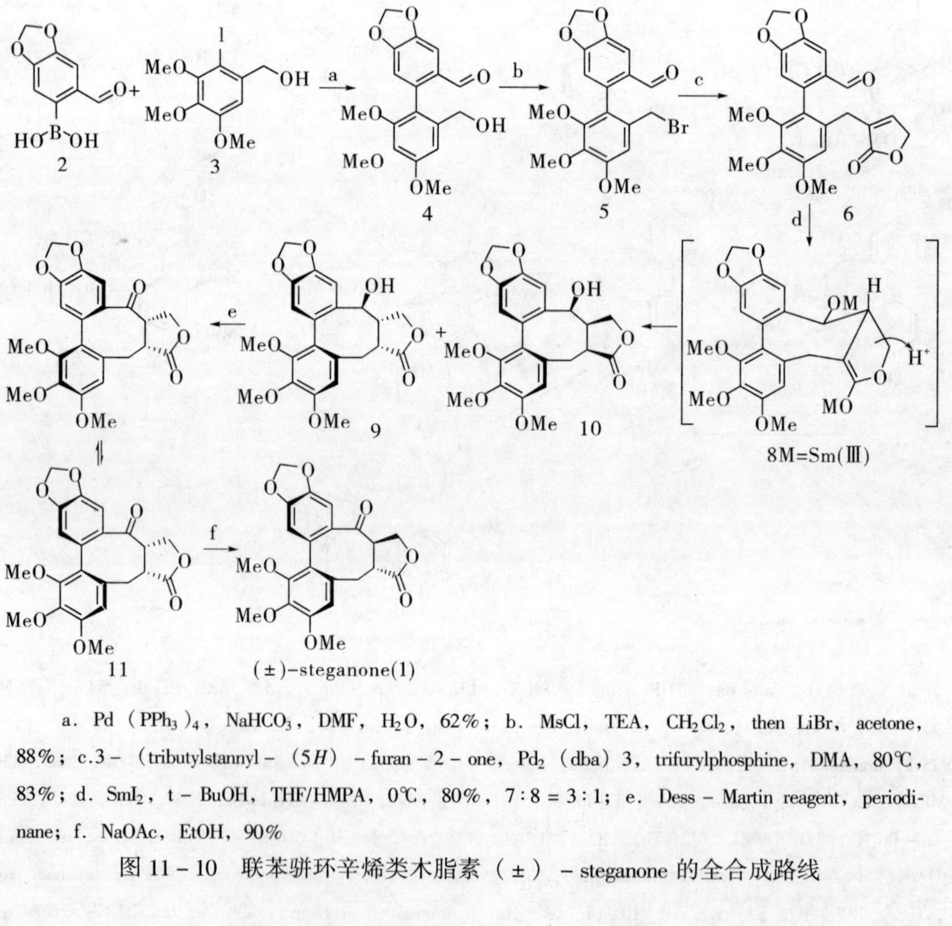

a. Pd（PPh$_3$)$_4$，NaHCO$_3$，DMF，H$_2$O，62%；b. MsCl，TEA，CH$_2$Cl$_2$，then LiBr，acetone，88%；c.3－（tributylstannyl－（5*H*）－furan－2－one，Pd$_2$（dba）3，trifurylphosphine，DMA，80℃，83%；d. SmI$_2$，t－BuOH，THF/HMPA，0℃，80%，7∶8＝3∶1；e. Dess－Martin reagent，periodinane；f. NaOAc，EtOH，90%

图 11－10 联苯骈环辛烯类木脂素（±）－steganone 的全合成路线

同时，Monovich 等[200]也利用钯催化的平面手性芳烃－铬复合物偶联的方法与碘化亚钐促使的分子内醛－烯环化反应相结合，立体选择性的合成了（－）－steganone。见图 11－11 所示的反应过程。

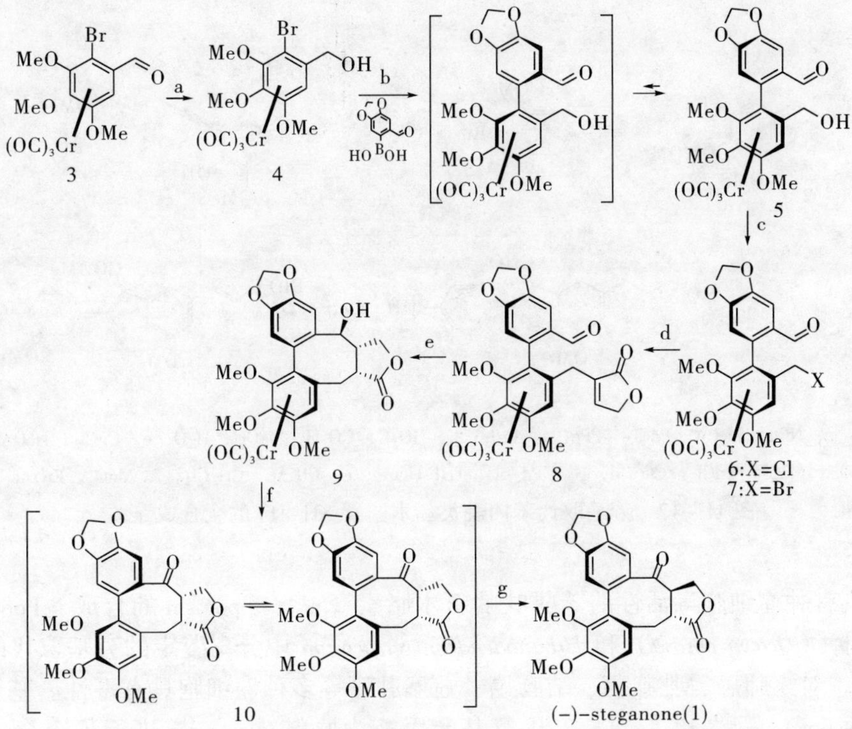

a. $NaBH_4$，MeOH，95%；b. Pd（PPh_3）$_4$，Na_2CO_3，MeOH，H_2O，72%；c. MsCl or Ms_2O，Et_2NHBr；d. 3－（tributylstannyl－（5*H*）－furan－2－one，Pd_2（dba）$_3$，$AsPh_3$，THF，reflux；e. 3.5 SmI_2，t－BuOH，THF/HMPA，0℃，73%；f. pyridinium chlorochromate，NaOAc，CH_2Cl_2，85%；g. DBU，THF，refux，82%

图 11－11　联苯骈环辛烯类木脂素（－）－steganone 的平面手性芳烃－铬复合物偶联全合成路线

（六）具有腺苷 A_1 受体拮抗活性的芳基取代苯丙烷类木脂素 XH－14 的合成　XH－14（1）是从丹参（*Salvia miltiorrhiza*）中分离得到的一种苯骈呋喃木脂素，该化合物对腺苷 A_1 受体具有较强的拮抗作用，有关 XH－14 的合成研究报道较多。Yang 等[201]曾从香兰醛出发，经八步反应最终合成。合成关键步骤包括取代的邻－溴苯酚与炔化亚铜偶联形成苯骈呋喃母核，然后通过修饰的 Gattermann－Adams 反应区域选择性地引入 3 位甲酰基。也有的合成路线通过阿魏酸甲酯的氧化二聚作用形成苯骈呋喃母核[202]。但上述反应收率较低，并且缺乏合成其他类似物的灵活性。Lütjens H.[203]研究小组发展了一种新的改进的合成路线，经六步反应合成 XH－14 及其类似化合物，最终收率为 27%。该路线经以下六步反应（图 11－12）。在 CuI2 等催化下，用酚羟基被甲氧甲基保护的 3－甲氧基－4－羟基－5－碘肉桂酸乙酯 2 与

3－甲氧基－苯氧基苯乙炔3发生偶联反应，生成的产物用草酸脱去甲氧甲基基团，得到邻羟基取代二芳基乙炔4。然后，在 $PdCl_2$ 和 CuI_2 等催化下，使4进行分子内环化，得到C－2位引入羧基的苯骈呋喃衍生物5。最后，通过催化氢化还原双键同时脱苄基保护后，用DIBAL还原酯键为羟基，再用 MnO_2 进行烯丙醇的选择性氧化得到目标产物XH－14（1）。

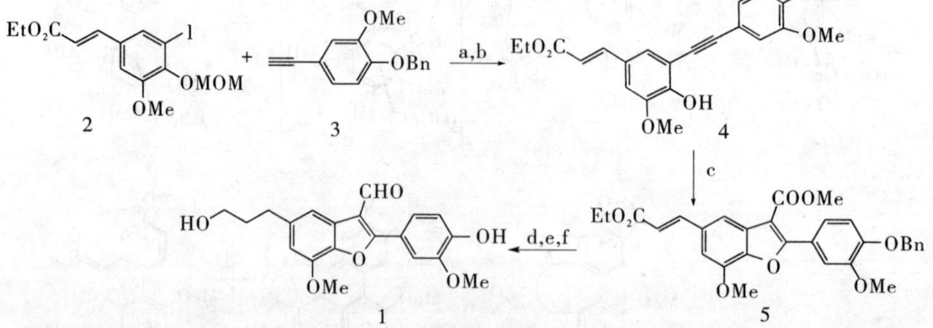

a. NEt_3，MeCN，$PdCl_2(PPh_3)_2$，CuI_2；b. HO_2C-CO_2H，MeOH，H_2O；c. $CuCl_2$，NaOAc，MeOH，MeCN，$PdCl_2$，CO；d. H_2，Pd－C，THF/HOAc；e. DIBAL，CH_2Cl_2；f. MnO_2，EtOAc

图11－12 芳基取代苯内烷类新木脂素XH－14的全合成路线

（七）具有肿瘤细胞毒活性的苯骈呋喃新木脂素（±）－porosin的合成 Porosin（1）是从细孔绿心樟（*Ocotea porosa*）和 *Urbanodendron verrucosum* 中分离鉴定的芳基取代的苯骈呋喃类新木脂素，对人肺癌、乳腺癌、结肠癌、冠瘿肿瘤等多种癌细胞具有毒性。基于结构和活性特点，Matsumoto等[204]以3，4－二甲氧基苯甲醛为原料对porosin进行了全合成研究（图11－13）。在强碱条件下，3，4－二甲氧基苯甲醛2与α－氯代丙酸甲酯反应生成α，β－环氧羧酸钠盐3，其与四醋酸铅、吡啶加热回流得氧化脱羧产物4。在四氯化钛、吡啶作用下，4与丙二酸二甲酯反应得到缩合产物5，进一步在HCl作用下发生分子内环合反应形成γ－丁烯酸内酯衍生物6。再用 $NaBH_4$ 催化还原6得到两种异构体产物7a和7b。在碱存在下，7b与甲基乙烯基酮发生Michael加成在呋喃环C－2位引入γ－丁酮基得8，其与盐酸回流脱羧，并制备缩酮产物将酮基保护得产物9，其与烯丙基溴反应在2－位引入烯丙基得到2，3－反式主要产物10。在叔丁醇钾催化下，10发生分子内醇酮缩合生成α，β－环己酮衍生物11。而后，对11进行羟化，在其C－5′引入羟基得两种差向异构体12a和12b。最后，12b经重氮甲烷甲醚化得到目标产物。

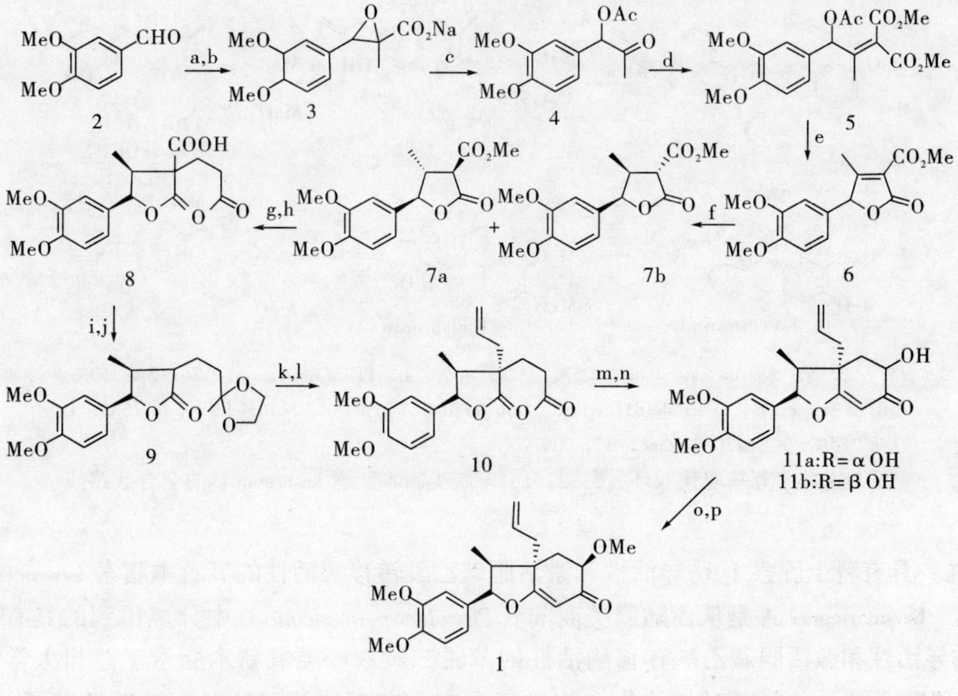

a. CH_3CH（Cl）CO_2Me，t－BuOK；b. NaOH；c. Pb（OAc）4，pyridine，80%；d. $CH_2(CO_2Me)_2$，$TiCl_4$，pyridine；e. HCl；f. $NaBH_4$，g. $CH_3COCH=CH_2$，Et_3N，82%；h. NaOH；i. HCl，89%；j. $HOCH_2CH_2OH$，CH（OMe）$_3$，BF_3OEt_2，98%；k. $BrCH_2CH=CH_2$，LiN（i－Pr）$_2$，76%；l. HCl，96%；m. t－BuOK，p－TsOH H_2O，69%；n. Me_3SiCl，LiN（$SiMe_3$）$_2$，m－$ClC_6H_4CO_3H$，$NaHCO_3$，Bu_4NF，88%；o. CH_2N_2，SiO_2，81%；p. Ac_2O，pyridine，83%

图 11－13　苯骈呋喃新木脂素（±）－porosin 的全合成路线

（八）具有血小板活化因子（PAF）拮抗活性的芳基取代双环［3，2，1］辛烷类新木脂素 kasurenins C 和 L 的合成 kasurenins C 和 L 是从胡椒属植物海风藤（*Piper kadsura*）中分离得到的特殊新木脂素；兰州大学的潘鑫馥教授研究小组[205]利用苯骈呋喃中间体在酸催化下发生苄基正碳离子重排的方法，首次对它们进行了全合成（图 11－14）。在 *N*，*N*－二乙基苯胺存在并密闭的条件下，225℃共热 12h，使 3，4－二甲氧基肉桂基 3－烯丙氧基苯醚（3）发生两次 Claisen 重排和一次 1，5－σ 质子迁移，立体选择性地得到反式苯骈二氢呋喃中间产物 4。在甲醇溶液中，利用苯基碘二乙酰胺（N，N－phenyliodinium diacetate）作为氧化剂，使 4 氧化生成一对差向异构体 5a 和 5b。然后在酸催化下，利用未分离混合物中的 5b 发生重排反应构建了具有双环［3，2，1］辛烷骨架，得到重排产物 6。在相同条件下对分离后的 5a 进行处理，结果未发生反应，因此，推测重排反应可能由 5b 中四取代的 sp^3 杂化碳原子的立体构型所控制。最后，在乙醇中－15℃条件下，用 $NaBH_4$ 还原 6 得到目标产物 kasurenin C；经醋酸－吡啶对 kasurenin C 进行乙酰化，即得到另一个目标产物 kasurenin L。

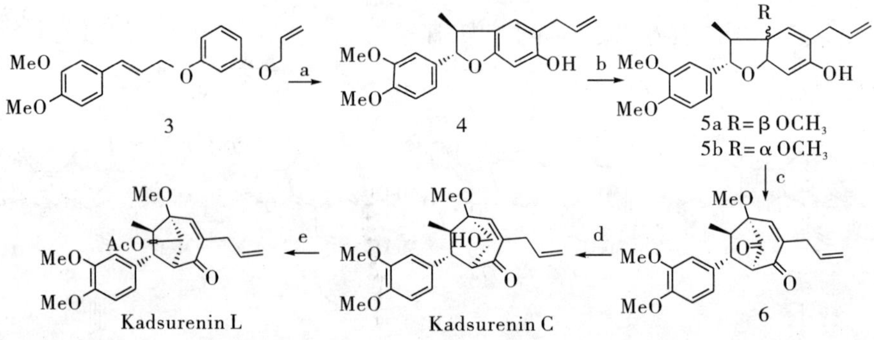

a. N, N - diethylanilline, 225℃, 12h, 40%; b. PIDA/MeOH, rt., 2h, 5A: 50%, 5B: 20%; c. p - TsOH/MeOH, reflux, 1.5h for 104b, 73%; d. NaBH4/EtOH, - 15℃, 15 min, 85%; e. Ac2O/pyridine, rt., 90%

图 11 - 14 芳基取代双环［3, 2, 1］辛烷类新木脂素 kasurenin C 的全合成路线

（九）具有肾上腺素 I_2 诱导活性和激活胆碱乙酰转移酶活性的氧新木脂素 Isoamericanol A 的合成 Isoamericanol A 是从商陆属美商陆（*Phytolacca Americana*）中分离得到的具有肾上腺素 I_2 诱导活性和激活胆碱乙酰转移酶活性的苯骈二氧六环类氧新木脂素。兰州大学的潘鑫馥教授研究小组，在前期对相关化合物进行合成研究工作的基础上，最近报道了 isoamericanol A 的对映体选择手性合成（图 11 - 15）[206]。以咖啡酸 2 为原料，经酯化、苯醚化保护和还原得到酚羟基被保护的肉桂醇衍生物 3。在甲磺酰胺存在下，利用高度立体选择性的 AD - mix - α 氧化 3 得到光活的（1*S*, 2*S*）- 4。在 N - 甲苯磺酰咪唑（*N* - tosylimidazole）和 NaH 的作用下，（1*S*, 2*S*）- 4 发生分子内环化反应，生成构型保持的环氧乙烷衍生物（1*S*, 2*S*）- 5，其与 4 - 苯氧基 - 3 - 羟基苯甲醛发生 Mitsunobu 反应，因 SN_2 亲核取代而导致 C - 1 构型翻转得到（1*R*, 2*S*）- 6，还原脱保护基后，得到（1*R*, 2*S*）- 7。在碳酸钾碱性条件下，（1*R*, 2*S*）- 7 发生分子内 SN_2 反应导致 C - 2 构型翻转，生成关键的二氧六环中间体（2*R*, 3*R*）- 8，保持了与（2*R*, 3*R*）- isoamericanol A 相同的构型。（2*R*, 3*R*）- 8 与马来酸单乙酯反应后，用 LAH 还原得到目标产物（2*R*, 3*R*）- isoamericanol A（1）。同时，用二氧化锰对（2*R*, 3*R*）- isoamericanol A 进行氧化得到含醛基功能团的另一个天然产物（2*R*, 3*R*）- isoamericanin A。另外，他们用 D - mix - α 氧化 3，然后重复以上其他步骤也合成了（2S, 3S）- isoamericanol A 和（2S, 3S）- isoamericanin A。

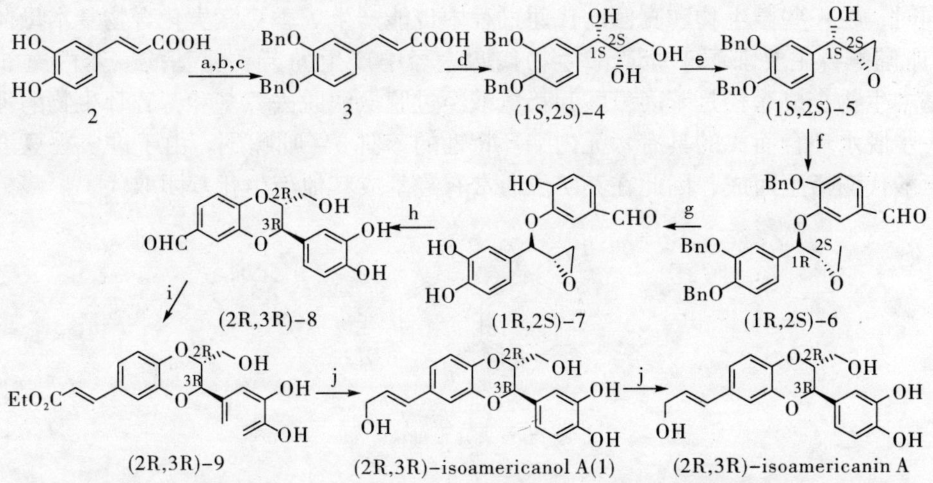

a. MeOH, H_2SO_4, 90℃; b. BnCl, DMF, K_2CO_3, 160; ; c. LAH, THF, －10℃, 91%; d. AD－mix－α, H_2O, $MeSO_2NH_2$, t－BuOH, 0℃, 88%; e.5. N－tosylimidazole, NaH, THF. rt., 72%; f. DEAD, Ph_3P, 4－benzyloxy－3－hydroxybenzaldhyde, THF, rt., 81%; g. Pd/C, H_2, EtOAc, rt., 76%; h. K_2CO_3, MeOH, rt., 83%; i. monomethyl malonate, pyridine, piperidine, reflux, 88%; j. THF, LAH, $AlCl_3$, 62%; k. MnO_2, SiO_2, THF, 77%

图 11－15　氧新木脂素 Isoamericanol A 的全合成路线

十一、结语

木脂素类化合物不但结构复杂多变而且具有多种多样的药理活性，植物界分布广泛，分离纯化和结构鉴定有一定难度。根据已有的研究结果可见，不论从天然生物资源中进行分离还是通过合成的方法进行构效关系研究，木脂素类化合物是发现药物先导物的一个十分重要的研究内容。同时，随着药理活性评价方法的不断改进，木脂素类化合物的生理活性尤其是新的作用特点和作用机制被不断揭示，将推动木脂素类药物化学研究工作的不断深入。另外，近年来，木脂素类化合物在生物体内的产生和代谢过程研究也有了一些新的进展，发现了一些能够促使木脂素类化合物合成和代谢的酶，为从基因水平认识其产生过程提供了科学依据。随着天然产物化学研究的不断深入和发展，对从分子水平揭示木脂素类化合物与生物表型的关系及其在生物体内的代谢过程和固有生理作用等生命现象和本质，将起到促进作用。

（石建功　刘明韬　张艳玲　甘茂罗　訾佳辰）

第二节　香豆素（coumarins）

概　况

香豆素类化合物是一类重要的生物次生代谢产物，是许多高等植物的重要代谢成分，尤其在伞形科、瑞香科、芸香科、菊科、豆科、虎耳草科、兰科、茄科、木樨科等植物中普遍存在；同时，在一些微生物和真菌的代谢过程中也能产生。香豆素类化合物基本母体结构为苯骈 α－吡喃酮，主要来源于莽草酸生物代谢途径中产生的芳香氨基酸－苯丙氨酸和赖氨酸。其基本生物合成途径是苯丙氨酸和赖氨酸经过脱氨酶脱去氨基和芳香环生物酶催化羟基化，进一步脱水环合而成的具有六元内酯环特性的苯骈 α－吡喃酮。由于许多香豆素类化合物由赖氨酸代谢衍生而成，因此在其 7 位通常有羟基或其他衍生化基团取代。

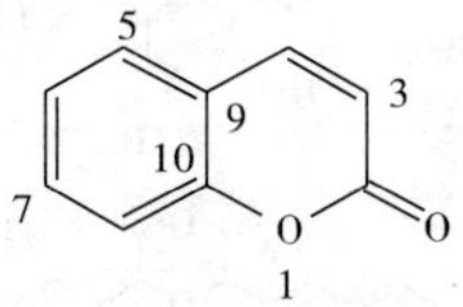

香豆素基本母核

对于代谢衍生化程度较低的香豆素类化合物，通常具有挥发或升华性，是生物芳香气味的重要组成成分。另外，研究表明香豆素类化合物具有多种多样的生物活性，不但对植物和微生物的生长具有调节和杀伤作用，而且也是包括中草药在内的多种天然药物的重要有效成分。香豆素类化合物的生物活性主要包括：植物生长双向调节作用，低浓度可促进植物生长，而高浓度能抑制其生长；抗菌消炎作用；解热镇痛作用；抗凝血降压作用；抗肿瘤作用；抗病毒包括抗 HIV 作用；以及抗组织纤维化作用等。

近年来，随着生物活性检测模型和技术的不断更新，天然生物资源中化学成分研究方法和手段的改进，药物先导结构的发现及其研究的不断深入和推动，药物分子设计及合成新方法的引入，使香豆素类化合物的研究得到快速发展，不但从天然生物资源尤其是植物中发现了大量具有新颖结构的香豆素类化合物，同时，由于广泛应用以细胞、蛋白和生物酶等为模型的快速活性跟踪检测方法，无论香豆素类化合物活性的基础筛选还是作用机制研究均取得了显著进展。另外，活性香豆素类化合物的合成、结构优化和构效关系研究也取得了一些新的成果。以下按香豆素类化合物结构的传统分类，对近 10 年来从不同生物资源中发现的香豆素类化合物及其活性进行总结，并以具有显著生物活性的香豆素类化合物的合成、结构改造和活性评价为例，对相关进展进行简要介绍，供参考。

一、简单香豆素

简单香豆素是指由各种取代基团直接取代在香豆素母核上，未形成呋喃（双氢呋喃）或吡喃（双氢吡喃）母核的香豆素衍生物；是香豆素类化合物在生物代谢过程中形成的相对比较简单的代谢产物。其中，最常见的取代基团是羟基和甲氧基；另外，在生物代谢过程中，异戊烯基衍生基团取代也是香豆素类化合物比较常见的代谢转化形式，各种氧化程度不同的异戊烯衍生基团通常通过碳碳键直接取代于香豆素母核的 6 位或 8 位，或通过碳氧键取代于香豆素母核的 7 位。近年来，主要从不同植物中得到了大量含有异戊烯基衍生基团的香豆素衍生物，其中，包括由不同数目异戊烯基衍生的单异戊烯基衍生基团取代、单萜取代和倍半萜取代类型，以下分别予以总结。

（一）单异戊烯基衍生基团取代的香豆素　近年来，从不同科属的植物中分离鉴定了数十个单异戊烯基衍生基团取代的香豆素类化合物，其中结构的主要变化是异戊烯基衍生基团的氧化程度和构型异构以及进一步被取代的情况，以下按异戊烯基衍生基团在香豆素母核上的取代位置和取代方式归类总结。

1．通过碳碳键与香豆素母核6位连接　主要包括从当归属植物重齿毛当归（*Angelica pubescens biserrata*）、大当归（*A．gigas*）和兴安白芷（*A．dahurica*）中分离鉴定的angelitriol（1）、angelols J－L（2，3，4）[207,208]、peucedanone（5）[209]和6－（2，3－dihydroxy－1－methoxy－3－methylbutyl）－7－methoxycoumarin（6）[210]，其中化合物3和4的异戊烯基衍生基团上还含有另一个通过酯键连接的异戊烯衍生单元；从茵芋属植物美丽茵芋（*Skimmia laureola*）中分离鉴定的（+）－7－methoxy－6－（2'*R*－methoxy－3'－hydroxy－3'－methylbutyl）coumarin（7）[211]，从前胡属植物欧前胡（*Peucedanum ostruthium*）中发现的6－（3－carboxybut－2－enyl）－7－hydroxy coumarin（8）[212]，从伞形科植物*Harbouria trachypleura*中分离得到的（+）－trachypleuranin A（9）和氯代衍生物（±）－trachypleuranin B（10）[213]、以及从珊瑚菜属植物珊瑚菜（*Glehnia littoralis*）中分离鉴定的（*S*）－peucedanol的糖苷衍生物（11～15）[214]；从芸香科小苹果属植物小芸木（*Micromelum integerrimum*）地上部分得到的异戊烯基氧化环合为内酯环的3个差向异构体hydramicromelins A－C（16～18）[215]。其中从当归属植物中分离鉴定的化合物1，2，3和4具有明显的抗凝血作用，化合物5对乙酰胆碱酯酶（AchE）活性有较强的抑制作用（$IC_{50}=1.8\times10^{-4}M$），并认为吡喃酮结构对抑制AchE活性起主要作用。其他化合物无活性报道。

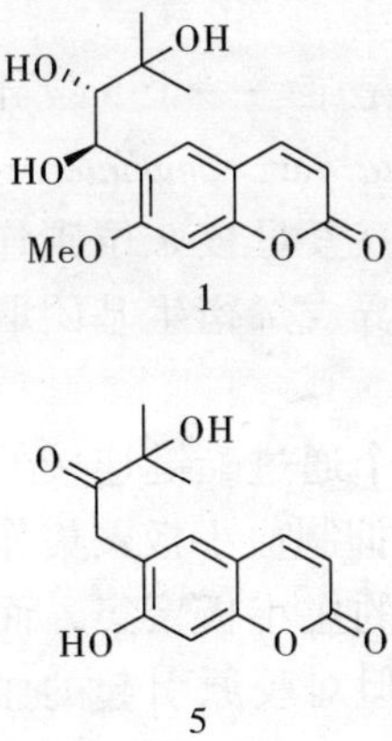
1

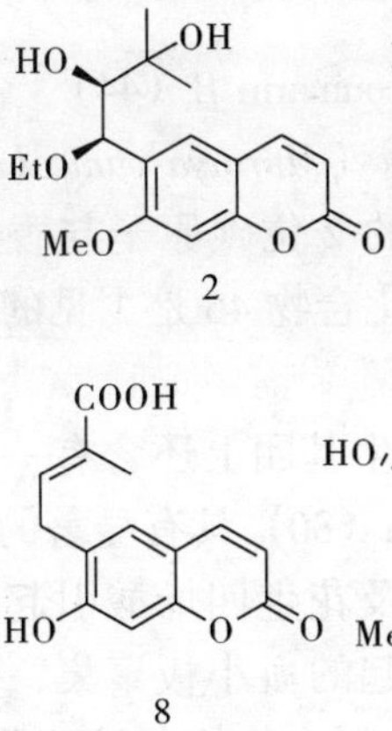
2

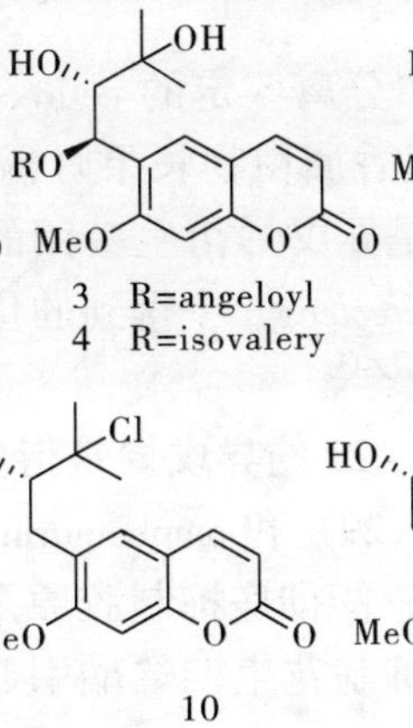
3　R=angeloyl
4　R=isovalery

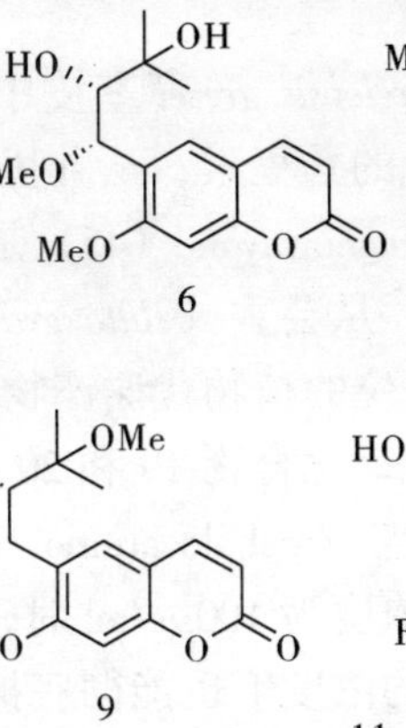
6

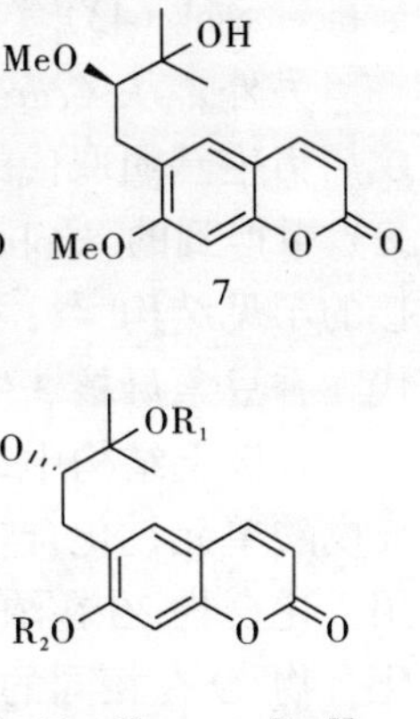
7

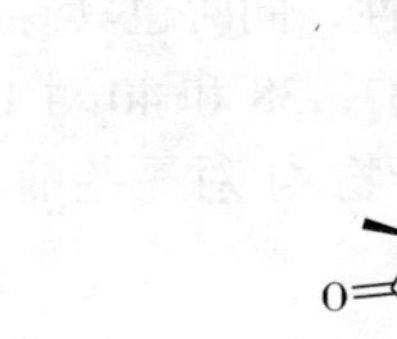
5

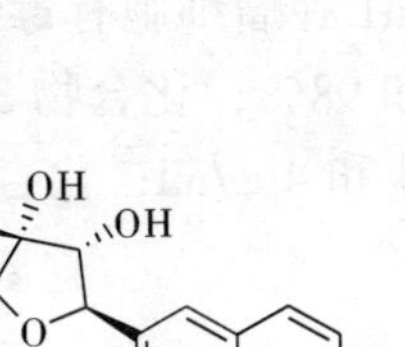
8

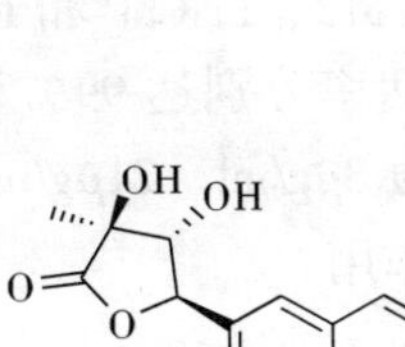
10

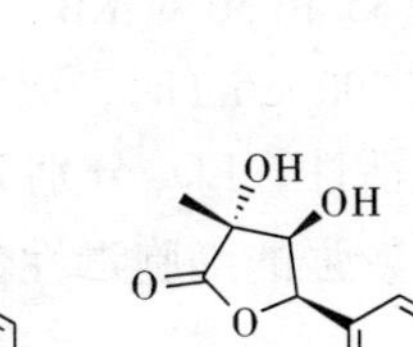
9

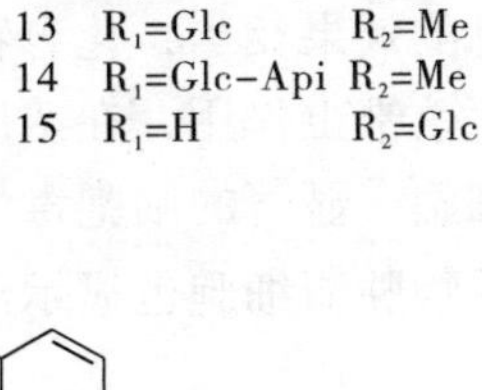
11　R₁=Glc　R₂=H
12　R₁=Glc-Api　R₂=H
13　R₁=Glc　R₂=Me
14　R₁=Glc-Api　R₂=Me
15　R₁=H　R₂=Glc

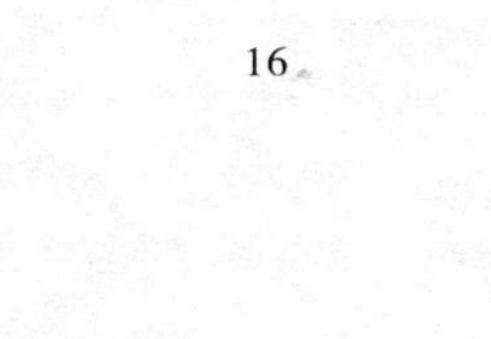
16

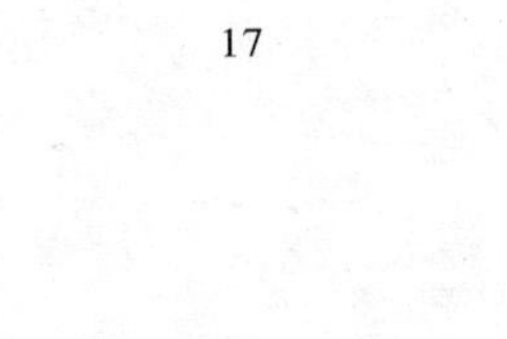
17

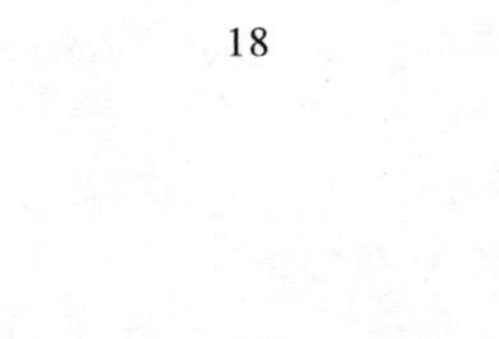
18

2．通过碳碳键与香豆素母核 8 位连接　主要有从小苹果属植物小柑（*Micromelum falcatum*）和小型小芸木（*M．minutum*）中分离鉴定的 microfalcatin 异戊酸酯（19）[216]、micromarins A - C（20 ~ 22）和 micromarins F - H（23 ~ 25）[217]；从九里香属植物九里香（*Murraya paniculata*）和 *M．omphalocarpa* 中分别得到的 2' - O - ethylmurrangatin（26）[218]、7 - methoxy - 8 -（2′ - iso - valeryloxy - 3 - butenyl - 3 - methyl）coumarin（27）、8 -（butenyl - 3' - methyl）- 7 - O - β - D - galactopyranoside（28）[219]、omphalocarpinol（29）和 omphamurin（30）[220]，以及从蛇床属植物蛇床（*Cnidium monnieri*）中得到的 2′ - deoxymeranzin hydrate（31）[221]；从翅茎菊属植物 *Pterocaulon polystachyum* 得到的化合物 32[222]；另外，从花椒属植物刺异叶花椒（*Zanthoxylum dimorphophyllum*）中得到一个香豆素母核的 6、8 位同时通过碳碳键被异戊烯衍生基团取代的 dimoxylin（33）[223]；从 *Kayea assamica* 和 *Kielmeyera albopunctata* 中分别得到香豆素母核的 6、8 位通过碳碳键被异戊烯衍生基团取代同时 4 位被丙基取代的化合物 34[224]、异丁基取代的化合物 35 和苯基取代的化合物 36[225]；从 *Calophyllum dispar* 分离出 3 个 4 - 苯基取代的香豆素衍生物，其中，isodispar A（37）中香豆素母核的 8 位有异戊烯基衍生基团取代，disparinol D（38）中香豆素母核的 6、8 位分别被一个异丁酰基和一个异戊烯基衍生基团取代，dispardiol B（39）中香豆素母核的 6、8 位各有一个异戊烯基衍生基团取代，同时还得到一个 4 位被丙基取代 6 和 8 位分别被异戊烯基衍生基团取代的香豆素母核的 disparpropylinol B（40）[226]；从 *Mammea harmandii* 枝叶的醋酸乙酯提取物中得到的 isomesuol（41）[227]，其结构中香豆素母核的 6 位为异戊烯基衍生基团取代而 8 位被异丁酰基取代；从 *Mesua racemosa* 叶子中也分离得到 4 - 苯基 - 8 - 苯甲酰基 - 6 - 异戊烯衍生基团取代的 mammea A/BC（42）和 isoracemosol（43）[228]。

另外，从 *Cedrelopsis grevei* 茎皮中分离鉴定的 cedrecoumarin B（44）[229]是唯一一个 5 位异戊烯衍生基团取代的香豆素；从九里香属植物长果月橘（*Murraya paniculata* var．*omphalocarpa*）中得到的 omphamurrayone（45）是异戊烯衍生基团的 2 位碳原子与香豆素母核 8 位碳连接的罕见结构[230]；从芸香（*Ruta graveolens*）中得到的化合物 46 是少见的异戊烯衍生基团取代在香豆素母核 3 位的植物代谢产物[231]。

在以上结构中，化合物 19 和 20 ~ 22 的异戊烯基衍生基团上还含有一个通过酯键连接的异戊酸单元；化合物 omphalocarpinol（29）和 omphamurin（30）具有显著的抑制血小板聚集作用，化合物 30 在浓度为 100μg/ml 时，能彻底抑制胶原及花生四烯酸引起的血小板聚集，而化合物 29 在相同的浓度下也能彻底抑制花生四烯酸引起的血小板聚集，但对胶原引起的血小板聚集的抑制相对较弱，抑制率约为 42%，两者的抗凝血作用与浓度为 20μg/ml 的阿司匹林的效果相当，化合物 35 和 36 对 KB、Co12、LNCaP 和 Lu1 肿瘤细胞有毒性，同时也具有显著杀锥虫作用，在浓度 500μg/ml 时，灭活率分别达 99% 和 98%；化合物 37，38 和 40 对 KB 细胞有显著的细胞毒性活性，ED_{50} 分别为 8μg/ml、21μg/ml 和 4μg/ml；化合物 41 对一些哺乳动物肿瘤细胞也显示出较强的细胞毒性作用。

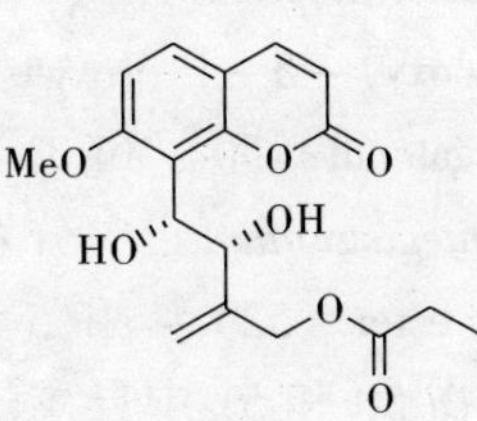
19
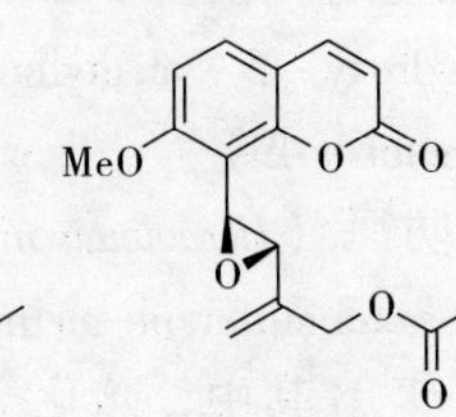
20
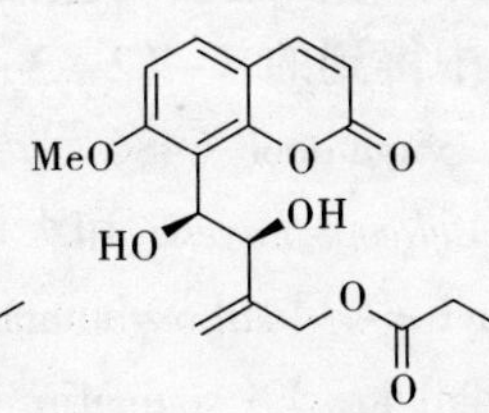
21
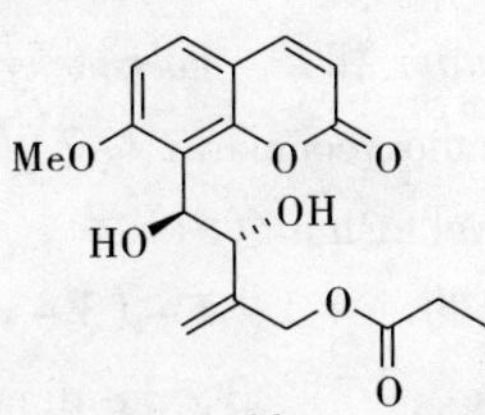
22

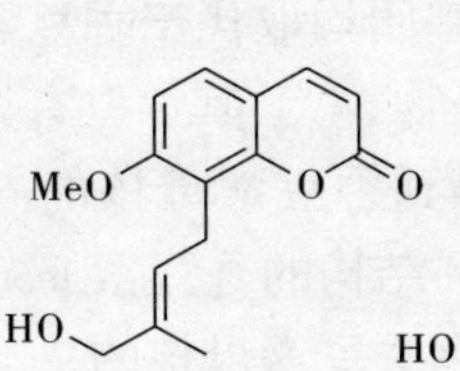
23
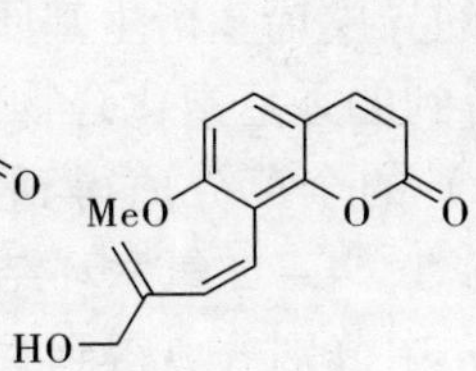
24
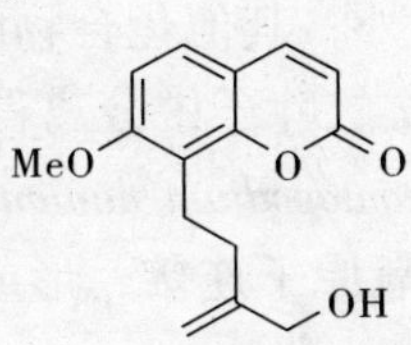
25
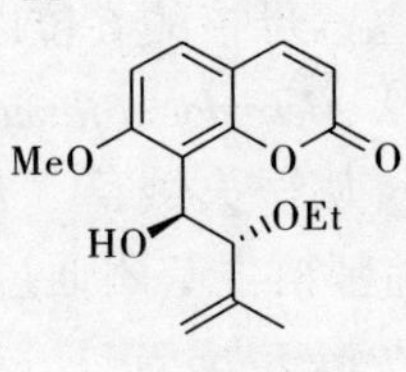
26
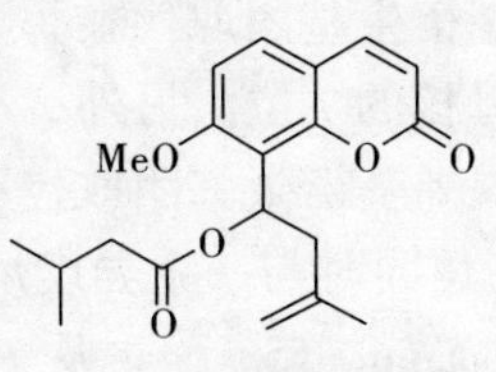
27

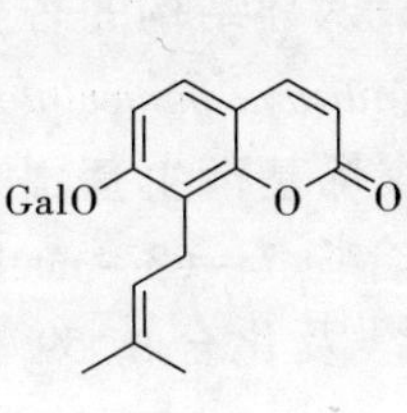
28
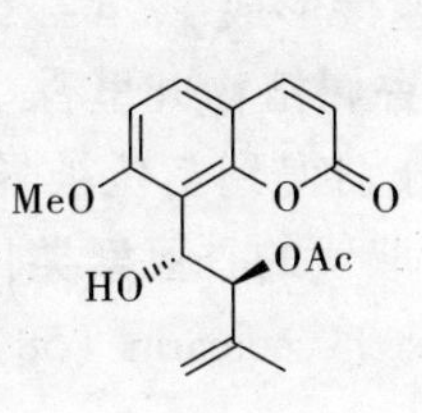
29
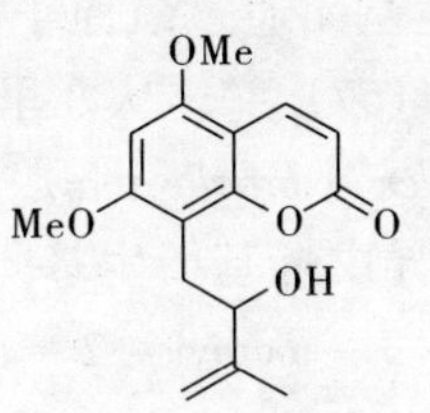
30
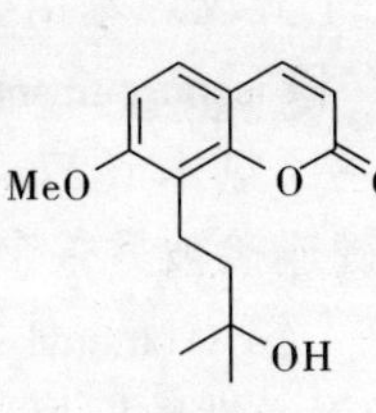
31
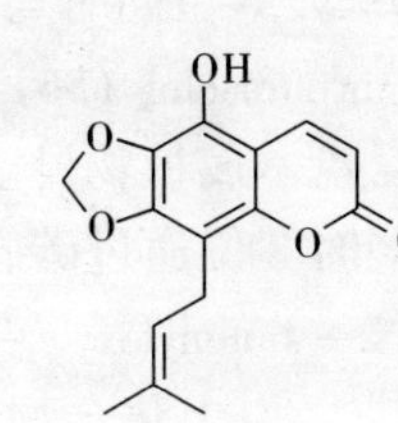
32

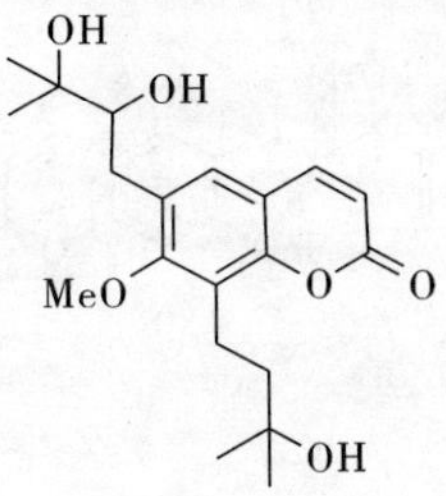
33
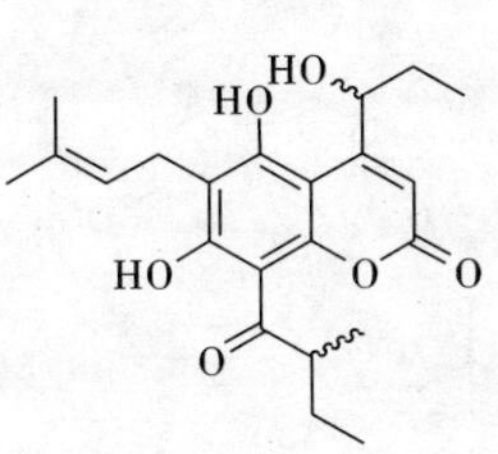
34
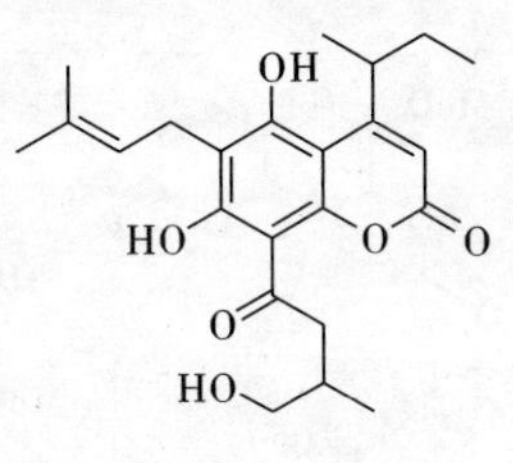
35
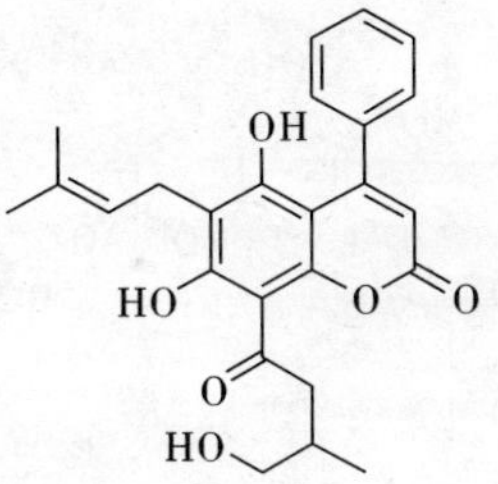
36

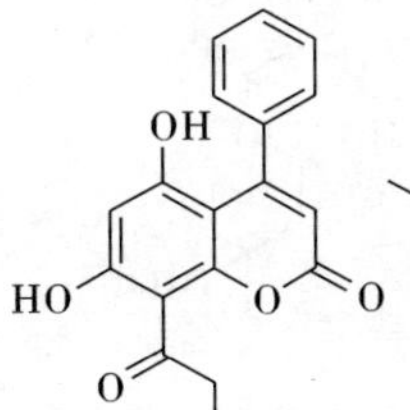
37
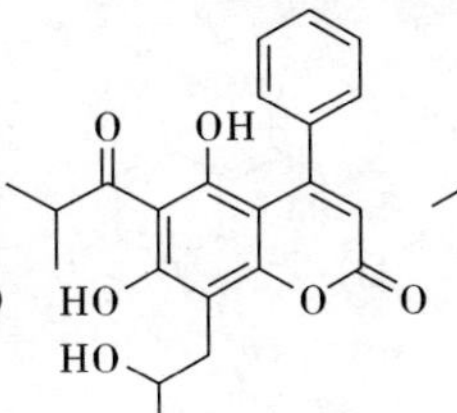
38
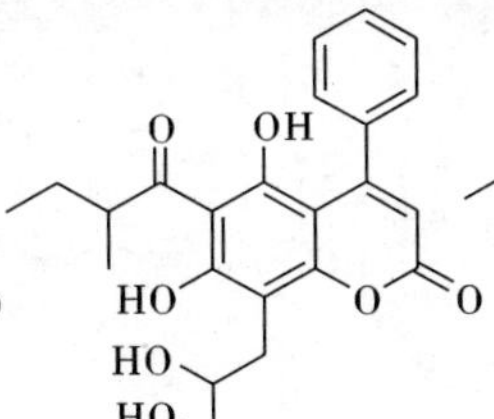
39
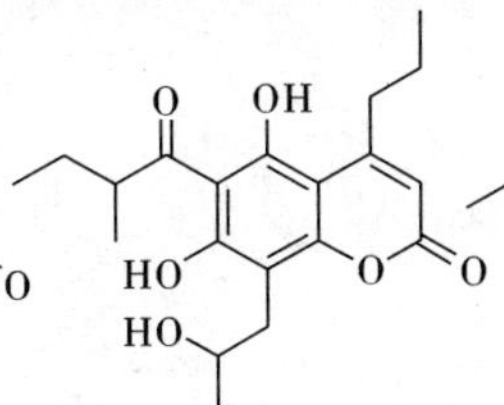
40
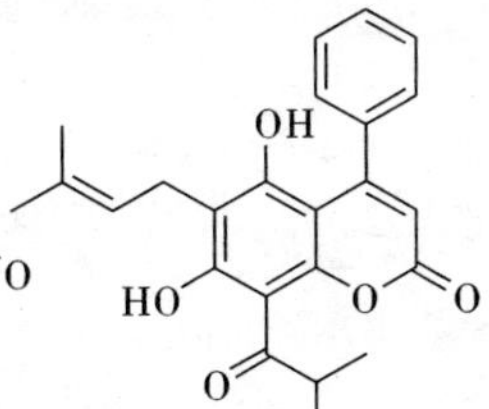
41

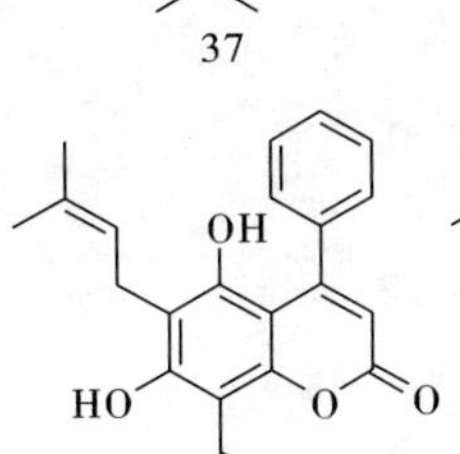
42
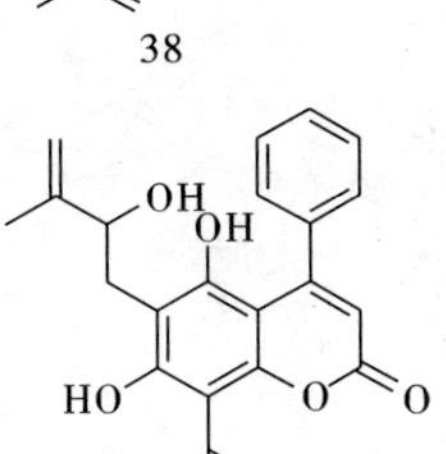
43
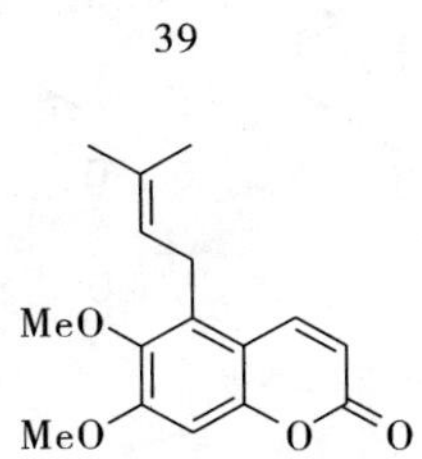
44
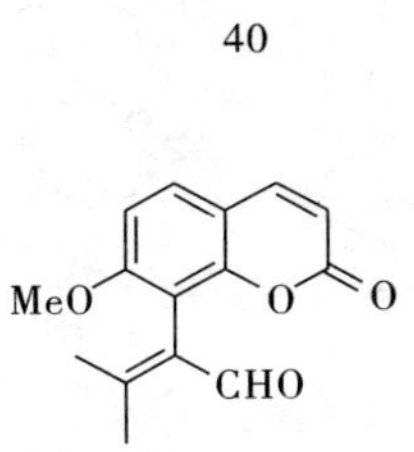
45
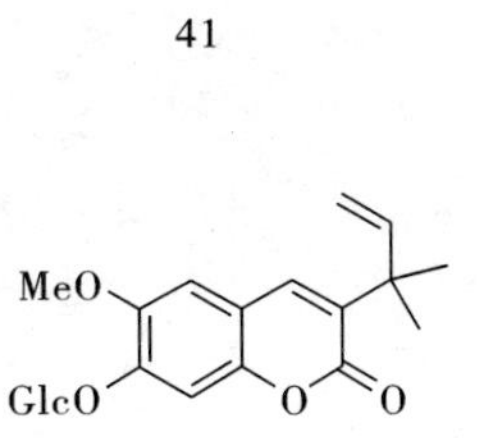
46

3. 通过碳氧醚键与香豆素母核连接　包括从翅茎菊属植物 *Pterocaulon alopecuroides*、*P. virgatum* 和 *P. polystachyum* 中得到的 7-(2, 3-dihydroxy-3-methylbutyloxy)-5-hydroxy-6-methoxycoumarin (47)[232]、virgatenol (48)[233]、virgatol (49)[233]、isovirgatenol (50) 和 3'-deoxyobtusinin (51)[222]；从 *Melicope hayesii* 和大叶牛防风 (*Heracleum mantegazzianum*) 中分别鉴定的 (+)-7-(3-methyl-4-carboxybutanoxy)-umbelliferone methyl ester (52)[234] 和 5-methoxy-7-(3, 3-dimethylallyloxy)-coumarin (53)[235]。其中，除化合物 50 和 51 中异戊烯基衍生基团取代在香豆素母核的 6 位以外，其他化合物的异戊烯基衍生基团均取代于香豆素母核的 7 位。另外，从 *Metrodorea flavida* 的叶子中分离得到的香豆素化合物 54[236] 其 8 位有异戊烯基衍生基团取代；从矮火绒草 (*Leontopodium nanum*) 的全草分离得到香豆素母核的 6、7 位同时与一个异戊烯基衍生基团通过氧原子连接，形成 1, 4-二氧六环结构的香豆素 leontonanin (55)[237]；从 *Pterocaulon purpurascens* 和 *P. virgatum* 中分别分离得到香豆素母核的 7、8 位或 5、6 位同时与一个异戊烯基衍生基团通过氧原子连接形成 1, 4-二氧六环结构的香豆素 purpurasolol (56)[238] 和 isopurpurasol (57)[239]；从九里香属植物九里香 (*Murraya paniculata*) 和巨盘木属植物昆士兰巨盘木 (*Flindersia brayleyana*) 分别得到 7 位被异戊烯基衍生基团醚化同时 8 位通过碳碳键连接被另一个异戊烯基衍生基团取代的香豆素类化合物 7-(3-methyl-2-butenyloxy)-8-(3-butenyl-3-methyl-2-oxo) coumarin (58)[240] 及化合物 59 和 60[241]。以上化合物均无活性数据报道。

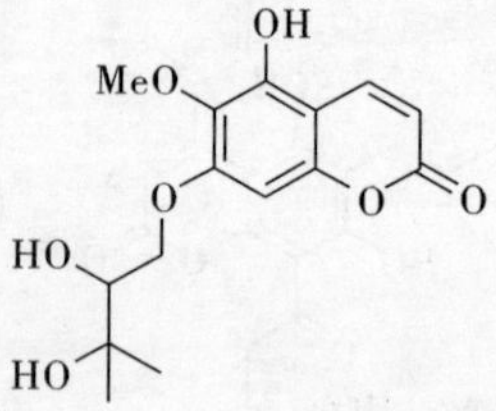
47

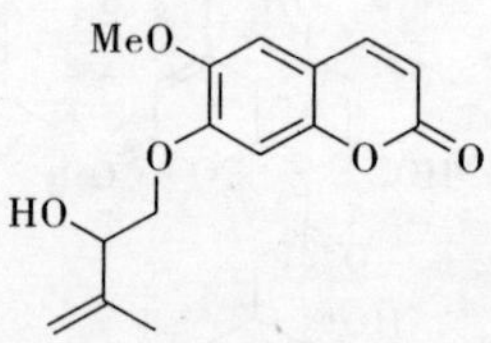
48

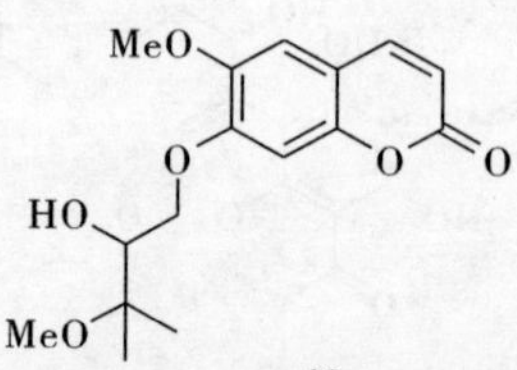
49

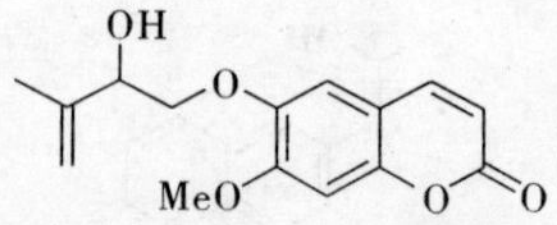
50

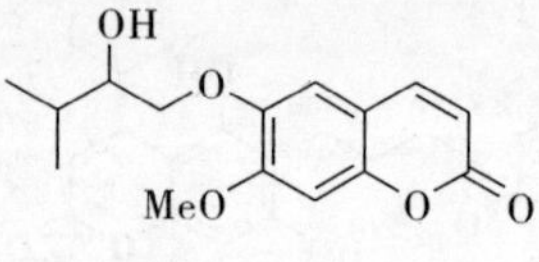
51

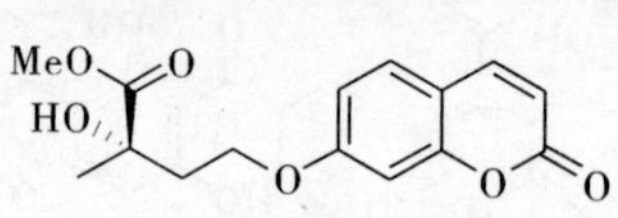
52

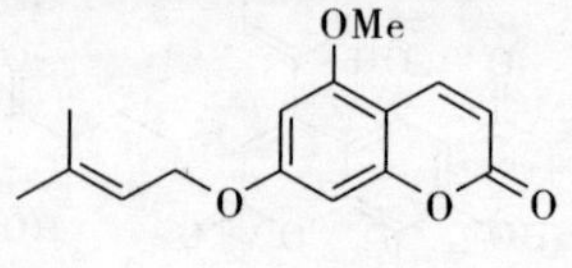
53

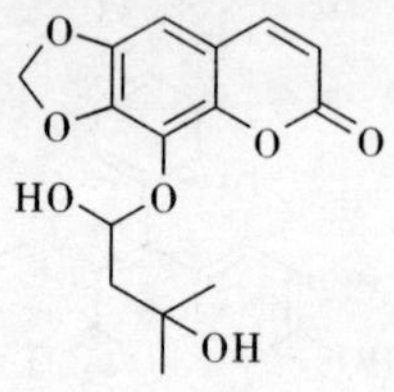
54

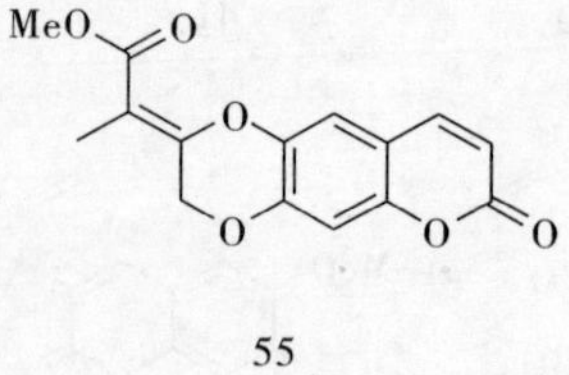
55

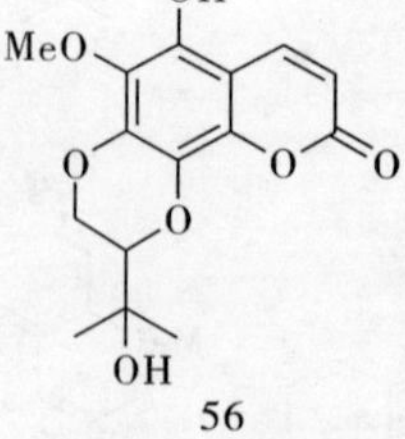
56

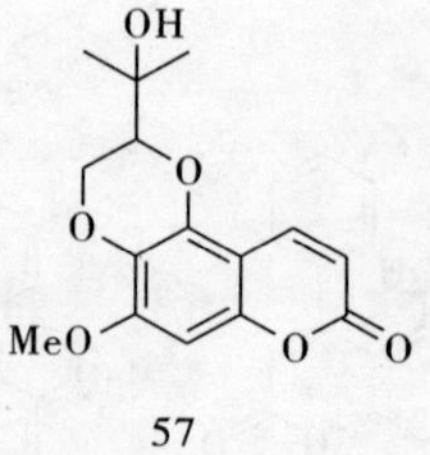
57

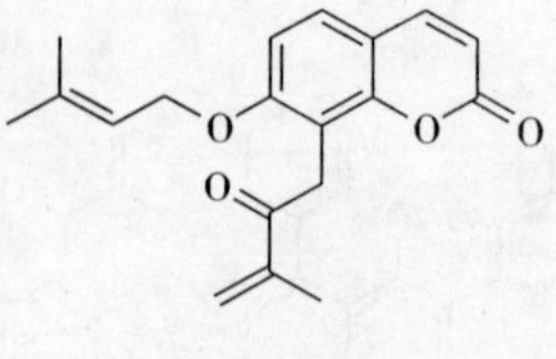
58

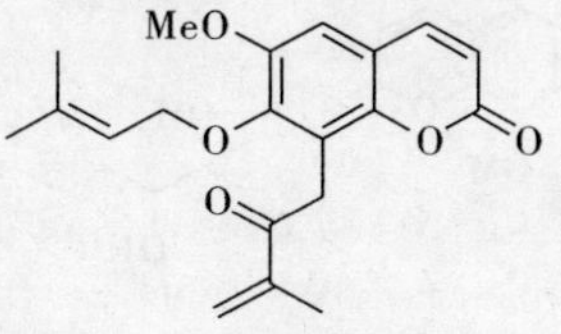

59

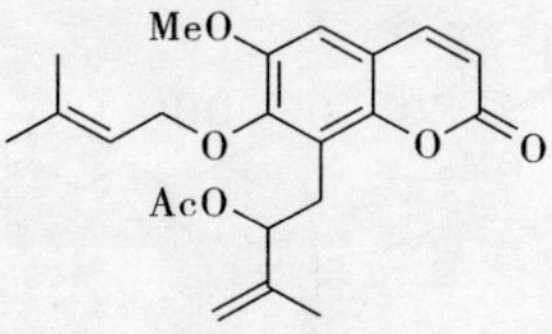

60

（二）单萜衍生基团取代的香豆素　单萜是由两个异戊烯基偶联而成的非常重要的一类天然产物，在一些生物的代谢过程中，单萜类衍生物可进一步与其他不同生物代谢途径形成的代谢产物进行偶联，其中与香豆素类化合物的偶联比较常见。在近10年中，主要从芸香科、菊科和毛茛科的不同植物中分离鉴定了一些单萜衍生基团与香豆素类偶联的复合代谢产物，在发现的结构中单萜类衍生基团均是通过醚键与香豆素母核连接，绝大多数连接在7位，结构的主要变化是由单萜部分的氧化程度、环合和构型异构以及进一步被取代所致，包括：从 *Pituranthos triradiatus* 中得到的（-）-*S*-trans-marmin（61）及其糖苷 pituranthoside（62）[242]；从花椒属植物青花椒（*Zanthoxylum schinifolium*）中分离鉴定的 acetoxyaurapten（63）、epoxycollinin（64）、schininallylol（65）、schinilenol（66）、schinindiol（67）[243]、7-（5′，6′-dihydroxy-3′，7′-dimethylocta-2′，7′-dienyloxy）coumarin（68）、7-（2′，6′-dihydroxy-7′-methyl-3′-methyleneocta-7′-enyloxy）-8-methoxy coumarin（69）[244]、methylschinilenol、hydroxyepoxycollinin、8-methoxyanisocoumarin H、hydroxyschininallylol、hydroxyepoxycollinin Ⅱ、schinitrienin、schininallylone、isoschinilenol（70～77）[245]；从蒿属植物庵闾（*Artemisia keiskeana*）、阿魏属植物（*Ferula ferulago*）、肖木苹果属植物印度枯（*Aegle marmelos*）及 *Chorilaena quercifolia* 中分离鉴定的 artekeiskeanin A（78）[246]，artekeiskeanols A-D（79～82）[247]，ferulagol A-B（83～84）[248]，7′-O-methylmarmin（85）[249]，7-（3，7-dimethyl-5-oxooct-6-enyloxy）coumarin（86）[250]；从黄皮属植物假黄皮（*Clausena excavata*）中得到的5-geranyloxy-7-hydroxycoumarin（87）[251]、excavatins A-J，L-M（88～99）[252]、具有二氧六环特征的 clauslactones A-G（104～106）[253] 和 clauslactones K-M（107～113）[254][255]、excavacoumarin A-G（114～121）[256,257]；以及从 *Micromelum minutum* 中得到的化合物122～125[258]。另外，从花白蜡树（*Fraxinus ornus*）中得到一个环烯醚单萜与香豆素通过以分子糖单元偶联的罕见结构 escuside（126）[259]。

在以上报道的化合物中，acetoxyaurapten（63）和 schininallylol（65）对花生四烯酸、胶原及 PAF 引起的血小板聚集有显著的抑制作用；8-methoxyanisocoumarin H（72）对由胶原引起的血小板聚集有选择性抑制作用；clauslactones A-F（100～105）对 Raji 细胞中由 TPA 引起的 Epstein-Barr 病毒早期抗原激活有抑制作用，其中 clauslactone C 的活性最强；其他化合物均未进行活性测定。

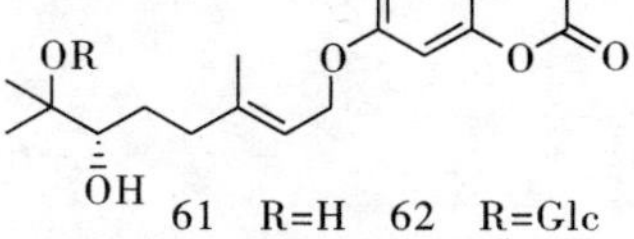

61　R=H　62　R=Glc

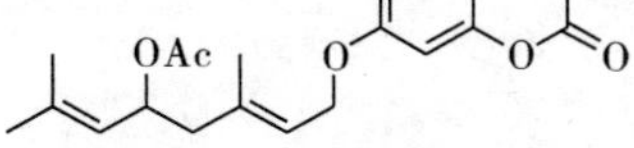

63

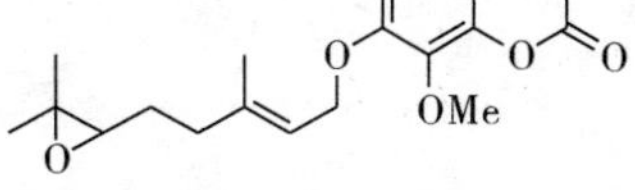

64

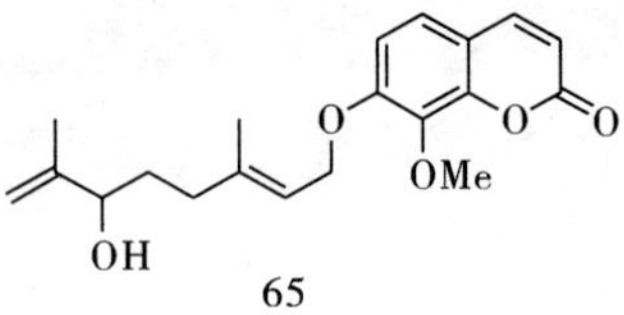
65

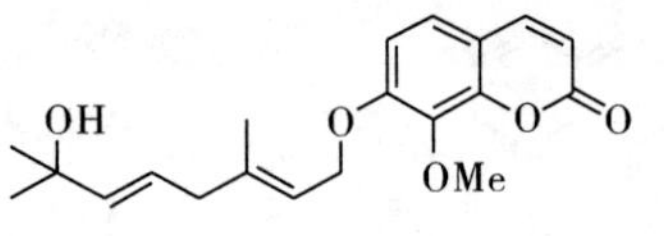
66

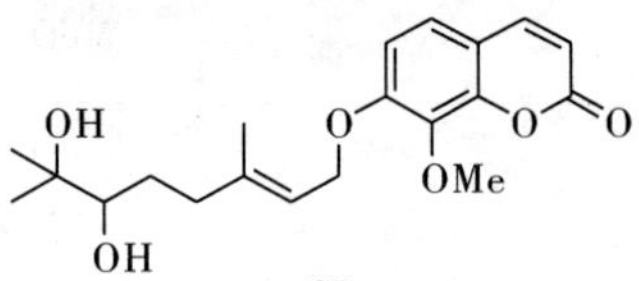
67

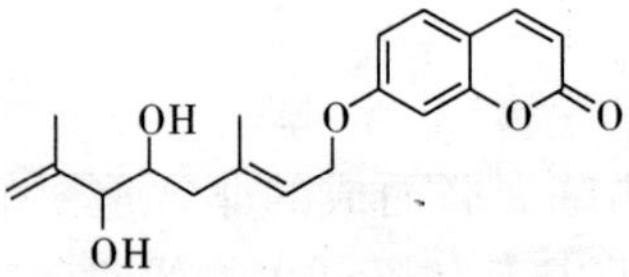
68

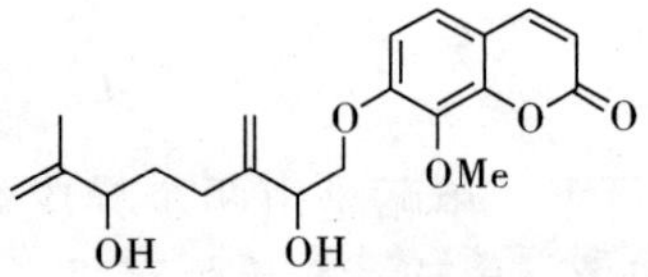
69

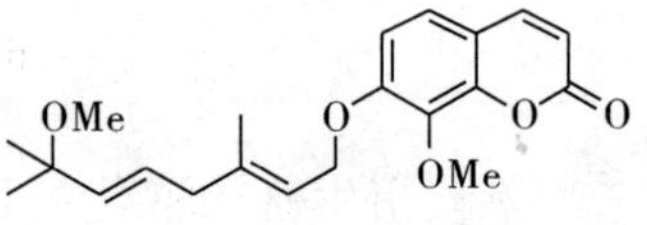
70

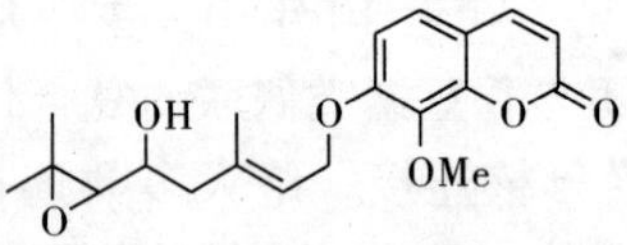
71

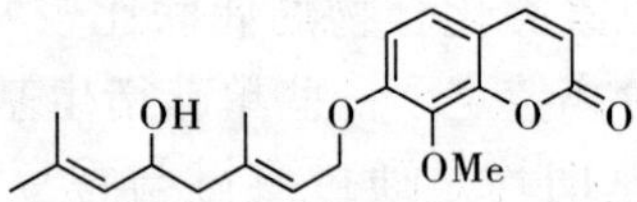
72

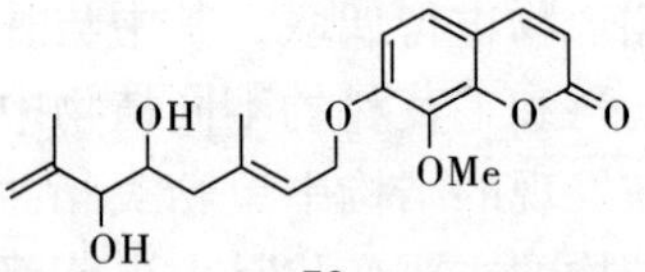
73

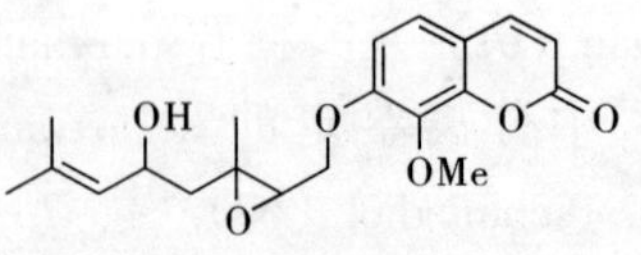
74

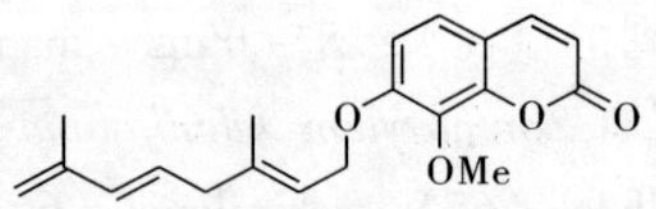
75

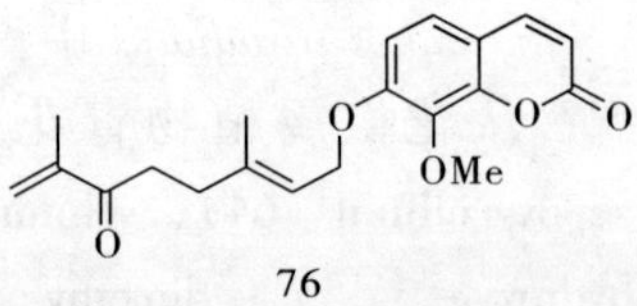
76

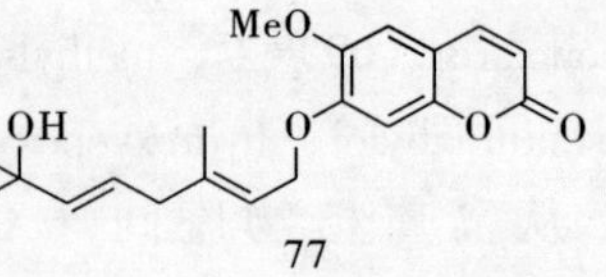
77

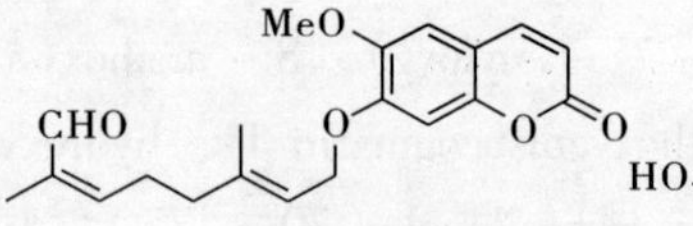
78

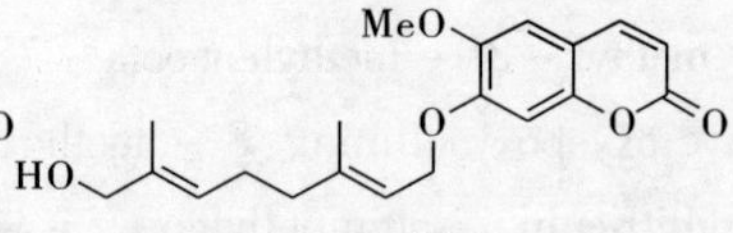
79

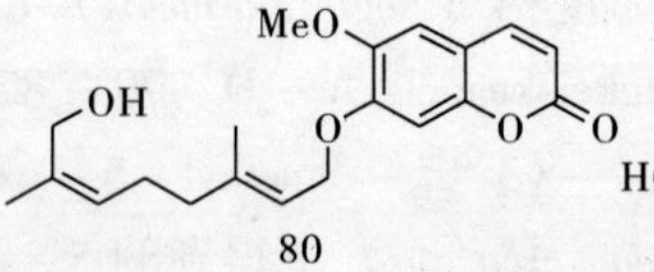
80

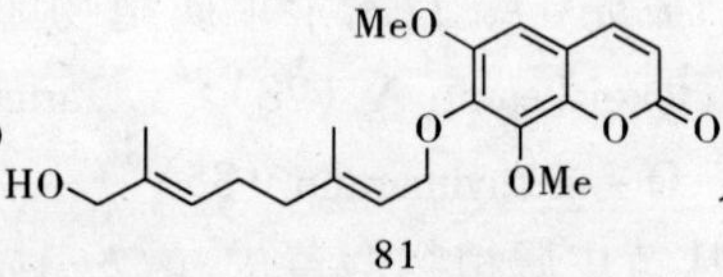
81

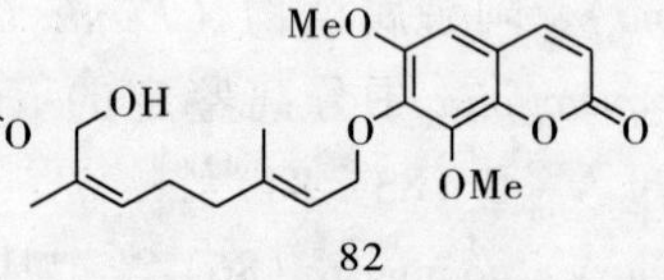
82

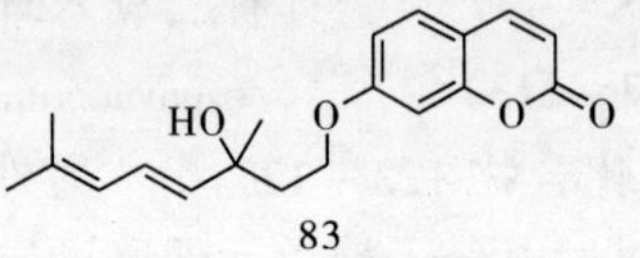
83

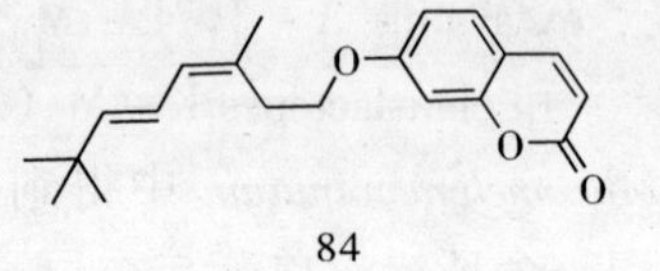
84

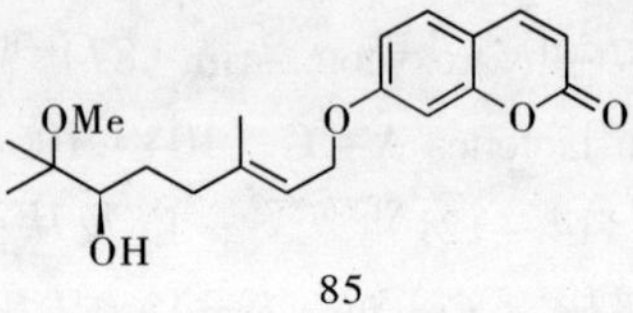
85

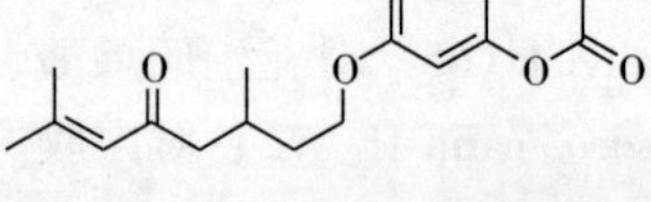
86

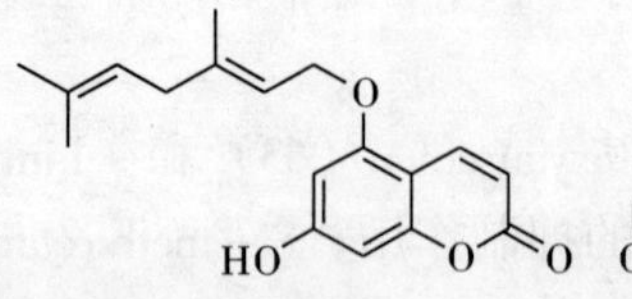
87

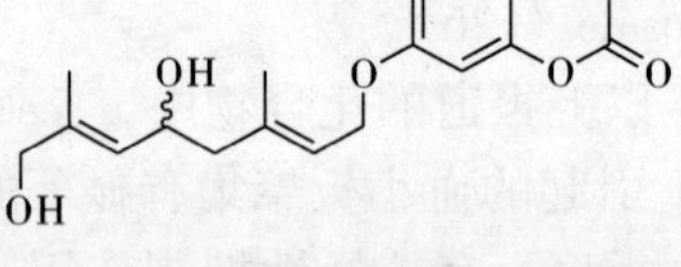
88

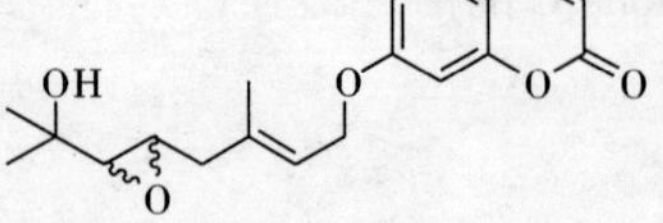
89

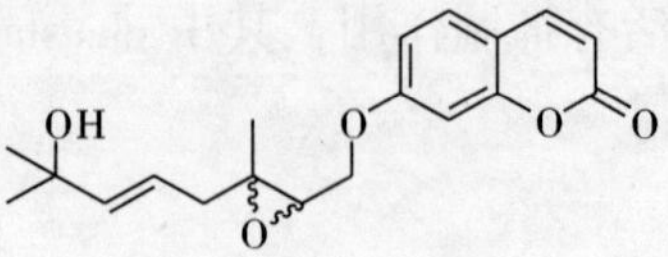
90

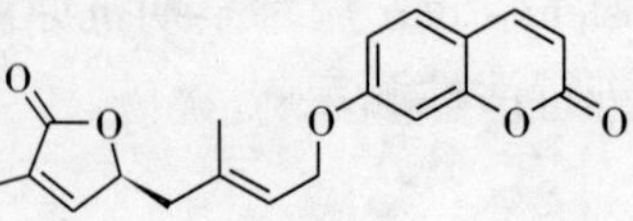
91

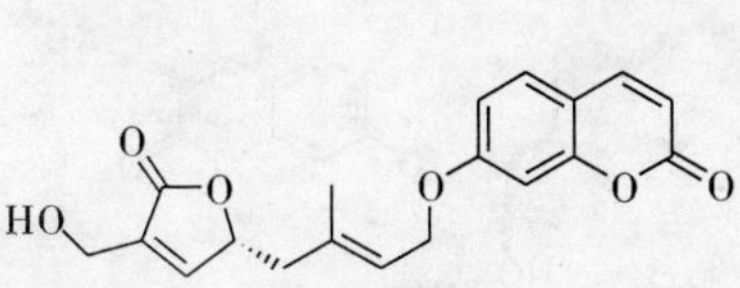
92
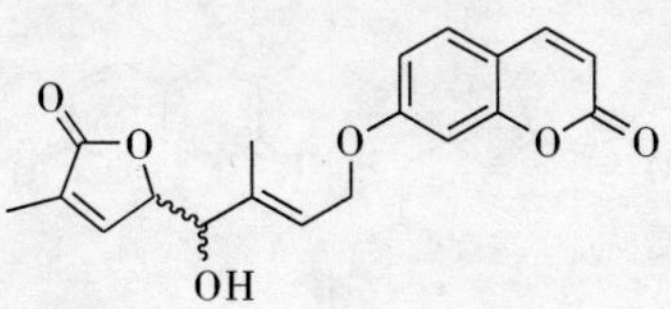
93
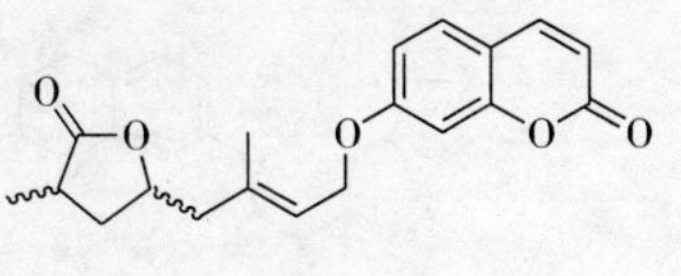
94

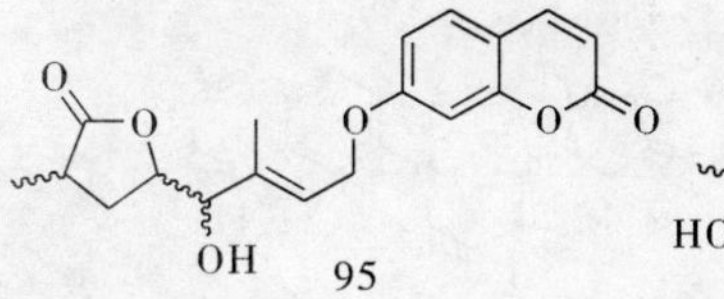
95
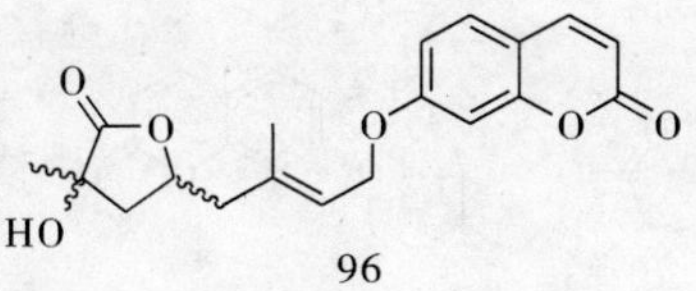
96
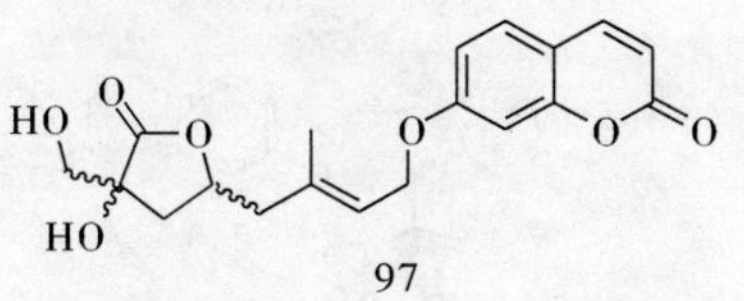
97

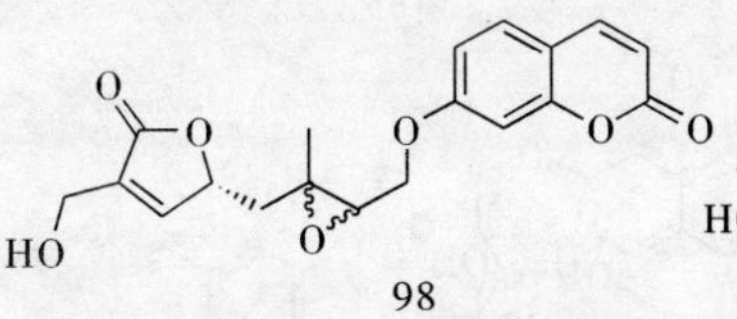
98
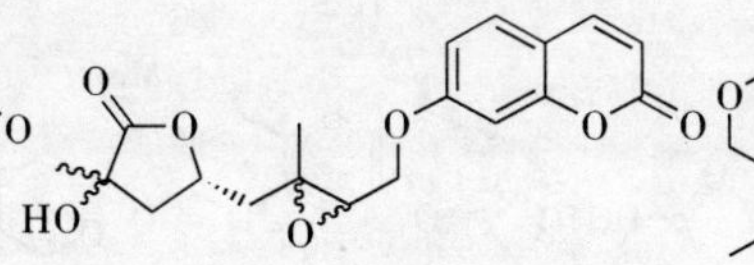
99
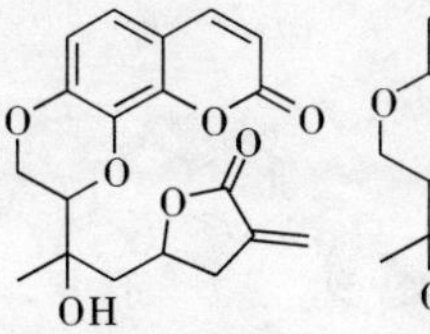
100
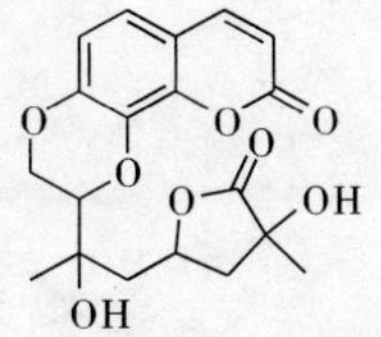
101

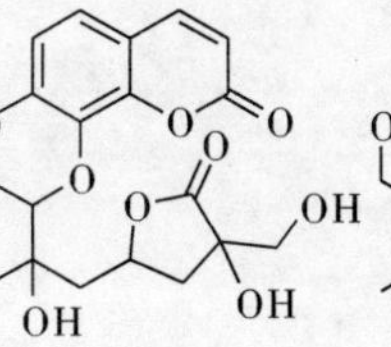
102
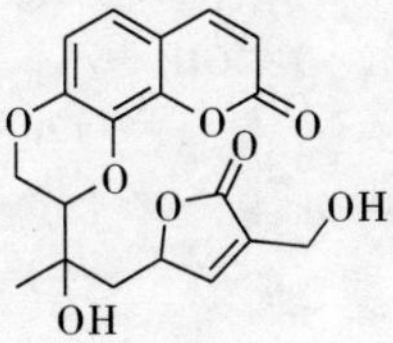
103
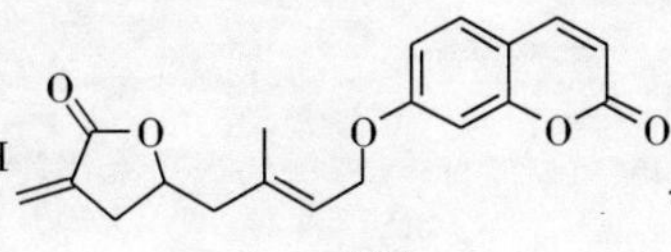
104
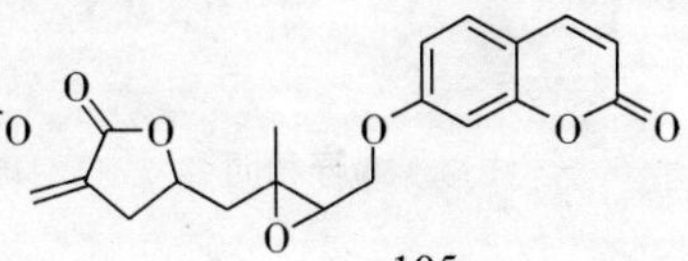
105

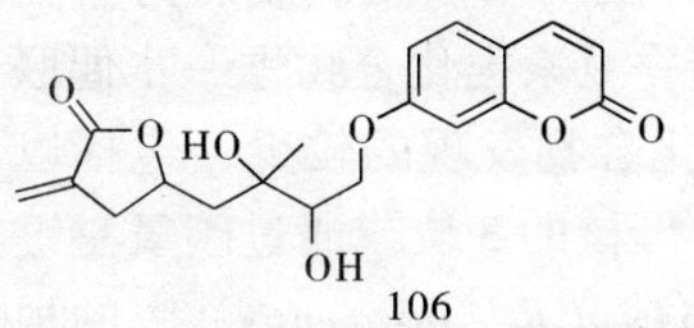
106
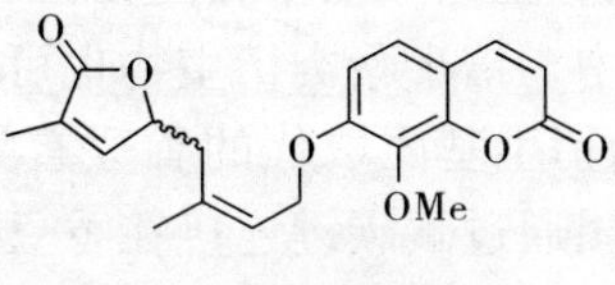
107
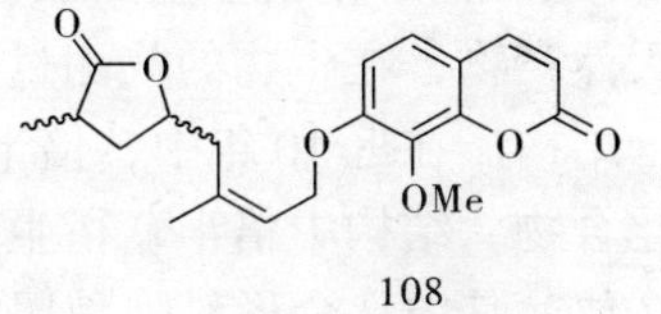
108

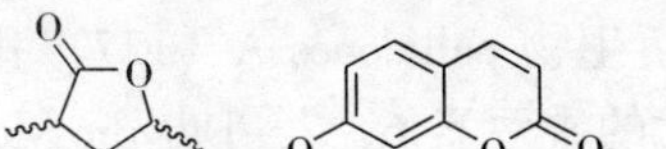
109
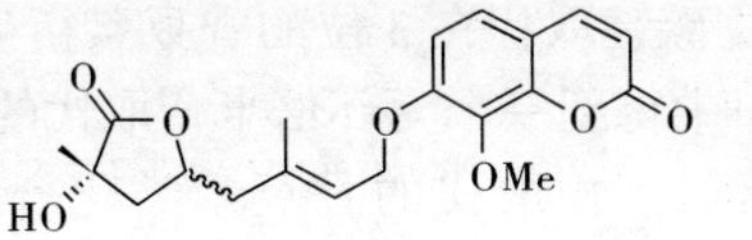
110
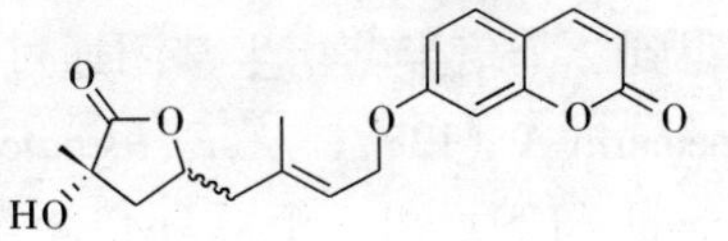
111

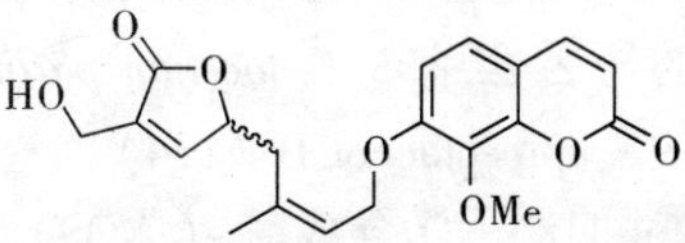
112
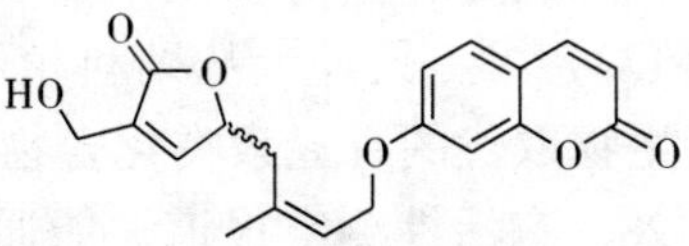
113
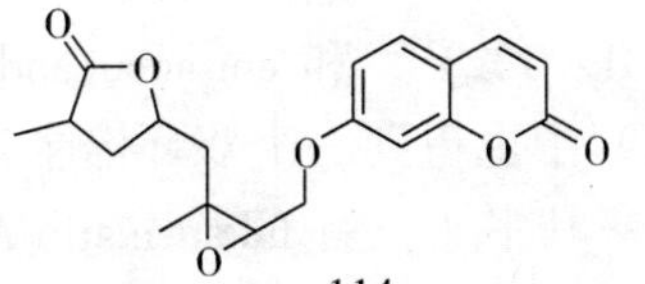
114

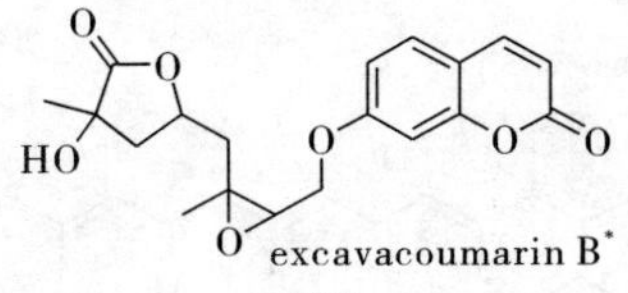
excavacoumarin B*
115
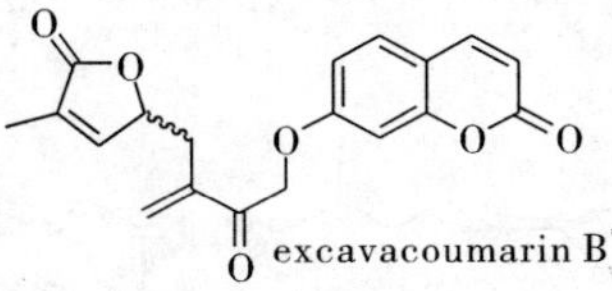
excavacoumarin B*
116
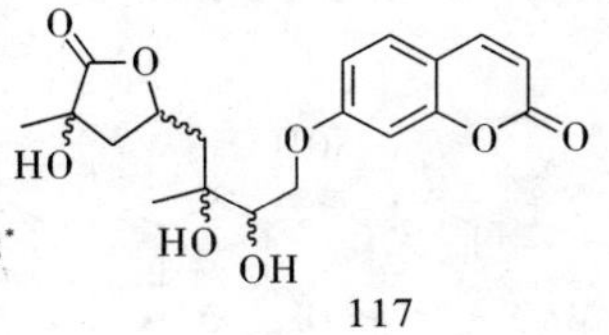
117

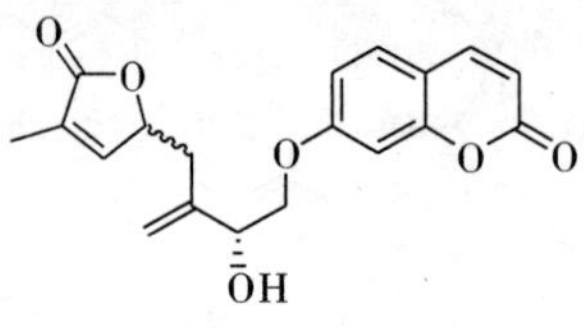
118

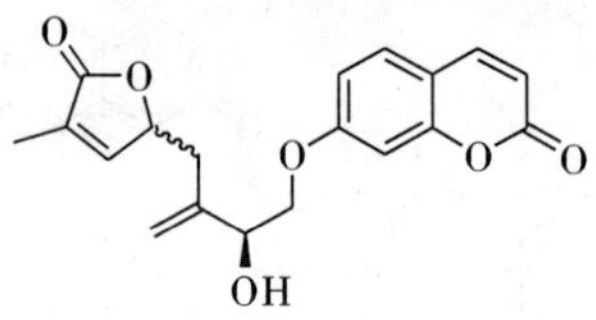
119

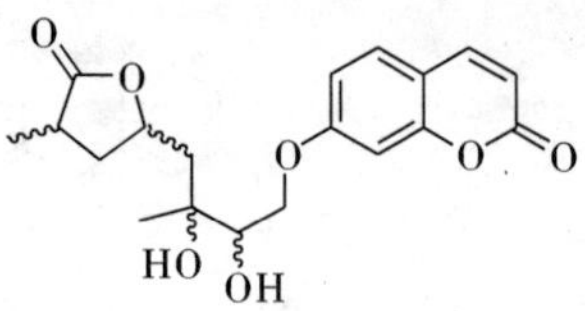
120

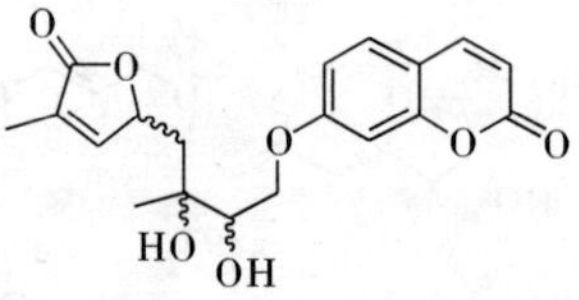
121

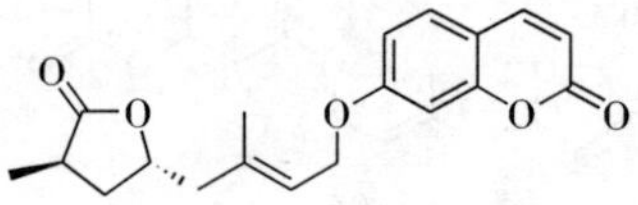
122

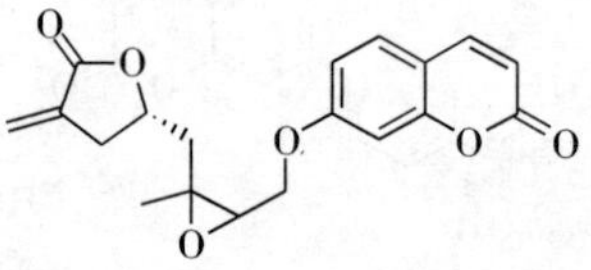
123

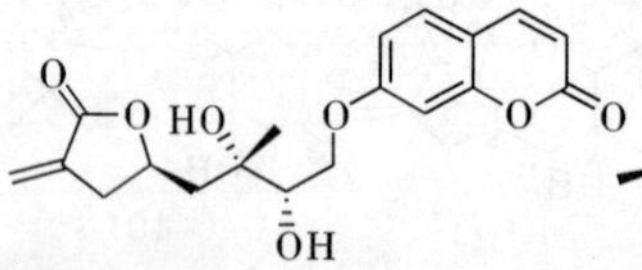
124

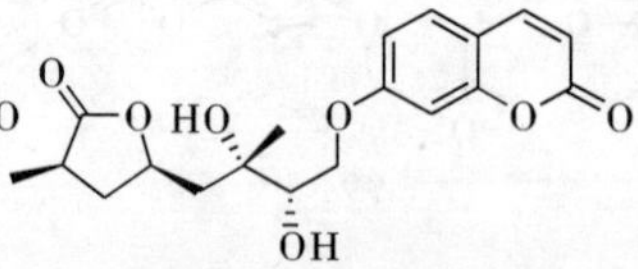
125

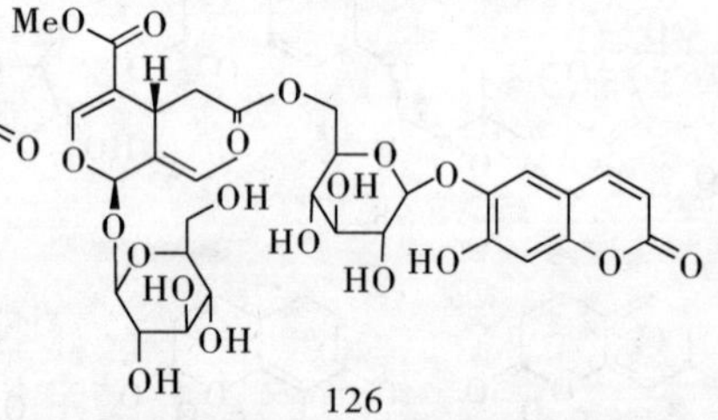
126

注：* 为异物同名

（三）倍半萜衍生基团取代的香豆素　倍半萜是由三个异戊烯基偶联而成的另一类常见的天然产物，在生物的代谢过程中，倍半萜类衍生物也可与香豆素类化合物进一步偶联形成复合结构。在近 10 年中，倍半萜衍生基团取代的香豆素类化合物发现的较少，包括以下几个化合物，结构中倍半萜衍生基团通过碳碳键连接在香豆素母核的 3 位或通过碳氧醚键连接在 7 位。其中从伞形科阿魏属植物 *Ferula pallida*[260] 和阜康阿魏（*F. fukanensis*）[261] 的根中分离得到 2 个倍半萜衍生基团通过碳碳键取代在 3 位的香豆素衍生物 pallidones A（127）和 fukanemarin A（128）；从 *F. sinaica* 中得到一个无环倍半萜取代的香豆素 6，7 - Dihydroxykaratavicinol（129）和一个双环倍半萜衍生物取代的香豆素类化合物 130[262]；从同属植物阿魏（*F. assafoetida*）中得到三个双环倍半萜衍生物取代的香豆素类化合物 assafoetidnols A - B（131 ~ 132）[263] 和 episamarcandin（133）[264]。另外，从菊科植物短舌匹菊（*Tanacetum parthenium*）中也得到一个双环倍半萜衍生物取代的香豆素类化合物 9 - epipectachol B（134）[265]。

其中，只有 fukanemarin A（128）有活性测定报道，能通过抑制 NO 合成酶（iNOS）mRNA 的表达，从而对 NO 的合成产生抑制作用（$IC_{50} = 19.5\mu M$）。

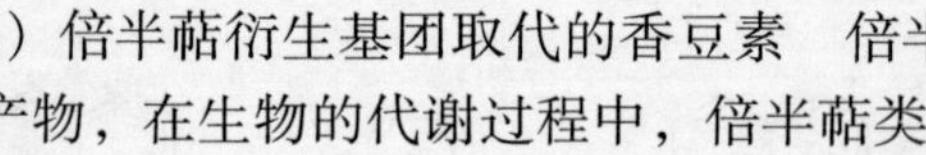
127

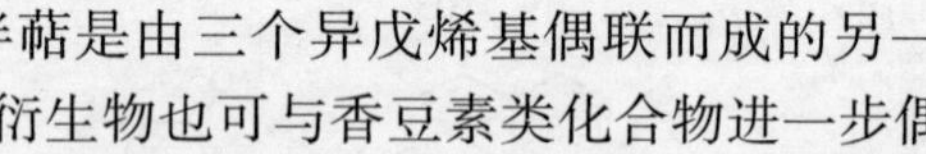
128

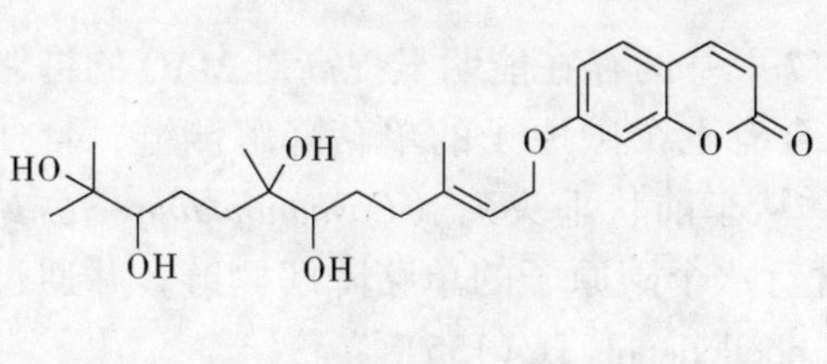
129

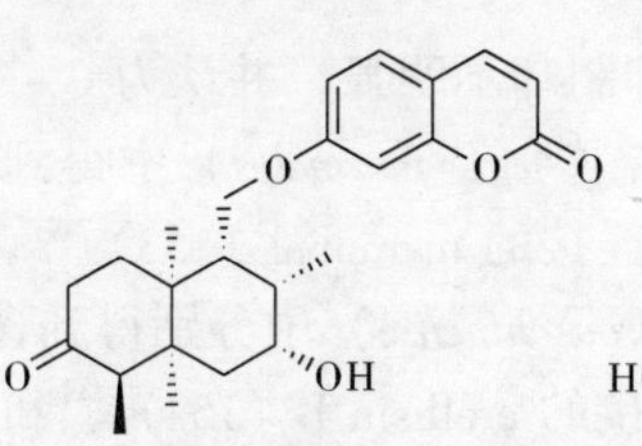
130

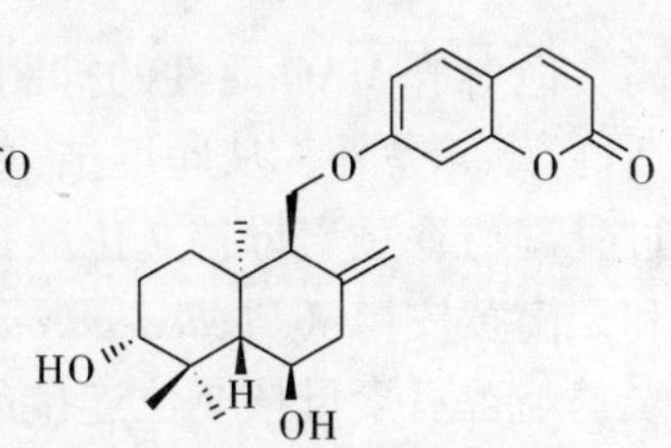
131

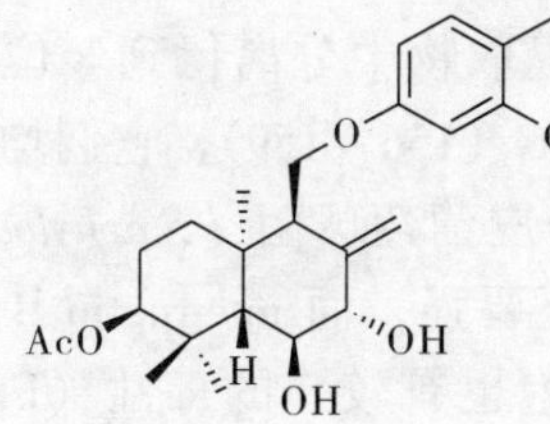
132

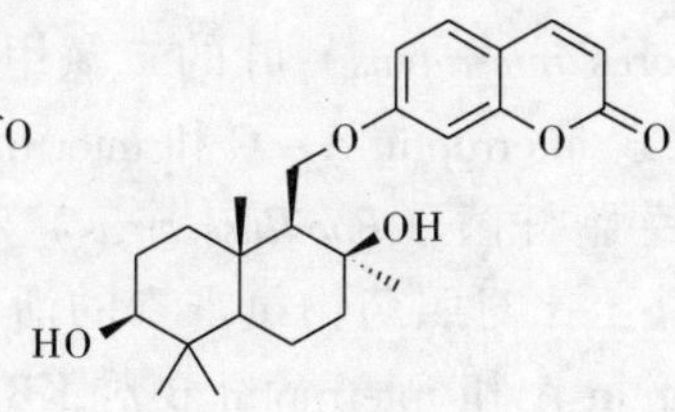
133

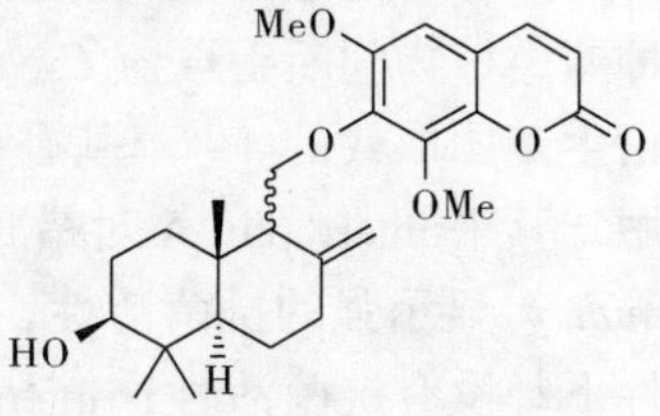
134

（四）其他基团取代的简单香豆素　除了常见的羟基、甲氧基、异戊烯氧基、亚甲二氧基以及上述不同数目的异戊烯基衍生基团等单独或同时取代外，天然香豆素还存在其他基团取代的情况，如前述结构中已看到的丙基、丁基和苯基衍生的取代基团等。另外，近10多年来从不同生物资源中还分离鉴定了以下一些具有不常见取代位置和基团的结构。如从长蒴黄麻（*Corchorus olitorius*）的种子中得到的4，7-二羟基香豆素（135）[266]和从青花椒（*Zanthoxylum schinifolium*）根茎皮中得到的对血小板聚集有较强抑制作用的3，7，8-三甲氧基香豆素 schinicoumarin（136）[243]，为不常见的香豆素母核4位和3位具有含氧功能基的化合物。从 *Ekebergia benguelensis* 的根皮中得到的5位羟甲基取代的137[267]属少见的羟甲基取代香豆素。从桑科植物无花果（*Ficus carica*）和芸香科植物云南黄皮树（*Phellodendron chinense*）中分别得到的化合物138[268]和 phellodenols E（139）[269]，以及从 *Pterocaulon polystachyum* 中分别得到化合物5-（2′-hydroxyethoxy）-6，7-methylenedioxycoumarin（140）[222]和6-methoxy-7-（2′-hydroxyethoxy）-coumarin（141）[222]，前二者为6位被乙基衍生基团通过碳碳键取代的特殊结构，而后二者是乙二醇在香豆素母核的不同位置醚化连接的代谢产物；其中，化合物138对人胃癌细胞（BGC-823）、人结肠癌细胞（HCT）和表皮癌 A_{431} 细胞具有抑制活性。由丙基衍生基团取代的香豆素也有发现，如从瑞香属植物齐墩果瑞香（*Daphne oleoides*）中得到的6位被丙三醇通过碳碳键连接取代的142[270]和从泰国传统药用植物 *Mansonia gagei* 中得到的具有盐水虾（*Artemia salina*）细胞毒作用的3，8-二甲基-5-异丙基香豆素衍生物 mansonrin A（143）和 mansonrin B（144）（LC_{50} 分别为23.69和22.83μg/ml）[271]。近年来发现的丁基衍生基团取代的香豆素包括从菊科蒿属植物狭叶青蒿（*Artemisia dracunculus*）中得到的3位丁烯基取代物145[272]和从九里香（*Murraya paniculata*）中分离鉴定的以7-*O*-*β*-*D*-葡萄糖苷形式存在的8位丁烯酰基取代物146[240]，以及从真菌 *Monascus anka* 甲醇提取物中分离并鉴定的3位被二氢 γ-吡喃酮衍生基团取代、5位被异丁基通过碳碳键连接取代的 monankarins A-D（147~150），同时还得到丙基取代物 monankarins E~F（151~152）；所有 monankarins 化合物（A~F）均具有抑制单胺氧化酶（MAO）的活性，其中 monankarin C（149）的活性最强（IC_{50} = 10.7μM），而且对大鼠脑中 MAO-B 的抑制活性比对 MAO-A 更高，但对肝 MAO 活性的抑制却不明显，并认为 C－17 甲基的存在能明显提高对 MAO 的抑制活性[273]。另外，从印度桔（*Aegle marmelos*）中得到含有七个碳原子的单萜降解侧链，且通过醚键与香豆素母核 7 位连接的 marminal（153）[249]，从车前状垂头菊（*Cremanthodium ellisii*）和云南黄皮树（*Phellodendron chinense*）中分别得到含有八个碳原子的单萜降解侧链，并通过醚键与香豆素母核 7 位连接的 crellisin B（154）[274]和 phellodenols D（155）[269]。

另外，除了前述与异戊烯基衍生基团同时取代的 4－苯代香豆素外，从新几内亚岛生长的一种蕨类植物间断毛蕨（*Cyclosorus interruptus*）叶的二氯甲烷提取物中分离得到 8 位被苯丙酰衍生基团取代的 4－苯基香豆素 interruptin A－C 和 interruptin G（156～159），它们均有抗菌作用，其中 interruptin A 对蜡状芽胞杆菌（*Bacillus cereus*）和表皮葡萄球菌（*Staphylococcus epidermidis*）显示强的抗菌活性，甚至比对照药物氯霉素的活性还要强，而 interruptin B 在相同条件下却没有抗菌活性；interruptin A 和 interruptin B 对 KB 细胞也有较强的毒性（ED_{50} = 5.1ppm 和 3.8ppm）[275]。从 *Mesua racemosa* 叶子中分离鉴定的 racemosone（160）[228]是一个 6 位被正丁酰基直接取代的 4－苯基香豆素，从巴豆藤（*Craspedolobium schochii*）中分离得到的化合物 161[276]是仅有的 3 位被苯基衍生基团取代的香豆素。

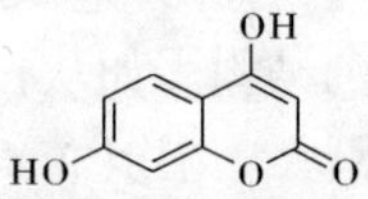
135
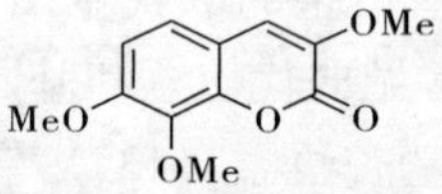
136
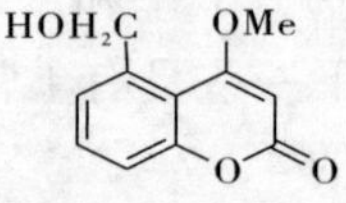
137
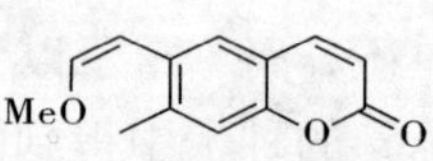
138
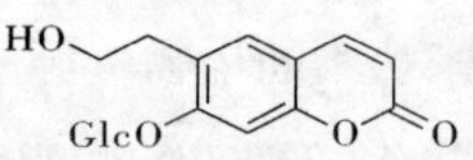
139

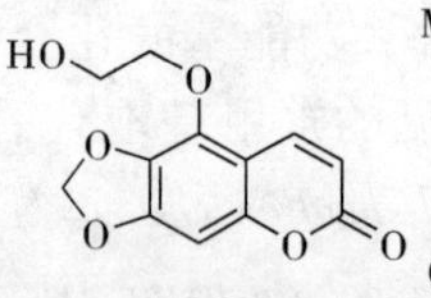
140
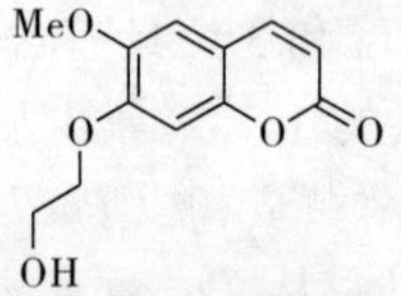
141
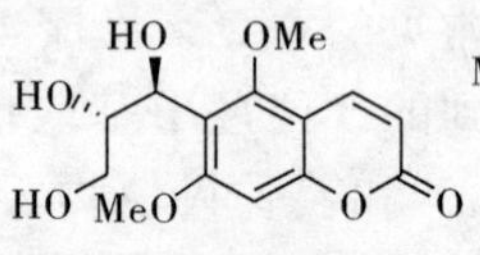
142
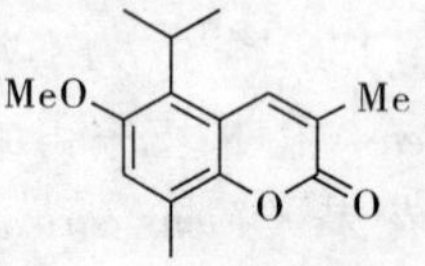
143
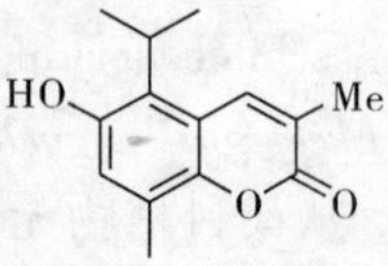
144

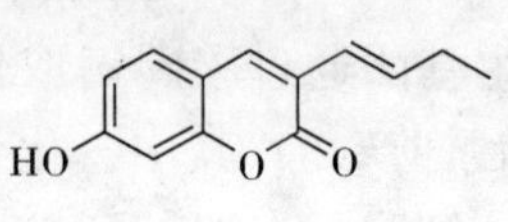
145
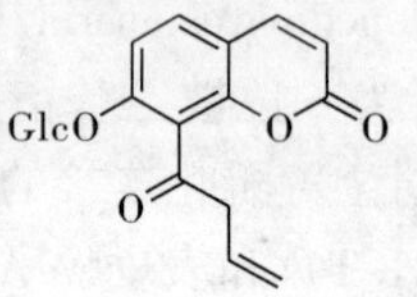
146
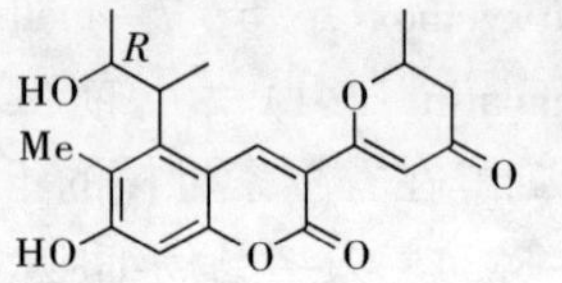
147
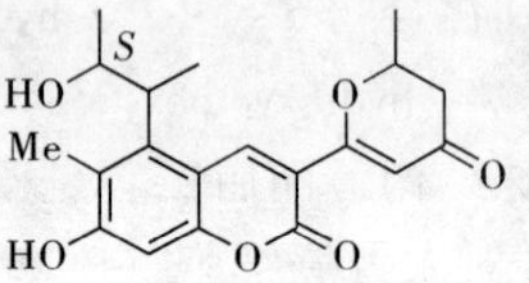
148

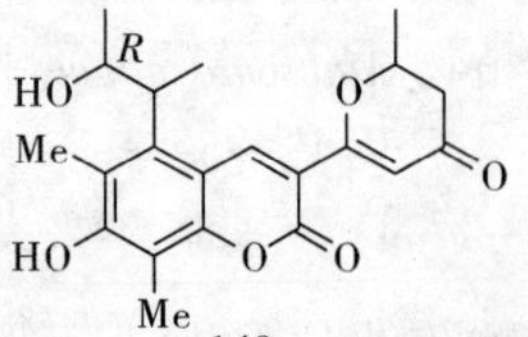
149
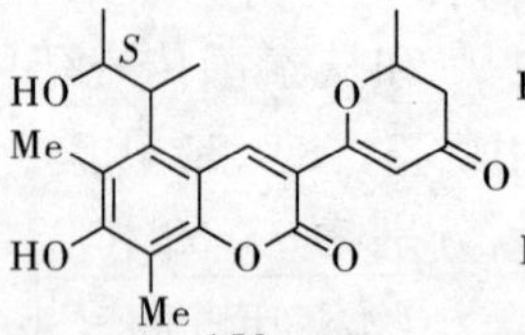
150
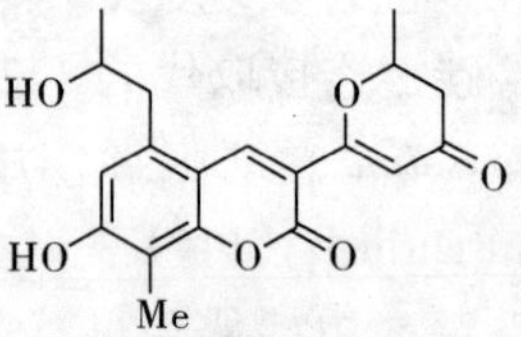
151
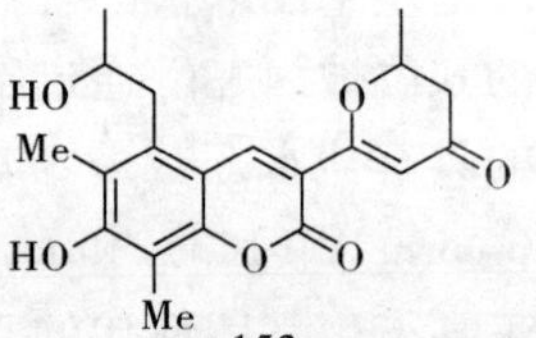
152

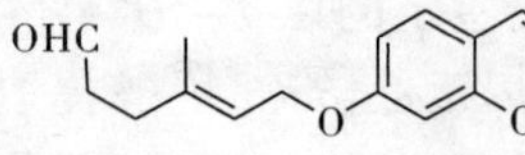
153
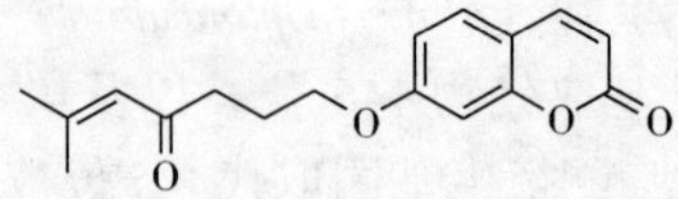
154
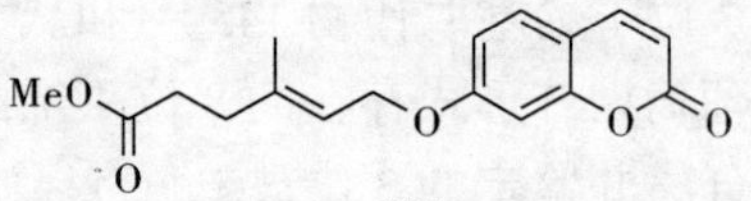
155

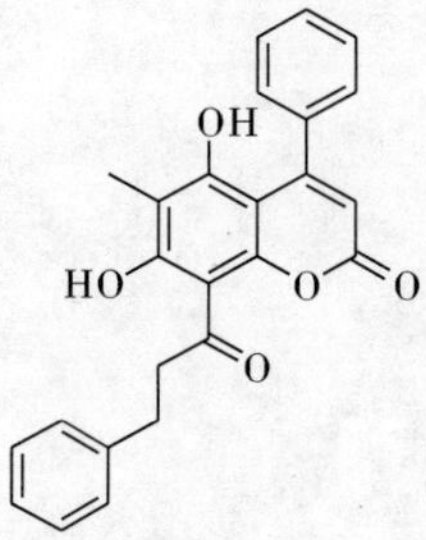
156
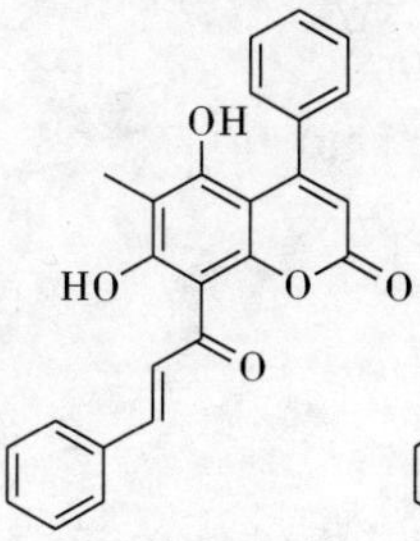
157
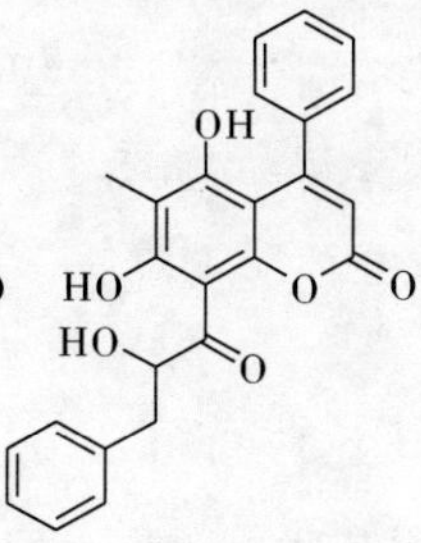
158
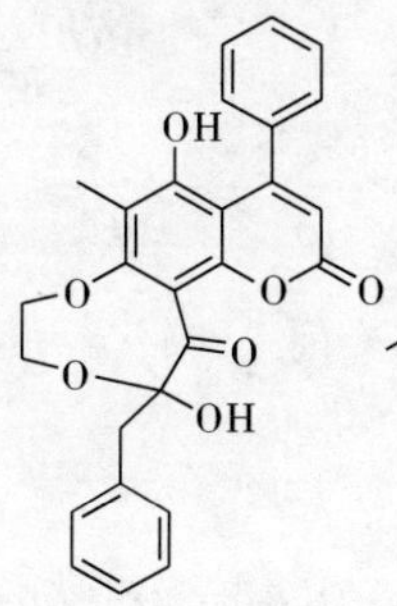
159
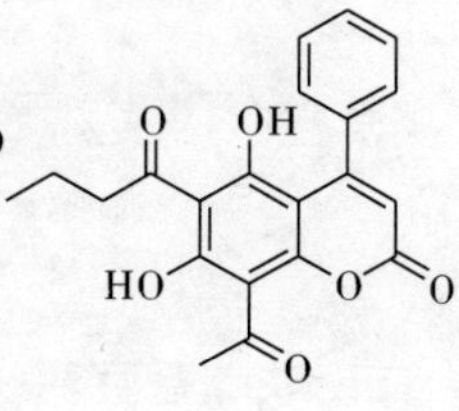
160

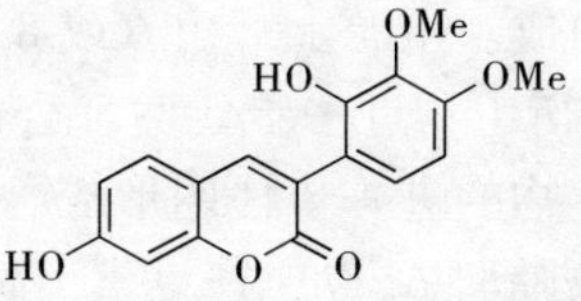
161

同时，随着近年来分离手段，如凝胶色谱和制备 HPLC 等的应用，除上面已经提到的以苷类形式分离得到的香豆素外，还鉴定了一些具有不同糖基及不同取代位置的香豆素苷。包括分别从瑞香属植物朝鲜瑞香（*Daphne koreana*）和齐墩果瑞香（*D. oleoides*）中分离鉴定的单葡萄糖苷 daphkoreanin（162）[277]和 163[270]，从葡萄属植物锦屏藤（*Cissus sicyoides*）中得到的多羟基香豆素单木糖苷 5，6，7，8 – tetrahydroxycoumarin – 5 – *O* – *β* – xylopyranoside（164）[278]，以及从 *Cruciata taurica* 中分离鉴定的葡萄糖 6 位含有乙酰基或苯丙烯酰基衍生基团酯化取代的香豆素单葡萄糖苷 7 – *O* – （6’ – acetoxy – *β* – *D* – glucopyranosyl） – 8 – hydroxy coumarin（165）和 7 – *O* – ［6′ – *O* – （3″，4″ – dihydroxycinnamoyl） – *β* – *D* – glucopyranosyl］ – 8 – hydroxycoumarin（166）[279]。近年来分离鉴定的香豆素双糖苷有从 *Eriostemon cymbiformis* 和 *E. wonganensis* 中同时得到的 isobaisseoside（167）和从前者得到 isobaisseoside – 4′ – *p* – coumarate（168）[280]，以及从 *Lonicera gracilipes* var. *glandulosa* 中得到的 aesculetin – 6 – *O* – *β* – *D* – apiofuranosyl – （1→6） – *O* – *β* – *D* – glucopyranoside（169）[281]。

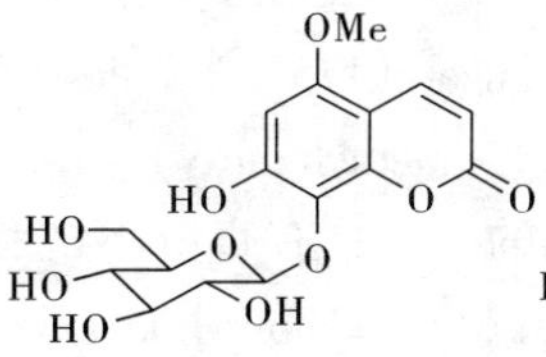
162
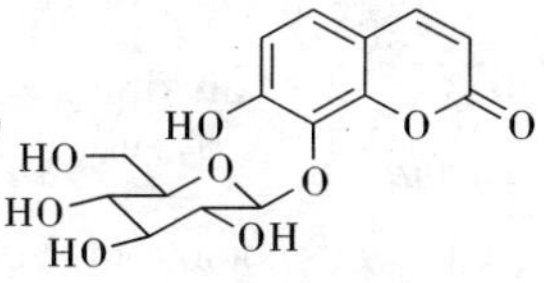
163
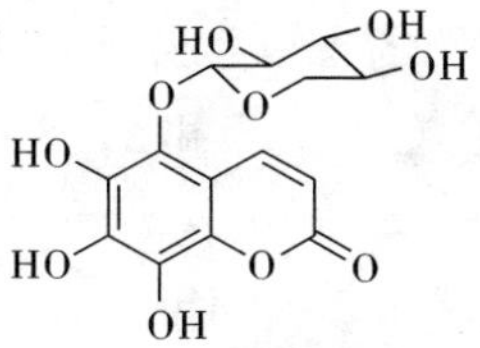
164
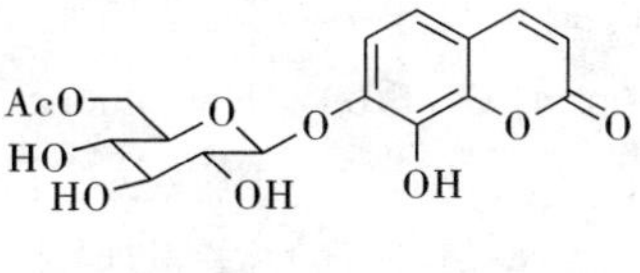
165

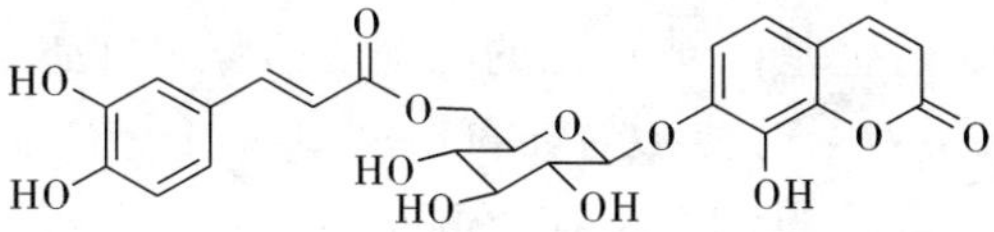
166
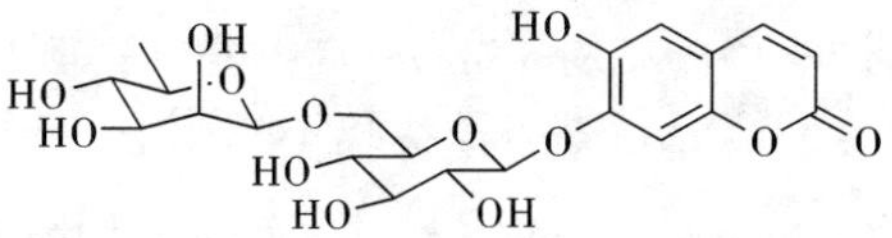
167

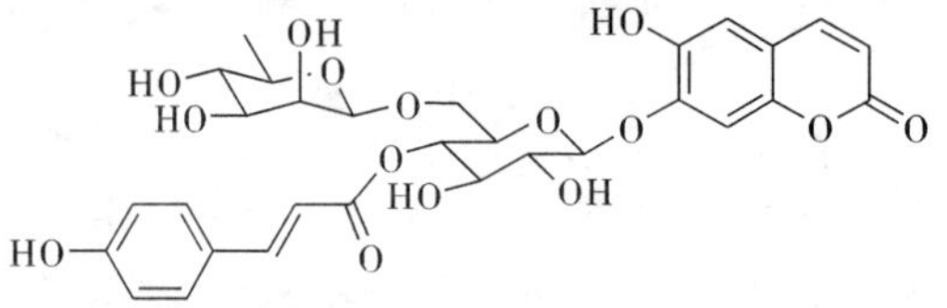
168

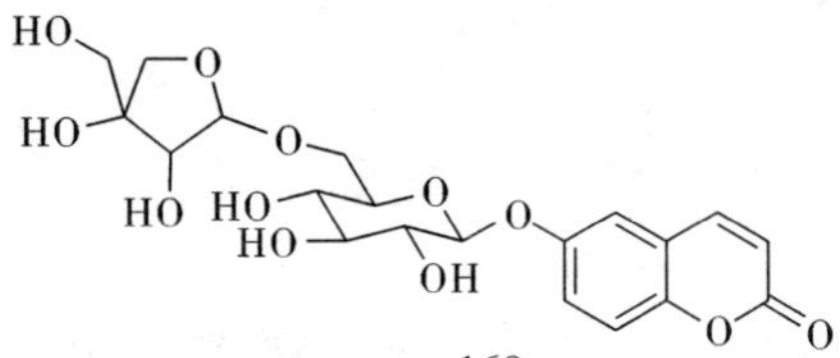
169

二、呋喃香豆素

呋喃香豆素是指结构中具有呋喃骈苯骈 α - 吡喃酮基本结构单元的香豆素类化合物，是由呋喃环与香豆素母核相互稠合而成。生源上，由 6 或 8 位上有通过碳碳键连接的异戊烯基衍生取代基的 7 - 羟化香豆素或其衍生物进一步代谢环合产生，或由 7 位通过醚键连接的异戊烯基衍生基团的香豆素或其衍生物的进一步代谢形成。因此，结构中呋喃环部分的氧原子均在香豆素母核的 7 位上，形成呋喃骈 6，7 - 香豆素（又称直型）和呋喃骈 7，8 - 香豆素（又称角型）两个主要类型；此外，在一些植物中也发现存在许多呋喃骈 3，4 - 香豆素的衍生物；以下对近年来相关化合物的进展情况分别进行总结。

（一）直型呋喃香豆素　根据呋喃环部分的还原程度，直型呋喃香豆素存在呋喃和双氢呋喃两种情况，主要以苷和苷元的形式存在，结构中除常见的羟基和甲氧基取代基团外，还经常存在由异戊烯基衍生的各种取代基团。结构的变化主要由取代基的位置不同、异戊烯基衍生取代基团及其取代位置不同以及苷化类型和位置的不同所产生。近 10 年来，分离鉴定的直型呋喃香豆素相对较少，除从具有燥湿杀虫、散寒祛风和温肾壮阳功效的中药蛇床（*Cnidium monnieri*）及 *Millettia thonningii*，具有祛风除湿、疏经活络、促进血液循环、缓解肌肉及关节疼痛功效的伞形科植物白云花（*Heracleum rapula*）以及 *Limonia crenulata* 中分别分离得到一个简单的 5 位醛基取代的呋喃香豆素 5 - formylxanthotoxol（170）[15]、一个 3 - 苯基衍生物取代呋喃香豆素（171）[282]、一个简单呋喃型香豆素单糖苷 8 - hydroxy - 5 - *O* - *β* - *D* - glucosylpsoralen（172）[283] 和一个 5 位有异戊烯基通过碳碳键连接取代的呋喃型香豆素双糖苷 alloimperatorin - 8 - *O* - rutinoside（173）[284] 外，其他化合物结构中香豆素母核上均具有通过醚键连接的异戊烯基衍生基团。包括从植物欧前胡（*Peucedanum ostruthium*）、*Ferulago capillaris* 和同属植物 *F*. *brachyloba*、麝香根（*Ferula sumbul*）和兴安白芷（*Angelica dahurica*）中分别得到含有单异戊烯基衍生基团的香豆素苷元 174[212]、(+) - senecioylprangol（175）[285]、fesumtuorin A（176）、fesumtuorin B（177）[286] 和 5，8 - di（2，3 - dihydroxy - 3 - methylbutoxy）- psoralen（178）[287]；以及从中药羌活（*Notopterygium incisum* Ting）中分离到的 5 位具有直链不饱和单萜跨氧取代的直型呋喃香豆素 ethylnotopterol（179）、notoptolide（180）和 anhydronotoptoloxide（181）[288]。另外，从伞形科植物栓翅芹（*Prangos pabularia*）、珊瑚菜（*Glehnia littoralis*）和白云花（*Heracleum rapula*）中分别得到异戊烯衍生基团被苷化的呋喃香豆素苷 Pabularin A - C（182 ~ 184）[289]、化合物 185 和 186[214] 及 13 - *O* - [*β* - *D* - apiofuranosyl - (1→6) - *β* - *D* - glucopyranosyl] - (12*R*) - heraclenol（187）[290]。有意思的是，在 Pabularin A - C（182 ~ 184）中，葡萄糖 2 位与香豆素支链相连，而端基碳原子与一个 γ - 吡喃酮单元成苷[289]。

另外，近 10 年来，分离鉴定的直型双氢呋喃香豆素结构的 2′位均有异丙基衍生基团，事实上可能是生物代谢过程中对应呋喃香豆素的前体，包括：从 *Calophyllum teysmannii* var.

inophylloide、地中海药用植物 *Opopanax chironium*、*Ferulago capillaris* 和同属植物 *F*. *brachyloba* 中分别以苷元形式得到的 8 位苯甲酰基取代的特殊 4 - 苯基直型双氢呋喃香豆素衍生物 188[291]、含有异丙酰基或异戊烯酰基酯化连接的直型双氢呋喃香豆素衍生物 189、190[292]、(-) - 3′ - senecioyloxymarmesin（191）、(+) - 3’ - hydroxyprantschimgin（192）和（ +) - 2″ - senecioyloxymarmesin（193）[285]；及从九里香（*Murraya paniculata*）、*Diplolophium buchananii* ssp. *Swynnertonii* 和紫花前胡（*Peucedanum decursivum*）中以单糖苷形式得到的二氢呋喃香豆素衍生物 marmesin - 4′ - O - α - L - arabinopyranoside（194）[219]、（195）[293] 和 decuroside Ⅵ (196)[294]；另外，从具有发汗退热和镇痛功效的伞形科植物珊瑚菜（*Glehnia littoralis*）中还得到一个直型二氢呋喃香豆素双糖苷（197）[214]。

在报道的以上化合物中，5，8 位双异戊烯基衍生基团取代的化合物 178 对亮白曲霉（*Aspergillus candidus*）有一定的抑制活性；化合物 187 具有较弱的抗凝血活性。其他化合物均无活性测定结果。

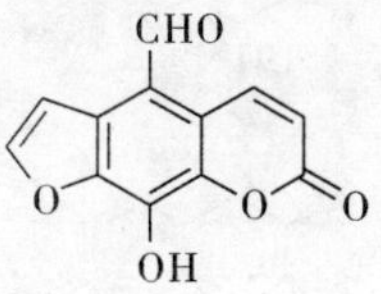
170

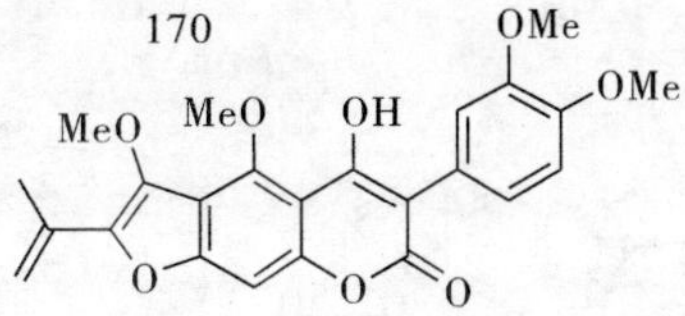
171

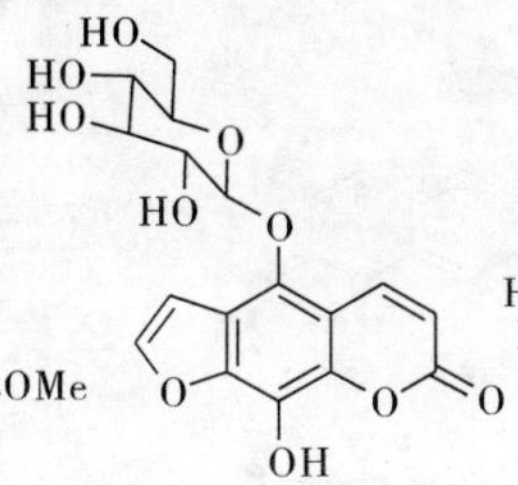
172

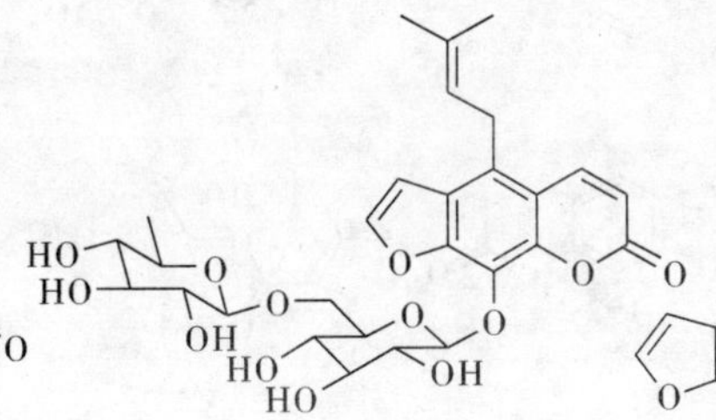
173

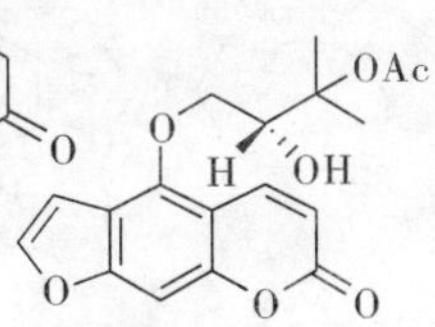
174

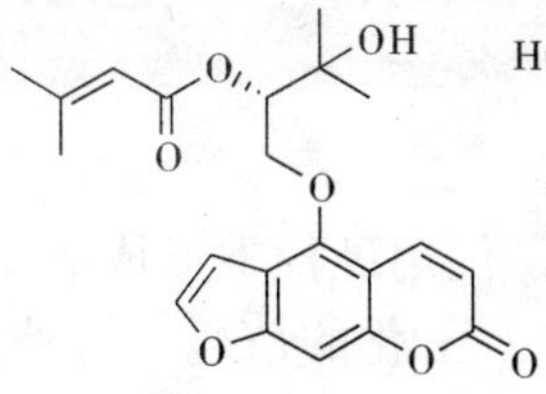
175

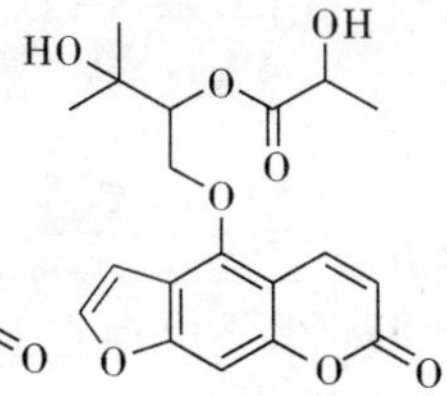
176

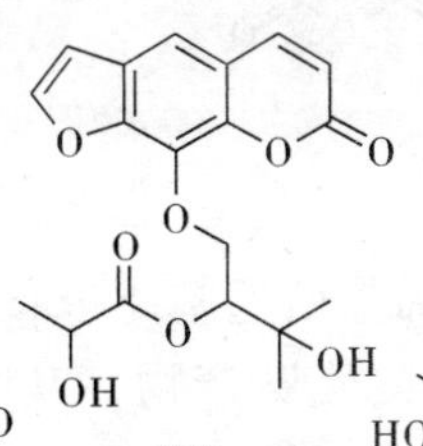
177

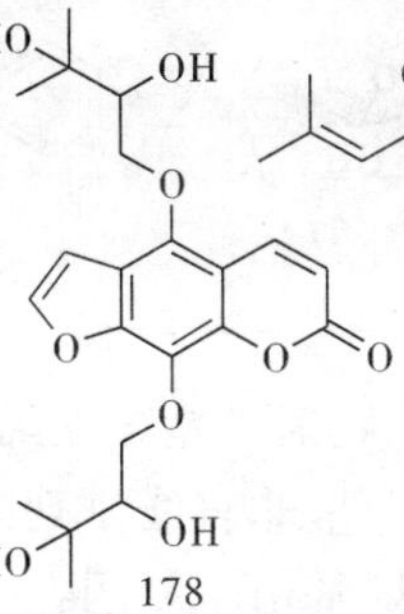
178

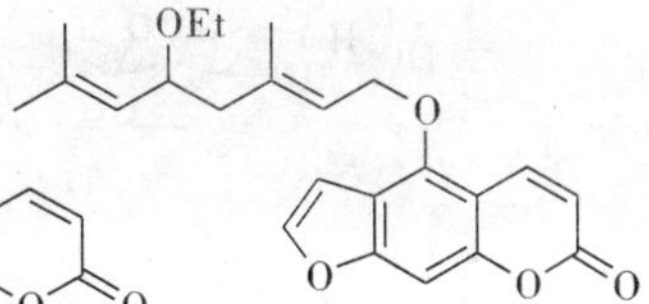
179

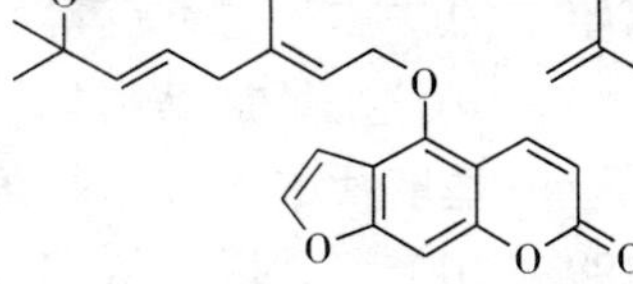
180

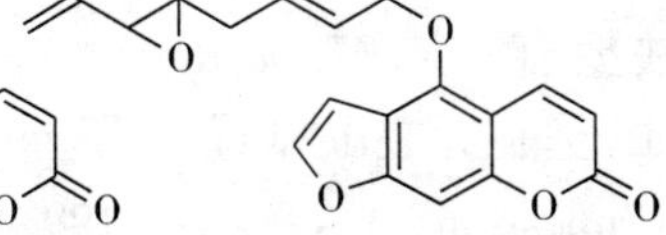
181

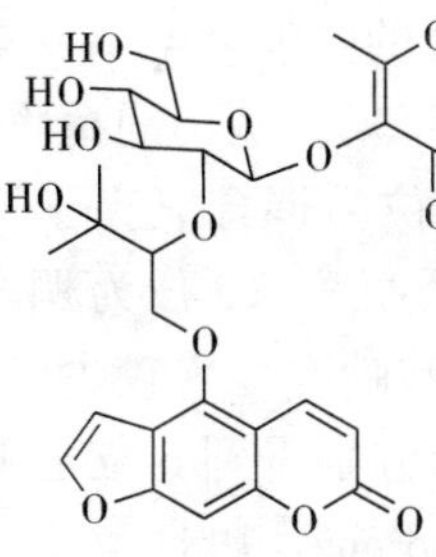
182

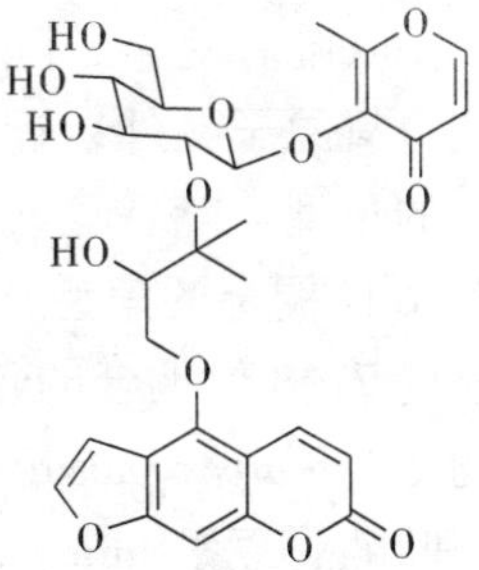
183

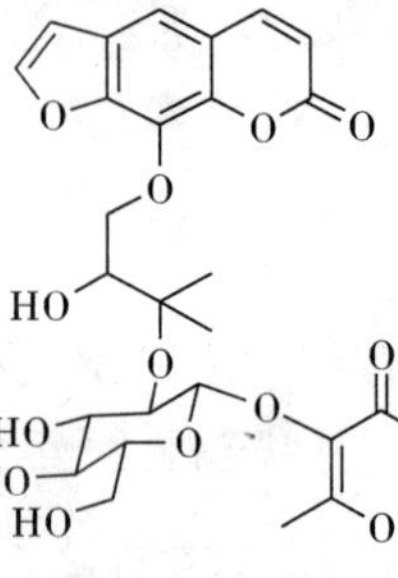
184

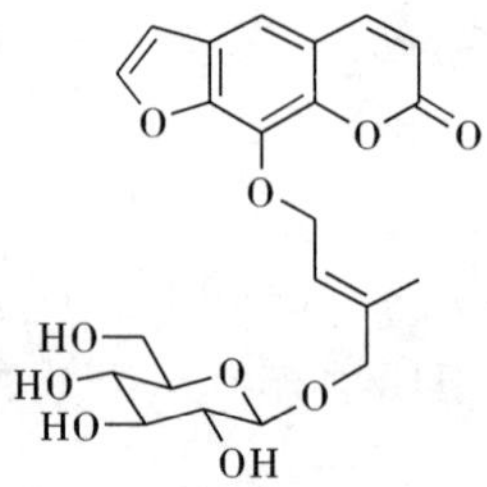
185

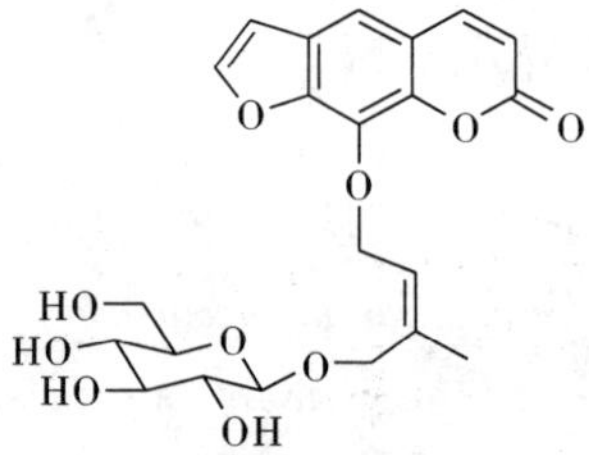
186

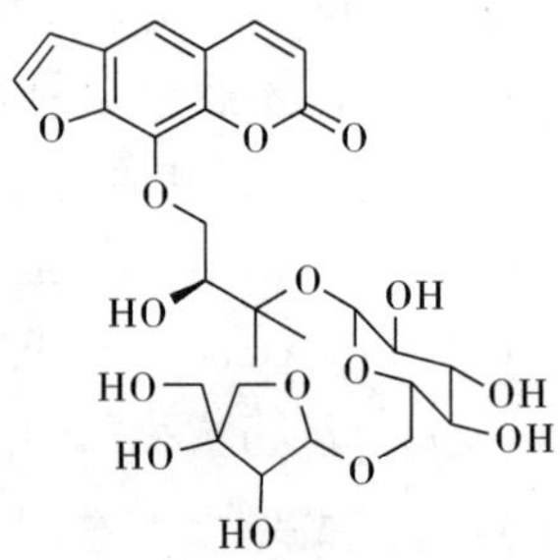
187

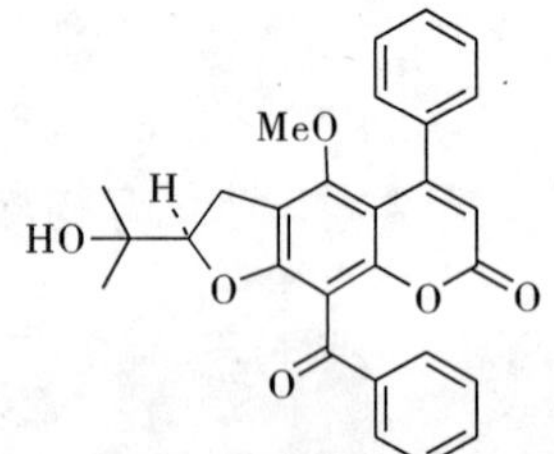
188

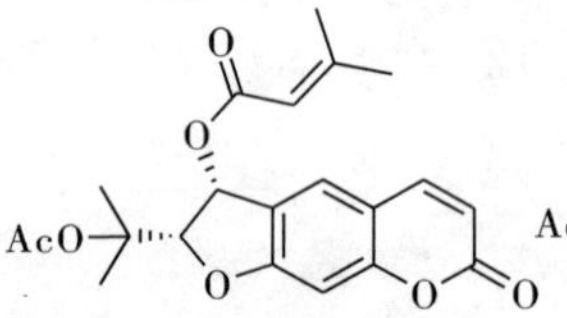
189

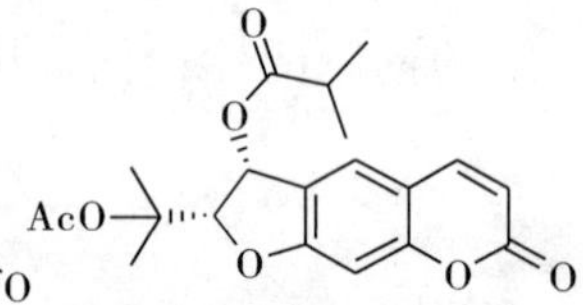
190

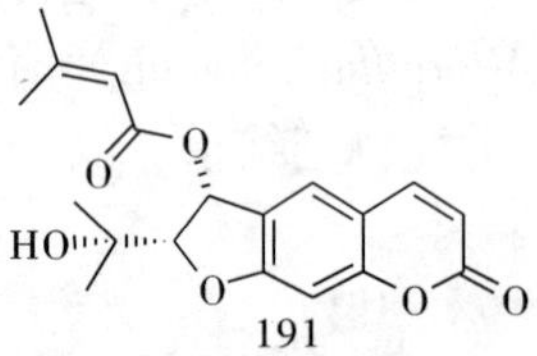
191

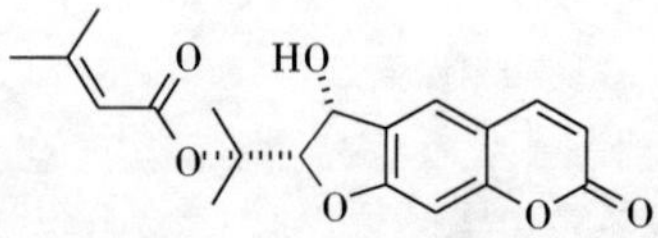
192

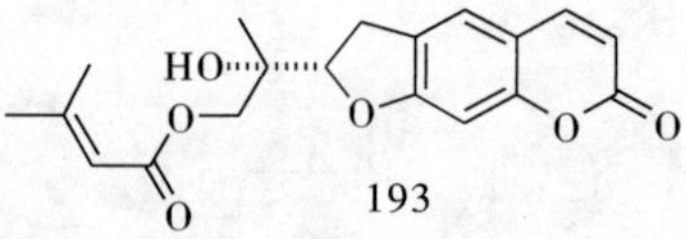
193

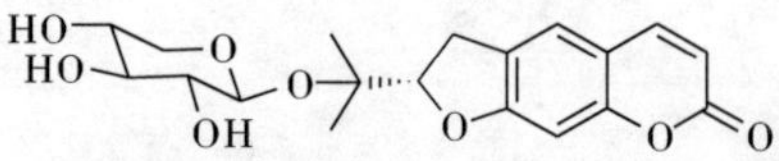
194

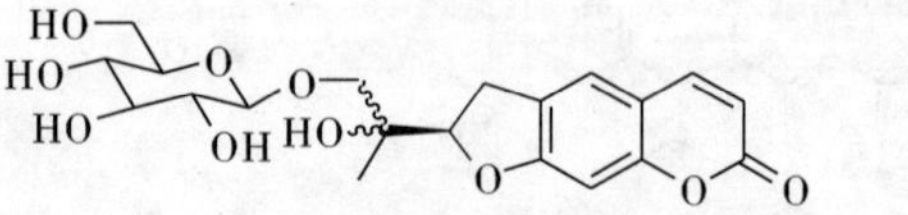
195

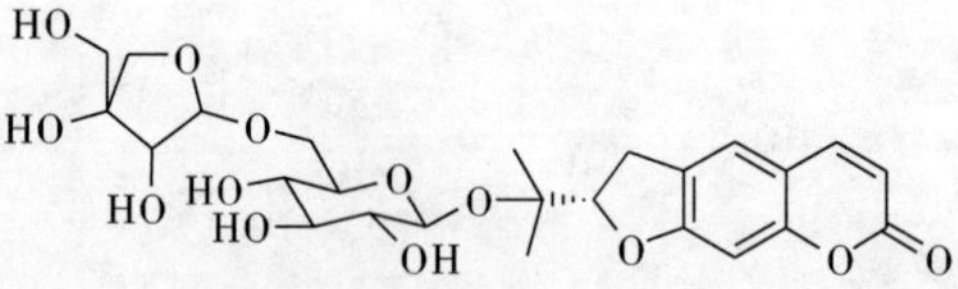
197

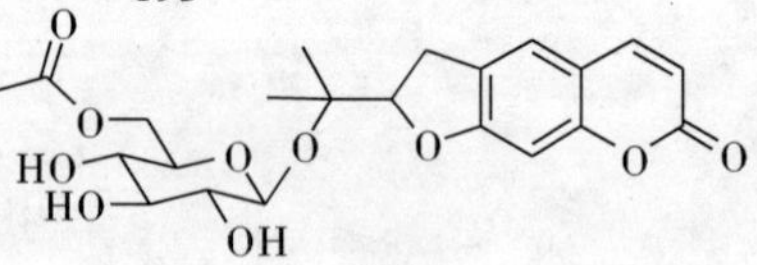
196

（二）角型呋喃香豆素　是异戊烯基衍生基团取代的香豆素在生物代谢过程中形成的呋喃环与香豆素母核稠合呈非直线排列的代谢产物，呋喃环部分也存在双氢化的情况。另外，根据代谢过程中异戊烯基衍生基团在香豆素母核上的取代位置不同，可形成稠合位置不同的角型呋喃香豆素，除常见的呋喃环与香豆素母核的7，8位稠合的角型呋喃香豆素（7位为稠合氧原子）外，近10年来，从不同植物中上发现了许多呋喃环与香豆素母核的3，4位稠合的角型呋喃香豆素（4位为稠合氧原子），同时也得到几个少见的呋喃环与香豆素母核的5，6位稠合的角型呋喃香豆素（5位为稠合氧原子）。近年来分离鉴定的呋喃环与香豆素母核的7，8位稠合的角型呋喃香豆素较少，主要有：从 *Mesua racemesa* 和马达加斯加岛雨林植物 *Ochrocarpos punctatus* 中分别得到6位正丁酰基、异戊酰基或异丙基酰基取代的4位苯基角型呋喃香豆素 furanoracemosone（198）[228] 和 ochrocarpins A－B，D（199～201）[295]；以及从 *Tordylium apulum*、*Chorilaena quercifolia*、*Ochrocarpos punctatus*、间断毛蕨（*Cyclosorus interruptus*）和 *Calophyllum dispar* 中分别得到的7，8位稠合的双氢角型呋喃香豆素2′（*S*），3′（*R*）－2′

-acetoxyisopropyl-3′-acetoxy-2′, 3′-dihydroangelicin（202）[296]、化合物 203[250]、ochrocarpins F-G（204~205）[295]、interruptin D~F（206~208）[275]和 209[226]。呋喃环与香豆素母核的 3, 4 位稠合的角型呋喃香豆素较多，包括：从楝科植物 *Ekebergia pterophylla* 中分离鉴定 5-甲基取代的典型角型呋喃香豆素 pterophyllins 2 和 4（210~211）[297]；以及从 *Ekebergia pterophylla*、*Glaucidium palmatum*、*Chaptalia nutans*、短萼斑鸠菊（*Vernonia brachycalyx*）、*Ferula ferulioides*、*Ferula pallida* 和阜康阿魏（*Ferula fukanensis*）中依次分离得到双氢角型呋喃香豆素 pterophyllins 1 和 5（212、213）[297]、glaumacidines A 和 B（214、215）[298]、化合物 216~218[299]、219~220[300]、221~224[301]、pallidones B（225）[260]和 226~230[261]。此外，还从藤黄科植物 *Calophyllum teysmannii* var. inophylloide 和 *Ochrocarpos punctatus* 中分别得到少见的呋喃环与香豆素母核的 5, 6 位稠合的角型 4-苯基双氢呋喃香豆素 hydrohydroxyisocalanone（231）[302]和 ochrocarpin E（232）[295]。此外，从 *Mammea harmandii* 中发现的 mammearin A（233）[227]是一个不多见的由 4 位碳碳连接的取代基团与香豆素母核的 5 位羟基环合形成的一个特殊呋喃香豆素。

在以上化合物中，glaumacidines A、B（214~215），两者都能抑制微管蛋白的聚合，但拥有反式甲基的 glaumacidines A 的活性（IC_{50} = 10.0μM）比 glaumacidines B 强 3 倍。两者对 KB 细胞也有较强的细胞毒性作用（IC_{50}分别为 23.0μg/ml 和 17.0μg/ml），研究还发现当 C-15 位有小的取代基团，C-10 和 C-11 为顺式结构时细胞毒性的作用更强。以上研究结果表明该类化合物中香豆素母核与二氢呋喃结合对微管的稳定活性起到非常重要的作用，可以作为一种新的稳定微管的天然药物；4-苯基呋喃香豆素 ochrocarpins A~C、E~G（199~201, 204~205, 232），均对 A-2780 卵巢癌细胞系显示不同程度的细胞毒性作用，IC_{50}最低为（3.8±0.3）μg/ml，最高不超过（8.9±0.6）μg/ml；化合物 226~230 对 NO 的产生具有很强的抑制作用，IC_{50}分别为 31.2、13.0、16.2、11.1 和 8.9μM，初步构效关系分析发现，侧链片段中 α、β 不饱和酮官能团的存在及双键的位置和几何构型对活性均有重要作用。

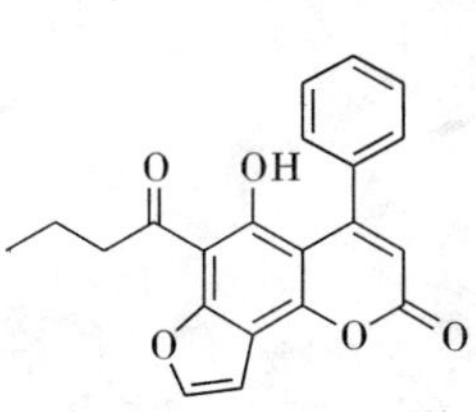
198

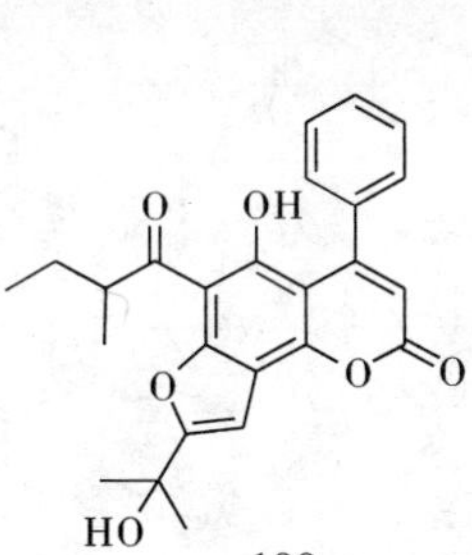
199

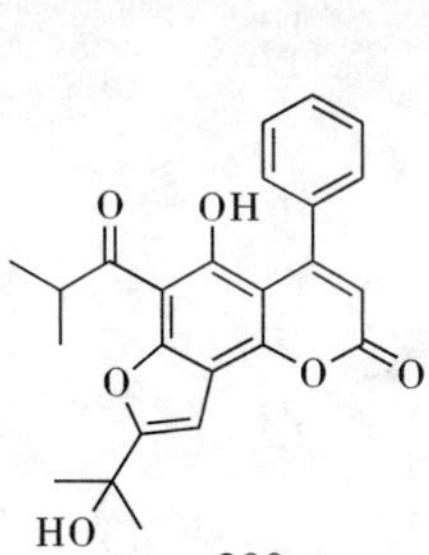
200

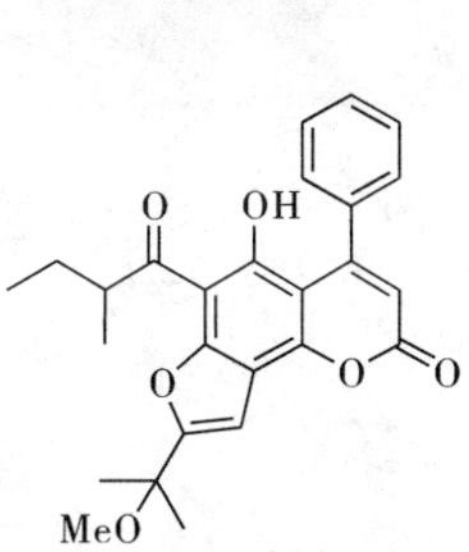
201

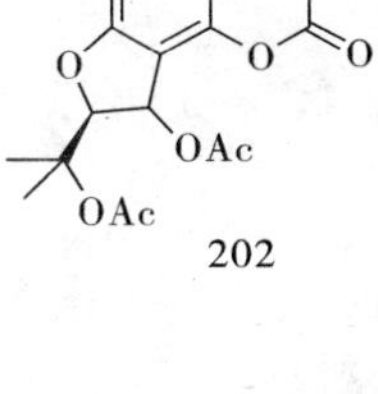
202

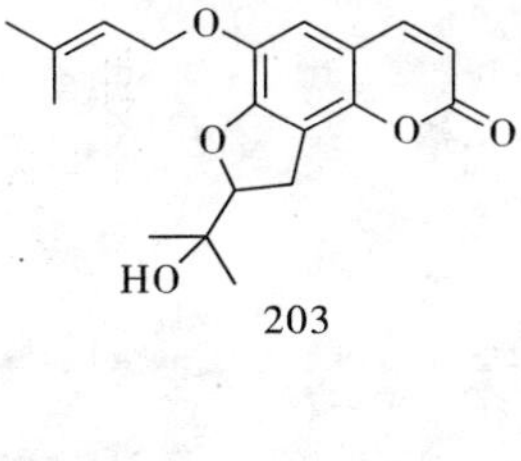
203

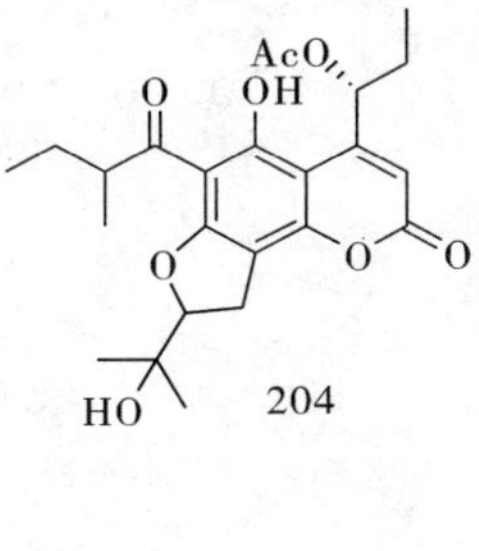
204

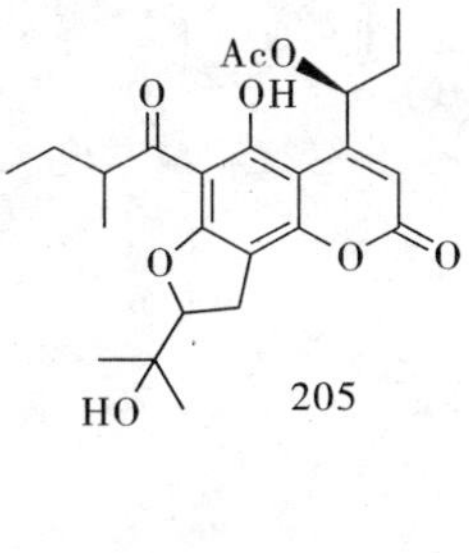
205

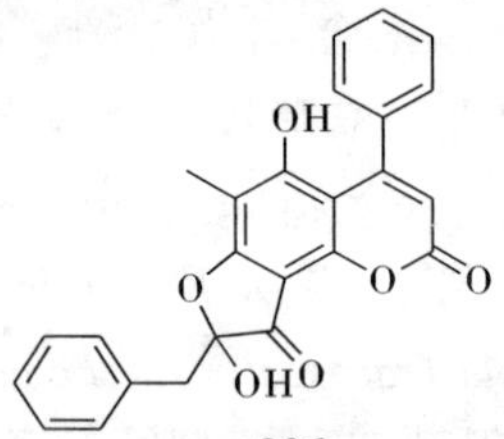
206
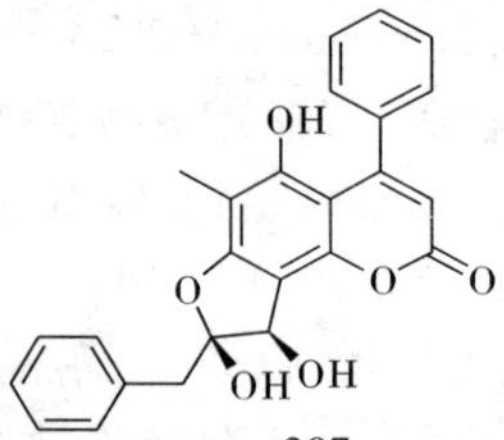
207
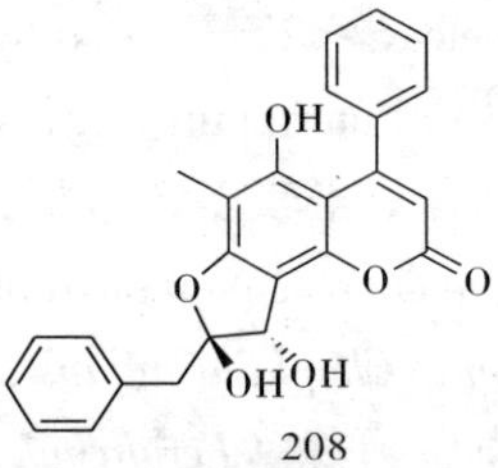
208
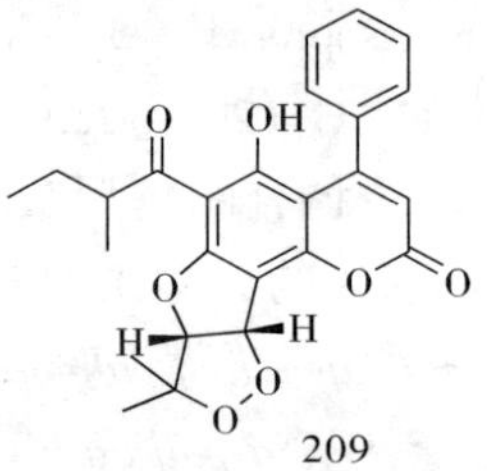
209
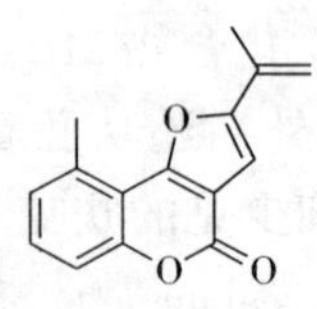
210
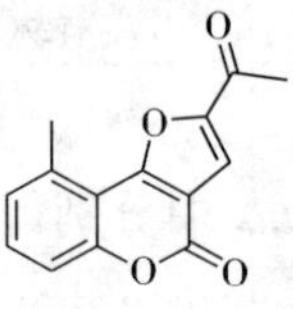
211
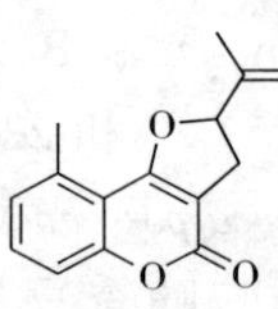
212
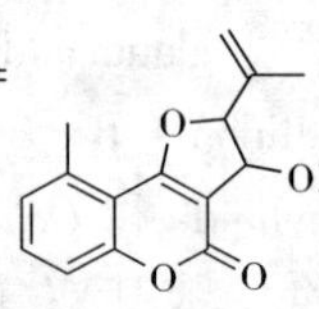
213
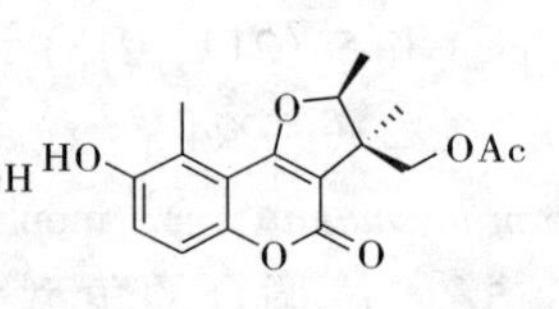
214
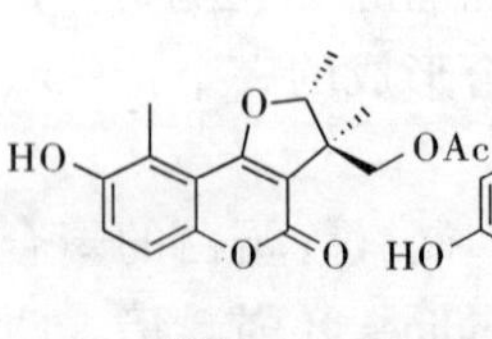
215
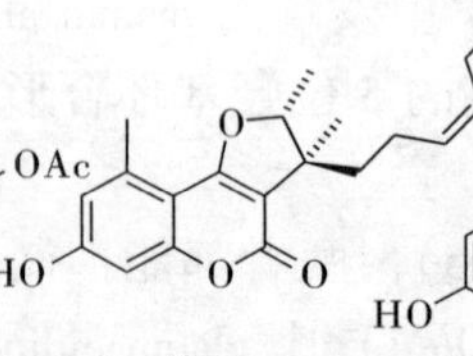
216
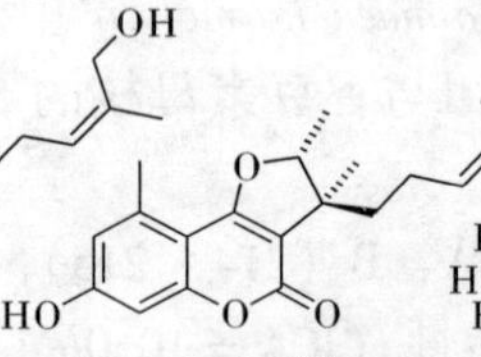
217
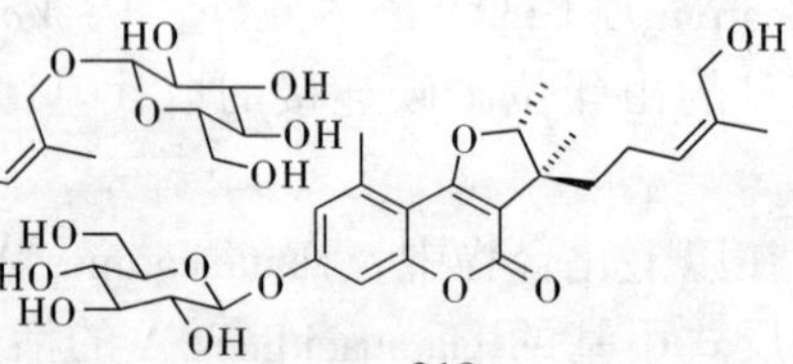
218
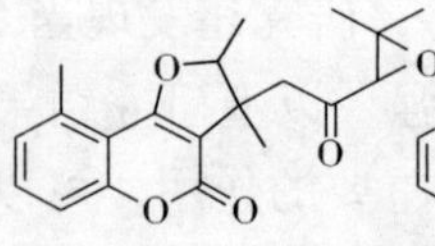
219
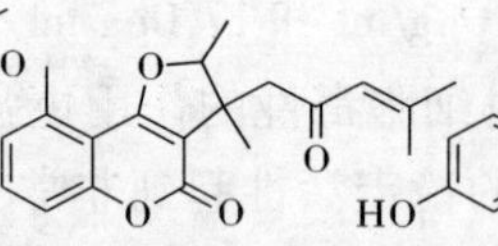
220
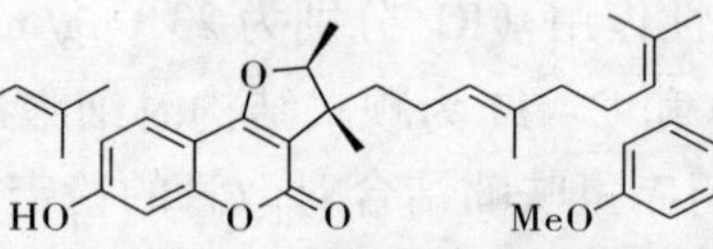
221
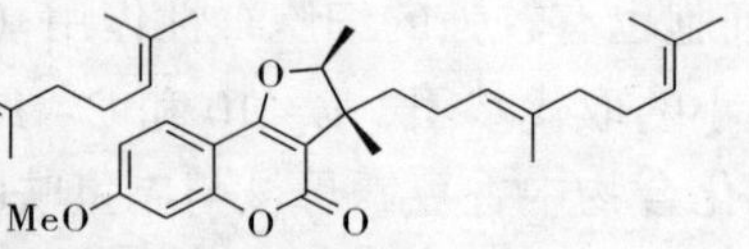
222
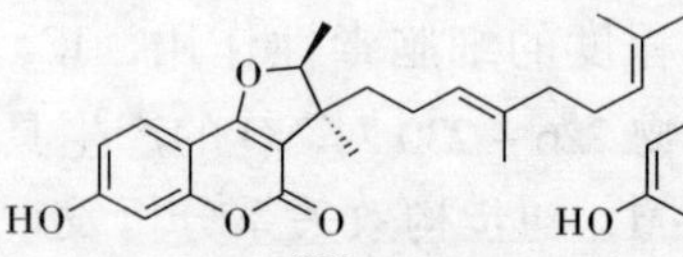
223
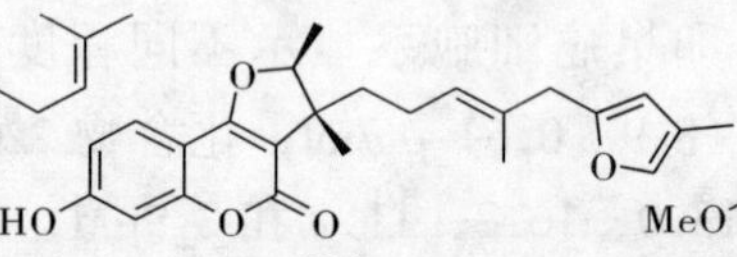
224
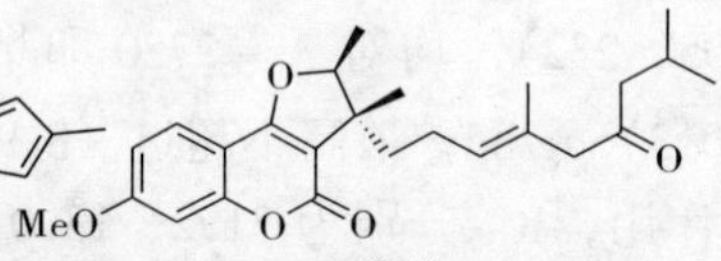
225
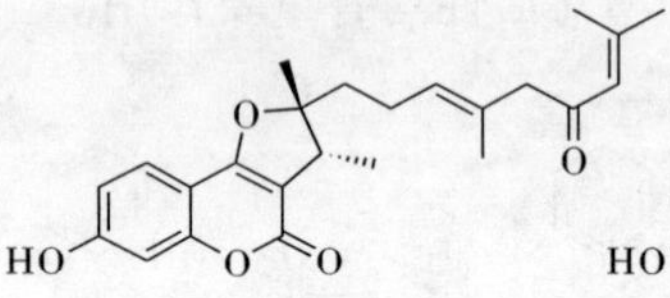
226
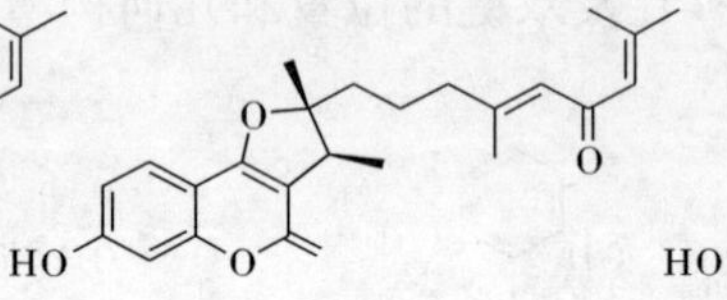
227
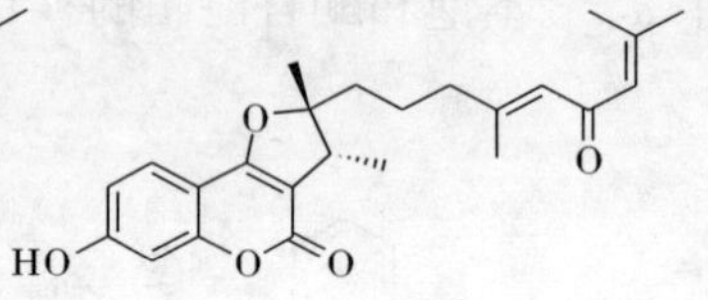
228
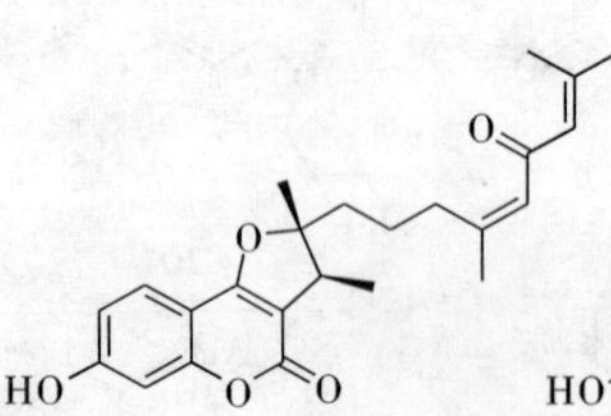
229
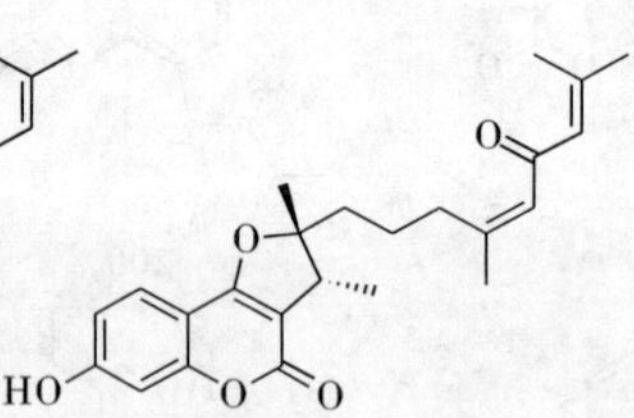
230
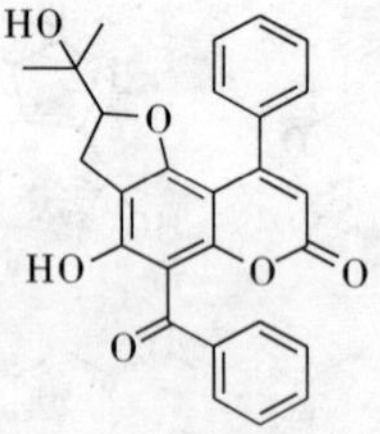
231
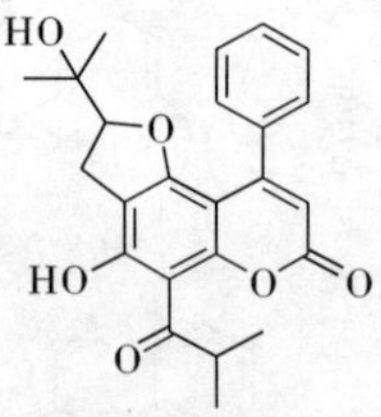
232
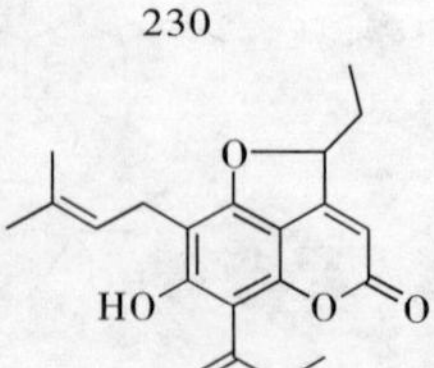
233

三、吡喃香豆素

吡喃香豆素是指结构中具有吡喃骈苯骈 α－吡喃酮基本结构单元的香豆素类化合物，是由吡喃环与香豆素母核相互稠合而成。生源上，与呋喃香豆素相似，由 6 或 8 位上有通过碳碳键连接的异戊烯基衍生取代基的 7－羟化香豆素或其衍生物进一步代谢环合产生，或由 7 位通过醚键连接的异戊烯基衍生基团的香豆素或其衍生物的进一步代谢形成。因此，结构中吡喃环部分的氧原子通常在香豆素母核的 7 位上，形成吡喃骈 6，7－香豆素（又称直型）和吡喃骈 7，8－香豆素（又称角形）两个主要常见类型；此外，在一些植物中也发现其他骈合方式的吡喃香豆素。以下对近年来相关化合物的进展情况进行总结。

（一）直型吡喃香豆素　根据吡喃环部分的还原程度，直型吡喃香豆素存在吡喃和双氢吡喃两种情况，主要以苷和苷元的形式存在，结构中除常见的羟基和甲氧基取代基团外，经常有异戊烯基衍生的取代基团。结构的变化主要是由异戊烯基衍生基团的变化和其在母核上的取代方式、位置和数目以及苷化类型和位置的不同所产生。近 10 年来，从天然生物资源中分离鉴定的直型吡喃香豆素较少，主要包括：从刺桐（*Erythrina indica*）、*Geijera paniculata*、*Limonia crenulata* 和 *Paramignya monophylla* 中分别得到一个罕见的 3 位对羟基苯取代的 indicanine B（234）[303]；8 位有异戊烯基通过醚键连接的 235[304]、5 位有异戊烯基通过醚键连接、8 位有异戊烯基衍生基团通过碳碳键连接的 236[284]、8 位有无环倍半萜衍生基团通过碳碳键连接的 237～240[305,306] 等典型直型吡喃香豆素；从紫花前胡（*Peucedanum decursivum*）根中得到的含有数目和类型不同的烷氧基或酰氧基取代基团的直型双氢吡喃香豆素（241～244）[307]；以及从假黄皮（*Clausena excavata*）根皮和葡萄柚（*Citrus paradisi*）与福桔（*C. tangerina*）的杂交品种的根中分离鉴定的 3 和 8 位含有通过碳碳键连接的异戊烯基衍生基团 1，1－二甲基烯丙基的双氢直型吡喃香豆素 claucavatin A（245）、claucavatin B（246）[308] 和 trans－clausarinol（247）[309]。另外，Sohrab 等从黄皮属植物七叶黄皮（*Clausena heptaphylla*）中得到 2 个结构新颖的直型吡喃骈吡喃香豆素 lunamarins A 和 B（248－249）[310]。以上化合物均无活性报道。

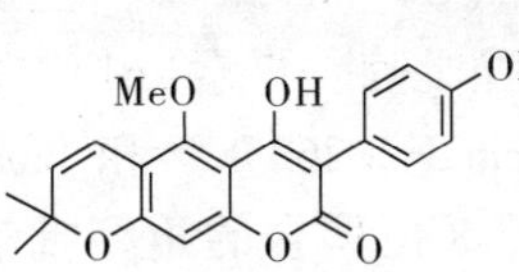

234

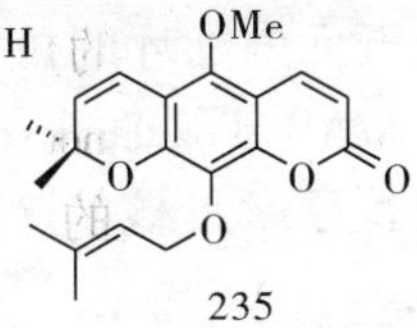

235

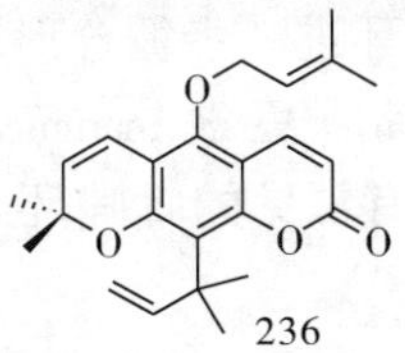

236

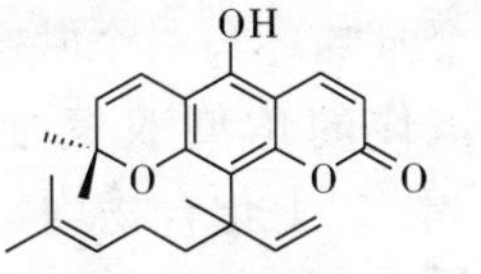

237

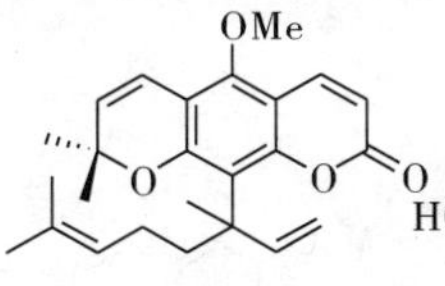

238

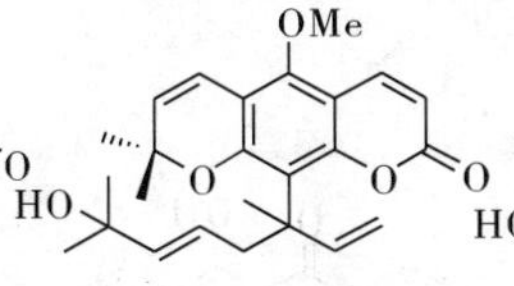

239

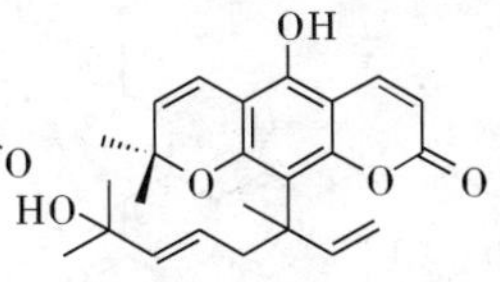

240

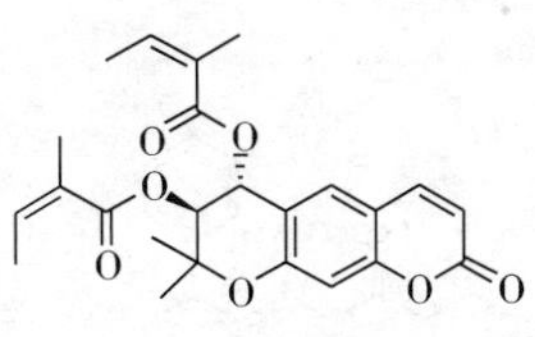

241

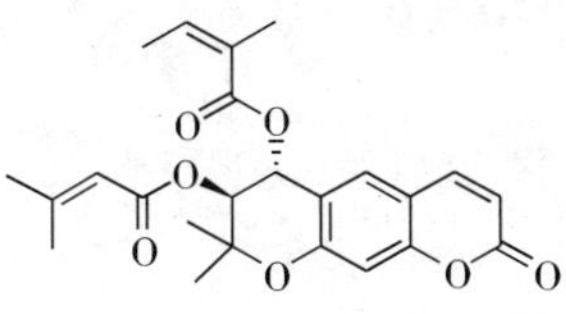

242

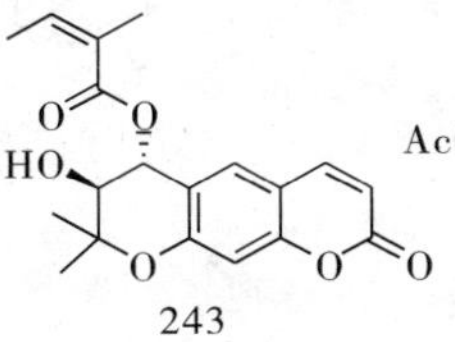

243

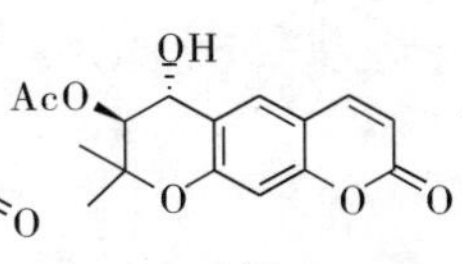

244

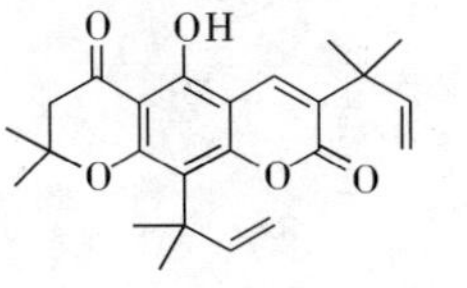

245

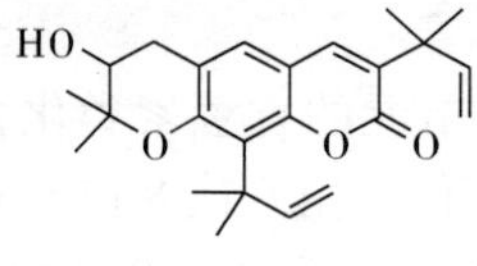
246

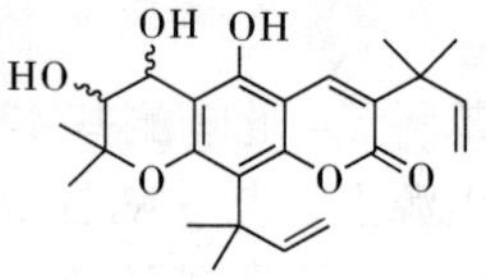
247

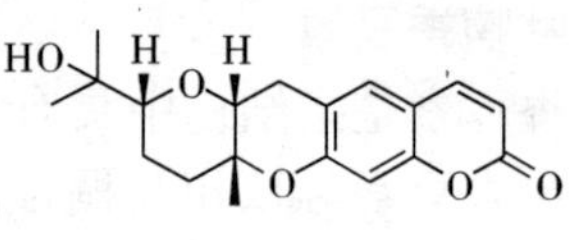
248

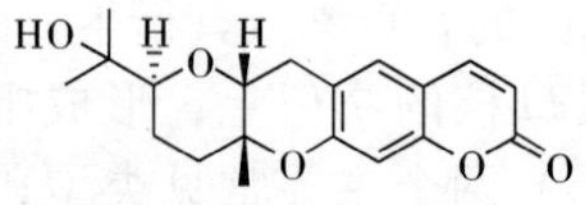
249

（二）角型吡喃香豆素　是异戊烯基衍生基团取代的香豆素在生物代谢过程中形成的吡喃环与香豆素母核稠合呈非直线排列的代谢产物，吡喃环部分双氢化的情况较多。另外，根据代谢过程中异戊烯基衍生基团在香豆素母核上的取代位置不同，可形成稠合位置不同的角型吡喃香豆素，除常见的吡喃环与香豆素母核的7，8位稠合的角型吡喃香豆素（7位为稠合氧原子）外，吡喃环与香豆素母核的5，6位稠合的情况较多（5位为稠合氧原子），同时也有其他位置稠合的结构，但不常见。近10年来的从不同生物资源中得到的相关角型吡喃香豆素如下：从 *Kielmeyera elata* 和同属植物 *K. argentea* 的茎，以及泰国黄果木（*Mammea siamensis*）的干燥花中各得到一个典型的角型吡喃香豆素，其中一个为4－苯基取代的 hydroxymammeigin（250）[311]，两个为4－正丙基取代角型吡喃香豆素251[312]和 mammea B/AC cyclo D（252）[313]。从 *Ticorea longiflora* 的茎、阿米芹（*Ammi visnaga*）的果实、伞形科植物广西前胡（*Peucedanum guangxiense*）的根、*Angelica furcijuga* 的根和白花前胡（*Peucedanum praeruptorum*）的根中依次得到一个简单的角型双氢吡喃香豆素（－）6－methoxy－trans－khellactone（253）[314]及一个葡萄糖苷 cis－khellactone－3′－β－D－glucopyranoside（254）[315]、及在呋喃环上含有乙酰基、丙酰基、异丁酰基和异戊烯衍生酰基酯化取代的角型双氢吡喃香豆素 peguangxienin（255）[316]、hyuganins A－D（256－259）[317]和260[318]。另外，从芸香科植物 *Rauia resinosa* 和胡桐属植物 *Calophyllum dispar* 茎皮和西贡胡桐（*C. brasiliense*）茎皮中分别得到一个吡喃环与一个呋喃环进一步稠合形成五元内酯环的角型吡喃香豆素261[319]，及4位被苯环取代的角型双氢吡喃香豆素 mammea A/AB dioxalanocyclo F（262）[226]和 brasimarin A（263）[320]。以上化合物均具有常见的吡喃环与香豆素母核的7，8位稠合的角型吡喃香豆素母核结构（7位为稠合氧原子）。

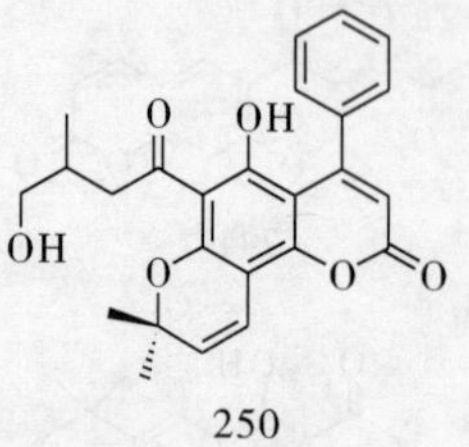
250

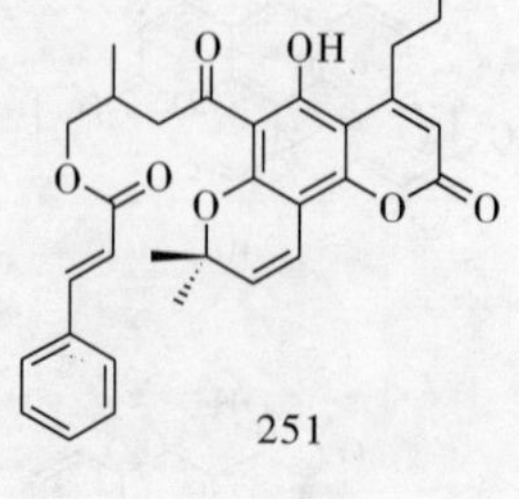
251

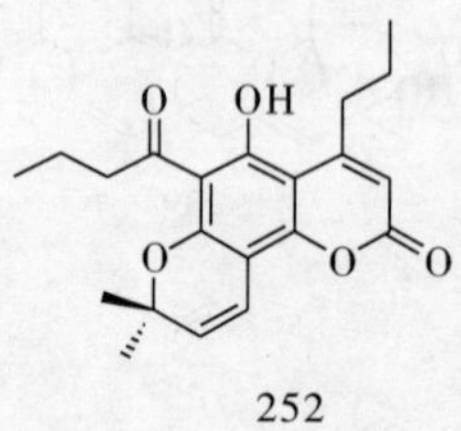
252

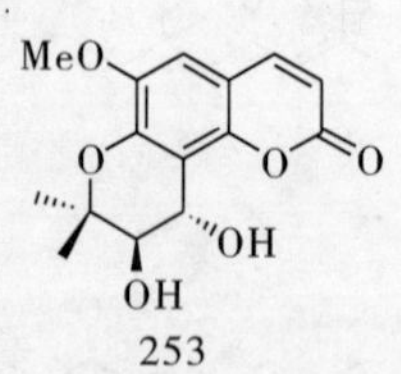
253

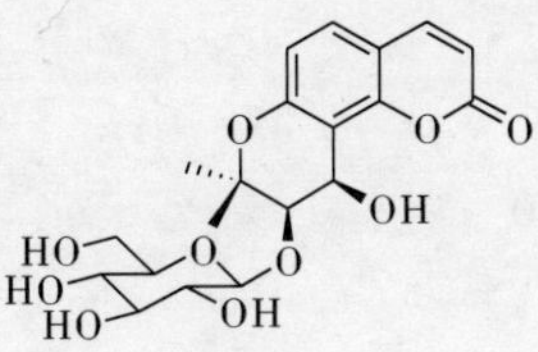
254
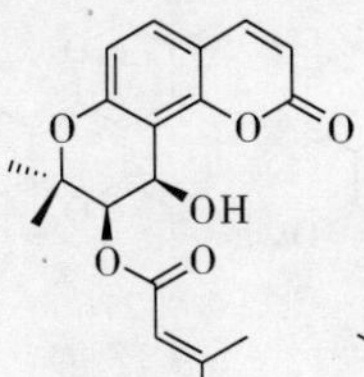
255
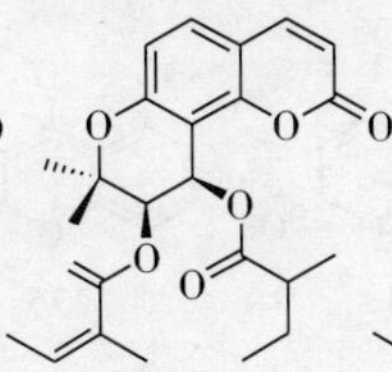
256
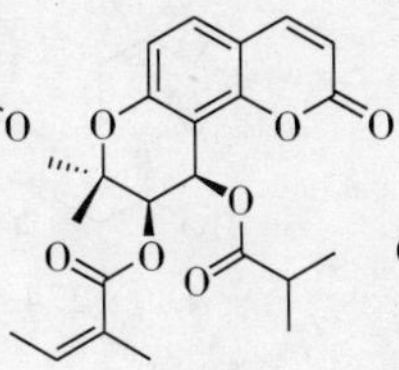
257
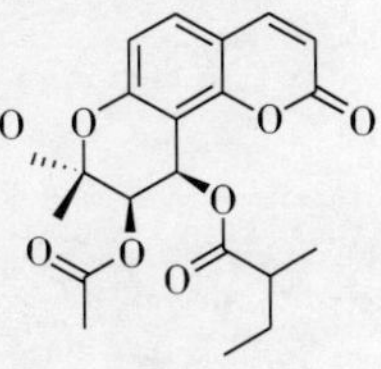
258

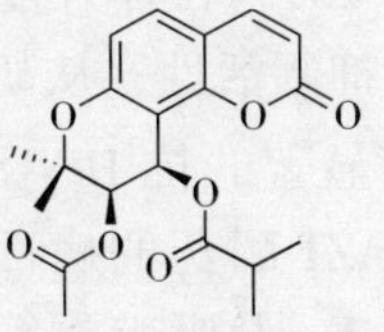
259
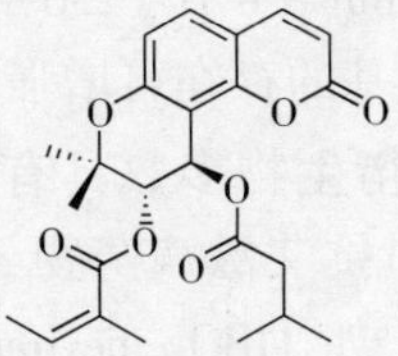
260
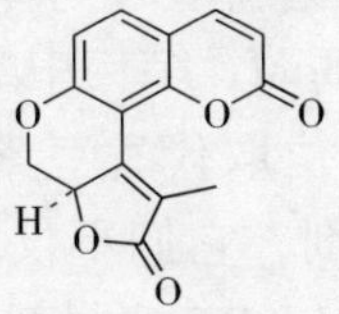
261
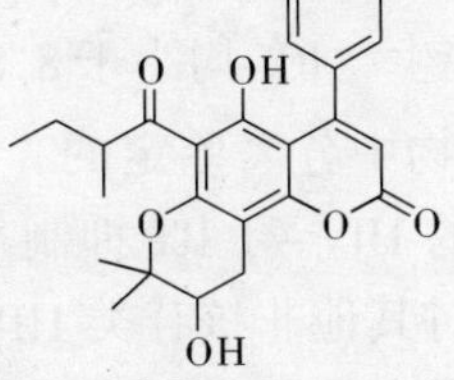
262
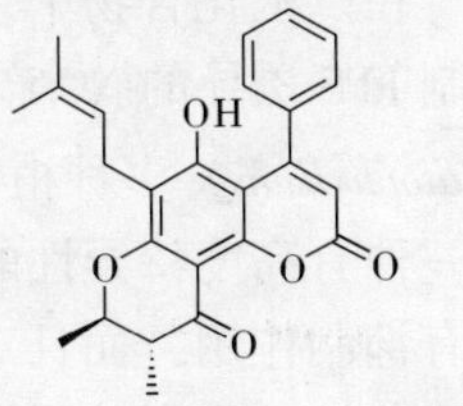
263

同时，在近10年中，从 *Kielmeyera argentea* 及其同属植物 *K*. *lathrophyton* 的茎、胡桐属植物 *Calophyllum teysmannii* var. *inophylloide* 和西贡胡桐（*C*. *brasiliense*）的茎皮中分别分离得到几个吡喃环与香豆素母核的5，6位稠合的角型吡喃香豆素264[312]、265～266[321]、(267)[291] 和 brasimarin C（268）[320]。从胡桐属植物 *C*. *teysmannii*、毛胡桐（*Calophyllum lanigerum*）、胡桐（*C*. *inophyllum*）和 *C*. *teysmannii* var. *inophylloide* 的不同植物部位中分别分离得到几个具有两个吡喃环同时与香豆素母核的5，6位和7，8位稠合方式的角型双吡喃骈香豆素衍生物 soulattrolide（269）[322]、(－)－calanolode B（270）[323]、calanolide F（271）[324]、12－methoxyinophyllum D（272）[325] 和 12－methoxyinophyllum P（273）[302]。从 *Cedrelopsis grevei* 的茎皮中得到一个具有罕见5，6位稠合方式（6位为稠合氧原子）的角型吡喃香豆素 cedrecoumarin（274）[229]；从 *Ekebergia pterophylla* 木材中分离鉴定的具有3，4位稠合方式（4位为稠合氧原子）的双氢角型吡喃香豆素 pterophyllin 3（275）[297] 也很少见。从 *Mansonia gagei* 心木中得到唯一一个具有4，5位稠合方式的吡喃骈香豆素（276）[271]。

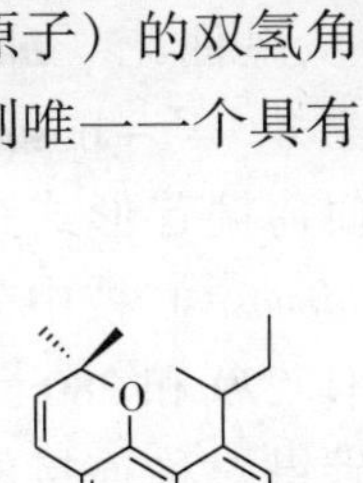
265
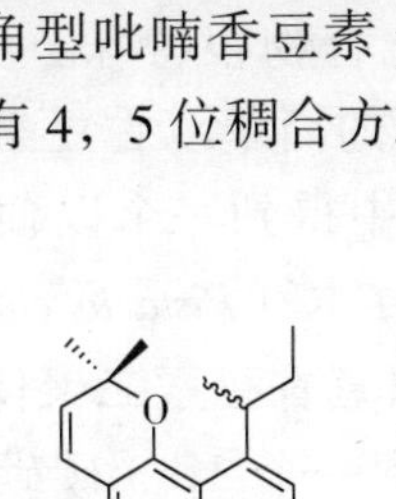
266
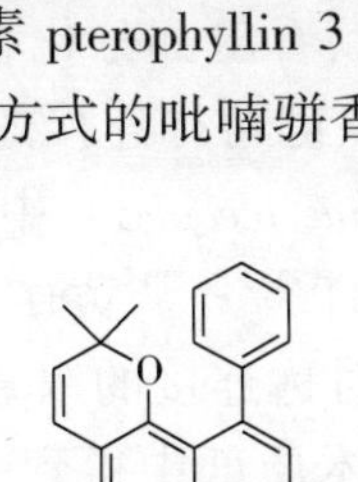
267
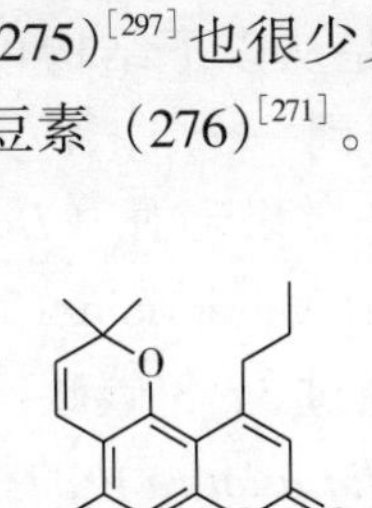
268
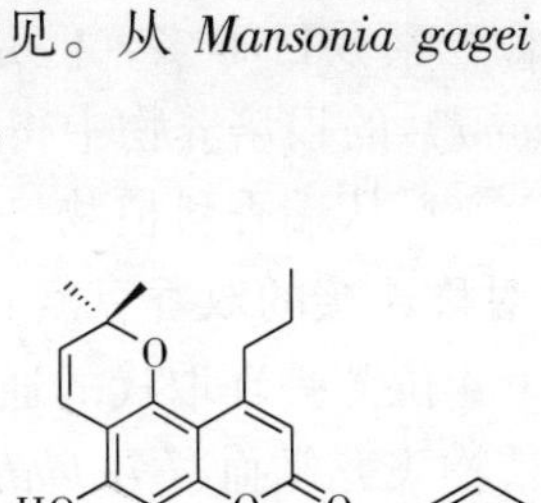
264

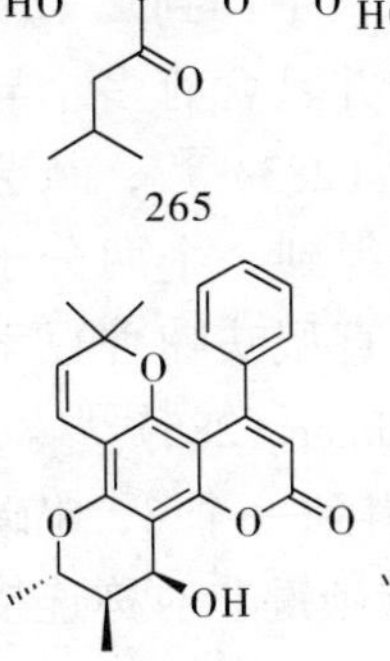
269
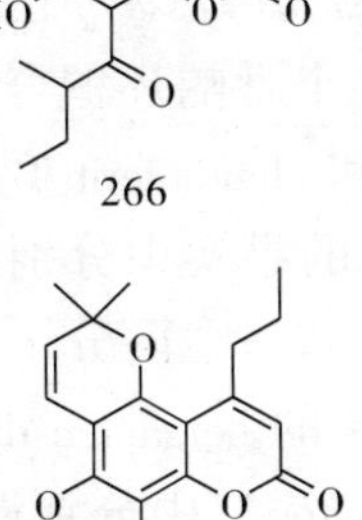
270
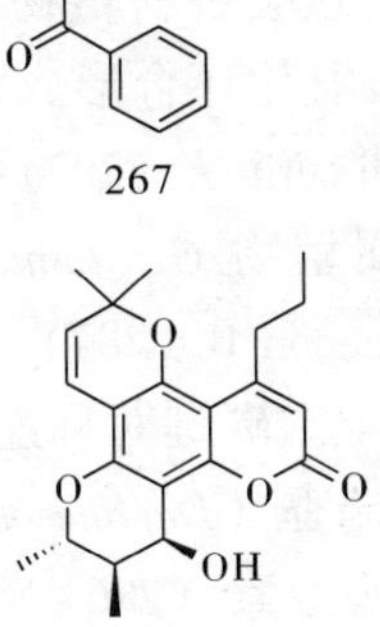
271
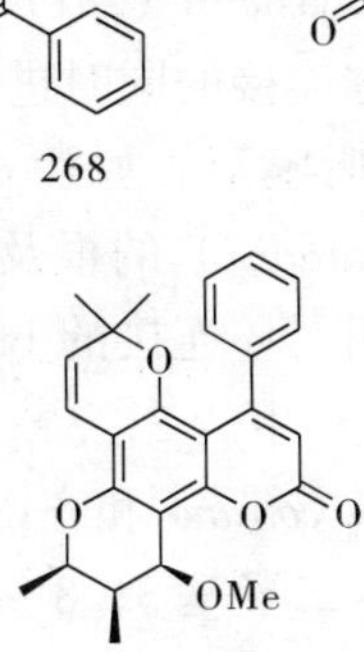
272
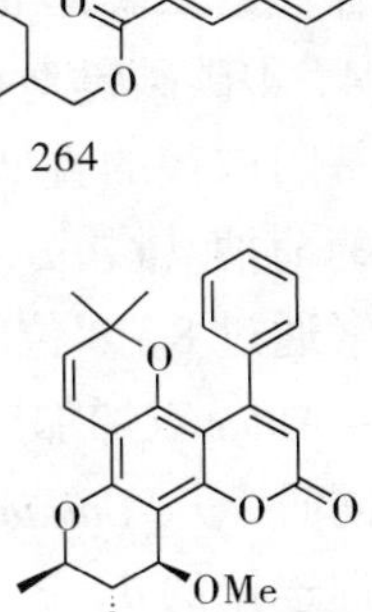
273

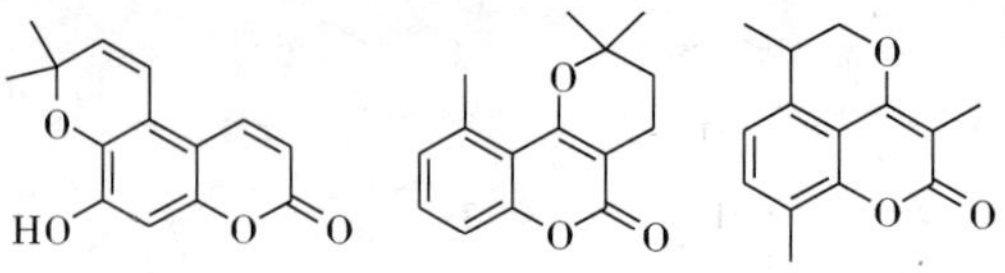

274 275 276

在以上化合物中，从 *Angelica furcijuga* 得到的 hyuganinsA – D（256 ~ 259）在体外能强烈抑制 LPS 诱导的 NO 产生，IC_{50}均小于 8.8μM，结构中酰基的存在可增强抑制活性；从胡桐属（*Calophyllum*）多种植物中分离鉴定的 4 位取代香豆素衍生物多数具有显著的抗 HIV 活性，是一种有高度特异性的 HIV – 1 RT 抑制剂，它们不仅对抗艾滋病药物 AZT 耐药的病毒细胞株有抑制作用，而且对其他非核苷类 HIV – RT 抑制剂，如 TIBO、nevirapine 及吡啶酮等产生的耐药性的病毒株同样有抑制作用，是近年来的研究热点。其中，soulattrolide（269）对 HIV – 1 RT 具有高度特异性的抑制作用（$IC_{50} = 0.34\mu mol \cdot L^{-1}$），而对 HIV – 2RT、AMV RT、DNA 聚合酶（α、β）和 RNA 聚合酶无活性；（–）– calanolode B（270）和 calanolide F（271）也具有抗 HIV 活性，其 EC_{50}值分别为 0.22 和 $2.84 \pm 1.35\mu mol \cdot L^{-1}$；brasimarin C（268）和 brasimarin A（263）在浓度为 1 × 10 mol ratio/TPA 时均具有抑制 EBV – EA 的活性，在高浓度 1×10^3 mol ratio/TPA 时能完全抑制，且不影响 Raji 寄主细胞的生长。

四、二聚香豆素

近 10 年来，从不同植物中得到一些结构中含有两个香豆素母核单元的二聚体，包括简单香豆素、呋喃香豆素、吡喃香豆素及其苷的二聚体；在聚合方式上既有通过碳碳键直接相连和跨氧连接的对称或非对称方式，也有通过其他结构片段的碳原子或氧原子连接的方式。相关情况如下。

（一）通过碳碳键连接的双香豆素　近年来，从不同植物中分离鉴定的通过碳碳键连接的双香豆素数目不多，但是从以下结构可以看出部分化合物很特殊。从凤仙花（*Impatiens balsamina*）的根培养物中得到一个 4，4′碳碳键对称连接的简单双香豆素 4，4′ – biisofraxidin（277）[326]；从瑞香科植物齐墩果瑞香（*Daphne oleoides*）中得到一个以葡萄糖苷形式存在的 8，8′对称连接的双香豆素苷 gulsamanin（278）[327]；从黄连木（*Pistacia chinensis*）枝中分离得到 2 个 4 位芳香环取代的通过 3，3′碳碳键对称连接的双氢香豆素二聚体 279 和 280[328]；从台湾植物飞龙掌血（*Toddalia asiatica*）的根木质部中得到一个 3，3′碳碳键对称连接的角形吡喃香豆素二聚体 toddasiatin（281）[329]；从芸香科植物 *Citrus hassaku* 的根中得到 2 个吡喃环部分 4，4′碳碳键对称连接的同时进一步醚化环合形成多个吡喃环稠合并且含有多个异戊烯衍生基团取代的直型吡喃双香豆素 claudimerin A（282）和 claudimerin B（283）[330]；从芸香科植物葡萄柚（*Citrus paradisi*）的根及同属植物 *C. lumia* 的果实中分别得到一个两分子简单香豆素通过 8，8′位四元环连接的 bisosthenon B（284）[328] 和一个两分子直型呋喃香豆素通过 Diels – Alder 双烯加成产生的 3，3′，4，4′碳碳键对称连接的 bergapten dimer（285）[331]。

同时，从 *Gnidia socotrana* 和齐墩果瑞香（*Daphne oleoides*）中分别得到一个 3，8′碳碳键非对称连接的 7，7’ – 二羟基 3，8’ – 双香豆素（286）[332] 和一个 6，8’碳碳键非对称连接的双香豆素苷 daphjamilin（287）[333]。另外，近年来尚从伞形科植物蛇床（*Cnidium monnieri*）的果实中得到 2 个化合物 cnidimarin（288）和 cnidimonal（289）[221]，是罕见的由两个香豆素单元通过碳碳键同时与一个甲基或一个丙烯醛连接而成的双香豆素。

在以上双香豆素衍生物中，其中化合物 279 和 280 均具有类雌激素作用，IC_{50} 分别为 50nM 和 500nM，前者的作用比具有雌激素氧作用的异黄酮 genistein 的活性还要强 7 倍；这也是首次发现该类化合物具有类雌激素作用。其他化合物无活性报道。

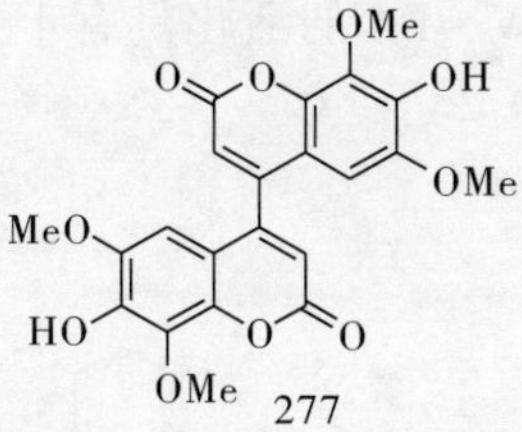
277

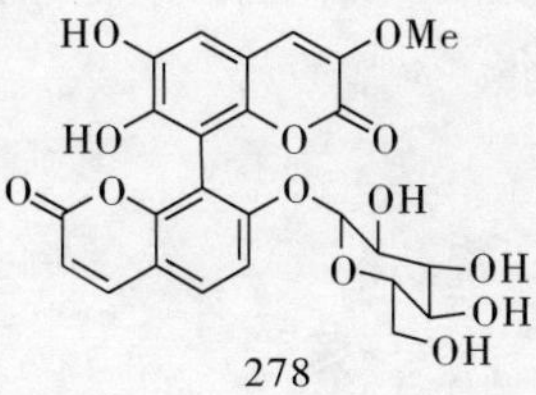
278

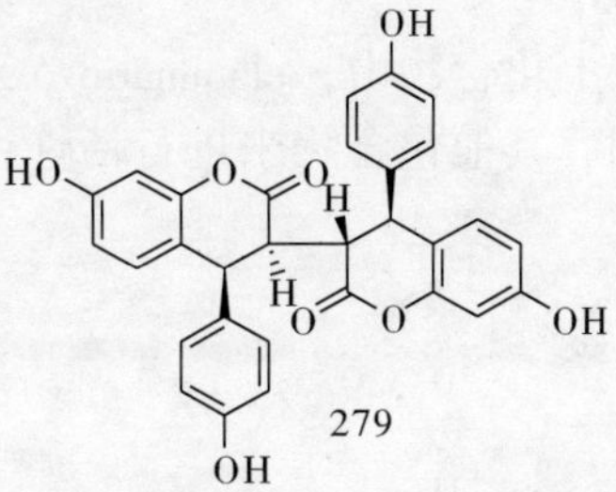
279

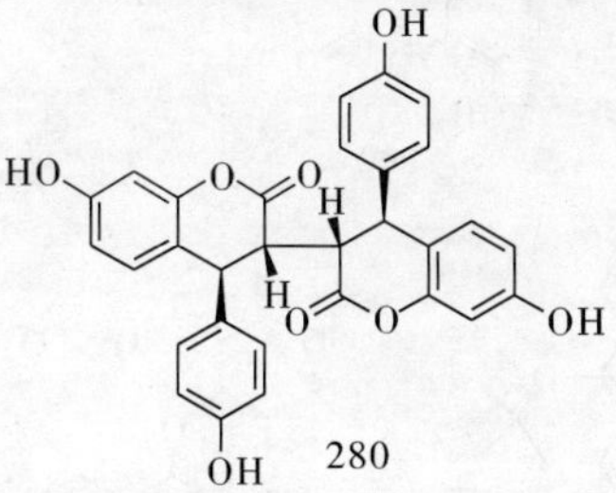
280

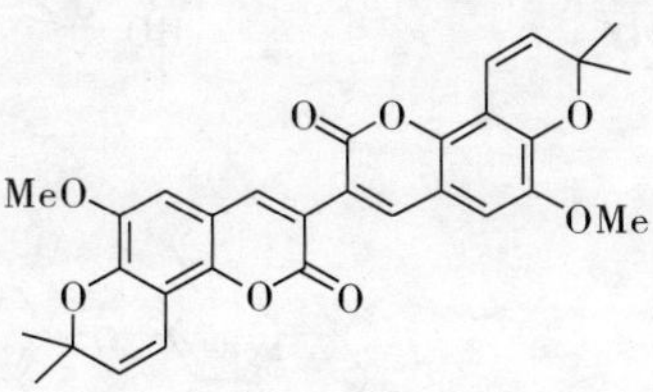
281

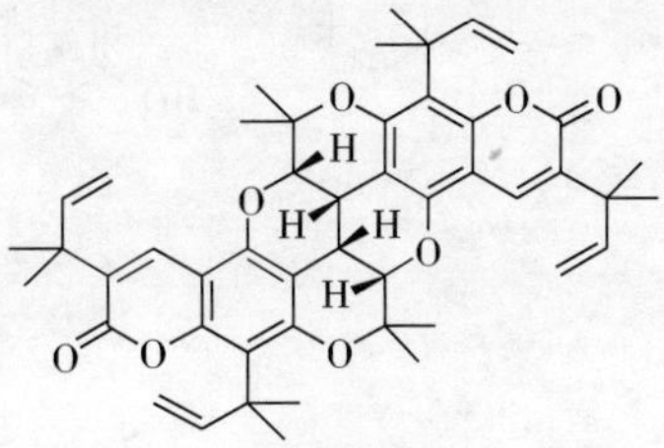
282

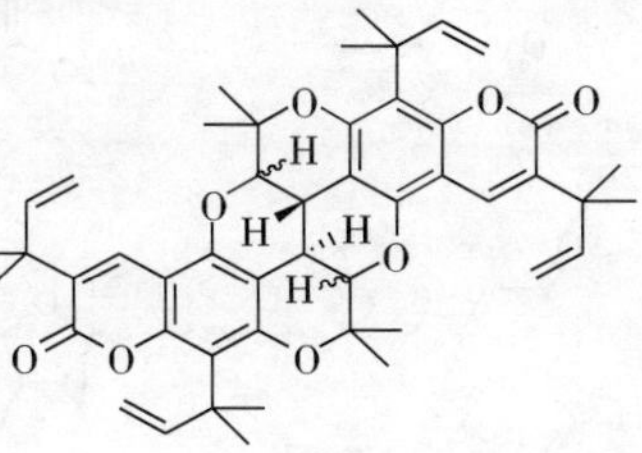
283

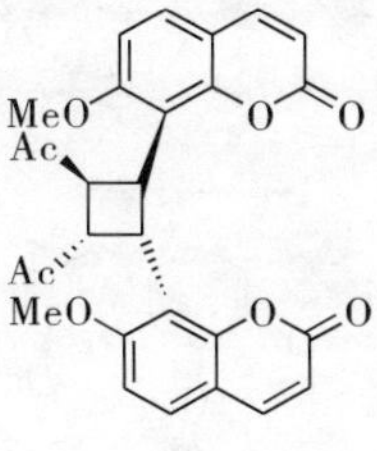
284

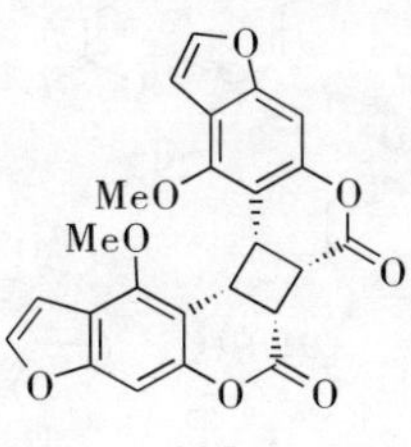
285

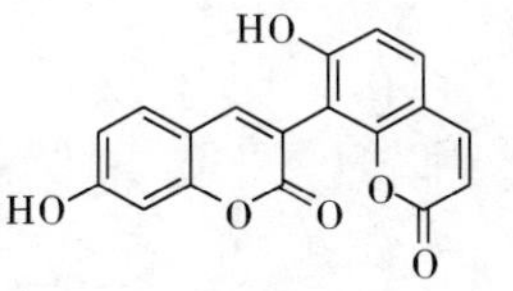
286

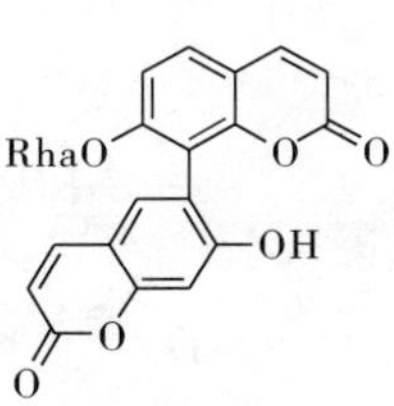
287

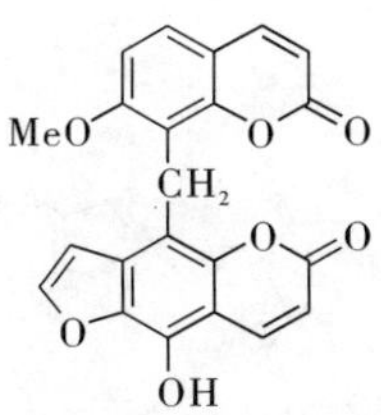
288

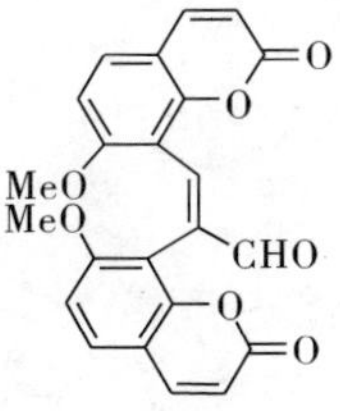
289

（二）通过醚键氧原子相连的双香豆素　主要包括从臭节草（*Boenninghasenia albiflora*）中得到的 8，8′跨氧对称连接的 boennin（290）[334]；从 *Colvillea racemesa* 种子和齐墩果瑞香（*Daphne oleoides*）的地上部分中分别得到的 3，7’ 跨氧非对称连接的 1 个双香豆素苷元 291[335] 和 2 个双香豆素苷 daphsaifnin（292）[336] 和 293[337]；从芸香科植物葡萄柚（*Citrus paradisi*）的根中得到的 5，8′跨氧非对称连接的双直型吡喃香豆素 marshdimerin（294）[338]。另外，从葡萄柚与福桔（*C. tangerina*）的杂交品种中得到的通过一个直型吡喃香豆素单元的5位与另一个直型吡喃香豆素吡喃环的4位跨氧连接的双直型吡喃香豆素 khelmarin－D（295）[309]。

另外，还从个别植物中分离得到通过侧链跨氧连接的双香豆素，包括：从白云花（*Heracleum rapula*）根、麝香根（*Ferula sumbul*）和假黄皮（*Clausena excava*）中分离得到的（12*R*，12″*R*）－diheraclenol（296）[290]，fesumtuorin D－H（297～301）[286]和 cladimarins A－B（302～303）[339]。

在以上化合物中，cladimarin A 对 Raji 细胞 TPA 所致的 EBV－EA 的活化具有十分显著的抑制作用，其他化合物未进行活性评价。

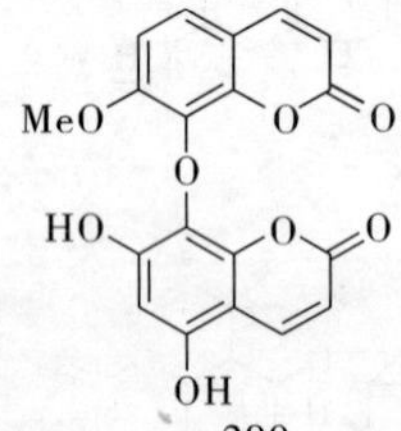
290

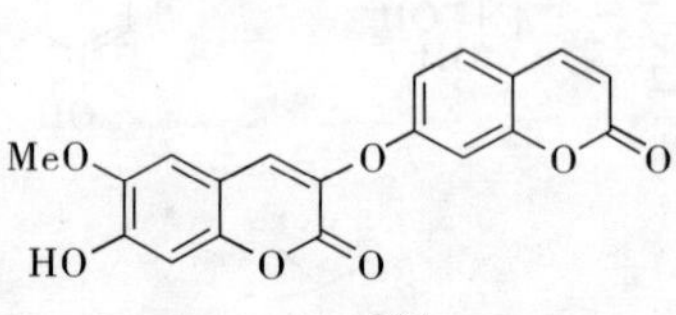
291

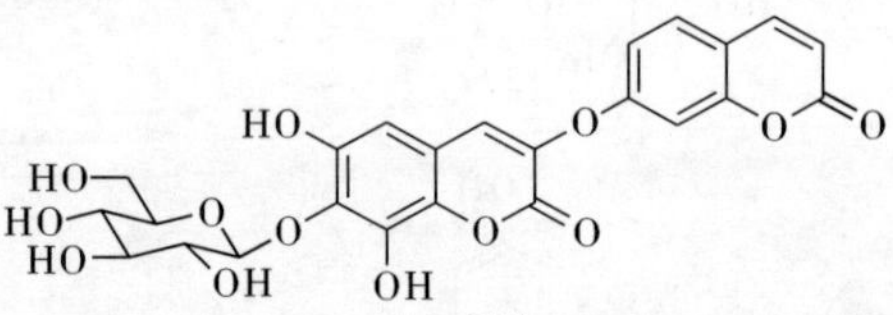
292

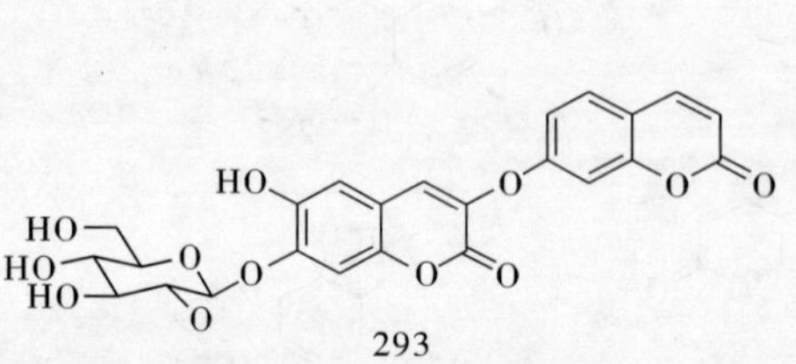
293

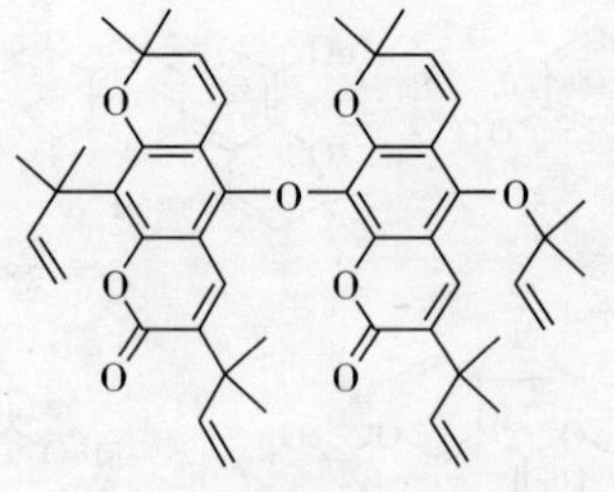
294

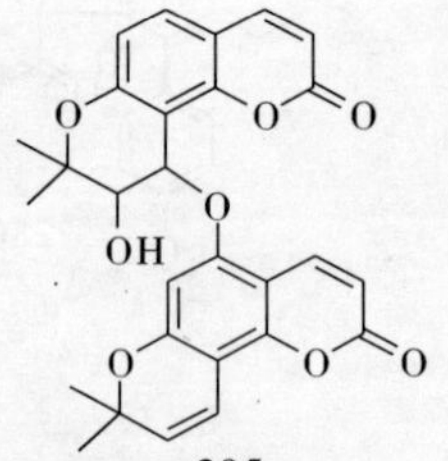
295

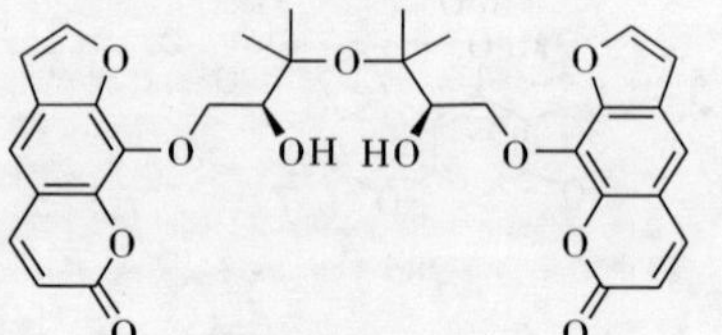
296

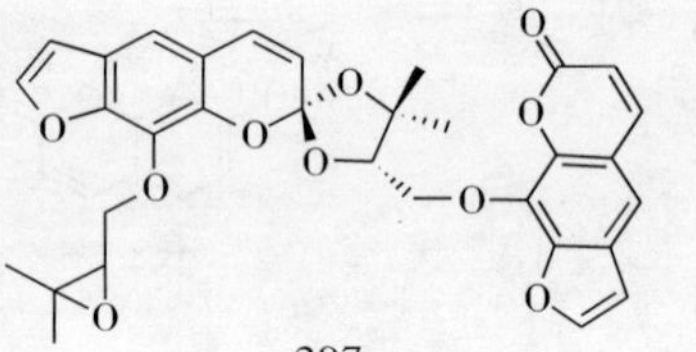
297

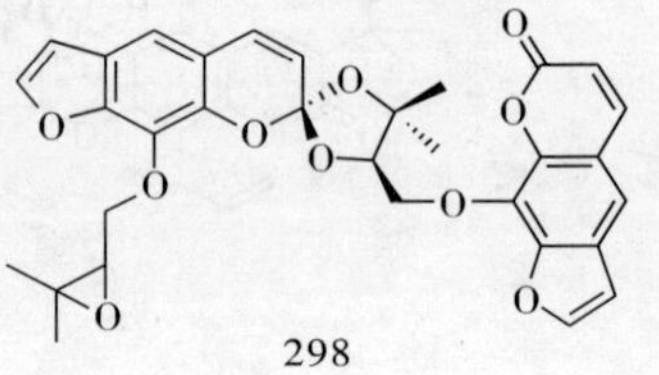
298

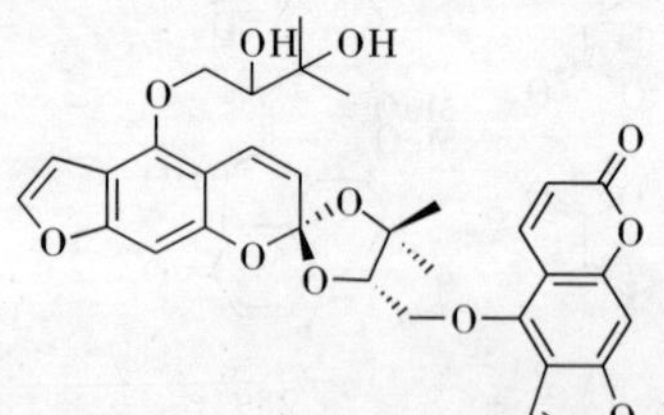
299

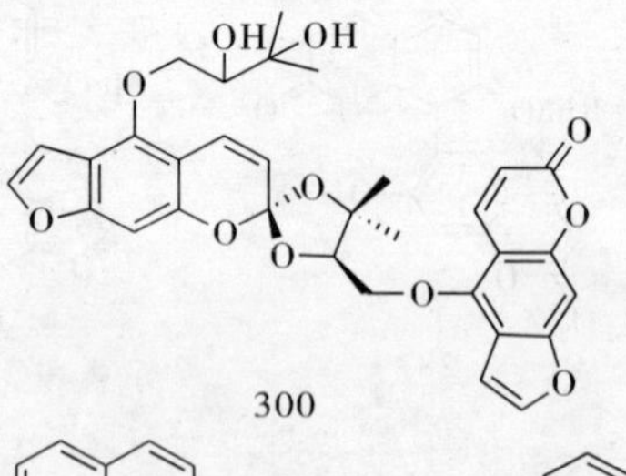
300

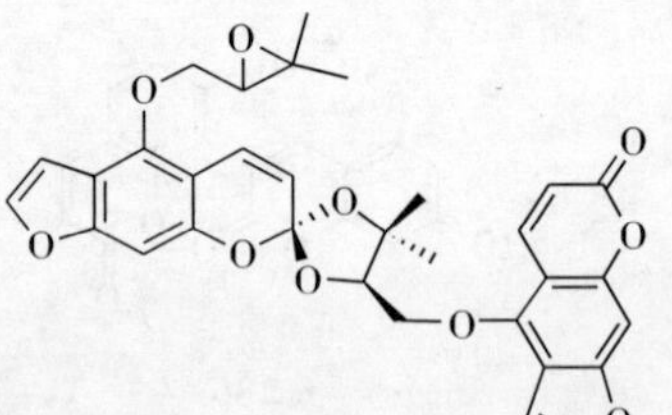
301

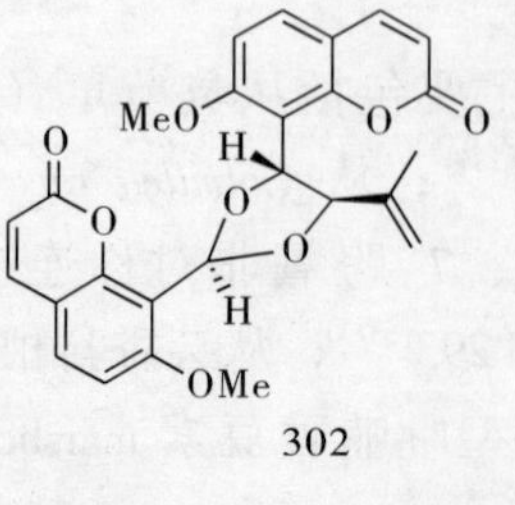
302

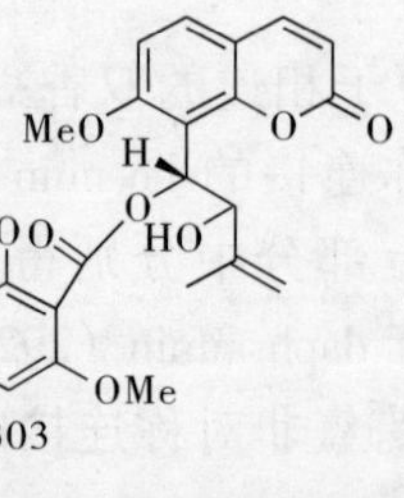
303

五、其他香豆素

除以上不同类型的香豆素外，近 10 年来还从植物中分离鉴定了一些特殊香豆素类化合物，主要包括：从密花石斛（*Dendrobium densiflorum*）及两种菌 *Plectophomella* sp. 和 *Cryptosporiopsis* sp. 中得到简单双氢香豆素 dihydroayapin（304）[340] 和 305 ~ 307[341]，其中，化合物 305 和 306 的 5 位上有氯原子取代。另外，从锦葵科植物白花重瓣木槿（*Hibiscus syriacus*）花和九里香（*Murraya exotica*.）成熟果实中分别分离得到的由简单香豆素与一分子苯丙素跨氧偶联形成二氧六环取代的木脂素香豆素 308[342] 和异戊烯衍生基团取代香豆素与黄酮衍生物跨氧偶联的化合物 309[343]；从 *Gnidia socotrana* 的枝叶得到另外两个碳碳连接的黄酮香豆素 310 ~ 311[332] 以及从葡萄柚根中得到的角型吡喃或呋喃香豆素衍生物与吖啶酮跨氧连接的化合物 neoacrimarines H – K（312 ~ 315），其中 neoacrimarine Ⅰ具有抑制脂质过氧化物的活性（$IC_{50} = 1.4\mu g/ml$）[344]。

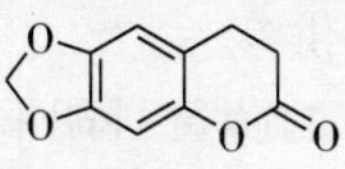
304

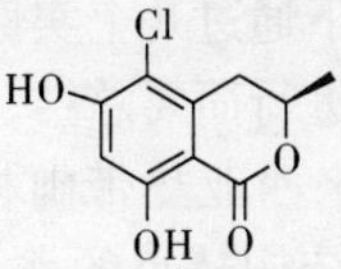
305

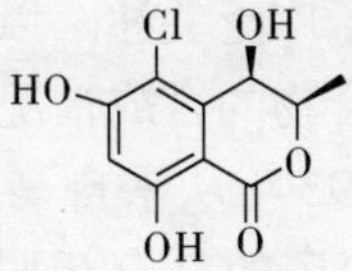
306

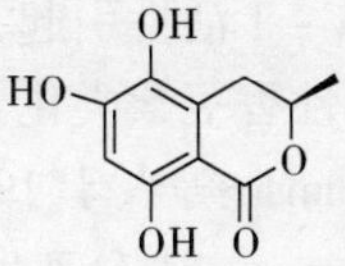
307

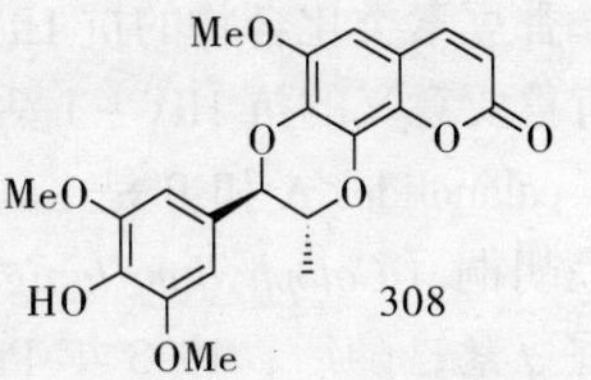
308

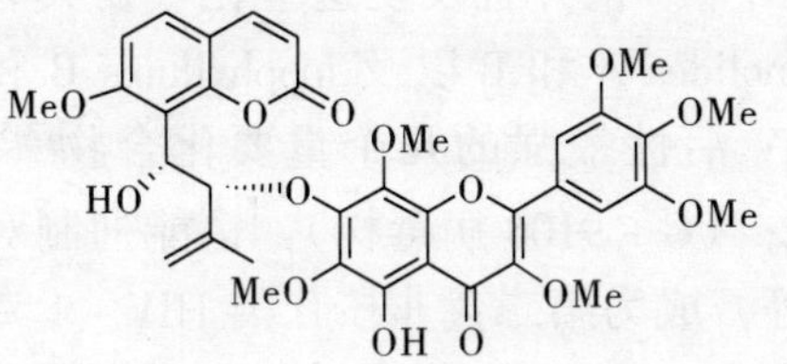
309

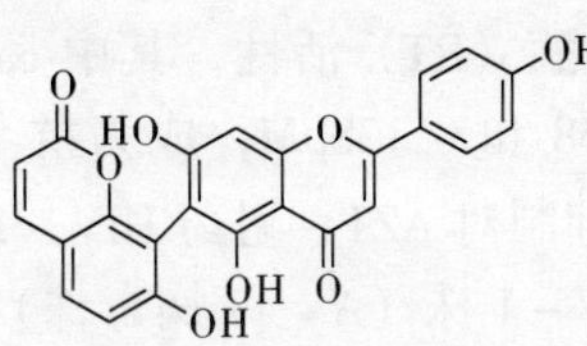
310

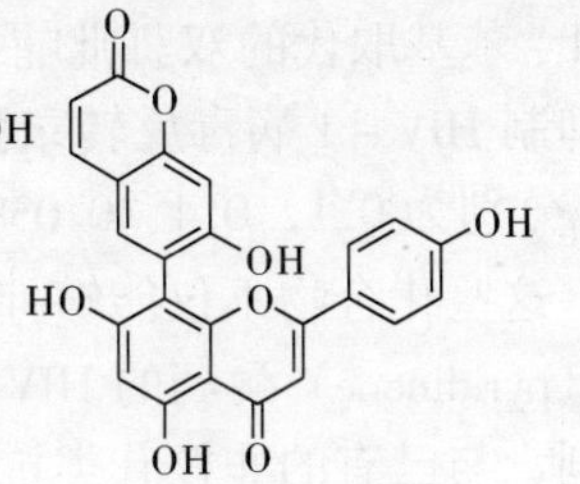
311

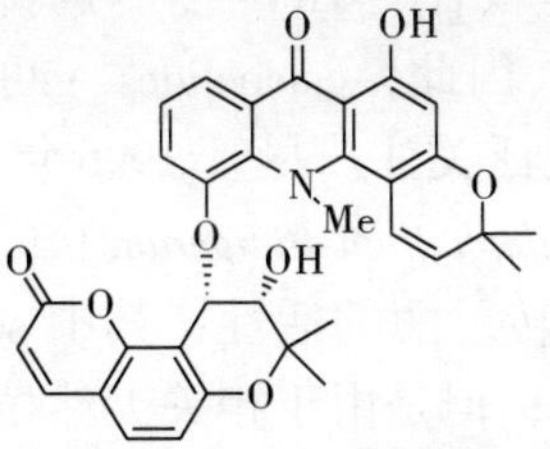
312

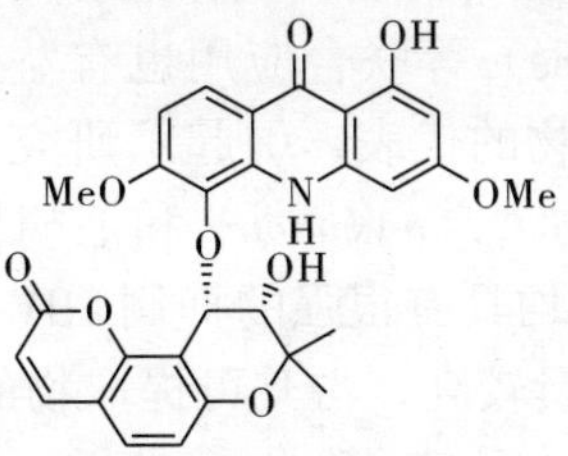
313

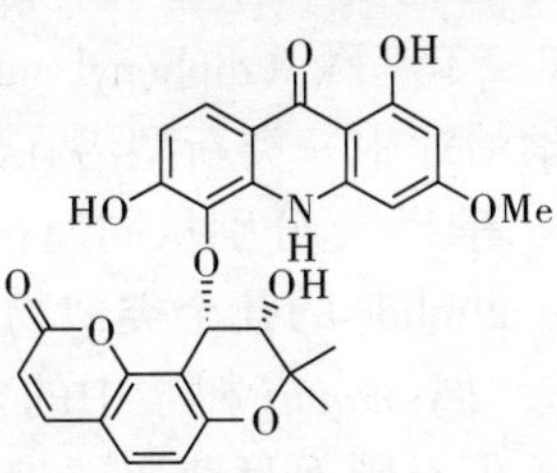
314

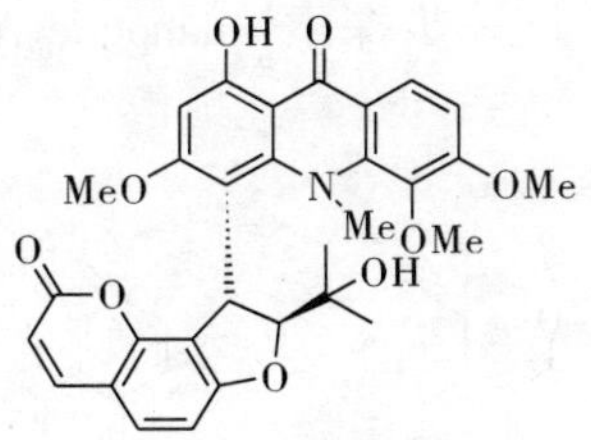
315

六、活性香豆素的合成研究

由于在药物开发研究和应用中需要大量样品，如果直接从非种植天然生物资源中获取样品，面临资源匮乏和环境等问题。因此，合成方法是解决样品来源问题的首选方法，同时活性天然产物的合成和结构优化可获得更有价值的药物。除人们最为熟悉的抗凝血和抗凝血酶活性，在研究中，发现天然和合成香豆素类化合物具有多样性的生物活性，其中包括抗HIV、抗肿瘤、降血糖、降血脂、抗氧化、清除自由基、抑制脂质过氧化、血管松弛、抗炎等。香豆素类化合物的活性多样性取决于其结构的多样性，尽管香豆素类化合物的基本结构简单，但是，不但在多样性的生物资源中通过体内代谢产生复杂新颖的活性结构，也可以通过合成衍生化得到具有天然产物特征的多样性结构，因此，香豆素类化合物是进行药物先导物研究和开发的重要领域之一。

（一）抗 HIV 活性香豆素衍生物的合成　抗艾滋病病毒（HIV－1）活性是目前发现的香豆素类化合物最为重要的活性之一，随着药理活性筛选技术的改进和新型药理活性测试模型的出现，香豆素类化合物的抗 HIV－1 活性引起了广泛关注。以下通过几个实例对近年来研究较多、具有重要意义的抗 HIV－1 活性香豆素类化合物的合成情况进行简要总结，供参考。

calanolides A 和 B 是 Kashman 等人于 1992 年从采自马来西亚热带雨林的藤黄科胡桐属植物毛胡桐（*Calophyllum lanigerum*）中分离鉴定的具有新型结构特点的 4－丙基取代的双骈吡喃香豆素；随后，1993 年 Ptail 等从同属植物胡桐（*C．inophyllum*）中发现了具有相似结构的 4－苯基取代的双骈吡喃香豆素衍生物 inophyllums B 和 P；并且发现这些化合物具有显著的抑制 HIV－1 病毒反转录酶（RT）活性，其中 calanolides A 和 B 以及 inophyllums B 和 P 的 EC_{50}分别为 0.1、0.4、0.038 和 0.138μM，成为抗 HIV 活性最强的几个重要化合物[345]。另外，这些化合物不仅能够抑制对 AZT－耐药 HIV－1 株（G－9106 病毒株），也能抑制对吡啶酮（pyridinone）耐药的 HIV－1 株（A－17 病毒株）等，成为第二代非核苷类 HIV－1 专属抑制剂，与已有的非核苷类抗 HIV 药物具有不同的药理作用；进一步的研究表明，calanolides A 与 AZT 合并使用对 A－17 病毒株有协同抑制作用，与其他非核苷类 HIV－1 专属抑制剂如 HEPT 和二苯基砜（diphenyl sulfone）等联合应用也有益处[346]。因此，calanolides A 可能作为 HIV 化学治疗中一类新型潜在药物的代表，引起了研究者的广泛关注。尽管 1996 年 Thintina 和 Mckee 等[322,323]分别从同属植物 *C．teysmannii* 和毛胡桐（*Calophyllum lanigerum*）中也得到包括 soulattrolide 的几个类似物，均具有很强的抑制 HIV－1 反转录酶的活性，其中 soulattrolide 在 *C．teysmannii* 树浆中的含量较高，占其可提取物的 29%；但是由于相关天然植物的总体资源不但有限而且获取困难，在研究中 calanolide A 的来源植物资源已遭到严重破坏，尚难找到近缘替代植物。因此，为了进一步探索 calanolide A 的药效学，促使了对其化学合成的研究，以提供更多的样品。

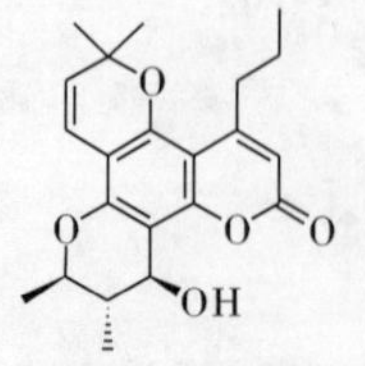

（+）-calanolide A

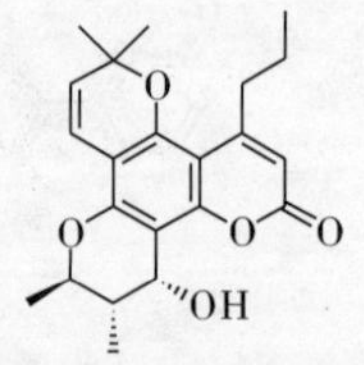

（+）-calanolide B

分析 calanolide A 的结构，可见其含有三个不同的环系，一个香豆素母核环系、一个色原烯环系和一个色原烷环系，三个环系均建立在一个间苯三酚中心环上。因此，在 calanolide A 结构和活性报道后不久，合成化学家利用间苯三酚为起始原料，合成了消旋的（±）- calanolide A。其中，来自同一个研究小组的 Kucherenko 和 Flavin 采用了以下五步合成反应（图 11-16），总产率约为 6%：第一步，在浓硫酸存在下，间苯三酚与丁酰乙酸乙酯通过 Pechman 反应定量合成了 5，7-二羟基-4-丙基香豆素；第二步，利用丙酸酐（优于丙酰氯）与 5，7-二羟基-4-丙基香豆素通过 Friedel-Crafts 酰化反应选择性的合成了 8-酰基香豆素；第三步，利用 8-酰基香豆素与 4，4-二甲氧基-2-甲基-丁-2-醇在吡啶存在下构建色原烯环；第四步，在 N_2 保护和 PPTS 存在下，在 1，2-二氯乙烷中利用 paraildehyde（或乙醛二乙基缩醛，产率 < 30%）与第三步产物回流反应 7 小时，构建了色原酮环；第五步，在 -10 至 -40℃ 条件下，利用 Luche 还原（$NaBH_4$ 和 $CeCl_3$）高选择性（90%）地得到了（±）- calanolide A，而在室温条件下，（±）- calanolide A 和（±）- calanolide B 的选择性仅为（6:4）。最后，通过半制备 HPLC 分离得到（±）- calanolide A 和（±）- calanolide B。同时，他们利用半制备 amylose carbamate 手性色谱柱分离纯化得到光学活性的（+）- calanolide A 和（-）- calanolide A；并经过体外活性测试证明（+）- calanolide A 和（-）- calanolide A 具有相同的细胞毒活性，且无协同作用，而只有（+）- calanolide A 具抗 HIV 的活性。它对 HIV $RF_{Ⅱ}$ 和 $Ⅲ_B$ 株以及临床分离的转染在 CEM 和 MT2 细胞中的 H112-2 病毒株（±）也具有相同的相对活性，但（+）- calanolide A 的活性总体比（±）- calanolide A 大一倍。（±）和（+）- calanolide A 均能完全抑制 AZT 耐药病毒株 G910-6 和砒啶酮耐药病毒株 A17，其中（+）- calanolide A 的 EC_{50} 分别为 0.03 和 0.01μM。以 HIV-1 RT 和各种核苷酸聚合酶为模型对（±）和（+）- calanolide A 的作用模型谱进行了评价。（±）和（+）- calanolide A 均能特异性地抑制 HIV-1 RT，而对 HIV-2 RT 和 AMV（avian myelobastosis virus）RT 无活性（200μg，抑制率 < 30%）。因此，确证 calanolide A 是一种非核苷酸 HIV-1 特异 RT 抑制剂。

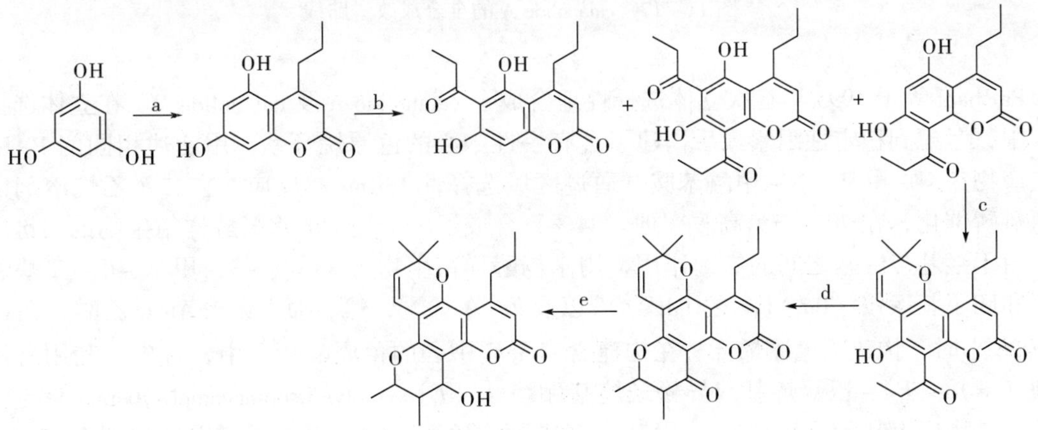

a. CH_3COCH_2COOEt；b. $(C_2H_5CO)_2O$，$AlCl_3$（50%）；c. 4，4-dimethoxy-2-methylbutan-2-ol；d. $CH_3CH(OEt)_2$，CF_3CO_2H，pyridine（30%-40%）；e. $NaBH_4$，EtOH（90%），$CeCl_3$ $(H_2O)_7$

图 11-16　calanolide A 的全合成路线

（±）和（+）-calanolide A 可有效的抑制 DNA-依赖的 DNA 聚合酶（IC_{50}分别为 0.7 和 0.38μM）和 RNA-依赖的 DNA 聚合酶（IC_{50}分别为 0.97 和 0.32 μM）的活性。因此，calanolide A 是一种潜在的 HIV-1 RT 的聚合酶活性抑制剂。另外，（±）和（+）-calanolide A 可抑制 TIBO 耐药的 HIV-1 RT。尽管在细胞培养筛选中，（±）和（+）-calanolide A 对 HIV-1 未表现出活性，但对 HIV-1 RT 酶表现出中等强度的抑制活性（对 DNA-依赖的 DNA 聚合酶的 IC_{50}为 155.7 μM，对 RNA-依赖的 DNA 聚合酶的 IC_{50}为 27.8 μM）[346,347]。

中国医学科学院药物研究所的王琳教授研究小组改进了以上合成路线，将第二步 Friedel-Crafts 酰化反应与第四步色原酮环形成反应合并一步完成，简化了操作步骤；然后在吡啶存在下用 1，1-二乙基-3-甲基-2-丁烯为试剂构建了色原烯环；最后也用 Luche 还原条件（$NaBH_4$ 和 $CeCl_3$）在 0 到 -5℃条件下，得到（±）-calanolide A（收率 63%）（图 11-17）。通过反应步骤的简化使总收率达到 16%，并通过活性测定证明合成得到的（±）-calanolide A 能够明显地抑制 HIV-P_{24}抗原在人体 PBMC 细胞中的积聚，IC_{50}为 0.83μM，治疗指数 TI（TC_{50}/IC_{50}）为 34。同时他们采用同样的路线合成了（±）-11-去甲基-calanolides A 和 B[348]。

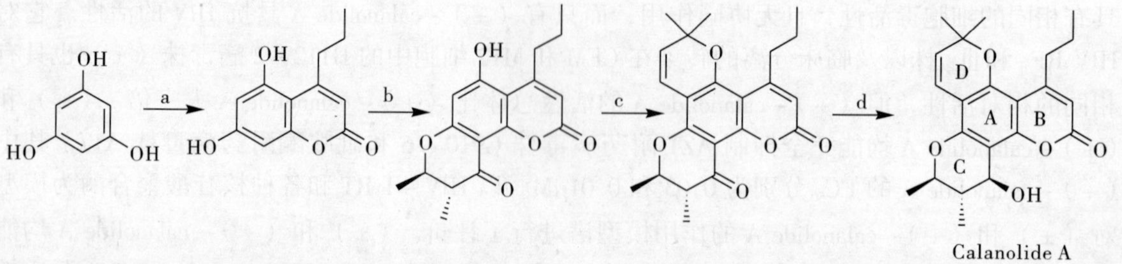

a. CH_3COCH_2COOEt；b. 2，3-二甲基-丙酰氯，$AlCl_3$，$PhNO_2$，CS_2；c. 1，1-二乙基-3-甲基-2-丁烯，吡啶，甲苯，110℃；d. $NaBH_4$，EtOH，$CeCl_3$（H_2O）$_7$

图 11-17 calanolide A 的全合成改进路线

Prashant 等于 1995 年首次立体选择性地合成了 calanolide A 及 calanolide B。在立体选择性合成中，考虑到稳定性因素最后构建了含有手性中心的色原烷环系。用前述相同的 Pechman 反应产物与 N-甲基-N-甲酰苯胺，通过区域选择性 Vilsmeier 反应，在二氯乙烷溶剂中以三氯氧磷催化，在 70~75℃高收率地（84%）合成了一个复杂的水杨醛样衍生物的关键中间体。由于羟基与醛基之间的氢键作用，用水杨醛样衍生物与 3-氯-3-甲基-1-丁炔、碳酸钾和四丁基碘铵（Bu_4NI）的 DMF 溶液以及 2-丁烯酮，然后加入无水 $AlCl_3$ 乙醚，在 60℃反应 36 小时，构建了色原烯环。在构建含有手心中心的色原醇环系中，首先，利用有机硼试剂（+）-（*E*）-巴豆烯基双异松莰烷基硼烷［（*E*）-crotyldiisopinocampheyborane］与前一步反应产物反应制备了苏式-β-甲基-高烯丙烯醇衍生物，再在二氯甲烷中利用 TBDMSCl-吡啶-DMP，在 -20℃进行醇羟基的甲基硅烷化。随后，利用甲基硅烷化的空间位阻作用在四氢呋喃中通过醋酸汞催化环化和硼氢化钠还原硅量的有机汞得到甲基硅烷基保护的（+）-calanolide B，收率为 83%；再通过四丁基氟化铵脱保护得到（+）-calanolide B，收率

86%。借助改良的 Mitsunobu 反应，将（+）-calanolide B 与 PMe_3、偶氮二羧酸二乙酯（diethyl azodicarboxylate，DEAD）和氯乙酸反应，用氢氧化铵甲醇皂化除去形成的酯，再经过硅胶柱色谱分离纯化得到（+）-calanolide A，实现了（+）-calanolide A 的立体选择性手性合成（图 11-18）。同时，以（-）-（*E*）-巴豆烯基双异松莰烷基硼烷重复以上反应，；立体选择性地合成了（-）-calanolide B 和（-）-calanolide A[349]。

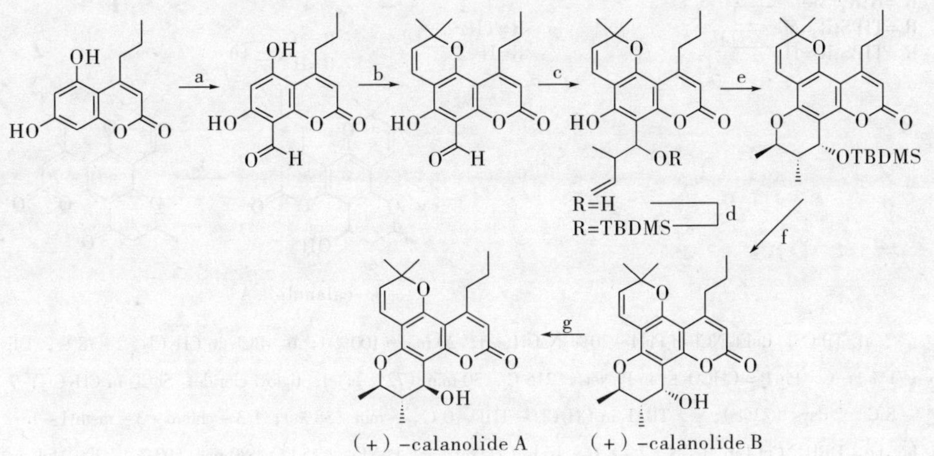

a. N-methylformanilide，$POCl_3$，$ClCH_2CH_2Cl$（84%）；b. 3-chloro-3-methyl-butyne，$ZnCl_2$，K_2CO_3，$(n-Bu)_4NI$，DMF，Et_2O，2-butanone（63%）；c. (+)-(Ipc)₂B-crotyl，THF then $NaBO_3$，H_2O（66%）；d. TBDMSCl，CH_2Cl_2，DMAP，pyridine（95%）；e. Hg（OAc）$_2$，then $NaBH_4$，THF（82%）；f. TBAF，THF（82%）；g. PMe_3，DEAD，$ClCH_2COOH$ then NH_4OH，CH_3OH（81%）

图 11-18　（+）-calanolide A 的立体选择性合成路线

2000 年，Tomohiro 等报道了适用于放大生产（+）-calanolide A 手性合成的改进方法。用奎宁催化邻-顺芷酰基苯酚衍生物的不对称分子内 Michael 加成（IMA）及其形成的顺式和反式-色原酮之间的 MgI_2 介导转化，高收率地实现了（+）-calanolide A 的不对称合成。以 3，5-二甲氧基-2-丁酰基苯酚（合成过程未报道）为原料，以苄基三乙胺氯化物作为相转移催化剂，与三异丙基氯硅烷（TIPCS）反应，得到酚羟基 TIPCS 保护的衍生物；三氯化硼选择性邻位脱甲基得到预期的 3-异丙硅烷氧基-5-甲氧基-2-丁酰基苯酚，再通过 Wittig 反应构建了 5 位羟基 TIPCS 保护的 4-丙基-香豆素环系；随后通过与顺芷酰氯的 Friedel-Crafts 酰化及与四丁基铵氟化物的 TIPCS 脱保护反应得到 5-羟基-8-顺芷酰基香豆素。在氯化铜存在下，以乙腈为溶剂，通过 5-羟基-8-顺芷酰基香豆素与 3-氯-3-甲基丁炔反应（propargylation）和 Claisen 重排构建了色原烯环系，在苯溶剂中与 MgI_2 回流得脱甲基衍生物；然后在氯苯中用奎宁催化的不对称分子内 Michael 加成（IMA）构建了顺式色原酮（即前色原醇）环系；以苯为溶剂，用 $MgI_2(H_2O)_6$ 回流成功地实现了顺式色原酮环系向反式的转化（尽管该步反应可回收 50%的反应顺式原料，但可通过反复转化，提高转化率）。最后，用三特丁氧基铝锂氢还原反式色原酮环系，得到目标产物（+）-calanolide A[350]（图 11-19）。

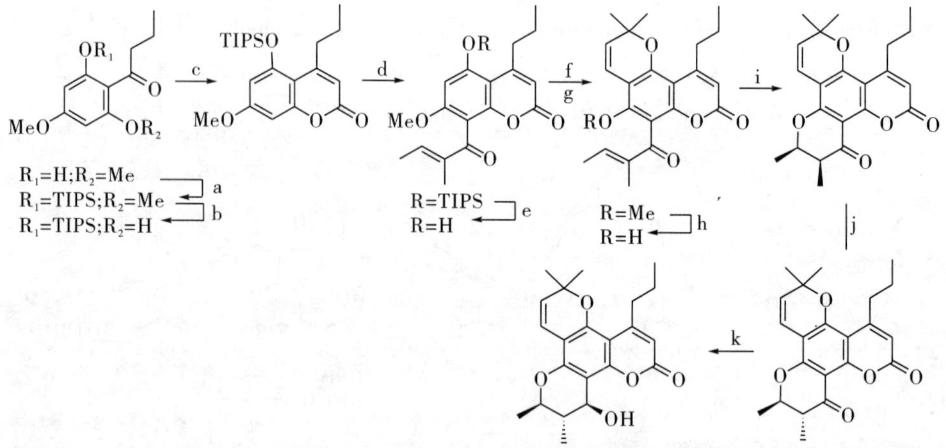

（+）-calanolide A

a. TIPCS，$BnEt_3NCl$ in PhH-20% NaOH，rt，20 min（100%）；b. BCl_3 in CH_2Cl_2，-78℃，1 h（71%）；C. $Ph_3P=CHCO_2Et$ in $PhNet_2$，215℃，30 min（72%）；d. tigloyl cloride，$SnCl_4$ in CH_2Cl_2，7-8℃，7 days（72%）；e. TBAF in CH_2Cl_2-THF，0℃，5 min（58%）；f. 3-chloro-3-methyl-1-butyne，DBU，CuCl in MeCN，7-8℃，16 h（71%）；g. $PhNEt_2$，150℃，80 min（93%）；h. MgI_2 in PhH，reflux，2.5 h（77%）；i.（-）-quinine in PhCl，3-4℃，23 h（100%）；j. MgI_2 $(H_2O)_6$ in PhH，reflux，2.5 h（100%）；K. LiAl $(OBu^t)_3H$ in THF，-15--10℃，2h（41%）

图 11-19 （+）-calanolide A 的立体选择性合成改进路线

除（+）-calanolide A 及其衍生物外，1994 年 North Carolina 大学的李国雄（Lee K. H）教授研究小组从传统草药狭缝芹（*Lomatinum suksdorfii*）果实中得到的 suksdorfin 是另一个具有显著抗 HIV-1 活性的化合物（EC_{50} 2.6±2.1μM，IT 30.6±2.122.4）[351]，且是近年来受到广泛关注的吡喃香豆素类化合物。随后该研究小组对其进行了大量合成和结构优化研究，并且发现 suksdorfin 的一个衍生物 3′，4′-di-*O*-*S*-（-）-camphanol-3′*R*，4′*R*-（+）-*cis*-khellactone（DCK）对 HIV-1 在 H9 淋巴细胞的复制具有极强的抑制作用，不论从活性还是选择性均较母体化合物有非常显著的提高（EC_{50} 0.000256μM，IT 136717），也显著强于抗 HIV 药物 AZT。在构效关系研究中发现，DCK 其他三个立体异构的活性远远低于 DCK，因此，DCK 的抗 HIV 活性对作用靶点具有立体选择性；3′，4′位（-）-*S*-camphanoyl 基团的存在对增强抗 HIV 活性具有十分显著的作用，因此，是该类香豆素的抗 HIV 活性的重要增效基团；母核 3-，4-，5-，或 6-位的单烷氧基取代衍生物，包括 3-乙氧基，4-甲氧基和 5-甲氧基取代的 DCK 衍生物的抗 HIV 活性均较 AZT 强，其中 5-甲氧基 DCK 的活性最强（EC_{50} 0.00013 μM，IT 867555），而 6-甲氧基 DCK 的抗 HIV 活性显著降低，因此，5-甲氧基取代也有显著的增效作用；母核 3-，4-，5-，或 6-位的单甲基取代衍生物，包括 3-甲基，4-甲基，5-甲基和 6-甲基 DCK 的合成和抗 HIV 活性测定表明，3-，4-和 5-甲基取代，能够显著增强 DCK 的抗 HIV 活性，而 6-甲基取代对 DCK 的抗 HIV 活性具有十分显著的降低作用，因此，3－，4－和5－甲基取代也是DCK的增效基团，而6－甲基是DCK的减效基团；其中，3－甲基，4－甲基DCK具有相同的抗HIV活性（EC_{50} 1.57×10^{-7} μM，IT 1×10^{9}），6－甲基DCK的活性较前二者稍低（EC_{50} 4.23×10^{-7} μM，IT 3。72×10^{8}）；6－甲基DCK（EC_{50} 0.15 μM，IT 220）的活性低于AZT（EC_{50} 0.045 μM，IT 41667）。

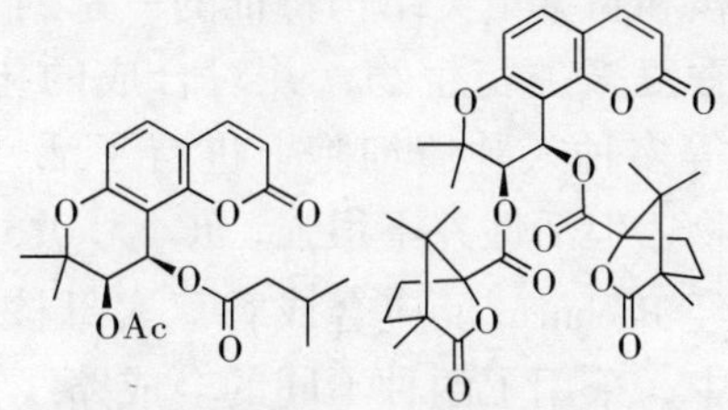

suksdorfin　DCK

suksdorfin和DCK的结构比较简单，合成中使用的方法比较成熟，在香豆素母核主要以2，5－二羟基苯甲醛衍生物为原料，通过与$Ph_3PC=CHCOOMe$或$Ph_3PC=C(CH_3)COOMe$的Wittig反应构建而成；含手性的吡喃环部分是通过两步反应完成，首先是香豆素母核前体与3－氯－3－甲基丁－炔的亲核取代反应，再经过Claisen重排反应环合得到3’和4’为双键的香豆素骈吡喃前手性中间产物；然后，以$(DHQ)_2$－PYR（Hydroquinine 2，5－dipheneyl－4，6－pyrimidinediyl diether）为手性催化剂利用Sharpless的不对称羟基化反应得到与suksdorfin具有相同构型的3′*R*，4′*R*－（＋）－cis－khellactone或其衍生物（取决于衍生物合成设计中使用的原料）。最后再通过酯化反应得到目标产物[352,353]。基本合成路线和反应如下（图11－20）：

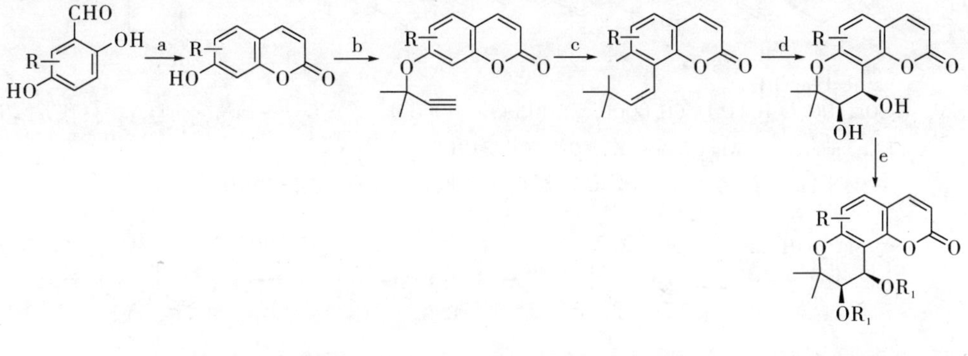

a．$Ph_3PC=CHCOOMe$或$Ph_3PC=C(CH_3)COOMe$；b.3－chloro－3－methylbut－1－yne，KI，K_2CO_3 in DMF；c．N，N－diethylaniline，reflux；d．$K_2OsO_2(OH)_4$，K_2CO_3，$K_3Fe(CN)_6$，$(DHQ)_2$－PYR in t－BuOH/H_2O，0℃；e．（－）－camphanoyl chloride，pyridine in CH_2Cl_2

图11－20　3′*R*，4′*R*－（＋）－*cis*－khellactone及其衍生物的合成路线

（二）抗肿瘤活性香豆素的合成　一些香豆素类化合物不仅具有直接杀伤或抑制肿瘤细胞的作用，而且也能通过增强巨噬细胞的作用、活化并增强单核细胞的数量、调节单核细胞与巨噬细胞对淋巴细胞的活化和增强白细胞介素的作用等途径增强机体免疫功能，产生抗肿

瘤作用。近年来有关抗肿瘤香豆素类的化合物的合成研究工作的特点主要是利用拼合原理，通过香豆素母核结构与其他具有抗肿瘤活性的结构或基团进行拼合，以期获得具有加合作用的优化先导结构。如中国医学科学院药物研究所的徐世平教授研究小组，根据香豆素及7－羟基香豆素对恶性黑色素瘤、肾癌和前列腺癌的临床报道以及在癌症化学预防和治疗中二苯乙烯骨架新维甲类化合物的重要作用，利用拼合原理和电子等排原理，通过一些传统的反应设计合成了同时具有香豆素母核和新维甲类结构特征的一系列4－、6－或7－苯乙烯基取代和4－苯基亚胺次甲基取代的香豆素类衍生物，并对合成的化合物在包括 Bel－7402、L－1210、HL－60、KB 和 HTC－8 等多种人肿瘤细胞上进行了活性测定，发现了一些具有一定选择性肿瘤细胞毒活性的化合物，但活性并不很强，IC_{50}为 0.6～10μg。在合成中，均以取代位置不同的甲基苯酚为原料，经 Pechman 反应合成香豆素母核，在6－或7－位苯乙烯衍生物取代香豆素类化合物的合成中，采用了两种不同的合成路线，即，把相应的甲基化香豆素衍生物经过 NBS 溴代再用六亚甲基四胺氧化引入醛基，然后与苄基 Wittig 试剂反应的合成路线；或将甲基取代的香豆素经 NBS 溴代后再与三苯基膦反应制备成 Wittig 试剂，然后与苯甲醛的衍生物反应合成苯乙烯衍生物取代的香豆素类化合物（图 11－21）。在4－位苯乙烯衍生物取代香豆素类化合物的合成中，采用取代苯酚和乙酰乙酸乙酯为原料，经 Pechman 反应合成4－甲基取代香豆素母核，将母核羟基保护后用二氧化硒氧化为甲酰基，再用相转移 Wittig 反应和酸性条件水解得到目标产物（图 11－22）。在苯基亚胺次甲基取代的西佛碱香豆素衍生物的合成中，用前述氧化得到的甲酰基香豆素与具有不同取代的苯胺，以冰醋酸为催化剂，在乙醇中回流形成[354－356]（图 11－23）。

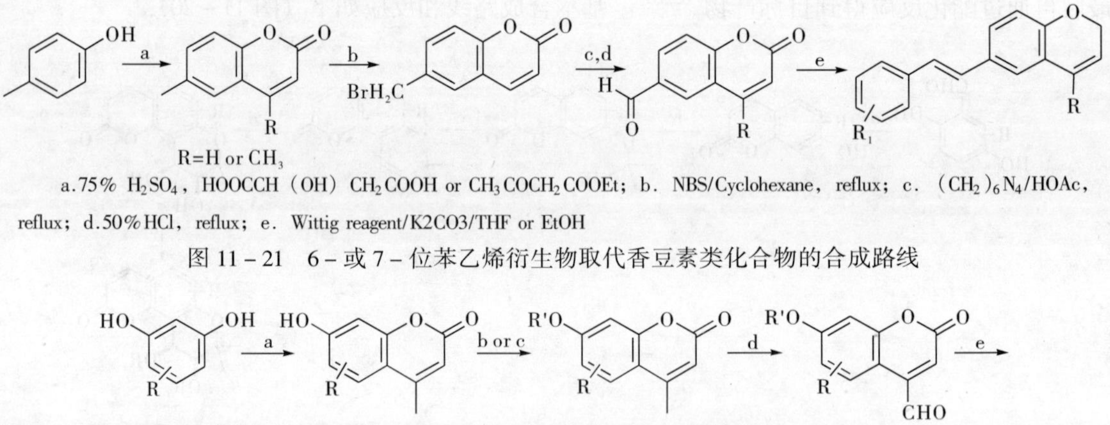

a.75% H_2SO_4，HOOCCH（OH）CH_2COOH or CH_3COCH_2COOEt；b. NBS/Cyclohexane，reflux；c.（CH_2）$_6N_4$/HOAc，reflux；d.50%HCl，reflux；e. Wittig reagent/K2CO3/THF or EtOH

图 11－21　6－或7－位苯乙烯衍生物取代香豆素类化合物的合成路线

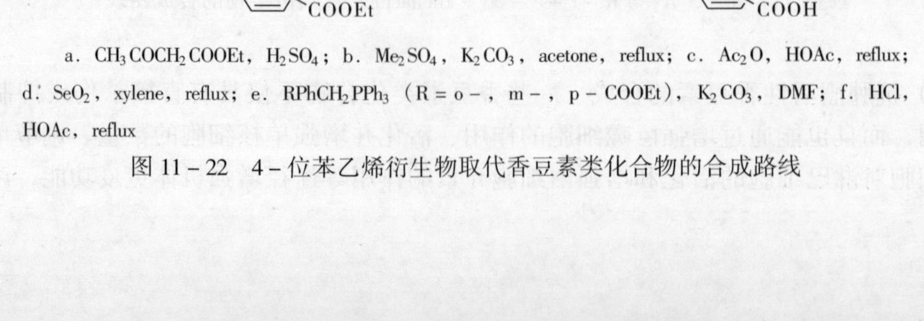

a. CH_3COCH_2COOEt，H_2SO_4；b. Me_2SO_4，K_2CO_3，acetone，reflux；c. Ac_2O，HOAc，reflux；d. SeO_2，xylene，reflux；e. $RPhCH_2PPh_3$（R＝o－，m－，p－COOEt），K_2CO_3，DMF；f. HCl，HOAc，reflux

图 11－22　4－位苯乙烯衍生物取代香豆素类化合物的合成路线

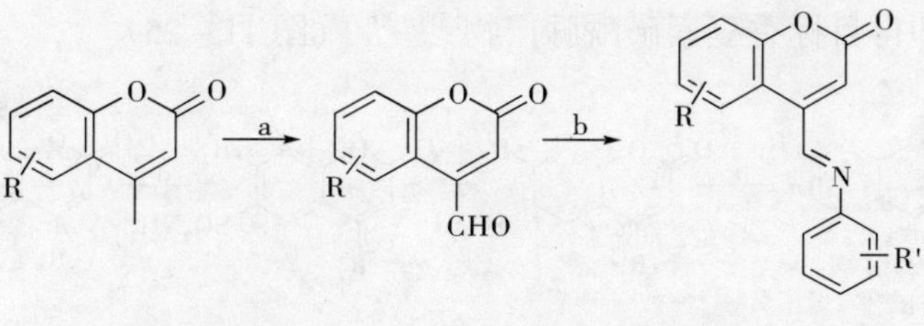

a. SeO_2, xylene, reflux; b. $\mu C_6H_4NH_2$/HOAc/EtOH, reflux; c. Ac_2O, HOAc, reflux

图 11－23　4－位苯基亚胺次甲基取代的西佛碱香豆素衍生物的合成路线

另外，基于香豆素类化合物的多样性生物活性和最近发现的芳基磺酰胺类化合物对多种肿瘤细胞的强抑制作用，Ramana Reddy 研究小组也通过拼合原理，设计合成了一系列同时具有芳基磺酰胺和香豆素结构特征的香豆素－3－磺酰胺衍生物，并对其抗肿瘤活性进行了评价，得到的化合物对 DU145，DLD－1，H157，BT20 和 K562 细胞均有较显著的抑制作用，半抑制浓度 GI_{50} 为 12～100μM。在合成中，他们采用 Knoevenagel 缩合反应设计了合成香豆素－3－磺酰胺衍生物的一条新合成路线。用 2－氯磺酰醋酸甲酯与芳香胺反应得到芳香胺磺酰醋酸甲酯，经过水解得到芳香胺磺酰醋酸；再在催化量苄胺的存在下，在冰醋酸中与取代的水杨醛衍生物缩合，得到香豆素－3－磺酰胺衍生物；另外，缩合反应也可在哌啶存在下，乙醇中用芳香胺磺酰醋酸甲酯和水杨醛衍生物进行[357]（图 11－24）。

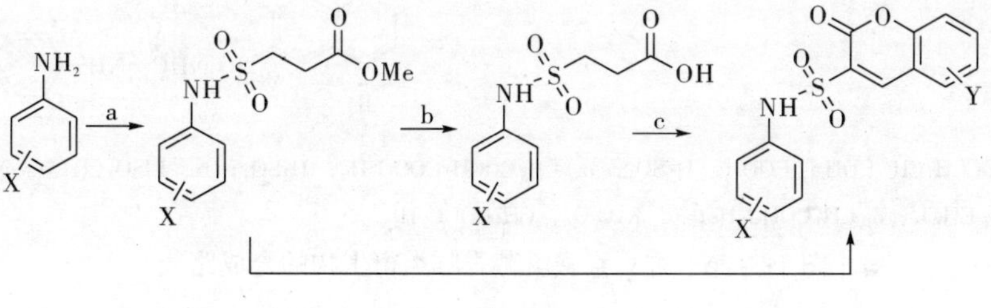

a. $ClSO_2CH_2COOCH_3$, triethylamine/THF, N_2, rt, 3h; b. 10% NaOH in H_2O; c. Y－salicylaldehyde, CH_3COOH, $C_6H_5CH_2NH_2$; d. Y－salicylaldehyde, piperidine, ethanol, reflux

图 11－24　香豆素－3－磺酰胺衍生物的合成路线

（三）抗糖尿病活性香豆素的合成　根据香豆素母核结构具有一定长时间降血糖作用的特点以及传统的磺酰脲类降血糖药物的功能结构，中国药科大学的屠树滋教授研究小组以寻找新型抗 2 型糖尿病药物先导物为目的，通过香豆素与传统磺酰脲类降血糖药物的结构拼合，设计合成了一系列香豆素磺酰脲类衍生物，并进行了体内活性测定，发现部分化合物的几个合成衍生物对正常小鼠具有明显的降血糖作用，其活性与优降糖相当。在合成中，以香豆素及其衍生物为原料，用氯磺酰氯磺化得到香豆素及其衍生物的磺酰氯，进一步氨解得到相应的磺酰胺，再在 K_2CO_3 存在下与甲酸乙酯反应生成磺酰胺甲酸乙酯，最后，在甲苯中与相应的伯胺反应即得目标香豆素磺酰脲产物[358-360]（图 11-25）。

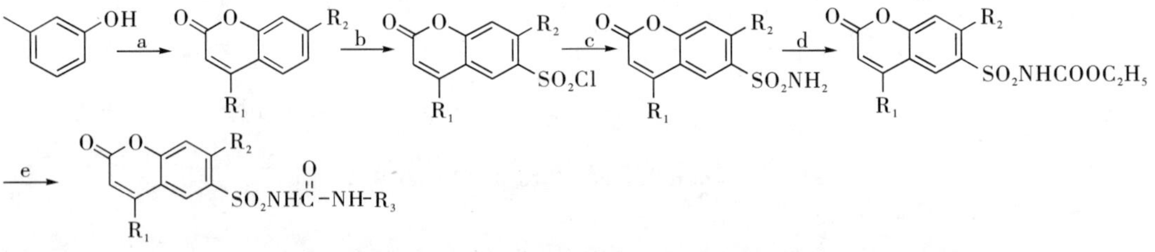

a. $HOOCCH_2CH$（OH）COOH，H_2SO_4，or $CH_3COCH_2COOC_2H_5$，H_2SO_4；b. $ClSO_2Cl$；c. NH_3 H_2O；d. ClC-OOC_2H_5，K_2CO_3；e. R_3-NH_2

图 11-25 香豆素磺酰脲类衍生物的合成路线

此后，在香豆素磺酰芳香脲的合成中，他们对合成路线进行了改进，即首先通过与光气反应将芳香胺转化为活性较高的芳香异氰酸酯，再用 K_2CO_3 使其与香豆素磺酰胺及取代香豆素磺酰胺在丙酮中反应，可得香豆素磺酰芳香脲类化合物[361]（图 11-26）。

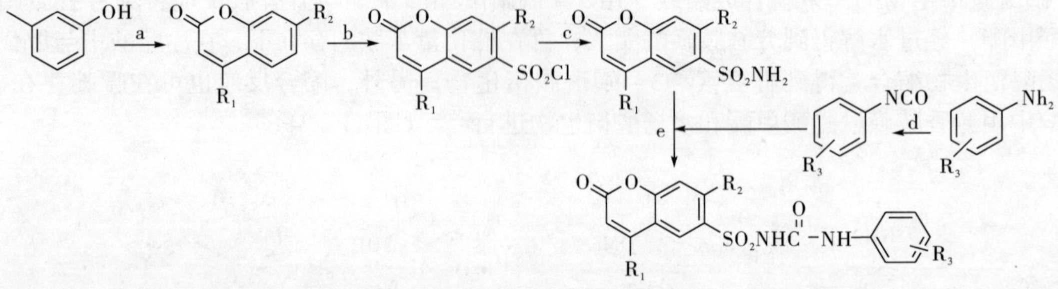

a. $HOOCCH_2CH$（OH）COOH，H_2SO_4，or $CH_3COCH_2COOC_2H_5$，H_2SO_4；b. $ClSO_2Cl$；c. NH_3 H_2O；d. $Cl_3OCOOCl_3$，$CHCl_3$，or $CH_3COOC_2H_5$；e. K_2CO_3，$CH_3COOC_2H_5$

图 11-26 香豆素磺酰芳香脲类衍生物的合成路线

另外，该研究小组在前期研究的基础上，在香豆素母环上引入吸电子基团溴，以期增强香豆素磺酰脲类化合物降血糖活性。以间甲酚通过 Pechmann 缩合反应得到 7-甲基香豆素或直接以香豆素为原料，经过在醋酸中溴加成和吡啶中脱溴化氢，再经过氨解和脲化步骤得到 3-位溴代的香豆素磺酰化衍生物，共 26 个，经过初步体内药理活性测试，发现部分化合物与优降糖比较，降血糖效果相当，而作用时间有延长的趋势，但是构效关系尚有待于进一步研究[362]。

除屠树滋研究小组外，最近，中国科学院上海药物研究所的唐磊等在寻找非噻唑二酮（non-thiazolidinedione）抗 2 型糖尿病的胰岛素增敏剂的过程中，发现 3-甲氧甲酰基-7-苄氧基香豆素具有微弱的胰岛素增敏活性，因此，他们利用 Mitsunobu 反应、皂化水解和氢催化反应等，以 7-羟基-3-甲氧甲酰基香豆素为母核结构与一些已知具有胰岛素增敏活性的噻唑二酮中的结构单元拼合，设计合成了一系列 3-甲氧甲酰基-香豆素 7-氧衍生物

(图 11 - 27)，经过胰岛素增敏实验证明所有化合物均具有十分显著的活性，EC_{50} 为 10^{-7} ~ 10^{-9} M[363]。

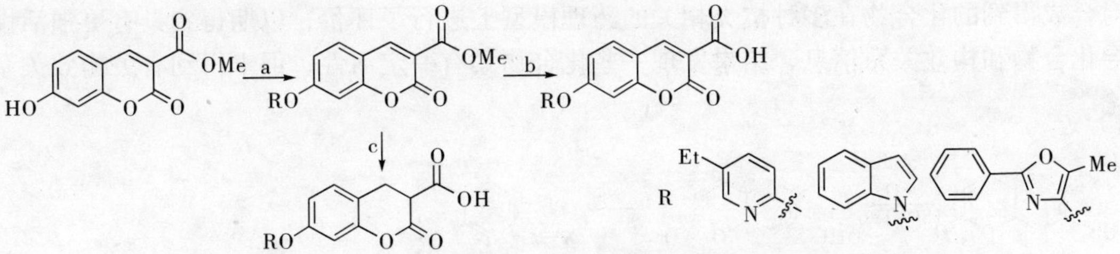

a. ROH，Ph_3P，DEAD，THF；b. 10% NaOH aqueous；c. H_2 - Pd/C，MeOH/dioxane

图 11 - 27　3 - 甲氧甲酰基 - 香豆素 7 - 氧衍生物的合成路线

（四）抗菌抗炎香豆素的合成　抗菌和抗炎是绝大多数香豆素类化合物的基本药理活性，因此，为了寻找低毒高效的非甾体抗炎药物先导结构，不论从天然生物资源中通过活性跟踪分离鉴定还是在香豆素母核结构上进行修饰改造的研究，一直是香豆素类化合物的重要研究内容，相关报道较多，近年来，分离和合成衍生了大量新结构香豆素类化合物。在结构修饰改造方面，主要以具有抗菌抗炎的天然香豆素为活性母体，再通过全合成或半合成得到相应的衍生物。如，Curini 研究小组在前期对具有显著抗炎作用的天然产物 7 - 牻牛儿氧基香豆素（auraptene）和 7 - 牻牛儿氧基 - 8 - 甲氧基香豆素（collinin）进行全合成研究的基础上[364]，对 collinin 的 8 - 位羟基进行了衍生化修饰，合成了一系列衍生物（图 11 - 28），并对合成产物进行了抗炎活性实验，发现 8 - 乙酰氧基衍生物也具有很强度的抗炎活性，在 1μM/cm² 的剂量下，与非甾体抗炎药吲哚美辛（0.25μM/cm²）的作用相当[365]。

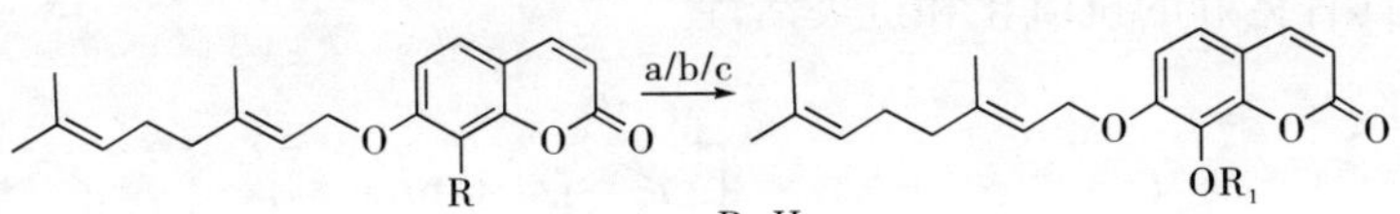

auraptene R=H
collinin　R=OCH_3

a. NaH, n-pentyl iodide, DMF, rt, 2h; b. NaH, geranyl bromide, DMF, rt, 2h;
c. Ac_2O, Et_3N, 4-pyrrolidinopyridine (cat.), CH_2Cl_2, rt, overnight

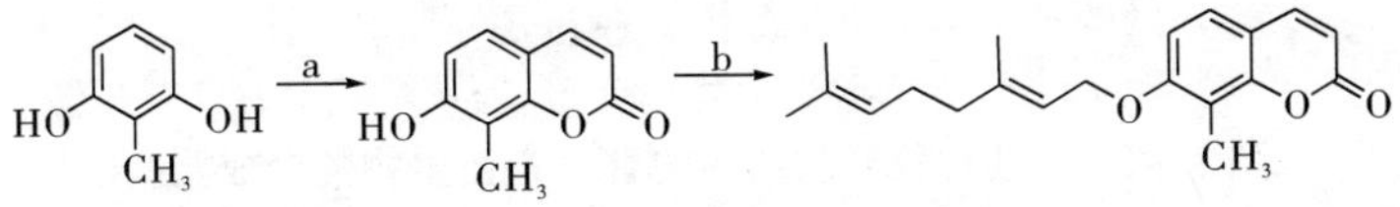

a. propiolic acid, H_2SO_4, 120 °C, 30 min; b. geranyl bromide, DBU, acetone, rt, 3h

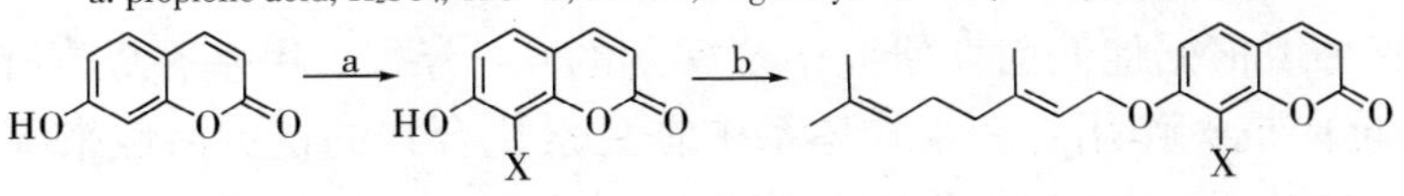

a. X=I: I_2/KI, NH_4OH 20%, rt, 1h; X=Br: Br_2, t-$BuNH_2$, toluene, reflux, 2h,; X=Cl: chloamine T, 1:1 dioxane/water, reflux, 1h; X=F: selectfluor, CH_3CN, reflux, 30 min; b. geranyl bromide, DBU, acetone, rt, 3h

图 11 - 28　7 - 牻牛儿氧基 - 8 - 甲氧基香豆素及其衍生物的合成路线

Hadjipavlou – Litina 研究小组在合成报道具有显著抗炎和抗氧化活性的香豆素衍生物后，结合甲亚胺连接衍生物的多样性药理活性，以 7 – 甲基香豆素通过 SeO_2 高温固态氧化反应得到的 7 – 甲酰基香豆素为原料，设计合成了一系列甲亚胺连接的香豆素衍生物（图 11 – 29），并对合成得到的化合物在多种抗炎相关的药理模型上进行了评价，以期得到具有更强活性的先导化合物和构效关系信息，结果发现一些化合物具有一定活性，但未得到有关构效关系的结论[366]。

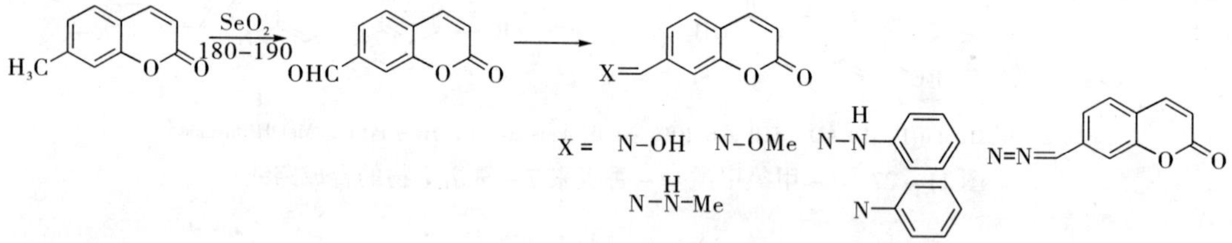

图 11 – 29 甲亚胺连接的香豆素衍生物的合成路线

Nicolaides 研究小组，在前期设计合成具有抗炎和抗氧化活性的较复杂 2，2 – dimethyl – 3，4 – dihydro – 2*H*，6*H* – benzo［f］pyrano［2，3 – h］chromene – 6 – one 香豆素衍生物的基础上，最近报道了其他一些衍生物的设计合成和活性测定结果。在合成中以 3 – hydroxy – β – lapachone 为原料，在干燥 DCM 中，与过量的 Wittig 试剂乙氧羰基甲烯基膦反应 1 小时，构建了 4 – 乙氧甲酰基香豆素母环，室温下反应的收率（74%）高于加热回流的收率（60%）；随后，利用得到的 ethyl 3 – hydroxy – 2，2 – dimethyl – 6 – oxo – 3，4 – dihydro – 2*H*，6*H* – benzo［f］pyrano［2，3 – h］chromene – 8 – carboxylate，经过氧化、酯化、脱羧、脱羟基和羟基化等反应，合成了多个具有较复杂结构的香豆素衍生物（图 11 – 30）。体内外活性测定结果表明，部分化合物具有良好的抗氧化和抗炎活性[367]。

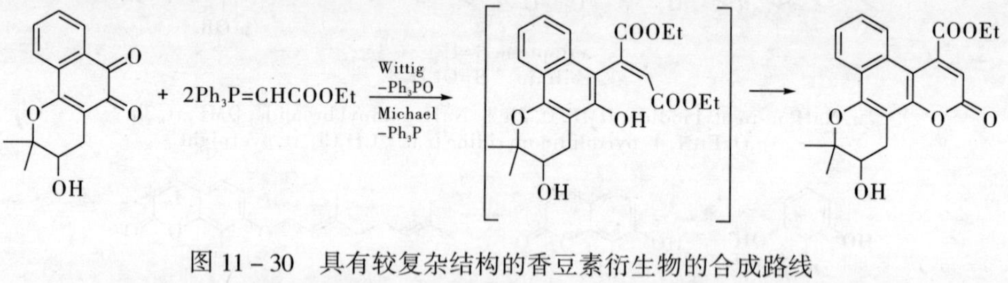

图 11 – 30 具有较复杂结构的香豆素衍生物的合成路线

Kulkarni 研究小组根据他们前期研究中观察到的 4 – 芳香氧甲基香豆素和 3 – 杂环芳基香豆素类化合物的抗菌抗炎作用、在生物体系中香豆素化合物的抗炎活性来源于羧基的产生以及香草醛类化合物的抗菌活性和作为安全的调味剂被广泛应用的特点，以 4 –（溴甲基）香豆素衍生物与香草醛衍生物偶联设计合成了一些香豆素香草醛醚类化合物，并对得到的化合物进行了急性毒性、镇痛、致溃疡和抗炎活性测定，发现了一些有意义的结果，比如，尽管醛基的存在对抗炎活性具有重要作用，但是转化为不饱和的氰基酯后活性有所增加；另外，邻醛基转化为苯骈呋喃环后，活性也有所增加。但是所有化合物均无镇痛活性。在合成中，以苯酚衍生物为原料，与 4－溴乙酰乙酸乙酯通过 Pechmann 环化反应，得到 4－（溴甲基）香豆素衍生物；然后与不同香草醛衍生物在 K_2CO_3 存在和丙酮中加热，进行酚羟基的醚化反应，得到目标产物。同时，利用与氰基乙酸乙酯的 Knovenagel 缩合反应，对醚化产物中的醛基进一步修饰得到不饱和的氰基取代酯类化合物；利用分子内醛醇缩合反应，在 K_2CO_3 存在和乙醇中回流，以一个邻醛基醚化产物进一步反应得到苯骈呋喃基取代的香豆素化合物[368]（图 11－31）。

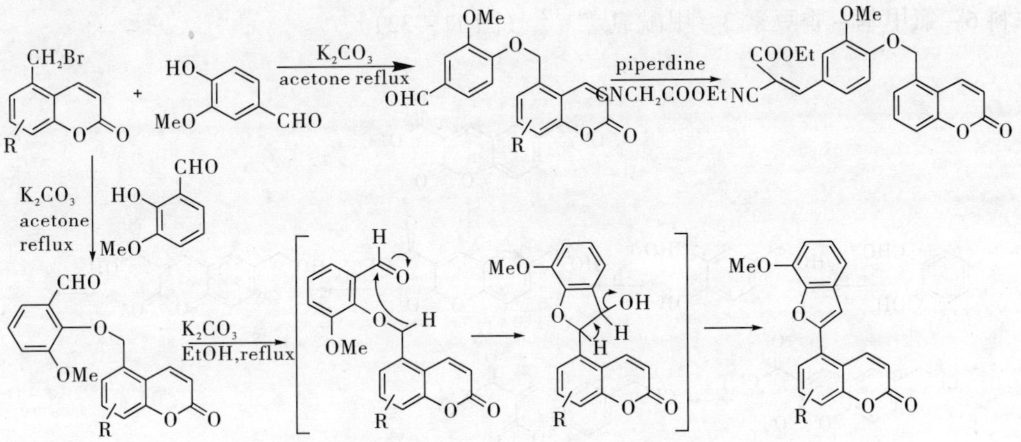

图 11－31　苯骈呋喃基取代香豆素衍生物的合成路线

另外，自 1996 年以来，Lionel 等在基于与多种疾病包括炎症相关的牛 α－糜蛋白酶（α－chymotrypsin，α－CT）和人白细胞胰肽酶（human leukocyte elastase，HLE）靶分子作用机制的香豆素类抑制剂的设计和合成方面进行了系统研究。根据前人的研究报道，卤代甲基化的 3，4－二羟基香豆素类是第一类自杀性丝胺酸蛋白酶的作用底物，它们对包括 α－CT 和 HLE 的多种丝氨酸蛋白酶类均可抑制，因此，被认为是缺乏选择性的有效的丝胺酸蛋白酶类灭活剂；并且认为其作用机制是该类化合物结构中内酯环酯键的酶催化水解，可产生对羟基苄卤代物，随即消除卤素形成具有强反应活性的对醌甲烯基，使催化酶活性位点的组氨酸烷基化导致失活。在此基础上，设计合成了 6－氯甲基－香豆素 3－甲酸烷基和芳基酯类及酰胺等类衍生物，并进行了初步构效关系探讨。在研究中，为了说明 6－氯甲基的作用，同时合成了 6－甲基香豆素 3－甲酰苯酯。经过 α－CT 抑制活性测定表明，除 6－氯甲基－香豆素 3－甲酸及其甲胺、异丙胺和戊胺外，合成得到的其他衍生物均对 α－CT 具有抑制活性，但是抑制活性的强度在极大程度上取决于 3－位取代基团的性质。总体情况是，酯类衍生物的活性强于酰胺类衍生物，芳香侧链的芳香碳原子直接成酯或酰胺时，衍生物形成的芳香酯或芳香酰胺较脂肪醇或脂肪胺的衍生物活性更强。芳香醇或胺的芳香环上取代基位置不同也对活性有影响，其中邻位和间位取代较对位取代活性更强。不具有反应活性的 6－甲基香豆素 3－甲酰苯酯无活性，因此证明 6－卤甲基取代是该类化合物抑制 α－CT 活性的必要基团。在抑制 HLE 活性测试中发现，除 6－氯甲基－香豆素 3－甲酰间氯苯酯和间硝基苯酯外，其他化合物均无活性，有趣的是6－甲基香豆素3－甲酰苯酯对HLE表现出一定抑制活性。在以上基础上，他们又进行了香豆素3－甲酸吡啶醇衍生酯和酰胺的合成和活性评价，发现香豆素3－甲酸5′－氯－吡啶－3－酯对HLE表现出选择性灭活作用；并通过计算提出了香豆素类化合抑制α－CT活性的药效学模型。

在合成中，以水杨醛为原料，与甲醛和盐酸反应得到5－羟甲基水杨醛，再在醋酸存在下和乙醇中与马来酰二乙酯和哌啶通过Knoevenagel型反应，得到相应的6－羟甲基－香豆素3－甲酸乙酯；随后，与磺酰氯反应得到6－氯甲基－香豆素3－甲酸乙酯，经酸性条件水解得到母体结构6－氯甲基－香豆素3－甲酸；再用磺酰氯处理得到用于酯和酰胺衍生物制备的原料6－氯甲基－香豆素3－甲酰氯[369－372]（图11－32）。

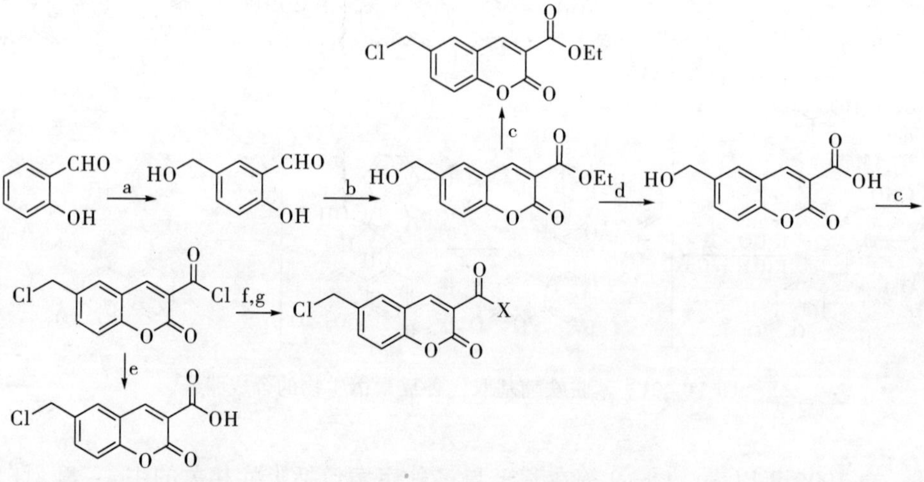

a. HCHO/HCl; b. diethyl malonate/piperidine/EtOH/HOAc; c. $SOCl_2$; d. HCl/H_2O/EtOH; e. H_2O; f. X=OR: ROH/pyridine/dioxane; X=NHR: RNH_2/pyridine/dioxane

图11－32 香豆素3－羧酸酯和酰胺衍生物的合成路线

（五）降低甘油三酯活性香豆素的合成 心血管疾病是目前危害人们健康的重大疾病之一，随着生活水平的提高，高血脂症已成为心血管系统疾病中的主要病症，尤其是甘油三酯类高血脂症，目前尚无有效的药物。结合2－乙氧基－3－丙酸衍生物类化合物，在实验动物模型上表现出降低血中甘油三酯活性的线索，Madhavan研究小组提出了通过环化2－乙氧基－3－苯基丙酸衍生物形成香豆素母核结构以改变药效团，增强降血脂活性的设想，并设计合成了通过含1～2个碳原子的连接基团将香豆素母核结构与不同的杂环连接的香豆素衍生物，经过体内降血脂活性测定结果表明，合成的多数化合物具有一定降血脂活性，并且发现其中一个化合物口服3mg/kg，表现出非常显著的降低（45%）血中甘油三酯的活性，较阳性对照药物fenofibrate口服30 mg/kg的活性（36%）更强。在合成中，以2，4－二羟基苯甲醛为原料，与N－乙酰甘氨酸环合得到3－乙酰氨基－7－羟基香豆素，然后将其通过具有离去基团的连接基团与杂环连接，其中活性最强的化合物结构见（图11－33）[373]。

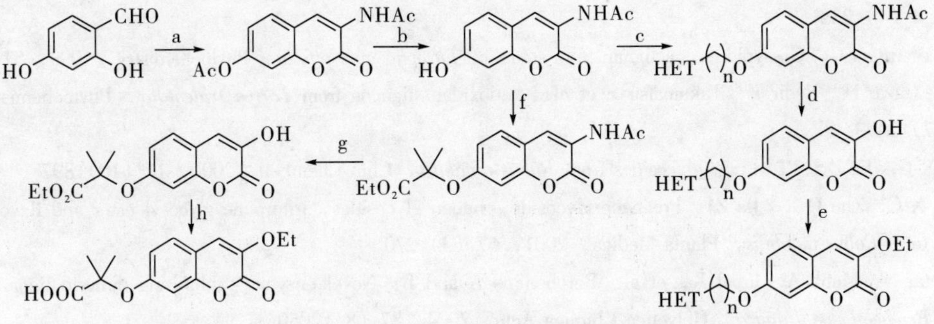

a. N–acetylglycine, Ac_2O, NaOAc, reflux, 2 h; b. 25% aq NH_3, MeOH, rt, 0.5 h; c. HET–$(CH_2)n$–X (X=Cl, Br, OSO_2CH_3, etc), K_2CO_3, DMF, 80℃, 24 h; d. 3N HCl, EtOH, reflux, 1.5 h; e. EtI, KOH, DMSO, rt, 12 h; f. ethyl–2–bromoisobutyrate, K_2CO_3, 80℃, 18 h; g. 3N HCl, EtOH, 80℃, 2 h; h. (1) EtI, KOH, DMSO, rt, 12 h; (2) H_2O, rt, 4 h

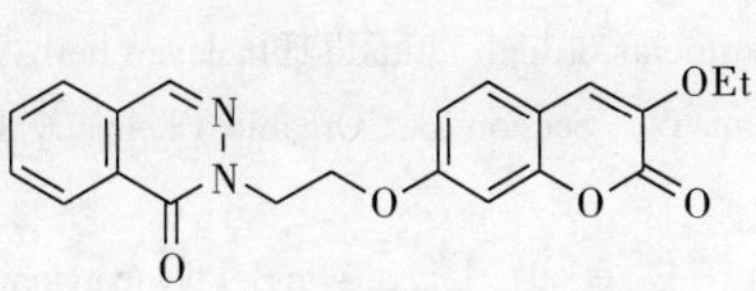

强活性化合物

图 11 – 33　具有降血脂作用香豆素衍生物的合成路线

七、结语

香豆素类化合物具有多种多样的药理活性，植物界分布广泛，分离纯化和结构鉴定相对容易；同时，分子量较小，结构相对简单，合成方法比较成熟，因此，成为药物先导物研究中的重要对象之一。另外，随着药理活性评价方法的不断改进和提高，生理活性尤其是新的作用特点和作用机制方面以及在重大疑难疾病治疗作用方面的研究，也将进一步推进其化学研究工作的不断深入。

（石建功　林　生）

参 考 文 献

1．Moss，G P．Nomenclature of lignans and neolignans：（IUPAC recommendations2000）．Pure and Applied Chemistry，2000，72（8）:1493

2．Kubanek J，Fenical W，Hay，M E et al Two anfeedant lignans from the freshwater macrophyte *Saururus cernuus*．Phytochemistry，2000，54（3）:281

3．Ahn B – T，Lee S，Lee S – B et al．Low – density lipoprotein – antioxidant constituents of *Saururus chinensis*．J Nat Prod，2001，64（12）:1562

4．Chen C – C，Hsin W – C，Huang Y – L．Six New Diarylbutane Lignans from *Justicia procumbens*．J Nat Prod，1998，61（2）:227

5．Martinez J C，Aldana J，Martha I，et al．The chemistry of Colombian Myristicaceae.14．Dibenzylbutane lignans from *Virola sebifera* leaves．Phytochemistry，1999，50（5）:883

6. Das R, Das B, Kashinatham A. Gossypiline, a new lignan from *Jatropha gossypifolia*. Natural Product Sciences, 1998, 4 (4):238

7. Das B, Anjani G. Gossypidien, a lignan from stems of *Jatropha gossypifolia*. Phytochemistry, 1999, 51 (1):115

8. Abou - Gazar H, Bedir E, Takamatsu S et al. Antioxidant lignans from *Larrea tridentata*. Phytochemistry, 2004, 65 (17):2499

9. Chen X C, Jia Z J. Two new glycosides from *Rubus amabilis*. Chin ChemLett, 2000, 11 (10):897

10. Chen X C, Zhu Q X, Jia ZJ. Pregnane glycoside, lignan glycosides, triterpene glycosyl ester and flavonoid glycosides from *Rubus amabilis*. Planta Medica, 2001, 67 (3):270

11. Mukhtar N, Malik A, Iqbal K, et al. Berchemins A and B: Novel enzyme - inhibiting dimeric lignan glycosides from *Berchemia pakistanica*. Helvetica Chimica Acta, 2004, 87 (8):2050

12. Khetwal K S, Pande S, Mani N. Constituents of high altitude Himalayan herbs: Part Ⅷ - A new lignan from *Bupleurum lauceolatum*. Indian Journal of Chemistry, Section B: Organic Chemistry Including Medicinal Chemistry, 1998, 37B (12):1319

13. Khetwal K S, Mani N, Pant N. Constituents of high altitude Himalayan herbs: Part XI - Xylitol and lignan from *Bupleurum tenue*. Indian Journal of Chemistry, Section B: Organic Chemistry Including Medicinal Chemistry, 2000, 39B (6):448

14. Barrero A F, Herrador M M, Akssira M. et al. Lignans and Polyacetylenes from *Bupleurum acutifolium*. J Nat Prod, 1999, 62 (7):946

15. Kawamura F, Kawai S, Ohashi, H. Lignans causing photodiscoloration of Tsuga heterophylla: 8 - hydroxy - oxomatairesinol from sapwood. Phytochemistry, 2000, 54 (4):439

16. Kostova I, Ivanova A, Mikhova B, et al. Lignans and alkaloids from *Haplophyllum suaveolens*. Monatshefte fuer Chemie, 2000, 131 (2):191

17. Rastrelli L, De Simone F, Mora G, et al. Phenolic constituents of *Phenax angustifolius*. J Nat Prod, 2001, 64 (1):79

18. Ren Y L, Yang J S. Hemislin B glucoside, a new lignan from *Hemistepta lyrata*. Chin Chem Lett, 2002, 13 (9):859

19. Li G P, Zhao J F, Tu Y Q, et al. Two new lignan glycosides from *Schisandra rubriflora*. Heterocycles, 2004, 63 (6):1437

20. Gao L M, Wei X M, Zheng SZ, et al. Studies on chemical constituents of *Rumex patientia*. Zhongcaoyao, 2002, 33 (3):207

21. Jang Y P, Kim S R, Kim Y C. Neuroprotective dibenzylbutyrolactone lignans of *Torreya nucifera*. Planta Medica, 2001, 67 (5):470

22. Kwon H C, Choi S U, Lee J O, et al. Two new lignans from *Lindera obtusiloba* Blume. Archives of Pharmacal Research, 1999, 22 (4):417

23. Eklund P C, Willfor S M, Smeds A I, et al. A new Lariciresinol - Type butyrolactone lignan derived from hydroxymatairesinol and its identification in spruce wood. J Nat Prod, 2004, 67 (6):927

24. Martins R C C, Latorre L R, Sartorelli P, et al. Phenylpropanoids and tetrahydrofuran lignans from *Piper solmsianum*. Phytochemistry, 2000, 55 (7):843

25. Ma M, Ruan J L, Rao K V. Studies on chemical constituents of *Saururus chinensis* (I). Zhongcaoyao, 2001, 32 (1):9

26. Vieira L M, Kijioa A, Silva A M S, et al. 2, 5 - Diaryl - 3, 4 - dimethyltetrahydrofuran lignans from *Talauma hodgsonii*. Phytochemistry, 1998, 48 (6):1079

27. Shen Y – C，Chen C – Y，Lin Y – M，et al. A lignan from roots of *Taxus mairei*. Phytochemistry，1997，46 (6):1111

28. Kanchanapoom T，Kamel M S，Kasai R，et al. Lignan glucosides from *Acanthus ilicifolius*. Phytochemistry，2001，56 (4):369

29. Gongora L，Manez S，Giner R M，et al. Phenolic glycosides from *Phagnalon rupestre*. Phytochemistry，2002，59 (8):857

30. Da Silva Filho A A，Albuquerque S，E Silva M L A，et al. Tetrahydrofuran lignans from *Nectandra megapotamica* with trypanocidal activity. J Nat Prod，2004，67 (1):42

31. Majumder P L，Chakrabarty M. Lignans of *Guaiacum officinale* L: photo – sensitized aerial oxidation of 2，5 – diaryl – 3，4 – dimethylfurans and a novel method of sequential introduction of alkoxy functions in their 3 – and 4 – methyl groups. Journal of the Indian Chemical Society，1998，75 (10 – 12):776

32. Martins R C C，Lago J H G，Albuquerque S，et al. Prypanocidal tetrahydrofuran lignans from inflorescences of *Piper solmsianum*. Phytochemistry，2003，64 (2):667

33. Zhang H – J，Tamez P A，Hoang V D，et al. Antimalarial compounds from *Rhaphidophora decursiva*. J Nat Prod，2001，64 (6):772

34. Wang B – G，Ebel R，Wang C – Y，et al. Aglacins I – K，Three Highly Methoxylated Lignans from *Aglaia cordata*. J Nat Prod，2004，67 (4):682

35. Bai L，Yamaki M，Takagi S. Lignans and a bichroman from *Pleione bulbocodioides*. Phytochemistry，1997，44 (2):341

36. Freitas da Silva A P，Palmeira Junior S F，Conserva LM，et al. Two dibenzylbutyrolactol derivatives and other chemical substituents from *Aristolochia peltato – deltoidea*. Journal of the Brazilian Chemical Society，1999，10 (2): 122

37. Bhandari S P S，Babu U V，Garg H S. A lignan from *Piper chaba* stems. Phytochemistry，1998，47 (7):1435

38. Cuca S L E，Martinez V J C，Monache F D. 7，9′ – epoxylignan and other constituents of *Zanthoxylum culantrilo*. Phytoc hemistry，1998，47 (7):1437

39. Ullah N，Ahmad S，Anis E，et al. A lignan from *Daphne oleoides*. Phytochemistry，1999，50 (1):147

40. Jung K Y，Kim D S，Oh S R，et al. Magnone A and B，Novel Anti – PAF Tetrahydrofuran Lignans from the Flower Buds of *Magnolia fargesii*. J NatProd，1998，61 (6):808

41. Yu H – J，Chen C – C，Shieh B – J. Two New Constituents from the Leaves of *Magnolia coco*. J Nat Prod，1998，61 (8):1017

42. Wu L J，Zheng J，Liu X J，et al. New lignan of *Acanthopanax senticosus* (Rupr. et Maxim.) Harms. Zhongguo Yaowu Huaxue Zazhi，1997，7 (4):274

43. Lee C，Kim H，Kho Y. Agastinol and agastenol，novel lignans from *Agastache rugosa* and their evaluation in an apoptosis inhibition assay. J NatProd，2002，65 (3):414

44. Su B N，Zhu Q X，Gao K，et al. Lignan and phenylpropanoid glycosides from *Lancea tibetica* and their antitumor activity. Planta Medica，1999，65 (6):558

45. Su B N，Yuan C S，Jia Z J. A new lignan glucoside from *Lancea tibetica*. Chin Chem Lett，1999，10 (1):37

46. Huang W – W，Kong D – Y，Yang P – M. Studies on lignan constituents of *Clematis armandii* Franch. Zhongguo Tianran Yaowu，2003，1 (4):199

47. O. u Y，Ming A. Studies on lignans and flavonoid glycosides of *Ligustrum sinense*. Zhongcaoyao，2003，34 (3): 196

48. Schumacher B，Scholle S，Hoelzl J，et al. Lignans isolated from *Valerian*: Identification and characterization of a

new olivil derivative with partial agonistic activity at A1 adenosine receptors. J Nat Prod, 2002, 65 (10):1479
49. Marchand M J K, Norman G L. (+) - Episesaminone, a *Sesamum indicum* furofuran lignan. Isolation and hemisynthesis. Patrice A J Nat Prod, 1997, 60 (11):1189
50. Ito C, Itoigawa M, Otsuka T, et al. Constituents of *Boronia pinnata*. J Nat Prod, 2000, 63 (10):1344
51. Chen I - S, Chen T - L, Chang Y - L, et al. Chemical constituents and biological activities of the fruit of *Zanthoxylum integrifoliolum*. J Nat Prod, 1999, 62 (6):833
52. Latip J, Hartley T G, Waterman P G. Lignans and coumarins metabolites from *Melicope hayesii*. Phytochemistry, 1999, 51 (1):107
53. Morais L C S L, Pachu C O, Santos V L, et al. New lignan from *Ocotea duckei*. Fitoterapia, 1996, 67 (6):557
54. Venkataraman R, Gopalakrishnan S. A lignan from the root of *Ecbolium linneanum* Kurz. Phytochemistry, 2002, 61 (8):963
55. Venkataraman R, Gopalakrishnan S. Isolation and characterization of a new stereoisomeric furofuran type of lignan from *Ecbolium linneanum* Kurz. Asian Journal of Chemistry, 2002, 14 (1):277
56. Estrada - Reyes R, Alvarez C, A L, et al. Lignans from leaves of *Rollinia mucosa*. Zeitschrift fuer Naturforschung, C: Journal of Biosciences, 2002, 57 (1/2):29
57. He M, Zhang J H, Hu C Q. Studies on the chemical components of *Clematis chinensis*. Journal of Chinese Pharmaceutical Sciences, 2001, 10 (4):180
58. He M, Zhang J H, Hu C Q. Studies on chemical components of *Clematis chinensis*. Yaoxue Xuebao, 2001, 36 (4):278
59. Rojas S, Acevedo L, Macias M, et al. Calmodulin inhibitors from *Leucophyllum ambiguum*. J Nat Prod, 2003, 66 (2):221
60. Liu L H, Pu J X, Zhao J F, et al . A new lignan from *Boschniakia himalaica*. Chin Chem Lett, 2004, 15 (1): 43
61. Jiang B, Chen X - R, Lu Z - Q, Sun H - D. A new lignan from *Isodon lophanthoides var. gerardianus* (Labiatae). Zhiwu Xuebao, 2000, 42 (1):95
62. Duan H Q, Takaishi Y, Momota H, et al. Immunosuppressive constituents from *Saussurea medusa*. Phytochemistry, 2002, 59 (1):85
63. Kuo C - C, Chiang W C, Liu G - P, et al. 2, 2' - Diphenyl - 1 - picrylhydrazyl Radical - Scavenging Active Components from *Adlay* (Coix lachryma - jobi L. Var. ma - yuen Stapf) *Hulls*. Journal of Agricultural and Food Chemistry, 2002, 50 (21):5850
64. Dai J Q, Shi Y P, Yang L, et al. Two new components from *Serratula strangulata* Iljin. Chinese Chemical Letters, 2002, 13 (2):143
65. Li X - C, Barnes D L, Khan IA. A new lignan glycoside from *Eleutherococcus senticosus*. Planta Medica, 2001, 67 (8):776
66. Piccinelli A L, Arana S, Caceres A, et al. New lignans from the roots of *Valeriana prionophylla* with antioxidative and vasorelaxant activities. J Nat Prod, 2004, 67 (7):1135
67. Yuan J Z, Li W, Koike K, et al. Phenolic glycosides from rhizomes of *Smilax glabra*. Heterocycles, 2003, 60 (7):1633
68. Küpeli E, Erdemolu N, Yeilada E. Anti - inflammatory and antinociceptive activity of taxoids and lignans from the heartwood of *Taxus baccata* L. Journal of Ethnopharmacology, 2003, 89 (2 - 3):265
69. Rezende K R, Kato M J. Dibenzylbutane and aryltetralone lignans from seeds of *Virola sebifera*. Phytochemistry, 2002, 61 (4):427

70. Xiang W, Li S H, Na Z, et al. New lignan from *Orthosiphon wulfenioides*. Yunnan Zhiwu Yanjiu, 2002, 24 (4): 535

71. Wei W－X, Gong X－G, Ishrud O, et al. New lignan isolated from *Phyllanthus niruri* Linn. Structure elucidation by NMR spectroscopy. Bulletin of the Korean Chemical Society, 2002, 23 (6):896

72. Zhang Z Z, Guo D, Li C L, et al. Gaultherins A and B, two lignans from *Gaultheria yunnanensis*. Phytochemistry, 1999, 51 (3):469

73. Pinheiro M L B, Imbiriba da Rocha A F, Fernandes MAdo N, Monte, et al. Lignans of *Strychnos Guianensis* (Aublet) Mart. Quimica Nova, 2004, 27 (2):188

74. Xiao K, Xuan L J, Xu Y M, et al. Constituents from *Polygonum cuspidatum*. Chem. Pharm. Bull., 2002, 50 (5):605

75. Zhong X－N, Ide T, Otsuka H, et al. (＋) －Isolarisiresinol 3a－O－sulfate from leaves of *Myrsine seguinii*. Phytochemistry, 1998, 49 (6):1777

76. Otsuka H, Hirata E, Shinzato T, et al. Isolation of lignan glucosides and neolignan sulfate from the leaves of *Glochidion zeylanicum* (Gaertn) A. Juss Chem Pharm Bull, 2000, 48 (7):1084

77. Kanchanapoom T, Kasai R, Yamasaki K. Lignan and phenylpropanoid glycosides from *Fernandoa adenophylla*. Phytochemistry, 2001, 57 (8):1245

78. Al－Juaid S S, Abdel－Mogib M. A novel podophyllotoxin lignan from *Justicia heterocarpa*. Chem Pharm Bull., 2004, 52 (5):507

79. Dekebo A, Lang M, Polborn K, et al. Four lignans from *Commiphora erlangeriana*. J Nat Prod, 2002, 65 (9): 1252

80. Zhao C Q, Huang J, Nagatsu A, et al. Two new podophyllotoxin glucosides from *Sinopodophyllum emodi* (Wall.) Ying. Chem PharmBull, 2001, 49 (6):773

81. Zhao C Q, Cao W, Nagatsu A, et al. Three new glycosides from *Sinopodophyllum emodi* (WALL.) YING. Chem Pharm Bull, 2001, 49 (11):1474

82. Zhao C Q, Nagatsu A, Hatano K, et al. New lignan glycosides from Chinese medicinal plant, *Sinopodophillum emodi*. Chem Pharm Bull, 2003, 51 (3):255

83. Subbaraju G V, Rajasekhar D, Kavitha J, et al. Justicia lignans: part 7－two newdiphyllin glycosides from *Justicia neesii* Ramamoorthy. Indian Journal of Chemistry, Section B: Organic Chemistry Including Medicinal Chemistry, 2001, 40B (4):313

84. Rajasekhar D, Vanisree M, Subbaraju G V. Justicia lignans: part 4－two new arylnaphthalide lignans from *Justicia neesii* Ramamoorthy. Indian Journal of Chemistry, Section B: Organic Chemistry Including Medicinal Chemistry, 1999, 38B (6):713

85. Gopalaiah K, Kavitha J, Kanumuri R V, et al. Justicia lignans: Part 9－two new lignans from *Justicia neesii* Ramamoorthy (white flower variety). Indian Journal of Chemistry, Section B: Organic Chemistry Including Medicinal Chemistry, 2001, 40B (7):596

86. Day S－H, Chiu N－Y, Won S－J, et al. Cytotoxic lignans of *Justicia ciliata*. J Nat Prod, 1999, 62 (7):1056

87. Day S－H, Chiu N－Y, Tsao L－T, et al. New Lignan Glycosides with Potent Antiinflammatory Effect, Isolated from *Justicia ciliata*. J Nat Prod, 2000, 63 (11):1560

88. Day S－H, Lin Y－C, Tsai M－L, et al. Potent cytotoxic lignans from *Justicia procumbens* and their effects on nitric oxide and tumor necrosis factor－ (production in mouse macrophages. J Nat Prod, 2002, 65 (3):379

89. Weng J－R, Ko H－H, Yeh T－L, et al. Two new arylnaphthalide lignans and antiplatelet constituents from *Justicia procumbens*. Archiv der Pharmazie, 2004, 337 (4):207

90. Lee S－S, Lin M－T, Liu C－L, et al. Six lignans from *Phyllanthus myrtifolius*. J Nat Prod, 1996, 59 (11): 1061

91. Gertsch J, Tobler R T, Brun R, et al. Antifungal, antiprotozoal, cytotoxic and piscicidal properties of justicidin B and a new arylnaphthalide lignan from *Phyllanthus piscatorum*. Planta Medica, 2003, 69 (5):420

92. Chen B, Liu Y, Feng C, et al. Two new arylnaphthalene lignan glycosides from *Mananthes patentiflora*. Chin Chem Lett, 2002, 13 (10):959

93. Al－Abed Y, Abu－Zarga M, Sabri S, et al. A arylnaphthalene lignan from *Haplophyllum buxbaumii*. Phytochemistry, 1998, 49 (6):1779

94. Rajasekhar D, Subbaraju G V. Jusmicranthin, a new arylnaphthalide lignan from *Justicia neesii*. Fitoterapia, 2000, 71 (5):598

95. Rajasekhar D, Subbaraju G V, Pillai R. Justicia lignans Ⅵ－Prostalidin D, a new arylnaphthalide lignan from *Justicia diffusa var. prostrata C*. B. Clarke. Journal of Asian Natural Products Research, 2000, 2 (4):289

96. Kawamura F, Kawai S, Ohashi H. Sesquilignans and lignans from *Tsuga heterophylla*. Phytochemistry, 1997, 44 (7):1351

97. Wang B－G, Ebel R, Nugroho B W, et al. Aglacins A－D, first representatives of a new class of aryltetralin cyclic ether lignans from *Aglaia cordata*. J Nat Prod, 2001, 64 (12):1521

98. Souza da Silva, S A, Souto A L, de Fatima Agra M, et al. A new arylnaphthalene type lignan from *Cordia rufescens* A. DC (Boraginaceae). ARKIVOCC, 2004, (6):54

99. Perez J A, Boluda C, Lopez H, et al. Justicidone, a novel p－quinone－lignan derivative from *Justicia hyssopifolia*. Chem Pharm Bull, 2004, 52 (1):130

100. Chen M, Liao Z X, Chen D F. Four new dibenzocyclooctene lignans from *Kadsura renchangiana*. Helvetica Chimica Acta, 2004, 87 (6):1368

101. Kuo Y－H, Li S－Y, Wu M－D, et al. A new anti－HBeAg lignan, kadsumarin A, from *Kadsura matsudai* and *Schizandra arisanensis*. Chem Pharm Bull, 1999, 47 (7):1047

102. Chen Y－G, Xie Y－Y, Cheng K－F, et al. Compounds from *Kadsura ananosma*. Phytochemistry, 2001, 58 (8):1277

103. Chen Y－G, Wang P, Lin Z－W, et al. Dibenzocyclooctadiene lignans from *Kadsura angustifolia*. Phytochemistry, 1998, 48 (6):1059

104. Chen Y－G, Qin G－W, Xie Y－Y, et al. Lignans from *Kadsura angustifolia*. Journal of Asian Natural Products Research, 1998, 1 (2):125

105. Chen D－F, Zhang S－X, Kozuka M, et al. Susan L.; Lee, K. －H. Interiotherins C and D, two new lignans from *Kadsura interior* and antitumor－promoting effects of related neolignans on Epstein－Barr virus activation. J Nat Prod, 2002, 65 (9):1242

106. Chen Y－G, Qin G－W, Xie Y－Y. Dibenzocyclooctadiene lignans from *Schisandra propinqua*. Gaodeng Xuexiao Huaxue Xuebao, 2001, 22 (9):1518

107. Song Q, Fronczek F R, Fischer N H. Dibenzocyclooctadiene－type lignans from *Magnolia pyramidata*. Phytochemistry, 2000, 55 (6):653

108. Meragelman K M, McKee T C, Boyd M R. 10－Demethoxystegane, a new lignan from *Steganotaenia araliacea*. J Nat Prod, 2001, 64 (11):1480

109. Kuo Y－H, Huang H－C, Kuo L－MY, et al. Novel C_{19} homolignans, taiwanschirin A, B, and cytotoxic taiwanschirin C, and a new C_{18} lignan, schizanrin A, from *Schizandra arisanensis*. Journal of Organic Chemistry 1999, 64 (19):7023

110. Li S－Y，Wu M－D，Wang C－W，et al. A novel anti－HBeAg homolignan，taiwanschirin D from *Kadsura matsudai*. Chem Pharm Bull，2000，48（12）:1992

111. Wang Q，Terreaux C，Marston A，et al. Lignans from *Mosla scabra*. Phytochemistry，2000，54（8）:909

112. Cuong N M，Taylor W C，Sung，T V. A new cyclobutane lignan from *Cinnamomum balansae*. Nat Prod Lett，2001，15（5）:331

113. Shi J，Wang T. Separation of asatone－type neolignan from *Sphallerocarpus gracilis*. Xi'an Shiyou Xueyuan Xuebao，2001，16（2）:36

114. Ryu J－H，Son Ha J，Lee S H，et al. Two neolignans from *Perilla frutescens* and their inhibition of nitric oxide synthase and tumor necrosis factor－expression in murine macrophage cell line RAW 264.7. Bioorganic & Medicinal Chemistry Letters，2002，12（4）:649

115. Isaza J H，Ito H，Yoshida T. A flavonol glycoside－lignan ester and accompanying acylated glucosides from *Monochaetum multiflorum*. Phytochemistry，2001，58（2）:321

116. Takeda R，Hasegawa J，Shinozaki M. The first isolation of lignans，megacerotonic acid and anthocerotonic acid，from non－vascular plants，anthocerotae（hornworts）. Tetrahedron Lett，1990，31:4159

117. Govindachari T R，Krishna Kumari，G N，Partho P D. Two secolignans from *Peperomia dindigulensis*. Phytochemistry，1998，49（7）:2129

118. Tazaki H，Hayashida T，Ito M，et al. Erimopyrone，a lignan derivative from the liverwort *Moerckia erimona*. Bioscience，Biotechnology，and Biochemistry，1999，63（7）:1238

119. Kuo Y－H，Chen C－H，Chiang Y－M. Three novel and one new lignan，chamaecypanones A，B，obtulignolide and isootobanone from the heartwood of *Chamaecyparis obtusa var. formosana*. Tetrahedron Lett，2001，42（38）:6731

120. Carroll A R，Taylor W C. Constituents of *Eupomatia* Species. XIV The Structures of Eupomatilone－1，－2，－3，－4，－5，－6 and－7 Isolated from *Eupomatia bennettii*. Aust J Chem，1991，44:1705

121. Wang B－G，Ebel Rr，Wang，C－Y，et al. New methoxylated aryltetrahydronaphthalene lignans and a norlignan from *Aglaia cordata*. Tetrahedron Lett，2002，43（33）:5783

122. Ma C－M，Nakamura N，Min B S，et al. Triterpenes and lignans from *Artemisia caruifolia* and their cytotoxic effects on meth－A and LLC tumor cell lines. Chem Pharm Bull，2001，49（2）:183

123. Carroll A R，Taylor W C. Constituents of Eupomatia Species. XI New Eupodienone Lignans from the Flowers of *Eupomatia laurina*. Aust J Chem，1990，43:1871

124. Gozler B，Kivcak B，Arar G，et al. （－）－Padocin：a novel epoxylignan from *Haplophyllum cappadocicum*. Heterocycles，1994，39（1）:243

125. Kawazoe K，Yutani A，Tamemoto K，et al. Phenylnaphthalene Compounds from the Subterranean Part of *Vitex rotundifolia* and Their Antibacterial Activity Against Methicillin－Resistant *Staphylococcus aureus*. J Nat Prod，2001，64（5）:588

126. Benevides P J C，Sartorelli P，Kato M J. Phenylpropanoids and neolignans from Piper *regnellii*. Phytochemistry，1999，52（2）:339

127. Cheng Y X，Zhou J，Tan N H. Chemical constituent of *Parakmeria yunnanensis*. Yunnan Zhiwu Yanjiu，2001，23（3）:352

128. Tsai I－L，Chen J－H，DuhC－Y，et al. Cytotoxic neolignans from the stem wood of *Machilus obovatifolia*. Planta Medica，2000，66（5）:403

129. Jensen J F，Kvist L P，Christensen S B. An antiplasmodial lignan from *Euterpe precatoria*. J Nat Prod，2002，65（12）:1915

130. Takeda Y, Mima C, Masuda T, et al. Glochidioboside, a glucoside of (7S, 8R) - dihydrodehydrodiconiferyl alcohol from leaves of *Glochidion obovatum*. Phytochemistry, 1998, 49 (7):2137

131. Ersoz T, Saracoglu I, Tasdemir D, et al. Neolignan glucosides from *Phlomis chimerae*. Zeitschrift fuer Naturforschung, C: Journal of Biosciences, 2002, 57 (3/4):221

132. Wang J H, Hou B L, Li X, et al. New lignan derivative isolated from *Panax quinquefolius*. Zhongcaoyao, 2001, 32 (1):15

133. Ho J - C, Chen C - M, Row L - C. Neolignans from the parasitic plants. Part 1. *Aeginetia indica*. Journal of the Chinese Chemical Society, 2003, 50 (6):1271

134. Wang C Z, Jia Z J, Shen X M. Phenylpropanoid, neolignan and iridoid glycosides from *Pedicularis semitorta*. Indian Journal of Chemistry, Section B: Organic Chemistry Including Medicinal Chemistry, 1997, 36B (2):150

135. Su B - N, Li Y, Jia Z - J. Neolignan, phenylpropanoid and iridoid glycosides from *Pedicularis verticillata*. Phytochemistry, 1997, 45 (6):1271

136. Wang C Z, Jia Z J. Neolignan glycosides from *Pedicularis longiflora*. Planta Medica, 1997, 63 (3):241

137. Tan L, Wang B, Zhao Y Y. A Lignan Glucoside from *Bupleurum scorzonerifolium*. Chin Chem Lett, 2004, 15 (9):1053

138. Ward S R. Lignans, Noelignans, and Related Compounds. Nat Prod Rep, 1990, 349; 1993, 1; 1995, 183; 1997, 75

139. Lopes M N, da Silva M S, Barbosa - Fiho J M, et al. Unusual benzofuranoid neolignans from *licaria chrysophylla*. Phytochemistry, 1986, 25:2609

140. Yahara S, Nishigori T, Kohda A, et al. Isolation and Characterization of Phenolic Compounds from *Magnoliae Cortex* Produced in China. Chem Pharm Bull, 1991, 39:2024

141. Konoshima T, Koz M, Tokuda H, et al. Studies on Inhibitors of Skin Tumor Promotion, IX. Neolignans from *Magnolia officinalis*. J Nat Prod, 1991, 54:816

142. Chaturvedula V S Prakash, Hecht Sidney M, Gao Zhijie, et al. New Neolignans that Inhibit DNA Polymeraseβ - Lyase. J Nat Prod, 2004, 67 (6):964

143. Ma Y, Han C Q, Liu Z J. Studies on P A F antagonistic bicyclo (3, 2, 1) octanoid neolignans from *Piper kadsura*. Yaoxue Xuebao, 1993, 28:207

144. Zhang S - X, Chen K, Liu X - J, et al. The Isolation and Structural Elucidation of Three New Neolignans, Puberulins A, B, and C, as Platelet Activating Factor Receptor Antagonists for *Piper puberulum*. J Nat Prod, 1995, 58:540

145. Su B N, Zhu Q X, Jia Z J. A new nor - neolignan from *Cremanthodium ellisii*. Chin Chem Lett, 1999, 10 (2): 129

146. Fokialakis N, Magiatis P, Mitaku S, et al. Estrogenic activity of phenylpropanoids from *Sarcomelicope megistophylla* and structure determination of a new norneolignan. Planta Medica, 2003, 69 (6):566

147. Mendonca Pauletti, P, Araujo A R, Young M C M, et al. Nor - lignans from the leaves of *Styrax ferrugineus* (Styracaceae) with antibacterial and antifungal activity. Phytochemistry, 2000, 55 (6):597

148. Tsai I - L, Chen J - H, Duh C - Y, et al. Cytotoxic neolignans and butanolides from *Machilus obovatifolia*. Planta Medica, 2001, 67 (6):559

149. Cheng H - I, Lin W - Y, Duh C - Y, et al. New cytotoxic butanolides from *Litsea acutivena*. J Nat Prod, 2001, 64 (12):1502

150. Silva S A S, De Castro J C M, Da Silva T G, et al. Kramentosan, a new trinorlignan from the roots of *Krameria tomentosa*. Nat Prod Lett, 2001, 15 (5):323

151. Yuda M, Ohtani K, Mizutani K, et al. Neolignan glycosides from roots of *Codonopsis tangshen*. Phytochemistry, 1990, 29 (6):1989

152. Takahashi S. The presence of the tumor inhibitor crotepoxide (futoxide) in *Piper futokadzura*. Phytochemistry, 1969, 8:321

153. Ogiso A, Kuyabayashi M, Mishima H, et al. The structure of futoenone, a novel spiro – cyclohexadienone derivative. Tetrahedron Lett, 1968, 9 (16):2003

154. Cui B L, Chai H, Santisuk T, et al. Novel cytotoxic 1H – cyclopentabbenzofuran lignans from *Aglaia elliptica*. Tetrahedron, 1997, 53 (52):17625

155. Rivero – Cruz J F, Chai H – B, Kardono L B S, et al. Cytotoxic constituents of the twigs and leaves of *Aglaia rubiginosa*. J Nat Prod, 2004, 67 (3):343

156. Ma Y – L, Huang Q – L, Han G – Q. A neolignan and lignans from *Magnolia biondii*. Phytochemistry, 1996, 41:287

157. Yamamura S, Niwa M, Nonoyama M, et al. Three novel neolignans from *Heterotropa takaoi* M. Tetrahedron Lett, 1978, 19 (49):4891

158. Hosny M, Khalifa T I, Kadry H A. Iridoids and neolignans from *Marrubium alysson*. Journal of Pharmaceutical Sciences, 1997, 19:165

159. Yuan Z, Tezuka Y, Fan W Z, et al. Constituents of the underground parts of *Glehnia littoralis*. Chem Pharm Bull, 2002, 50 (1):73

160. Li S – H, Zhang H – J, Yao P, et al. Two new lignans from *Taxus yunnanensis*. Chinese Journal of Chemistry, 2003, 21 (7):926

161. Lee C – K, Cheng Y – S. Two new sesquiterpenes and two new lignans from the leaves of *Juniperus chinensis var. kaizuka*. Journal of the Chinese Chemical Society, 2001, 48 (6A):1077

162. Su B – N, Shen X – M, Jia Z – J. Two new neolignan glucosides from *Pedicularis verticillata*. Chemical Research in Chinese Universities, 1997, 13 (2):174

163. David J M, Yashida M, Gottlieb O R. Neolignans from bark and leaves of *Ocotea porosa*. Phytochemistry, 1994, 36:491

164. Kouno I, Iwamoto C, Kameda Y, et al. A new triphenyl – type neolignan and a biphenylneolignan from the bark of *Illicium simonsii*. Chem Pharm Bull, 1994, 42:112

165. Su B – N, Takaishi Y. Morinols A and B, two novel tetrahydropyran sesquineolignans with a new carbon skeleton from *Morina chinensis*. Chemistry Lett, 1999, (12):1315

166. Su B – N, Takaishi Y, Kusumi T. Morinols A – L, twelve novel sesquineolignans and neolignans with a new carbon skeleton from *Morina chinensis*. Tetrahedron, 1999, 55 (51):14571

167. Tofern B, Jenett – Siems K, Siems K, et al. Phytochemistry and chemotaxonomy of the Convolvulaceae. Part 10. Bonaspectins and neobonaspectins, first sesquilignans and sesquineolignans from a convolvulaceous species. Phytochemistry, 2000, 53 (1):119

168. Barrero A F, Haidour A, Dorado M M, et al. Lignans from the Wood of *Abies pinsapo*. J Nat Prod, 1994, 57:713

169. Barrero A F, Sánchez J F, Alvarez – Manzaneda E, et al. Sesquiterpenoids related to juvabione in *Abies pinsapo*. Phytochemistry, 1989, 28 (10):2617

170. Barrero A F, Haidour A, Dorado M M, et al. Two sesquilignans from the wood of *Abies marocana*. Phytochemistry, 1996, 41:605

171. Yoshikawa K, Kagayama M, Arihara S. Phenolic glucosides and lignans from *Ehretia ovalifolia*. Phytochemistry,

1995, 39:659

172. Seca A M L, Silva A M S, Silvestre A J D, et al. Phenolic constituents from the core of Kenaf (*Hibiscus cannabinus*). Phytochemistry, 2001, 56 (7):759

173. Tezuka Y, Terazono M, Kusumoto TI, et al. Helisterculins A and B, 2 new (7.5', 8.2') – neolignans, and helisorin, the 1st (6.4', 7.5', 8.2') – neolignan, from the Indonesian medicinal plant *Helicteres isora*. Helvetica Chimica Acta, 1999, 82 (3):408

174. Wang H Y, Yang J S. Studies on the chemical constituents of *Arctium lappa* L. Acta Pharm Sinica, 1993, 28 (12):911

175. Han B H, Kang Y H, Yang H O, et al. A butyrolactone lignan dimer from *Arctium lappa*. Phytochemistry, 1994, 37:1161

176. Suga A, Takaishi Y, Goto S, et al. Two lignan dimers from bamboo stems (*Phyllostachys edulis*). Phytochemistry, 2003, 64 (5):991

177. Hashimoto Y, Ozawa S, Sasaya T. Extractives of short – rotation hardwood species. II. Neolignan esters of the wood of *Salix sachalinensis* Fr. Schm. Mokuzai Gakkaishi, 1993, 39 (12):1439

178. Lee H, Ozawa S, Sasaya T. Extractives of *Chosenia arbutifolia* A. Skvortz. I. Neolignans from the wood of *Chosenia arbutifolia*. Mokuzai Gakkaishi, 1994, 40 (6):620

179. Tanaka T, Nishimura A, Kouno I, et al. Isolation and Characterization of Yunnaneic Acids A – D, Four Novel Caffeic Acid Metabolites from *Salvia yunnanensis*. J Nat Prod, 1996, 59:843

180. Tezuka Y, Terazono M, Kusumoto T I, et al. Helicterins A – F, six new dimeric (7.5', 8.2') – neolignans from the Indonesian medicinal plant *Helicteres isora*. Helvetica Chimica Acta, 2000, 83 (11):2908

181. Malan E, Swinny E, Ferreira D. A 3 – oxygenated flavonolignoid from *Distemonanthus benthamianus*. Phytochemistry, 1994, 37:1771

182. Foo L Y, Karchesy J. Pseudotsuganol, a biphenyl – linked pinoresinol – dihydroquercetin from Douglas – fir Bark: Isolation of the first true flavonolignan. J Chem Soc Chem Comm, 1989, 217

183. Silva D H S, Cavalheiro A J, Yoshida M, et al. Flavonolignoids from fruits of *Iryanthera grandis*. Phytochemistry, 1995, 38:1013

184. Sia G L, Bennett G J, Sim K Y. Minor xanthones from the bark of *cratoxylum cochinchinense*. Phytochemistry, 1995, 38:1521

185. Fozdar B I, Khan S A, Shamsuddin K M, et al. Aleuritin, a coumarinolignoid, and a coumarin from *Aleurites fordii*. Phytochemistry, 1989, 28:2459

186. Fukuyama Y, Otoshi Y, Kodama M, Hasegawa T, et al. Novel neurotrophic sesquiterpene – neolignans from *magnolia obovata*. Tetrahedron Lett, 1989, 30:5907

187. Fukuyama Y, Otoshi Y, Kodama M, et al. Structures of Eudesmagnolol and Eudeshonokiol, Novel Sesquiterpene – Neolignans Isolated from *Magnolia obovata*. Chem Lett, 1990, 295

188. Fukuyama Y, Otoshi Y, Kodama M, et al. Structure of clovanemagnolol, a novel neurotrophic sesquiterpene – neolignan from *magnolia obovata*. Tetrahedron Lett, 1990, 31:4477

189. Fukuyama Y, Otoshi Y, Miyoshi K, et al. Neurotrophic sesquiterpene – neolignans from *magnolia obovata*: structure and neurotrophic activity. Tetrahedron, 1992, 48:377

190. Canel C, Moraes R M, Dayan F E, et al. Molecules of interest podophyllotoxin. Phytochemistry, 2000, 54:115

191. Berkowitz D B, Choi S, Maeng J – H. Enzyme – assisted asymmetric total synthensis of (–) – podophyllotoxin and (–) – picropodophyllin. J Org Chem, 2000, 65:847

192. Engelhardt U, Sarkar A, Linker T. Efficient enantioselective total synthesis of (–) – Epipodophyllotoxin. An-

gew. Chem Int Ed, 2003, 42:2487

193. Cochran J E, Padwa A. A new approach to the 1 – arylnaphthalene lignans utilizing a Tandem Pummerer – Diels – Alder reaction. J Org Chem, 1995, 60:3938

194. Flanagan S R, Harrowven D C, Bradley M. A new benzannulation reaction and its application in the multiple parallel synthesis of arylnaphthalene lignans. Tetrahedron, 2002, 58:5989

195. Gezginci M H, Timmermann B N. A short synthetic route to nordihydroguaiaretic acid (NDGA) and its stereisomer using Ti – induced carbonyl – coupling reaction. Tetrahedron Lett, 2001, 42:6083

196. Xia Y M, Cao X P, Peng K, et al. An efficient synthetic method of nordihydroguaiaretic acid (NDGA). Chin Chem Lett, 2003, 14 (4):359

197. Swain N A, Brown R C D, Bruton G A. versatile stereoselective synthesis of *endo*, *exo* – furofuranones: application to the enantioselective synthesis of furofuran lignans. J Org Chem, 2004, 63:122

198. Kamikawa K, Watanabe T, Daimon A, et al. Stereoselective synthesis of axially chiral natural products, (–) – steganone and *o*, *o*' – dimethylkorupensamine A, utilizing planar chiral (arene) chromium complexes. Tetrahedron, 2000, 56:2325

199. Meyers A I, Flisak J R, Aitken R A. An asymmertric synthesis of (–) – steganone. Further application of chiral biaryl syntheses. J Am Chem Soc, 1987, 109 (18):5446

200. Monovich L G, Huérou Y L, Rönn M, et al. Total synthesis of (–) – steganone utilizing a Samarium (Ⅱ) Iodide promoted 8 – endo ketyl – olefin cyclization. J Am Chem Soc, 2000, 122:52

201. Yang Z, Hon M H, Chui K Y, et al. Naturally occurring benzofuran: isolation, structure elucidation and total synthesis of 5 – (3 – hydroxypropyl) – 7 – methoxy – 2 – (3′ – methoxy – 4′ – hydroxyphenyl) – 3 – benzobfurancarbaldehyde, a novel adenosine A1 receptor ligand isolated from *salvia* miltiorrhiza bunge (danshen). Tertahedron Lett, 1991, 32:2061

202. Kuo Y – H, Wu C – H. Synthesis of 5 – (3 – hydroxypropyl) – 7 – methoxy – 2 – (3' – methoxy – 4' – hydroxyphenyl) – 3 – benzo*b*furancarbaldehyde, a novel adenosine A1 receptor ligand from the root of *Salvia miltiorrhiza*. J Nat Prod, 1996, 59 (6):625

203. Lütjens H, Scammells P J. Synthesis of natural products possessing a benzo*b*furan skeleton. Tetrahedron Lett, 1998, 39:6581

204. Matsumoto T, Takeda Y, Oiwamoto M, et al. Total synthesis of (±) – porosin, a neolignan from *Ocotea porosa* and *Urbanodendron verrucosum* (Lauraceae). Chem Pharm. Bull, 1995, 43 (2):2099

205. Wang M Y, Wu A X, Pan X F, et al. Total synthesis of two naturally occurring bicycleo [3. 2. 1] octanoid neolignans. J Org Chem, 2002, 67:5405

206. Gu W X, Wu A X, She X G, et al. First enantioselective synthesis of isoamericanol A and isoamericanin A. Chin Chem Lett, 2001, 12 (6):485

207. Liu J H, Xu S X, Yao X S, et al. Two new 6 – alkylcoumarins from L*Angelica pubescens biserrata*. Planta Med, 1995, 61 (5):482 – 484

208. Liu J H, Xu S X, Yao X S, et al. Angelol – type coumarins from *Angelica pubescens* biserrata, and their inhibitory effect on platelet aggregation. Phytochemistry, 1995, 39 (5):1099 – 1101

209. Kang S Y, Lee K Y, Sung S H, et al. Coumarins Isolated from Angelica gigas Inhibit Acetylcholinesterase: Structure – Activity Relationships. *J Nat Prod*, 2001, 64 (5):683 – 685

210. Kwon Y S, Shin S J, Kim M J, et al. A new coumarin from the stem of *Angelica dahurica*. Archives of Pharmacal Research, 2002, 25 (1):53 – 56

211. Atta – ur – Rahman, Sultana N, Khan M Riaz, et al. Triterpene and coumarins from *Skimmia laureola*. Natural

Product Letters, 2002, 16 (5):305 – 313
212. Hiermann A, Shantl D, Manfred S Z, et al. Coumarins from *Peucedanum ostruthium*. Phytochemistry, 1996, 43 (4):881 – 883
213. Guz N R, Lorenz P, Stermitz F R, et al. New coumarins from *Harbouria trachypleura*: isolation and synthesis. Tetrahedron Letters, 2001, 42:6491 – 6494
214. Kitajima J, Okamura C, Ishikawa T, et al. Coumarin glycosides of *Glehnia littoralis* root and rhizoma. Chemical & Pharmaceutical Bulletin, 1998, 46 (9):1404 – 1407
215. He H P, Zou Y, Shen Y M, et al. Three new coumarins from *Micromelum integerrimum*. Chinese Chemical Letters, 2001, 12 (7):603 – 606
216. Kamperdick C, Phuong N M, Sung T V, et al. Coumarins and dihydrocinnamic acid derivatives from *Micromelum falcatum*. Phytochemistry, 1999, 52:1671 – 1676
217. Ito C, Otsuka T, Ruangrungsi N, et al. Chemical constituents of *Micromelum minutum*. Isolation and structural elucidation of new coumarins. Chemical & Pharmaceutical Bulletin, 2000, 48 (3):334 – 338
218. Choudhary M I, Azizuddin, Khalid A, et al. A new coumarin from *Murraya paniculata*. Planta Med, 2002, 68: 81 – 83
219. Srivastava S D, Srivastava S K, Srivastava S. New coumarins from *Murraya paniculata*. Journal of the Indian Chemical Society, 1996, 73 (12):666 – 668
220. Chen K S, Wu C C, Chang F R, et al. Bioactive coumarins from the leaves of *Murraya omphalocarpa*. Planta Medica, 2003, 69 (7):654 – 657
221. Cai J Na, Basnet P, Wang Z T, et al. Coumarins from the Fruits of *Cnidium monnieri*. J Nat Prod, 2000, 63 (4):485 – 488
222. Vera N, Bardón A, Catalan C A N, et al. New Coumarins from *Pterocaulon polystachyum*. Planta Med, 2001, 67:674 – 677
223. Mai, H D T, Van – Dufat H T, Michel S, et al. A new diprenyl coumarin and alkaloids from the bark of *Zanthoxylum dimorphophyllum* (Rutaceae). Zeitschrift fuer Naturforschung, C: Journal of Biosciences, 2001, 56 (7/8):492 – 494
224. Bordoloi M, Mohan S, Barua N C, et al. An alkylated coumarin from *Kayea assamica*. Phytochemistry, 1997, 44 (5):939 – 942
225. Scio E, Ribeiro A, Alves Tania M. A, et al. New bioactive coumarins from Kielmeyera albopunctata. J Nat prod, 2003, 66 (5):634 – 637
226. Guilet D, Seraphin D, Rondeau D, et al. Cytotoxic coumarins from *Calophyllum dispar*. Phytochemistry, 2001, 58:571 – 575
227. Reutrakui V, Leewanich P, Tuchinda P, et al. Cytotoxic coumarins from *Mammea harmandii*. Planta Medica, 2003, 69 (11):1048 – 1051
228. Morel C, Dartiguelongue C, Youhana T, et al. New coumarins from *Mesua racemosa*: isolation and synthesis. Heterocycles, 1999, 51 (9):2183 – 2191
229. Mulholland D A, Kotsos M, Mahomed H A, et al. Coumarins from *Cedrelopsis grevei* (Ptaeroxylaceae). Phytochemistry, 2002, 61:919 – 922
230. Kinoshita T, Wu J B, Ho F C. The isolation of a prenylcoumarin of chemotaxonomic significance from *Murraya paniculata* var. omphalocarpa. Phytochemistry, 1996, 43 (1):125 – 128
231. Srivastava S D, Srivastava, et al. New coumarins and limonoids of *Ruta graveolens*. Fitoterapia, 1998, 69 (1): 80 – 81

232. Wagner V, Nivaldo B, Alvaro C, et al. Coumarins and a flavonoid from *Pterocaulon alopecuroides*. Phytochemistry, 1995, 38 (4):1017 – 1019

233. Debenedetti S L, Nadinic E L, Coussio J D, et al. Two 6, 7 – dioxygenated coumarins from *Pterocaulon virgatum*. Phytochemistry, 1998, 48 (4):707 – 710

234. Latip J, Hartley T G, Waterman P G. Lignans and coumarins metabolites from *Melicope hayesii*. Phytochemistry, 1999, 51 (1):107 – 110

235. Glowniak K, Mroczek T, Zabza A, et al. Isolation and structure elucidation of 5, 7 – disubstituted simple coumarins in the fruits of *Heracleum mantegazzianum*. Pharmaceutical Biology, 2000, 38 (4):308 – 312

236. Baetas A C S, Arruda M S P, Mueller A H, et al. Coumarins and alkaloids from the stems of *Metrodorea flavida*. Journal of the Brazilian Chemical Society, 1999, 10 (3):181 – 183

237. Wang Y, Zhu Q X, Yang M, et al. Chemical components from *Leontopodium nanum*. Journal of the Chinese Chemical Society, 2002, 49 (2):259 – 261

238. Debenedetti S L, Nadinic E L, Gomez M A, et al. Purpurasolol, a highly oxygenated coumarin from *Pterocaulon purpurascens*. Phytochemistry, 1996, 42 (2):563 – 564

239. Debenedetti S L, Tehrani K A, Puyvelde L van, et al. Isopurpurasol, a coumarin from *Pterocaulon virgatum*. Phytochemistry, 1999, 51:701 – 703

240. Srivastava S D, Srivastava S K. New coumarins from *Murraya paniculata*. Fitoterapia, 1996, 67 (2):126 – 128

241. Moreira A S N, Mathias L, Braz – Filho R, et al. Two new diprenylated coumarins from *Flindersia brayleyana*. Natural Product Letters, 2002, 16 (4):291 – 295

242. Halim A F, Lahloub M F, et al. Pituranthoside from *Pituranthos triradiatus*. Phytochemistry, 1995, 40 (3):927 – 929

243. Chen I S, Lin Y C, Tsai I L, et al. Coumarins and anti – platelet aggregation constituents from *Zanthoxylum schinifolium*. Phytochemistry, 1995, 39 (5):1091 – 1097

244. Chang C T, Doong S L, Tsai I L, et al. Coumarins and anti – HBV constituents from *Zanthoxylum schinifolium*. Phytochemistry, 1997, 45 (7):1419 – 1422

245. Tsai I L, Lin W Y, Teng C M, et al. Coumarins and antiplatelet constituents from the root bark of *Zanthoxylum schinifolium*. Planta Medica, 2000, 66 (7):618 – 623

246. Kwak J H, Jang W Y, Zee O P, et al. Artekeiskeanin A. A new coumarin – monoterpene ether from *Artemisia keiskeana*. Planta Medica, 1997, 63 (5):474 – 476

247. Kwak J H, Lee K B, Schmitz F J. Four New Coumarin Derivatives from *Artemisia keiskeana*. *J Nat Prod*, 2001, 64 (8):1081 – 1083

248. Abd El – Razek M H, Ohta S, Ahmed A A, et al. Monoterpene coumarins from *Ferula ferulago*. Phytochemistry, 2001, 57:1201 – 1203

249. Yang X W, Masao H, Tsuneo N. Two new coumarins from the roots of *Aegle marmelos*. Journal of Chiese Pharmaceutical Sciences, 1996, 5 (2):68 – 73

250. Bissoue A N, Muyard F, Bevalot F, et al. Coumarins from the aerial parts of *Chorilaena quercifolia*. Phytochemistry, 1996, 43 (4):877 – 879

251. Ito C, Ohta H, Tan H T W, et al. Constituents of *Clausena excavata*. Isolation and structural elucidation of seven new carbazole alkaloids and a new coumarin. Chemical & Pharmacetical Bulletin, 1996, 44 (12):2231 – 2235

252. Thuy T T, Ripperger H, Porzel A, et al. Counlarins, limonoids and an alkaloid from *Clausena excavata*. Phytochemistry, 1999, 52:511 – 516

253. Ito C, Itoigawa M, Katsuno S, et al. Chemical Constituents of *Clausena excavata*: Isolation and Structure Elucida-

tion of Novel Furanone – Cou marins with Inhibitory Effects for Tumor Promotion. *J Nat Prod*, 2000, 63 (9):1218 – 1224

254. Nakamura K, Takemura Y, Ju – Ichi M, et al. Three new coumarins from *Clausena excavata*. Heterocycles, 1998, 48 (3):549 – 553

255. Takemura Y, Nakamura K, Hirusawa T, et al. Four new furanone – coumarins from *Clausena excavata*. Chemical & Pharmaceutical Bulletin, 2000, 48 (4):582 – 584

256. He H P, Shen Y M, Zuo G Y, et al. Two new O – terpenoidal coumarins, excavacoumarin A and B from *Clausena excavata*. Chinese Chemical Letters, 2000, 11 (6):539 – 542

257. He H P, Shen Y M, He Y N, et al. Six new *O* – terpenoidal coumarins, excavacoumarins B – G from *Clausena excavata*. Heterocycles, 2000, 53 (9):2067 – 2070

258. Rahmani M, Susidarti R A, Ismail H B M, et al. Coumarins from Malaysian *Micromelum minutum*. Phytochemistry, 2003, 64 (4):873 – 877

259. Iossifova T, Vogler B, Kostova I. Escuside, a new coumarin – secoiridoid from Fraxinus ornus bark. Fitoterapia, 2002, 73 (5):386 – 389

260. Su B N, Takaishi Y, Honda G, et al. Sesquiterpene Coumarins and Related Derivatives from *Ferula pallida*. J Nat Prod, 2000, 63 (4):436 – 440

261. Motai T, Daikonya A, Kitanaka S. Sesquiterpene coumarins from *Ferula fukanensis* and nitric oxide production inhibitory effects. J Nat prod, 2004, 67 ():432 – 436

262. Ahmed A A. Sesquiterpene coumarins and sesquiterpenes from *Ferula sinaica*. Phytochemistry, 1999, 50 (1):109 – 112

263. Abd El – Razek M H, Ohta S, Ahmed A A, et al. Sesquiterpene coumarins from the roots of *Ferula assa – foetida*. Phytochemistry, 2001, 58:1289 – 1295

264. Nassar M I, Abu – Mustafa E A, Ahmed A A. Sesquiterpene coumarins from *Ferula assafoetida* L. Pharmazie, 1995, 50 (11):766 – 767

265. Kisiel W, Stojakowska A. A sesquiterpene coumarin ether from transformed roots of *Tanacetum parthenium*. Phytochemistry, 1997, 46 (3):515 – 516

266. Mukherjee K K, Mitra S K, Ganguly S N. A new coumarin from the seeds of jute (*Corchorus olitorius* L.). Natural Product Sciences, 1998, 4 (1):51 – 52

267. Jonker S A, Nkunya M H H, Mwamtobe L, et al. A new coumarin and polyhydroxysqualenes from *Ekebergia benguelensis*. Natural Product Letters, 1997, 10 (4):245 – 248

268. 尹卫平，陈宏明，王天欣，等. 具有抗癌活性的一个新的香豆素化合物. 中草药，1997, 28 (1):3 – 4

269. Kuo P C, Hsu M Y, Damu A G, et al. Flavonoids and coumarins from leaves of *Phellodendron chinense*. Planta Medica, 2004, 70 (2):183 – 185

270. Malik A, Riaz M, Rafique M, et al. C – alkylated coumarin and coumarin glycoside from *Daphne oleoides*. Heterocycles, 2003, 60 (4):947 – 951

271. Tiew P, Puntumchai A, Kokpol U, et al. Coumarins from the heartwoods of *Mansonia gagei* Drumm. Phytochemistry, 2002, 60:773 – 776

272. Yazdanparast R, Alavi H R, Bazarganian A. Two new compounds from *Artemisia dracunculus* L. Daru, Journal of Faculty of Pharmacy, Tehran University of Medical Sciences, 2000, 8 (1 & 2):42 – 44

273. Hossain C F, Okuyama E, Yamazaki M. A new series of coumarin derivatives having monoamine oxidase inhibitory activity from *Monascus anka*. Chem Pharm Bull, 1996, 44 (8):1535 – 1539

274. Yang L, Chen H, Zhong J J. Lignan and a coumarin from *Cremanthodium ellisii*. Indian J Chem, Sect B: Org

Chem Incl Med Chem，1995，34B（11）:975－977

275. Quadri－Spinelli T，Heilmann J，Rali T，et al. Bioactive coumarin derivatives from the fern *Cyclosorus interruptus*. Planta Medica，2000，66（8）:728－733

276. Mei S X，Yang H，Jiang B，et al. Constituents of *Craspedolobium schochii*. Fitoterapia，2000，71（6）:623－626

277. Liu Y Z，Ding G，Ji C R，et al. Daphkoreanin，a new coumarin glucoside from *Daphne koreana*. Chinese Chemical Letters，1997，8（3）:229－230

278. Beltrame F L，Ferreira A G，Cortez D A G. Coumarin glycoside from *Cissus sicyoides*. Natural product letters，2002，6（4）:213－216

279. Rosa S D，Mitova M，Handjieva N，et al. Coumarin glucosides from *Cruciata taurica*. Phytochemistry，2002，59:447－450

280. Sarker S D，Waterman P G. Coumarin glycosides from two species of Eriostemon. J Nat Prod，1995，58（7）:1109－1115

281. Matsuda N，Kikuchi M. A coumarin glycoside from *Lonicera gracilipes* var. glandulosa. Phytochemistry，1995，38（3）:803－804

282. Asomaning W A，Otoo E，Akoto O，et al. Isofavones and coumarins from *Milletia thonningii*. Phytochemistry，1999，51:937－941

283. Niu X M，Li S H，Jiang B，et al. Constituents from the roots of *Heracleum rapula* Franch. Journal of Asian Natural Products Research，2002，4（1）:33－41

284. Srivastava S D，Halwe K，Srivastava S K. New coumarins from *Limonia crenulata*. Fitoterapia，1997，68（5）:410－412

285. JimeÂnez B，Grande M C，Anaya J，et al. Coumarins from *Ferulago capillaris* and *F. brachyloba*. Phytochemistry，2000，53:1025－1031

286. Zhou P，Takaishi Y，Duan H Q，et al. Coumarins and bicoumarin from *Ferula sumbul*：anti－HIV activity and inhibition of cytokine release. Phytochemistry，2000，53:689－697

287. Kwon Y S，Kobayashi A，Kajiyama S I，et al. Antimicrobial constituents of *Angelica dahurica* roots. Phytochemistry，1997，44（5）:887－889

288. 肖永庆，马场ぎみ江，谷口雅颜，等. 中药羌活中的香豆素. 药学学报，1995，30（4）:274－279

289. Tada Y，Shikishima Y，Takaishi Y，et al. Coumarins and γ－pyrone derivatives from *Prangos pabularia*：antibacterial activity and inhibition of cytokine release. Phytochemistry，2002，59:649－654

290. Niu X M，Li S H，Wu L X，et al. Two new coumarin derivatives from the roots of *Heracleum rapula*. Planta Medica，2004，70（6）:578－581

291. Cao S G，Wu X H，Sim K Y，et al. Minor coumarins from *Calophyllum teysmannii* var. inophylloide and synthesis of cytotoxic calanone derivatives. Helvetica Chimica Acta，1998，81（8）:1404－1416

292. 86Appendino G，Bianchi F，Bader A，et al. Coumarins from *Opopanax chironium*. New Dihydrofuranocoumarins and Differential Induction of Apoptosis by Imperatorin and Heraclenin. J Nat Prod，2004，67:532－536

293. Lemmich J. Monoterpene，chromone and coumarin glucosides of *Diplolophium buchananii*. Phytochemistry，1995，38（2）:427－432

294. Kong L Y，Yao N H. Coumarin－glycoside and ferulate from *Peucedanum decursivum*. Chinese Chemical Letters，2000，11（4）:315－318

295. Chaturvedula V S P，Schilling J K，Kingston D G I. New Cytotoxic Coumarins and Prenylated Benzophenone Derivatives from the Bark of *Ochrocarpos punctatus* from the Madagascar Rainforest. J Nat Prod，2002，65（7）:965－

972

296. Kofinas C, Chinou I, Loukis A, et al. Flavonoids and bioactive coumarins of *Tordylium apulum*. Phytochemistry, 1998, 48 (4):637 – 641

297. Mulholland D A, Iourine S E, Taylor D A H, et al. Coumarins from *Ekebergia pterophylla*. Phytochemistry, 1998, 47 (8):1641 – 1644

298. Morita H, Dota T, Kobayashi Jun'ichi. Antimitotic activity of glaupalol – related coumarins from *Glaucidium palmatum*. Bioorganic & Medicinal Chemistry Letters, 2004, 14 (14):3665 – 3668

299. Truiti M D C T, Sarragiotto M H. Three 5 – methylcoumarins from *Chaptalia nutans*. Phytochemistry, 1997, 47 (1):97 – 99

300. Keige A, Vogler B, Klaiber I, et al. Novel coumarins and sesquiterpene lactones from *Vernonia brachycalyx*. Pharmaceutical and Pharmacological Letters, 1998, 8 (1):43 – 45

301. Kojima K, Isaka K, Ondognii P, et al. Sesquiterpenoid derivatives from *Ferula ferulioides*. IV. Chemical & Pharmaceutical Bulletin, 2000, 48 (3):353 – 356

302. Cao S G, Sim K Y, Goh S H. Three new coumarins from *Calophyllum teysmannii* var. inophylloide (Guttiferae). Heterocycles, 1997, 45 (10):2045 – 2052

303. Waffo A K, Azebaze G A, Nkengfack A E, et al. Indicanines B and C, two isoflavonoid derivatives from the root bark of Erythrina indica. Phytochemistry, 2000, 53:981 – 985

304. Bissoue A N, Muyard F, Bevalot F, et al. A coumarin from aerial parts of *Geijera paniculata*. Phytochemistry, 1997, 46 (2):383 – 384

305. Kumar V, Niyaz N M M, Wickramaratne D B M. Coumarins from stem bark of *Paramignya monophylla*. Phytochemistry, 1995, 38 (3):805 – 806

306. Kumar V, Niyaz N M M, Saminathan S, et al. Coumarins from *Paramignya monophylla* root bark. Phytochemistry, 1998, 49 (1):215 – 218

307. Yao N H, Kong L Y. New coumarins from *Peucedanum decursivum*. Chinese Chemical Letters, 1999, 10 (6): 477 – 480

308. Huang S C, Wu P L, Wu T S. Two coumarins from the root bark of *Clausena excavata*. Phytochemistry, 1996, 44 (1):179 – 181

309. Takemura Y, Kawaguchi H, Maki S, et al. Studies on the constituents of Yalaha. Structures of a new acridone alkaloid and two new coumarins,. Chem. Pharm. Bull, 1996, 44 (4):804 – 809

310. Sohrab MH, Hasan CM, Rashid MA. Lunamarins A and B: two novel terpenoid coumarins from *Clausena heptaphylla*. Natural Product Letters, 1999, 14 (1), 47 – 53

311. Gramacho R da S, Nagem TJ, de Oliveira T T, et al. Phenylcoumarins from *Kielmeyera elata*. Phytochemistry, 1999, 51:579 – 581

312. Cruz FG, Santos NAS, David J M, et al. Coumarins from *Kielmeyera argentea*. Phytochemistry, 1998, 48 (4): 703 – 706

313. Kaweetripob W, Mahidol C, Prawat H, et al. Chemical investigation of *Mammea siamensis*.. Pharmaceutical Biology, 2000, 38 (Suppl.):55 – 57

314. Tora MJU, Muller AH, Arruda MSP, et al. Alkaloids and coumarins from *Ticorea longiflora*. Phytochemistry, 1997, 45 (4):851 – 853

315. Sonnenberg H, Kaloga M, Eisenbach N, et al. Isolation and characterization of an angular – type dihydropyranocoumaringlycoside from the fruits of *Ammi visnaga* (L.) LAM. (Apiaceae) Z Naturforsch, C: Biosci, 1995, 50 (9/10):729 – 731

316．饶高雄，王兴文，刘启新，等．广西前胡的香豆素成分．天然产物研究与开发，1996，8（1）：1－4
317．Matsuda H，Murakami T，Nishida N，et al．Medicinal foodstuffs．XX．Vasorelaxant active constituents from the roots of *Angelica furcijuga* Kitagawa：structures of hyuganins A，B，C，and D．Chemical & Pharmaceutical Bulletin，2000，48（10）：1429－1435
318．Kong LY，Li Y，Min ZD，et al．Coumarins from *Peucedanum praeruptorum*．Phytochemistry，1996，41（5）：1423－1426
319．Velozo ES，Oliveira DJ，Arruda AC，et al．Rauianin，a new coumarin from *Rauia resinosa*．Natural Product Letters，1997，9（4）：237－244
320．Ito C，Itoigawa M，Mishina Y，et al．Chemical constituents of *Calophyllum brasiliense*．2．structure of three new coumarins and cancer chemopreventive avtivity of 4－substitued coumarins．J Nat Prod，2003，66（3）：368－371
321．Cruz FG，Da Silva－Neto JT，Guedes MLS．Xanthones and coumarins from *Kielmeyera lathrophyton*．Journal of the Brazilian Chemical Society，2001，12（1）：117－122
322．Pengsuparp T，Serit M，Hughes SH，et al．Specific Inhibition of Human Immunodeficiency Virus Type 1 Reverse Transcriptase Mediated by Soulattrolide，a Coumarin Isolated from the Latex of *Calophyllum teysmannii*．J Nat Prod，1996，59（9）：839－842
323．Mekee TC，Fuller RW，Covigton CD，et al．New pyranocoumarins isolated from *Calophyllum lanigerum* and *Calophyllum teysmannii*．J Nat Prod，1996，59（8）：754－758
324．Mekee TC，Covigton CD，Fuller RW．Pyranocoumarins from tropical species of the genus Calophyllum：A chemotaxonomic study of Extractsin the National Cancer Institute Collection．J Nat Prod，1998，61（10）：1252－1256
325．Joshi SP，Deodhar VB，Phalgune UD．A new coumarin from the seeds of Calophyllum inophyllum Linn．Indian Journal of Chemistry，Section B：Organic Chemistry Including Medicinal Chemistry，2000，39B（7）：560－561
326．Panichayupakaranant P，Noguchi H，De－Eknamkul W．A new biscoumarin from Impatiens balsamina root cultures．Planta Medica，1998，64（8）：774－775
327．Ullah N，Ahmed S，Malik A．A dicoumarin glycoside from *Daphne oleoides*．Phytochemistry，1999，51：99－101
328．Nishimura S，Taki M，Takaishi S，et al．Structures of 4－aryl－coumarin（neoflavone）dimers isolated from *Pistacia chinensis* Bunge and their estrogen－like activity．Chemical & Pharmaceutical Bulletin，2000，48（4）：505－508
329．Tsai IL，Fang SC，Ishikawa T，et al．N－cyclohexyl amides and a dimeric coumarin from formosan *Toddalia asiatica*．Phytochemistry，1997，44（7）：1383－1386
330．Ju－Ichi M，Takemura Y，Okano M，et al．The structure of claudimerines－A and－B，novel bicoumarins from *Citrus hassaku*．Chem Pharm Bull，1996，44（1）：11－14
331．Iwase Y，Takahashi M，Tada T，et al．A novel dimeric coumarin from *Citrus lumia*．Heterocycles，2000，53（2）：441－446
332．126Franke K，Porzel A，Schmidt J．Flavone－coumarin hybrids from *Gnidia socotrana*．Phytochemistry，2002，61：873－878
333．Riaz M，Malik A．Structure determination of daphjamilin，a new bicoumarin glycoside，by NMR spectroscopy．Magnetic Resonance in Chemistry，2001，39（10）：641－642
334．Banerji J，Saha M，Mukherjee P，et al．A new dimeric coumarin from *Boenninghausenia albiflora* Reichb and Meissner（Rutaceae）．Indian Journal of Chemistry，Section B：Organic Chemistry Including Medicinal Chemistry，1998，37B（5）：523－524
335．Sreenath D，Rao JT．A new bis－coumarin from the seeds of *Colvillea racemosa*．Asian Journal of Chemistry，2000，12（3）：917－918

336. Riaz M, Malik A. Daphsaifnin, a dimeric coumarin clucoside from *Daphne oleoides*. Heterocycles, 2001, 55 (4):769 – 773

337. Riaz M, Krohn K, Wray V, et al. Dicoumarinyl ether glycoside from the oots of *Daphne oleoides*. Eur J Org Chem, 2002, 1436 – 1438

338. Takemura Y, Isono Y, Arima Y, et al. Constituents of domestic citrus plants. XXVⅢ. Structure of marshdimerin and bisosthenon – B, two new bicoumarins from the roots of marsh grapefruit. Heterocycles, 1997, 45 (6):1169 – 1172

339. Takemura Y, Kanao K, Konoshima A, et al. Two new bicoumarins from *Clausena excavata*. Heterocycles, 2004, 63 (1):115 – 121

340. Zheng WP, Tang YP, Fei Z, et al. Dihydroayapin, a new coumarin compound from *Dendrobium densiflorum*. Journal of Asian Natural Products Research, 2000, 2 (4):301 – 304

341. Krohn K, Bahramsari R, Florke U, et al. Dihydroisocoumarins from fungi: isolation, structure elucidation, circular dichroism and biological activity. Phytochemistry, 1997, 45 (2):313 – 320

342. Yun BS, Lee IK, Ryoo IJ, et al. Coumarins with Monoamine Oxidase Inhibitory Activity and Antioxidative Coumarino – lignans from *Hibiscus syriacus*. J. Nat. Prod., 2001, 64 (9):1238 – 1240

343. Desoky E K. A new flavonoidal coumarin from *Murraya exotica* L. Indian J Chem, Sect B: Org. Chem Incl Med Chem, 1995, 34B (8):747 – 749

344. Takemura Y, Takaya J, Okamura Y, et al. Constituents of domestic Citrus plants. Part XXXII. Four new acridone – coumarin dimers from a Citrus plant. Chemical & Pharmaceutical Bulletin, 1998, 46 (10):1518 – 1521

345. 李志勇，郭勇，罗焕亮. 香豆素类化合物 – 抗 HIV 药物. 生命的化学，1999，19 (4):197 – 198

346. Flavin MT, Rizzo JD, Khilevich A, et al. Synthesis, chromatographic resoluteion, and anti – human immuneodeficiency virus activity of (±) – calanolide A and its enantiomers, J. Med. Chem, 1996, 39:1303 – 1313

347. Kucherenko A, Flavin MT, Boulanger WA, et al. Novel approach for synthsis of (±) – calanolide A and its anti – HIV activity. Tetrahedron Lett, 1995, 36:5475 – 5478

348. 周春梅，王琳，张铭龙，等. 抗人免疫缺陷病毒（HIV）天然产物 calanolide A 及其类似物的合成. 药学学报，1999，34 (9):673 – 678

349. Deshpande PP, Tagliaferri F, Victory SF, et al. Synthsis of optically active calanolides A and B. J Org Chem, 1995, 60:2964 – 2965

350. Tanaka T, Kumamoto T, Ishikawa. Enantioselective total synthesis of anti HIV – 1 active (+) – calanolide A through a quinine – catalyzed asymmetric intramolecular oxo – Michael addition. Tetrahedron Lett, 2000, 41:10229 – 10232

351. Huang L, Kawashiwada Y, Cosentino L M, et al. Anti – AIDS Agents. 15. Synthesis and Anti – HIV Activity of Dihydroseselins and Related Analogs J Med Chem, 1994, 37:3947 – 3955

352. Takeuchi Y, Xie L, Cosentino LM, et al. Anti – AIDS Agents – XXVⅢ. Synthesis and Anti – HIV Activity of Methoxy Substituted 3′, 4′ – Di – O – (·) – Camphanoyl – (+) – Cis – Khellactone (DCK) Analogues. Bioorganic & Medicinal Chemistry Letters, 1997, 7:2573 – 2578

353. Xie L, Takeuchi Y, Cosentino L M, et al. Anti – aids agents 33. Synthsis and anti – HIV activity of mono – methyl substituted 3’, 4’ – di – O – (–) – camphanoyl – (+) – cis – khellactone (DCK) analogues. Bioorganic & Medicinal Chemistry Letters, 1998, 8:2151 – 2156

354. 徐嵩，徐世平，李兰敏 .6 – 或 7 – （取代苯乙烯基）香豆素类化合物的合成及其抗癌活性的研究. 药学学报，2000，35 (2):103 – 107

355. 徐嵩，徐世平，李兰敏. 取代 4 – 苯乙烯基香豆素类的合成及其抗肿瘤活性. 药学学报，2001，36

(4):269 - 273
356. 徐嵩，徐世平，李兰敏 .4 - ，6 - 或 7 - 取代苯基亚胺次甲基香豆素类的合成及其抗癌活性．药学学报，2002，37 (2):113 - 116
357. Reddy NS，Mallireddigari MR，Cosenza S，et al．Synthsis of new coumarin 3 - （*N* - aryl） sulfonamides and their anticancer activity．Bioorganic & Medicinal Chemistry Letters，2004，14:4093 - 4097
358. 韩莹，屠树滋，周卫芬，等．香豆素磺酰脲类化合物的合成及其降血糖活性的研究．中国药科大学学报，2002，33 (2):93 - 97
359. 周卫芬，王秋娟，韩莹，等．香豆素磺酰脲类化合物的降血糖作用研究．中国药科大学学报，2003，34 (2):160 - 162
360. 韩莹，屠树滋．香豆素磺酰脲类化合物的合成研究．中国药科大学学报，2002，33 (5):363 - 366
361. 祁刚，屠树滋，王秋娟，等．多取代香豆素磺酰脲类化合物的合成及其降血糖活性的研究．中国药物化学杂志，2004，14 (6):331 - 334
362. 祁刚，屠树滋，王秋娟，等 .3 - 溴代香豆素磺酰脲类化合物的合成及其降血糖活性．中国药科大学学报，2005，36 (1):7 - 9
363. Tang L，Yu，J H，Leng Y，et al．Synthsis and insulin - sensitizing activity of a novel kind of benzopyran derivative．Bioorganic & Medicinal Chemistry Letters，2003，13:3437 - 3440
364. Curini M，Epifano F，Maltese F，et al．Synthesis of collinin，an antiviral coumarin．Aust J Chem，2003，56 (1):59 - 60
365. Curini M，Epifano F，Maltese F，et al．Synthsis and anti - inflammatory activity of natureal and semisynthetic geranyloxycoumarins．Bioorganic & Medicinal Chemistry Letters，2004，14:2241 - 2243
366. Kontogiorgis C A and Hadjipavlou - Litina D J．Synthsis and biological evaluation of novel coumarin derivatives with a 7 - azomethine linkage．Bioorganic & Medicinal Chemistry Letters，2004，14:611 - 614
367. Nicolaides DN，Gautam DR，Litinas KE，et al．Synthsis and evaluation of the antioxidant and anti - inflammatory activities of some benzolkhellactone derivatives and analogues．European Journal of Medicinal Chemistry，2004，39:323 - 332
368. Ghate M，Manohar D，Kulkarni V，et al．Synthsis of vanillin ethers from 4 - （bromomethyl） coumarins as anti - inflammatory agents．European Journal of Medicinal Chemistry，2003，38:297 - 302
369. Pochet L，Doucet C，Schynts M，et al．Esters and amides of 6 - （chloromethyl） - 2 - *oxo* - 2*H* - 1 - benzopyran - 3 - carboxylic acid as inhibitors of α - Chymotrypsin：Significance of the "aromatic" nature of the novel Ester - type coumarin for strong inhibitory activity．J Med Chem，1996，39:2579 - 2585
370. Doucet C，Pochet L，Thierry N，et al.6 - Substituted 2 - *oxo* - 2*H* - 1 - benzopyran - 3 - carboxylic acid as a core structure for specific inhibitors of human leukocyte elastase．J Med Chem，1999，42:4161 - 4171
371. Pochet L，Doucet C，Dive G，et al．Coumarinic derivatives as Mechanism - Based inhibitors ofα - Chymotrypsin and human leukocyte elastase．Bioorganic & Medicinal Chemistry，2000，8:1489 - 1501
372. Wouters J，Huygens M，Pochet L，et al．Structural approach of the mechanism of inhibition of α - Chymotrypsin by coumarins．Bioorganic & Medicinal Chemistry Letters，2002，12:1109 - 1112
373. Madhavan G R，Balraju V，Mallesham B，et al．Novel coumarin derivatives of heterocyclic compounds as lipid - lowering agents．Bioorganic & Medicinal Chemistry Letters，2003，13:2547 - 2551

第十二章 鞣质类化合物

前 言

鞣质又称单宁 Tannins 是一类存在于天然植物中结构较为复杂的多元酚类化合物，最早被人类用于制革。按照 Bate - Smith 的定义，鞣质为分子量在 300~3000 的能沉淀生物碱、蛋白质的水溶性多酚类化合物。不过，现在已经分离得到了许多分子量大于 3000 的鞣质化合物，因此，鞣质的定义已不限于分子量界限，主要参考物质的结构特点和性质。由于大量的中草药如五倍子、贯众、方儿茶、诃子、地榆、大黄、牡丹皮、仙鹤草及老鹳草等都含有丰富的鞣质，引起了药物学家的广泛关注。近 20 年来，随着结构鉴定技术的进步和新的分离技术在天然产物结构化学方面的应用，人类已经从植物中分离、鉴定了千余种鞣质化合物[1]，并进行了广泛的药理活性研究，发现鞣质具有多方面的药理作用。除常见的收敛、抗菌消炎、止血、驱虫、止泻外，还表现出抗肿瘤，抗突变，抗脂质过氧化，抗变态反应、抗氧化、抗病毒、抗炎抑菌及抑制 HIV 复制等多种生物活性，引起了人们广泛的关注，已成为天然药物化学研究的热点之一。

第一节 鞣质的分类及结构特点

鞣质的化学结构比较复杂，结构差异很大。按照化学结构特征将其分为可水解鞣质 (hydrolysable tannins)，缩合鞣质 (condensed tannins) 和复合鞣质 (complex tannins) 三大类。水解鞣质是葡萄糖或多元醇与没食子酸或没食子酸衍生物通过酯键形成的多酚；缩合鞣质是羟基黄烷类单体的缩合物，通常认为羟基黄烷 - 3 - 醇和羟基黄烷 - 3，4 - 二醇可能为其前体，缩合鞣质各单元之间是以 C - C 键或 C - O 醚键结合，故一般不为酸所水解。而同时含有上述两类结构单元的鞣质，称为复合鞣质 (complex tannins)。

一、水解鞣质

水解鞣质含有多个酯键，易被酸、碱或酶水解生成酚酸和多元醇或糖。根据鞣质水解所得酚酸的不同，又可将其分为没食子鞣质 (gallotannins)、鞣花鞣质 (ellagitannins)、咖啡鞣质 (caffetannins) 及 C - 苷鞣质 (C - glycosidic tannins)。根据可水解鞣质所含多元醇或糖的种类的不同，可分为金缕梅鞣质 (hamamelitannins)、奎尼酸鞣质 (galloylquinic acids) 等。根据可水解鞣质所含多元醇核 (通常是葡萄糖) 数目的不同，又可将水解鞣质分为单元体 (monomer)、二聚体 (dimer)、三聚体 (trimer) 和四聚体 (tetramer) 等。

可水解鞣质分子核心的多元醇种类很多，如葡萄糖、果糖、木糖、蔗糖、金缕梅糖 (hamamelose)、奎尼酸 (quinic acid)、莽草酸 (shikimic acid)、原栎醇 (proto - quercitol) 等，其中最常见的为 D - 葡萄糖。部分结构如下：

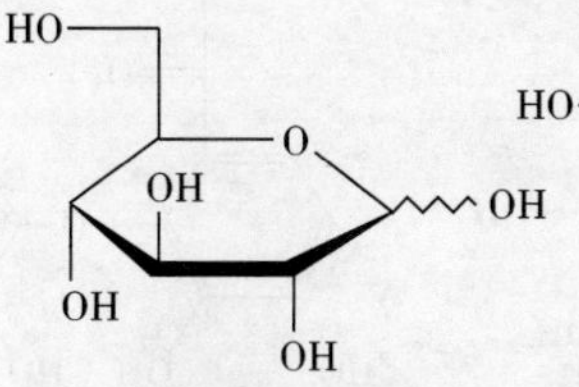

D-葡萄糖
D-glucose

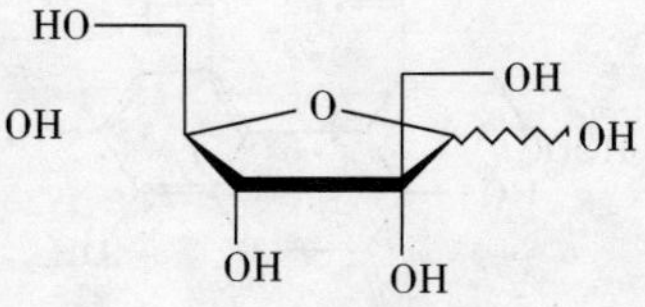

D-金缕梅糖
D-hamamelose

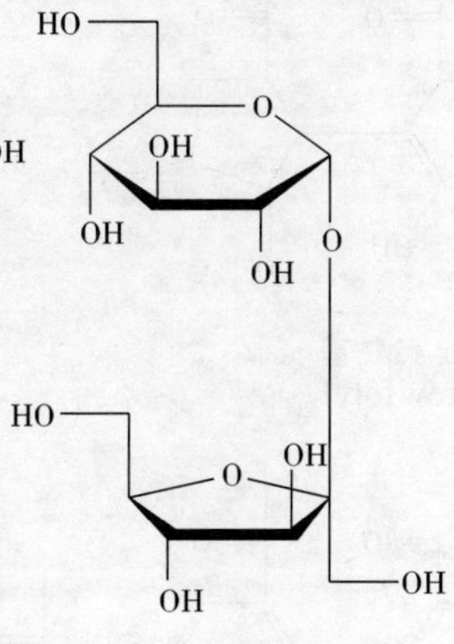

蔗糖
sucrose

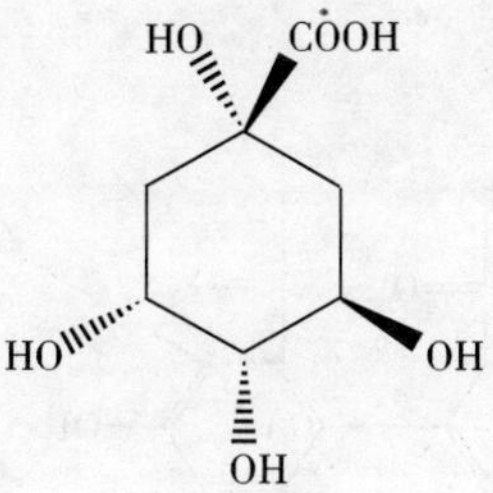

(-)-莽草酸
(-)-shikimic acid

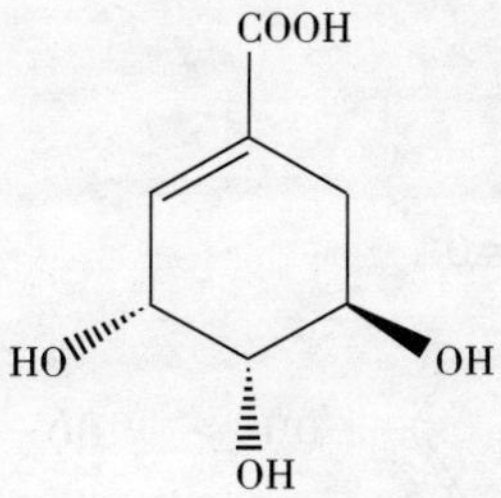

奎尼酸
quinic acid

可水解鞣质分子中的另外一个重要组成部分是没食子酸以及其代谢产物。在植物体内没食子鞣质中的毗邻没食子酰基经过氧化、还原、脱水、聚合等及其复杂的代谢，生成复杂的缩酚酸及其衍生物。部分结构如下：

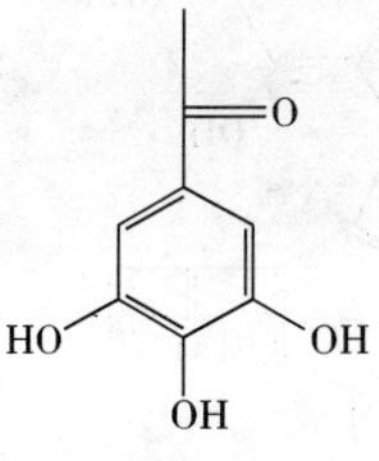

没食子酰基
galloyl

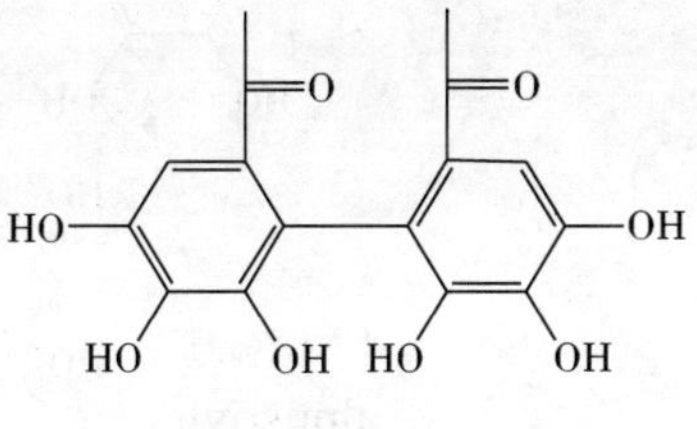

六羟基联苯二酰基
hexahydroxydiphenoyl

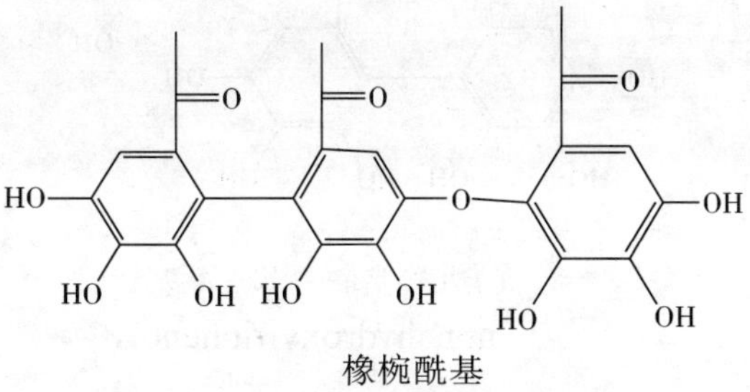

橡椀酰基
valoneaoyl

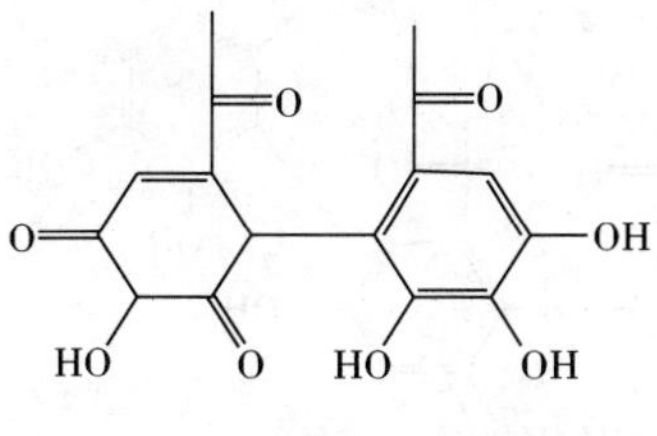

脱氢六羟基联苯二酰基
dehydrohexahydroxydiphenoyl

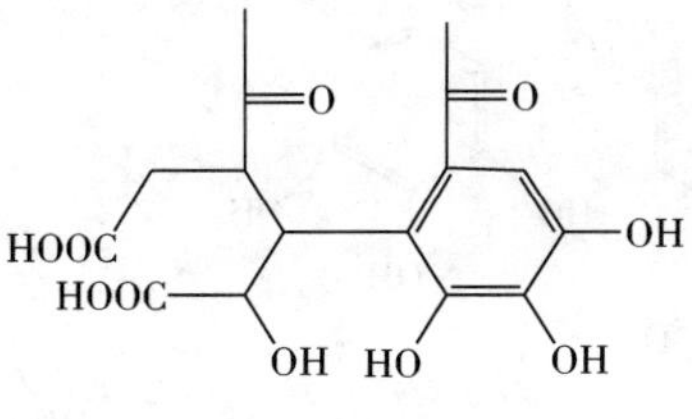

水化诃子酰基
hydrafedchebuloyl

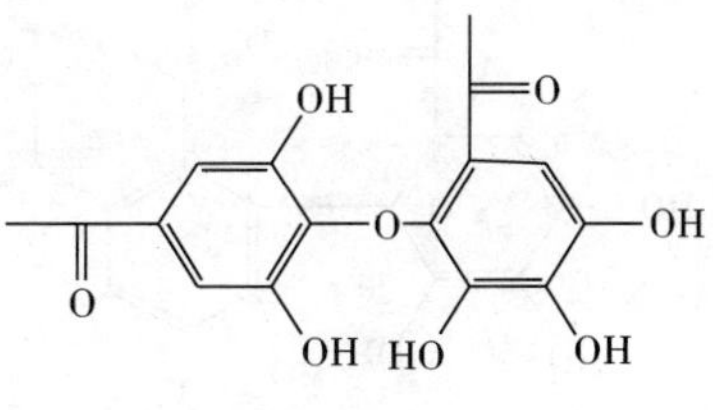

对-脱氢二棓酰基
p-dehydrodigalloyl

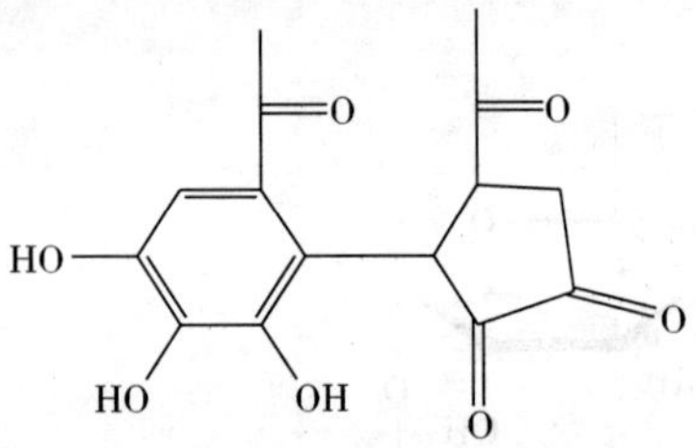

云实酰基
brevifolyl

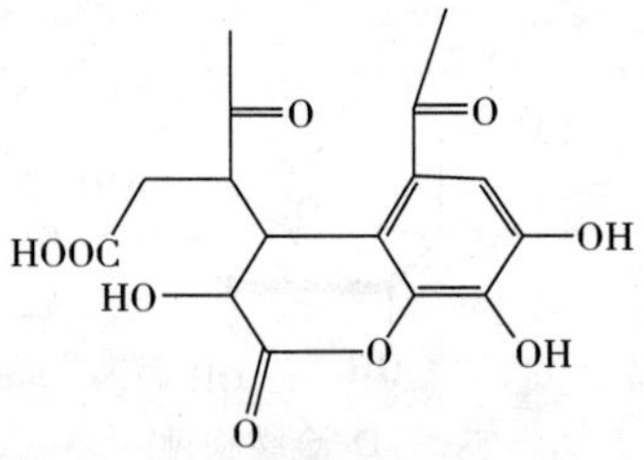

诃子酰基
chebuloyl

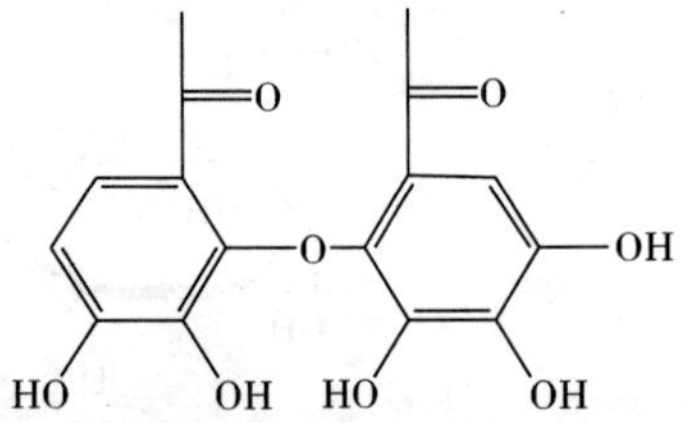

间-脱氢二棓酰基
m-dehydrodigalloyl

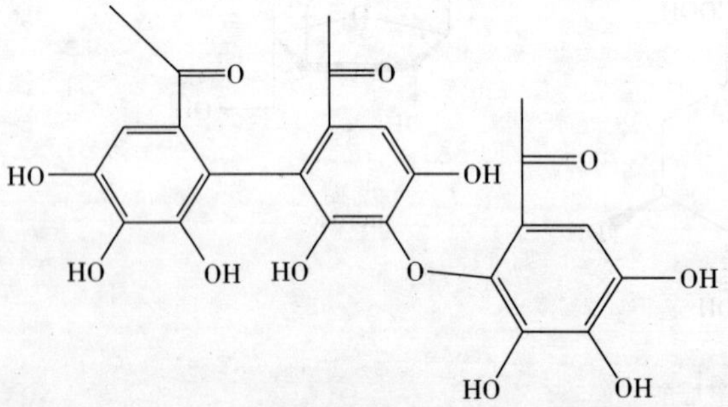

揽棓酰基
lergalloly

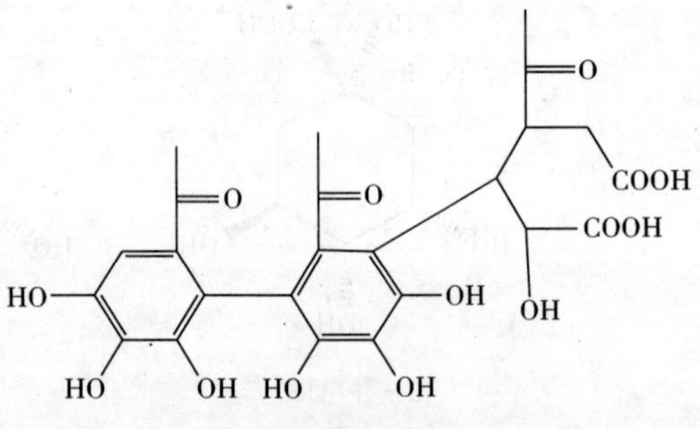

椀刺酰基
irilloyl

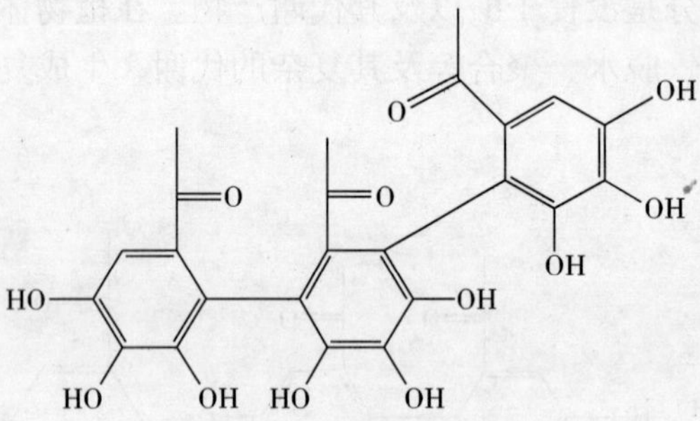

九羟基联三苯三酰基
nonahydroxyfriphenoly

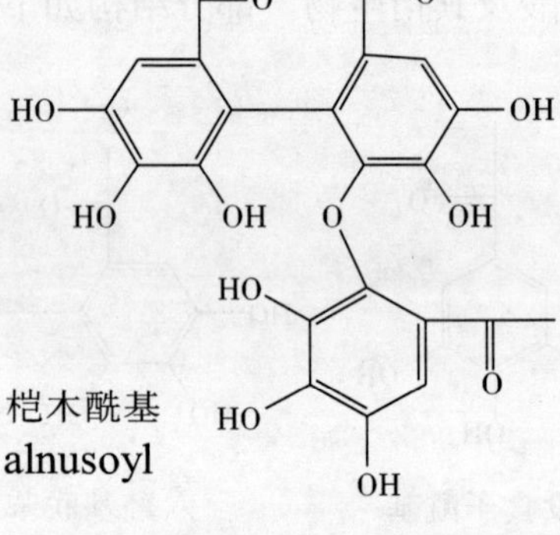

桤木酰基
alnusoyl

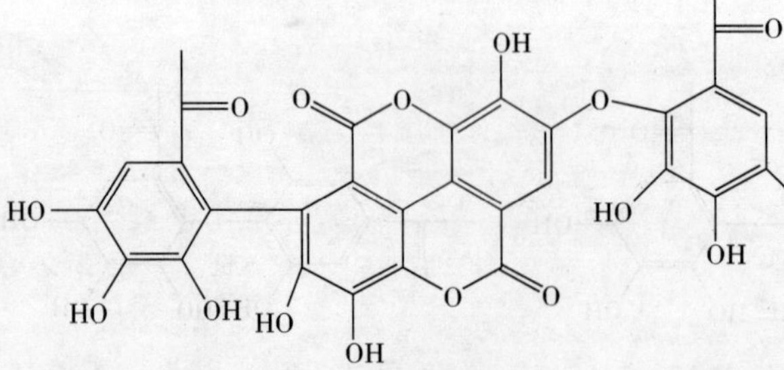

榄诃子酰基
lerchebuloyl

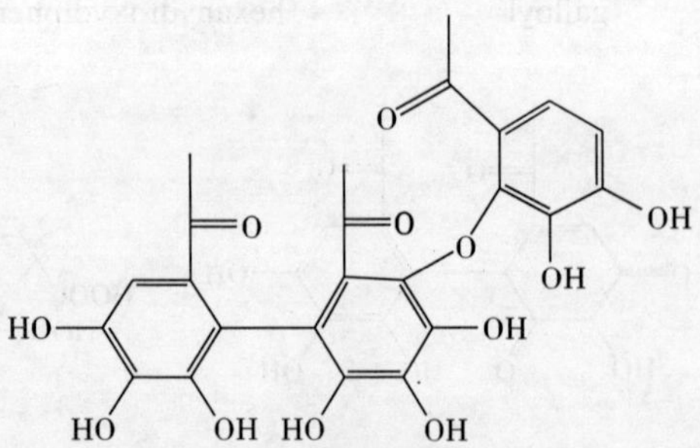

地榆酰基
sanguisorboyl

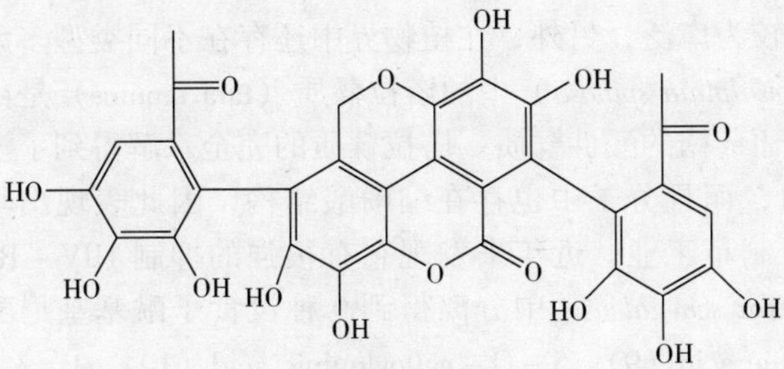

棓鞣花酰基
gallagyl

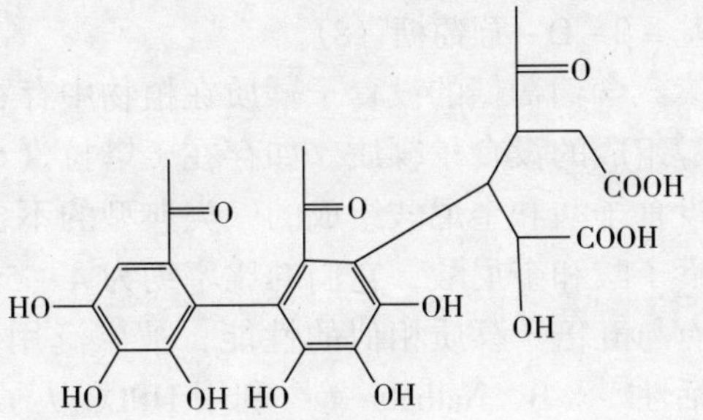

榈刺酰基
irilloyl

（一）没食子鞣质（gallotannins）　没食子鞣质主要是由糖或多元醇与没食子酸或缩酚酸通过酯键形成的，这类鞣质广泛分布于植物中，具有多种生物活性，是皮革和医药工业的重要原料。其中五倍子鞣质是最早研究的鞣质之一，它是一个含有缩酚酰基的没食子鞣质混合物，日本学者西冈五夫等[2]用制备液相色谱从五倍子鞣质中分离得到8个单体鞣质，通过波谱学解析等方法鉴定了它们的结构（结构式如下）。分别命名为1，2，3，4，6－五－O－没食子酰基－β－D－葡萄糖（1）、3－O－二没食子酰基－1，2，4，6－四－O－没食子酰基－β－D－葡萄糖(2)、2－O－二没食子酰基－1，3，4，6－四－O－没食子酰基－β－D－葡萄糖（3）、4－O－二没食子酰基－1，2，3，6－四－O－没食子酰基－β－D－葡萄糖（4）、2，3－双－O－二没食子酰基－1，4，6－三－O－没食子酰基－β－D－葡萄糖（5）、3－O－三没食子酰基－1，2，4，6－四－O－没食子酰基－β－D－葡萄糖（6）、3，4－双－O－二没食子酰基－1，4，6－三－O－没食子酰基－β－D－葡萄糖（7）、2，4－双－O－二没食子酰基－1，3，6－三－O－没食子酰

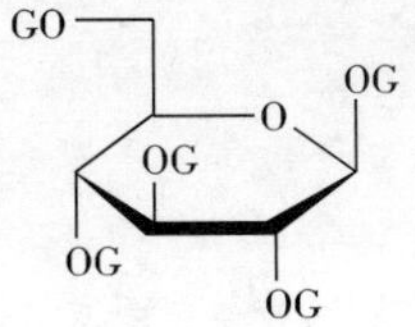

1

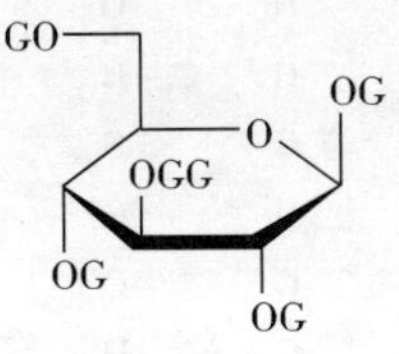

2

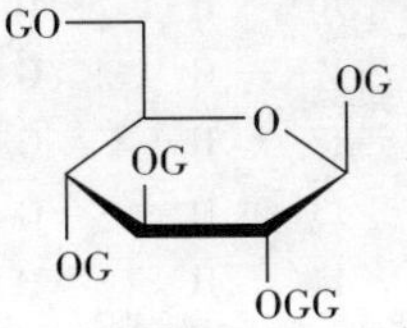

3

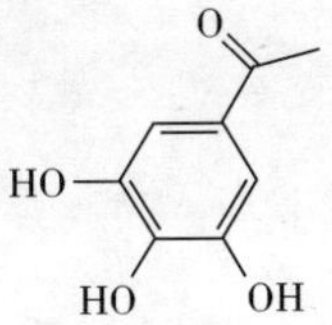

G

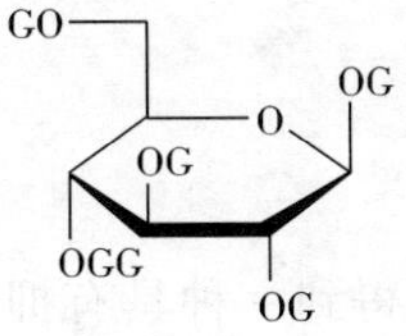

4

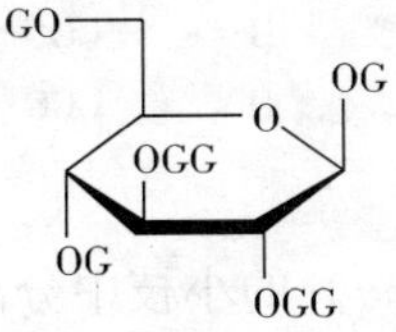

5

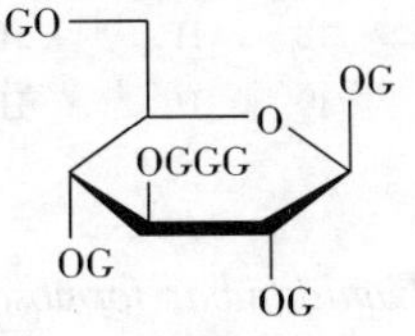

6

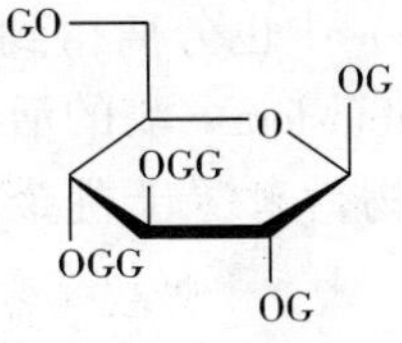

7

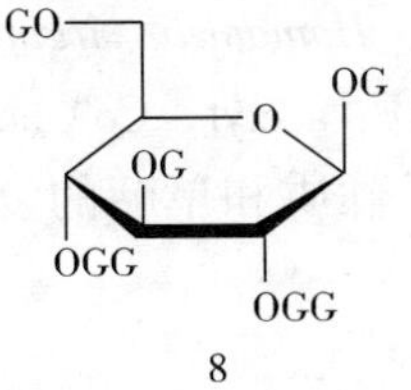

8

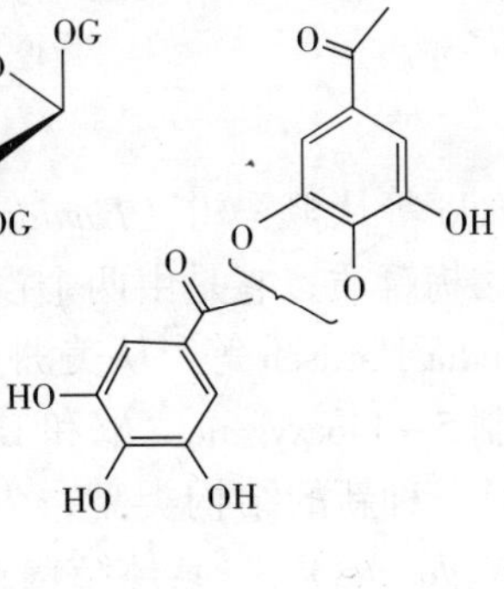

GG

基 - β - D - 葡萄糖（8）。

含葡萄糖的没食子鞣质在植物中存在较为广泛，另外，在植物界中还存在不同类型多元醇组成的没食子鞣质。如存在于塔拉（*Caesalpinia spinosa*）中的塔拉鞣质（tara tannins）是由没食子酸和奎尼酸组成的一类典型的不含葡萄糖的酸性鞣质。塔拉鞣质的完全水解得到了没食子酸和奎尼酸，它们的比率约为 4 ~ 5∶1，而且分子中也存在缩酚酸结构，因此表现出具有与五倍子鞣质相似的性能，被广泛用于制革工业，近年来发现它有很强的抑制 HIV - RT 活性[3]。B．Nathalie 等[4]利用 HPLC 从 *Guiera senegalensis* 中分离得到 9 种没食子酰基奎尼酸类鞣质，它们分别命名为 3 - O - galloylquinic acid（9）、5 - O - galloylquinic acid（10）、1，3 - di - O - galloylquinic acid（11）、3，4 - di - O - galloylquinic acid（12）、3，5 - di - O - galloylquinic acid（13）、4，5 - di - O - galloylquinic acid（14）、1，3，4 - tri - O - galloylquinic acid（15）、3，4，5 - tri - O - galloylquinic acid（16）、1，3，4，5 - tetra - O - galloylquinic acid（17）、化合物 pistafolin A（18）和 pistafolin B（19），来源于漆树科植物清香木（*Pistacia weinmannifoolia* J.）的叶，用 70% 的含水丙酮室温提取而得[5]，其结构式如下：

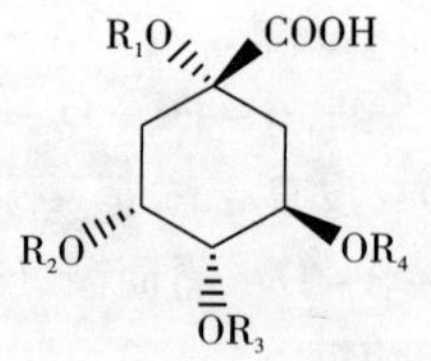

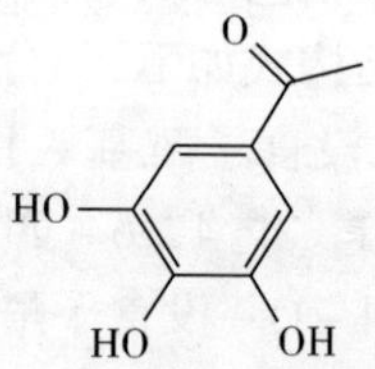

G

	R_1	R_2	R_3	R_4
9	H	G	H	H
10	H	H	H	G
11	G	G	H	H
12	H	G	G	H
13	H	G	H	G
14	H	H	G	G
15	G	G	G	H
16	H	G	G	G
17	G	G	G	G
18	H	H	H	GG
19	H	H	H	GGG

K．Saeki 等从枫香树（*Liquidambar formosana*）的小枝中分离得到一种具有抑制肺癌细胞生长的金缕梅鞣质，它是由两个没食子酰基和金缕梅糖组成，称为 digalloyhamamelose（20）。另外，Claudia Hartisch 等[6]从美洲金缕梅（*Hamamelis virginiana*）中也分离得到该化合物，并显示出抑制 5 - Lipoxygenase 酶和 Lyso - PAF：acetyl - CoA acetyltransferase 酶的活性。Eucaglobulin（21）是一种新的结构类型，为没食子鞣质和单萜的复合物，来源于桃金娘科植物蓝桉（*Eucalyptus globules*）[7]。具体结构式如下：

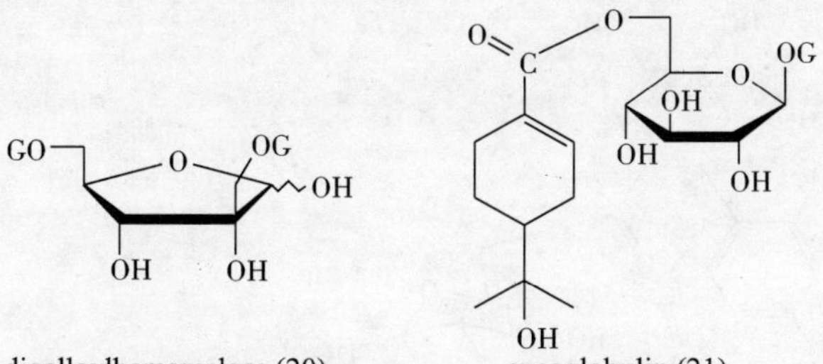

digalloylhamamelose (20)　　eucaglobulin (21)

（二）鞣花鞣质　鞣花鞣质是六羟基联苯二酸或与六羟基联苯二酸有生源关系的酚羧酸与多元醇（多数是葡萄糖）形成的酯，水解后产生鞣花酸。葡萄糖构型、构象的多样性导致鞣质的结构也复杂多变。葡萄糖既可以开链形式存在，又可形成半缩醛或半缩酮的氧环。而六元的吡喃环有椅式或船式的可能构象。据此可对鞣花鞣质进行如下分类。

1．吡喃葡萄糖$^4C_1$构型鞣花鞣质　在椅式构象的吡喃葡萄糖中，以 C_2、C_3、C_5、O 4 个原子构成的平面为准，C_4 位于面上，C_1 位于面下时，标记为$^4C_1$。这一类鞣花鞣质在近五年来大约发现了 30 多种。C_1 位除少数几个无取代外，大多数有 α 或 β 没食子酰基，β 咖啡酰基（caffoeoyl）和极少数香豆酰基（coumaroyl）取代。比较特殊的化合物，如从粗叶悬钩子（*Rubus aleaefolius*）中分离得到的新化合物 22 的 C_4，C_6 为乙酯化的橡椀酰基（VAL）取代，从蛇菰科植物 *Thonningia sanguinea* 根中分离得到的 Thonningianin A（23）和 B（24）在 C_1 位有苯丙酰基的没食子酰基取代。由于受空间位阻的影响，$^4C_1$ 构型鞣花鞣质中的六羟基联苯二酰基（HHDP），去氢六羟基联苯二酰基（DHHDP）以及 VAL 中的 HHDP 部分与糖核的常见连接方式为 C_2-C_3 或/和 C_4-C_6，HHDP 多为 S 构型。

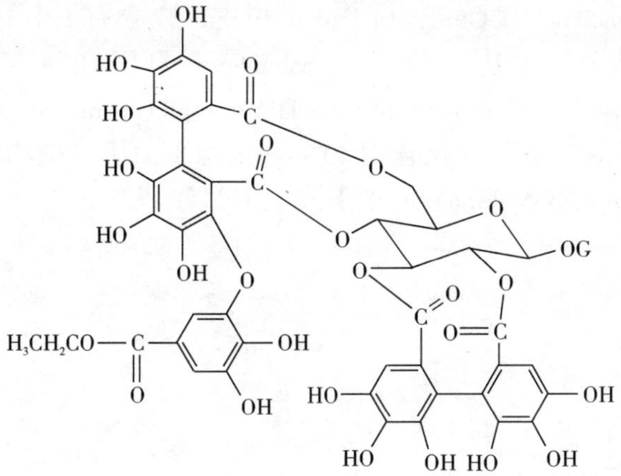

化合物(22)

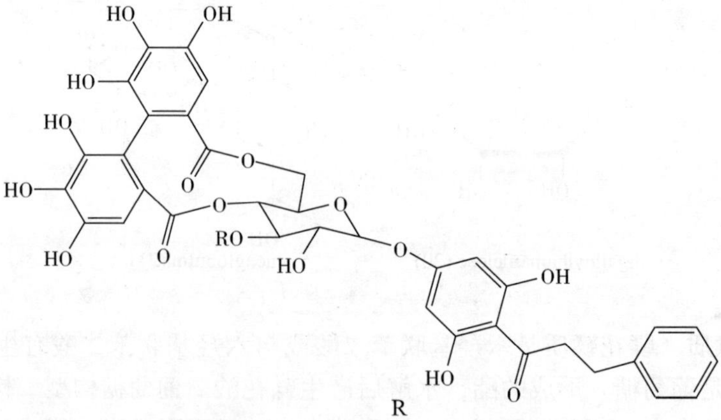

	R
thonningianin A (23)	G
thonningianin B (24)	H

Heterophylliin A（25）是从桦木科植物榛（*Coorylus heterophylla*）的叶中提取分离得到的，由一个连在葡萄糖 4 位，6 位的 HHDP 和连在葡萄糖 1 位，3 位的 2 个没食子酰基组成[8]。化合物 26 ~ 29 都来源于使君子科植物三果木（*Terminalia arjunade*）的干燥树叶和树枝，化合物 26 含有 2 个 HHDP，化合物 27 含有一个棓鞣花酰基和没食子酰[9]，化合物 28、29 都含有 1 个 HHDP 和 1 个 flavogallonyl（Fla）基团。Terflavin D（30）是从该科植物诃子（*Terminalia chebula*）的干燥树叶中分离得到的。Calamansanin（31），Calamanin A（32）和 Calamanin A methyl ester（33）来源于该科植物 *Terminalia calamansanai* 的新鲜树叶，它们的 1 位都连接没食子酰基，构型为 α[10]。化合物 34 ~ 36 来源于大戟科植物余甘子 *Phyllanthus emblica L* 的新鲜枝叶，它们的区别在于新诃子酰基（neoche）连接的位置不同[11]。化合物 37、38 来源于使君子科植物 *Terminalia macroptera* Guill. Et Perr 的树皮，37 含有 1 个 HHDP 和 1 个榄诃子酰基（terche），38 只含 1 个榄诃子酰基[10]。J. P. Salminen 等利用 HPLC - ESI - MS 方法快速地从 *Betula pubescens* 的叶中分离并鉴定了 trigalloyl - HHDP - glucopyranose（39）的结构，为研究鞣质化学提供了一种便利的方法[12]。化合物 40 ~ 43 来源于山矾科植物根部的一种寄生植物日本蛇菰（*Balanophora japonica* Makino）的地上或地下部分[13]。

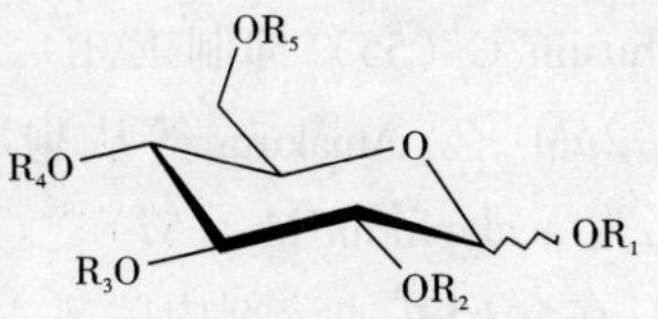

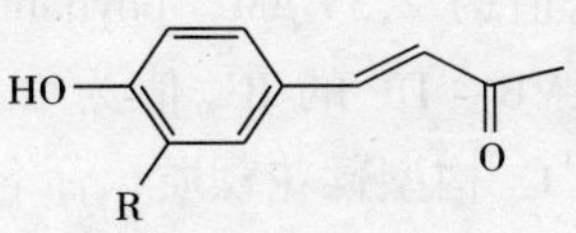

	R
coumaroyl	H
caffeoyl	OH

	R_1	R_2		R_3	R_4		R_5
25	β galloyl	H		galloyl		HHDP	
26	β galloyl		HHDP			HHDP	
27	H	H		galloyl		gal	
28	H		HHDP		fla		H
29	H		HHDP		fla		galloyl
30	H	H		H	fla		H
31	α galloyl		HHDP		fla		galloyl
32	α galloyl		HHDP			val（COOH）	
33	α galloyl		HHDP			val（$COOH_3$）	
34	β galloyl	H		neoche	H		H
35	β galloyl	H		H	neoche		H
36	β galloyl	H		H	H		neoche
37	H		HHDP			terchebuloyl	
38	H	H		H		terchebuloyl	
39	β galloyl	galloyl		galloyl		HHDP	
40	caffeoyl	H		H		HHDP	
41	β coumaroyl	H		H		HHDP	
42	β caffeoyl	H		galloyl		HHDP	
43	β caffeoyl	H		caffeoyl		HHDP	

2．吡喃葡萄糖$^1C_4$构型鞣花鞣质　在椅式构象的吡喃葡萄糖中，以C_2、C_3、C_5、O四个原子构成的平面为准，C_1处于面上，C_4处于面下，标记为$^1C_4$。这一类鞣花鞣质近年来发现了14个，其中C_1位都连接β型没食子酰基，C_3、C_6位几乎都被HHDP酰基取代，而C_2、C_4位分别由不同的鞣花酸衍生物取代，取代基HHDP多数为R构型。如从牻牛儿苗科（Geraniaceae）植物老鹳草（*Geranium thunbergii*）叶中分离得到的化合物Geraniinic acid B（44）、Geraniinic acid C（45）和Phyllanthusiin F（46）在C_2、C_4位分别由鞣花酸衍生物A、B和C取代[14]。从大戟科（Euphorbiaceae）植物余甘子（*Phyllanthus emblica* L.）的果汁和新鲜枝叶分离到的化合物Phyllanemblinin A（47）和Phyllanemblinin C（48）在C_2、C_4位分别由鞣花酸衍生物D和E取代[15]。从大戟科柚柑属植物叶下株（*Phyllanthus urinaria*）全草中分离得到的化合物Phyllanthusiin U（49）在C_2、C_4位由鞣花酸衍生物F取代[16]。Karin C. S. 等从大戟科植物中分离的一些鞣质显示出抗病毒作用，如geraniin（50）抑制EVB－DP的IC_{50}值为1.91μM，corilagin（51）抑制EVB－DP的IC_{50}值为2.67μM，chebulagic acid（52）抑制EVB－

DP 的 IC_{50} 值为 4.19μM，elaeocarpusin（53）抑制 EVB－DP 的 IC_{50} 值为 1.24μM，mallotusinin（54）抑制 EVB－DP 的 IC_{50} 值为 2.53 μM，phyllanthusiin C（55）抑制 EVB－DP 的 IC_{50} 值为 2.53μM，化合物 56 抑制 EVB－DP 的 IC_{50} 值为 2.72μM[17]。Amakura 等从狗尾红（*Acalypha hispida*）中也分离得到一种$^1C_4$ 构型鞣花鞣质，命名为 acalyphidin M_2（57）[18]。含有脱氢六羟基联苯二甲酰基鞣花鞣质［如老鹳草素（geraniin）］在含羟基的溶剂内脱氢六羟基联苯二甲酰发生水化或异构化，成为具有水化环状半缩醛形式的两个异构体（58a 与 58b）的平衡混合物，使得它的^1H 及^{13}C－NMR 复杂化。结晶态鹳草素溶于丙酮－水（9∶1）后有变旋现象出现，它的^1H－NMR 最初只有（58a）的峰，以后逐渐出现（58b）的峰，二者的比例为 1∶1[19]。

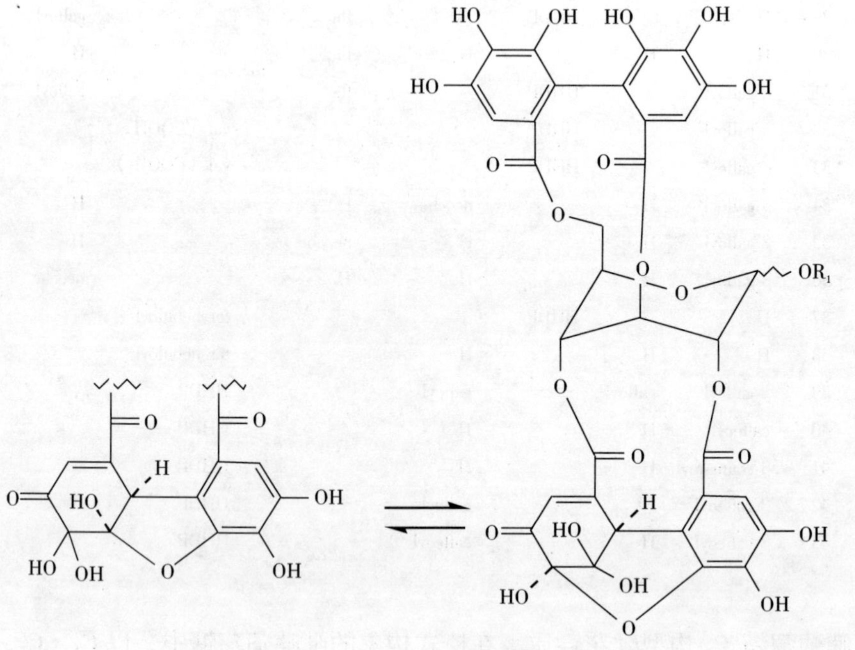

58b　　58a

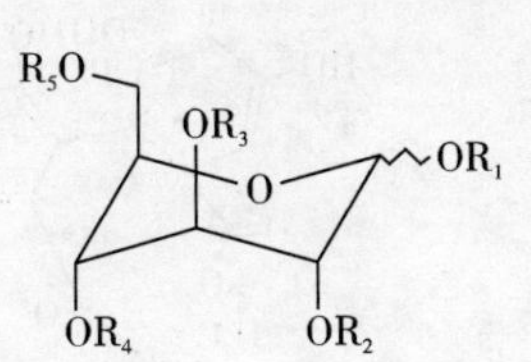

	R1	R2	R4	R3	R5
44	β-G		A	HHDP	
45	β-G		B	HHDP	
46	β-G		C	H	H
47	β-G		D	H	H
48	β-G		E	HHDP	
49	β-G		F	HHDP	
50	β-G		DHHDP	HHDP	
51	β-G	H	H	HHDP	
52	β-G		CHE	HHDP	
53	β-G		ELA	HHDP	
54	β-G		D	HHDP	
55	β-G		C	HHDP	
56	β-G		Brevifolin carboxyl	HHDP	
57	β-G		G	HHDP	

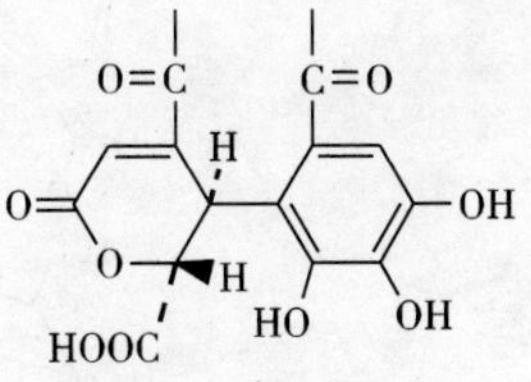

A

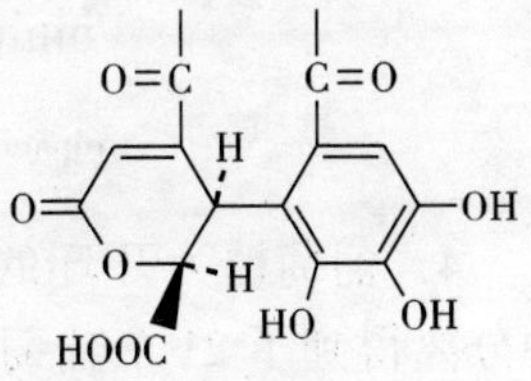

B

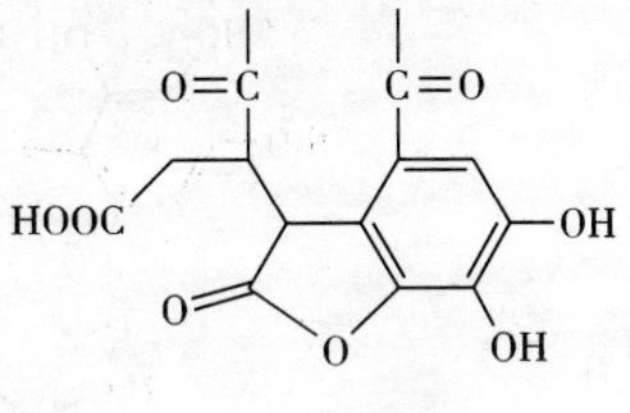

F

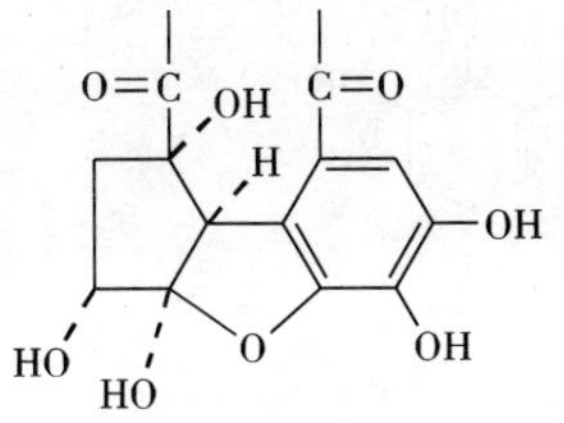

C

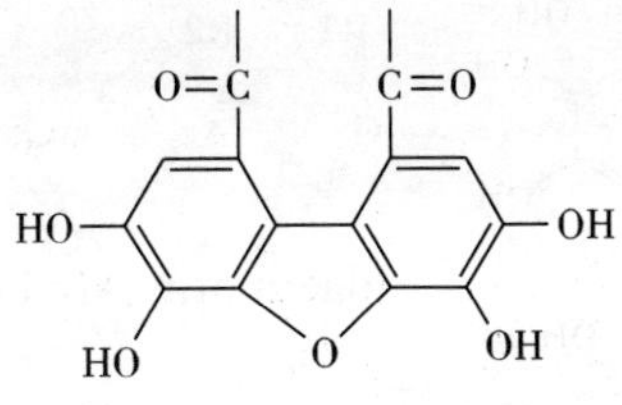

D

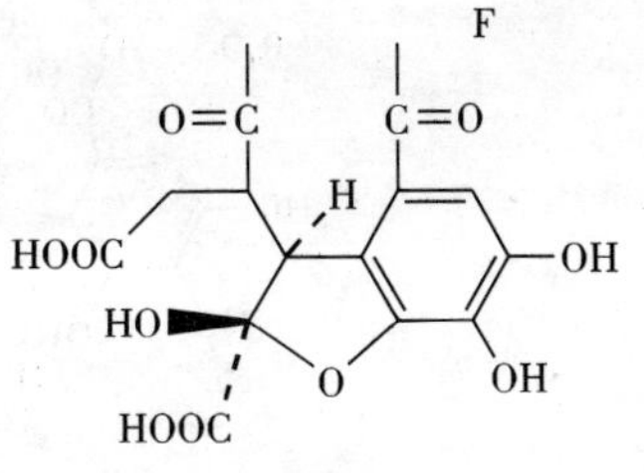

E

3．吡喃葡萄糖为船式构型鞣花鞣质 一般船式构型吡喃葡萄糖不太稳定，但由于连有鞣花酸衍生物，受空间位阻的影响，使得吡喃葡萄糖为船式构型鞣花鞣质比较稳定，因此，可以从天然物中直接分离得到。Amakura 等从狗尾红（*Acalypha hispida*）中也分离得到多种船式构型鞣花鞣质[18]，如 Repandinin A（59）含有一个船式构型葡萄糖；Acalyphidin M_1（60）的葡萄糖也为船式构型，葡萄糖的 1 位连接没食子酰基，3，6 位连接 HHDP，4 位连接 brevifolincarboxyl 基团。

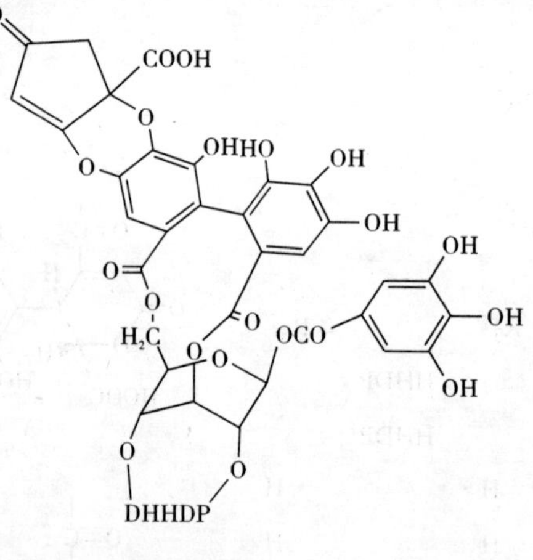

repandinin A（59）

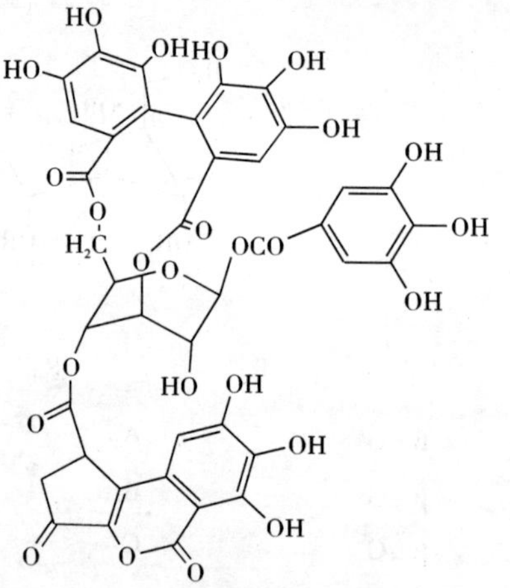

acalyphidins M_1（60）

4. 葡萄糖为开环的鞣花鞣质　对于某些鞣花鞣质，如从牛奶子（*Elaeagnus umbellata*）中分离得到了 21 个葡萄糖为开环的鞣花鞣质，其中 7 个为新化合物，命名为 elaeagnatin A ~ G（61 ~ 67）[20]。取代基以碳苷键直接连接在葡萄糖的 C - 1 位上，这种化学结构使得这类鞣花鞣质稳定性增加，不易水解，完全水解产物收率也很低。

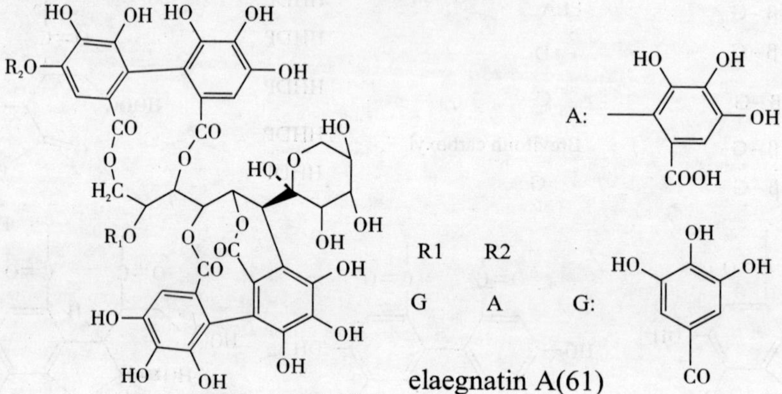

R1	R2
G	A

elaeagnatin A(61)

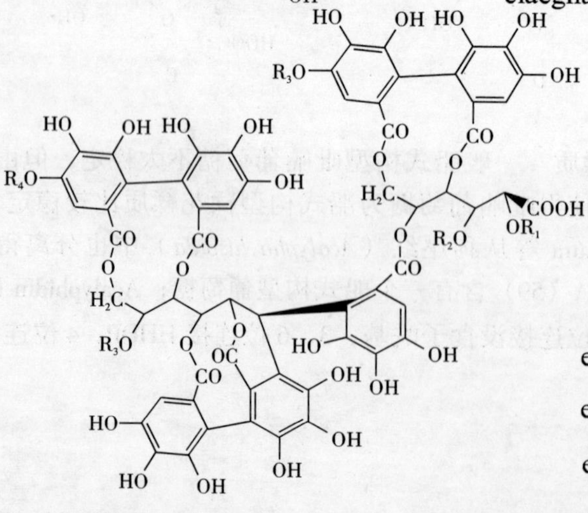

	R1	R2	R3	R4
elaeagnatin B(62)	HHDP		H	H
elaeagnatin C(63)	HHDP		A	H
elaeagnatin F(66)	G	H	H	A

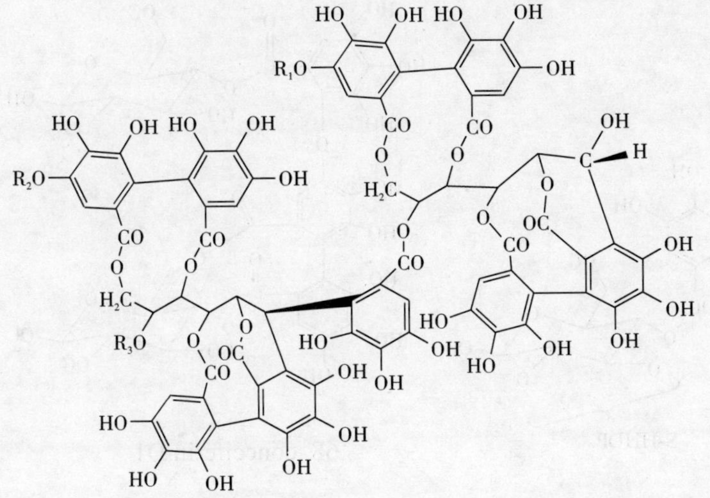

	R1	R2	R3
elaegnatin D(64)	H	A	G
elaegnatin E(65)	A	A	G

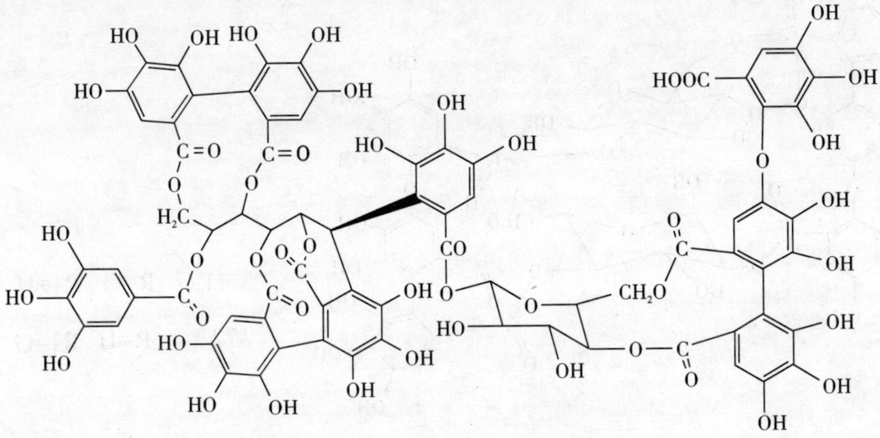

elaeagnatin G(67)

5．寡聚鞣花鞣质　在研究鞣质过程中，得到了许多鞣花鞣质的聚合物，按照其分子中糖核的个数来计算聚合度，只有一个糖核的结构被称为单体鞣花鞣质，目前发现最多的寡聚鞣质是二聚体和三聚体，如从壳斗科（Fagaceae）植物臙脂虫栎（*Quercus coccifera*）的叶中分离出的化合物 concciferin D1（68）、D2（69）和从栓皮槠（*Quercus suber*）中分离得到的 concciferin D3（70）[21]，从千屈菜科植物海索草叶萼距花（*Cuphea hyssopifolia*）地上部分分离得到的 cuphiin D1（71）和 cuphiin D2（72）[22]，以及从光荣花属植物 *Tibouchina multiflora* 中分离得到的 nobotanin O（73）[23]都是二聚体，从野牡丹科植物光荣花（*Tibouchina semidecandra*）的叶中分离得到的化合物 nobotani L（74）、M（75）和 N（76）[24]，以及来自臙脂虫栎（*Quercus coccifera*）的叶中的 concciferin T1（77）和栓皮槠（*Quercus suber*）中的 concciferin T2（78）均为三聚体，化合物 79 ~ 80 为 4 聚体，化合物 81 是目前分离得到的含糖核最多的鞣花鞣质[25]。它们与缩合鞣质不同的是它们含有酯键，可水解。

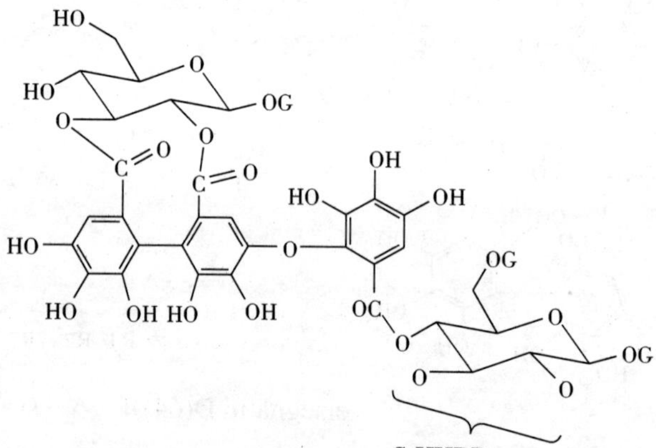

S-HHDP

73 nobotanin O

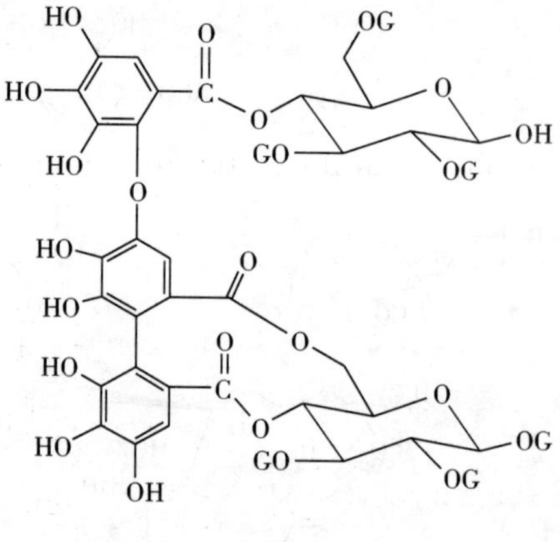

68 concciferin D1

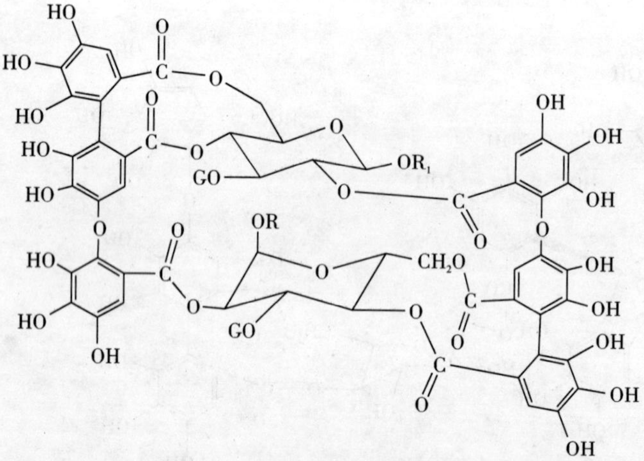

71 R=G R_1=H

72 R=H R_1=G

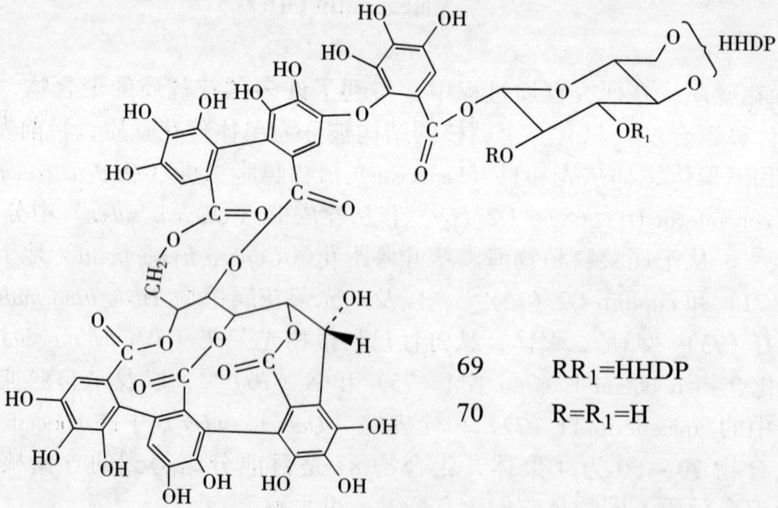

69 RR_1=HHDP

70 R=R_1=H

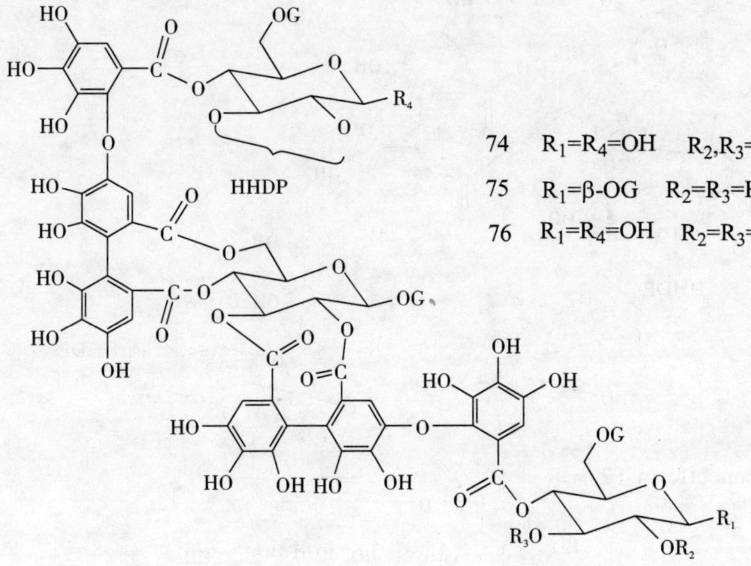

74　$R_1=R_4=OH$　$R_2,R_3=S\text{-}HHDP$

75　$R_1=\beta\text{-}OG$　$R_2=R_3=H$　$R_4=OH$

76　$R_1=R_4=OH$　$R_2=R_3=H$

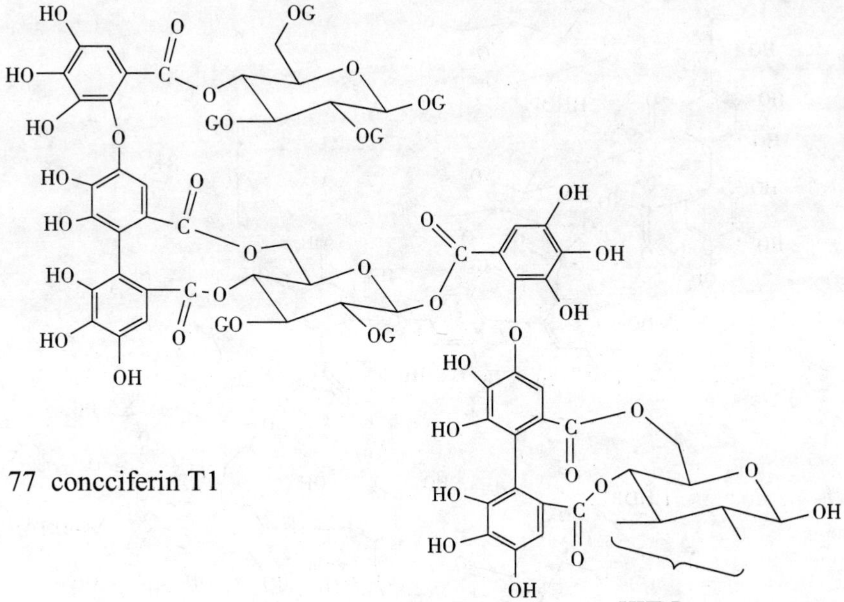

77 concciferin T1

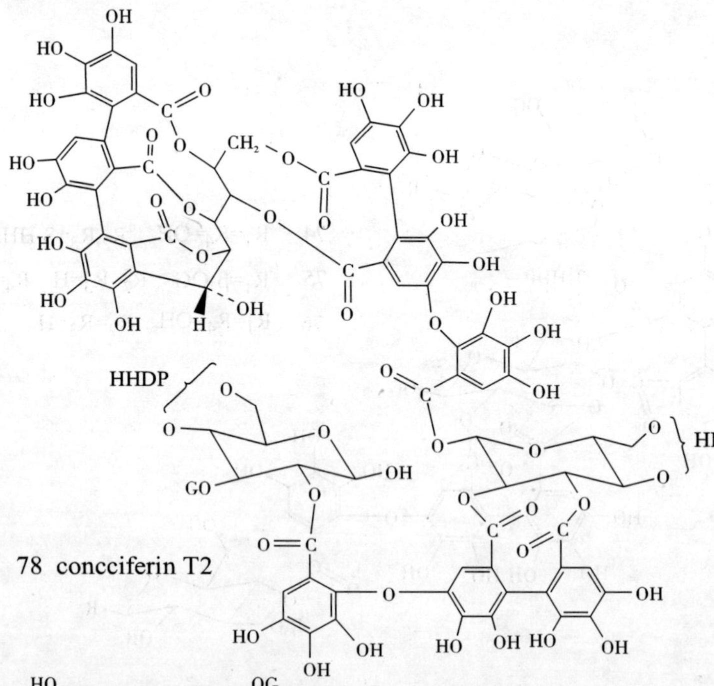

78 concciferin T2

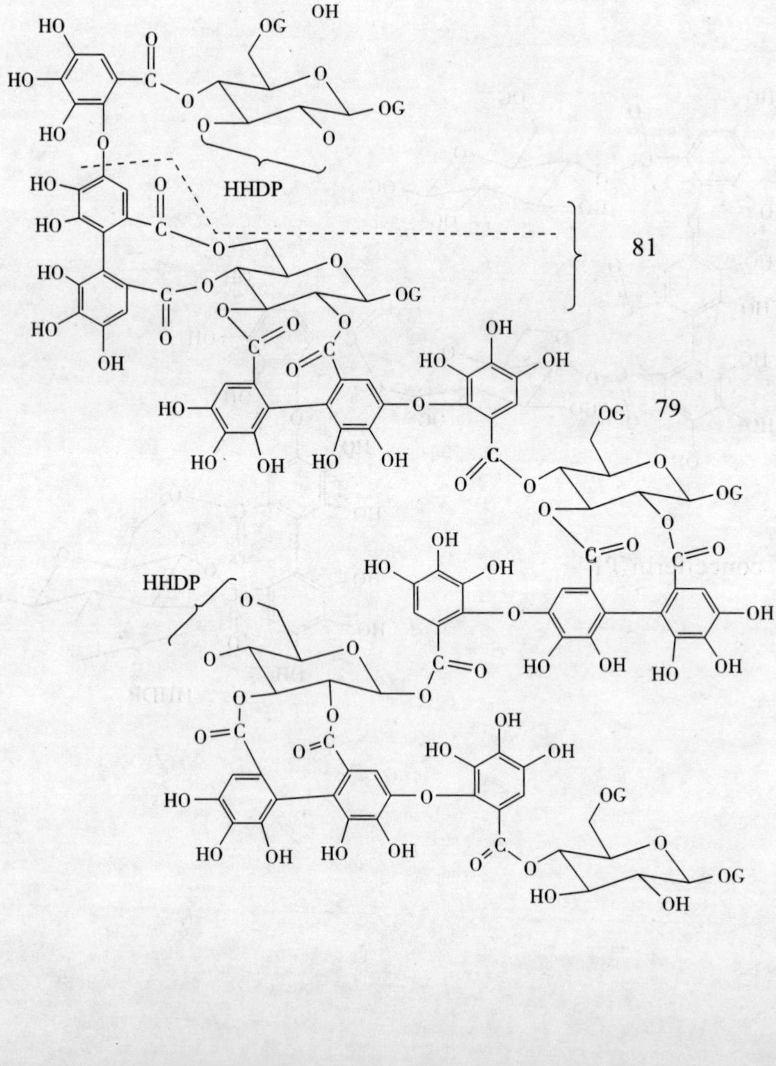

81

79

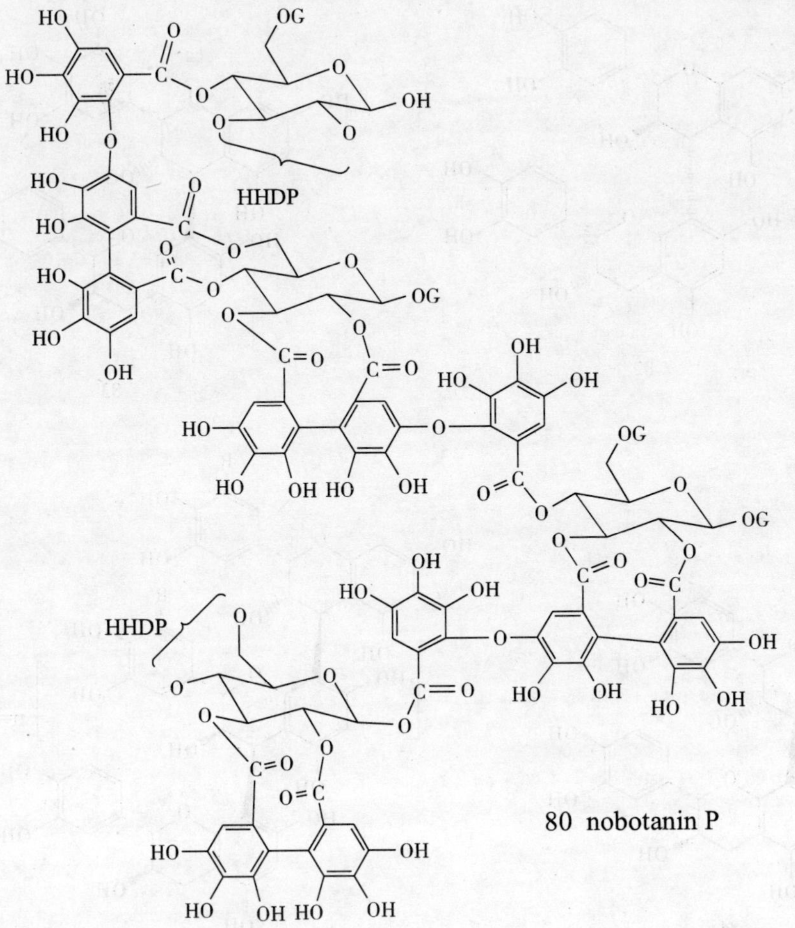

从以上的结构可以看出，鞣花鞣质与没食子鞣质之间有着密切的生源关系。六羟基联苯二酸或与六羟基联苯二酸有生源关系的酚羧酸可能来源于分子内具有合适排列位置的多没食子酰基经氧化、还原、偶合、重排、环裂解等不同变化生成多种多元酚酰基，从而产生多种多样的鞣花鞣质。与没食子鞣质相比，鞣花鞣质具有结构多样性和复杂性。

二、缩合鞣质

缩合鞣质以黄烷－3－醇为单元构成的缩合物，它们之间是以碳－碳键连接，故不易水解，而且由于有空间位阻的存在，分子具有较大的构象稳定性。依照组成单元排列形式的不同，可将其分为直链形和支链形。近几年发现的鞣质类新化合物主要集中在可水解鞣质，缩合鞣质比较少，但科学家们对来自植物界的缩合鞣质进行了大量的生物活性研究。如 Claudia Hartisch 等[6]对化合物 82～89 进行了抑制 5－lipoxygenase（5－LOX）和 Lyso－PAF：Acetyl－CoA acetyltransferase（AT）活性试验，探讨了它们的构效关系，表明含有没食子酰基的缩合鞣质活性较强。

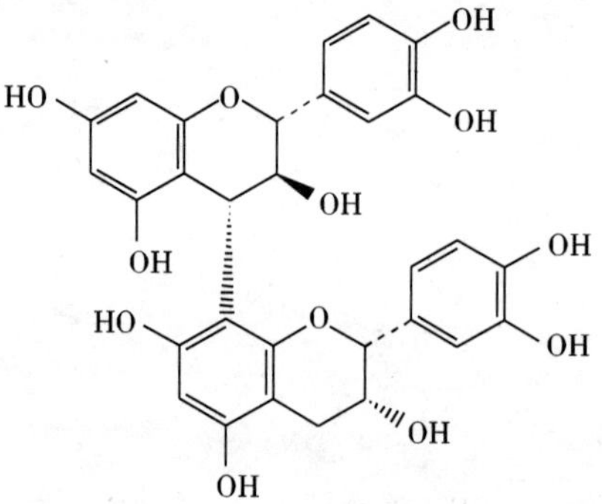

82

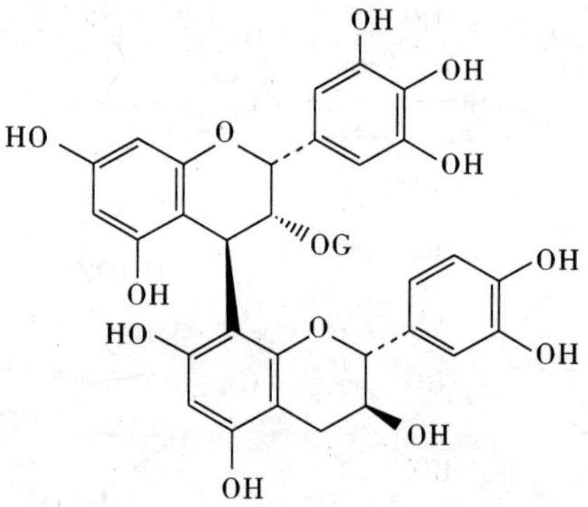

83

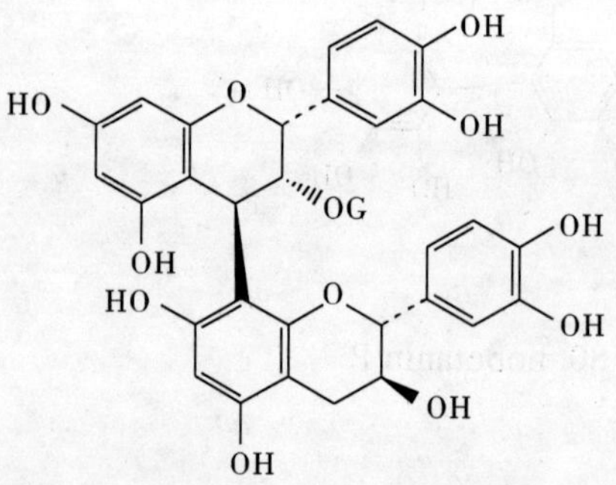

84

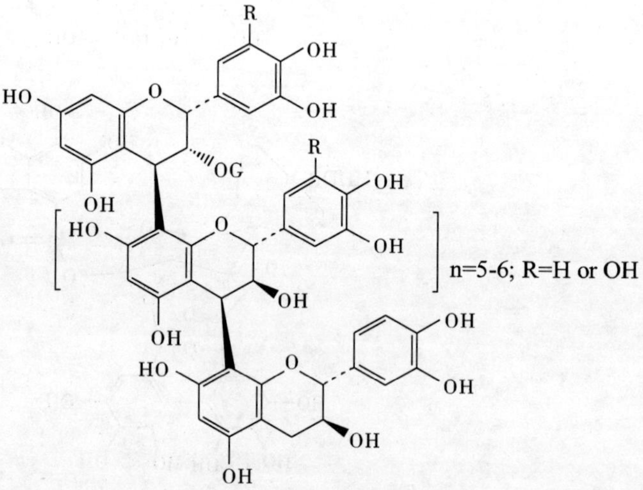

85

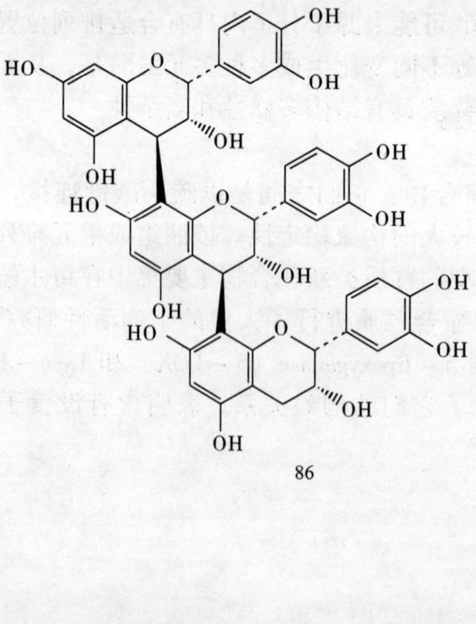

86

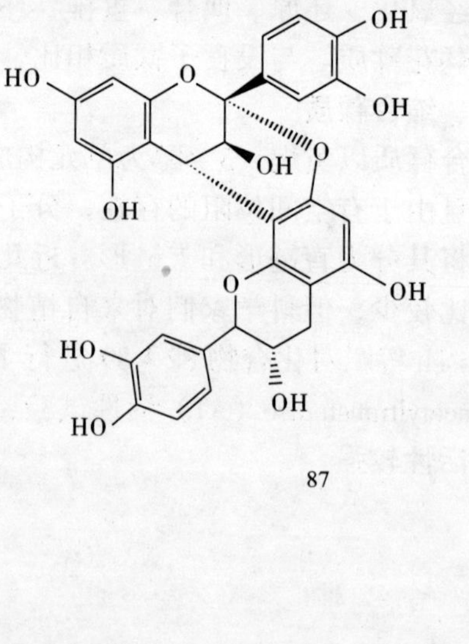

87

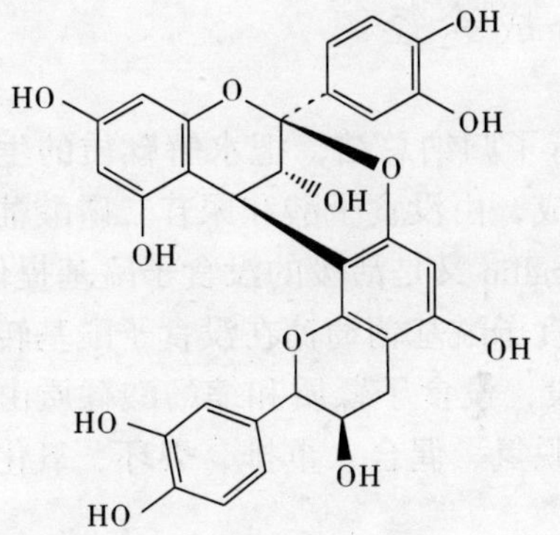

88

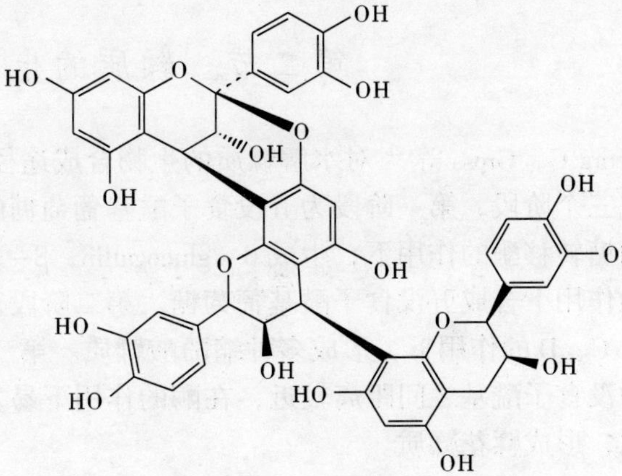

89

三、复合鞣质

复合鞣质是由构成缩合鞣质的单元黄烷 - 3 - 醇与水解鞣质部分通过碳 - 碳键连结构成的一类化合物，此类鞣质首先从壳斗科植物分离得到，现已发现广泛存在于同时含有水解鞣质和缩合鞣质的植物中，如狭叶栎鞣质 A (90)[26]。近几年发现了几个新的该类化合物，其可水解鞣质部分的葡萄糖核心均为开链型。如来自于使君子科植物揽仁树（*Terminalia catappa*）的 catapanin 和同科植物 *Anogeissus acuminata* var lanceolata 的 anogeissinin，anogeissusin A 和 anogeissusin B 的葡萄糖均为开链型[10]。

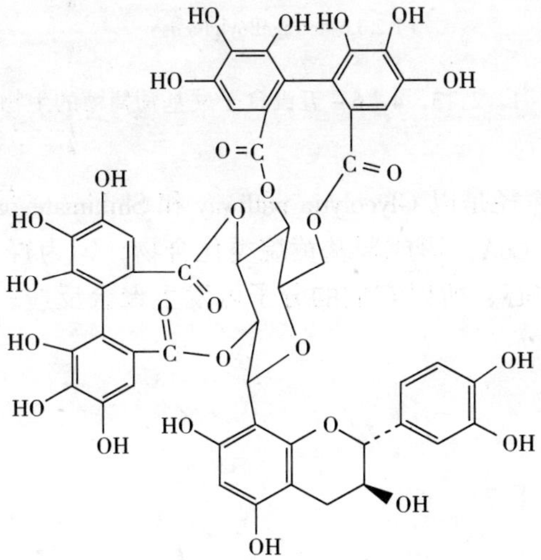

狭叶栎鞣质A（90）

第二节 鞣质的生物合成途径

Georg G. Gross 等[27]对水解鞣质的生物合成途径进行了归纳总结，把水解鞣质的生物合成分成三个阶段，第一阶段为五没食子酰基葡萄糖的合成，由没食子酸和尿苷二磷酸葡萄糖在葡萄糖转移酶的作用下，生成β－glucogallin，β－glucogallin又是活泼的没食子酰基提供者，在酶的作用下合成五没食子酰基葡萄糖。第二阶段五没食子酰基葡萄糖在没食子酰基转移酶A、B、C、D的作用下，形成多种缩酚酸鞣质。第三阶段，没食子鞣质和缩酚酸鞣质由于分子中的没食子酰基之间距离较近，在酶的作用下易发生脱氢、偶合、重排、裂环、氧化环合等变化，形成鞣花鞣质。

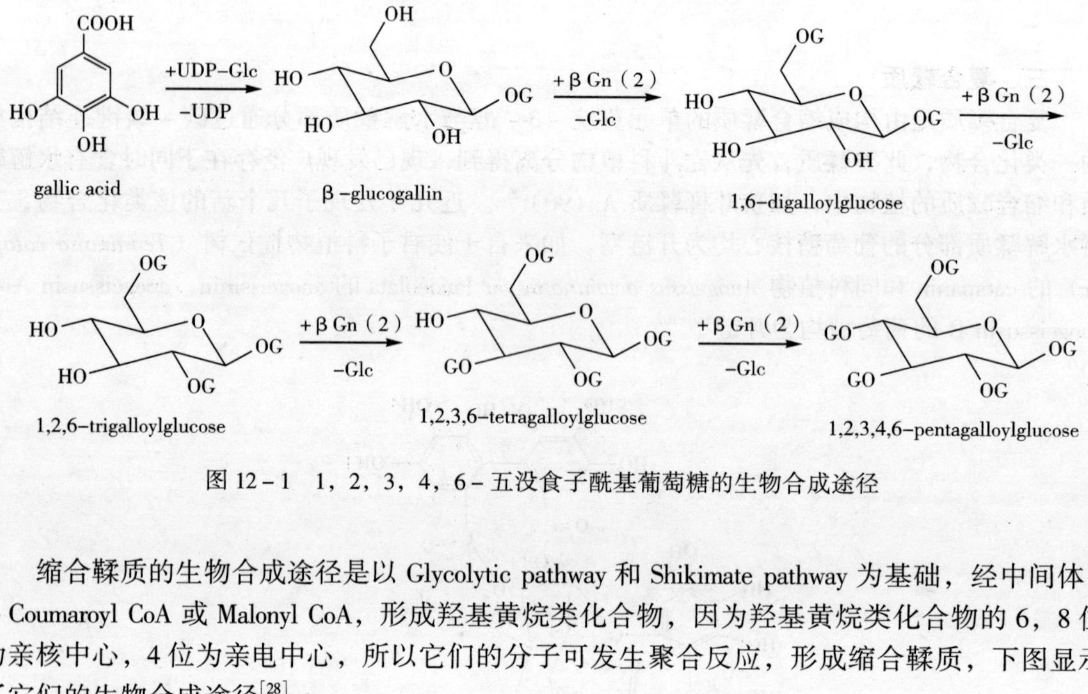

图12－1 1，2，3，4，6－五没食子酰基葡萄糖的生物合成途径

缩合鞣质的生物合成途径是以Glycolytic pathway和Shikimate pathway为基础，经中间体p－Coumaroyl CoA或Malonyl CoA，形成羟基黄烷类化合物，因为羟基黄烷类化合物的6，8位为亲核中心，4位为亲电中心，所以它们的分子可发生聚合反应，形成缩合鞣质，下图显示了它们的生物合成途径[28]。

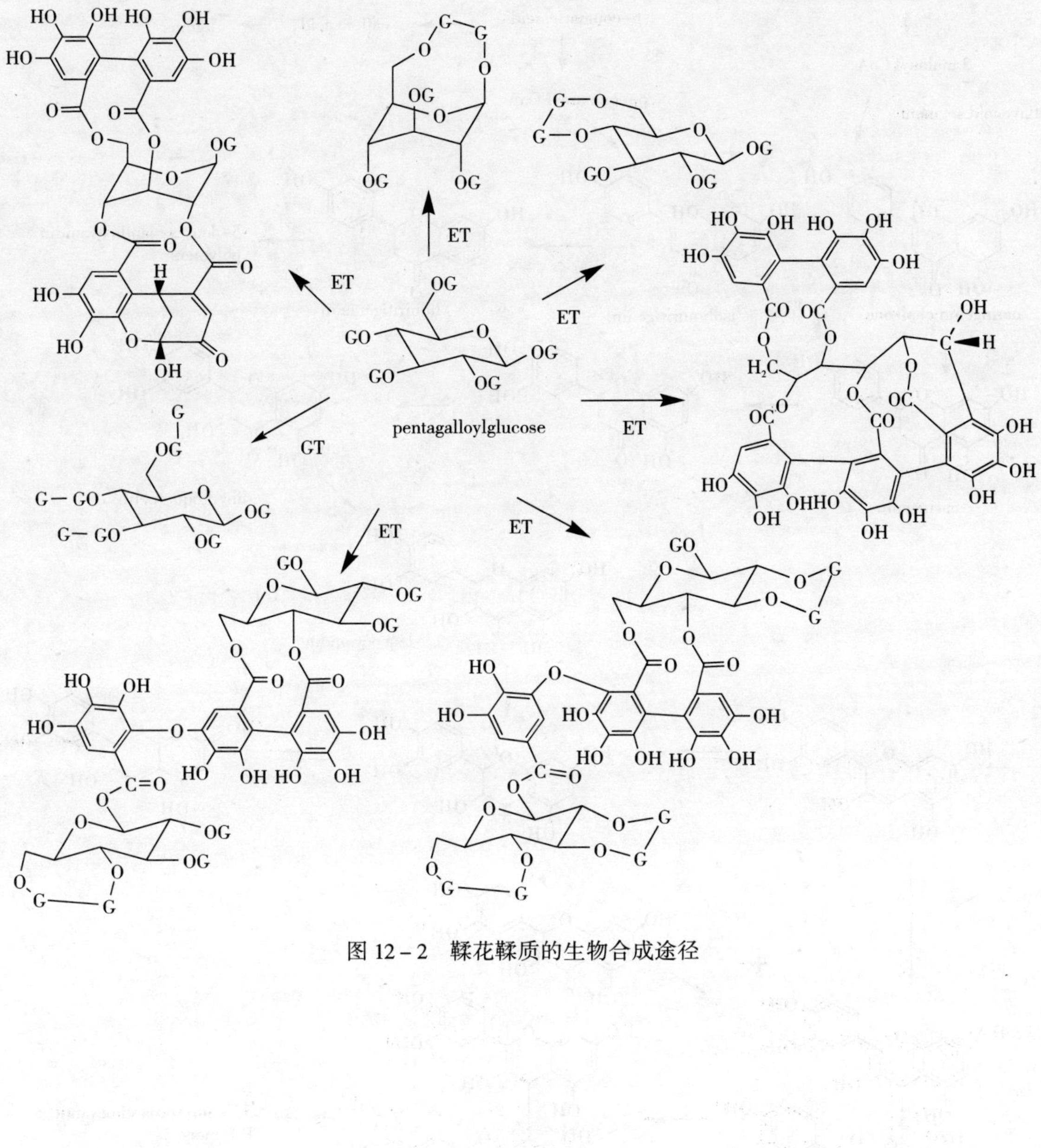

图 12－2　鞣花鞣质的生物合成途径

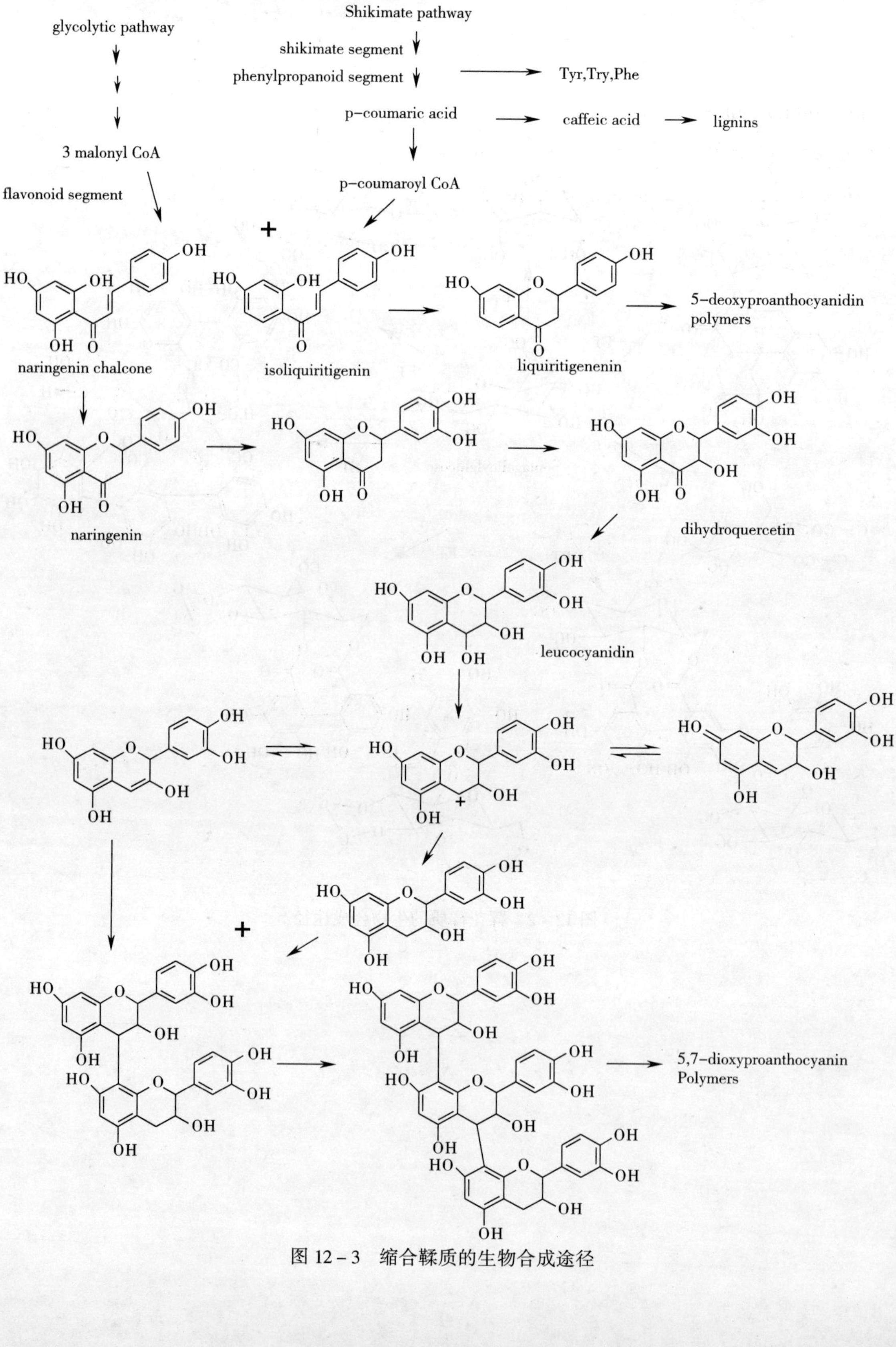

图 12-3 缩合鞣质的生物合成途径

第三节　鞣质的理化性质

鞣质为无定形的固体，只有少数为结晶，可溶于水或酒精而生成胶状溶液。鞣质分子中含有多个酚羟基，可以与多种化学试剂反应生成有颜色的产物，这些反应结果可用于鞣质的定性和定量分析，也可用于鞣质的纸层析、薄层层析显色。常见的如：

1. 香草醛－盐酸试剂：5%香草醛（甲醇）－浓盐酸（5:1）溶液，间苯三酚型化合物呈淡红色。

2. 三氯化铁试剂：2%三氯化铁溶液，酚羟基呈绿或蓝色。

3. 三氯化铁－铁氰化钾试剂：2%三氯化铁－2%铁氰化钾（15:1）溶液，邻位酚羟基呈蓝色，间位酚羟基呈绿色。

4. 亚硝酸钠－醋酸试剂：10%亚硝酸钠－6%醋酸（10:1）溶液，六羟基联苯二酸酯呈红色或褐色，以后转为蓝色。

5. 重氮化对氨基苯磺酸试剂：0.3%对氨基苯磺酸（8%盐酸）－5%亚硝酸钠（25:1.5）溶液，酚类呈黄、橙或红色。

缩合鞣质的A环6位和8位为亲核性位置，容易与亲电试剂发生取代反应。当亲电试剂过量时，甚至可在B环上发生取代，生成6，8，2'－三取代产物。如在鞣质溶液中加入溴水，缩合鞣质立刻生成黄色或红色的沉淀，而水解鞣质则保持澄清。鞣质还可以与多种醛发生缩合反应，这种缩合反应可以改变鞣质的性质。如鞣质与甲醛，胺类反应，可在鞣质的芳香环上引入氨基，生成两性鞣质。

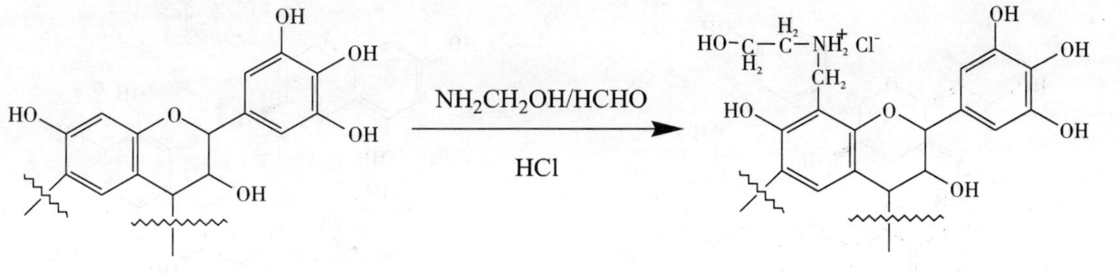

图12－4　两性鞣质的合成

缩合鞣质的酸性溶液加热后生成红色沉淀，这就是鞣质自缩合反应的结果。一般在有4位和7位羟基存在时，容易发生缩合。A环上存在8位羟基时将使自缩合反应发生钝化。

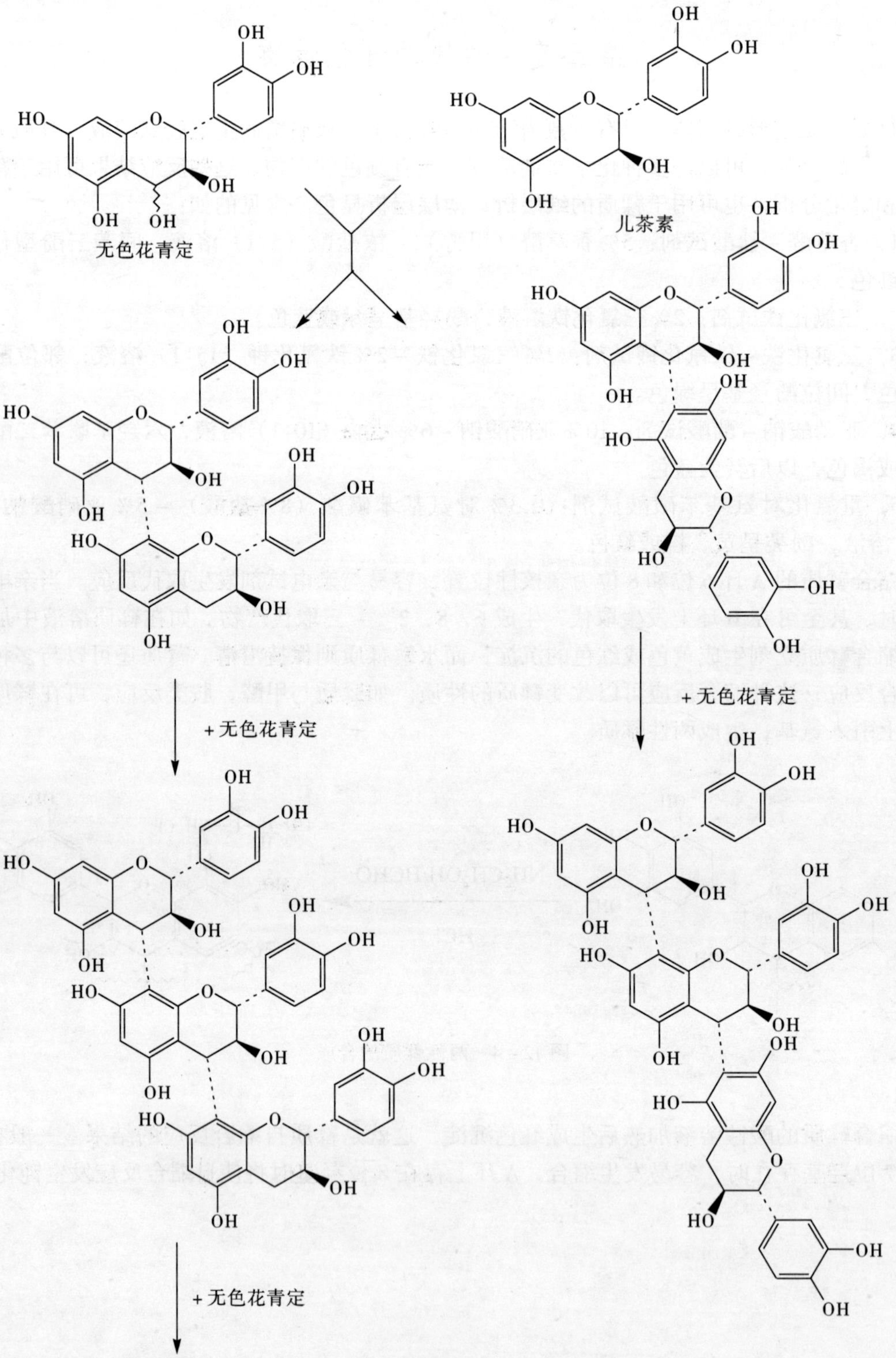

图 12-5 缩合鞣质自缩合反应示意图

第四节　鞣质的提取分离

鞣质由于其性质所决定，在提取分离中存在着很大的困难，从而也促使人们在这方面进行不断地改进。由于鞣质在植物体内通常与蛋白质、多糖以氢键和疏水键形式形成稳定的分子复合物，鞣质之间也是如此，所以提取溶剂不仅要求对鞣质具有很好的溶解性，而且须有氢键断裂的作用。因此，有机溶剂和水的复合体系最适合鞣质的提取。Chavan U．D．等[29]探讨了不同溶剂对鞣质提取率的影响，发现70%丙酮和70%酸性丙酮的提取率最高。

鞣质的分离常用凝胶柱层析技术，如以 Sephadex LH－20 作填充剂用于不同聚合度鞣质的分离，缺点是不稳定，对某些鞣质有很强的吸附力，不易洗脱干净而影响填充剂的使用寿命。聚乙烯凝胶 Toyopearl HW－40 柱层析，填料可用碱水再生而可长期使用。又如凝胶柱层析与液滴逆流层析（DCCC）配合使用，可将混合鞣质很好地分离，液滴逆流层析和离心分离色谱法目前已成为可水解鞣质常规的分离手段，它的优点是避免了鞣质因吸附而损失。大孔吸附树脂 Diaion HP－20 和 MCI－gel CHP－20P 常用于鞣质异构体的分离，它们的优点是廉价，目前也被广泛地用于各种极性大的化合物分离。制备型高效液相色谱的应用，大大加快了鞣质的分离纯化工作。如从寄生植物盐肤木（*Rhus semialata*）中分离得到了 8 种没食子鞣质；从长吉黄中分离得到了 7 种缩合鞣质。它们的分离流程如下：

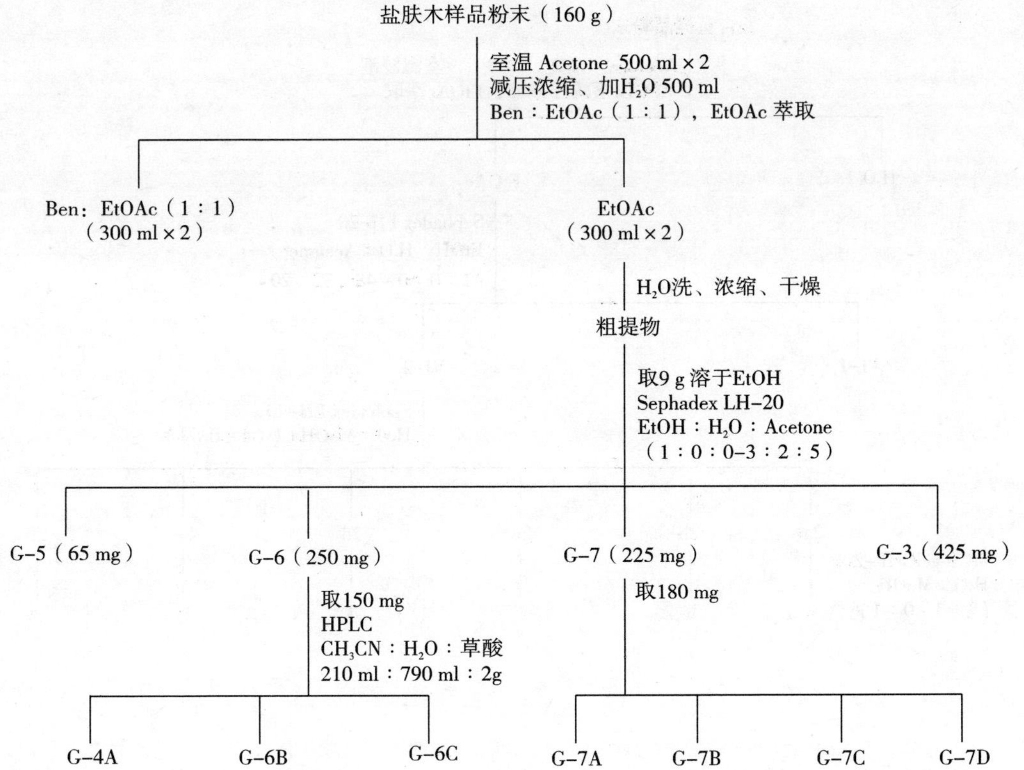

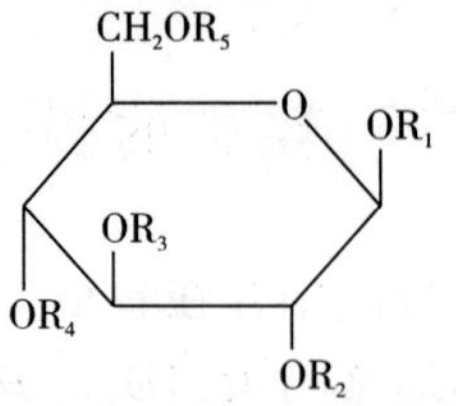

	R_1	R_2	R_3	R_4	R_5
G-5	G	G	G	G	G
G-6A	G	G	GG	G	G
G-6B	G	GG	G	G	G
G-6C	G	G	G	GG	G
G-7A	G	GG	GG	G	G
G-7B	G	G	GGG	G	G
G-7C	G	G	GG	GG	G
G-7D	G	GG	G	GG	G

图 12-6 盐肤木的鞣质分离流程图

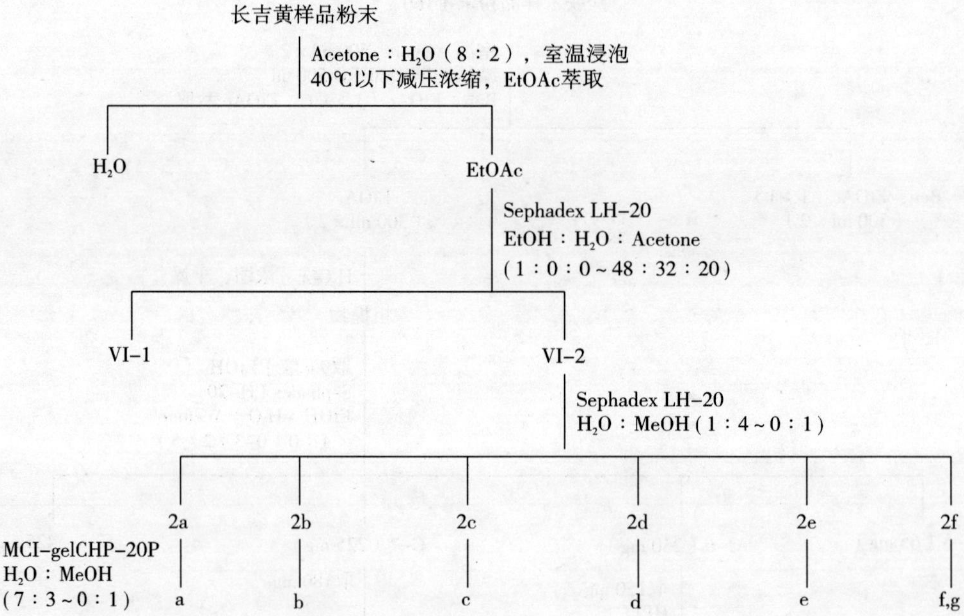

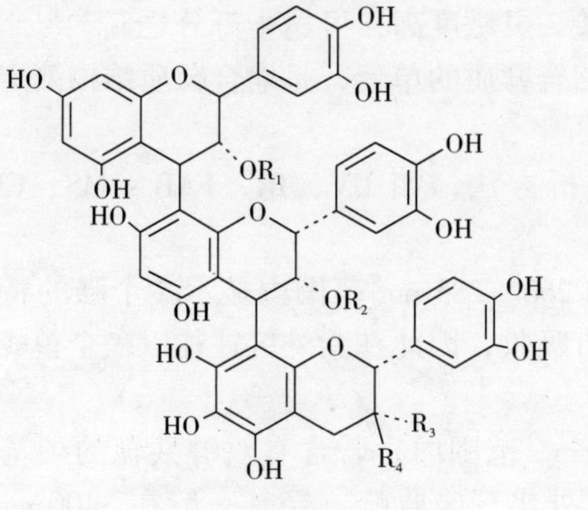

	R_1	R_2	R_3	R_4
a	G	G	H	OH
b	H	G	OG	H
c	G	G	OG	H

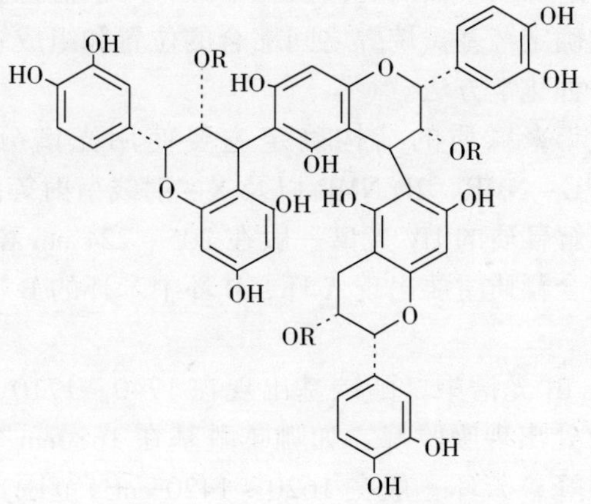

g　R=G

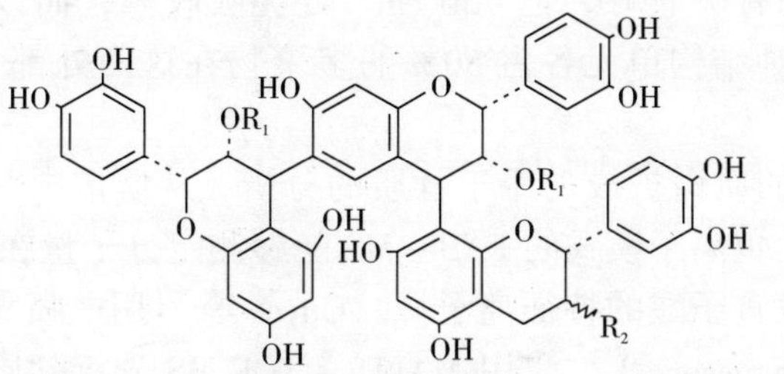

	R_1	R_2
e	G	--OH
f	G	⋯OG

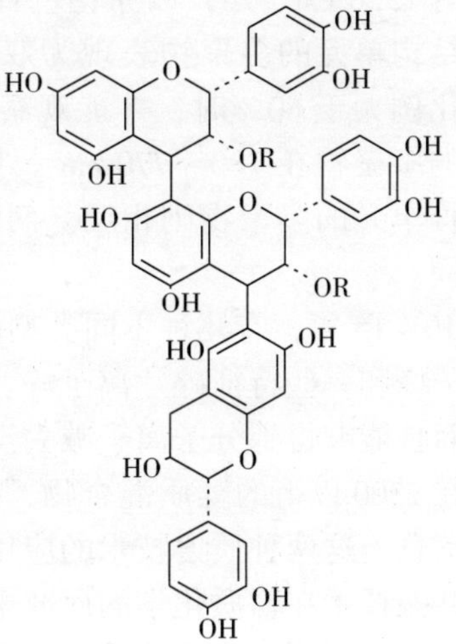

d　R=G

图 12－7　长吉黄的鞣质分离流程图

第五节　鞣质的结构测定

化学方法是鉴定鞣质的一种必不可少的手段，如通过一些特殊的定性反应对鞣质进行类型分析。常用的鉴别反应有 $FeCl_3$ 反应、明胶－氯化钠反应、溴水反应、乙酸铅－硫酸铁铵反应、香草醛－浓硫酸反应、对二甲氨基苯甲醛反应、甲醛浓盐酸－硫酸铁铵反应等。$FeCl_3$ 反应显灰绿色，说明含有邻二酚羟基化合物，为缩合型鞣质，同时缩合鞣质可与溴水产生沉淀，而水解鞣质不产生沉淀；香草醛－浓硫酸反应或对二甲氨基苯甲醛反应呈红色时，说明存在儿茶素类缩合鞣质；甲醛浓盐酸－硫酸铁铵反应是分离、鉴别可水解鞣质和缩合鞣质的著名反应，此法可将水解鞣质和缩合鞣质分离，甲醛盐酸煮沸将缩合鞣质沉淀滤去，水解鞣质不被沉淀而留在溶液中用铁盐检验，灵敏度高，可达十万分之五[30,31]。降解反应可以确定羟基黄烷醇之间缩合的位置和组成缩合鞣质的单元，是缩合鞣质结构测定中最常用的一种化学方法。

近年来鞣质的结构确定主要使用光谱分析方法，如 UV、IR、FAB - MS、CD、^{1}H - NMR、^{13}C - NMR、2D NMR 以及 X - 射线衍射等。

水解鞣质的 UV 光谱一般在 205 ~ 224 nm 和 260 ~ 283 nm 范围内显示 2 个强的特征吸收峰。缩合鞣质主要出现 A 环，B 环中苯环的 B 带吸收，因此在紫外区往往以一个单峰的形式出现。

在 IR 光谱中，酯羰基出现在 1740 ~ 1710 cm^{-1}范围内，若含有双键共轭的羰基，在更低波数处出现吸收峰。如咖啡酰基在 1680cm^{-1}处出现吸收峰，羟基一般在 3400 cm^{-1}处呈现出强峰，芳环一般在 1620 ~ 1420 cm^{-1}范围出现三个特征吸收。这三组峰对于鉴别可水解鞣质及推测新结构类型很有用。另外，红外光谱可以判断缩合鞣质中的结构单元组成，如在 1540 ~ 1520 cm^{-1}处，以原花色青定为主要结构单元的多聚物表现为单峰，以原翠雀定为主要结构单元的多聚物表现为双峰，两种结构单元各占 50%时，为宽单峰，只有原翠雀定的比例大于 60%时，才能观察到双峰。在 780 ~ 730 cm^{-1}处，以原花色青定为主要结构单元的多聚物在 780 ~ 770 cm^{-1}处有吸收峰，但 730 cm^{-1}处无吸收峰；而以原翠雀定为主要结构单元的多聚物则相反。两种结构单元各占 50%的多聚物在这两处都有吸收峰，且强度相同。

在近 10 ~ 15 年，有几种不同类型的质谱被成功用于鞣质的分析，从质谱中可以得到鞣质分子离子峰和一些特征碎片离子峰。负离子模式的 FAB - MS 能够测定分子量在 1900 以下的鞣质，而且能够得到分子离子减去没食子酸的特征离子峰。Guyot 等[32]用电喷雾质谱研究了分子量在 2300 以下的鞣质混合物，Krueger 等[33~35]用 MALDI - TOF MS 分析鞣质得到了大量的结构信息，这两种质谱技术的应用极大地促进了鞣质化学的研究。

核磁共振技术在鞣质化学的研究中起到了关键性的作用，如^{1}H NMR 较容易识别鞣质中各种取代基，当取代基为没食子酰基时，在 6.9 ~ 7.3 ppm 处出现一个双氢单峰，HHDP 在 6.4 ~ 6.9 ppm 处显示 2 个单氢单峰，VAL 在 5.9 ~ 6.4 ppm 处显示 3 个单氢单峰，存在去氢二没食子酰基（DHDG）时，出现 2 个 1H 双峰（J = 2Hz）和 1 个单氢单峰。糖质子的信号位于 4 ~ 6 ppm 之间。糖的构象可由氢的偶常数来确定，如糖的构象为$^{4}C_{1}$ 时，取代基处于平伏键上，氢的偶合常较大，一般在 8Hz 左右，各种基团的连接位置可以用碳氢远程相关谱来确定。

^{13}C - NMR 谱可对鞣质的结构推测提供丰富的信息，包括多元酚的结构和数量。如没食子酰基、六羟基联苯基（HHDP）、去氢六羟基联苯基（DHHDP）等，另外，糖碳上的化学位移可以推测糖与没食子酰基的位置等[36,37]。用碳谱比较容易区别水解鞣质、缩合鞣质和复杂鞣质。水解鞣质含有酯键，在 170 ~ 160 ppm 处有酯羰基的碳信号，缩合鞣质在 30 ~ 40ppm 处有黄烷醇的 4 位碳信号存在，复杂鞣质则有两者的信号。

鞣花鞣质中存在大量鞣花酸及其衍生物，由于空间位阻的关系，鞣花酸及其衍生物存在 R、S 构型。在缩合鞣质中黄烷醇的 4 位存在 α、β 构型。因此，在确定它们的结构时，必须确定它们的手性，最有效的方法是圆二色谱分析。如 HHDP 与葡萄糖连接形成鞣花鞣质时，当 HHDP 为 R 构型时，在 λ = 235 nm 处呈现负的考顿效应（cotton）峰，同时在 λ = 264 nm 处呈现正的考顿峰，S 构型时则相反，λ = 235 nm 处的峰强度与 HHDP 的数量成正比[38]。在缩合鞣质中，如多聚原花色素为 4β 构型时，在 210 ~ 240 nm 处有正考顿效应（cotton）峰，为 4a 构型时，呈现负考顿效应峰[39]。

第六节　鞣质的化学反应

鞣质由于结构复杂，而且分子中存在多个活性中心，易发生各种化学反应，这些化学反应在鞣质的结构测定和合成中占有重要的位置。如苄硫醇降解，它是研究缩合鞣质结构最常用的一种化学方法，控制反应的时间，可将缩合鞣质全部或部分降解成小分子的黄烷 - 3 - 醇，再与已知化合物比较从而判断结构。

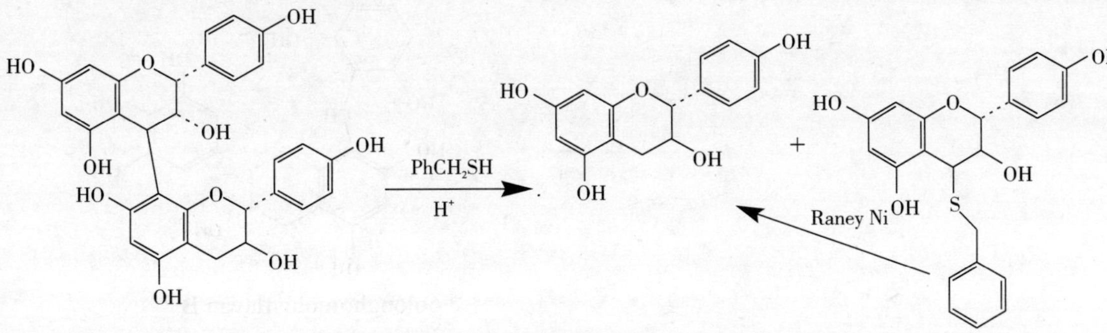

图 12 - 8　缩合鞣质的苄硫醇降解反应

黄烷 - 3 - 醇类化合物通过化学反应生成的聚合物可用于缩合鞣质结构的确定，如 3 - O - 没食子酰基表没食子儿茶素与甲醛在盐酸乙醇溶液中反应，得到了乌龙茶的成分 oolonghomobisflavan A 和 B[40]。

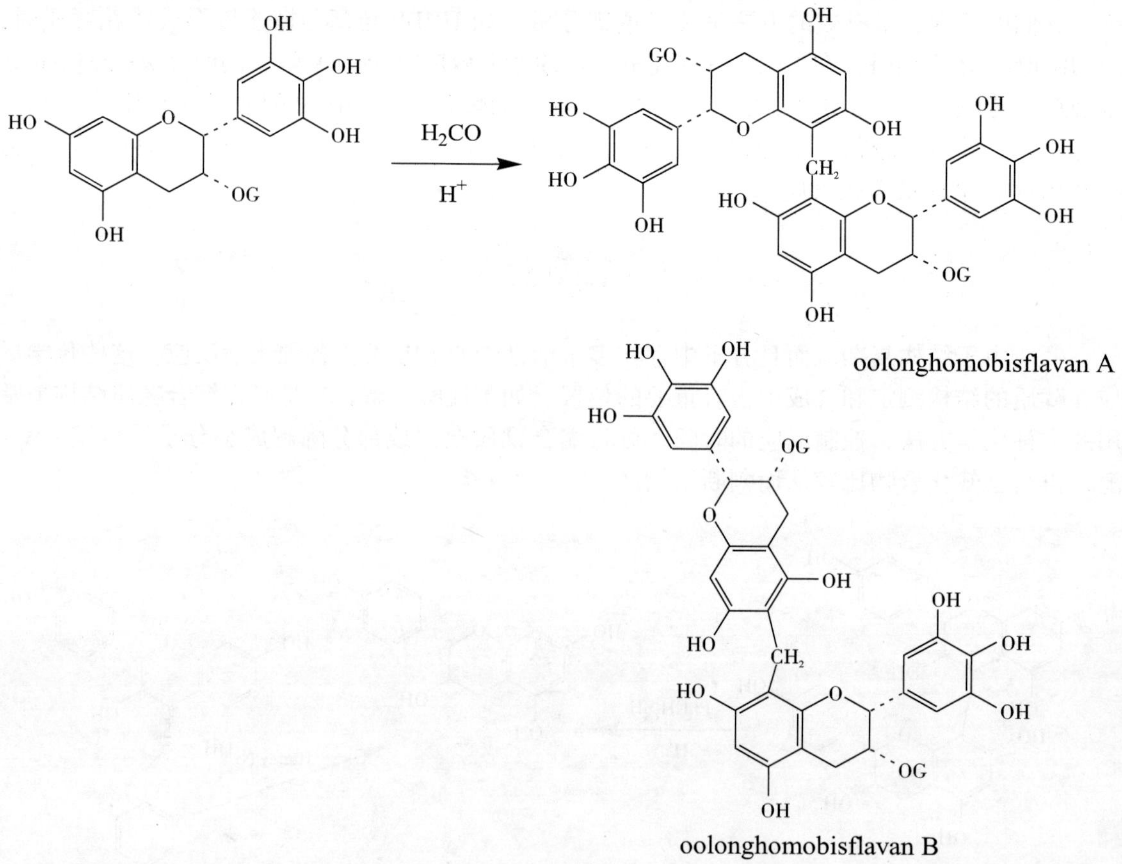

图 12－9 oolonghomobisflavan A 和 B 的合成

4β－benzylsulfanylepicatechin 与表儿茶素在 TFH 溶液中经 AgBF4 催化生成了 procyanidin B－2[41]。

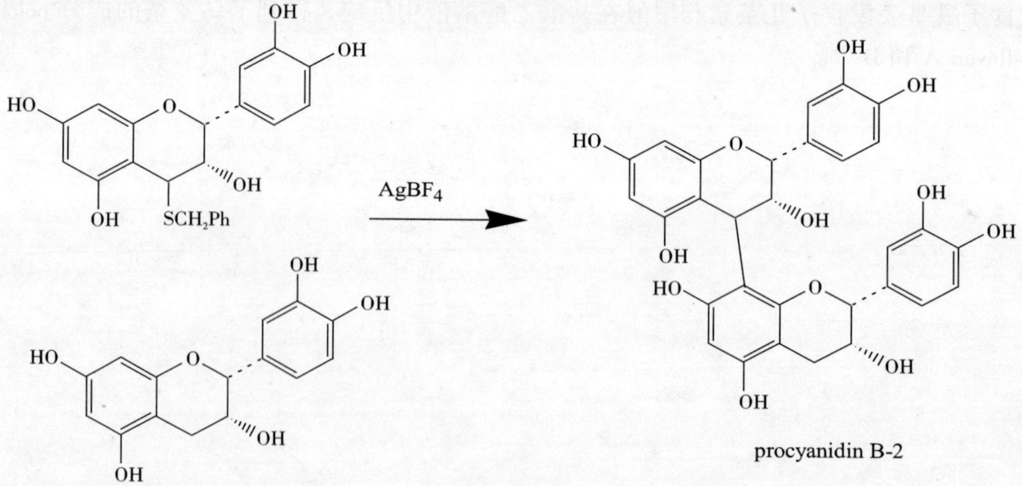

图 12－10 procyanidin B－2 的合成

鞣花鞣质在天然界广泛存在，结构类型复杂，从生源上看主要是没食子鞣质中的毗邻没食子酰基之间发生化学变化形成的，因此鞣花鞣质的合成主要从没食子鞣质进行研究。如Tellimagrandin I 的合成[42]，其合成途径如下：

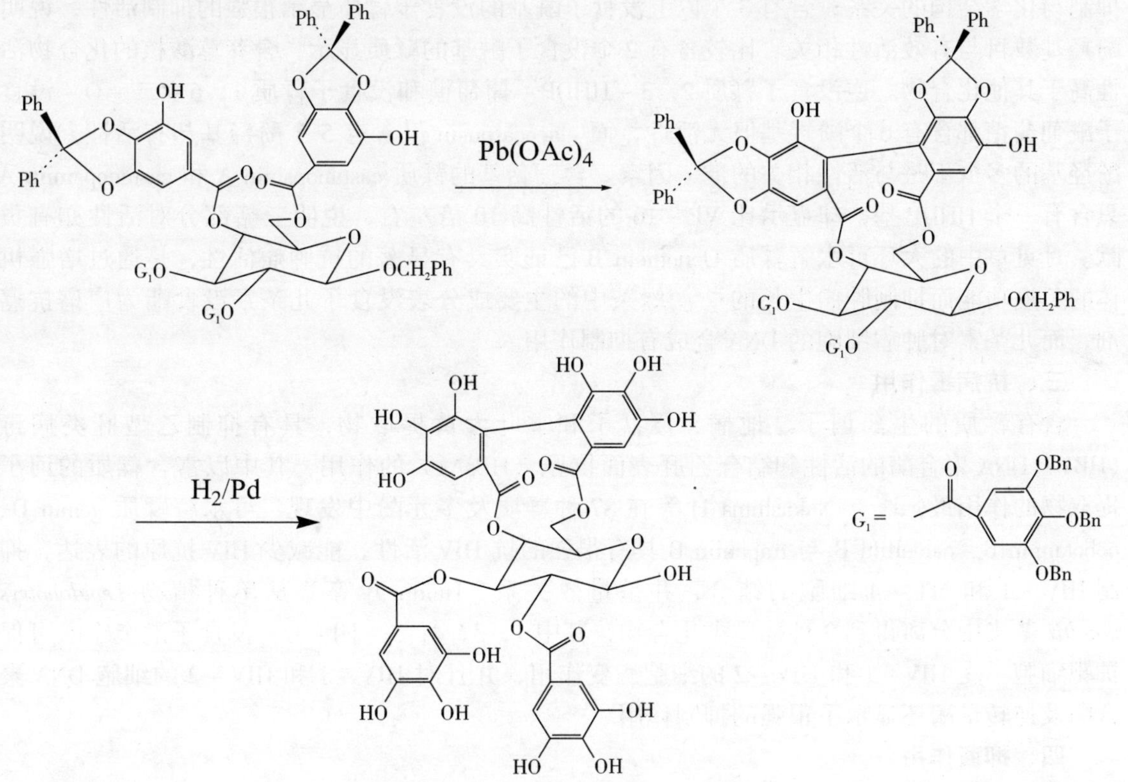

图 12-11　Tellimagrandin I 的合成途径

第七节　鞣质化合物的药理活性

一、抗氧化作用

鞣质分子中具有较多的酚羟基，有较强的供氢能力，可以清除体内产生的氧自由基从而发挥抗氧化活性。Hong C Y 等用 25 种鞣质及多元酚进行抗氧化试验，其中儿茶素苄硫醚和原花色素 B-2 苄硫醚能有效地抑制脂质过氧化酶。温脾汤有抗氧化清除自由基的活性，经分析表明该方中活性最强的抗氧化物质是原花色素 B-2 苄硫醚和 1，2，6-三-O-没食子酰葡萄糖 2 种鞣质。Bors 等对一些水解鞣质和缩合鞣质的抗氧化作用进行了研究，发现 1，2，3，4，6-五-没食子酰基葡萄糖和鞣花酸具有较强的清除过氧自由基作用[43~45]。

二、抗肿瘤作用

胡毅等用 MTT 法测定了地榆鞣质对体外培养人肝癌 SMMC-7721 细胞的杀伤率并通过

流式细胞仪分析了细胞分裂周期各时相 DNA 的变化，结果表明地榆鞣质具有明显的抗癌活性并具有量效关系[46]。Kashiwada Y 等对 60 种鞣质进行抗肿瘤活性研究，其中 36 种在 500 nM 或更低浓度下完全抑制 DNA 拓扑异构酶Ⅱ活性，比临床应用的抗肿瘤药 VP－16 活性至少强 100 倍，具有更强的抗肿瘤活性[47]。他们还探讨了鞣质对人 DNA 拓扑异构酶Ⅱ的活性抑制与化学结构的关系，含有 3 个以上没食子酰基的没食子鞣质显示很强的抑制活性，说明酚羟基数目与有效活性相关。比较含有 2 个没食子酰基的鞣质显示，含莽草酸核的化合物活性高于其他化合物。逆没食子鞣质 2，3－HHDP－葡萄糖和没食子鞣质 1，6－二－O－没食子酰葡萄糖都含有 6 个酚羟基但无活性，而 elaeocarpusin 仅含有 5 个酚羟基却有活性，说明酚羟基的多少不是与活性相关的惟一因素。含三萜基的鞣质 castanopsinin A 和 castanopsiniin A 只含有一个 HHDP 基，却显示比 VP－16 的活性高 10 倍左右，说明三萜部分对活性亦有贡献。月见草中的大环可水解鞣质 Oenothein B 已证实具有显著的抗肿瘤活性，是通过增强机体的免疫功能而抑制肿瘤生长的[48]。绿茶中的主要成分表没食子儿茶素没食酯为广谱抗癌剂，而儿茶素对肿瘤细胞的 DNA 合成有抑制作用。

三、抗病毒作用

含有鞣质的生药诃子、地榆、覆盆子和掌叶大黄提取物，具有抑制乙型肝炎病毒（HBV）DNA 聚合酶的活性和结合乙肝表面抗原（HBsAg）的作用，其中以富含鞣质的诃子提取物的作用最强[49]。Nakashima H 等在 87 种鞣质及多元酚中发现，可水解鞣质 gemin D、nobotannin B、camelliin B 与 trapaniin B 具有很强的抗 HIV 活性，能减少 HIV 抗原的表达，抑制 HIV－1 和 MT－4 细胞的结合，并呈量效关系。Heidir B 等[50]从单种植物 *Lepidobotrys staudtii* 茎皮中分离得到 3 种鞣质类化合物，其中 1，3，4，5－四－O－没食子酰奎宁酸可保护靶细胞不受 HIV－1 和 HIV－2 的细胞病变作用，并且对 HIV－1 和 HIV－2 的细胞 DNA 聚合酶及逆转录酶还显示了很强的抑制作用。

四、抑菌作用

含有可水解鞣质的五倍子、没食子、诃子等，及含有缩合鞣质的虎杖、茶叶、儿茶等植物药在抑制菌斑形成中均有显著作用。其中缩合鞣质的前体物质儿茶素能够明显影响变链菌的生长。五倍子提取物对致龋菌产生的胞外糖基转移酶活性有较强的抑制作用，并证实其有效活性成分为没食子鞣质[51]。

五、抗凝血作用

Pedunculagin、戊－O－没食子酰－β－葡糖苷、casuariin、desgalloylstachyurin 可以显著延长凝血时间而显示很强的抗凝血活性。化合物 Pedunculagin 直接作用于凝血酶，可抑制合成底物和血纤维蛋白原凝血酶的活性[52]。

六、抗炎活性

Lee 等对可水解鞣质抑制 Ca^{2+} 激活透明质酸酶的活性，27 种可水解鞣质中没食子鞣质 1，2，3，6－四－O－没食子酰葡萄糖抑制透明质酶的活性最强，没食子鞣质同种糖（葡萄糖、半乳糖、阿洛糖）上没食子酰基越多抑制活性越强，并且没食子酰基连于 2，3 位比 1，6 位显示更高的抑制活性。莽草酸上连一个没食子酰基比葡萄糖、半乳糖、奎尼酸上连一个没食子酰基活性强；逆没食子酸鞣质中，4，6－(S)－HHDP－葡萄糖随糖上没食子酰基增加而活性增加，1，6－(S)－HHD 葡萄糖活性与糖果上其他位置的 DHHDP（去氢联苯酰）基构型（R或S型）无关，3，6-（R）-HHDP-葡萄糖随糖上没食子酰、HHDP、DHHDP、E这些取代基的增加而增加[53]。

七、其他

此外鞣质成分还具有不同程度的抗过敏作用、生发、调节免役、降脂降压及增强肾功能等多种生物活性。

尽管结构和活性之间还没有完全清晰的关系，但鞣质中的酚羟基是其具有生理活性的基础。一般可水解鞣质的酚羟基越多其生理活性越强，缩合鞣质活性也与其含有没食子酰基有关，无没食子酰基的缩合鞣质活性很弱或者没有活性，复合鞣质的活性可能与其可水解鞣质部分相关。鞣质的糖核（或非糖核）的种类不同，其活性也有差别，莽草酸核鞣质的活性可能高于葡萄糖及奎宁酸核活性类型。另外，基团连接位置、立体构型、聚合度、结构中含有其他的基团等都是与活性强弱相关的重要因素。随着分离技术的发展，可以预测，将会有更多的新结构类型的鞣质被发现，并可能将单体鞣质开发成药物为人类健康服务。相信随着研究的深入，在药物研究乃至更广泛的领域中，鞣质类化合物将会发挥更大的作用。

（张东明）

参 考 文 献

1. Quideau S and Feldman KS. Ellagitannin chemistry. Chem Rev, 1996, 96, 475~503
2. Nishizawa M, Yamagishi T, Nonaka G, et al. Tannins and related compounds. Part 5. isolation and characterization of polygalloylglucoses from *Cninese gallotannin*. J Chem Soc Perkin Trans I, 1982, 2963
3. 陈笳鸿，吴在嵩，毕良武等. 塔拉提取物化学利用的研究进展. 林产化学与工业，1996，16（3）:79~86
4. Bouchet Nathalie, Levesque Joel. Pousset Jean-Louis. HPLC isolation, identification and quantification of tannins from *Guiera senegalensis*. Phytochem Anal, 2000, 11（1）:52~56
5. Hou aijun, Peng liyan, Liu yanze, et al. Two new gallotannins from *Pistacia weinmanhifolia*. Chin Chem Lett, 2000, 11（1）:53~56
6. Claudia Hartisch, Herbert Kolodziej and Fritz von Bruchhausen. Dual inhibitory actives of tannins from Hamamelis virginiana and related polyphenols on 5-Lipoxygenase and Lyso-PAF: acetyl-CoA acetyltransferase. Planta Med, 1997, 63:106~110
7. Hou AJ, Liu YZ, Yang H. Hydrolyzable Tannins and Related Polyphenols from *Eucalyptus globules*. J of Asian Nat Prod Res, 2000, 2:205-212
8. 金哲雄，张秀娟. 榛子叶鞣质类化学成分研究. 中草药，2001，32（3）:193~195
9. Fayez E Kandil, Mahmoud I Nassar. A tannin anti-cancer promoter from *Terminalia arjuna*. Phytochemistry, 1998, 47（8）:1567~1568
10. Lin TC, Chien SC, Chen HF. Tannins and related combretaceae plants. Chin Pharm J, 2000, 52（11）:1~26
11. Zhang YJ, Tanaka T, Iwamoto Y. Novel norsequiterpenoids from the roots of *Phyllanthus emblica*. J Nat Prod, 2000, 63（11）:1507~1510
12. Salminen JP, Ossipov V, Loponen J, et al. Characterisation of hydrolysable tannins from leaves of *Betula pubescens* by HPLC-MS. Journal of Chromatography A, 1999, 864:283~291
13. Jiang ZH, Hirros Y, Iwata HC. Affeoyl, coumaroyl, galloyl and hexahydroxydiphenoyl glucoses from *Balanophora japonica*. Chem Pharm Bull, 2001, 49（7）:887~892

14. Ito H, Hatano T, Namba O, et al. Constituents of *Geranium thunbergii* Sieb. et Zucc. XV. Modified Dehydroellagitannins, Geraniinic acid B and C, and phyllanthusiin F. Chem Pharm Bull, 1999, 47 (8):1148～1151
15. Zhang YJ, Abe T, Tanaka T, et al. Phyllanemblinins A－F, New Ellagitannins from *Phyllanthus emblica*. J Nat Prod, 2001, 64 (12):1527～1532
16. 陈玉武，任丽娟，李克明等．叶下珠中新多酚化合物的分离与鉴定，药学学报，1999，34 (7):526～529
17. Karin CS, Liu C, Lin MT, et al. Antiviral tannins from two Phyllanthus Species. Planta Medica, 1999, 65:43～46
18. Amakura Y, Miyase M, Ito H, et al. Acalphidins M1, M2 and D1, ellagitannins from *Acalypha hispida*. Phytochemistry, 1999, 50:667～675
19. Okuda T, Yoshida T, Hatano T. Constituents of *Geranium thunbergii* Sieb. et Zucc. Part 12 hydrated stereostructure and equilibration of geraniin. J Chem Soc Perkin Trans I, 1982, 9～14
20. Ito H, Miki K, Yoshida T. Elaeagnatins A－G, C－Glucosidic Ellagitannins from *Elaeagnus umbellata*. Chem Pharm Bull, 1999, 47 (4):536～542
21. Ito H, Amaguchi K, Kim TH. Dimeric and trimeric hydrolyzable tannins from *Quercus conccifera* and *Quercus suber*. J Nat Prod, 2002, 65:339～345
22. Chen LG, Yen KY, Yang LL. Macrocyclic ellagitannin dimers, cuphiins D1 and D2, and accompanying tannins from *Cuphea hyssopifolia*. Phytochemistry, 1999, 50:307～312
23. Yoshida T, Amakura Y. Yokura Oligomeric hydrolysable tannins from *Tibouchina multiflora* Phytochemistry, 1999, 52:1661～1666
24. Yoshida T, Nakata F, Okuda T, Tannins and Related Polyphenols of Melastomataceae Plants VIII nobotannins L, M and N, trimeric hydrolyzable tannins from *Tibouchina semidecandra* Chem Pharm Bull, 1999, 47:824～827
25. Isaza MJ, Ito H, Yoshida T. Tetrameric and Pentameric Ellagitannins from *Monochaetum multiflorum* Heterocycles, 2001, 55 (1):29～32
26. T. Hatano, S. Shida, L. Hau, et al. Camelliatannins A and B, two new complex tannins from *Camellia japonical*. Chem Pharm Bull, 1991, 39:876～890
27. Grundhofer P, Niemetz R, Schilliing G et al. biosynthesis and subcellular distribution of hydrolyzable tannins. Phytochemistry, 2001, 55:29～32
28. Bruyne TD, Pieters L, Deelstra H, etal. Condensed vegetable tannins: biosiversity in sstructure and biological activity. Biochemical Systematics and Ecology, 1999, 27:445～459
29. Chavan UD, Shahidi F, Naczk M. Extraction of condensed tannins from beach pea (*Lathyrus maritimus* L.) as affected by different solvents. Food Chemistry, 2001, 75:509～512
30. 胡小刚等．鞣质分析研究进展．中成药，2002，24 (3):217～220
31. Irene Mueller－Harvey. Analysis of hydrolysable tannins. Animal Feed Science and Technology, 2001, 91:3～20
32. Guyot S, Doco T, Souquet JM, et al. Characterization of highly polymerized procyanidins in cider apple (*Malus sylvestris* var. Kermerrien) skin and pulp. Phytochemistry, 1997, 44:351～357
33. Krueger CG, Carter Dopke N, Treichel PM, et al. Matrix－assisted laser desorption/ionization time－of－flight mass spectrometry of polygalloyl polyflavan－3－ols in grape seed extract. J Agric Food Chem, 2000, 48:1663～1667
34. Hedqvist H, Mueller－Harvey I, Reed JD, Krueger CG, Murphy M. Characterisation of tannins and in vitro protein digestibility of several Lotus corniculatus varieties. Anim Feed Sci Technol, 2000, 87:41～56
35. Pasch H, Pizzi A, Rode K. MALDI－TOF mass spectrometry of polyflavonoid tannins. Polymer, 2001, 42:7531

~7539

36. Yoshida T, Hatano T, Okuda T, et al. Spectral and chromatographic Analyses of tannins. I. ^{13}C nuclear magnetic resonance spectra of hydrolyzable tannins. Chem Pharm Bull, 1984, 32:1790~1799
37. Hatano T, Yoshida T, Shingu T, et al. ^{13}C Nuclear magnetic resonance spectra of hydrolyzable tannins. II. Tannins forming anomer mixtures. Chem Pharm Bull, 1988, 36:2925~2933
38. Okuda T, Yoshida T, Hatano T. New methods for analyzing tannins. J Natural Products, 1989, 52 (1):1~31
39. Kolodziej H. Occurrence of procyandins in Nelia meyeri. Phytochemistry, 1984, 23 (8):1745~1752
40. Hashimoto F, Nonaka GI, Nishioka I. Tannins and related compounds. XC.8-C-Ascorbyl (-) -E pigallocatechin 3-O-Gallate and Novel dimeric flavav-3-ols, oolonghomobisflavans A and B, from oolong tea. (3). Chem Pharm Bull, 1989, 37:3255~3263
41. Steynberg PJ, Nel RJJ, Rensburg HV, et al. Oligomeric flavanoids Par 27, Interflavanyl bond formation in procyanidins under neutral conditions, Tetrahedron, 1998, 54:8153~8158
42. Feldman, KS, Ensel SM, Minard RD. Ellagitannin chemistry. The first total chemical synthesis of an ellagitannin natural product, tellimagrandin I. J Am Chem Soc, 1994, 116:1742~1745
43. Chuang CY, Wang CP, Huang SS, et al. The inhibitory effect of tannins on lipid peroxidation of rat heart mitochondria. J Pharm Pharmacol, 1995, 47 (3):138~142
44. Yokozawa T, Chen CP, Tanaka T, et al. Isolation from wen-pi-tang of the active principles possessing antioxidation and radical-scavenging. Phytomedicine, 1998, 5 (5):367~373
45. Bors W, Michel C. Antioxidant capacity of flavanols and gallate ester: pulse radiolysis studies. Free radical biology & medicine, 1999, 27:1413~1426
46. 胡毅，夏天，赵建斌. 地榆鞣质抗癌细胞 SMM-7721 的 MTT 及 FCM 分析. 第四军医大学学报，1998，19:550~552
47. Kashiwada Y, Nonaka G, Nishioka I, et al. Tannins as potent inhibitors of DNA topoisomerase II in vitro. J. Pharm. Sci., 1993, 82 (5):487~492
48. Miyamoto K, Nomura M, Sasakura M, et al. Antitumor activity of oenothein B, a unique macrocyclic ellagitannin. Jpn J Cancer Res, 1993, 84 (1):99~104
49. Chung TH, kim JC, Lee CY, et al. Potential antiviral effects of terminalis chebula, sanguisorba officinalis, Rubus coreanus and Rheum palmatum against Duck Hepatitis B virus (DHBV). Phytother Res, 1997, 11 (3):179~182
50. Heidir B et al. Nat Prod Lett, 1996, 8 (2):133~136
51. Tsuchiya H, Sato M, Kato H, et al. Simultaneous determination of catechins in human saliva by high performance liquid chromatography. J. Chromatpgr B Biomed Sci Appl, 1997, (1/2):253~258
52. 明东升，王峰，徐宏喜等. 水杨梅属植物化学成分及其生物活性的研究进展. 药学学报，2000，35 (7):552~558
53. Lee J, Lee SH, Min KR, et al. Inhibitory effects of hydrolysable tannins on Ca^{2+}-actived hyaluronidase. Planta Med, 1993, 59 (4):381~382

第十三章 皂　　苷

一、前言

皂苷是一类由糖体（单糖链或多糖链）与苷元（苷元有三萜、甾体或甾体生物碱）缩合而成的结构复杂的天然化合物，皂苷的传统定义基于它们的表面活性，许多皂苷具有洗涤作用，其水溶液经振摇能产生大量持久性肥皂样泡沫；具有溶血作用，味苦且对鱼等冷血动物有毒。这些性质虽然对于发现越来越多的皂苷类化合物并不普遍适用，但是人们习惯上仍然采用皂苷这一名称特指以下三类糖苷类化合物：三萜糖苷化合物、甾体（螺旋甾烷及呋甾烷）糖苷化合物、甾体生物碱糖苷化合物。皂苷类化合物广布于植物界中，1927 年，Kofler 就已经列出了 472 种含有皂苷的植物[1]，如人类日常生活食用的豆类、番茄、土豆、丝瓜等。许多药用植物富含皂苷类化合物，且多为有效成分，如人参皂苷、三七皂苷、重楼皂苷、黄芪皂苷等。皂苷有多种分类方法，按照苷元的结构可以将皂苷分为两大类，三萜皂苷和甾体皂苷；按照含糖链的多少可以将皂苷分为单糖链皂苷，双糖链皂苷，三糖链皂苷；其他还有多种分类方法，如原生苷，次生苷等。由于皂苷结构复杂、水溶性大，同时，存在于同一植物中的皂苷大多结构相近，以及人们对于糖苷类化合物生物学意义认识的局限性，皂苷的分离纯化和结构解析曾是天然产物化学研究中的难点，少有人问津，至 20 世纪 70 年代中期，确定结构的皂苷不到 200 个化合物。近年来，随着现代分离纯化技术（如正反相 MPLC 和 HPLC、DCCC、HSCCC）和近代波谱分析方法（如 FAB - MS、ESI - MS、LC - MS、各种高分辨质谱、NMR、2DNMR、LC - NMR）的出现和完善，使得在 70 年代以前无法解决的问题，得到很大的进展。至今共发现新皂苷 3000 余种，其中，近 10 年来已从天然资源中发现了 700 多个新的三萜皂苷和 150 多个新的甾体皂苷，其中约 310 余个皂苷显示出多种生物活性，如抗肿瘤、抗炎、免疫调节、抗病毒、抗真菌、保肝活性等。

由于不断从天然生物资源中发现结构新颖的活性皂苷化合物，加之多糖皂苷（尤其是 8 个糖或多于 8 个糖基的皂苷）的结构复杂多变、水溶性强，其分离纯化和结构解析仍然是天然药物化学研究中的难点之一，给天然药物化学家提出更加强有力的挑战，也是最能体现研究工作者创造性和智慧的重点研究领域之一，引起越来越多的天然药物化学家、仪器分析学家和药理学家的兴趣。

二、皂苷的提取与分离

（一）皂苷的提取　皂苷化合物通常分子量较大，且极性也大。总皂苷为结构极相似的类似物，如糖的种类、苷元均相同，只是糖连接的位置或次序不同。通常用醇类溶剂（甲醇、乙醇，或醇 - 水，如 70% EtOH）提取。可根据皂苷的种类选择适合的提取溶剂，若皂苷含有的极性基团（羟基、羧基等）较多，易用稀醇提取；甾体皂苷一般不含羧基，呈中性，亲水性较三萜皂苷弱，可考虑用醇浓度大的醇 - 水系统或单一的醇溶剂提取。提取液减压浓缩，获得的浸膏以石油醚等亲脂性溶剂脱脂，也可在提取前完成脱脂操作。脱脂后的浸膏溶于或悬浮于水中，以水饱和正丁醇萃取，回收正丁醇得粗制总皂苷。此外，也可将醇提取液减压回收醇后，通过大孔吸附树脂（如 D101 型），先用适量水洗去多糖及其他水溶性成分，之后用不同浓度的醇（通常 30% ~ 80% 甲醇或乙醇）梯度洗脱，洗脱液减压蒸干，得粗制总皂苷。粗苷的精制也可以通过将正丁醇萃取部分经大孔吸附树脂处理获得，或者将粗制总皂苷溶于少量甲醇中，滴加乙醚、乙酸乙酯、丙酮或乙醚/丙酮（1:1）等混合溶剂，混匀，即得总皂苷。皂苷的提取应注意以下几点：①水浸提取易发生酶解；②醇提取酸性皂苷会引起酯化；③不稳定酯基可能水解；④酰基的转位。

（二）皂苷的分离　由于皂苷是以复杂的混合物形式存在于天然样品中的，通常的溶剂提取、普通柱色谱（硅胶吸附色谱、葡聚糖凝胶色谱以及大孔吸附树脂色谱等）和制备薄层色谱方法很难分离得到皂苷单体化合物。此外，皂苷化合物不易结晶，难以通过熔点、旋光和其他物理常数判断纯度，常用检测方法有 TLC、HPTLC、HPLC 等。因此，必须采用一些特殊的分离技术和方法方能达到分离单体皂苷化合物的目的。近 10 年来，由于色谱技术（包括正反相制备型的 HPLC，DCCC）的不断完善，皂苷尤其是多糖皂苷的分离取得了较大的突破。多种现代色谱技术如离心薄层色谱（CTLC，Centrifugal thin - layer Chromatography）、闪柱色谱（flash chromatography）、液滴逆流色谱（DCCC）、低压液相色谱（low - pressure liquid chromatography，LPLC）、中压液相色谱（Medium - pressure liquid chromatography，MPLC）以及

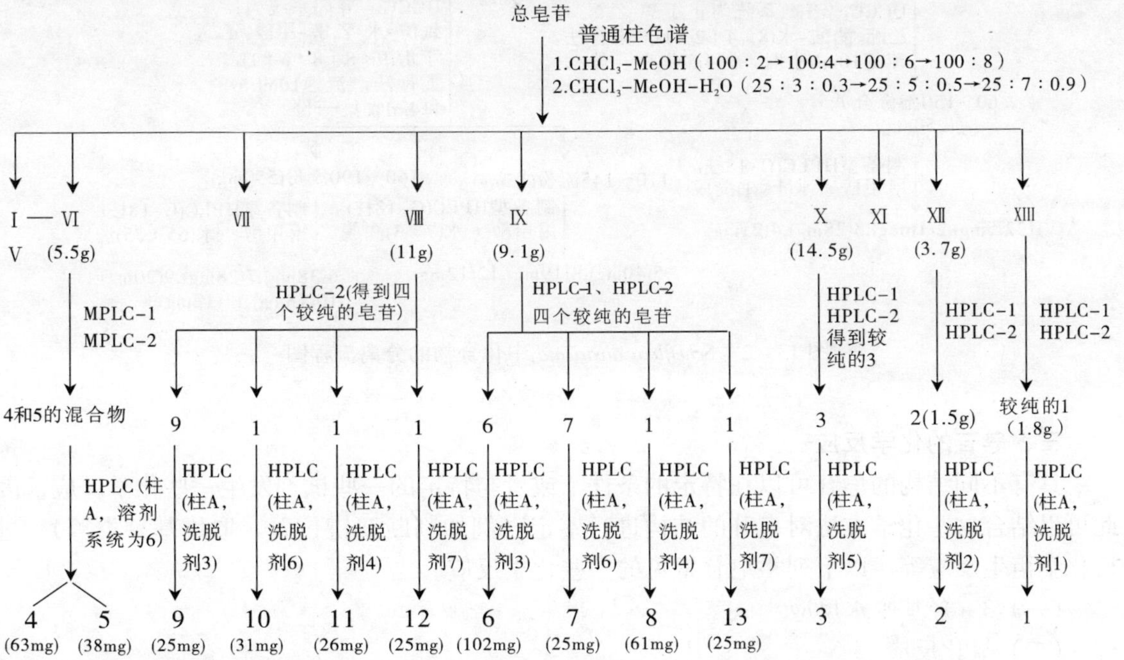

注：1. 中压柱色谱

MPLC - 1：Rp - 18 反相柱（Cosmosil 140C$_{18}$ OPN：500mm × 45mm），洗脱剂：甲醇：丙醇：水（5:1:6）

MPLC - 2：Rp - 18 反相柱（Cosmosil 140C$_{18}$ OPN：500mm × 45mm），洗脱剂：甲醇：丙醇：水（2.5:1:7.5）

2. 高效液相色谱

（1）柱 A：COSMOSIL 5C 18 - AR（250mm × 20mm），柱 B：YMC - Pack polyamine - Ⅱ（250mm × 20mm）

（2）流动相：乙腈：丙醇：水 = 2.3:1:7.7（洗脱剂 1），2.4:1:7.6（洗脱剂 2），2.4:1.2:7.6（洗脱剂 3），2.5:1.5:7.5（洗脱剂 4），2.6:1:7.4（洗脱剂 5），2:3:6（洗脱剂 6），6:1:2（洗脱剂 7）。

图 13 - 1　*Clematis tibetana* 中化合物的分离流程图

高效液相色谱（High - performance liquid chromatography，HPLC）被广泛用于皂苷的分离 。上述的多种色谱技术在多数情况下需要结合使用，如从铁线莲属植物 *Clematis tibetana* [2] 分离到的十二种皂苷（图 13 - 1）。

又如从鹅掌柴属植物 *Schefflera divaricata* 中利用葡聚糖凝胶色谱（Sephadex LH20），液滴逆流色谱（DCCC）和高效液相色谱（HPLC）分离得到 10 种新皂苷[3]，见图 13 - 2。

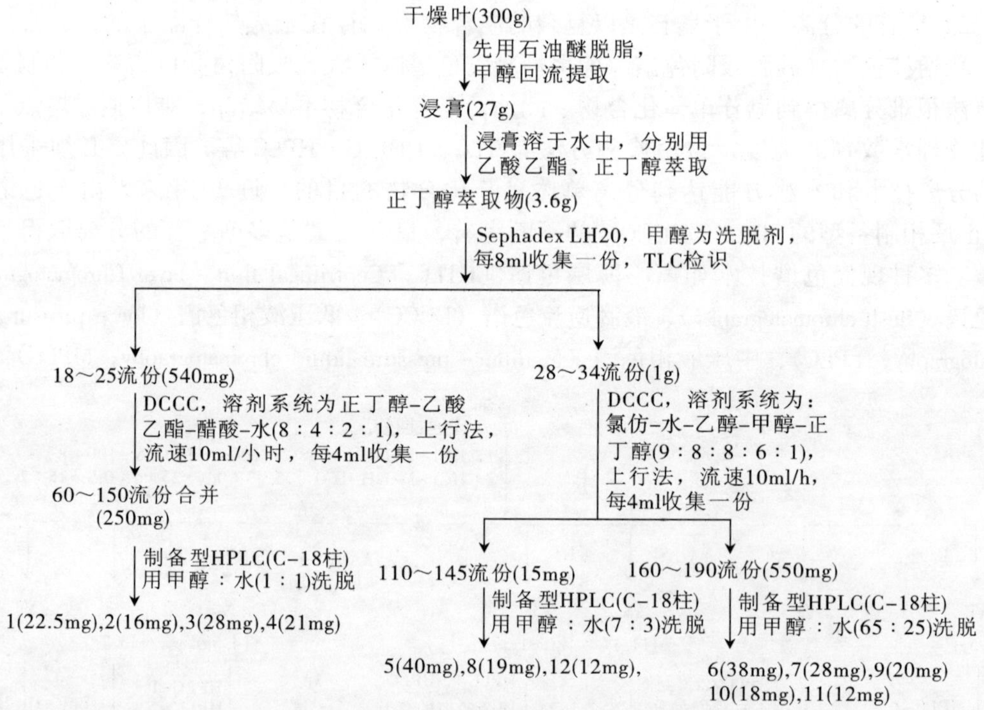

图 13 - 2　*Schefflera divaricata* 中化合物的分离流程图

三、皂苷的化学反应

具有不同结构的皂苷可以在特定的条件下或者与特定的一些试剂发生一些化学反应，因此可以结合这些化学方法对皂苷的结构进行鉴定（例如判断双键位置、取代基种类等）、进行化学衍生反应等。以下列举皂苷常见的一些化学反应。

（一）3 - 羟基脱水反应

（二）氧化反应

1．Oppenauer 氧化

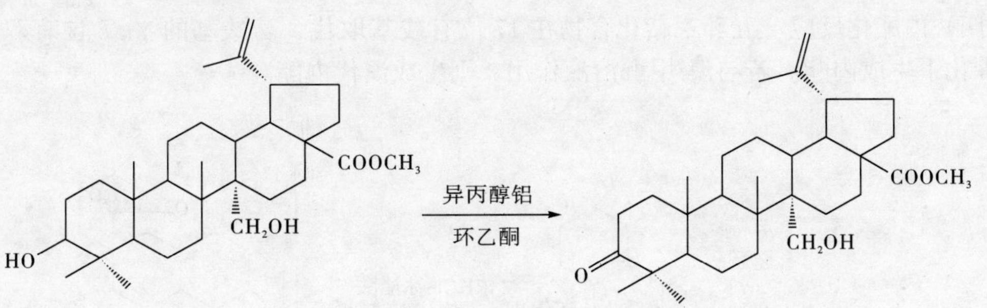

2．铬酐－冰醋酸氧化

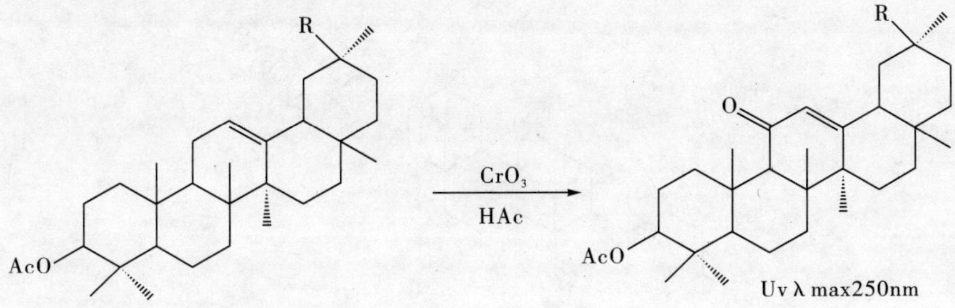

（三）还原反应

醛、酮→Wolff－kishner－黄鸣龙反应→甲基、次甲基

羧基 $\xrightarrow{LiAiH_4}$ 羟甲基

羟基 $\xrightarrow[2.\ LiAiH_4]{1.\ 对甲基苯磺酰化}$ 甲基或次甲基

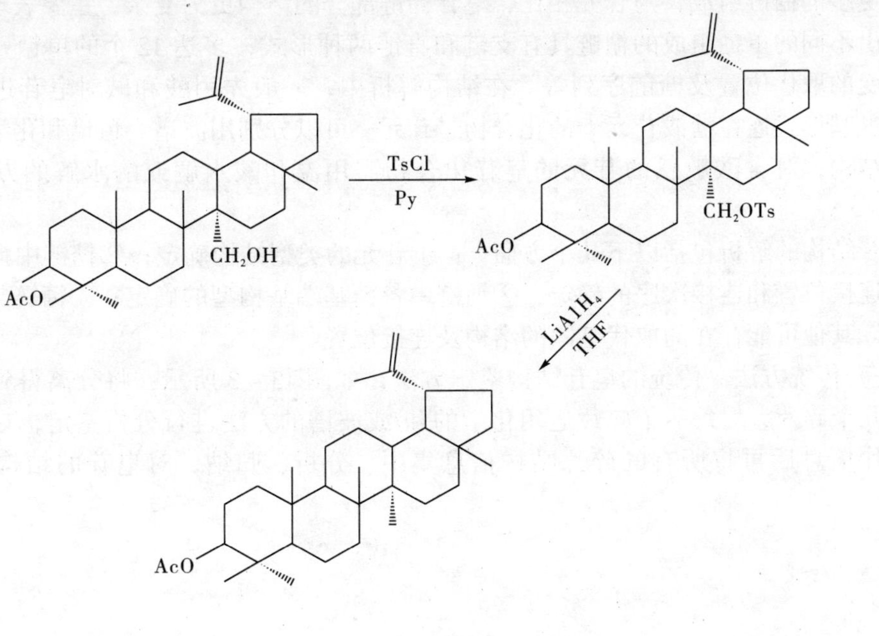

（四）内酯化反应　五环三萜化合物在 17 位有羧基取代，若羧基的 γ、δ 位有双键，易在酸催化下生成内酯。若与溴/甲醇溶液作用，则生成溴代内酯。

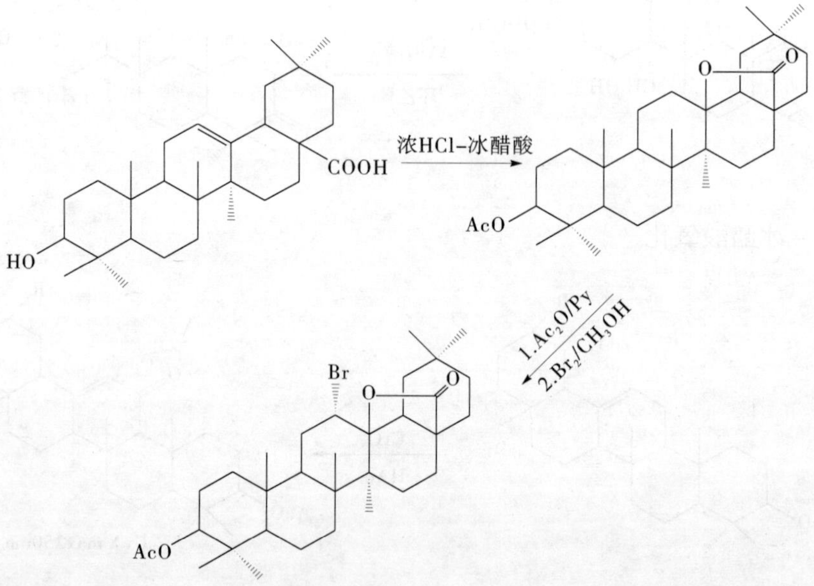

四、皂苷的结构解析

通常用化学和波谱相结合的方法测定皂苷单体化合物的结构。由于皂苷类化合物的结构复杂性和多样性，皂苷结构鉴定工作依然是对天然产物化学家们的巨大挑战，尤其是对皂苷的糖链部分（特别是 6 个或 6 个以上寡糖链）结构的确定。皂苷是由苷元和连接在苷元上的一个或更多的糖链组成，与苷元相比，皂苷糖链部分的结构更为复杂，主要表现在以下几个方面：由不同的单糖组成的糖链具有支链和直链两种形式；多达 12 个的单糖残基数目；糖基间多变的取代位置及糖链序列等。在结构解析中，一般先用酸和碱对皂苷进行水解得到糖、以酰基形式连在糖或苷元上的化合物、苷元。可以分别用波谱、色谱和化学的方法确定它们的结构，对含酸敏感的苷元的皂苷化合物需用温和酸水解或酶水解的方法对其进行水解。

皂苷结构的解析包括以下几个方面[4]：①苷元的类型结构确定；②糖链中糖的种类、数目以及连接位置和连接次序的确定；③糖链中各糖基端基构型的确定；④糖链与苷元连接的位置；⑤其他可能存在的取代基团的结构及连接位置。

（一）传统方法　传统的皂苷结构鉴定方法，如图 13－3 所示：将分离得到的皂苷分步降解为几个碎片，对每一个碎片运用化学的和/或波谱的方法进行分析鉴定，在获得足够的几个碎片信息后再将所有的碎片结构信息集中、分析、归纳，对皂苷的结构进行准确的鉴定。

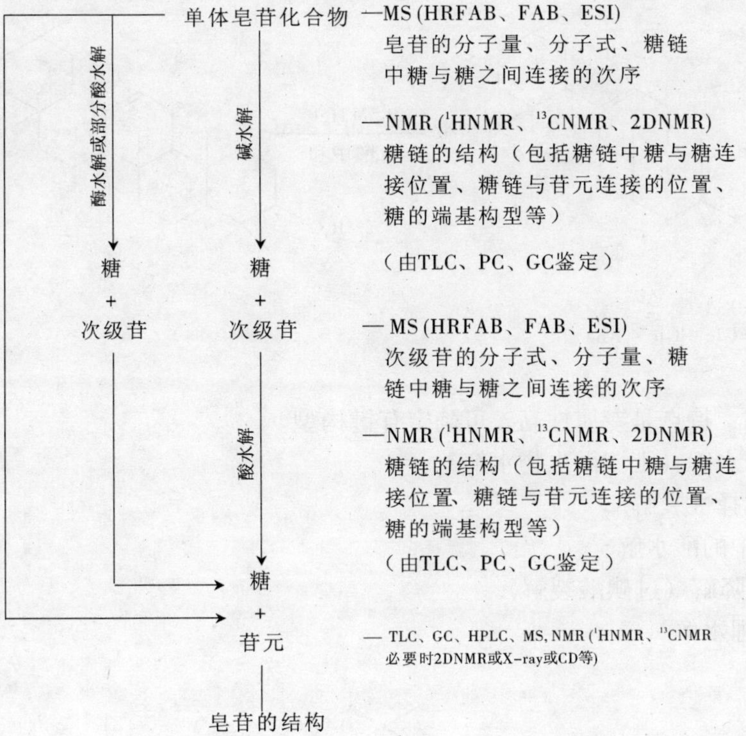

图 13-3　皂苷的结构解析示意图

糖与三萜或甾体通过苷键（醚键或酯键）相连，糖链中糖与糖之间也以苷键相连，因此，皂苷的结构解析中的一个重要环节就是皂苷苷键的裂解。常用的主要反应有：

1．酸水解（Acidic hydrolysis）　样品的水溶液或醇水溶液加入酸（例如 2～4 M 盐酸/4h 或 5%硫酸/2h）进行水解。也可以在薄层板上进行酸蒸汽水解，其特点是用量少，速度快，不同的糖（五碳、六碳糖）经显色剂显色具有不同的颜色，可以检识。但葡萄糖和半乳糖不能以此法区别，必须用纸色谱鉴别。需要注意的是，一些不稳定的苷元可能在水解过程中发生结构变化。而糖部分一般是将水解液用碱中和后通过纸色谱（溶剂系统如：正丁醇/醋酸/水：4/1/5）、HPLC、GC 等检识。

2．碱水解（Basic hydrolysis）　主要是用来水解糖链接在羧基上或者酯酰基取代基连接在苷元上的苷键。通常样品溶于 10%～20%的甲醇或乙醇溶液，加入 0.5 M 的 KOH 回流 2～4h 左右。需要注意，碱性醇液容易使苷元上游离的羧基甲基化或乙基化。

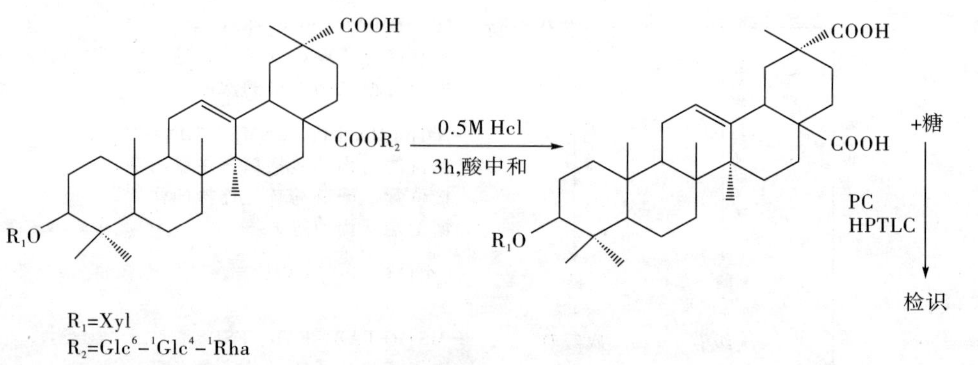

3．酶水解　特点是专属性高，可确定苷键构型。

4．微生物水解（土壤微生物水解）

5．温和选择性裂解

（1）两相中的酸水解

（2）Smith 降解（过碘酸裂解）

（3）碘化锂水解

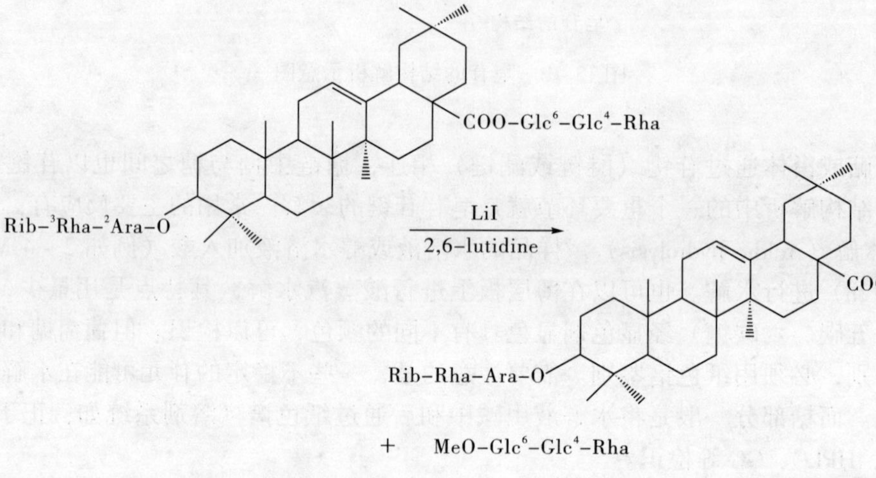

传统方法具有结构解析较为准确的优势，并已完美地鉴定了许多皂苷的结构。但是，传统方法存在需要样品量大、耗费时间多、分析工作繁琐等缺点。虽然分离技术近年来取得了较大的发展，但是皂苷的分离仍然十分困难，分离获得的纯品量往往较少，有时只有几个毫克。并且随着人们对皂苷生物活性的日益重视，使得传统方法不适应现代天然产物化学研究简单、快速、准确的需要。

（二）波谱方法　随着近代波谱技术的不断发展，皂苷结构解析趋势是单独用波谱方法（主要是质谱和核磁共振谱）阐明复杂皂苷的结构，尤其是得量很小的皂苷化合物单独用波谱方法确定其结构显现出明显的优势，因为波谱方法不需要制备衍生物，除质谱测定以外，其他的波谱方法均没有样品损失，测试完成后可以回收样品。近10年来这两种波谱技术在灵敏度、测定范围和速度方面均有了很大发展，加快了皂苷结构解析的速度，为高效、快速、微量地从天然资源中发现结构新颖的皂苷化合物奠定了基础。

在皂苷的结构测定中经常应用的波谱学方法主要有IR、UV、X - ray、CD、MS、NMR等。其中，X - ray单晶衍射法主要用于苷元结构的测定，但由于多数的皂苷不易获得单晶，因此，应用的实例较少。IR光谱主要用于判断羟基、羰基、双键存在与否以及某些苷元的结构，例如，甾体皂苷元含有螺缩酮（spiroketal）结构的侧链，IR光谱中显示980 cm^{-1}（A）、920 cm^{-1}（B）、900 cm^{-1}（C）、860 cm^{-1}（D）附近的四个特征吸收谱带，A带最强。25S型甾体皂苷或苷元中，B带 > C带，而25R型甾体皂苷或苷元中，C带 > B带，这一性质可用来鉴别C_{25}位的两种立体异构体。当C25位有羟甲基取代，25S在995cm^{-1}处显示强吸收，25R在1010 cm^{-1}处显示强吸收。F环开裂的甾体皂苷或苷元无这种螺缩酮结构的特征吸收。

UV光谱可用来判断齐墩果烷型三萜化合物结构中的双键类型。结构中只有一个孤立双键，在205 ~ 250 nm有微弱吸收；若有α，β - 不饱和羰基，在242 ~ 250nm有最大吸收；有异环共轭双烯，最大吸收在240nm、250nm、260 nm；同环共轭双烯最大吸收在285 nm。11 - oxo，$\triangle^{12}$ - 齐墩果烷型三萜，当18 - H为α构型，最大吸收为248 ~ 249 nm；18 - H为α构型，最大吸收为242 ~ 243 nm，可以此判断18 - H的构型。同样，饱和的甾体化合物，在200 ~ 400 nm无吸收。而一般含孤立双键的苷元在205 ~ 225 nm（ε 900左右）有吸收，含羰基的苷元在285 nm有弱吸收（ε500左右），具有α，β - 不饱和酮基的化合物在240 nm（ε 11000左右）有特征吸收，含共轭二烯系统的化合物在235 nm有吸收。

下面简单介绍一些质谱和核磁共振谱新技术在皂苷结构解析中的应用。

1. 电喷雾（ESI）、快原子轰击（FAB）和串联质谱在皂苷结构解析中的应用　质谱技术作为一种常用的分析方法，具有快速、灵敏、准确以及高专属性等优点，其在糖苷类天然产物的结构研究中一直发挥着重要的作用。在质谱技术发展并走向成熟的过程中，多种不同的离子化方法被用于分析具有不同极性、稳定性及分子量的糖苷类天然产物。早期的质谱技术，例如电子轰击质谱（EI - MS）、化学电离质谱（CI - MS）等，虽然可以提供较多的关于苷元的结构信息，但在进行极性大、难挥发及热不稳定的糖苷类天然产物的结构分析时，存在较多的局限性[5-7]，例如，应用EI - MS分析皂苷时，样品需进行化学衍生化（如全乙酰化），因此，对化合物的量有一定的要求。近年来，质谱技术有了迅速的发展，尤其是各种软电离技术（FD、FAB、ESI等）的开发及改进，以及串联质谱、色谱 - 质谱联用等技术的进步，使得极性大、糖链较长、结构复杂的糖苷类天然产物的分析研究取得了突破性进展。

上世纪80年代之后，快原子轰击（FAB）、大气压电离（API），包括电喷雾电离（ESI）和大气压化学电离（APCI），以及基质辅助激光解吸电离（MALDI）等软电离质谱技术得到了较快的发展，在糖苷类天然产物的研究中发挥着越来越重要的作用，其中FAB - MS和ESI - MS两种方法应用最广泛。这些质谱技术可以直接分析未衍生化的各种糖苷，得到 $[M+H]^+$、$[M+Na]^+$、$[M+K]^+$（正离子检测模式）或 $[M-H]^-$（负离子检测模式）等准分子离子峰。正、负离子检测模式相结合测定糖苷类天然产物的质谱，可以更准确地确定分子量；根据高分辨FAB - MS或ESI - MS等，可直接获得分子式的信息，有助于新化合物的结构确定。这些方法也可以用来测定糖苷混合物中各组分的分子量及分子式。

自从 FAB - MS 技术被开发以来[8]，日益显示出简单快速、适用面广等诸多优点。因此在很长一段时间内成为糖苷类天然产物研究中重要的质谱分析手段，并在很大程度上取代了此前在该领域应用的多种软电离质谱技术[9-10]。FAB - MS 可以在正、负离子检测模式下分析多种糖苷类化合物，不仅给出分子量，有时也出现皂苷从糖链末端依次失去糖基的一系列信号，显示糖的连接顺序，并且在低质量区可以给出苷元的结构信息。赵凡智等[12]在测定糖苷的（+）FAB - MS 谱时，加上适量的 NaCl 和 LiCl 水溶液，得到质量数差为 16D 的 $[M+Na]^+$ 和 $[M+Li]^+$ 加合离子峰，并且发现图谱中没有明显的碎片离子，从而可以快速准确地确定糖苷类化合物的分子量。同样的方法可以用于确定糖苷混合物中各组分的分子量，所需样品量极少[13]。再帕尔等[14,15]利用 FAB - MS 方法研究了呋喃甾体皂苷类化合物的离子化效率和裂解特征，考察了碱金属离子的种类和浓度对该类化合物质谱行为的影响，以及它们在质谱中的溶剂效应。

ESI - MS 技术适用于极性大、难挥发的化合物分析，并且灵敏度及重现性均优于其他软电离方法，分析糖苷类化合物具有明显的优势。因此在 Fenn 等[16]成功地开创了这项技术之后，其在糖苷类天然产物的研究中获得了迅猛的发展。ESI 过程取决于溶液的化学性质、被测分子的电迁移和表面行为，主要是在溶液中或气相中发生质子交换。作为一种最温和的离子化方法，ESI - MS 不仅可以分析单体化合物，出现皂苷从糖链末端依次失去糖基的一系列信号，显示糖的连接顺序，也可以不经分离而直接快速鉴定混合物中组分的分子量。华山矾（*Symplocos chinensis*）为山矾科山矾属植物，具有清热利湿、化痰截疟、解毒的功效。我们从华山矾中分离得到了 20 余个具有细胞毒活性的结构新颖的三萜皂苷[17~19]，对分离得到的三萜皂苷在正、负两种离子检测模式（±）ESI - MS^n 谱的研究过程中，发现糖链部分葡萄糖醛酸基的衍生化以及内侧糖基 C - 3′位羟基的变化可以导致该类化合物的质谱裂解行为产生显著差别。以这些质谱裂解规律为指导，进一步对该植物活性粗提物中微量的三萜皂苷组分进行分析研究，推断出了 14 个主要及微量组分的可能结构[20]。

在测定皂苷类化合物分子量的基础上，可以利用串联质谱技术（MS/MS 或 MS^n）对它们进行结构分析。MS/MS 技术是从上世纪 70 年代后期逐渐发展起来的质谱方法。它可以通过子离子扫描、母离子扫描、中性丢失扫描以及多级子离子扫描（MS^n）等多种检测方式得到化合物裂解行为的信息，并以此为基础进行结构分析。MS/MS 技术除了可以对三萜皂苷的单体化合物进行结构分析外，也能快速、准确地分析复杂三萜皂苷混合物中的组分。Arao 等[21]报道了串联质谱（MS/MS）在齐墩果烷型双糖链皂苷的结构解析中应用，在这类齐墩果烷三萜双糖链皂苷的 $[M-H]^-$ 和 $[M+H]^+$ 的 MS/MS 分析中，多数情况下能观察到苷键裂解的碎片离子。另一方面在这类皂苷的 $[M+Na]^+$ 的 MS/MS 分析中，不仅出现上述苷键裂解的碎片离子，而且还出现齐墩果烷 12 烯的 RDA 裂解碎片离子。在分析中，通常先裂解酯键，形成苷元或次级苷元及糖的碎片离子。Bellidiastroside C_2[22]是一个双糖链齐墩果烷型三萜皂苷，在进行 ESI - MS 测试中分别在 m/z1091 和 1113 出现 $[M+H]^+$ 和 $[M+Na]^+$ 的准分子离子峰，$[M+H]^+$ 进一步的 MS/MS 分析中给出的碎片离子表明其含 1 个五碳末端糖、1 个六碳末端糖和 2 个内侧去氧六碳糖。而碎片离子（m/z）425 [五碳糖 + 去氧六碳糖 + 去氧六碳糖 $- H_2O + H]^+$ 的出现表明这 3 个糖是作为糖链与苷元相连的。

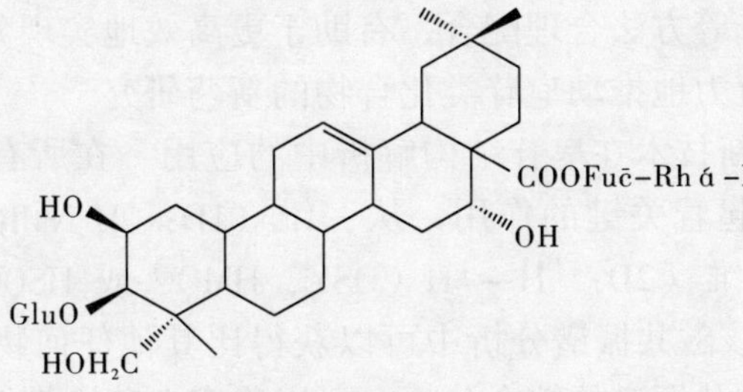

Bellidiastroside C_2

陈耀祖等[23]利用 FAB - MS/MS 技术成功地对含有 3 ~ 5 个糖基的三萜皂甙进行了结构分析，不仅得到分子量信息，还推测出糖基连接顺序。通过串联质谱还可以了解某些皂甙异构体的结构与特征性裂解行为之间的相关性，从而有效地区分相应的同分异构体[24,25]。

色谱 - 质谱联用技术是目前皂苷混合物分析中的热点，其中高效液相色谱 - 质谱联用技术（LC - MS）最为重要。运用 LC - MS 方法测定样品时，一般不要求水解和衍生化处理，可直接用于皂苷粗提物中相关成分的分离和鉴定。LC - MS 及 LC - MS/MS 方法将高效液相色谱（HPLC）的高效分离性能与质谱的高灵敏度、高专属性的鉴定能力相结合，能够提供被分析物的结构信息，不需对照品即可对粗提物中的组分进行定性分析。同时 LC - MS 技术适合于检测没有或只有很弱紫外吸收的天然产物，对于样品纯度的鉴定更为容易。这些特点使得 LC - MS 分析皂苷类混合物具有明显的优势。Van Breemen 等[26]采用 ESI 离子源，首次将 LC - MS 技术用于人参粗提物中人参皂苷的分析。根据分子离子峰和基准物的保留时间等信息，多种未经衍生化的人参皂苷直接被检测出来。Fuzzati 等[27]利用 LC - MS 直接分析了人参根提取物中含有的人参皂苷，共检测到 25 种人参皂苷；并分别检测其 MS/MS 谱得到了这些皂苷所连接的糖基和苷元结构。

将 LC 与 NMR、MS 同时联用，形成一个综合分析系统，即高效液相色谱 - 核磁共振谱 - 质谱联用系统（LC - NMR - MS），将更加有利于复杂的天然三萜皂苷粗提物中微量成分的研究。与 LC - NMR 或 LC - MS 的分析效果相比，LC - NMR - MS 技术能够同时获得互补的 NMR 及 MS 数据。这种双重联用系统的最大优势在于建立了 NMR 及 MS 之间数据的对应关系，消除了由于色谱行为的差异可能造成的 LC - NMR 及 LC - MS 检测结果不相关的问题，提高了结构解析的能力及准确性[28]。这对于分析极性相差小、难以分离的皂苷粗提物组分更为重要，可以更加快速地发现并解决问题；也可避免因样品不稳定造成的分析结果的差异。例如，Renukappa 等[29]利用 LC - NMR - MS 技术分析了假马齿苋（*Bacopa monniera Wettst.*）植物粗提物中具有生物活性的达玛烷型三萜皂苷成分，结合文献数据以及个别相关标准品的分析，鉴定了其中 3 个组分的结构。LC - NMR - MS 技术也存在一些有待改进的问题，并且其系统复杂、造价昂贵，运行成本较高，尚需进一步改进。

总之，软电离质谱和 MS/MS 技术在皂苷类化合物分子量测定的灵敏度、准确性以及相应的结构分析方面均有了显著的改善，大大拓宽了质谱技术在该类化合物分析中的应用。将这些技术应用于皂苷类化合物的研究，可以快速、准确地实现微量成分的结构鉴定及有效成分的定量分析，并在此基础上建立高效、快速、微量的分析方法。这些方法与传统的提取分离、结构鉴定以及活性筛选等方法合理配合，有助于更高效地实现分析微量活性成分、寻找先导化合物等目标，从而有力地推动皂苷类化合物的新药研究。

2．核磁共振（NMR）新技术在皂苷结构解析中的应用　在所有的物理分析方法中，核磁共振在皂苷结构解析中起着关键的作用，从一维（1D：^{1}H NMR、^{13}C NMR、NOE、DIFNOE、^{1}D－relay 等）和二维（2D：^{1}H－^{1}H COSY、HMQC 或 HSQC、HOHAHA 或 TOCSY、RCT、COLOC、HMBC 等）核磁共振谱分析中可以获得比其他任何物理分析方法更多的结构信息。通过一维和二维核磁共振谱的综合分析，可以确定皂苷中糖链的结构［包括糖基与糖基连接的位置、糖链中单糖基数量（一般端基化学位移 90～110 ppm）、连接的次序（弛豫时间，^{13}C－T_1 relaxation time）、苷键的构型和糖的构象以及糖的种类］，糖链与苷元相连的位置及苷元的结构。一般依据 DEPT、ATP 和 INEPT 谱确定碳的类型；结合 1D 和 2D 核磁共振谱进行信号归属。通常归属皂苷的糖部分化学位移时，需要与已报道的相应的糖的化学位移进行比较。此外，常常结合化学衍生法（例如全甲基化或水解后糖端基甲基化，分析衍生物的 NMR 谱）。下面是利用一维和二维核磁共振谱新技术解析皂苷结构的例子。从鼠李科植物 *Alphitonia zizyphoides* 分离得到一个结构新颖的四糖皂苷 zizyphoiside A[30]。其结构如下：

^{13}CNMR 谱中出现 54 个碳信息，DEPT 谱表明其结构中含有 8 个 CH_3、13 个 CH_2、26 个 CH 和 7 个季碳，通过异核碳氢相关谱（HETOR）、氢氢相关谱（^{1}H－^{1}HCOSY）和全相关谱（TOCSY）综合分析，可以归属^{1}H 和^{13}C 信号，将已归属的糖基碳的化学位移值与相应糖的甲基苷的化学位移值比较可以确定其糖链结构是由鼠李糖、木糖、葡萄糖和半乳糖组成，FAB－MS（快原子轰击质谱）分析表明鼠李糖和木糖均处于糖链的末端。糖链中糖与糖及糖链与苷元的相连位置由 ROCSY（二维旋转坐标核的 NOE）谱中分析糖的端基氢与相连碳上氢的 NOE 交叉峰来确定它们连接的位置。由二维 INADEQUATE（双量子跃迁）谱中数据分析可确定皂苷的 53 个碳碳键中的 35 个。皂苷中糖的端基构型由端基碳的化学位移值和端基氢的偶合常数来确定。

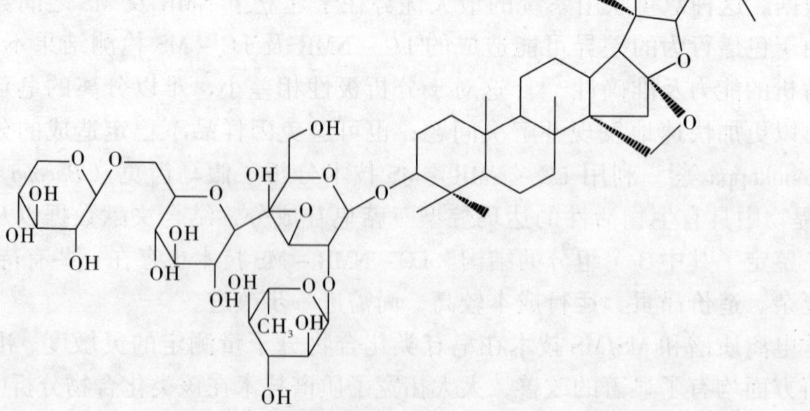

Zizyphoiside

从苦蒿 *Conyza blinii* 分离得 4 个含呋喃芹菜糖的八糖三萜皂苷[31]，其结构如下：

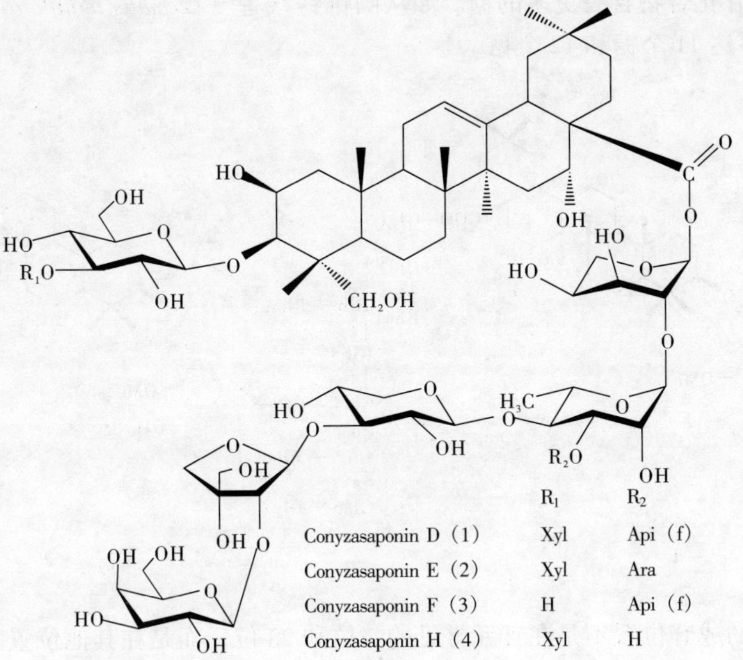

	R_1	R_2
Conyzasaponin D（1）	Xyl	Api（f）
Conyzasaponin E（2）	Xyl	Ara
Conyzasaponin F（3）	H	Api（f）
Conyzasaponin H（4）	Xyl	H

通过 DEPT、DQF－COSY（相敏相关谱），HOHAHA（同核哈特曼－哈恩相关谱）、HMQC、HMBC 和相敏 NOESY（核沃豪斯增益相关谱）的综合分析，可鉴定出各单糖的种类和糖链中糖之间相连的次序。从每个单糖基的端基氢开始，每个自旋系统的所有氢质子通过 COSY、2DHOHAHA 和相敏 NOESY 谱分析完成归属指认，根据已指认的氢质子信号，从 HMQC 谱能够归属指认碳的信号，最后由 HMBC 来确定糖链中糖与糖、糖链与苷元的连接的位置，并进一步证实上述 ^1H 和 ^{13}C 信号归属的正确性。

可以相信，随着 NMR 技术的进一步发展，关于皂苷类化合物的 NMR 数据的进一步充实和完善，可以更多地利用 NMR 技术完成各种复杂的皂苷分子的结构解析。

五、三萜皂苷的研究进展

三萜皂苷是由三萜和糖体缩合而形成的一类化合物，根据水解后苷元的结构分成四环三萜皂苷和五环三萜皂苷两大类，五环三萜皂苷主要有齐墩果烷型（oleanane）、乌苏烷型（ursane）、羽扇豆烷型（lupane）等类型，四环三萜皂苷主要有达玛甾烷型（dammarane）和羊毛甾烷型（lanostane）等类型。常见的组成三萜皂苷的糖有葡萄糖、鼠李糖、阿拉伯糖、半乳糖、夫糖、木糖、芹菜糖以及葡萄糖醛酸、半乳糖醛酸等。

（一）三萜皂苷的化学研究进展　近 10 年来，利用现代分离纯化技术和波谱分析方法从天然资源中发现了 700 多个新的三萜皂苷，其中主要为五环三萜皂苷，有 640 余个。五环三萜皂苷中又以齐墩果烷型三萜皂苷为主，有 550 余个，乌苏烷型三萜皂苷 60 余个，羽扇豆烷型、何伯烷型等三萜皂苷 30 余个。四环三萜皂苷的达玛烷型有 40 余个，羊毛甾烷型有 17 个。分离得到的化合物的种类越来越丰富，结构更具新颖性，极大的丰富了皂苷天然产物化学库的内容。主要体现在如下几个方面：

1．三萜皂苷化合物含有更多的糖。如从圆锥铁线莲（*Clematis terniflora*）中分离得到的化合物 1 和 2 多达 11 个糖和 12 个糖[32]。

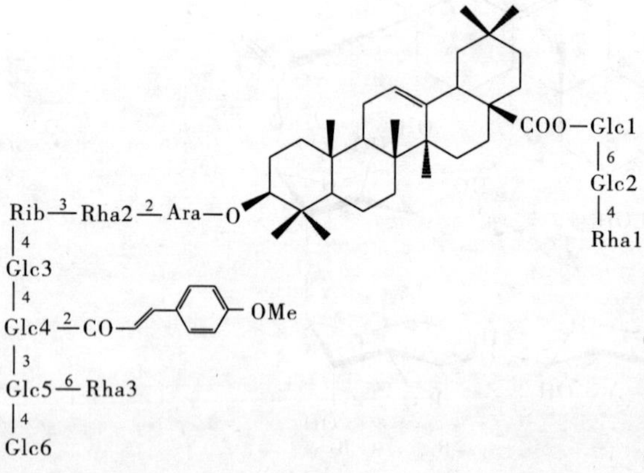

1

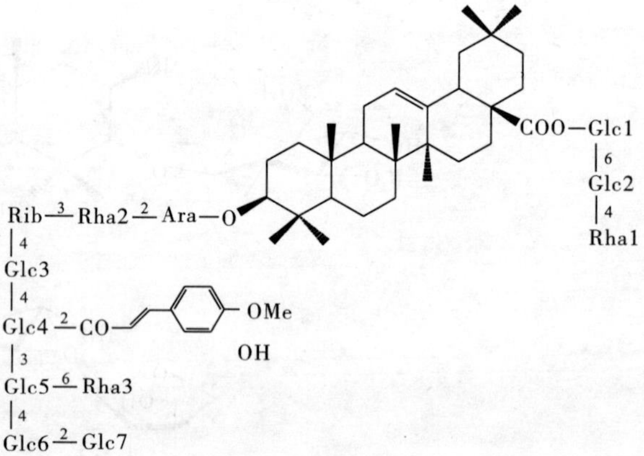

2

2．化合物的成苷位置不是在苷元常见的 3 位和 28 位，而是在其他位置。如从柴胡中分离得到的 Saikosaponins U（3）[33] 成苷位置在 30 位，从南阳樱（*Gliricidia sepium*）中分离得到的化合物 4[34] 成苷位置在 21 位，从紫花牛姆瓜（*Holboellia fargesii*）中分离得到的 Fargosides B（5）[35] 成苷位置在 24 位。

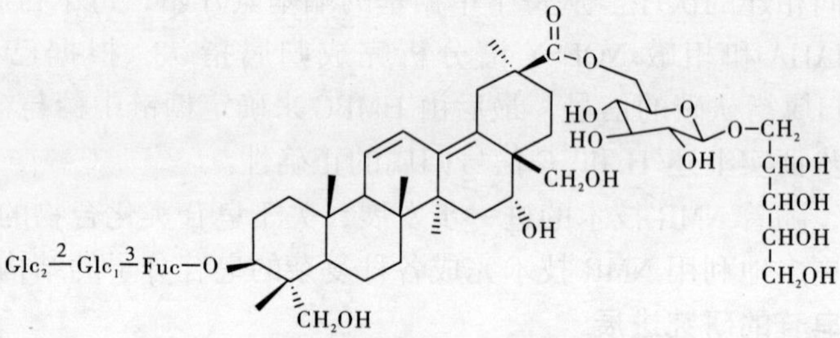

3

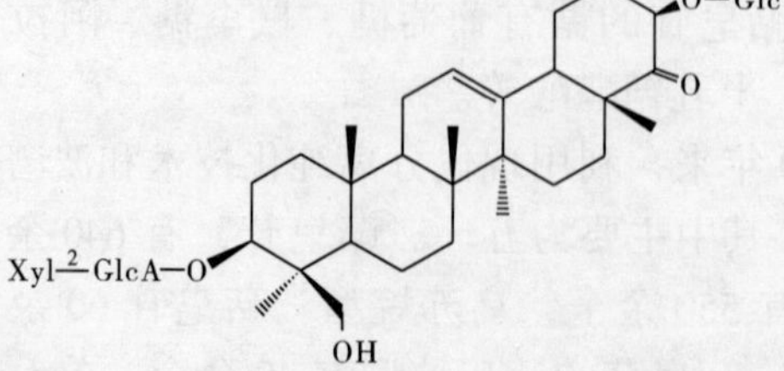

4

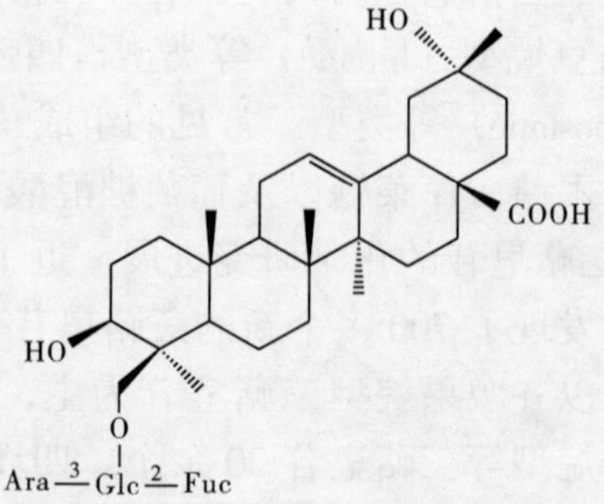

5

3．化合物的苷元部分或糖部分连接有更多的侧链，从而使三萜皂苷的结构更加复杂。如从小合欢中分离得到的小合欢皂苷 A（Kinmoonosides A，6）[36]，从黄豆树（*Albizia procera*）中分离得到的 Proceroside A（7）[37]，从长柄七叶树（*Aesculus assamica*）中分离得到的化合物 Assamicin Ⅱ（8）[38]，从皂荚（*Gleditsia sinensis*）分离得到的 Gleditsiosides P（9）[39]。

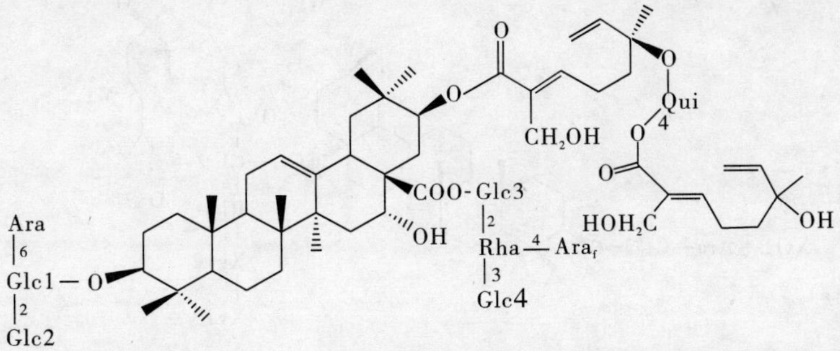

6

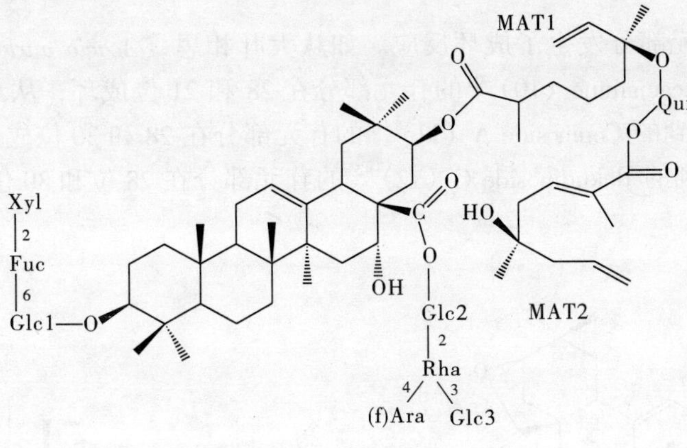

7

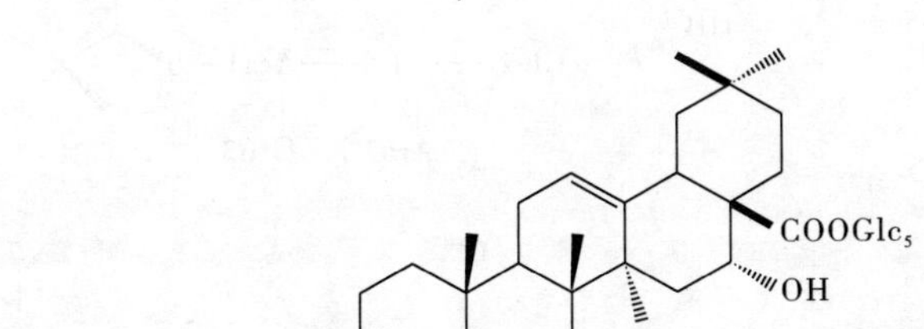

8

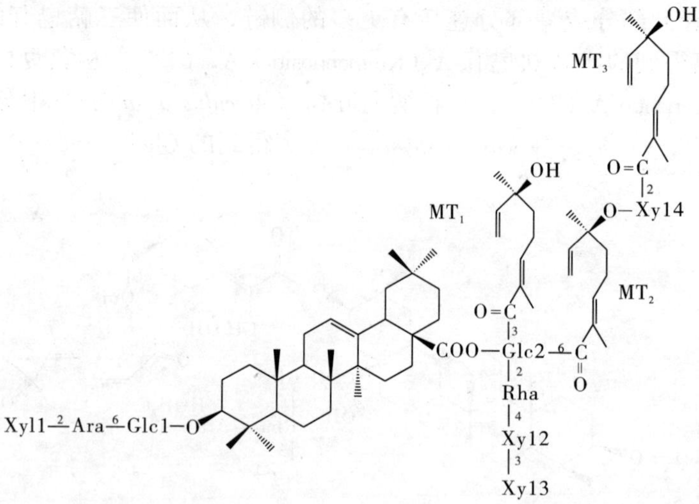

9

4. 化合物的苷元部分发生了成环反应。如从大叶相思（*Acacia auriculiformis*）中分离得到的耳果相思皂苷 Acaciamine（10）[40]的苷元部分在 28 和 21 位成环；从小花仙客来（*Cyclamen coum*）中分离得到的 Coumoside A（11）[41]的苷元部分在 28 和 30 位成环；从苦丁茶（*Ilex kudincha*）中分离得到的 Ilekudinoside G（12）[42]的苷元部分在 28 位和 30 位成环等。

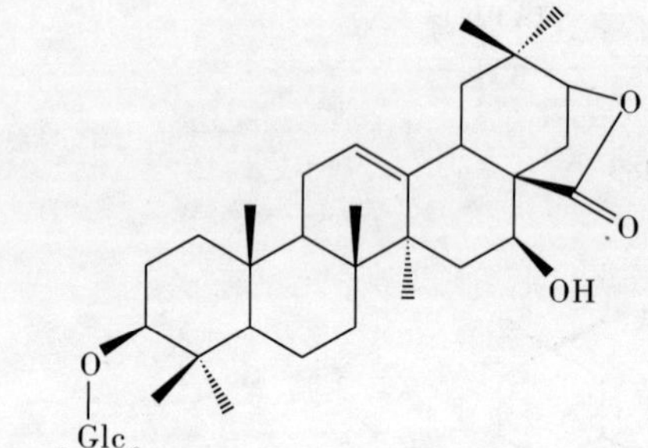

10

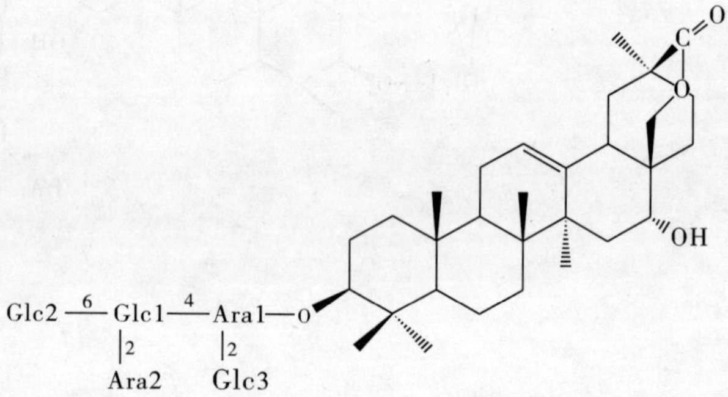

11

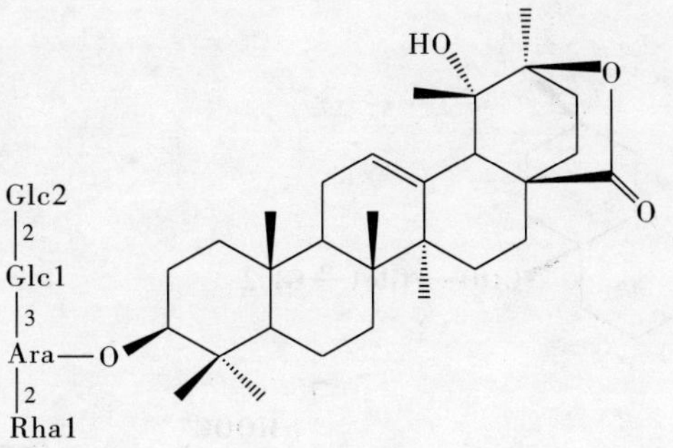

12

5．化合物的苷元部分发生了开环反应。如从肥皂草（*Saponaria officinalis*）分离得到的 Saponarioside K（13）[43] 和从麦蓝菜（*Vaccaria segetalis*）中分离得到的 Vaccaroside D（14）[44] 均为齐墩果烷型三萜皂苷苷元部分的 3 位和 4 位发生了开环，形成了结构新颖的化合物。

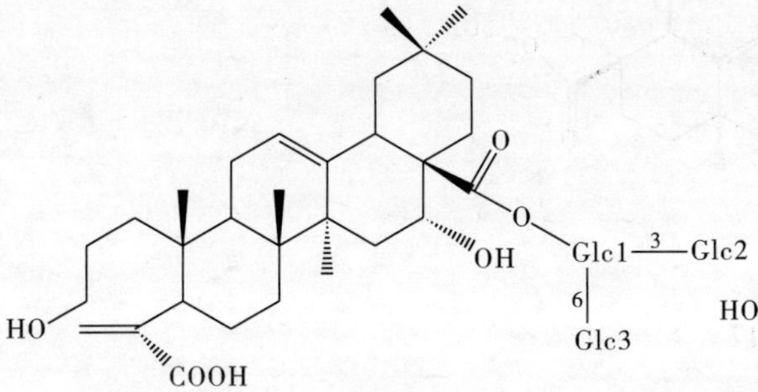

13

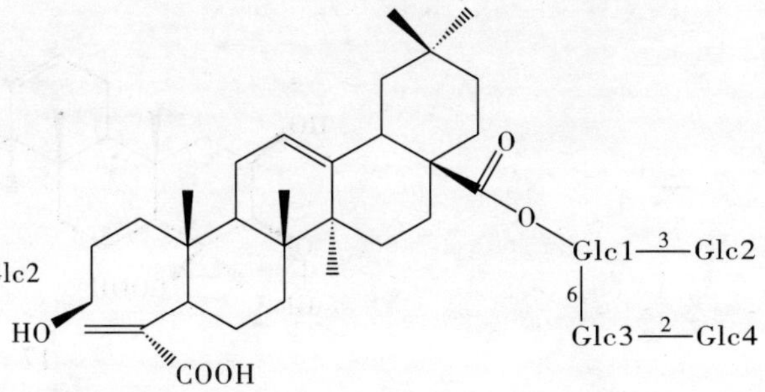

14

6．化合物的苷元部分发生了降解反应，从而形成了苷元部分只有 29 个碳原子的三萜皂苷。如 *Isertia pittieri* 中分离得到的化合物 15[45] 为 27 – nor 三萜皂苷，从耳叶紫苑（*Aster auriculatus*）中分离得到的化合物 16[46] 为 28 – nor 三萜皂苷，从苋属植物 *Amaramthus cruentus* 中分离得到的化合物 17[47] 为 29 – nor 三萜皂苷。

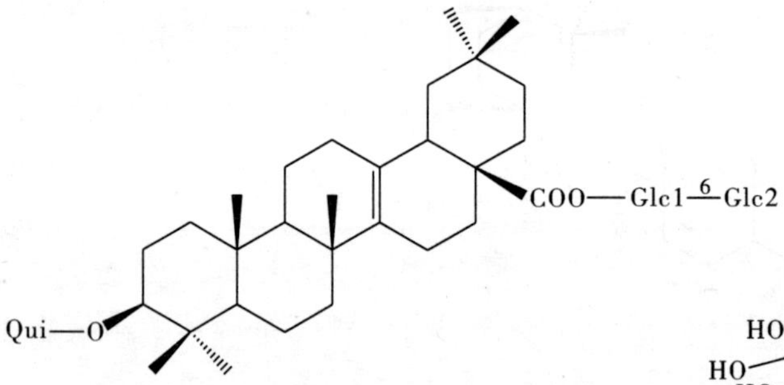

15

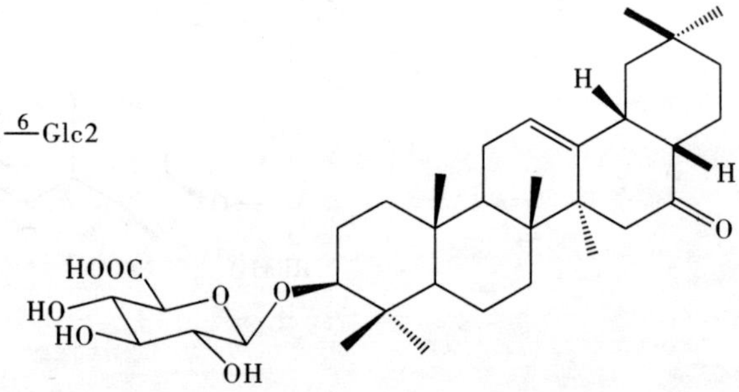

16

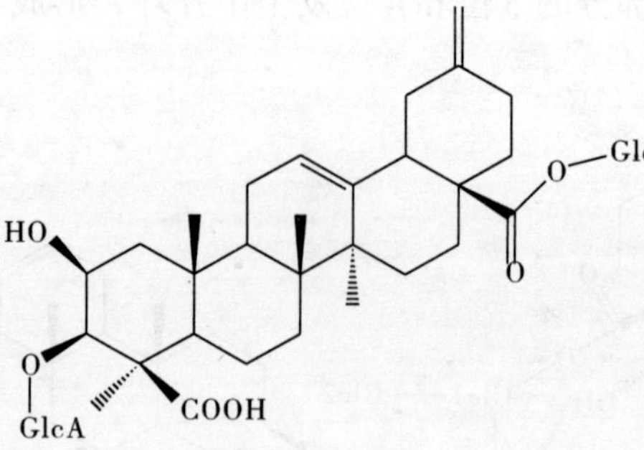

17

7．化合物的糖部分含有少见的鸡纳糖、核糖等。如化合物 15 含有鸡纳糖，从打破碗花花（*Anemone hupehensis*）中分离得到的化合物 18[48] 含有核糖等。

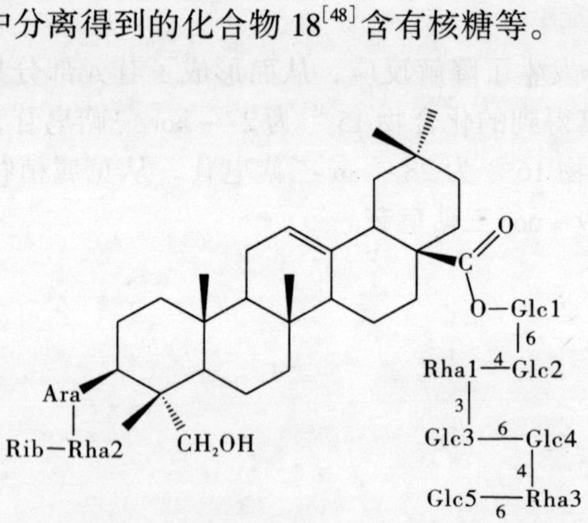

18

8．化合物的苷元为少见的苷元，如羽扇豆烷型三萜皂苷、何伯烷型三萜皂苷、葫芦烷型三萜皂苷等。近 10 年来，分离得到的葫芦烷型三萜皂苷有 19 个，羽扇豆烷型三萜皂苷有

17个，何伯烷型三萜皂苷只有5个，虽然这类皂苷的数目很少，却极大地丰富了三萜皂苷的种类。如从长梗星栗草（*Glinus oppositifolius*）中分离得到的化合物19[49]和从二色桌片参（*Mensamaria intercedens*）中分离得到的二色桌片参皂苷A（Intercedenside A，20）[50]分别为何伯烷型三萜皂苷和葫芦烷型三萜皂苷。

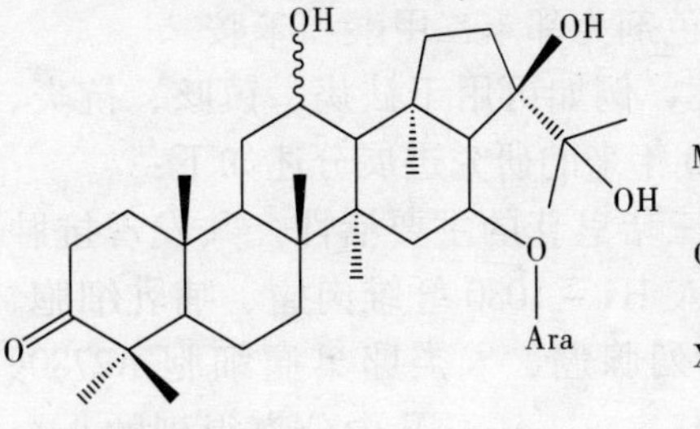

19

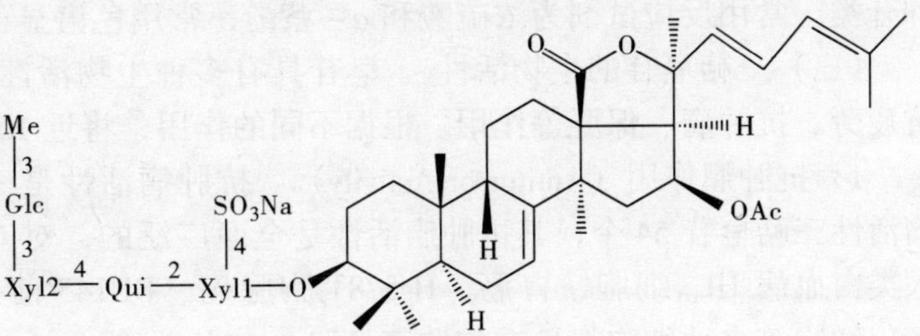

20

（二）三萜皂苷的理化性质

1．三萜皂苷多为无定形粉末，不易结晶，一般可溶于水，易溶于热水、稀醇、热甲醇以及热乙醇，几乎不溶于乙醚等小极性的有机溶剂，含水丁醇或戊醇对皂苷溶解度较好，常用来提取或纯化皂苷。皂苷多数具有苦和辛辣味。此外，还具有吸湿性。

2．皂苷具有降低水溶液表面张力的作用，其水溶液经强烈振摇可产生持久性泡沫，加热不消失。

3．皂苷的水溶液大多能破坏红细胞而产生溶血作用。静脉注射其低浓度水溶液即可产生溶血作用，肌肉注射易引起组织坏死，口服则无溶血作用。

4．皂苷的水溶液与一些金属盐类如铅盐、钡盐、铜盐等可产生沉淀。酸性皂苷（通常指三萜皂苷）水溶液加入硫酸铵、醋酸铅或其他中性盐可生成沉淀。利用这一性质可进行皂苷的提取和初步分离。

5．三萜化合物在无水条件下，与强酸（硫酸、磷酸、高氯酸）、中等强酸（三氯乙酸）或Lewis酸（氯化锌、三氯化铝、三氯化锑）作用，可产生颜色变化或荧光。其原理可能为羟基脱水，增加了双键，再经双键移位、双分子缩合等反应生成共轭双烯系统，又在酸作用下形成阳碳离子而呈色。因此，全饱和的3位又无羟基或羰基的化合物呈阴性反应；有共轭双键的化合物呈色快，只有孤立双键的化合物呈色慢。常见反应如下：

（1）醋酐－浓硫酸反应（Liebermann－Burchard reaction）：样品溶于醋酐中，加浓硫酸－醋酐（1:20），可产生黄→红→紫→蓝等颜色变化，最后褪色。

（2）五氯化锑反应（Kahlenberg reaction）：样品氯仿或醇溶液点于滤纸上，喷以20%五氯化锑（也可用三氯化锑饱和的氯仿溶液，不应含乙醇和水）的氯仿溶液，干燥后60～70℃加热，显蓝色、灰蓝色、灰紫色等。

（3）三氯醋酸反应（Rosen－Heimer reaction）：样品溶液滴于滤纸上，喷以25%三氯醋酸乙醇溶液，加热至100℃，显红色，逐渐变为紫色。

（4）氯仿－浓硫酸反应（Salkowski reaction）：样品溶于氯仿，加入浓硫酸后，在氯仿层呈现红色或蓝色，氯仿层有绿色荧光出现。

（5）冰醋酸－乙酰氯反应（Tschugaeff reaction）：样品溶于冰醋酸中，加乙酰氯数滴以及氯化锌数粒，稍加热，呈现淡红色或紫红色。

（6）Molish 反应：皂苷在浓酸作用下水解成单糖，糖脱水形成具有呋喃环结构的糠醛衍生物，后者与许多芳胺、酚类及具有活性次甲基的化合物生成有色物质。该反应用于检测糖和苷类。常用反应试剂为浓硫酸和 α－萘酚，常用色谱显色剂为邻苯二甲酸和苯胺。

（三）三萜皂苷的生物活性　皂苷具有多种生物活性，例如可用于祛痰、镇咳、抗炎、抗疲劳、抗肿瘤、保肝等作用。根据不同的作用，将近 10 年来的研究进展分述如下：

1．抗肿瘤作用（Antitumor Activity）　抗肿瘤活性是三萜皂苷的主要活性，共发现抗肿瘤活性三萜皂苷 54 个，其抗肿瘤活性是全面广泛的，对人 HT－1080 纤维肉瘤、哺乳细胞、人类白血病 HL_{60} 细胞、胃癌、Hs578T 胸腺癌、DU145 前列腺癌、人类卵巢瘤细胞 A2780、Hela 细胞等多种细胞都具有细胞毒活性。如从小合欢（*Acacia concinna*）中分离得到的小合欢皂苷 A（Kinmoonosides A，21）[36] 具有细胞毒活性，对人 HT－1080 纤维肉瘤细胞的 ED_{50} 值为 4.89 μg/ml（2.83 μM）；从细叶相思树（*Suriname rainforest*）中分离得到的细叶相思树皂苷 A（Albiziatrioside A，22）[51] 对哺乳细胞有细胞毒活性，对 M109 的 IC_{50} 为 1μg/ml；从 *Erylus nobilis* 中分离得到的 Eryloside G（23）[52] 对人白细胞具有轻微的细胞毒活性（LC_{50} = 22.1 μg/ml）；从二色桌片参（*Mensamaria intercedens*）中分离得到的二色桌片参皂苷 A（Intercedenside A，24）[50] 对 10 种人体肿瘤细胞具有显著的细胞毒性（ED_{50} = 0.6～2.0μg/ml），同时对老鼠的 Lewis 肺癌及 S180 恶性肿瘤有较好的活性。

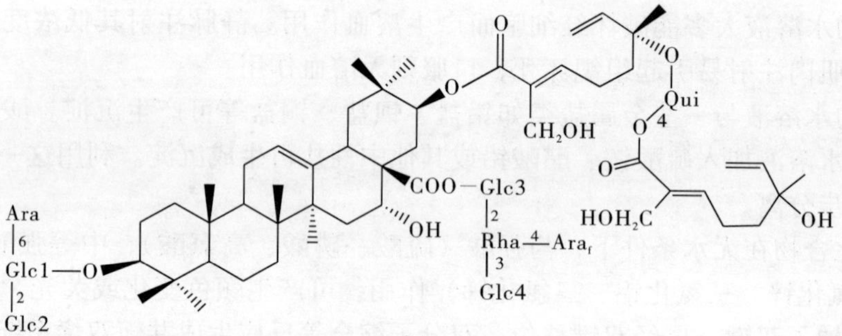

21

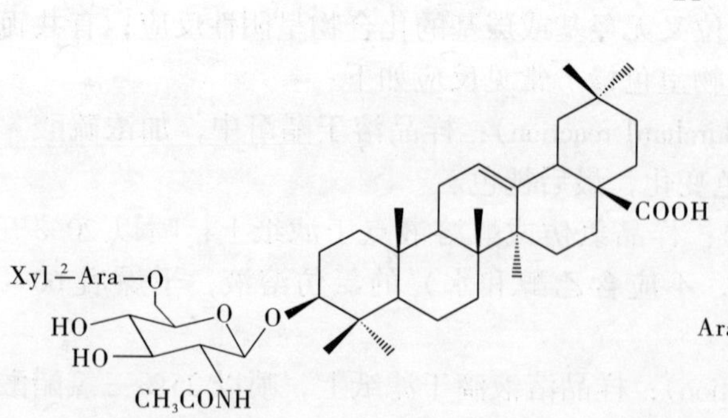

22

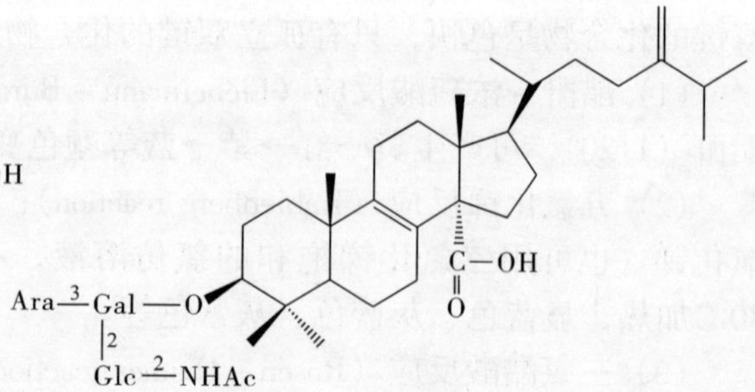

23

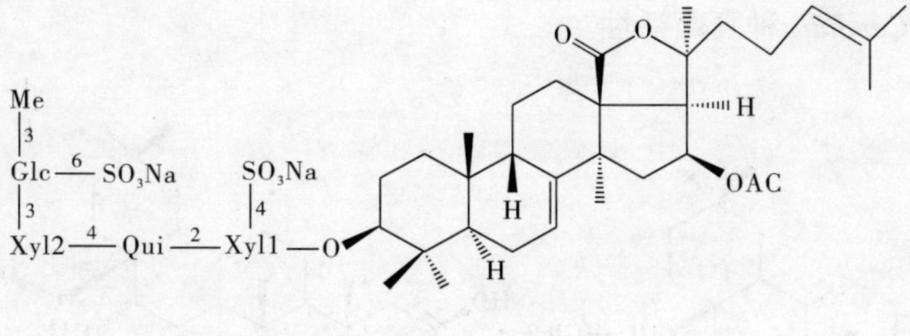

24

2．抗炎活性（Inflammatory Activity）　具有抗炎活性的三萜皂苷有 9 个，如从朱砂根（*Ardisia crenata*）中分离得到的朱砂根皂苷 C（Ardisicrenoside C，25）[53]具有抑制 cAMP 磷酸二酯酶活性的作用；从 *Chionodoxa gigantea* 中分离得到的海葱皂苷 C（Scillasaponin C，26）[54]也具有抑制 cAMP 磷酸二酯酶的活性（$IC_{50} = 11.2 \times 10^{-5}M$）。

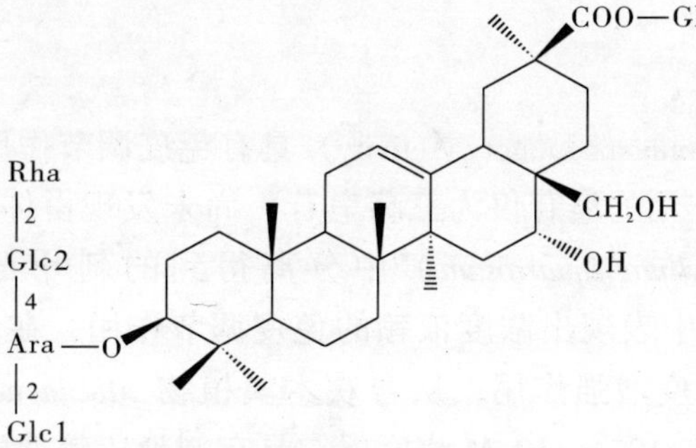

25

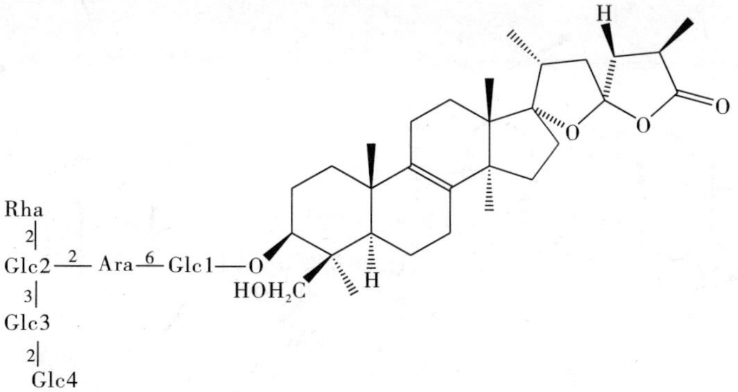

26

3．抑菌活性（Antibacterial Activity）　具有抑菌活性的三萜皂苷有 12 个，如从革叶常春藤（*Hedera colchica*）中分离得到的革叶常春藤皂苷 E（Hederacolchiside E，27）[55]对蜡状芽孢杆菌（*Bacillus cereus* As．1．1688）和白色假丝酵母（*Candida albicans* No．01）的生长具有抑制作用；从秋麒麟草（*Solidago virgaurea*）中分离得到的秋麒麟草皂苷 B（Virgaureasaponin

B，28)[56]具有抗 *Candida* 种真菌活性。

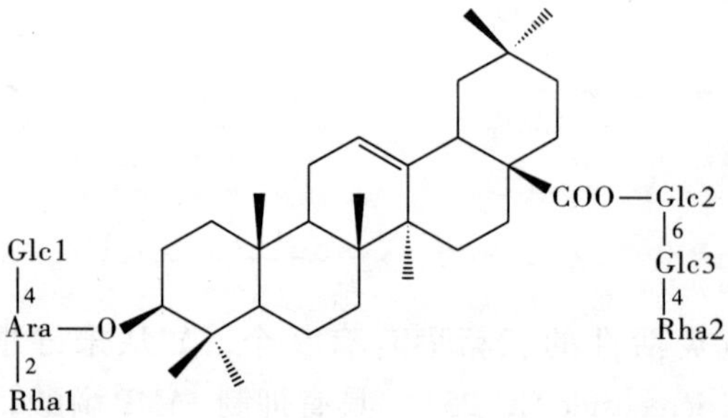

27

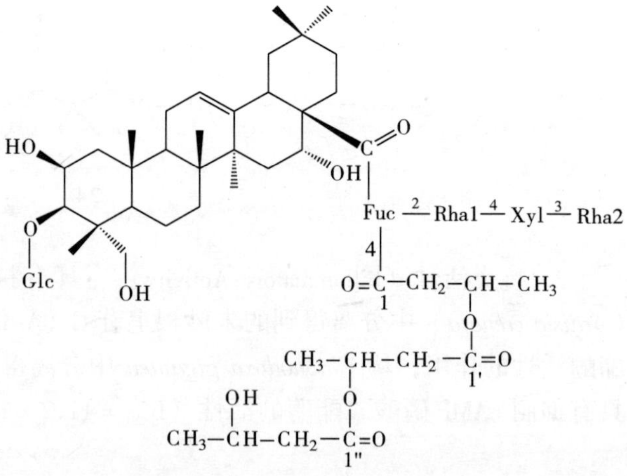

28

4．免疫调节作用（Immunomodulatory Activity）具有免疫调节作用的三萜皂苷有6个，到目前为止，具有免疫调节作用的皂苷仅为三萜皂苷，尚未发现甾体皂苷具有免疫调节作用。如从刺叶石竹（*Acanthophyllum squarrosum*）中分离得到的刺叶石竹苷 A（Squarroside A，29)[57]在淋巴细胞转换实验中表现出浓度依赖的免疫调节作用，在10μg/ml时表现抑制免疫作用，在10pg/ml时表现免疫增强作用；从合欢木属植物 *Albizia adianthifolia* 中分离得到的 Adianthifoliosides A（30)[58]在 10^{-2}～10μM浓度下，具有剂量依赖性的免疫调节作用，还有溶血作用。

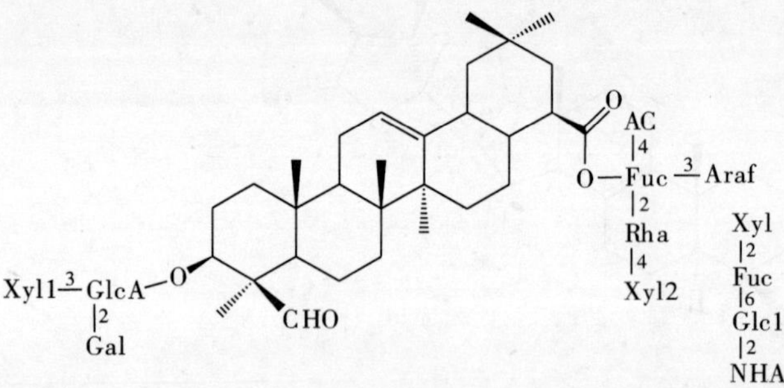

29

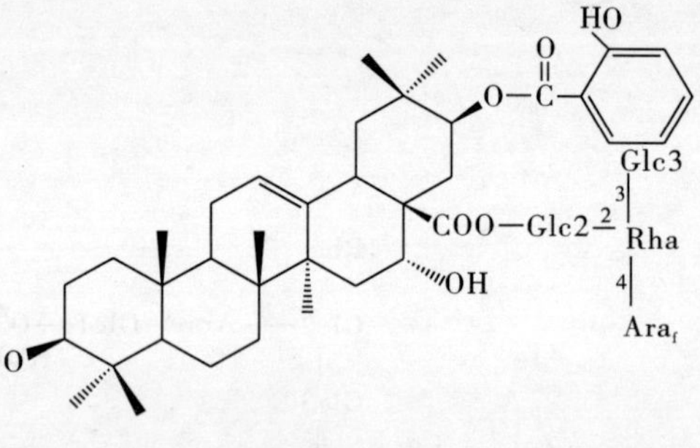

30

5．胰岛素样活性（Insulin－like Activity） 具有胰岛素样活性的皂苷有2个[38]，仅限于三萜皂苷。如从长柄七叶树（*Aesculus assamica*）中分离得到的长柄七叶树皂苷Ⅰ（Assamicin Ⅰ，31)[38]和长柄七叶树皂苷Ⅱ（Assamicin Ⅱ，32)[38]具有胰岛素样活性，在100μg/ml浓度下，能完全抑制肾上腺素处理的大鼠脂肪细胞中游离脂肪酸的释放。并且能够增强3T3－L1脂肪细胞葡萄糖的纳入。

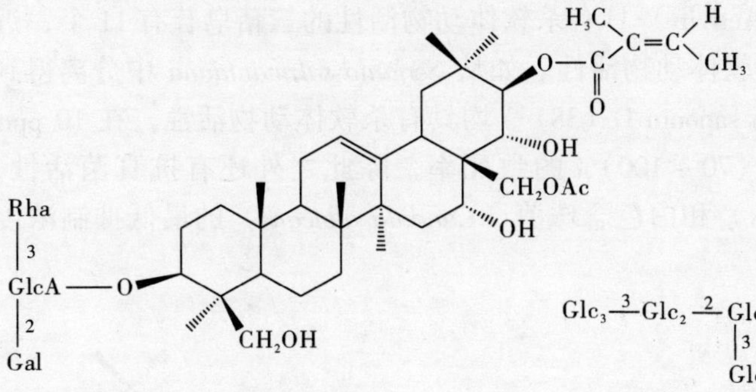

31

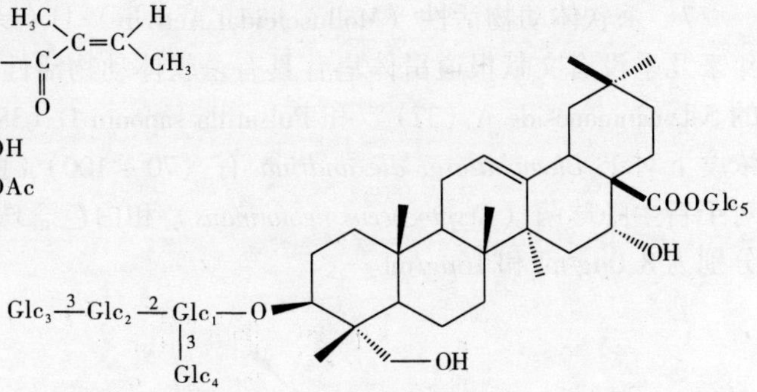

32

6．抗病毒活性（Antiviral Activity）　具有抗病毒活性的三萜皂苷 13 个，例如从中华七叶树 *Aesculus chinensis* 中分离得到的七叶树皂苷 IVf（Escin IVf，33）[59] 具有抑制 HIV－1 蛋白酶活性，在 100 μmol/L 浓度的体外试验中对 HIV－1 蛋白酶活性具有抑制作用，抑制百分比为（12.5 ± 1.7)%；从七叶树和天师栗（*Aesculus wilsonii*）中分离得到的异七叶树皂苷 Ib（Isoescin Ib，34）[60] 具有抑制 HIV－1 蛋白酶活性，在 100 μmol/L 浓度的体外试验中对 HIV－1 蛋白酶活性具有一定的抑制作用；肥皂荚（*Gymnocladus chinensis*）中的肥皂荚皂苷 G（Gymnocladus saponin G，35）[61] 可以抑制 HIV 病毒的复制，EC_{50} 为 1.1 μM；从 *Maesa lanceolata* 中分离得到的 Maesasaponin Ⅲ[62]（36）具有细胞外抗 HSV－1 和 HIV 病毒活性（25 μg/ml 时，RF 为 100）和溶血活性（HC_{50} = 7.0 μg/ml）。

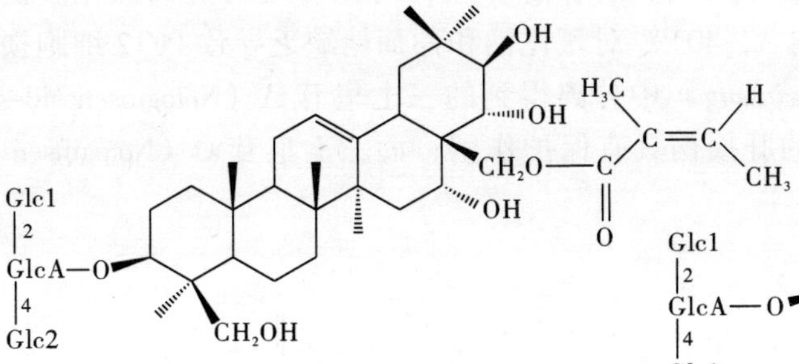

33

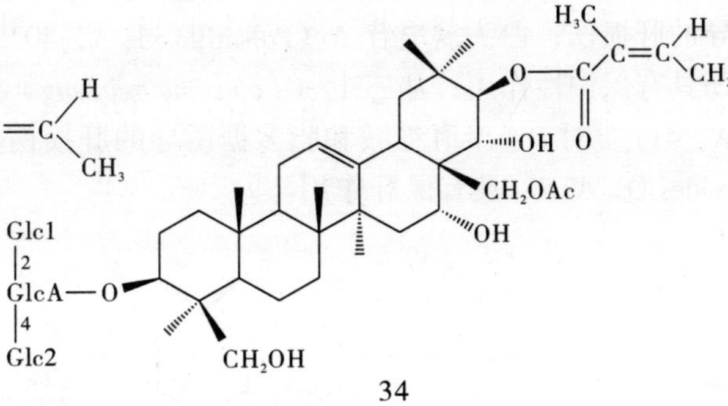

34

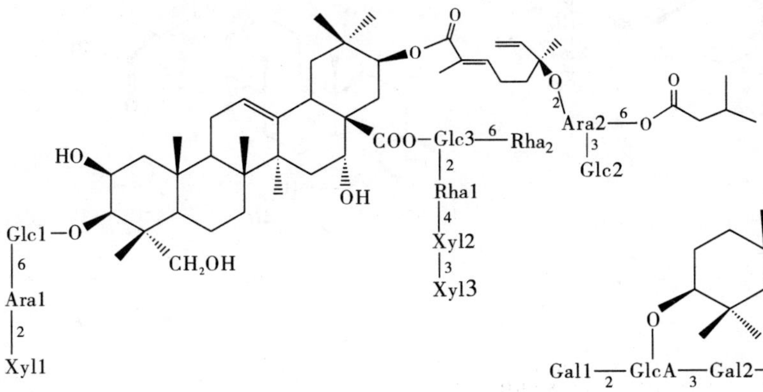

35

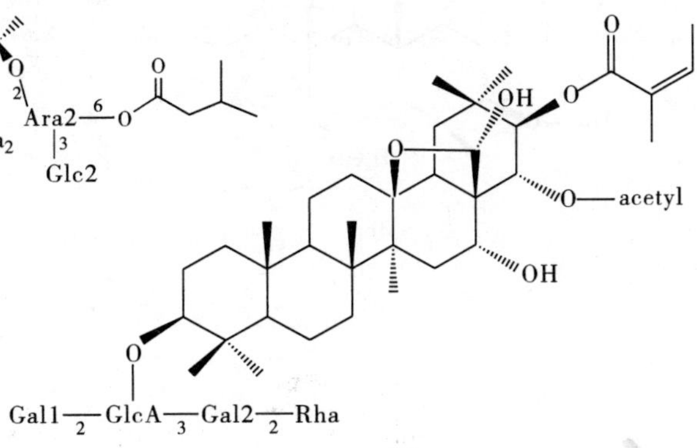

36

7. 杀软体动物活性（Molluscicidal Activity）具有杀软体动物活性的三萜皂苷有 11 个，近年来几乎没有文献报道甾体皂苷具有杀软体动物活性。如从 *Serjania salzmanniana* 中分离得到的 Salzmannianoside A（37）[63]和 Pulsatilla saponin D（38）[63]均具有杀软体动物活性，在 10 ppm 浓度下对于 *Biomphalaria alexandrina* 有（70～100）%的致死率，除此之外还有抗真菌活性，对于新生隐球菌（*Cryptococcus neoformans*）和白色念珠菌（*Candida albicans*）的最低抑制浓度分别为 8.0μg/ml 和 16μg/ml。

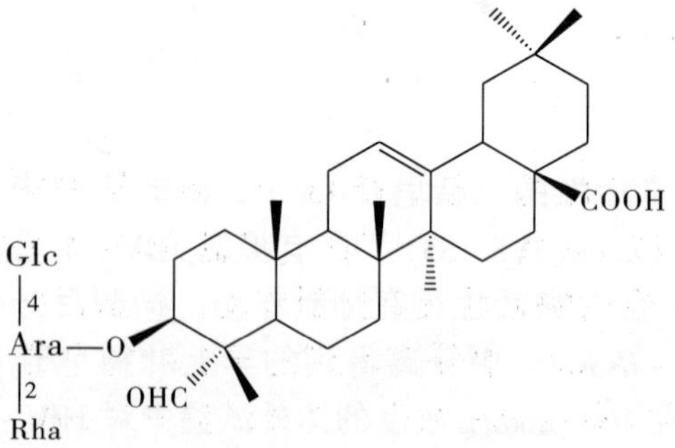

37

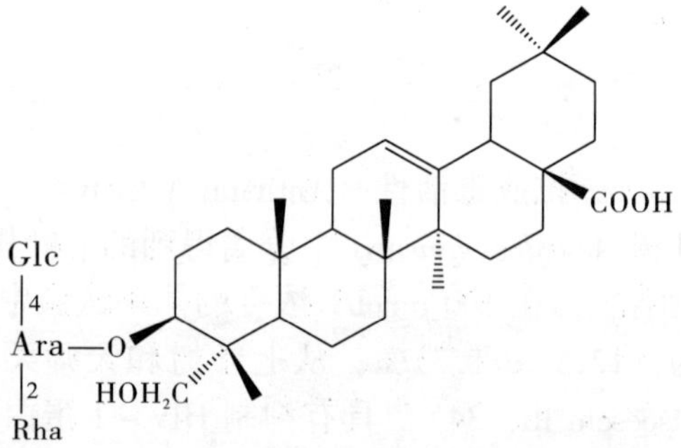

38

8. 保肝活性（Hepatoprotective Acitivity） 具有保肝活性的皂苷主要是三萜皂苷，近年来报道有 17 个，没有文献报道甾体皂苷具有这方面的活性。如从金银花（*Lonicera japonica*）中分离得到的忍冬糖苷 A（Loniceroside A，39）[64]具有保肝作用，可以有效对抗四氯化碳诱导的肝损伤；白头翁皂苷 A（Pulsatilloside A，40）[65]对氰化钠和葡萄糖缺乏导致 PC12 细胞损伤具有保护性作用；从三七（*Panax notoginseng*）中分离得到的三七皂苷 A（Notoginsenosides A，41）[66]对 D－半乳糖胺和脂多糖诱导的肝损伤具有保护作用；而三七皂苷 O（Notoginsenosides O，42）[67]具有保肝作用。

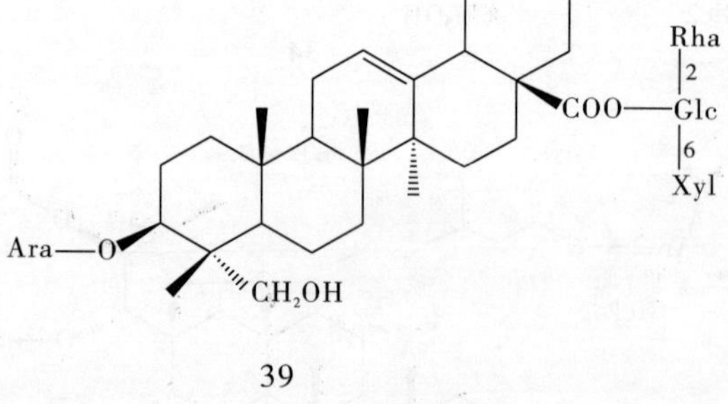

39

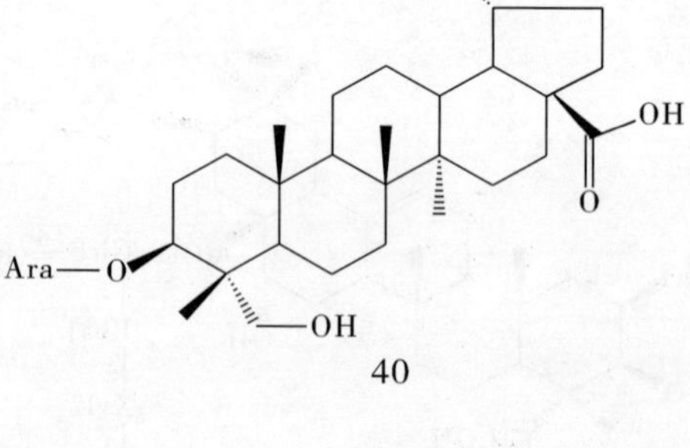

40

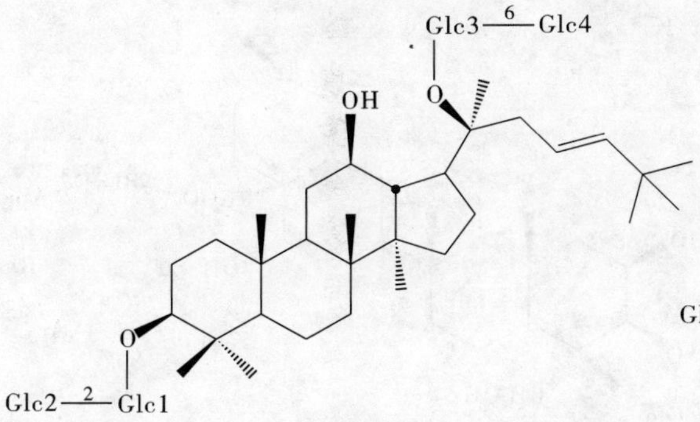

41

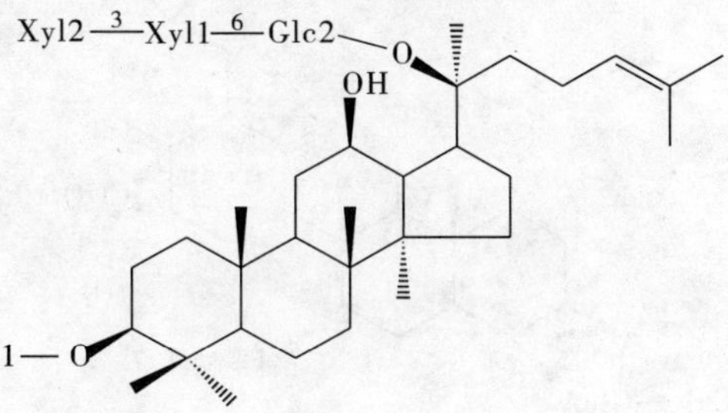

42

9．其他活性　三萜皂苷具有其他方面的活性，如抑制乙醇吸收、解毒、收缩子宫、抑制植物根生长、杀鱼、抑制组胺释放等，而具有这些活性的三萜皂苷有 42 个。从辽东楤木（*Aralia elata*）中分离得到的辽东楤木苷 A（Elatoside A，43）[68]通过抑制乙醇透过消化道细胞膜，从而抑制其在血液中的浓度，剂量为 25，50，100mg/kg（p．o．）时，1h 血液中的乙醇浓度依次为 0.11 ± 0.02mg/ml，0.01 ± 0.01mg/ml，0.00 ± 0.00mg/ml；2h 血液中的乙醇浓度依次为 0.13 ± 0.05mg/ml，0.04 ± 0.02mg/ml，0.00 ± 0.01mg/ml；3h 血液中的乙醇浓度依次为 0.02 ± 0.00mg/ml，0.01 ± 0.00mg/ml，0.00 ± 0.00mg/ml；*Bredemeyera floribunda* 中的布莱德美耶苷 B（Bredemeyeroside B，44）[69]对蛇毒有解毒作用，在中毒前给予 100mg/kg，6h，24h，48h 后的解毒率均可达 90%；从仙客来属植物 *Cyclamen mirabile* 中分离得到的仙客来皂苷（Cyclamin，45）[70]具有收缩子宫活性；从假连翘（*Duranta repens*）中分离得到的假连翘皂苷Ⅰ（Durantanin Ⅰ，46）[71]具有抑制植物根生长的作用；从 *Plsum sativum* 中分离得到的豌豆皂苷Ⅰ（Chromosaponin Ⅰ，47）[72]可直接激活 G 蛋白，从而引起大苍蝇（*Phormia regina*）对甜味的反应；从长梗星粟草（*Glinus oppositifolius*）中分离得到的 Glinoside A（48）[73]具有针对恶性疟原虫（*Plasmodium falciparum*）的体内抗原生物活性（IC_{50} = 42.30 μg/ml）。

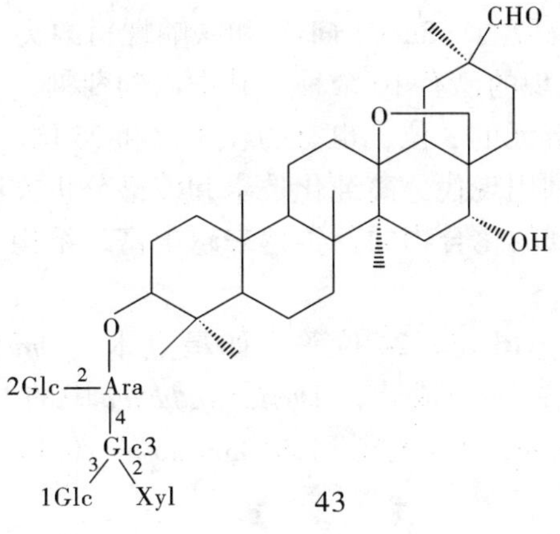

43

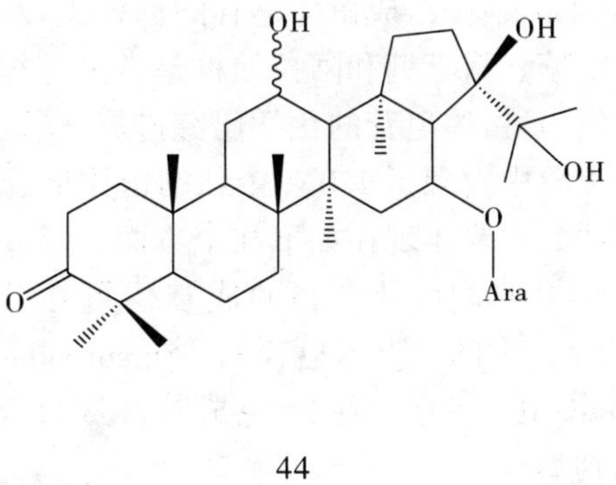

44

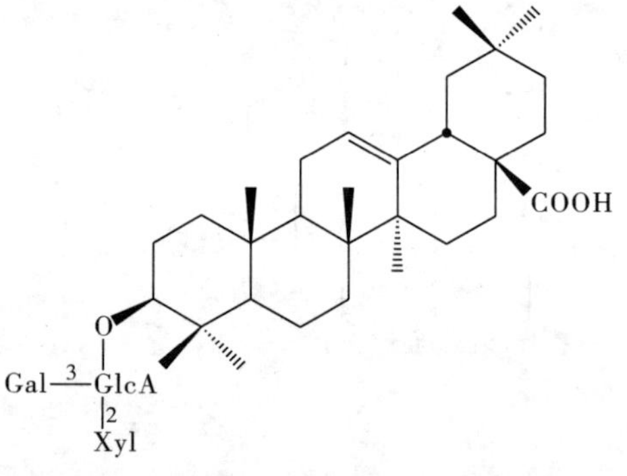

45

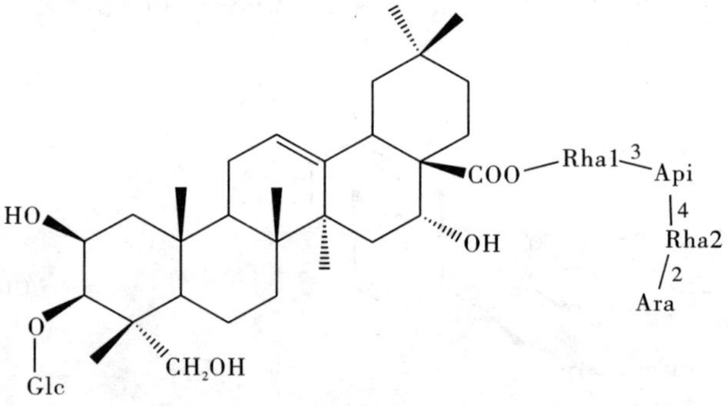

46

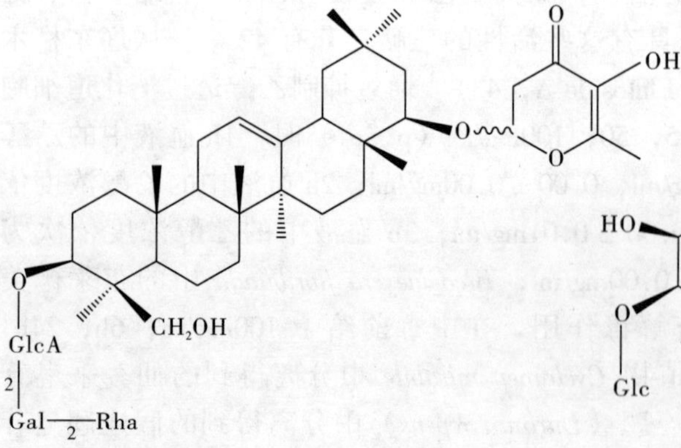

47

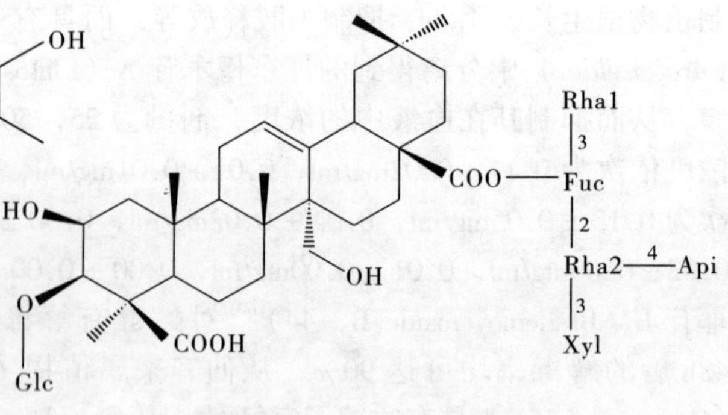

48

六、甾体皂苷的研究进展

甾体皂苷是由甾体皂苷元和糖体组成，主要分布于百合科、薯蓣科、石蒜科和玄参科等植物中，一般来说，甾体皂苷是作为合成甾体激素及其有关药物的原料。根据 F 环的状态，可将甾体皂苷分为螺甾烷醇类（spirostanols）、呋甾烷醇类（furostanols）和呋喃螺甾醇类（furospirostanols）。组成甾体皂苷的糖种类较多，迄今发现的已有 10 余种，其中以葡萄糖、半乳糖、木糖、鼠李糖和阿拉伯糖最常见，糖一般连接苷元的 3 位，也有的在 1 位和 26 位。

（一）甾体皂苷的化学研究进展　近 10 年来，利用现代分离纯化技术和波谱分析方法从天然资源中发现了 150 多个新的甾体皂苷，分离得到的化合物的种类越来越丰富，结构更具新颖性。主要体现在如下几个方面：

1．甾体皂苷化合物的成苷位置在苷元的 2 位，16 位，24 位等。如星点木（*Dracaena surculosa*）中的星点木皂苷 C（Surculoside C，49）[74] 在 24 位成苷，*Asterias rathbuni* 中的 Rathbunioside R_1（50）[75] 在 24 位成苷，从百合 *Lilium brownii* 中分离得到的 Brownioside（51）[76] 在 26 位成苷等。

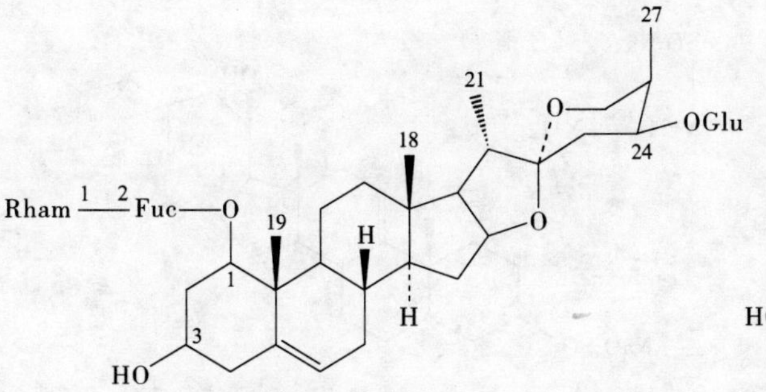

49

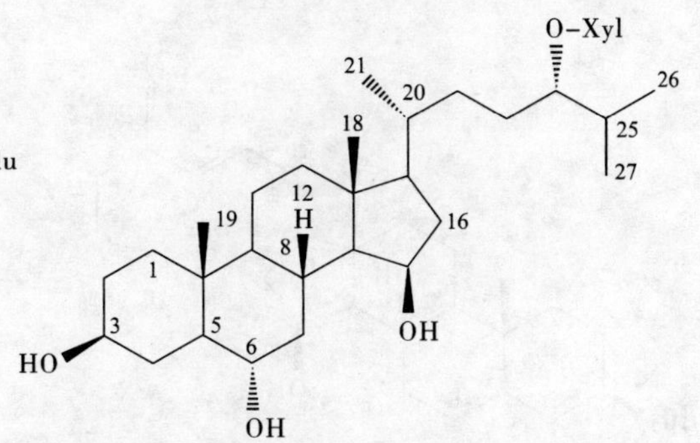

50

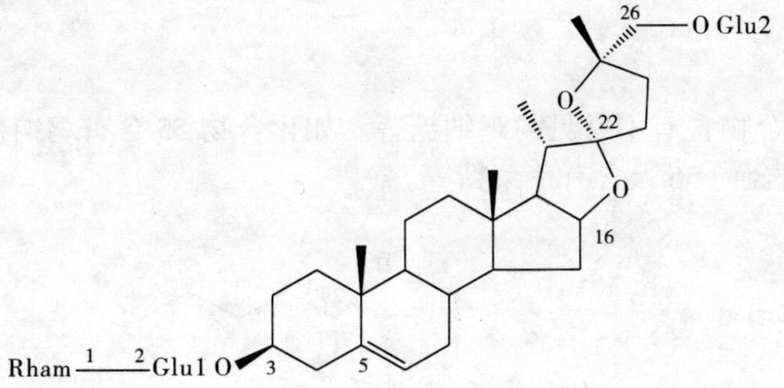

51

2．甾体皂苷化合物的苷元部分或者糖部分含有侧链，其结构更加复杂。如化合物52[77]，53[78]分别在糖上和苷元上连接有不同的取代基团，使得皂苷的结构更加复杂。

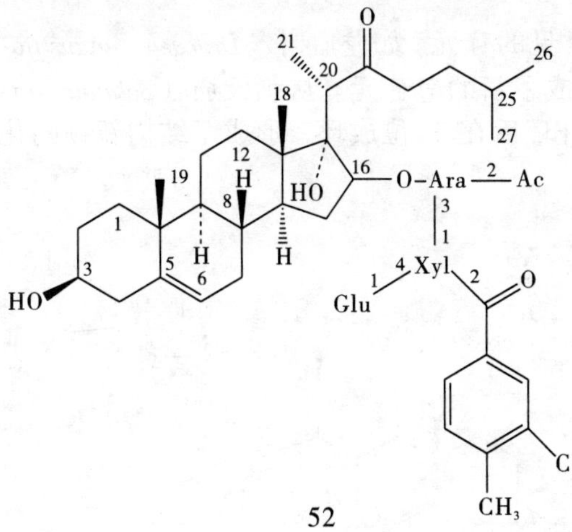

52

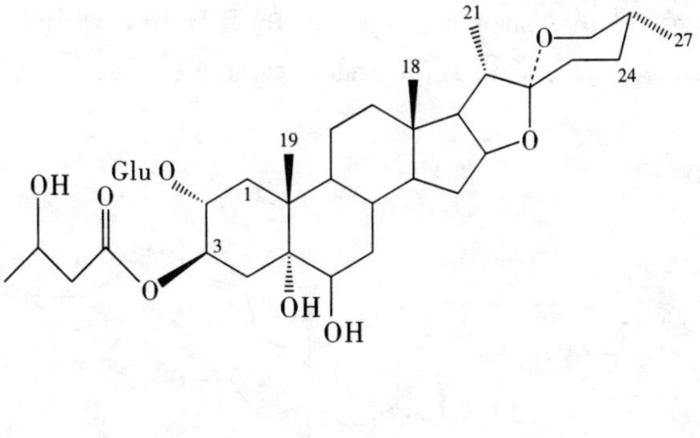

53

3．甾体皂苷化合物的苷元部分或者糖部分成盐。如从 *Certonardoa semiregularis* 中分离得到 Certonardoside D（54）[79] 木糖3位与磺酸钠成盐；*Psilaster casiope* 的 Psilasteroside（55）[80] 苷

元在 3 位与磺酸钠成盐等。

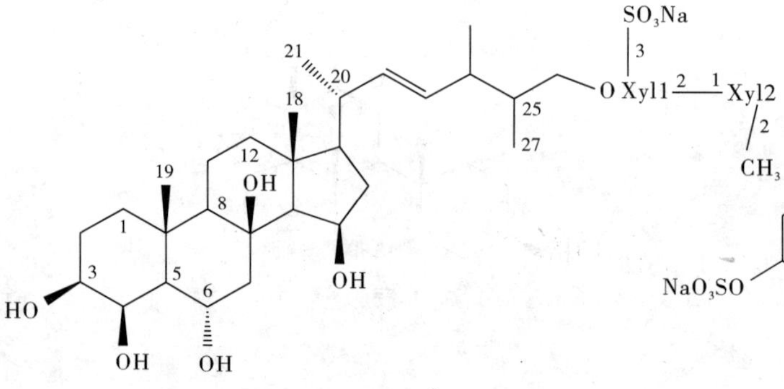

54

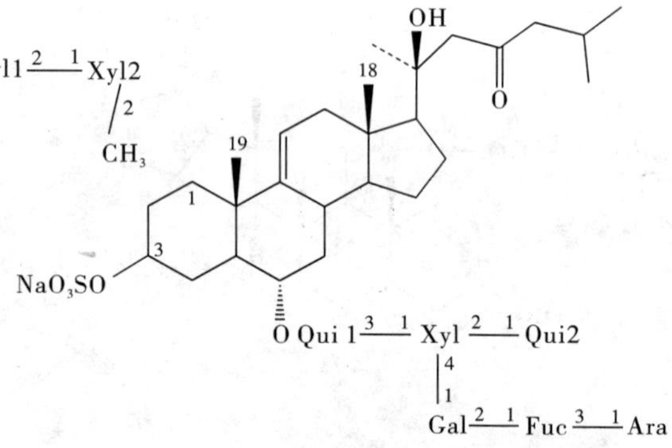

55

4．甾体皂苷化合物含有不常见的鸡纳糖等。如化合物 55 含有鸡纳糖，晚香玉（*Polianthes tuberosa*）中的化合物 56[81] 含有芹菜糖等。

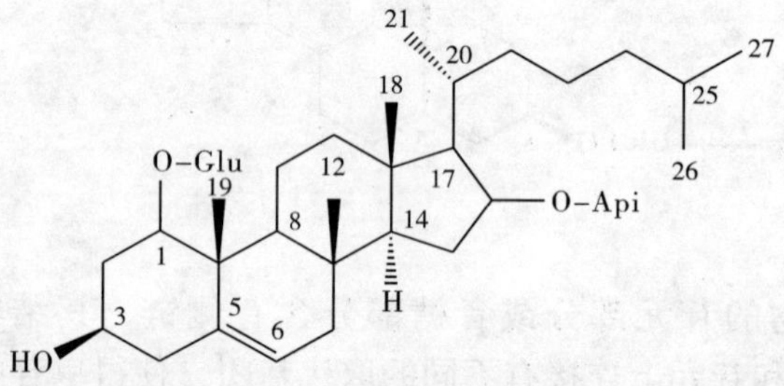

56

5．甾体皂苷的苷元开环或者闭环，形成了不常见的苷元。如龙血树（*Dracaena angustifolia*）中的 Namonin F（57）[82] 的 E 环和 F 环开环，形成了新的皂苷元。从刺天茄（*Solanum anguivi*）中分离得到的 Anguivioside XI（58）[83] 的 F 环开环后在 23 位成环，形成了结构新颖的化合物。

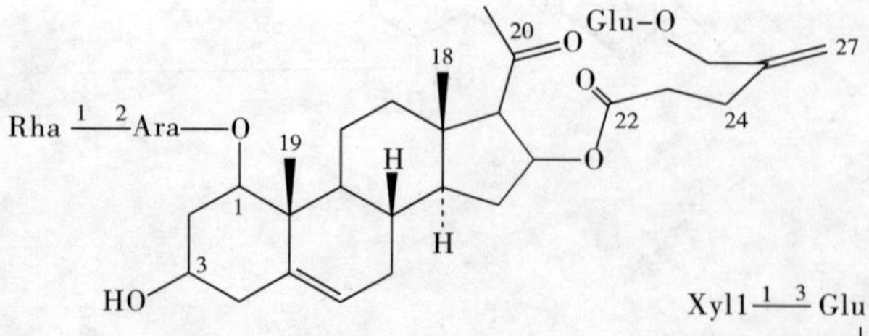

57

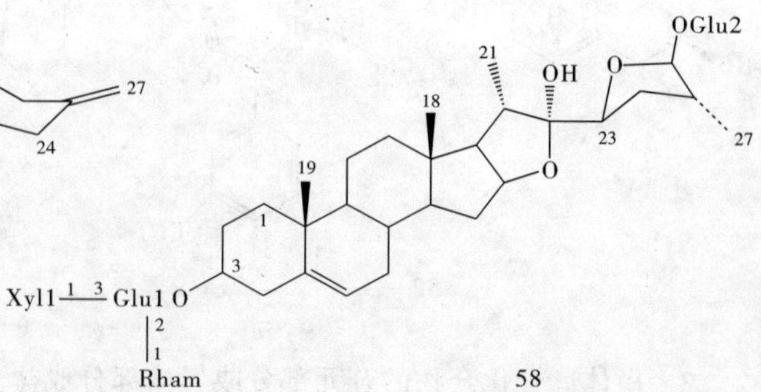

58

（二）甾体皂苷的理化性质

1．甾体皂苷多为无定形粉末，一般可溶于水，易溶于热水、稀醇，几乎不溶于或难溶于石油醚、乙醚、苯等溶剂。

2．甾体皂苷的表面活性与溶血作用等与三萜皂苷相似，但 F 环开裂的皂苷往往不具有溶血作用，且表面活性降低。

3．甾体皂苷与碱式醋酸铅或氢氧化钡等碱性盐类可生成沉淀。

4．甾体皂苷与甾醇（常用胆甾醇）可形成分子复合物，在乙醇溶液中以沉淀的形式存在，该分子复合物用乙醚回流提取时，胆甾醇溶于醚而皂苷不溶，这一性质可用来纯化皂苷和检查是否有皂苷类成分存在。除胆甾醇外，其他含有 C_3 位 β－OH 的甾醇，如 β－谷甾醇、豆甾醇、麦角甾醇等，均可与皂苷结合生成难溶性分子复合物。当甾醇的 C_3－OH 为 α 构型，或 C_3－OH 被酰化或者生成苷键时，就不能与皂苷生成难溶性分子复合物。当甾醇 A/B 环反式相连或具有 Δ^5 的结构，形成的分子复合物溶度积最小。而三萜皂苷与甾醇形成的分子复合物不及甾体皂苷稳定。

5．甾体皂苷在无水条件下，与一些酸类也可产生与三萜皂苷相似的显色反应。只是甾体皂苷在 Liebermann－Burchard 反应中，最后显绿色，而三萜皂苷最后出现红色。与三氯醋酸反应时，三萜皂苷要加热到 100℃才能显色，而甾体皂苷加热到 60℃即发生颜色变化。同样，可用 Molish 反应来检识苷类化合物。

（三）甾体皂苷的生物活性　甾体皂苷也具有多种生物活性，例如可用于祛痰、镇咳、抗炎、抗疲劳、抗肿瘤等作用。主要集中在抗肿瘤、抗炎、抑菌、杀精子活性、抗凝血作用等方面，杀精子活性和抗凝血作用在三萜皂苷中非常少见，也是甾体皂苷和三萜皂苷活性的不同之处。根据不同的活性分述如下：

1．抗肿瘤活性（Antitumor Activity）　抗肿瘤活性是甾体皂苷的主要活性，在已经发现的活性甾体皂苷中，抗肿瘤活性的甾体皂苷有 101 个，为活性甾体皂苷总数的 2/3。甾体皂苷抗肿瘤活性相当广泛，对 HCT－116、HL－60、SK－OV－3 癌细胞、HSC－2 癌细胞、RBL2H3 白血病细胞、HeLa 细胞等都具有活性。如晚红玉皂苷甲（59）[81]抑制 HL－60 细胞的 IC_{50} 值为 10μg/ml；长花龙血树皂苷 A（Namonin A，60）[82]具有抗细胞增殖活性，对 colon 26－L5 细胞的 IC_{50} 值为 26.6 μM，对 HT－1080 细胞的 IC_{50} 值为 0.2 μM，对 B－16BL6 细胞的 IC_{50} 值为 9.7 μM；*Certonardoa semireguaris* 中的塞托纳皂苷 A（Certonardoside A，61）[79]具有细胞毒活性，对 MT－4 的 CC_{50} 值为 6.8 μg/mL，对 Vero 的 CC_{50} 值 > 100 μg/ml，对 HeLa 的 CC_{50} 值 > 100 μg/ml，同时还具有抗病毒活性，对 HIV－1 的 EC_{50} 值 > 6.8 μg/ml，对 HIV－2 的 EC_{50} 值 > 6.8 μg/ml，对 HSV－1 的 EC_{50} 值 > 100 μg/ml，对 HSV－2 的 EC_{50} 值 > 100 μg/ml，对 EMCV 的 EC_{50} 值 > 100 μg/ml，对 Cox B3 的 EC_{50} 值 > 100 μg/ml，对 VSV 的 EC_{50} 值 > 100 μg/ml，夜香树皂苷 I（62）[84]对 HSC－2 细胞的 LD_{50} 值 192 μg/ml；吊兰皂苷 A（63）[85]在浓度为 5 μg/ml 对 HeLa 细胞抑制率为 1.5%；蒿丝塔皂苷 D（64）[86]对白血病 HL－60 细胞具有抑制生长作用，在 10μg/ml 时，抑制率为 45.9%。

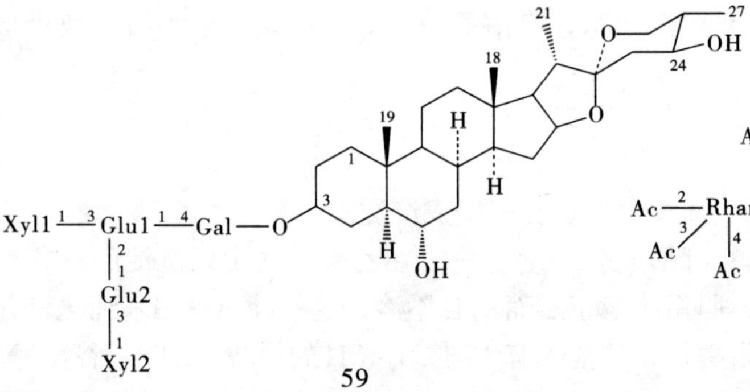

59

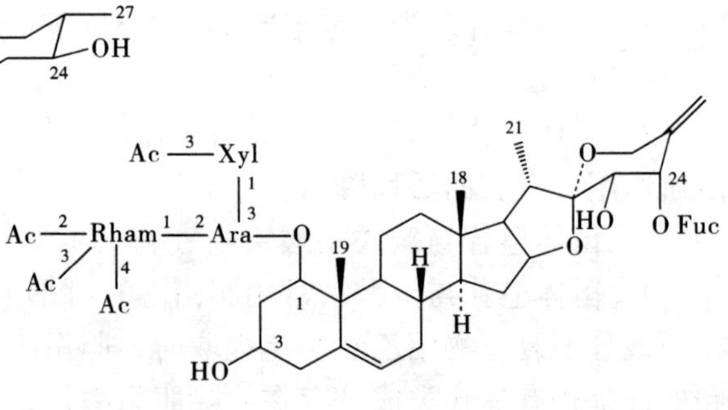

60

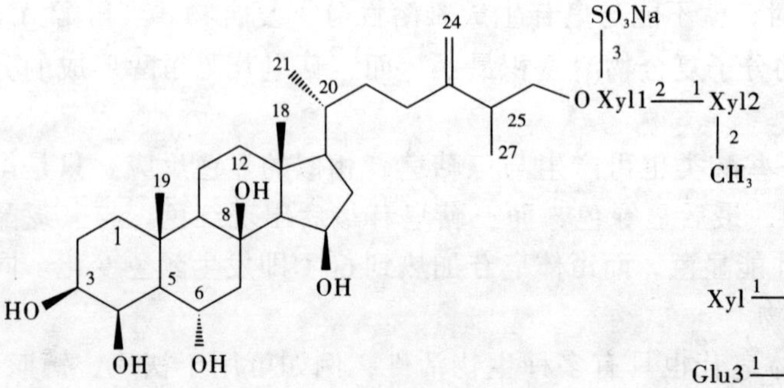

61

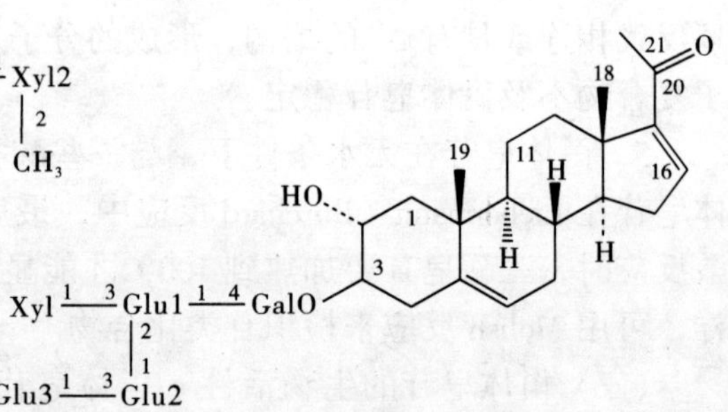

62

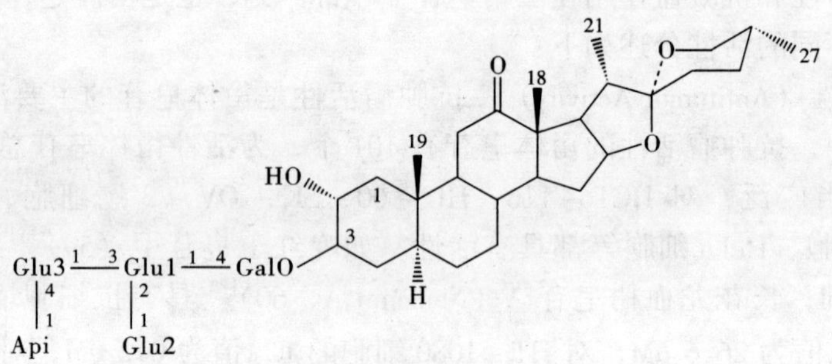

63

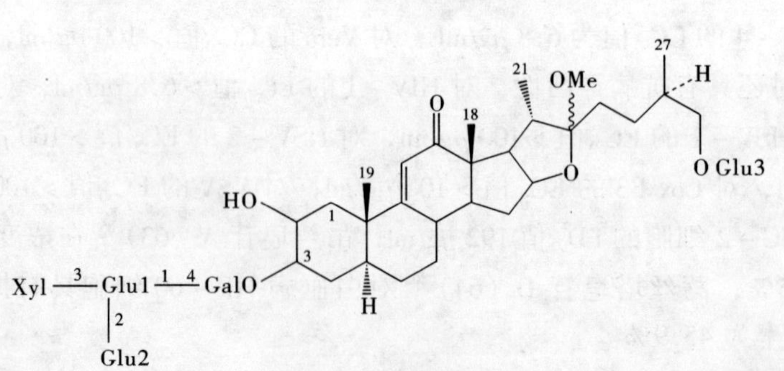

64

2．抗炎活性（Inflammatory Activity） 甾体皂苷具有抗炎活性，近年来发现12个，如牛尾菜皂苷B（65）[87]具有抑制cAMP磷酸二酯酶的活性，IC_{50}值为5.5×10^{-5}M；酒瓶兰（*Nolina recurvata*）中的蕾苦皂苷A（RecurvosidesA，66）[88]抑制cAMP磷酸二酯酶的IC_{50}值为19.5×10^{-5}M。

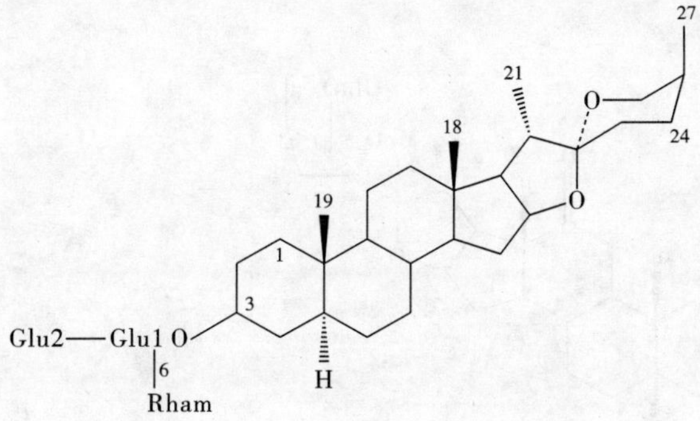

65

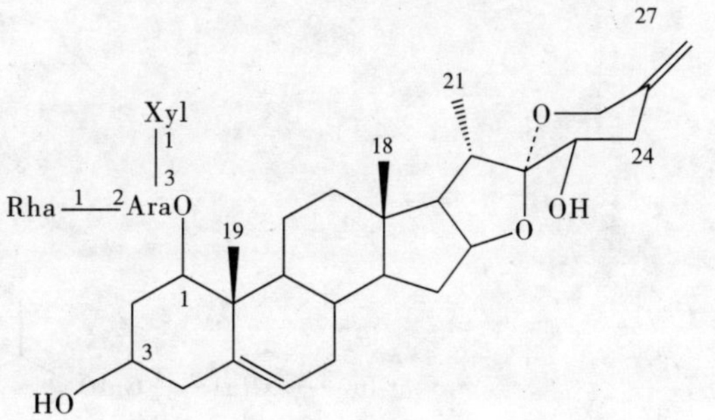

66

3．抑菌活性（Antibacterial Activity） 具有抑菌活性的甾体皂苷有19个，如从*Solanum chrysotrichum*叶子中分离得到的索拉芦皂苷A（67）[89]具有抗真菌作用，对须发癣菌（*Trichophyton mentagrophytes*）的MIC值12.5 μg/ml，对深红色发癣菌（*Trichophyton rubrum*）的MIC值为12.5 μg/ml，对黑曲霉（*Aspergillus niger*）的MIC值为100 μg/ml，对白色念珠菌（*Candida albicans*）的MIC值为200 μg/ml；Schidigera－saponin B1（68）[90]具有抑菌作用，抑制啤酒酵母菌（*Saccharomyces cerevisiae*）IFO 203有效浓度为12.5μg/ml，抑制白色念珠菌（*Candida albicans*）TIMM 0134有效浓度为12.5 μg/ml，抑制异常汉逊酵母菌（*Hansenula anomala*）HUT7083有效浓度为3.13 μg/ml，抑制毕赤氏酵母菌（*Pichia nakazawae*）HUT1688有效浓度为3.13 μg/ml，抑制克勒克酵母菌（*Kloeckera apiculata*）IFO 154有效浓度为＞100 μg/ml，抑制德八利氏酵母菌（*Debaryomyces hansenii*）IFO18有效浓度为＞100 μg/ml。

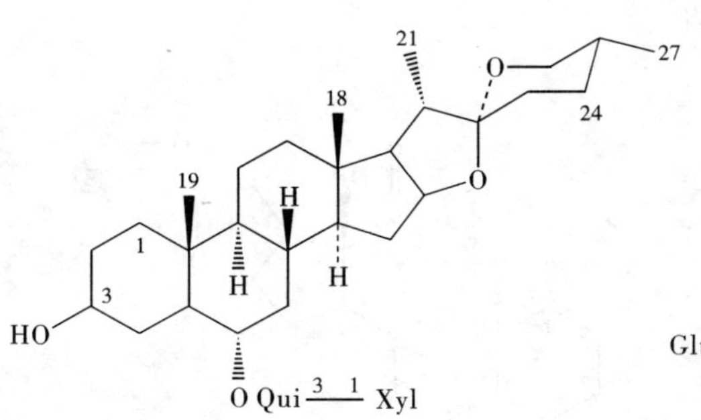

67

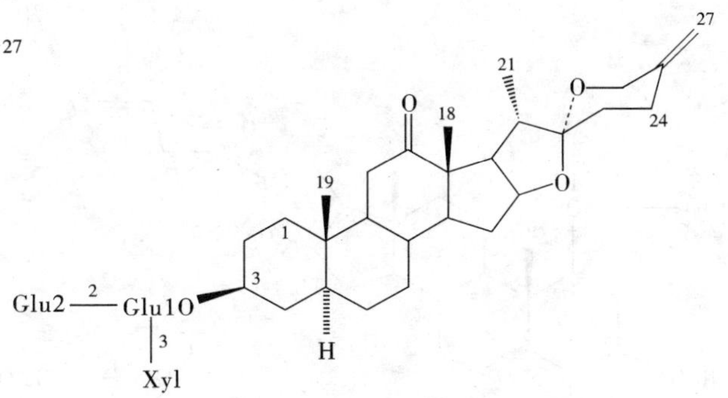

68

4．杀精子活性（Spermicidal Activity） 杀精子活性的皂苷主要是甾体皂苷，2005年的研究发现此类皂苷17个，如大叶吊兰（*Chlorophytum malayense*）中的大叶吊兰皂苷B（Chloromalosides B，69）[91]在 1mg/ml 时，人精子的运动性为 10%，在 2mg/ml 时人精子的运动性为 0%；鹭鸶草皂苷 B（diuranthosides B，70）[91]在不同浓度时人精子的运动性分别为 0%（1mg/ml），0%（2mg/ml），5%（0.50mg/ml），35%（0.25mg/ml），45%（0.10mg/ml）；匍匐球子草皂苷 J4（Glycoside J 4，71）[91]和滇黄精皂苷 A（kingianosides A，72）[92]在 2mg/ml 时，人精子的运动性＞80%。

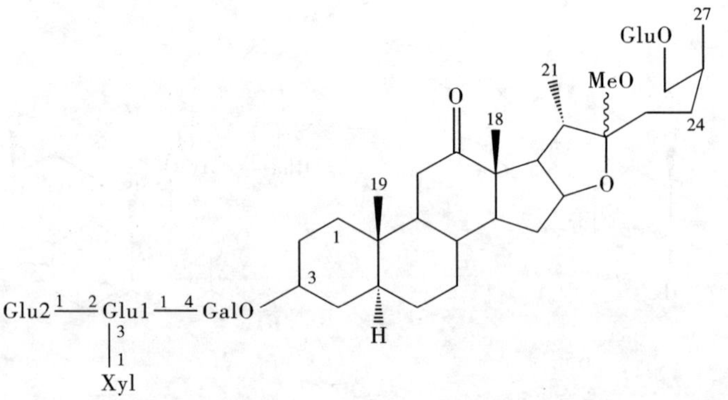

69

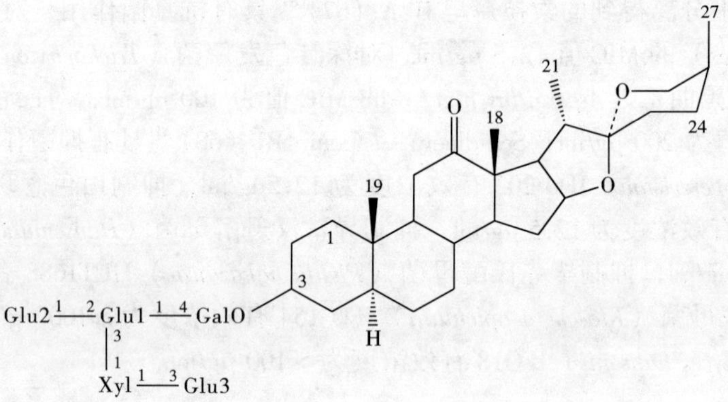

70

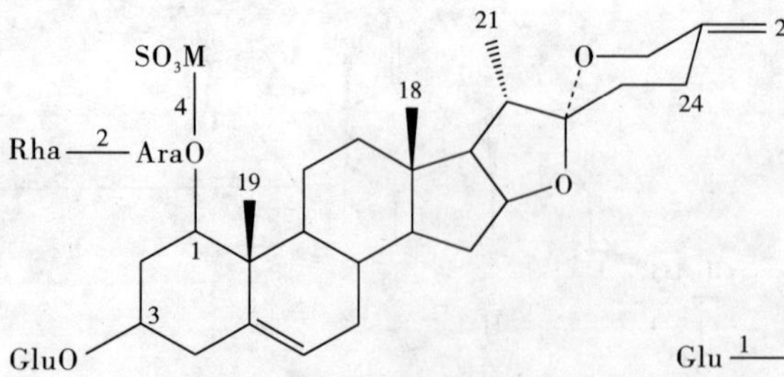

71

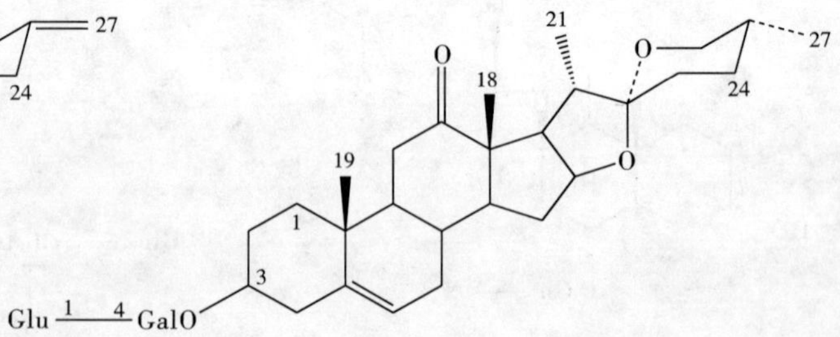

72

5．抗凝血作用（Anticoagulantion Activity） 抗凝血作用的皂苷较少，仅发现 3 个甾体皂苷，如薤皂苷 B（protoisoeruboside B，73）[93]可以提高纤溶活性，IC_{50}值为 10.5mM；体外实验

表明，知母（*Anemarrhena asphodeloides*）中的知母皂苷 B（Anemarsaponin B，74）[94] 可以抑制 PAF 诱导的兔血小板聚集。

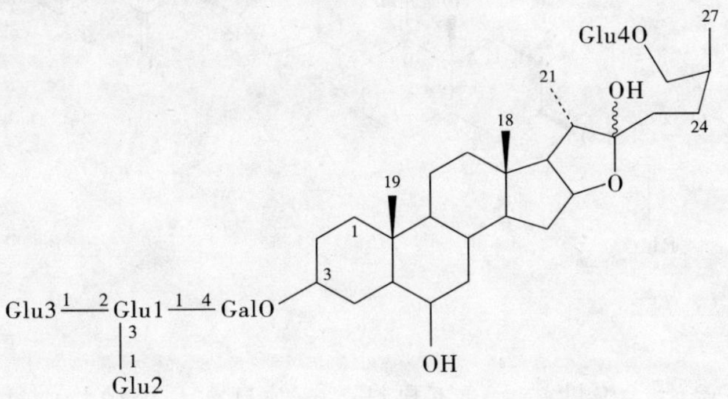

73

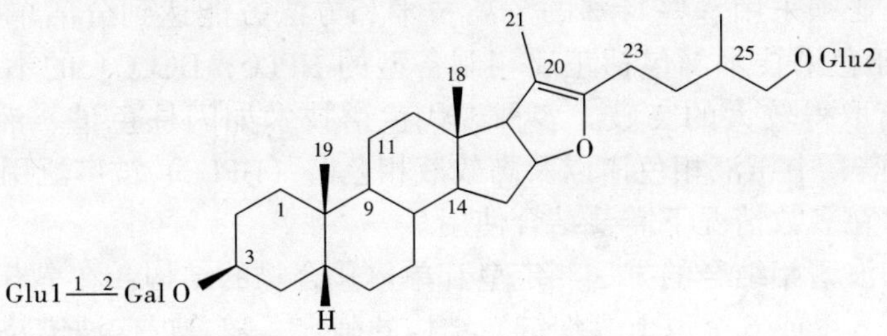

74

6．其他活性　具有其他活性的甾体皂苷有 6 个，如拉实叶皂苷 R_1（Rathbunioside R_1，75）[95] 可以抑制受精海胆卵的分裂；叉蕊薯蓣皂苷 G（Hypoglaucin G，76）[96] 在 200 μM 时，对 PYH 刺激的骨再吸收具有抑制活性，抑制率为 66.7%。

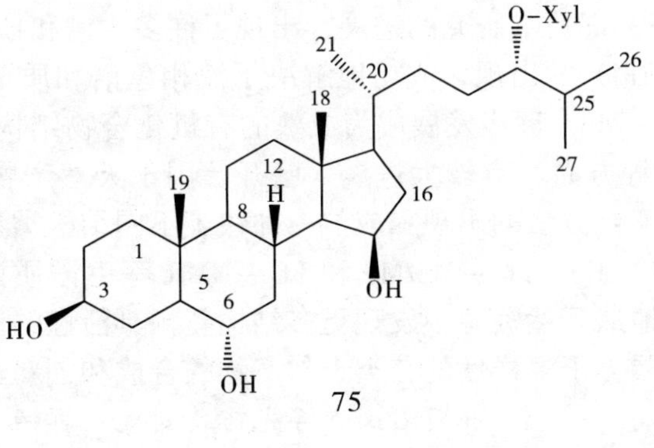

75

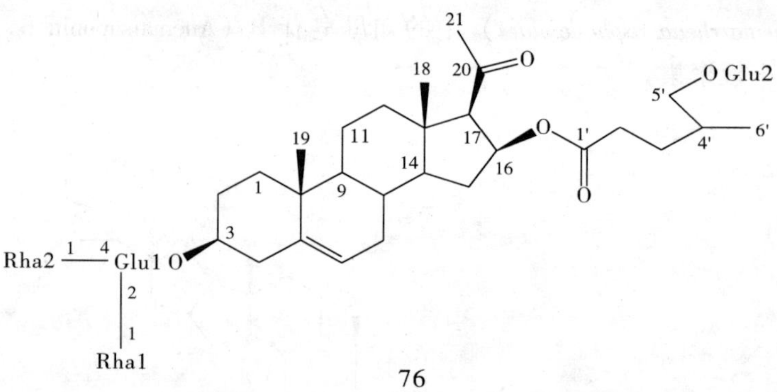

76

七、结束语

由于皂苷的分子量大，极性较大，不易结晶，并且在一个植物中往往是许多结构极为相近的皂苷同时存在，通常的溶剂提取、普通柱色谱和制备薄层色谱方法很难分离得到皂苷单体化合物。因此，必须采用一些特殊的分离技术和方法方能达到分离单体皂苷化合物的目的。近 10 年来由于色谱技术（包括正反相制备型的 HPLC，DCCC）的不断完善，皂苷尤其是多糖皂苷的分离取得较大的突破。多种现代色谱技术如闪柱色谱、液滴逆流色谱（DC-CC）、低压液相色谱、中压液相色谱以及高效液相色谱（HPLC）被广泛用于皂苷的分离。上述的多种色谱技术在多数情况下需要结合使用。

通常用化学和波谱相结合的方法测定皂苷单体化合物的结构。在皂苷的结构解析中，难点是糖链（尤其是 6 个或 6 个以上寡糖链）结构的确定。随着近代波谱技术的不断发展，皂苷结构解析趋势是单独用波谱方法（主要是质谱和核磁共振谱）阐明复杂皂苷的结构，尤其是皂苷化合物的量很小时单独用波谱方法确定其结构显现出明显的优势，因为波谱不需要制备衍生物，除质谱测定以外，其他的波谱方法均没有样品损失，可以回收样品。

皂苷的结构解析主要采用的是质谱和核磁共振谱，近 10 年来这两种波谱技术在灵敏度、测定范围和速度方面均有了很大发展，加快了皂苷结构解析的速度，为高效、快速、微量地从天然资源中发现结构新颖的皂苷化合物奠定了基础。

近 10 年来随着许多关键技术研究的进展，出现了许多质谱和核磁共振新的技术和方法，如质谱的大气压电离（API）的出现，成功地解决了液相色谱和质谱联用的接口问题，使液相色谱与质谱联用（LC – MS）逐步发展成为成熟的有机化合物结构分析技术。近年来 LC – NMR 联用在硬件和软件等方面均有较大进展，已开始用于天然产物的结构解析中。正是这些新的分离技术和波谱解析方法的出现和成熟，加快了不同结构类型皂苷类化合物的发现速度。可以想象，随着 LC – MS，LC – MS/MS 和 LC – NMR 等色谱质谱联用技术的不断完善，将会高效、快速、微量地从天然资源中发现更多结构新颖具活性的皂苷类化合物，最大程度地满足了药物化学家开展分子多样性的苷类天然产物的合成和创新药物研究的需要。

（庾石山　浮光苗　刘悦　再帕尔·阿不力孜　李斌）

参 考 文 献

1. Hosttemann K., et al. Chemistry and Pharmacology of Natural Products, Saponins, 1995

2．Yukio Kawata，Haruhisa Kizu，Yukinori Miyaichi，et al．Study on the constituents of *Clenatis species*．Ⅷ．Triterpenoid saponins from the aerial part of *Clematis tibetana* Kuntz．Chem．Pharm．Bull.，2001，49（5）:635～638

3．Nunziatina De Tommasi，Cosimo Pizza，Aurora Bellino，et al．Triterpenoid saponins from *Schefflera divaricata*．J. Nat．Prod.，1997，60:663～668

4．K．Hosfettmann，A．Marston．Saponins．Cambridge university，1995，175～176

5．Munson MSB，Field FH．Chemical ionization mass spectrometry．Ⅰ，General introduction．J．Am．Chem．Soc，1966，88:2621

6．Itokawa H，Oshida Y，Ikuta A，et al．In－beam electron impact，chemical ionization and negative ion chemical ionization of flavonoid glycosides．Chem．Lett.1982，1:49

7．Higuchi R，Komori T，Kawasaki T．Massenspektren von triterpensaponin－permethylat des oleanantyps．Chem. Pharm．Bull，1976，24:2610

8．Barber M，Bordoli RS，Sedgwick RD，et al．Fast atom bombardment of solids（F．A．B.）：A new ion source for mass spectrometry．J．Chem．Soc．Chem．Commun，1981，7:325

9．Domon B，Hostettmann K．Mass spectrometric studies of underivatized polyphenolic glycolsides．Phytochemistry，1985，24:575

10．Stobjecki M，Olechnowick－Stepien W，Rzadkowska－Bodalska H，et al．Biomed．Environ．Mass Spectrom，1988，15:589

11．Sakushima A，Nishibe S．Mass spectrometry in the structural determination of flavonal triglycosides from *Vinca major*. Phytochemistry，1988，27:915

12．赵凡智，李海泉，翟建军等．天然有机化合物．Ⅹ．糖苷快原子轰击质谱中碱金属加合离子应用技术的研究．化学学报，1991，49:1487

13．赵凡智，翟建军，陈能煜等．糖苷混合物 FAB 质谱分析技术的研究．化学学报，1993，51:173

14．Liang F，Li LJ，Abliz Z，et al．Structural characterization of steroidal saponins by electrospray ionization and fast－atom bombardment tandem mass spectrometry．Rapid Commun．Mass Spectrom，2002，16:1168

15．Liu YZ，Liang F，Cui LJ，et al．Multi－stage mass spectrometry of furostanol saponins combined with electrospray ionization in positive and negative ion modes．Rapid Commun．Mass Spectrom，2004，18:235

16．Yamashita M，Fenn JB．Electrospray ion source．Another variation on the free－jet theme．J．Phys．Chem，1984，88:4451

17．Meijun Tang，Diandian Shen，Youcai Hu，et al．Cytotoxic triterpenoid saponins from *Symplocos chinensis*．J．Nat. Prod，2004，67（12）:1969～1974

18．Jun Zhao，Shishan Yu．Two new triterpenoid saponins from *Symplocos chinensis*．J．Asian Nat．Prod．Res，2005，7（5）（in press）

19．Guangmiao Fu，Yinghong Wang，Song Gao，et al．Five new cytotoxic triterpenoid saponins from the roots of *Symplocos chinensis*．*Planta Medica*，2005，71（7）:666～672

20．Li B，Abliz Z，Fu GM，et al．Abstracts of Papers，3rd International Conference on Natural Products．Nanjing，China，Oct，23～25，2004

21．Arao，T.，J．Kinjo，T．Nohara，et al．Oleanenetype Triterpene Glycosides from Puerariae Radix Ⅱ．Isolation of saponins and application of Tandem Mass spectroscopy to their Structure Detemination．Chem．Pharm．Bull.，1995，43:1176

22．Schophe，T.，C．Al－Tawaha，V．Wray，et al．Triterpenoid Saponins from the Aerial parts of Aster belllidiastrum．Phytochemistry，1995，40:1489

23．陈耀祖，陈能煜，李海泉等．快原子轰击和碰撞活化质谱法研究三萜皂苷结构．化学学报，1986，44:

1020

24. 崔勐，刘志强，宋凤瑞等. 皂苷的电喷雾负离子多级串联质谱研究. 高等学校化学学报，2001，22：1323

25. 周雨，莫文俊，刘淑莹. 电喷雾串联质谱快速分析人参皂甙混合物. 化学通报，1998，2:37

26. Van Breemen RB，Huang CR，Lu ZZ，et al. Electrospray liquid chromatography/mass spectrometry of ginsenosides. Anal. Chem，1995，67:3985

27. Fuzzati N，Gabetta B，Jayakar K，et al. Liquid chromatography – electrospray mass specrtometric identification of ginsenosides in *Panax ginseng* roots. J. Chromatogr. A，1999，854:69

28. Wilson ID. Multiple hyphenation of liquid chromatography with nulear magnetic resonance spectroscopy，mass spectrometry and beyond. J. Chromatogr. A，2000，892:315

29. Renukappa T，Roos G，Klaiber I，et al. Application of high – performance liquid chromatography coupled to nulear magnetic resonance spectrometry，mass spectrometry and bioassay for the determination of active saponins from *Bacopa monniera* wettst.. J. Chromatogr. A，1999，847:109

30. Perera，P.，R. Andersson，L. Bohlin，et al. Structure determination of a new saponin from the plant Alphitomia Zizyphoides by NMR spectroscopy. Magn. Res. Chem，1993，31:472

31. Y. Su，K. Koike，D. Guo，et al. New apiosecontaining Triterpenoid saponins from conyza blinu. Tetrahedron，2001，57:6721

32. Yukio Kawata，Harugisa kizu，Tsuyoshi Tomimori. Study on the constituents of *Clenatis species*. Ⅶ. Triterpenoid saponins from the roots of *Clematis terniflora* DC. Var. *robusta* Tamura. Chem. Pharm. Bull.，1998，46:1891 ~ 1900

33. Tan Li，Zhao Yuying，Tu Guangzhong，et al. Saikosaponins from *Bupleurum scorzonerifplium*. Phytochemistry，1999，50:139 ~ 142

34. Luca Rastrelli，Armando Caceres，Francesco De Simone，et al. Studies on the constituents of *Gliricidia sepium* (Leguminosae) leaves and roots: isolation and structure elucidation of new triterpenoid saponins and aromatic compounds. J. Agric. Food Chem.，1999，47:1537 ~ 1540

35. Hongzheng Fu，Kazuo Koike，Quan Zheng，et al. Fargosides A – E，Triterpenoid saponins from *Holboellia fargesii*. Chem. Pharm. Bull.，2001，49:999 ~ 1002

36. Yasuhiro Tezuka，Kazuyuki Honda，Arjun H. et al，Shigetoshi Kadota. Kinmoonosides A – C，three new cytotoxic saponins from the fruits of *Acacia concinna*，a medicinal plant collected in Myanmar. J. Nat. Prod，2000，63:1658 ~ 1664

37. Kazuko Yoshikawa，Yoshie Satou，Youko Tokunaga，et al. Four Acylated Triterpenoid Saponins from *Albizia procera*. J. Nat. Prod，1998，61:440 ~ 445

38. Takashi Sakurai，Toshio Nishimura，Noboru Otake，et al. Assamicin Ⅰ and Ⅱ，novel triterpenoid saponins with insulin – like activity from *Aesculus assamica* Gri. Bioorganic &Medicinal Chemistry Letters，2002，12:807 ~ 810

39. Zhizhen Zhang，Kazuo Koike，Zhonghua Jia，et al. Gleditsiosides N – Q，new triterpenoid saponins from *Gledistsia sinensis*. J. Nat. Prod.，1999，62:877 ~ 881

40. SAraswati G. and Shashi B. M.. Isolation and Structure Elucidation of Three Triterpeniod Saponins from *Acacia auriculiformis*. Phytochemistry，1997，44:137 ~ 140

41. Nurettin Yayli，Cemalettin Baltaci，Ali Zengin，et al. A triterpenoid saponin from *Cyclamen coum*. Phytochemistry，1998，48:881 ~ 884

42. Keiichi Nishimura，Toshio Miyase，Hiroshi Noguchi. Triterpenoid saponins from *Ilex kudincha*. J. Nat. Prod.，1999，62:1128 ~ 1133

43. Kazuo Koike, ZhongHua Jia, Tamotsu Nikaido. New triterpenoid saponins and sapogenins from *Saponaria officinalis*. J. Nat. Prod., 1999, 62:1655 ~ 1659

44. Kazuo Koike, ZhongHua Jia, Tamotsu Nikaido. Triterpenoid saponins from *Vaccaria segetalis*. Phytochemistry, 1998, 47:1343 ~ 1349

45. Byung – HunUm, Bernard Weniger, Annelise Lobstein, et al. Triterpenoid glycosides from *Isertia pittieri*. Phytochemisty, 2001, 64:1588 ~ 1589

46. Chang Zeng Wang, De Quan Yu. Triterpenoid saponins from *Aster auriculatus*. Planta Medica, 1998, 64:50 ~ 53

47. Marta J., Wieslaw O., Marian J. Sonia P., et al. Triterpenoid saponins from the seeds of *AmAranthus cruentus*. Phytochemistry, 1998, 49:195 ~ 198

48. Ming Kui Wang, Feng E Wu, Yaozu Chen. Triterpeniod saponins from *Anemone hupehensis*. Phytochemistry, 1997, 44:333 ~ 335

49. Fanta Traore, Robert Faure, Evelyne Ollivier, et al. Structure and antiprotozoal activity of triterpenoid saponins from *Glinus oppositifolius*. Planta Med., 2000, 66:368 ~ 371

50. Zheng – Rong Zou, Yang – Hua Yi, Hou – Ming, et al. Intercedensides A – C, three new cytotoxic triterpene glycosides from the sea cucumber *Mensamaria intercedens* Lampert. J. Nat. Prod., 2003, 66:1055 ~ 1060

51. Youngwan Seo, Jeannin Hoch, Maged Abdel – Kader, et al. Bioactive Saponins from *Acacia tenuifolia* from the Suriname Rainforest. J. Nat. Prod., 2002, 65:170 ~ 174

52. Jongheon Shin, Hyi – Seung Lee, Leeyong Woo, et al. New Triterpenoid Saponins from the Sponge *Erylus Nobilis*. J. Nat. Prod., 2001, 64:767 ~ 771

53. Zhonghua Jia, Kazuo Koike, Tamotsu Nikaido, et al. Triterpenoid saponins from *Ardisia crenata* and their inhibitory activity on cAMP phosphodiesterase. Chem. Pharm. Bull., 1994, 42 (11):2309 ~ 2314

54. Yoshihiro Mimaki, Satoshi Kubo, Youji Kinoshita, et al. Lanosterol and 27 – norlanosterol oligosaccharides from the bulbs of *Chionodoxa gigantea*. Phytochemistry, 1993, 34:791 ~ 797

55. 廖循，李伯刚，高小平等．西南银莲花的活性三萜皂苷．中草药，2001，32:493 ~ 496

56. G. Bader, M. Seibold, K. Tintelnot, et al. Cytotoxicity of triterpenoid saponins. Part 2: Relationships between the structure of glycosides of polygalacic acid and their activities against pathogenic *Candida* species. Pharmazie, 2000, 50:72 ~ 74

57. Marie – aleth Lacaille – dubois, Bernard hanquet, Abdolhossein Rustaiyan, et al. Squarroside A, A biologically active triterpene saponin from *Acanthophyllum. squarrosum*. Phytochemistry., 1993, 34:489 ~ 498

58. Mohamed Haddad, Tomofumi Miyamoto, Véronique Laurens, et al. Two New Biologically Active Triterpenoidal Saponins Acylated with Salicylic Acid from *Albizia adianthifolia*. J. Nat. Prod., 2003, 66:372 ~ 377

59. Xiu – Wei Yang, Jing Zhao, Yu – Xin Cui, et al. Anti – HIV – 1 Protease Triterpenoid Saponins from Seeds of *Aesculus chinensis*. J. Nat. Prod., 1999, 62:1510 ~ 1513

60. 杨秀伟，赵静，服部征雄．日本七叶树化学成分的研究Ⅱ．七叶树皂苷 IVc 和异七叶树皂苷 Ia、Ib 的分离和鉴定．中草药，2000，31:648 ~ 651

61. Anti – AIDS agents, 21. triterpenoid saponins as anti – HIV principles from fruits of Gleditsia japonica and gymnocladus chinensis and a structure – activity correlateion, et al. J. Nat. Prod., 1995, 58; 1372 ~ 1377

62. Sandro Apers, Slavka Baronikova, Jean – Bosco Sindambiwe, et al. Antiviral, haemolytic and molluscicidal activities of triterpenoid saponins from *Maesa lanceolata*: establishment of structure – activity relationships. Planta Med., 2001, 67:528 ~ 532

63. Opinya A. Ekabo, Norman R. Farnsworth. Antifungal and Molluscicidal Saponins from *Serjania salzmanniana*. J. Nat. Prod., 1996, 59:431 ~ 435

64．娄红祥，朗伟君，吕木坚．金银花中水溶性化合物的分离与鉴定．中草药，1996，27:195～199
65．Xiong－Dong Gao，Wen－Cai Ye，Albert C．H．，et al．Pulsatilloside A and Anemoside A_3 protective PC12 cells form apoptosis induced by sodium cyanide and glucose deprivation．Planta．Med．，2003，69:171～174
66．Masayuki Yoshikawa，Toshiyuki Murakami，Takahiro Ueno，et al．Bioactive saponins and glycosides．Ⅷ．Notoginseng（1）：new dammarane－type triterpene oligoglycosides，notoginsenosides－A，B，C，and D，from the dried root of *Panax notoginseng*（BURK.）F．H．CHEN．Chem．Pharm．Bull.，1997，45:1039～1045
67．Masayuki Yoshikawa，Toshio Morikawa，Yousuke Kashima，et al．Structures of new dammarane－type triterpene saponins from the floeer buds of *Panax notoginseng* and hepatoprotective effects of principal ginseng saponins．J．Nat．Prod.，2003，66:922～927
68．Masayuki Yoshikawa，Toshiyuki Murakami，Emiko Harada，et al．Bioactive saponins and glycosides．Ⅵ．Elatosides A and B，potent inhibitors of ethanol absorption，from the bark of *Aralia elata* Seem．（Araliaceae）：the structure－requirement in oleanic acid glucuronide－saponins for the inhibitory activity．Chem．Pharm．Bull.，1996，44:1915～1922
69．Marie do rosario daros，Francisco jose de abreu matos，Jose paz parente．A new triterpenoid saponin，Bredemeyeroside B，from the roots of *Bredemeyera floribunda*．Planta Medica，1996，62:523～527
70．Ihsan C.，Mesut E.，Ersan S.，et al．Triterpenes Saponins from *Cyclamen mirabile*．J．Nat．Prod.，1997，60:315～318
71．Syuntaro H.，Hiroshi Y.，Tadashi I.，et al．Three plant growth inhibiting saponins from *Duranta repens*．Phtochemistry，1999，52:1223～1228
72．Arifa Ahamed，Seiji Tsurumi，Taisaku Amakawa．Triterpenoid saponins stimulate the sugar taste receptor cell through a G protein－mediated mechanism in the blowfly，Phormia regina．Journal of Insect Physiology，2002，48:367～374
73．Fanta Traore，Robert Faure，Evelyne Ollivier，et al．Structure and antiprotozoal activity of triterpenoid saponins from *Glinus* opp*ositifolius*．Planta Med.，2000，66:368～371
74．Akihito Yokosuka，Yoshihiro Mimaki，and Yutaka Sashida．Steroidal Saponins from *Dracaena surculosa* J．Nat．Prod，2000，63:1239～1243
75．Natalia V．Ivanchina，Alla A．Kicha，Anatoly I．Kalinovsky，et al．New steroid glycosides from the starfish *Asterias rathbuni*．J．Nat．Prod，2001，64:945～947
76．Yoshihiro Mimaki，Yutaka Sashida．Steroidal saponins from the bulbs of *Lilium Brownii*．Phytochemistry，1990，29:2267～2271
77．Minpei Kuroda，yoshihiro Mimaki，Akihito Yokosuka，et al．Cytotoxic cholestane glycosides from the bulbs of Ornithogalum saundersiae．J．Nat．Prod，2001，64:88～91
78．Yoshihiro Mimakl，Minpei Kuroda，Tetsuichi Fukasawa，et al．Steroidal Saponins from the Bulbs of *Allium karataviense*．Chem．Pharm．Bull，1999，47:738～743
79．Weihong Wang，Famei Li，Naseer Alam，et al．New Saponins from the Starfish *Certonardoa semireguaris*．J．Nat．Prod，2002，65:1649～1656
80．Simona De Marino，Nicola Borbone，Maria Iorizzi，et al．Bioactive Astersaponins from the Starfish *Luidia quinaria* and *Psilaster casiope*．Isolation and Structure Characterization by Two－Dimensional NMR Spectroscopy．J．Nat．Prod，2003，66:515～519
81．Yoshihiro Mimaki，Akihito yokosuka，Yutaka sashida．Steroidal glycosides from the aerial parts of Polianthes tuberose．J．Nat．Prod，2000，63:1519～1523
82．Quan Le Tran，Yasuhiro Tezuka，Arjun Hari Banskota，et al．New Spirostanol Steroids and Steroidal saponins from roots and rhizomes of Dracaena angustifolia and their antiproliferative activity．J．Nat．Prod，2001，64:1127～1131

83. Takehiro Honbu, Tsuyoshi Ikeda, Xing－Hua Zhu, et al. New steroidal glycoside from the fruits of Solanum anguivi. J. Nat. Prod, 2002, 65:1918～1920

84. Yoshihiro Mimaki, Kazuki Watanabe, Hiroshi Sakagami, et al. Steroidal glycosides from the leavves of Cestrum nocturnum. J. Nat. Prod., 2002, 65:1863～1868

85. Yoshihiro Mimaki, Toshihiro Kanmoto, Yutaka Sashida, et al. Steroidal saponins from the underground parts of *Chlorophytum comosum* and their inhibitory activity on tumor promoter－induced phospholipids metabolism of Hela cells. Phytochemistry, 1996, 42 (5):1405～1410

86. Yoshihiro Mimaki, Osamu Nakamura, Yutaka Sashida, et al. Structures of Steroidal Saponins from the Tubers of *Brodiaea californica* and their inhibitory activity on tumor promoter－induced phospholipid metabolism. Chem. Pharm. Bull., 1995, 43:971～976

87. Yutaka Sashida, Satoshi Kubo, Yoshihiro Mimaki, et al. Steroidal sponins from *Smilax riparid and S. China*. Phytochemistry, 1992, 31:2439～2443

88. Yoko Takaashi, Yoshihiro Mimaki, Minpei Kuroda, et al. Recurvosides A－E, new polyhydroxylated steroidal sponins from *Nolina recurvata*. Tetrahedron, 1995, 51:2281～2292

89. Alejandro Zamilpa, Jaime Tortoriello, Victor Navarro, et al. Five new steroidal saponins from *Solanum chrysotrichum* leaves and their antimycotic activity. J. Nat. Prod, 2002, 65:1815～1819

90. Masazumi Miyakoshu, Yukiyoshi Tanura, Hitoshi Masuda, et al. Antiyeast steroidal saponins from *Yucca schidigera* (Mohave Yucca), a new anti－food－deteriorating Agent. J. Nat. Prod, 2000, 63:332～338

91. Yi－Fei Wang, Xing－Cong Li, Hong－Ying Yang, et al. Inhibitory Effects of Some Steroidal Saponins on Human Spermatozoa in vitro. Plant med., 1996, 62:130～132

92. Xing－Cong Li, Chong－Ren Yang, Makoto Ichikawa, et al. Steroidal Saponins from *Polygonatum kingianum*. *Phtochemistry*, 1992, 31:3559～3563

93. 彭军鹏，陈浩，乔艳秋等．大蒜中两种新的甾体皂苷成分及其对血液凝聚性的影响．药学学报，1996，31:607～612

94. Dong JX, Han GY. A new active steroidal saponin from *Anemarrhena asphodeloides*. Planta Medica, 1991, 57:460～462

95. Natalia V. Ivanchina, Alla A. Kicha, Anatoly I. Kalinovsky, et al. New steroid glycosides from the starfish *Asterias rathbuni*. J. Nat. Prod., 2001, 64:945～947

96. Yin J, Kouda K, Tezuka Y, et al. Steroidal glycosides from the rhizomes of *Dioscorea spongiosa*. J. Nat. Prod., 2003, 66:646～650.

第十四章　萜类化合物

第一节　概　　述

萜类（terpenes）化合物是天然产物中一类重要的代谢产物，其分子具有异戊二烯五个碳的基本单元。因此，凡是由异戊二烯衍生的化合物，其分子式符合通式（C_5H_8）$_n$ 的化合物均称为萜类（terpenoids）化合物。除其可以单独存在于自然界而外，还可以和其他类型天然产物缩合。它们在自然界中广泛存在，种类繁多，据1970年的统计，已经在自然界中发现10000多种，1991年已超过20000种，它是各类型天然产物中最多的一类。

萜类化合物的分类有许多种，最常见的是按照分子中含有的异戊二烯的数目加以分类(见表14-1)。

表14-1　按照分子式中含有的异戊二烯的数目对萜类化合物的分类

碳原子的数目	名称	通式（C_5H_8）$_n$
5	半萜	n=1
10	单萜	n=2
15	倍半萜	n=3
20	二萜	n=4
25	二倍半萜	n=5
30	三萜	n=6
40	四萜	n=8
50	五萜	n=10
>50	多萜	n>10

例如：

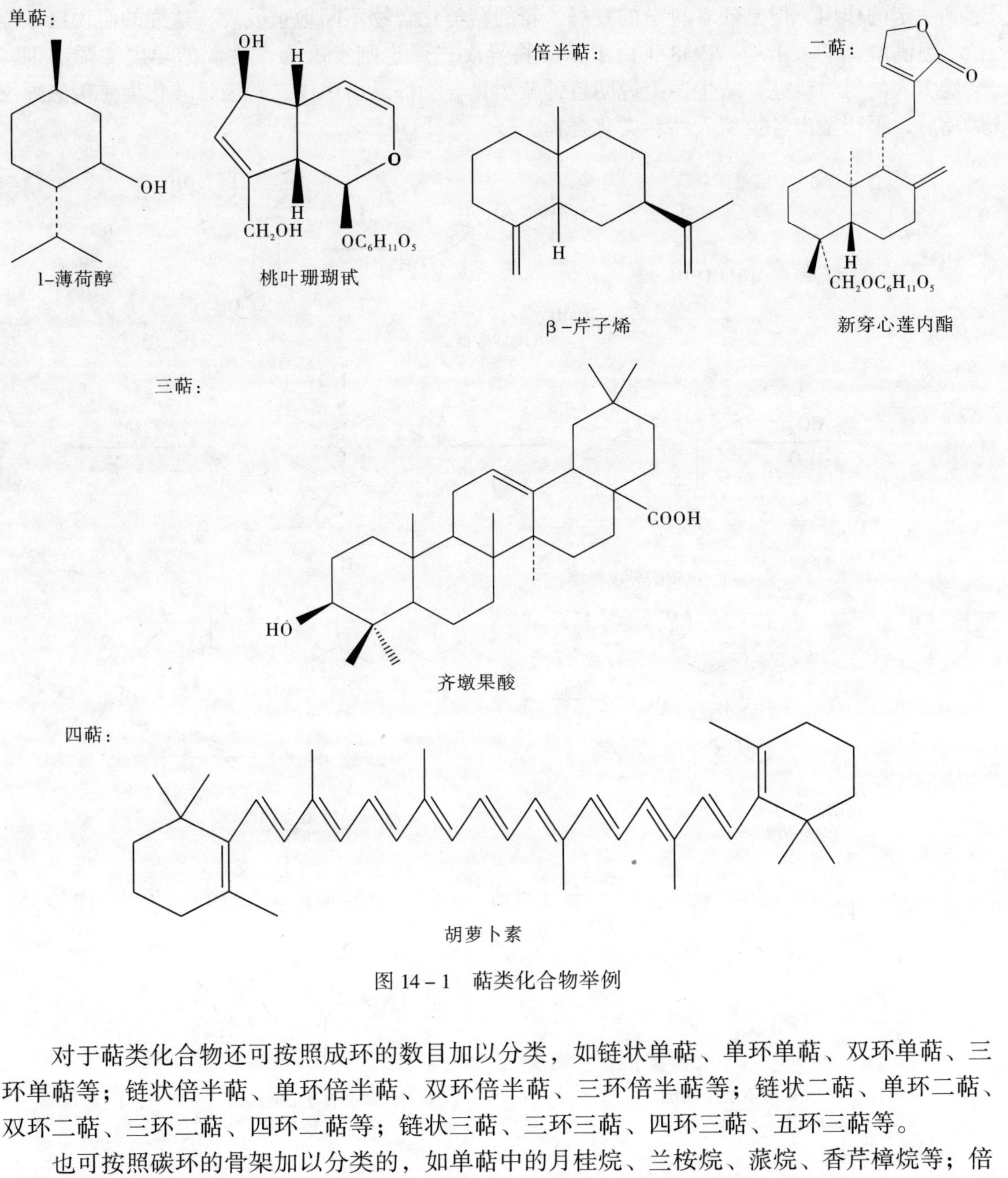

图 14-1　萜类化合物举例

对于萜类化合物还可按照成环的数目加以分类，如链状单萜、单环单萜、双环单萜、三环单萜等；链状倍半萜、单环倍半萜、双环倍半萜、三环倍半萜等；链状二萜、单环二萜、双环二萜、三环二萜、四环二萜等；链状三萜、三环三萜、四环三萜、五环三萜等。

也可按照碳环的骨架加以分类的，如单萜中的月桂烷、兰桉烷、蒎烷、香芹樟烷等；倍半萜中的金合欢烷、榄香烷、吉马烷、芹子烷、藿香烷、伊鲁烷等；二萜中西松烷、塔三烷、松香烷、贝壳杉烷等；三萜中龙延香烷、原萜烷、达玛烷、羊毛甾烷、齐墩果烷、乌苏烷、羽扇豆烷、蒲公英烷等。

按功能基分类的有倍半萜内酯、二萜内酯、三萜酸等。

1887 年 Wallach 根据萜类化合物是由异戊二烯构成的，提出“异戊二烯定则”（isoprene rule)，指出萜类化合物是由异戊二烯按头尾相接缩合而成的一类化合物，对萜类化学的发展起到一定的作用。但是随着科学的发展，新的萜类化合物不断地被发现，这样的假说已不能给予完满解释了。于是，1938 年由 Ruzika 将异戊二烯定则发展为“生源的异戊二烯法则”。又经多人的努力研究，从生源上说明各种萜类化合物都是由甲戊二羟酸，转化为焦磷酸异戊烯酯后，再衍生出各类型天然萜类化合物。

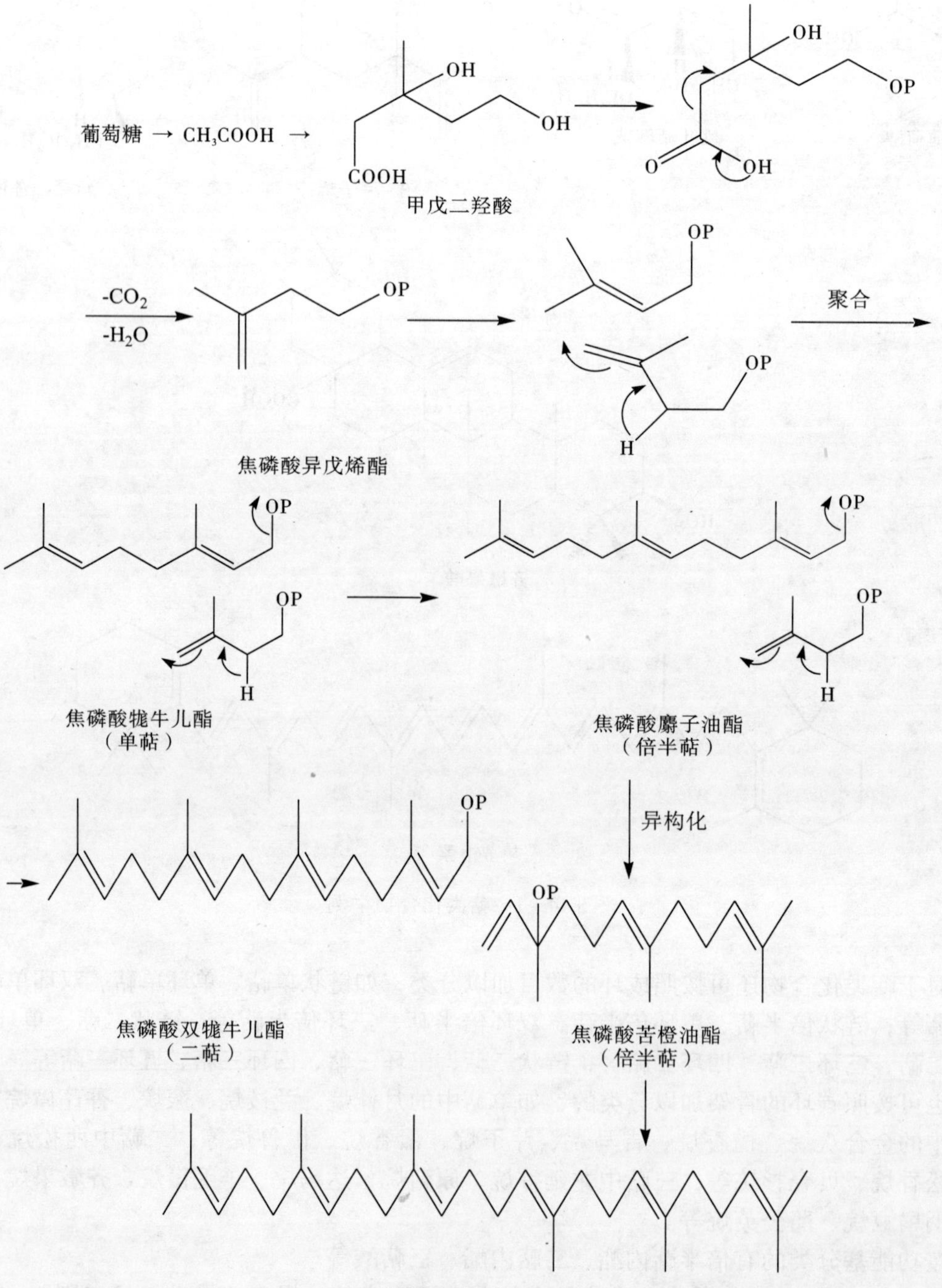

图 14－2 萜类生源图解

萜类化合物在自然界中广泛存在，高等植物、真菌、微生物、昆虫以及海洋生物，都有萜类成分的存在。萜类化合物是中草药中一类比较重要的化合物，已经发现很多化合物是中草药的有效成分，同时它们也是一类重要的天然香料，是化妆品和食品工业的不可缺少的原料。一些化合物还是重要的工业原料，如多萜化合物橡胶是反式联接的异戊二烯类长链化合物，是汽车工业，飞机工业的重要原料。

近年来，由于分离手段和鉴定技术的迅猛发展，以及新的活性化合物的发现，大大地促进了萜类化合物的研究进展，使对萜类化合物的研究成为近年中的热门课题。我们在这里将近年的进展情况，进行了初步的总结，以供读者参考。

第二节 单萜类化合物

单萜类化合物是根据异戊二烯规则（isoprene rule），以两个异戊二烯构成的化合物称为单萜类（monoterpenoids）化合物。单萜化合物常存在于植物腺体、油室核树脂道等分泌组织中，是植物挥发油的主要组成成分，在海洋生物及昆虫中亦有存在，而海洋生物中的单萜则多具有卤素取代。单萜的含氧衍生物多具有较强的生物活性或香气。单萜类化合物在医药工业、香料工业、昆虫信息素及昆虫驱避剂等方面都有广泛的用途。例如，樟脑是最早从中草药中得到的有效成分之一，至今仍在临床上使用；薄荷用做芳香剂、驱风药，在医药工业和食品工业中应用广泛；斑蝥素具有抗肿瘤作用。昆虫信息素及昆虫驱避剂中有许多化合物是单萜化合物，已日益引起人们的重视。有关单萜的专著和综述[1~6]已有很多。

近年对单萜类化合物的合成、生物转化、生合成、立体结构的测定、提取分离等研究进展很快，发现很多结构新颖的化合物。随着各种相关技术的飞速发展，从陆上动植物中发现许多大极性和含有过氧桥的单萜类化合物，同时从海洋生物中发现了很多含有卤素的单萜类化合物[7]。单萜化合物基本骨架相对简单，但有很多天然单萜化合物的骨架结构，尽管是从异戊二烯 C_5 单元衍生而来，却不符合首尾相连的异戊二烯规则，这类化合物被归类为不规则单萜化合物（irregular monoterpene）。

一、链状单萜化合物

2，6－二甲基辛烷型单萜化合物中，最重要的是牻牛儿醇（C－eraniol）橙花醇（nerol）芳樟醇（linalool）香茅醇（citronellol）香茅醛（citronellal）柠檬醛（citral）等萜醇类化合物。从前化合物是从精油分离而得的，如牻牛儿醇和香茅醇得自香茅油，而芳樟醇得自玫瑰木油。

近年来发现的新链状单萜类化合物有 chenopanone（1）[8]，3，7－dimethyl－1，7－dien－6－one（2）[9]，sacranoside B（3）[10]。

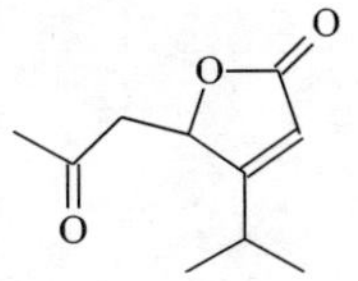
1

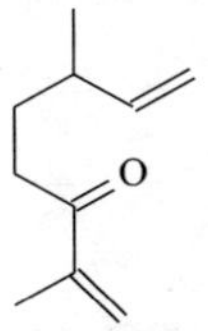
2

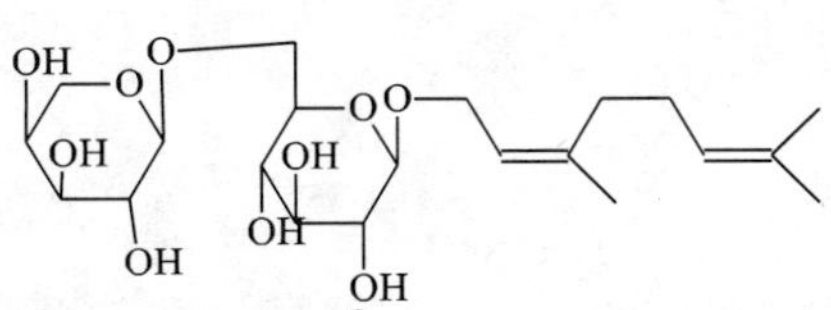

3

还发现了 trans - 5 - hydroxy - 2 - iso - propenyl - 5 - methylhex - 3 - en - 1 - ol （4）[11]， sachalinols A （5） 和 sachalinol B （6）[12]。

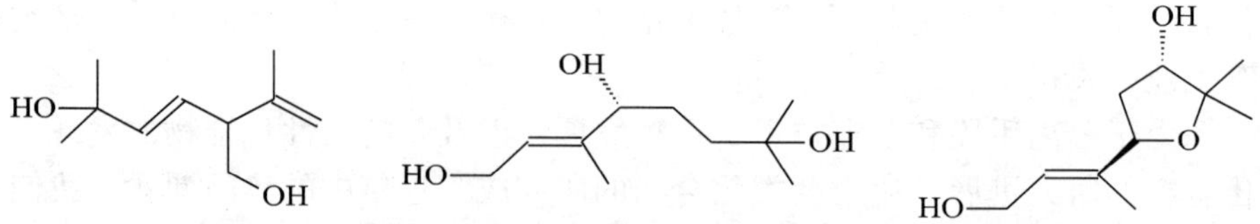

4　　5　　6

二、环状单萜化合物

最常见的环状单萜醇——薄荷醇（menthol）是薄荷烷族的一个成员，薄荷醇又称薄荷脑（menthacamphor），为薄荷（*Mentha arvensis*）的主要成分。

近年来报道了一些新环状单萜化合物，现选择部分化合物为例介绍如下：化合物 longifone（7）是从长叶薄荷（*Menta longifolia*）中分离得到的一个含有氯原子的单萜类化合物。含卤素化合物在陆生植物中不多见，但在分离过程中没有使用盐酸，因此该化合物是人工产物的可能性不大[13]。化合物 trans - p - menthane - 1β，2α，8，9 - triol （8）[14] 则是结构新颖的多羟基单萜化合物。

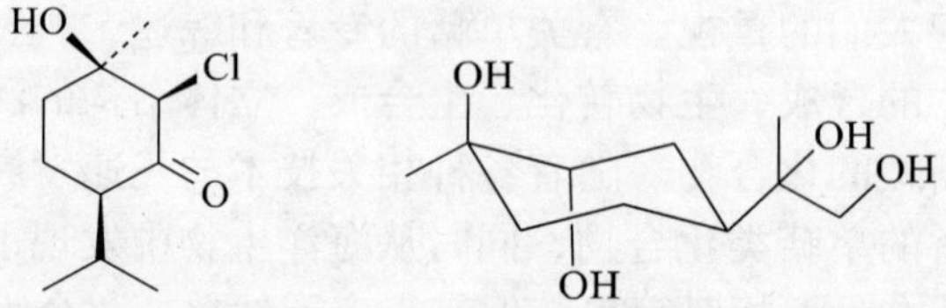

7　　8

此外分离得到的多羟基环状单萜化合物还有：（1S，2R，4R，8R） - *p* - menthane - 2 - 8 - 9 - triol （9）[14]，（1S，2S，4R） - *p* - menth - 8 - ene - 1，2，10 - triol - 2 - *O* - *β* - D - glucopyranoside （10）[15] 等。Machida 等人从栀子（*Gardeniae Fructus*）中分得 5 个环香叶烷型单萜化合物：jasminosides A（11） jasminosides B（12） jasminosides C（13） jasminosides D（14） 和 jasminosides E（15），并通过 CD 谱确定了其绝对构型[16]。

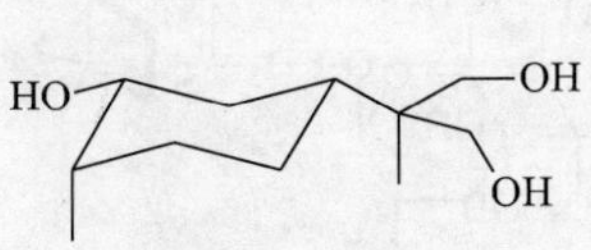

9

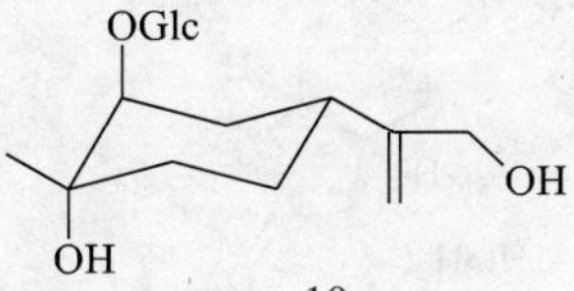

10

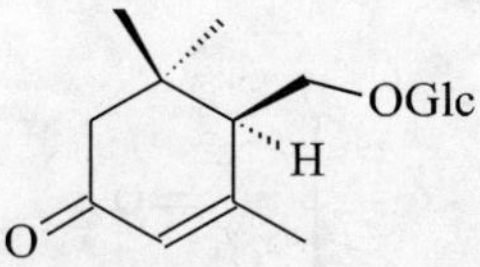

11

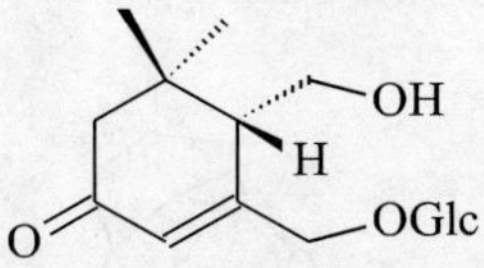

12

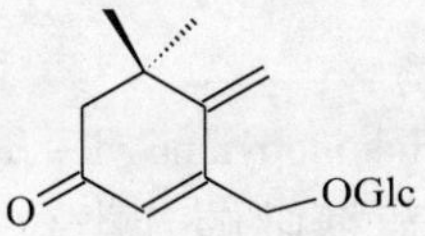

13

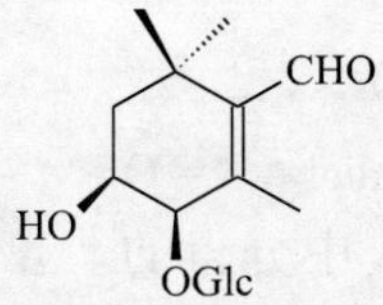

14

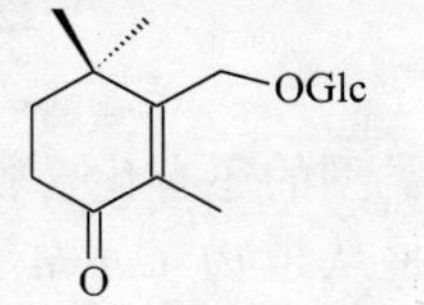

15

新单萜苷类化合物 rehmaionosides A（16）rehmaionosides B（17）rehmaionosides C（18）和 rehmapicroside D（19）是从地黄［*Rehmannia glutinosa*（Goert）Libosch *et* Fisch.］根中分离得到的 3 个紫罗兰酮苷类化合物和一个环香叶烷型苷类化合物[17]。

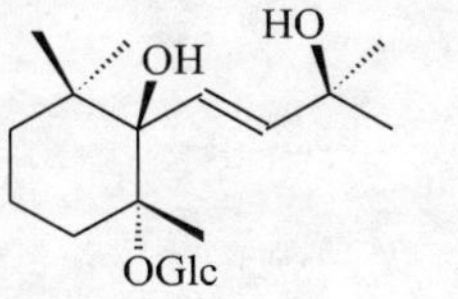

16

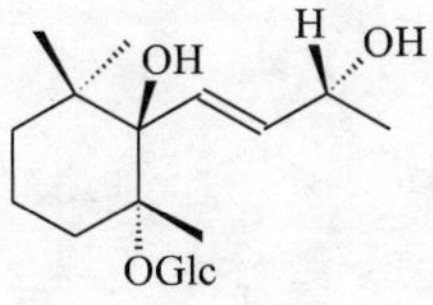

17

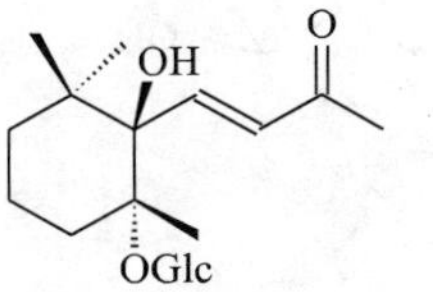

18

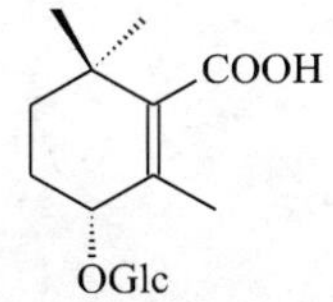

19

近年来，发现了多氧化的衍生物及其苷类化合物，如化合物 9 – hydroxy – paeonilactone A (20)[17]，sacranoside A（21）[18]，（1S，5R）–（–）–2，4，4 – trimethylbicyclo［3.1.1］– hept – 2 – en – 6 – one（22）[19]，eucommidiol（23）[20]。

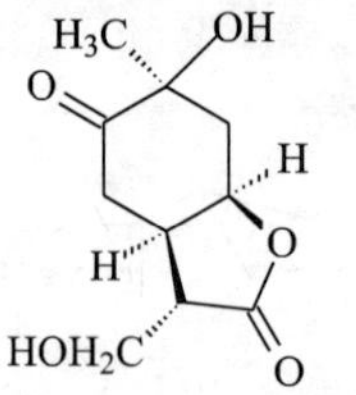

20

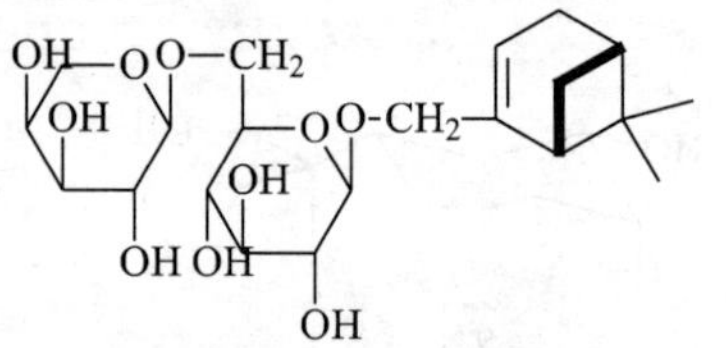

21

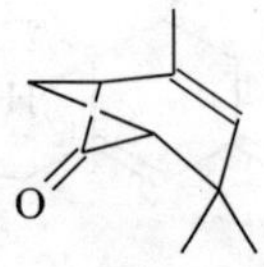

22

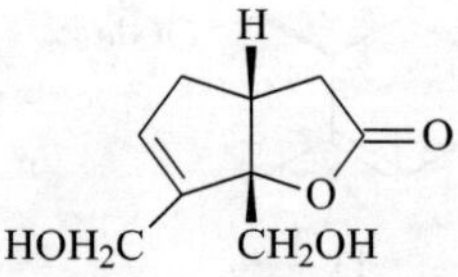

23

属于这一类型的还有化合物 geraniol－3－O－α－L－rhamnopyranosyl－β－D－glucopyranoside（24），它是从植物 *Cunila spicata* 中分得的[21]。单葡萄糖吡喃苷类化合物 2β，6β－dihydroxy－1，8－cineole－2－O－β－D－gluco pyranoside（25）和（1S，2R，4S，5R）－2，5－dihydroxy－1，8－cineole－2－O－β－D－glucopyranoside（26）是从茴香（*Foeniculum vulgare*）的果实中得到的[22]。从伞形科窃衣属植物小窃衣（*Torilis japonicaica*）[23]的果实中分离得到一个新的羟基桉树脑苷类化合物（27）。2－羟基－1，8－桉树脑－β－D－葡萄糖吡喃苷的异构体（1S，2R，4S）－2，4－dihydroxy－1，8－cineole（28）和（1R，2R，4R）－2，4－dihydroxy－1，8－cineole（29）是从茴香（*Foeniculum vulgare*）果实水提取物中分离得到的[24]。

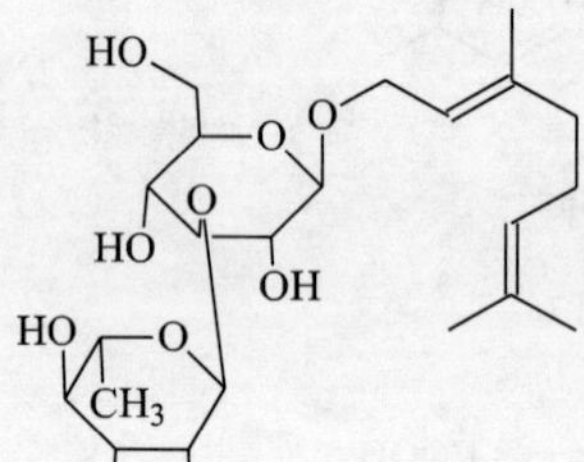

24

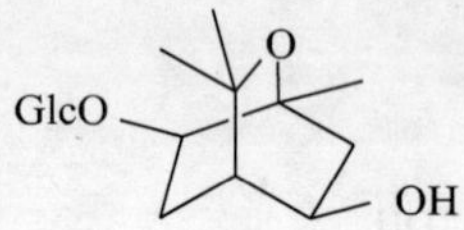

25

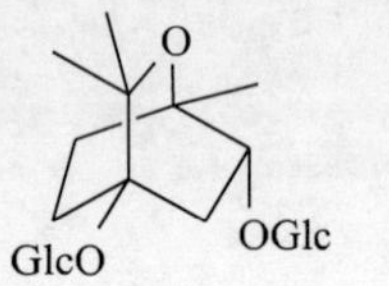

26

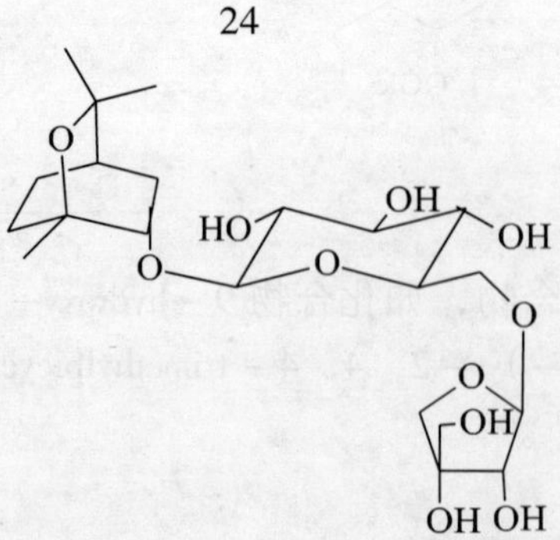

27

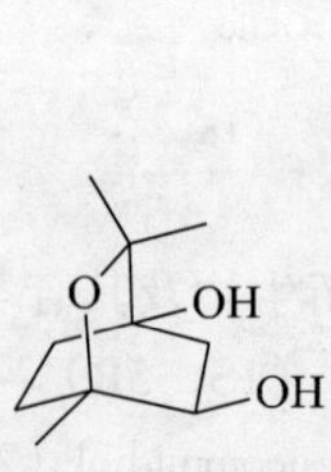

28

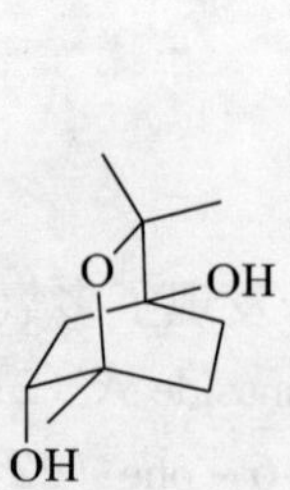

29

从土荆芥（*Chenopodium ambrosiotdes* L.）挥发油中分离得到的土荆芥酮[25] aritasone（30），可认为是蒎烷的二聚体衍生物。从白芍（*Paeonia lactiflora* Pall.）的根中分得芍药新苷 lactiflorin（31）[26]。

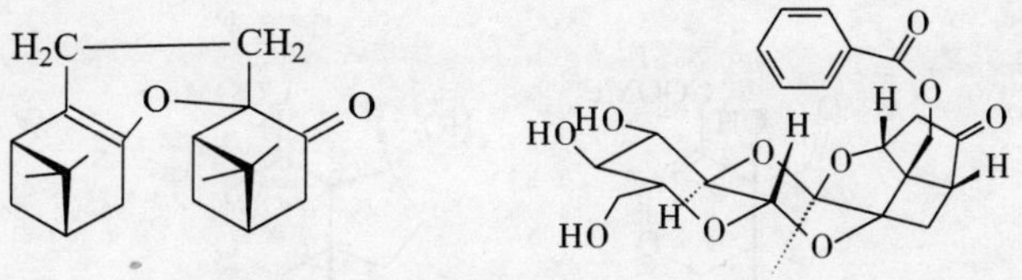

30　　31

三、环烯醚萜及其苷类化合物

环烯醚萜类化合物（iridoids）是指植物界中虹彩二醛（iridodial）通过分子内羟醛缩合形成的化合物。是一类较为特殊的单萜类化合物。1958 年 O. Halpern 和 H. Schmid 通过对 phumieride 结构的研究确定了环烯醚萜类化合物的骨架结构[27]，其结构特征是具有环戊烷吡喃环系统，分子内一般带有环烯醚键。形成的环烯醚萜 4 位上的甲基可经生物氧化形成羧基，然后再发生脱羧反应形成降解产物 4 - 去甲基环烯醚萜；若在环烯醚萜醇分子中环戊烷部分的 C - 7、C - 8 发生开环，即得到裂环环烯醚萜（seco - iridoids）。已有的文献报道，现在从植物中已经分离得到 1000 种环烯醚萜及其苷类化合物[28,29]。

环烯醚萜（iridoids）及其苷类化合物广泛存在于植物中，尤其在玄参科、茜草科、唇形科、鹿蹄草科、水晶兰科、龙胆科和木犀科等植物中分布最为普遍。它们在植物体中既存在游离状态；也存在结合状态，其中多数以苷的形式存在[30,31]。

刘净等经过整理，将环烯醚萜的结构骨架的主要类型分为 3 个大类 11 个小类，该方法较原先的分类方法更为科学合理。具体分类如下[28]：

（一）环烯醚萜苷类化合物　环烯醚萜的 1 位羟基较为活泼，易与糖相结合，天然存在的环烯醚萜多为苷类化合物，尤其以 D - 葡萄糖为多。

1. 普通环烯醚萜苷类化合物　该类型主要包括 C - 8 环烯醚萜苷，C - 9 环烯醚萜苷，C - 10 环烯醚萜苷等结构类型，其中近年来报道的该类型化合物有：从中药黄毛耳草（*Hedyotis chrysotricha*）中分离鉴定了 2 个新的环烯醚萜苷化合物，命名为耳草甙（hedyoside，32）、6' - 乙酰车叶草甙（6' - acetyl asperuloside，33）[32]。

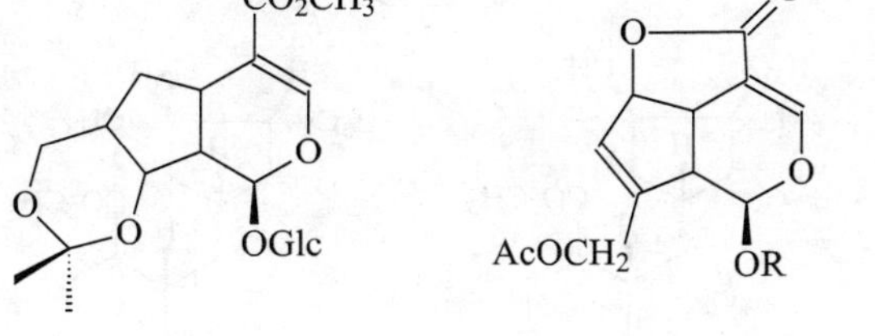

32　　33

R=6'-Ac-Glc

Henrik Franzyk 从 *Junellia seriphioides* 中首次发现了在 9 位取代的环烯醚萜苷类化合物 9 – hydroxcy – 8 – epihastatoside（34）[33]。Tommaso A．Foderaro 从 *Penstemon secundiflorus* 的新鲜叶片中分离得到（5α – H） – 6 – epi – dihydrocornin（35），该化合物是目前得到惟一的反式并环的环烯醚萜苷类化合物[34]。

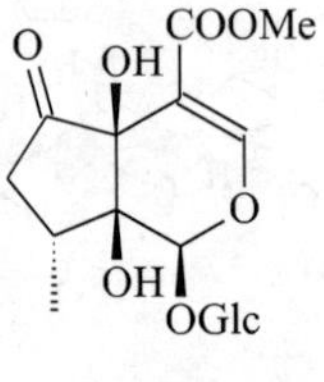

34

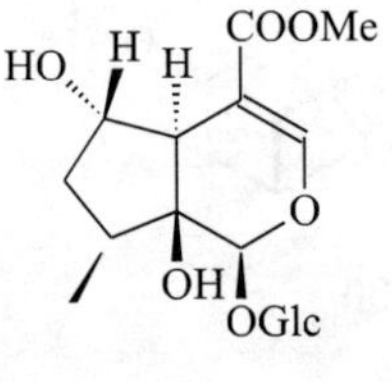

35

近年来从角蒿属植物中分离得到的环烯醚萜甙有以下两种：1，7 – O – Benzoyltecomoside（36）[35,36]、8 – epideoxyloganic acid（37）[37]。

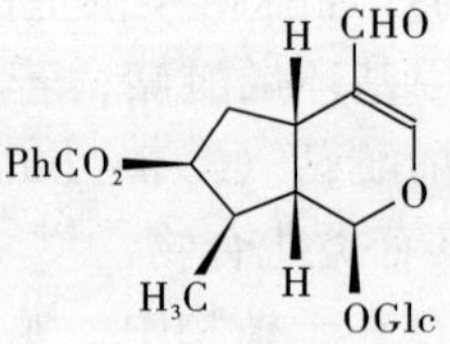

36

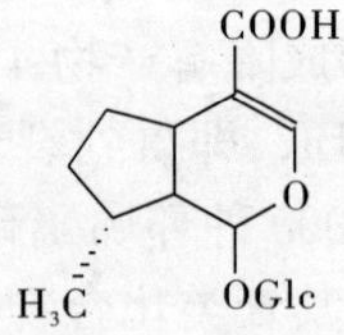

37

2．裂环烯醚萜苷类化合物　到 1991 年为止，从植物中分离并鉴定的裂环烯醚萜约有 120 个，陈千良等综述了 1992 ~ 2001 年新发现的 78 个裂环烯醚萜类化合物的结构，并简要总结了其生物活性，一些裂环烯醚萜类化合物对心血管、消化系统、中枢神经系统都显示出一定的生物活性，具有降压、保肝、解痉、抗炎等药理作用。

裂环烯醚萜在生物合成中常常是吲哚生物碱的前体，例如在茜草科育亨宾树中裂环番木鳖苷与色胺缩合产生柯楠碱（corynantheine）[38,29]。

（1）简单裂环烯醚萜苷类化合物：Rie Kakuda 从中药金银花（*Lonicera japonica*）中分离得到 loniceracetalide A（38）和 loniceracetalide B（39），这是从自然界中首次得到的二甲基乙烯缩醛（dimethylethylene acetal）裂环烯醚萜苷类化合物[39]。

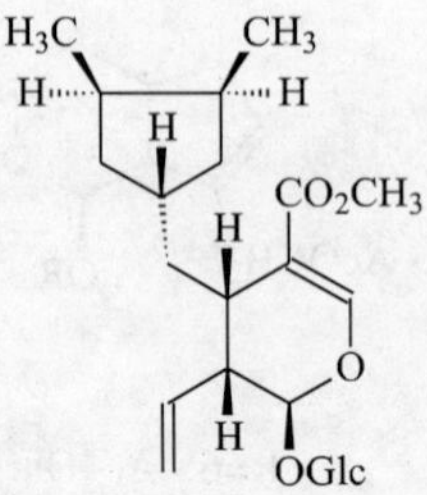

38

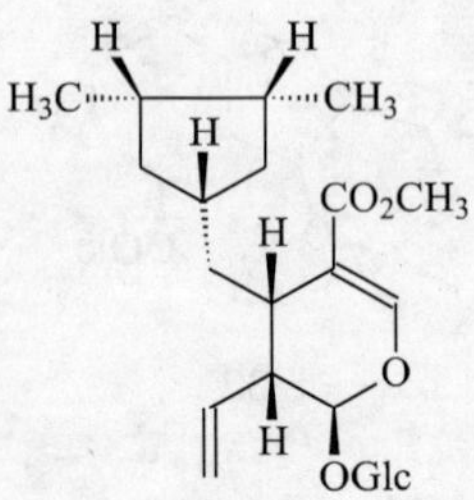

39

（2）与萜类相连的裂环烯醚萜苷类化合物：Takao Tanahashi 对木犀科素馨属植物多花素馨（*Jasminum polyanthum*）进行了研究，分离得到了连有单萜片段的裂环烯醚萜苷类化合物 jaspofoliamosides A（40）[40]。

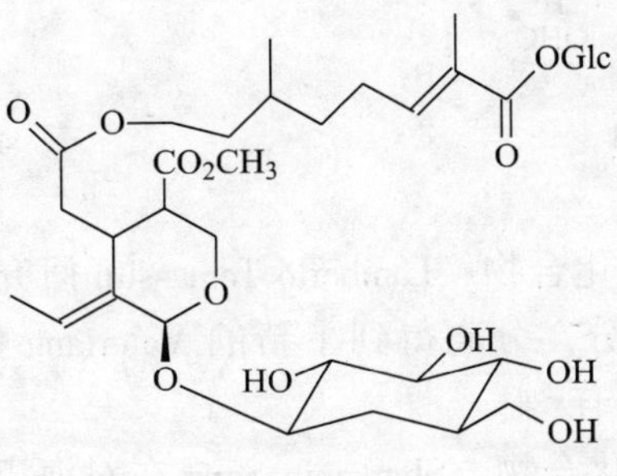

40

（3）与酚类化合物相连的裂环烯醚萜苷类化合物：对木犀榄属植物进行研究中分离得到的一系列橄榄苦苷类化合物[41]。在木犀榄属植物已有研究中，裂环烯醚萜类化合物因其典型的生源途径而被认为是木犀榄科植物化学分类学上的标记化合物。Jensen Rosendal 统计了环烯醚萜类和裂环烯醚类化合物在木樨榄科 17 个属的植物中的分布，对 17 个属植物的亲缘关系进行了总结[42]。Cristina 则对橄榄苦甙及其相关化合物进行了分析，包括产生、分布、生物合成，在果实成熟过程和工业加工中的变化，以及在体外研究中的抗氧化和抗微生物活性[43]。日本的研究人员 Kuwajina 研究了从马钱子苷到 oleoside –，10 – hydrodeoside – 裂环烯醚萜葡糖甙的生物合成途径，结果证实了（8S）– 8，10 – epoxy – secologanin 是马钱子甙经生物合成途径得到三类裂环烯醚甙的中间体[44]。

裂环烯醚萜类化合物主要是从橄榄叶中得到的，其中最具有代表性的化合物是橄榄苦甙（oleuropein）（41），1960 年 Scarpati 研究组从橄榄叶中分离得到[45]，在后继的研究中，又分离得到了 oleoside 的二甲基酯和 ligstroside[46]。从橄榄的果实中分离得到大量的橄榄苦甙和 secologanoside（42）[47]。

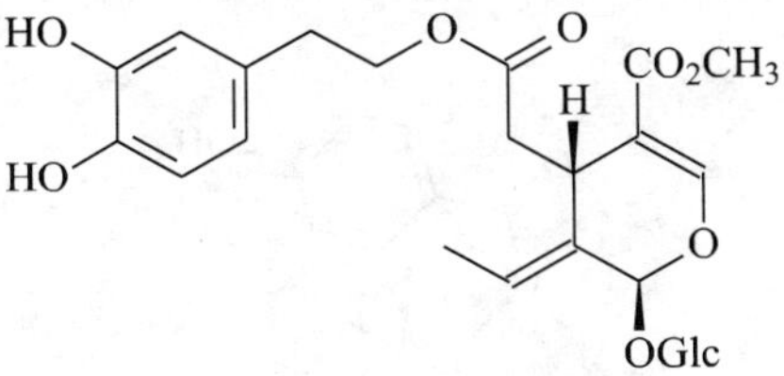

41

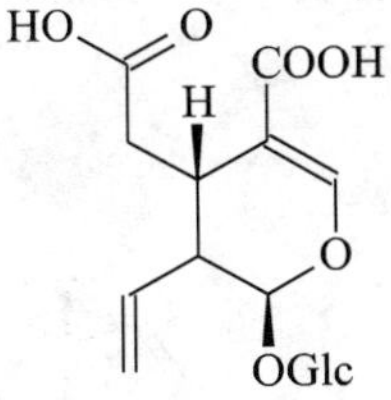

42

在最近的研究中，从云南产的橄榄（*Olea yuennanensis*）中分离得到了 10 – hydroxyligstrosid，10 – hydroxyloleuropein 和 oleayuannanoside[48]。此外，从木犀榄属植物中还得到化合物（1S）– methylelenolate（43）[49]和 3，4 – dihydroxy – phenylethyl 4 – formal – 3 – formylmethyl – 4 – hexenoate（44）[50]。

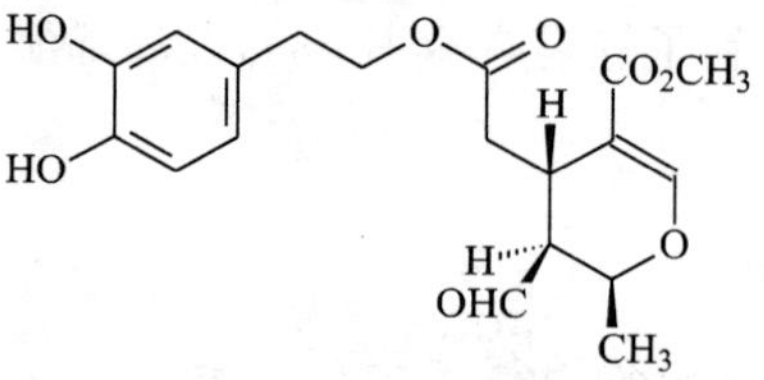

43

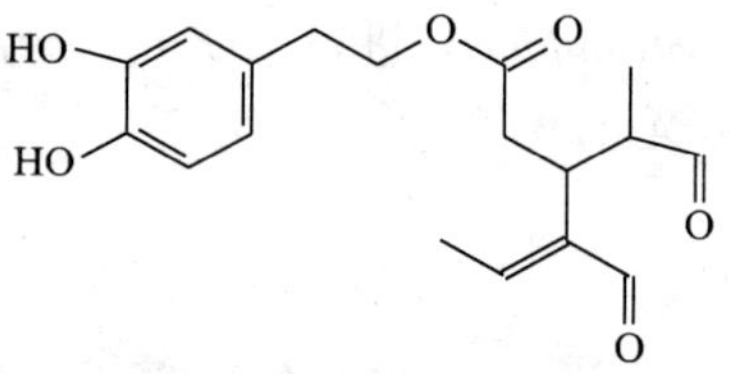

44

3．Valeriana 环烯醚萜苷类化合物 Lamberto Tomassini 研究了忍冬科荚蒾属植物皱叶荚蒾（*Viburnum rhytidophyllum*）的成分，分离得到了新的 Valeriana 型环烯醚萜苷类化合物，如化合物 7，10，2' – 三乙酰基败酱苷[51]。

4．Plumeria 环烯醚萜苷类化合物 Shengmin Sang 在对海巴戟（*Morinda citrifolia*）进行的研究工作中，从其叶中分离得到一个新的 Plumeria 环烯醚萜苷类化合物：citrfolinoside (45)[52]。

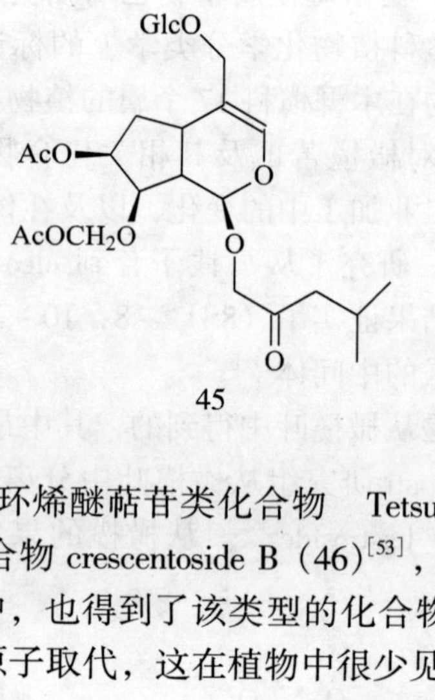

45

5．3 位、10 位间形成氧桥的环烯醚萜苷类化合物 Tetsuo Kaneko 等人对 *Crescentia cuiete* 的果实进行的研究中分离得到化合物 crescentoside B (46)[53]，Koichi Machida 等对紫葳科梓属植物 *Catalpae fructus* 进行的研究中，也得到了该类型的化合物 6 – O – P – hydrobenzoyl – glutinoside (47)。该化合物 7 位有氯原子取代，这在植物中很少见，结构如下[54]：

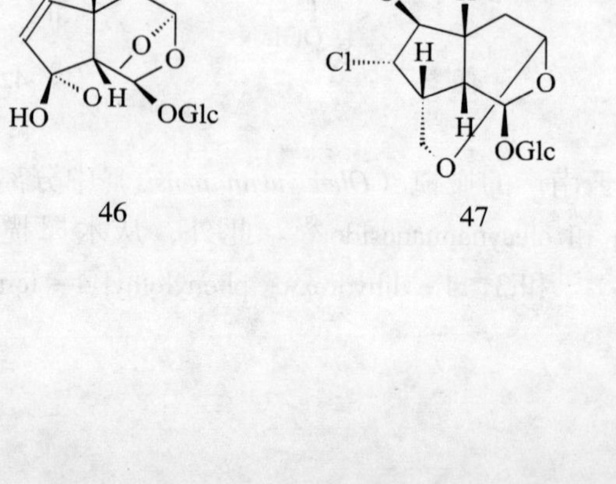

46 47

6．荆芥内酯（nepetalactone）相关类型的环烯醚萜苷类化合物　现在发现的该类型化合物有 nepetalacemosides B（48）[55]。

7．变形的类环烯醚萜苷类化合物　例如，从炮弹果（*Crescentia cujete*）中分离得到的 crescentins 类化合物，如 crescentoside A（49）和 crescentoside B（50）[56]，即属于变形的类环烯醚萜苷类化合物。

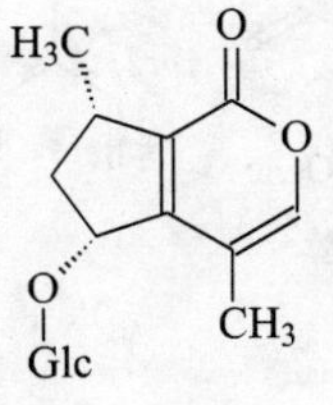

48

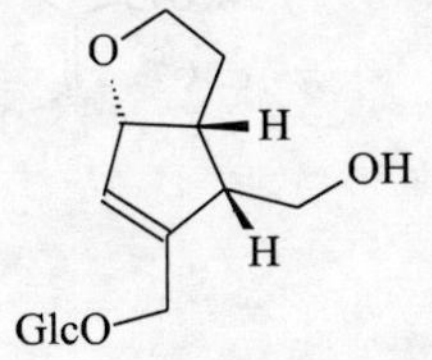

49

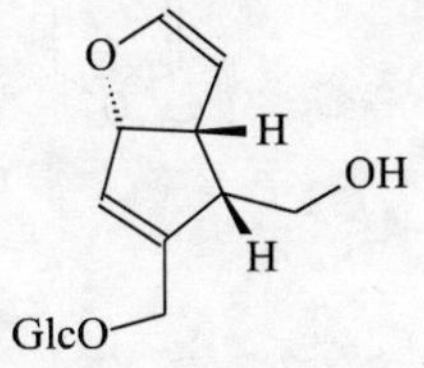

50

（二）非苷类环烯醚萜类化合物　吴斐华总结了近五年来分离得到的非苷类环烯醚萜类化合物，除常见类型外还有 dunnisinin（51）[57]，macrophyllide（52）[58]，viteoid（53）[59]，crescentins（54）[60]，des－p－hydroxybenzoyl kisasagenol B（55）[61]。

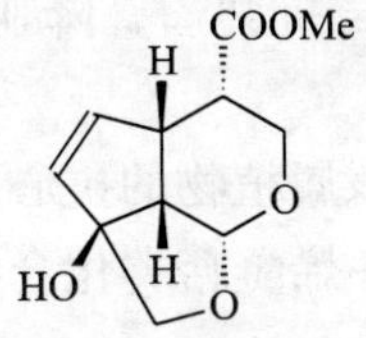

51

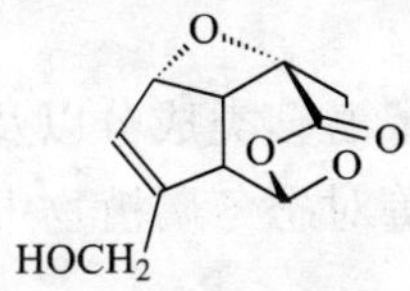

52

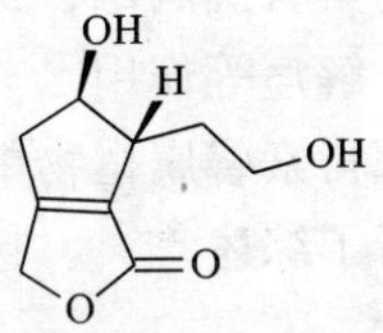

53

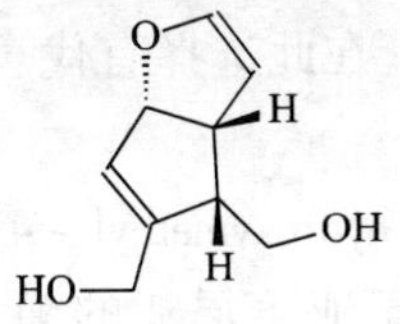

54

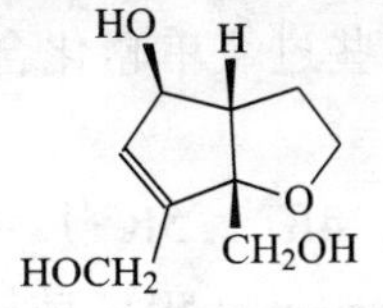

55

（三）聚合环烯醚萜类化合物　聚合环烯醚萜类化合物主要包括以下三种类型：

1．普通环烯醚萜苷类化合物组成　从马鞭草科豆腐柴属植物豆腐柴（*Premna subscandens*）叶中分离得到四个由链状单萜连接的双聚合环烯醚萜类化合物，如 premnaodrosides D（56）[62]。

2．裂环烯醚萜苷类化合物组成　从木犀榄属植物 *Osmanthus austrocaledonica* 中分离到的该类化合物 austromoside（57）[63]。

3．普通环烯醚萜苷类化合物和裂环烯醚萜苷类化合物混合组成的聚合环烯醚萜类化合物，如从紫葳科梓属植物 *Catalpae fructus*。中分离得到的化合物 Acerifolioside（58）[64]。

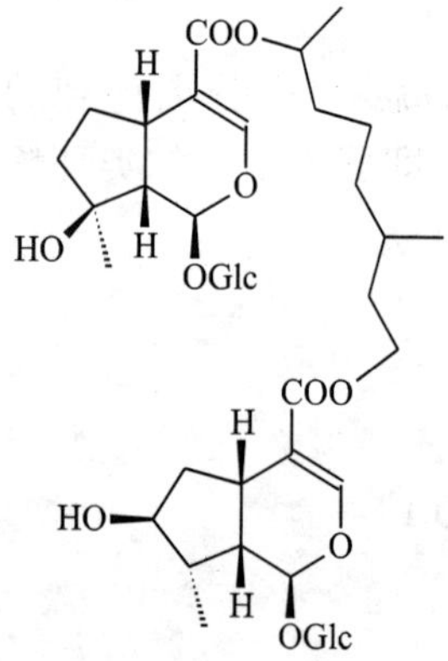

56

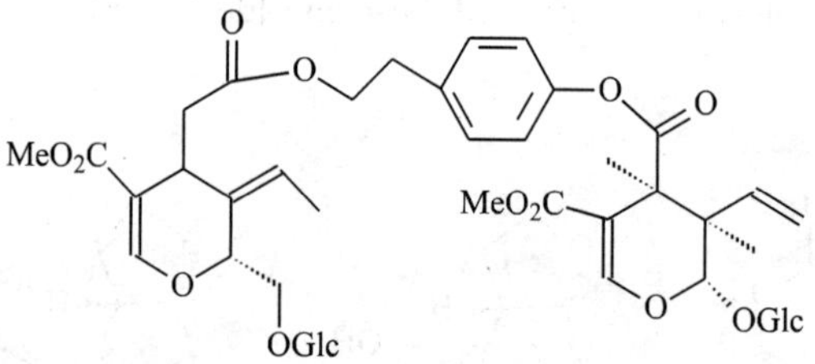

57

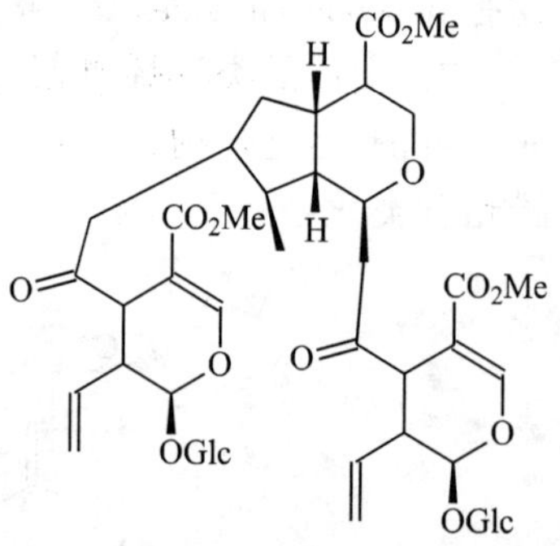

58

吴斐华已经详尽地总结了天然环烯醚萜类化合物的核磁共振氢谱，核磁共振碳谱，在此不再赘述了。

（四）环烯醚萜类化合物的生物活性　环烯醚萜类化合物是植物的自身防御物质，同时具有广泛的生物活性，也是很多植物药中的活性成分[65]。吴斐华曾对此作了详尽的总结。环烯醚萜类化合物具有抗病毒，抗菌，抗炎镇痛，抗氧化，抗肿瘤，降血压，保肝，利胆，降血脂，降血糖，解痉等作用[28]。

刘扬等对木樨科素馨属植物中的环烯醚萜类成分以及该属植物的抗心律失常、抗炎、解痉等生物活性进行了综述[66,67]。赵玉英等对忍冬属植物中环烯醚萜类化合物的药理活性进行了总结[68]。

四、天然过氧单萜化合物

从植物中分离得到了一些过氧单萜化合物，在此选择有代表性的过氧单萜化合物介绍如下：

过氧单萜化合物（3S*，4R*，5R*）－3－hydroxymethyl－4－（1－acetoxy－iso－propyl）－5－isopropenyl－1，2－dioxolane（59）是从产于亚美尼亚的菊科蒿属植物 *Artemisia fragrans* 的地上部分分离得到一个含有过氧桥，且不符合异戊二烯规则的单萜类化合物[69]。

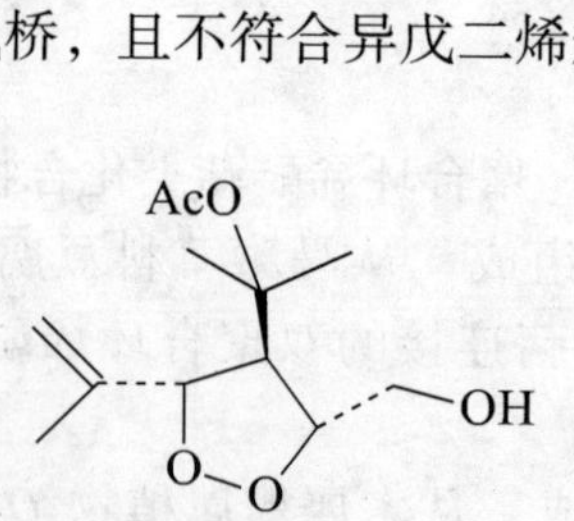

59

化合物 7－hydroperoxy－5，6－E－dehydro－6，7－dihydronerol（60）为橙花醇的衍生物，是从 *Heterothalamus alienus*[70] 中分离得到的；从 *Pentzia grandiflora* 中分离得到过氧化合物 6－

peroxy－7（9）－dehydro－6，7－dihydro－neryl acetate（61）和 7－peroxy－5，6E－dehydro－6，7－dihydrogeramyl acetate（62）[71]。

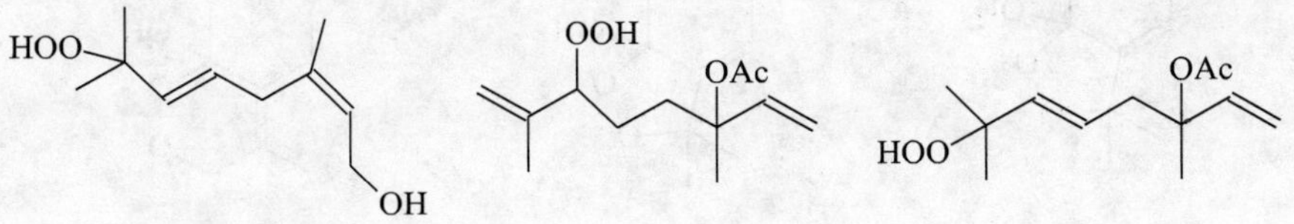

60　　61　　62

从菊科植物 *Achillea nobilis* 中分离得到两个新的过氧化合物 4－hydro－peroxy－2R，3R－isopropyliden－hex－5－en－1－ol acetate（63）和 4－hydro－peroxy－2S，3R－isopropyliden－hex－5－en－1－ol acetate（64）[72]。

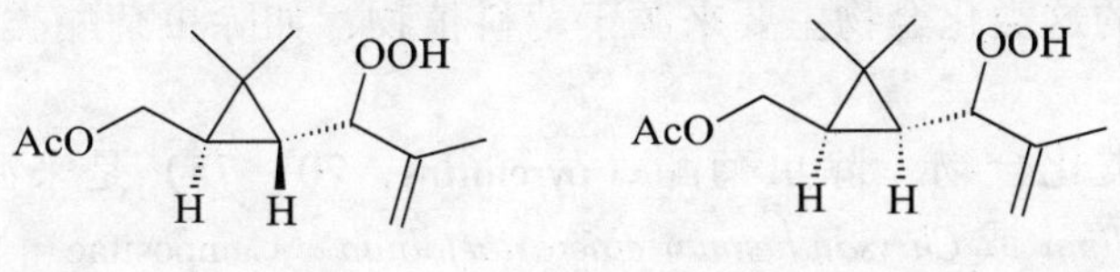

63　　64

化合物 1，4－epidioxy－p－menth－2－ene（1R，4S，6R）（65）和化合物 1，4－epidioxy－p－menth－2－ene（1S，4R，6R）（66）是从山姜科山姜属植物密苞山姜（*Alpinia densibracteata*）中分离得到的，同时确定了两个化合物的绝对构型[73]。

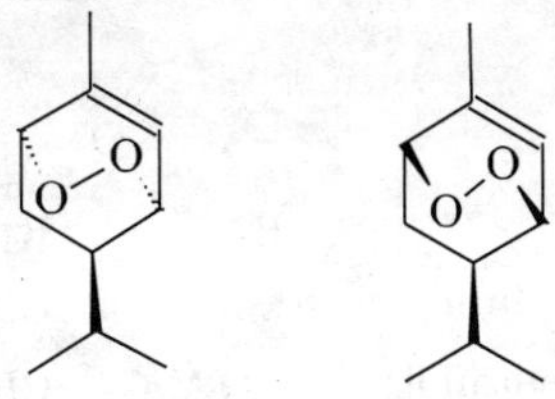

65　　66

环状过氧化合物 5－hydroxyplucheinol（67）是从玄参科毛麝香属植物（*Adenosma caeruleum*）的地上部分中得到的，利用 2D－NMR 光谱确定了该化合物的结构[74]。从 *Satureja gilliesii* 中分离得到了已知化合物 Acetylsaturejol（68）和新化合物 Isoacetylsaturejol（69）[75]。

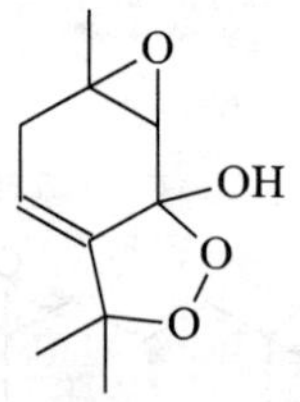

67

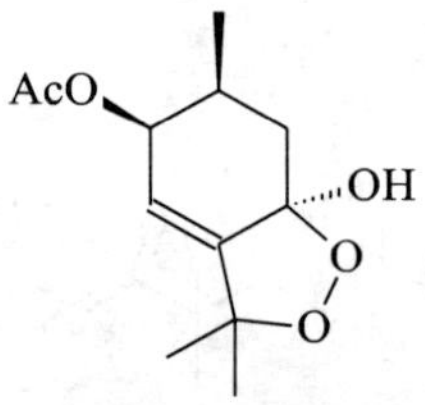

68

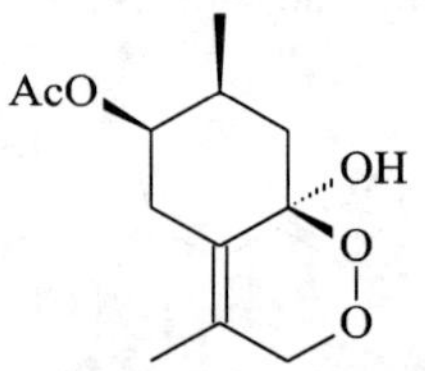

69

过氧单萜化合物数量和种类不多，对其生物活性方面进行的研究就更少了。

五、不规则单萜化合物

有些天然单萜化合物的骨架结构，虽是从异戊二烯 C_5 单元衍生而来的，由于发生了骨架重排，并不符合首尾相连的异戊二烯规则，被归为不规则单萜化合物（irregular monoterpenes），已经分离得到的这类化合物主要来源于菊科植物，如除虫菊酯类、紫罗兰酮及其类似物还有卓酚酮类等[76]。

（一）除虫菊酯类化合物　除虫菊酯（pyrethrins，70 ~ 75）是来源于菊科植物除虫菊［*Pyrethrum cinerariaefolium* 或 *Chrysanthemum cinerariaefolium*（Compositae）］干花提取物，除虫菊酯（pyrethrinl Ⅰ，Ⅱ，70，71）瓜菊酯（cinerin Ⅰ，Ⅱ，72，73）茉莉菊酯（jasmolin Ⅰ，Ⅱ，74，75）等 6 个化合物都具有极强的杀虫活性[77]。

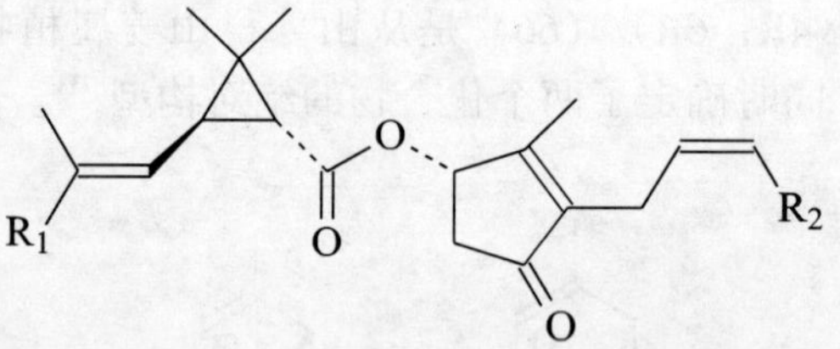

	R_1	R_2
70 Pyrethrin Ⅰ	Me	$CH=CH_2$
71 Pyrethrin Ⅱ	CO_2Me	$CH=CH_2$
72 Cinerin Ⅰ	Me	Me
73 Cinerin Ⅱ	CO_2Me	Me
74 Jasmolin Ⅰ	Me	Et
75 Jasmolin Ⅱ	CO_2Me	Et

天然除虫菊酯是接触型毒药，它能迅速穿透昆虫的神经系统。但导致麻痹的剂量并不是致命的剂量。天然除虫菊酯的毒性会很快被昆虫体内的酶分解。因此为了延缓了酶的作用，氨基甲酸盐或加强剂常与除虫菊酯一起使用。

菊花酸性成分的半合成衍生物也被开发为杀虫剂，这些成分被称为拟除虫菊酯。这类仿生农药，已有近 30 种投产，约占杀虫剂市场的 18%。最常用的合成拟除虫菊酯类化合物是丙烯菊酯。

（二）斑蝥素　斑蝥素（cantharidin，76），芫菁科（地胆科）昆虫斑蝥（*Mylabris sidae*）的成虫和幼虫体内所含的一种单萜类成分，广泛存在于同属其他昆虫中[78]。我国1975年肯定了斑蝥素为抗癌有效物质，除对治疗原发性肝癌有明显疗效外，还可以治疗白细胞减少、慢性肝炎和神经性皮炎等。近年来对斑蝥素的临床研究表明：斑蝥素及其衍生物，如甲基斑蝥胺（N－methyl－cantharidimide，77）羟基斑蝥胺（N－hydroxyl－cantharidimide，78）等对治疗原发性肝癌疗效显著，明显优于手术治疗和放疗。

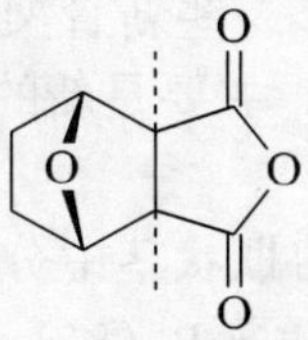

76

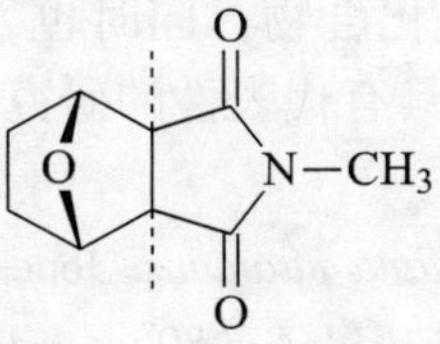

77

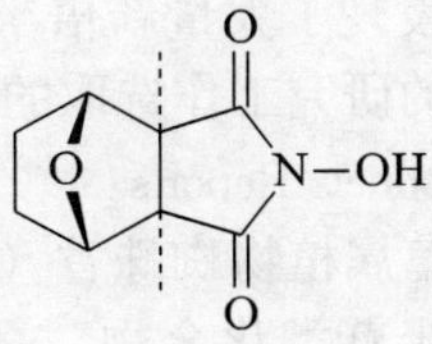

78

有趣的是斑蝥素并不源自单萜，关于斑蝥素的生物合成，归功于苏黎世大学的Schmid小组的研究[76,79]。Schlatter等在喂饲试验中证明斑蝥素不是由两个异戊二烯单元首尾连接而成。他们提出了三个异戊二烯单元参与了斑蝥素的合成。他们清楚地证实金合欢醇（farnesol）是斑蝥素的生源前体，斑蝥素的优势前体是全反式金合欢醇。因此证明斑蝥素源自于倍半萜。

1953年，哈佛大学的Stork等[80]立体选择性地合成了斑蝥素。

此外从菊科蒿属植物*Artemisia fragrans*地上部分中分离得到一个不符合异戊二烯规则的单萜类化合物2，3二羟基－2－甲基－4－异丙烯基己烯－5（79），其相对构型由二维核磁共振推定，绝对构型是根据该化合物的生合成前体（S）－（+）－santolina triene的4位碳的绝对构型来推定的[81]。

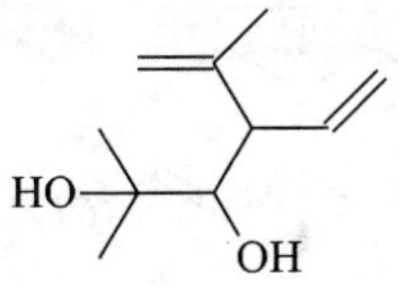

79

第三节　倍半萜类化合物研究进展

倍半萜类化合物是由三个异戊二烯单位结合组成的含有15个碳原子的一类化合物，主要来源于植物、霉菌和海洋生物。由于新的提取分离技术和近代物理方法在阐明化合物结构方面的应用以及合成方法的进展，使得倍半萜类化合物数目增长很快。据估计，已知倍半萜类化合物有数千个，分属于约200多种骨架，其中包括无环、单环、双环、三环、四环，以及各种桥环系、三元环、四元环等小环和八至十二元环的中型环系。对倍半萜作一个综合的概述就会大大超出本文的范围，因此只能选择其中的一部分加以介绍。

倍半萜的结构看来五彩缤纷但又杂乱无章，但是通过“生源异戊二烯规则”却可以找出它的某种联系。按照生源的观点，倍半萜是以顺、反金合欢焦磷酸酯和反、反金合欢焦磷酸酯作为起点的，而橙花叔醇焦磷酸酯也可以作为重要的建筑构件。这些前体经过适当的环化，包括双键的参与和消去焦磷酸基，或者通过 Wagner - Meerwein 重排，或氢负离子转移变化而衍生出各种各样的骨架类型[82]。

一、近年来分离得到的新倍半萜骨架

1996 年以来发现了大量新倍半萜类化合物，同时也发现了一些新骨架结构，以下是从近十年来所发表的研究工作选取的部分具有代表性的研究工作，主要是新的骨架结构，主要来源于 Natural Products Reports。

从败酱科缬草属植物蜘蛛香（*Valeriana jatamansi* Jones.）的根状茎中分离得到三个具有新骨架结构的倍半萜类化合物，valerananoid A（80），valerananoid B（81）和 valerananoid C（82），利用了谱学和化学方法确定新化合物的结构，其中化合物 valerananoid A（1）的结构由单晶 X 射线衍射方法进一步确证[83]。

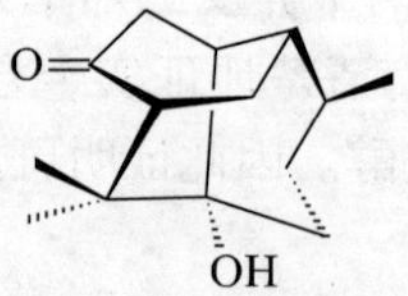

80

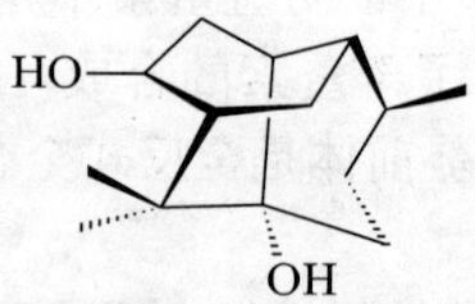

81

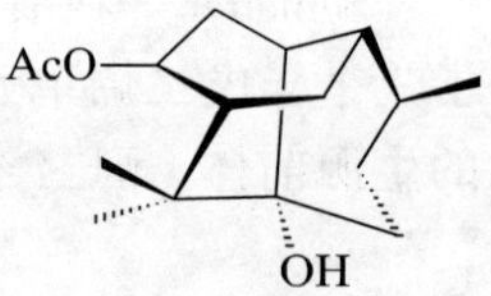

82

从台湾产羽苔科小萼苔属植物 *Mylia nuda* 中分离得到具有新倍半萜骨架的化合物 nudenoic acid（83），该化合物据推测是以 spirovetivane 为前体形成的[84]。

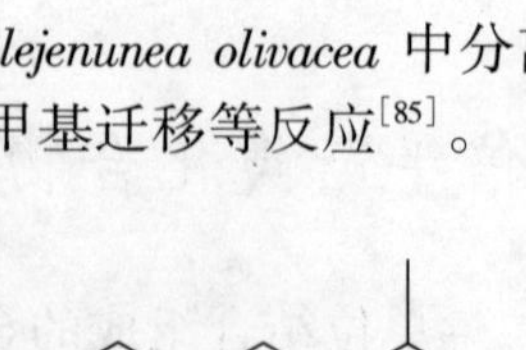

83

Olivacene（84）为从植物 *Archiulejenunea olivacea* 中分离得到的非常有趣的新倍半萜骨架的化合物，该化合物涉及芳香化和甲基迁移等反应[85]。

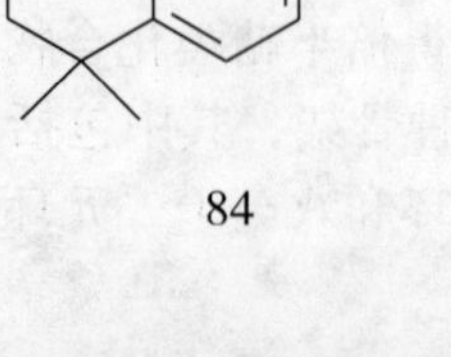

84

从茄科烟草属植物 *Nicotiana umbratica* 中分离得到具有新倍半萜骨架的化合物 4，9 - cyclodauc - 7 - en - 14 - ol（85）[86]。

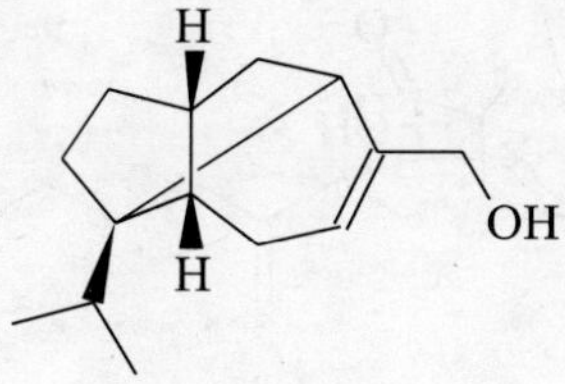

85

从八角科八角属植物野八角（*Illicium dunnianum*）中分离得到具有新倍半萜骨架的化合物 dunnia - 2，11 - dien - 15 - oic acid（86）[87]。

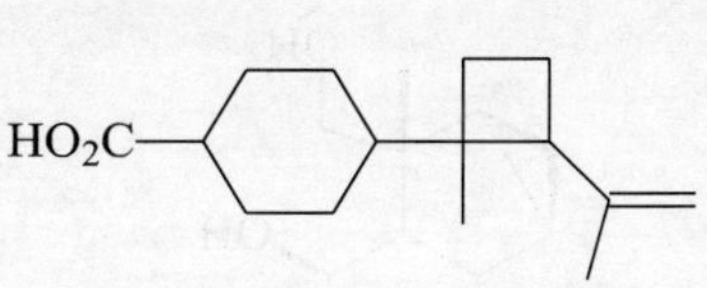

86

从菊科向日葵属植物向日葵（*Helianthus annuus*）的新鲜叶子中分离得到一个具有新颖倍半萜骨架的化合物 heliospirone A（87）[88]。

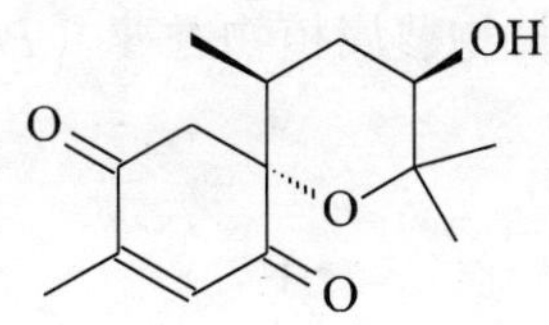

87

化合物 dumortanol（88）为从 *Dumnortiera hirsuta* 分离得到新骨架的倍半萜类化合物[89]。

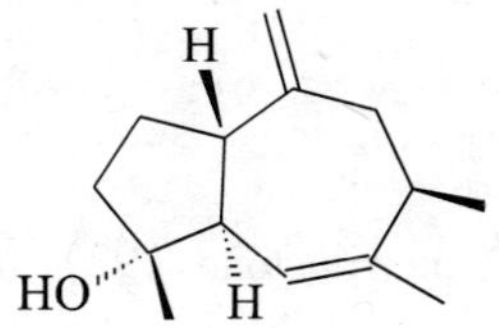

88

化合物 obtunone（89）为从 *Chanaecyparis obtusa* 中分离得到的新化合物，该化合物据推测可能是由两个单萜化合物经过 Diels - Alder 环加成反应得到的[90]。

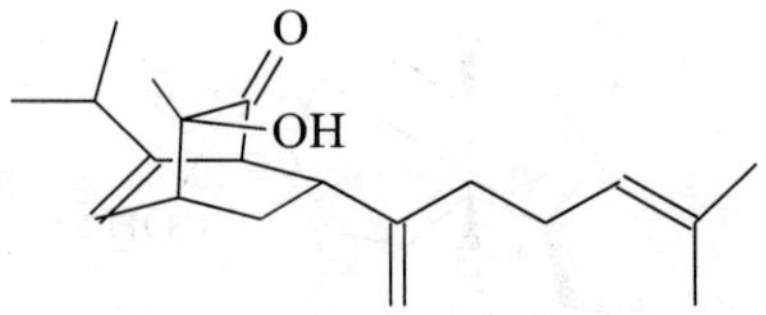

89

从樟科山胡椒属植物乌药（*Lindera strychnifolia*）的根中分离得到的 1，3 - cyclo - 8，9 - seco - eudesmane strtychnilatone（90）[91]。

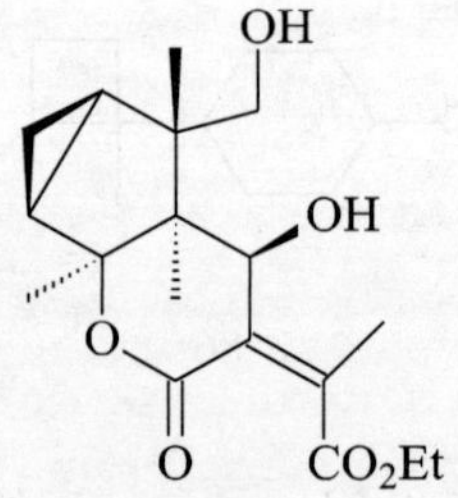

90

Viscosumic acid（91）是从蓼科植物蓼属植物香蓼（*Polygonum viscosum*）中得到的新倍半萜骨架[92]。

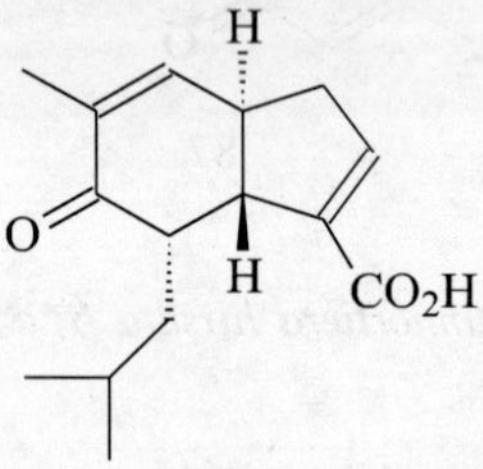

91

一个新的倍半萜二内酯类化合物 merrilactone（92）是由木兰科八角属植物滇西八角（*Illicium merrillianum*）中分离得到的[93]。

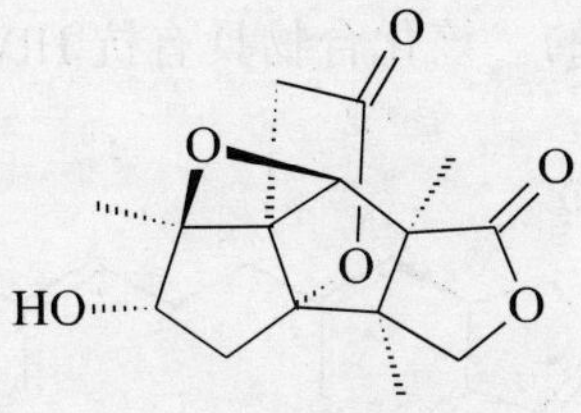

92

化合物 Caprariolide A（93）是从大风子科山羊角属植物（*Carraria biflora*）中分离得到的新倍半萜骨架类型[94]。

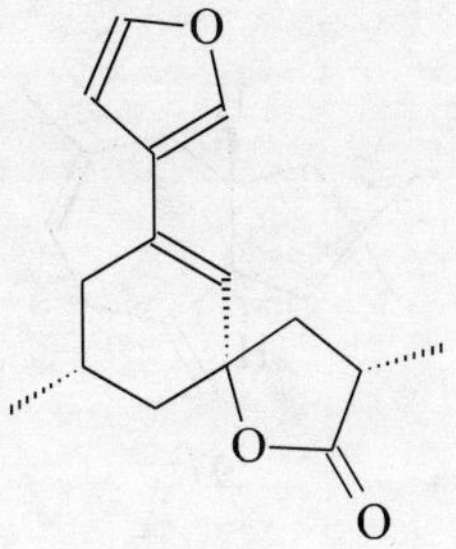

93

化合物 hodgsonox（94）是从植物 *Lepidolaene hodgsniae* 中分离得到的新倍半萜骨架的化合物[95]。

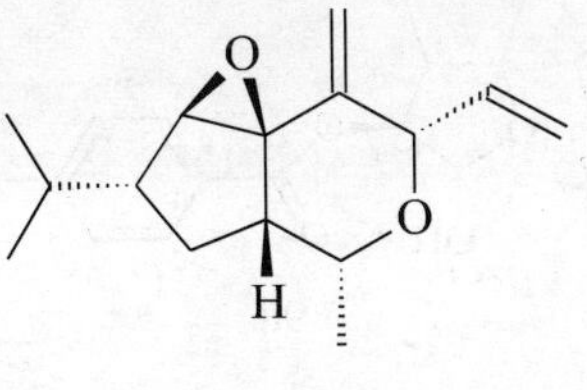

94

新倍半萜骨架化合物 paesslerane（95），是从 *Alcyoniunm paessleri* 中分离得到的[96]。

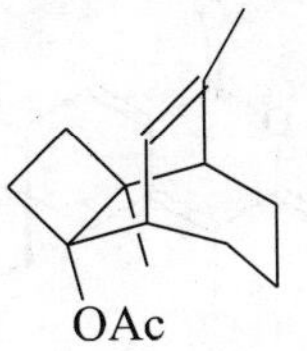

95

化合物 liseaverticillol（96）具有一个新的倍半萜骨架，是从樟科木姜子属植物轮叶木姜子（*Litsea verticillata*）中分离得到的。该化合物具有抗 HIV 的活性[97]。

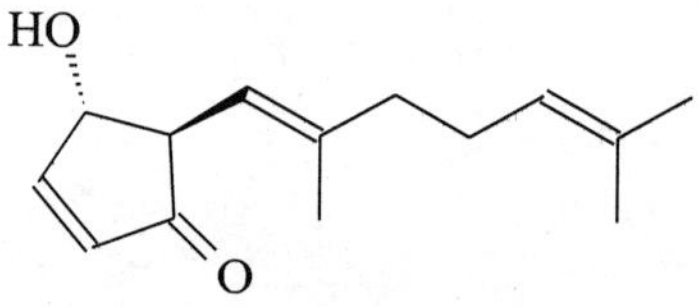

96

倍半萜类化合物 asterisca－3（15），6－diene（97）是利用合成的方法确定的结构，此前被认为是顺式并环的结构[98]。

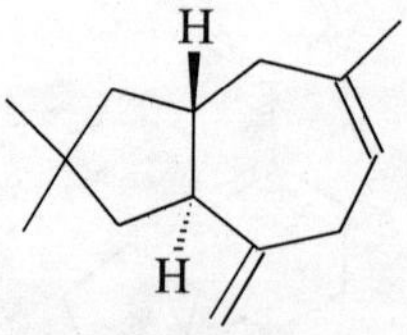

97

化合物 kuhistaferone（98）是从伞形科阿魏属植物 *Ferula kuhistanica* 中分离得到的，具有一个不常见的倍半萜骨架[99]。

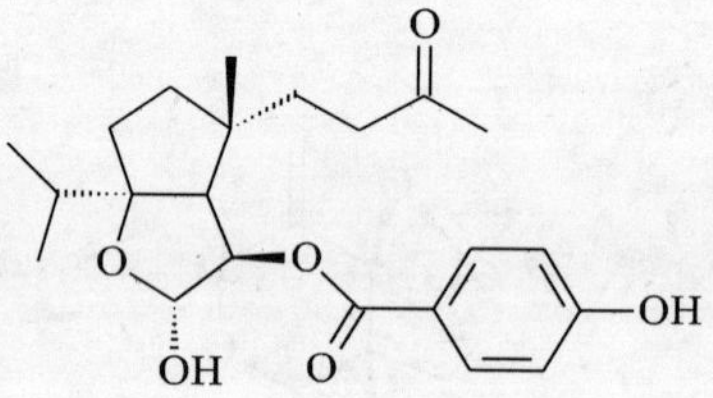

98

化合物 paniculoid（99）是从无患子科栾树属植物栾树（*Koelreuteria paniculata*）的种子中分离得到的，具有新的倍半萜骨架[100]。

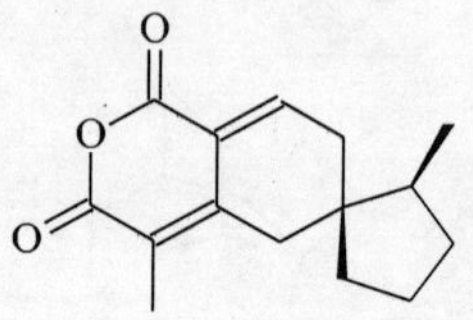

99

倍半萜类化合物 sipauein（100）是从 *Siparuna pauciflora* 的叶中分离得到的，具有新的倍半萜骨架[101]。

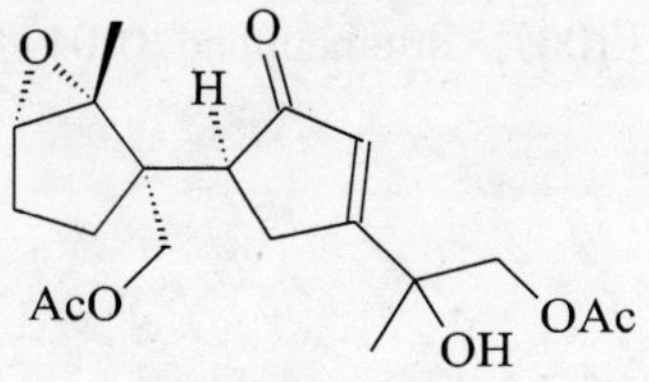

100

Mikamicranolide（101）是从菊科假泽兰属植物 *Mikania micrantha* 中分离得到的，具有一个不常见的重排倍半萜骨架[102]。

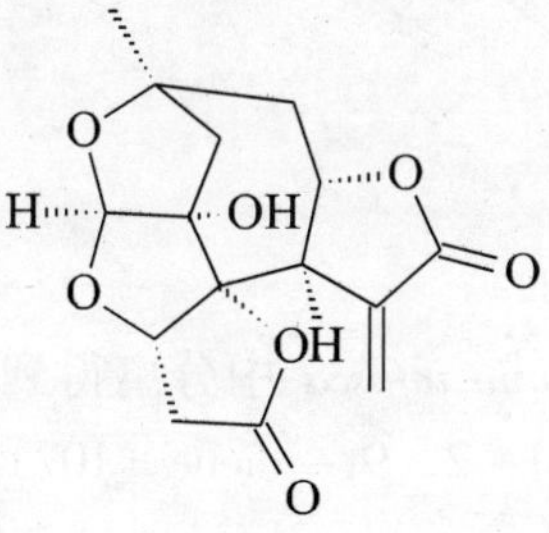

101

化合物 ligulolide A（102）是从菊科橐吾属植物黄帚橐吾（*Ligularia virgaurea ssp. oligocephala*）中分离得到的具有新的骨架的倍半萜类化合物，其结构由单晶 X 射线衍射分析确定，该骨架可能是由 eremophilane 衍生物经过重排得到的[103]。

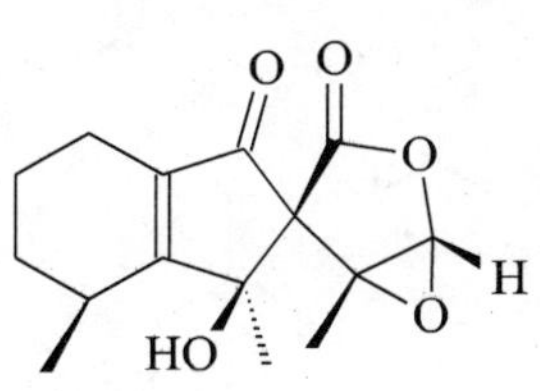

102

二、天然倍半萜过氧化合物

由于青蒿素作为新型抗疟药的成功开发，极大地促进了寻找新的过氧化合物。天然过氧化合物主要有两类：一类为过氧羟基化合物；另一类为环状过氧醚型化合物。在很多情况下，过氧羟基化合物和环状过氧化合物存在于同种同属植物中，已有文献总结了 1997 年以前的天然过氧化合物[104]。

从蒿属植物中曾分离得到一些青蒿素以外的过氧化合物。例如，从 *Artemisia douglasiana*

中分离得到 nerohdol 的过氧化物 11 - perhydroxy - 8 - oxo - 9，10 - dehydro - 10，11 - dihydropnerolidol（103）[105]。

从 *Artemisia*．*abrotannum* 中分离得到 arteincultone（104）和 epiarteincultone（105）[106]，此外还分离得到化合物 kobusimin B（106）。arteincultone（104）对恶性疟原虫 P．faleiparum 具有中等程度的抗疟活性。

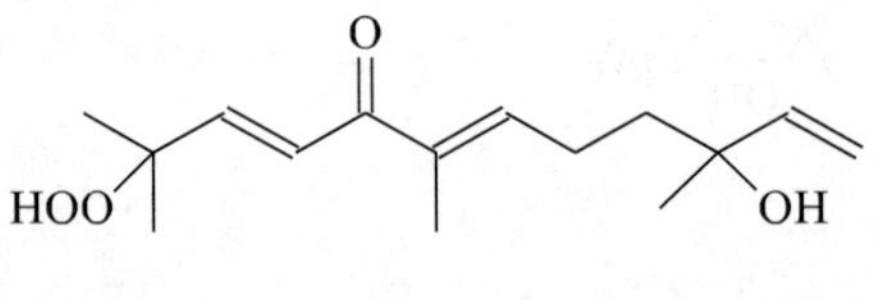

103

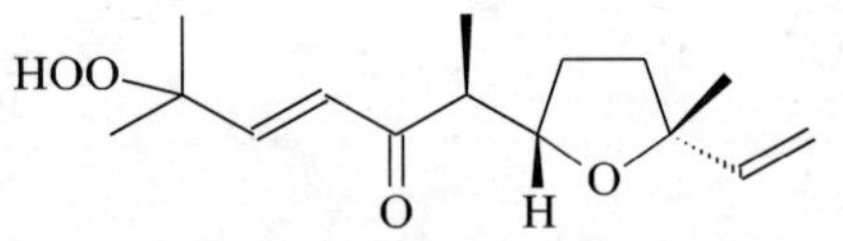

104

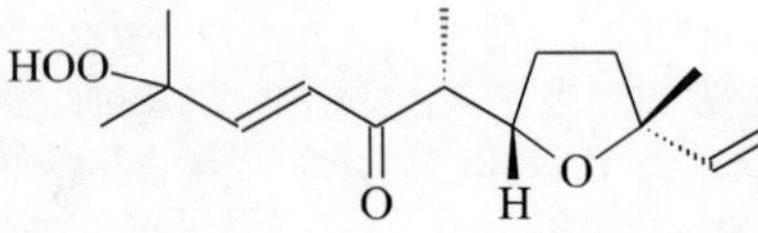

105

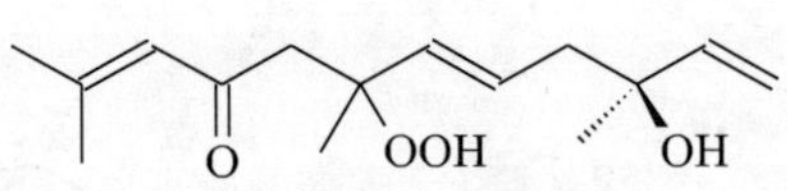

106

从叶苔科叶苔属植物 *Jungermannia infusca* 中分离得到两种花侧柏烷 cuparane 型倍半萜过氧化物 7 - hydroxy - 11 - peroxybisabol - 2，9t - diene（107）和 7 - hydroxy - 11 - peroxybisabol - 2，11 - diene（108）[107]。

没药烷 bisabolane 型过氧化合物存在于 Eupatorium、Seneceio、Ligularia 等属植物中。从姜科山姜属植物密苞山姜（*Alpinia densibracteata*）中分离得到化合物 zingiberene - 3，6 - α - endoperoxide（109）和化合物 zingiberene - 3，6 - β - endo peroxide（110）[108]。

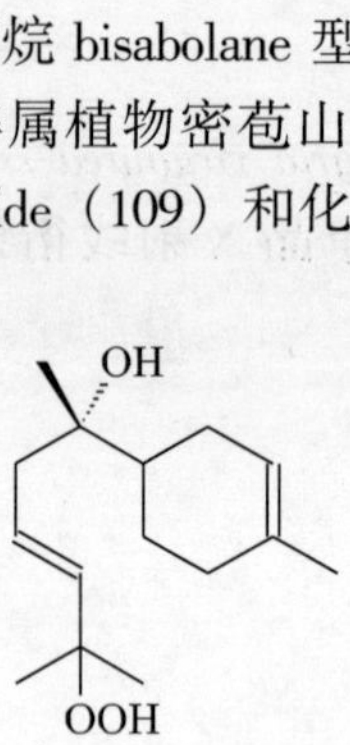

107

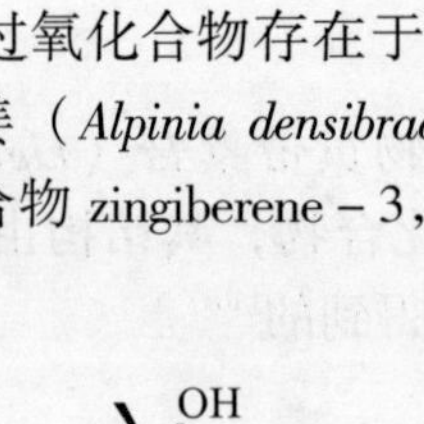

108

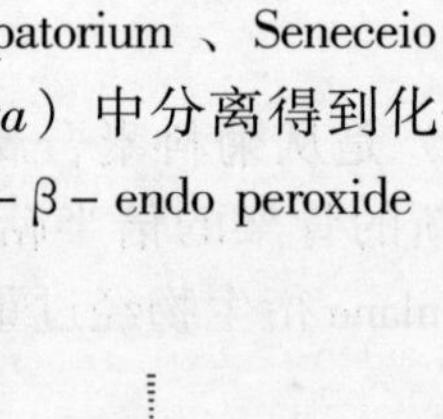

109

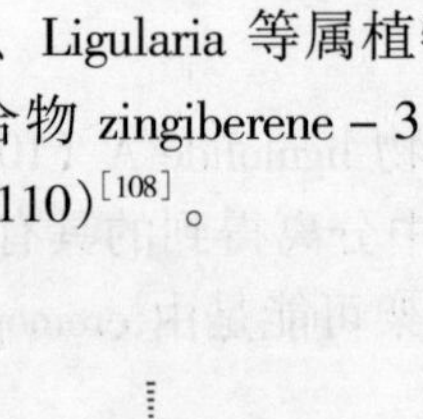

110

鹰爪（*Artabotrys uncinatus*）是海南岛产的番荔枝科植物，早期发现其对伯氏疟原虫有抗疟作用。从中分离得到两种抗疟活性成分[109,110]——鹰爪素 A（111）和鹰爪素 C（112），是没药烷型过氧化合物，并已人工合成成功。

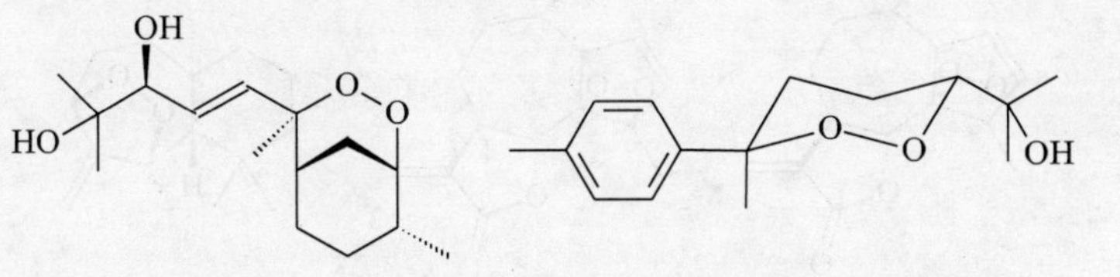

111　　　　112

牻牛儿烷（germacrane）、牻牛儿内酯（germacranolide）、桉叶烷（eudesmane）和桉叶烷内酯（eudesmanolide）的过氧化合物广泛存在于千里光属 Snecieo、姜黄属 Curcuma、熊菊属 Ursinia、Porella、菊属 Chrsanthemum、蒿属 Astemisia 等属植物或地衣中，但其存在形式大多为过氧羟基化合物。例如从千里光属植物 *Senecieo adenophylla* 中分离得到的化合物 1β - hydroperoxy - 3β，4β - dihydroxy genmacra - 5E，10（14） - diene（113），其相对构型由 NMR 数据和已知化合物进行对比确定[111]。从莪术（温郁金，*Curcuma wenyujin*）中分离得到过氧化合物温郁金素（114），其结构由单晶 X 射线衍射确证。这种稳定的半缩醛结构在天然界颇值得注意[112]。

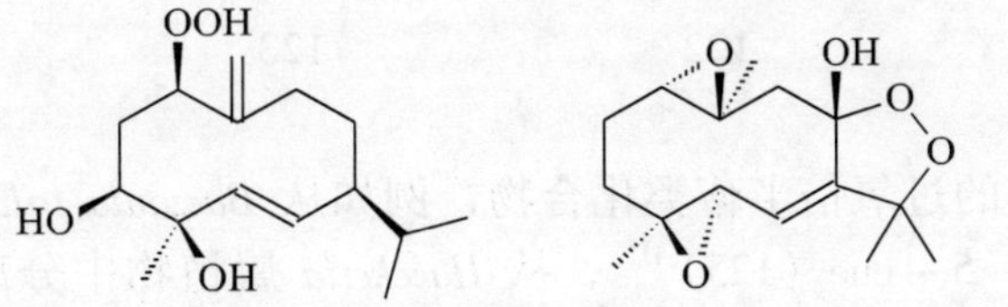

113　　　　114

愈创木烷及内酯类的过氧化物在自然界发现较多。从 *Vibeur awabuke* 木材中分离得到 3 - 过氧羟基和 4 - 过氧羟基的 awabukinal（115 和 116）。从 *Geigeria plumose* 和 *Apalochlamys spectabilis* 中分离得到内酯环过氧化物 117[113]。

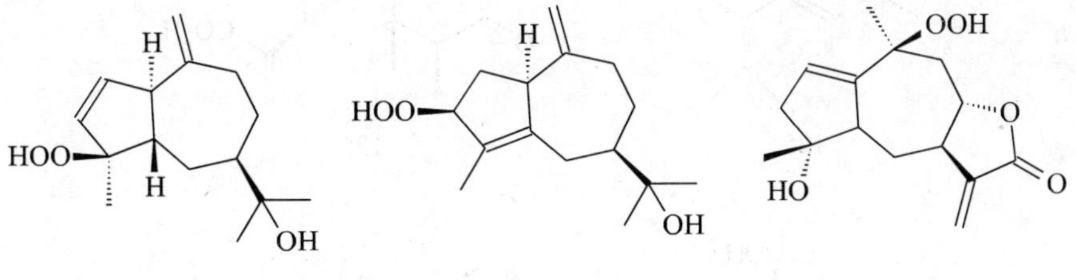

115　　　　116　　　　117

菊科艾菊属植物 *Tanacetum parthenium* 为美洲药用植物，民间用作退热药，也用于治疗偏头痛，是列入美国药典的植物药，从中已分离得到多种倍半萜过氧化合物，除过氧羟基化合物 tananp arthin - α - peroxide（118）和 tallanparthin - β - peroxide（119）外，还分离得到内环过氧化物 allohimachalane（120）[114]，动物试验显示具有中等强度的抑制血栓形成及白三烯的作用。

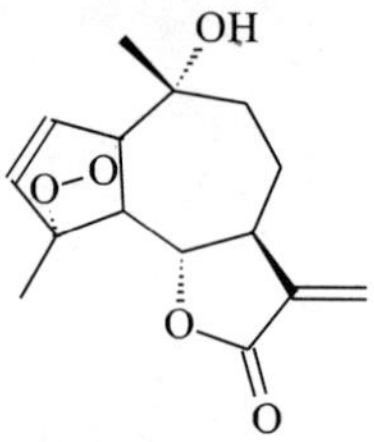
118

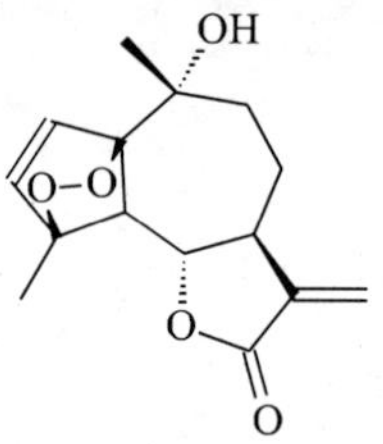
119

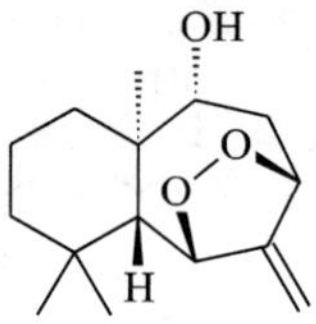
120

其他 *Tanacetum* 属植物中，据报道存在过氧羟基化合物 peroxyparthenolide（121）和 peroxycostuno lide（122）[115] 等。从 *Nardostachys chinesis* 中分离得到两种具有抗疟作用的化合物 nardoperoxide（123）和 isonardoperoxide（124）[116]。

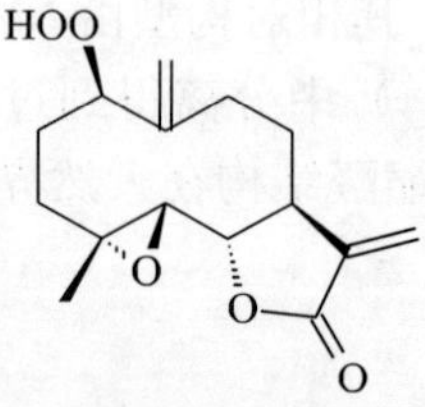
121

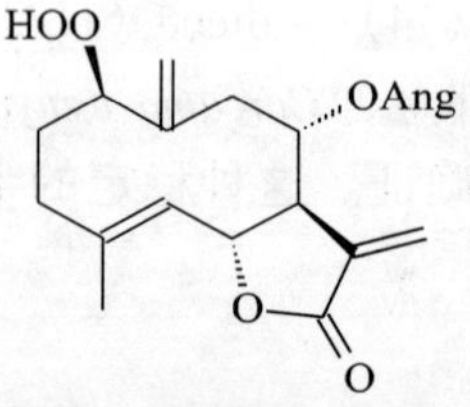
122

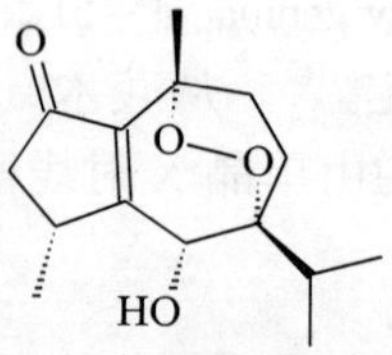
123

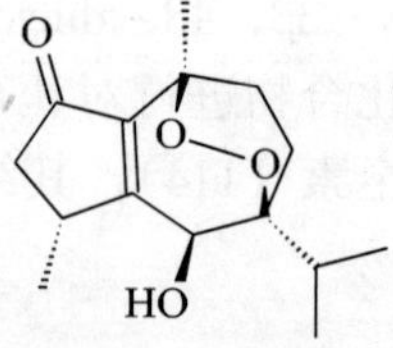
124

此外分离得到其它的过氧倍半萜类化合物，例如从 *Bazzania trilobata* 中分离得到的化合物 7，10 – peroxycadina – 5 – ene（125）[117]，从 *Haeckeria* 属植物中分离得到的化合物 2 – acetoxy – 10β – hydroperoxy – 3 – oxo – eremophila – 1，11（13） – dien – 12 – oic acid（126）和 10β – hydroperoxy – 3 – oxo – eremophila – 1，11（13） – dien – 12 – oic acid（127）[118]，青蒿素（artemisinin，128）的化学和药学性质已经有研究者进行了较为全面的总结[119]。

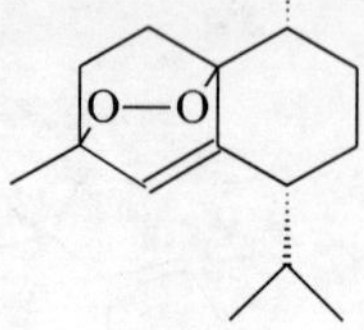
125

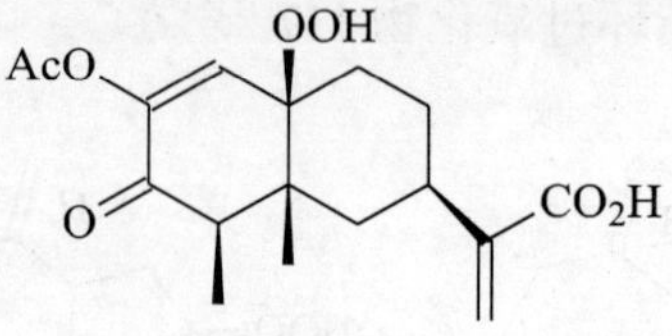
126

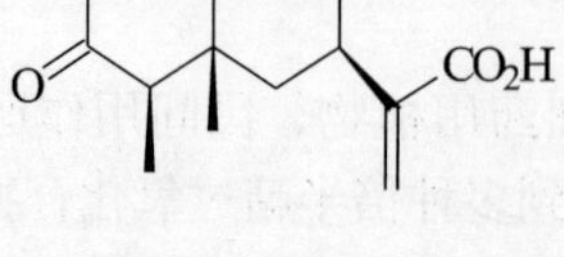
127

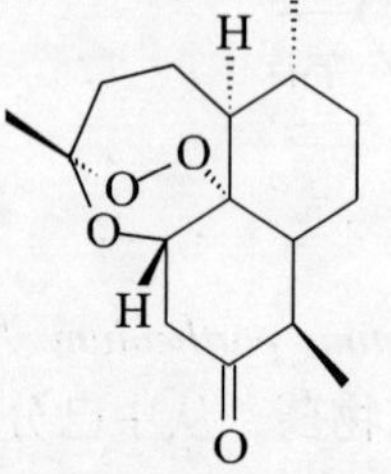
128

虽然目前发现的过氧倍半萜和倍半萜内酯类已比较多，但有关生理作用的报道还相对较少。

三、聚合倍半萜和结合倍半萜类化合物

自然界中存在不少二聚倍半萜类化合物，个别还有三聚倍半萜类化合物。二聚倍半萜类化合物最早从菊科蒿属 *Artemisia* 中分离得到如下化合物（129）。

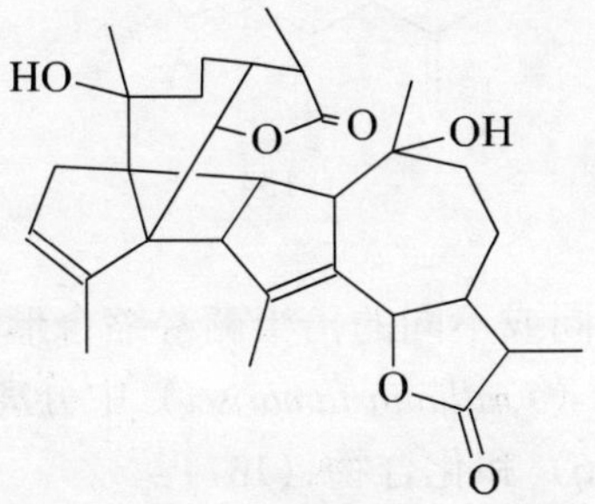

129

从中药刘寄奴（*Artemisia anomala*）中分离得到由两个倍半萜类化合物 reynosin（130）和 dehydromatricarin（131），经过分子间 Diels－Alder 反应而生成二聚体 artanomaloide（132）[120]。

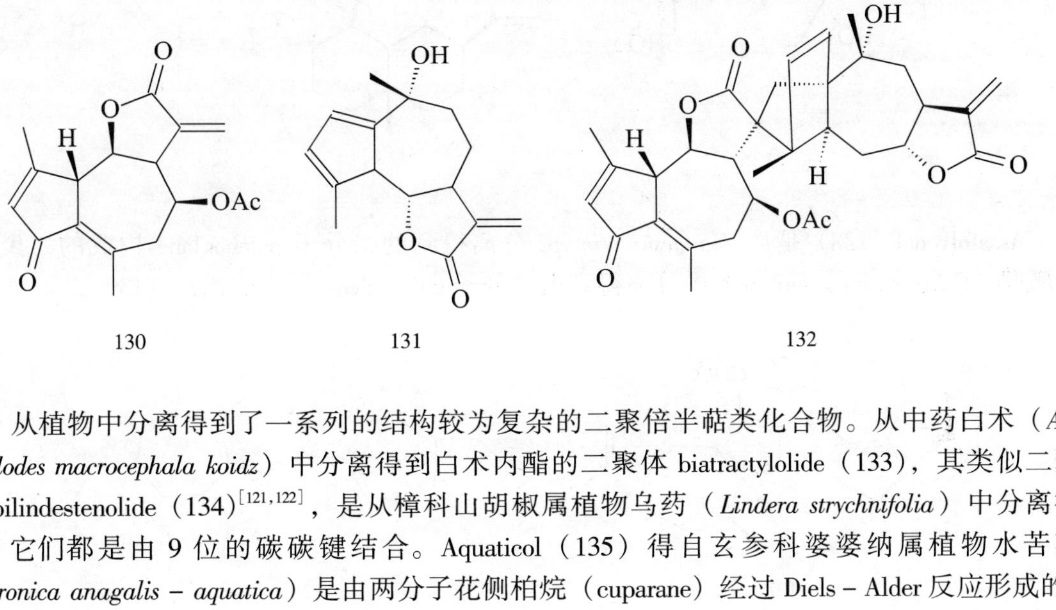

130　　131　　132

从植物中分离得到了一系列的结构较为复杂的二聚倍半萜类化合物。从中药白术（*Atracylodes macrocephala koidz*）中分离得到白术内酯的二聚体 biatractylolide（133），其类似二聚体 bilindestenolide（134）[121,122]，是从樟科山胡椒属植物乌药（*Lindera strychnifolia*）中分离得到，它们都是由 9 位的碳碳键结合。Aquaticol（135）得自玄参科婆婆纳属植物水苦荬（*Veronica anagalis－aquatica*）是由两分子花侧柏烷（cuparane）经过 Diels－Alder 反应形成的。

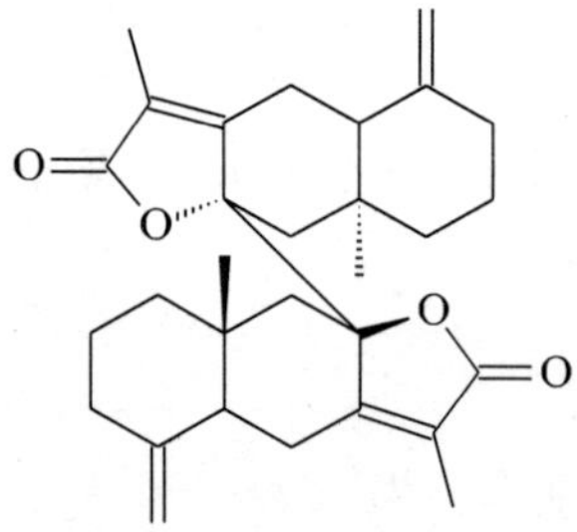

133

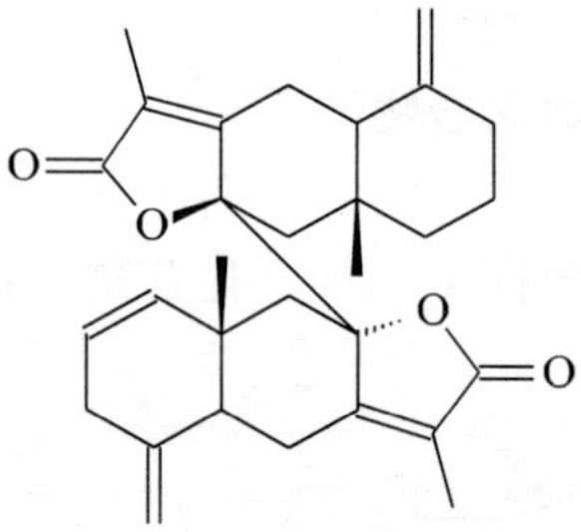

134

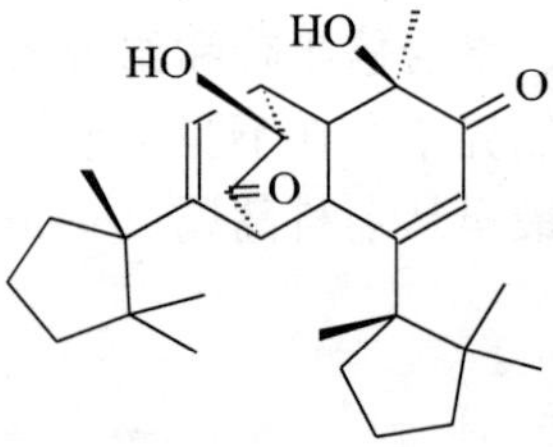

135

二聚体倍半萜多为两分子相同或不同的倍半萜羟缩合形成，因此单分子和聚合体常同时存在于同一植物中，从日本地衣（*Frullania tamarisci*）中分离得到化合物4α，6α - dihydroxy - 11（13） - eudesmen - 12 - ol（136）和化合物（137）[123]。

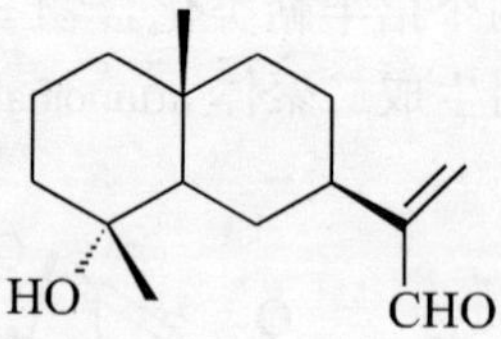

136

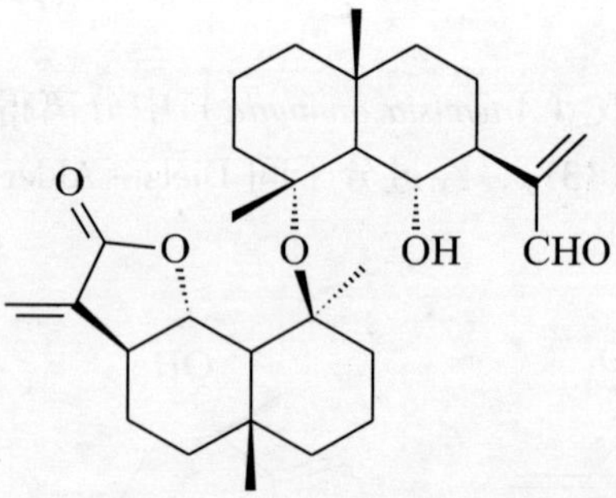

137

Assafulvenal（138）是从 *Joannesia princeps* 分离得到的二分子 patchoulane 构成的二聚体。从珊瑚（Calicogorgia granulosa）中分离得到由二分子 guaiazulene 组成的色素（139）。

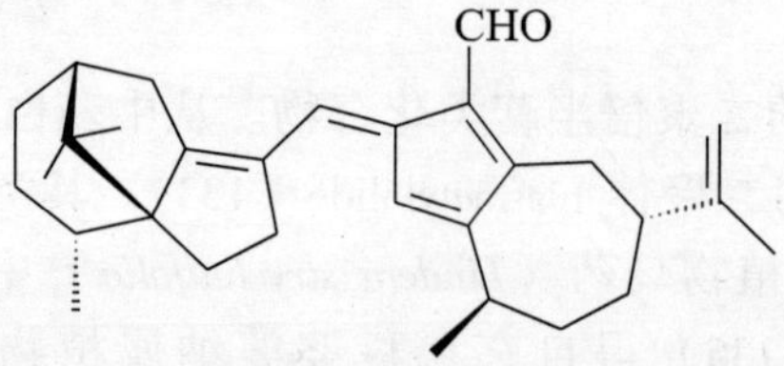

138

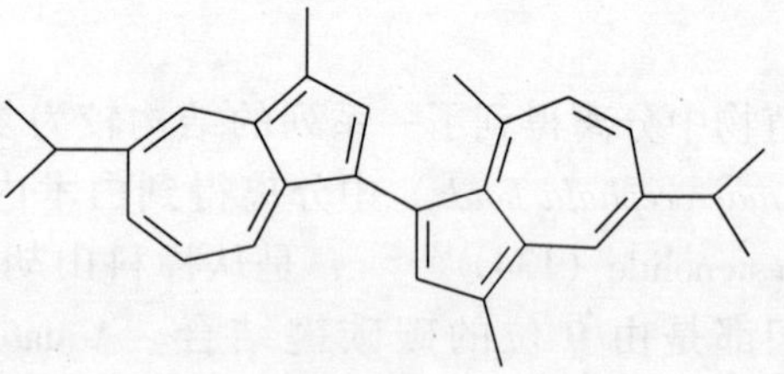

139

日本金粟兰（*Chloranthus japonicus*）中含有结构奇特的聚合倍半萜类化合物，如二聚体 shizukaol（140）和三聚体 trishizukaol（141）[124][125]。

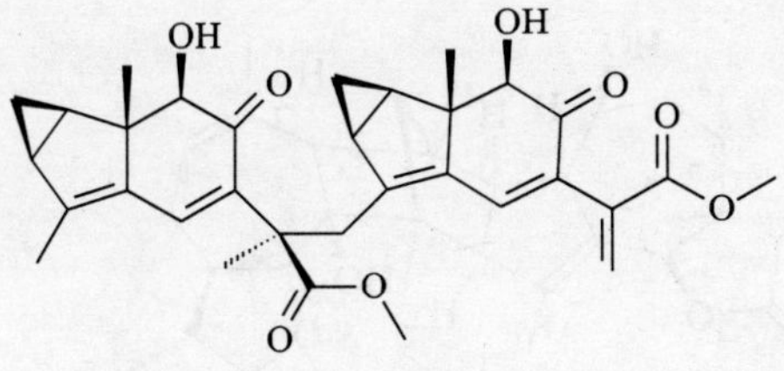

140

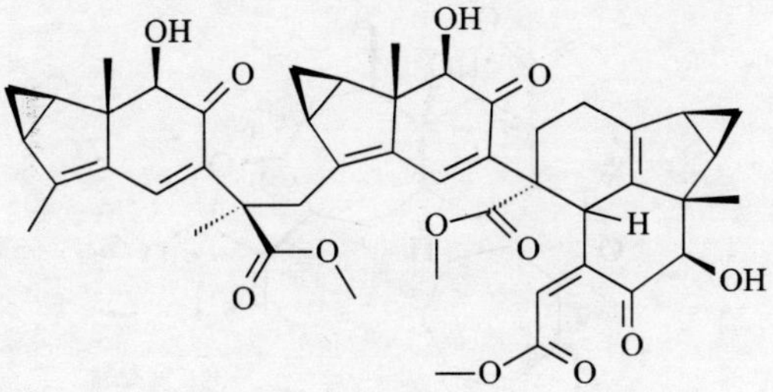

141

二聚倍半萜类化合物（142）得自 *Xylopia aromatica* 的叶中[126]。从珊瑚 *Altertigorgia spp*. 得到细胞毒成分 suberosenone 的二聚体 alertenone（143）[127]。

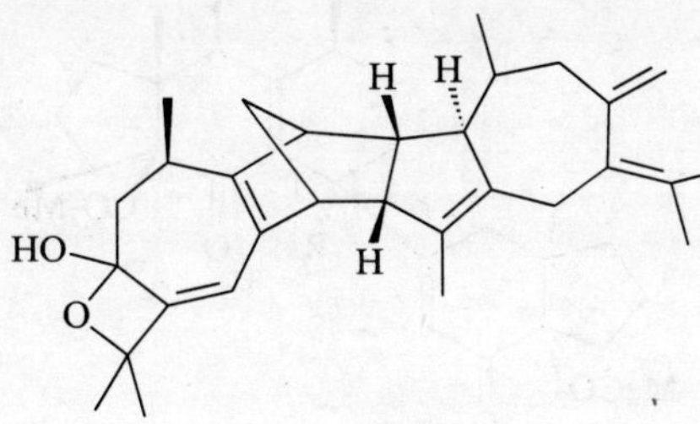

142

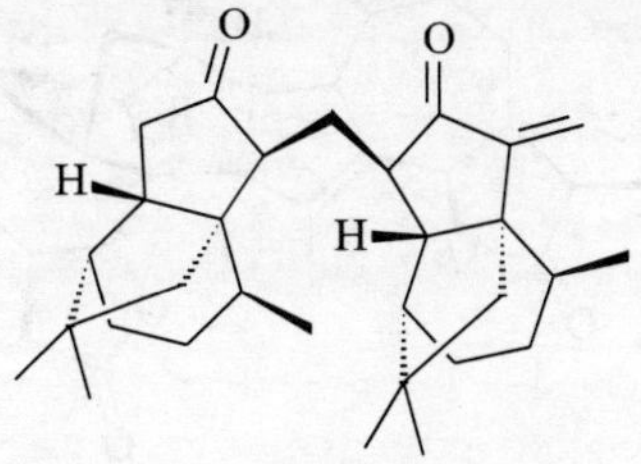

143

从 *Leontoden hispidus* 中分离得到一新倍半萜聚合物 14 – hydroxypocretenolide – β – D – glucopyranoside – 4' – 14'' – hydroxyprocretenoate（144）[128]，它是由二分子倍半萜同时连接在一分子葡萄糖上组成的，这在倍半萜类化合物中较为少见。

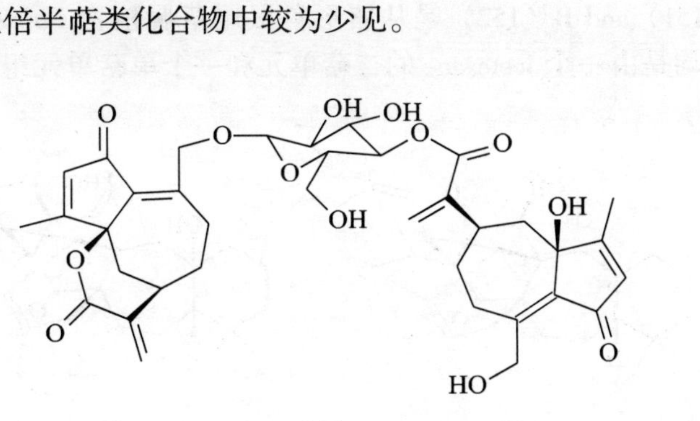

144

从菊科蒿属植物蒌蒿（*Artemisia selengensis*）中分离得到倍半萜内酯二聚体 artselenoide（146），从 *Daphne oleoid* 中得到二聚倍半萜内酯 seemarin（147）和 anabsinthin（148）[129,130]。

从菊科苍耳属植物 *Xanthium*，*trumarium* 果实中分离得到 xanthandlide 的二聚体 puugiolide（145），以及从地衣 *Porella acutifolia* 和 *Porella granjil* 中得到 bisacutifoloneA（149）和 B（150）。

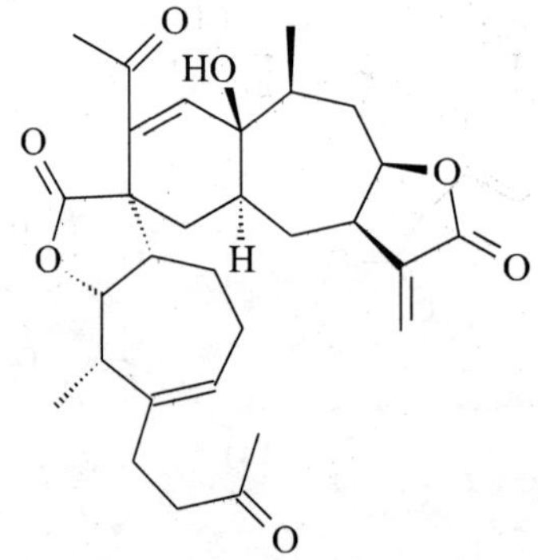

145

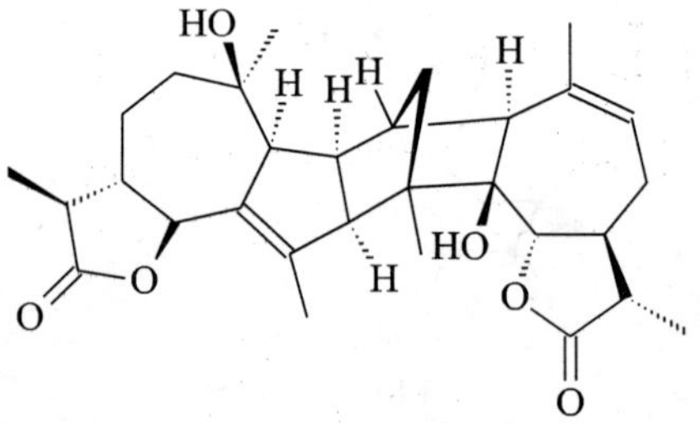

146

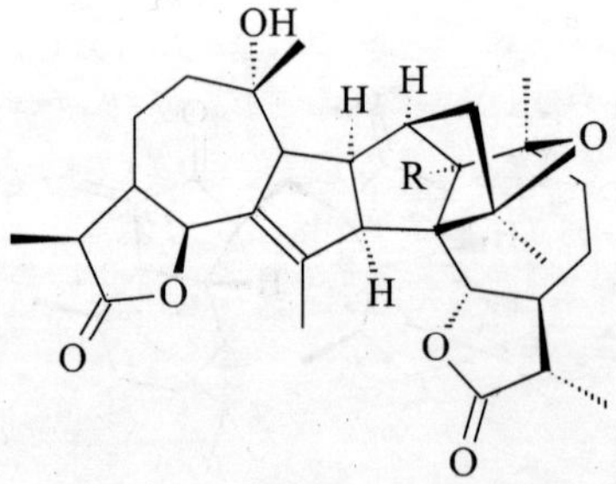

147 R=OH

148 R=H

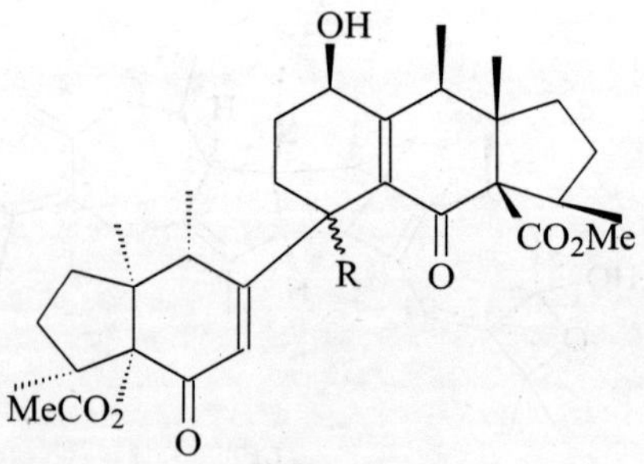

149 R= β -H

150 R= α -H

Salvadione A（151）and B（152）是从唇形科鼠尾草属植物 *Salvia biucharica* 中分离得到的，这两个化合物均是由一个 icetexane 的二萜单元和一个单萜单元组成的[131]。

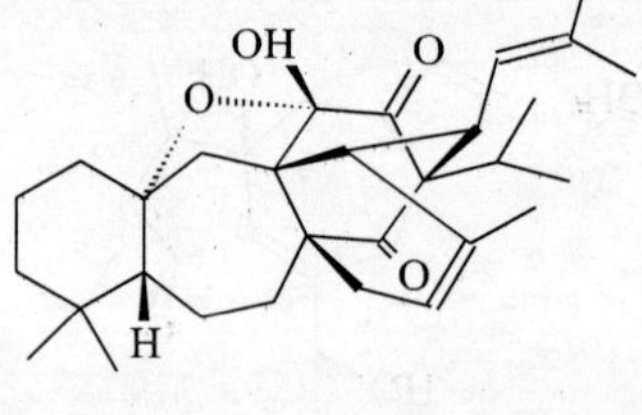

151

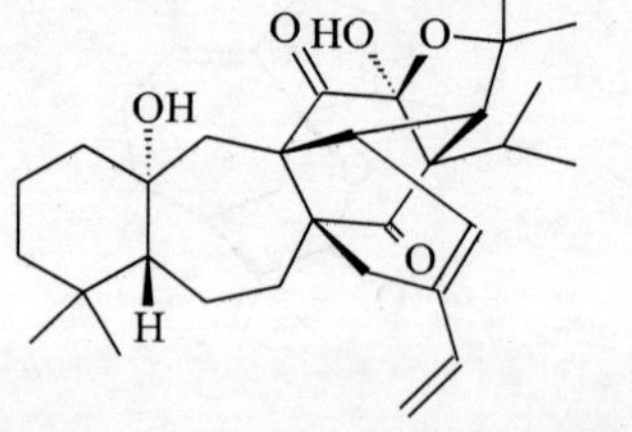

152

二聚倍半萜类化合物 helivypolide（153）是从菊科向日葵属植物向日葵（*Helianthus annuus*）中分离得到的，它是由两个 germacane 衍生物通过 5，10 位以氧桥连接而形成的[132]。

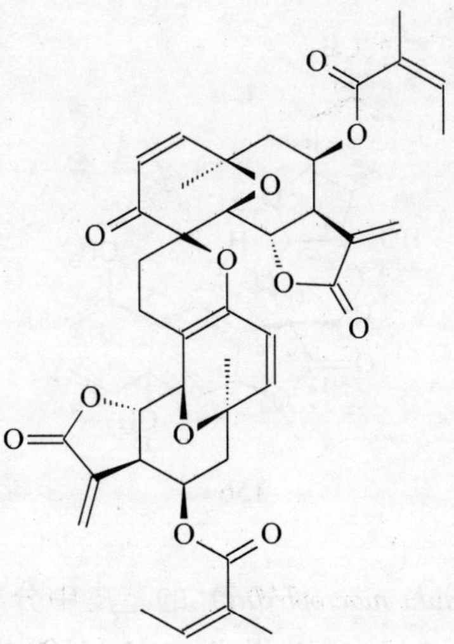

153

从菊科艾蒿属植物艾蒿（*Artmisia argyi*）中分离得到的化合物 artemisolide（154）经过推测是由倍半萜单元和单萜单元经过 Diels - Alder 环加成反应形成的，该化合物的结构是经过单晶 X 射线衍射分析确定的[133]。

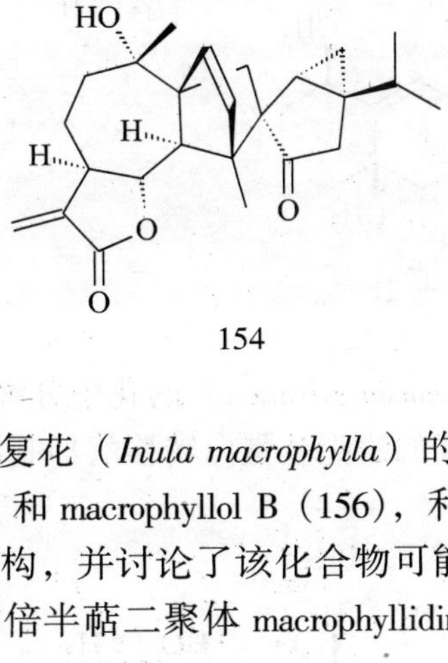

154

从菊科旋复花属植物大花旋复花（*Inula macrophylla*）的茎皮中分离得到两个单萜和倍半萜的二聚体 macrophyllol A（155）和 macrophyllol B（156），利用谱学方法（尤其是 HREIMS 和 2DNMR）和化学方法确定了其结构，并讨论了该化合物可能的生源合成途径[134]，还从该植物的茎皮中分离得到了一个新的倍半萜二聚体 macrophyllidimer C（157），其结构经过单晶 X 射线衍射分析确证。

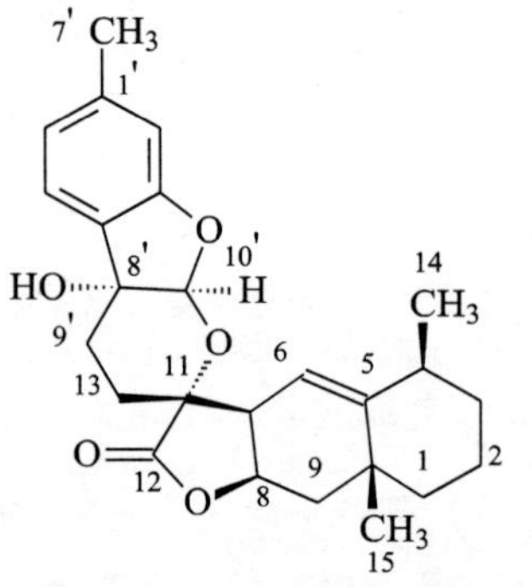

155

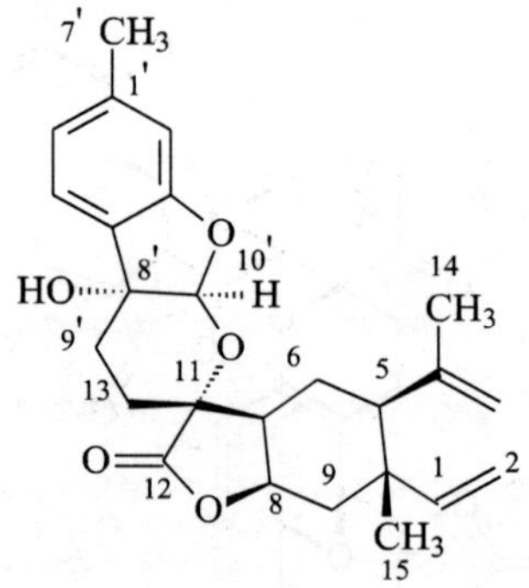

156

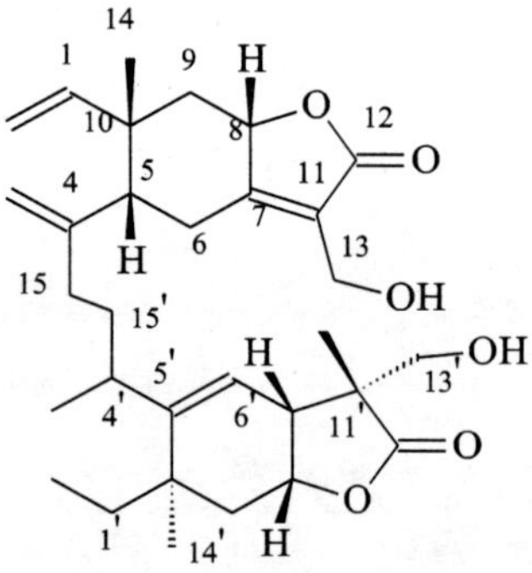

157

此外，还从大花旋复花（*Inula macrophylla*）的茎皮中分离得到了另外两个新的倍半萜二聚体，macrophyllidimer A（158）and macrophyllidimer B（159）[135]是直接由两个倍半萜单元通过碳碳键连接而成的，由谱学方法和化学方法确定其结构[136]。

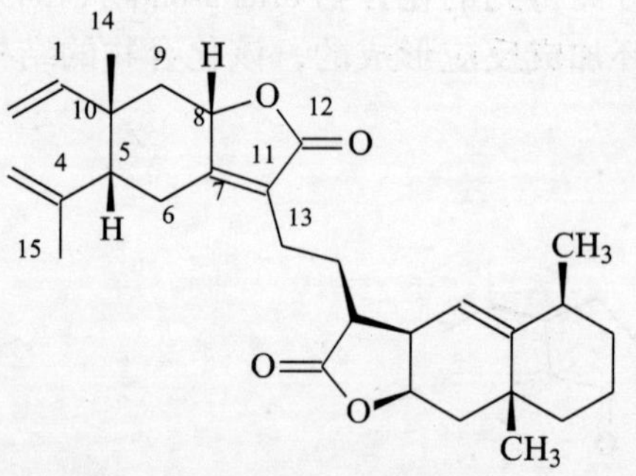

158

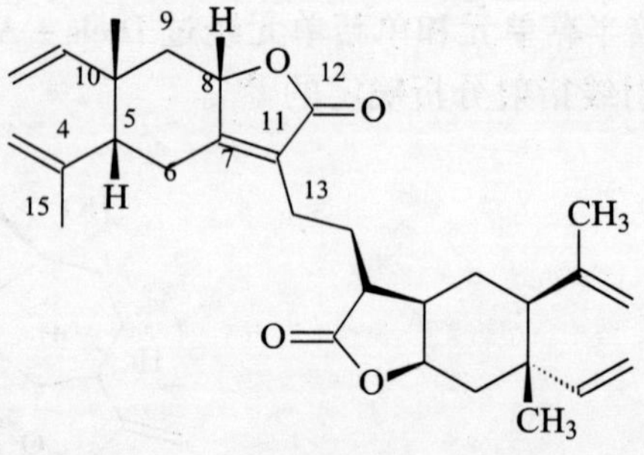

159

从菊科蒿属植物阴地蒿（*Artemisia sylvatica*）的花中分离得到了二聚倍半萜类化合物 8-acetylarteminolide（160），具有很强的法呢基蛋白转移酶抑制活性[137]。

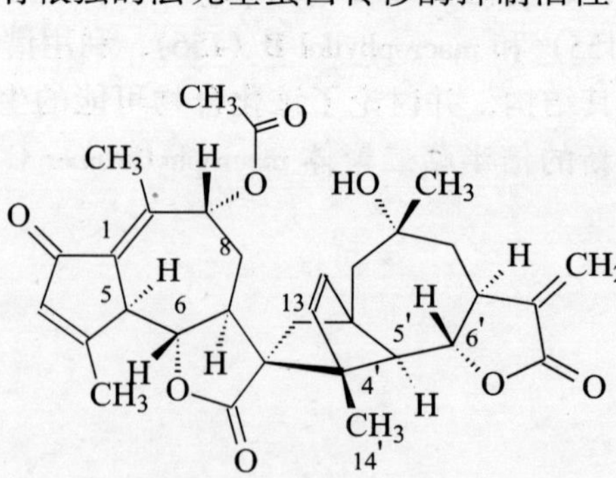

160

从真菌 Phoma sp. 中得到多种与 tropolone 类化合物结合的倍半萜类化合物 pycnidione (161)[138]。

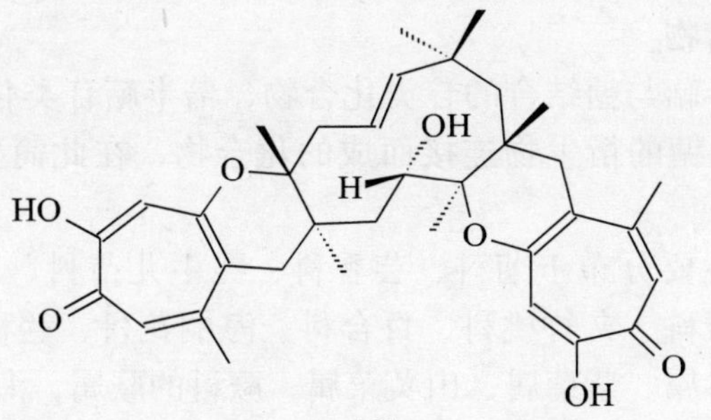

161

上述倍半萜二聚体是倍半萜与倍半萜的结合，而自然界还有很多倍半萜与其他类型天然产物结合，这种结合倍半萜存在较普遍，结合的形式以芳香环为多，因而生理作用非常值得注意，自然界还有不少含氮的倍半萜或倍半萜与生物碱结合，它们的生理作用备受关注。

化合物（162）得自于马兜铃科马兜铃属植物葫芦叶马兜铃（*Aristozochia cucurbitifolia*）。

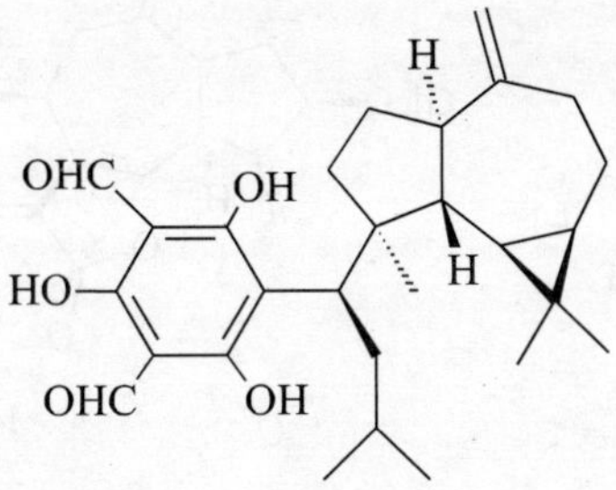

162

蕨类植物中存在很多间苯三酚型化合物。近年，从这类植物中分离得到一些倍半萜与间苯三酚型结合物，如从香鳞毛蕨（*Dryopteris fragrans*）中得到的 dryofragin（163），从鳞毛蕨（*Dryopteris atrata*）中得到的 phloroglucinol A（164）和 B（165）[139]。

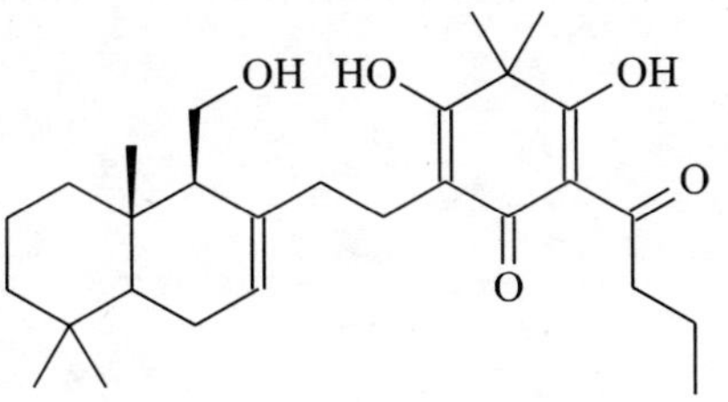

163

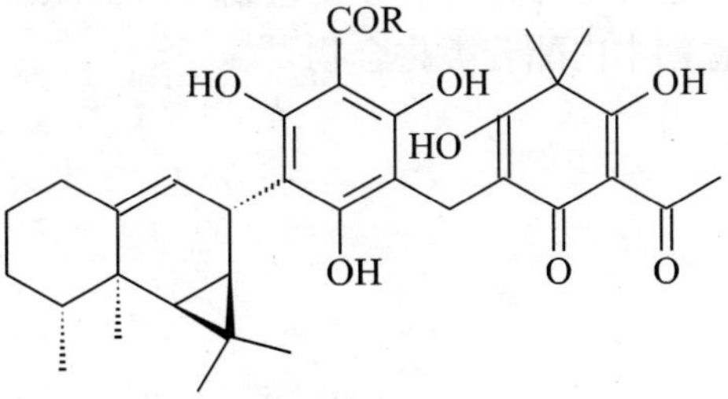

164　R=Me

165　R=$CH_2CH_2CH_3$

另外从海洋生物及真菌产物中也分离得到很多倍半萜与酚性物质结合的化学成分，它们常具有一定的生物活性。同样从海洋生物中还分离得到了一系列萜类磺酸基化合物，可形成水溶性磺酸盐。

四、倍半萜苷类化合物

自然界存在很多倍半萜与糖结合的苷类化合物，倍半萜苷类化合物（sesquiterpene glycosides）是指倍半萜与糖或糖的衍生物连接而成的化合物，在此简要地叙述倍半萜苷类化合物。

倍半萜苷类化合物主要分布于菊科、芸香科、牻牛儿苗科、伞形科、八角枫科、锦葵科、杉科、防己科、蔷薇科、夹竹桃科、百合科、海桐花科、兰科、蕨科等 14 科中。其中菊科的蒲公英属、还阳参属、紫菊属、山荬菜属，蕨科的蕨属，海桐花科的海桐花属，兰科的石斛属都是分布较多的属。其中菊科最多，共 15 属，19 种植物。此类化合物在其他科中分布较少，只有个别植物报道。

近年来发现的愈创木内酯苷类化合物（guainanolide）最多，其母核结构中的 1，5 位多顺式稠合，6，7 位反式稠合；3，8，9，11，15 位多有取代；苷化常发生在 3，8，9，15 位的羟基上，成苷的糖都是 β－D－葡萄糖（Glc）。

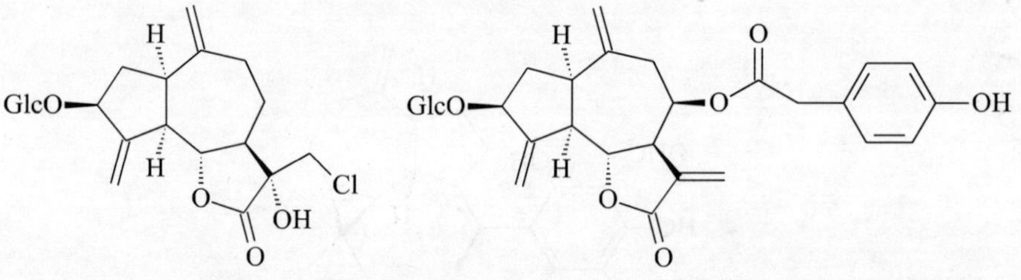

166　　167

化合物 13－chloro－3－O－β－D－glucopyranosylsolstitialin（166）和化合物 ixerisoside A（167）是从欧洲西南产植物 *Leontodon palisae* 中得到的，其中化合物（166）是首次发现的新颖含氯倍半萜内酯苷类化合物[140]。

从菊科紫菊属植物三花紫菊［*Notoseris triflora*（Hemsl.）Shih］全草甲醇提取物中分离出化合物 hyporadiolide G（168）和化合物 hyporadiolide E（169）[141]；而化合物 lanceocrepidiaside F（170）则是从菊科假还羊参属植物 *Crepidiastrum lanceolatum* 中分离得到的，从该植物中得到了多个愈创木内酯苷类化合物[142]。

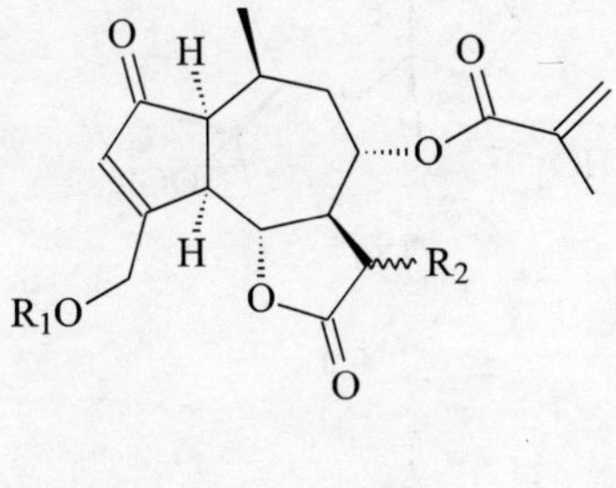

168　R_1=Glc, R_2=α-CH_3,β-H
169　R_1=Glc, R_2=CH_2

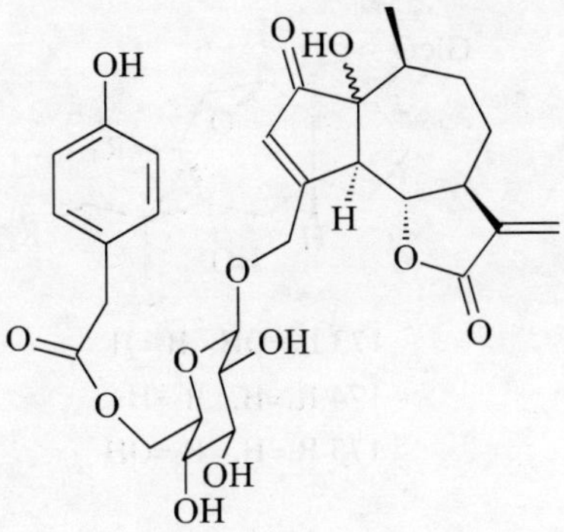

170

近年得到具有 hypocretenolide 类骨架结构，并具有代表性的苷类化合物有以下两个：从 *Leontodon hispidus* 的全草二氯甲烷提取物中分离得到的化合物 14 – hydroxy – hypocretenolide – β – D – glucopyranoside（171）和化合物 14 – hydroxyhypo cretenolide – β – D – gluco – pyranoside – 4'，14" – hydroxyhypocretenoate（172）[143]。

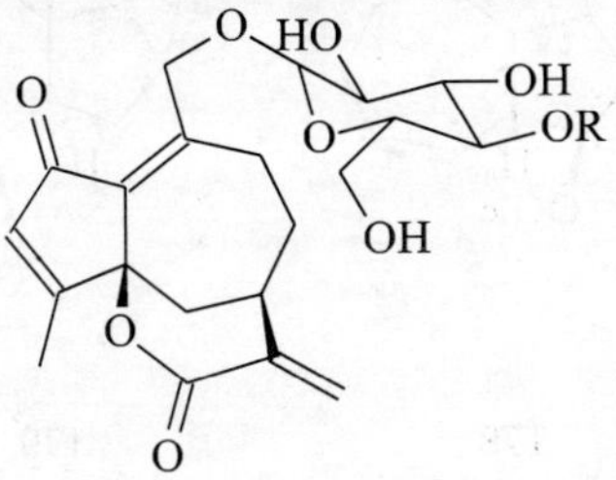

171

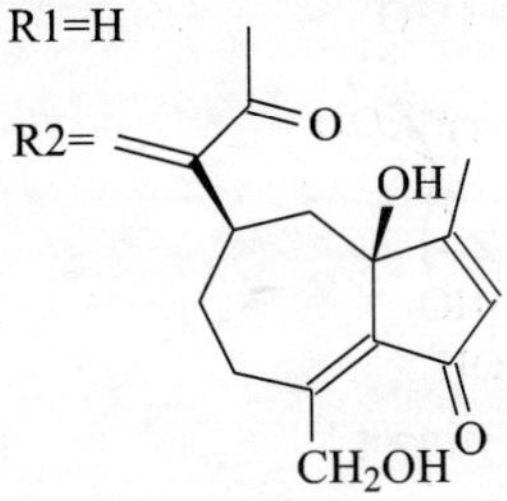

172

具有愈创木烷类（guaiane）骨架的苷类化合物的结构特征是在 2，3，7，8，10，11，15 位多有取代；苷化常发生在 2，8，11 位的羟基上，成苷的糖都是 β – D – 葡萄糖（Glc）。

例如，日本的研究人员从伞形科窃衣属植物小窃衣（*Torillis japonica*）的果实中分离得到四个新的倍半萜苷类化合物，分别是化合物 2α，7，8β – trihydroxykessane 2 – O – β – D – glucopyranoside（173）化合物 2α，7 – dihydroxykessane 2 – O – β – D – gluco pyranoside（174）和化合物 2α，7，12 – trihydroxykessane 2 – O – β – D – glucopyranoside（175）以及化合物（1R，4R，5R，7R，10S） – 10，11，15 – trihydroxyguaiane 11 – O – β – D – gluco – pyranoside（176）[144]。

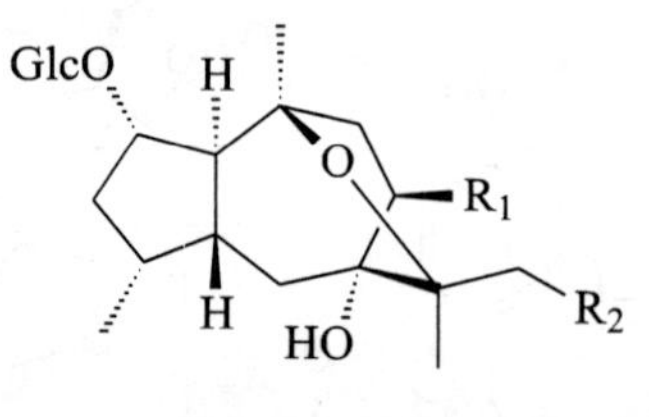

173 R_1=OH, R_2=H
174 R_1=H, R_2=H
175 R_1=H, R_2=OH

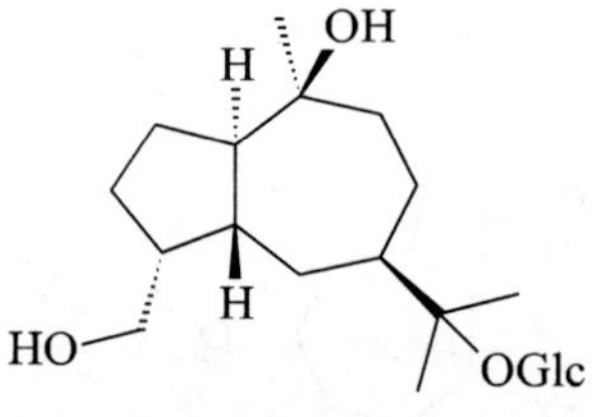

176

此外还得到伪愈创木烷类（pseudoguaiane）苷类化合物，例如化合物 echusoside（177）[145] 和 trinorguaine 类苷类化合物，例如化合物 dictamnoside E（178）[146]，化合物 dictamnoside N（179）[147]。

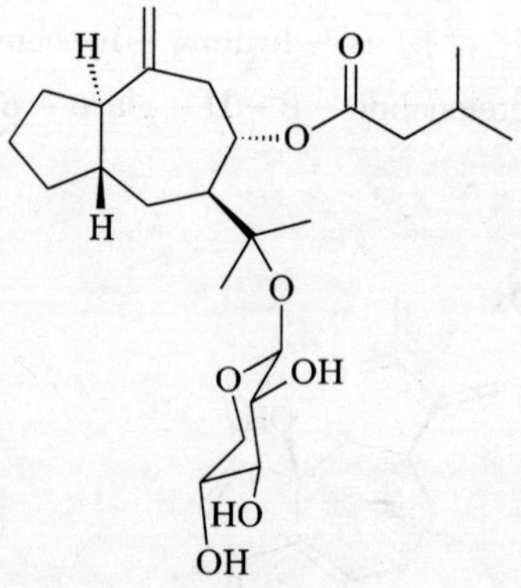

177

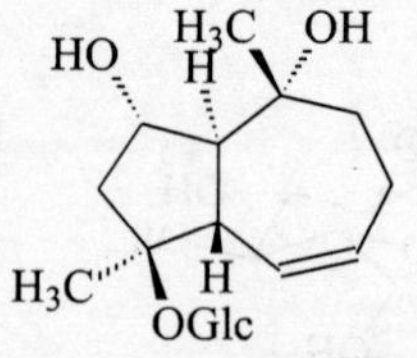

178

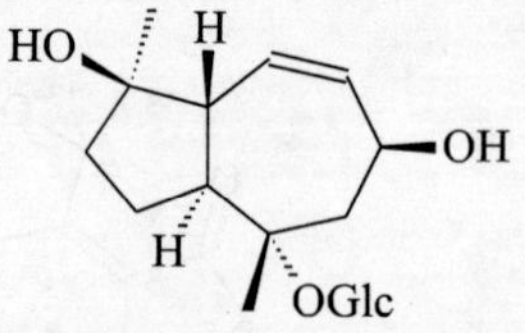

179

桉叶烷类（eudesmane）骨架的苷类化合物也较多。其结构特征主要是 5，10 位多反式稠合；1，3，4，6，9，10，11，12，14 位多有取代；苷化常发生在 1，3，4，6，9，11 位的羟基上，成苷的糖有 β-D-葡萄糖（Glc），α-D-葡萄糖，β-D-夫糖（Fuc），β-D-6-去氧葡萄糖。

例如，化合物 pterodontoside C（180），化合物 pterodontoside D（181），化合物 pterodontoside E（182），化合物 pterodontoside F（183）等是从菊科六棱菊属植物翼齿六棱菊（*Laggera pterodonta*）中分离得到的[148]。

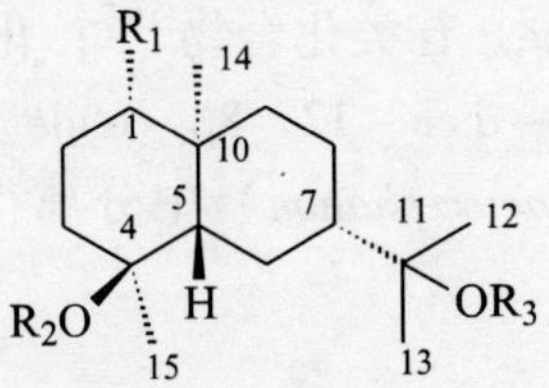

180 R_1=H, R_2=Glc, R_3=H
181 R_1=H, R_2=H, R_3=Glc
182 R_1=OH, R_2=Glc, R_3=H
183 R_1=Oglc, R_2=H, R_3=H

而化合物 eudesm－11－en－4－α－O－β－D－3－senecioyloxy－6－deoxyglucopyranoside（184）和化合物 eudesm－11－en－4－α－O－β－D－3－tigloyloxy－6－deoxyglucopyranoside（185）是从 *Pittosporum pentandum* 中得到的[149]。化合物 10－*epi*－γ－eudesmol β－D－fucopyranoside（186）和化合物 10－*epi*－γ－eudesmol2'－O－acetyl－β－D－fucopyrano side（187）是从 *Phonus arborescens*（*Carthamus arborescens*）中得到的[150]。

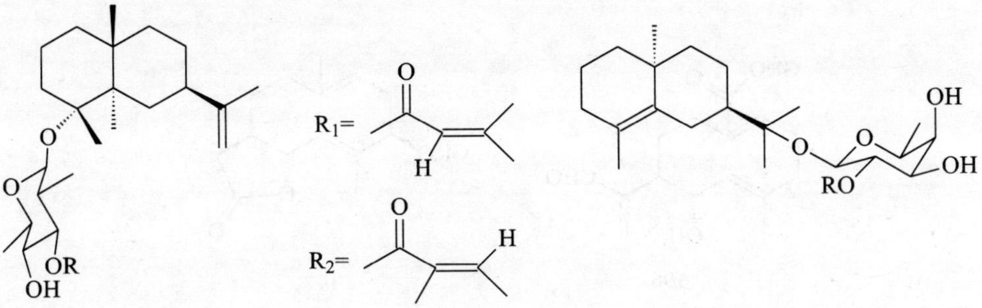

184　R=R_1
185　R=R_2

186　R=H
187　R=Ac

化合物 pterodontoside G（188）和化合物 pterodontoside H（189）是从 *Laggera pterodonta* 中得到的[148]。化合物 pterodontoside A（190）、化合物 pterodontoside B（191）[148] 和 napiferoside（192）是从 *Crepis napifera* 中得到的[151]。

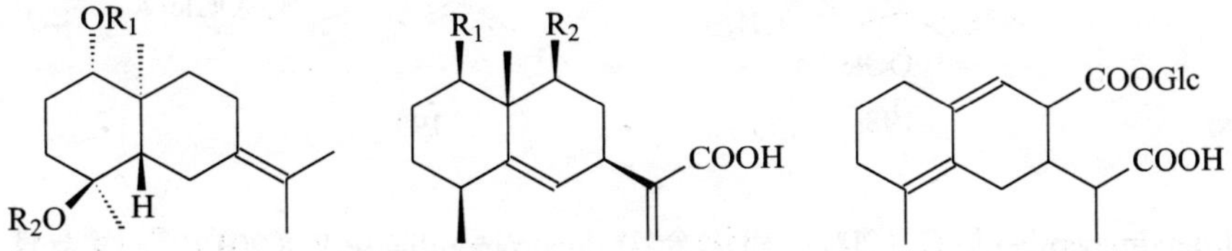

188 R_1=H, R_2=Glc
189 R_1=Glc, R_2= H,

190　R_1=OGlc, R_2=H
191　R_1=H, R_2=OGlc

192

化合物 2α－O－β－D－glucopyranosyl－5α，11αH－eudesma－4（15）－en－12，8β－olide（193）为裂桉叶烷（seco－eudesmane）苷类化合物[150]；化合物 2α－O－β－D－gluco pyranosyl－5αH－eudesma 4（15）、11（13）－dien－12，8β－olide（194）和化合物 195 是从菊科天明精属植物大花金挖耳（*Carpesium macrocephalum*）中分离得到[152]桉叶内酯类（eudesmanolide）苷类化合物。

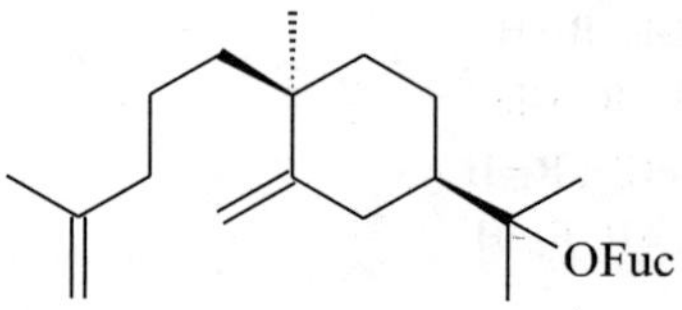

193

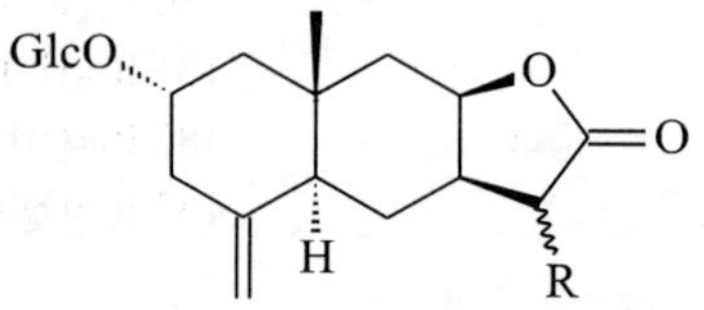

194 R=β–CH_3,α–H

195 R=CH_2

具有牻牛儿烷类（germacrane）骨架和牻牛儿内酯类（germacranolide）骨架的倍半萜苷类化合物有化合物 erigeside E（196）和化合物 197，是从菊科飞蓬属植物短葶飞蓬（*Erigeron breviscapus*）中分离得到的[153,141]。

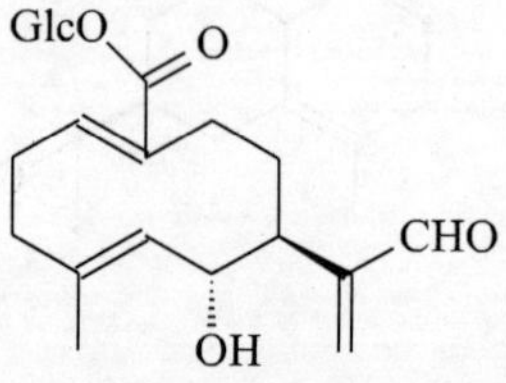

196

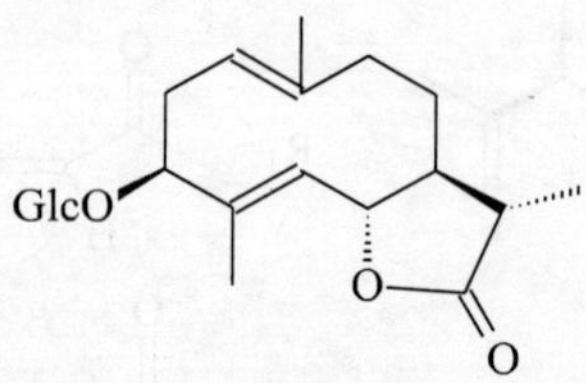

197

此外，还得到具有 illudane 类骨架的倍半萜苷类化合物，例如化合物 ptaquiloside（198）是从 *Pteridium aquilinum* 中得到的[154,155]，化合物 pteroside A（199）是从 *Pteridium aquilinum* 中得到的[156]。

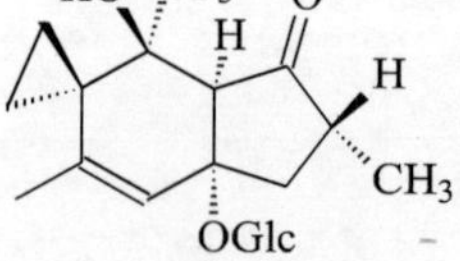

198

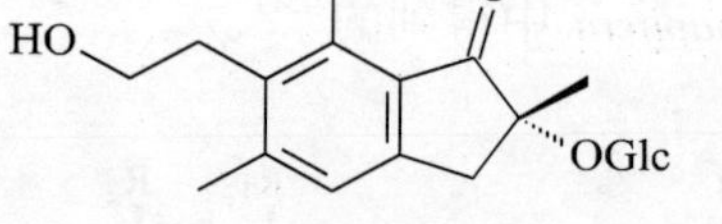

199

化合物 dendromoniliside C（200）和化合物 dendromoniliside B（201）[157]均为具有苦味毒烷（picrotoxane）类骨架的倍半萜苷类化合物。

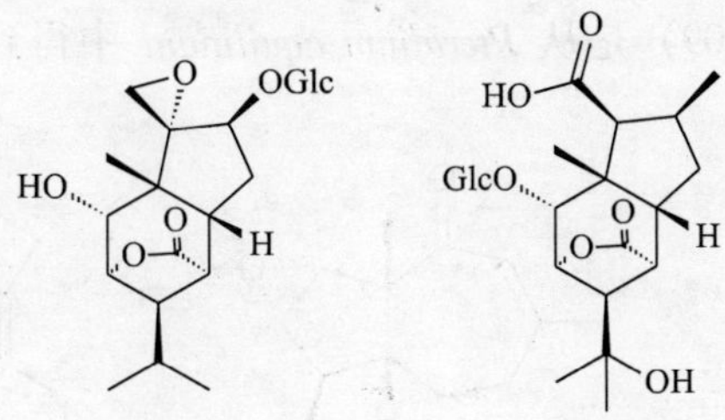

200　　201

具有 alloaromadendrane 类骨架的苷类化合物，例如化合物 dendroside A（202）[158]。和具有杜松烷（cadinane）类骨架的苷类化合物，例如化合物 alangicadinoside A（203）是从八角枫科八角枫属植物 *Alangium premnifolium* 中得到的[159]。化合物 1，2，3，4 – tetrahydro – 1α，2β，7 – trihydroxy – 1β，6 – dimethyl – 4β – isopropylnaphthalene – 2 – O – β – D – glucoside（204）是从锦葵科棉属植物陆地棉（*Gossypium hirsutum*）中得到的[160]。后者的苷化常发生在 3，9，10，12，14，15 位的羟基上，成苷的糖有 β – D – 葡萄糖（Glc），β – D – 木糖（Xyl）。

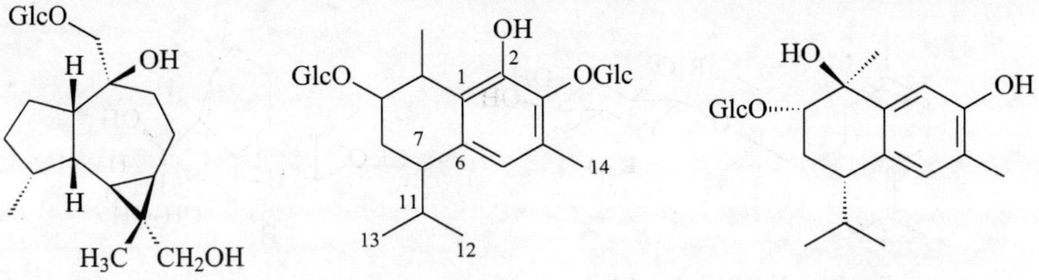

202　　203　　204

重排杜松烷（rearranged cadinane）类倍半萜苷类化合物，例如化合物 tinocordiside（205）是从心叶青牛胆（*Tinospora cordifolia*）中得到的[161]。emmotin 类倍半萜苷类化合物，例如化合物 dendroside E（206）是从兰科石斛属植物石斛（*Dendrobium nobile*）中得到的[162]。

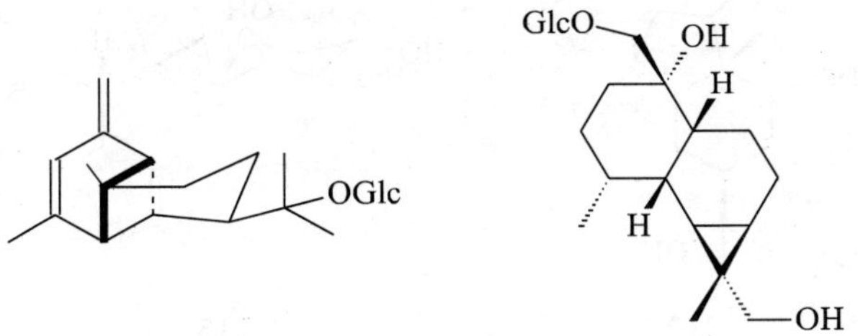

205　　206

此外还得到具有 senecrassane 类骨架的化合物 senecrassidiol – 9 – O – β – D – glu – copyranoside（207）是从秃杉（*Taiwania flousiana*）中得到的[163]。具有 daucane 类骨架的化合物 tinocordifolioside（208）是从心叶青牛胆（*Tinospora cordifolia*）中得到的[164]，具有 protoilludane 类骨架的化合物 pteridanoside（209）是从 *Pteridium aquilinum* 中得到的[165]。

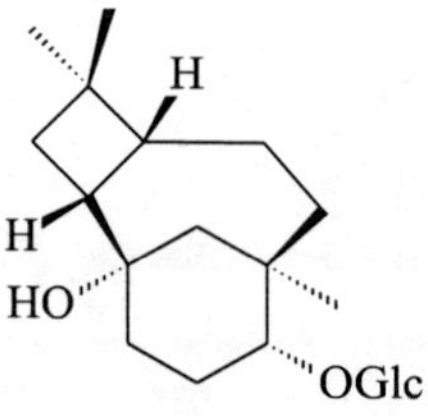

207

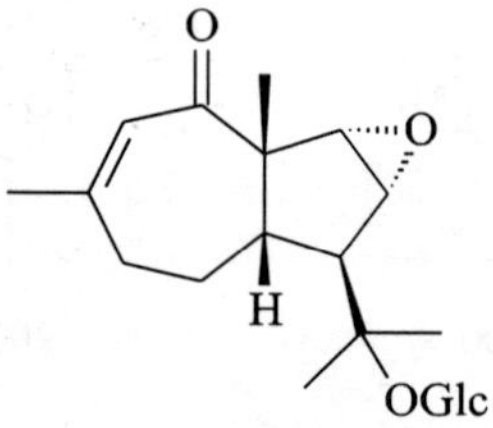

208

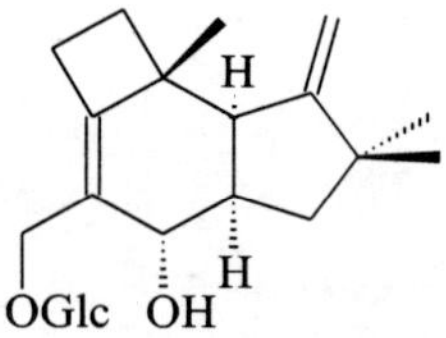

209

化合物 3 - O - α - L - rhamnopyranosyl -（1→4）- α - L - rham - nopyranosyl -（1→2）- [α - L - rhamnopyranosyl -（1→6）] - β - D - glucopyranosyl nerolidol（210）是从蔷薇科枇杷属植物枇杷（*Eriobotrya japonica*）中得到的[166]，为茴香烷（farnesane）类苷类化合物。化合物 dendronobiloside E（211）是从兰科石斛属植物石斛（*Dendrobium nobile*）中得到的[158]，为 cyclocopacamphane 类苷类化合物。

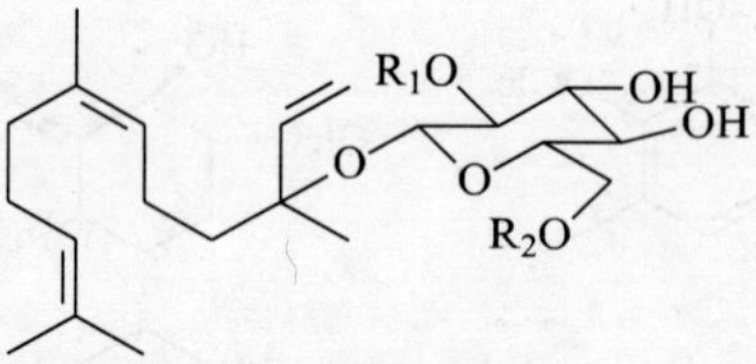

R1=Rha(1-4)Rha, R2=Rha

210

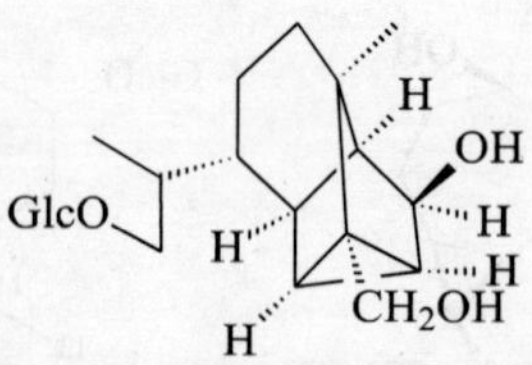

211

Copacamphane 类苷类化合物 dendromoniliside A（212）[157] 和没药烷（bisabolane）类苷类化合物（213）是从牻牛儿苗科熏倒牛属植物熏倒牛（*Biebersteinia heterostemon*）中得到的[167]。

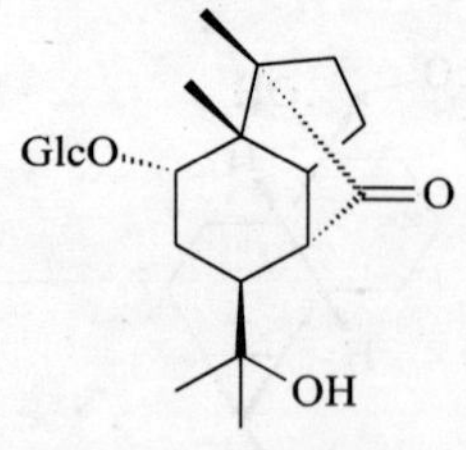

212

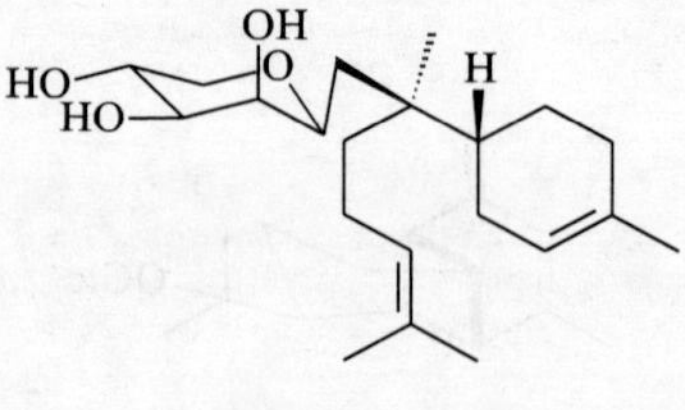

213

五、倍半萜类化合物的生理作用

倍半萜类化合物是动植物中的常见成分，有其生理方面的意义，现将其主要生理作用做一简单介绍。

（一）植物生长发育的控制物质　脱落酸（abscisic acid，ABA，214），是最早从脱落的棉铃中分离得到的，后来发现它广泛存在于植物的种子、果实、叶、根和茎中。脱落酸及其类似物 xanthoxin（215）等主要控制植物的落叶及生长抑制、休眠、发芽等生理现象[168]。

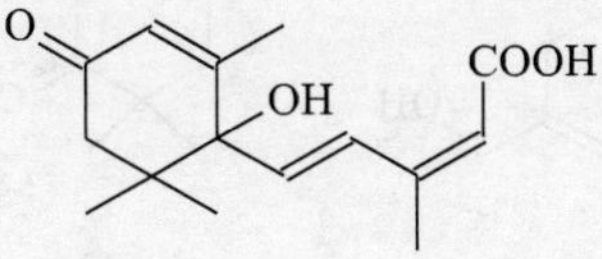

214

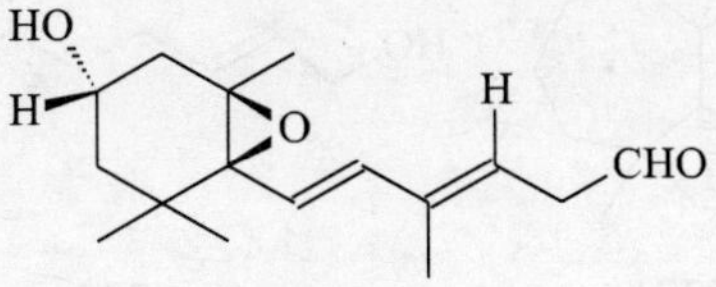

215

从菖蒲（*Acorus calamus*）中分离得到多种菖蒲烷 acorane 型化合物 216 和 217。它们具有抑制莴苣类植物种子发芽的作用[169]。KM-01（218）为得自真菌 *Drechslera avenae* 和 *Pycnoporus cocineus* 的倍半萜类化合物，具有对抗油菜内酯 brassinolide 的作用，能抑制植物生长[170]。Sorokinianin（219）是一种植物毒素，（phytotoxin）能抑制大麦种子发芽[171]。

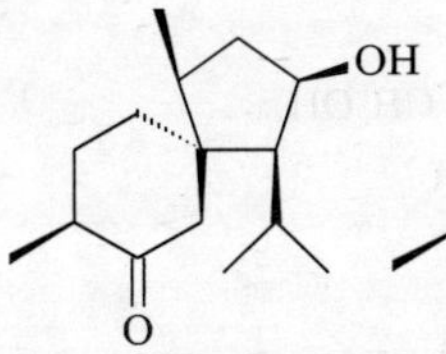

216

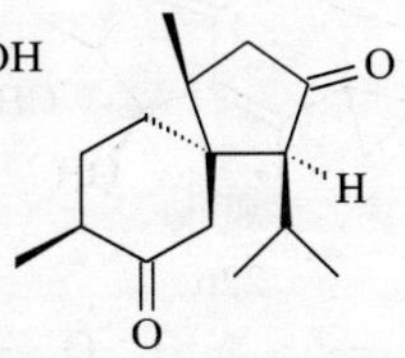

217

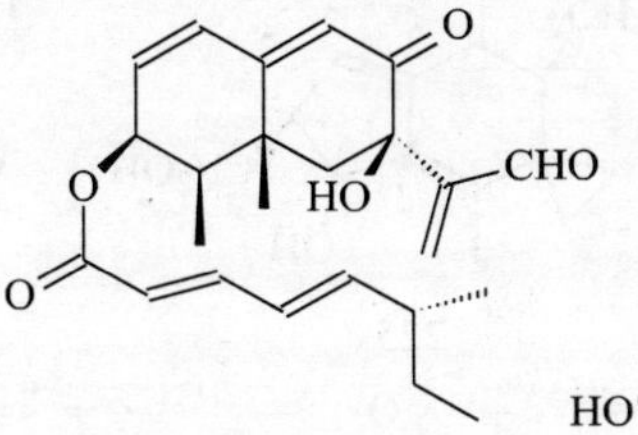

218

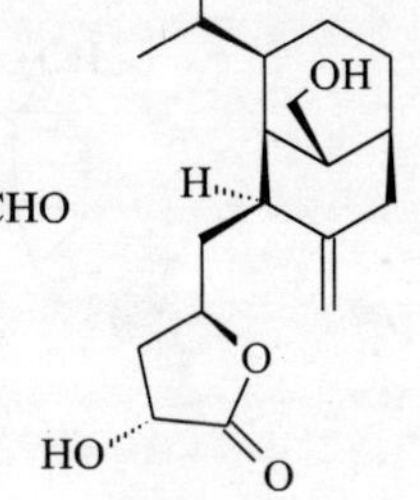

219

（二）昆虫保幼激素　昆虫保幼激素与脱皮激素均能支配昆虫与甲壳类动物的生活循环，最早发现的是天蚕蛾保幼激素 C_{18} - cecropia（220），以后发现在植物中也存在保幼激素类似物。如 juvabione（221）是从冷杉、枞木树胶中分离得到，同样也存在于以此作为原料的纸浆或有关纸制品中，因而最初曾被称作“纸因子”。它对无翅红椿（*Purrhocoris apterus*）具有很强的保幼作用。

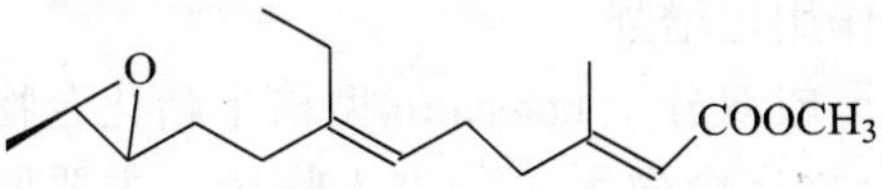

220

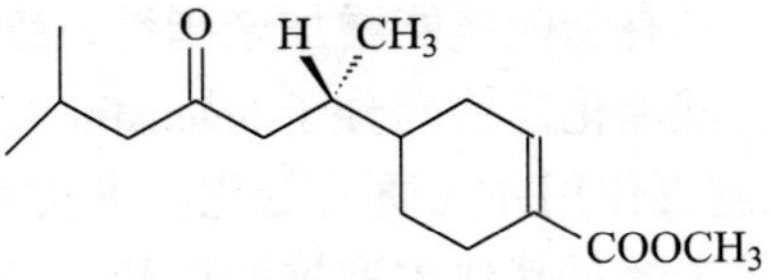

221

（三）昆虫性引诱剂及昆虫驱避物质　一些倍半萜类是昆虫及低等动物的性引诱剂。3 - menthyl - α - himachalane（222）为 homosespuiterpene 的同系倍半萜，是一种巴西双翅目昆虫白蛉（*Lutzomyia longipalpis*）的性外激素[172]。sirenin（223）是从 *Allomyces sabviscula* 中分离得到的性引诱剂，其生理作用很强。倍半萜丙二烯酮 *allenicketone*（*224*），是从蚱蜢 *P*. *microPtera* 中分离得到的天然丙二烯酮萜类化合物。

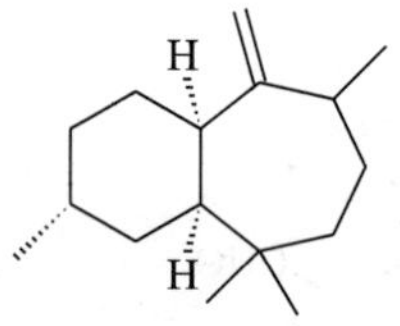
222

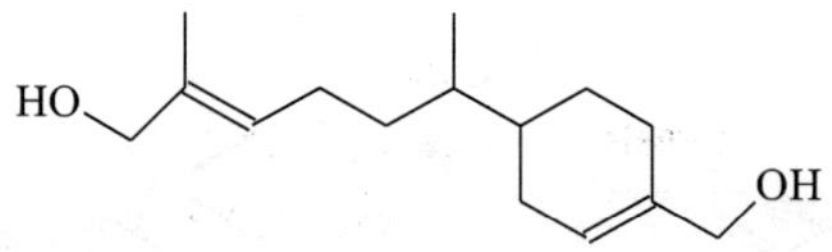
223

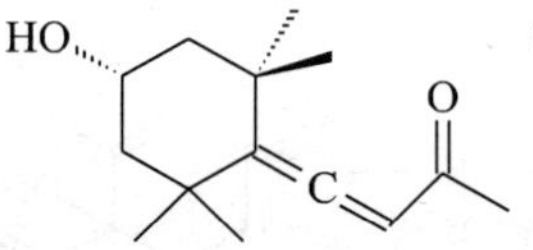
224

（四）抗菌素类和细菌代谢产物　从夜光蕈（*Clitocybe illudens*）中分离得到了多种具有抗菌及抗癌活性物质，其中有代表性的是隐杯伞素 illudin S（Iampterol，225）和隐杯伞素 Illudin M（226）[173]，二者均有较强的抗肿瘤作用。隐杯伞素类也是较受关注的天然抗癌物质，hydroxymethylacylfulvene（227）已进入抗癌临床试验[174]。隐杯伞素酸（228）是得自真菌 MF6186 的抗菌倍半萜[175]。

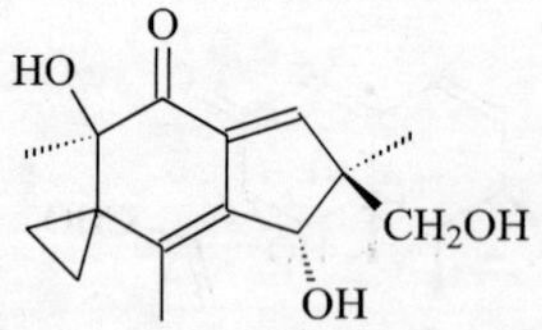
225

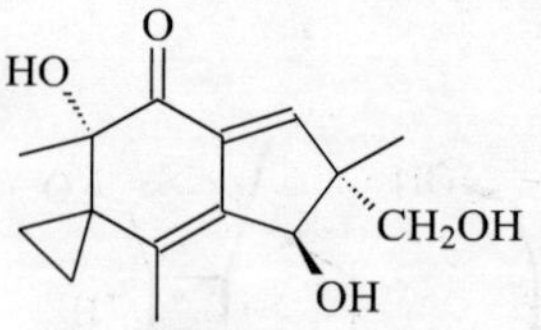
226

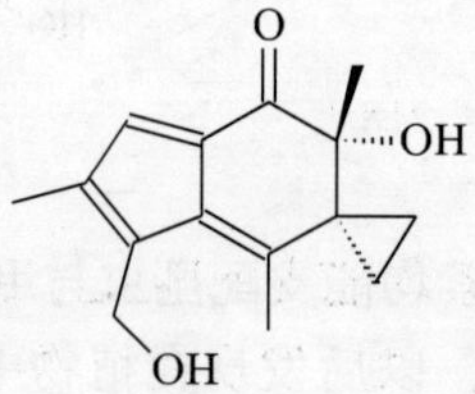
227

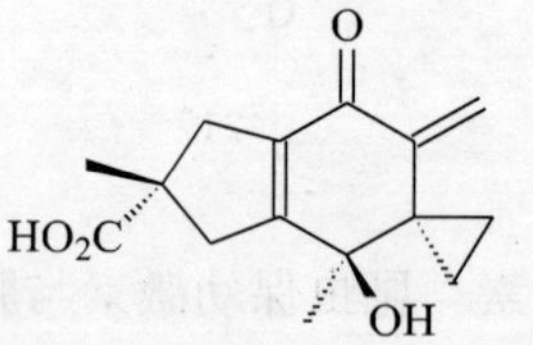
228

Trichothecin 类型化合物的细胞毒作用与结构的关系已经研究得较为清楚[176]。α-亚甲基-γ-内酯是细胞毒作用的主要有效基团，α，β-不饱和酮也有较强的作用。如二者并存则作用更强，具有酯侧链能增加亲脂性，细胞毒作用也增强。

以丙二酸酯化连接两分子 helenalin（229）形成双分子 helenalin 型倍半萜化合物 microlenin（230），细胞毒作用并无质的变化。本类型化合物迄今尚无一种进入临床，主要原因是动物试验的疗效未超过其他类型抗肿瘤药，却能产生皮肤过敏反应。

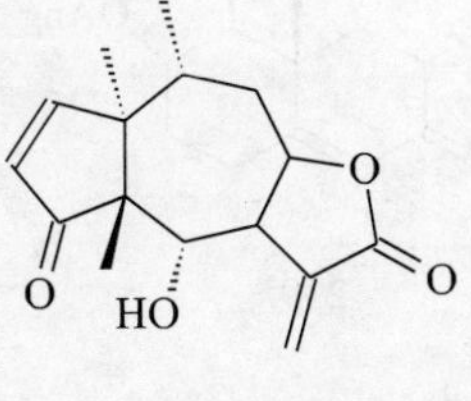

229

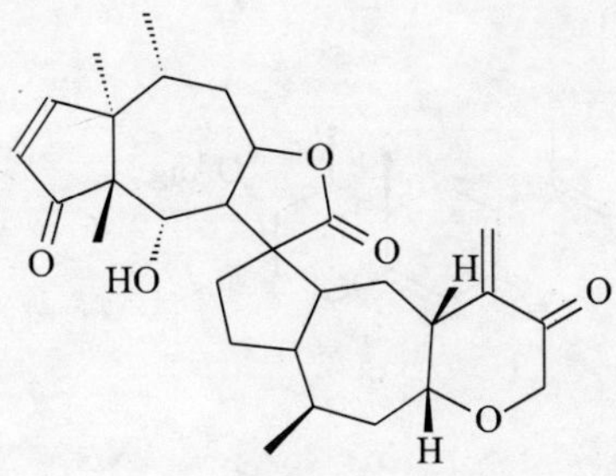

230

（五）驱虫杀虫作用　很多倍半萜类化合物有驱虫、杀虫作用，如山道年（santonin，231）曾用作驱蛔虫药物。广木香内酯（costunolide，232）eremanthine 等均有杀虫作用。青蒿素是我国发现的抗疟新药，具有速效和低毒的特点，并有抗血吸虫作用，是近代倍半萜类化合物药用价值的重大发现。该类化合物还被证实具有植物生长抑制作用、细胞毒作用和抗 HIV 作用[177]。败酱科甘松属植物甘松（*Nardostachys chinensis*）根中的倍半萜也具有抗疟作用[178]，其作用强度相当于奎宁，但低于氯喹。得自 *Massarina tunicata* 的倍半萜 233 同样具有抗疟作用[179]。

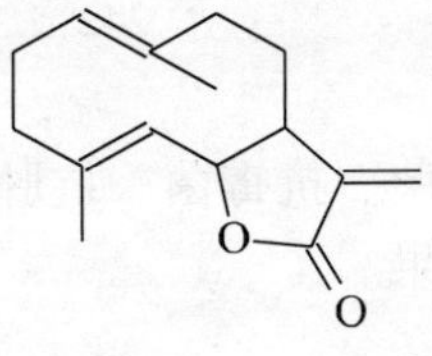

231

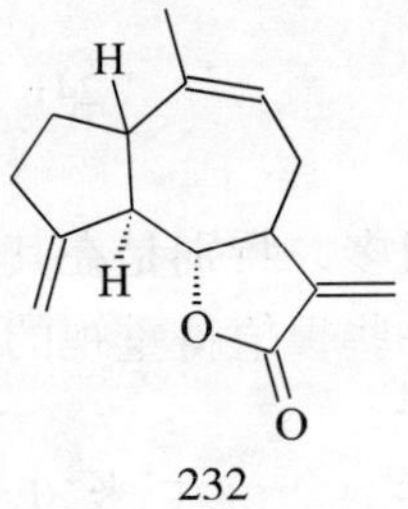

232

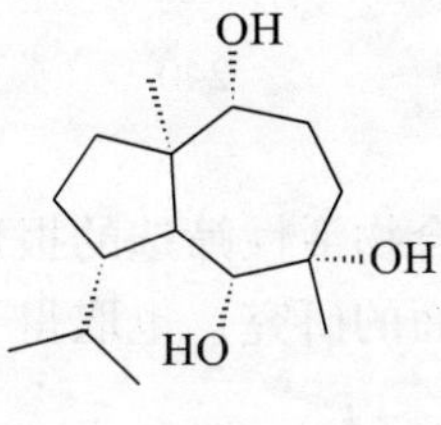

233

（六）神羟系统作用　苦味毒（picrotoxin，234）羟基马桑内酯（tutin，235）及从莽草中分离得到的剧毒成分莽草毒素（anisatin，236）均有中枢神经兴奋作用，与番木鳖碱一样有很强的致惊厥作用。苦味毒在临床上主要用于巴比妥类安眠药中毒的急救药，马桑内酯曾用于治疗精神分裂症。此外曾有报道称 amarilin（237）有镇痛作用。

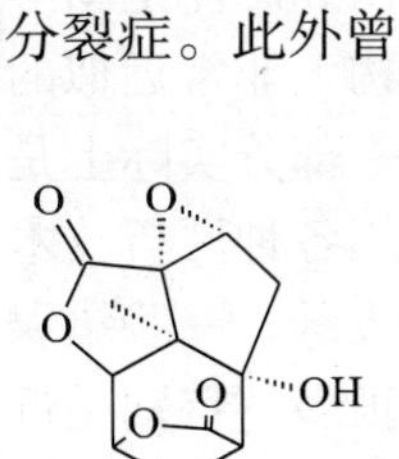

234

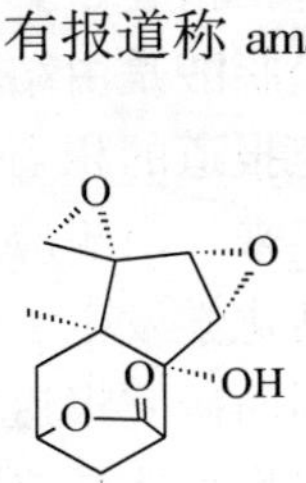

235

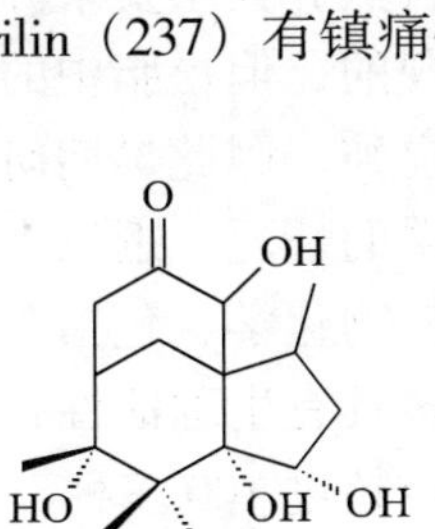

236

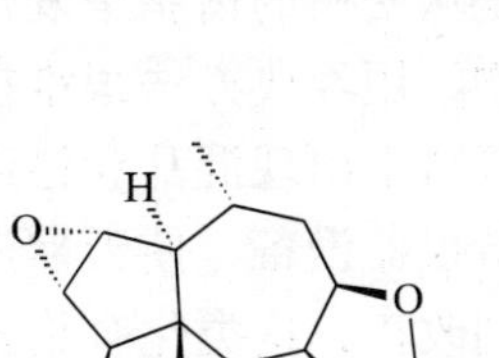

237

（+）－petasin（238）和（+）isopetasin（239）是两种抗炎镇痛倍半萜，目前已能人工合成[180]。

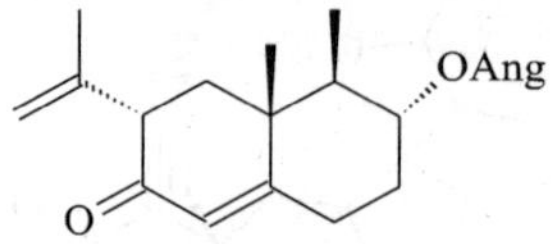

238

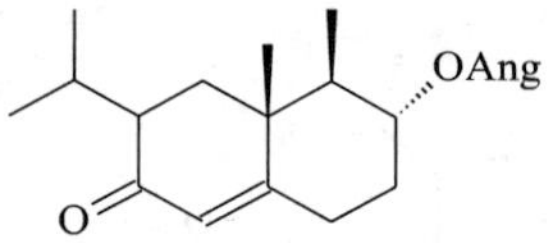

239

从云木香（*Saussurea lappa*）中分离得到的 cynaropicrin（240）、reynosin（241）和 santamarine（242），具有产生肿瘤坏死因子 Tumto Nactor－Factor－α（TNF－α）[181]的作用，而 TNF－α 是一种重要的哺乳动物内源性物质，其作用包括炎症和过敏性疾病，如哮喘、局部炎症、内毒素休克、皮肤过敏和脏器移植的异体排斥等。

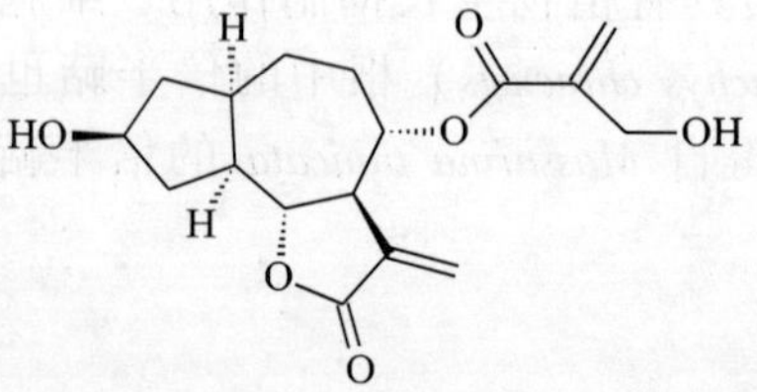

240

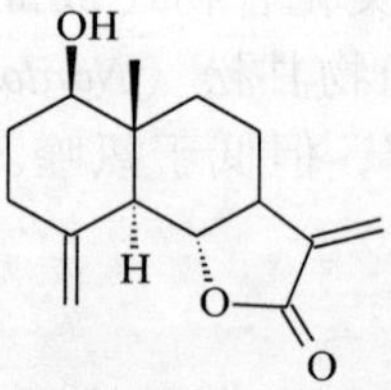

241

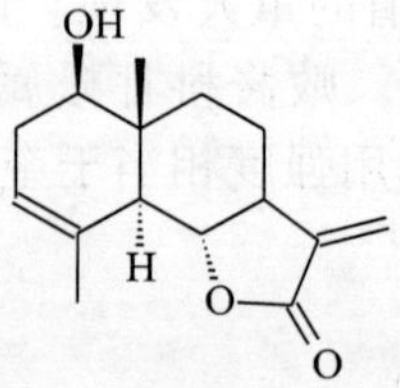

242

倍半萜类化合物活性筛选的报道很多，特别是在其抗菌、抗霉菌、抗肿瘤或细胞毒、昆虫拒食等作用方面的研究，也取得了一些很值得重视的结果。

第四节　二萜类化合物

二萜类（diterpenoids）化合物是以 20 个碳为骨架的碳氢化合物，生源是由植物中焦磷酸香叶酯（geranylgeranyl pyrophosphate，GGPP）转化缩合而成，通常可以用（C_5H_8）$_4$ 为通式代表。二萜类化合物广泛地分布于自然界其主要来源包括植物、真菌和海洋生物等。早期二萜类化学成分是从松树的树脂中发现的，但松脂中的松脂酸是由结构上非常近似的多种二萜酸组成的混合物，用经典方法很难提纯，因此早期研究报道的相当一部分实际上是混合物，从而造成文献资料中出现混乱和错误的情况。近三十年来，由于应用各种层析技术、物理方法和先进的分析仪器设备，使天然产物化学，包括二萜化学发生了飞跃，一些错误的结构式或立体构型得到改正，这类化合物多具有生理活性，因而研究报道很多。特别是近年来二萜类化合物不断有新骨架被发现，已经超过 100 多种。在此对具有较好生理活性的该类型化合物的研究进展加以介绍。

萜类化合物的分类方法一般有按骨架类型分类的，如：半日花烷（labdane）、克罗烷（clerodane）、海松烷（pimarane）、松香烷（abietane）、罗汉松烷（podocarpane）、桃柘烷（totarane）、卡山烷（cassane）、贝壳杉烷（kaurane）、贝叶烷（beyerane）、赤霉烷（gibberellane）、阿替生烷（atisane）、阿康烷（aconane）、紫杉烷（taxane）等；也有按化合物结构中的碳环数分类的。现在将一些重要的二萜类化合物按化合物结构中碳环数分类的方法并结合骨架类型的分类方法简要介绍如下：

一、无环二萜（acyclic diterpenoid）

植物醇（243）是属于广泛存在叶绿素中的植物醇（phytol）类化合物，曾用为合成维生素 E、K_1 的原料。植物醇分子中含有两个手性中心（7，11）均为 *R* 构型，天然植物醇呈很弱的右旋[182]。香叶醇基香叶醇（geranyl - geraniol）（244）可以认为是生物合成的最原始的二萜化合物。从海绵 *Hippospongia sp*. 中分离得到的 untenospongin A（245），属于 21 个碳的呋喃高二萜，具有冠状血管舒张作用[183]。自褐藻科 *Cystophora moniliformis* 中分离得到的二萜 farnesyl acetonepoxid（246）具有抗惊厥活性，小鼠 ED_{50} 大于 100mg/kg（ip），但口服无效[184]。化合物 hedaol A（247）是一种 *Sargassum* 中的一个细胞毒成分[185]。Plaunotol（248）是一种具有黏膜保护作用的抗溃疡制剂的活性成分[186]。从菊科白酒草属植物 *Conyza incana* 得到的 incanic acid（249）具有 *E* - alkene 的几何构型[187]。一种路生蛞蝓（*Arion* species）的卵产生的 miriamin（250）对于各种捕食甲虫具有拒食保护作用[188]。从 *Chrysochlamys ulei* 得到的 chrysochlamic acid（251）具有抑制 DNA 聚合酶 α 的作用[189]。分别从菊科紫菀属植物舌叶紫菀（*Aster lingulantus*）和 *Perymenium hintonii* 中分离得到的香叶醇基香叶醇衍生物 lingulatusin（252）和 tuxpanolid（253）具有新颖的化学结构[190,191]。Udoteal（254）是从绿藻 *Udotea petiolata* 中得到的一种罕见烯醇二醋酸酯[192]。

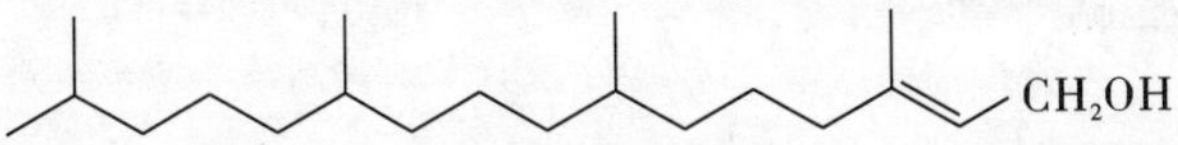

243

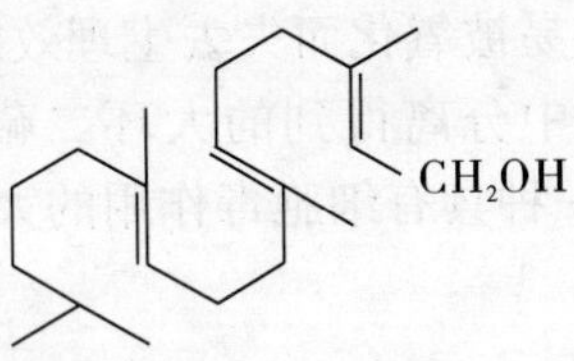

244

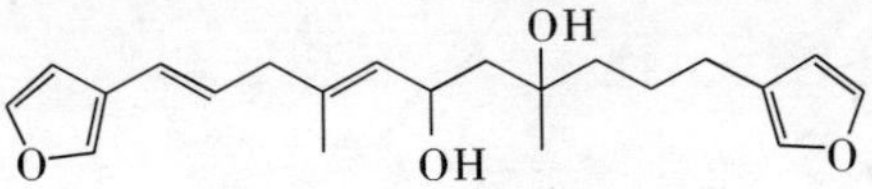

245

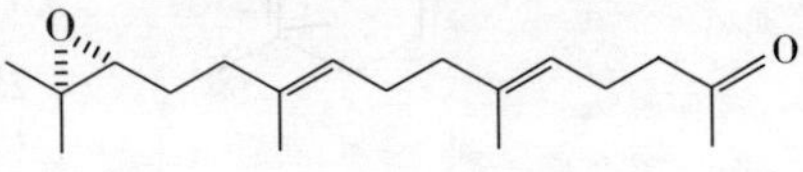

246

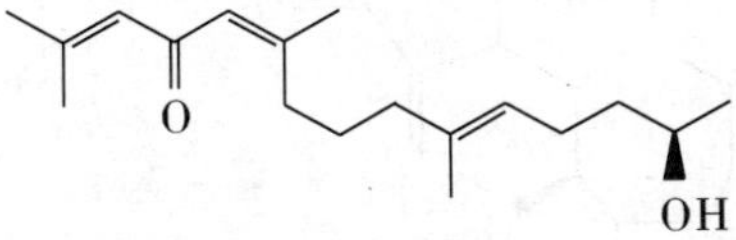

247

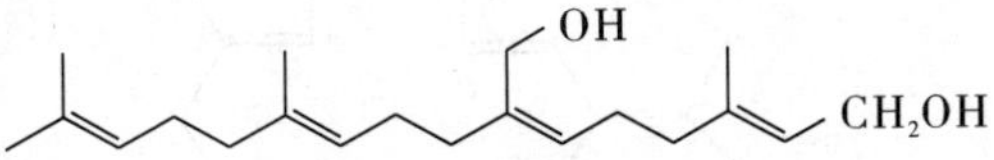

248

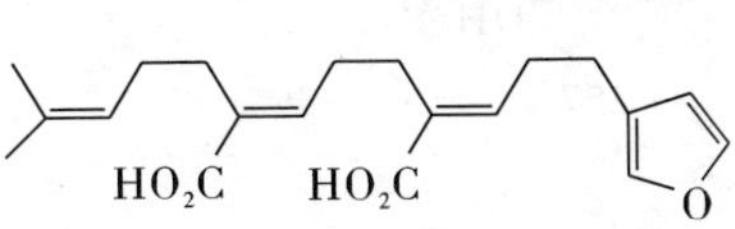

249

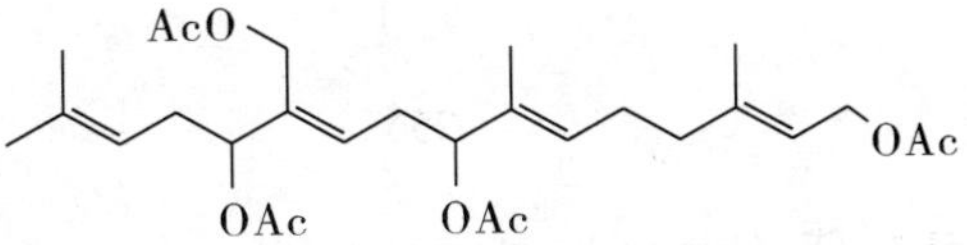

250

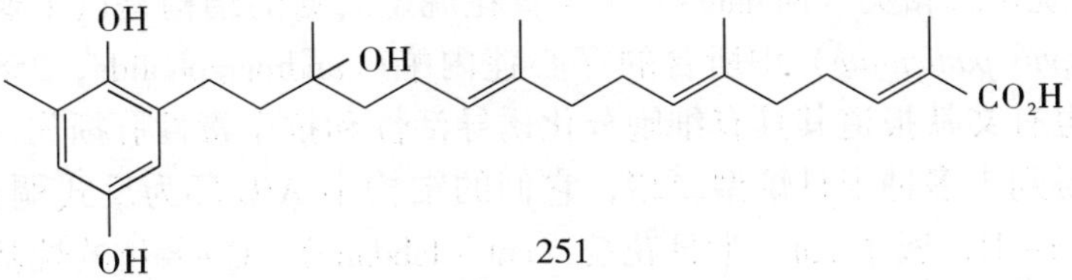

251

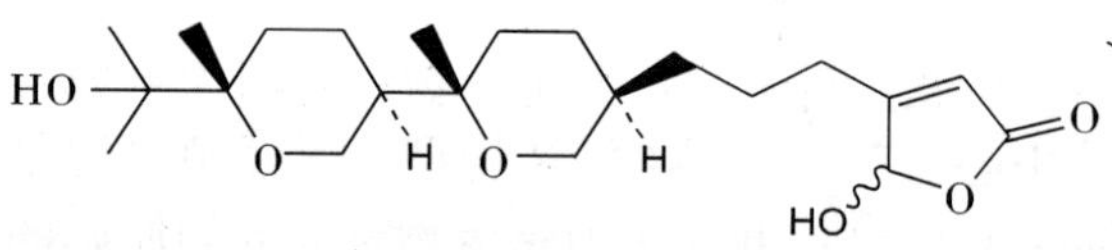
252

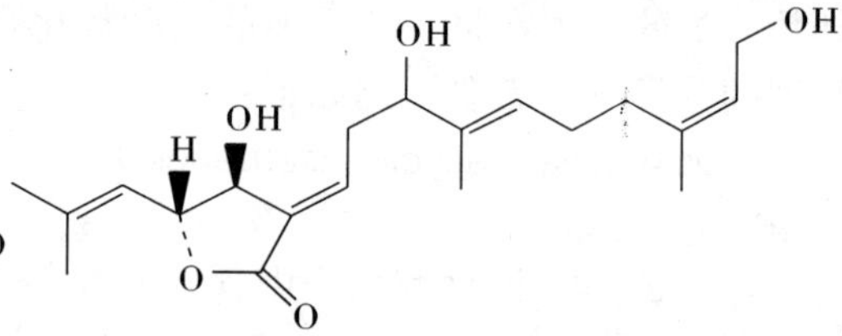
253

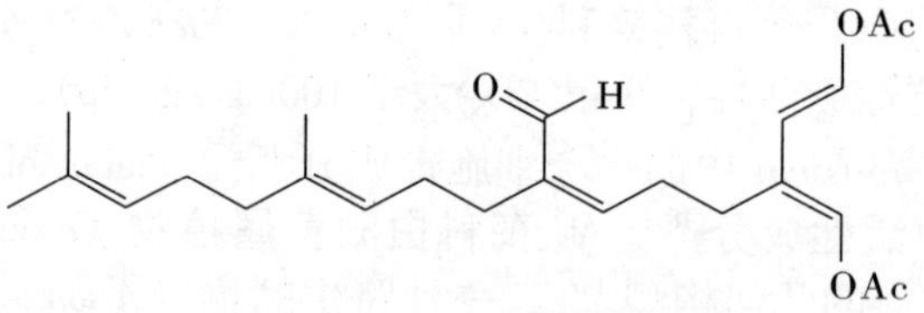
254

二、单环二萜（moncyclic diterpenoid）

维生素 A（vitamin A）（255）是最重要的单环二萜之一，又称抗干眼病维生素，是一类脂溶性的含 α－白芷酮环的维生素，可分为维生素 A_1 和 A_2，临床上多用维生素 A_1。维生素 A 不溶于水而溶于油脂和乙醇等脂溶性溶剂，分子中含多个不饱和键，化学性质活泼，在光和空气中易被氧化而失去生理效能。西松烯（cembrene，256）是第一个从天然物（松属植物的树脂）中分离得到的大环二萜。从我国南海软珊瑚中得到的豆荚内酯 A（chilobolide A，257）是一种具有细胞毒作用的大环二萜[182,184,193]。

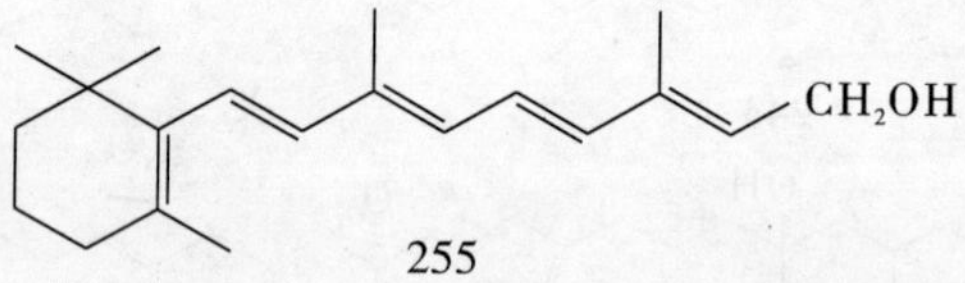
255

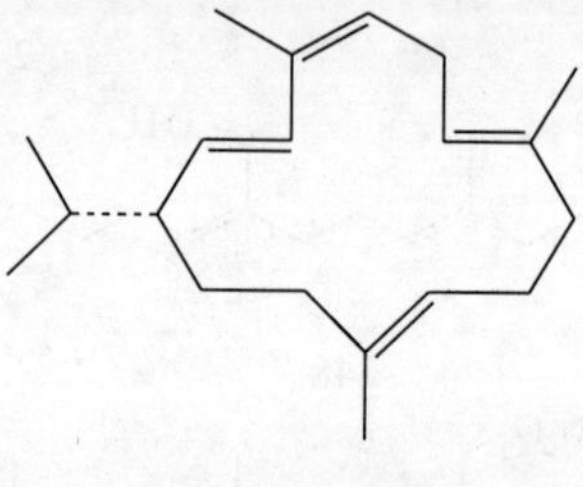
256

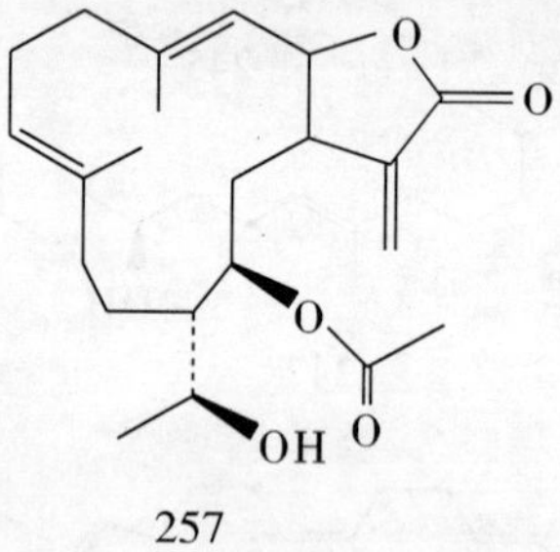
257

三、双环二萜（biccyclic diterpenoid）

（一）半日花烷型二萜类（labdanes）　半日花烷型二萜的结构是以十氢萘为母核。中药穿心莲（*Andrographis paniculate*）中所含的穿心莲内酯（andrographolide，258）具有抗菌、消炎的作用，近年也有文献报道其具有细胞分化诱导活性和抗中毒性肝损伤的生物活性。现已从穿心莲中分离得到十多种半日烷型二萜，它们的结构中 A/B 环为反式稠合，C－10 位为 α－甲基，C－5 为 β－H，属于 ent－半日花烷（ent－labdane），C－8 位的烷基脱氢后形成一个环外双键。C－9位由一个乙基连接的γ－内酯，C－9的构型为α。也有文献报道从穿心莲中分离得到双分子半日花烷型二萜类化合物，如：双穿心莲内酯A、B、C和D（259、260、261和262）。穿心莲内酯可与丁二酸酐在无水吡啶中作用制备成琥珀酸半酯（263）的钾盐；与浓硫酸、冰醋酸在酸酐中进行磺化反应，制备磺酸钠衍生物；与亚硫酸钠在酸性条件下制备穿心莲内酯磺酸钠（264），成为水溶性化合物，用于制备注射剂；脱水穿心莲内酯在穿心莲中含量甚微，但其药理活性却是最强，而穿心莲内酯最弱[184,194-196]。

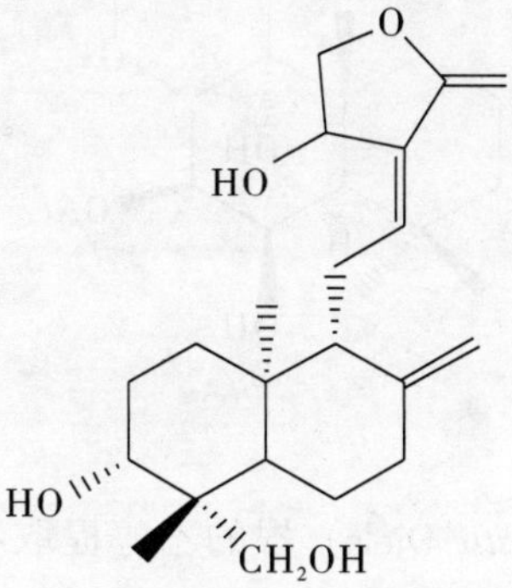

258

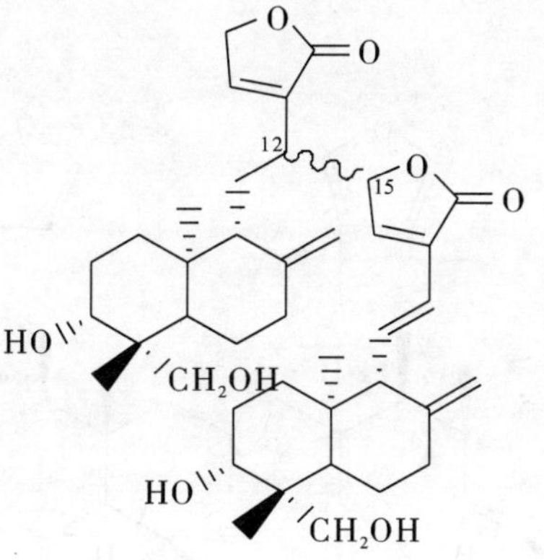

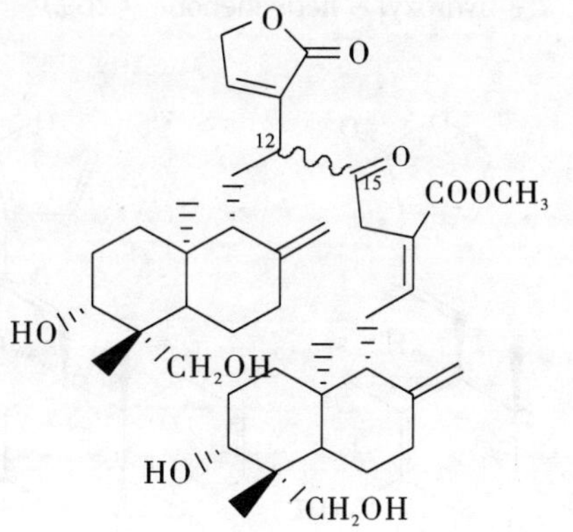

259 C_{12-H}，C_{15-H}=α－H或β－H，[α]$_D$+1.61°

260 C_{12-H}，C_{15-H}=α－H或β－H，[α]$_D$+8.9°

261 C_{12-H}，C_{15-H}=α－H或β－H，[α]$_D$+74.5°

262 C_{12-H}，C_{15-H}=α－H或β－H，[α]$_D$+40.1°

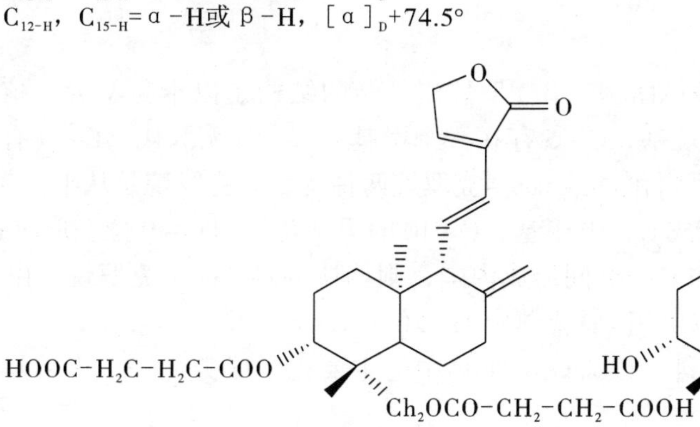

263

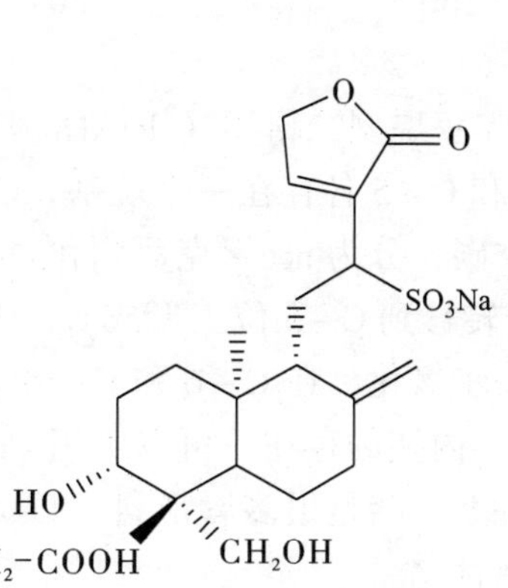

264

从鞘蕊属（*Coleus*）植物毛喉鞘蕊花（*Coleus forskohlii*）中分离得到的鞘蕊花素（forskolin，265）的结构中，A/B为反式稠合，C－10位为β构型，C－5为α构型，在C－8和C－13之间构成一个六元氧环，C－11存在一个羰基，C－13有一个烯键。此外文献还报道了分离得到的一系列半日花烷型二萜化合物[194,197]。

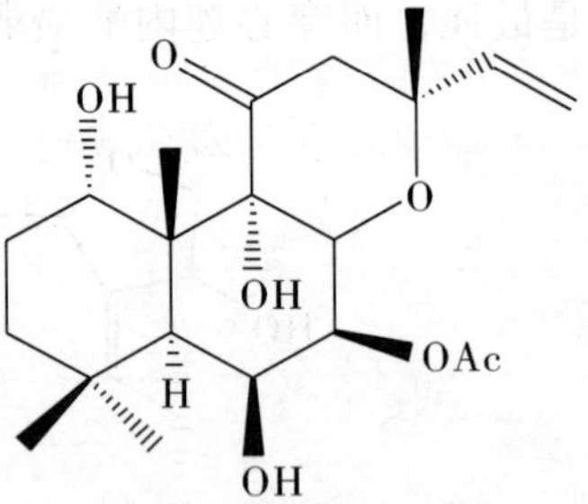

265

自圆瓣姜花（*Hedychium forrestii* Diels）根的乙醇提取物中分离得到四个具有细胞毒活性的半日花烷型二萜，圆瓣姜花素A（forrestiin A，266），coronarin A（267），hedychenone（268），7－hydroxyl－hedychenone（269）[198]。

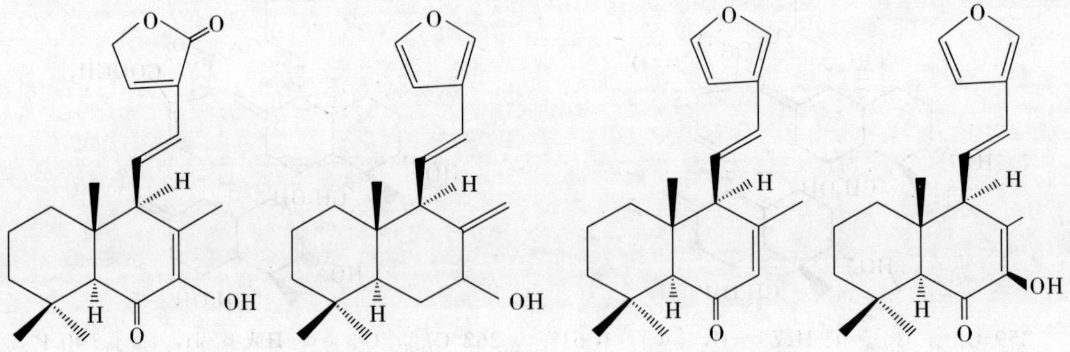

266　267　268　269

（二）克罗烷型二萜类（clerodanes）　克罗烷型二萜的结构是以十氢萘为母核，它的结构中C－4和C－5各存在一个烷基，C－5存在一个甲基，C－10无取代，C－9有两个烷基取代为一季碳，分为neo－克罗烷和ent－neo－克罗烷两种构型。克罗烷是从半日花烷的C－4甲基重排转移到C－5位上形成C－19甲基，C－10的甲基转移到C－9位上形成neo－克罗烷，如进一步氧化，在C－6和C－18间形成内酯，则构成nor－eno－克罗烷，由于α，β－不饱和－γ－内酯的存在，可以应用CD谱测定C－10和C－6构型[194]。

克罗烷型二萜是很多唇形科（Labiatae）植物中的主要化学成分之一，多数具有较好的昆虫拒食活性[194]。

自大戟科泰国巴豆（*Croton sublyratus* Kurz）茎中分离得到呋喃二萜内酯化合物，plaunol

A、B、C、D和E（270、271、272、273和274），均属对映－克罗烷型（entclerodane type），除plaunol A外，plaunol B、C、D和E均具有抗溃疡作用[184,199,200]。

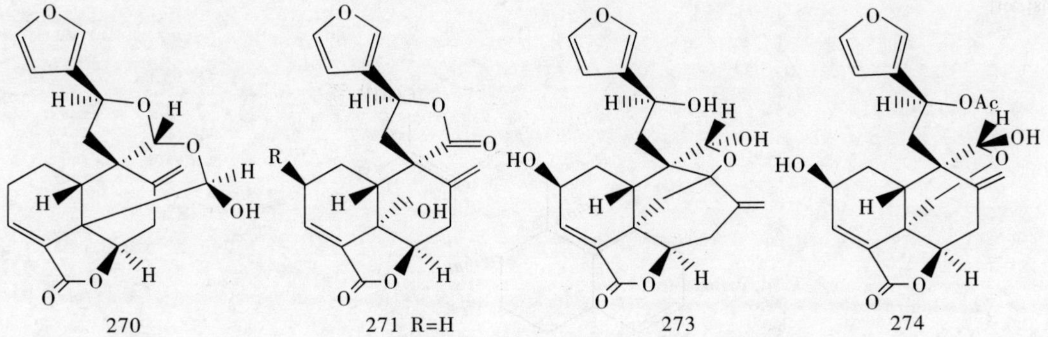

270　　271 R=H　272 R=OH　　273　　274

铁轴草（*Teucrium quadrifarium* Buch－Ham）的全草，民间用于治疗胃肠炎、痢疾等。从广西产铁轴草中分离得到六个新－克罗烷（neo－clerodane）型二萜化合物teucvidin（275），teucvin（276），teuquadrin B（277）和19－acetyl－teuspinin（278）[201]。

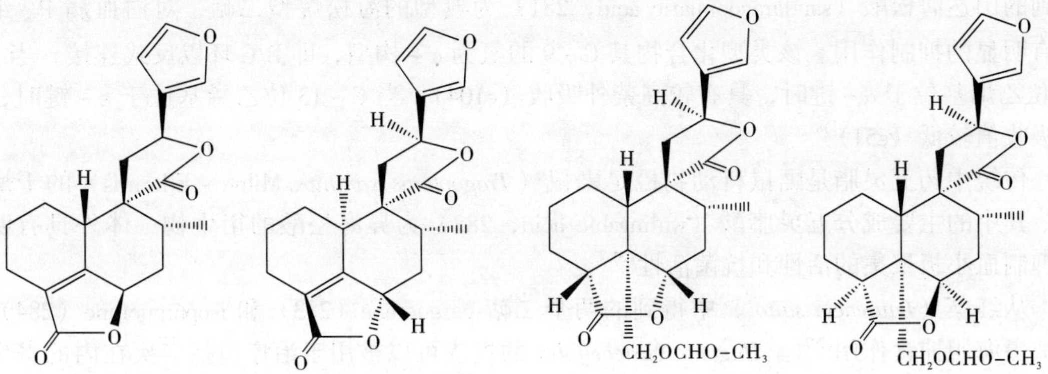

275　　276　　277　　278

松科植物金钱松（*Pseudolarix kaempferi* Gord.）树皮具有抗真菌作用，自该树皮中分离得到土槿乙酸（pseudolaric acid B，279）在实验动物上有明显抗早孕作用[202,203]。

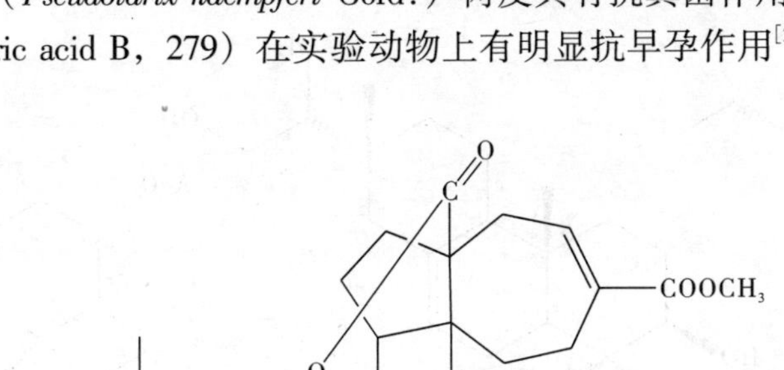

279

粘叶莸（*Cargopteris glutinosa* Rehd.）系马鞭草科莸属植物，为中国特有种。民间用于清热解毒或驱蚊灭虫。四川产粘叶莸地上部分的乙醚提取物，初步药理试验表明具有明显的抗炎活性和细胞毒活性，从中分离得到粘叶莸酸（glutinic acid，280），侧链双键构型为 Z 型[184,204]。

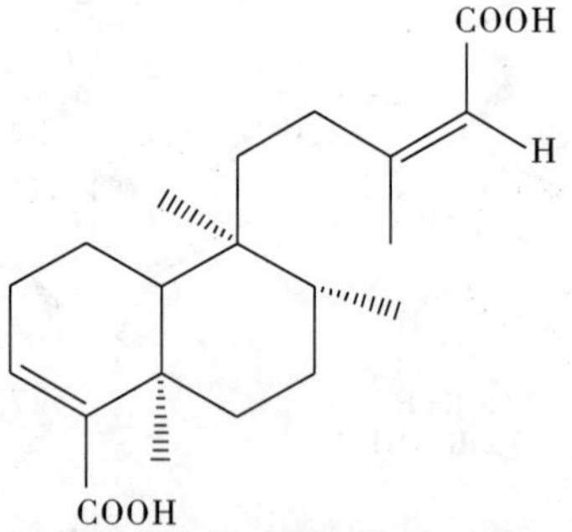

280

四、三环二萜（tricyclic diterpenoid）

（一）海松烷型二萜类（pimaranes） 从叉子园柏（*Sabina vulgaris* Ant.）的树皮中分离得到的山达海松酸（sandaracopimaric acid，281）为典型的海松烷型二萜，对白血病 P_{388} 细胞具有明显的抑制作用。该类型化合物其 C－9 的氢为 α－构型，即 B/C 环以反式连接，当 C－13 位乙烯基位于 α－键时，具有较高紫外吸收（ε104），当 C－13 位乙烯基位于 ε－键时，紫外吸收值较低（ε51）[182]。

传统中药五灵脂是鼯鼠科动物橙足鼯鼠（*Trogopterus xanthips* Milne－Edwards）的干燥粪便，其中的主要成分五灵脂酸（wulingzhic acid，282）为异海松酸的衍生物，体外具有明显的抑制血小板聚集的活性和抗菌活性[206]。

从红藻（*Laurencia saitoi*）中得到的两个二萜 parguerane（283）和 isoparguerane（284）具有威慑海胆捕食作用[207]。*Hugonia casteneifolia* 的根皮可以被用于治疗包括疟疾在内的寄生虫感染，其主要活性成分是 hugorosenone（285）[208]。从真菌 *Acremonium striatisporium* 得到一个有细胞毒作用的二萜葡萄糖苷 virescenoside M（286）[209]。

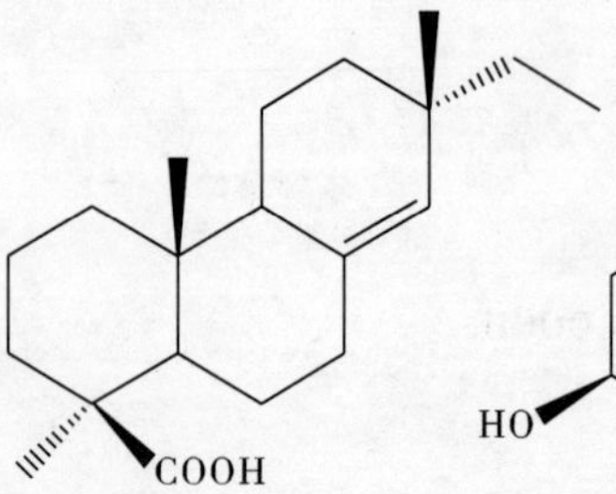

281

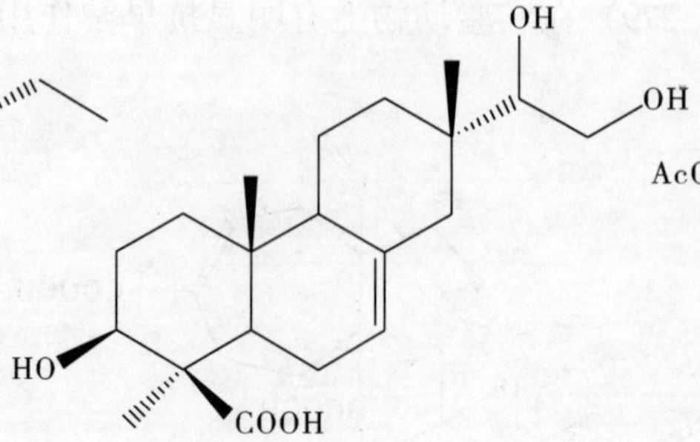

282

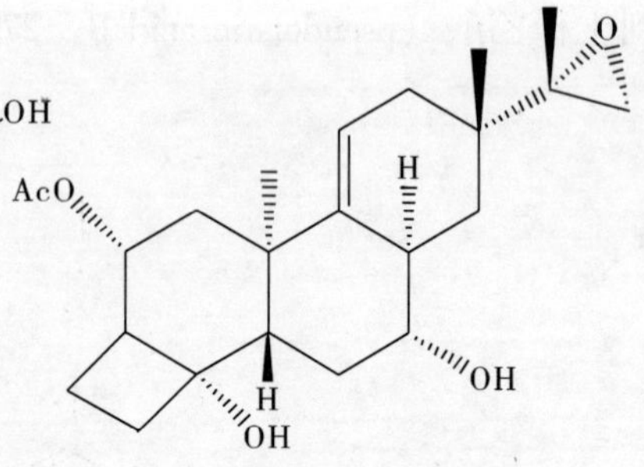

283

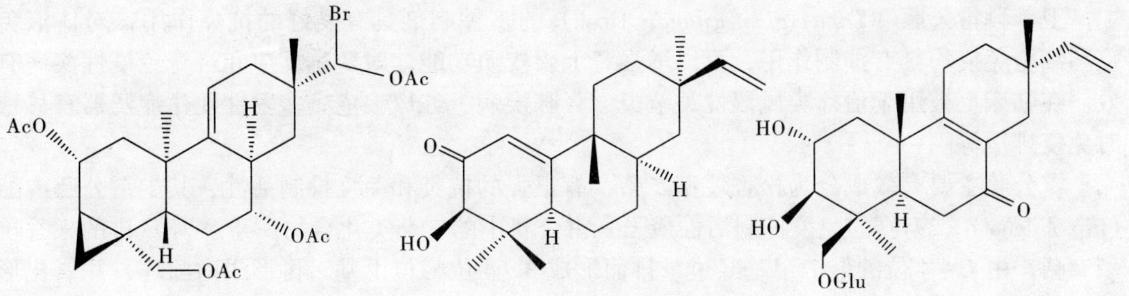

284　　285　　286

从 *Diaporthe* species 真菌中得到的 diaporthein B（287）具有抗分枝杆菌的特性[210]。从东南亚药用植物玄参科鸡脚参属植物（*Orthosiphon stamineus*）中得到高度氧化的异海松烷型二萜 siphonol A（288）能够抑制一氧化氮的生成[211,212]。从一种植物致病真菌 *Sphaeropsis sapinea* 的培养物中得到一种二萜的代谢物 sphaeropsidin D（289）[213]。

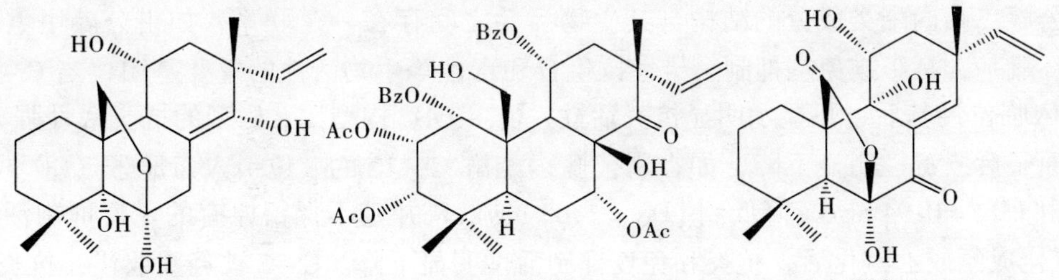

287　　288　　289

（二）松香烷型二萜类（abietanes）　松香酸（abietic acid，290）是最重要的树脂酸，是由其较活泼的前体左旋海松酸（levopimaric acid，291）新松香酸（neoabietic acid，292）和长叶松酸（palustric acid，293）等在收集、储藏，特别是水蒸气蒸馏时异构化转变而成的。松香酸的 A/B 环为反式连接，C－10 的甲基与 C－9 的 H 为反式。我国盛产天然松脂，一般先用醋酸回流异构化，再作成二戊胺盐的结晶，再酸化便得到松香酸，该类化合物具有多种生物学活性，如抗菌、抗溃疡、抗过敏、心血管活性、成膜作用和表面活性作用。工业上用其制成各种松香酸的酯，是重要的工业原料[182]。

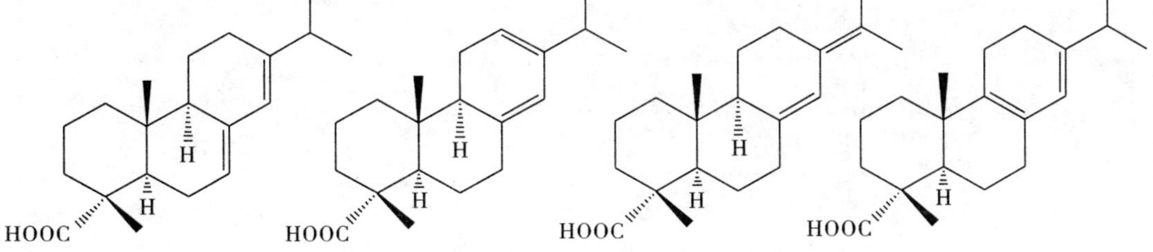

290　　291　　292　　293

卫矛科雷公藤（*Tripterygium wilfordii* Hook）的多种制剂具有良好的抗炎作用，对体液免疫和细胞免疫均具有抑制作用，可以增强肾上腺皮质功能，对变态反应和自身免疫性疾病有效。在临床上被用于治疗类风湿性关节炎、肾脏疾病、红斑狼疮、多发性硬化症及器官移植时免疫排斥等。

雷公藤主要有效成分为松香烷型二萜，有很强的抗炎和免疫抑制活性，其中雷公藤内酯（triptolidenol）（294）的免疫抑制活性最强。雷公藤中的二萜类化合物属于A环重排的松香烷型二萜，由C－4位的偕二甲基经过重排而形成3，4位临位甲基，再形成内酯环，并氧化形成三元环氧。其A/B环为反式骈环，B/C环为顺式骈环，α，β－不饱和γ－内酯位于$C_{3,4}$处，B环具有一个$C_{7,8}$环氧，C环具有两个环氧，$C_{9,11}$环氧和$C_{12,13}$环氧，最近也有报道少于三个环氧的二萜化合物，如新雷公藤内酯四醇（neotriptetraolide，295）[194,214,215]。

雷公藤中的化学成分还具有抗肿瘤、抗HIV、抗异体排斥和抗生育作用，如雷公藤甲素（triptolide）（296）和雷公藤乙素（tripdiolide）（297）药理试验证明都具有抗白血病的活性，临床试用于治疗白血病也有一定的疗效，16－羟基雷公藤内酯醇（298）具有较强的抗炎、免疫抑制和雄性抗生育作用。但是这些有效成分的毒性较大，安全范围小[216~219]。

雷公藤二萜内酯类成分的结构与其生物活性之间存在一定联系，如雷公藤甲素的$C_{12,13}$的α型环氧基，是影响免疫抑制、雄性抗生育和毒性等生物活性的重要基团，当C－12和C－13引入临位羟基后，只显示明显抗炎活性，C_{12}－OHα构型比β构型的抗炎活性强，C－12引入氯原子后，毒性明显下降，如在雷公藤内酯醇C－12的β位引入卤原子（Cl^-或Br^-），其毒性由LD_{50} = 0.94 mg/kg降低到LD_{50} = 1.65 mg/kg，并基本保留原有的免疫抑制活性。C_{14}－OH氧化成酮或乙酰化后，抗炎和免疫抑制活性明显下降。C－2被羟基取代，抗炎，免疫抑制，抗肿瘤活性下降，毒性增加。如C－15的异丙基被羟基取代，其抗炎活性和毒性均下降。γ－内酯的羰基和三个环氧与抗肿瘤作用有关[194,215,220~224]。

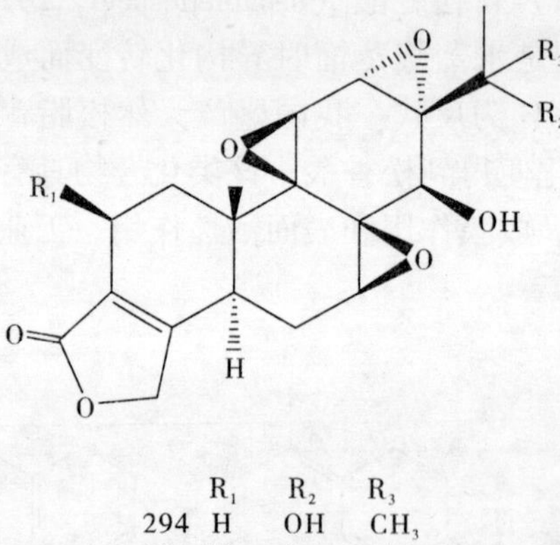

	R_1	R_2	R_3
294	H	OH	CH_3
296	H	H	CH_3
297	OH	OH	CH_3
298	H	H	CH_2OH

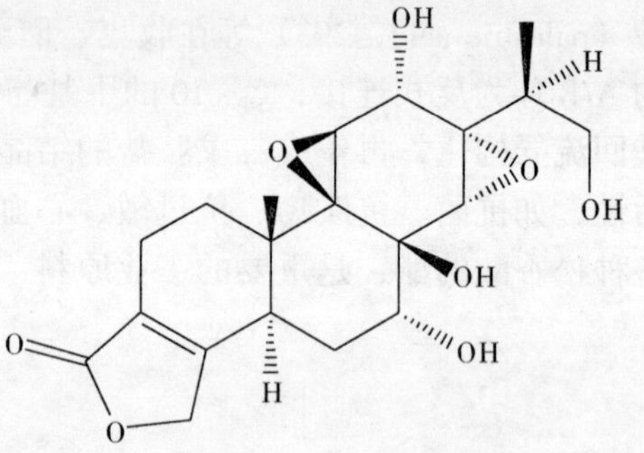

295

大戟属植物中含有的松香烷型二萜类常具有较强的生物活性，但毒性较大；其结构中存在α，β－不饱和γ－内酯和环氧基，属于C－环重排的松香烷型二萜。如泽漆（*Euphorbia helioscopia* L.）中得到的松香烷型二萜酯 helioscopinolides A、B 和 C 具有毒性（299、300 和 301）。中药狼毒大戟（*Euphorbia fischeriana* Steud）的根在民间用于治疗胃癌、肠癌、肺癌、骨结核等，其中活性成分 17－hydroxy－jokinolide B（302）对 P_{388} 白血病细胞、SGC_{7901} 肿瘤细胞有很强的抑制作用，其他二萜内酯类化合物如 jolkinolide A（303），jolkinolide B（304），狼毒大戟甲素（fischeriana A）（305）；狼毒大戟乙素（fischeriana B）（306），也都有不同程度地抑制艾氏腹腔积液（腹水）癌、肝癌腹腔积液、S_{180} 等癌细胞生长的活性[184,225~228]。

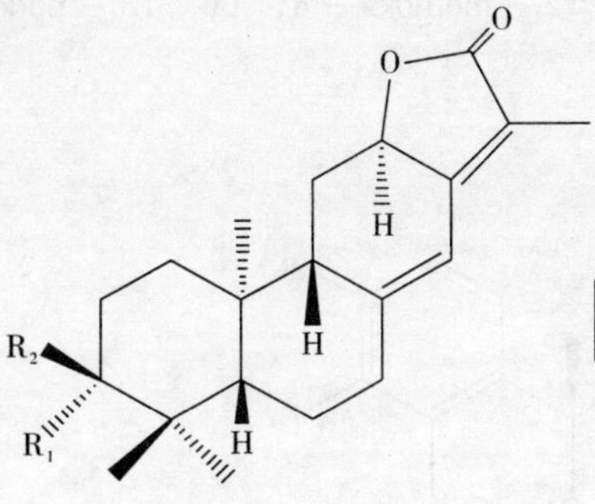

299 R_1=OH　R_2=H
300 R_1=H　R_2=OH
301 R_1=R_2=O

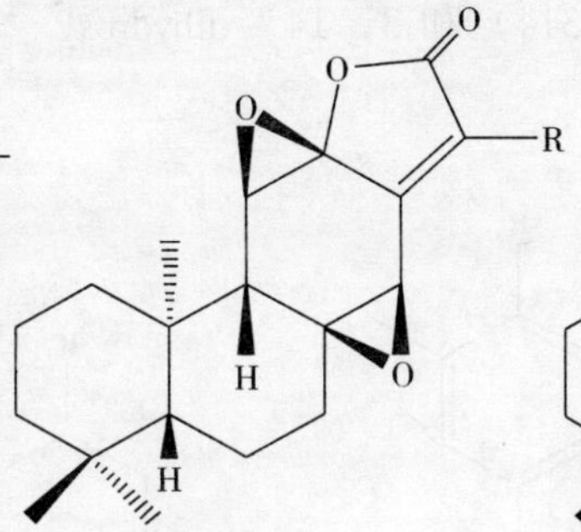

302 R=CH_2OH
304 R=CH_3

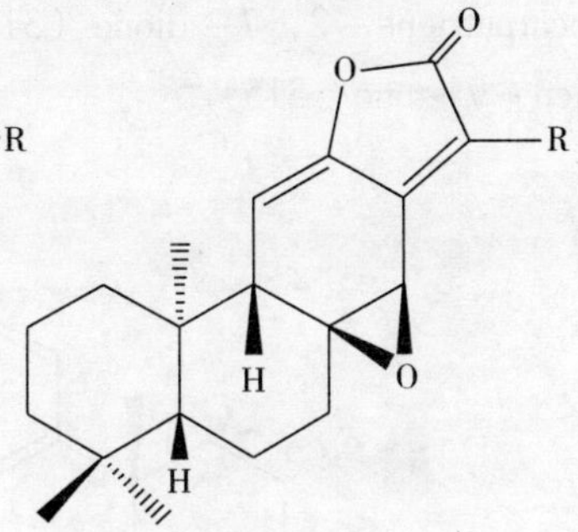

303 R=CH_3
305 R=OCH_3
306 R=OGlc

常用中药丹参（*Salvia miltiorrhiza* Bunge）为唇形科鼠尾属（*Salvia* L.）植物，具有活血化瘀的功效，主治冠心病。其主要化学成分为C－环重排的松香烷型二萜，有丹参酮（tanshinone）型，如丹参酮ⅡA（307）具有抗氧化、缩小心肌梗死面积、诱导肿瘤细胞分化作用等。此外还有罗列酮（royleanone）型，如异丹参酮Ⅰ（isotanshinone Ⅰ，308）。螺旋缩酮内酯（spiroketallactone）型，如丹参螺旋缩酮内酯（danshenspiroketallactone，309）[194]等。

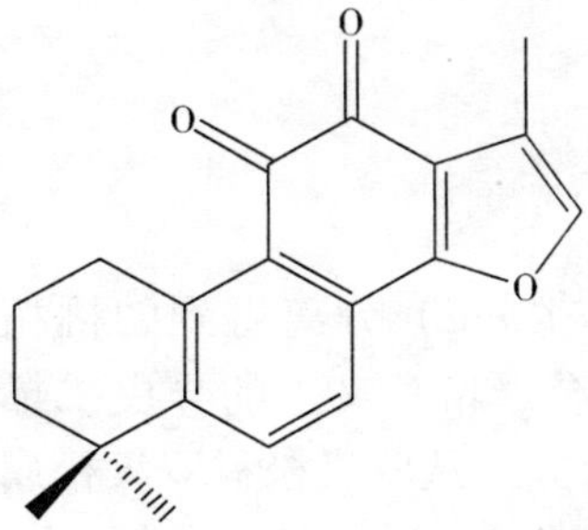

307

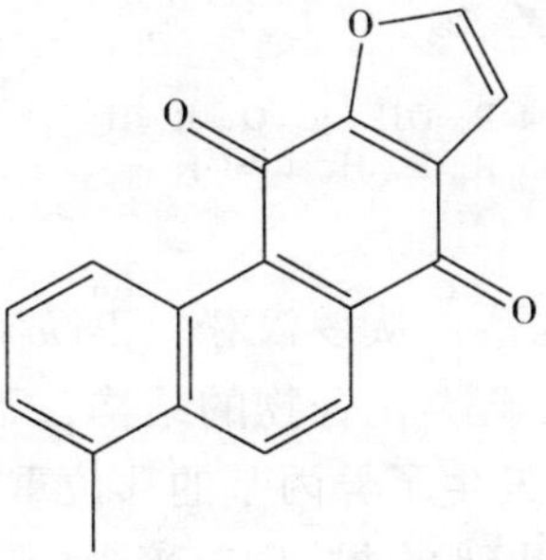

308

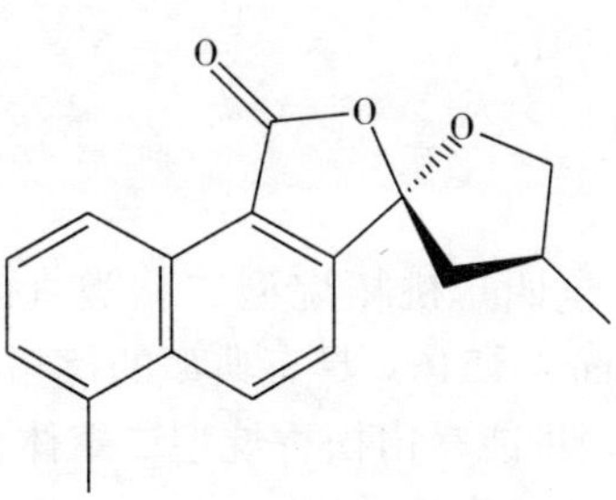

309

（三）罗汉松烷型二萜类（podocarpanes） 罗汉松烷型二萜类化学成分已在下列一些属，如 *Azadirachta* Lin，*Humirianther* Lin，*Micrandropsis* Lin 和罗汉松属（*Podocarpus* Lin）等的植物中被发现。从印度用于治疗白血病的从一种小灌木 *Jatropha curcas* Linn. 中分离得到两种新罗汉松烷型二萜类化学成分 3 - acetoxy - 12 - methoxy - 13 - methyl - podocarpa - 8，11，13 - trien - 7 - one（310）和 3，12 - dihydroxy - 13 - methylpodo - carpane - 8，10，13 - triene（311）。从台湾中央山脉海拔 1800 ~ 2600 米上特产的一种用于建材的树木——杉科台湾杉属植物台湾杉（*Taiwania cryptomerioides* Hayata（Taxodiaceae）的树皮中分离得到四种新的罗汉松烷型二萜类化学成分 1，13 - dihydroxy - 8，11，13 - podocarpatriene（312）；14，18 - dihydroxy - 13 - methoxy - 8，11，13 - podocarpatriene（313）；1，14 - dihydroxy - 13 - methoxy - 8，11，13 - podocarpatriene - 2，7 - dione（314）和 3，14 - dihydroxy - 13 - methoxy - 8，11，13 - podocarpatrien - 7 - one（315）[229,230]。

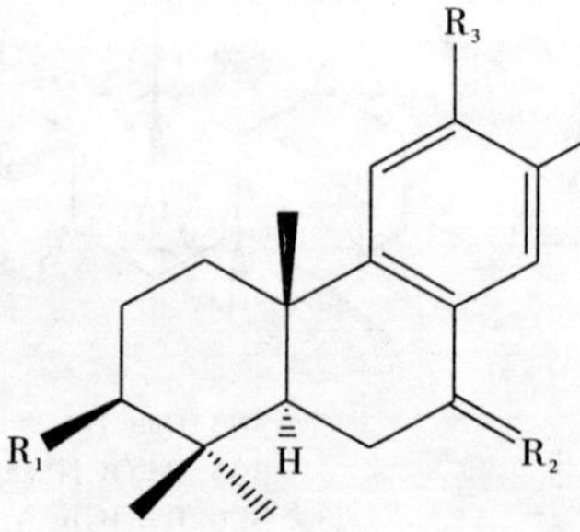

310 R_1=OAc，R_2=O，R_3=OCH_3
311 R_1=OH，R_2=H_2，R_3=OH

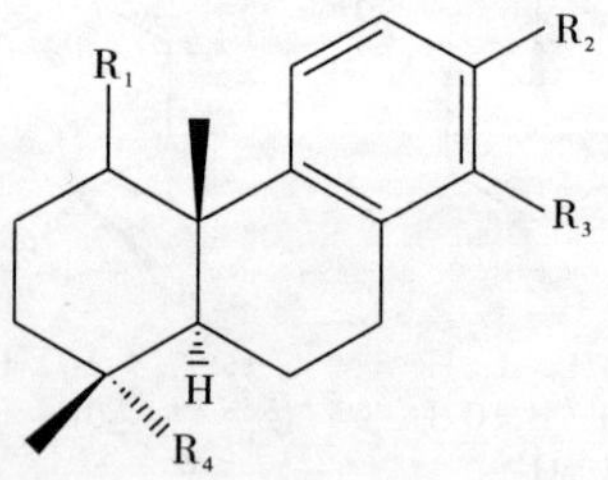

312 R_1=R_2=OH，R_3=H，R4=CH_3
313 R_1=H，R_2=OCH_3，R_3=OH，R_4=CH_2OH

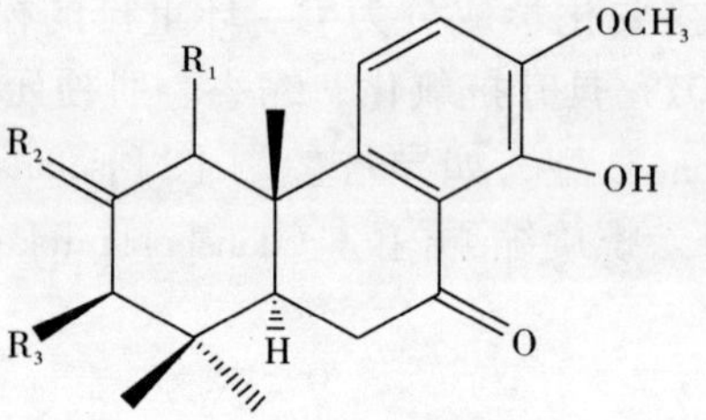

314 R_1=OH，R_2=O，R_3=H
315 R_1=R_2=H，R_3=OH

（四）桃柘烷型二萜类（totaranes） 从罗汉松（*Podocarpus totara*）分离得到的桃柘醇（totarol，316）具有典型的桃柘烷型二萜类化合物的结构，不符合严格意义上的异戊二烯规律，可能是由松香烷型二聚体分裂时发生了异丙基的移位重排得到。从罗汉松科罗汉松属植物竹柏（*Podocarpus nagi*）中分离得到的桃柘二醇，totaradiol（317），19 - hydroxytotarol（318），4β - carboxy - 19 - nortotarol（319）具有抗氧化活性[182,231]。

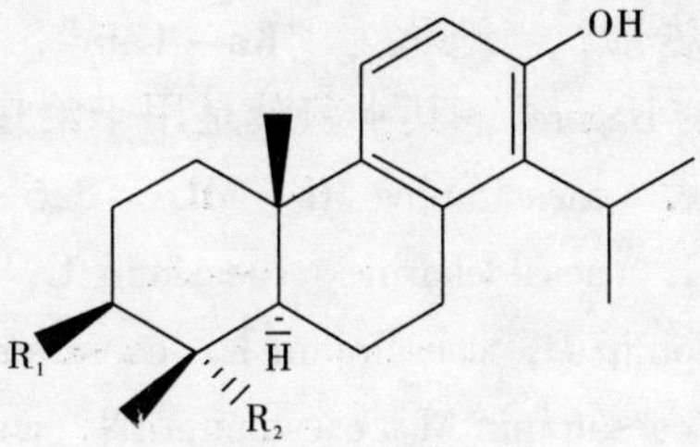

316 R_1=H，R_2=CH_3
317 R_1=OH，R_2=CH_3
318 R_1=H，R_2=CH_2OH
319 R_1=H，R_2=COOH

（五）卡山烷型二萜类（cassanes） 从亚马逊地区的一种被用于抗溃疡的豆科（Fabaceae）大树 *Vouacapoua americana* 的木材中分离得到三种卡山烷型二萜（+）-vouacapenic acid（320）（+）-methylvouacapenate（321）和 cassa-13（14），15-dien-19-oic acid（322）[232]。

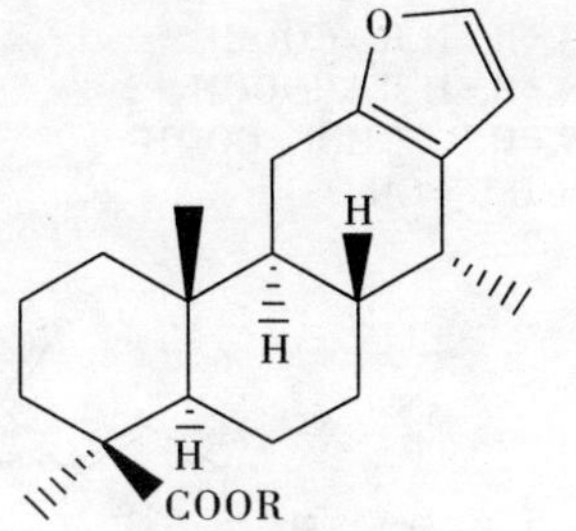

320 R=H
321 R=CH_3

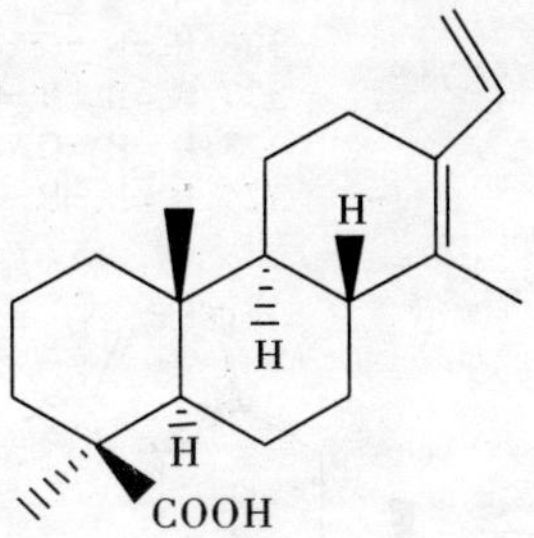

322

豆科云实属植物金凤花（*Caesalpinia pulcherrima*）是一种生长在菲律宾的观赏药用植物，当地称为"*caballero*"，其叶、皮或根的水煎液用于治疗真菌感染、发热、流产、肝病和嘴唇、咽喉的溃疡。从该植物中分离得到三个卡山烷型二萜 isovouacapenol A、E（323 和 324）和 caesaldekarin A（325）[233]。

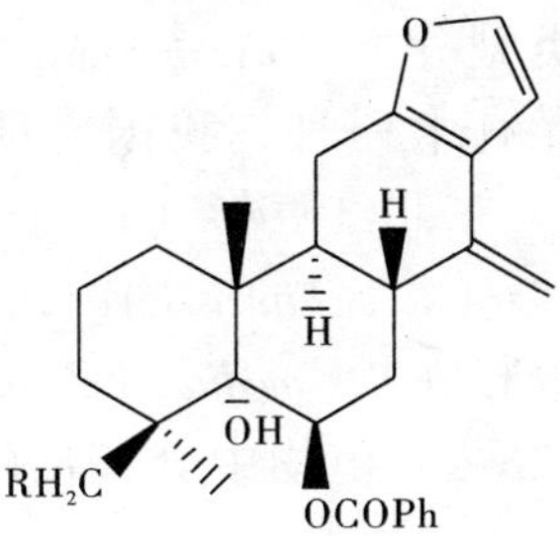

323 R=H
324 R=OCOPh

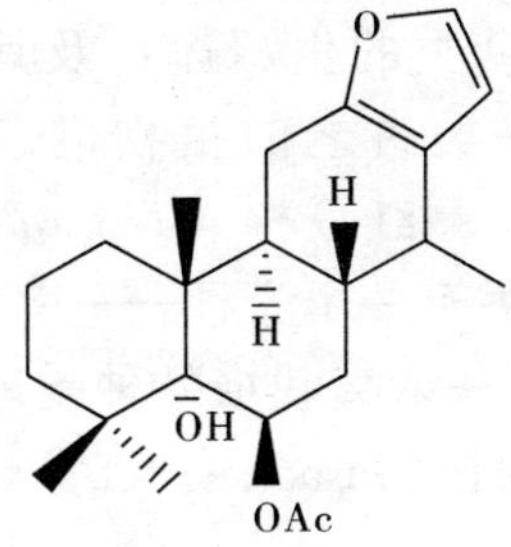

325

豆科云实属植物华南云实（*Caesalpinia crista* L.）（Fabaceae），是一种著名的药用植物，广泛分布于东南亚的热带和亚热带，当地称为“Ka－Lain”，在缅甸用于驱虫、退热、抗炎和抗疟疾。在印度尼西亚称做“Bagore”，其水煎液是用于治疗风湿和背痛的补药，从该植物中分离得到7个新卡山烷型二萜（caesalpinins MF－ML）（326～332）和16个已知卡山烷型二萜（7－acetoxy－bonducellpin C，caesaldekarine，caesalmin C，caesalmin G，2－acetoxy－caesaldekarine，z－caesalpin，caesalpinin D，caesalpinin E，caesalpinin F，caesalpinin H，caesalpinin I，caesalpinin J，caesalpinin K，caesalpinin M，caesalpinin N，and caesalpinin O）[234]。

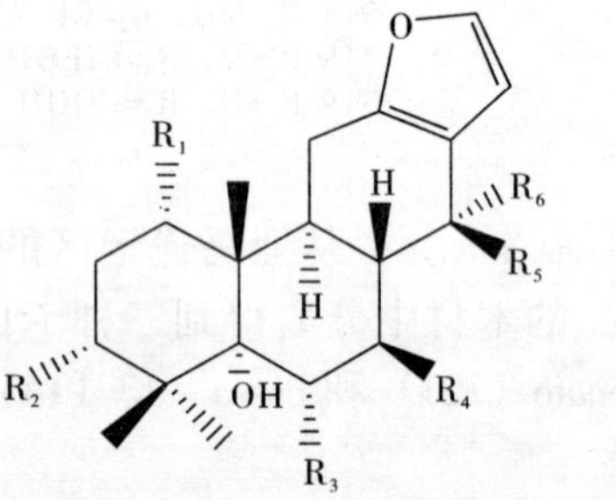

326 $R_1=R_2=OAc, R_3=R_4=R_6=H, R_5=COOCH_3$
327 $R_1=R_3=R_4=OAc, R_2=R_6=H, R_5=COOCH_3$
328 $R_1=R_3=OAc, R_2=R_6=H, R_4=OH, R_5=COOH$
329 $R_1=R_2=R_5=H, R_4=OH, R_6=CH_3$

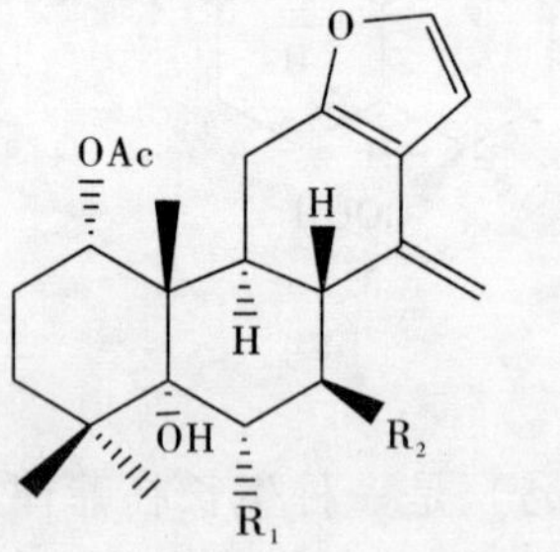

330 $R_1=H$，$R_2=OAc$
331 $R_1=OAc$，$R_2=H$

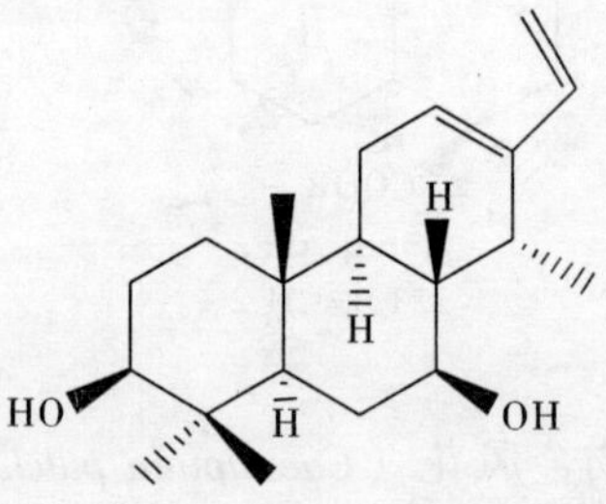

332

（六）紫杉烷型二萜类（taxanes，taxoids）

1．紫杉烷型二萜类的生源途径及其骨架类型分类　红豆杉科（Taxaceae）红豆杉属（*Taxus* L.）植物是一类古老的植物群，全世界有十一种，我国有四种，即云南红豆杉（*Taxus yunnanensis*）西藏红豆杉（*T. wallichiana*）东北红豆杉（*T. cuspidata*）和中国红豆杉（*T. chinensis*），另有一个变种——南方红豆杉（*T. chinensis Var. mairei*）。1996年，我国又从加拿大引进了一杂交栽培品种曼地亚红豆杉（*T. media* Hicksii）[235]。紫杉烷类二萜（taxane）是从红豆杉科（Taxaceae）红豆杉属（*Taxus*）植物中分离出的一类三环二萜类化合物。

现已从该属植物中分离得到300多个紫杉烷二萜化合物。紫杉烷骨架是牻牛儿醇焦磷酸酯（gerenglgerenyl diphosphate）的环化反应的产物[236～239]。

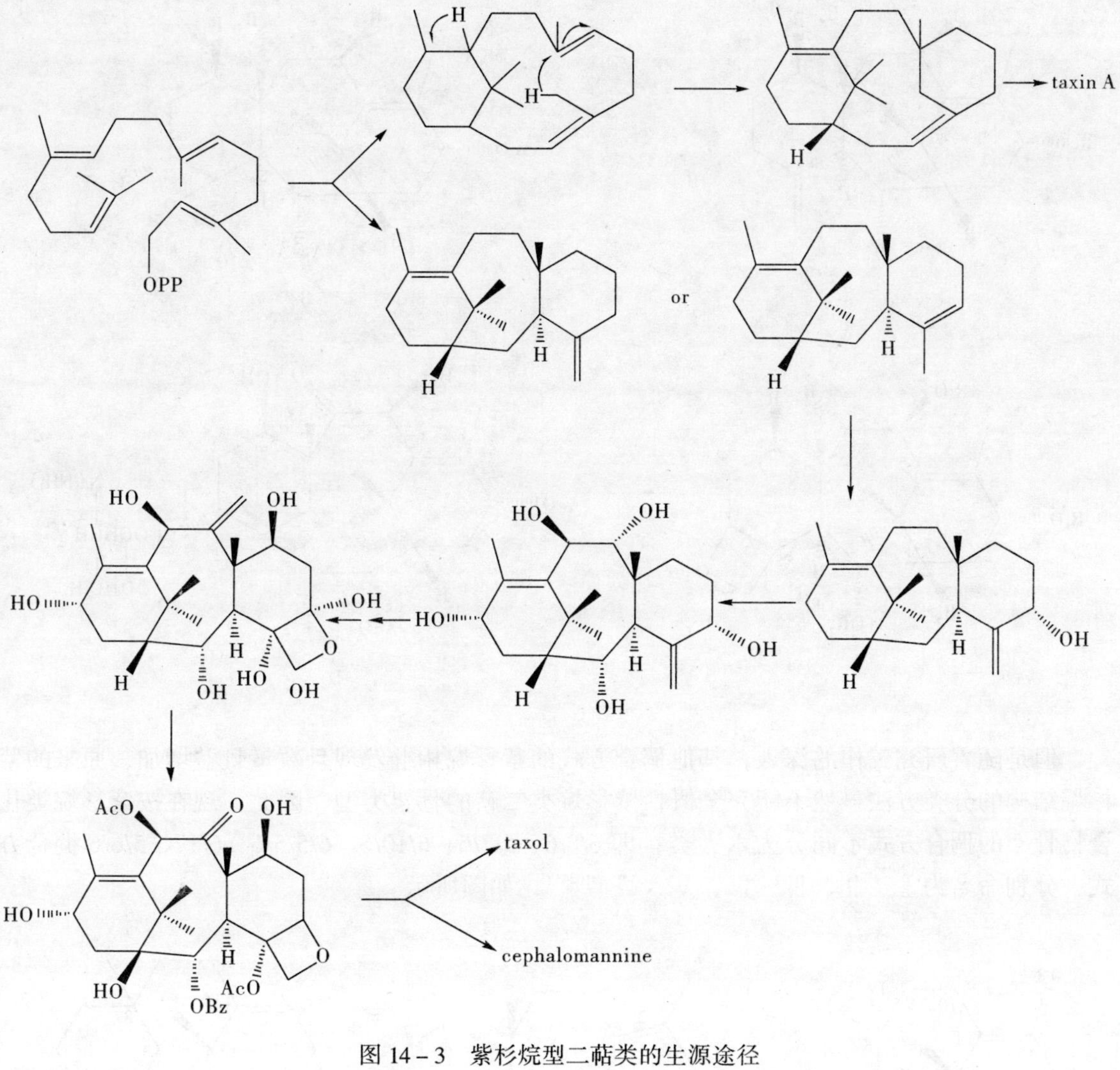

图 14-3　紫杉烷型二萜类的生源途径

2．紫杉烷型二萜类的结构分类　1992 年以前，分离得到的天然紫杉烷二萜的骨架多以 6/8/6 三个环的方式稠合而成。根据 C-4 和 C-20 的不同结构将他们分为以下四类（A，B，C，D）[240~242]：

A 组，C-4～C-20 位有环外双键的紫杉烷类二萜。

B 组，C-4～C-20 位存有环氧乙烷（oxirane）的紫杉烷类二萜。

C 组，C-4、C-5 和 C-20 位存在有环氧丙烷（oxetane）的紫杉烷类二萜。

D 组，只有一个化合物 taxin A。

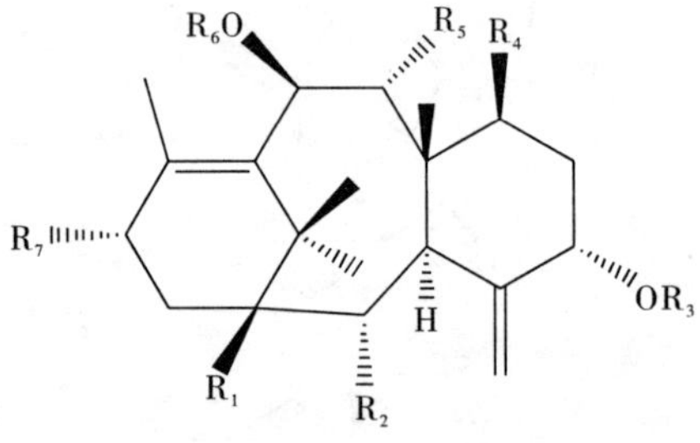

A

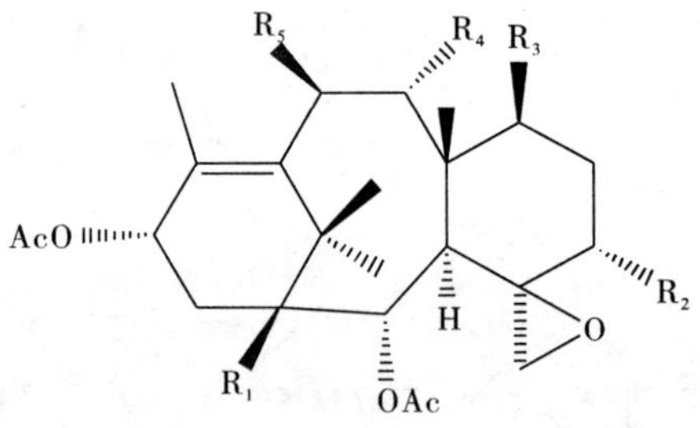

B

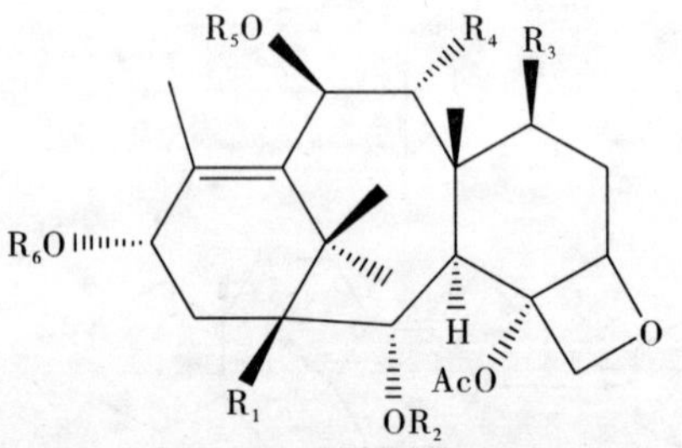

C

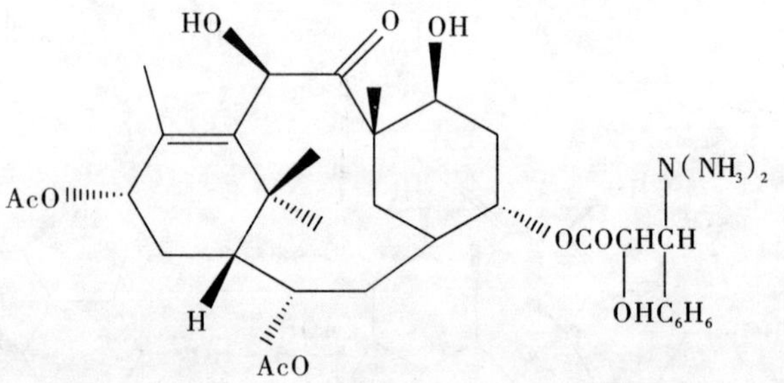

D

但是随着研究工作的深入，其他稠合方式的紫杉烷相继发现且数量日益增加，原来的紫杉烷结构的分类方法显然不能完全概括紫杉烷类二萜的骨架类型，因此，现在按紫杉烷类化合物骨架的稠合方式不同分为六大类，即 6/8/6、5/7/6、6/10/6、6/5/5/6、6/12、5/6/6 稠合方式，分别命名为Ⅰ、Ⅱ、Ⅲ、Ⅳ、Ⅴ、Ⅵ型[243]，如图所示。

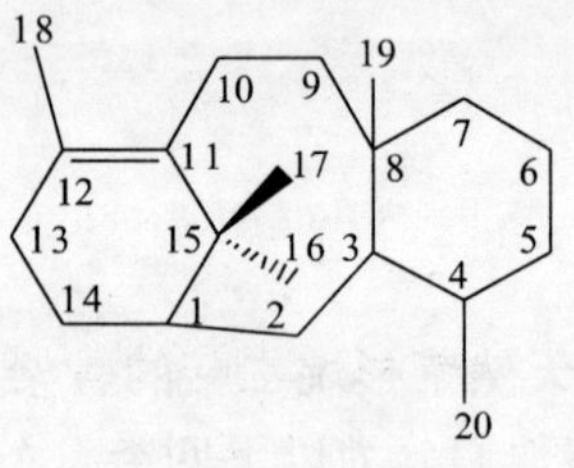

Ⅰ

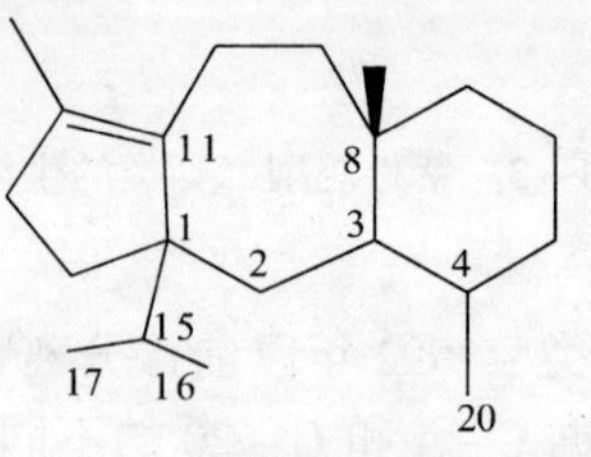

Ⅱ

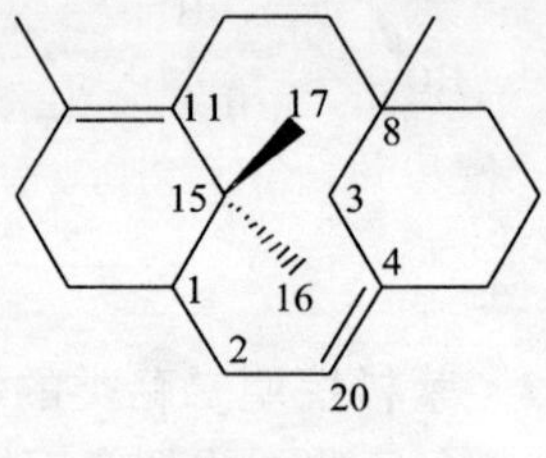

Ⅲ

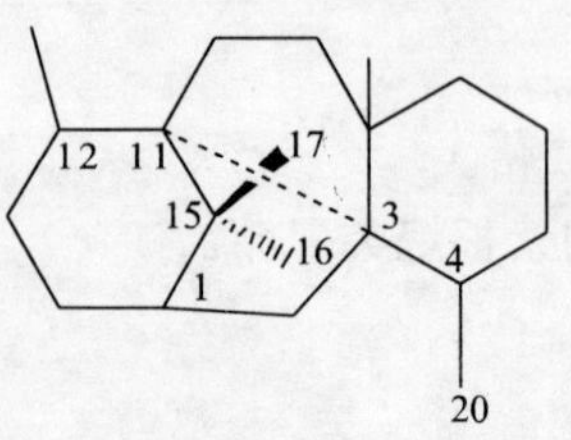

Ⅳ

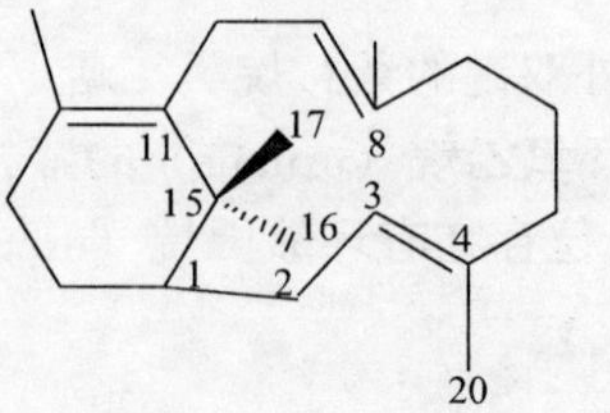

Ⅴ

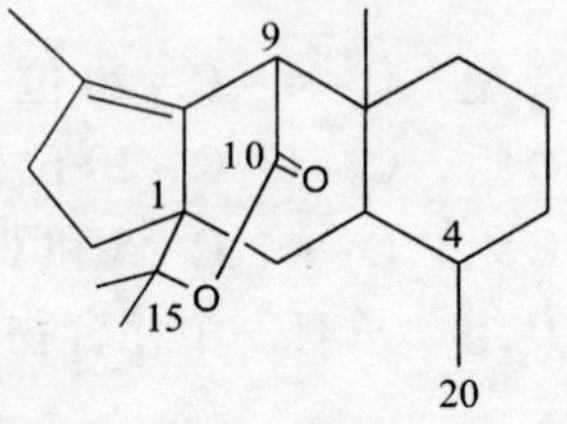

Ⅵ

根据 4（20）位功能基的不同和 11，12，15 位的变化，Ⅰ，Ⅱ型化合物又可分为多个亚型[244]。

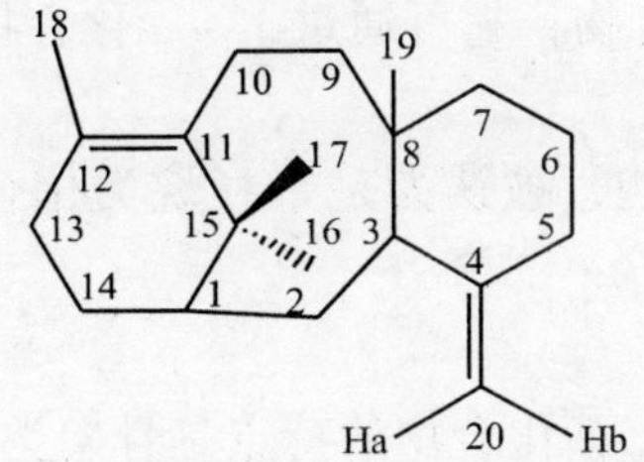

I-a

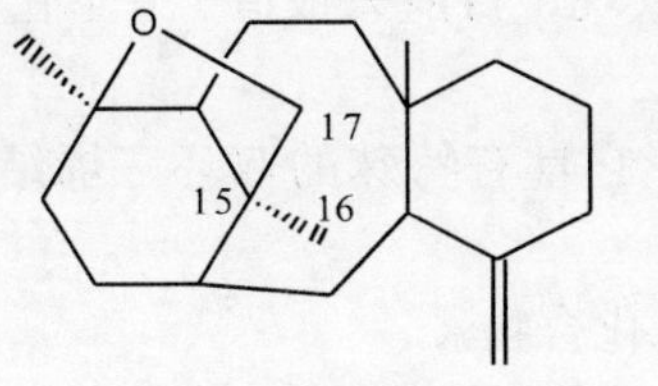

I-b

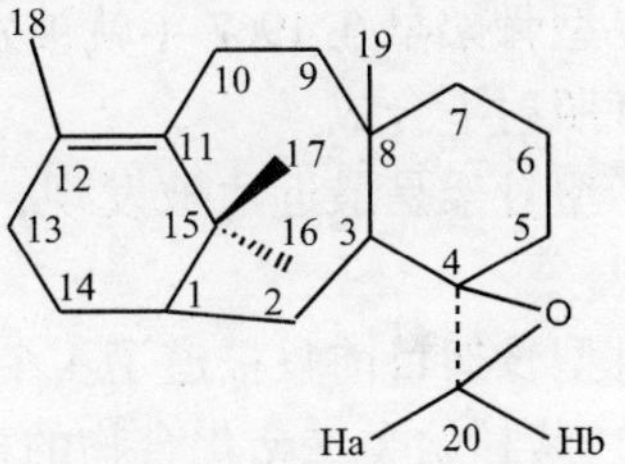

I-c

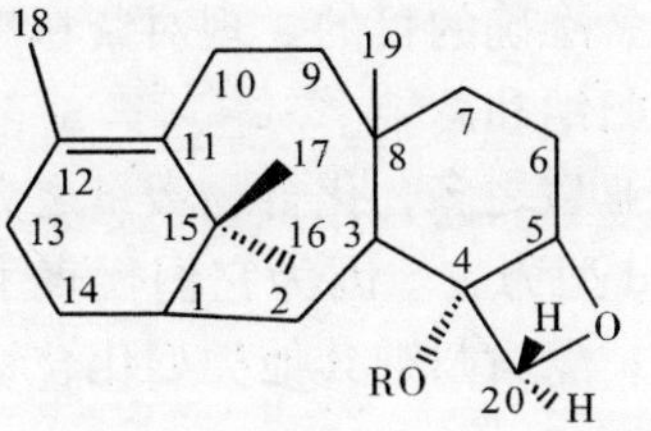

I-d

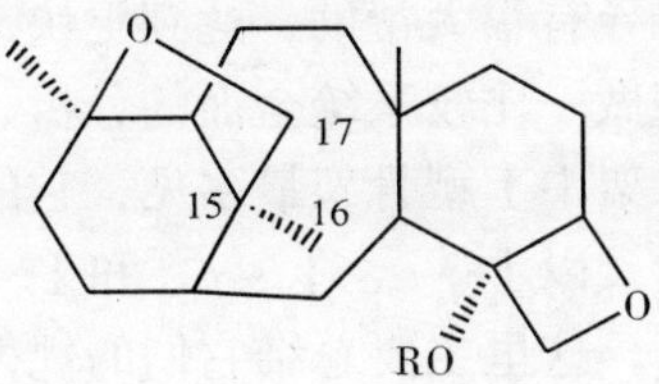

I-e

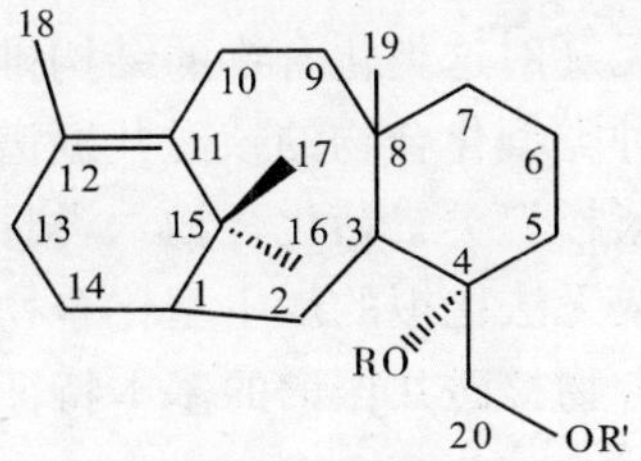

I-f

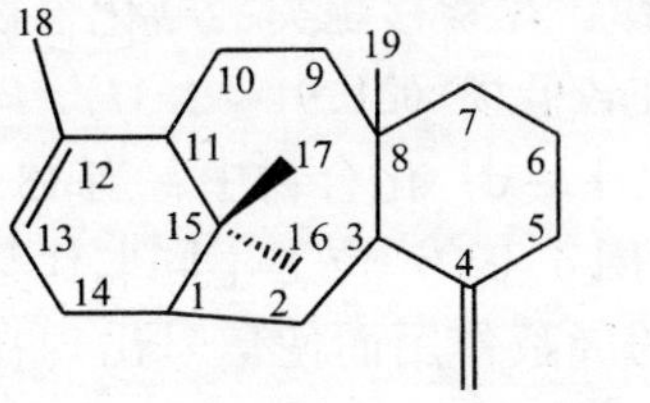

I-g

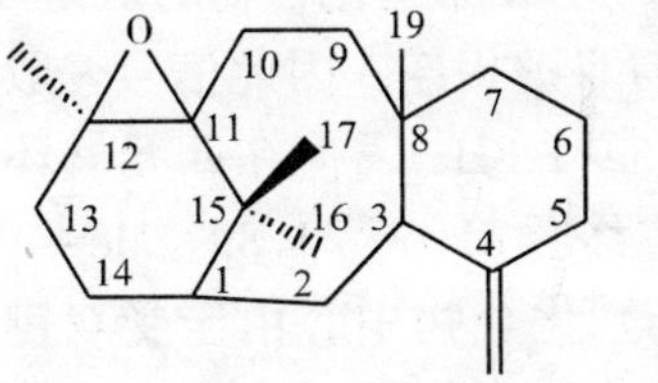

I-h

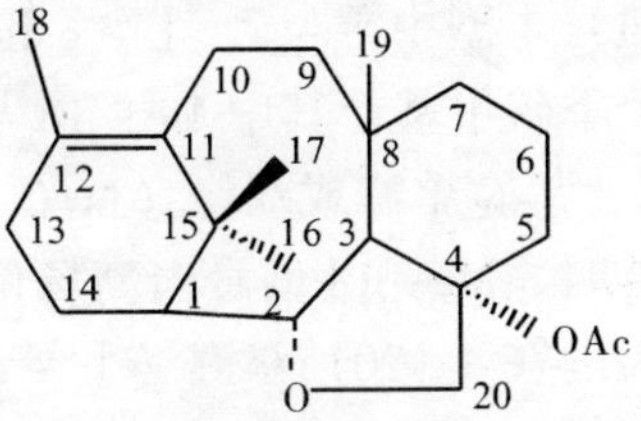

I-i

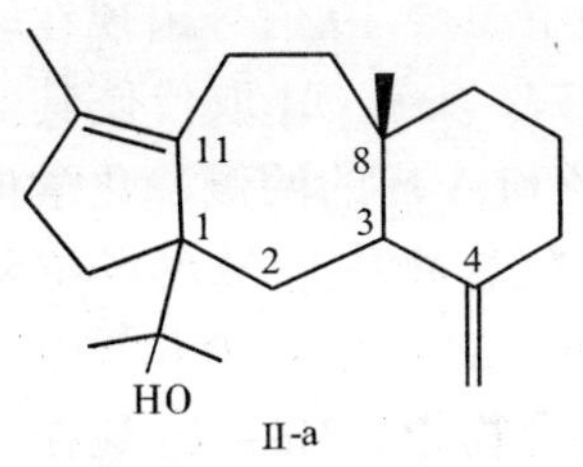

II-a

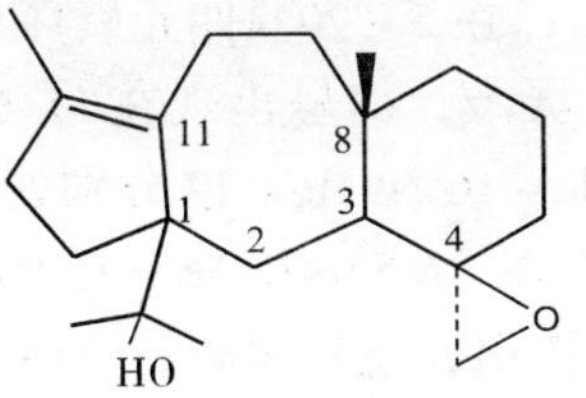

II-b

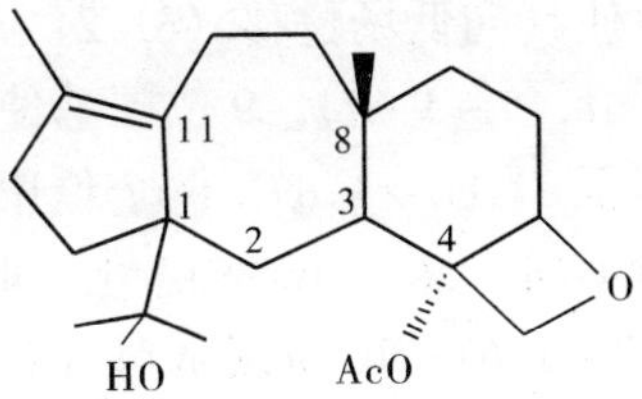

II-c

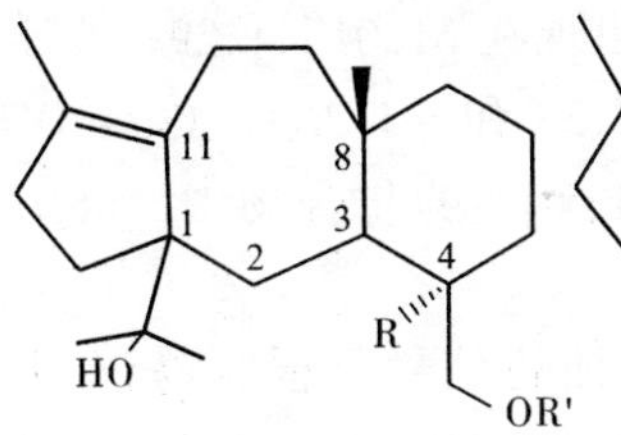

II-d

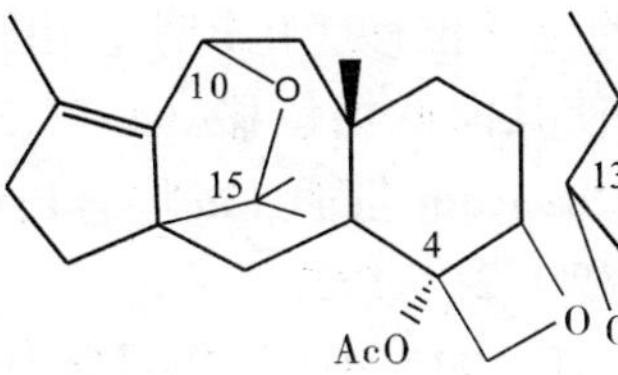

II-e

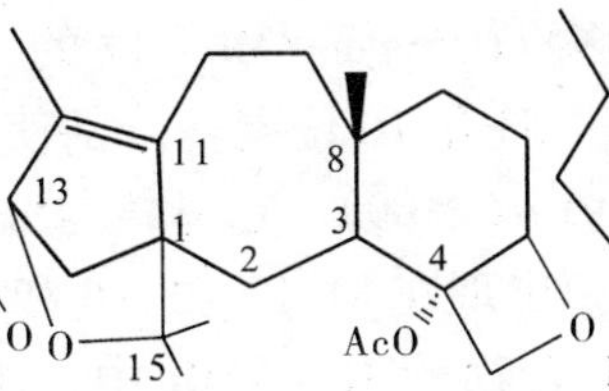

II-f

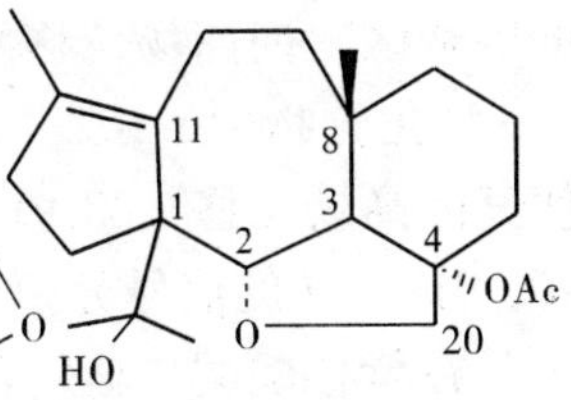

II-g

Ⅰ型骨架最常见，化合物数量占总数的 2/3 以上，可分成 9 个亚型，紫杉醇属Ⅰ－d 型骨架。

Ⅱ型骨架化合物是近几年来迅速发展起来的一类新成分。在 1991 年错当Ⅰ型化合物发表，1992 年经单晶 X 射线衍射分析才确定了它的骨架，现Ⅱ骨架化合物的数量位居第二，分成 7 个亚型。

Ⅲ型骨架比较罕见，1982 年确定了第一个化合物的结构，至今只报道了 7 个化合物。

Ⅳ型骨架早在 1967 年就被发现，目前只报道了 6 个化合物，它可通过Ⅰ－a 化合物在低压汞灯照射下合成

Ⅴ型骨架是最近才被发现，它具有特殊的双环三烯结构，被认为是紫杉烷类化合物的前体。

Ⅵ型骨架目前只报道了 1 个化合物。

3．紫杉烷类二萜化合物的核磁共振谱规律　紫杉烷类二萜化合物的特点是骨架类型多，取代基更多，而且都是含氧功能基团。如能对骨架类型核磁共振谱的各种数据总结出一些规律，无疑对这类化合物的结构推导有很大帮助，达到更快速、准确的目的。现对紫杉烷类二萜各种类型化合物的核磁共振谱做一比较系统全面的分析、归纳和总结[244～246]。

紫杉烷类二萜化合物六类骨架中Ⅰ型骨架最多见，它的亚型之多，化合物数量之大是其他骨架无法比拟的。Ⅰ型化合物又以Ⅰ－a、Ⅰ－c、和Ⅰ－d 型为主。因为它们代表了紫杉烷化合物核磁共振谱的基本特征，这里主要总结它们的规律，然后归纳其他类型化合物的各自特点。

（1）Ⅰ型中Ⅰ－a、Ⅰ－c 和Ⅰ－d 亚型化合物的氢谱规律：在紫杉烷类二萜化合物中存在 4 个季碳甲基，其中 Me－18 与双键相连，因此信号一般在较低场（δ1.91～2.37），与 H－13β 偶合呈宽单峰或双峰（J＝0.5～1.8Hz）。但在四元氧环（Ⅰ－d）化合物中，当 13α 位有长侧链时，Me－18 信号向高场位移至 δ1.66～1.89。Me－19 因 4（20）位上不同取代基而变化很大。在 4（20）双键（Ⅰ－a）化合物中，由于受双键的屏蔽作用而使信号出现在最高场（δ0.66～1.19）；若 4（20）位为三元氧环（Ⅰ－c），则信号出现在 δ1.11～1.25，9α－OH 取代使其向低场位移（δ1.24～1.45）；在 5（20）四元氧环化合物中 Me－19 信号出现在较低场（δ1.45～1.67），9 位羰基使其去屏蔽，信号出现在 δ1.63～1.77，9α－OH 取代使其低场位移至 δ1.80～1.89。两个偕甲基 Me－16 和 Me－17 分别处在 B 环和 A 环的两侧，化学位移有所不同。Me－16 的信号一般出现在 δ1.55～1.86。在 9a－OH 化合物中信号高场位移至 δ1.43～1.67，10 位羰基对其有屏蔽作用，使其向高场位移至 δ1.46～1.57，在 10 位羰基 9 位二氢化合物中可使其向高场位移至 δ1.36。在Ⅰ－d 型 9 位羰基化合物中，Me－16 处在羰基的屏蔽区，向高场位移约 0.5ppm。Me－17 的化学位移变化较小，出现在 δ1.01～1.29；在Ⅰ－a 型化合物中，10β－OH 和 10 位羰基分别使其向低场位移（δ～1.37 和～1.36），13α－OH 使其向高场位移（δ0.91～0。99）。在母核为 baccatin Ⅲ而 13α 位有长侧链的化合物中，Me－16，Me－17 的信号分别出现在 δ1.12～1.16 和 1.21～1.27。

在紫杉烷类二萜化合物的^{1}H－NMR 中，H－9β、10α 是颇具特征的信号，很容易识别，H－10α 由于和双键相连，信号出现在较低场。当 9α，10β 位为乙酰基取代时，它们的信号出现在 δ5.57～6.10 和 5.96～6.33，呈 AB 四重峰，由于它们为反式双直立，J 值为 9～12Hz。若 9α 位为乙酰氧基所取代，H－9β 可向低场位移至 δ6.17～6.23。H－10α 在 9α－OH 取代时信号向高场位移 0.2ppm（δ5.72～6.10）。当 9α、10β 为羟基时，则分别向高场位移至 δ4.07～4.58 和 4.60～5.28。在 9 位羰基化合物中，由于羰基的影响，H－10α 在 10β 位有乙酰氧

基取代时其信号出现在 δ6.18 ~ 6.53，并呈单峰，乙酰氧基被羟基取代，信号向高场位移至 δ5.13 ~ 5.41；在 7α – OH 化合物中 H – 10α 分别向低场位移至 δ6.62 ~ 6.82 和 5.42 ~ 5.48。

H – 3α 的双峰是紫杉烷类化合物的特征峰，信号出现在 δ2.57 ~ 3.27，5α 位羟基和 13 位羰基使其向低场位移 0.2ppm（δ ~ 3.50 和 ~ 3.55）。由于 9 位羰基对 H – 3α 有去屏蔽作用，可使信号出现在更低场（δ3.70 ~ 4.07），从分子模型上看，H – 3α 处在羰基的去屏蔽区。H – 2β 的信号在 2α 位为羟基取代时出现在 δ3.77 ~ 4.32，若羟基被酰化，则向低场位移至 δ5.32 ~ 5.88，若 Me – 19 被取代，则可移向更低场（δ6.26 ~ 6.44）。由于 H – 3α 与 H – 2α 的双面夹角约 90°，J 值接近零，通常只显示 H – 3α 和 H – 2α 之间的偶合；在Ⅰ – a、Ⅰ – c 和Ⅰ – d 化合物中，偶合常数分别为 4.0 ~ 7.1、2.0 ~ 5.0 和 5.5 ~ 8.0Hz。

H – 7α 的信号在 7β 位羟基（或木糖）和乙酰氧基化合物中，分别出现在 δ4.70 ~ 4.47 和 5.22 ~ 5.70；在 5α 位被羟基化的 Winterstein 酰氧基取代时可分别高场位移至 δ3.90 和 5.11。10 位羰基对 H – 7α 有屏蔽作用，使 7β – OAc 化合物中信号高场位移至 δ ~ 4.96。在 7α – OH 化合物中，H – 7β 向高场位移至 δ3.65 ~ 3.86。7 位质子信号一般为两个双峰，J 值为 8.0 ~ 12.0 和 2.6 ~ 7.3Hz。

H – 13β 的信号在 13α 羟基和乙酰氧基取代时，分别出现在 δ4.34 ~ 4.71 和 5.72 ~ 5.95。1β – OH 对 H – 13β 有去屏蔽作用，使其分别向低场位移至 δ4.77 ~ 5.00 和 5.89 ~ 6.24；在 13α – OH 化合物中，14β – OH 和 19 – OAc 取代使 H – 13β 向高场位移至 δ4.41 和 4.37；而在 13α – OAc 化合物中，14β 位取代则可使 H – 13β 向低场位移（δ ~ 6.34）。

在有些紫杉烷类化合物中 14β 位有取代，H – 14α 的信号出现在较高场。当 14β 位被羟基取代时，H – 14α 信号出现在 δ3.53 ~ 3.79，若羟基被酰化，信号因 13α 位取代基的变化而有所不同，如 13α 为羟基或无取代时，信号在 δ4.97 ~ 5.04，如 13α 位为乙酰氧基取代基，由于羰基的屏蔽作用而向高场位移至 δ4.48 ~ 4.71。在Ⅰ – a 型化合物中，不少化合物 13 位有羰基，受其影响，H – 14α、H – 14β 的信号变得很容易辨认，出现在较低场（δ2.24 ~ 2.44 和 2.80 ~ 2.86），相互偶合成 AB 四重峰，J 值较大（J = 19 ~ 20Hz），H – 14β 与 H – 1β 的偶合常数为 6 ~ 7Hz。若 1β 位有羟基取代，14 位 2 个质子的 δ 值比较接近（δ2.64 ~ 2.90）。

由于 20 位 2 个质子和 5 位质子在Ⅰ – a、Ⅰ – c 和Ⅰ – d 中所处的化学环境不同，因此它们的化学位移值有较大的差异。在 4（20）双键（Ⅰ – a）化合物中，H – 20a 和 H – 20b 信号在 δ4.70 ~ 5.09 和 5.00 ~ 5.48 呈宽单峰；如 2α 位为羟基，则分别向低场位移至 δ5.23 ~ 5.46 和 5.31 ~ 5.57，如 14β 位有乙酰氧基取代，在 5α 位为 Winterstein 酰氧基化合物中，可向低场位移至 δ5.23 ~ 5.35 和 5.46 ~ 5.53。在这类化合物中，5α 位为羟基时，H – 5β 信号在 δ4.21 ~ 4.35，羟基被酰化则向低场位移至 δ5.03 ~ 5.76，多为三重峰（J = 2 ~ 5Hz）。在 4（20）三元氧环（Ⅰ – c）化合物中，H – 20a 和 H – 20b 的信号在 δ2.18 ~ 2.62 和 3.33 ~ 3.74，呈 AB 四重峰（J 值约 5Hz）。由于 H – 5β 处在三元氧环的屏蔽区，因此当 5α 位为羟基和羟基被酰化时，信号出现在所有紫杉烷类骨架上有含氧取代基的最高场，即 δ2.98 ~ 3.18 和 4.07 ~ 4.31，J = 2 ~ 5Hz。在 5（20）四元氧环（Ⅰ – d）化合物中，若 2α 位是乙酰氧基取代，H – 20α 和 H – 20β 的信号出现在 δ4.49 ~ 4.55 和 4.14 ~ 4.20，呈 AB 四重峰（J = 7 ~ 9Hz），当 2α 位是苯甲酰氧基取代时，信号出现在 δ4.19 ~ 4.34 和 4.10 ~ 4.23（1β – OAc，4α – OH 和 19 – OAc 取代化合物除外）；在 7α – OH 化合物中信号向低场位移至 δ4.36 ~ 4.46 和 4.30 ~ 4.36

(7 - epi - cephalomannine 除外)，两个质子的信号很接近。H - 5α 信号大多为宽双峰（J = 8 ~ 10Hz），一般出现在 δ4.88 ~ 5.08 处，这是四元氧环的一个特征峰，很容易识别。在为数很少的 7α 取代的化合物中，H - 5α 信号一般呈两个双峰，J 值为 5 ~ 9 和 3 ~ 5Hz。

（2）Ⅱ、Ⅲ、Ⅳ、Ⅴ和Ⅵ型化合物的氢谱特点：Ⅱ型化合物与相应Ⅰ型化合物的氢谱 δ 值差别不大，不太引起人们的注意，因而在一开始误将不少Ⅱ型化合物鉴定成Ⅰ型化合物。在核磁共振碳谱中，由于这类化合物的 C - 1、C - 15 的化学位移与Ⅰ型化合物有较大区别，后来将在 60 ~ 70ppm 范围内出现的 C - 1 季碳信号作为鉴定Ⅱ型化合物的依据。其实，Ⅱ型化合物由于骨架变化后有些质子呈规律性变化，又由于这类化合物除了在 2α 位有苯甲酰氧基取代外，在 7β、9α、10β 位也有此取代，显示其独特的光谱特性，仅根据氢谱就可与Ⅰ型化合物相区别。

由于骨架的改变，在Ⅱ - a、Ⅱ - b、Ⅱ - c、Ⅱ - d 和Ⅱ - f 型化合物中，Me - 16 信号与Ⅰ型 9 位不含羰基的化合物比较，向高场位移 0.4ppm（约 δ1.01 ~ 1.39），这是Ⅱ型化合物的突出标志之一。在 13α 位为乙酰基的化合物中，H - 13β 的信号向高场位移约 0.3ppm（δ5.41 ~ 5.74）；在 13α - OH 化合物中，H - 13β 信号出现在 δ4.37 ~ 4.59，较Ⅰ型中 1β - OH 化合物向高场位移 0.4ppm。在Ⅱ - c 化合物中，当 2α 位为乙酰氧基和苯甲酰氧基时，20 位质子信号向低场位移 0.2 ~ 0.3ppm（δ4.32 ~ 4.44，4.38 ~ 4.56 和 4.40 ~ 4.56，4.08 ~ 4.19）；H - 7α 的峰形由Ⅰ - d 中的两个双重峰变成三重峰（J = 8Hz）。

H - 2β 的信号在 2α 位为乙酰氧基时稍偏低场（δ5.67 ~ 6.09），当 10β 位有苯甲酰氧基或 9α 位是苯甲酰氧基而 7β 位有取代时，则向低场移至 δ6.07 ~ 6.18。当 2α 位被苯甲酰氧基取代，或 9α 或 10β 位同时有此取代基时，则移向更低场（δ6.04 ~ 6.55）。Ⅱ - c 中 2 位苯甲酰氧基取代后，其苯环上邻位质子的化学位移为 δ7.96 ~ 8.04（Ⅱ - e 型化合物除外），较Ⅰ - d 型（δ8.04 ~ 8.20）稍高场。H - 2β 和 H - 3α 的偶合常数在Ⅱ - a 中变大（8.0 ~ 9.5Hz）。

H - 9β 和 H - 10α 的信号也不同程度地向低场位移，当 9α 位或 10β 位或同时有苯甲酰氧基取代时，H - 9β 信号在 δ6.02 ~ 6.56 处出现，当 10β 或 9α 位同时有苯甲酰氧基取代时，H - 10α 信号出现在更低场（δ6.50 ~ 6.76）。

在 10β 位为羟基取代，而 9α 位有酰氧基时 Me - 18 的信号向高场位移至 δ1.76 ~ 1.93。在 7β 位为苯甲酰氧基化合物中，当 9α 位有乙酰氧基时，Me - 19 信号出现在低场 δ1.85，当 9α 位为羟基时则处于更低场（δ2.02 ~ 2.11）。

在 5/7/6 环（Ⅱ型）化合物中常出现构象互变现象，使信号在常温下分辨不好，这也是有别于Ⅰ型化合物的重要标志之一。在低温时分别显示 B 环扭船式和扭椅式 2 种构象的氢谱数据，在高温时只显示 B 环扭椅式构象。在扭椅式构象时 H - 9β 和 H - 10α 的双面夹角变小，偶合常数为 3 ~ 5Hz，H - 7α 和 H - 9α 信号分别向高场位移 0.5ppm 和 1.0ppm 左右。

Ⅲ型化合物的 3 位 2 个质子信号在 δ1.64 ~ 2.00 和 2.52 ~ 2.82 呈 AB 四重峰（J = 15Hz），只有一个 H - 20 出现在 δ5.30 ~ 5.71，与 H - 2β 偶合呈双峰（J = 9 ~ 10Hz），由于 9 位有羰基化合物情况相似，H - 13β 则向高场位移 0.4ppm（δ5.34 ~ 5.46）。

Ⅳ型化合物中 H - 3α 的特征信号消失，在 δ3.23 ~ 3.79 处出现与 Me - 18 偶合成四重峰的 H - 12 信号（J = 7Hz），双重峰的 Me - 18 信号出现在高场（δ1.24 ~ 1.34），H - 20 信号移向低场（δ5.21 ~ 5.64 和 5.46 ~ 5.91），H - 5β 偶合常数变大（J = 8 ~ 9Hz）。

Ⅴ型化合物中 H－3 是个烯氢，在 δ5.59～6.47 呈宽双峰（J＝10～12Hz），由于 8 位有双键，Me－16，Me－19 信号与Ⅰ－d 型 9 位羰基化合情况类似，有时可看到 Me－19 有小的裂分（J＝1.0～1.4Hz）。H－10α 处于两个双键之间，信号出现在低场（δ6.83～7.31），而 H－13β 向高场位移 0.5ppm（δ5.27～5.42）。

Ⅵ型化合物因 9，10 位全取代而没有质子信号[244,245]。

（3）Ⅰ型中Ⅰ－a、Ⅰ－c 和Ⅰ－d 亚型化合物的碳谱规律

1）C－1：它的化学位移主要受 C－2 取代的影响，C－2 有含氧取代后，由于 β－效应使其向低场位移。连着羟基的 C－1 季碳信号出现在 δ75.1～80.6 范围内。在 C－2 位无取代的 4（20）双键（Ⅰ－a）型化合物中，信号出现在 δ75.3～76.2；在 C－2 有取代化合物中，向低场位移至 δ77.5～80.6，而在 4（20）三元氧环化合物中信号出现在高场（δ75.5～76.2）。C－1 在无含氧取代的叔碳化合物中，当 C－2 位无取代时，信号出现在 δ39.5～40.7；C－2 位有取代时，对其产生强的 β－效应，使其向低场位移至 δ47.4～51.4；当 C－14 位同时有取代时，向低场位移至 δ55.9～63.5。

在紫杉烷类化合物中，C－2、C－7、C－13 和 C－9、C－10 一般为有取代的叔碳，C－2、C－7、C－13 和 C－10 的化学位移较为接近，有时 C－9、C－10 的化学位移差别也不大，通过二维技术可将它们准确地进行归属，但由于影响它们化学位移的因素各不相同，因此根据化学位移的变化也能将它们分辨清楚。

2）C－2：它的化学位移主要受 C－1 取代的影响。在 C－2 为叔碳的化合物中，当 C－1 无取代时，信号出现在 δ68.4～72.0；当 C－1 为羟基时，信号出现在 δ71.2～74.3，在 C－9 羰基化合物中，则向低场位移至 δ73.5～76.4，这可能是由于 C－2 受碳基的去屏蔽效应。在 C－2 为仲碳的化合物中，当 C－1 为氢和羟基时，信号出现在较高场，分别为 δ26.4～27.6 和 δ36.6～37.4。

3）C－7：它的化学位移主要与 C－9 取代及 C－7 取代取向有关。与其他碳不同，C－7 主要受空间位阻的影响。由于 C－7 在空间上与 C－9 很接近，C－9α、C－7β 位同时取代时，空间位阻很大，使信号向高场位移。在 C－7 为叔碳的化合物中，若 C－7β 为羟基取代，在 4（20）双键和三元氧环化合物中，其信号一般出现在 δ69.9～70.5；在 4（20）四元氧环化合物中，为 δ71.7～72.3，但若 C－9 为位阻较小的羟基取代时，则向低场位移至 δ73.7～74.7。若 C－7β 羟基被乙酰化，由于位阻增大，化学位移向高场位移约 δ1。在 C－7α 取代化合物中，由于 C－9α 取代基与 C－7α 取代基空间距离较远，位阻变小，信号出现在较低场，为 δ75.5～77.3。在 C－7 为仲碳的化合物中，C－9 有取代，C－7 信号出现在高场，为 δ24.8～27.6，若 C－9 位无取代，由于空间位阻变小而向低场位移至 δ33.2～34.0。

4）C－13：由于邻近碳的变化较小，因此它的化学位移变化较为简单。当 C－13 为羰基时，信号出现在 δ198.0～202.2；当 C－13 为酰氧基取代时，信号出现在 δ69.7～71.7。在 4（20）四元氧环 C－9 羰基化合物中，当 C－13 为羟基时，信号出现在 δ67.3～68.0，当 C－13 位有长侧链取代时，信号出现在稍低场（δ71.6～72.4）。在 C－13 位无取代的化合物中，C－14 位常有取代，若 C－14 为羟基取代，信号出现在 δ41.9～42.7，若羟基被酰化，则信号出现在稍高场（δ38.4～40.0），这可能是由于受 C－14 酯羰基的屏蔽。

5）C－9、C－10：它们的化学位移变化错综复杂，主要取决于自身取代情况，又相互

影响，而且还受 C－7 取代的影响。C－10 还与 C－13 取代有关。在 C－9、C－10 为叔碳的化合物中，它们的信号出现在 δ 74.5～78.6 和 67.2～77.9。一般来说，C－9 信号出现在 C－10 的低场。在 C－9、C－10 均为酰氧基取代的化合物中，C－9、C－10 的信号分别出现在 δ 75.1～77.9 和 70.4～73.4。在 9－OH、10－OCOR 化合物中，C－9、C－10 的信号很接近，为 δ 75.4～76.3，一般 C－9 信号在 C－10 的稍低场，若 C－13 为羰基，C－9 信号在 C－10 的高场，分别为 δ 75.3～75.7 和 76.3～77.9；若 C－7 为羟基取代，C－9 信号出现在 C－10 的低场处，分别为 δ 76.6～78.4 和 73.0～74.3。在 9－OAc、10－OH 和 9－OH、10－OH 取代的化合物中，C－9、C－10 的化学位移相差较大，分别为 δ 77.1～78.6 和 68.4～71.1。在 9 位羰基化合物中，C－9 信号出现在 δ 202.6～215.1，C－10 信号出现在 δ 72.8～76.5。而在 13－OH 和 7－表羟基（7α－OH）化合物中，C－10 信号则出现在较低场，为 δ 76.4～78.8。7－表化合物的低场位移是由于 7α－OH 取代使 C－9、C－10 位阻减小所致。这是 7－表化合物的重要特征之一。在不少 C－14 取代的化合物中，C－7、C－13、C－9 均无取代，C－9、C－10 的信号出现在很窄的范围内，若 C－10 为羟基取代，C－9、C－10 信号出现在 δ 47.3 和 67.5 左右，若 C－10 羟基被酰化，则为 δ 44 和 70 左右。

6）C－4、C－20、C－5：由于 4（20）位功能基的不同，Ⅰ－a、Ⅰ－c 和Ⅰ－d 亚型之间 C－4、C－20 和 C－5 的化学位移差别很大。

在 4（20）双键（Ⅰ－a）型化合物中，C－4 和 C－20 为双键季碳和仲碳，信号分别出现在 δ 145 和 115 左右。C－4 化学位移受 C－5、C－2 及 C－7 取代的影响。由于 C－5 酯羰基对 C－4 有屏蔽，C－2 取代基对 C－4 产生 γ－效应，因此在 5－OCOR 化合物中，当 C－2 为乙酰氧基取代时，信号出现在最高场，为 δ 139.9～143.8；如 C－2 无取代，C－7 亦无取代，C－5 取代基偏向 C－6，使 C－4 不受 C－5 酯羰基的屏蔽，信号出现在很低场，为 δ 149.3～149.7。而在 5－OH 化合物中，C－2 无取代时，信号出现在最低场，为 δ 150.1～151.3。C－20 化学位移虽也受 C－5、C－2 和 C－7 取代的影响，但与 C－4 情况刚好相反，C－5 酰化、C－2 取代及 C－7 乙酰化使其向低场位移。在 5－OCOR 化合物中，若 C－2 位有取代，信号出现在最低场，为 δ 116.7～119.0；若 C－2 位无取代，而 C－7 为羟基或无取代时，C－5 酰氧基偏向 C－6，使 C－20 失去 C－5 位酯羰基的去屏蔽效应而向高场位移至 δ 112.6～113.7。在 5－OH 化合物中，当 C－2 无取代时，信号出现在最高场，为 δ 111.1～112.8。在天然紫杉烷类化合物中，C－5 是惟一总是有取代基的叔碳，化学位移为 δ 72.0～79.2，它的化学位移受 C－2 及 C－7 取代的影响。在 5－OCOR 化合物中，若 C－7 位无取代，则信号出现在最低场，为 δ 77.2～79.2，此时若 C－2 位无取代，则向高场位移至 δ 76.1～76.5；如 C－7 位有取代基，γ－效应使其向高场位移（δ 74.2～76.2）。在 5－OH 化合物中，C－7 位无取代和有取代时，信号出现在稍高场，分别为 δ 76.0～77.2 和 73.1～75.2，此时若 C－2 也无取代，则进一步向高场位移至 δ 74.3 和 72.0～73.4。

在 4（20）三元氧环（Ⅰ－c）化合物中，C－4、C－20 的化学位移为 δ 58.1～61.0 和 49.6～51.3。而 C－5 化学位移比Ⅰ－a 型化合物低场约 δ 2。

在 4（20）四元氧环（Ⅰ－d）化合物中，C－4、C－20、C－5 的信号出现在 δ 78.9～82.9、75.4～77.9 和 82.6～85.1。在 7－表化合物中，C－4 信号偏低场，C－5 又偏高场，使它们的化学位移很接近（δ 81.2～82.1 和 82.6～83.9），C－20 信号出现在偏低场，为 δ 77.2

~77.8。这是7-表化合物很容易识别的重要标志。

在6/8/6环（Ⅰ型）化合物的骨架上，C-8、C-15是惟一的2个不连含氧取代基的脂肪族季碳，C-6是不连含氧取代基的仲碳，C-14在大多数化合物中也是仲碳。每一组的化学位移较为接近，有时容易混淆，但总体来说，C-8、C-14的信号出现在C-15、C-6的低场处。由于影响它们化学位移的因素各不相同，因此也易于区别。

7）C-8：由于β-效应，C-7、C-9取代使C-8信号向低场位移。在4（20）双键和三元氧环化合物中，当C-7、C-9均有取代时，信号出现在最低场，为δ 45.5~48.3；C-7无取代时，信号在稍高场（δ 43.4~45.6），若C-9同时也无取代，则信号出现在更高场，为δ 38.4~40.1。在4（20）四元氧环化合物中，C-8信号出现在稍高场（δ 44.6~45.8，C-7、C-9均有取代）；当C-9为羰基时，信号出现在δ 57.3~58.8，若C-19有羟基取代，向低场位移至δ 61.1~61.9。

8）C-15：它的化学位移主要与C-1取代有关。当C-1为羟基时，β-效应使信号出现在低场，为δ 41.7~43.8，当C-1无取代时，信号在高场，为δ 35.9~39.7。

9）C-6：由于β-效应，C-5、C-7取代使其化学位移向低场位移，但在C-5、C-7位为酰氧基取代时，C-6受C-5、C-7酯羰基的屏蔽，其化学位移与羟基取代相比出现在高场。在4（20）双键（Ⅰ-a）型化合物中，C-6的信号出现在较宽的范围内，为δ 27.8~37.8。当C-7为羟基、C-5为酰氧基取代和C-7为乙酰氧基、C-5为羟基取代时，信号出现在最低场，为δ 35.1~37.8；而C-7位和C-5位均为酰氧取代时，信号出现在稍高场处（δ 33.7~34.6）；在C-7位无取代，C-5位分别为酰氧基和羟基取代时，信号出现在δ 27.8~29.5和δ 29.0~31.0。在4（20）三元氧环（Ⅰ-c）型化合物中，化学位移比4（20）双键（Ⅰ-a）型化合物稍高场，信号出现在δ 24.0~33.3。在4（20）四元氧环（Ⅰ-d）型化合物中，C-6化学位移的变化主要与C-7取代情况有关，当C-7为乙酰氧基和羟基取代时，信号分别出现在δ 32.9~34.5和35.3~38.7。

10）C-14：C-1、C-13位取代由于β-效应使C-14信号向低场位移，C-2取代基对其产生γ-效应而向高场位移，因此在取代变化较大的4（20）双键化合物中，化学位移变化较为复杂，C-14仲碳信号出现在很宽的范围内，为δ 27.8~44.5。在C-13为羰基、C-2有取代的化合物中，C-1分别为羟基和无取代时，信号出现在δ 43.9~44.5和35.7~36.1；在C-13为酰氧基，C-1为羟基的化合物中，当C-2有取代和无取代时，信号分别出现在δ 36.8~37.5和41.1~41.6；在C-1无羟基取代的化合物中，C-2有取代和无取代时，信号出现在较高场，分别为δ 27.8~28.5和31.7~32.5。在4（20）三元氧环（Ⅰ-c）型化合物中，C-2、C-13均为乙酰氧基取代，若C-1为羟基和无取代时，信号出现在δ 38.3~38.8和28.2~29.2。在4（20）四元氧环（Ⅰ-d）型化合物中，当C-13为羰基时，信号出现在δ 41.9~42.5，C-13为羟基时，信号出现在δ 37.9~39.0；若羟基被酰化，则信号出现在稍高场，为δ 35.0~36.1，这是由于受C-13酯羰基的屏蔽所致。在C-14为叔碳的化合物中，C-1、C-13一般无取代，C-14信号出现在δ 69.8~71.4。当C-13有取代时，信号出现在低场（δ 77.3~78.9）。

11）C-3：它的化学位移有时与C-8、C-15和C-6、C-14两组碳混淆，因为影响其化学位移的因素与前两组碳不同，所以也能将它们区分。它的化学位移主要受C-2取代基的β-效应影响，C-1羟基取代和C-5酰化也使其向低场位移。因此，在4（20）双键（Ⅰ-a）型化合物中变化亦较为复杂，信号出现在δ35.5~47.9的较宽范围内。在C-2位无取代的化合物中，若C-1位无取代和羟基取代时，信号出现在最高场，分别为δ35.5~38.4和39.2~41.2。在2-OH化合物中，若C-1无取代，而C-5分别为羟基和酰氧基取代时，信号出现在较低场，分别为δ43.0~43.7和44.0~46.2；当C-1为羟基、C-5为酰氧基取代时，信号出现在最低场，为δ46.6~47.9。在2-OCOR化合物中，由于酯羰基对C-3有屏蔽作用，所以化学位移比2-OH化合物向高场位移δ2左右。在4（20）三元氧环（Ⅰ-c）化合物中，C-3的化学位移与Ⅰ-a型化合物不同，在2-OH化合物中，C-2羟基取代比酰氧基取代信号出现在高场约δ8处。在2-OCOR化合物中，比Ⅰ-a型化合物高场约δ3。在4（20）四元氧环化合物中，C-3信号出现在较低场，为δ45.3~47.7，在7-表化合物中，信号出现在较高场，为δ39.6~40.7。

12）C-11、C-12：它们的化学位移与C-9、C-10和C-13的取代有关。在4（20）双键（Ⅰ-a）4（20）三元氧环（Ⅰ-c）化合物中，它们的化学位移为δ132.7~137.2和136.1~140.8；在4（20）四元氧环（Ⅰ-d）化合物中，C-11、C-12的信号出现在δ132.1~138.1和137.9~146.4。总体来说，C-11比C-12处于高场。若C-10为羰基，由于羰基与双键共轭，使C-12较为缺电子，它们的信号出现在较低场，为δ141.5~141.8和144.6~150.1。若C-13为羰基，羰基与双键共轭后使C-11较为缺电子，因此C-11信号明显向低场位移，此时C-11、C-12的化学位移为δ149.7~156.9和137.1~141.5。在C-9位无取代的化合物中，C-11的化学位移较C-12低场，分别为δ135.3~140.4和132.2~134.9。

13）C-16、C-17：它们虽为同碳甲基，但化学位移有不小的差别，C-16在B环的空间位阻比C-17在A环的空间位阻要大，因此，一般来说C-16处于高场。C-1羟基对它们有γ-效应，因此在1-OH化合物中，信号出现在较高场，分别为δ20.4~23.3和26.0~29.8；当C-1无取代时，向低场位移至δ25.0~27.9和29.8~32.5。C-13羰基取代使C-16受屏蔽，而使C-17去屏蔽，因此当C-1为羟基时，它们的信号出现在δ17.6~20.4和32.8~34.6；当C-1无取代时，为δ25.1~25.8和37.3~37.7。

14）C-18：它的化学位移主要受C-13取代的影响。当C-13有取代时，由于γ-效应，信号出现在较高场，为δ13.8~16.4，当C-13无取代时，由于不再存在γ-效应而向低场位移至δ20.7~21.2。

15）C-19：C-7、C-9取代基对其产生γ-效应。若C-7、C-9均有取代，信号出现在δ12.3~13.9，若C-7位无取代，则信号在稍低场，为δ17.3~19.7，若C-7、C-9均无取代，则向低场位移至δ21.3~22.6。在四元氧环C-9羰基化合物中，若C-7位为β取代，则C-19受羰基屏蔽，信号出现在较高场，为δ9.2~10.8；若C-7位为α取代，由于C-19和C-7取代基由γ-邻位交叉变为γ-对位交叉，位阻变小，信号出现在较低场，为δ14.4~16.7[246]。

（4）Ⅱ、Ⅲ、Ⅳ、Ⅴ和Ⅵ型化合物的碳谱特点：Ⅱ型（5/7/6环）化合物的结构确定有一曲折的过程。紫杉烷类化合物的核磁共振光谱变化很复杂，人们没有注意到它在氢谱上与Ⅰ型（6/8/6环）化合物的区别，在碳谱上忽视了它们之间的某些不同，因此在1991年误将

Ⅱ型化合物鉴定为Ⅰ型化合物。1992年经单晶X射线衍射分析证实其为5/7/6环骨架后，才明确化学位移δ60～70的C－1季碳为鉴别5/7/6环的依据。其实与Ⅰ型化合物有显著差别的除C－1及与之相关的C－15外，还有C－13和C－12。

C－1为不连含氧取代基的脂肪族季碳，其化学位移在δ61.2～69.3范围内，较Ⅱ型化合物中C－1有羟基取代的季碳向高场位移δ13左右。若C－2无取代，则信号出现在δ61.2～63.2；若C－2有取代，则向低场位移至δ67.6～69.3。C－15季碳由于连有羟基，信号出现在较Ⅰ型化合物低场约δ30处（δ75.2～77.1）。C－13在有羟基和乙酰氧基取代时，信号出现在δ76.7～78.8和78.7～79.6，较Ⅰ型化合物低场约δ8；若C－13为羰基时，则较Ⅰ型化合物低场约δ7（δ206.6～209.7）。C－12的信号向低场位移δ7左右（δ144.9～148.3）。总之，C－9信号较6/8/6环出现在低场（δ76.0～81.5），而C－10信号出现在高场（δ68左右）。

在Ⅲ型（6/10/6环）化合物中，C－20为双键叔碳，其化学位移较Ⅰ－a型C－20向高场位移δ9（δ123.3～127.9），C－3因变成仲碳而向高场位移约δ8（δ34.9～35.8），C－4和C－5信号出现在高场δ8和5处（δ130.0～138.4和68.4～70.9），C－8化学位移与Ⅰ－d型C－9羰基化合物相比也向高场位移δ5（δ52.7～53.4）。

在Ⅳ型（6/5/5/6环）化合物中C－3为季碳，其信号较Ⅰ－a型低场位移约δ20（δ61.4～66.4），C－11、C－12因不存在双键而向高场位移至δ56.4～57.8和51.0～52.8，C－13羰基信号也出现在低场约δ15处（δ214.2～216.4），C－19、C－20分别向低场位移约δ8和10（δ25.2～26.5和126.7～130.1）。

在Ⅴ型（6/12环）化合物中，C－3为双键叔碳，其信号出现在δ123.0～127.5，与Ⅰ－a型化合物比较，C－4双键季碳出现在稍高场处（δ135.4～142.9），C－20为含氧取代的仲碳，信号出现在较高场（δ58.2～59.8），C－8为双键季碳，信号出现在δ123.4～128.8，C－9双键季碳因有含氧取代基，信号出现在较低场（δ139.9～144.7）。C－11、C－12的信号十分接近，为δ135.0～137.2和135.5～136.4。

Ⅵ型（5/6/6环）化合物的碳谱和Ⅱ－c型（5/7/6环4（20）四元氧环）化合物的碳谱较为接近，与之比较，C－1季碳信号向高场位移约δ8（δ59.9），C－15信号出现在低场约δ14处（δ90.3），C－9季碳低场位移至δ84.9，C－10酯羰基信号出现在δ174.6[246]。

4．紫杉醇的抗肿瘤作用机制及其构效关系　在天然紫杉烷类化合物中，具有oxetane的紫杉烷很多都具有抗癌活性，其中以紫杉醇（taxol）（333）的活性最强。紫杉醇对转移性卵巢癌、转移性乳腺癌有效，对肺癌、结肠癌、白血病、头颈部肿瘤、恶性黑色素癌和淋巴肉瘤同样有效，在临床上主要用于治疗卵巢癌、乳腺癌、肺癌等。其中对卵巢癌，紫杉醇单药治疗的有效率为40%，紫杉醇与顺铂联合应用的有效率60%；对乳腺癌，紫杉醇单药治疗的有效率为54.2%。紫杉醇与阿霉素联合应用的有效率为41.7%；对食管癌，紫杉醇单药治疗的有效率为33.3 %，紫杉醇与顺铂及平阳霉素联合应用的有效率为58.3%；对肺癌，紫杉醇单药治疗的有效率为35.3 %，紫杉醇与顺铂联合应用的有效率为15.4%。此外，紫杉醇还可以用于治疗其他癌症，如胸腺癌、子宫体癌肺转移、尿路转移上皮癌、头颈部鳞病、NHL黑色素瘤等，是目前临床应用的抗肿瘤有效药物之一。但是紫杉醇具有较强的毒副作用，国产紫杉醇的主要毒性反应为消化道反应，肌肉酸痛，无力，脱发及骨髓抑制。消化道副作用主要为食欲减退及恶心呕吐，少数病人出现腹泻及口腔炎。肌肉酸痛、无力是紫杉醇较常见的副作用。少数病人有指趾麻木。过敏反应一般较轻，主要表现为面部潮红，个别病例有皮疹、发热。紫杉醇对骨髓的抑制作用较明显，主要表现为血细胞及血小板减少。少数病人可有一过性转氨酶升高。脱发也是紫杉醇较常见的副作用，少数病人会有毛囊炎。由于紫杉醇注射剂中加入了助溶剂聚氧乙基代蓖麻油（cremophor EL），极易引起过敏反应，但在用药前先给病人应用抗过敏药可大大减小过敏反应的发生率[194,244,247~250,]。

（1）紫杉醇的抗肿瘤作用机制：紫杉醇抗肿瘤作用早在20世纪70年代即为Wall及Wani发现，80年代中期Albert Einstein医学院的生化药理教授Susan Horowitz发现紫杉醇与传统的抗癌药作用机制不同，它不影响癌细胞的DNA及RNA合成，也不损伤DNA分子，紫杉醇的作用机制主要表现为催化微管蛋白迅速合成微管并结合到微管上，起稳定和防止微管解聚的作用，从而冻结迅速分裂的肿瘤细胞的纺锤体的有丝分裂，使肿瘤细胞停止在C_2期和M期，并使肿瘤细胞凋亡（apoptosis），同时紫杉醇能抑制肿瘤细胞转移[244,248]。

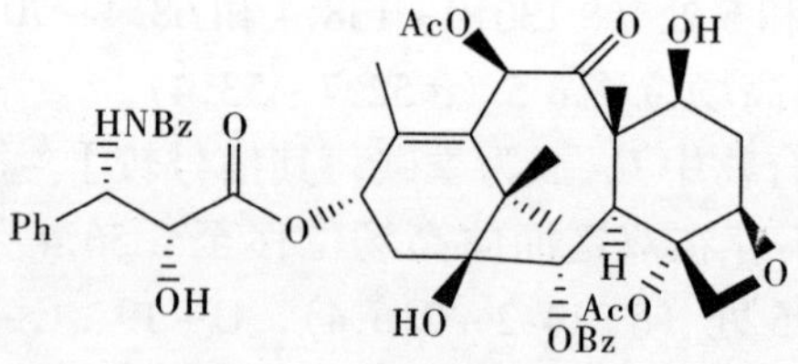

333

紫杉醇在37℃，pH 6.4， ATP存在下可显明促进微管蛋白聚合，使聚合潜伏期缩短。电镜下可见微管蛋白明显增加。在350 nm扫描检测下可见吸光度明显增加。当使微管蛋白冷却至0~4℃时微管解聚，350 nm波长下可见吸光度降低。当加入紫杉醇25 nmol时，微管蛋白的低温解聚受到明显抑制。在紫杉醇作用下，白血病小鼠L1210瘤细胞因不能分裂而明显变大，并出现多核细胞，有丝分裂指数明显增高[244,247]。

（2）紫杉醇的构效关系研究：从紫杉醇的结构来看，它属于6/8/6/4四环稠合二萜，在C-4和C-5之间有一个四元氧环，C-13存在有一个酰氨的酯基，C-10和C-4各有一个乙酰基，C-2有一个苯甲酰基，C-9有一个羰基，共有手性碳11个。紫杉醇的取代基的构型，已经单晶X射线衍射分析证明C-2、C-3、C-4、C-13的取代基为α构型，C-1、C-7、C-10的取代基为β构型，C-9位被取代为α构型。

紫杉醇骨架的6/8/6骈合方式对其生物活性十分重要，经处理变为5/7/6骈合方式后，促进微管聚合的作用降低，细胞毒性则完全丧失。不过近来也有报道认为变为5/7/6骈合方式后对其活性的影响没有以前推测的那样大。紫杉醇A环C-13侧链的存在与其活性密切相关，去掉侧链后活性全丧失。同时C-13侧链的2′R/3′S立体构型、3′位的酰胺取代都是活性所必需的，但是，3′位N上的末端取代对活性影响不大，2′位的羟基酰化后体外活性降低而对体内活性影响不大。紫杉醇C-4、C-5的四元氧环及C-4位的乙酰氧基取代都是紫杉醇抗癌活性所必需的，开环或去掉乙酰氧基后则活性完全丧失。紫杉醇C-2位苯甲酰氧基取代为其活性所必需，将它变为羟基或去掉苯甲酰氧基后的化合物，细胞毒活性及微管活性均较紫杉醇大大降低。C-7位羟基不是紫杉醇活性必需的，将其去掉、异构化、酰化、成苷、与C-19环合对活性影响很小，但氧化后则活性完全丧失。骨架发生重排对活性影响较大，特别是C环重排为七元环时活性则完全丧失。紫杉醇C-9位酮基被还原为羟基、二氢化合物，仍会保持抗癌活性。紫杉醇C-10位乙酰氧基还原成为二氢化合物，仍会保持活性，但氧化为酮则活性全失。由此可见，对紫杉醇抗癌活性至关重要的位点是C-4、C-5位的四元氧环和乙酰氧基、C-13位的长侧链、C-2位的苯甲酰氧基。这三个位点可能是紫杉醇与受体的结合点。其他位置的取代只有在空间上或电子云密度上影响到这三个位点与受体的结合时才会引起活性的大幅度降低，C环重排为七元环后活性全失，这可能是影响到了C-4、C-5、C-20位的结合点，A/B环的重排物可能没有影响C-13、C-2的结合点而保留了抗癌活性[251~259]。

5．紫杉醇的半合成及全合成　我国用国产红豆杉属植物的树皮生产的紫杉醇已进入市场。然而，红豆杉属植物生长很慢，取树皮后即导致植物死亡，而且从植物中提取紫杉醇的量很低（约0.01%），要得到紫杉醇1 kg，需树皮10 000kg，从长远考虑，无法满足日益增长的临床用药要求。紫杉醇的半合成已于1988年获得成功，法国研究组从欧洲浆果红豆杉（Taxus baccata）的枝叶中获得高含量（0.1%左右）的10-去乙酰 baccatinⅢ（Ⅱ），并以此为原料，半合成了紫杉醇及其同系物 taxotere，后者的活性比紫杉醇强，目前已应用于临床。更为重要的是，植物的枝叶可以再生，部分采集不会破坏资源，因此，半合成已被认为是扩大紫杉醇来源的有效途径[244]。

紫杉醇的半合成都是从10-deacetyl-baccatin Ⅲ（334）出发，用三乙基氯硅烷（TESCl）对C-7位羟基进行选择性保护，用醋酐对C-10位羟基进行选择性保护得到7-TES-baccatin Ⅲ（335），再用具有光学活性的侧链与C-13位羟基进行酯化，最后水解除去保护基团得到紫杉醇[194]。

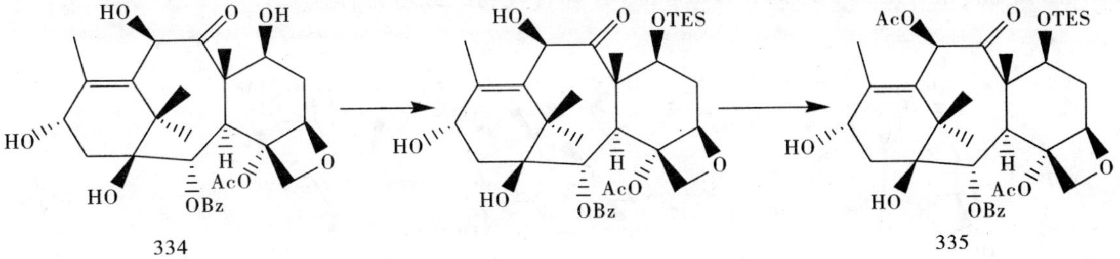

334　　335

用7-TES-baccatin Ⅲ为原料与具有光学活性的侧链与C-13位羟基进行酯化后再水解得到紫杉醇的方法很多，例如 Holton 法、Kingston 法、Gueritte-Voegelein 法和 Dider 法等[230-267]。

我国中国医学科学院药物研究所的学者在研究云南红豆杉枝叶化学成分的基础上，利用从植物中分离得到的10-deacetyl baccatinⅢ，进行了紫杉醇的半合成研究。因为10-去乙酰-baccatin Ⅲ在红豆杉属植物枝叶中含量较丰富，提取方法简单，所以以此为半合成紫杉醇的原料，参考 Greene 等修饰母核的方法，获得了7-硅醚化-baccatin Ⅲ；并进一步选择了以α－甲基－苄胺为手性辅助剂，以苯甲醛为起始原料，形成 Schiff base，通过 Staudinger 反应形成β－内酰胺中间体的合成侧链的方法。该方法条件温和，立体选择性高，克服了其他方法反应条件剧烈，易导致 C－2’位差向异构化的缺点[244,268]。

紫杉醇的全合成是由 Holton 等人最先采用倍半萜 pachioulenexide 为原料以线性途径合成成功的。Nicoloan 和 Danishefsky 等人也分别采用其他途径全合成了紫杉醇。但是全合成反应步骤多，成本高，目前只有理论意义，尚无实用价值[269－272]。

6．其他紫杉烷类二萜类化合物　从南方红豆杉（*Taxus chinesis Var*. *mairei*）的茎皮中分离得到两个含卓酮的三环二萜，美丽红豆杉素 A（taxamairin A）（336）和美丽红豆杉素 B（taxamairin B）（337），对 hepatoma 细胞有抑制作用。从短叶红豆杉（*Taxus brevifolia*）中也分离得到一个该类型化合物 brevitaxin（338），也具有抗癌活性[273,274]。

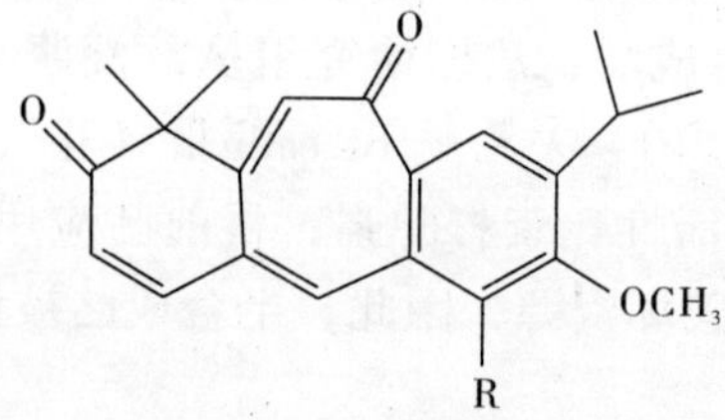

336 R=OH
337 R=OCH_3

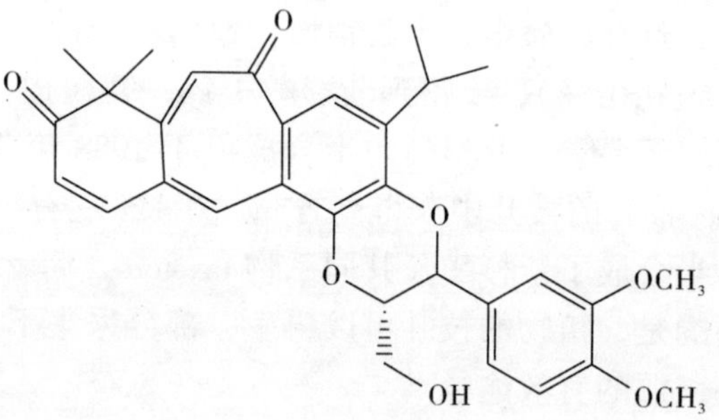

338

从东北红豆杉（*Taxus cuspidata*）的茎中分离得到三个重排紫杉烷型二萜 taxuspines A（339）、taxuspines B（340）和 taxuspines C（341），其中 taxuspines A 和 taxuspines C 对小鼠白血病细胞 L_{1210} 有较好的抑制作用，taxuspines B 具有较弱的细胞毒作用[275]。

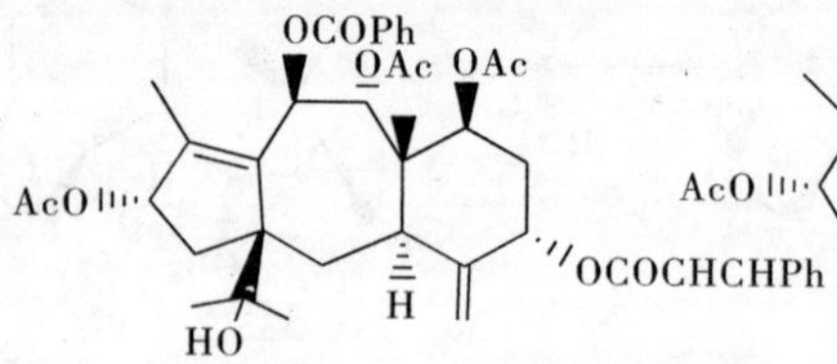

339

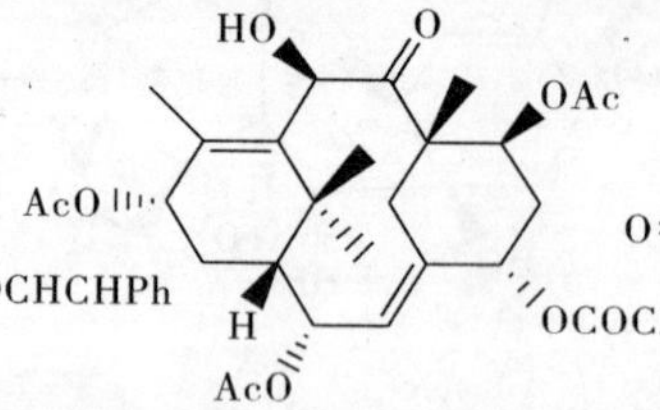

340

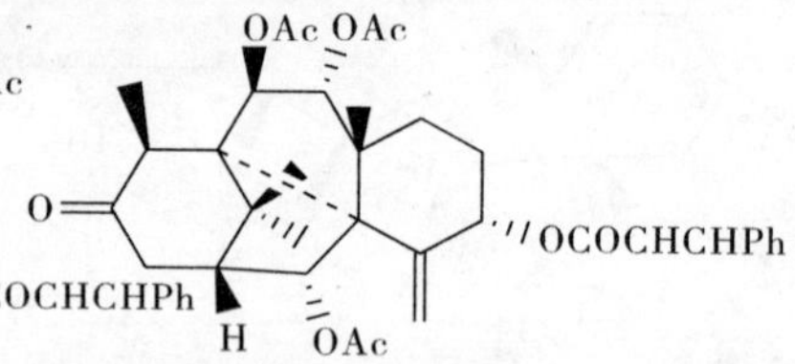

341

我国中国医学科学院药物研究所的学者首次从中国红豆杉中分离得到了四个有 B，C 裂环新颖骨架的双环紫杉烷类化合物，taxachitriene A（342），taxachitriene B（343），5－deacetyl-taxachitriene B（344），20－deacetyltaxachitriene A（345）。它们的结构特点与常见的 6/8/6 和 5/7/6 三环骨架有较明显的差别，但相对构型与常见的三环紫杉烷一致。双环紫杉烷可能是三环紫杉烷的生物合成的前体物，它们的发现在对三环紫杉烷的生物合成的研究工作中具有重要意义[276,277]。

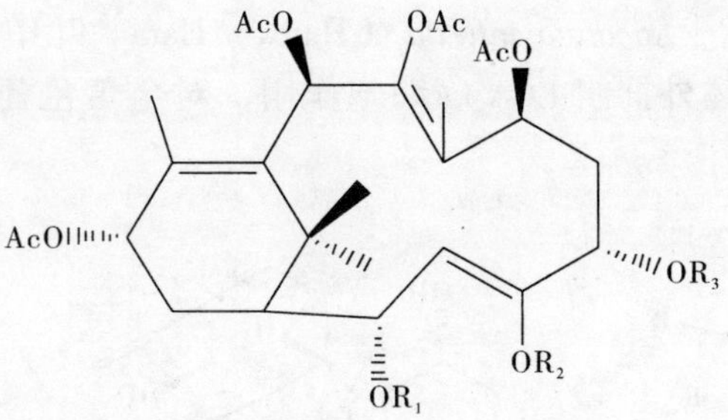

	R_1	R_2	R_3
342	Ac	Ac	H
343	H	H	Ac
344	H	H	H
345	Ac	H	H

五、四环二萜（tetracyclic diterpenoid）

（一）贝壳杉烷型二萜类（kauranes）　贝壳杉烷（kaurane，346）为四环二萜，以氢化菲为母核，生源上松香烷为其前体。其结构分为贝壳杉烷型和对映贝壳杉烷（347）型（ent－kaurane），贝壳杉烷型二萜骨架的 A/B 环为反式，B/C 环为反式，C/D 环为顺式骈环，C－20 为 β 构型，C－5 为 α 构型，D 环为 β 构型。对映贝壳杉烷型二萜骨架的 A/B 环为反式骈环，B/C 和 C/D 环为顺式骈环，C－20 为 α 构型，C－5 为 β 构型，D 环为 β 构型[182,194]。

贝壳杉烷型二萜化合物的代表是扁枝烯（348），是第一个被分离得到的天然四环二萜，首先是从 *Phyllocladus rhomboidalis* 的叶中得到的，后来被发现广泛存在于多种植物中[278,279]。

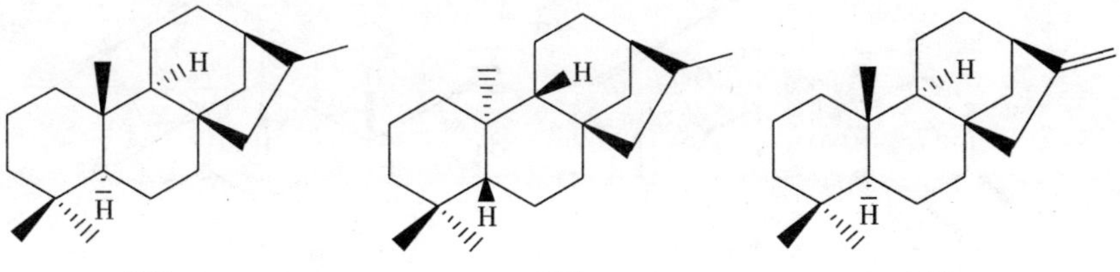

346　　347　　348

对映贝壳杉烷二萜类化合物研究报道较多，特别是在香茶菜属［Rabdosia（Bl.）Hassk］中发现最多。对映贝壳杉烷型二萜类化合物的骨架又分为 C－20 有氧取代的对映贝壳杉烷，如从楤木属（*Aralia L.*）植物龙眼独活（*Aralia fargesii*）中分离得到的抗肿瘤有效成分 17－acetoxy－16α－ent－kauran－19－oic acid（349）和 16α－hydroxy－17－isovaleroyloxy－ent－kauran－19－oic acid（350）[280,281]；C－20 无氧取代的对映贝壳杉烷，如从冬凌草［*Rabdosia rubescens*（Hemsl.）*Hara*］中分离得到的抗肿瘤有效成分冬凌草甲素（rubescensin A or oridonin，351）和冬凌草乙素（rubescensin B or ponicidin，352），对人体食管癌 109 细胞株和人体肝癌 BEL_{740} 细胞株均具有显著疗效[282,283]；6，7－开环的对映贝壳杉烷，如从毛叶香茶菜（*Rabdosia japonica*（Burm. F.）Hara）的叶中分离得到毛叶香茶菜素 A 和 B（rabdosin A and B）（353 和 354），都具有明显的细胞毒作用[284]；8，9－开环的对映贝壳杉烷，如从 Rabdosia shikokiana 中分离得到的 shikodomedin（355）和 shikokiamedin（356）[285,286]；螺旋开环的对映贝壳杉烷，如从内折香茶菜［*Rabdosia inflexus*（Thub.）Hara］叶中分离得到内折香茶菜乙素(inflexusin B，357)，具有体外抑制 ECA 癌细胞作用，对金黄色葡萄球菌、枯草杆菌、白色念珠菌具有很好的抑菌作用[287]。

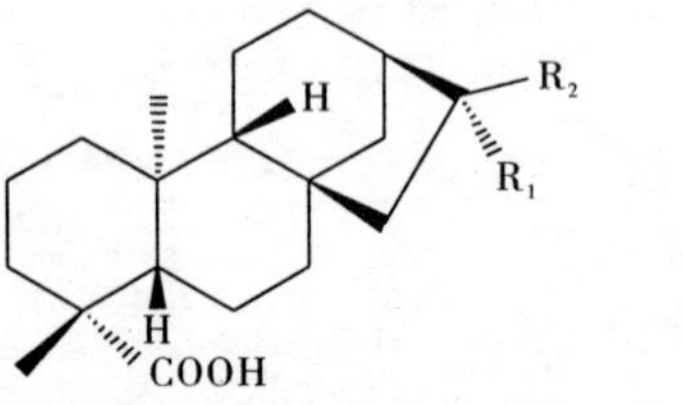

349 R_1=H，R_2=OCOCH$_3$
350 R_1=OH，R_2=OCOCH$_2$CH（CH$_3$）2

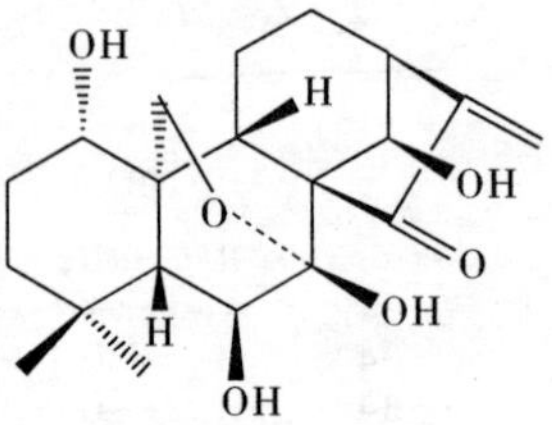

351

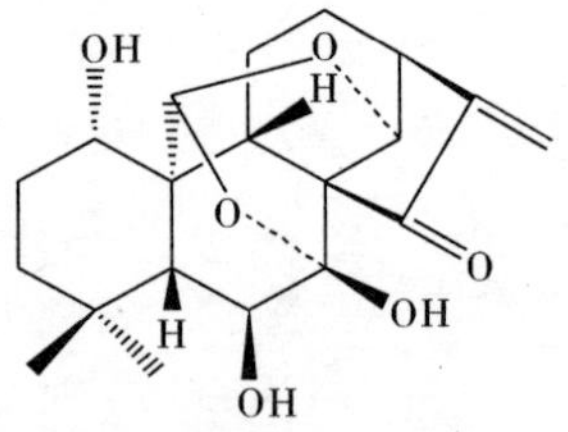

352

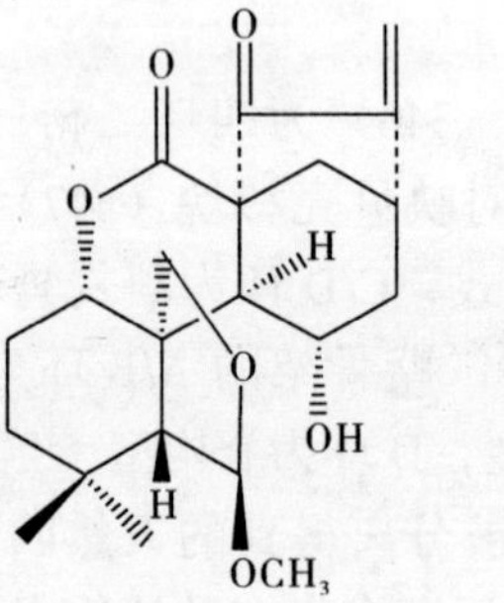

353

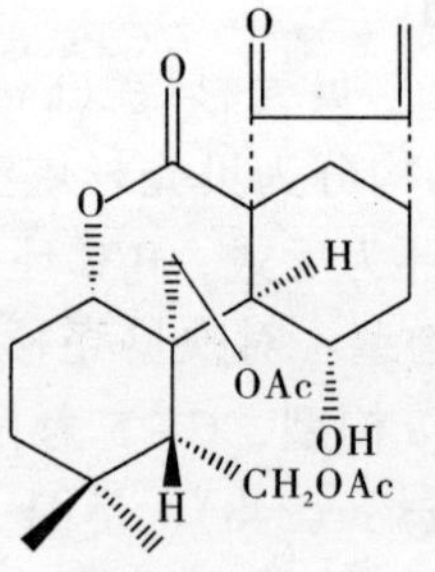

354

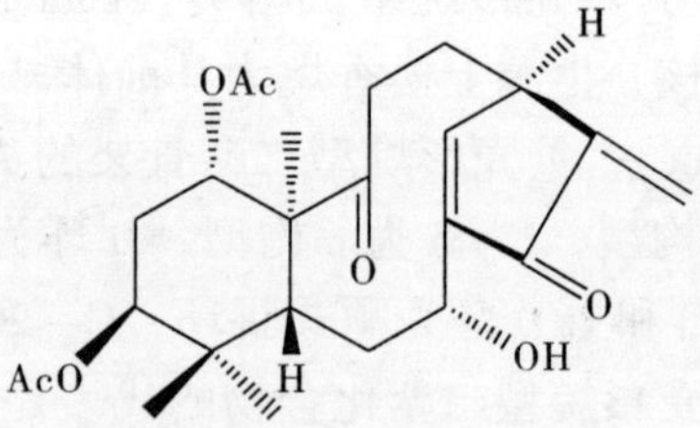

355

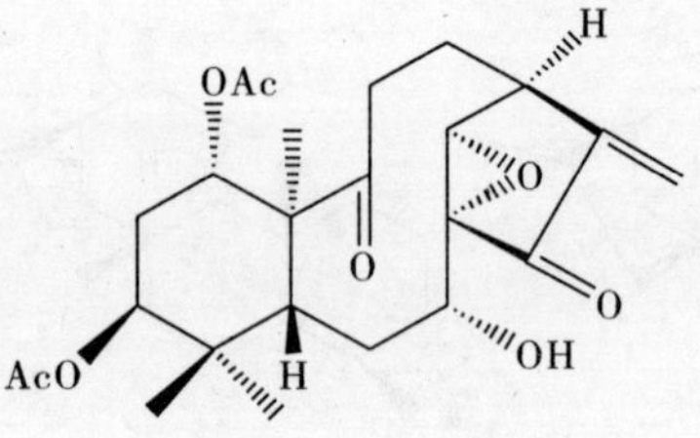

356

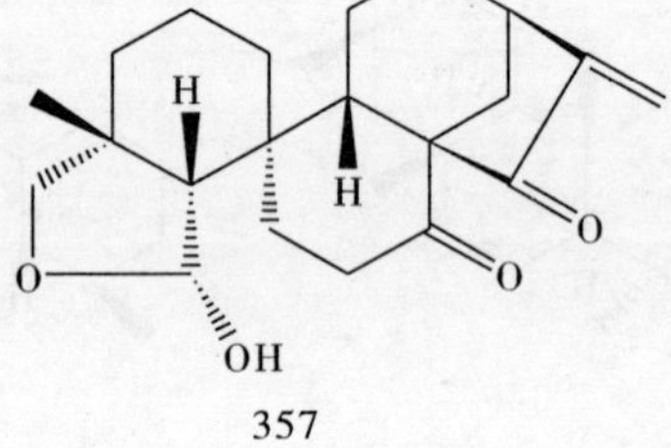

357

（二）贝叶烷型二萜类（beyeranes） 从印度产红树科红树属植物红茄苳（*Rhizophora mucronata*）的根中分离得到两个心得贝叶烷型二萜 rhizophorins C（358）和 rhizophorins D (359)[288]。

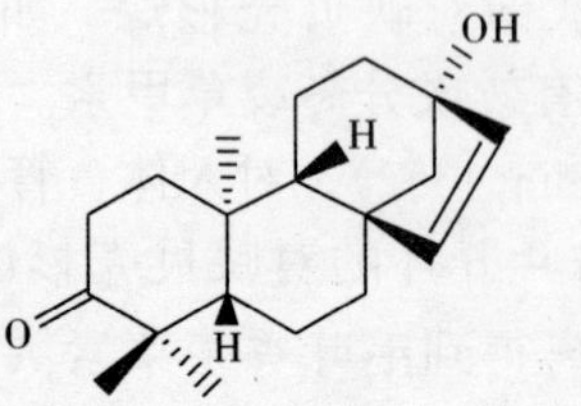

358

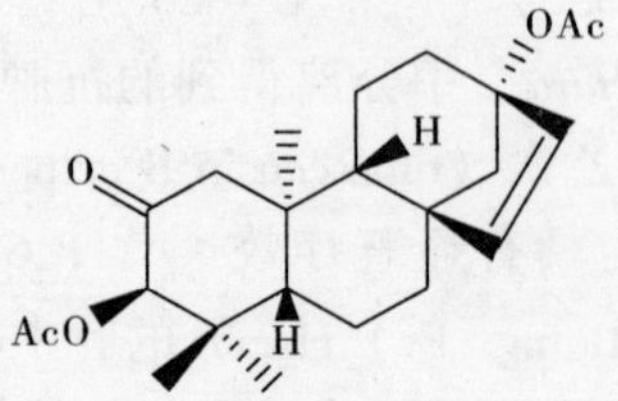

359

（三）赤霉烷型二萜类（gibberellanes） 从一种真菌 *Phaeospheria* 种 L_{487} 中分离得到一个赤霉烷型二萜 gibberellin A_{82}（360）[289]。

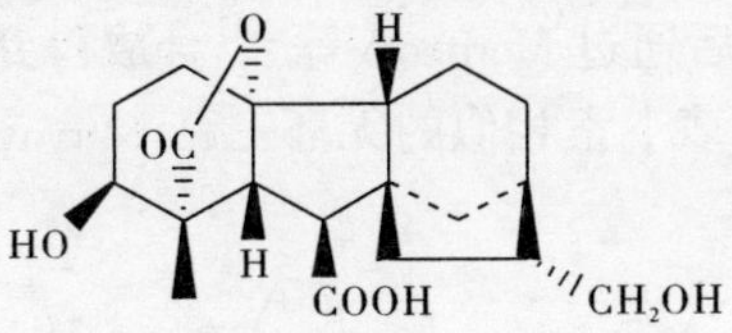

360

（四）阿替生烷型二萜类（atisanes） 大戟科植物金刚纂（*Euphorbia antiquorum* L.）的茎有消肿、通便和杀虫的作用，从中分离得到一个阿替生烷型二萜 antiquorin（361）[290,291]。

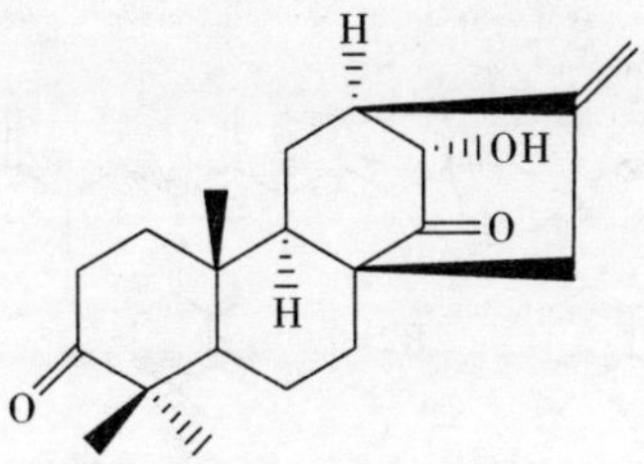

361

第五节 三萜类化合物

三萜类化合物是由30个碳原子组成的萜类化合物。三萜类化合物的前体物质是由二分子焦磷酸金合欢酯尾接尾经酶缩合成焦磷酸前鲨烯酯。一般先衍生成链状鲨烯-2，3-氧化物，再闭环转位成各种三萜化合物。

三萜类化合物广泛存在于自然界。植物中尤以五加科、豆科、桔梗科、毛茛科、蔷薇科等含量较高。三萜也存在于动物体与真菌中，如从羊毛脂中分离出的羊毛脂醇，茯苓、灵芝中分离出多种羊毛甾烷型三萜成分。近年来，来自于海洋生物如海参、软珊瑚等的新颖结构三萜类化合物因具有强生物活性而日益成为天然产物科学家们的研究热点。

三萜类化合物具有多种生理活性，有些已作为药物应用于临床。例如，甘草次酸具有促进肾上腺皮质激素样活性，临床用为抗炎药，并用于胃溃疡的治疗；齐墩果酸具有降低转氨酶的功能，临床用于治疗急性黄疸肝炎。

一、三萜的主要结构类型

鉴于人们对三萜化合物生物活性重视程度的提高及分离技术和波谱技术的不断进步，近年来，从自然界分离纯化并确定了化学结构的三萜化合物数目日益增多。限于篇幅，在此只列出近期各类有代表性的结构。

（一）鲨烯类（squalene group） 鲨烯类成分中最经典的成分鲨烯主要存在于鲨甘油的不皂化部分，一些植物油中如橄榄油、茶籽油中也有存在。鲨烯的直链结构被氧化和环合后可形成一系列手性中心。Ciavatta 等[292]从印度洋海藻（*Chondria armata*）中分离出一系列具有含溴取代的高度氧化环合的鲨烯类三萜，其母核结构如 armatols（362）。由 Harding 等[293]从 *Spathelia glabrescens* 中分离出具有三个四氢呋喃环的化合物 epoxysqualene tritetrahydrofurandiol（363），其立体化学最后通过 Morimoto 等[294]合成得到确证。Okada 等[295]从 *Botryococcus braunii* 中首次得到了与类胡萝卜素相似的无环三萜 botryoxanthin A、B（364，365）。

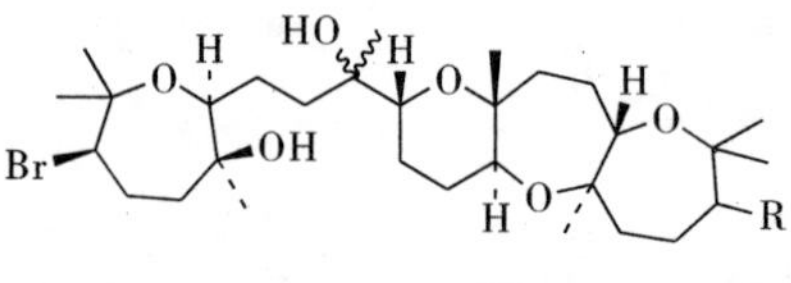

362

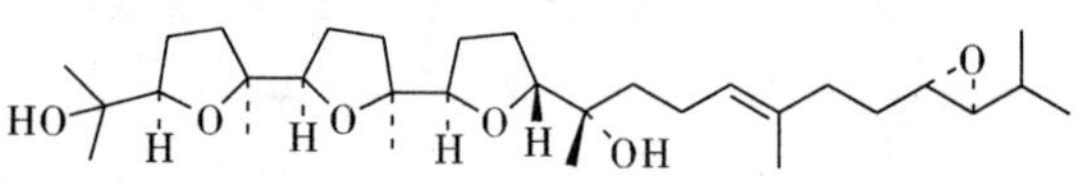

363

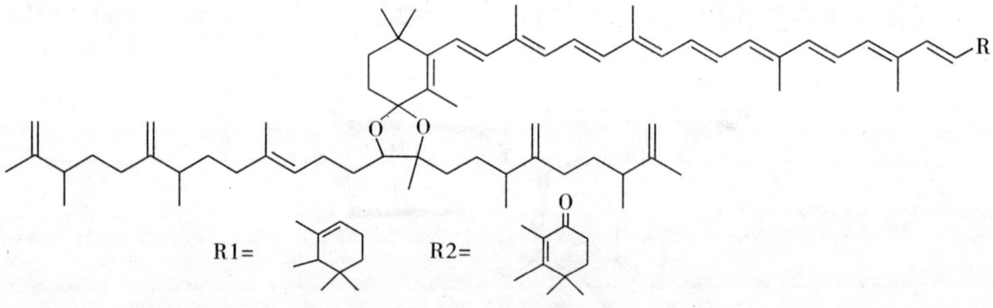

364 R=R1　　365 R=R2

（二）四环三萜

1．羊毛甾烷型（Lanostane group）　羊毛甾烷（366）型四环三萜的结构特点是 A/B、B/C、C/D 环均为反式。C－10，C－13 位均有 β－甲基，C－14 位有 α－甲基，C－17 位为 β 侧链，C－20 位为 R 构型。Hosoe 等[296]从 *Cladosporium sp* 中分离出两个具有抗真菌活性的成分 cladosporide B 和 cladosporide D（367，368），它们具有失去侧链 5 个 C 单元的羊毛甾烷型结构。从木兰科南五味子属植物中泰五味子（*Kadsura ananosa*）[297]茎中分出一个 18－甲基重排的化合物中泰五味子酸 A（369），其结构最后通过单晶 X 射线衍射分析确定。

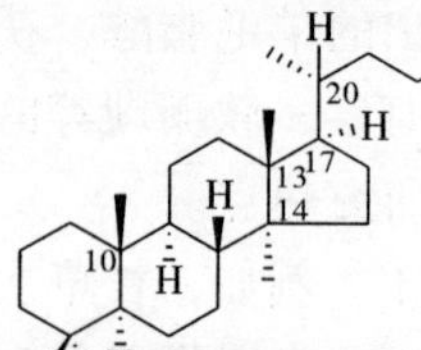

366

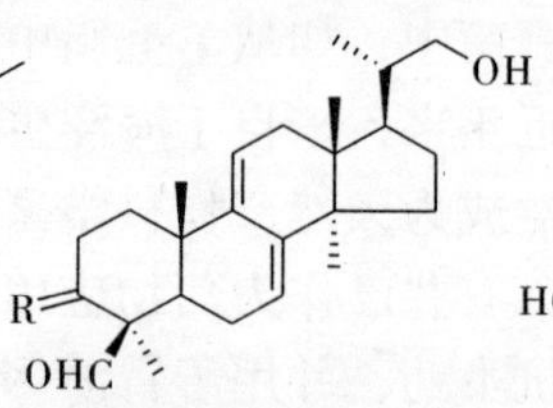

367 R=H，β－OH
368 R=H，α－OH

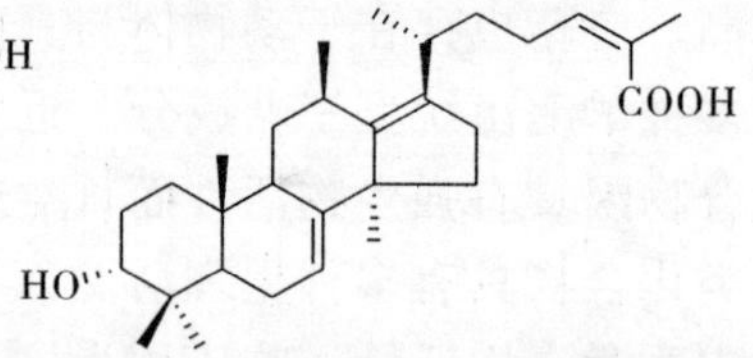

369

Schiprolactone A（370）是 Y．－G．Chen[298]等从木兰科五味子属植物合蕊五味子（*Schisandra propinqua*）中得到的一个侧链极其新颖的该类化合物。D．－F．Chen 等[299]从木兰科南五味子属植物 *Kadsura lancilimba* 中分得一个具有抑制 HIV 活性的化合物 Lancilactone C（371），而他在对松科金钱松属植物水松（*Pseudolarix kaempferi*）[300]的研究中，报道了两个罕见消除反应生成的环阿尔廷型羊毛甾烷类三萜 pseudolarolides E，F（372，373）。

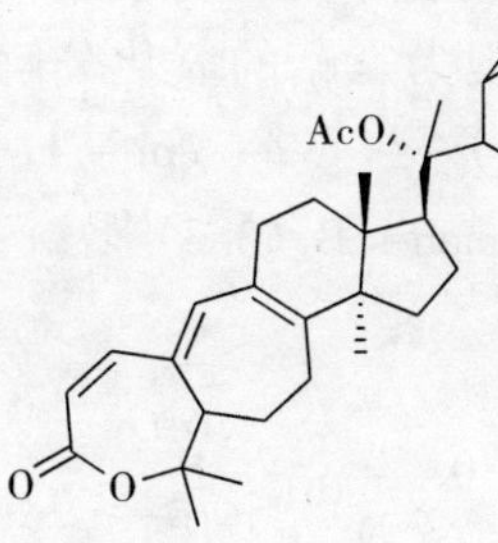

370

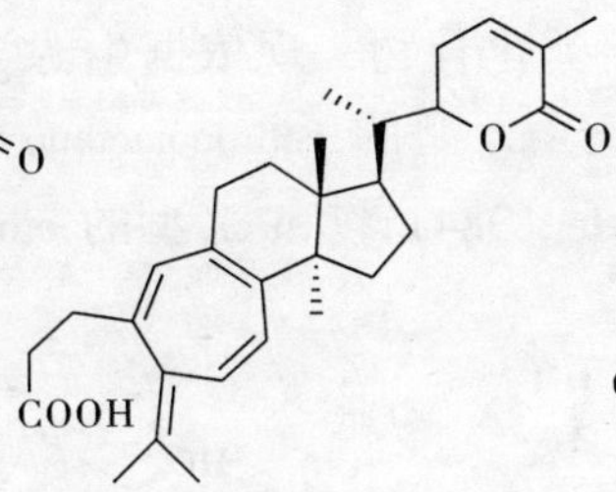

371

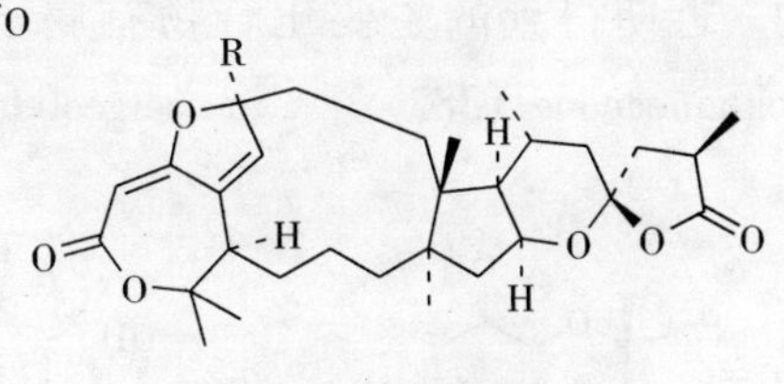

372 R=H
373 R=OH

2．达玛烷型（dammarane group） 达玛烷型四环三萜结构特点是 C－8 位有角甲基，且为β构型。此外，尚有 C13βH、C10β 甲基，C14α 甲基，C17 位有β侧链，C20 构型有 R 或 S 两种可能。五加科著名植物药材人参和三七中的皂苷元均为达玛烷型三萜。近年来，从其他科属植物中得到的该类三萜也屡见报道。如从山柑科白花菜属植物 *Cleome amblyocarpa*[301] 和楝科米仔兰属植物 *Aglaia lawii*[302] 中得到的 15α－acetoxy cleomblynol A（374）cabraleadiol 3－acetate（375），其结构均通过单晶 X 射线衍射分析最终确定。A. Hisham 等[303] 从 *Dysoxylum malabaricum* 分离得到一个侧链高度氧化的达玛烷型三萜 dyvariabilin I（376）。

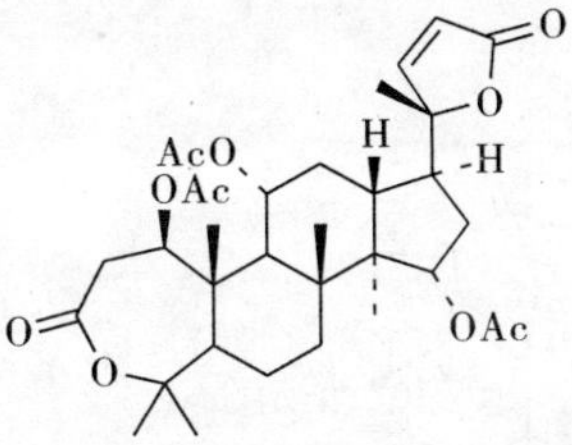

374

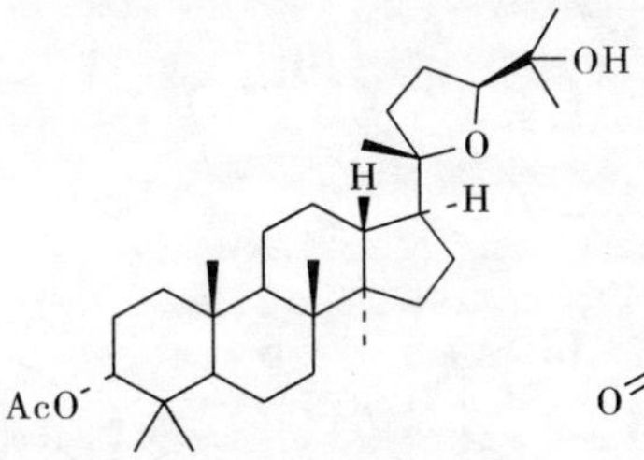

375

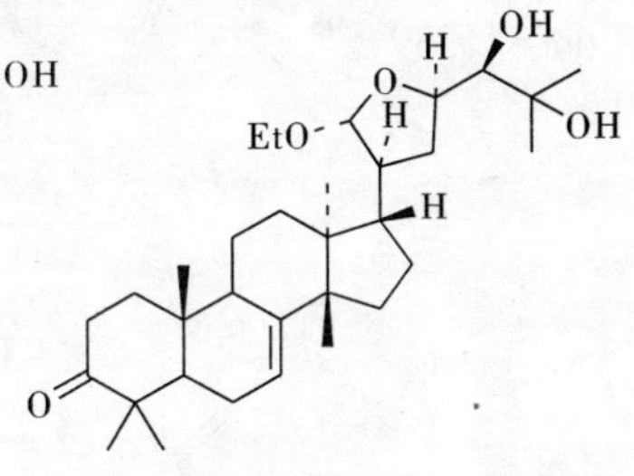

376

3．四去甲三萜（tetranortriterpenoids） 该类型三萜因大量存在于楝科植物中，具有苦味，又称为苦楝素型三萜。本类型化合物大都具有昆虫拒食作用，苦楝果实提取物作昆虫拒食剂以商品化。苦楝素型三萜化合物骨架氧化程度高，结构复杂多变，需利用单晶 X 衍射分析获得确定。近期报道的有代表性的结构有 haperforins F，G（377，378）[304]，khayanolide C（379）[305] 和 2－hydroxyseneganolide（380）[306]。

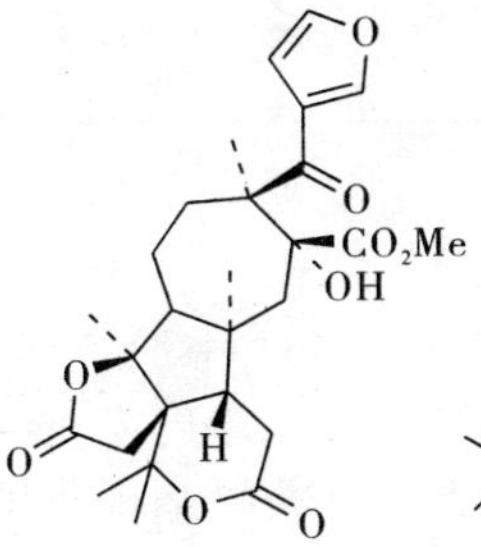

377

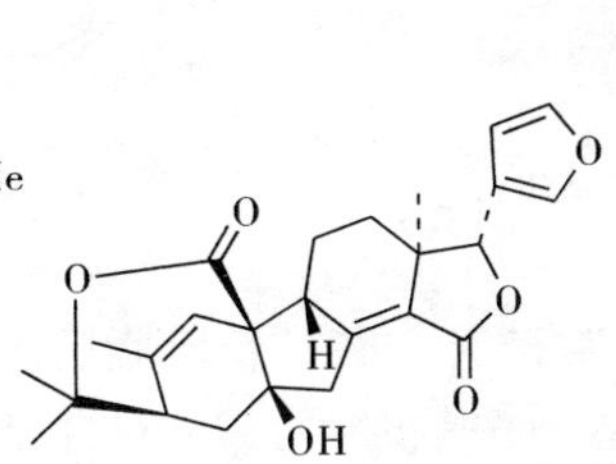

378

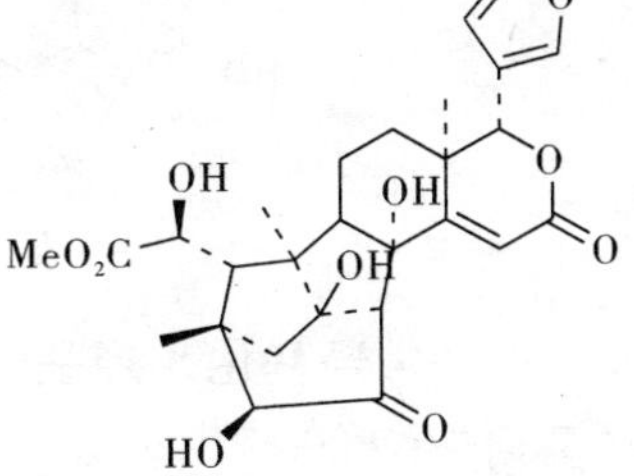

379

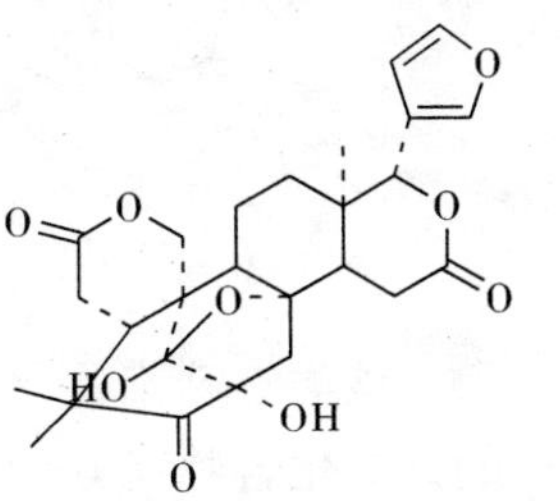

380

4. 苦木苦素型（quassinoids） 苦木苦素型化合物的基本骨架为苦木烷，分子结构具有20个碳。以往认为该类成分属于二萜类化合物，现依据生源学说视为三萜的氧化分解的衍生物。近期得到的主要化合物有属于 C_{20} 型的 cedronolactone（381）[307]，12 - epi - 11 - dehydroklaineanone（382）[308]，neosergeolide（384）[309] 和 C_{19} 型的 eurycolactones B（383）[310]。

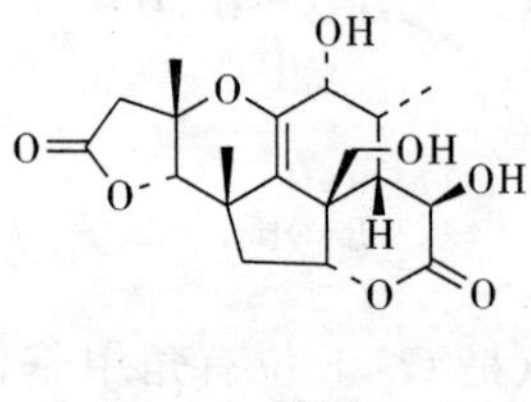

381

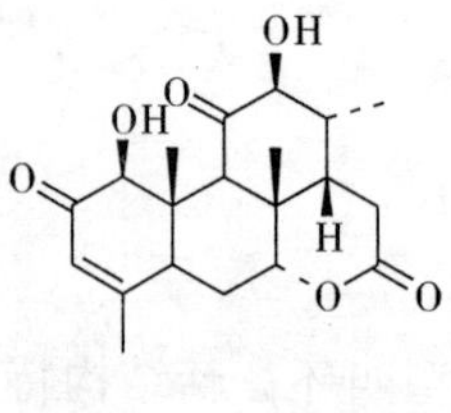

382

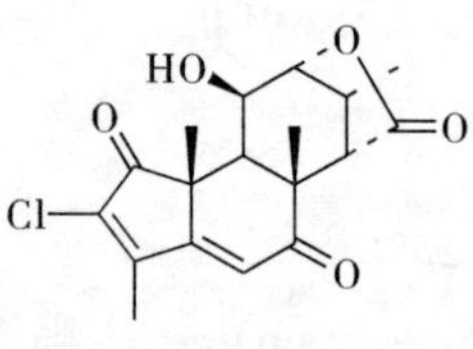

383

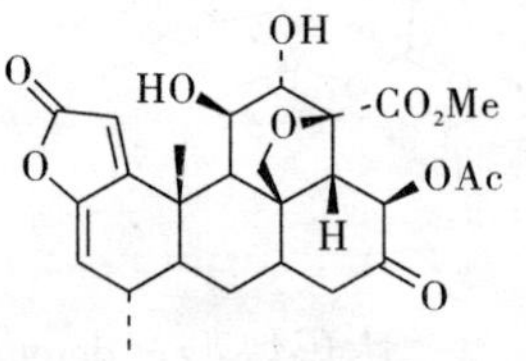

384

（三）五环三萜

1. 羽扇豆烷型（lupane group） 羽扇豆烷型三萜结构中 E 环为五元碳环，且在 E 环 C19 位有异丙基以 α 构型取代，A/B、B/C、C/D 及 D/E 环皆为反式排列。该类化合物 28 位甲基常氧化成羧基，如 sachunogenin（385）[311] 和 6α - hydroxybetulinic acid（386）[312]；该羧基也常苷化、酯化或内酯化，如 inermoside（387）[313]，27 - 羟基桦皮酸甲酯（388）[314] 及 trinorlupane diospyrolidone（389）[315]。

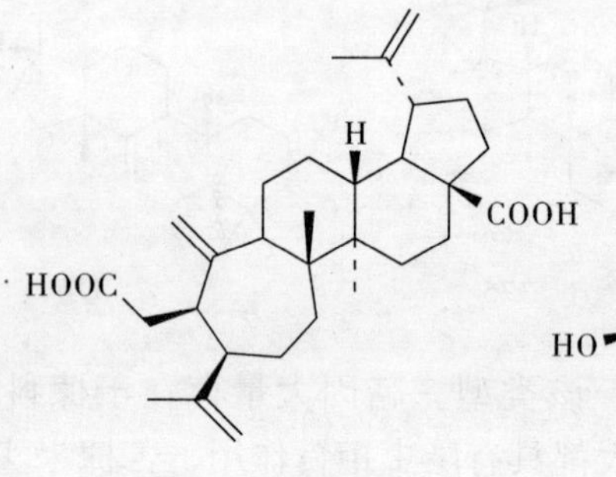

385

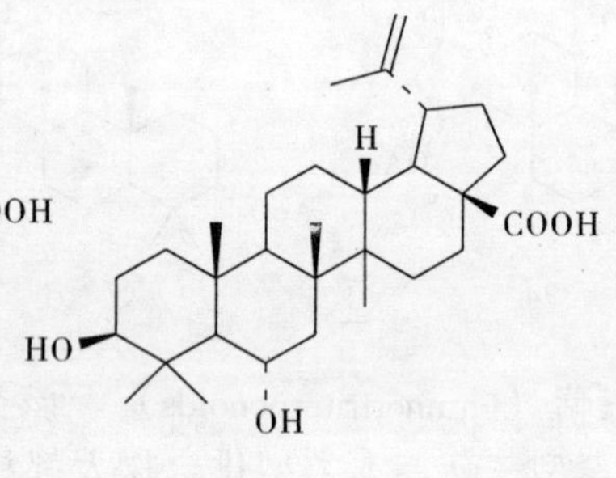

386

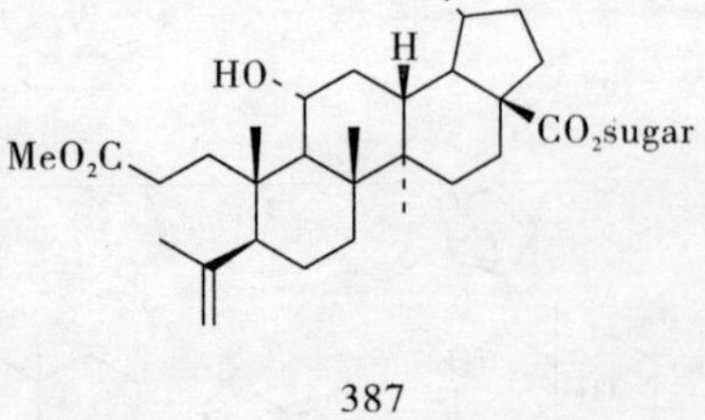

387

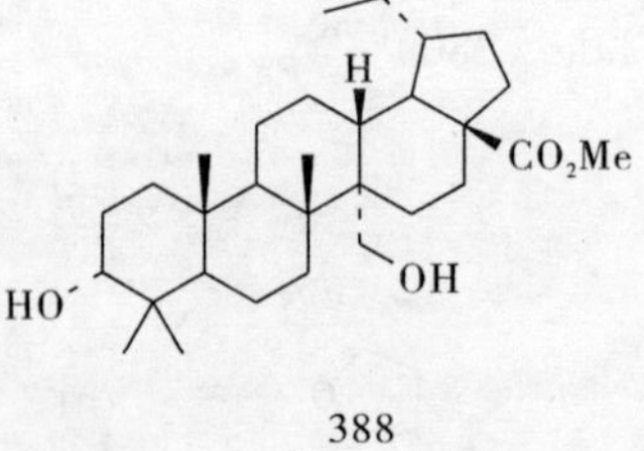

388

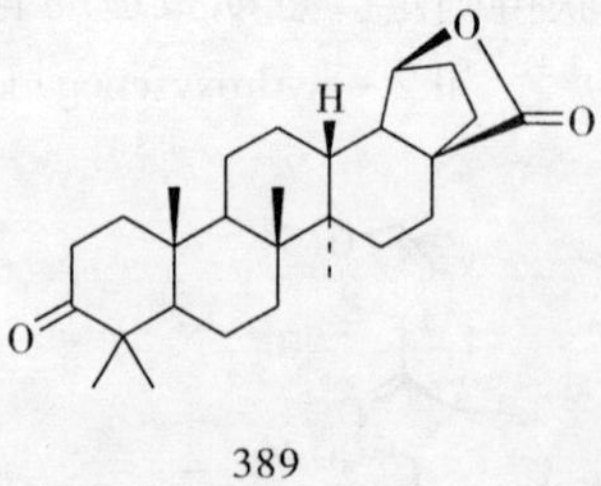

389

该类三萜某些部位和甲基常羟基化，羟基也常被芳香酸、长链脂肪酸所酯化，最近报道的该类化合物有 6β - 羟基何伯酸 390[316]，11α - 香草酰氧基 - 15β - 对羟基苯甲酰氧基桦皮酸 391[317] 和 3β - 香豆酰氧基桦皮酸壬二酸酯 392[315]。

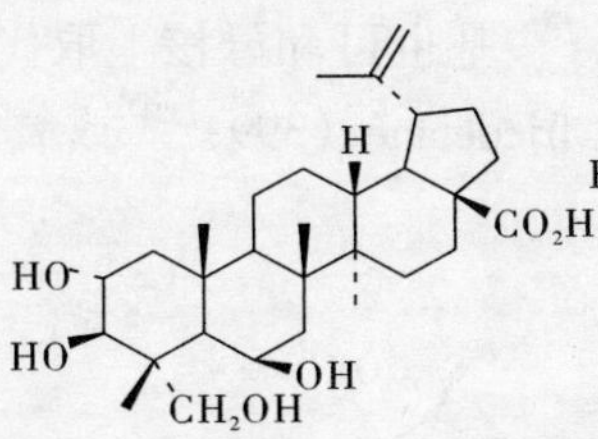

390

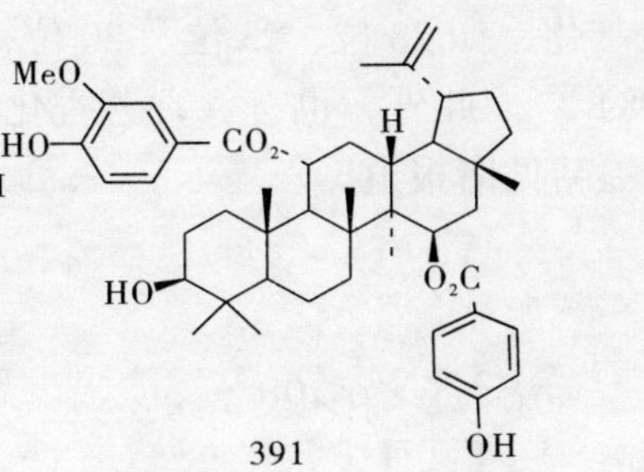

391

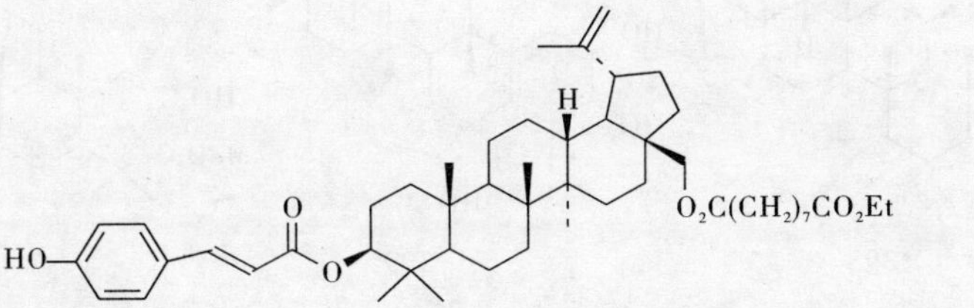

392

最近，有两个罕见的羽扇豆烷型三萜的衍生物见诸报道——羽扇豆烷－二萜衍生物 Volubilide（393）[318]和羽扇豆烷－环烯醚萜衍生物 celastroide（394）[319]。

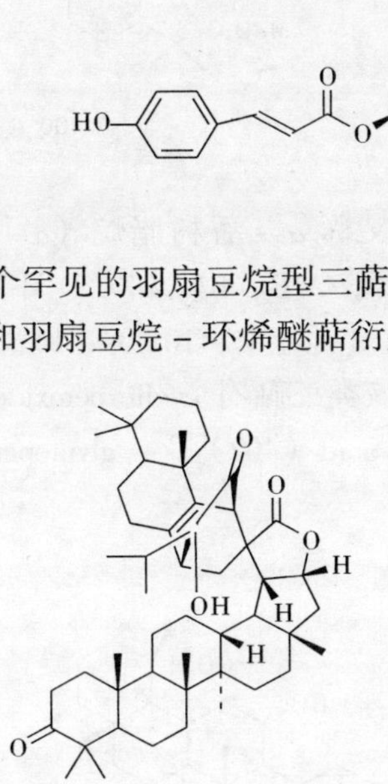

393

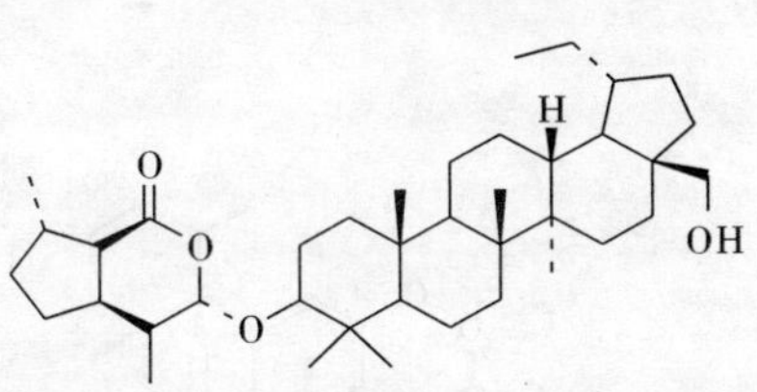

394

2．齐墩果烷型（oleanane group）　齐墩果烷型三萜又称 β－香树脂烷（β－amyrin）型三萜。结构中五个环皆为六元环，A/B、B/C 和 C/D 环为反式排列，D/E 环为顺式排列。八个甲基分别取代在 C－4、C－4、C－8、C－10、C－14、C－17、C－20 和 C－20。该类三萜在植物界分布广泛，并具有多样的生物活性。

该类三萜母核上 12/13 位常有双键，2 位、3 位、16 位、23 位、24 位等位置常有氧取代，如 2α，3β，19β－trihydroxyoleanenoic acid（395）[320]，cucubalugenin A（396）[321]，3，21－dioxoolean－18－en－28－oic acid（397）[322]。

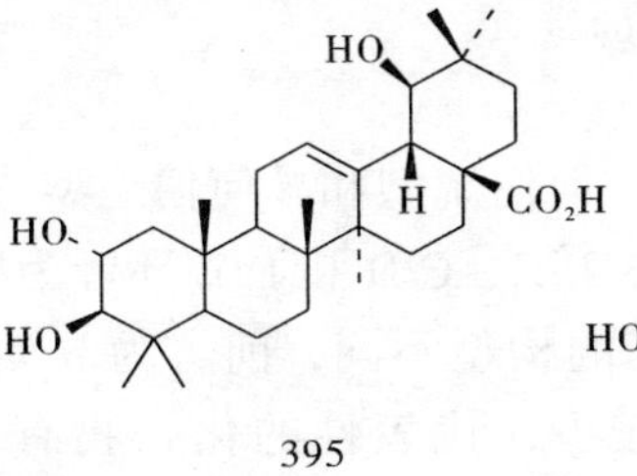

395

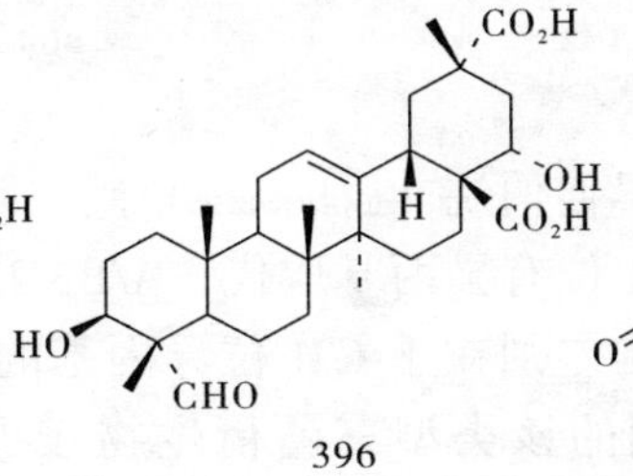

396

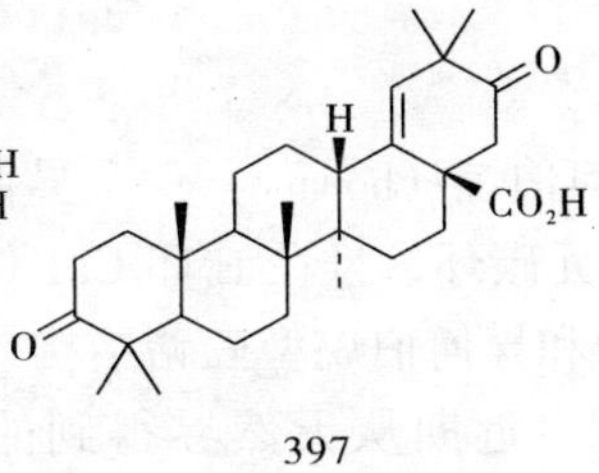

397

甲基也常羧基化，如 28 位、23 位及 30 位，羧基也可和母核上取代的羟基形成内酯，如 patrinolide A（398）[323]。此外，也有 A 环芳香化 friedelane（399）[324]或氧化裂环 seco－oleanane（400）[324]的该类三萜见诸报道。

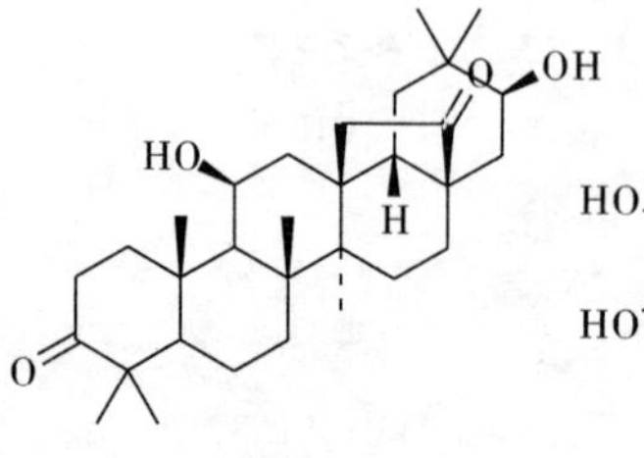

398

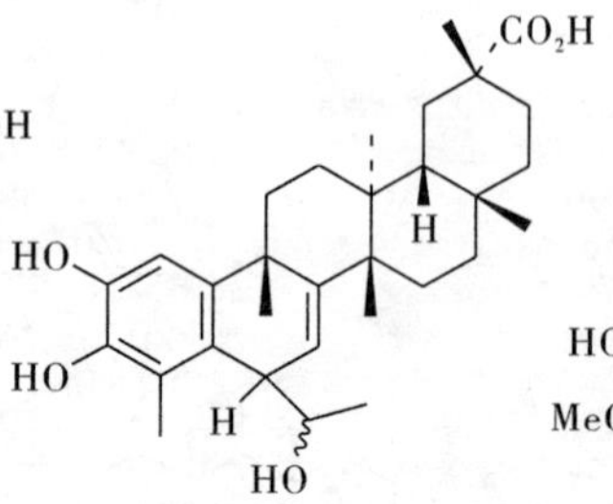

399

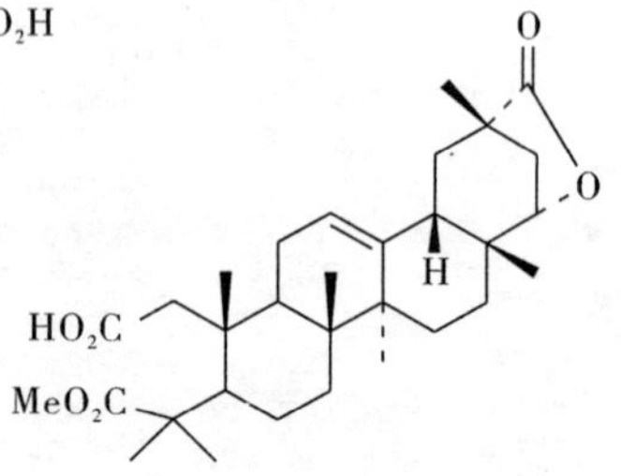

400

3．乌索烷型（ursane group） 乌索烷型三萜又称 α－香树脂烷（α－amyrin）型三萜。同齐墩果烷型三萜一样，结构中五个环皆为六元环，A/B、B/C 和 C/D 环为反式排列，D/E 环为顺式排列。八个甲基分别取代在 C－4、C－4、C－8、C－10、C－14、C－17、C－19 和 C－20。近期，从自然界中得到的结构较为新颖的该类三萜有 cyclic peroxide（401）[325]，3β－acetoxy－11α－hydroxy－13，27－cycloursane－12α－acid（402）[326]，glyptopetolide（403）[327]和 dimethacrylate（404）[328]。

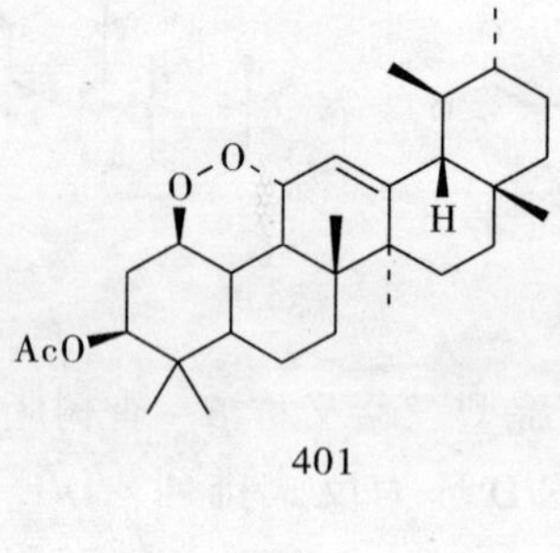

401

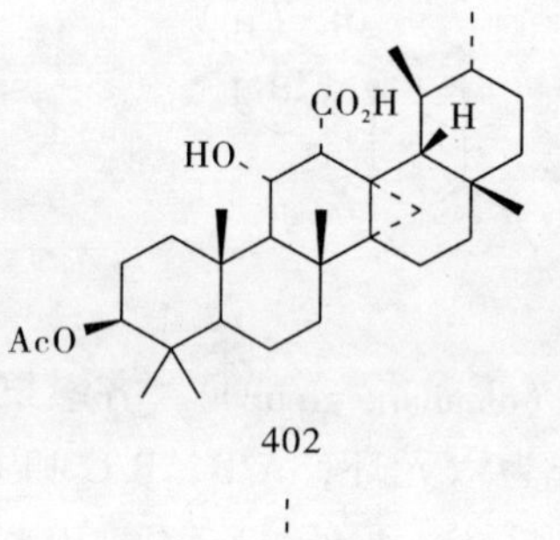

402

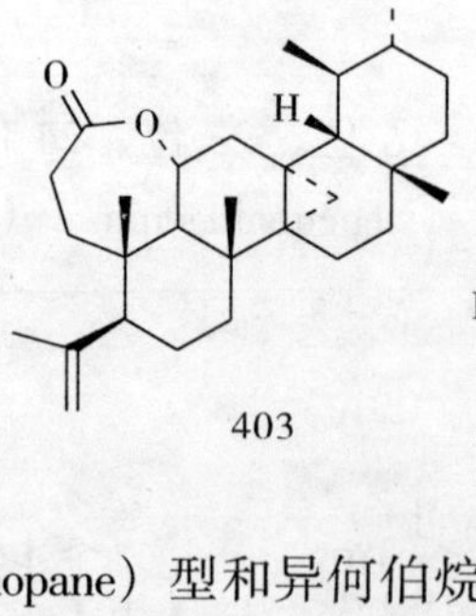

403

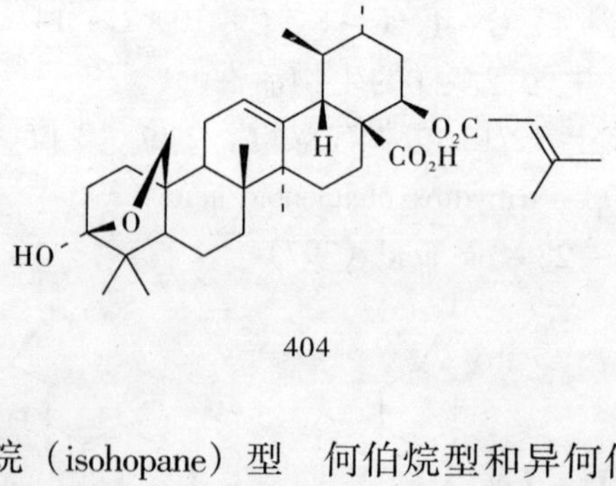

404

4．何伯烷（hopane）型和异何伯烷（isohopane）型 何伯烷型和异何伯烷型三萜结构中 E 环为五元碳环，且在 E 环 C21 位有异丙基取代，A/B、B/C、C/D 和 D/E 环皆为反式排列。何伯烷型和异何伯烷型三萜结构差别在于 C21 位异丙基的构型不同，前者为 α 构型；后者为 β 构型。近期从天然界得到的该类型三萜衍生物较少，代表性的化合物有 bacteriohopanetetrol carbapseudopentose ether（405）[329]和 35 – aminobacteriohopanepentol（406）[330]。

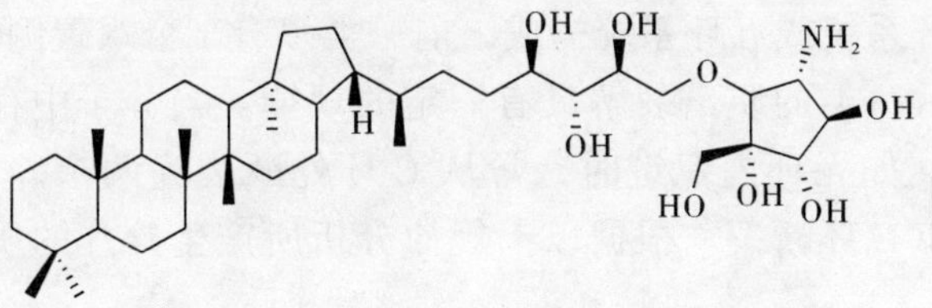

405

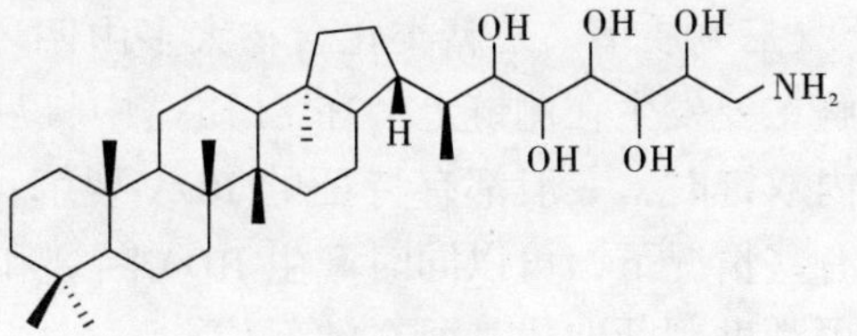

406

（四）其他类型三萜 除上述类型以外，还有一些其他类型的三萜化合物，如二环三萜、三环三萜等。最近从自然界得到的这些类型的有趣的化合物举例如下：hoogianal（407）[331]、sipholenol F（408）[332]、geoditin A（409）[333]和 geumonoid（410）[334]。

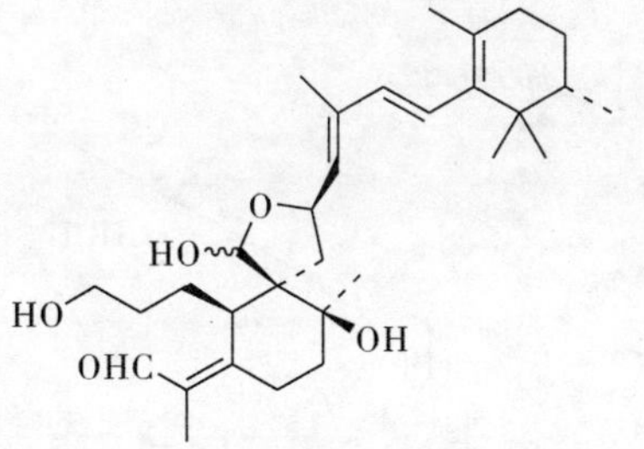

407

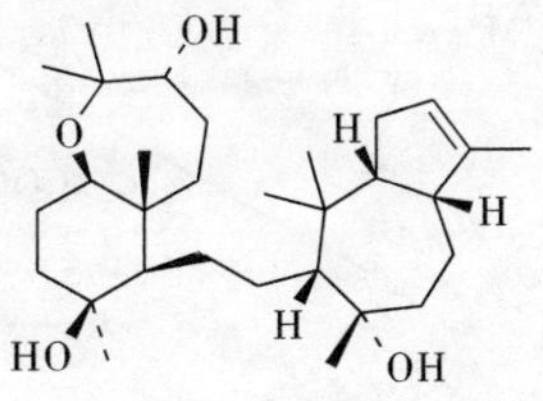

408

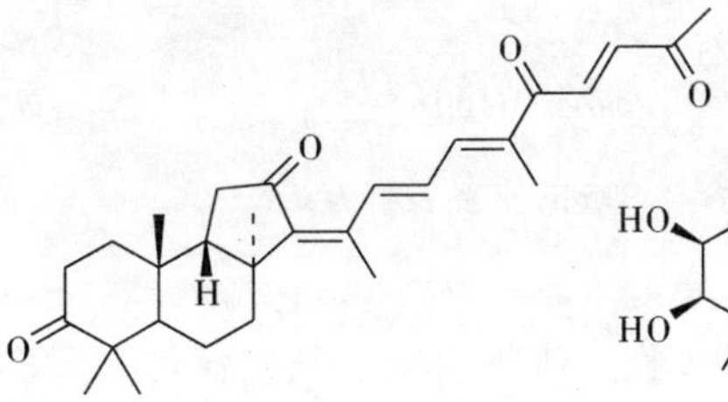

409

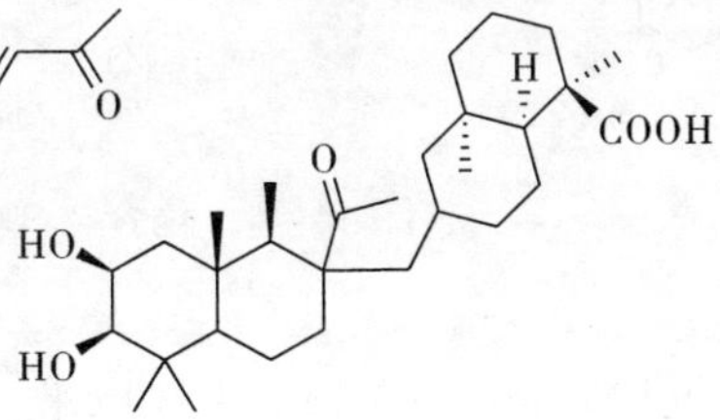

410

二、三萜的波谱规律概述

（一）紫外光谱 大多数三萜类化合物结构中不具有共轭结构，紫外光谱不显示强的特征吸收峰。苦楝素型三萜类化合物结构中的呋喃环和一些三萜化合物结构中存在的 α，β – 不饱和羰基等官能团在紫外光谱中会产生特征吸收峰。在鉴定三萜化合物的结构时，如分子中存在两个或两个以上的不饱和基团，可利用紫外光谱帮助确定这些基团是否处于共轭位置。

（二）红外光谱 根据三萜化合物在红外光谱区域 A（1355 ~ 1392 cm^{-1}）和区域 B（1245 – 1330 cm^{-1}）的碳氢吸收可区别齐墩果烷型、乌苏烷型和四环三萜。齐墩果烷型三萜在区域 A 有两个峰（1379 ~ 1392、1355 ~ 1370 cm^{-1}）；区域 B 有三个峰（1330 ~ 1315、1306 ~ 1299、1269 ~ 1250 cm^{-1}）。乌苏烷型三萜在区域 A 有三个峰（1386 ~ 1392、1383 ~ 1370、1364

~1359 cm^{-1})；区域 B 也有三个峰（1312~1308、1276~1270、1250~1245 cm^{-1}）。四环三萜的区域 A 和 B 都只有一个峰。

（三）质谱　三萜类化合物大多由四环系统或五环系统构成，前一类多有 1 个八碳侧链、裂解主要发生在侧链上。在 EI 质谱中，后一类的质谱裂解具有一定的规律。当分子中存在环内双键时，一般都有特征的 RDA 裂解；如无环内双键时，常从 C 环处断裂为两个碎片，在有些情况下，可以同时产生 RDA 断裂和 C 环断裂。根据以上规律分析所产生碎片的质量数可帮助判断取代基所在的部位。

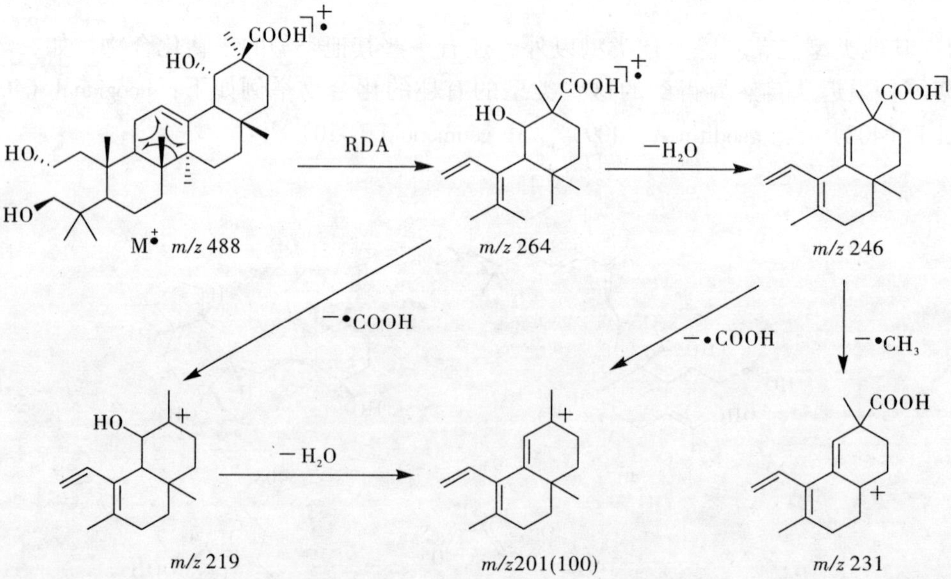

图 14-4　化合物 395 的质普裂解方式

（四）核磁共振谱　自上世纪 80 年代以来，高兆周核磁共振仪器及二维核磁共振谱在天然产物研究中获得普遍应用。利用这些仪器和技术，目前已能对三萜结构中的每个氢及碳信号进行归属，确保了结构鉴定的准确性，也大大提高了结构鉴定速度。

三萜化合物氢谱中容易辨别的信号有甲基质子信号，双键质子信号及连氧碳上的质子信号等。齐墩果烷型三萜氢谱中的甲基信号皆为单峰；乌苏烷型三萜、四环三萜氢谱中常可观察到双峰甲基信号；羽扇豆烯型三萜的 C30 烯丙甲基一般位于 δ1.63~1.80 ppm，且呈宽的单峰，为该类化合物在氢谱上的特征峰。三萜环内双键质子的 δ 值一般大于 5 ppm，如齐墩果酸和乌苏酸类的 C12 双键质子在 δ4.93~5.50 ppm。环外双键质子的化学位移一般小于 5ppm，如羽扇豆烯和何伯烯型的 C29 位两个同碳烯氢信号出现在 δ4.30~5.00 ppm。对于大多数四环及五环三萜类化合物，C3 位常有羟基取代，因 C4 一般为季碳，如 C2 位无取代基团时，H3 的峰形与羟基的构型相关。当 H3 表现为 dd 峰时，C3 位羟基一般为 β 构型。根据 C3 位质子的偶合常数可判断 C3 位羟基的相对构型。对于甾体类化合物，C3 位也常有羟基取代，但因其结构中 C4 位两个氢也与 H3 有偶合，使 H3 在氢谱中表现为 dddd 峰，由此常可容易地将三萜与甾体类化合物区分。

与核磁共振氢谱相比，核磁共振碳谱信号分布在更广泛的范围，信号重叠程度大大降低。将所获得的化合物的碳谱数据与已知化合物碳谱数据进行比较，是解析三萜化合物结构的一个快速、简便的方法。

三、三萜类的生物活性

三萜及其苷类化合物广泛存在于人类的食物（如大豆、苦瓜、葫芦等）及药用植物（如枇杷叶、升麻、柴胡），该类化合物因具有丰富多样的生物活性，为许多植物药中的有效成分。在天然药物日益受到重视的今天，人们对该类化合物的生物活性研究不断深入。Mahato 等和 Rao 等最近对该类化合物具有的生物活性进行了综述，这些活性主要包括抗肿瘤和细胞毒作用，以及降血脂、抗凝血、保肝、降血糖、免疫调节、神经保护、抗炎和抗氧化等作用[335,336]。在此简要介绍一下其主要的生物活性。

（一）抗肿瘤和细胞毒作用　秤星树中的化学成分 asprellic acid A，C 具有细胞毒作用，均能抗 RPMI－7951 细胞系，ED_{50} 分别为 0.62μg/ml 和 5.5μg/ml，还能抗 KB 细胞，ED_{50} 为 3.75μg/ml 和 2.86μg/ml，而 asprellic acid B 无抗癌活性，推测 C－27 位的 trans－p－coumaroyl 集团为重要的活性基团[337]。Rao 等[338]从我国南海黄色海绵（*Rhabdast rella globostellata*）中分离出新的异臭椿类三萜 stellettin C（411），该化合物经体外细胞学试验发现对 4 种细胞系具有显著的抑制作用，ID_{50} 为 0.6～15.0μg·mL^{-1}（小白鼠淋巴白血病 L1210 细胞系，小白鼠黑色素瘤 B16 细胞系，人鼻咽癌 KB 细胞系和人早幼粒白血病 HL260），同时对 A2549 人肺腺癌的抑制活性测试结果为强效 10^{-7}mol·L^{-1}，抑制率为 60 %）。体内药效学试验显示 BALB/C－nu/nu 裸鼠，腹腔注射西米特酸 50，35，20mg·kg^{-1} 对人肺巨细胞（PG）癌的抑制率分别为：59.5%，58.3%，50.5%（环磷酰胺为阳性对照，其抑制率为 50.5%）。从初步药效学试验来看，异臭椿类三萜是一类潜在的高效新型抗肿瘤活性化合物。仲兆金等[339]对中药茯苓的三萜类化学成分进行了研究，并用两种反应条件较温和的方法制备出了 12 种三萜衍生物，同时测定了这些化合物对人慢性髓样白血病 K562 细胞的抑制作用和对小鼠 T 淋巴细胞增殖影响的生物活性，还在此基础上推断了其初步生物活性与结构的关系。

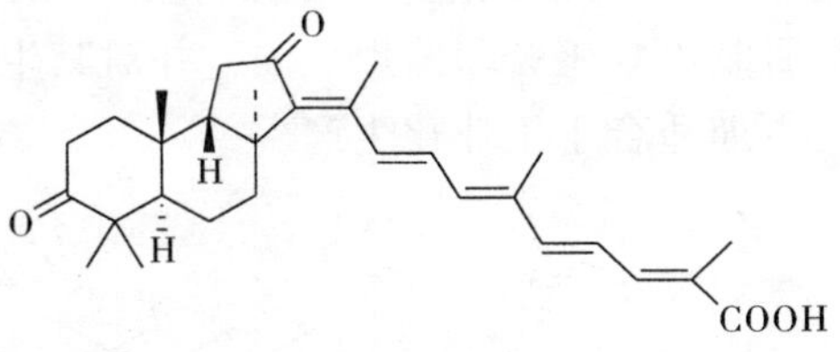

411

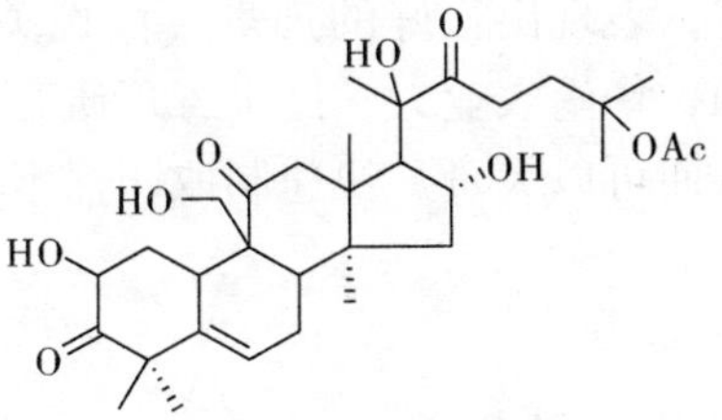

苦瓜皂苷A之苷元

（二）免疫调节作用　免疫系统与人体健康密切相关。T 细胞和 B 细胞是两类重要的免疫活性细胞，前者主要中介细胞免疫功能，后者主要负责抗体生成。使 T 细胞和 B 细胞增殖能力加强的药物可用于免疫功能低下的疾病，如肿瘤，艾滋病，感染性疾病及衰老等。许多含有三萜类化学成分的药用植物具有调节免疫系统的功能，如灵芝、茯苓、黄芪、三七等。

You等[340]发现熊果酸可通过激活转录因子 NF－κB 促进小鼠静息巨噬细胞 TNF－α，iNOS基因表达，从而促进巨噬细胞释放 TNF－α、NO，诱导肿瘤细胞凋亡，发挥免疫增强作用。Raphael 等[341]报道甘草酸、熊果酸、齐墩果酸等具有免疫调节活性，能提高白细胞总数和骨髓细胞数量，并抑制迟发型超敏反应。

（三）抗糖尿病活性　具有抗糖尿病及降糖作用的植物药中很多以三萜及其苷类为其生物活性成分，如苦瓜，夏枯草等。最近的研究热点为苦瓜中的降糖活性物质——苦瓜皂苷，苦瓜中的三萜类皂甙主要包括葫芦素烷型四环三萜和乌苏酸型五环三萜皂甙。

孙宝莹等[342]给正常大鼠和患四氧嘧啶糖尿病的大鼠服用苦瓜皂苷、优降糖。结果显示治疗组血糖由给药前的（14.18 ± 3.56）mmol/L 降至为给药后的（5.93 ± 1.29）mmol/L（$P < 0.001$），对照组由给药前的（13.01 ± 1.91）mmol/L 降至为给药后的（4.88 ± 1.1）mmol/L（$P < 0.001$）。给家兔口服苦瓜皂苷，可降低血糖，作用方式与甲苯磺丁脲相似而较强；对摘除胰脏的猫，降血糖作用并未完全消失。可见其降血糖包括对胰脏及非胰脏的两种作用。王先远等[343]的研究表明，食用苦瓜皂苷的大鼠，禁食后血糖水平略有升高，约 4%～7%左右，重新进食后血糖水平明显降低。这说明苦瓜皂苷可使机体进食后维持适度血糖浓度，供给机体需要，防止血糖过高。苦瓜皂甙的这种作用可能部分与糖皮质激素有关，也可能是与其参与调节酶活性有关。王梅芳[344]研究报道，由苦瓜皂甙制成的降糖胶囊 11 号，治疗 NIDDM100 例，疗程 3 个月，多数病人在服药 2 个月内临床症状消失，有效率达 82%。大量的研究表明苦瓜皂苷具有降血糖作用。

（四）抗菌、抗病毒和杀虫作用　近年来，随着人们对健康与环保意识的不断提高，对农药带来的污染问题十分关注，高毒、高残留、易产生抗性、易污染环境的化学杀虫剂正逐渐被更新或淘汰，而植物性农药作为现代新农药开发的一条重要途径，在媒介生物控制方面越来越受到人们的重视。印楝素是从楝科植物中分离出的四环三萜类化合物，对许多种昆虫具高效的拒食、胃毒、触杀及抑制生长发育的作用。印楝素含有印楝素 A－I 共 8 种，其中以印楝素 A 为主。由于有效成分的组成和使用剂量的不同，印楝素对昆虫可表现出不同的生物活性[345]。印楝素是目前世界上公认的活性最强的拒食剂，而且对昆虫生长调节方面的活性最稳定，表现出很好的剂量－活性关系，被认为是最适合于商品化开发的植物性杀虫剂。在我国，华南农业大学昆虫毒理研究室研制出 0.3 %印楝素乳油，并对其生产工艺进一步优化，从而可以大量、快速制取印楝素，更加适合于工业化生产。

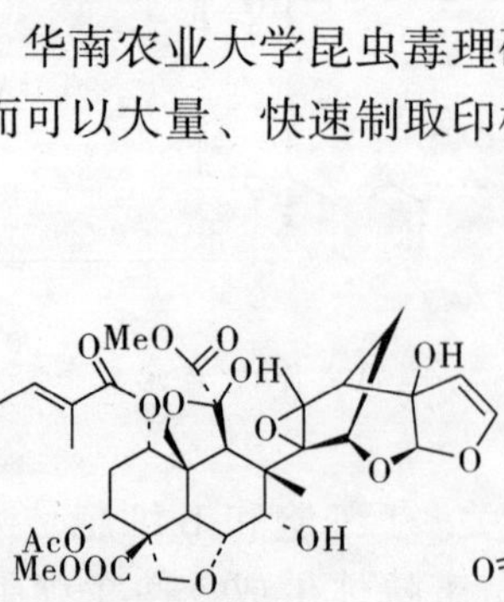

印楝素A

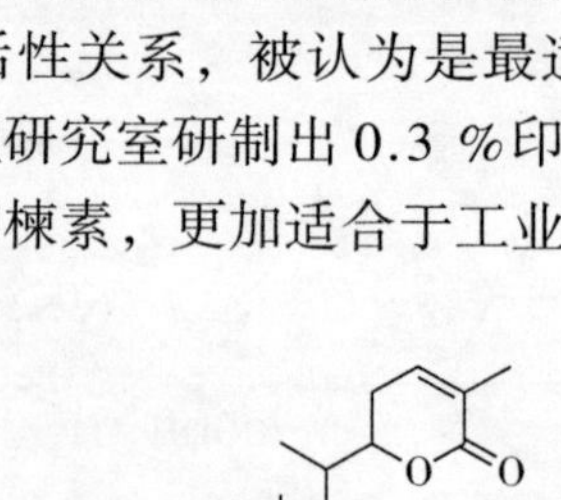

412

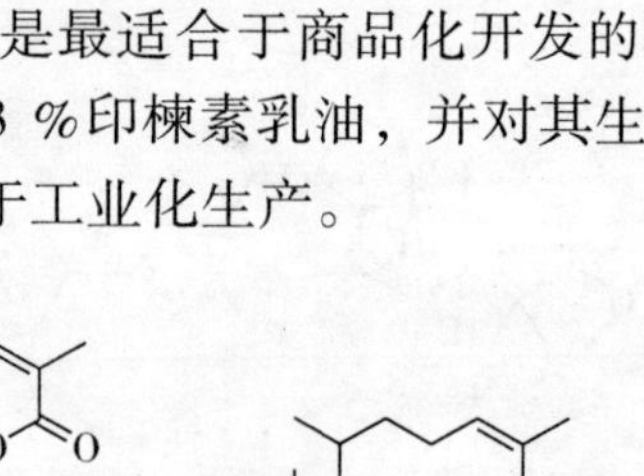

413

日益肆虐的艾滋病以及近期爆发的严重急性呼吸综合征（非典）、禽流感、猪链球菌感染等疾病，表明由病原菌和病毒等引起的感染性疾病仍是危害人类生命健康的主要疾病。长期的研究发现，很多三萜类化合物具有抗人类致病病原体的活性。CHEN 等[346] 从披针叶南五味子（*K. lancilimba*）根中得到了披针叶南五味子内酯 A，B，C 等三萜内酯类化合物，其中披针叶南五味子内酯 C（412）具有一定的抗 HIV 病毒活性，IC_{50} 为 1.4 $mg \cdot L^{-1}$。最近，周英等[347] 从同科植物（*S. propinqua*）中分到一个新的该类型三萜类化合物 schisanterpene A（413），有望发展成新的抗艾滋病药物。

（五）其他作用　除上述生物活性外，三萜及其苷类化合物还具有多种生物活性。Su 等[348] 通过活性追踪引导分离，从鼠李科枣属植物龙爪枣（*Ziziphus jujuba*）中得到一些具有抑制 COX－2 酶活性的三萜类化合物。来自于领春木科领春木属植物（*Euptelea polyandra*）[349] 的新鲜叶中的三萜类化合物具有潜在的对胃的保护作用。

（杨峻山，吉腾飞，许旭东，周　亮，李　媛）

参 考 文 献

1. Empleton W. An－Introduction to the Chemistry of Terpenoids and Steroids. London：Butter－worth，1969
2. Ccharlwood B V et al. Methods in Plant Biochemistry. London：Academic Press，1991，7∶43
3. Mookherjee B D et al. Kirk－Othmer Encyclopedia of Chemical Technology. New York：John Wiley，1996，4，17∶603
4. David H. Grayson. Monoterpenoids. Nat. Prod. Rep.，1997，（5），477～522
5. David H. Grayson. Monoterpenoids. Nat. Prod. Rep.，1998，（5），439～475
6. Grayson D H. Monoterpenoids（mid－1997 to mid－1999）Nat Prod Rep，2000，17∶385－420
7. 单萜和倍半萜．秦海林、裴月湖．见：于德泉、吴毓林主编．天然产物化学进展．北京：化学工业出版社，2005，78
8. Ahmed A. Ahmed，Highly Oxygenated Monoterpenes from *Chenopodium ambrosioides*，J. Nat. Prod.，2000，63（7）∶989～991
9. S. N. Garg and V. K. Mehta，Acyclic monoterpenes from the essential oil of *Tagetes minuta* flowers，Phytochemistry，1998，48（2）∶395～396
10. Yoshikawa M，Shimada H，Horikawa S，et al，Bioactive constituents of Chinese natural medicines. Ⅳ. Rhodiolae radix.（2）：On the histamine release inhibitors from the underground part of *Rhodiola sacra*（*Prain ex Hamet*）S. H. Fu（Crassulaceae），Chem Pharm Bull（Tokyo），1997，45（9）∶1498～1503
11. Lai－King Sy and Geoffrey D. Brown，Sy L K D，Deoxyarteannuin B，dihydro－deoxyarteannuin B and trans－5－hydroxy－2－isopropenyl－5－methylhex－3－en－1－ol from *Artemisia anuua*，*Phytochemistry*，2001，58（8）∶1159～1166
12. Wenzhe FAN，Yasuhiro TEZUKA，Khin May NI，et al，Prolyl Endopeptidase Inhibitors from the Underground Part of *Rhodiola sachalinensis*，Chem Pharm Bull（Tokyo），2001，49（4）∶396～401
13. Muhammad Shaiq Alia，Muhammad Saleema，Waqar Ahmada，et al，A chlorinated monoterpene ketone，acylated β－sitosterol glycosides and a flavanone glycoside from *Mentha longifolia*（Lamiaceae），Phytochemistry，2002，59（8）∶889～895
14. Junichi Kitajima，Yoshie Aoki，Toru Ishikawa，et al，Monoterpenoids polyols in fruit of *Cnidium monnieri*，Chem.

Pharm. Bull. 1998, 46 (10):1580~1582
15. Matsumura Tetsuko, Ishikawa Toru, Kitajima Junichi. New p-menthanetriols and their glucosides from the fruit of caraway, Tetrahedron, 2001, 57 (38):8067~8074
16. Koichi Machida, Rie Onodera, Kyoko Furuta, et al, Studies of the constituents of gardenia species. I. Monoterpenoids from *Gardeniae Fructus*, Chem. Pharm. Bull. 1998, 46 (8):1295~1300
17. Masayuki Yoshikawa, Youichi Fukuda, Toshio Taniyama, et al, Chemical studies on crude drug processing IX. On the constituents of *Rehmanniae Radix*. (3) Absolute stereostructures of Rehmaionosides A, B, and C, and Rehmapicroside, Biologically active ionone glucosides and a monoterpene glucoside isolated from Chinese *Rehmanniae Radix*, Chem. Pharm. Bull. 1996, 44 (1):41~47
18. Fumiyuki Kiuchi, Yoshiaki Itano, Nahoko Uchiyama, et al, Monoterpene Hydroperoxides with Trypanocidal Activity from *Chenopodium ambrosioides*, *J. Nat. Prod.*, 2002, 65 (4):509~512
19. Nigist Asfawa, Hans J. Storesunda, Lars Skattebd et al, (1S, 5R) -2, 4, 4-Trimethylbicyclo [3.1.1] hept-2-en-6-one, from the essential oil of the Ethiopian plant *Laggera tomentosa*, Phytochemistry, 1999, 52 (8): 1491~1494
20. Hua HM, Yin HQ, Li BQ, A new monoterpene from the bark of *Eucommia ulmoides*., J Asian Nat Prod Res., 2002, 4 (3):201~204
21. Jun Tian, Hong Jie Zhang and Han Dong Sun, Four new Glycosides, ligurobustosides A, B, C and D from *Ligustrum robustum*, Chin Chem Lett, 1996, 7:341~344
22. Ono, Y. Ito, T. Ishikawa, J. Kitajima, et al, Five New Monoterpene Glycosides and Other Compounds from Foeniculi Fructus (Fruit of *Foeniculum vulgare MIILER*), Chem. Pharm. Bull., 1996, 44 (2):337~342
23. 徐任生，叶阳，赵维民．天然产物化学．第二版．北京：科学出版社，2004:179
24. Ishikawa, J. Kitajima, Y. Tanaka, et al. Water-Soluble Constituents of Fennel. VI. 1, 8-Cineole Type Glycosides., Chem. Pharm. Bull.. 1998, 46 (11):1738~1742
25. María C. Carreiras, Benjamín Rodríguez, Rosario E. López-Garciaa, et al, A dimer of d-pinocarvone from *Cedronella canariensis*, Phytochemistry 1987, 26 (12):3351~3353
26. Hui Ying Lang, Shou Zhen Li, Huai Bin Wang, et al. The structure of lactiflorin an artefact during isolation. Tetrahedron. 1990, 46 (9):3123~3128
27. Halpern O., Halpern V O. Schmid H.. Zur kenntnis des plumierids. Helv. Chim. Acta, 1958, 41:1109~1154
28. 刘净、梁敬钰、谢韬．环烯醚萜类化合物近年研究进展．海峡药学，2004，16 (1):14~19
29. 吴斐华、梁敬钰．环烯醚萜类化合物的化学和生物活性研究进展．见：彭司勋主编．药物化学进展 (3)．北京：化学工业出版社，2004，75~99
30. 吴寿金，赵泰，秦永祺主编．现代中草药成分化学．北京：中国医药科技出版社，2002，718~732
31. 徐任生，叶阳，赵维民．天然产物化学．第二版．北京：科学出版社，2004，183~189
32. 彭江南，冯孝章．耳草属植物的化学研究Ⅱ．黄毛耳草中环烯醚萜甙的分离和鉴定．药学学报，1997，32 (12):908~913
33. Henrik Franzyk, Sren Rosendal Jensen, Carl Erik Olsen, et al.. 9-Hydroxyiridoid Isolated from *Junellia seriphioides* (Verbenaceae). Org. Lett., 2000, 2 (5):699~700
34. Tommaso A. Foderaro and Frank R. Stermitz, Håkon Hope. (5αH) -6-Epidihydrocornin, the first known iridoid glycoside with a trans-fused ring system. Tetrahedron Letters, 1992, 33 (21):2953~2954
35. 吉腾飞、冯孝章．角蒿属植物化学成分和药理活性．国外医药：植物药分册，2003，18 (4):154~157
36. Nakamura, Motoyuki; Kido, Katsumi; Kinjo, Junei, et al.. Antinociceptive substances from *Incarvillea delavayi*.

Phytochemistry，2000，53（2）:253~256

37. Maksudov，M. S.，Umarova，R. U.，Tashkhodzhaev，B. et al.. Iridoid glycosides of the genus *Incarvillea*. L. 7-O-Benzoyltecomoside. Khim. Prir. Soedin.，1995，（1）:61~69

38. 陈千良、孙文基. 裂环烯醚萜类化合物研究进展. 国外医药：植物药分册，2003，18（2）:58~63

39. Kakuda Rie，Imai Mio，Yaoita Yasunori，et al，Secoiridoid glycosides from the flower buds of *Lonicera japonica*. Phytochemistry，2000，55（8）:879~881

40. Geetha Gopalakrishnan，* B. Banumathi，G. Suresh. Evaluation of the Antifungal Activity of Natural Xanthones from *Garcinia mangostana* and Their Synthetic Derivatives. J. Nat. Prod.. 1997，60（5）:514~518

41. 吉腾飞、冯孝章. 木犀榄属植物化学成分和药理活性研究概况. 天然产物研究与开发，2004，16（4）: 345~352

42. Jensen Soren Rosendal，Franzyk Henrik，Wallander Eva. Chemotaxonomy of the Oleaceae: Iridoids as taxonomic markers.. Phytochemistry，2002，60（3）:213~231

43. Soler-Rivas Cristina，Espin Juan Carlos，et al.. Oleuropein and related compounds. J. Sci. Food Agric.，2000，80（7）:1013~1023

44. Kuwajima Hiroshi，Tanahashi Takao，Inoue Kenichiro，et al.. Biosynthesis of oleoside-，10-hydroxyleoside-and ligustaloside-type glucosides from secologanin.. Chem. Pharm. Bull.，1999，47（11）:1634~1637

45. Panizzi L.，Scarpati M. L.，Oriente G.. Costituzione della oleuropein，glucoside amaro e azione ipotensiva dell' olivio.. Gazz. Chim. Ital.，1960，90:1449~1485

46. Garoboldi. P.，Jommi. G.，Vertia. L.. Secoiridoids from *olea europaea*.. Phytochemistry，1986，25:865~869

47. Bianco-Armandodoriano，Lo Scalzo-Roberto，Scarpati-Maria Luisa. Isolation of cornoside from *Olea europaea* and its transformation into halleridone.. Phytochemistry，1993，32（2）:455~457

48. He-Z. -D.，Shi-Z. -M.，Yang-C. -R.，Studies on some glucosides from *Olea yuennanensis* Hand. -Mazz. Acta Botanica Sinica. 1990，32:554~550

49. Kuwajima-Hiroshi，Uemura Takeshi，Takaishi-Kiyokazu，et al.. Monoterpene glucosides and related natural products. Part 60. A secoiridoid glucoside from *Olea europaea*. Phytochemistry，1988，27（6）:1757~1759

50. Paiva-Martins Fatima，Gordon Michael H.. Isolation and Characterization of the Antioxidant Component 3，4-Dihydroxy phenylethyl 4-formyl-3-formyl methyl-4-hexenoate from Olive（*Olea europaea*）Leaves. J. Agric. Food Chem.，2001，49（9）:4214~4219

51. Lamberto Tomassini，Dejan Brkic，Sebastiano Foddai et al.，Iridoid glucosides from *Viburnum rhytidophyllum*. Phytochem.，1997，44（4）:751~753

52. Shengmin Sang，Xiaofang Cheng，Nanqun Zhu，et al. Iridoid Glycosides from the Leaves of *Morinda citrifolia*. J. Nat. Prod.，2001，64（6）:799~800

53. Tetsuo Kaneko，Kazuhiro Ohtani，Ryoji Kasai，et al.. Iridoids and iridoid glucosides from fruits of *Crescentia cujete*. Phytochemistry，1997，46（5）:907~910

54. Machida Koichi，Studies on the costituentd of Catalpa Species. Iridoids from *catalpae Fructus*. Chem. Pharm. Bull.. 1998，46（6）:1056~1057

55. Takeda Yoshio et al. Nepetalacemosides A and B，iridoid glucosides from *Nepeta racemosa*.. Chem. Pharm. Bull.，1997，47（10）:1433~1435

56. Tetsuo Kaneko，Kazuhiro Ohtani，Ryoji Kasai，et al.. Iridoids and iridoid glucosides from fruits of *Crescentia cujete*. Phytochemistry，1997，46（5）:907~910

57. Wei X，Xie H，Ge X，Zhang F.. Two New Iridoid glycosides from *Clerodendrum serratum*. Chin. Chem. Lett，

2000, 11 (5):415-416

58. Sui- Kiong Ling, Takashi Tanaka, and Isao Kouno. Iridoids from *Rothmannia macrophylla*. J. Nat. Prod., 2001, 64 (6):796~798

59. Ono masatem. Two new iridoids from *Viticis trifolae* Fructus. Chem. Pharm, Bull, 1997, 45 (6):1094~1096

60. Tetsuo Kaneko, Kazuhiro Ohtani, Ryoji Kasai, et al.. Iridoids and iridoid glucosides from fruits of *Crescentia cujete*. Phytochemistry, 1997, 46 (5):907~910

61. Machida Koichi. Studies on the costituentd of Catalpa Species. Iridoids from *catalpae Fructus*. Chem. Pharm. Bull., 1988, 46 (6):1056-1057

62. Sudo Hirokazu, Takushi Anki, Hirata Eiji, et al.. Premnaodorosides D-G: acyclic monoterpenediols iridoid glucoside diesters from leaves of *Premna subscandens*. Phytochemistry, 1999, 52 (8):1495~1499

63. Rabah Benkrief, Yvonne Ranarivelo, Alexios-Leandros Skaltsounis, et al.. Monoterpene alkaloids, iridoids and phenylpropanoid glycosides from *Osmanthus austrocaledonica*. Phytochemistry, 1998, 47 (5):825~832

64. Andreas A. Müller and Maximilian Weigend. Iridoids From *Loasa Acerifolia*. Phytochemistry, 1998, 49 (1):131~135

65. 乔 卫、张产文. 天然环烯醚萜类化合物的生物活性. 国外医药: 植物药分册, 2001, 16 (2):65~67

66. 刘 扬、杨峻山. 素馨属植物中环烯醚萜类化学成分及生物活性. 国外医药: 植物药分册, 2004, 19 (6):234~237

67. 张正付、边宝林、田秀峰. 素馨属植物化学成分及药理活性研究进展. 中国中药杂志, 29 (12):1209~1212

68. 刘伟峰、梁鸿、赵玉英. 忍冬属植物化学成分及药理活性. 国外医药: 植物药分册, 2004, 19 (4):146~151

69. J. Alberto Marco, Juan F. Sanz-Cervera, Francisco J. Ropero, et al. Germacranolides and a monoterpene cyclic peroxide from *Artemisia fragrans*. Phytochemistry, 1998, 47 (7):1417~1419

70. Gerhard Rückerb, Eloir Schenkelb, Detlef Mannsb. Peroxides and other consti-tuents from *Heterothalamus alienus*. Phytochemistry, 1996, 41 (1):297~300

71. C. Zdero and F. Bohlmann. Glaucolides, fulvenoguaianolides and other sesqui-terpene lactones from *Pentzia species*. Phytochemistry, 1990, 29 (1):189~194

72. U. Kastner, J. Breuer, S. Glast, et al. Guaianolide-endoperoxide and monoterpene-Hydroperoxides from *Achillea nobili*. Planta Med., 1995, 61:83~85

73. Lai-King Sy and Geoffrey D. Brown. Oxygenated bisabolanes from *Alpinia densibracteata*. Phytochemistry, 1997, 45 (3):537~544

74. G. Adam, A. Porzel, T. V. Sunga and J. Schmidt. A monoterpenoid peroxide from Adenosma caeruleum. Phytochemistry, 1992, 31 (8):2885~2887

75. Cecilia Labbe, Mariano Castillo and Joseph D. Connollya. Mono and sesqui-terpenoids from Satureja gilliesii. Phytochemistry, 1993, 34 (2):441~444

76. 徐任生, 叶阳, 赵维民. 天然产物化学. 第二版. 北京: 科学出版社, 2004, 190~193

77. Metcalf, R L. Kirk-Othmer Encyclopedia of Chemical Technology. New York: John Wiley, 1995, 14:524

78. 谭娟杰、章有为、王书永. 中国药用甲虫—芫菁科的资源考察与利用. 昆虫学报, 1995, 38:324~331

79. Schlatter C, Waldner E, Schmid H. Zur Biosynthese des Cantharidins. I. Experientia, 1968, 24 (10):994~995

80. Stork G, Tamelen V, Friedman LJ, et al.. A stereospecific synthesis of cantharidin. J Am Chem Soc, 1953, 75:384~392

81. J. Alberto Marco, Juan F. Sanz – Cervera, Francisco J. Ropero, et al. Germacra – nolides and a monoterpene cyclic peroxide from *Artemisia fragrans*. Phytochemistry, 1998, 47 (7): 1417 ~ 1419
82. 杨峻山主编. 实用天然产物手册——萜类化合物. 第一版. 北京：化学工业出版社, 2005
83. Dong sheng Ming, De Quan Yu, Yi Yinbg Yang et al.. The Structure of Three Novel Sesquiterpenoids from valeriana Jatamansi Jones.. Tetrahedron Letters, 1997, 38: 5205 ~ 5208
84. Huei – Ju Liu, Chia – Li Wu, Toshihiro Hashimoto, et al. Nudenoic acid: A novel tricyclic sesquiterpenoid from the Taiwanese liverwort *Mylia nuda*. Tetrahedron Letters, 1996, 37 (52): 9307 ~ 9308
85. Masao Toyota, Hiroki Koyama, Yoshinori Asakawa. Volatile components of the liverworts *Archilejeunea olivacea*, *cheilolejeunea imbricata* and *Leptolejeunea elliptica*. Phytochemistry, 1997, 44 (7): 1261 ~ 1264
86. Mizutani Masashi, Koseki Koshi, Ago Hideo, et al.. A New Sesquiterpene from *Nicotiana umbratica Burbidge*. Tetrahedron, 1997, 53 (34): 11563 ~ 11568
87. Lai – King Sy and Geoffrey D. Brown. A sesquiterpene class from *Illicium dunnianum*. Phytochemistry, 1998, 47 (2): 301 ~ 302
88. F. A. macias, Rosa. M. Varela, Ascension Torres et al.. Heliospirone A. The First Member of a Novel Family of Bioactive Sesquiterpenes. Tetrahedron Lett., 1998, 39 (5 – 6): 427 ~ 430
89. Masao Toyota, Alicia Bardon, Norma Kamiya, et al. Dumortenols, Novel Skeleletol Sesquiterpenoids from The Argentinian Liverwort *Dumnortiera hirsuta*. Chem. Pharm. Bull.. 1997, 45 (12): 2119 ~ 2121
90. Yueh – hsiung Kuo, Chia – Hsien Chen and Shou – Ling Huang. A Novel Bicyclo[2,2,2] octane Seleton Diterpene, Obtunone, from the heartwood of *Chanaecyparis obtuse*. Chem. Pharm. Bull., 46 (1): 181 ~ 183
91. Isao Kuno, Asuka Hirai, Akiko Fukushige, et al. A Novel rearranged Type of secoeudesmane Sesquiterpenoids from Lindera *strychnifolia* (*Sieb*, *et Zucc*.) *F. villads*.. Chem Pharm Bull., 1999, 47 (7): 1056 ~ 1057
92. Bidyut K. Datta, Sadhan K. Datta, Mohammad A.. A sesquiterpene acid and flavonoids from *Polygonum viscosum*. Phytochemistry, 2000, 54 (2): 201 ~ 205
93. Jian – mei Huang, Ritsuko Yokoyama, Chun – shu Yang et al.. Merrilactone A, a novel neurotrophic sesquiterpene dilactone from *Illicium merrillianum*. Tetrahedron Lett. 2000, 41: 6111 ~ 6114
94. Dwight O. Collins, Winklet A. Gallimore, William F. Reynolds, et al. New Skeletal Sesquiterpenoids, Caprariolides A – D, from *Capraria biflora* and Their Insecticidal Activity. J. Nat. Prod., 2000, 63: 1515 ~ 1518
95. Gary D. Ainge, Philippa J. Gerard, Simon F. R. Hinkley, et al.. Hodgsonox, a New Class of Sesquiterpene from the Liverwort *Lepidolaena hodgsoniae*.. Isolation Directed by Insecticidal Activity, J. Org. Chem., 2001, 66: 2818 ~ 2821
96. María Florencia Rodríguez Brasco, Alicia M. Seldes, and Jorge A. Palermo. Paesslerins A and B: Novel Tricyclic Sesquiterpenoids from the Soft Coral *Alcyonium paessleri*. Org Lett, 2001, 3: 1415 ~ 1417
97. Zhang Hong – Jie, Tan Ghee Teng, Hoang Vu Dinh, et. al.. A, a prototypic litseane sesquiterpene from *Litsea verticillata*. Tetrahedron Lett, 2001, 42: 8587 ~ 8591
98. Mehta Goverdhan, Umarye Jayant D.. Total synthesis of the bicyclo[6.3.0] – undecane – based sesquiterpene (±) – asterisca – 3 (15), 6 – diene.. Tetrahedron Lett., 2001, 42: 8101 ~ 8104
99. Kimiko Tamemoto, Yoshihisa Takaishi, Kazuyoshi Kawazoe, et al. An Unusual Sesquiterpene Derivative from *Ferula kuhistanica*. J. Nat. Prod, 2002, 65, 1323 ~ 1324
100. Wenhan Lin, et. al.. a new pseudo sesquiterpenoid from the seeds of Koelreuteria paniculata. Chin. Chem. Lett., 2002, 13 (11): 1067 ~ 1068
101. Jenett – Siems, Kristina; Kraft, Carola; Siems, Karsten; Sipaucins A – C, sesquiterpenoids from *Siparuna pauciflora*, Phytochemistry, 2003, 63, 377 ~ 381

102. Hongjuan Huang, Wanhui Ye, Ping Wu. New Sesquiterpene Dilactones from *Mikania micrantha*. J. Nat. Prod., 2004, 67:734~736

103. Wu Q. -X., Shi Y. -P., Yang L.. Unusual Sesquiterpene Lactones from *Ligularia virgaurea spp*. *Oligocephala*. Org. Lett. (Communication). 2004, 6 (14):2313~2316

104. Dee Ann Casteel. Peroxy natural products. Nat. Prod. Rep., 1999, 16:55~73

105. Ferdinand Bohlmann, Nezhun Ates (Gören), Jasmin Jakupovic, et al. Types of sesquiterpenes from *Artemisia douglasiana*. Phytochemistry, 1982, 21 (11):2691~2697

106. Alberto Marco, Juan F. Sanz - Cervera, Gregorio Ocete, et al. New Germacrano - lides and Eudesmanolides from North African *Artemisia herba - alba*. J Nat Prod, 1994, 57:939~946

107. Barrero A F, et al.. Phytochemistry., 1990, 29:3213

108. Lai - King Sy and Geoffrey D. Brown. Oxygenated bisabolanes from Alpinia densibracteata. Phytochemistry, 1997, 45 (3):537~544

109. 梁晓天、于德泉、吴伟良等. 鹰爪甲素的结构. 化学学报, 1979, 3 (2):129~132

110. 梁晓天、于德泉、潘文斗. 鹰爪乙素的化学结构. 化学学报, 1979, 3 (3):231~240

111. S. Dupré, M. Grenz, J. Jakupovic, F. Bohlmann, H. M. Niemeyera. Eremophilane, germacrane and shikimic acid derivatives from chilean *Senecio* species. Phytochemistry, 1991, 30 (4):1211~1220

112. 徐任生、叶阳、赵维民. 天然产物化学. 第二版. 北京: 科学出版社, 2004:259

113. 徐任生、叶阳、赵维民. 天然产物化学. 第二版. 北京: 科学出版社, 2004:260

114. Ferdinand Bohlmann, Christa Zdero. Sesquiterpene lactones and other constituents from *Tanacetum parthenium*. Phytochemistry, 1982, 21 (10):2543~2549

115. Nezhun Gören, Elf Tahtasakal, John M. Pezzutoa, et al. Sesquiterpene lactones from *Tanacetum argenteum*. Phytochemistry, 1994, 36 (2):389~392

116. Yoshiaki Takayaa, Ken - ichi Kurumadaa, Yoshie Takeujia, et al. Novel anti - malarial guaiane - type sesquiterpenoids from *Nardostachys chinensis* roots. Tetrahedron Letters, 1998, 39 (11):1361~1364

117. Fumihiro Nagashimaa, Shiori Momosakia, Yûko Watanabea, et al. Sesqui terpenoids from the liverworts *Bazzania trilobata* and *Porella canariensis*. Phytochemistry, 1996, 42 (5):1361~1366

118. C. Zdero, F. Bohlmann, A. Anderberga, et al. Eremophilane derivatives and other constituents from *Haeckeria* species and further Australian inuleae. Phytochemistry, 1991, 30 (8):2643~2650

119. 徐任生, 叶阳, 赵维民. 天然产物化学. 第二版. 北京: 科学出版社, 2004:240

120. Jakupovic, Z. -L. Chen, F. Bohlmann. Artanomaloide, a dimeric guaianolide and phenylalanine derivatives from *Artemisia anomala*. Phytochemistry, 1987, 26 (10):2777~2779

121. Yongcheng Lin, Tao Jin, Xiongyu Wu, et al. A Novel Bisesquiterpenoid, Biatractylolide, from the Chinese Herbal Plant *Atractylodes macrocephala*. J. Nat. Prod., 1997, 60 (1):27~28

122. Isao Kouno, Asuka Hirai, Zhi - Hong Jiang, et al. Bisequiterpenoid from the root of *Lindera strychnifolia*. Phytochemistry, 1997, 46 (7):1283~1284

123. M. Toyota, C. Nishimoto, Y. Asakawa. Eudesmane - type sesquiterpenoids from Japanese liverwort *Frullania tamarisci subsp*. *obscura*.. Chem. Pharm. Bull., 1998, 46 (3):542~544

124. Jun Kawabataa, Eri Fukushia, Junya Mizutanib. Sesquiterpene dimer and trimer from *Chloranthus japonicus*, Phytochemistry, 1998, 47 (2):231~235

125. 周伯庭. 我国金粟兰属药用植物化学成分与药理作用的研究进展. 中药材, 2004, 27 (7):539~542

126. Dirceu Martinsa, Eliane Osshirob, Nidia F. Roquec, et al.. A sesquiterpene dimer from *Xylopia aromatica*. Phytochemistry, 1998, 48 (4):677~680

127. Heidi R. Bokesch, John W. Blunt, Chandra K. Westergaard. Alertenone, a Dimer of Suberosenone from *Alertigorgia sp*.. J. Nat. Prod., 1999, 62 (4):633 ~ 635

128. Christian Zidorn, Ernst P. Ellmerer – Muller, Hermann Stuppner. Guaian – 5, 12 – olides from *Leontodon hispidus*. Phytochemistry, 1998, 49 (3):797 ~ 800

129. Hu JF, Feng XZ. New guaianolides from *Artemisia selengensis*. J Asian Nat Prod Res, 1999, 1 (3):169 ~ 76

130. Nisar Ullah, Saeed Ahmed, Zaheer Ahmed, et al. Dimeric guaianolides from *Daphne oleoides*. Phytochemistry, 1999, 51 (4):559 ~ 562

131. Viqar Uddin Ahmad, M. Zahid, M. Shaiq Ali, et al. Salvadiones – A and – B: Two Terpenoids Having Novel Carbon Skeleta from *Salvia bucharica*. J. Org. Chem., 1999, 64, 8465 ~ 8467

132. Francisco A. Macías, Adriana López, Rosa M. Varela, et al. Helivypolide G. A novel dimeric bioactive sesquiterpene lactone. Tetrahedron Lett., 2004, 45:6567 ~ 6570

133. Kim Jong Han Kim Hae – Kyung, Jeon Sun Bok, et. al. New sesquiterpene – monoterpene lactone, artemisolide, isolated from *Artemisia argyi*. Tetrahedron Lett.. 2002, 43:6205 ~ 6208

134. Bao – Ning Su, Yoshihisa Takaishi, Motoo Tori, et al. Macrophyllols A and B, Two Unusual Novel Sesquiterpene and Monoterpene Dimers from the Bark of Inula macrophylla. Organic Letter, 2000, 2 (4):493 ~ 496

135. Bao – Ning Su, Yoshihisa Takaishi, Motoo Tori, et al. Macrophyllidimers A and B from the bark of Inula macrophylla. Tetrahedron Letters, 2000, 41:1475 ~ 1479

136. Bo Fu, Bao – Ning Su, Yoshihisa Takaishi, et al. A Bis – Sesquiterpene and sesqui – terpenolides from Inula macrophylla. Phytochemistry, 2001, 58:1121 ~ 1128

137. Seung – Ho Lee, Hyun – Mi Kang, Ho – Chul Song, et al. Sesquiterpene Lactones, Inhibitors of Farnesyl Protein Transferase, Isolated from the Flower of Artemisia sylvatica. Tetrahedron, 2000, 56:4711 ~ 4715

138. Ping Cai, David Smith, Bernadette Cunningham, et al. Epolones: Novel Sesquiterpene – Tropolones from Fungus OS – F69284 That Induce Erythropoietin in Human Cells. J. Nat. Prod., 61 (6):791 ~ 795

139. Ito H., Muranaka T., Mori K., Jin X. – M., Yoshida T.. Dryofragin and Aspidin PB, Piscicidal Components from *Dryopteris fragrans*.. Chem. Pharm. Bull., 1997, 45:1720 ~ 1722

140. Zidorn C, Ellmerer E P, Konwalika G, et al. 13 – Chloro – 3 – O – â – D – glucopyranosyl solstitialin from *Leontodon palisae*: the first genuine chlorinated sesquiterpene lactone glucoside. *Tetrahedron Letters*, 2004, 45 (17):3433 ~ 3436.

141. 叶晓霞、王明奎、彭树林等. 三花紫菊的化学成分. 应用与环境生物学报, 2001, 7 (5):438 ~ 442

142. Takeda Y, Masuda T, Morikawa H, et al. Lanceocrepidiasides A – F, glucosides of guaiane – type sesquiterpene from *Crepidiastrum lanceolatum*. *Phytochemistry*, 2005, 66 (6):727 ~ 732.

143. Zidorn C, Ellmerer E P, Stuppner H. Guaian – 5, 12 – olides from *Leontodon hispidus*. *Phytochemistry*, 1998, 49 (3):797 ~ 800.] [Zidorn C, Stuppner H, Tiefenthaler M, et al. Cytotoxic activities of hypocretenolides from *Leontodon hispidus*. J. Nat. Prod., 1999, 62:984 ~ 987

144. Kitajima J, Suzuki N, Tanaka Y. New guaiane – type sesquiterpoid glycosides from Torillis japonica fruit. *Chem. Pharm. Bull.*, 1998, 46 (11):1743 ~ 1747

145. Sayed K A E. A pseudoguaiane sesquiterpene xylopyranoside from *Echinops hussoni*. *Pharmazie*, 2001, 56 (5):415 ~ 417

146. Zhao W, Wolfenoder J L, Hostettmann K, et al. Sesquiterpene glycosides from *Dictamnus dasycarpus*. *Phytochemistry*, 1998, 47 (1):63 ~ 68

147. Chang J, Xuan L J, Xu Y M, et al. Seven new sesquiterpene glycosides from the root bark of *Dictamnus dasycarpus*. *J. Nat. Prod.*, 2001, 64 (7):935 ~ 938

148. Zhao Y, Yue J M, He Y N, et al. Eleven new eudesmane derivatives from *Laggera pterodonta*. *J. Nat. Prod.*, 1997, 60 (6):545 ~ 549

149. Ragasa C Y, Rideout J A, Tierra D S, et al. Sesquiterpene glycosides from *Pittosporum pentandrum*. *Phytochemistry*, 1997, 45 (3):545 ~ 547

150. Barrero A F, Arteaga P, Quilez J F, et al. Sesquiterpene glycosides andphenylpropanoid esters from *Phonus arborescens* (*Carthamus arborescens*) *J. Nat. Prod.*, 1997, 60 (10):1026 ~ 1030

151. 赵爱华、彭小燕、唐传劲等. 芜菁还阳参中倍半萜类成分的分离和鉴定. 药学学报, 2000, 35 (6):442 ~ 444

152. Yang C, Shi, Y P, Jia Z J. Sesquiterpene lactone glycosides, eudesmanolides, and other constituents from *Carpesium macrocephalum*. *Planta Medica*, 2002, 68 (7):626 ~ 630

153. Chen B, Li B G, Zhang G L. A new sesquiterpene glucoside from Erigenron breviscapus. *Natural Product Research*, 2003, 17 (1), 37 ~ 40

154. Castillo U F, Wilkins A L, Lauren D R, et al. Isoptaquiloside and caudatoside, illudane – type sesquiterpene glucosides from *Pteridium aquilinum* var. *caudatum*. *Phytochemistry*, 1997, 44 (5):901 ~ 906

155. Castillo U F, Ojika Makoto, Alonso – Amelot M, et al. Ptaquiloside Z, a new toxic unstable sesquiterpene glucoside from the neotropical brachen fern *Pteridium aquilinum* Var. *caudatum*. *Bioorganic & medicinal chemistry letters*, 1998, 6 (11):2229 ~ 2233

156. Castillo U F, Wilkins A L, Lauren D R, et al. Pteroside A2, a new illudane – type sesquiterpene glucoside from Pteridium caudatum L. Maxon, and the spectrometric characterzatrion of caudatodienone. *Journal of Agricultural and food chemistry*, 2003, 51 (9):2559 ~ 2564

157. Zhao C, Liu Q, Halaweish F, et al. Copacamphane, picrotoxane and alloaromadendrane sesquiterpene glycosides and phenolic glycosides from *Dendrobium moniliforme*. *J. Nat. Prod.*, 2003, 66 (8):1140 ~ 1143

158. Ye Q, Zhao W. New alloaromadendrane, cadinene and cyclocopacamphane type sesquiterpene derivatives and bibenzyls from *Dendrobium nobile*. *Planta Medica*, 2002, 68 (8):723 ~ 729

159. Otsuka H, Yao M, Hirata E, et al. Alangicadinosides A – E: sesquiterpene glycosides from leaves of *Alangium premnifolium*. *Phytochemistry*, 1996, 41 (5):1351 ~ 1355

160. Zhang H L, Nagatsu A, Okuyama H, et al. Sesquiterpene glycosides from cotton oil cake. *Phytochemistry*, 1998, 48 (4):665 ~ 668

161. Ghosal S, Vishwakarma R A. Tinocordiside, a new rearranged cadinane sesquiterpene glycoside from *Tinospora cordifolia*. *J. Nat. Prod.*, 1997, 60 (8):839 ~ 841.

162. Ye Q, Qin G, Zhao W. Immunomodulatory sesquiterpene glycosides from *Dendrobium nobile*. *Phytochemistry*, 2002, 61 (8):885 ~ 890.

163. 向瑛、杨升平、占扎君等. 秃杉中萜类和酚类化学成分. 植物学报, 2004, 46 (8):1002 ~ 1008.

164. Maurya R, Dhar K L, Handa S S. A sesquiterpene glucoside from *Tinospora cordifolia*. *Phytochemistry*, 1997, 44 (4):749 ~ 750

165. Castillo U F, Sakagami Y, Alonso – Amelot M, et al. Pteridanoside, the first protoilludane sesquiterpene glucoside as a toxic component of the neotropical bracken fern *Pteridium aquilinum* var. *caudatum*. *Tetrahedron*, 1999, 55: 12295 ~ 12300

166. Lee M H, Son Y K, Han Y N. Tissue factor inhibitory sesquiterpene glycoside from Eriobotrya *japonica*. *Arch. Pharm. Res.*, 2004, 27 (6):619 ~ 623.

167. Meng J C, Lu H, Li H, et al. A new antibacterial sesquiterpene glycoside and other bioactive compounds from *Biebersteinia heterostemon*. *Spectroscopy letters*, 1999, 32 (6):1005 ~ 1012

168．徐任生、叶阳、赵维民．天然产物化学．第二版．北京：科学出版社，2004，203
169．Kazue Nawamaki，Masanori Kuroyanagi．Sesquiterpenoids from Acorus calamus as germination inhibitors．Phytochemistry，1996，43（6）：1175～1182
170．Kim Seong－kie，Hatori Makoto，Ojika Makoto，et al．KM－01，a brassinolide inhibitor，its production，isolation and structure from two fungi Drechslera avenae and Pycnoporus coccineus．Bioorganic & Medicinal Chemistry，1998，（6）11：1975～1982
171．Yanhong Wang，Li Yang，Yongqiang Tu，et al．Two New Sesquiterpenes from Celastrus angulatus．J．Nat．Prod．，1997，60（2）：178～179
172．徐任生、叶阳、赵维民．天然产物化学．第二版．北京：科学出版社，2004，204
173．McCloud TG，et al．．Nat Prod Lett，1996，9：87
174．McMorris，Trevor C．．Discovery and development of sesquiterpenoid derived hydroxy methyl acylfulvene：a new anticancer drug．Bioorganic & Medicinal Chemistry，1999，7（5）：881～886
175．Claude Dufresne，Katherine Young，Fernando Pelaez，et al．Illudinic Acid，a Novel Illudane Sesquiterpene Antibiotic．J．Nat．Prod．，1997，60（2）：188～190
176．George R．Pettit，John C．Budzinski，Gordon M．Cragg，et al．Antineoplastic agents．Journal of Medicinal Chemistry，1974，17（9）：1013～1016
177．Li Ying，Shan Feng，Wu Jin－Ming，et al．Novel antitumor artemisinin derivatives targeting G1 phase of the cell cycle，Bioorganic and Medicinal Chemistry Letters，2001，11（1）：5～8
178．Yoshiaki Takayaa，Ken－ichi Kurumadaa，Yoshie Takeujia，et al．Novel antimalarial guaiane－type sesquiterpenoids from Nardostachys chinensis roots．Tetrahedron Letters，1998，39（11）：1361～1364
179．Hyuncheol Oh，James B．Gloer，Carol A．Shearer，et al．Massarinolins A－C：New Bioactive Sesquiterpenoids from the Aquatic Fungus Massarina tunicata．J．Nat．Prod．，1999，62（3）：497～501
180．Theophilus C．Fleischer，Roger D．Waigh，Peter G．Waterman．Pogostol O－Methyl Ether and Artabotrol：Two Novel Sesquiterpenes from the Stem Bark of Artabotrys stenopetalus．J．Nat．Prod．，1997，60（10）：1054～1056
181．Cho JY，Park J，Yoo ES，et al．Inhibitory effect of sesquiterpene lactones from Saussurea lappa on tumor necrosis factor－alpha production in murine macrophage－like cells．Planta Med．，1998，64（7）：594～597
182．龙康侯、苏镜娱、曾龙梅等．萜类化学．北京：高等教育出版社，1984，171～243
183．Umeyama A．，Shoji N．，Arihara S．，Ohizumi Y．，Kobayashi J．．Untenospongin A and B，Novel furanoterpenes with coronary vasodilating activity from the Okinawan marine sponge Hippospongia sp．*Aust*．*J*．*Chem*．1989，42：459～462
184．吴寿金、赵泰、秦永祺．中草药成分化学．北京：中国医药科技出版社，769
185．Noboru Takada，Reiko Watanabe，Kiyotake Suenaga，Kaoru Yamada，Daisuke Uemura．Isolation and Structures of Hedaols A，B，and C，New Bisnorditerpenes from a Japanese Brown Alga．*J*．*Nat*．*Prod*，2001，64（5）：653～655
186．J．R．Hanson，Diterpenoids．*Nat*．*Prod*．*Rep*．，2001，18：88
187．Galal A．，Abdel－Sattar E．，El－Feraly F．et al．Diterpene acids from Conyza incana．*Phytochemistry*，1998，48：159～161
188．Frank C．Schroeder，Andrés Gonzlez，Thomas Eisner，Jerrold Meinwald，et al．Miriamin，a defensive diterpene from the eggs of a land slug（Arion sp．）*Proc*．*Natl*．*Acad*．*Sci*．，*USA*，1999，96：13620～13525
189．D．Jing－Zhen，S．Di－An，Starck Shelley R．，et al．Chrysochlamic acid，a new diterpenoid－substituted quinol from *Chrysochlamys ulei* that inhibits DNA polymerase β，*J*．*Chem*．*Soc*．，*Perkin Trans*．1，1999，（9）：1147～1149

190. Shao Y., Wang M., Ho, C. –T., Chin C. K., Yang S. W., Cordell G. A., Lotter, H., Wagner H. Lingulatusin, two epimers of an unusual linear diterpene from *Aster Lingulatus*. *Phytochemistry*, 1998, 49:609 ~ 612
191. Maldonado E., Bello M., Villasenor J. L., Ortega A. Acyclic diterpenes from *Perymenium* Hintonii. *Phytochemistry*, 1998, 49, 1115 ~ 1118
192. D. Iliopoulou, C. Vagias, C. Harvala, V. Roussis, Udoteal B, a new linear diterpenoid from the green alga Udotea petiolata. *Nat. Prod. Lett.*, 2000, 14 (5):373 ~ 378
193. 韩玉真、杨清传、李根培等. 豆荚内酯A的晶体结构和分子结构. 化学学报, 1988, 46 (11):1055 ~ 1061
194. 徐任生、叶阳、赵维民. 天然产物化学. 北京: 科学出版社, 2004, 305
195. Chakravartim, Chakravartid. Andrographolide, the active constituent of Andrographis paniculata Nees; a preliminary communication. *Ind Med Gaz*. 1951, 86 (3):96 ~ 97
196. Matsuda T, Kuroyanagi M, Sugiyama, S, Umehara K, Ueno A., K. Nishi. Cell differentiation – inducing diterpenes from *Andrographic paniculata*. *Chem. Pharm. Bull*. 1994, 42:1216 ~ 1225.
197. Bhat S. V., Forskolin and congeners. Fortschritte der Chemie organischer Naturstoffe. Progress in the chemistry of organic natural products. Progres dans la chimie des substances organiques naturelles, 1993, 62:1 ~ 74
198. 赵庆、郝小江. 圆瓣姜花的二萜化合物及其细胞毒活性研究. 药学学报, 1995, 30 (2):119 ~ 122.
199. 肖培根、刘昌孝. 国外药用植物的研究、生产和需求概况. 中草药, 1983, 14 (6):40 ~ 44.
200. Kitazawa E, Sato A., Takahashi H., Kuwano H., Ogiso A.. Novel diterpenelactones with anti – peptic ulcer activity from Croton sublyratus. Chem. Pharm. Bull, 1980, 28 (1):227 ~ 234
201. 朱元元、李广义. 铁轴草二萜成分的化学研究. 药学学报, 1993, 28 (9):679 ~ 683
202. 李珠莲、潘德济, 胡昌奇等. 土槿皮新二萜成分的研究Ⅰ: 土槿甲酸和土槿乙酸的化学结构测定. 化学学报, 1982, 40 (5):447 ~ 457
203. 李珠莲、潘德济, 吴勤丽等. 土槿皮新二萜成分的研究Ⅱ: 土槿丙二酸的结构证明和土槿甲酸、土槿乙酸、土槿丙酸和土槿丙二酸的结构沟通. 化学学报, 1982, 40 (8):757 ~ 761
204. 蒲自连、缪振春. 粘叶莸新二萜 – 粘叶莸酸的化学结构. 药学学报, 1992, 27 (12):908 ~ 911
205. 方圣鼎、顾云龙、俞汉钢等. 叉子圆柏中的抗肿瘤化学成分. 植物学报, 1989, 31 (5):382 ~ 388
206. 杨东明、苏世文、李铣等. 五灵脂活性成分的研究、药学学报, 1987, 22 (10):756 ~ 760
207. K. Kurata, Taniguchi K., Agatsuma Y., Suzuki M.. Diterpenoid feeding – deterrents from *Laurencia saitoi*. *Phytochemistry*, 1998, 47:363 ~ 369
208. L. K. Mdee, Waibel R.. Nkunya M. H. H.. Jonker S. A.. Achenbach H. Rosane Diterpenes and Bis – norditerpenoids from *Hugonia Castenifolia*. *Phytochemistry*, 1998, 49:1107 ~ 1113
209. S. S. Afiyatullov, T. A. Kuznetsova, V. V. Isakov, M. V. Pivkin, N. G. Prokofeva, et al.. New diterpenic altrosides of the fungus Acremonium striatisporum isolated from a sea cucumber. *J. Nat. Prod.*, 2000, 63: 848 ~ 850
210. Dettrakul S., Kittakoop P., Isaka M., Nopichai S., Suyarnsestakorn C., Tanticharoen M., Thebtaranonth Y. Antimycobacterial pimarane diterpenes from the fungus *Diaporthe sp*.. *Bioorg. Med. Chem. Lett.*, 2003, 13:1253 ~ 1255
211. Awale S., Tezuka Y., Banskota A. H, Adnyana I. K., Kadota S.. Highly – Oxygenated Isopimarane – type Diterpenes fromOrthosiphon stamineus of Indonesia and Their Nitric Oxide Inhibitory Activity.. *Chem. Pharm. Bull.*, 2003, 51:268 ~ 275
212. Awale S., Tezuka Y., Banskota A. H., Adnyana I. K., Kadota S. Nitric oxide inhibitory isopimarane – type diterpenes from *Orthosiphon stamineus* of Indonesia. *J. Nat. Prod.*, 2003, 66:255 ~ 258
213. A. Evidente, L. Sparapano, O. Fierro, G. Bruno, F. Giordano, A. Motta. Sphaeropsidins D and E, two oth-

er pimarane diterpenes, produced in vitro by the plant pathogenic fungus *Sphaeropsis sapinea* f. sp. Cupressi. *Phytochemistry*, 2002, 59:817 ~ 823.

214. 张亮、张正行. 毛细管气相色谱法测定不同产地雷公藤中雷公藤甲素的含量. 中国药科大学学报, 1992, 23 (5):158

215. 张崇璞、郑启泰. 雷公藤叶中二萜化合物的研究. 药学学报, 1993, 28 (2):110 ~ 115.

216. 夏志林、黄寿卿、陈俊元等. 雷公藤茎和叶的化学成分研究. 中药通报, 1988, 13 (10):36 ~ 37

217. 马鹏程、郑启泰. 雷公藤中 16 – 羟基雷公藤内酯醇的分离与鉴定. 药学学报, 1991, 26 (10):759 ~ 763

218. 郑家润、顾克显、徐兰芳等. 雷公藤抗炎免疫及抗生育活性分份的筛选: Ⅳ, 7 个环氧二萜内酯化合物体内雄性抗生育活性的比较, 中国医学科学院学报, 1991, 13 (6):398 ~ 403

219. Wang X. W., Xie H. Recent studies on Tripterygium wilfordii. Drugs of the future, 1999, 24:991 ~ 998

220. 马鹏程、吕杨. 新雷公藤内酯四醇的研究. 植物学报, 1995, 37 (10):822 ~ 828

221. 马鹏程、杨长林. 雷公藤中 12 – 表雷藤内酯三醇的分离与结构研究. 植物学报, 1993, 35:637 ~ 643

222. 罗泳仪、何建猷. 雷公藤内酯醇抗肿瘤研究进展. 现代肿瘤医学, 2005, 4 (13):附 6 ~ 8

223. 于德泉、张东明、王淮滨等. 雷公藤内酯醇的结构修饰. 药学学报, 1992, 27 (11):830 ~ 836

224. 马鹏程、吕燮余、王莉莉. 雷藤氯丙酯醇的半合成研究——雷公藤内酯醇和雷公藤内酯酮的结构改造. 中国药科大学学报, 1992, 23 (3):135 ~ 139.

225. Shizuri Y., Kosemura S., Yamamura S., *et al*. Isolation and structures of helioscopinolides, new diterpenes from Euphorbia helioscopia L. *Chem*. *Lett*, 1983, 1:65 ~ 68

226. 刘桂芳、付玉琴、杨志强等. 狼毒大戟抗癌活性成分二萜内酯的分离鉴定. 中药通报, 1988, 13 (5):35 ~ 36

227. 刘桂芳、杨志强、付玉琴等. 狼毒大戟的化学成分研究. 中草药, 1989, 20 (7):2 ~ 4

228. 秦国伟. 中药研究与开发. 北京: 科学出版社, 2000, 93 ~ 94

229. N. Ravindranath, M. R. Reddy, C. Ramesh, *et al*. New Lathyrane and Podocarpane Diterpenoids from *Jatropha curcas*. *Chem*. *Pharm*. *Bull*. 2004, 52 (5):608 ~ 611

230. Yueh – Hsiung K., Shih – Chang C., Shou – Ling H.. Four New Podocarpane – Type Trinorditerpenes from the Bark of *Taiwania cryptomerioides*. *Chem*. *Pharm*. *Bull*. 2002, 50 (4):544 ~ 546

231. Haraguchi H., Ishikawa H., Kubo I.. Antioxidative action of diterpenoids from Podocarpus nagi. *Planta Med*, 1997, 63 (3):213 ~ 215.

232. Tadashi K, Masahiko T., Kimiye B.. Diterpenoids from Amazonian Crude Drug of Fabaceae. *Chem*. *Pharm*. *Bull*, 2003, 51 (2):207 ~ 208.

233. Consolacion Y. R, Jerome G., Joy H., et al. A New Furanoid Diterpene from *Caesalpinia pulcherrima*. *Chem*. *Pharm*. *Bull*, 2003, 51 (10):1208 ~ 1210.

234. Surya K. K, Suresh A., Yasuhiro T., et al. New Cassane – Type Diterpenes of *Caesalpinia crista from Myanmar*. *Chem*. *Pharm*. *Bull*, 2005, 53 (2):214 ~ 218.

235. 江苏省植物研究所. 新华本草纲要 (第一册). 上海: 上海科技出版社, 1988, 26

236. Gueritte – Voegelein F., Guenard D, Potier P.. Taxol and derivatives: a biogenetic hypothesis, J. Nat. Prod, 1987, 50 (1):9 ~ 18

237. 康强胜、侯嵩生. 天然抗癌药物紫杉醇的研究进展. 天然产物研究与开发, 1993, 5 (3):61 ~ 68.

238. 宣红玉、刘家新、王健刚等. 紫杉醇生物合成途径及调控研究进展. 天然产物研究与开发, 1998, 10 (10):96 ~ 102.

239. Walker K, Croteau R.. Taxol biosynthetic genes. Phytochemistry, 2001, 58:1 ~ 7.

240. R. W. Miller. A brief survey of Taxus alkaloids and other taxane derivatives. *J*. *Nat*. *Prod*, 1980, 43:425 ~

427.

241. Nakano K., Nohara T., Tominatsu T., et al. A novel phytoecdy - steroid, TAXISTERONE, from *Taxus cuspidate*. *Phytochemistry*, 1982, 21:2749 ~ 2751

242. Guéritte - Voegelein F., Guénard D., Potier P.: Taxol And Derivatives: A Biogenetic Hypothesis. *J. Nat. Prod*, 1987, 50 (1):9 ~ 18

243. Huang K., Liang J., Leslie Gunafilak A. A., et al. Studies on ^1H - NMR of Naturally Occurring Taxane Diterpenoids and Revising Suggestions on Some Structures. *J. China. Pharm. Univ*, 1998, 29 (4):259 ~ 266

244. 中国医学科学院药物研究所编著. 中草药现代研究. 北京：北京医科大学和中国协和医科大学联合出版社，1997，第三卷：305 ~ 360

245. 周金云、方起程. 天然紫杉烷类二萜化合物的核磁共振氢谱规律. 植物学报，1997，39 (5)，467 ~ 476

246. 周金云、陈未名、方起程. 天然紫杉烷类二萜化合物的核磁共振碳谱规律的探讨. 植物学报，2000，42 (1):1 ~ 9

247. 韩锐. 新型抗癌药紫杉醇的研究进展. 中国肿瘤临床，1993，20:223

248. Schiff P. B. Horwitz S. B. Promotion of microtubule assembly in vitro by taxol. *Nature*, 1979, 277:665 ~ 667

249. Huang. C. H. O., Kingston D. G. I., Magri N. F., et al. New Taxanes From *Taxus Brevifolia*. *J. Nat. Prod*, 1986, 49 (4):665 ~ 669

250. 孙燕、刘丽影、范魁生. 紫杉醇治疗中晚期恶性肿瘤 121 例. 中国新药杂志，1996，5:252

251. 方唯硕. 紫杉醇的化学研究. 中国药学杂志，1994，29 (5):259 ~ 263

252. Mellado W., Magri N. F., Kingaton D. G. I. et al. Preparation and biological activity of Taxol acetates. *Biochem Biophys Res Commun*, 1984, 124:329 ~ 336

253. Magri N. F., Kingston D. G. I.. Modified Taxols, 4. Synthesis And Biological Activity Of Taxols Modified in The Side Chain. *J. Nat. Prod*, 1988, 51 (2):298 ~ 306

254. Jean - Pierre P., Daniel B., Jean - Dominique B., et al. Direct access to 2 - debenzoyl taxoids by electrochemistry, synthesis of 2 - modified docetaxel analogs. *Tetra Lett*, 1994, 35 (52):9717 ~ 9720

255. Neidiph K. A, Gharpure M. M., Rimoldi M. J., et al. Synthesis and Biological Evaluation of 4 - Deacetylpaclitaxel. *Tetra Lett*, 1994, 35 (37):6839 ~ 6842

256. Hervé B., Tean - Pierre P., Marc V., et al. Improved access to 19 - Nor - 7β, 8β - Methylene - Taxoids and Formation of a 7 - Membered C - Ring Analog of Docetaxel by Electrochemistry. *Tetra Lett*, 1994, 35 (52):9713 ~ 9716

257. Pulicani J. P., Bourzat J. D., Bouchard H., *et al*. Electrochemical Reduction of Taxoids: Selective Preparation of 9 - Dihydro -, 10 - Deoxy - and 10 - Deacetoxy - Taxoids. *Tetra Lett*, 1994, 35 (28):4999 ~ 5002

258. Kant J., O'keefe W. S., Chen S. H., *et al*. A Chemoselective Approach to Functionalize the C - 10 Position of 10 - Deacetylbaccatin Ⅲ. Synthesis and Biological Properties of Novel C - 10 Taxol Analogus. *Tetra Lett*, 1994, 35 (31):5543 ~ 5546

259. Kingston D. G. I., Samaranayake G., Lvey C. A. The chemistry OF Taxol, A clinically useful anticancer agent. *J. Nat. Prod*, 1990, 53:1 ~ 5

260. Holton R. A, Somoza C., Kim, H. B., et al. First Total Synthesis of Taxol. 2. Completion of the C and D Rings. *J. Am. Chem. Soc*, 1994, 116:1599 ~ 1600

261. Ojima I., Sun C. M., Zcco M., *et al*. A Highly Efficeient Route To Taxotere By The β - Lactam Synthon method. *Tetra. Lett*, 1993, 34 (26):4149 ~ 4152

262. Denis J. M, Greene A. E, Guénard D., *et al*. A Highly Efficient, Practical Approach to Natural Taxol. *J. Am. Chem. Soc*, 1988, 110:5917 ~ 5919

263. Kingston D. G. I., Chaudhary A. G., Gunatilaka A. A. L., et al. Synthesis of Taxol from Baccatin Ⅲ via an

Oxazoline Intermediate. *Tetra Lett*, 1994, 35 (26):4483 ~ 4484

264. Gueritte – voegelein F, Guenard D.. Potier P.. Taxol and derivatives: a biogenetic hypothesis. *J. Nat. Prod*, 1987, 50 (1):9 ~ 18

265. Mangatal M. T, Adeline D., Guenard F., *et al*. Application of the vicinal oxyamination reaction with asymmetric induction to the hemisynthesis of Taxol and analogues. *Tetrahedron*, 1989, 45:4177 ~ 4190

266. Didier E., Fouque E., Taillepied I., *et al*. 2 – Monosubstituted – 1, 3 – oxazolidines as improved protective groups of N – boc – phenylisoserine in docetaxel preparation. Tetra. Lett, 1994, 35 (15):2349 ~ 2352

267. Didier E., Elie F., Alain C. Expeditous Semisynthesis of Docetaxel Using 2 – Trichloromethyl – 1, 3 – Oxazolidine as Side – Chain Protection. *Tetra Lett*, 1994, 35 (19):3063 ~ 3064

268. 岳琴、方起程、梁晓天．紫杉醇的半合成．药学学报，1996，31 (12):911 ~ 917

269. Holton R. A., Somoza C., Kimet H., *et al*. First Total Synthesis of Taxol. 1. Functionalization of the B Ring. J. *Am. Chem. Soc*, 1994, 116:1597 ~ 1598

270. Holton R. A., Somoza C., Kim H., *et al*. First total synthesis of taxol. 1. Functionalization of the B Ring. J. *Am. Chem. Soc.*, 1994, 116:1597 ~ 1600

271. Nicolaon K. C, Yang Z., Liu J. J., *et al*. Total synthesis of taxol. *Nature*, 1994, 367:630 ~ 634

272. Danishefsky S. J., Masters J. J., Young W. B., *et al*. Total synthesis of baccatin Ⅲ and taxol. *J. Am. Chem. Soc*, 1996, 118 (12):2843 ~ 2859

273. 梁敬钰、闵知大、水野瑞夫等．美丽红豆杉二萜的研究Ⅰ．美丽红豆杉素 A、B 和 C 的结构测定、化学学报，1988，46 (1):21 ~ 25

274. Arslanian R. L., Bailey D. T., Kent M. C., et al. Brevitaxin, a new diterpenolignan from the bark of Taxus brevifolia. *J. Nat. Prod*, 1995, 58:583 ~ 585

275. Kobayashi J., Ogiwara A., Hosoyama H., et al. Taxuspines A – C, new taxoids from Japenese yew Taxus cuspidate Cuspida Inhibiting Drug Transport Activity of P – glycoprotein in Multidrug – Resistant Cells. *Tetrahedron*, 1994, 50 (25):7401 ~ 7416

276. Fang W. S.. Taxachintrienes A and B, two new taxane diterpenoids from Taxus Chinensis. Tetrahedron, 1995, 51: 8483

277. Juji K.. Taxachinin A: a diterpenoid from Taxus chinensis. Tetrahedron Lett., 1992, 30:1613

278. Bell R. A., Ireland R. E., Marshall J. A.. Experiments directed toward the total synthesis of terpenes. Ⅶ. The synthesis of (+ or –) – 8 – beta – carbomethoxy – 13 – oxopodocarpanone, a degradation product of phyllocladene. *J. Org. Chem*, 1966, 31 (8):2526 ~ 2530

279. Turner R. B., Ganshirt K. H., Shaw, P. E., et al. The Total Synthesis of Phyllocladene. *J. Am. Chem*, 1966, 88:1776 ~ 1785

280. 张聿梅、杨峻山．龙眼独活中的一个新二萜成分．植物学报，2002，44 (4):474 ~ 476

281. Y. M. Zhang, J. S. Yang, X. D. Yang. A newkaurane derivative from *Aralia fargesii*. *Chin Chem Lett*, 1999, 10 (8):673 ~ 674

282. 张典瑞、任天池．冬凌草甲素的药学研究进展．中国药学杂志，2003，38 (11):817 ~ 820

283. 张覃沐、陈正玉、晁金华等．冬凌草中又一抗肿瘤有效成分 – 冬凌草乙素．科学通报，1980，25:1051 ~ 1054

284. 李继成、刘晨江、安新宗等．毛叶香茶菜抗癌成分的研究．药学学报，1982，17 (9):682 ~ 687

285. Fujita E., Node M.. Diterpenoids of Rabdosia species. Fortschritte der Chemie organischer Naturstoffe. Progress in the Chemistry of Organic Natural Products, springer – verlag, 1984, 46:77 ~ 157

286. 李继成、刘晨江、孙汉董等．鲁山冬凌草乙素和丙素的结构研究．云南植物研究，1986，8 (1):93 ~ 97

287．李继成、袁宝梅、苏金玲．内折香茶菜乙素的化学结构．中草药，1996，27（6）:323～325

288．Anjaneyulu A. S.，Anjaneyulu A. S. R.，Vallurupalli A.，*et al*. New beyerane and isopimarane diterpenoids from Rhizophora mucronata. *J Asian Nat Prod Res*，2002，4（1）:53～61

289．H. Seto，T. Sassa，H. Kawaide，et al. Isolation and Stereocontrolled Synthesis of a 17 – Hydroxy – 16β，17-Dihydrogibberellin，GA_{82}，*Tetra*. *Lett*，1995，36（33）:5917～5920

290．M. Zhi – Da，M. Mizuno，T. Tanaka，*et al*. A diterpene from *Euphorbia antiquorum*，*Phytochemistry*，1989，28（2）:553～555

291．M. Zhi – Da，W. Ring，Z. Qi – Tai，*et al*. Revised Structure Of A Diterpene From *Euphorbia Antiquorum*. *Phytochemistry*，1990，29（12）:3952～3953

292．Ciavatta ML，Solimabi W，Lisette DS，et al. New bromotriterpene polyethers from the Indian alga Chondria armata. Tetrahedron，2001，57:617

293．Harding W. W.，Simpson D. S.，Jacobs H.，et al. A new squalene – derived epoxy tri – THF diol from *Spathelia glabrescens*. *Tetrahedron Lett*.，2001，42:7379

294．Morimoto Y.，Takaishi M.，Iwai T.，et al. Complete Assignment of the Stereostructure of a New Squalene – Derived Epoxy Tri – THF Diol from Spathelia glabrescens by Total synthesis. *Tetrahedron Lett*.，2002，43:5849

295．Okada S.，Tonegawa I.，Matsuda H.，et al. Botryoxanthin Band a – botryoxanthin A from the green microalga Botryococcus braunii Kawaguchi – 1. *Phytochemistry*，1998，47:1111

296．Hosoe T.，Okamoto S.，Nozawa K.，et al. New pentanorlanostane derivatives，cladosporides BD，as characteristic antifungal agents against Aspergillus fumigatus，isolated from Cladosporium sp. *J*. *Antibiot*.，2001，54:747

297．Chen Y. G.，Xie Y. Y.，Cheng K. F.，et al. Compounds from Kadsura ananosma. *Phytochemistry*，2001，58:1277

298．Chen Y. G.，Qin G. W.，Xie Y. Y.. Cycloartane – type triterpenoids from Sphaerophysa salsula. *Chin*. *J*. *Chem*.，2001，19:304

299．Chen D. – F.，Zhang S. – X.，Wang H. – K.，et al. Novel anti – HIV lancilactone C and related triterpenes from Kadsura lancilimba. *J*. *Nat*. *Prod*.，1999，62:94

300．Chen G. – F.，Li Z. – L.，Pan D. – J.，et al. A novel eleven – membered – ring triterpene dilactone，pseudolarolide F and A related compound，pseudolarolide E，from Pseudolarix kaempferi. *J*. *Asian Nat*. *Prod*. *Res*.，2001，3:321

301．Ahmed A. A.，Kattab A. M.，Bodige S. G.，et al. 15a – Acetoxycleomblynol A from Cleome amblyocarpa. *J*. *Nat*. *Prod*.，2001，64:106

302．Qiu S. – X.，Hung N.，Xuan L. T.，et al. A pregnane steroid from *Aglaia lawii* and structure confirmation of cabraleadiol monoacetate by X – ray crystallography. *Phytochemistry*，2001，56:775

303．Hisham A.，Bai M. D. A.，Jayakumar G.，et al. Triterpenoids from Dysoxylum malabaricum. *Phytochemistry*，2001，56:331

304．Wu T. – S.，Chen C. – M. and F. – W. Lin. Cytotoxicity of Ganoderma. lucidum. *J*. *Nat*. *Prod*.，2001，64:1040

305．Abdelgaleil S. A. M.，Okamura H.，Iwagawa T.，et al. Khayanolides，rearranged phragmalin limonoid antifeedants from Khaya senegalensis. *Tetrahedron*，2001，57:119

306．Nakatani M.，Abdelgaleil S. A. M.，Kurawaki J.，et al. limonoids from Khaya senegalensis. *J*. *Nat*. *Prod*.，2001，64:1261

307．Hitotsuyanagi Y.，Ozeki A.，Itokawa H.，et al. Cedronolactone E，a novel C（19）quassinoid from Simaba cedron. *J*. *Nat*. *Prod*.，2001，64:1583

308. Jiwajinda S., Santisopasri V., Murakami A., et al. Quassinoids from Eurycoma longifolia as plant growth inhibitors. *Phytochemistry*, 2001, 58:959

309. Zukerman – Schpector J., Castellano E. E., Rodrigues Fho E, et al. A new quassinoid isolated from Picrolemma pseudocoffea. *Acta Crystallogr. Sect. C*, 1994, 50:794

310. Ang H. H., Hitotsuyanagi Y, K. Takeya. Eurycolactones A – C, novel quassinoids from Eurycoma longifolia. *Tetrahedron Lett.*, 2000, 41:6849

311. Park S. – Y., Yook C. – S. and Nohara T.. A novel 3, 4 – seco – migrated – lupane glycoside with a seven – membered B – ring from Acanthopanax divaricatus var. sachunensis. *Tetrahedron Lett.*, 2001, 42:2825

312. Lunardi I., Peixoto J. L. B., Silva C. C. Da, et al. Triterpenic acids from Eugenia moraviana. *J. Braz. Chem. Soc.*, 2001, 12:180

313. Park S. – Y., Chang S. – Y., Yook C. – S. et al. In Vitro Antiplasmodial, Antiamoebic, and Cytotoxic Activities of Some Monomeric Isoquinoline Alkaloids. J. Nat. Prod., 2000, 63:1638.

314. Ma Z. – Z., Hano Y., Nomura T., et al. Three New Triterpenoids from Peganum nigellastrum. *J. Nat. Prod.*, 2000, 63:390

315. Kuo Y. – H. and Chang C. – I, Six New Compounds from the Heartwood of Diospyros maritime. *Chem. Pharm. Bull.*, 2000, 48:1211

316. Adnyana I. K., Tezuka Y., Banskota A. H., et al. Three New Triterpenes from the Seeds of Combretum quadrangulare and Their Hepatoprotective Activity. *J. Nat. Prod.*, 2001, 64:360

317. Lee M. K. and Kim Y. C., Five novel neuroprotective triterpenes esters of Ulmus daviana var. japonica. *J. Nat. Prod.*, 2001, 64:328

318. Alvarenga N. L., Ferro E. A., Ravelo A. G., et al. X – Ray Analysis of Volubilide, a New Decacyclic Diels – Alder C20 – C30 Adduct from Hyppocratea volubilis L. *Tetrahedron*, 2000, 56:3771.

319. Jimenez – Estrada M., Reyes – Chilpa R., Hernandez – Ortega S., et al. Two novel Diels – Alder adducts from Hippocratea celastroides roots. *Can. J. Chem.*, 2000, 78:248

320. Chen F., Peng S., Ding L., et al. Chemical constituents from fruits of Rosa davidii. *Zhiwu Xuebao*, 2001, 43:101

321. Cheng Y. X., Zhou J., Dai H. F., et al. Cucubalugenin A, a new triterpenoid from Cucubalus baccifer. *Fitoterapia*, 2001, 72:848

322. Zhou B. – N., Johnson R. K., Mattern M. R., et al. The First Naturally Occurring Tie2 Kinase Inhibitor. *Org. Lett.*, 2001, 3:4047

323. Ito J., Chang F. – R., Wang H. – K., et al. Anti – HIV activity of moronic acid derivatives and the new melliferone related triterpenoid isolated from Brazilian propolis. *J. Nat. Prod.*, 2001, 64:1278

324. Duan H., Takaishi Y., Momota H., et al. Immunosuppressive terpenoids from extracts of Tripterygium wilfprdii. *Tetrahedron*, 2001, 57:8413 G. – Z. Yang, M. – L. Xi and Y. – C. Li, J. *Asian Nat. Prod. Res.*, 2001, 3:83

325. Chiamg Y. – M. and Kuo Y. – H.. New peroxy triterpenes from the aerial roots of Ficus microcarpa. *J. Nat. Prod.*, 2001, 64:436

326. Chiang Y. – M., Su J. – K., Liu Y. – H. et al. New cyclopropyl – triterpenoids from the aerial roots of Ficus microcarpa. *Chem. Pharm. Bull.*, 2001, 49:581.

327. Sotanaphun U., Suttisri R., Lipipun V., et al. A new 3, 4 – seco – ursane triterpenoid from Glyptopetalum sclerocarpum. *Chem. Pharm. Bull.*, 2000, 48:1347

328. Mahato S. B., Sharma S., Pramanik B., et al. New triterpenoids from Lantana camara: Isomerisation of the ange-

loyl moiety of lantadene a during catalytic hydrogenation. *J. Indian Chem. Soc.*, 1999, 76:723.
329. Cvejic J. H., Putra S. R., El - Beltagy A., et al. cellulose - binding domain of Fibrobacter succinogenes. endoglucanase F. *FEMS Microbiol. Lett.*, 2000, 183:295.
330. Cvejic J. H., Bodrossy L., Kovacs K. L., et al. Bacterial triterpenoids of the hopane series from the methanotrophic bacteria Methylocaldum sp.: phylogenetic implications and first evidence for unsaturated aminobacteriohopanepolyols. *FEMS Microbiol. Lett.*, 2000, 182:361.
331. Marner F. - J. and Hanisch B.. Hoogianal, a β - Irone Precursor from Iris hoogiana Dykes (Iridaceae) *Helv. Chim. Acta*, 2001, 84:933
332. Kashman Y., Yosief a T., Carmeli S.. New Triterpenoids from the Red Sea Sponge Siphonochalina siphonella. *J. Nat. Prod.*, 2001, 64:175
333. Zhang W. - H. and Che C. - T.. Dantaxusins A and B, Two New Taxoids from Taxous yunnanensis. *J. Nat. Prod.*, 2001, 64:1489
334. Xu H. - X., Ming D. - S., Dong H., et al. A New Anti - HIV Triterpene from Geum japonicum. *Chem. Pharm. Bull.*, 2000, 48:1367
335. Mahato S. B., Studies in Natural Products Chemistry (2000). 23 (Bioactive Natural Products (Part D)), 387 ~ 529
336. Rao A. V., Gurfinkel D. M.. Drug Metabolism and Drug Interactions (2000), 17 (1 - 4), 211 ~ 235.
337. kashiwada Y.. Antitumor agents, 145. Cytotoxic asprellic acids A and C and asprellic acid B. new p - coumaroyl triterpenes, from Ilex asprella. J Nat Prod, 1993:56 (12), 2077 ~ 2081
338. Rao ZG, Deng SZ, Wu HM, et al. Rhabdastrellic Acid A, a Novel Triterpenoid from the Marine Sponge *Rhabdast rella globostellata*. *J Nat Prod*, 1997, 60 (11):1163
339. 仲兆金，许先栋，周京华等. 中国药物化学杂志，1998，8 (4):139 ~ 144
340. You H. J., Choi C. Y., Kim J. Y., et al. Nitric oxide and tumor necrosis factor - alpha production by production via nuclear factor kappaB activation in the resting macrophages. FEBS Lett. 2001, 509 (2):156 ~ 160
341. Raphael T. J., Kuttan G.. Effect of naturally occurring triterpenoids glycyrrhizic acid, ursolic acid, oleanolic acid and nomilin on the immune system. Phytomedicine, 2003, 10 (6 - 7):483 ~ 489
342. 孙宝莹、孙宝全、张朝等. 苦瓜皂甙的药效学实验研究. 河南中医药学刊，1994，9 (6):19
343. 王先远、金宏、许志勤等. 苦瓜皂甙降血糖作用及机制初探. 氨基酸和生物资源，2001，23 (3):42 ~ 25
344. 王梅芳. 中药及其复方制剂治疗II型糖尿病的研究近况. 中成药，2001，23 (4):281 ~ 285
345. 张文、娄红祥. 天然昆虫拒食剂研究概述（续）. 国外医药植物药分册，2002，17 (2):50 ~ 56
346. Chen D., Zhang S., Wang H., et al. Novel Anti2HIV Lancilactone C and Related Triterpenes from K. *lancilimba*. *J Nat Prod*, 1999, 62 (1):94
347. 肖培根、周英. 中国国家技术专利. 申请号：01120494. S. 申请日期：2001. 7. 19
348. Su B. - N., Cuendet M., Farnsworth N. R., et al. Activity - guided fractionation of the seeds of Ziziphus jujuba using a cyclooxygenase - 2 inhibitory assay. Planta Medica, 2002, 68 (12):1125 ~ 1128
349. Yoshikawa M., Murakami T., Oomiinami H., et al. Bioactive saponins and glycosides. XVI. Nortriterpene oligoglycosides with gastroprotective activity from the fresh leaves of Euptelea polyandra Sieb. et Zucc. (1): structures of Eupteleasaponins Ⅰ, Ⅱ, Ⅲ, Ⅳ, Ⅴ, and Ⅴ acetate. Chem. Pharm. Bull, 2000, 48 (7):1045 ~ 50

第十五章　氨基酸、多肽和蛋白质

第一节　绪　论

组成生物体的分子很复杂，包括许多有机化合物和无机化合物小分子，也包括各种各样的生物大分子。这些大小分子在生物体内部均担负着不同任务。其中蛋白质作为生命现象的物质基础之一，是构成一切细胞和组织结构的最重要的组成成分，参与了生物体内许多方面的重要功能。Protein 一词在 19 世纪中期开始使用，它来源于希腊语 proteios，是第一、首要的意思。

蛋白质也是生物体内存在的化合物中最复杂的物质。蛋白质的种类也极其繁多，分布也极其广泛。如大肠杆菌是单细胞生物，每个菌体则含有 3000 多种不同蛋白质，人体内含有十万种以上不同结构的蛋白质分子，估计整个生物界含有 100 亿种不同蛋白质。造成种类如此众多的原因，主要是参与蛋白质组成的 20 种氨基酸在肽链中的排列顺序不同所引起。正是由于蛋白质多种多样，才表现出生物体千差万别的功能。

蛋白质几乎在所有生命过程中都起到关键作用，不同的蛋白质有不同的生理功能。例如在生命过程中，差不多所有生物体系中的化学反应，都被酶这种专一蛋白质大分子所催化。例如淀粉酶催化淀粉水解，脲酶催化尿素分解为 CO_2 和 NH_3，它们一般可把反应速率提高至少 100 万倍。尽管近十几年还发现了具有催化活性的 RNA（ribozyme）和催化抗体（abzyme 或称作 catalytic antibody），大大扩展了传统概念，但与酶相比，在催化能力上仍然有很大差距。酶依然是最重要的催化剂，具有其他催化剂无可比拟的优势。又如代谢调节、机体运动、物质运输和贮存、防御机能、遗传控制、记忆和思维、结构支持、控制生长和分化等的物质基础都是蛋白质或多肽。

所以，我们说蛋白质之所以重要，不仅在于它们是构成生物体的主要成分，更重要的是它们在生命活动过程中起着极其重要的作用。

不过，由于蛋白质分子量大，结构复杂，而且性质也不稳定，研究难度很大。时至今日，要解析一个复杂的蛋白质分子结构，仍然是颇为艰巨的任务。

我国中药资源丰富，从中寻找大分子有效成分应当引起特别的重视。常用动物药中的蛋白质成分占 50%以上，近年来从它们体内发现不少多肽或蛋白质成分具有明显而特殊的生物活性，具有治疗某些疾病的功效；同时对已知成分的多种功能，也有了不少新的认识。生物学中一些重要的基础研究课题，如生长发育、细胞分化、大脑活动、免疫防御、生殖控制等等，均涉及到动物体的大分子，尤其是多肽蛋白质类化合物。因此，对于动物药中多肽和蛋白类成分的研究，无论是在理论方面还是在实践方面，均有极其重要的意义。相比之下，植物药中蛋白质含量相对比较少，一般以根、块茎、种子中蛋白质含量较多，而且大多数与糖类或其他物质呈结合状态而不易分离。

下面举些实例，来进一步说明多肽及蛋白质类化合物作为药物在治疗疾病等方面的重要作用。

早期研究中比较著名的例子来源于人体或动物的内源性活性多肽和蛋白。例如胰岛素，在1922年即了解它是由动物胰脏中的β-细胞分泌的，分子量6000左右的小蛋白激素，具有降血糖的作用，1923年临床用于治疗糖尿病和精神病等，至今仍是治疗糖尿病和精神病的有效药物。1926年制得胰岛素晶体（是第一个具有生物活性的蛋白质晶体）。1953年阐明了胰岛素的一级结构。在胰岛素结构中，胱氨酸和自由氨基含量比较多，分子中有两条不同的肽链－A链和B链，通过二硫键（－S－S－）连接起来。1965年，我国第一个全合成了牛胰岛素。1970年应用X－衍射技术，阐明了胰岛素的空间结构。现在，胰岛素已经成为临床上治疗Ⅰ型糖尿病的常规药物。

另一个著名的内源性蛋白质被发现并用于治疗疾病的例子是从动物的下丘脑中分离获得的TRF（Thyrotropin Releasing Factor，促甲状腺激素释放因子）。研究者从30万头羊的脑中得到25kg干的下丘脑开始，经过艰苦的一道道分离、纯化步骤，最后才得到1mg纯的TRF。这是科学上的一个重大发现，TRF的发现者被授予1977年诺贝尔化学奖。TRF生理活性极强：只要1×10^{-9}g的TRF，就可使小鼠血中的甲状腺素提高20倍。TRF在调节生长发育和新陈代谢中起重要作用，可以治疗小儿呆小症。

水蛭（Hirudo）为水蛭科动物，俗称蚂蟥，是吸血环节动物。它在人畜身体上吸血时，从唾液中分泌一种物质，注入宿主动物伤口，阻止伤口血液凝固，以便不断吸血，同时，在它吞下的血中也有这种物质，以阻止吸入到蚂蟥消化道的血液凝固。该物质即抗凝剂－水蛭素（hirudin），是水蛭唾液腺中的一种多肽类生物活性物质，可缓冲动脉壁的痉挛，减低血压粘着力，扩张血管，增加血液循环作用，也可用于鉴定凝血酶的活性和测定凝血酶原。中医认为蚂蟥功效为消积散淤、消肿解毒，临床用于抗血栓治疗。水蛭素的一级结构系由65个氨基酸残基组成。也有些学者对水蛭素的一级结构及氨基酸组成有不同见解，因此其分子量范围从7000～12000不一。

蛙及蟾类一直被作为药物应用，近年来在其皮肤组织中发现了活性多肽，更引起人们的重视，其皮中几乎包含了所有已知类型的活性多肽，而且含量之高也是哺乳动物无可比拟的，因此可称之为活性多肽的巨大贮存库。目前从世界各国500种以上两栖类动物皮肤中提纯了10余种蛙皮素样肽，并搞清了它们的一级结构。蛙皮素（bombesin）是从欧洲一种铃蟾（*Bombina bombina*）皮肤中提取出来的14肽，分子量1618.9，其一级结构如下：

pGlu－Gln－Arg－Leu－Gly－Asn－Gln－Trp－Ala－Val－Gly－His－Leu－Met－NH_2

蛙皮多肽具有广泛的生物活性和药理作用，对动物胃肠道、心血管以及中枢神经系统都有作用。

近几年，从海洋生物（特别软体动物和被囊动物中）分离得到的环肽类化合物均具有不同程度的抗癌作用，如从印度海兔中分离得到抗癌活性环肽类化合物dolastatins，从海鞘中分离出环肽ascidiacyclamide等。微生物、昆虫、软体动物也都是生物活性蛋白的重要来源[1]。

多肽和蛋白质类药物已经发展成制药工业的一大类，品种已达数百种之多。近年来生物技术的飞速发展，使得多肽与蛋白质的药用前景越来越广泛，包括酶抑制剂、抗体等许多以新的方式治疗疾病的方法和药物在不断地被研究和开发出来。需要指出的是，肽类药物，尤其是天然氨基酸构成的多肽具有口服时易被降解的缺点，而这一问题通常可采用在肽链中加入非天然D型氨基酸，使肽链成环或制备拟肽（peptidomimetics）类化合物，或者通过改进剂型等方法加以克服。

第二节　蛋白质的组成单位——氨基酸

了解蛋白质的结构组成，是理解蛋白质结构性质和功能的基础。

蛋白质的本质可由其元素组成和结构单位来决定。根据元素分析，蛋白质主要含有C、H、O、N和少量S、Fe（如血红蛋白）、Cu、I（如甲状腺球蛋白）。有些蛋白质还含有其他微量元素，如Mn、Zn等。大多数蛋白质元素组成是相似的，即C占50%～55%、H占6%～8%、O占20%～23%、N占15%～18%、S占0%～4%。值得注意的是，一切蛋白质都含有氮，而且其含量相当稳定，平均含量皆近于16%左右（1g氮所代表的蛋白质含量为6.25g），因此蛋白质系数为6.25。此值在蛋白质的定量上十分有用，在测定蛋白质含量时，常测定含氮量的百分数，然后乘以6.25，即得到蛋白质含量的百分数。这就是传统的凯氏定氮法的理论基础。

要了解蛋白质的结构、性质和功能，必须对氨基酸有一个比较深入的了解。因为通过蛋白质实现的功能范围之所以如此广泛，是由于20种氨基酸组成变化多端的结果。在生物体内，蛋白质和氨基酸之间，不断地分解和合成，形成了一个动态平衡的体系，这是生命活动的必要条件。氨基酸是维持生命的基本物质，也是生物合成激素和酶的原料，缺少它们往往会导致平衡被破坏，机体代谢陷入紊乱状态。所以，人类疾病状态和氨基酸的存在有直接关系。氨基酸类药物也早已引起全世界普遍的重视。已经发现的氨基酸有400种以上，目前用作药物的也有100多种，其中包括构成蛋白质的20种氨基酸。

一、氨基酸的分类

蛋白质就其化学结构来说，是由20种L－型α－氨基酸组成的长链分子。α－氨基酸是羧酸分子中α－碳原子上的一个氢原子被氨基替代而成的化合物，故称为α－氨基酸。以前认为从细菌到人类的所有物种中，所有蛋白质均由20种基本氨基酸构成，而且这些氨基酸有各自的密码子编码。但是，近年来又发现了两种可以被密码子编码的氨基酸，即硒代半胱氨酸（selenocysteine）和1－吡咯基赖氨酸（1－pyrrolysine）[2,3]。蛋白质和多肽中其他的氨基酸均由这些基本氨基酸在生物合成的翻译阶段后修饰（post－translational modification）而来，如焦谷氨酸、4－羟基脯氨酸。生物体内还有一些特殊的氨基酸，如β－，γ－和δ－氨基酸等等（例子见图15－1）。

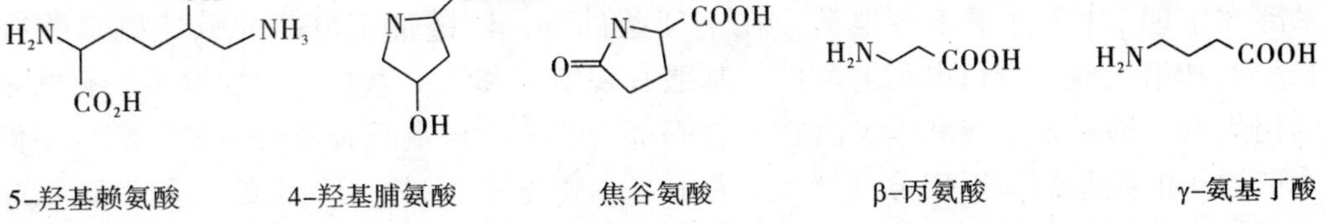

图15－1　生物体内的β－，γ－和δ－氨基酸

自然界的氨基酸多以结合方式存在于蛋白质中，以自由形式存在者很少。氨基酸的分类方法有许多种，但基本上都是按各种侧链（图 15-2 中的 R 基）的不同性质划分的。例如，按极性可分为酸性、碱性和中性氨基酸，而中性氨基酸又可分为非极性和极性非解离氨基酸；也可按侧链的结构不同分为脂肪族、芳香族、杂环族三大类氨基酸。

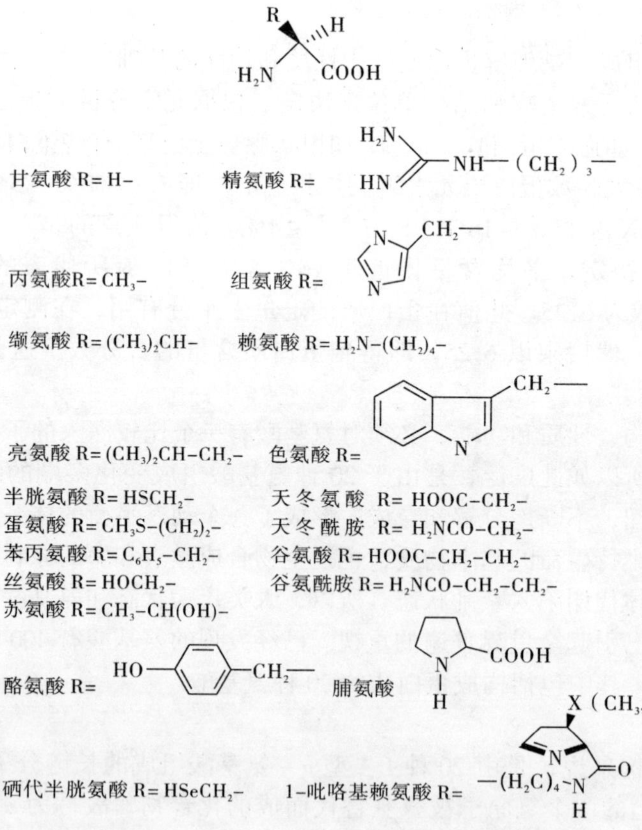

图 15-2 生物体内的 22 种 α-氨基酸的结构

出现在蛋白质中的氨基酸，最简单的是甘氨酸，它的侧链是一个氢原子。丙氨酸侧链是一个甲基。侧链为烷基的其他氨基酸为缬氨酸、亮氨酸、异亮氨酸和脯氨酸。但脯氨酸的氨基是一个仲氨基（其他氨基酸的氨基是伯氨基），所以严格讲，脯氨酸不是个氨基酸，而是一个亚氨基酸，脯氨酸的侧链与氨基和 α-碳二者相连，形成一个环结构。丝氨酸和苏氨酸是两种侧链为脂肪羟基的氨基酸。侧链为芳香族的氨基酸有苯丙氨酸、酪氨酸和色氨酸。上述氨基酸在生理 pH 条件下不带电荷。在生理条件下，侧链带正电荷的碱性氨基酸有赖氨酸、精氨酸和组氨酸，带负电荷的酸性氨基酸有谷氨酸和天冬氨酸。酸性氨基酸有两种不带电荷的衍生物，即谷氨酰胺和天冬酰胺，它们都带有一个末端酰胺基而不是羧酸根。侧链带有一个硫原子的氨基酸即甲硫氨酸（蛋氨酸或 α-氨基-γ-甲硫基丁酸）和半胱氨酸。甲硫氨酸是体内代谢中甲基的供体。半胱氨酸在蛋白质中经常以其氧化型的胱氨酸存在，胱氨酸是由二个半胱氨酸通过它们侧链上的 - SH 基氧化成共价的二硫桥连接而成的。半胱氨酸在某些蛋白质中通过形成二硫键（- S - S -）起特殊作用。

为表达蛋白质或肽结构的需要，每个氨基酸都有符号表示，常用符号由氨基酸英文名的前三个字母组成。但是，一个蛋白质有时可由上千个氨基酸组成，为了表达方便，经国际会议确定，设计出单字符号，随着蛋白质研究水平不断提高，特别是多肽蛋白质中氨基酸排列顺序规律的工作进展，几乎一律用单字符号。

表 15 - 1　氨基酸名称及其缩写

名称	英文名	缩写	单字缩写	名称	英文名	缩写	单字缩写
甘氨酸	Glycine	Gly	G	丙氨酸	Alanine	Ala	A
缬氨酸	Valine	Val	V	亮氨酸	Leucine	Leu	L
异亮氨酸	Isoleucine	Ile	I	半胱氨酸	Cysteine	Cys	C
蛋氨酸	Methionine	Met	M	苯丙氨酸	Phenylalanine	Phe	F
丝氨酸	Serine	Ser	S	苏氨酸	Theronine	Thr	T
酪氨酸	Tyrosine	Tyr	Y	精氨酸	Argnine	Arg	R
赖氨酸	Lysine	Lys	K	组氨酸	Histidine	His	H
色氨酸	Tryptophan	Trp	W	天冬氨酸	Aspartic acid	Asp	D
天冬酰胺	Asparagine	Asn	N	谷氨酸	Glutamic acid	Glu	E
谷氨酰胺	Glutamine	Gln	Q	脯氨酸	Proline	Pro	P

蛋白质中特殊的氨基酸是普通氨基酸进入多肽链后被修饰的，如胶原蛋白和弹性蛋白中含有羟脯氨酸和羟赖氨酸，为脯氨酸和赖氨酸的羟化衍生物，加入的羟基使胶原纤维趋于稳定，（坏血病即胶原未被充分羟化所致）。另一种重要的特殊氨基酸即 Γ - 羧基谷氨酸，首先在凝血酶原中发现。凝血酶原中谷氨酸羧化不完全可导致出血症。Γ - 羧基谷氨酸也存在于某些具有结合 Ca^{2+} 离子功能的其他蛋白质中。

一般组成蛋白质的氨基酸为 L - 型，但在天然产物的多肽链中，也有 D - 型氨基酸存在，如抗生素短杆菌肽，在其肽链中有两个 D - 苯丙氨酸，蛙皮啡肽中有 D - 丙氨酸等等。一些常见的 D - 氨基酸分布及存在形式见表 15 - 2。

表 15 - 2　D - 氨基酸的分布

D - 氨基酸	分　布	存 在 形 式
D - 丙氨酸	长椿象，鳞翅类幼虫，鹅肉豚鼠及大鼠血	游离
D - 2，3 - 二氨基丙酸	鳞翅类幼虫	游离
D - 谷氨酸	癌组织	结合（蛋白质）
D - 鸟氨酸	鲨鱼肝	游离
D - 吡咯烷酮酸	人尿	游离

续 表

D-氨基酸	分　　布	存在形式
D-丝氨酸	鳞翅类蛹 蚯蚓	游离 结合（蚯蚓氨酸，D-磷酸蚯蚓氨酸，丝氨酸乙醇胺磷酸二酯）
D-半胱氨酸	萤 海燕（*Asterina pectinifera*）	游离，结合（虫荧光素）
D-亮氨酸	老龄马尾	结合（蛋白质）
D-天冬氨酸	老龄人的珐琅质	结合（蛋白质）

二、氨基酸的理化性质和定性定量分析

（一）氨基酸的物理性质　氨基酸为无色晶体，熔点大多在200℃以上（多为分解点），大多易溶于水（只有胱氨酸和酪氨酸难溶于水）和极性溶剂，不溶于非极性溶剂，有旋光性。

（二）氨基酸的重要化学性质

1．氨基酸的电离性　氨基酸同一分子中既有碱性的氨基（$-NH_2$），又有酸性的羧基（$-COOH$），$-COOH$基可解离释放出H^+，其自身变为$-COO^-$负离子，H^+转给$-NH_2$使之变为NH_3^+正离子，形成同一分子上带有正负两种电荷的两性离子。因此，氨基酸是一种两性电解质，在纯水及结晶状态都以两性离子的形式存在，在溶液中的带电情况随pH值而变化。改变溶液pH，可以使一个氨基酸带正电，也可以使其带负电或不带电。也就是说，在较强酸性溶液中，羧基的游离被抑制，氨基酸带正电，电泳时向负极移动；反之，在较强碱性溶液中，氨基的游离被抑制，而使氨基酸带负电荷，电泳时则向正极移动。在某一pH条件下，某一种氨基酸可呈电中性，即带着相等正负离子，此时若在电场中，该氨基酸不向正极也不向负极移动，这个pH值即被称为该氨基酸的等电点。

氨基酸的阳离子和阴离子在一定pH溶液中能同离子交换剂进行交换。各种氨基酸与离子交换剂的亲和力不同，被洗脱下来的氨基酸的顺序必然不同，亲和力小的氨基酸先被洗脱下来，这样，就可使溶液中的各种氨基酸彼此分开。

2．氨基酸与茚三酮（ninhydrin）的反应　这个反应重要而有用，可定性也可定量，在氨基酸的分析化学中具有很大的意义。茚三酮试剂在弱酸性溶液中与氨基酸加热时，即进行脱氨氧化，同时又脱羧生成CO_2。如图15-3所示，第一步反应的产物RCHO、CO_2、NH_3是定量转变来的，所产生的NH_3又是定量的与一分子茚三酮及一分子还原型茚三酮（hydrindantin）合成蓝紫色物质（ruhamann紫）。第二步反应的产物是蓝紫色的，所以用茚三酮作显色剂可以分别进行氨基酸的定性和定量（比色）测定。因为反应与NH_3有关，所以进行此反应时应注意空气中没有NH_3的存在为好，该反应的最大吸收出现在570nm（特例：脯氨酸的茚三酮反应生成$\lambda_{max}=440nm$亮黄色化合物）。

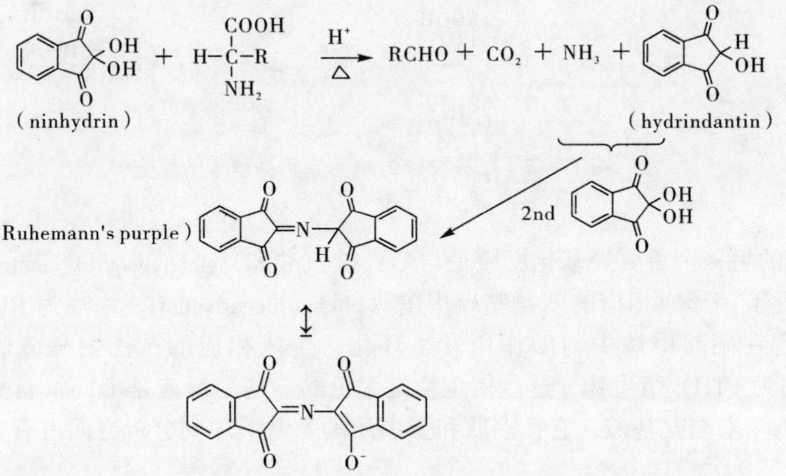

图 15－3　氨基酸与茚三酮的反应（产物有两种共振形式）

3．氨基的酰化　氨基酸的 α－氨基与各种酰化剂（如乙酰氯、醋酸酐、苯甲酰氯等）可以反应，得到相应的氨基酸衍生物。使用酰化剂丹磺酰氯（dansyl chloride，简写为 DNS－Cl），即 5－二甲基氨基萘－1－磺酰氯，可以酰化多肽链 NH_2 末端氨基酸，生成具有荧光的氨基酸衍生物。该反应趋向于定量转化，而且产物十分稳定。产物中的二甲氨萘磺酰（dansyl 或 DNS）基团有强荧光（激发波长 360nm），可用于微量氨基酸的分析。

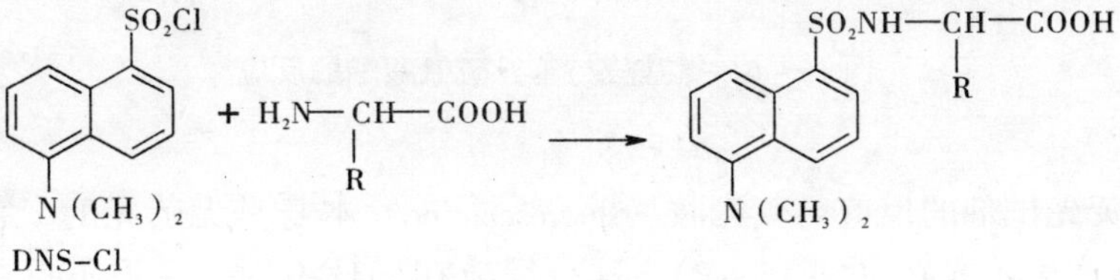

图 15－4　氨基酸与丹磺酰氯的反应

4．烃基化反应　氨基酸的氨基可与卤代烃，如 2，4－二硝基氟苯（2，4－dinitro－fluorobenzene 或 1－fluoro－2，4－dinitrobenzene 简写 DNFB 或 FDNB）发生亲核取代反应，在弱碱性溶液中生成稳定的黄色二硝基苯基氨基酸（dinitrophenyl amino acid，简称为 DNP 氨基酸），这个反应是定量转变（图 15－5），产物可在酸性条件下，经 100℃高温而无严重破坏。在高 pH 条件下，室温即可反应，在蛋白质研究史上起过重要作用，对分析肽链 N－末端很有用。英国剑桥大学的诺贝尔奖得主 Sanger 将这一反应用于多肽和蛋白的测序（一级结构测定），测出了第一个蛋白质——胰岛素的氨基酸排列顺序。该方法现在仍然是多肽蛋白质的 N－末端测定方法之一。

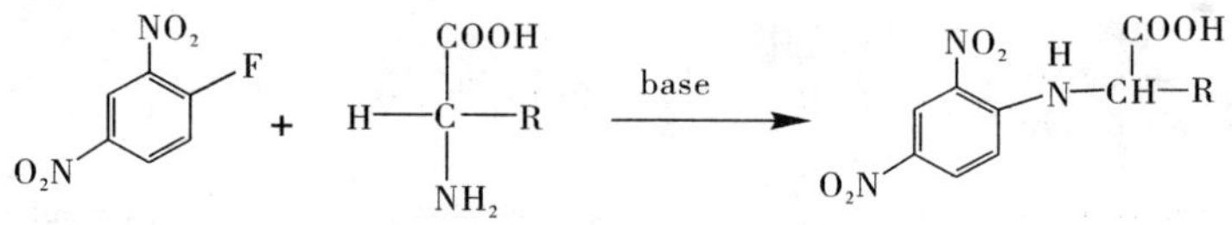

图 15-5 氨基酸与 2，4-二硝基氟苯的反应

α-氨基的另一个重要烃基化反应是与苯异硫氰酸酯（phenylisothiocyanate，缩写为 PITC）在弱碱性条件下，形成相应的苯氨基硫甲酰（phenylthiocarbamoyl，缩写为 PTC）衍生物（图 15-6）。后者在硝基甲烷中与酸作用发生环化，生成相应的苯乙内酰硫脲（phenylthiohydantoin，缩写为 PTH）衍生物，这些衍生物是无色的。这个反应是 Edman 首先用于降解多肽或蛋白质的 N-末端氨基酸，它在多肽和蛋白质的氨基酸序列分析方面占有重要地位。

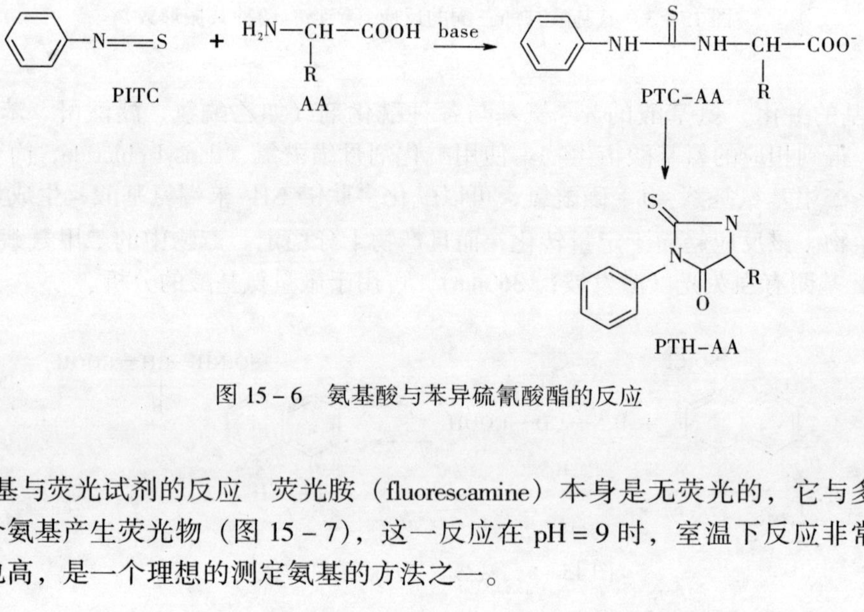

图 15-6 氨基酸与苯异硫氰酸酯的反应

5．氨基与荧光试剂的反应　荧光胺（fluorescamine）本身是无荧光的，它与多肽或蛋白质的第一个氨基产生荧光物（图 15-7），这一反应在 pH = 9 时，室温下反应非常迅速，反应的产率也高，是一个理想的测定氨基的方法之一。

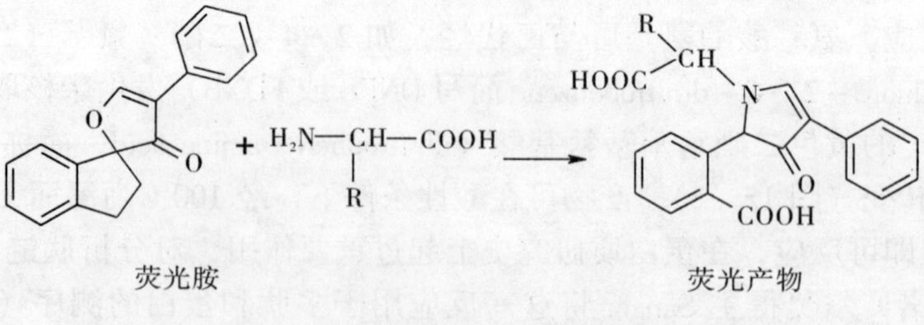

图 15-7 氨基酸与荧光胺的反应

（三）氨基酸的定性定量分析　氨基酸的主要分析方法是基于色谱原理的各种技术，包括用双向薄层色谱的技术，然后采用多种显色反应（衍生化），与标准氨基酸的同类衍生物对照，找到被测氨基酸位置。也可采用一向电泳和一向层析组成的双向方法来定性分析。支持物过去曾经多用层析滤纸，近年都改用薄层色谱的支持物，如聚酰胺和纤维素薄膜等。

微量化和仪器化是分析方法近年来的趋势，例如使用气相色谱和高效液相色谱仪，用荧光、化学发光、质谱等方法进行检测。这些方法既可用于定性，也可用于定量。下面对一些主要的可用于仪器化的方法进行叙述：

1. 离子交换法定量分析氨基酸　20 世纪 50 年代初，用离子交换法分离蛋白质水解液中的全部（20 种）氨基酸取得了成功。50 年代末利用此法，设计出了氨基酸自动分析仪。至此，氨基酸分析成为常规工作。60 年代以来，高效液相色谱得到迅速发展，树脂也有了极大改进，且多用荧光胺和邻苯二甲醛来代替茚三酮，使待分析的氨基酸生成荧光性衍生物以提高检测灵敏度。此外，荧光胺与氨基酸的反应在室温即可进行，这样仪器设计也可简化。

2. 高效液相色谱法（HPLC 法）　这是近些年发展较快的一种高效、灵敏、快速地分析、分离氨基酸的技术。其特点是使用的固定相支持剂颗粒很细，因而表面积大，分离能力强。同时溶剂系统采取高压，因此增加洗脱速度，缩短分析时间。HPLC 所用的色谱柱工作原理既可以包括离子交换，又可使用排阻层析，亲和层析等。新型检测器的问世更增强了这类方法的效用。

3. 气相色谱与质谱法联用（GC－MS）分析氨基酸　气相色谱法具有微量、快速等特点，它的灵敏度可达到 10^{-12}mol 水平，一次全组成氨基酸的测定可缩短到半小时以内。这方面的工作虽取得不少进展，但还未成熟，要求样品能气化和热稳定性高，而氨基酸由于含有各种极性基团，气化非常困难。目前都是寻找各种化学方法，将氨基酸转变成易挥发物质，然后再进行气相层析。例如，氨基酸与苯异硫氰酸酯反应，生成 PTH 氨基酸，然后经三甲基硅烷基化，可得到很好的气化的氨基酸衍生物。由于从生物体中要分离纯化而获得足够数量纯品的肽和蛋白质成分是很不容易的，因此分析技术的微量化备受关注，质谱仪的使用也就受到了相当重视，特别在一级结构测定上，更具有重要的应用价值。

三、氨基酸的制备

（一）从天然药物中提取分离　由于氨基酸易溶于水，难溶于有机溶剂，所以，自天然药物如中草药中提取氨基酸，通常用水或稀酒为溶剂。要除去提取液中的杂质，可应用离子交换层析或其他层析法（各种色谱方法和测定方法详见本章第五节）。鉴定可通过各种电泳或薄层色谱（包括双相层析）等方法。

（二）发酵生产　由于细胞内氨基酸的生成受到反馈机制的调节，不会过量蓄积。为了生产某种特定的氨基酸，通常利用微生物的营养缺陷型突变株来进行。例如，谷氨酸棒状杆菌高丝氨酸缺陷株中天冬氨酸－β－半醛可通过生成高丝氨酸中间体合成苏氨酸，也可合成赖氨酸。当苏氨酸合成受阻时，就可造成赖氨酸的蓄积。

（三）酶法合成　酶可以用于立体专一性地制备氨基酸。依据不同底物和反应类型可以应用多种不同的酶催化。例如：反丁烯二酸与氨在天冬氨酸酶催化下合成 L－天冬氨酸，后者则可在天冬氨酸脱羧酶作用下脱去 β－羧基得到 L－丙氨酸（图 15－8）。

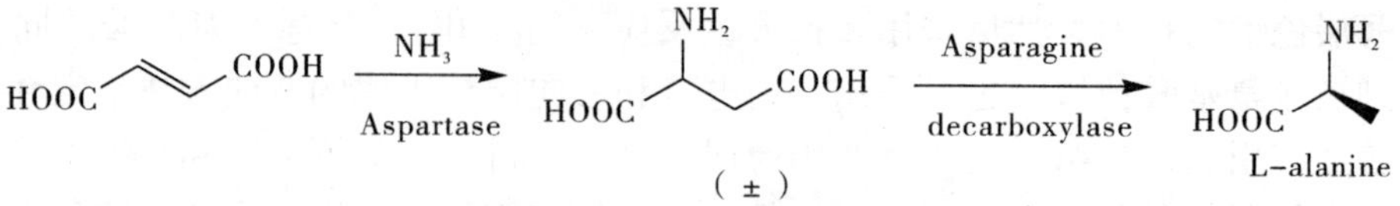

图 15-8 反丁烯二酸酶法催化合成 L-丙氨酸

（四）化学合成 化学合成经典方法（如 Strecker 法和 Bucherer 法等）合成的是外消旋的氨基酸，可用酶拆分得到光学活性的产物。不对称合成的方法则由 Corey 模拟生物体内由 VB_6 催化的转氨基反应过程，由 α-酮酸经亚胺中间体，水解后得到光学活性氨基酸，ee 值可达 90%或更高（图 15-9）。

（五）化学合成结合酶学方法制备光学活性氨基酸

1．拆分 拆分是指将消旋的氨基酸以化学试剂和/或酶处理，得到光学纯的 L-和 D-氨基酸。从理论上讲，这类方法对某种光学异构体的收率最高只有 50%。但是，通过对反应后不需要的另一半光学异构体的消旋化加以重复利用，可以提高总收率。这也是工业生产上常用的方法。

传统上消旋的氨基酸的拆分可以通过与手性酸或碱成盐，或与手性酰化试剂反应生成酰胺非对映异构体，或与手性醛反应生成 schiff 碱非对映异构体后，以结晶或色谱方法分离得到所需的非对映异构体，然后再将这一氨基酸衍生物转化为氨基酸就完成了拆分过程。

此外，近年来手性 HPLC 的迅速发展和成本不断下降，使得用 HPLC 分离消旋氨基酸得到单一光学异构体成为可能。但这一方法在生产上应用价值有限。

酶学方法对于消旋氨基酸的拆分有很好的效果，已成为工业生产多种氨基酸和取代氨基酸的重要方法，常用的酶包括乙内酰脲酶（hydantoinase）、酰胺酶（amidase）等。

2．不对称合成 不对称合成可以通过多种化学和酶学方法实现。下面举两个较重要的方法学例子说明。

（1）Corey 不对称合成法：Corey 的不对称合成方法是基于氨基酸生物合成途径中 α-酮酸的转氨基作用，设计了模拟 VB_6 转氨基作用的手性试剂 1。

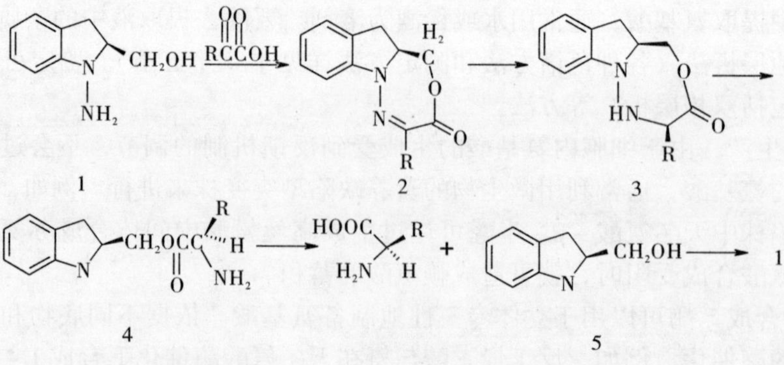

图 15-9 Corey 法不对称合成光活氨基酸

该手性试剂1与α-酮酸缩合后生成2，2可被立体选择性还原成为化合物3，3经水解得到光学活性的α-氨基酸合手性试剂前体物4，5经亚硝化和还原后可得到手性试剂1（图15-9），从而可以循环利用。

（2）氨基转移酶催化的不对称α-酮酸转氨基化：α-酮酸通过氨基化即得氨基酸。在体内这一反应是由氨基转移酶催化，通过与另一分子α-氨基酸经氨基转移完成的（图15-10）。利用这一反应，也可将化学上易得的α-酮酸用于制备低含量或非天然氨基酸。

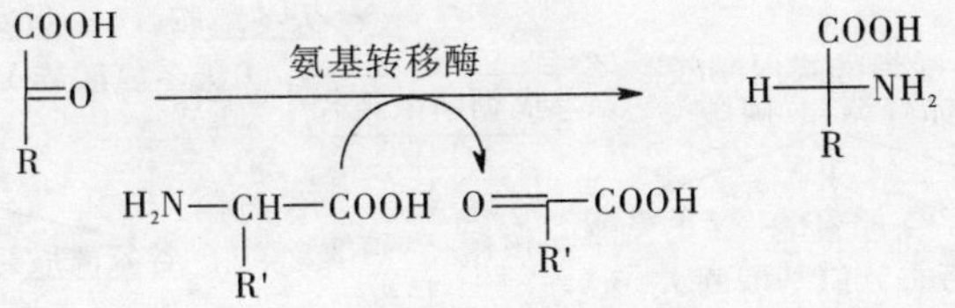

图15-10　氨基转移酶催化的不对称α-酮酸转氨基化

四、氨基酸的生物合成和降解

氨基酸在生物体内通常是由生物摄取的蛋白质降解而成。这些氨基酸可作为原料合成生物体所需的多肽和蛋白质，或是进一步生成其他化合物，如激素和某些维生素。

所有的高等植物和大多数细菌能够自已制备20种常用的氨基酸，但也有少数细菌和人类一样，不能合成某些氨基酸而需要从体外摄取。

（一）氨基酸的生物合成　不同生物合成氨基酸的起始物和种类不同。植物能够自行合成构成蛋白质的全部氨基酸，而人类和其他高等动物只能合成一部分，其余必须从外界获取。生物体不能自行合成而必须从外界获取的氨基酸称为必需氨基酸（essential amino acids），能够自行合成的氨基酸称为非必需氨基酸（nonessential amino acids）。人类的必需氨基酸包括苯丙氨酸、赖氨酸、亮氨酸、异亮氨酸、蛋氨酸、苏氨酸、色氨酸、缬氨酸、组氨酸和精氨酸10种。

尽管氨基酸合成能力在不同生物间存在差异，但合成途径仍存在共性。氨基酸碳骨架合成的起始物来源于几条重要代谢途径（如糖酵解、柠檬酸循环和戊糖磷酸途径等）的关键中间体，氨基基团多来源于谷氨酸的转氨基反应。根据起始物的不同，氨基酸的生物合成可以归纳为六族，即丝氨酸族、丙氨酸族、天冬氨酸族、谷氨酸族、芳香族氨基酸族和组氨酸，分族情况如图15-11所示。应当指出，各族氨基酸的生物合成途径并非孤立和绝对的。例如组成异亮氨酸骨架的6个碳原子，4个来自天冬氨酸，2个来自丙酮酸。又如赖氨酸在真菌中通过一条完全不同的途径，由α-酮戊二酸起始合成。而酪氨酸除了独立合成的途径外，还可以由苯丙氨酸羟化形成。

氨基酸的生物合成研究多以微生物为材料，并且一些成果得以在实践中应用。例如Ames等人使用大肠杆菌和 *Salmonella typhimurium* 的突变体为实验材料，揭示了组氨酸的生物合成途径。这个过程中涉及到 *Salmonella typhimurium* 的10种酶。这些酶被9个在基因序列上相连的基因所编码，并且被同一个单一操纵基因（即 *his* 操纵子）所控制。当培养基中缺乏组氨酸时，该细菌即可合成组氨酸；但在 *his* 操纵子突变的细菌变异体中，由于这些酶无法有效地组合发

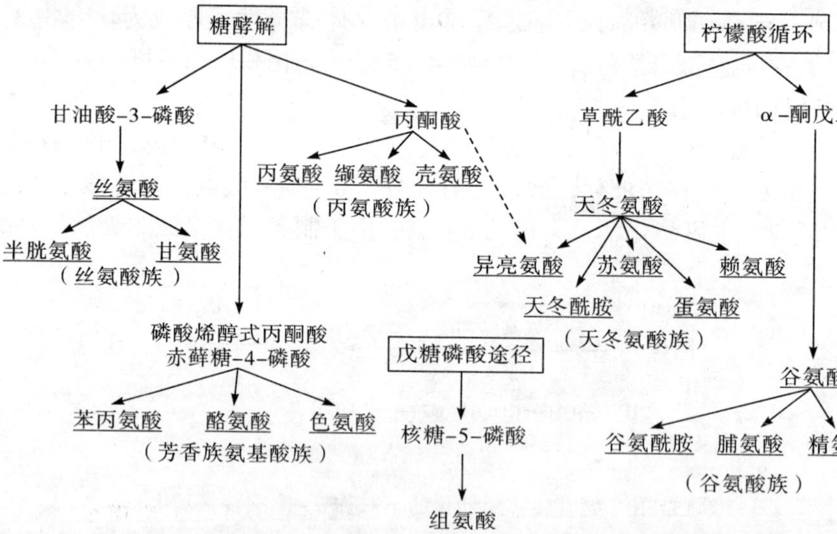

图 15-11　氨基酸生物合成的分族（起始途径用方框标注，合成的氨基酸用下划线标注。除甘氨酸外，合成的均为 L-氨基酸。）

挥作用，细菌变异体无法合成组氨酸。如果一种致突变物能恢复 *his* 操纵子的突变，那么细菌变异体合成组氨酸的能力得以恢复。这就是用于测试一种物质致突变能力的 Ames 试验的原理[4]。尽管它有一些缺陷，但仍然是应用最广的测试化合物致突变能力的方法。

（二）氨基酸的生物降解　每种氨基酸的降解方式都不同，但具有某些共同的特征。下面对降解的一些基本原则举例说明。

氨基转移酶催化氨基酸降解为 α-酮酸是大多数氨基酸所采用的降解方式。具体地讲，氨基转移酶含有辅酶 VB_6，VB_6 中的醛基可与 α-氨基酸的氨基缩合成醛亚胺（13），再异构化为酮亚胺（14），酮亚胺水解生成 α-酮酸和吡哆胺（15）。吡哆胺通过与 α-酮戊二酸反应重新得到 VB_6（图 15-12）。

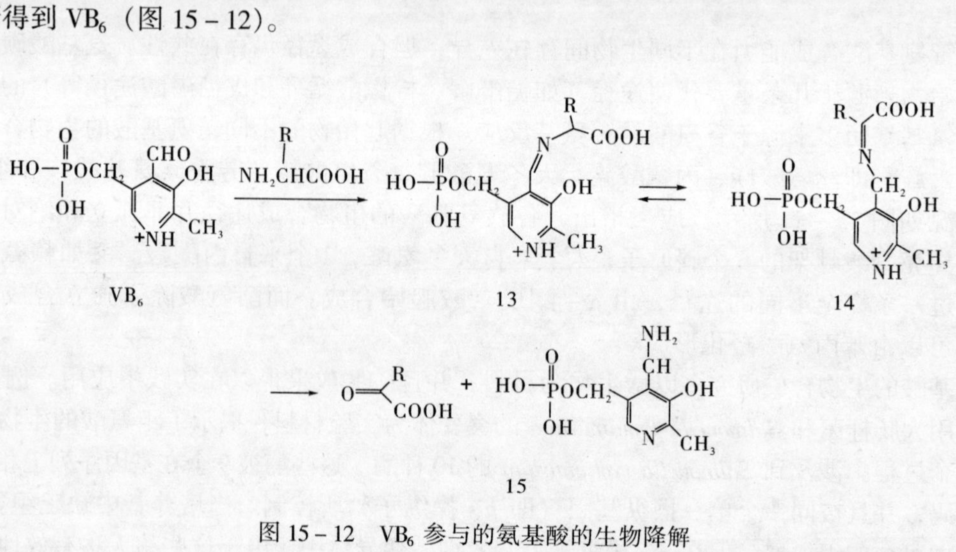

图 15-12　VB_6 参与的氨基酸的生物降解

α-酮酸进一步代谢的命运也各有不同。有的进入三羧酸循环可用于合成葡萄糖，有的则生成乙酰辅酶A用于合成脂肪酸。

此外，氨基酸也是多种生物小分子的前体，而且这些生物小分子都具有重要生物学作用。例如部分嘌呤和嘧啶就是从氨基酸演变来的。组胺是强烈的血管舒张剂，它是由组氨酸脱羧得到的。酪氨酸是甲状腺素和肾上腺素两种激素的前体，也是黑色素的前体，由苯丙氨酸羟化而来。神经递质5-羟色胺是从色氨酸合成的。甘氨酸则参与了血红素和叶绿素中卟啉环的生物合成。

五、氨基酸的药用实例

目前国内外氨基酸开发与生产已形成一个完整而崭新的工业体系。我国氨基酸生产始于1960年，即从首次研制蛋白水解液开始，迄今已能生产近20种氨基酸，基本解决了氨基酸输液（各种纯净的结晶氨基酸，特别是各种必需氨基酸和非必需氨基酸，按不同情况，配制成的氨基酸输液）原料的配套问题。临床上可代替水解蛋白注射液，用于抢救烧伤、外伤、手术等大出血引起的蛋白质消耗过多的垂危病人，其疗效大大超出水解蛋白液。

谷氨酸、精氨酸、鸟氨酸是临床常用的降血氨药物。氨是有毒物质，血氨升高是肝昏迷的重要发病原因之一，人体内解氨毒的主要途径是将氨转变成尿素，然后将其排出体外。由氨转变为尿素的代谢途径称为鸟氨酸循环，参与这个循环的全部酶都在肝脏中，当肝功异常时，鸟氨酸循环不能正常进行，解氨毒作用受到干扰而引起血氨升高，甚至肝昏迷。蛋氨酸有抗脂肪肝作用。赖氨酸被推荐为儿童、妇产科恢复期病人的优良营养剂。还有不少天然游离氨基酸具有不同的生理或药理作用，如驱虫（使君子氨酸）、降压（昆布氨酸）、杀蝇（口蘑氨酸）等。

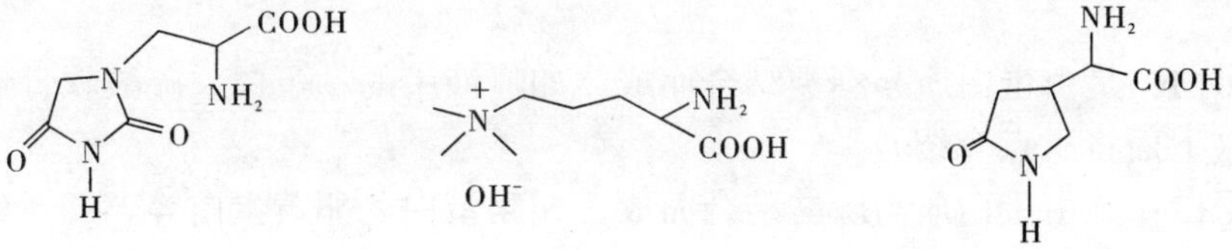

使君子氨酸　　昆布氨酸　　口蘑氨酸

图15-13　某些药用氨基酸的结构

第三节　蛋白质的分类和重要理化性质

一、蛋白质的分类

蛋白质种类非常多，为了方便研究，在蛋白质研究的不同历史时期，出现了许多分类的方法，如根据蛋白分子的形状、蛋白分子的组成和蛋白分子的溶解度等进行分类，上述分类方法均反映了当时的研究重点和水平。近十多年来，研究已经深入到了解蛋白质结构与功能相互关系的阶段，因此又提出了依据蛋白质的功能进行分类的方法。其他分类方法也在一定程度上反映了蛋白质的性质特征。各分类方法简要分述如下：

（一）根据蛋白质分子形状　可分为球状蛋白质、纤维状蛋白质和膜蛋白。

1．球状蛋白质：分子形状为球形，较易溶解，如血红蛋白、血清球蛋白等。

2．纤维状蛋白质：形状似纤维，不溶于水，如角蛋白、丝蛋白等。

3．膜蛋白：膜蛋白形状多样，但都包含一个或多个疏水区与膜脂结合。通常在较剧烈的条件下（如去垢剂、超声波等）才可以与膜脂分离，多为水不溶性，如血型糖蛋白等。

（二）根据蛋白质组成　根据蛋白质组成的繁简可分为简单蛋白质（或单纯蛋白质）和结合蛋白质（或缀合蛋白质）。简单蛋白质可根据物化性质如溶解度等进行分类。结合蛋白质可根据辅基成分来进行分类。

1．简单蛋白质　其组分只有α－氨基酸，自然界的许多蛋白质都属于此类。具体又可分为以下几类：

（1）清蛋白：又称白蛋白。易溶于水，如血清清蛋白、乳清清蛋白等。

（2）球蛋白：微溶于水而溶于稀中性盐溶液，如血清球蛋白、肌球蛋白和大豆球蛋白等。

（3）谷蛋白：不溶于水、醇及中性盐溶液，但溶于稀酸、稀碱，如米、麦蛋白。

（4）醇溶蛋白：不溶于水，溶于70%～80%乙醇，如玉米蛋白。

（5）精蛋白：溶于水和酸性溶液，呈碱性，含碱性氨基酸多，如鲑精蛋白。

（6）组蛋白：溶于碱和稀酸溶液，含精氨酸和赖氨酸较多，呈碱性，如珠蛋白。

（7）硬蛋白：不溶于水、盐、稀酸、稀碱溶液，如毛、发、蹄、角及甲壳的角蛋白和丝心蛋白以及腱和韧带中弹性蛋白等。

2．结合蛋白质　由简单蛋白质与非蛋白质物质结合而成，有下面几种：

（1）色蛋白：是由简单蛋白质与其他色素物质结合而成，如血红蛋白、细胞色素C和叶绿蛋白等。

（2）糖蛋白：是由蛋白质与糖类结合而成，如唾液中的粘蛋白、硫酸软骨素蛋白和细胞膜糖蛋白等（下面将重点介绍）。

（3）磷蛋白：是由蛋白质与磷酸结合而成，如酪蛋白、卵黄蛋白等。

（4）核蛋白：是由蛋白质与核酸结合而成，存在于一切细胞中。

（5）脂蛋白：为蛋白质与脂类结合而成，如血清α和β脂蛋白及作为细胞膜主要成分的脂蛋白。

（三）根据蛋白质的功能　蛋白质还可分为活性蛋白质与非活性蛋白质。

1．活性蛋白质　包括在生命过程中一切有活性的蛋白质及其前体，如酶、激素蛋白、运输蛋白、运动蛋白、贮存蛋白、保护或防御蛋白、受体蛋白、毒蛋白、控制生长和分化的蛋白质以及膜蛋白等。

2．非活性蛋白质　这类蛋白质对生物体起保护或支持作用。如硬蛋白。

还需要说明的是，在结合蛋白质中，有一类非常重要的蛋白质，即糖蛋白，需要给予特别关注。近年来由此发展出一门独立学科，即glycomics[5]（译为“糖组学”或“糖原组学”），其研究对象就是各种糖蛋白。

糖蛋白是一类由糖类同多肽或蛋白质以共价键连接而成的结合蛋白质。有关糖蛋白的研究是当前生物化学中的新兴课题。糖蛋白的重要性体现在它们多种多样的生物功能上，不少酶、激素、凝集素和干扰素本身就是糖蛋白。糖蛋白中有的是金属或化学基团的受体或载体，能转运其他物质或元素，如转铁蛋白能转运铁元素。糖蛋白是细胞膜的结构物质，也是细胞膜的功能物质，细胞的功能多与其所含糖蛋白有关。糖蛋白与免疫作用和血型区分也有关系。糖蛋白在自然界分布很广，一切动植物（包括菌类）组织、体液（包括组织液、分泌液）都含有糖蛋白，在生物体内发挥着催化作用、激素控制、免疫防御与调节、离子传递、血液凝固、表面保护、结构支持和润滑作用等。糖蛋白的非糖部分有的是多肽，有的是短肽链小肽。糖的部分有的只含一种多糖，有的含几个寡糖。组成这些糖基的糖有下列几种：戊糖有 D－木糖、L－阿拉伯糖；己糖有 D－半乳糖、D－甘露糖、D－葡萄糖；己糖衍生物有 N－乙酰－D－葡萄糖胺、N－乙酰－D－半乳糖胺、己糖醛酸和 L－岩藻糖（即 6－脱氧－L－半乳糖）；唾液酸（即乙酰神经氨酸）。

糖蛋白分子中含糖量差异很大（占相对分子质量的 1%～80%），有的糖基为二糖（如粘蛋白和胶原蛋白的糖基），有的为多糖。多糖糖基中有的为直链，有的是支链，有的是同多糖，有的是杂多糖，杂多糖糖基中有的含唾液酸。含糖基数少的糖蛋白每分子只含一个糖基，如核糖核酸酶等。含糖基数多的糖蛋白，每分子含的糖基可多至数百个，如颌下腺糖蛋白。糖基在肽链上的分布也不一致，不同糖蛋白有所不同，同一种糖蛋白肽链上的糖基的间距也不一致。糖蛋白的结构大多是由糖基的 C－1 与肽链中羟基氨基酸（如丝氨酸、苏氨酸、羟赖氨酸、羟脯氨酸）的 OH 基结合（O－糖苷键），或与天冬酰胺的氨基结合（N－糖苷键）。此外还有几种不常见的结合类型，由 Cys、Asp 的巯基（－SH）和羧基（－COOH）与糖基键合形成糖蛋白。多数糖蛋白都相当稳定，易溶于水。

二、蛋白质的重要理化性质

蛋白质是由氨基酸组成的高分子化合物，其理化性质一部分与氨基酸相似，如两性游离、等电点、呈色反应、成盐反应等；但也有一部分理化性质又不同于氨基酸，如高分子量、胶体性、沉淀、变性等。另外，蛋白质少数可呈结晶状态，多数可溶于水或形成胶体溶液，煮沸凝固则不溶于水，振摇产生泡沫等。

（一）蛋白质的两性电离和等电点　蛋白质是两性电解质，它的游离基团除末端氨基和末端羧基外，主要由侧链（R 基团）的游离基团构成。作为带电的颗粒，它可以在电场中移动，其移动方向取决于蛋白质分子所带的净电荷。蛋白质分子所带的净电荷，既取决于蛋白质分子组成中碱性氨基酸和酸性氨基酸的含量，也受所在溶液 pH 的影响，因为 pH 影响着这些基团的游离程度。与氨基酸类似，在酸性溶液中，蛋白质分子的酸性基团（羧基等）游离度减小，蛋白质偏于带正电荷而向负极移动，反之，当溶液为碱性时，则由于碱性基团（氨基等）游离度减小，蛋白质偏于带负电荷而向正极移动。但在溶液处于某一 pH 时，蛋白质游离成正负离子的趋势相等，即成兼性离子（zwitterion）。此时，蛋白质在电场中不移动，这个时候溶液的 pH 值称为蛋白质的等电点。也就是蛋白质不带净电荷时的 pH 即为此蛋白质的等电点。凡是碱性氨基酸含量较多的蛋白质，等电点偏碱性，如组蛋白、精蛋白等。反之，含酸性氨基酸较多或含有其他酸性基团，则等电点偏酸性，如胃蛋白酶等。在等电点时蛋白质比较稳定，其物理性质如导电性、溶解度、粘度、渗透压等皆最小，而且也不呈现电泳现象。通常可利用蛋白质在等电点时溶解度最小的特点来沉淀、制备或部分纯化蛋白质。

在同一 pH 溶液中，由于各种蛋白质所带电荷的性质和数量不同以及分子大小不同，它们在电场中的移动速度也有差别。可以利用这种性质来分离和分析蛋白质，如蛋白质电泳分析法。临床化验常用电泳分析血清或血浆中的清蛋白和球蛋白。检定蛋白质纯度也常用分析型电泳技术。

蛋白质的两性电离性质使其能成为人体及动物体中的重要缓冲剂，人体的正常 pH 就主要靠血液中的蛋白质（如血浆蛋白和血红蛋白）来调节。

（二）蛋白质的高分子性质　蛋白质是高分子化合物，其分子量变化范围很大，大者可达数千万（如烟草花叶病毒），小的也有 1 万左右（如胰岛素）。因此，蛋白质具有许多高分子性质。

1. 扩散　将溶质放在可使其溶解的溶剂中，溶质分子便会向溶剂的各个方向移动，最终达到在溶剂中均匀地分散，即分子扩散。分散速度取决于分子颗粒的大小和形状。蛋白质是大分子颗粒，所以它在溶剂中的扩散比一般小分子溶质要慢。蛋白质分子形状基本上不对称，而分子的不对称程度越大，扩散也越慢。一般蛋白质溶液通过自由扩散，基本上可以达到均匀分布，一般重力作用还不至于造成蛋白质颗粒在溶液中分布不均。但若把蛋白质溶液放在强大的离心力场里，蛋白质颗粒会沉降，各种蛋白质沉降所需的离心力场不同，分子量较小的离心力大，分子量大的离心力小，利用该原理可用超离心法来分离蛋白质及测定其分子量。

2. 粘度　高分子蛋白质溶液有较大的粘度，而且粘度随着蛋白质分子不对称性增加而增加，例如，当蛋白质发生变性时，由于肽链展开，分子不对称性增加，其溶液粘度比同浓度的天然蛋白质增加数倍。

3. 不透过性　蛋白质分子一般不能透过半透膜，因此，可利用半透膜来分离、纯化蛋白质。这就是一般讲的透析。

（三）蛋白质的变性　蛋白质的严密结构决定了蛋白质的功能和性质。因某些物理和化学因素的作用，使蛋白质严格的空间构象受到破坏（不包括肽链的断裂）而引起蛋白质若干理化性质和生物学性质的改变，这就是蛋白质的变性作用。如加热（主要破坏了氢键）、高压、酸碱、有机溶剂（会降低蛋白质溶液的介电常数）、光、尿素、剧烈振荡及表面张力等均可引起蛋白质变性。

蛋白质变性有可逆或不可逆的，实验证明，一些变性后的蛋白质，如果不超过一定限度，可以设法经过适当处理后，重新转变到天然状态而恢复生物活性。如天然的核糖核酸酶被 8M 尿素和 β-巯基乙醇还原而失去活性，如果用透析、空气氧化去除尿素和 β-巯基乙醇，可以恢复其原有的构象。当然，有些蛋白质变性是不可逆的，如卵清蛋白酸变性后，再将酸中和，亦不能恢复原状。总之，变性的可逆与否与导致变性的因素、蛋白质的种类和蛋白质分子结构的改变程度等都有关系。蛋白质的提取、分离、纯化等技术，也在于选择合适的条件与不同的处理方法，使需要的蛋白质保持天然状态和活性，而不需要的蛋白质却因变性等原因使溶解度降低而除去。平常我们消毒所用的乙醇、紫外线、高压等灭菌手段，其原理也在于使细菌所含的蛋白质变性而失活。总之，在蛋白质的研究过程中，为了防止变性发生，我们常采取低温操作，避免酸碱度太高或太低，避免使用变性试剂等，而为了利用变性除去蛋白质或杀死病菌，我们又必须巧妙地利用这些条件。

（四）蛋白质的沉淀　蛋白质从溶液中析出的现象即为蛋白质沉淀。蛋白质可因加酸、醇、中性盐、重金属盐类或生物碱试剂而沉淀，沉淀出来的蛋白质有时是变性的，但如果控制实验条件，如低温或使用温和的沉淀剂，就可以得到不变性的蛋白质沉淀。

1．盐析　在蛋白质溶液中加入大量中性盐，以破坏蛋白质的胶体性，减低蛋白质与水的亲和力而使蛋白质沉淀，从水溶液中析出，此作用即为盐析。该作用在制备蛋白质上甚为重要。常用中性盐为硫酸铵、硫酸钠、氯化钠等。盐析时若溶液 pH 在蛋白质的等电点则效果最好。

2．重金属盐沉淀　重金属离子如汞、铅、铜、银等可与蛋白质结合成盐沉淀，沉淀的条件以 pH 稍大于等电点为宜（在碱性条件下），因为此时蛋白质分子有较多的负离子，易与重金属离子结合成盐，产生重金属蛋白盐沉淀。重金属盐沉淀的蛋白质往往是变性的，但若在低温条件下，控制重金属离子浓度，则也可以用于分离、制备不变性的蛋白质。临床上利用蛋白质能与重金属盐结合这个性质，抢救误服重金属盐而中毒的病人，如铅中毒或汞中毒的病人即给以口服大量蛋白质，然后用催吐剂将结合的重金属盐呕吐出来而解毒。

3．生物碱试剂与某些酸类沉淀蛋白质　蛋白质可以与生物碱试剂（如苦味酸、单宁酸等）以及某些酸（如三氯醋酸等）结合成不溶性盐而沉淀。因一般条件下生物碱试剂皆为酸性物质，沉淀的条件应当是 pH 小于等电点。在这样条件下，蛋白质带正电荷，易与带负电荷的酸根负离子结合为溶解度小的盐类而沉淀下来。

4．有机溶剂沉淀蛋白质　可与水混合的有机溶剂如乙醇、甲醇、丙酮等，破坏蛋白质胶粒上的水化层而使蛋白质沉淀。在常温下，有机溶剂沉淀蛋白质往往引起变性，若在低温条件下则变性进行得缓慢。在低温下利用有机溶剂沉淀制备蛋白质的优点在于溶剂易于除尽，在保存活性同时不会像盐析那样存在大量盐类，必须经透析除去。

5．加热凝固　将接近等电点的蛋白质溶液加热，可使蛋白质发生凝固而沉淀。热凝首先在于加热使蛋白质变性，有规则的肽链结构打开呈松散不规则的结构，分子不对称性增加，疏水基团暴露，进而凝聚成凝胶状的蛋白质块（如鸡蛋煮熟后的状态）。

（五）蛋白质的呈色反应　蛋白质分子组成中的某些氨基酸残基的官能团及蛋白质分子的肽键，可以借某些化学反应显色。

1．双缩脲反应　凡化合物含有两个以上肽键结构都有反应。肽键在碱性溶液中与硫酸铜反应，产生紫色（或紫红色反应），该紫色物质是铜与肽键结合所产生的络合物。这是所有蛋白质皆有的反应，也可鉴定蛋白质水解是否完全。

2．茚三酮反应　此反应是肽链末端氨基的反应，可用于蛋白质、肽类定性与定量。

3．丹酰化反应　蛋白质的末端氨基在碳酸氢钠存在下，易与丹酰氯试剂反应，生成磺酰胺衍生物，具有很强的黄色荧光。

（六）紫外吸收　由于在组成蛋白质的氨基酸中，色氨酸、酪氨酸、苯丙氨酸等带有苯环结构。它们在紫外 280nm 有特异吸收，可用于估测总蛋白的含量。

第四节 蛋白质的分子结构及结构与生物功能的关系

一、蛋白质的分子结构

（一）肽键与肽链 根据蛋白质的水解过程及对水解物的分析、X－射线衍射分析和多肽蛋白质的人工合成等，均表明蛋白质中的氨基酸是以肽键（peptide bond）相互连接的。肽键是现在公认的蛋白质分子中氨基酸连接的基本方式，由一个氨基酸的α－羧基与相邻的另一个氨基酸的α－氨基脱水缩合而成（见图15－14）。很多氨基酸以肽键形式结合而形成直链化合物，就是多肽。氨基酸缩合为肽之后，在肽链的两端有未缩合的α－氨基和α－羧基，它们分别称为末端氨基和末端羧基，即肽链的N－末端和C－末端。在多肽链中，一个氨基酸单位称为一个氨基酸残基（residue）。一个多肽链是有方向的，氨基端被认定为多肽链的头，多肽链中氨基酸顺序从氨基端的氨基酸残基写起。肽有开链、分支开链及环肽等。肽类结构的复杂性介于氨基酸和蛋白质之间，其化学性质与氨基酸相似，但由于α－氨基和α－羧基已经缩合，所以各氨基酸残基的侧链R对肽的性质的影响就更突出，随着组成肽的氨基酸残基（R）的性质不同，肽的性质和功能都有很大差别。

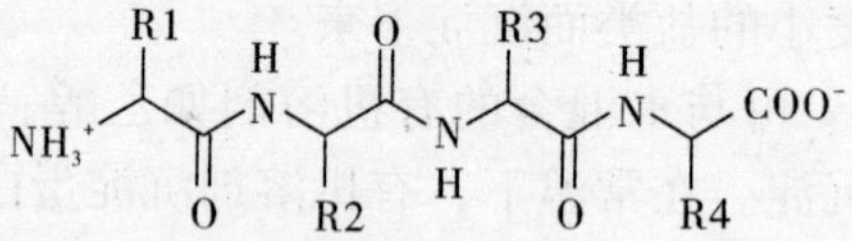

图15－14 氨基酸通过肽键连接形成的四肽

如前所述，肽的双缩脲反应是氨基酸所没有的一个颜色反应，为肽和蛋白质所特有。多肽其他的化学反应和氨基酸类似，即其中游离的α－氨基，α－羧基和R基，可以发生与氨基酸中相应基团的类似反应。

蛋白质部分水解后所得到的各个肽片段，只要水解过程中对碳原子不发生消旋，就具有旋光性。

（二）稳定蛋白质分子构象的作用力 蛋白质结构中除含有肽键和二硫键等共价键之外，还含有其他作用力，如氢键、离子键、疏水键等。这些作用力通常称为次级键，在形成和维持蛋白质构象中起着重要作用。

1．二硫键 两个半胱氨酸残基的侧链之间可以形成二硫键。二硫键也叫二硫桥，它可以使两条单独的肽链共价交联起来（链间二硫键），或使一条链的某一部分形成环（链内二硫键）。它对于具有二硫键的蛋白质的构象保持起很大作用。假如蛋白质中所有的二硫键相继被还原，将引起蛋白质的天然构象改变和生物活性丧失。

2．氢键 氢键在维持蛋白质的结构中起着极其重要的作用，但它比蛋白质中其他键，如肽键、二硫键等都要脆弱，易受外界环境影响而有所改变，从而显著地影响到蛋白质的理化性质和生物活性。蛋白质中的氢键是由分子中氢原子和负电性较强的原子，如氧、氮等原子相互吸引而形成。氢键的特性是方向性和饱和性，形成氢键的羰基的C、O原子和亚氨基中的N、H原子倾向于在一条直线上。氢键键能只有约8 kcal/mol，但因为整个分子内形成氢键的非常多，所以它对整个分子的贡献很大。总之，它对维持蛋白质的二、三、四级结构的完整性以及功能反应的灵活性，具有十分重要的意义。

3. 离子键 离子键又称盐键。它是正电荷与负电荷之间的一种相互作用。蛋白质分子中的一个特点即两性电离性质，同一分子中，具有各种各样带电荷侧链。这些带电基团除了静电吸引之外，在结构与环境适合条件下，就会形成坚固的离子对，即离子键。也就是指正负离子所带的相反电荷间的相互静电作用。如赖氨酸、精氨酸等氨基酸的侧链氨基和肽链的末端氨基所形成的正离子很易与谷氨酸、天冬氨酸侧链羧基或肽链的末端羧基所形成的负离子形成离子键。近年的研究指出，蛋白质分子中的离子键，绝大多数分布在分子表面，与介质水分子发生电荷－偶极之间的相互作用，形成排列有序的水化层，这对稳定蛋白质的构象有着一定的作用。因为离子键亲水性强，这就可以解释许多蛋白质易溶于水的特性。离子键对稳定蛋白质三级结构作用较小。在高离子强度、pH过高或过低时，氨基酸残基的解离状态发生变化，破坏了离子键的形成，是蛋白质变性的原因之一。

4. 范德华力 范德华力指中性分子或原子内偶极子之间微弱的相互作用力，可分为引力与斥力，其中共有三种表现形式：

（1）极性基团间的偶极－偶极作用。

（2）极性基团间的偶极与非极性基团间的诱导偶极之间的作用。

（3）非极性基团间的诱导偶极之间的作用。

引力与距离的六次方成反比，但相距过近又产生斥力。引力与斥力的平衡点称为范德华半径。该力对维持三、四级结构具有一定贡献。

5. 疏水键 疏水键又称非极性键，疏水作用力。氨基酸残基侧链上的非极性基团有一种自然避开水相相互群聚在一起的趋势，在分子内形成一个团簇藏于蛋白质分子内部或非极性区而脱离分子表面的水溶液环境。也就是说，这些基团在分子内紧密相邻、彼此吸引，形成疏水键，所以在维持蛋白质的三级结构方面起很突出的作用。疏水相互作用其实并不是疏水基团之间有什么吸引力的缘故，而是疏水基团或疏水侧链出自避水的需要而被迫接近。许多亲水的球状蛋白质的三级结构都是内部含有大量的非极性氨基酸侧链，而其表面则含有极性侧链。疏水力在室温下通常随着温度升高而增加，但超过某一特定温度（通常40～60℃）后反而减弱。

6. 配位键 配位键是两个原子之间由于原子单独提供电子对形成的特殊共价键。金属离子通过配位键参与稳定蛋白质的三、四级结构，它在参与氧化还原反应的蛋白质中如血红蛋白、细胞色素C、细胞色素P450中有十分重要的作用。

总而言之，维持蛋白质分子构象的主要是一些次级键，如离子键、氢键、疏水键、范德华力等，它们的键能虽然弱，但它们相互作用的数量大，叠加在一起就成为维持和稳定蛋白质空间结构的不可忽视的作用力。此外，二硫键和配位键在某些蛋白质分子中也参与稳定三、四级结构。

（三）蛋白质结构的不同层次 多肽是由氨基酸借肽键线性连接起来形成的共价多肽链。分子量较大的蛋白质，往往是由一条或多条肽链组成的亚单位（subunit，亦称亚基）聚合起来的聚合体。某些蛋白质分子中还存在有特定的非氨基酸组分，如多糖、脂类、核苷酸、维生素衍生物、金属离子等。

根据长期研究蛋白质结构的结果，已确认蛋白质的结构从不同层次和结构水平可分为一级、二级、三级和四级结构。

1. 一级结构　又称初级结构或蛋白质的化学结构。是指氨基酸如何连接成肽链以及氨基酸在肽链中的排列顺序。在一级结构中，一致公认肽键（－CO－NH－）是主要连接键，而多肽链（由多个氨基酸以肽键结合形成的长链）无疑是一级结构的主体。

2. 二级结构　蛋白质的二级结构是指借助主链（不包括侧链）的氢键形成具有周期性的构象。根据已有的实验证明，多肽链的二级结构主要是α－螺旋结构（α－helix），其次是β－折叠结构（β－pleated sheet），还有β－转角（β－turn）等。

3. 三级结构　蛋白质三级结构是指一条肽链（包括主链和侧链）完整折叠而形成的构象。

4. 四级结构　是指有多条肽链寡聚形成的蛋白质分子中，各亚基间相互作用，形成的构象。

（四）蛋白质各个层次的结构　随着蛋白质化学研究的进展，目前认为在二级结构和三级结构之间应加入超二级结构和结构域（domain）。超二级结构指的是二级结构的基本单位相互接近，在侧链基团次级键的作用下彼此靠近而形成有规律的二级结构聚集体。结构域指的是在一条肽链内折叠成的局部结构紧密的区域。下面分述各个层次的结构：

1. 蛋白质的一级结构　指多肽链的基本连接方式（即氨基酸与氨基酸的连接方式）和氨基酸残基在肽链中的排列顺序。由于蛋白质的种族特异性很高，而且不同的蛋白质晶体常具有不同的晶形，表明蛋白质分子中的氨基酸排列顺序有一定的规律性。首先开展的这方面工作为英国科学家、诺贝尔奖得主 F. Sanger 对胰岛素氨基酸排列顺序的研究。1953 年他们首次测定了胰岛素的全部 51 个氨基酸残基的排列顺序。这项耗时十年的研究成果是生物化学的一个重要突破。其后的工作证实，蛋白质的一级结构对于分子的构象及其功能至关重要。

随后许多蛋白质的一级结构陆续被揭示，组成蛋白质的 20 种氨基酸，各具特殊的侧链，其理化性质和空间构象各不相同，因此，由不同的氨基酸序列组成的肽段的立体形状和理化性质是不同的。为了便于查找和分析研究，有人把它们分类整理后全部贮存于计算机中，即蛋白质数据库，就可方便地应用计算机查找出某一种特定蛋白质的来源和一级结构等。

一级结构具有三个特性：

（1）组成肽键的四个原子和相邻的两个 C_α 处于同一平面，即酰胺平面或肽平面；

（2）肽键具有部分双键性质，不能自由旋转。键长 0.1325nm，介于 0.147nm（C－N）和 0.127nm（C＝N）之间；

（3）反式结构是最常见的构型。只有 Pro 因顺式和反式能量差异不大，有时呈顺式。

（A，trans）　　（B，cis）

图 15－15　反式（A）和顺式（B）构型肽键

在两个相邻的肽平面中间隔有一个 C_α 原子，它们与 C_α 的夹角分别定义为 ϕ 和 Ψ。当 ϕ 和 Ψ 为 +180°时，肽链处于完全伸展状态；当 ϕ 和 Ψ 为 0°时，一个肽键的 C=O 的 O 与另一个肽键的 NH 的 H 处于重叠状态，因此只能以螺旋形式存在。ϕ 和 Ψ 可在 0°~180°之间变化，但并非所有的（ϕ，Ψ）组合都是可能的。也就是说，在用 ϕ 和 Ψ 为横纵座标表示构象可能性的 Ramachandran 图中，只是一部分而不是全部的空间都被占领。

2. 蛋白质的二级结构　蛋白质的二、三、四级结构又称为高级结构、空间结构、构象。蛋白质的二级结构主要指的是蛋白质主链折叠所形成的有规则重复或无规则但有稳定结构的构象。多肽链能否折叠成一个规则的重复结构呢？1951 年 Pauling 和 Corey 提出两个周期性多肽结构，称为 α-螺旋和 β-折叠片。

（1）α-螺旋（α-helix）结构：是一个棒状结构，紧密卷曲的多肽主链形成棒的内部，而侧链以螺旋式的排布向外伸展。这一结构具有以下几个要点：①肽链如螺旋样盘卷前进，螺旋每转一圈，上升 3.6 个氨基酸残基，每圈的高度相当于 0.54 nm；②每个氨基酸残基沿轴上升 0.15 nm（1.5 Å），沿轴转 100 度；③每个残基的 N-H 与前面隔 3 个残基的 C=O（第四个残基上的）形成氢键。这种氢键就是 α-螺旋稳定存在的原因，即每隔 4 个单位形成一个氢键。

α-螺旋是蛋白质中最常见的、含量最丰富的二级结构。可分为左手和右手螺旋，天然中绝大多数为右手螺旋，只有极少数如嗜热菌蛋白酶的 226~229 位残基构成左手螺旋。

α-螺旋是一种典型的螺旋，此外，还发现若干不典型螺旋。用“S_N”表示，S 为每圈螺旋包含的氨基酸残基数，N 为氢键所封闭的环的成环原子数，因此，α-螺旋可写成 3.6_{10}-helix，其他的不典型螺旋有 3_{13}-helix，4.4_{16}-helix（π-helix）。

（2）β-折叠（β-sheet）结构：是一种肽链相当伸展的结构，多肽链的肽平面之间呈手风琴状折叠。它依靠两条肽链或一条肽链内的两段肽链之间的 C=O 与 N-H 形成氢键而成。β-折叠结构的肽链几乎是完全伸展的，残基交替处于片层的两侧，并且与片层相邻的两个平面的交线近似垂直。

β-折叠有两种类型，一种是平行式，一种是反平行式。平行式即组成折叠的所有肽链的 N 端都在同一侧，反平行指组成的肽链 N 端和 C 端交替排列。平行折叠的残基相距 0.65 nm，反平行则为 0.70 nm，说明前者折叠得更明显。反平行折叠在能量上更稳定，原因是形成氢键的 N、H、O 几乎处于同一直线，这样形成的氢键最强，如丝心蛋白。

有些蛋白质主要由 α-螺旋结构组成，而另一些蛋白质中大部分是 β-折叠结构，典型的球蛋白是一束沿着半径方向来回伸展的 β-折叠结构，表面则覆盖着 α-螺旋。

（3）β-转角（β-turn）：这是球形蛋白质中发现的又一种二级结构，该结构能使多肽链 180°折回，包含三个肽键。β-转角中弯曲处的第一个氨基酸残基的 C=O 和第四个氨基酸残基的 N-H 之间形成一个氢键，产生一种不很稳定的环形结构。脯氨酸是一个特殊氨基酸，它没有氨基，只有亚氨基，亚氨基在肽键中能妨碍螺旋的形成，因此，它所在部位的肽键会拐弯而改变方向，这就是在肽键转折之处往往有脯氨酸存在的原因。β-转角中还常含有甘氨酸，这是因为其侧链小（H 原子），易于改变构象。

（4）无规则卷曲（random coil）：除了上述三种规律性的二级结构外，还有大量不规则的结构片段称为无规则卷曲。在球蛋白中即大量存在无规则卷曲，它使蛋白质从整体上呈球状。

(5) 胶原三股螺旋：是一种目前只在胶原蛋白中存在的特殊二级结构，是三股左手螺旋绞合在一起的右手螺旋结构。

3．超二级结构、结构域和模体　超二级结构和结构域是蛋白质分子构象中二级结构及三级结构之间的一个层次。

(1) 超二级结构：在多肽链内，相邻的二级结构单元，通常在三维空间彼此靠近，相互作用，形成规则的二级结构聚集体，充当三级结构的部件，称为超二级结构。超二级结构在结构的组织层次上高于二级结构，但没有构成完整的结构域。结构域的组织层次介于超二级结构和三级结构之间。已知的超二级结构有三种基本组合形式，即α－螺旋的聚集体（αα）、α－螺旋和β－折叠的聚集体（βαβ）和β－折叠的聚集体（βββ）。

(2) 结构域（domain）：1970年Edelman提出结构域概念。它是位于超二级结构和三级结构间的一个结构层次。结构域是球状蛋白质的折叠单位。在超二级结构的基础上，较长的多肽链往往进一步折叠形成几个相对独立的致密的三维实体，即结构域。多肽链折叠的最后一步是结构域的缔合。常见的结构域含40～150个氨基酸残基，最多可含400个以上的残基。短的多肽链如果仅有一个结构域，此蛋白质的结构域和三级结构即为同一个结构层次。较大的蛋白质往往含有2～3个或多个结构域。结构域可能是相似的，也可能是完全不同的。结构域是多肽链中相对独立的结构。

(3) 模体（motif）：在蛋白质的高级结构中存在着某些立体形状类似的局部区域，被称为模体（motif）。模体之间的大小差别很大，可能属于从超二级结构到三级结构的不同蛋白质结构水平。因此模体不算一个固定的蛋白质结构层次，而是一种把蛋白质立体结构分类的简便方法。模体的结构与功能的关系是结构生物学中重要的研究课题。例如发现DNA结合蛋白中常出现“锌指”（zinc finger）模体，Zn^{2+}与多肽β－发卡类型区域内的四个半胱氨酸通过配位键而折叠成ββα构象。这种构象对蛋白与DNA的结合至关重要。不过，科学家们对模体结构与功能之间的关系还了解得比较少，有待更广泛的研究。

4．蛋白质的三级结构　三级结构是一条多肽链的完整的构象，包括全部的主链和侧链的专一性空间排布，是在结构域的基础上进一步折叠而形成的结构。换句话说，蛋白质的线状、螺旋状和片层状结构，往往还要进一步卷曲折叠起来，成为一种看上去很不规则而实际上具有一定规律性的三维空间结构，即三级结构。蛋白质的肽链虽然很长，但由于反复折叠的二、三级结构存在，多数蛋白质分子最终呈现球形或椭圆形的空间构型。所以，三级结构指的是多肽链进行多重卷曲或折叠以形成复杂的、比较紧密的结构。

尽管每个蛋白质分子都具有其独特的三级结构，但仍然具有一些基本特征：①一条多肽链往往是由一部分α－螺旋，β－折叠，β－转角和无规则卷曲形成的紧密球状体，各种α－螺旋和β－折叠的亚型均可出现，只是含量不同，螺旋与螺旋、折叠与折叠，以及螺旋与折叠之间往往是无规则卷曲；②大多数非极性侧链埋在分子内部形成疏水核，极性侧链则在表面形成亲水区。极性基团的种类、数目和排布决定了蛋白质的功能；③蛋白质分子表面附近往往有一个内陷的空穴，多为疏水区，能容纳小分子配体或大分子配体的一部分。酶分子中的这种部位就是活性部位。

蛋白质结构的相似性还反映了一种物理效应——手性效应或手性倾向。这种效应在各级结构中均有表现，如一级结构中L－型氨基酸占优势，二级结构中右手螺旋为主，三级结构中在二级结构的连接和β－折叠的几何特征也是以右手连接和扭曲为主。

5．蛋白质的四级结构　两条或两条以上的具有独立三级结构的多肽链，主要以次级键缔合在一起，形成一个非常稳定的构象，称为蛋白质分子的四级结构。组成四级结构的多肽链称为亚基，多个亚基组成的蛋白质为寡聚蛋白质。一般来讲，这些亚基单独存在时没有生物活性，只有缔合成完整的四级结构才具有生物学活性。因此，寡聚蛋白质的四级结构对其生物学功能具有重要的作用。在寡聚蛋白中，亚基是独立的结构单位，但不是独立的功能单位。有些蛋白质分子没有四级结构，只有三级结构就具有生物活性。通常这样的蛋白质为单链构成，但也有例外，如胰岛素分子由两条多肽链A和B链以二硫键共价连接构成。判断一条肽链是亚基还是分子的另一关键是它是否是一个完整的功能单位。构成蛋白质分子的亚基种类，可以是相同的也可以是不同的，亚基数目从两个到几十，几百个不等。

通常亚基间通过非共价键缔合，不过也有一些通过二硫键连接的多肽链，每条链也称为一个亚基。例如胰岛素的两条链，分别称为α和β亚基（或A和B链），免疫球蛋白（抗体）由四个亚基组成（$\alpha_2\beta_2$），亚基间由二硫键相连。因此，二硫键也被看作稳定四级结构的作用力之一。

亚基的空间排布主要有以下几种方式：

（1）线状对称排布：亚基排成一列，形成线性缔合体，若连续加入亚基，线性结构还会沿线性方向平移延伸。如微管原纤丝。

（2）环状对称排布：各个亚基排布在多边形的各个角上，如精氨酸脱羧酶（五聚体）。

（3）多面体对称排布：各个亚基排布在多面体的各个顶点上，如血红蛋白（4个亚基，正四面体），一种噬菌体外壳蛋白（60个亚基，正20面体）。

（4）螺旋状对称排布：亚基沿螺旋轴方向先平移后转动。每平移一个亚基转动360°/n，可得n次螺旋，如F－肌动蛋白。

二、蛋白质结构与生物功能的关系

蛋白质的性质与生物功能是以其结构为基础的。各种蛋白质虽然都是由20种左右的α－氨基酸所组成，但它们分子中的氨基酸种类、排列次序、肽链的多少和空间结构等各不相同，并都具有各不相同的特定的生物功能。所有的这些功能都与特定的结构相联系。蛋白质分子的一级结构是形成高级结构的物质基础，而蛋白质的生物功能是蛋白质分子特定的天然构象所表现的性质或具有的属性。因此研究蛋白质分子的结构与功能的关系，是从分子水平上认识生命现象的一项重要任务。

（一）蛋白质的一级结构决定蛋白质的高级结构　每一种蛋白质都有其独特的氨基酸顺序和相对应的特定的高级结构（三维结构），因此，蛋白质的高级结构必定与蛋白质的一级结构关系密切。20世纪60年代，美国科学家进行的牛胰核糖核酸酶在失活后又恢复生物活性的实验，证明了蛋白质高级结构由其一级结构决定。天然核糖核酸酶是由124个氨基酸残基组成的一条肽链的蛋白质，含有4对S－S键，若在弱碱性条件下，再加入8M尿素和β－巯基乙醇后，在氧的参与下，4对二硫键会全部断裂，巯基呈游离状态，酶分子本身也处于一种无规则卷曲结构，酶活性全部丧失，溶液粘度增加，分子的溶解度降低。如果用透析法将尿素和β－巯基乙醇除去，巯基被空气中的氧重新氧化，4对－S－S－键又自然地重新形成，恢复到原来的结构，核糖核酸酶活力几乎100%地逐渐恢复。恢复后的蛋白晶体与天然蛋白晶体有着同样的性质和同样的X射线衍射图谱。

（二）蛋白质的一级结构与生物功能的关系

1．同源蛋白质的种属差异与生物进化　同源蛋白质（homologous protein）是指在不同的有机体中实现同一功能的蛋白质。例如血红蛋白在不同的脊椎动物中行使相同的输氧功能。不同种属来源的同源蛋白质一般具有相同长度或接近长度的多肽链。同源蛋白质的氨基酸顺序中有许多位置的氨基酸对所有的种属来说都是相同的，称不变残基或保守区。但是，其他位置的氨基酸在不同种属有相当大的变化，因此称可变残基或非保守区。

种属差异研究得比较多的蛋白质，最早的有胰岛素和血红蛋白，但很快细胞色素C占据了重要位置。这是因为在需氧代谢的生物体中，细胞色素C作为传递电子的重要载体广泛存在于从菌类到人类需氧生物细胞的线粒体膜内，因此，它是研究蛋白质分子进化的好材料。细胞色素C是一种含血红素辅基的单链蛋白质。当前，从脉孢菌、酵母菌等低等生物到人类，已有60多种生物的细胞色素C分子的一级结构已经清楚。另外，它容易被结晶，亦可以用X射线衍射法分析确定它的高级结构。大多数种属的细胞色素C，分子量约为12500，含100个氨基酸左右，在它们肽链中的27个位置的氨基酸残基都是相同的，这些氨基酸在肽链中均为保证细胞色素C功能的关键部位。通过细胞色素C晶体结构的测定，发现不同种属细胞色素C的一级结构虽有相当大的变化，但它们的高级结构即构象基本不变。从不同种属细胞色素C残基的变化情况看，发现亲缘关系越近，氨基酸残基的差异数越少。例如，以人的细胞色素C的一级结构为标准加以比较，黑猩猩的细胞色素C一级结构完全相同，马相差12个氨基酸残基，酵母相差44个氨基酸残基。

2．蛋白质的家族、超家族和亚家族　由于一级结构已知的蛋白质中仅有约5%的高级结构被解析出来，所以经常采用的方法是以蛋白质序列同源性（相似性）比较为依据，对蛋白质进行分类，从而出现了蛋白质的家族、超家族和亚家族的概念。通常认为蛋白质序列同源性低于15%的为非同源性蛋白，高于30%的才认为是同源性蛋白，介于15%～30%的则为半同源性蛋白。如果蛋白质一级序列中氨基酸残基的组成相同$<50\%$，则这些同源性蛋白属于同一超家族；如果同源性$>50\%$，则这些蛋白属于同一家族；亚家族中蛋白的同源性$>80\%$。一个超家族可以包含若干家族。

3．蛋白质一级结构变异与分子病　分子病是先天性遗传性疾病。随着科学家们对一级结构研究的深入，对于这类疾病的病因有了进一步的了解。镰刀形、红细胞贫血病是最早被认识的一种由遗传基因突变引起的分子病。患者一般寿命不长，有的在儿童期就死亡了。患者往往严重贫血，显微镜下可观察到有相当一部分红细胞的形状是长薄的镰刀或新月状的异常形态。这种变形的红细胞寿命缩短，而且镰刀形红细胞易堵塞小血管，使循环受到损害，伤及多种器官，特别是骨骼和肾脏。

正常人的血红蛋白（HbA）同镰刀状细胞贫血病血红蛋白（HbS）经胰蛋白酶处理后，进行指纹图谱分析，仅发现一个肽斑位置异常，回收此肽斑，做氨基酸顺序测定，结果证明它们之间的差异仅仅是β-链上的一个氨基酸残基。HbS的每一个β-链表面都具有密集的疏水支链。这些疏水支链使HbS分子聚合形成长链，由许多长链进一步聚集成许多股螺旋，将红细胞挤扭成镰刀状，导致其氧结合能力过于低下而发生贫血。有学者用电泳方法检验了正常人的血红蛋白和镰刀形红细胞贫血病患者的血红蛋白，发现它们的电泳迁移率是有差异的，也就是说这两种血红蛋白中可电离基团的数目或种类有差异。

总之，蛋白质与功能关系的研究已经成为生物学的一个重要领域，在医学研究中也具有很重要的意义。它能从分子水平阐明某些酶、激素等活性物质的作用机制，为药物研究提供有用的资料，也能从分子水平阐明某些遗传性疾病发生的原因。

第五节　蛋白质和多肽的分离、纯化和分析

如今，生物化学家们不仅可以利用各种先进灵活的蛋白质化学技术分离、纯化获得天然的多肽和蛋白质，而且可以结合分子生物学技术，设计、改造和生成那些自然界不存在或存在量甚微的多肽或蛋白质。

由于生化超微量的分离、分析技术的应用，研究者先后在生物体内发现了许多极微量而活力很强的物质，像干扰素、脑啡肽、睡眠肽等。又因为被研究的生物大分子的分子量较大，要求仪器的分辨率越来越高。由于分析和处理的数据日益复杂，生化研究中自动化程度日益增高，分析方法趋向于更微量、高效、高分辨。

分离多肽、蛋白质的目的是多种多样的。首先，研究多肽蛋白质的分子结构、组成和某些物理化学性质，需要纯的、均一的，甚至是结晶状态的多肽或蛋白质样品。其次，研究具有生物活性的多肽、蛋白质的生物功能，需要样品保持它的天然构象，要尽量避免因变性而丢失活性。此外，在制药工业中，需要把某种有特殊功能的多肽蛋白质提纯到规定的要求，特别要注意把一些具有干扰或拮抗性质的成分除去。

由于蛋白质的种类很多，不可能有一个固定的程序适用于各类多肽和蛋白质的分离工作，在实际工作中要具体情况具体分析，根据研究工作和生产的具体目的和要求，制定出分离和提纯的合理程序。不过，多数分离工作中的关键部分和基本手段是相同的，如分离和纯化多肽蛋白质的三种关键性方法是电泳、超速离心和层析。分离多肽蛋白质的基本原料不外乎是生物体的细胞内含物和外分泌物。对于任何一种多肽或蛋白质都有可能选择一套适当的分离提纯程序以获得高纯度制品，但均应有总的战略上的考虑。从量上讲，为测定序列或克隆目的的只要几个微克；而为工业生产和医药用途考虑则可达几千克。从纯度标准的要求上看也相差很远。因此，考虑的战略也有着诸多的不同。总的考虑有：

第一是分离纯化用的原料来源要方便，成本要低；目的蛋白含量、活性相对要高；可溶性和稳定性要好。

第二是生物活性分子一旦离开它赖以生存的生态环境就易破坏天然构象，易变性。因此，破碎细胞的条件要尽可能十分温和。尽早尽可能多的去除各种杂质。使用极性条件要以目的蛋白的活性和功能不受损害为原则。低温和洁净的环境必不可少，要设法避免和防止过酸、过碱、重金属离子、变性剂、去污剂、高温、剧烈的机械作用和自身酶解等因素。

第三是分离纯化的大部分操作是在溶液中进行的。各种参数，如 pH、温度、离子强度等溶液中各组分对生物活性分子的综合影响常常无法固定，以致分离、纯化操作带有很大的经验成分。

第四是建立灵敏、特异、精确的检测手段。这是评估收率、纯度和活性的前提，因此，

建立特异灵敏的检测方法是非常重要的。

分离和提纯多肽蛋白质的各种方法，主要是利用多肽蛋白质之间各种特性的差异，包括分子的大小、形状、酸碱性质、溶解度、吸附性质和对其他分子的生物学亲和力。分离提纯某一特定多肽蛋白质的一般程序可以分为前处理、粗分级和细分级三步。

第一步是前处理。根据不同的研究对象，选择相应的技术与方法，将组织与细胞破碎，然后，选择适当的缓冲液把多肽或蛋白质以溶解状态提取出来。提取方法有机械破碎法、渗透破碎法（血细胞在水中自溶）、交替冻融法（细胞内液结冰胀破细胞）、超声波法、酶消化法等。

第二步是粗分离。当得到多肽或蛋白质的混合提取液之后，选用一套适当的方法，将所要的多肽或蛋白质与其他多肽或蛋白质分离开。一般常常先用离心法将细胞的碎片和部分杂质与溶液分开，再根据所要多肽或蛋白质的特性和纯度的要求，采用适当方法使蛋白质从提取液中分离出来。常用的分离方法有盐析法（在蛋白质提取液中加入中性盐，如硫酸铵等，中性盐夺取与蛋白质结合的水分子，从而破坏蛋白质胶态溶液的稳定性，而使蛋白质沉淀）、等电点法（将蛋白质提取液的 pH 调节到所需蛋白质的等电点，蛋白质即沉淀）、有机溶剂分级沉淀法（常用的是乙醇和丙酮沉淀蛋白质，因乙醇、丙酮能吸水，破坏蛋白质胶粒的水化层而使蛋白质沉淀）等。这些方法的优点是简单、处理量大、适合大量制备，能除去大量杂质，又有利于蛋白质溶液的浓缩。

第三步是所要多肽或蛋白质的进一步纯化。经过上述两个步骤之后得到的多肽或蛋白质，仍含有各种各样的杂质（包括盐类、非蛋白胶质和其他多肽蛋白质），需要进行进一步纯化，才能达到一定的纯度。现在纯化多肽或蛋白质的方法主要根据各种多肽和蛋白质的不同理化性质，采用不同的技术与方法。主要是根据分子量的大小不同、溶解度的不同、所带电荷的不同及特定的结合亲和性不同等特点，可以在多肽或蛋白质相互间以及它们与其他种类的分子间进行分离。

在提纯一种蛋白质时，各方法都要综合运用，如根据分子量大小不同，可以采用超滤、透析法、凝胶过滤法等。根据电荷的不同，可以采用离子交换法、电泳法等。根据特异结合，可以采用亲和层析法等等。

下面将重点介绍几种根据蛋白质在溶液中的性质来分离多肽和蛋白质的方法：

一、利用多肽蛋白质分子量大小不同的分离纯化方法

多肽和蛋白质分子最明显的特征之一就是分子量。不同种类的多肽蛋白质的分子量大小是有一定差异的，因此，可以利用一些方法使多肽蛋白质与其他小分子的物质分开；并且利用这些方法，也可使分子量不同的多肽蛋白质得到分离。

（一）透析和超过滤　透析是利用多肽蛋白质分子不能通过半透膜的性质，使多肽蛋白质分子和其他小分子（如无机盐等）物质分开。常用的半透膜多为合成材料。透析是将待分离样品溶液装入半透膜的透析袋里，将袋放在缓冲液中进行的，常更换透析袋外缓冲液，直至透析袋内无机盐等小分子物质降低到一定浓度以下为止。

超过滤是利用压力或离心力，强行使水和其他小分子溶质通过半透膜，而大分子的多肽或蛋白质则留在膜上。

（二）凝胶过滤　也叫分子排阻色谱、分子筛色谱或凝胶渗透色谱。这是目前根据多肽

蛋白质分子大小分离蛋白质混合物最有效的方法之一。凝胶过滤的介质是凝胶珠，其内部是多孔的网状结构。凝胶的交联度或孔度（网孔大小）决定了凝胶的分级范围，即能被该凝胶分离开来的蛋白质混合物的分子量范围。不同型号的凝胶网孔大小不同，并具有一定的最大极限和最小极限。凝胶过滤的原理是当不同分子大小的蛋白质混合物流经凝胶层析柱时，大于凝胶网孔的分子不能进入珠内网状结构，而被排阻在凝胶珠之外，随着洗脱溶剂在凝胶珠之间的孔隙向下移动并最先流出柱外。小于网孔的分子能不同程度地自由出入凝胶网孔的内外，并有一定的分配系数。这样，不同大小的分子由于所经的路径不同而得到分离，大分子物质先被洗脱出来，中等大小分子次之，小分子物质最后被洗脱出来。

凝胶的常用基质有三种：交联葡聚糖、聚丙烯酰胺和琼脂糖凝胶。各种凝胶根据粒度不同又分为多种型号，应用时可以根据分离蛋白质的分子量和性质进行选择。交联葡聚糖是由线形α-1，6-葡聚糖与1-氯-2，3-环氧丙烷反应交联而成的一种微网孔凝胶，常用商品名为Sephadex，由GE Healthcare提供。聚丙烯酰胺凝胶由单体丙烯酰胺和交联剂甲叉双丙烯酰胺共聚而成，主要由Bio-Rad Laborataries提供，商品名为Bio-Gel P。这两种凝胶主要用于中小分子量蛋白质的分离和脱盐。琼脂糖是从海藻中分离出来的天然线性多糖，由D-半乳糖和3，6-L-脱水半乳糖交替结合而成。多糖链间以氢键结合形成网状，凝聚成束即得到琼脂糖凝胶，商品名为Sepharose或Bio-Gel A。这种凝胶的优点是孔径大，排阻极限高，适用于分离大分子蛋白质或复合物，但分辨率较低。近年来新开发出一些混合型凝胶过滤介质，与三种传统的单一型介质相比有更多优越性。一种重要的介质是GE Healthcare生产的Sephacryl，它由烯丙基葡聚糖和甲叉双丙烯酰胺共聚而成[6]。与交联葡聚糖或聚丙烯酰胺凝胶相比，Sephacryl有更强的化学和机械稳定性，同时又具有比琼脂糖凝胶更高的分辨率和分离范围，是目前大多数蛋白质应用凝胶分离纯化或分子量测定的首选。此外还有聚丙烯酰胺和琼脂糖交联而成的凝胶（ultragel）等。

凝胶作为介质分离蛋白质，其优点在于该介质为不带电荷的惰性物质，不与溶质分子作用，因此分离条件温和，蛋白质收率高，重现性好，工作范围广（分离、纯化、脱盐、测定分子量等），分离分子量的覆盖面大（分离数百到数百万分子量的分子）。另外，这种方法设备简单，易于操作，周期短，可连续或反复使用。

二、利用多肽蛋白质溶解度不同的分离纯化方法

这种方法在实验室或生产中是最常用的。影响蛋白质溶解度的外界因素很多，主要有溶液的pH、离子强度、温度和介电常数等等。但在同一特定外界条件下，不同的多肽蛋白质具有不同的溶解度。这是因为溶解度取决于多肽和蛋白质本身的分子结构，如分子中极性的亲水基团与非极性的疏水基团的比例，它们在蛋白质分子表面的排列等。根据多肽和蛋白质分子结构的特点，适当地改变上面所说的外界因素，就可以选择性地控制多肽蛋白质混合物中某一成分的溶解度，作为分离和纯化蛋白质的一种手段。

（一）等电点沉淀和pH控制　蛋白质是两性电解质，所带净电荷数量因环境pH不同而变化。在等电点以上或以下的pH时，蛋白质分子因携带同种符号的净电荷而相互排斥，阻止了单个分子聚集成沉淀物，因此溶解度都较大。而处于等电点pH的蛋白质的净电荷为零，这样，由于相邻蛋白质分子之间没有静电斥力而趋于聚集并导致沉淀，溶解度达到最低点。由于不同多肽蛋白质的等电点不同，可以利用蛋白质在等电点时溶解度最低的原理分离蛋白质混合物。当混合物溶液的 pH 被调到其中一种蛋白质的等电点 pH 时，这种蛋白质的大部或全部将沉淀下来，并保持着天然构象，能重新溶解于适当的 pH 和一定浓度的盐溶液中。那些等电点高于或低于该 pH 的蛋白质则仍被留在溶液中。

（二）蛋白质的盐溶和盐析　中性盐浓度显著影响球状多肽蛋白质的溶解度。当溶液中存在低浓度中性盐时，蛋白质分子吸附某种盐类离子后，带电表层使蛋白质分子彼此排斥，而蛋白质分子与水分子间的相互作用却加强，使溶解度提高，这种现象称为盐溶（salting in）。球蛋白溶液在透析过程中有时会沉淀析出，就是因为透析降低了盐离子浓度，使蛋白质分子间的相互吸引增加而凝集和沉淀。

当溶液的盐浓度增加到一定数值时，蛋白质的溶解度开始下降，当离子强度增加到足够高时，由于大量中性盐的加入，使水的活度降低，原来溶液中的大部分自由水转变成盐离子的水化水，从而降低蛋白质极性基团与水分子间的相互作用，破坏蛋白质分子表面的水化层，很多蛋白质可以从水溶液中沉淀出来，这种现象称为盐析（salting out）。盐析法是多肽蛋白质的分离和纯化过程中最常用的方法之一。盐析沉淀的蛋白质保持着它的天然构象，能再溶解。离子带电荷越多，盐析能力越强，$PO_4^{3-} > SO_4^{2-} > OAc^- > Cl^- > NO_3^-$。最常用于盐析的中性盐是硫酸铵，因为它在水中的溶解度很高，而溶解度的温度系数则很低。相比之下，磷酸盐尽管盐析能力强，但温度系数大，因此很少应用。

（三）有机溶剂沉淀法　与水互溶的有机溶剂（如甲醇、乙醇和丙酮）能使蛋白质在水中的溶解度显著降低。在室温下，这些有机溶剂可能引起蛋白质变性。如果预先将有机溶剂冷却到 -40℃至 -60℃，然后在不断地搅拌下逐滴加入以防局部浓度过高，就可以在很大程度上避免蛋白质变性。蛋白质在有机溶剂中的溶解度也随温度、pH 和离子强度而变化。在一定条件下，引起各种蛋白质沉淀的有机溶剂的浓度不同，因此控制有机溶剂浓度也可以分离蛋白质。

（四）温度对蛋白质溶解度的影响　在一定的温度范围内（约 0℃ ~ 40℃之间），多数球状蛋白质的溶解度随温度升高而增加（也有例外），在 40℃ ~ 50℃以上，大部分蛋白质变得不稳定并开始变性，一般在中性 pH 介质中即失去溶解力。大多数蛋白质在低温下比较稳定（因为细胞内有水解蛋白酶存在，这种酶在组织匀化之后是活化的，能降解要被分离的蛋白质，保持低温，可以降低蛋白酶的作用），因此蛋白质的分级分离操作一般都在 0℃或更低的温度下进行。

三、根据电荷不同的分离方法

根据蛋白质的电荷不同即酸碱性质不同来分离蛋白质混合物的方法，常用的有电泳和离子交换色谱两类。

（一）电泳　在外加电场的作用下，带电颗粒将向着与其电性相反的电极移动，这种现象称电泳。带电颗粒在电场中的泳动速度主要取决于它所带的净电荷量以及颗粒的大小和形状。蛋白质的电泳行为反映某一特定蛋白质的特性，因此，可以利用电泳对混合物中携带净电荷不同的蛋白质分子进行分离，或进行纯度鉴定，同时它也是研究蛋白质性质的一种重要物理化学方法。目前电泳的种类很多。现介绍几种实验室常用的电泳技术：

1. 区带电泳　是由于在支持物上电泳时，各组分因迁移速度不同分布成区带而得名。像凝胶电泳，最常用的支持介质有聚丙烯酰胺和琼脂糖凝胶，这两种凝胶电泳的分辨率都很高，凝胶可以制作成平板或柱子。区带电泳具有设备简单，操作方便，样品用量少等优点。

2．不连续聚丙烯酰胺凝胶电泳　以聚丙烯酰胺为支持物，一般制成凝胶薄片，由较短的浓缩胶和较长的分离胶两部分组成，这两节凝胶的孔径大小、缓冲液离子成分和离子强度、pH 以及电场强度都是不同的，即不连续的。电泳时样品首先在不连续的两相间积聚浓缩而成薄的起始区带，然后再进行电泳分离。在此过程中有三种物理效应：样品的浓缩效应，凝胶对分子的筛选效应（颗粒小的移动快，颗粒大的移动慢），一般电泳分离的电荷效应。与区带电泳相比，由于增加了浓缩效应，它的样品分离效果好，分辨率高。这是目前蛋白质电泳分析分离的最常用技术。

3．凝胶等电聚焦电泳　等电聚焦时，蛋白质混合物在具有 pH 梯度的聚丙烯酰胺凝胶介质中进行分离。在电场内，每种蛋白质成分将移向并聚焦（停留）在其等电点的 pH 梯度处，形成一个很窄的区带。它的分辨率很高，又由于介质固体化，操作方便，分离时间缩短。

（二）离子交换层析　离子交换层析是利用带电分子与离子交换剂上的基团电荷的不同交换能力，起到分离带电分子（蛋白质）的作用的。由于它对蛋白质的分辨率高，操作简便，重复性好，成本低，已成为层析法纯化蛋白质应用最广泛的手段。常用于多肽蛋白质离子交换层析的基质有纤维素（cellulose）、交联葡聚糖（sephadex）和琼脂糖（sepharose）等。基质上连接可电离基团，在层析过程中与带有相反净电荷的蛋白质结合或解离。几种主要离子交换介质的性质如下：

1．离子交换纤维素　采用纤维素作为交换剂基质。离子交换纤维素之所以适用于大分子的分离，是由于它具有松散的亲水性网状结构，有较大的表面积，大分子可以自由通过。因此对蛋白质来说，它的交换容量比离子交换树脂大。同时由于纤维素的亲水性，蛋白质等大分子吸附得不太牢，因此，用温和条件即可洗脱，不引起蛋白质变性，并且回收率高。但其分辨率较低，适用于初步分离或大量制备。近年出现的一种改良的球形纤维素介质 Sephacel，与传统纤维素相比，分辨率和流动性都有所提高。

2．离子交换葡聚糖　这类交换剂的类型和可电离基团的种类与离子交换纤维素差不多，只是基质纤维素被换成交联葡聚糖。离子交换 Sephadex 每克干重具有相当多的可电离基团，容量比离子交换纤维素大 3～4 倍。这类交换剂的优点是同时具有分子筛效应，既能根据分子的净电荷数量又能根据分子的大小进行分离。但其体积受离子强度和 pH 影响非常大，不利于梯度洗脱控制，并且无法进行在位清洗和平衡，因此如今以 Sephadex 为基质的离子交换剂已较少应用。

3．离子交换琼脂糖　这一类是以琼脂糖凝胶作为基质的大孔型离子交换剂。它的机械强度、稳定性和容量均比离子交换纤维素高。Sepharose 有多种粒度和离子交换类型可供选择，并有较高的分辨率，是蛋白质下游纯化应用较广的一种离子交换剂[7]。

离子交换剂根据可电离基团的不同，可分为阴离子交换剂和阳离子交换剂，其中每一类又有强、弱之分。几种有代表性的可电离基团的类型和结构列于表 15－3。离子交换剂的基本表示方法是可电离基团－基质，外加字母或数字区分型号，如 DEAE 52 纤维素，Q－Sepharose FF 等。

表 15-3 常用离子交换剂可电离基团

可电离基团名称	表示	类型	结构
羧甲基	CM-	弱阳离子	$-O-CH_2COOH$
磷酸基	P-	中强阳离子	$-O-PO_3H_2$
磺乙基	SE-	强阳离子	$-O-CH_2-CH_2-SO_3H$
磺丙基	SP-	强阳离子	$-O-(CH_2)_3-SO_3H$
二乙基氨基乙基	DEAE-	弱阴离子	$-O-(CH_2)_2-N^+H(C_2H_5)_2$
二乙基(2-羟丙基)氨基乙基	QAE-	强阴离子	$-O-CH_2-CH_2-N^+(C_2H_5)_2-CH_2-CHOH-CH_3$
季铵基	Q-	强阴离子	$-O-CH_2-N^+(CH_3)_3$

对离子交换剂的选择应以一定 pH 下蛋白质所带电荷为根据。当缓冲液 pH 高于蛋白质等电点时，蛋白质带负电荷，可以与阴离子交换基团结合。反之蛋白质带正电荷，可以与阳离子交换基团结合。比较理想的缓冲液 pH 一般与待分离蛋白质的等电点相差一个单位左右，这样既保证蛋白质带有充足净电荷与离子交换剂结合，又不需要在洗脱时采用离子强度或 pH 值与原溶液相差很大的剧烈条件，有利于保持蛋白质的天然状态和活性。由于 pH 决定离子交换剂和蛋白质的电离程度，而盐的存在可以降低离子交换剂的离子基团与蛋白质的相反电荷基团之间的静电吸引，因此蛋白质混合物的分离，可以由改变溶液中盐离子强度或 pH 来完成，对离子交换剂结合力最小的蛋白质首先由色谱柱中洗脱出来。被交换的蛋白质的洗脱可以采用保持洗脱剂成分恒定的方式，也可以改变洗脱剂的离子强度或 pH 进行洗脱。后一种方式又可以分为分段洗脱和梯度洗脱。大量纯化时可以用分段洗脱法。梯度洗脱一般分离效果好，分辨率高，特别是使用交换容量小，对盐浓度敏感的离子交换剂，多用梯度洗脱。

四、蛋白质的选择吸附分离

某些物质的粉末（如硅胶、氧化铝、活性炭等）具有吸附能力，能够将其他种类的分子吸附在其粉末颗粒的表面，而吸附力的强弱又因被吸附物质性质不同而异，吸附色谱法就是利用这种吸附力的强弱不同而达到分离的目的。

蛋白质分子与非极性吸附剂（如活性炭）作用可能主要是靠范德华力和疏水相互作用，而与极性吸附剂（如硅胶、氧化铝等）的主要作用力可能是离子吸引或氢键键合。蛋白质提纯中使用最广和最有效的吸附剂是结晶磷酸钙［$Ca_{10}(PO_4)_6(OH)_2$］，即羟基磷灰石。蛋白质与羟基磷灰石的吸附作用尚未完全清楚，可能涉及偶极-偶极相互作用和静电吸引。带负电的蛋白质可以与它表面的钙离子结合，通过增加磷酸根的浓度洗脱。而带正电的蛋白质与磷酸基团相互作用，可以通过增加盐浓度洗脱。尽管羟基磷灰石吸附量较小，应用不如离子交换琼脂糖广泛，但它对于一些性质接近而难以分开的蛋白质（如 IgG 亚类[8]、藻蓝蛋白与别藻蓝蛋白[9]等），以及酸性或碱性蛋白质的分离有独特的选择性和分辨率，有时甚至是惟一选择。

五、用生物功能专一性的分离纯化方法（亲和层析）

亲和层析法是分离多肽蛋白质的一种极为有效的方法，它最显著的优势在于高度特异性。经常只需要经过一步的处理，即可使某种待提纯的蛋白质从很复杂的蛋白质混合物中分离出来，并且纯度很高。

亲和色谱的基本原理是：它是基于某种蛋白质所具有的生物学特性，即它与另一种称配基的分子能特异而非共价结合。所谓配基是指能被生物大分子所识别并与之结合的原子、原子团和分子。原则上任何一种蛋白质都能使用亲和层析法分离。它需要一种不溶载体（如琼脂糖）与配基连接起来而构成亲和色谱吸附柱，如要从抗血清中提取抗体，首先将与该抗体相对应的抗原与适宜不溶载体制成亲和吸附剂，然后装柱，再将含有相对应抗体的抗血清流入柱中，此时，抗血清中相对应抗体即与抗原特异地结合，而其他杂质和杂蛋白则从柱中流出。将柱洗涤后，再改变缓冲液条件（如 pH 和离子强度），即可将抗体与固相抗原重新拆开，从而得到纯化的抗体。亲和色谱的优点是简便、快速、高效，而且不易变性。

与亲和色谱原理相近的“金属螯合色谱”，是由于蛋白质中有些氨基酸，尤其是组氨酸和半胱氨酸，具有与金属离子结合的特性。常用金属离子有钴、镍、铜等。

根据上述分离纯化蛋白质的各种技术与方法所要达到的目的，分离纯化顺序的选择策略应当是：将含量多的杂质先分离除去，尽早采用高效分离手段，将最昂贵、最费时的放在最后。即先运用非特异的、低分辨的操作单元（如沉淀、超滤和吸附等），目的是尽快缩小样品体积，提高产物浓度，去除最主要的杂质（非蛋白类），随后是高分辨的操作（如离子交换色谱、亲和色谱等），而将分离规模小、分离速度慢的操作（如凝胶过滤色谱、高效液相色谱、制备型等电聚焦电泳等）放在最后，提高分离效果。

六、蛋白质的纯度鉴定

得到纯化的蛋白质之后，需要有指标来说明它的纯度，从原则上看，有许多制备纯化蛋白质的方法，可以将它们改成分析方法，如各种分析用的电泳、微量凝胶过滤等。此外，一些化学结构测定法如端基测定、超离心沉降等，都可以用来分析蛋白质的纯度。还需要注意的是由于蛋白质种类多，有性质相似者在所难免，一个条件下两个蛋白质不能分开的可能性是很大的，所以，用一种方法，一个条件来分析蛋白质的纯度是不够的，一般得用两种以上方法来检查蛋白质的纯度，如果只有一种方法，也得用两种条件来鉴定。

从一般情况看，纯度是一个明确的东西，是指不含杂质而言，但这又是相对的。一般达到纯度的标准是要建立多种分析方法，从不同角度去测定蛋白质的均一性，因为测定蛋白质纯度远非易事，受到很多限制，而且蛋白质即使结晶了，也不是纯度的充分标准，因为蛋白质易形成混合结晶物，即使反复结晶，也可能是混合物。

现介绍几种实验室常用鉴定纯度的方法：

（一）色谱法　如 HPLC 等色谱，根据被测样品的色谱峰是否均一进行鉴定。

（二）毛细管电泳法或高效毛细管电泳　与色谱法类似，也是检测被测样品的色谱峰是否均一。毛细管电泳是指以毛细管为分离室、以高压直流电场为驱动力的一类新型电泳技术。其特点是容积小；侧面与截面积比大，因而散热快、可承受高电场；可使用自由溶液、凝胶等为支持介质，在溶液介质下能产生平面形状的电渗流。因此，毛细管电泳具有许多突出的优点：高效、快速；分离模式多，选择自由度大；分析对象广，小到无机离子，大到整个细胞；操作可高度自动化；样品与试剂消耗量小，周转费用低，无环境污染问题。毛细管的理论塔板数比 HPLC 高 1 ~ 2 个数量级，分离效果高 2 ~ 3 倍，据报道该技术可将蛋白质结构上微小种间差异或遗传工程点突变产物中的1~2个净电荷差异分开。另外，毛细管电泳在非变性条件下进行，能把三、四级结构上的差异加以辨别，说明毛细管电泳的灵敏度更高，而用的样品极少。

（三）其他电泳法　如超薄等电聚焦电泳等，被测样品显示单一染色带或吸收峰。在生化实验室中，最简便和常用的方法是PAGE，即聚丙烯酰胺凝胶电泳。

（四）免疫化学　很多蛋白质都有抗原性，也就是在给适当动物注射此化合物时，刺激特异性抗体形成，如果注射物均一，则只形成一种特异性抗体，而注入数种抗原性物质时，则形成几种抗体。

（五）末端测定　通过N-末端测定，可以发现蛋白质纯品应当有整数摩尔比的N-末端氨基酸。此法适用于仅含有一个肽链的蛋白。

（六）氨基酸测定　对样品进行总的氨基酸测定，也是检验纯度的方法，即对一个纯的蛋白质而言，所有的氨基酸组成应当是（或接近）整数比。

七、蛋白质的分子量测定

蛋白质纯化后，为了开展一级结构的研究，首先要测定蛋白质分子的分子量，还要测定亚单位和寡聚体的分子量及各裂解片段的分子量。用于测定多肽蛋白质分子量的方法有：渗透压法、粘度法、光散射法、超离心法、凝胶色谱法、SDS-聚丙烯酰胺凝胶电泳、HPLC、毛细管电泳法以及最新的质谱法等。现重点介绍几种目前实验室常用的测定分子量的技术与方法：

（一）凝胶过滤色谱法　一般多用葡聚糖凝胶，强度和粒度大小要合适，并根据欲测物质分子量大小选好孔径适合的凝胶。洗脱用的缓冲液一般采用能使样品稳定的含有一定无机盐的溶液。前面阐述过凝胶过滤色谱法可以把混合蛋白质按分子大小分离开，即样品在层析中的洗脱体积和其分子量成正比。利用这一性质，通过与已知分子量的标准蛋白的对比，可以根据样品在凝胶层析中的洗脱性质测定其分子量。用这一方法测定蛋白质分子量时，要求待测定的大分子具有和标准分子量的分子相同的形状，这样可以直接给出精确的分子量数值。这是因为大分子物质通过色谱柱的速度不仅与其分子大小有关，而且与形状有关。该法仪器设备简单易得、方法简便、快速、花费少、结果可靠，局限性是要求被测样品的形状为球形。

（二）十二烷基硫酸钠聚丙烯酰胺凝胶电泳（SDS-PAGE）　该方法是在聚丙烯酰胺凝胶电泳的浓缩、分子筛效应原理的基础上，在电泳系统中加入一定浓度的阴离子表面活性剂十二烷基硫酸钠（SDS）作为解离剂。由于SDS带有大量负电荷，屏蔽了蛋白质本身的电荷，因此各种SDS-蛋白质复合物在电泳中不同的泳动率反映了分子量的不同，并且蛋白质分子量的对数同它的相对迁移率成线性关系。具有不同分子量的蛋白质，经电泳分离后，可以通过与标准分子量蛋白比较，求出各自的分子量。

该方法可以在板状胶或柱状胶上测定。SDS-PAGE法使用的仪器简单、操作容易、准确性能达到要求，同时不受其分子空间结构的影响，所以已成为一般实验室测定蛋白质分子量的主要手段。此方法的局限性是在测定前样品需变性处理，所以对多亚基蛋白质，测定的仅是亚基的分子量。

（三）其他　也采用HPLC的方法，其原理与其他色谱方法并无二致。还可采用更先进可靠的技术与方法，如毛细管电泳和飞行时间质谱仪等。飞行时间质谱仪属低分辨质谱仪，但分析的质量范围很宽，可分析分子量达三、四十万的蛋白质。

八、蛋白质的定量测定

蛋白质的定量分析对蛋白质的分离、纯化、结构和功能研究十分必要。由于蛋白质的种类多，数量大，分子组成和结构不均一，分子量相差也很大，给蛋白质定量测定方法的建立带来了许多困难。根据蛋白质的物理性质、化学性质、染色性质等建立了不少定量测定方法。凯氏定氮法是较早建立的，现在虽然较少使用，但它具有特有的准确性，并能够分析一些用其他方法不能测定的不溶性物质。目前，紫外分光光度法、双缩脲法、Folin－酚法、考马斯亮蓝 G－250 法最常用。BCA 法（bicinchoninic acid，4，4’－二羧－2，2’－二喹啉，二喹啉甲酸法，是改进的 Lowry 法）是较新的方法。虽然蛋白质定量测定方法较多，但各种方法各有其特点和局限性。因而，重要的是了解各种方法的特点，根据不同情况和实验要求，选用适当的方法，并采用与待测蛋白质组成相同或类似的标准蛋白质作对照，以求达到准确测定的目的。现将上述方法基本原理简述如下：

（一）凯氏定氮法　蛋白质中的含氮量通常占其总重量的 16% 左右（12%～19%），因此，通过测定物质中的含氮量，便可计算出物质中的总蛋白质含量。该方法操作较烦，测定过程所需时间长，现已较少使用。但它又是惟一能测定固态和不溶物中蛋白质含量的方法。而且测定的数值较准确可靠，所以仍不失为一个测定蛋白质含量的有效方法。

（二）双缩脲法　蛋白质含有 2 个以上的肽键（－CO－NH－），则有双缩脲反应。即在强碱条件下，肽键的质子被解离，二价铜离子和失去质子的多肽链中的氮原子相结合，产生稳定的紫红色络合物，在 540～560nm 处测定其光吸收值，此值与蛋白质的含量在一定范围内呈直线关系。显色反应仅和肽键数呈正比关系，与蛋白质种类、分子量及氨基酸组成无明显关系。基本上可以认为这是蛋白质特有的反应。双缩脲法的结果，不因蛋白的种类不同而变化，这是此法的优点。但它的明显缺点是灵敏度不太高，蛋白质测量范围在 1～10mg/ml。在有大量糖类共存或有脯氨酸的肽中，测定值可能偏低，并且不适用于不溶性样品。

（三）福林（Folin）－酚试剂法（Lowry 法）　它是双缩脲反应的发展，它结合了双缩脲中铜盐反应和 Folin 试剂反应的特点。其优点是比双缩脲法反应灵敏度提高了许多倍。但对酪氨酸和色氨酸含量差异大的蛋白质，测定的误差大。其缺点是较费时，标准曲线的线性也不大好。另外还要注意一些干扰因素、干扰颜色反应，如巯基化合物等。

（四）紫外分光光度法　由于蛋白质中的酪氨酸、色氨酸和苯丙氨酸残基有紫外吸收，因此蛋白质溶液在 275～280nm 处有一紫外吸收峰。在一定浓度范围内，其蛋白质的 A_{280} 与其浓度成正比，据此可进行蛋白质定量测定。本法是对样品溶液直接进行紫外分光光度测定，测定后可完全回收，操作简单、快速，温度的影响也小。只是因不同蛋白质中酪氨酸和色氨酸含量的不同，因此在 280nm 处的光吸收值变动较大，所以此法只适用于半定量或几个样品中蛋白质的相对定量。此法特别适合于柱色谱的紫外监测，以便迅速判断蛋白质的洗脱分离情况。

（五）考马氏亮蓝 G－250 染色法　在酸性溶液中，试剂以游离态存在呈棕红色；当它与蛋白质通过疏水作用结合后，变为蓝色。蛋白质和色素的结合反应很迅速，约在 2min 左右的时间内达到平衡，在室温 1h 内是稳定的。蛋白质在 0.01～1.0mg/ml 范围内，蛋白质含量

与 A_{595} 值成正比。值得注意的是，染料结合法以其简便、快速的特点应用越来越广泛，尤其适用于痕量蛋白质的测定。

（六）BCA 法 是对一价铜离子敏感、稳定和高特异性活性的试剂。其原理是在碱性溶液中，蛋白质将二价铜还原成一价铜，后者与测定试剂中 BCA 形成一个在 562nm 处具有最大光吸收的紫色复合物。复合物的光吸收强度与蛋白质浓度成正比。该法操作简单，灵敏度虽与 Folin 试剂法相似，但它的试剂相当稳定，因此对时间控制不那么严格。显色后，一小时内读 A_{562} 值无变化，抗干扰的能力强。

第六节 蛋白质的一级结构测定

蛋白质一级结构的分析主要有两种方法：化学分析法（即直接进行肽链的拆分、断裂及氨基酸分析）和通过测定编码蛋白质的核苷酸顺序推测相应蛋白质的氨基酸顺序法。现重点介绍化学分析法。

蛋白质一级结构的研究经历了漫长的发展历史。世界上第一个蛋白质结构测定工作是牛胰岛素的一级结构的测定，所用就是化学分析法。这项工作耗时 10 年，是生物化学研究的一个里程碑。目前蛋白质一级结构研究已成为常规性工作，速度大大加快，测定的大的蛋白质有一千个以上氨基酸（如 β－半乳糖苷酶）。取得进展主要是由于一系列新技术和新方法出现，其中重要的是蛋白质多肽的色谱技术、电泳技术的发展及新仪器的出现。液相和固相法多肽顺序分析仪，以及质谱新方法的发明更使得顺序研究工作向着自动化、微量化的方向飞快发展。

蛋白质一级结构分析可分为以下几个阶段：

第一是准备工作：主要包括纯化（蛋白质纯度应在 95%～97%以上）、脱盐、分子量测定、封闭自由巯基和去除 N 端封闭等 5 个方面工作。

第二是氨基酸分析（组成、定量）：纯化后的蛋白质样品需彻底水解，分析其中各种氨基酸的百分率。根据其分子量，可以初步算出蛋白质的氨基酸组成，再测定其末端氨基和末端羧基。

第三是根据末端分析判断是否有两条以上的肽链组成：若此蛋白质由一条多肽链组成，应有一个 N 端和一个 C 端。若由多条多肽链构成，则可出现多个 N 端和 C 端。如有两个以上的肽链，需先拆成单一肽链分别加以测定。

第四是拆分后的单一肽链降解及测序：进一步将蛋白质部分水解成肽段，再逐个鉴定其中各氨基酸残基的顺序，综合各肽段的氨基酸残基顺序，可求得整个蛋白质分子的一级结构。

一、蛋白质一级结构分析步骤

具体地说，纯化后的蛋白质进行一级结构分析主要有以下内容：

（一）N－末端和 C－末端的测定

（二）拆分由亚基组成的蛋白质

（三）拆分由二硫键连接的多肽链

（四）多肽链的氨基酸组成的定量测定

（五）多肽链的部分降解

（六）肽段的分离纯化

（七）氨基酸排列顺序的测定

（八）用重叠肽法，确定多肽链的一级结构

（九）蛋白质分子中二硫键和酰胺基位置的确定

二、末端测定

末端测定不仅可确定末端氨基酸，而且可了解蛋白质由几条多肽链组成。

（一）N－末端测定 N－末端的测定比C－末端的测定方法更成熟、可靠和准确。具体又可分为以下几种方法。

1．二硝基氟苯法（DNFB法） 蛋白质游离的α－氨基在温和的条件下（室温，pH＝8），能和2，4－二硝基氟苯反应，生成2，4－二硝基氟苯的衍生物（DNP肽）。水解后此DNP氨基酸可用有机溶剂（如乙酸乙酯）萃取，经层析将该DNP氨基酸与其他氨基酸分开，可以鉴定出N－末端的氨基酸。在紫外254nm下，DNP－氨基酸显深色光吸收点，灵敏度较高，可用于微量分析。DNP－氨基酸由于在N－末端分析上需要，虽是定性方法，日常还在使用。

2．二甲氨基萘磺酰氯法 荧光试剂二甲氨基萘磺酰氯可以作为标记试剂专一地和蛋白质N端的游离α－氨基反应，形成一种稳定的在酸水解中不受破坏的DNS衍生物。在薄层层析板上，根据荧光点的位置即可确定N－末端的氨基酸。此方法比二硝基氟苯法灵敏100倍，用于色谱分析的样品只需1nmol。不过本方法也要求所有试剂的纯度要高，否则容易出现假象。

3．异硫氰酸苯酯法（PITC法） 该法的最大优点是可以连续地降解多肽链，所以可用于从N端起的氨基酸顺序分析。这也是制造氨基酸顺序分析仪的理论基础。此法也称Edman法，是序列分析的重要方法。详见第六节八（一）。

4．DABITC法 DABITC为4－N，N－对甲氨基偶氮苯4－异硫氰酸酯，它与游离的氨基反应生成DABTH氨基酸。在聚酰胺膜上层析分离后，用盐酸气熏即可出现红色斑点，很容易鉴定。

5．氨肽酶法 氨肽酶法可以从多肽链的N末端逐个地水解氨基酸。但此酶对各肽键的灵敏性不同，所以水解速度也不同，在实际应用中存在着许多困难。

（二）C－末端测定 相对于N－末端测定，一般实验室较少用此法。C－末端测定常用的方法有硼氢化锂法、肼解法和羧肽酶法。

1．肼解法 这是化学法测C－末端的较重要方法。多肽链和肼发生反应时，肼可断裂所有的肽键，形成肼的衍生物，惟有C－末端的氨基酸以游离形式存在，故可通过色谱方法鉴定。

2．羧肽酶法 该法是蛋白质C末端测定的主要方法。羧肽酶是从C端依次切下氨基酸的外切酶，分A、B、C、Y四种。羧肽酶A使用最多，但对C端的脯氨酸、精氨酸、赖氨酸及羟脯氨酸不起作用。实际应用时，由于羧肽酶对不同的C－末端氨基酸作用的速度不同，而且反应是连续的，不能停在某一步上，因此给正确判断氨基酸的顺序造成了一定的困难。

3．硼氢化锂法　肽链中游离的羧基可以和硼氢化锂反应生成相应的α-氨基醇，水解后抽提氨基醇，可用色谱法分离鉴定。

三、拆分有亚基组分的蛋白质

从蛋白质分子量的测定和SDS聚丙烯酰胺凝胶电泳的结果，可以知道是否有亚基组成。若末端只有单一氨基酸，说明分子中具有相同的亚基组成，则无需将亚基拆分。反之，分子若由两种不同的亚基组成，先要将亚基拆分后再进行分析。因为亚基间多以弱键（如氢键、疏水键、静电力）维持，所以在温和的条件下就可以破坏这些键（改变溶液的pH或加入变性剂）。拆分后的亚基可以用凝胶过滤等方法分离。除了上述变性条件，蛋白质可以全部或部分地恢复活性。

四、二硫键的断裂

具有两个N-末端的蛋白质，除可能具有两种不同的亚基结构外，也可能不具有亚基结构，但含有由二硫键维持的二条肽链。二硫键也存在于一条多肽链内。二硫键是一种共价键形式，要用较强的条件才能拆开。多采用下列反应：

（一）过甲酸氧化法　过甲酸能将-SH和-S-S-同时氧化成磺基，生成的磺酸盐很稳定，不能再恢复到-SH形式。同时，将蛋氨酸侧链氧化成砜，色氨酸的侧链也被氧化破坏。

（二）还原反应　使用各种-SH化合物可还原二硫键成-SH基。最常用的是使用过量的巯基乙醇，在室温和pH 8～9条件下放置数小时，即可完成此还原反应。

还原硫键的反应系统一般需要变性剂8mol/L尿素或6mol/L盐酸胍存在，它们首先使蛋白质变性，多肽链松散而成无规则的构象。在这种情况下还原剂才能有效地作用于暴露的二硫键。二硫键还原后，用巯基化试剂，如碘乙酸保护生成的-SH，以防其重新被氧化。

五、肽链的氨基酸组成分析

测定氨基酸顺序前，必须测定肽链中氨基酸的组成及各种氨基酸的分子比。主要分水解、衍生化、色谱分离几大步骤。水解一般采用下面几种方法：

（一）酸水解法　水解样品在恒沸点盐酸（5.7mol/L）中，抽真空或充氮气，封入水解管或安瓿中，于110℃水解24h。真空抽干盐酸，加入少量水，再次抽干，以除去少量水。适当溶解后于氨基酸自动分析仪中测定。用盐酸水解后得到的氨基酸不消旋，但色氨酸全部氧化破坏，丝氨酸、苏氨酸被破坏5～10%。

（二）磺酸水解法　此法为盐酸水解法的改进。磺酸是非氧化型的强酸，用4N甲基磺酸作水解剂，加上色氨酸的保护剂0.2%的3-（2-氨乙基）吲哚色胺水解肽链。方法同上，水解后，用3.5mol/L NaOH中和水解液至pH中性。此法可以测定除半胱氨酸以外的所有氨基酸。

（三）碱水解法　样品加入5mol/L NaOH中，充氮气后封管，110℃水解22h，切开管口，在冰浴中用6mol/L盐酸中和使pH至6～7后，上氨基酸自动分析仪测定。此法与盐酸水解法呈互补。碱水解可破坏多数氨基酸，而仅有色氨酸是稳定的，所以此法仅限于测定色氨酸的含量。

（四）酶水解法　本法用一组混合的蛋白酶水解肽链，可以保持所有的组成氨基酸不被破坏。缺点是水解不完全。另外，由于酶本身也是蛋白质，对样品的测定结果会有干扰。

肽链被完全水解后，氨基酸的分析可用纸色谱、薄层色谱等法，现在多采用氨基酸自动分析仪。随着仪器的不断改进，一个样品的测定仅需 20min 即可完成。氨基酸自动分析仪的工作原理，是利用不同氨基酸在一定 pH 条件下，其带电荷性质和数量不同，用离子交换树脂分离后，能分别和茚三酮起显色反应，测定溶液颜色变化即可定量氨基酸，灵敏度为 nmol。也可用荧光胺、邻苯二醛衍生化后定量，灵敏度可提高至 pmol 级。

影响氨基酸分析准确和重复性的因素有：①样品的水解：时间、温度、样品是否被氧化；②不同氨基酸的衍生化程度差异；③分离的好坏。生理样品常含有 30 ~ 50 种氨基酸，用离子交换色谱柱后衍生法较好；合成多肽样品则多用 HPLC 柱前衍生法。

六、多肽链的降解

肽链虽然已经分开，但由于氨基酸顺序分析采用的 Edman 降解法一次能分析的氨基酸的数量有限，所以，需要把长的肽链断裂成易分析的较短肽链（当然不能切得太碎，否则不能重新拼凑起来）。为了更好地确定各小肽段在整条肽链中的位置，需要有两种以上互补的肽链断裂方案和策略。下列方法可以提供选择：

（一）化学法

1．溴化氰（BrCN）裂解法　溴化氢与肽链中蛋氨酸侧链的硫醚基发生反应，生成一个环化的溴化亚氨内酯，此产物水解后，产生高丝氨酸内酯，使蛋氨酸羧基端的肽链断裂。

由于肽链中含蛋氨酸的数目有限，所以切点少，得到的肽段长，产率高（几乎达到 85%）。此法是化学裂解法中最好的方法，实际应用较多。溴化氰是剧毒和挥发性固体，因此操作时应注意通风和戴手套。

2．羟胺裂解法（NH_2OH）　羟胺在碱性条件下（pH 9.0）能专一裂解 Asn – Gly 间的肽键，也能部分裂解 Asn – Leu 或 Asn – Ala；在酸性条件下（pH 2.5），可以断裂 Asp – Pro 间的肽键，产率达到 80%。

（二）酶解法　酶解法相对于化学法有许多优点，如专一性强、裂解条件温和、产率较高、副反应少等。最常用的工具酶是胰蛋白酶，因为它的酶切位点专一性强，只作用于精氨酸、赖氨酸羧基端的肽键。

七、肽段的分离提纯

多肽链在每步断裂后，均需要分离提纯，以为每个肽段的氨基酸测序做准备。分离方法可参照前面有关章节。

八、肽段的氨基酸顺序测定

（一）Edman 降解法（PITC 法）　该法整个过程分为三步：

1．异硫氰酸苯酯与多肽的游离氨基偶联。

2．偶联产物在无水三氟醋酸中于肽链的第一氨基酸残基的羧基端处断裂，生成 ATZ 氨基酸。肽链的 N – 末端切去一个氨基酸后，暴露了第二个氨基酸残基的游离的氨基端，可再次与 Edman 试剂偶联，再次循环。

3．生成的 ATZ – 氨基酸不稳定，在水中转变成 PTC – 氨基酸后，又在酸性条件下转化成稳定的 PTH – 氨基酸。PTH – 氨基酸可以用乙酸乙酯从水溶液中抽提出来，可以用薄层色谱、气相色谱和 HPLC 等方法鉴定氨基酸种类。所有 PTC – 氨基酸在紫外区都有强吸收。这样的手工操作最多能分析 20 个氨基酸。

Edman 降解的分析原理，不仅适用于手工操作，而且还可用于液相顺序仪、固相顺序仪和气相顺序仪，从而使氨基酸顺序分析工作从手工操作走向了仪器化和自动化。所用样品从常规化变为微量。

液相顺序仪是把多肽链溶在特定的容器中，并且离心旋转成薄膜，涂在反应杯的杯壁上。反应中的试剂和溶剂由导管引入反应杯，与杯壁上的多肽进行 Edman 降解反应。此方法所需的样品量大，故使用受到限制。

固相顺序仪是将结合了样品的载体装入反应柱内，然后顺序注入试剂和溶剂，在柱内进行 Edman 降解。由于固定化了样品，从而减少了流失，降低了用量。

气相顺序仪用弹筒型的反应室代替液相顺序仪中的反应杯。蛋白质和气态的反应试剂作用完成 Edman 降解反应。此仪器所需的样品量少（只需 5 pmol），灵敏度高，试剂消耗少，缩短了时间，提高了效率。

（二）DNS－Edman 顺序法　此法实际上是将灵敏度高，但不能连续进行的 DNS 法与能连续进行的 Edman 降解法联合起来使用。其原理是，用 Edman 降解法分别获得一系列的肽链，n 肽（含 n 个氨基酸）、（n－1 肽）、（n－2 肽）、（n－3 肽）…，DNS 试剂按 N－末端测定法中所述，同 Edman 试剂同步地与各步获得的肽链 N－末端的游离氨基结合，酸水解生成 DNS－氨基酸，用色谱等方法鉴定。

DNS－氨基酸具有强的荧光，所以此反应比单纯的 Edman 法灵敏度提高了十余倍，样品用量也相应降低。缺点为不能检出被酸水解破坏的氨基酸，如 Trp，Asn，Gln。

（三）DABITC/PITC 双偶联法　DABITC（4－N，N－对甲氨基偶氮苯 4－异硫氰酸酯）是一种有色的 Edman 降解。其工作原理和 PITC 相同，反应也分三步：偶联、环化裂解和转化。

此反应中生成的 DABTH－氨基酸层析后用浓盐酸气熏，可出现红色斑点，肉眼可见，比 PITC 法灵敏度提高，样品量小，只需用 pmol 就可以鉴定。但 DABITC 法的明显缺点是与肽链的氨基偶合率低，不到 50%，所以使肽链的降解步骤受到限制。用此方法和 PITC 法偶联，利用 PITC 可以有效地和肽链氨基结合的特性，使未被 DABITC 结合的氨基与 PITC 结合后，有效地释放出肽链的第二个氨基酸的氨基，使反应能顺利地依次循环下去。该法使灵敏度提高了 10～20 倍，并可直接用到液相和固相顺序仪中。

九、用重叠肽法确定肽链的一级结构

若一条多肽链，最初只有 1～2 个断裂点，只要测定 N－和 C－末端氨基酸，便能很容易确定它的一级结构。若为复杂的肽链，就不能只靠一套肽链断裂方法，有时要有两套甚至更多的断裂方法分别分析后，通过找重叠肽的方法，分析确定完整的氨基酸顺序。如一条 16 个氨基酸的肽，其 N－末端为 His，C－末端为 Glu。采用了两套断裂方法：第一套将肽段断裂为 5 个小段，分别为 Lys－Trp－Glu，Cys－Glu，Asp－Lys－Val－Asp，Leu－Pro－Ala 和 His－Lys－Ile－Tyr。第二套肽段断裂为 Glu－Asp－Lys，Ile－Tyr－Lys－Trp，Val－Asp－Leu－Pro，Ala－Cys－Glu 和 His－Lys。通过 N－、C－末端及重叠肽最后编定为：

His－Lys－Ile－Tyr－Lys－Trp－Glu－Asp－Lys－Val－Asp－Leu－Pro－Ala－Cys－Glu

十、肽链间和链内二硫键和酰胺基的确定

多肽链的氨基酸的顺序测定完成后，最后一项工作是确定二硫键和酰胺基的位置。

取少量的样品，首先用碘代乙酰胺将肽链中未参与二硫键形成的巯基保护起来，然后用蛋白酶水解。此酶专一性差，降解的片段小，而且在其活性范围内（pH 2.0）二硫键稳定。

肽被水解后，用 Brown 和 Hartlay 提出的对角线法电泳分离。首先将样品点在正方形滤纸的中心，进行一次纸电泳使水解后的肽段分离。然后将滤纸暴露在过甲酸蒸气中，使二硫键氧化成半胱氨磺酸。若肽段中含有二硫键，即分成 2 个小肽。处理后的滤纸转 90°，以相同的条件再次电泳。这样除了含二硫键的肽外，其余的肽均在滤纸的对角线的位置上。而含半胱氨酸的肽比原来小且带了更多的负电荷，因而偏离了对角线。染色后，剪下偏离对角线的肽斑，分析其氨基酸顺序，与已确定的氨基酸顺序比较，即可确定二硫键的位置。

酰胺基可能存在于天冬氨酸或谷氨酸中，即有的天冬氨酸以天冬酰胺的形式存在，谷氨酸以谷氨酰胺存在。酰胺基在水解时释放出 NH_3，通过测定 NH_3 的量可以推测酰胺基的量。在多肽链中，若酰胺基可能存在的位置数与酸水解时推测的酰胺基相符，证明所有可能的位置均有酰胺基存在。若不符，应将肽链裂解为小段，再测酰胺基的含量和可能存在的位置数目，直到两者相符为止。

第七节　蛋白质的高级结构测定

到目前为止，研究蛋白质高级结构的方法仍然是以 X 射线晶体衍射法为主。其他常用的物理方法有：重氢交换法（测 α－螺旋）、核磁共振光谱法（测氨基酸残基构象变化）、圆二色性（测 α－螺旋及 β－折叠含量）、荧光偏振法（测疏水微区）、红外偏振法（测疏水区）。近年来核磁共振光谱法和质谱法在结构测定中的作用的重要性日益增加。上述蛋白质高级结构研究方法的技术性都很强，具体操作可参考专著或文献。下面仅对这些方法的一般应用作初步的介绍：

一、紫外光谱（UV）

紫外光谱描绘了样品对不同波长紫外光的吸收，是一种连续光谱。由于它的产生与强度及分子内部的电子跃迁有关。而后者又决定于分子中原子的连接方式，也就是分子的结构，因而可以用紫外光谱测定分子的特性。

影响紫外光谱的因素主要有以下几个：

（一）溶剂　如果溶剂分子与被测样品分子的基态和激发态作用，导致两者能量发生变化，则样品的紫外光谱会向长波移动（红移）或向短波方向移动（蓝移）。

（二）增色和减色效应　样品的总吸收强度大于样品中各组分吸收之和，称为增色，反之则为减色效应。

（三）激子分裂　处于激发态的生色团之间相互作用造成光谱中吸收峰的分裂，称为激子分裂（exciton splitting）。例如 α－构象的多聚核氨酸由于激子分裂，在 192nm 和 205 nm 显示有两个峰。

紫外光谱能用于测定蛋白质的高级结构是由于环境条件（如 pH，温度等）变化导致分子构象的变化，从而使其生色团的环境变化，反映在紫外光谱上的变化。多聚核氨酸是研究蛋白质构象变化的模型分子，α－螺旋的吸收强度比 β－折叠弱，而且吸收峰的位置和峰形也有变化。

二、圆二色谱（CD）

圆二色谱是由于光学活性分子对平面偏振光的不同旋转和吸收生成的连续光谱。蛋白质分子具有手性（光学活性），故而能产生 CD 谱。CD 谱是研究蛋白质二级结构的重要方法。

在紫外区（190～240nm），生色团是肽键，因此反映了多肽链主链的构象。以多聚赖氨酸为例，α－螺旋的 CD 在 190nm 呈正峰，208nm，222nm 呈负峰。β－折叠的 CD 不太稳定，但通常在 195 nm 呈正峰，215～218 nm 呈负峰。无规则卷曲的 CD 则是在 220～222 nm 处负峰，而在 198nm 处有正峰。通常蛋白质分子的 CD 谱是几种构象的混合谱，可通过计算机拟合曲线，得出 α－螺旋，β－折叠和无规则卷曲构象所占比例。

在近紫外区（240～300nm），生色团为芳香氨基酸侧链，因此能给出侧链相互作用的信息。在 > 300nm 区域（包括可见光区），CD 谱主要反映了血红素类生色团，可用于测定含金属离子的蛋白中金属氧化态，配位体及与肽链的相互作用。

CD 主要的优点是简便快速，可在样品量较少和不破坏样品的情况下提供生物大分子尤其是蛋白质的结构信息。近年来又发展了荧光 CD 和磁 CD 技术，在分子生物学中有较多应用。

三、荧光光谱

荧光是分子吸收光波后电子被激发到激发态，从能量较低的激发态最低振动能级返回基态，释放出的较低能量的光（荧光）。由于荧光是从入射光垂直的方向上检测，避免了入射光的干扰，因此灵敏度很高。

蛋白分子中主要是色氨酸残基发出的荧光。如果酪氨酸和色氨酸同时存在，前者会把能量传递给色氨酸，由色氨酸发出荧光。由于天然状态下的蛋白分子荧光相对较弱，通常加入小分子的荧光探针，这些小分子本身荧光很强，能与蛋白特异性地结合，对环境变化敏感。因此蛋白构象变化可以通过荧光谱的变化反映出来。测定时加入荧光探针标记称为外源荧光技术，而不加则称为内源荧光技术。

荧光分析比一般吸收光谱高 2～3 个数量级，但同时也特别容易受温度、pH、样品中杂质等多种因素干扰。环境因素可影响 λ_{max}、荧光量子产率和荧光寿命，因而必须对这些影响因素小心处理，可通过减少光照强度、保持温度恒定等方法加以解决。

对荧光强度也就是量子产率的影响因素中，除了光照强度较高和持久，以及温度升高可减弱荧光外，浓度偏高也会产生荧光淬灭和荧光强度降低（要在浓度较低的线性范围内测定荧光），杂质也可淬灭荧光。一种最常见的荧光淬灭物质是分子氧，氧在弱极性溶剂中溶解度较高，因此常采用通氮气赶氧的方法加以克服。

在蛋白质研究过程中，荧光探针标记是最常用的方法，探针可以通过共价和非共价方式连接到蛋白分子上。小分子蛋白物质如丹酰氯及类似物常以共价结合到氨基上用作探针。藻胆蛋白多用于免疫荧光分析。而绿色荧光蛋白（GFP）是近年来广泛用于蛋白荧光标记的分子。

例如：ANS 与脱辅基的肌红蛋白结合后，λmax 从 515 nm 蓝移到 454 nm，说明 ANS 与蛋白结合部位可能处于疏水环境中。当药物分子与受体结合时，经标记的蛋白分子中荧光探针的参数会变化。通过对参数变化的考察可以了解药物与受体的结合强度。

荧光技术与其他技术结合，可进一步拓展其应用的范围和能力，例如显微荧光光度技术、流式细胞术、激光扫描共焦显微技术、光镊（optical tweezers）等。

四、红外光谱（IR）与拉曼光谱

这两种光谱又统称分子振动光谱，是通过样品吸收红外光得到关于分子振动能级的信息。红外光谱和拉曼光谱各有所长，前者操作简单，信号较强；后者光谱简单易分析，且样品中无红外或弱红外吸收的基团有较强的拉曼光谱，但所需仪器昂贵，且测定时要避免荧光杂质干扰。经傅立叶变换的 FT－Raman 则进一步改进了这些方法扩大了其应用范围。

从这些振动光谱中，可以得到生物大分子的化学组分结构，动力学等多种信息。多肽链主链可产生多个酰胺谱带，其中以 $1660cm^{-1}$ 左右的酰胺带Ⅰ最重要，它对与肽链有关的氢键和生色团之间的偶合非常敏感（可引起带Ⅰ的分裂，分裂大小与相互作用的基团间距和朝向有关），所以这种光谱可反映二级结构变化。酰胺带Ⅱ、Ⅲ、Ⅴ也可提供蛋白的构象信息。过去常以带Ⅰ为指标分析二级结构，现在计算机技术的发展使人们可以通过谱带拟合，考察分子中各种构象所占比例。

用振动光谱除了主肽链的信息，还能得到侧链和局部微环境的信息。由于水溶液中测定蛋白的红外光谱比较困难，故多用拉曼光谱。例如蛋白中半胱氨酸的 S－H 振动位于 2500～$2600cm^{-1}$，它对 S－H 供体和受体之间的氢键变化十分敏感，可用于测定半胱氨酸与环境因素的相互作用。这一谱带也可用于蛋白中巯基浓度的测定。

五、原子力显微技术（AFM）

AFM 是在亚微米尺度上（原子尺度）研究生物大分子的重要工具，可以使细胞或生物大分子在生理溶液中成像（精度约 1～2 nm），比光学显微镜分辨率高，比电子显微镜的样品处理更接近生理状态，比光谱方法得到的信息更直观。

AFM 的前身是扫描隧道显微镜（STM）。STM 可用于坚硬的周期性材料表面的观测，而 AFM 则可在水中成像，故而更适合用于生物学研究。AFM 通过仪器探针与样品表面的接触，记录原子力的变化而达到成像的目的。

AFM 不仅可用于游离态的蛋白，膜结合蛋白的结构，也可用于测定分子间的相互作用力（静电引力、氢键、疏水作用、范德华力等），但后者在生物体系中应用还不多。

AFM 造成的样品表面的变形是其主要缺点，可通过使用低温 AFM 技术（Cryo AFM）克服。尽管有上述缺点，AFM 已经在结构生物学中发挥了重要作用，例如它可以用于解析膜蛋白的寡聚状态和其亚结构，观测膜通道的构象变化，以及测定细胞膜粘附分子之间的相互作用等。

六、电子自旋共振（ESR）

又称电子顺磁共振（EPR），它利用未成对电子在磁场作用下吸收电磁波发生跃迁，对顺磁性物质进行分析。ESR 主要用于含有未成对电子体系，如酶催化反应的中间体，含有过渡金属离子的酶等。某些小分子与大分子的作用与游离基中间体有关，因此也可用 ESR 研究。目前 EPR 技术不断发展，出现了电子核自旋双共振（ENDOR），饱和转移，自旋标记等技术，日益增强了这一方法的功能。

EPR 在生物体系中研究的对象主要是自由基、含有两个或两个以上未成对电子的游离基、含有两个未成对电子的三重态分子，以及一些过渡金属离子。下面举几例子说明其应用。

（一）黄嘌呤氧化酶　该酶含有顺磁金属 Mo 和 Fe，它可催化黄嘌呤氧化成尿酸，同时

把 O_2 还原为 H_2O_2。该酶中有2个黄素腺嘌呤二核苷酸（FAD），8个Fe和2个Mo原子。通过EPR发现有两类Mo信号，表明Mo在酶上可能存在两种不同的束缚态，而Fe原子的信号证明了Fe－S中心的存在。作为辅酶的FAD中黄素的还原中间体含有自由基，因此可用EPR方法测定。

（二）血红蛋白和肌红蛋白　这是第一批用EPR方法研究的生物大分子。Fe（Ⅲ）有5个d电子，其高自旋和低自旋态均为顺磁离子，是EPR的测定对象。在EPR中观察到血红素（Heme）的不对称。由于孤立Heme是轴对称的，因此说明Heme的配位基或蛋白上的某个残基的影响导致Heme平面的不对称。进一步研究证明，在Heme中Fe－组氨酸配基上的N原子的轨道是形成不对称的原因。

（三）自旋标记　可将自旋标记的底物，辅酶或抑制剂偶联到蛋白上，或直接使用含有某些标记氨基酸的蛋白质进行EPR测定。这一方法可用于测定酶的动力学、蛋白变性机制、酶分子中不同基团间的距离、酶活性部位的结构几何形状等等。

七、X－衍射晶体分析

蛋白质X－衍射晶体学方法是解析蛋白质结构最成功的方法学，目前已经用于测量分子量达到近千万的病毒蛋白和几百万的核糖体结构。进行X－衍射的必要条件是获得高度有序的晶体，然后通过以下几步主要程序完成结构分析：

（一）X－光照射下的衍射数据的收集，以获得振幅 $|F_{hkl}|$ 的数据。

（二）相角 α_{hkl} 的测定。

（三）相角的优化　这决定了电子云密度图的质量（即结构正确性及其分析情况）。

（四）电子云密度图的解释，据此建立初始的结构模型。

（五）根据衍射数据对初始模型的修正。

由于蛋白质结晶比较脆弱而且晶胞较大，故常用同步辐射光谱（强光，短波长）保证获得较理想的衍射数据。相仿测定是由于最初的X－衍射数据中只有强度（振幅）而无角度（相角）的信息，现多采用同晶置换法（即掺入重原子）和分子置换法，同时反常散射效应可作为单对同晶置换法的补充信息。此后，利用晶胞中不对称单元所提供的信息优化相位，产生一个电子云密度图。电子云密度图分辨率在0.6nm时，可看到α－螺旋或β－折叠的轮廓，在0.25 nm分辨时，可对未知序列的多肽中50%的侧链结构进行指认，在0.15 nm时所有单个原子基本都能辨认，在0.12nm时可辨认氢原子。现在的计算机程序可自动从电子云密度图获得分子框架，然后在此基础上进行优化，得到理想的R因子（即由模型计算出的数据与实测数据的偏差），保证主链的 $\varphi-\psi$ 角符合Ramachadran值和温度因子B的合理分布，即成功地解析了蛋白质分子结构。

X－衍射的主要局限是必须获得晶体以及无法测定动态下分子结构。不过后一点由于近年来衍射光源的发展，以及结合劳厄法，产生了时间分辨率的动态晶体学而得到解决。

八、质谱学方法

20世纪70年代，发展了等离子解吸附（plasma desorption，PD）技术，可用于测定几个kD分子量的物质，但缺点是所需设备苛刻，且准确度差。八十年代早期又发展了快原子轰击（fast atom bombardment，FAB）以及液体二级离子质谱（liquid secondary ion mass spectrometry，LSIMS）技术，并曾成功用于测定26肽。八十年代晚期发展的电喷雾（electrospray ionization, ESI）和基质辅助激光解吸附离子化（matrix assisted laser desportion ionization, MALDI）技术则可用于极性大、热不稳定的蛋白质的离子和大分子量测定，从而使生物大分子的测定技术进入一个新的发展阶段，大大促进了生命科学等有关领域的发展。下面介绍几种多肽和蛋白检测的质谱方法的原理和适用性。

（一）快原子轰击（FAB）质谱　FAB质谱是用快速原子轰击被分散在高沸点溶剂（如甘油）中的待测化合物产生分子离子的方法。

1．原理　惰性气体Ar（电离）→Ar^+（加速）→Ar^+（快）+M（能量交换）→Ar（快）+M^+

2．特点　FAB产生的分子离子峰［M^+］稳定，不易解裂，对分子量测定有利，但对结构解析不利。

3．改进　串连质谱（tandem MS, MS/MS），化合物通过MS-1的FAB得到分子离子峰，再用CID（collision-induced dissociation），即惰性气体碰撞使内能增加，产生解离的过程得到碎片峰。

（二）电喷雾（ESI）质谱

1．原理　强电场下样品流液生成带电液滴，通过逆向干燥气流，液滴爆裂成更小的液滴，液滴表面的电场使样品电离。

2．特点　得到带多个电荷的分子离子峰即［$M+nH]^{n+}$或［$M-nH]^{n-}$，需要计算机处理得到最接近实际的分子量。该法可测定分子量达75kD的蛋白质，精度可达0.01%～0.05%。

（三）基质辅助激光解吸附电离（MALDI）质谱　因为该电离方法产生的离子常用飞行时间（time-of-flight, TOF）检测器检测，故又合在一起被称为MALDI-TOF-MS。该法可测定分子量达300kD的蛋白质，但精度不及ESI，只有0.05%～0.1%。

1．原理　激光脉冲辐射分散在基质中的待测物使之电离，并根据不同质荷比离子在仪器无场区内飞行和到达检测器时间的不同而形成质谱图。

2．特点　灵敏度高，不易受样品中杂质或添加物的影响，但基质选择难。基质多用肉桂酸衍生物，苯甲酸衍生物等。

（四）质谱方法的应用

1．分子量测定比SDS-PAGE、凝胶过滤、超离心法等精确得多。

2．纯度鉴定可作为PAGE、CE、HPLC的补充，并可鉴定分子量差异小的杂质。

3．N端封闭的蛋白质和多肽测序　N端酰化、甲基化或环肽无法用Edman降解，可用MS/MS测序。

4．蛋白质测序　蛋白质经蛋白酶水解成多肽片段，用HPLC分成单一成分或简单混合物，再用MS/MS测序。

5．蛋白质的甲酰化位置、化学修饰的位置、S-S键的特性等等。

九、多维核磁共振谱

近几十年来由于NMR新技术的不断开发，使得利用NMR解析多肽的结构成为可能，并可用于分子量越来越大的多肽结构鉴定。技术进步主要体现在以下四方面：600MHz, 750MHz等高分辨率NMR仪；多种量子相干的2D, 3D, 乃至4D-NMR方法；杂核3D, 4D

(^{15}N, ^{13}C 标记物) NMR 使信号重叠、兼并、变宽问题得到解决；共振信号归属策略的发展。

NMR 可解析 25kD 的蛋白质（从分子量大小而言不如 X－衍射），优点是可提供结构－动力学信息，研究大分子相互作用及大分子－配体之间的作用。

（一）NMR 应用于蛋白质结构测定的步骤

1．样品的选择与制备

（1）纯度、浓度、稳定性等问题（1D 谱所需样品浓度为 1mM 左右，2D 需 5mM 左右）。

（2）干燥和脱氧，pH 和缓冲溶剂的选择（注意某些盐对酶的抑制）。

2．NMR 数据采集与处理

3．自旋体系识别与信号归属

4．结构约束因子和特征二级结构分析

5．三维结构计算与建立

（二）NMR 数据采集与处理　这里主要介绍 2D－NMR 的几种实验方法的特点和应用范围（因为 3D，4D 异核 NMR 涉及同位素标记样品，需要条件较高，此处不予讨论），但不涉及具体操作。

1．COSY 可观察到所有的偶合质子信号。

2．DQF－COSY（DQF，双量子滤波）COSY 的改进，可增敏，由于抑制了对角线交叉峰信号强度，对观察对角线交叉峰附近的偶合信号有利。

3．Relay－COSY　通过增加一个磁化相干迁移来实现。在 A－B－C 自旋系统中，此法可以给出普通 COSY 谱，但不能给出 A－C 的相关峰，这在 B 的信号被重叠时尤为有用。

4．TOCSY（HOHAHA）　Relay－COSY 的改进，增敏，是进行自选系统识别的首选方法。

5．NOESY　二维 NOE，提供质子间距离，可作为几何约束用于结构计算，但无法区分交叉弛豫和化学交换产生的磁化迁移。

6．ROESY　旋转坐标系下的 NOESY，可区分上述两种磁化迁移。

（三）残基自旋体系识别与序列的信号归属

1．自旋体系的识别　许多氨基酸具有独特的自旋体系，从而给出特征的 COSY 和 TOCSY 交叉峰。

如果没有信号重叠，DQF－COSY 就可以解决自旋体系的信号识别。但是蛋白质分子通常都会有信号重叠问题，需要借助 TOCSY、NOESY 技术。

自旋体系的识别过程一般是先通过分析 D_2O 中的 DQF－COSY 和 TOCSY 得到不活泼质子的自旋系统，再分析 H_2O 中的 DQF－COSY 和 TOCSY 得到酰胺质子和氨基酸残基中其他质子间的 J 偶合关系，从而归属残基的活泼质子，完成完全自旋体系的识别。

2．NMR 信号的序列归属　在蛋白质中，氨基酸的质子化学位移与游离氨基酸不同，通过 2D－NMR 可以归属这些信号。在上一步工作中确定了质子自旋系统属于哪一种，此步工作则需确定某一自旋系统属于一级结构中的哪一个残基。这一过程就是序列归属。

对蛋白质高分辨结构的统计分析表明，相邻残基的 NH 与 α－H，β－H 之间的距离至少有一个足够短，可以观察到它们之间有 NOE。因此，序列归属主要利用 NOESY 上残基 i 上的 NH、α－H、β－H 与残基 i＋1 上的 NH 之间的相关信息。

归属主要有序列归属法和主链导向归属法。

（四）结构约束因子和特征二级结构分析

1．结构约束因子　分为质子－质子距离约束因子、二面角约束、酰胺质子交换速率。

(1) 距离约束因子：把 NOE 强度转换为质子间距离约束。通常用距离范围表示，下限为质子间的 Van der Waals 半径，上限由 NOE 强度决定。有若干计算机程序用于此目的。

(2) 二面角约束：二面角的信息可由偶合常数获得。由于蛋白质中质子信号的线宽往往相当于或大于 J 值，故精确测定 J 值有困难，而且靠 J 值还不能确定二面角的惟一值。但对于缺少规则二级结构的区域，NOE 信息少，J 值就显出重要性。J（H_N－H_α）对多肽主链转角的确定，即主链走向十分有用，J（H_α－H_β）则可提供侧链去向的信息。

(3) 酰胺质子交换速率：慢速交换表明该质子参加了分子内氢键，24h 后仍能观察到酰胺质子交叉峰，就可以认为是慢交换质子。本实验主要是对 NOE 和 J 值推导出的二级结构提供进一步的支持，因此无需精确测定交换速率。

2．二级结构分析

(1) 由特征 NOE 信息识别二级结构：NOE 信息可分为近程（不超过 2 个残基的质子间 NOE)、中程（2～5 个残基间）和远程（5 个残基以上）的 NOE。α－螺旋，平行和反平行 β－折叠，β－转角有各自的特征 NOE。

(2) 由 H_N－H_β 的偶合常数识别规则二级结构：一般情况下 ≤5Hz 是螺旋，≥8Hz 是折叠，但不能区别为何种螺旋或折叠。

(3) 通过慢交换质子图式判别二级结构：主链酰胺质子包含于氢键之中，导致交换速率减慢是二级结构存在的一个特征。

实际进行二级结构分析时，常把三种信息结合考虑。

（五）三维结构计算与建立

1．初始结构建立　有同源蛋白模建法和距离几何法两种主要方法学。

2．结构精修　应用分子力学可对得到的初始结构进行精修，具体途径包括能量优化、分子动力学（molecular dynamics)，约束分子动力学（restrained MD)，动力学模拟退火（dynamical simulated annealing)。

3．构象评价　包括正确性和精确性评价。前者可用 R 或 $R^{1/6}$ 因子（即由得到的结构反过来计算 NOESY 强度，并与实验值比较两者的差距有多大)，计算公式是：

$R^{1/6}=\sum(I_o^{1/6}-I_c^{1/6})/\sum I_o^{1/6}$（$I_o$ 试验强度值，I_c 计算值）

后者可用一组构象的 RMSD 值表示，即各个构象与平均的构象原子位置的均方根偏差：

$RMSD=[1/N\sum(r_{si}-r_{ai})^2]^{1/2}$（$r_{si}$、$r_{ai}$ 分别为构象 s 和平均构象 a 的坐标，N 为原子数目）

第八节　多肽蛋白质的化学合成和生物合成

一、多肽的化学合成

多肽的化学合成对于较大量地获得肽链较短的化合物十分有用。现在化学合成的肽链以

100肽以下为主，可通过多肽自动合成仪完成。前面已谈到多肽的生物活性与其三维结构关系密切，而三维结构又由一级结构决定。因此，只要合成正确的一级结构，多肽在生理状态下会折叠成“正确”构象。不过对于分子量较大也就是较长的肽链而言，蛋白质的正确折叠还需借助分子伴侣（Chaperone）的帮助才能完成。因此，长链的肽和蛋白质的合成还主要靠生物合成法（见本节第二部分）。此外，化学合成对含有非天然氨基酸多肽、拟肽等的合成具有生物学方法不可替代的作用。但是，今年来已有使用核糖体在体外合成非天然氨基酸多肽和拟肽、甚至酯的例子，大大扩展了生物合成的能力。

多肽合成有专门的书籍介绍。化学合成可分为固相和液相合成两大类。液相合成发展较早，但受限于产物纯化过程的复杂而发展较慢，我国20世纪60年代进行的结晶牛胰岛素的人工合成就是这方面杰出的工作。二十世纪六、七十年代，诺贝尔奖得主 Merrifield 发展的多肽固相合成技术使肽的合成产生了一次飞跃，也使多肽自动合成成为可能。在多肽合成中，合成策略、保护基的选择、缩合试剂的发展以及固相合成中固相载体（树脂）的发展是几项最重要的内容，下面择其重点加以叙述。

（一）合成策略　按肽链延长方向，合成从N末端或从C末端开始，分别向C端或N端延伸。按合成方法学则又可分为线性（linear）和汇聚式（convergent）两种方法。因此，合成策略便有上述两类方法组合成的四种方式，即：

线性N→C端：

$P-NH_2-A_1-COOH+NH_2-A_2-COOH \longrightarrow P-NH_2-A_1-CONH-A_2-COOH \dashrightarrow$ 向C端延伸

线性C→N端：

$NH_2-A_1COO-P+NH_2-A_2-COOH \longrightarrow NH_2-A_2CONH-COOP \dashrightarrow$ 向N端延伸。

汇聚式N→C端：

$$\left.\begin{array}{l}P-NH_2-A_1-CONH-A_2-COOH\\ NH_2-A_3-CONH-A_4-COOH\end{array}\right\rangle \longrightarrow P-NH_2-A_1A_2A_3A_4-COOH \dashrightarrow \text{向C端延伸}$$

汇聚C→N端：

$$\left.\begin{array}{l}NH_2-A_1-CONH-A_2-COOH\\ NH_2-A_3-CONH-A_4-COOH\end{array}\right\rangle \longrightarrow NH_2A_3A_4A_1A_2-COOH \longrightarrow \text{向N端延伸}$$

由于缩合步骤中对羧基的活化常常引起α位的消旋，而氨基酸的羧基活化相对不易发生消旋（活化条件较多肽温和），故而合成多采用活化氨基酸C端的方式延伸肽链。

线性和汇聚合成的优劣评价符合有机化学的一般原理，即汇聚式通常可提高总产率，故而是最常采用的合成策略。对固相合成而言，在一个树脂上的肽链合成只能以线性方式使肽链延伸。因此常采用的策略是将整个肽链分成几个较短的部分，分别以线性方式组合后，再以汇聚式组装到一起，从而完成合成工作。

（二）保护基团　氨基酸是个多功能基化合物。除了保证缩合时有一个游离氨基和一个待活化的游离羧基外，其余的氨基、羧基以及侧链上其余的功能基（如酚羟基、巯基等）均需事先被保护起来，以避免副反应。

保护基团经多年的发展，已有很多在不同条件下保护和裂解多种官能团用的试剂被开发出来。概括地可分为 N－，C－和其他功能基的保护基团。

1．氨基保护基　尽管多种酰基都可保护氨基（酰化试剂在碱存在下与氨基反应），但所需裂解条件均太强。为了在温和条件下能脱去保护基，发展了如下一些基团及其类似物。

（1）苄氧羰基（Cb_z 或 Z 表示）：

1）生成：碱催化 Cb_z-Cl 与氨基反应

$$PhCH_2OC(=O)Cl + NH_2-R \longrightarrow Cbz-NH-R$$

2）断裂：催化氢化，对酸相对稳定。

（2）芴甲氧羰基（Fmoc）：

1）生成：

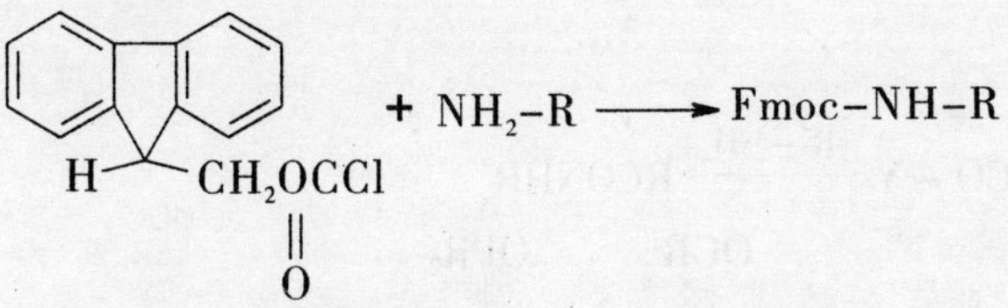

2）断裂：弱碱（如吗啉），对酸相对稳定。

（3）叔丁基氧羰基（Boc）

1）生成：

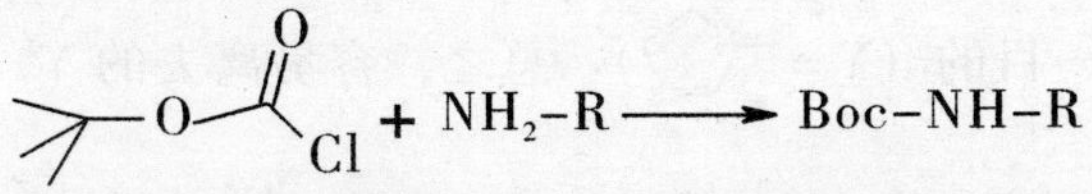

2）断裂：对碱稳定，但不太强的酸性（25%三氟乙酸 TFA）即可裂解。

（4）三苯甲基（trityl 或 Trt）：

1）生成：

$$Ph_3CCl + H_2N-R \xrightarrow{Et_2NH} Trt-NH-R$$

2）断裂：酸性条件下或催化氢化。用三氟乙醇/HCl 可在 Boc 存在条件下除去 Trt。

2．羧基保护基　几种有代表性在不同条件下裂解的保护基是：

（1）苯基酯（OPh，碱性 H_2O_2 裂解）

（2）苄基酯（OBn，催化氢化裂解）

（3）叔丁酯（Ot－Bu，酸性，如 50%TFA 裂解）

其他还有二苯基甲基酯（ODpm），2，4，6 三甲基苄酯（OTmb），邻苯二甲酰胺基甲酯（OPtm）等。

3．其他官能团的保护基

（1）羟基：可用苄酯或叔丁氧羰酯保护，并分别在氢化或弱酸条件下除去。

（2）巯基：用苄醚保护，并用 Na/液 NH_3 除去；或用甲酰胺甲基（$CH_3CONHCH_2-S-R$）保护，以 Hg^{2+} 和 50% AcOH 除去。

（3）咪唑：苄氧甲基（$PhCH_2OCH_2-$）保护，氢化脱去

（4）胍基：硝基保护，氢化除去（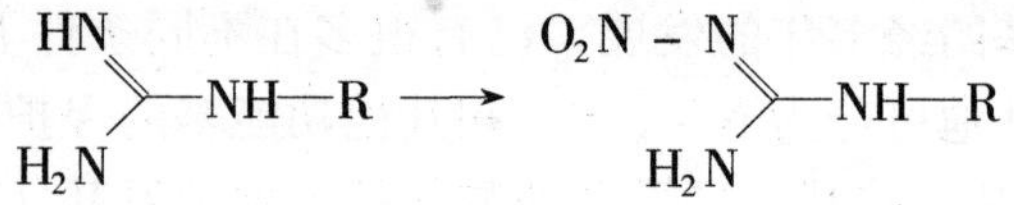）；或四氯

邻苯二甲酸酯保护（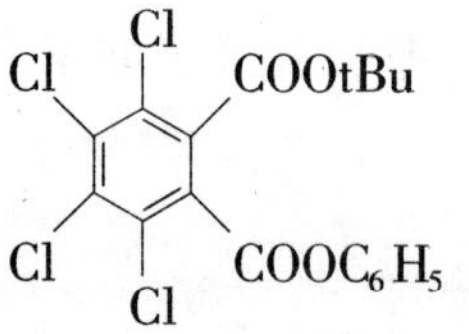），0.01M HCl/DMF 脱去（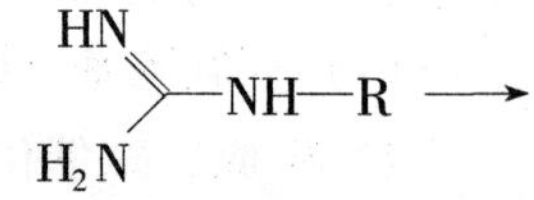

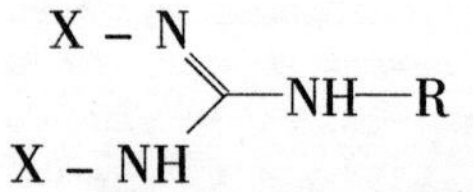）。

（三）活化与偶联试剂　为了使氨基与酸基缩合，并与使分子含有多个官能团的分子耐受，发展了一系列缩合试剂用于活化羧基，从而使氨基酸在温和条件下进攻羰基。这可用于以下通式表示：

$$RCOOH \xrightarrow[\text{试剂}]{\text{活化}} RCO-Y \xrightarrow{R'-NH_2} RCONHR'$$

Y常用的有酚酯（= OAr），混合酐（= 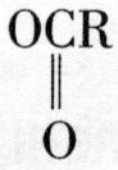 或 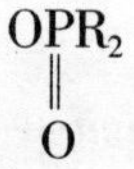），和取代羟胺（= 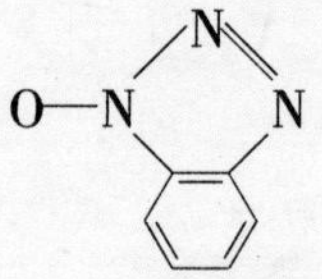）等，酰基咪唑也可用于这一目的（Y = 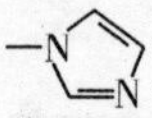）。总之，容易离去的 Y^- 对缩合反应最有利。

双环己基碳亚胺（DCC）是最常用的活化试剂，它的反应原理是：

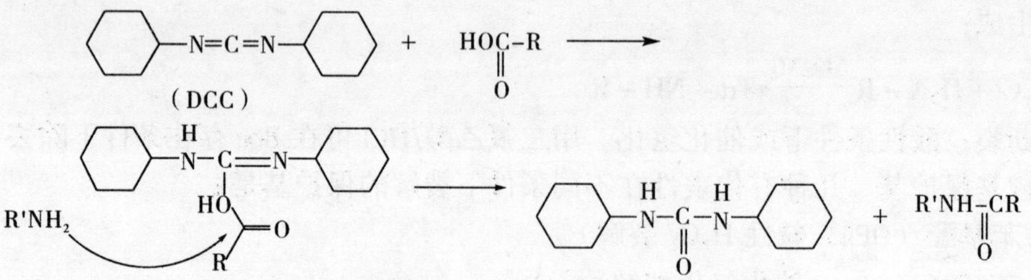

在 DCC 参与的缩合反应中加入 N－羟化琥珀酰亚胺和 1－羟基苯并三唑可大大促进这一反应，并使产物的消旋化明显减少。

（四）固相合成中的树脂　1963 年由 Merrifield 发明并以他的名字命名的树脂是最经典的树脂。该树脂是由苯乙烯和双乙烯基苯聚合而成的，树脂表面经氯甲基化可用●－CH_2Cl 表示。尽管现在该树脂已被多种新型树脂取代而很少见于文献中，但从下面以 Merrifield 树脂用于多肽合成的例子中可以看出固相合成的一般原理。

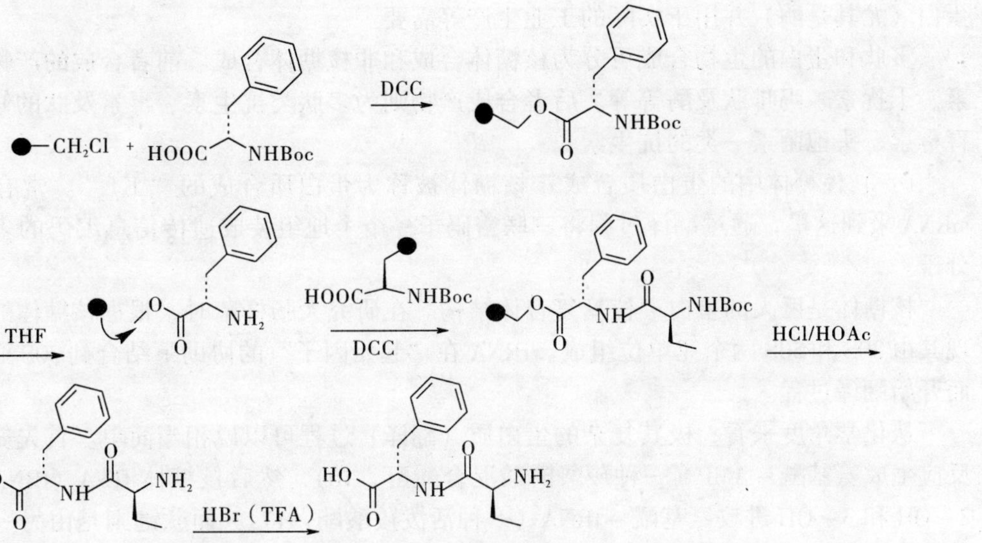

固相合成的优点是在缩合反应这一步完成后，可以用简单的洗涤过滤方法除去过量的试剂（因为产物连接在树脂上不溶于洗涤的有机溶剂）。经过数步缩合 - 脱保护 - 缩合后，产物从树脂上被裂解下来，经脱去侧链其他基团的保护基，再用色谱方法（多为 HPLC）纯化后即得所需产物。

20 世纪 70 年代中期又发展了聚丙烯酰胺树脂。它的优点是溶胀系数很大（约 10 倍），而且可在非极性溶剂中溶胀。这种树脂已用于多肽自动合成仪中。更新型的树脂包括可溶性的聚乙二醇树脂和将聚乙二醇与聚苯乙烯树脂“嫁接”成的 Tenta - Gel 树脂等。有关内容详见有关组合化学的参考书。

（五）酶在多肽合成中的应用　蛋白酶作为催化肽水解的酶也可用于这一反应的逆过程——肽的合成。不过要达到这一目的，需要一些前提条件，比如 NH_2 和 COOH 都不能处于解离状态，这可以在与水混溶的有机溶剂中实现。但有机溶剂可使酶活性大大降低，不过这一缺点可通过使生成的肽产物沉淀下来加以克服，也可使用固定化酶技术提高酶稳定性和活性。总之，由于酶促肽合成具有消旋化少和无需保护基的优点而备受瞩目。

二、多肽和蛋白质的生物合成

多肽和蛋白的合成可被地球上几乎一切生命体完成。它们的合成，正如以诺贝尔奖得主 Waston 和 Crick 为代表的科学家们所揭示的那样，是在遗传物质 DNA 指导下，通过一系列精密的生化反应实现的。这一过程的最简洁表述来自 Crick 提出的中心法则：

$$\text{DNA} \underset{\text{逆转录}}{\overset{\text{转录}}{\rightleftharpoons}} \text{RNA} \xrightarrow{\text{翻译}} \text{蛋白质}$$

由于分子生物学的迅速发展，人们已可以在体外修饰 DNA 分子，并通过将修饰后的 DNA 分子（突变体）在适当的异体体系中表达，产生天然所没有的蛋白质的突变体。这就是通常所说的 DNA 重组或基因工程技术。这一技术极大地促进了蛋白质的结构 - 功能关系研究，而且也可用于制造“定做酶”（tailor - made enzyme），即按照人们所需要的性质去生产蛋白（尤其是酶）并用于实际的工业生产等需要。

多肽和蛋白的生物合成可分为核糖体合成和非核糖体合成。前者合成的产物包括多肽激素、干扰素、吗啡肽及酶等等。后者合成产物则为多肽类抗生素、毒素及肽的修饰物（例如青霉素、头孢菌素一类的抗生素）。

（一）核糖体中的蛋白质合成　核糖体被称为蛋白质合成的“工厂”。常有遗传信息的mRNA来到这里，通过翻译过程将三联密码子一个个地组装成遗传信息编码的多肽和蛋白质分子。

核糖体是巨大的蛋白 - 核糖复合体结构。在研究大肠杆菌时，根据核糖体的沉降情况发现其由30S和50S两个亚单位组成。rRNA在“起始因子”的协助下结合到30S亚单位上，从而开始翻译过程。

从化学角度来看，极其复杂的蛋白质（翻译）过程可以说相当简单。首先氨基酸与ATP反应生成氨基酰 - AMP（一种羧酸磷酸混合酸酐，16），然后核糖体RNA（tRNA）中的核糖2 - OH和3 - OH进攻氨基酰 - tRNA（一种活泼羧酸酯，17）。而肽键则是由另一个氨基酸的 $-NH_2$ 与这个氨基酰 - tRNA反应生成，tRNA作为离去基团。按mRNA的信息将多肽合成完成后，C - 末端上与tRNA相连的酯键被水解，使肽从核糖体游离出来。

核糖体合成的多肽经过进一步的翻译后加工（post - translational modification）工序（包括酰化，羰基化等）得到最终的多肽。翻译后加工常会将合成的肽链水解成更短的肽链，生物体通过这种方式可将具有生物活性的肽段包含在不具有生物活性的前体中，然后在适当的时间和位置加工成具有活性的多肽。肽链上丝氨酸或苏氨酸的羟基经过糖基化或磷酰化，可生成糖蛋白或磷酰化蛋白。翻译后加工更为重要的作用之一是通过衍生化将可被密码子编码的氨基酸转化为非密码子编码的氨基酸，例如脯氨酸转化为羟脯氨酸，组氨酸的N - 甲基化等。

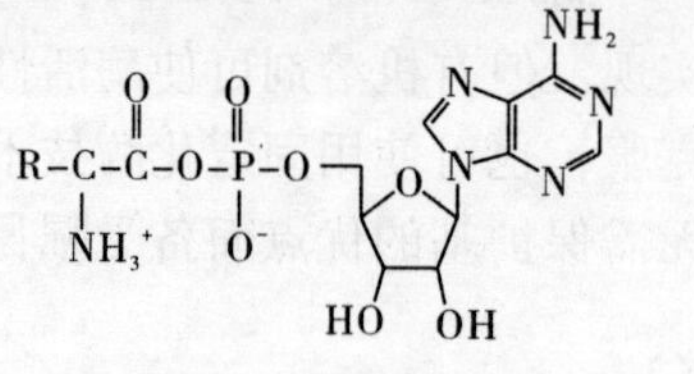

16

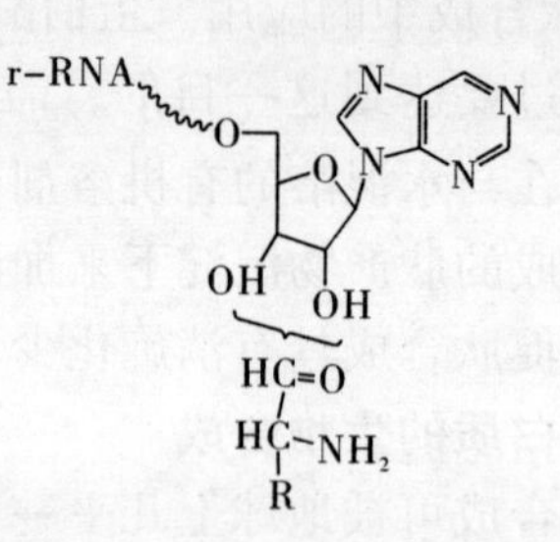

17

如此复杂的蛋白质生物合成过程的大多数程序用来保证蛋白质合成的准确性［包括“校对”（proof - reading）机制］。因为蛋白质在生命活动过程中极端重要，任何错误合成的蛋白质都可能导致生物体正常功能的丧失甚至死亡。

（二）非核糖体蛋白质合成　某些多肽的生物合成不在核糖体中进行，而是在一系列的特异性合成酶催化下进行。这些酶以模块形式组成非核糖体多肽合酶（non - ribosomal peptide synthase，NRPS），完成蛋白质的非核糖体合成。合成的具体步骤是氨基酸首先合成AMP酯

(这与核糖体合成是一致的)，然后与酶上的 Cys 上的巯基生成硫代酯，下一个氨基酸也与酶生成硫代酯后，其氨基进攻第一个氨基酸的硫代酯从而延长肽链，直到完成肽链合成。这种方式适用于非常见氨基酸的肽链合成，尤其是含有不易通过翻译后加工生成的非常见氨基酸的多肽合成。例如肽类抗生素的万古霉素、环孢菌素和博来霉素等。

青霉素是最早用于临床的一类抗生素。它们的生物合成前体是三肽类化合物 ACV，结构为 δ－（L－α－aminoadipyl）－L－Cys－D－Val。然后再通过环合、氧化等步骤生成 β－内酰胺母核，连接侧链后即得各种青霉素类抗生素。青霉素的噻唑烷环可以扩成六元环，从而生成头孢菌素类化合物。

蛋白质作为生物体中最主要的结构和功能组分，长久以来吸引着生物化学家的研究热情，近年来随着现代分子生物学和生物信息学的发展及其与传统生物化学的整合，蛋白质的性质，在生物体内的代谢途径、研究技术和新方法等方面的研究均以前所未有的速度和深度得以发展。有兴趣的读者可参阅本章末列出的部分专业性书籍，以获得进一步信息[10~18]。

（柳雪枚　方唯硕　赵　颖）

参 考 文 献

1. O'Keefe BR. Biologically active proteins from natural product extracts. J. Nat. Prod, 2001, 64:1373~1381
2. Hao B, Gong W, Ferguson TK, et al. A new UAG－encoded residue in the structure of a methanogen methyltransferase. Science, 2002, 296:1462~1466
3. Cobucci－Ponzano B, Rossi M, Moracci M. Recoding in archaea. Mol. Microbiol. 2005, 55:339－348
4. Wheeler LA, Carter JH, Soderberg FB, Goldman P. Association of salmonella mutants with germfree rats: site specific model to detect carcinogens as mutagens. Proc Natl Acad Sci U S A, 1975, 72:4607~4611
5. Raman R, Raguram S, Venkataraman G, et al. Glycomics: an integrated systems approach to structure－function relationships of glycans. Nat. Methods, 2005, 2:817~824
6. Gel Filtration: Principles and Methods. GE Healthcare. 2003
7. Ion Exchange Chromatography & Chromatofocusing: Principles and Methods. GE Healthcare. 2003
8. Jungbauer A, Hahn R, Deinhofer K, et al. Performance and characterization of a nanophased porous hydroxyapatite for protein chromatography. Biotechnol. Bioeng. 2004, 87:364~375
9. Benedetti S, Rinalducci S, Benvenuti F, et al. Purification and characterization of phycocyanin from the blue－green alga *Aphanizomenon flosaquae*. J. Chromatogr. B Anal. Technol. Biomed. Life Sci, 2005, in press.
10. Natural Products: Their Chemistry and Biological Significance. J. Mann et al. Ed. Addison Wesley Longman Ltd. 1994.（第 3 章）
11. 生物大分子的结构与功能．陈惠黎主编．上海医科大学出版社．1999.（第 1、2 章）
12. 天然产物化学．徐任生主编．科学出版社，1997.（第 8 章）
13. 蛋白质化学导论．孙崇荣，李玉民编著．复旦大学出版社．1991.
14. 生物物理学．赵南明，周海梦编．科学出版社．2001.
15. 生物化学（第三版）．王镜岩，朱圣庚，徐长法主编．高等教育出版社．2002.（第 1、3－7 章）
16. 蛋白质技术手册．汪家政，范明主编．科学出版社．2000.
17. 蛋白质与蛋白质组学实验指南（影印版）．R. J. 辛普森著．科学出版社．2003.
18. 王德心．组合化学原理技术及应用．中国协和医科大学出版社．2005.

第十六章 药用真菌化学研究进展

第一节 概 论

自然界大约有真菌20~25万种，我国至少有10万种。根据早期生物分类学的划分，真菌应归属于低等植物，近年也有学者认为应将其从植物中分出，另划分为菌物。我国真菌资源十分丰富，已供药用的真菌仅是真菌资源的极少的一部分，真菌中子实体大型的一类真菌称其为高等真菌（higher fungi）或大型真菌（macroscopic fungi），通常也称为“蘑”“菌”“菇”“蕈”（mushroom）。高等真菌主要属于两大类，担子菌纲（basidiomycetes）和子囊菌纲（ascomycetes）。担子菌的特点是：在有性繁殖时，形成担孢子和产生担孢子的担子。担子在产生担孢子时先伸出2到4个小枝，称作担子梗，在梗尖形成单细胞的球形或椭圆形的担孢子。著名的药用担子菌有：灵芝、茯苓、云芝、树舌、木耳、银耳、黑粉菌、猪苓、猴头、马勃、鸡油菌、牛肝菌、鸡纵等。子囊菌的特点是：在有性繁殖时，形成子囊和囊中的子囊孢子。每个子囊一般有8个子囊孢子，个别的有时也可能产生2及其倍数的孢子。著名的药用子囊菌有：麦角菌、冬虫夏草、竹黄、羊肚菌等。药用真菌除大型真菌外还有小型真菌，大型真菌子实体和菌核为传统药用部位。而制药工业用菌多为小型真菌，利用真菌的菌丝体及其代谢产物制药。能产生抗细菌和抗病毒产物的真菌有200余种，抗肿瘤的真菌有200余种，其中为代表的是青霉素和头孢菌素，20世纪40年代中期从丝状真菌 *Penicillium chrysogenum* 中发现的青霉素（penicillin）为医学和生物技术的发展开辟了一个新纪元。随后世界各大制药厂均先后投入到这一领域。虽然后来人们的注意力越来越多地集中于放线菌（*actinomycetes*），但到了20世纪80年代，瑞士Sandoz公司从另一丝状真菌 *Cordyceps subsessilis* 的无性世代中发现了具有选择性免疫抑制作用的环孢菌素（cyclosporin），在医学上又产生了一个巨大飞跃。该化合物是一个由11个氨基酸组成的环肽，现在被广泛用于人体器官移植。早年对药用真菌的研究主要集中在其生物活性上，对其化学成分研究较少，有效成分研究更少，近年来随着分离及分析手段的不断提高，对真菌代谢产物的化学结构的研究日益增多。药用真菌的化学研究，目前虽不像以高等植物为研究对象进行得那么深入，但由于真菌代谢产物具有各种各样独特的化学结构及生理活性，近年来备受关注。一方面是因为从大型真菌中不断发现结构新颖和具有显著生物活性的化合物，且结构变化大。这种结构多样性对于药物或农药的发现有重要意义。另一方面，大型真菌不仅可以直接采集作为研究材料用，而且可以较方便地通过人工栽培或菌丝体发酵培养，提供大量原料，具有明显的发展优势，如灵芝、冬虫夏草、猴头菌、金针菇等均已通过栽培或发酵进行生产，为工业化生产提供了可靠保证。每年在世界上的各种杂志中可见论文数百篇，使药用真菌化学逐步发展成为化学领域的一支新兴分支学科。

药用真菌种类：我国有药用真菌41科110属298种，担子菌占药用真菌的90%，包括灵芝、猴头等。担子菌中的药用真菌有70%存在于以下6科中，多孔菌科（27属74种）、口蘑科（18属45种）、红菇科（2属33种）、牛肝菌科（5属16种）、马勃科（6属13种）蘑菇科（2属12种）。子囊菌中的药用真菌主要在麦角菌科：如麦角、虫草等[1]。

药用真菌化学成分分类：药用真菌的成分根据其结构主要分为以下几种类型：多糖、糖肽、萜类（倍半萜、二萜、二倍半萜、三萜）、色素（双聚色酮、双聚蒽醌等）、生物碱（吲哚类、嘌呤类、吡咯类）、氨基酸、多肽、蛋白、甾醇类、有机酸、多元醇、酚、酯以及微量无机和有机元素等。

药用真菌的利用：药用真菌的发展往往是从食用开始的，一般为具有肉质子实体的大型真菌如香菇、木耳、银耳、猴头、松口蘑等，其特点是美味可口，同时具有医疗保健作用。而制药工业现代化的发酵工艺又促进了真菌药物的发展，目前有云芝肝泰、密环菌片、虫草制剂（金水宝）、灵芝制剂（灵孢多糖注射剂、胶囊、口服液、茶、酒），槐耳冲剂（治疗肝癌）、乌灵参等。

第二节　药用真菌多糖类

一、药用真菌多糖

（一）药用真菌多糖的性质　多糖是由7个分子以上醛糖或酮糖通过糖甙键缩合而成的多聚物。一般为无色、无味、无定型，分子量大，难溶于水，不溶于有机溶剂。无还原性，可水解成寡糖或单糖。

多糖具有复杂的生物活性和多方面的用途，多数真菌抗肿瘤有效成分为多糖，因此真菌多糖的提取分离越来越受到人们的重视。目前世界上已筛选出200多种，我国已筛选出30多种，如云芝多糖、香菇多糖、猪苓多糖、茯苓多糖、灵芝多糖等。

真菌多糖大致可分为葡聚糖，甘露聚糖，杂多糖，糖蛋白和肽多糖。

（二）药用真菌多糖的提取和分离纯化方法　药用真菌多糖的提取溶剂一般为水（冷水或温水）、稀醇、碱金属氢氧化物、碱金属碳酸盐的稀水溶液（5%以下）、草酸铵溶液（0.5%～1%）、二甲基亚砜等。提取方法是将真菌原料粉碎，加上述某种溶剂浸泡，利用倾倒法、离心法、过滤法进行分离。碱溶液提取多糖，是利用蛋白质在碱性溶液中分解或变性从而达到多糖和蛋白质分离的目的。水提取液中加入乙醇使蛋白质沉淀，从而达到多糖的纯化。水提取液加40%三氯醋酸，冰点放置15～18h，使蛋白质沉淀，离心。水提取液加1/5体积的氯仿和1/5体积的异戊醇，震荡15～18h，蛋白质沉淀，离心。常加的沉淀剂有硫酸铵、硫酸铜、氢氧化钙、氢氧化钡、氯化钾、季铵盐等。

1．多级提取法　依次用冷水、热水；冷、热稀碱溶液提取；根据溶解度不同，使不同性质的多糖得到初步分离。

2．划分沉淀　利用溶解度不同，加入不同浓度有机溶剂（如不同浓度乙醇）来划分沉淀。

3．层析方法　在活性炭、硅藻土、葡聚糖中引进各种交换基团而形成阴阳离子交换剂，通过选择使用，可使酸性、中性多糖分离。常见的阳离子交换剂有羧甲基、磷酸基、磺酸甲基、磺酸乙基、磺酸丙基。常见的阴离子交换剂有三乙醇基氨、氨基乙基、二乙基氨基乙基、三乙基氨、胍乙基、季胺乙基等。

4．凝胶过滤　常用凝胶为葡聚糖凝胶，主要起到分子筛作用，不同型号的葡聚糖凝胶可将多糖按分子量分开。

5．超速离心法　使用超速离心机将多糖分开。

6．超滤　在超滤仪中通过使用不同分子量的超滤膜，达到分离不同分子量的多糖的目的。

7．透析　将样品装入不同孔径的透析袋，放在水中，以流动水或换水除去小分子，而达到纯化的目的。

多糖纯度的检查可利用高压电泳、聚丙烯酰胺凝胶电泳，酶降解，气相层析等方法鉴定。

（三）各种药用真菌多糖的研究　从雷丸（*Omphalia lapidescens*）中得到一种葡聚糖，分子主链为β-D-（1→3）连接的葡聚糖，支链连在主链的O-6位，每隔3个主链单元连接2个支链[2]。

从银耳（*Tremella fuciformis* Berk）中得到一种甘露聚糖，分子主链为β-D-（1→3）连接的甘露糖，支链分别连在主链的O-2，O-4，O-6位[3]。

从松杉灵芝（*Ganoderma tsugae* Murr）菌丝体中得到的杂多糖GFb，分子量为9.8万，主链为1→6葡萄糖基和1→6半乳糖基构成，二者之比为1:1，侧链由1→3葡萄糖基，1→4葡萄糖基，末端葡萄糖基及末端半乳糖基构成[4]。

从灵芝（*Ganoderma lucidum* Karst）的孢子中分离得到一种具有促进T-淋巴细胞分裂的多糖，分子量为7.18×10^5D，不含蛋白质，是一种只有D-葡萄糖组成的具有β-（1-6）残基侧链的β-D-（1→3）葡聚糖（1），与其他多糖相比其分枝程度较低，具有三股螺旋结构，认为其活性与其三股螺旋结构、离子基团及负电荷的密度有关[5]。从赤芝中分离得到一个水溶性抗肿瘤多糖GL-1，由葡萄糖、木糖、阿拉伯糖组成，它们的组成比为18.3:1.5:1.0，该多糖具有抗S180肿瘤细胞的作用。从灵芝中分离得到抗衰老多糖GLA、GLB、GLC等[6]。

从可食真菌 *Morchella esculenta* 中分离到一种可以提高巨噬细胞活性的半乳甘露聚糖，分子量约为1.0×10^6D，含2.4%的蛋白，此种聚糖中有甘露糖、半乳糖、N-乙酰葡糖胺、葡萄糖、鼠李糖组成，各种糖的摩尔百分比（mol%）为62.9:20.0:7.9:6.5:2.7。

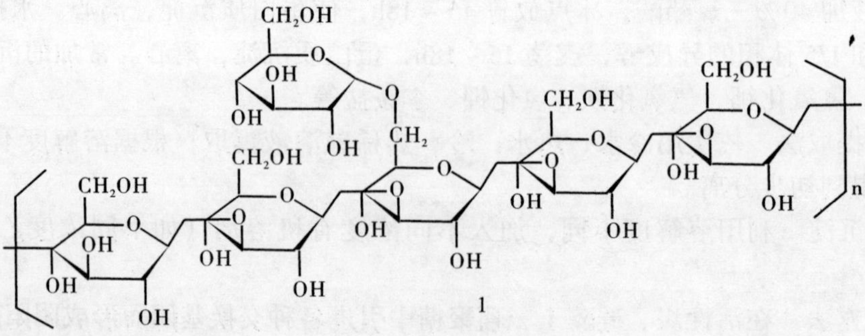

1

图16-1　灵芝多糖结构

二、糖蛋白和肽多糖

糖蛋白和肽多糖为多糖结合部分蛋白质或多肽。糖蛋白或糖肽除水解成单糖外尚有氨基酸。黎铁立等从泰山赤灵芝（*Ganoderma lucidum Karst*）中分离得到7个肽多糖，其中两个为TGLP-2和TGLP-3。TGLP-2分子量为20.9万，为β-（1→3）（1→4）苷键连接的甘露葡聚糖肽，含肽量为8.9%。TGLP-3分子量为4.5万，为β-（1→3）（1→4）（1→6）苷键连接的葡聚糖肽，且有α-苷键存在，含肽量为4%[7]。

三、药用真菌多糖活性

近年来，对真菌多糖抗癌活性的报道很多，具有抗肿瘤作用的真菌多糖大部分为葡聚糖，一般以β-（1→3）（1→6）糖苷键连接的葡聚糖是有活性的。分子量越大，抗癌效果越好。真菌多糖并不是直接杀死癌细胞，而是激活机体内各种免疫应答，从而激活T细胞，进而产生抗癌作用[8]。

香菇多糖在体内能显著加强细胞对白介素-2及活化因子的应答。同样，它能使带瘤宿主细胞被抑制的活性恢复到正常水平，使体液的免疫反应完全恢复正常[9]。

灵芝多糖对小鼠混合淋巴反应（mixed lymphocyte reaction 简称 MLR）有促进作用，对MLR中的T淋巴细胞增殖有加速转化的作用，对免疫抑制剂环磷酰胺的抑制有拮抗作用[10]。

第三节　药用真菌萜类

萜类原指挥发油中不饱和烃类，具有$C_{10}H_{16}$的通式，现指具有（C_5H_8）的通式以及含氧和饱和程度不等的许多类型的化合物，包括单萜、倍半萜、二萜、二倍半萜、三萜、四萜、五萜、多萜等。

一、倍半萜类化合物

近年来发现的药用真菌中的倍半萜类化合物主要集中在红菇科的乳菇属 *Lactarius* 和红菇属 *Russula*，其结构类型可分为双环、三环、五元环并七元环和原伊鲁烷型倍半萜。从鲑贝革盖菌（*Coriolus consors*）中分离得到 hirsutanol（2）[11]；从亚绒白乳菇（*Lactarius subvellereus*）中分离得到 subvellerolactone A（3）[12]、subvellerolactone C（4）[13]；从辣乳菇（*Lactarius piperatus*）中分离得到 lactapiperanols A（5）、B（6）、C（7）、D（8）[14]；从鳞盖红菇（*Russula lepida*）中分离得到 rulepidanol（9）、rulepidadienes A（10）、B（11）[15]、rulepidol（12）[16]、rulepidadiol（13）、rulepidatriol（14）[17]；从美味红菇（*Russula delica*）中分离得到 plorantinone A（15）、B（16）、C（17）[18]、D（18）、epiplorantinone B（19）、deliquinone（20）、2，9-epoxydeliquinone（21）[19]；从粗毛硬革菌（*Stereum hirsutum*）中分离得到 hirsutenol A（22）、B（23）、C（24）[20]；从榆耳（*Gloeostereum incarnatum*）中分离得到 gloeostereum（25）[21]；从胶质皱孔菌（*Merulius tremellosus*）中分离得到 meruliolactone（26）[22]；从假蜜环菌（*Armillaria tabescens*）中分离得到 14-hydroxydihydromelleolide（27）、13-hydroxy-4-methoxymelleolide（28）、5β，10α-dihydroxy-1-orsellinate-dihydromelleolide（29）[23]；从一种可食用蘑菇——金针菇（*Flammulina velutipes*）的培养基中分离到两种新的α-花侧伯烯型倍半萜 2，3，4，5-tetra-hydro-2，7-dihydroxy-5，8，10，10-tetramethyl-2，5-methano-1-benzoxepin（enokipodin A）（30）和 5-methyl-2-（3-oxo-1，2，2-trimethyl-cyclopentyl）benzoquinone（enokipodin B）（31），具有抗枯草杆菌和枝孢菌的活性[24]。从金针菇中还分离到两种新的α-花侧伯烯烷型倍半萜，enokipodin C（32）、enokipodin D（33），它们具有抗真菌、革兰阳性菌、枯草杆菌、葡萄球菌的活性[25]。据报道，化合物 hirsutenol A（22）、hirsutenol B（23）、hirsutenol C（24）对真菌、酵母菌、细菌均有抑制作用。

从 *Clitocybe rivulosa* HKI0273 发酵液中发现了具有生物学活性的新的双环倍半萜（34）、（35），（36）及具有不常见的双环倍半萜（37）[26]。从 *Omphalotus illudens* 的发酵液中分离到一个新的倍半萜 Omphadiol（38）[27]。

原伊鲁烷型倍半萜芳香酸酯类化合物：杨峻山等在 1988～1991 年间从蜜环菌（*Armillaria mella*）菌丝体的石油醚、丙酮部分分得 11 个新的原伊鲁烷型倍半萜芳香酸酯。近年 Momose 等又从中得到 3 个新的原伊鲁烷型倍半萜芳香酸酯 melleolides K（39），melleolides L（40），melleolides M（41）[28]。

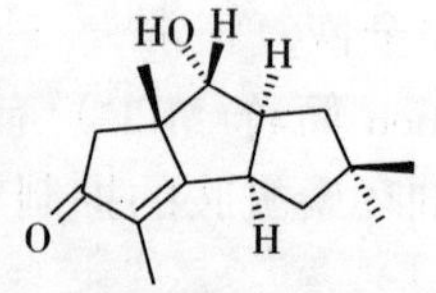

2

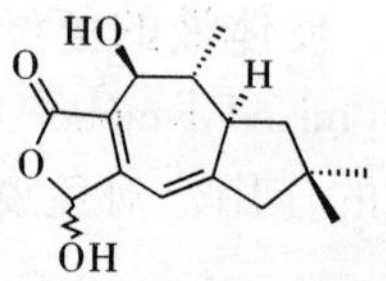

3

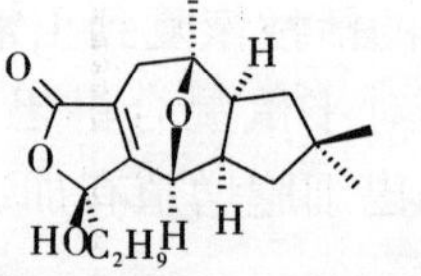

4

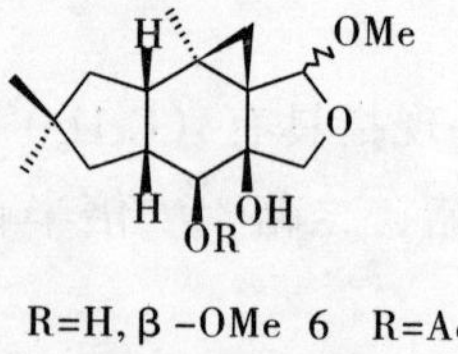

5 R=H, β-OMe 6 R=Ac, β-OMe

7 R=H, α-OMe 8 R=Ac, α-OMe

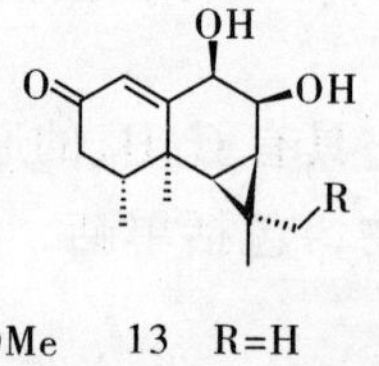

13 R=H

14 R=OH

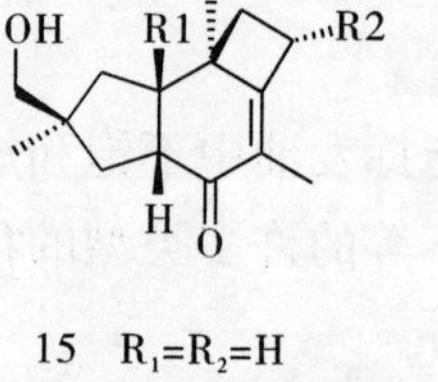

15 $R_1=R_2=H$

16 $R_1=OH, R_2=H$

17 $R_1=OH, R_2=OH$

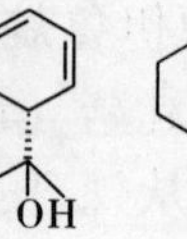

9

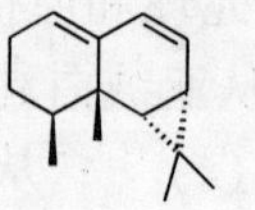

10

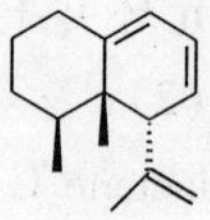

11

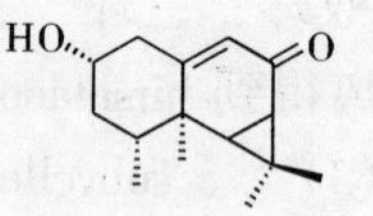

12

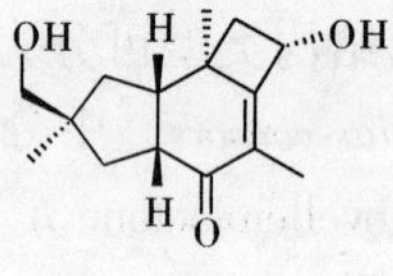

18

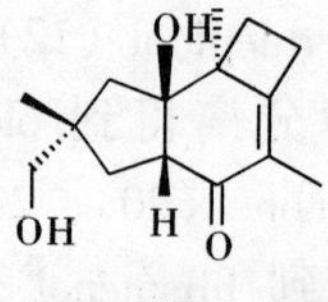

19

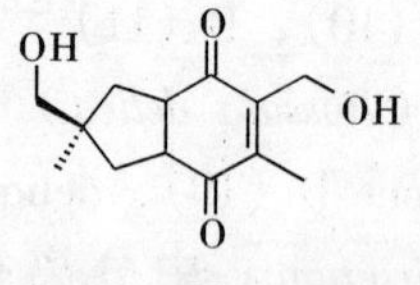

20

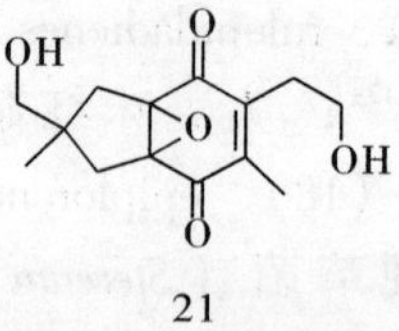

21

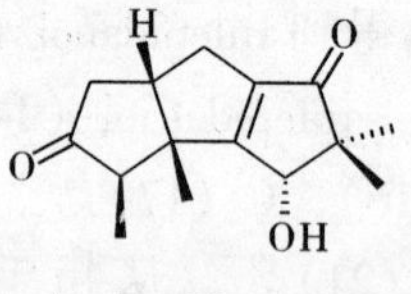

22

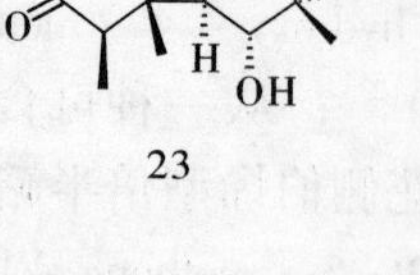

23

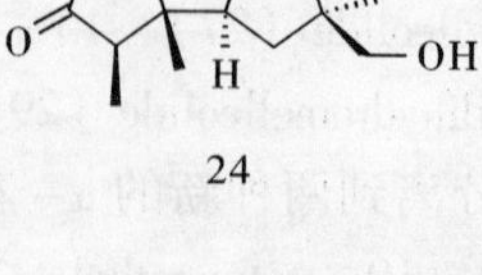

24

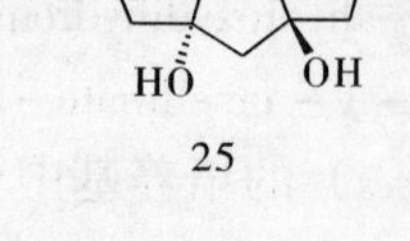

25

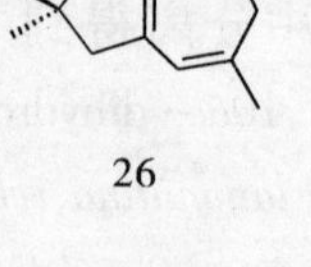

26

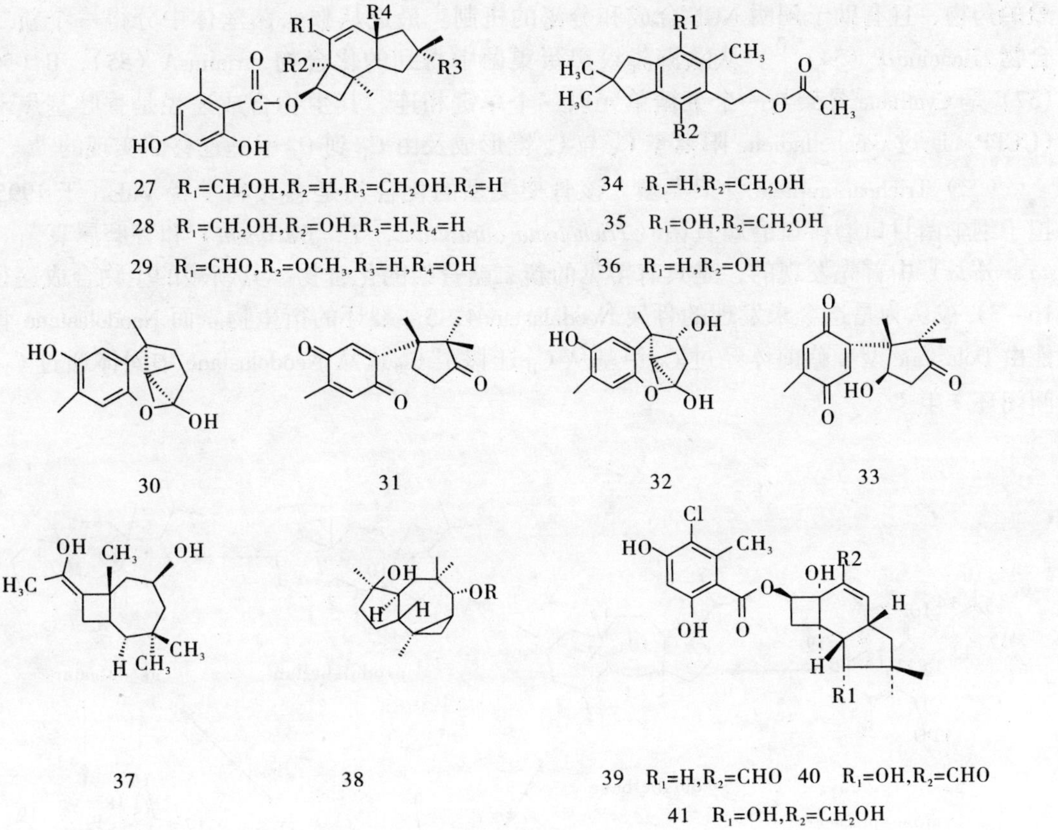

图 16－2　倍半萜类化合物的结构

二、二萜类

二萜类化合物因其有独特的生物活性而备受人们的关注。

（一）Cyathane 骨架类型　Cyathane 骨架类型是加拿大学者 Brodie 首次从黑蛋巢菌属真菌 *Cyathus helenae* 中发现的。此后相继从肉齿菌科肉齿菌属粗糙肉齿菌（*Sarcodon scabrosus*），猴头菌科猴头菌属猴头菌（*Hericium erinaceum*）、珊瑚状猴头菌（*Hericium ramosum*）等真菌中不断发现。特别是后者可产生 Cyathane 型二萜木糖苷类成分。从肉齿菌科肉齿菌属粗糙肉齿菌（*Sarcodon scabrosus*）中发现 scabronines A（42）[29]，B（43），C（44），D（45），E（46），F（47）[30]。132N1 人星形细胞瘤细胞试验表明 scabronine A 显示强神经生长因子（nerve growth factor 简称 NGF）合成诱导活性，2 天内在 147 pg/mlNGF 的基本分泌量下，其浓度为 100μmol/L 时，NGF 的分泌量可达到 746 pg/mL。此外，逆转录聚合酶链反应揭示它可增加 132N1 人星形细胞中 NGF mRNA1.99 倍。从猴头（*Hericium erinaceum*）菌子实体中得到的猴头菌素 erinacine A（48）、B（49）、C（50）[31]、E（51）、F（52）、G（53）[32]也是 NGF 合成强刺激剂，在浓度为 1.0mmol/L 时，NGF 的分泌量分别为 250.1 ± 36.2，129.7 ± 6.5，299.1 ± 59.6 pg/mL，其活性均强于阳性对照的强刺激剂肾上腺素［1.0mmol/L（69.2 ± 17.2）pg/mL］。小分子量的强 NGF 诱导剂（如 scabronine A）将成为治疗严重神经元退行性疾病的有潜在应用前景的药物，且有助于阐明 NGF 合成和分泌的机制。最近从猴头菌丝体中分得一个新二萜化合物 erinacine P（54）[33]。从欧洲隆纹黑蛋巢菌中得到的化合物 striatinsA（55），B（56），C（57）是 Cyathane 骨架与一个五糖单元以三个单键相连。其生物合成途径是香叶基焦磷酸酯（GGPP）通过 dolabelladiene 阳离子 C_5 与 C_6 键形成及由 C_{11} 到 C_{12} 甲基迁移而实现的[34]。

（二）Trichoaurantiane 骨架类型 该骨架类型的化合物是意大利学者 Vidari 于 1995 年在担子纲伞菌目口磨科口磨属真菌（*Tricholoma aurantium*，*T. fracticum*）和香磨属真菌（*Lepista sordida*）中首先发现的，是具有罕见的新二萜骨架的化合物。其新颖的生物合成途径（图 16-3）被认为是迄今未发现的骨架 Neodolastane4，5-裂环的衍生物。而 Neodolastane 骨架可能由 Dolastane 型二萜前体经过 C_{18} 甲基从 C_{11} 迁移至 C_{10} 或从 Neodolastane 中间体通过 C_2 和 C_7 间闭环产生[34]。

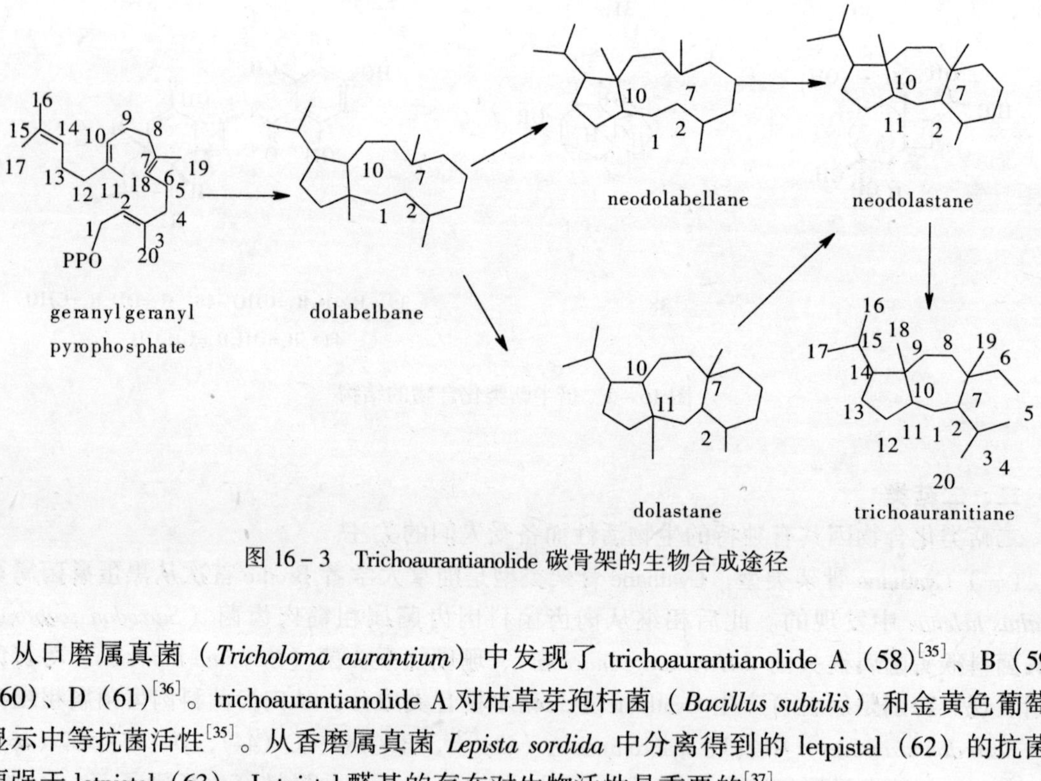

图 16-3 Trichoaurantianolide 碳骨架的生物合成途径

从口磨属真菌（*Tricholoma aurantium*）中发现了 trichoaurantianolide A（58）[35]、B（59）、C（60）、D（61）[36]。trichoaurantianolide A 对枯草芽孢杆菌（*Bacillus subtilis*）和金黄色葡萄球菌显示中等抗菌活性[35]。从香磨属真菌 *Lepista sordida* 中分离得到的 letpistal（62）的抗菌活性要强于 letpistol（63），Letpistal 醛基的存在对生物活性是重要的[37]。

（三）Sphaeroane 骨架类型 1998 年，瑞典真菌化学家 Sterner 首次从口蘑科小菇属（*Mycena*）真菌 *M. tintinnabulum* 子实体中分离鉴定了具有 Sphaeroane 二萜骨架的 1 个新化合物 tintinnadiol（64）[38]，这一特殊类型的二萜骨架只在海藻中发现过。

Toyota 等从牛肝菌科小牛肝菌（*Boletinus cavipes*）子实体中首次分离得到 5 个由 16 羟基香叶基香叶醇与甲基富马酸或富马酸形成新抗真菌的链状二萜酯类化合物 Cavipetin A（65）、B（66）、C（67）、D（68）、E（69a or 69b），其中 Cavipetin A 对瓜枝孢（*Cladosporium cucumerinum*）孢子的形成显示很强的抑制活性（<4mg）[39]。

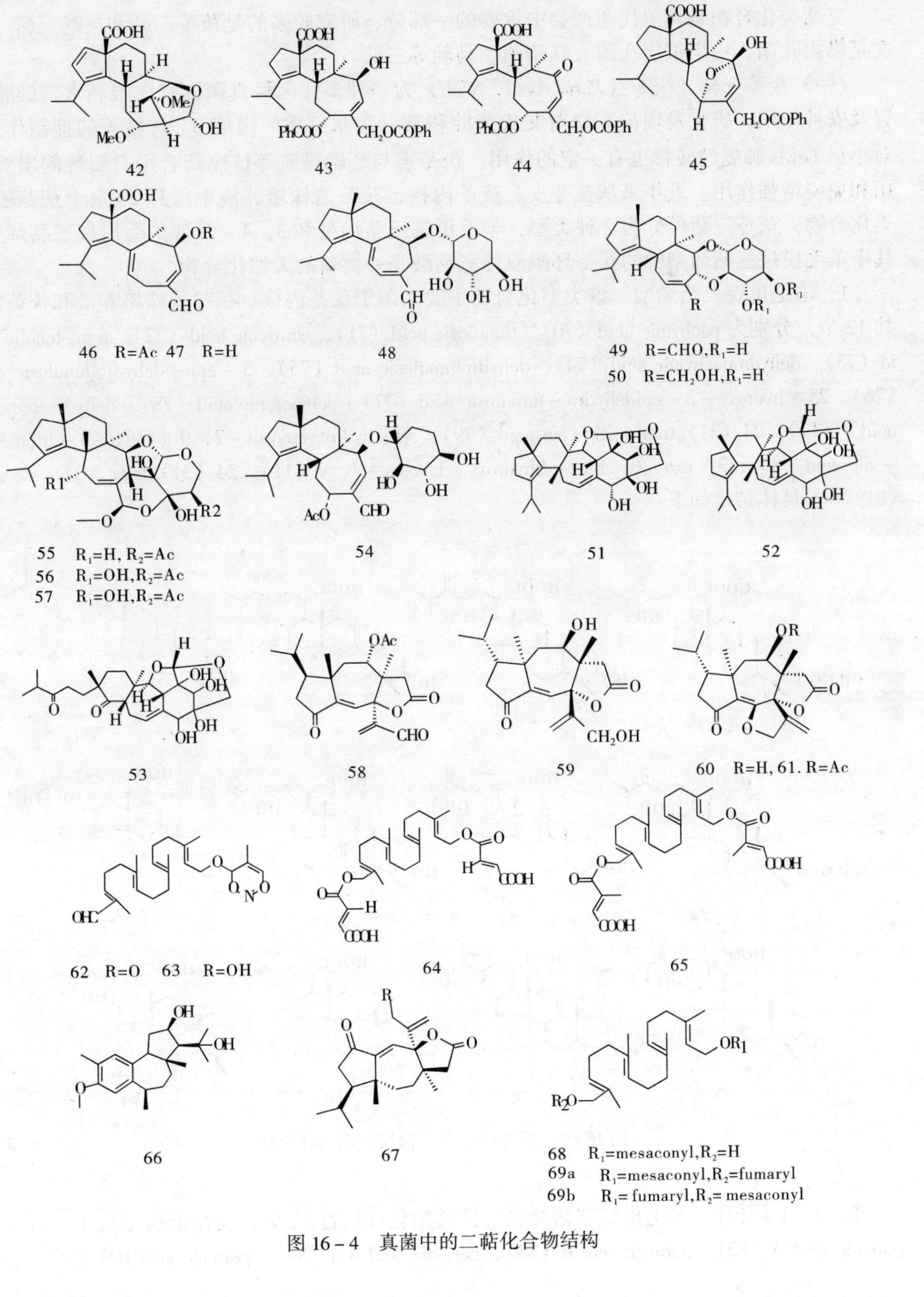

图 16-4　真菌中的二萜化合物结构

三、三萜

三萜类化合物是真菌代谢产物中重要的一部分，研究较多的是茯苓三萜和灵芝三萜，其次是桦褐孔菌、松生拟层孔菌、红菇菌、马勃等三萜。

（一）茯苓三萜　茯苓（*Poria cocos*. Wolf）为一种多孔菌科真菌，有渗湿利水，健脾和胃及安神作用。研究发现茯苓素对艾氏腹腔积液（腹水）癌、肉瘤 S_{180} 有显著的抑制作用，对小鼠 Lewis 肺癌的转移也有一定的作用。茯苓素与环磷酰胺等抗癌药合用有明显的增效作用和免疫增强作用。近年来从茯苓皮、茯苓内核，茯苓菌株培养液中得到 20 余个茯苓三萜类化合物。茯苓三萜可分为 2 种类型，羊毛甾烷三萜烯型和 3，4 - 开环羊毛甾烷三萜烯型。其中羊毛甾烷三萜烯型中的茯苓环酮双烯三萜酸是一类新的天然化合物。

1．羊毛甾烷三萜烯型　该类型化合物主要来源于茯苓内核、茯苓菌株培养液和茯苓皮，共 12 个，分别为 pachymic acid（70）、tumulosic acid（71）、eburicoic acid（72）、trametenolic acid（73）、dehydropachymic acid（74）、dehydrotumulosic acid（75）、3 - epi - dehydrotumulosic acid（76）、25 - hydroxy - 3 - epidehydro - tumulosic acid（77）、polyporenic acid（78）、dehydroeburicoic acid 9（11），24（31）trien - 21 - oic acid（79）、3β - hydroxylanosta - 7，9（11），24 - trien - 21 - oic acid（80）、3 - oxo - 6，16α - dihydroxy - lanosta - 7，9（11），24（31）trien - 21 - oic acid（81）[40]。具体结构如下：

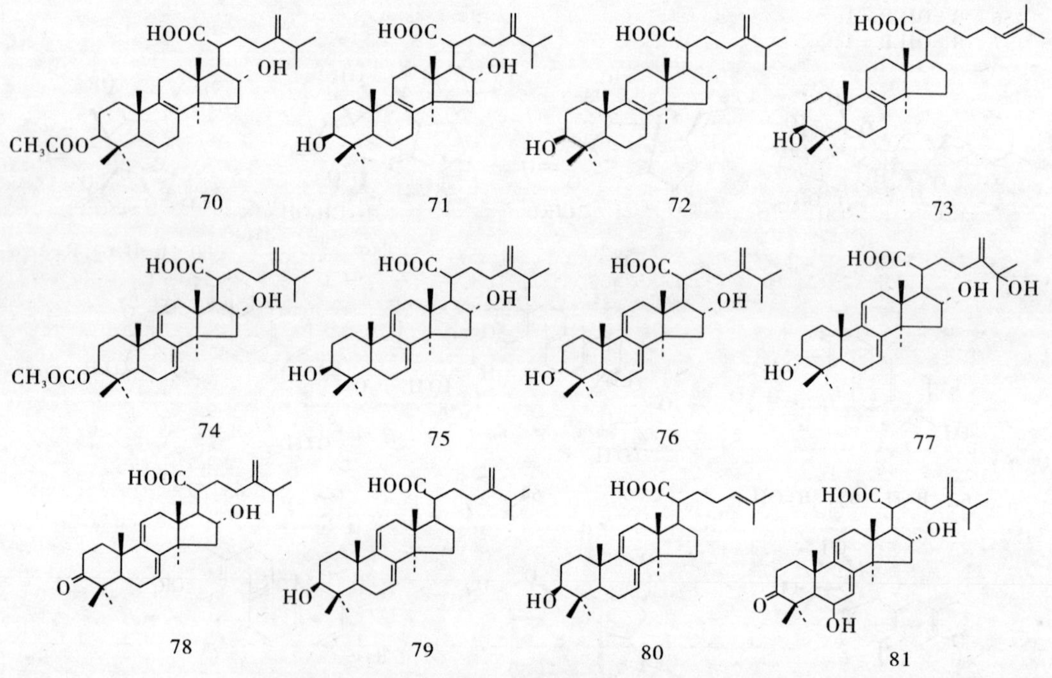

图 16 - 5　茯苓中的羊毛甾烷三萜类化合物

2．3，4 - 开环 - 羊毛甾烷三萜烯型　该类型化合物有 11 个，仅存于茯苓皮中，分别是 poricoic acid A（82）、poricoic acid B（83）、poricoic acid AM（84）、poricoic acid BM（85）、poricoic acid C（86）、poricoic acid D（87）、poricoic acid DM（88）、poricoic acid E（89）、poricoic acid F（90）[40~43]、poricoic acid G（91）、poricoic acid H（92）[44]。Poricoic acid G 和 poricoic acid H 对由肿瘤促进剂 TPA 诱导的 Epstein - Barr 病毒早期抗原有潜在的抑制作用，化合物 poricoic acid G 对淋巴 HL - 60 细胞还具有细胞毒作用，GI_{50} 为 39.3μMol[44]。该类化合物与不开环化合物的区别为：①3，4 位碳键断裂开环，3 位成为羧基，4 位与 28 位碳键成为双键；②环内双键均为 7，9（11）异环双键；③有甲酯化合物存在；④存在不含羟基的化合物。

茯苓三萜对多种肿瘤均有很强的抑制活性，如肺癌，卵巢癌，皮肤癌，中枢神经癌，直肠癌等[45]。茯苓三萜可降低非胰岛素依赖性糖尿病大鼠的高血糖，葡萄糖耐药性实验表明其机制可能为茯苓三萜对胰岛素有增敏作用[46]。

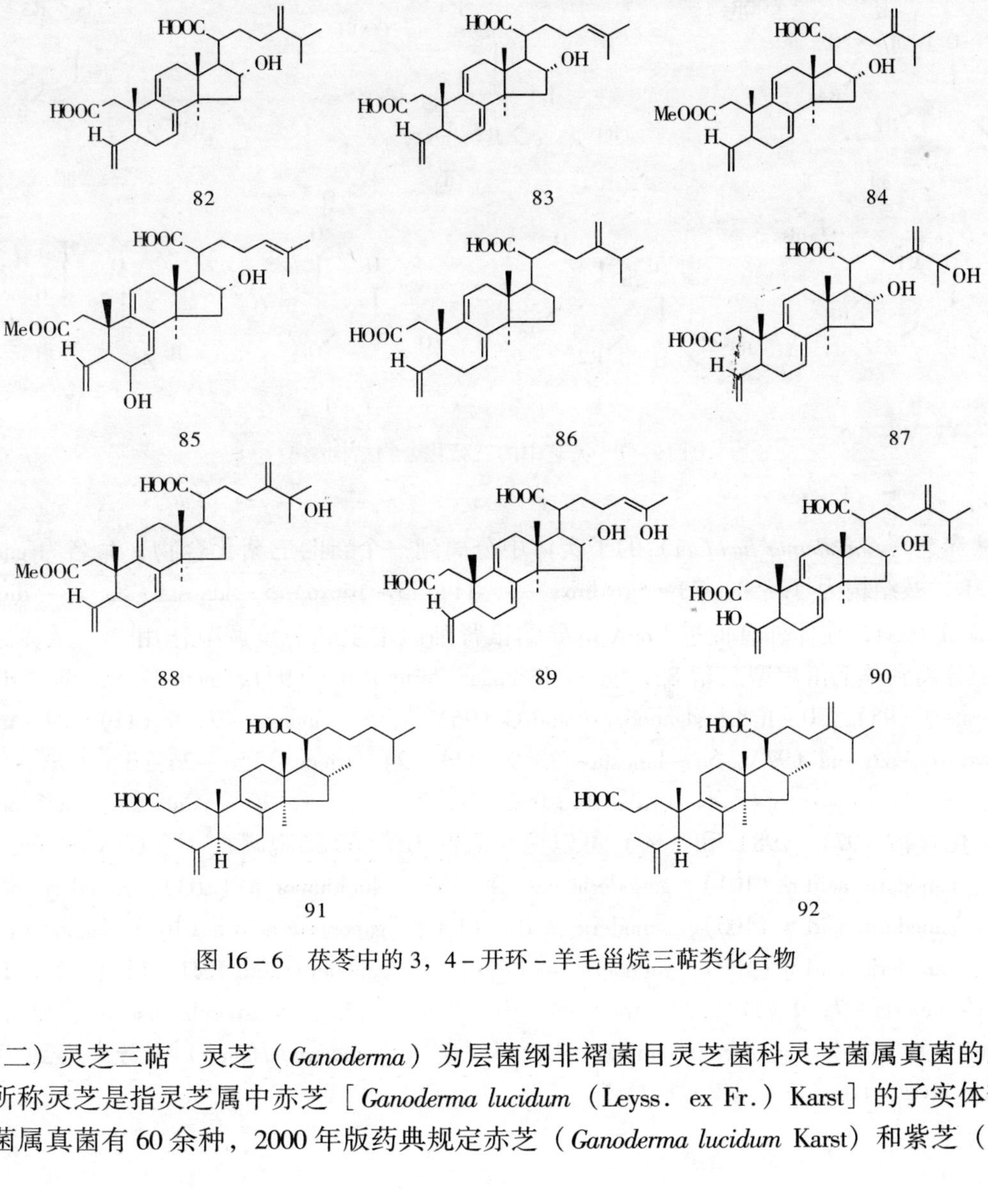

图 16 - 6　茯苓中的 3，4 - 开环 - 羊毛甾烷三萜类化合物

（二）灵芝三萜　灵芝（*Ganoderma*）为层菌纲非褶菌目灵芝菌科灵芝菌属真菌的总称。习惯所称灵芝是指灵芝属中赤芝［*Ganoderma lucidum*（Leyss. ex Fr.）Karst］的子实体部分，灵芝菌属真菌有 60 余种，2000 年版药典规定赤芝（*Ganoderma lucidum* Karst）和紫芝（*Gano-*

derma sinense Zhao. Xu et Zhang）的子实体为灵芝药用品种。从 1982 年到 1990 年，从灵芝属中分离得到 103 种三萜类新化合物。自 1991 年以来，从灵芝属真菌的子实体、孢子粉和菌丝体中先后又分离得到 20 余种三萜类新化合物[47~55]。灵芝三萜类化合物有较高的脂溶性，分子量一般在 400~600，化学结构较为复杂，目前已知有 7 类不同的母核结构，其中第 6 类目前只发现 1 个化合物，第 7 类只发现 2 个化合物，母核结构见图 16-7。三萜母核上有多个不同的取代基，常见有羧基，羟基，酮基，甲基，乙酰基和甲氧基等。

灵芝三萜可抑制脾脏原肿瘤和肝脏转移瘤，其抑制转移瘤的机制可能为灵芝三萜抑制了由肿瘤引起的血管增生。灵芝三萜 Ganoderiol F 和 ganodermanontriol 有抑制 HIV-1 的活性，两者抑制 HIV-1 的浓度均为 7.8μg/ml[50]。

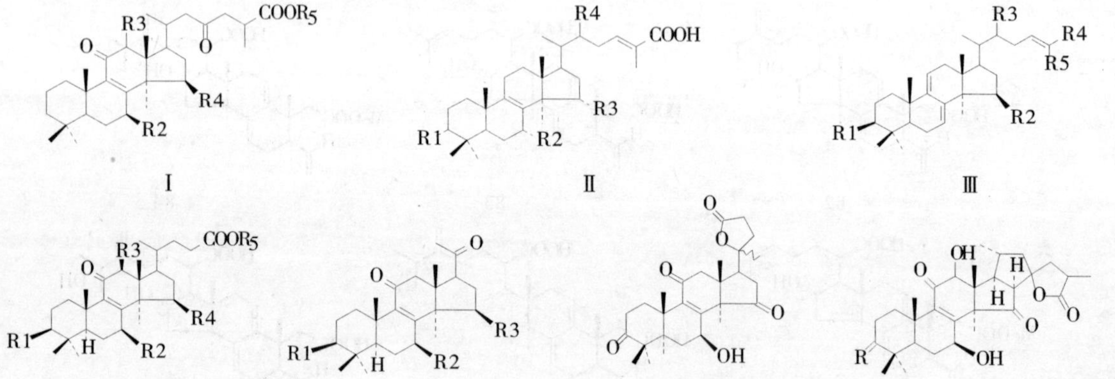

图 16-7 灵芝中的三萜化合物结构类型

从赤芝（*Ganoderma lucidum*）的子实体中分离到一个新的三萜化合物，命名为 ganoderic acid LM$_2$，其结构为（23S），7β-dihydroxy-3，11，15-trioxo-5-lanosta-8，24-dien-26-oic acid（93），在体外有促进 ConA 诱导的鼠肾细胞增生和免疫调节作用[54]。从赤芝的子实体中分离到羊毛甾烷型三萜 8β，9α-dihydroganoderic acid J（94）、methyl-8β，9α-dihydroganoderate J（95）、20-hydroxylganoderic acid G（96）[52]、5α-lanosta-7，9（11），24-triene-3β-hydroxy-26-al（97）、5α-lanosta-7，9（11），24-triene-15α-26-dihydroxy-3-one（98）、8α，9α-epoxy-4，4，14α-trimethyl-3，7，11，15，20-pentaoxo-5α-pregnane（99）。化合物（97）、（98）和（99）可以诱导人的 HL-60 细胞凋亡[55]。Ganosporeric acid A（100）、ganoderic acid α（101）、ganoderic acid β（102）、lucidumol A（103）、ganoderic acid DM（104）、ganoderic acid γ（105）、ganoderic acid δ（106）、ganoderic acid ε（107）、ganoderic acid ζ（108）、ganoderic acid η（109）、ganoderic acid θ（110）、ganoderic acid LM1（111）、26，27-dihydroxy-lanosta-7，9（11），24-trien-3，16-dione（112）、ganosporelactone A（113）、ganosporelacton B（114）、ganolacton（115）。从松杉灵芝（*Ganoderma tsugae*）中分离得到 Tsugaric acid A（116）、Tsugaric acid B（117）[50]。

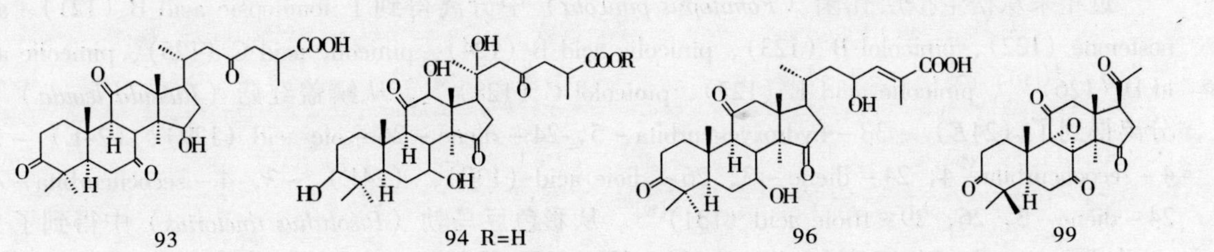

93　　94 R=H　　95 R=CH_3　　96　　99

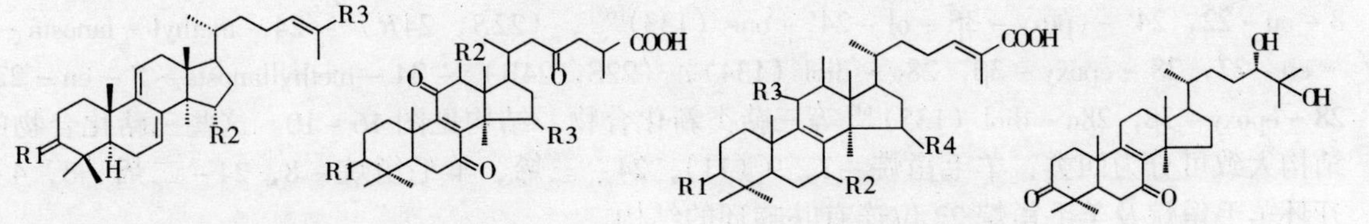

97 R_1=β-OH, R_2=H, R_3=CHO
98 R_1=O, R_2=α-OH, R_3=CH_2OH
100 R_1=R_2=R_3=O
101 R_1=R_3=β-OH R_2=β-Oac
102 R_1=R_2=β-OH R_3=R_4=O
104 R_1=R_2=O R_3=R_4=2H
103

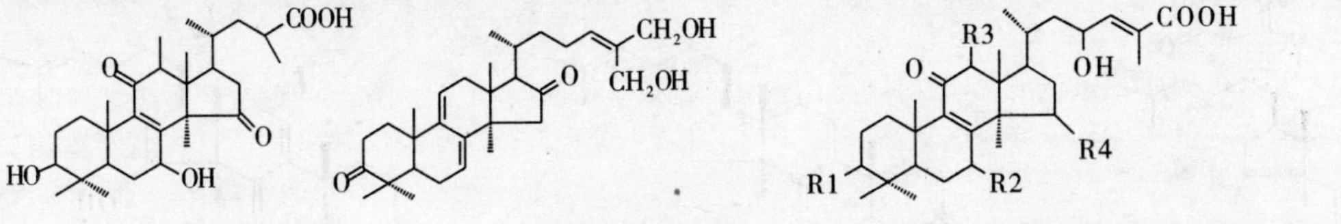

111　　112

105 R_1=O R_2=R_4=α-OH R_3=2H
106 R_1=O R_2=β-OH R_3=2H R_4=α-OH
107 R_1=R_2=β-OH R_3=2H R_4=O
108 R_1=β-OH R_2=R_4=O R_3=2H
109 R_1=R_2=R_3=β-OH R_4=O
110 R_1=R_3=β-OH R_2=R_4=O

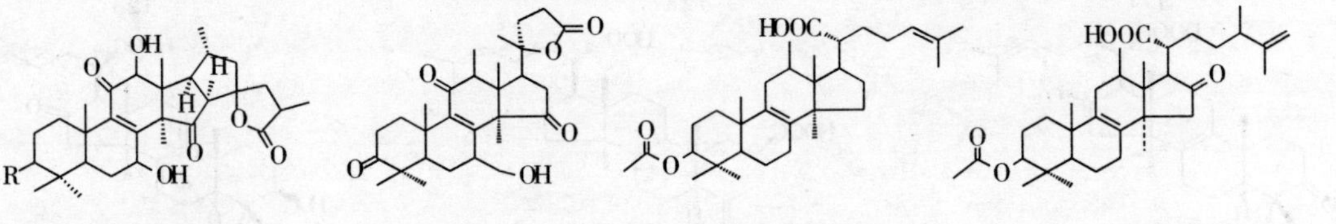

113 R=O
114 R=β-OH
115　　116　　117

图 16-8　灵芝中的三萜化合物结构

（三）其他三萜化合物　何坚等从桦褐孔菌（*Fuscoporia obliqua*）石油醚部分得到 3 个新三萜，分别为 fuscoporianol A（118）、fuscoporianol B（119）和 fuscoporianol C（120）[56]，结构见图 16-9。

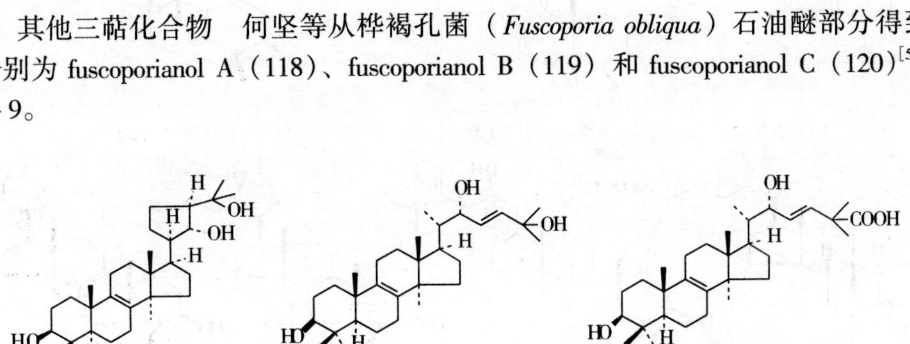

118　　119　　120

图 16-9　桦褐孔菌中的新三萜

近年来从松生拟层孔菌（*Fomitopsis pinicola*）中分离得到了 fomitopsic acid B（121）、agnosterone（122）、pinicolol B（123）、pinicolic acid B（124）、pinicolic acid C（125）、pinicolic acid D（126）[57]、pinicolic acid E（127）、pinicolol C（128）[58]。从鳞盖红菇（*Russula lepida*）中分离得到了（24*E*）-3β-hydroxycucurbita-5，24-diene-26-oic acid（129）、（24E）-3，4-secocucurbita-4，24-diene-3，26-dioic acid（130）、（24E）-3，4-secocucurbita-4，24-diene-3，26，29-trioic acid（131）[59]。从彩色豆马勃（*Pisolithus tinctorius*）中得到了 24-ethyllanosta-8，24（24′）-diene-3β，22ξ-diol（132）、（22*S*）-24，25-dimethyllanosta 8-en-22，24′-epoxy-3β-ol-24′-one（133）[60]、（22*S*，24*R*）-24-methyl-lanosta-8-en-22，28-epoxy-3β，28α-diol（134）、（22S，24R）-24-methyllanosta-8-en-22，28-epoxy-3β，28α-diol（135）[61]等三萜类新化合物，结构见图 16-10。这些三萜化合物的结构大致可分为四类：羊毛甾烷-7，9（11），24-三烯、羊毛甾烷-8，24-二烯、3，4-开环羊毛甾烷及羊毛甾烷 22 位连有呋喃环的结构。

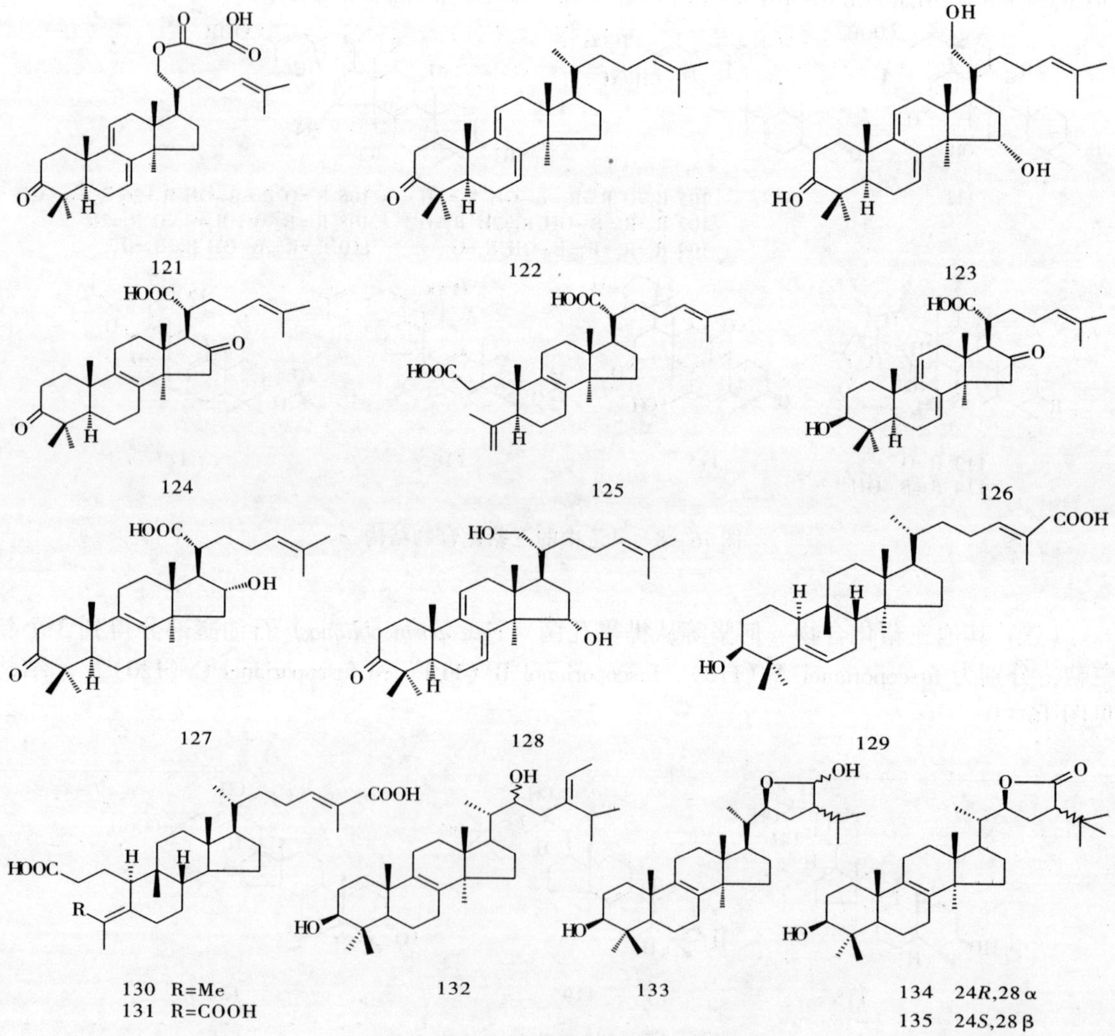

图 16-10 其他三萜类化合物的结构

第四节　药用真菌含氮化合物

一、生物碱

生物碱也是真菌代谢产物中的一类重要化合物，近年报道的从药用真菌中得到的生物碱有吲哚类、喹啉类、腺苷类、环二肽类和其他一些结构较为新颖的生物碱。

从柱状田头菇（*Agrocybe cylindracea*）中得到三个新的生物碱 agrocybenine（136）、6 - hydroxy - 1*H* - indole - 3 - carboxaldehyde（137）、6 - hydroxy - 1*H* - indole - 3 - acetamide（138）。化合物（137）、（138）有抑制小鼠肝脏微粒体脂类过氧化作用，且呈剂量依赖关系，其 IC_{50} 分别为 4.1μg/ml 和 3.9μg/ml[62,63]。

从戈茨肉球菌（*Engleromyces goetzii*）中得到一个新的生物碱 neoengleromycin（139）[64]，从鲑贝革盖菌（*Coriolus consors*）[11] 中得到一个新环二肽类化合物 6 - Epi - diketopiperazine（140）。

从长裙竹荪（*Dictyophora indusiata*）中分离到三个具有特殊喹啉结构的化合物 dictyoquinazols A（141）、dictyoquinazols B（142）、dictyoquinazols C（143）[65]，可以保护鼠皮质神经元免受谷氨酸和 NMDA 诱导的兴奋性神经毒作用，其呈剂量依赖性。以上化合物见图 16 - 11。

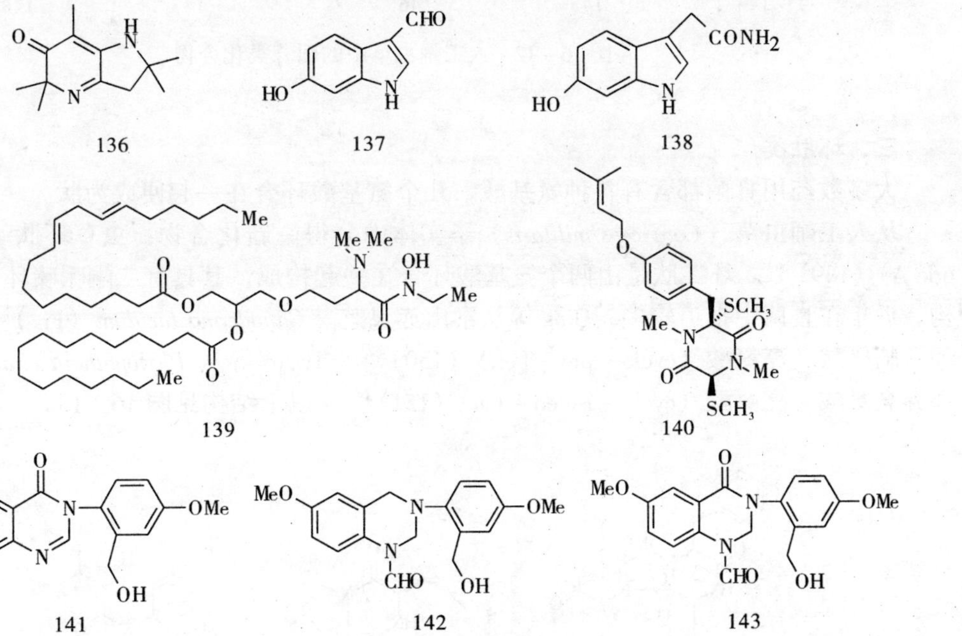

图 16 - 11　生物碱类化合物的结构

药用真菌生物碱提取分离方法：药用真菌生物碱的提取溶剂一般为水、乙醇、稀酸等，也可采用有机溶剂提取，将磨碎的真菌原料，先用稀碱处理，使所含的生物碱先全部转为游离状态，再用有机溶剂提取。

分离方法：利用多数游离生物碱不溶于或难溶于水，可溶于与水不相混溶的有机溶剂中，而它的矿酸盐则不溶于或难溶于有机溶剂，可溶于水的性质，用与水不相混溶的有机溶剂自碱性水溶液中提取游离生物碱，再从有机的溶液中，以稀酸振摇萃取，使生物碱又转为盐溶于水，如此反复操作而达到精制的目的。层析方法和离子树脂交换方法是常用的分离方法。

二、腺苷类

从人工蛹虫草（*Cordyceps militaris*）子实体中分离得到 5 个腺苷类化合物，3 - deoxyadenosin（144）、adenosine（145）、N^6 - methyladenosine O（146）、N^6 - ［β - bam（acetylc - aroyloxy）ethyl］（147）、adenosine - acetylcordycepin（148）[66]，结构见图 16 - 12。

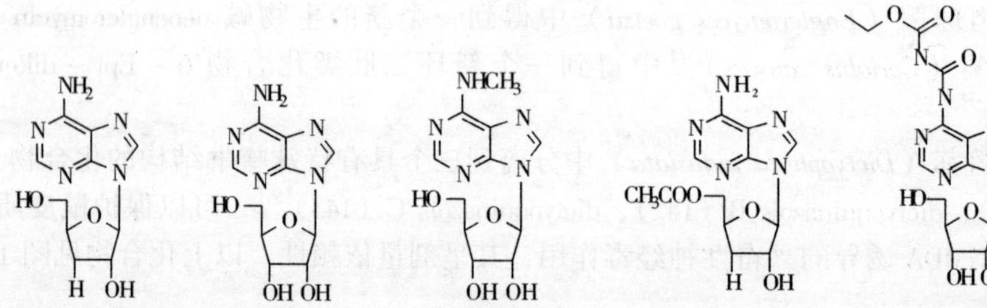

144 145 146 147 148

图 16 - 12 人工蛹虫草中的腺苷类化合物

三、环肽类

大多数药用真菌都含有各种氨基酸，几个氨基酸环合在一起便成为肽。

从人工蛹虫草（*Cordyceps militaris*）子实体中分得一新化合物：虫草环肽 A（cordycepeptide A）（149）[66]。环二肽是由两个氨基酸环合在一起构成，其具有二酮哌嗪环（DKPs）的结构，近年在真菌中报道较多，Qing 等从泰山赤灵芝［*Ganoderma lucidum*（Fr.）Karst］中分得环 - 脯氨酸 - 亮氨酸（cyclo - pro - Leu）（150）[67]，Trigos 等从 *Phytophthora cinnamomi* 中分得环异亮氨酸 - 亮氨酸（cyclo - isoleu - leu）（151）[68]。以上结构见图 16 - 13。

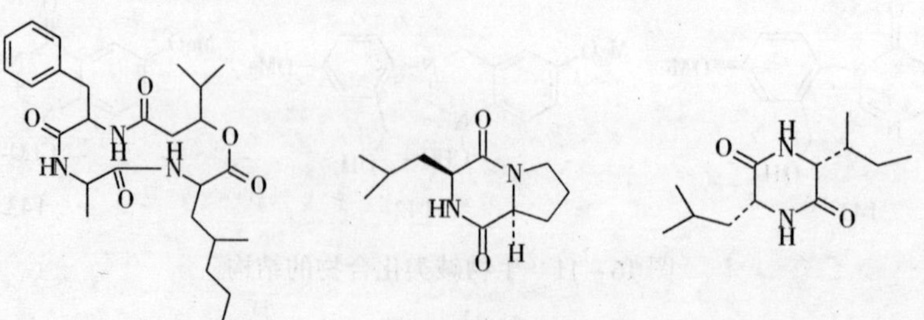

149 150 151

图 16 - 13 环肽类化合物

四、鞘脂

鞘脂广泛存在于各类真菌中，是真核生物细胞质膜的成分。真菌来源鞘酯的基本结构为神经酰胺，即以（神经）鞘氨醇为基本骨架，与长链脂肪酸形成的酰胺类化合物。根据与神经酰胺1位羟基相连的基团不同，可将鞘脂分为以下几类：神经酰胺、脑苷、糖鞘脂、肌醇磷酸神经酰胺、二肌醇磷酸神经酰胺等。在各类结构中，由于鞘氨醇和脂肪酸链的长度、双键以及羟基的多少和位置不同，鞘脂的结构变化也较多[69]。

（一）神经酰胺（ceramides，Cer）　从蜜环菌（*Armillaria mellea*）中分离得到一新化合物 armillaramide（152）[70]。从灰树花（*Grifola frondosa*）孢子粉中分离得到4个新神经酰胺，其鞘氨醇骨架均相同，区别仅在于脂肪链长短不同（n 分别为 19，20，22，23）（153）[71]。

从鸡纵（*Termitomyces albuminosus*）中得到4个新的神经酰胺类化合物 termitomycesphins A（154）、termitomycesphins B（155）、termitomycesphins C（156）、termitomycesphins D（157）[72]。

从蓝黄红菇（*Russula cyanoxantha*）中得到1个新的神经酰胺类化合物（2S，3S，4R，2′R）-2-（2′-hydroxytetracosanoylamino）octadecane-1，3，4-triol（158）[73]。

从多汁乳菇（*Lactarium volemus*）中得到两个新的神经酰胺类化合物 lactariamides A（159）、lactariamides B（160）[74]。

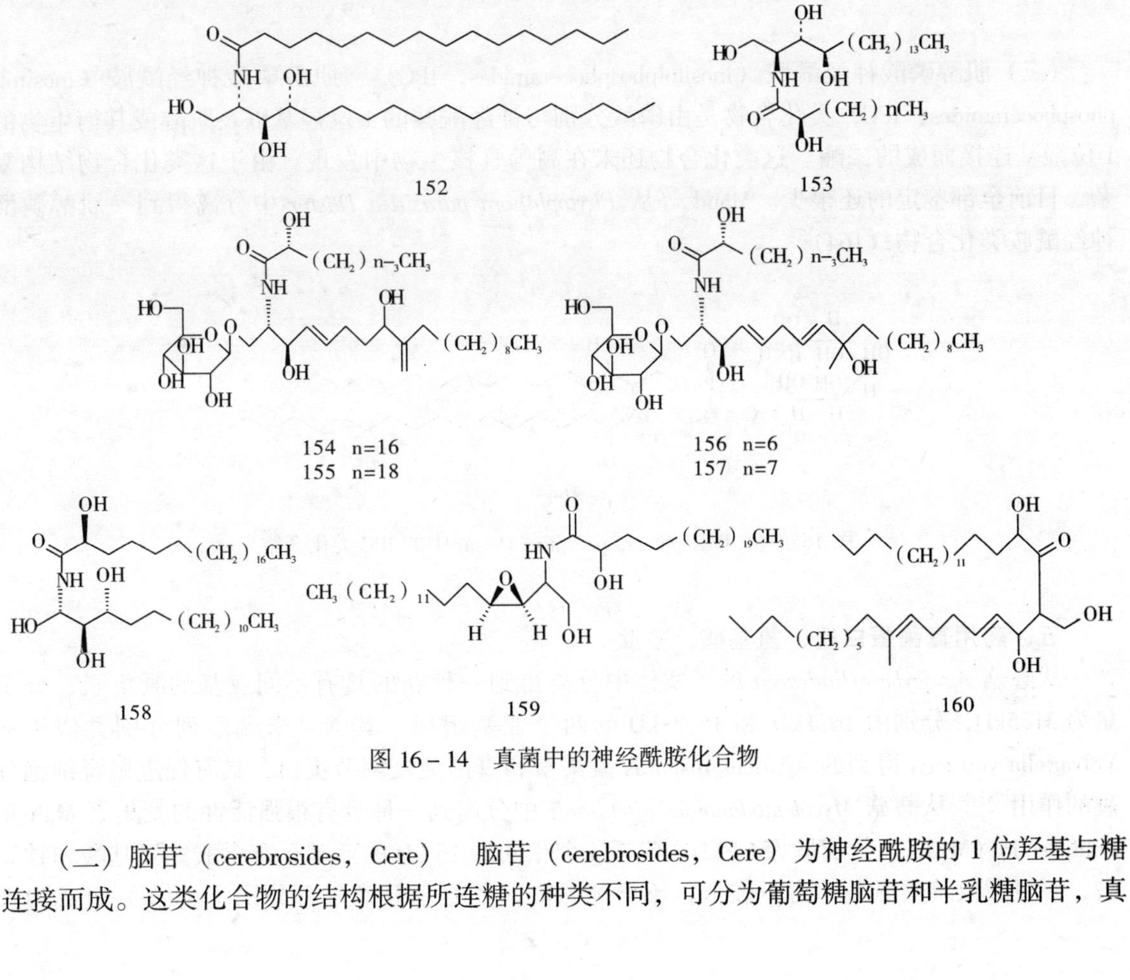

图 16-14　真菌中的神经酰胺化合物

（二）脑苷（cerebrosides，Cere）　脑苷（cerebrosides，Cere）为神经酰胺的1位羟基与糖连接而成。这类化合物的结构根据所连糖的种类不同，可分为葡萄糖脑苷和半乳糖脑苷，真菌中常见的是葡萄糖脑苷。

从灵芝一共生菌（*Calcarisporium arbuscula*）的发酵菌丝体中分得4个脑苷化合物，其中一个鉴定为［（4*E*，8*E*，3′*E*，2*S*，3*R*，2′*R*）－2′－hydroxy－3′－hexadecenoyl－1－O－β－D－glucopyranosyl－9－methyl－4，8－sphingadienine］（161）[75]。

从黄白红菇中分离得到2个脑苷类化合物1－O－β－D－glucopyranosyl－（2S，3R，4E，8E，2′R）－2－N－（2′－hydroxypalmitoyl）－9－methyl－4，8－sphiogadienine（162）和1－O－β－D－glucopyranosyl－（2S，3R，4E，8E，2′R）－2－N－（2′－hydroxypalmitoyl）－9－methyl－4，8－sphiogadienine（163）[76]。

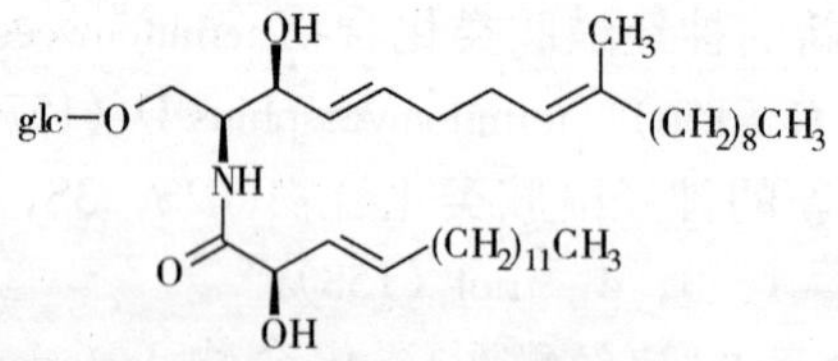

161

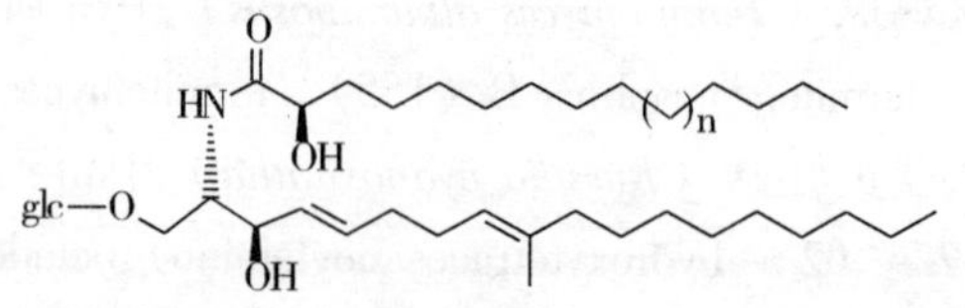

162 n=1 163 n=3

图16－15 真菌中的脑苷类化合物

（三）肌醇磷酸神经酰胺（inositolphosphoceramides，IPC） 肌醇磷酸神经酰胺（inositolphosphoceramides，IPC）类化合物是由磷酸分别与神经酰胺的1位羟基以及肌醇或其衍生物的1位羟基连接而成的二酯。这类化合物还未在高等真核生物中发现。由于这类化合物结构复杂，目前全部鉴定的还很少。Maud等从*Phytophthora parasitica Dastur*中分离得到一肌醇磷酸神经酰胺类化合物（164）[77]。

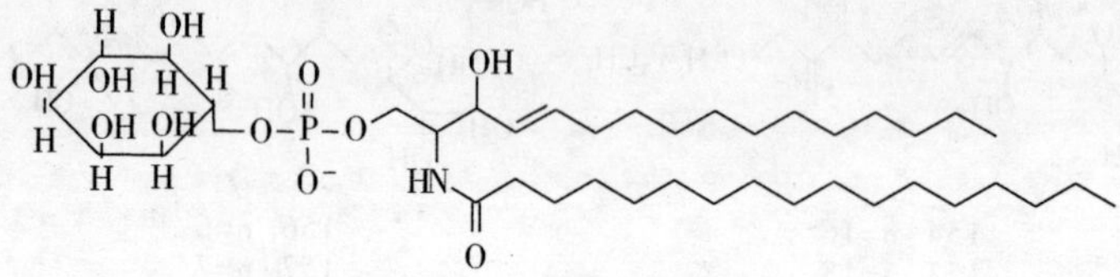

164

图16－16 Phytophthora parasitica Dastur中的IPC类化合物

五、药用真菌蛋白质、氨基酸、多肽

从蘑菇*Agrocybe cylindracea*的子实体中分离得到一种新的具有不同亚基的凝集素，分子量为31.5kD，分别由16.1kD和15.3 kD的两个亚基组成，其N－末端序列分别类似于从Volvariella volvacea得到的Agaricus bisporus凝集素和真菌免疫调节蛋白，具有促进鼠肾细胞分裂的作用[78]。从蘑菇*Mycoleptodonoides aitchisonii*中分离到一种具有很强活性的凝集素Maitchisonii lectin（MAL），分子量为64 kD，包括4个相同的16 kD的亚基，富含酸性氨基酸和甘氨酸，甲氨酸及苯丙氨酸的含量较低，不含酪氨酸，其氨基酸摩尔百分比（mol%）组成为天冬氨酸 12.1，苏氨酸 5.9，丝氨酸 7.3，谷氨酸 10.2，甘氨酸 17.7，丙氨酸 7.5，缬氨酸 6.2，半胱氨酸 3.8，苯丙氨酸 1.8，赖氨酸 5.9，蛋氨酸 0.3，组氨酸 2.7，异亮氨酸 3.4，亮氨酸 4.4，精氨酸 3.5，脯氨酸 7.3[79]。

构菌（俗名金针菇、冬菇 *Flammulina velutipes*），具有增加学习记忆的功效，民间称为增智菇。T. Lkeknwa 等从构菌深层培养菌丝体中分离到一种原朴菇素（proflamin）的物质，它是一种弱酸性糖蛋白，分子量 13000 ± 4000，含 90% 以上的蛋白质和少于 10% 的碳水化合物。其主要组成氨基酸是谷氨酸、天冬氨酸、丙氨酸、亮氨酸和甘氨酸；碳水化合物由葡萄糖、半乳糖和甘露糖组成。它是一种新的生物反应调节抗肿瘤物质，口服抑瘤率很高，且无任何副作用。从人工培养构菌菌丝体中还获得一种具有抗血栓形成作用的蛋白质，能完全预防体外血栓形成，且无论体内或体外，都具有对抗胶原引起的血小板聚集作用，另外从其子实体中分离出一新的低分子量的蛋白质，能抑制 HIV－1 的可逆性转录酶[80]。

第五节　甾醇类化合物

药用真菌中的甾体类化合物一般为麦角甾醇及豆甾醇类衍生物。近年来报道的甾体类化合物的结构特点为具有多羟基、环氧或过氧。麦角甾醇环氧或过氧化合物具有一定抗肿瘤活性[81]。自 1992 年以来从亚绒盖乳菇（*Lactarius subvellereus*）分离得到（22Z，24S）－cerevisterol（165）[82]，从多汁乳菇（*Lactarium volemus*）分离得到 3－O－β－D－glucopyranosyl－22*E*，24*R*－5α，8α－epidioxyergosta－6，22－diene（166）、3－O－β－D－glucopyranosyl－22*E*，24*R*－5β，8β－epidioxyergosta－6，22－diene（167）、22*E*，24*R*－ergosta－7，22－diene，3β，5α，6β，9α－tetraol（168）[83]；从紫丁香菇（*Lepista nude*）分离得到 5α，9α－epidioxy－（22*E*）－ergosta－7，22－diene－3β，6β－diol（169）；从松口蘑（*Tricholoma matsutake*）分离得到 3β，5α，9α，14β－tetrahydroxy－（22E）－ergosta－7，22－diene－6－one（170）[83]；从东方栓菌（*Trametes orientalis*）分离得到 5α，6α－epoxy－3β，8β，14α－trihydroxy－5α－ergost－22E－en－7－one（171）、(3α，5α)，(8β，11β)－diepidioxy－ergost－22E－en－12－one（172）[85]；从猪苓（*Polyporus umbellatus*）中分离得到 polyporusterone A（173）、B（174）、C（175）、D（176）、E（177）、F（178）、G（179）[86]。

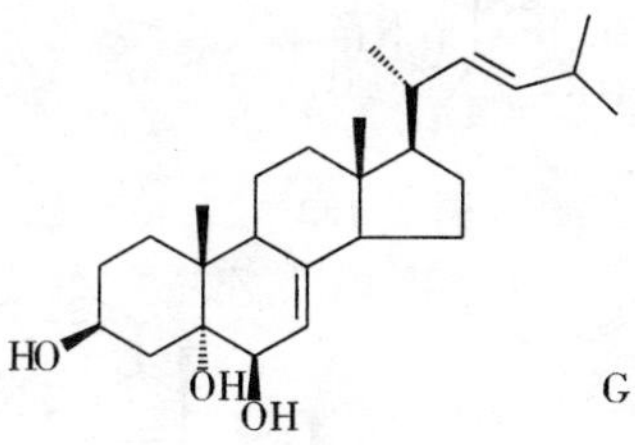

165

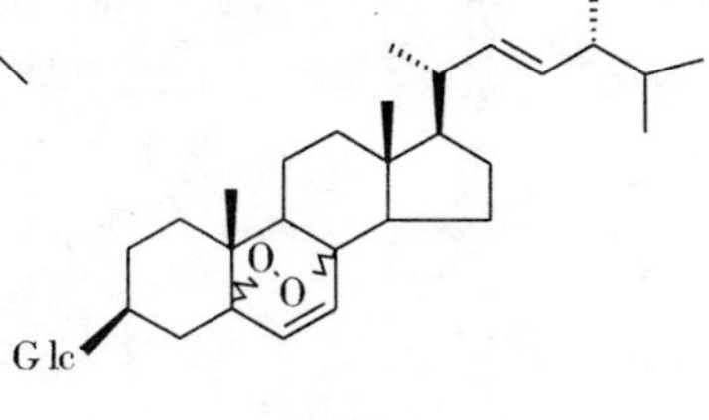

166　5α,8α
167　5β,8β

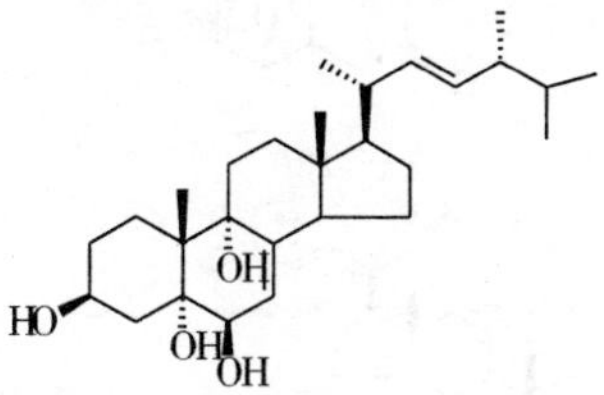

168

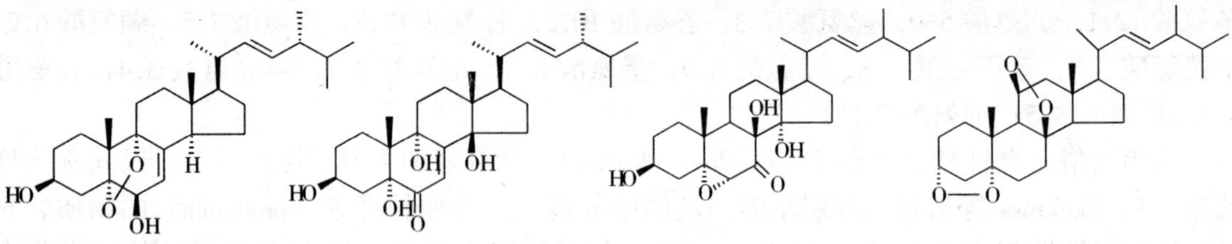

169　170　171　172

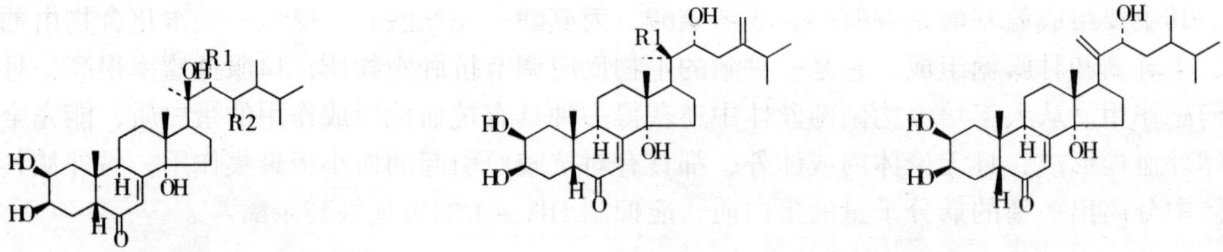

173　R_1=OH, R_2=H
174　R_1=OH, R_2=OH
175　R_1=H, R_2=OH
176　R_1=H, R_2=H

177　R=OH
178　R=H

179

图 16－17　甾体类化合物的结构

近年报道了 9 个新的环氧、过氧化合物 6，9－epidioxy－ergosta－7，22－dien－3－ol（180）[87]、5，6－epoxy－ergosta－7，22－dien－3－ol（181）[88]、5α，8α－epidioxy－（22E，24R）－23－methylergosta－6，22－dien－3β－ol（182）、5α，9α－epidioxy－3β－hydroxy－（22E，24R）－ergosta－7，22－dien－6－one（183）、5α，9α－epidioxy－3β－hydroxy（24S）－ergosta－7－en－6－one（184）、5α，6α，8α，9α－diepoxy－（22E，24R）－ergost－22－ene－3β，7α－diol（185）[89]、5α，6α，8α，9α－diepoxy－（22E，24R）－ergost－22－ene－3β，7β－diol（186）、5α，6α－epoxy－（22E，24R）－ergosta－8，22－dien－3β，7β，14α－triol（187）[90]、5α，6 α－epoxy－（22E，24R）－ergosta－8，14，22－triene－3β，7α－diol（188）[91]。

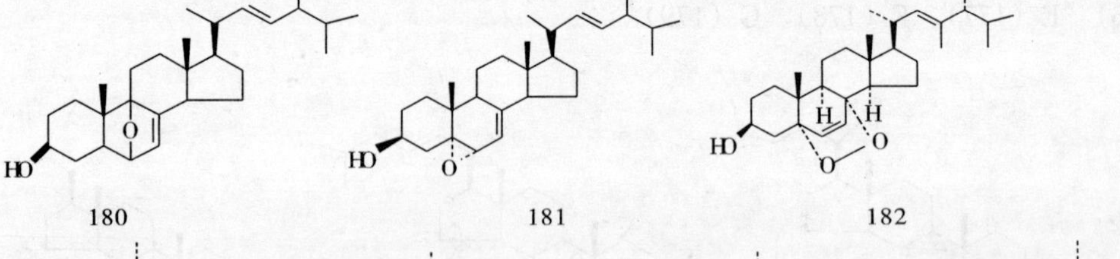

180　181　182

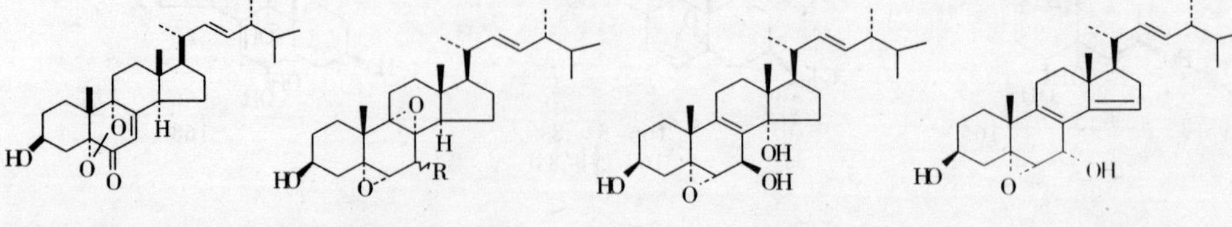

183
184　22,23-dihydrogen

185　R=α－OH
186　R=β－OH

187　188

图 16－18　真菌中的麦角甾醇环氧、过氧化合物

第六节　药用真菌的其他类型化合物

药用真菌代谢产物种类丰富，有些化合物结构独特，例如乙炔类化合物和十四元环化合物在天然产物中并不多见。近年来从点柄乳牛杆菌（*Suillus granulatus*）中得到了 suillusin（189）[92]；从胶质皱孔菌（*Merulius tremellosus*）中得到了 rel－（5aR，6S，7S，8R，9R）－formy－7－hydroxy－3，8－dimethy－1－oxo－5a，6－（2，2－dimethyl－propano）－8，9，3－methano－5a，6，7，8，9－penta－hydro－2，5－dioxaanthracene（190）[22]；从粗毛硬革菌（*Stereum hirsutum*）中得到了 2，5－Dihydroxy－3，6－bis（3－methybut－3－en－1－ynyl）benzaldehyde（191）、3－（Hydroxymethyl）－2，5－bis（3－methylbut－3－en－1－ynyl）benzene－1，4－diol（192）、2，5－dihydroxy－3－isoprenyl－6－（3－methylbut－3－en－1－ynyl）benzaldehyde（193）、2－hydroxy－5－methoxy－6－（3－methylbut－3－en－1－ynyl）benzylalcohol（194）[93]、sterins A（195）、sterins B（196）[94]；从野生革耳（Panus rudis）中得到了 1，3a，10－trihydroxy－10c－（3－hydroxy－3－methylbut－1－enyl）－5，5－dimethyl－1，2，3，3a，5，5a，8，9，10，10a，10b，10c－dodecahydro－4－oxa－2，3，8，9－diepoxyacephenanthrylen－7－one（197）[95]；从牛舌菌（*Fistulina hepatica*）中得到了 cinnatriacetins A（198）、cinnatriacetins B（199）[96]；从多汁乳菇（*Lactarius volemus*）中得到了 volemolide（200）[97]；从亚绒白乳菇（*Lactarius subvellereus*）中得到了 lactariolide（201）[98]；从圆孢地花（*Bondarzewia montana*）中得到了 montadial A（202）[99]；从烟色烟管菌（*Bjerkandera species*）中得到了 3－chloro－4－hydroxybenzoic acid（203）、3，5－dichloro－4－hydroxy－benzoic acid（204）、methyl－3，5－dichloro－4－hydroxybenzoate（205）、methyl－3，5－dichloro－p－anisate（206）[100]、erthro－1－（3′，5′－dichloro－4′－methoxyphenyl）－1，2－propanediol（207）、1－（3′－chloro－4′－methoxyphenyl）－3－hydroxy－1－propanone（208）[101]；从血红丝膜菌（Dermocybe sanguinea）中得到了 β－D－gentiobioside（209）[102]；从莲座革菌（*Thelephora vialis*）中得到 thelephorin A（210）的结构新颖的化合物[103]。

据报道，化合物 189 在 100μM 时可抑制 50％骨痂生长，在 500μM 时可 100％抑制骨痂生长；化合物 192 可抑制 E1－ubiquitin 复合物的生成；化合物 210 具有抗氧化活性。

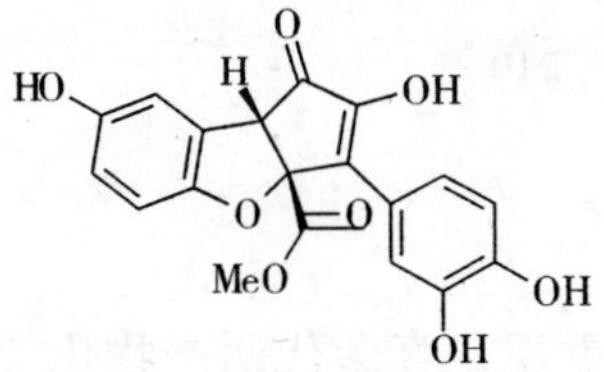

189

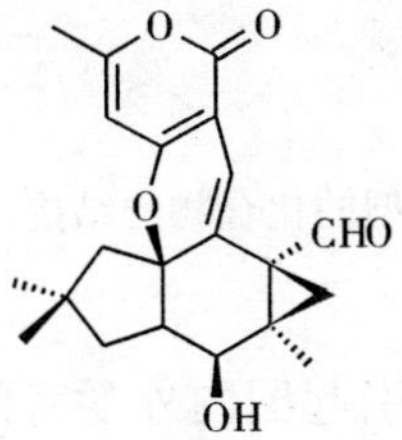

190

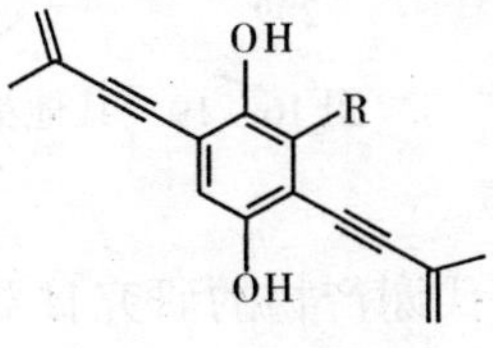

191 R=CHO

192 R=CH_2OH

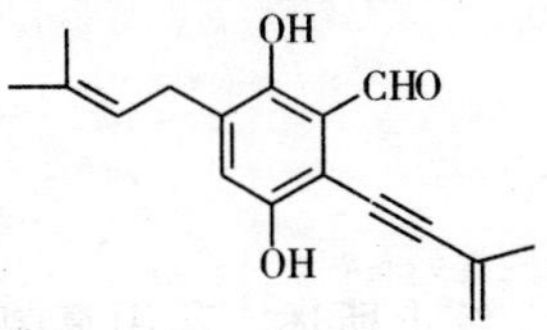

193

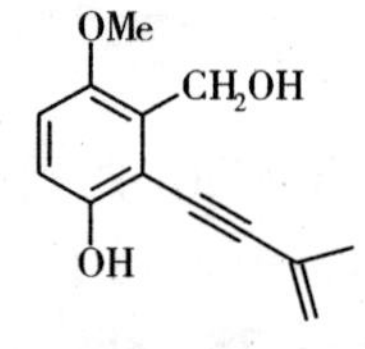

194

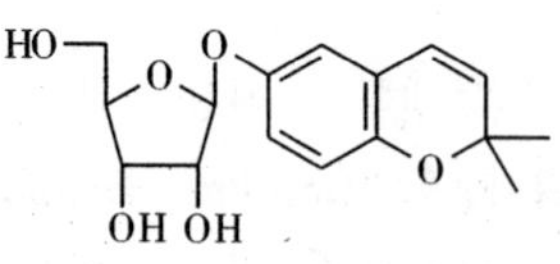

195

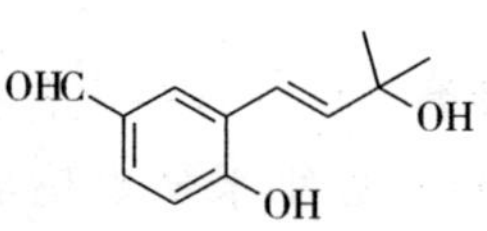

196

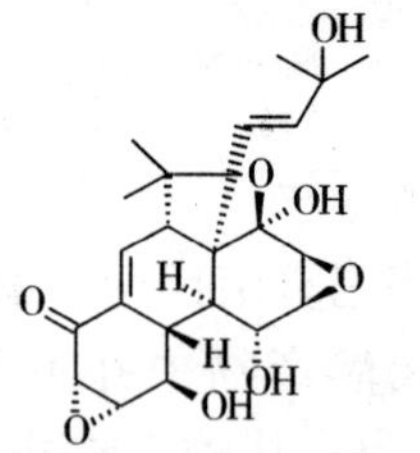

197

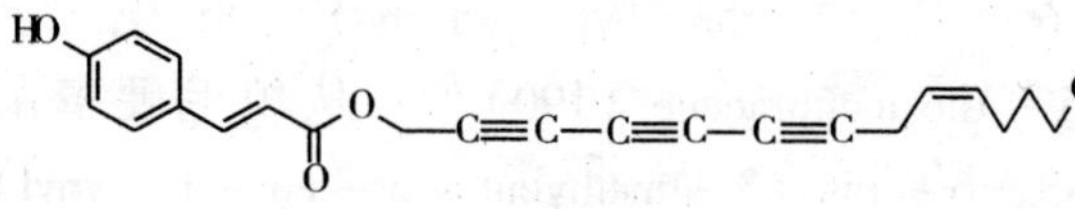

198

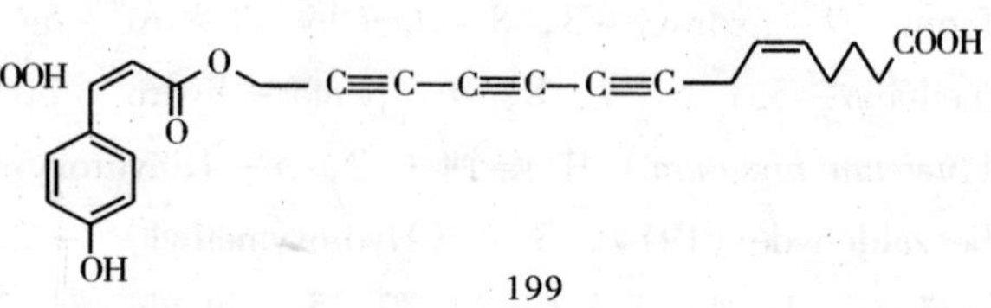

199

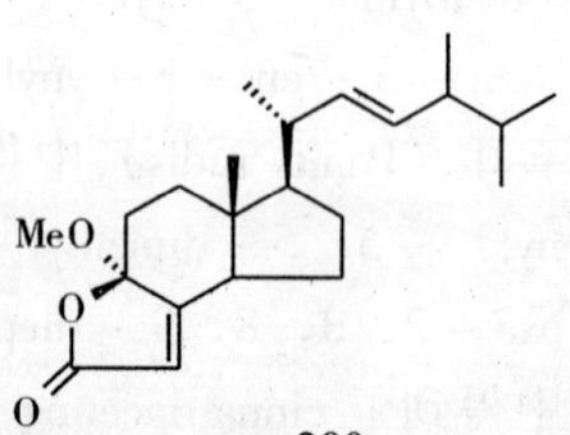

200

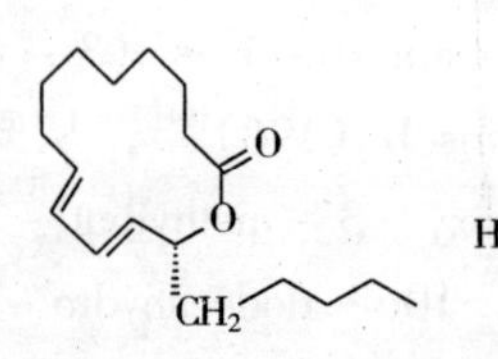

201

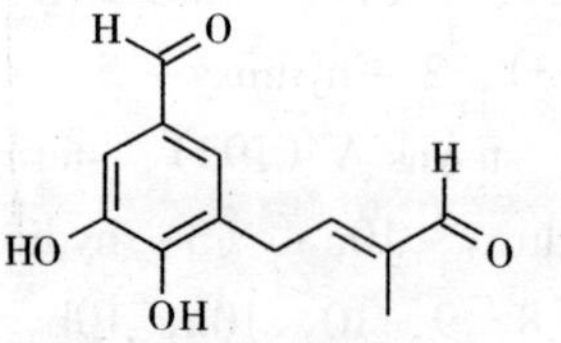

202

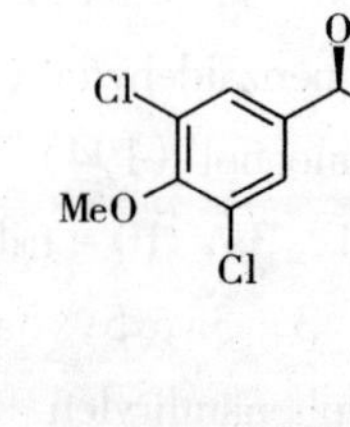

207

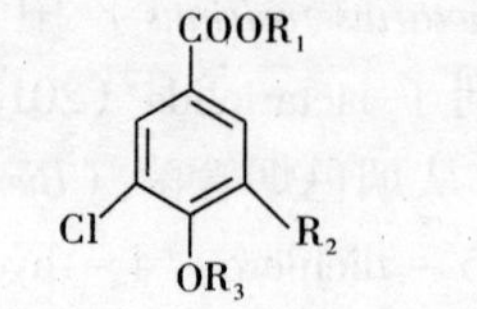

203 R_1=H, R_2=H, R_3=H 205 R_1=Me, R_2=Cl, R_3=H
204 R_1=H, R_2=Cl, R_3=H 206 R_1=Me, R_2=Cl, R_3=Me

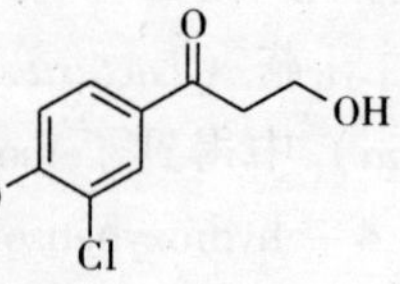

208

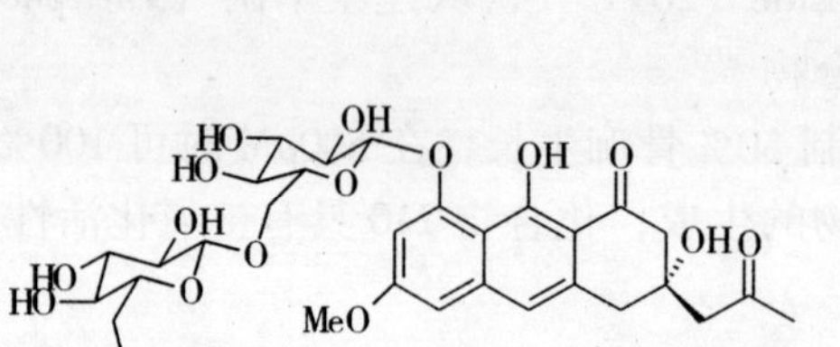

209

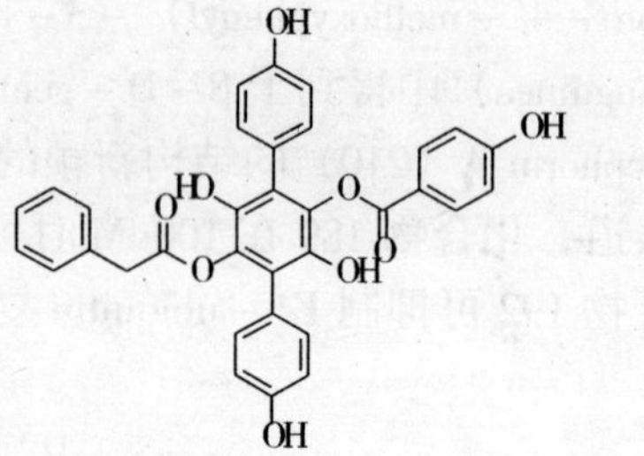

210

图 16-19 其他类型的化合物的结构

综上所述，药用真菌代谢产物的研究日益引起国内外学者的重视，真菌代谢产物化学结构种类丰富，又具有广泛的药理活性，已成为天然产物化学中的一个新兴的重要领域。新化合物的分离和生物活性的研究，为寻找高效低毒的新药提供了重要的先导化合物。我国药用真菌资源十分丰富，已供药用的真菌只是一小部分，而且很多地方已具备大量栽培的条件，因此原料较易获得。因此加强对真菌化学的研究将起到扩大药用真菌资源，发现新的生物活性，进一步开拓真菌的药用价值，将为新药的发现和研究起到重大的作用。

近十年来，药用真菌的研究有了长足的进步，但较之高等植物的研究还远远不够。而且，现在研究的真菌一般都是人工培养的、具有营养滋补的可食用菌，而野生的、有毒的真菌研究较少，而这些菌往往也具有很强的药理活性，是新药研究和开发的一个重要领域。总之，药用真菌的研究和开发具有广阔的前景，需要深入地探索和研究。

（陈若芸）

参 考 文 献

1．徐锦堂主编等．中国药用真菌学．北京：北京医科大学中国协和医科大学联合出版社，1997，3

2．Kazuo S，Motohiro N，Naohito O，*et al*．Structure and antitumor activity of the less－branched derivatives of an alkali－soluble glucan isolated from *Omphalia lapidescens*．（Studies on fungal polysaccharide．XXXVIII）．*Chem Pharm Bull*，1992，40（1）:261

3．Qipin G，Gorin B，Ruizhi J，*et al*．Conjugates of tremella polysaccharides with microbeads and their TNF－stimulating activity．*Planta Medica*，1998，64:551

4．梁忠岩，张翼伸，苗春艳．松杉灵芝发酵菌丝体中水溶多糖的分离纯化与结构的比较研究．真菌学报，1994，13（3）:211

5．Bao XF，Yun Z，Li R，*et*．*al*．Purification，characterization and modification of lymphocyte－stimulating polysaccharide from spores of Ganoderma lucidum．*Chem*．*Pharm*．*Bull*，2002，50（5）:623

6．Duncan CJ，Pugh N，Pasco DS，*et al*．Isolation of Galactomannan that enhances macrophage activation from the edible fungus morchellaesculenta．*J Agric Food Chem*，2002．50（20）:5683

7．黎铁立，何云庆，李荣芷．泰山赤灵芝肽多糖的化学研究．中国中药杂志，1997，22（8）:487

8．Wasser SP．Medicinal mushrooms as a source of antitumor and immunomodulating polysaccharides．*Appl Microbiol Biotechnol*，2002，60（3）:258

9．方积年，王顺春．香菇多糖的研究进展．中国药学杂志，1997，32（6）:332

10．何云庆，李荣芷，邹明，等．泰山赤灵芝免疫活性多糖的化学研究．北京医科大学学报，1995，27（1）:58

11．Wang GYS，Abrell LM，Avelar A，*et al*．New hirsutane based sesquiterpenes from salt water cultures of a marine sponge－derived fungus and the terrestrial fungus *Coriolus consors*．*Tetrahedron*，1998，54:7335

12．Zhang J，Feng XZ．Sesquiterpene hydroxylactone from *Lactarius subvellereus*．*Phytochemistry*，1997，46（1）:157

13．Zhang J，Feng XZ．Subvellerolactone C，a new Lactarane sesquiterpene from *Lactarius subvellereus*．*Chinese Chemical Letters*，1996，7（12）:1097

14．Yaoita Y，Machida K，Kikuchi M．Structures of new marasmane sesquiterpenoids from *Lactarius piperatus*（Scop.：Fr.）S．F．Gray．*Chem Pharm Bull*，1999，47（6）:894

15．Vidari G，Che Z，Garlaschelli L．New nardosinane and aristolane sesquiterpenes from the fruiting bodies of *Russula lepida*．*Tetrahedron Letters*，1998，39:6073．

16．谭建文，董泽军，刘吉开．鳞盖红菇中一个新的倍半萜类化合物．药学学报，2001，43（3）:329

17．Tan JW，Dong JZJ and Liu JK．New terpenoids from basidiomycetes *Russula lepida*．*Helv*．*Chim Acta*，2000，83（12）:3191

18．Clericuzio M，Fu J，Pan F，*et al*．Structure and absolute configuration of protoilludane sesquiterpenes from *Russula delica*．*Tetrahedron*，1997，53（28）:9735

19. Marco C, Fugui H, Fusheng P, *et al*. The sesquiterpenoid contents of fruit bodies of *Russula delica*. *Acta Chem Scand*, 1998, 52 (11):1333
20. Yun BS, Lee IK, Cho Y, *et al*. New ticyclic sesquiterpenes from the fermentation broth of *Stereum hirsutum*. *J Nat Prod*, 2002, 65:786
21. 高炬，岳德超，程克棣，等. 榆耳发酵液中新倍半萜——榆耳三醇的结构. 药学学报，1992，27 (1):33
22. Jonassohn M, Anke H, Sterner O, *et al*. New compounds isolated from the culture filtrate of the fungus *Merulius tremellosus*. *Tetrahedron Letters*, 1994, 35 (10):1593
23. Donnelly DMX, Konishi T, Dunne O, *et al*. Sesquiterpene aryl esters from *Armillaria Tabescens*. *Phytochemistry*, 1997, 44 (8):1473
24. Ishikawa NK, Yamaji K, Tahara S, *et al*. Highly oxidized cuparene - type sesquitrpenes from a mycelial culture of *Flammulina velutipes*. *Phytochemistry*, 2000, 54:777
25. Ishikawa NK, Fukushi Y, Yamaji K, *et al*. Antimicrobial cuparene - type sesquiterpenes, enokipodins C and D, from a mycelial culture of *Flammulina velutipes*. *J Nat Prod*, 2001, 64:932
26. Schlegel B, Luhmann U, Kiet TT, *et al*. New illudane sesquiterpenes from the basidiomycete clitocybe rivulosa HK10273. *Pharmazie*, 2002, 57 (11):778
27. McMorris TC, Lira R, Gantzel PK, *et al*. Sesquiterpenes from the *basidiomycete omphalotus* illudens. *J Nat Prod*, 2000, 63 (11):1557
28. Momose I, Sekizawa R, Hosokawa N. Melleolides K, L and M, new melleolides from *Armillariella mellea*. *J Antibiot*, 2000, 53 (2):137
29. Tomihisa O, Takako K, Norihiro K, *et al*. Scabronines A, a novel diterpenoid having potent inductive activity of nerve growth factor synthesis, isolated from the mushroom *Sarcodon scabrosus*. *Tetrahedron Letters*, 1998, 39:6229
30. Takako K, Yoshiaki T, Yoshiteru O, *et al*. Scabronines B, C, D, E and F, Novel Diterpenoids Showing Stimulating Activity of Nerve Growth Factor - Synthesis, from the Mushroom *Sarcodon scabrosus*. *Tetrahedron*, 1998, 54 (28):11877
31. Hirokazu K, Atsushi S, Ryoko S, *et al*. ErinacinesA, B and C, strong stimulators of nerve growth factor (NGF) - synthesis, from the mycelia of *Hericium erinaceum*. *Tetrahedron Letters*, 1994, 35 (10):1569
32. Hirokazu K, Atsushi S, Satoshi H, *et al*. Erinacines E, F and G, stimulators of nerve growth factor (NGF) - synthesis, from the mycelia of *Hericium erinaceum*. *Tetrahedron Letters*, 1996, 37:7399
33. Hiromichi K, Takeshi S, Nobuo K. Isolation of erinacine P, a new parental metabolite of cyathane - xylosidea, from *Hericium erinaceum* and its biomimetic conversion into erinacines A and B. *Tetrahedron Letters*, 2000, 41:4389
34. 高锦明，黄悦，董泽，等. 高等真菌中二萜类成分及其生物活性. 中草药，1999，30 (10):787
35. Gamba IA, Vidri G, Vita FP. Trichoaurantianolide A, a new diterpene with an unprecedented carbon skeleton from *Tricholoma aurantium*. *Tetrahedron Letters*, 1995, 36 (11):1905
36. Fancesca B, Oliviero C, Anna GI, *et al*. The structures of Trichoaurantianolide B, C and D, novel diterpenes from *Tricholoma aurantium*. *Tetrahedron Letters*, 1995, 36 (17):3035
37. Xenia M, Uta B, Timm A, *et al*. Two new bioactivie diterpenes from *lepista sordida*. *Phytochemistry*, 1996, 43 (2):405
38. Michaela E, Timm A, Olov S. Tintinnadiol, a sphaeroane diterpene from fruiting bodies of *Mycena tintinnabulum*. *Phytochemistrg*, 1998, 49 (8):2591
39. Masao T and Kurt H. Antifungal diterpenic esters from the mushroom *Boletinus cavipes*. *Phytochemistry*, 1990, 29 (5):1485

40．仲兆金，许先栋．茯苓三萜化学成分及其光谱特征研究进展．中国药物化学杂志，1997，7（1）:71
41．仲兆金，许先栋，周京华，等．茯苓三萜成分的结构及其衍生物的生物活性．中国药物化学杂志，1998，8（4）:239
42．沈芊，许先栋．茯苓三萜成分的最新研究进展．中草药，1999，30（11）:1
43．Takaaki T，Tetsuro S，Tohru K *et al*．Triterpenoids from the surface layer of *Poria cocos*．*Phytochemistry*，1995，39（5）:1166
44．Mptohiko U，Toshihiro A，Harukuni T，*et al*．Inhibition of tumor – Promoting effects by poricoic acids G and H and other lanostane – type triterpenes and cytotoxic activity of poricoic acids A and G from *Poria coccos*．*J Nat Prod*，2002，65（4）:462
45．Kwon MS，Chung SK，Choi JU，*et al*．Antimicrobial and antitumor activity of triterpenoids fraction from *Poria cocos* Wolf．*Han'guk Sikp'um Yongyang Kwahak Hoechi*，1999，28（5）:1029
46．Mayumi S，Takaaki T，Yoshiki N，*et al*．Dehydrotrametenolic acid induces preadipocyte differentiation and sensitizes animal models of noninsulin – dependent diabetes mellitus to insulin．*Biol Pharm Bull*，2002，25（1）:81
47．罗俊，林志彬．赤芝子实体新三萜化合物的结构鉴定．药学学报，2001，36（8）:595
48．王芳生，蔡辉，杨峻山，等．赤芝子实体中三萜化学成分的研究．药学学报，1996，31（3）:200
49．El – Mekkawy S，Meselhy Mr，Nakamura N，*et al*．Anti – HIV – 1 and Anti – HIV – 1 protease sbstances from *Ganoderma lucidum*．*Phytochemistry*，1998，49（6）:1651
50．罗俊，林志彬．灵芝三萜类化合物药理作用研究进展．药学学报，2002，37（7）:574
51．Jiyuan M，Oing Y，Yanjun H，*et al*．New lanostanoids from the mushroom *Ganoderma lucidum*．*J Nat Prod*，2002，65（1）:72
52．Wu TS，Shi LS，Kuo SC．Cytotoxicity of *Ganoderma lucidum triterpenes*．*J Nat Prod*，2001，64（8）:1121
53．Kimura Y，Taniguchi M，Baba K．Antitumor and antimetastatic effects on liver of triterpenoid fractions of *Ganoderma lucidum*：mechanism of action and isolation of an active substance．*Anticancer Res*，2002，22:3309
54．Luo J，Zhao YY，Li ZB．A new lanostane – type triterpene from the fruiting bodies of Ganoderma lucidum．*J Asian Nat Prod Res*，2002，4（2）:129
55．Antonio G．G，Francisco L，Augusto，*et al*．New lanostanoids from the fungus *Ganoderma concinna*．*J Nat Prod*，2002，65（3）:417
56．He J，Feng XZ，Lu Y，et al．Three new triterpenes from *Fuscoporia obliqua*．*Journal of Asian Natural Products Research*，2001，3（1）:55
57．Rosecke J and Konig WA．Steroids from the fungus *Fomitopsis pinicola*．*Phytochemistry*，1999，52:1621
58．Rosecke J，Konig WA．Constituents of various wood – rotting basidiomycetes．*Phytochemistry*，2000，54:603
59．Tan JW，Dong JZJ，Liu JK．New terpenoids from basidiomycetes *Russula lepida*．*Helv Chim Acta*，2000，83（12）:3191
60．Baumert A，Schumann B，Porzel A，*et al*．Triterpenoids from *Pisolithus tinctorius* isolates and ectomycorrhizas．*Phytochemistry*，1997，45（3）:499
61．Fujimoto H，Nakayama M，Nakayama Y，*et al*．Isolation and characterization of immuno – suppressive components of three mushrooms，*Pisolithus tinctorius*，*Microporus flabelliformis* and *Lenzites betulina*．*Chem Pharm Bull*，1994，42（3）:694
62．Koshino H，Lee IK，Kim JP，*et al*．Agrocybenine，Novel class alkaloid from the korean mushroom *Agrocybe cylindracea*．*Tetrahedron Letters*，1996，37（26）:4549
63．Kim WG，Lee IK，Kim JP，*et al*．New indole derivative with free radical scavenging activity from *Agrocybe cylindracea*．*J Nat Prod*，1997，60:721

64. Liu JK, Tan JW, Dong ZJ, *et al*. Neoengleromycin, a novel compound from *Engleromyces goetzii*. *Helvetica Chimica Acta*, 2002, 85 (5):1439
65. Lee IK, Yun BS, Han G, Cho DH, Kim YH, *et al*. Dictyoquinazols A, B and C, New neuroprotective compounds from the mushroom Dictyophora indusiata. *J Nat Prod*, 2002, 65 (12):1769
66. 姜泓，刘珂，孟舒，等. 人工蛹虫草子实体化学成分研究. 药学学报，2000，35 (9):664
67. Qing H, Yasuhiro T, Yasumaru H, *et al*. Studies on Metabolites of Mycoparasitic Fungi. III. New Sesquiterpene Alcohol from *Trichoderma Koningii*. *Chem Pharm Bull*, 1995, 43 (6):1035
68. Trigos A, Reyna S, Graillet D. Chemical study of a fungus culture of *Phytophthora cinnamomi*. *Rev Soc Quim Mex*, 1995, 39 (4):184
69. 谢芬，郭顺星. 真菌来源鞘酯的结构及其活性研究进展. 中国药学杂志，2002，37 (7):481
70. Jin MG, Ze JD, Ji KL. A new ceramide from Basidiomycetes *Armillaria mellea*. *Chin Chem Lett*, 2001, 12 (2):139
71. Yasunori Y, Takaaki I, Rei K, *et al*. Structures of new ceramides from the fruit bodies of *Grifola frondosa*. *Chem Pharm Bull*, 2000, 48 (9):1356
72. Qi J, Ojika M, Sakagami Y. Termitomycesphins A - D, novel neuritogenic cerebrosides from the edible chinese mushroom *Termitomyces albuminosus*. *Tetrahedron*, 2000, 56:5835
73. Gao JM, Dong ZJ, Liu JK. A new ceramide from the basidiomycete *Russula cyanoxantha*. *Lipids*, 2001, 36 (2):175
74. Yue JM, Fan CQ, Sun H D. Novel ceramides from the fungus *Lactarium volemus*. *J Nat Prod*, 2001, 64:1246
75. 于能江，王春兰，郭顺星. 灵芝一共生真菌的脑苷类成分研究. 中草药，2003，34 (3):206
76. 高锦明，沈杰，杨雪. 黄白红菇的化学成分. 云南植物研究，2001，23 (3):385
77. Maud B, Florence F, Corinne G, *et al*. Isolation and characterization of inositol Sphingopho - spholipids from *Phtophthora parasitica* Dastur. *Lipids*, 1997, 32 (4):361
78. Wang H, Ng TB, Liu Q. Isolation o a newheterodimeric lectin with mitogenic activity from fruiting bodies of the mushroom Agrocybe cylindracea. *Life Sci*, 2002, 70 (8):877
79. Kawagishi H, Takagi J, Taira T, *et al*. Purification and characterization of a lactin from the *mushroom mycoleptodonoides aitchisonii*. *Phytochemistry*, 2001, 56 (1):53
80. Hexiang W, Tzi BN. Isolation and characterization of velutin, a novel low - molecular - weight ribosome - inactivating protein from winter mushroom (*Flammulina velutipes*) fruiting bodies. *Life science*, 2001, 68 (18):2151
81. Jin WB, Leonard L, Jeff C, *et al*. Antitumor sterols from the mycelia of *Cordyceps sinensis*. *Phytochemistry*, 1999 (51):892
82. 张静，冯孝章. 亚绒盖乳菇化学成分的研究 I.（22Z, 24S）-啤酒甾醇的分离和鉴定. 中草药，1997，28 (7):387
83. Ue JM, Chen SN, Lin ZW, *et al*. Sterols from the fungus *Lactarium volemus*. *Phytochemistry*, 2001, 56:801.
84. aoita Y, Matsuki K, Iijima T, *et al*. New sterols and triterpenoids from four edible mushrooms. *Chem Pharm Bull*, 2001, 49 (5):589
85. Chen HL and Chiang HC. Constituents of fruit bodies of Trametes orientalis. *J Chin Chem Soc*, 1995, 42 (1):97
86. Takatomi O, Masae Y, Chusei T, *et al*. Studies on constituents of fruit body of *Polyporus umbellatus* and their cytotoxic activity. *Chem Pharm Bull*, 1992, 40 (1):143
87. 陈晓梅，杨峻山，郭顺星. 石斛小菇中的甾醇类化合物. 药学学报，2000，35 (5):367
88. 石磊，曹瑞敏，卢士香，等. 榛磨中一种新化合物的提取、分离及鉴定. 白求恩医科大学学报，1998，24 (4):343

89. Yasunori Y, Kaiko A, Hiroyuki O, *et al*. Sterol constituents from five edible mushrooms. *Chem Pharm Bull*, 1998, 46 (6):944

90. Yasunori Y, Makiko E, Yoshino T, *et al*. Sterol constituents from seven mushrooms. *Chem Pharm Bull*, 1999, 47 (6):847

91. Naoko O, Keiko A, Rei K, *et al*. Sterol constituents from two edible mushrooms, *Lentinula edodes* and *Tricholoma matsutake*. *Chem Pharm Bull*, 2000, 48 (5):749

92. Yun BS, Kang HC, Koshino H, *et al*. Suillusin, a unique benzofuran from the mushroom *Suillus granulatus*. *J Nat Prod*, 2001, 64:1230

93. Dubin GM, Fkyerat A and Tabacchi R. Acetylanic aromatic compounds from *Stereum hirsutum*. *Phytochemistry*, 2000, 53:571

94. Sik YB, Yangrae C, Kyoung LI, *et. al*. Sterins A and B, new antioxidative compounds from *Stereum hirsutum*. *J Antibiotics*, 2002, 55 (2):208

95. Sekizawa R, Ikeno S, Nakamura H, *et al*. Panepophenanthrin, from a strain, a novel inhibitor of the ubiquitin – activating enzyme. *J Nat Prod*, 2002, 65:1491

96. Nobuaki T, Toshiya M, Takuya H, *et al*. Cinnatriacetins A and B, new antibacterial triacetylene derivatives from the fruiting bodies of *Fistulina hepaatica*. *J Antibiot*, 1999, 52 (6):578

97. Kenji K, Tomonari W, Yasuo H, *et al*. Studies on chemical components of mushrooms. Part III. Volemolide, a novel norsterol from the fungus *Lactarius volemus*. *Biosci Biotechnol Biochem*, 1994, 58 (8):1542

98. Zhang J and Feng XZ. Lactariolide, a new 14 – membered – ring compound from *Lactarius subvellereus*. *Chin Chem Lett*, 1997, 8 (2):135

99. Sontag B, Arnold N, Steglich W, *et al*. Montadial A, a cytotoxic metabolite from *Bondarzewia Montana*. *J Nat Prod*, 1999, 62:1425

100. Swarts HJ, Verhsgen FJM, Field JA, *et al*. Novel chlorometabolites produced by *Bjerkandera Species*. *Phytochemistry*, 1996, 42 (6):1699

101. Swarts HJ, Verhsgen FJM, Field JA, *et al*. Identification and synthesis of novel chlorinated *p* – anisylpropanoid metabolites from *Bjerkandera Species*. *J Nat Prod*, 1998, 61:1110

102. Gill M, Saubern S. A new dihydroanthracenone glycoside from *Dermocybe sanguinea*. *J Nat Prod*, 1996, 59:983

103. Tsukamoto S, Macabalang AD, Abe T, *et al*. Thelephorin A: a new radical scavenger from the mushroom *Thelephora vialis*. *Tetrahedron*, 2002, 58:1103

第十七章 海洋生物化学研究进展

海洋是生命之源，占地球面积71%的海洋里约有40万种生物，是地球生物物种总数的80%。生长在海洋这一特殊环境（高盐、高压、缺氧、缺少阳光等）中的海洋生物，在其生长和代谢过程中，产生并积累了大量具有独特、新颖化学结构并具有特殊生理活性和功能的物质，是开发新型海洋药物和功能食品的重要资源。研究开发海洋药物对充分利用丰富的海洋生物资源，提高科学技术水平和造福于人类的健康和社会的发展都具有重要的意义。海洋生物活性物质主要包括生物信息物质，各类活性成分，海洋毒素，生物材料等。海洋天然活性成分的研究是海洋药物开发的基础和源泉。海洋生物种类繁多，存在着许多特殊的次生代谢产物。然而，目前对海洋生物中活性成分的发现还仅仅处在开始阶段，已经过较系统的化学成分研究的海洋生物还不到总数的1%，还有大量海洋生物有待于进行系统的化学成分研究和活性筛选。目前研究重点主要集中在无脊椎动物等低等的海洋生物。海洋天然活性成分往往具有复杂的化学结构而且含量极低，因此，建立快速、微量的提取分离和结构测定方法以及应用多靶点的生物筛选技术发现新的生物活性成分是当前科学家面临的挑战。研究海洋活性物质是海洋药物研究的主导方向。海洋产物的研究有巨大的潜力，源于陆生的天然产物大约有15万多种，但到目前发现的海洋天然产物才1万多种不到2万种，所以相比陆生天然产物，海洋天然产物的研究具有广阔的领域，是世界上研究的热点之一[1]。

人类对海洋生物药用价值的认识可以追溯到几千年前。早在公元前3世纪的《黄帝内经》中就记载有以乌贼骨为丸，饮以鲍鱼汁，治疗血枯。从我国最早的药物专著《神农本草经》、李时珍的《本草纲目》到清朝的《本草纲目拾遗》，历经2000多年，共收录海洋药物110余种，成为我国中医中药宝库中的一个重要组成部分。近代的《全国中草药汇编》收录了海洋药物166种，《中草药大辞典》亦收录海洋药物144种。海洋药物的研究是以海洋天然产物的研究作为基础的。我国的海洋天然产物研究起始于上世纪70年代，至今已有30多年的历史。曾陇梅等学者对我国南海的珊瑚类动物进行了较系统的化学成分研究，1985年发现具有双十四元环的新型四萜类化合物。上世纪90年代以后，海洋天然产物的研究获得了迅猛发展，对我国海洋中的海绵、珊瑚、棘皮动物、草苔虫、海藻及海洋微生物进行了广泛的研究。迄今已研究的海洋生物估计约有500多种，并有多种海洋药物获得新药证书或进入临床研究。海洋天然产物、海洋多糖、海洋微生物和海洋生物技术的研究成为我国海洋药物研究的四大特点。随着海洋药物的快速发展，许多省市和重点院校均成立了相应的海洋药物研究机构和学术团体，每年均召开各种类型的海洋药物学术研讨会。国家自然科学基金、国家“863”高技术研究发展基金以及各省市的重点基金都逐年加大了对海洋药物的资助。有的院校建立了海洋药物专业，培养海洋药物的专业人才。现已在全国逐步形成了一个集教学、科研、生产为一体的较系统的海洋药物发展体系。海洋药物的研究事业正方兴未艾，使得这类研究在我国的药学研究和生物技术研究领域里占有越来越显著的地位。

目前，开发利用海洋生物资源已成为世界各国竞相研究的一个重要领域和发展方向。例如，1945 年从海洋污泥中分离到顶头孢霉菌（*Cephalosporium acremonium*），从中发现了头孢菌素，以后发展成系列的头孢类抗菌素，这一研究成果可以认为是海洋药物开发最早的成功实例。此后，从海绵中发现了抗病毒药物阿糖腺苷（ara - A）。上世纪 60 年代发现了河豚毒素，确定了其化学结构，并完成了河豚毒素的人工合成。1969 年 Spraggins 从加勒比海的柳珊瑚（*Plexaura homomalla*）中分离获得前列腺 15 - R - PGA2。上述这些重要发现极大地刺激了科学家对海洋生物次生代谢产物研究的兴趣。

近些年来，科学家们已经从海洋生物中分离出具有抗癌，抗病毒，抗真菌和细菌，抗炎镇痛，作用于心血管等活性的新型天然产物，特别是近五年来随着分离分析手段的革命性发展，每年发现的新型海洋天然产物正在呈几何级数扩增。但不少海洋天然活性成分含量低，原料采集困难，限制了这类化合物的临床研究和产业化。因此寻找经济的、人工的、对环境无破坏的药源，已成为海洋药物开发的紧迫课题。从海洋生物中发现的大量活性天然成分，有的可以直接进入新药的研究开发，但有的活性成分存在着活性较低或毒性较大等问题。因此，需要将这些活性成分作为先导化合物进一步进行结构优化，作结构修饰和结构改造，以期获得活性更高、毒性更小的新的化学成分。采用化学合成的方法进行化合物的全合成是解决药源问题的一个重要手段，已有不少海洋活性天然产物实现了全合成，如草苔虫内酯 1 和海鞘素 B 均已成功地进行了全合成，但由于不少成分结构非常复杂，要进行全合成，难度大、成本高，不易形成产业化。采用人工养殖或模拟天然条件进行室内繁殖研究是解决药源问题的重要课题，美国斯坦福大学已成功进行了草苔虫实验室繁殖研究。运用组织细胞培养和功能基因克隆表达也是解决药源问题的一个新的发展方向，许多科学家正在进行这方面的有益的探索和深入研究，这些生物技术的应用必将为生物资源开发展现广阔的前景[2]。

目前，海洋生物化学成分的研究已经取得很多的成果，有关报道很多。本章对近年有关海洋生物中化学成分研究的文献进行了跟踪，主要对这些化合物的来源、结构进行了综述。

一、海洋天然产物提取分离

萜类化合物的极性一般比较小，提取及分离纯化的方法与其他低极性化合物的方法基本相同。但是萜类化合物结构复杂多样，彼此之间差别较大，提取分离的方法也会有很大不同。以下对本文涉及到的萜类化合物所采用的提取分离方法进行简要的概括。

倍半萜的提取常用 CH_2Cl_2，有时也用 CH_3OH，$CH_2Cl_2:CH_3OH=1:1$，95%乙醇。提取物浓缩后进行硅胶柱层析，用己烷:乙酸乙酯进行梯度洗脱或用硅胶闪柱分离。倍半萜类化合物的纯化一般用反相 HPLC 或正相 HPLC。

二萜的提取常用 $CHCl_3:CH_3OH=1:1$，也有用 CH_3OH 的。提取物浓缩后在已烷:水中进行分配，已烷层浓缩后进行硅胶柱层析，用己烷:乙酸乙酯、己烷:丙酮进行梯度洗脱，或进行硅胶闪柱层析。二萜类化合物一般用反相 HPLC、Sephadex - LH20 进行纯化。

二倍半萜的提取常用 CH_3OH，也有用 CH_2Cl_2:异丙醇 = 1:1 的。提取物浓缩后用已烷提取或在乙酸乙酯:水中分配，有机部分浓缩后进行硅胶闪柱层析。二倍半萜类一般用反相 HPLC、Sephadex - LH20 进行纯化。

二、萜类化合物

根据含 C_5H_8 结构单元数目的多少，分为单萜、倍半萜、二萜、二倍半萜和三萜类。

（一）单萜　从 *Plocamium cartilagineum* 分离得到的化合物 prefuroplocamioid（1）[3] 为无环单萜。还得到三个 tertrahydrofuran 型衍生物（2）、（3）、（4），它们带有氯溴代的乙烯基[4]。

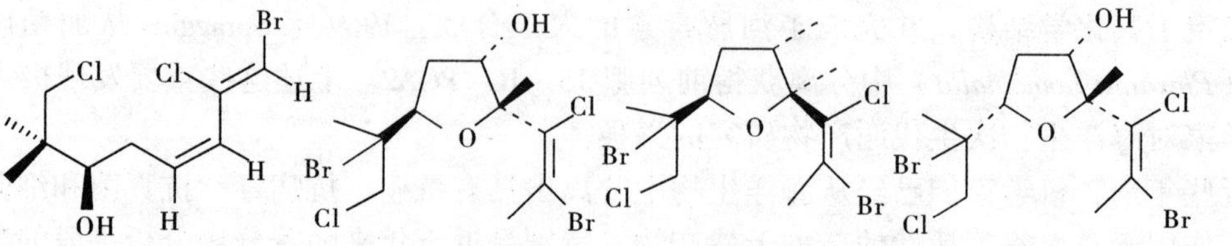

1　2　3　4

（二）倍半萜　按照所含的环数可以分为无环、单环、二环和三环倍半萜。不同生物中所得到的化合物结构类型各不相同。

从软珊瑚 *Nephthea brassica* 中分离得到的两个化合物：（－）－4α－O－acetyl－selin－11－en（5）和（－）－selin－11－en－4α－ol（6），它们的结构特点为两个饱和的六元环以反式并环[5]。从软珊瑚 *Sin－ularia intacta* 中分离到 africanol 型倍半萜类化合物：（9R）－africanane－9，15－diol（7），（9R）－9－methoxyafricanane－15－ol（8）及（9S）－africanane－9，15－diol－15－monoacetate（9），其结构特点为 1 个五元环和 1 个七元环以反式并环、七元环又以反式与 1 个三元环并环。环上的取代基多为甲基、甲氧基和羟基[6]。从 *Parerythro podiumfulvum* 中得到了 spathalenol（10），tridensenone（11），3－acetoxys－pathalenol（12）[7]。

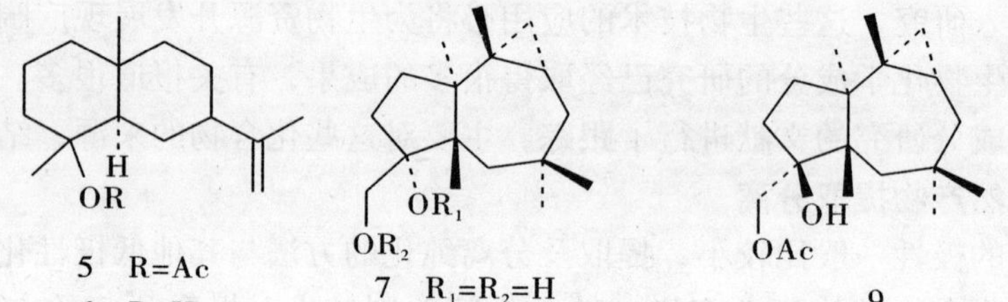

5　R=Ac
6　R=H
7　$R_1=R_2=H$
8　$R_1=Me$，$R_2=H$
9

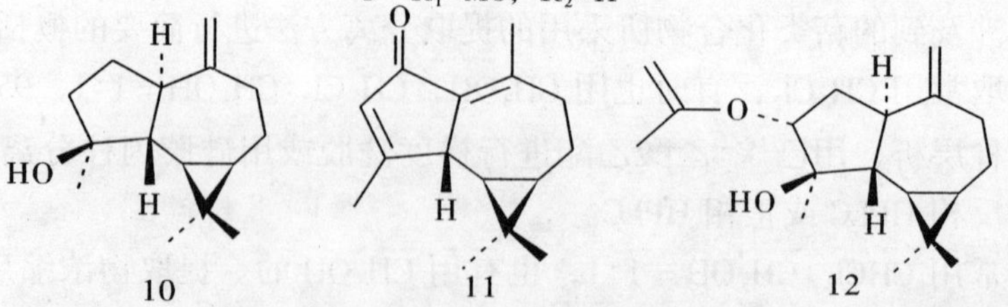

10　11　12

从海绵 *Hamigera tarangaensis* 中分离得到 6 个溴代酚性化合物：hamigeran A（13），debromohamigeran A（14），hamigeran B（15），4－bromohamigeran B（16），hamigeran C（17）及 hamigeran D（18），结构特点为溴代的苯酚与 1 个六元或七元环酮并环，环酮再以顺式与 1 个带有异丙基的五元环并环，形成三环倍半萜。其中化合物 15 具有较强的抗疱疹和 Polio 病毒活性。化合物 18 对 P－388 细胞生长有较强的抑制作用，IC_{50} 为 8μmol/L[8]。

从海绵 *Dysidea herbacea* 分离到 2 个倍半萜类化合物：6－Hydrofurodysinin－O－methyl lactone（19）和 dehydroherbadysidolide（20），这两个化合物都含有 1 个五元内酯环，也是三环类倍半萜[9]。

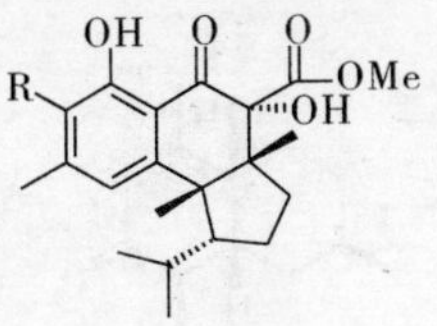

13　R=Br
14　R=H

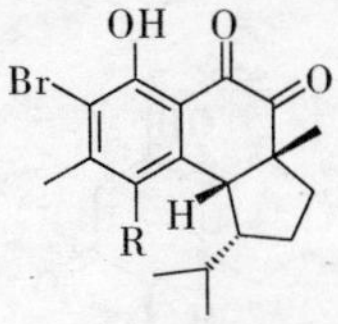

15　R=H
16　R=Br

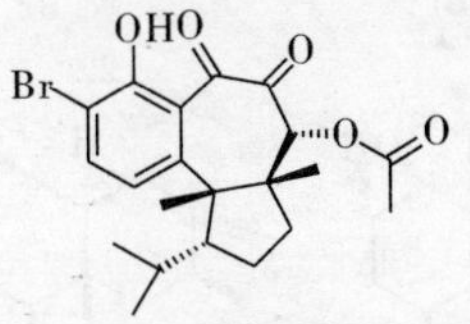

17

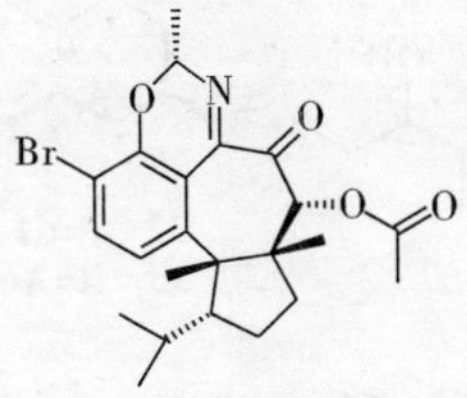

18

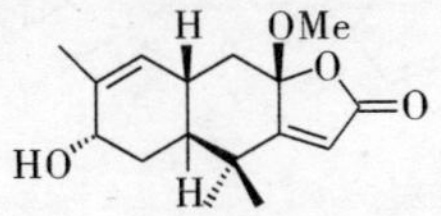

19

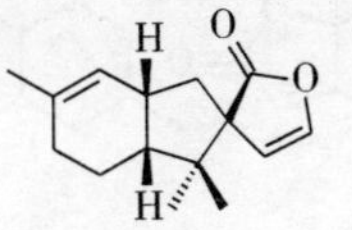

20

从红藻 *Laurencia obtusa* 中分离出 oxacyclic 型具有 chamigrene 骨架的 2 个倍半萜类化合物：oxachamigrene（21）和 5－acetoxachamigrene（22），它们都有一个氧桥，环上有四个甲基取代，并且含有 1 个氯和 1 个溴原子[10]。

从软珊瑚 *Xenia puerto－galerae* 中分离得到 6 个 Cadinene 型倍半萜类化合物：xenitorins A－F（23－28），它们均为二环倍半萜，且 2 个环多以反式并环，多含有 α，β－不饱和环酮或醇[11]。

从海绵 *Dysidea sponge* 中分离得到 2 个倍半萜类化合物：furodysin lactone（29）和 pyrodysinoic acid（30）[12]。

从红藻 *Laurencia luzonensis* 中分离得到 5 个溴代倍半萜类化合物：isopalisol（31），luzonensol（32），luzonensol acetate（33），luzonensin（34）及（3Z，6E）－1－bromo－2－hydroxy－3，7，11－trimethyldodeca－3，6，10－triene（35）[13]。

由海绵 *Stylotella aurantitum* 中分离得到 4 个新的倍半萜类化合物 36～39，它们具有－$NCCL_2$ 或醛基，这几个化合物对肿瘤细胞具有细胞毒作用，IC_{50} 为 0.1～1mg/ml[14]。

从海绵 *Dysidea species* 中分离得到 3 个新的倍半萜类化合物 40～42，它们具有 drimane 骨架[15]。

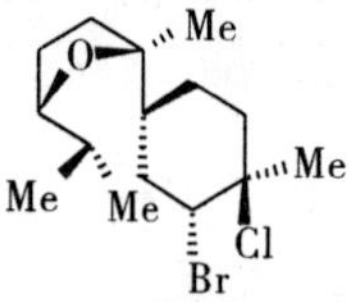
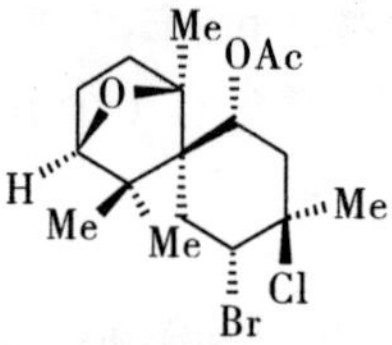
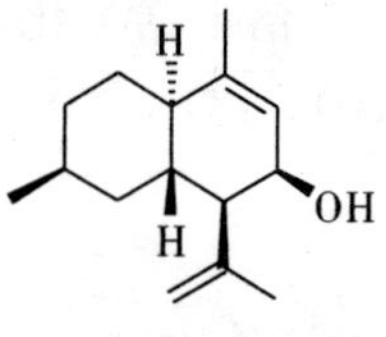
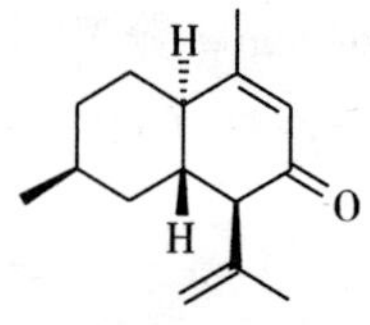

21 22 23 24

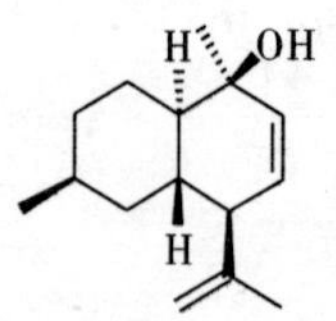
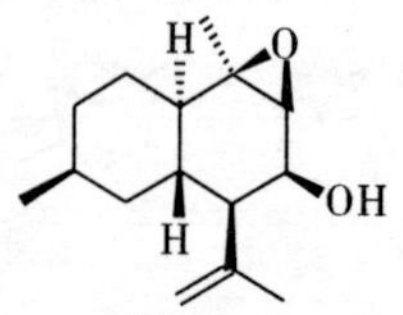
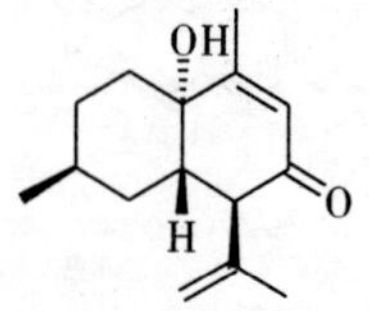
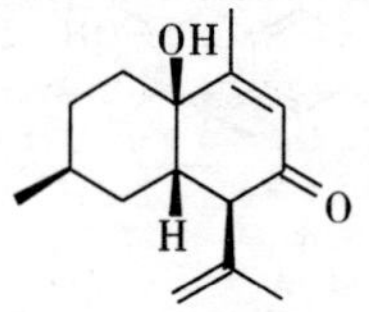

25 26 27 28

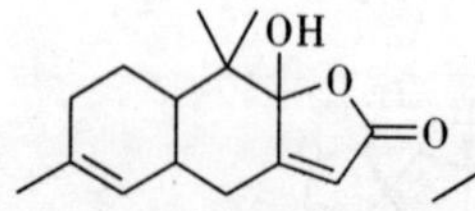
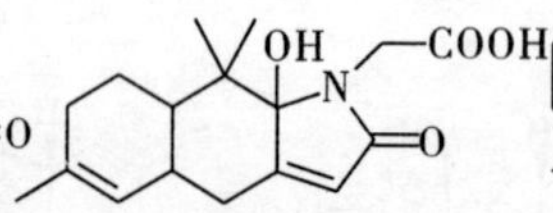
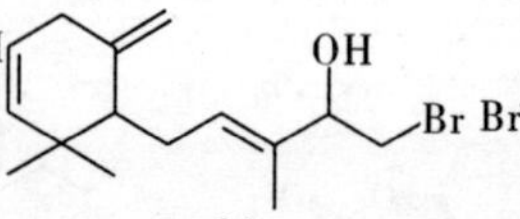
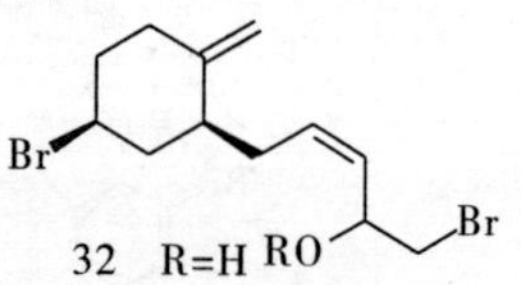

29 30 31 32 R=H 33 R=Ac

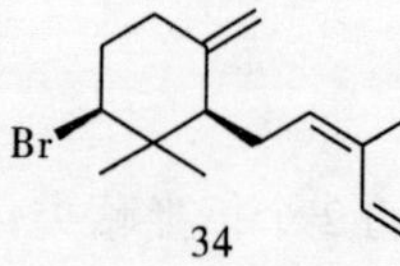
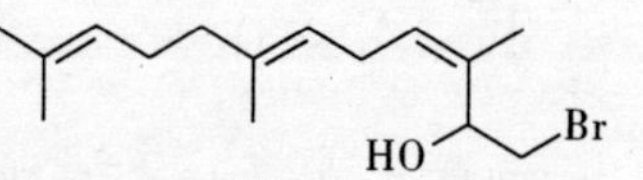
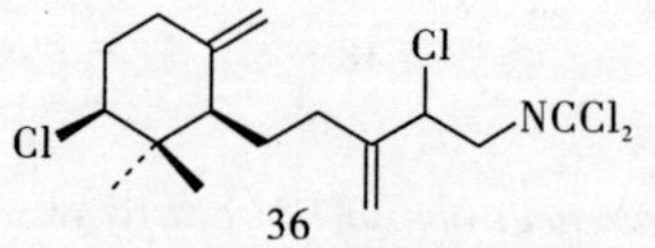

34 35 36

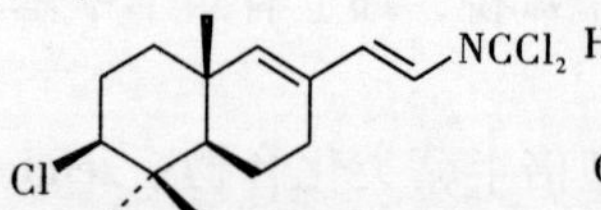
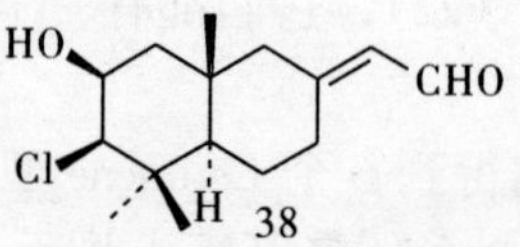
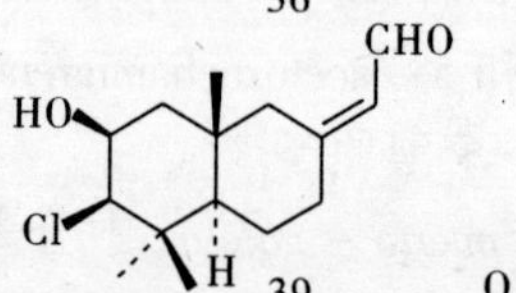

37 38 39

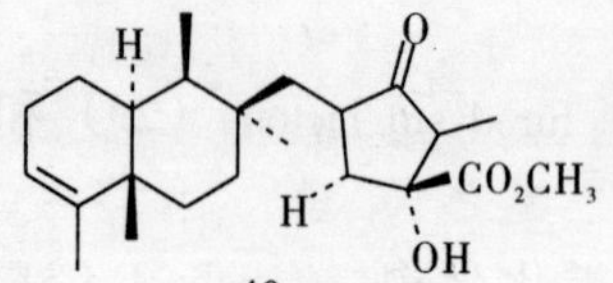
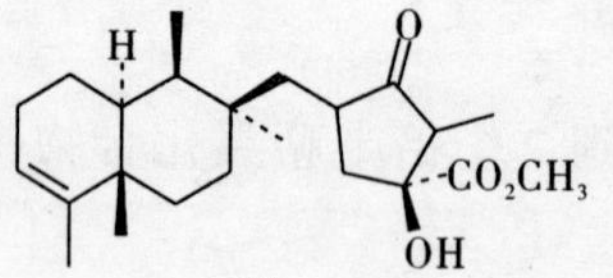
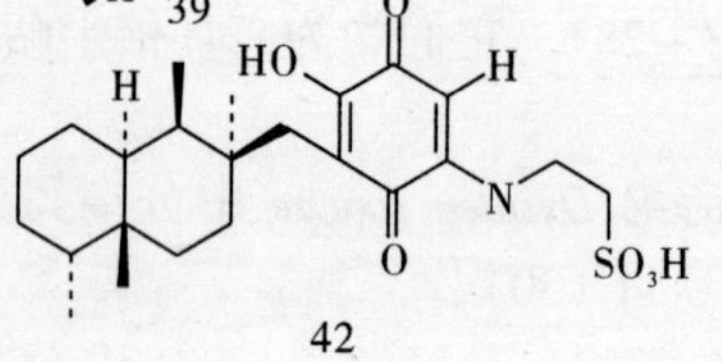

40 41 42

从台湾 *Tubipora musica* 中分离得到8个新倍半萜。Tubipolides A－G（43－49）和化合物 Tubiporone（50），实验表明化合物44和49对癌细胞P－388有细胞毒作用[16]。

从红藻 *Laurencia scooparia* 中分离得到4种新的倍半萜：Scopariol（51），isorigidol（52），（+）－3－（Z）－bromomethylidene－10β－bromo－β－chamigrene（53）和（－）－3－（E）－bromomethylidene－10β－bromo－β－chamigrene（54）[17]。

从海绵 *Dactylospongia elegans* 中分离得到 dactylolactone A，B，C，D（55～58）和 neodactyloquinone（59）[18～19]。

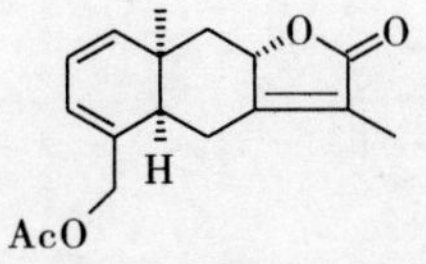
43

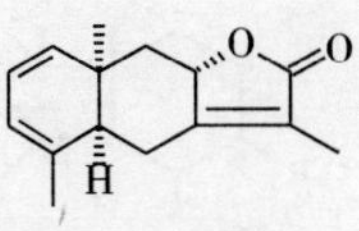
44

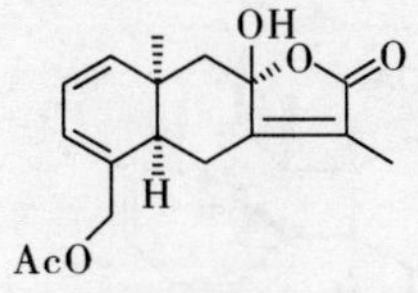
45

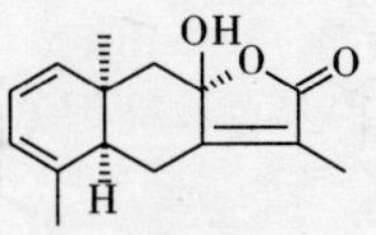
46

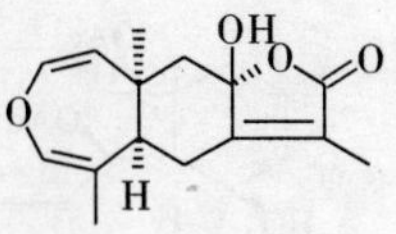
47

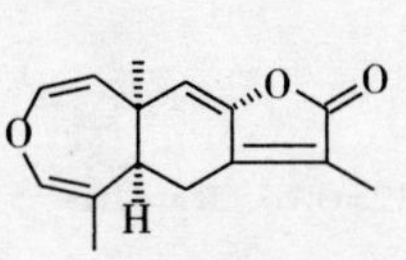
48

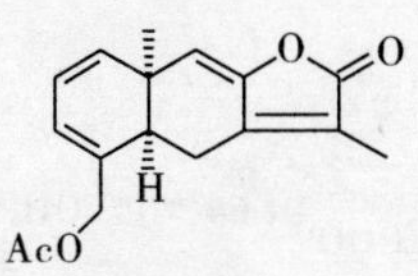
49

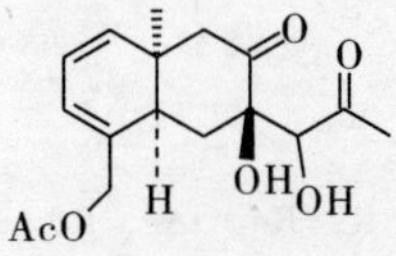
50

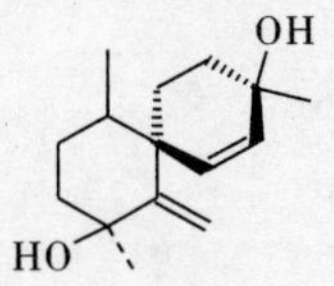
51

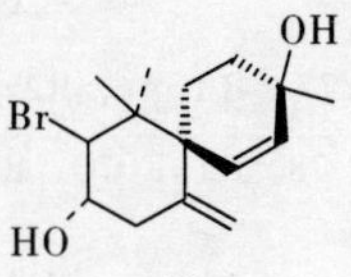
52

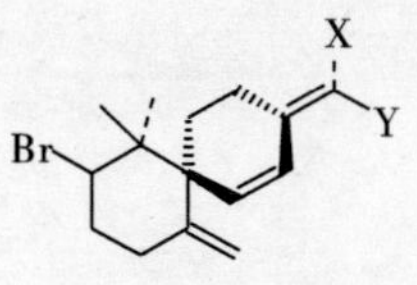
53 X=H，Y=Br
54 X=Br，Y=H

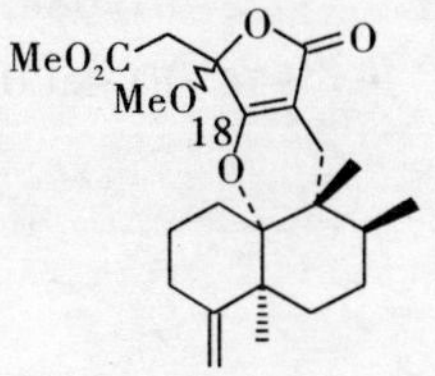
55 18β-OMe
56 18α-OMe

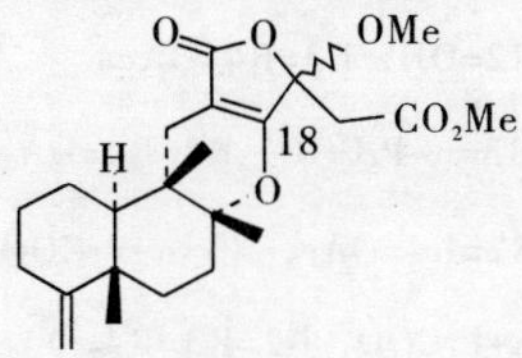
57 18β-OMe
58 18α-OMe

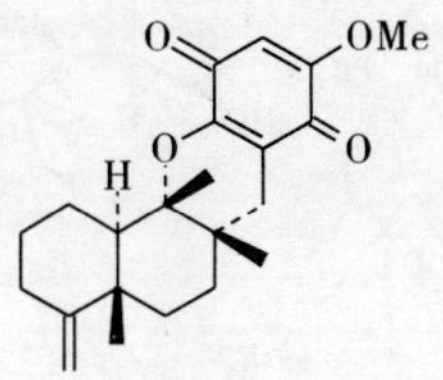
59

（三）二萜 二萜类化合物是这几种化合物类型中最多的，结构类型多样，按骨架分有 briarane 型、cembranoid 型、xenicane 型、clerodane 型等，大多含有五元内酯环。

从柳叶珊瑚 *Briareum excavatum* 中分离得到 20 个属于 briarane 型的含氧二萜类化合物：excavatolides A－E（60～64）、brianolide（65）、excavatolides F－M（66～73）、excavatolides U－Z（74～79），这 20 个化合物基本结构非常相似，均为 1 个六元环与 1 个十元环以反式并环，另外还有一个五元环内酯与十元环并环，且内酯环上常有氧桥，取代基多为甲基、羟基、乙酰基、正丁酰基等。化合物 62～64 具有抑制 P－388 细胞生长的活性，化合物 62 和 64 对 KB，A－546，HT－29 等肿瘤细胞生长也有抑制作用[20～22]。

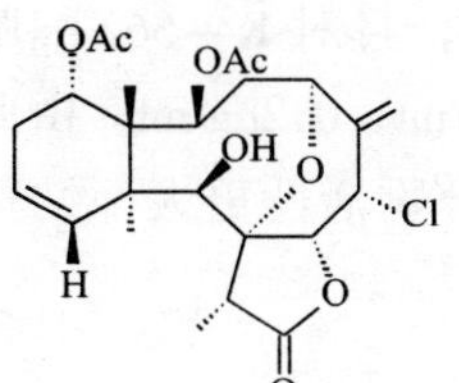
60

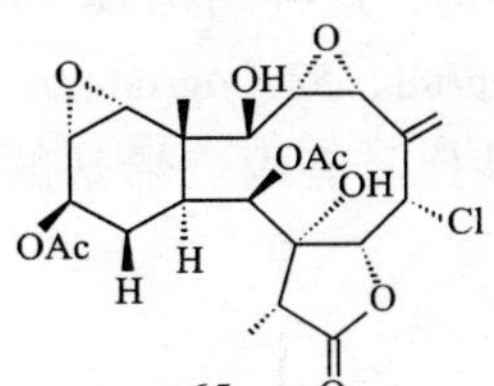
65

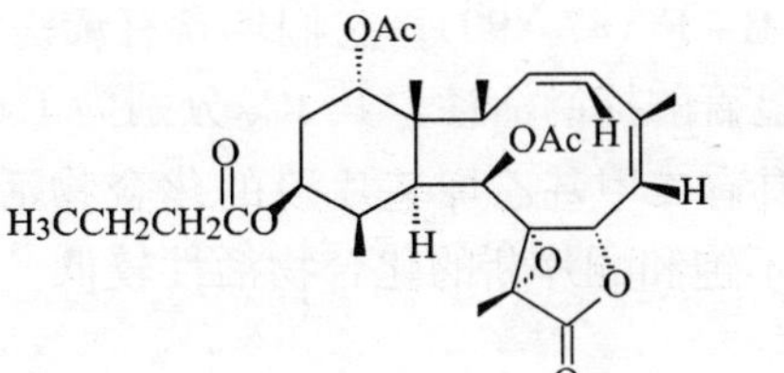
66

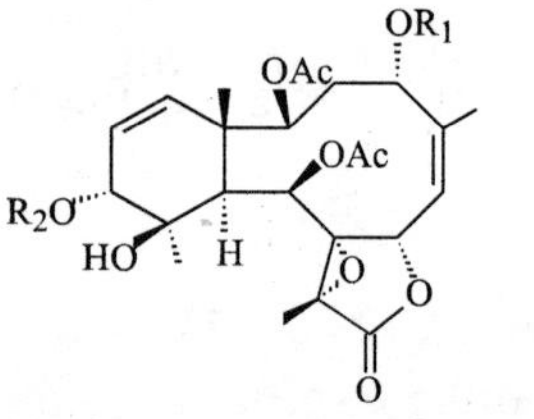

77 R1=Ac, R2=n-PrCO

78 R1=EtCO, R2=Ac

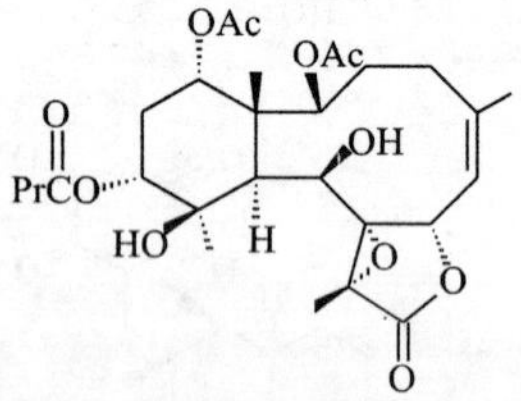

79

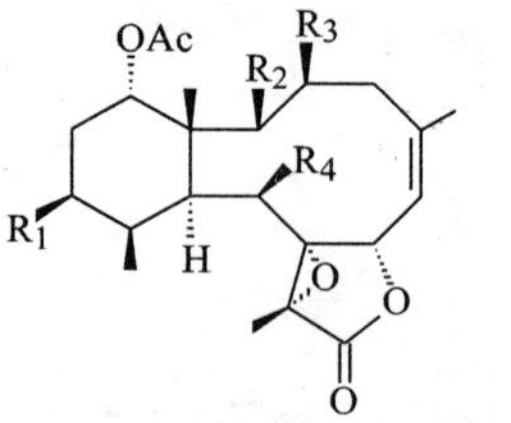

61 R1=OH, R2=R4=OAc, R3=n-PrCOO

62 R1=OH, R2=R3=R4=OAc

63 R1=R2=OH, R3=R4=OAc

68 R1=R3=n-PrCOO, R2=R4=OAc

69 R1=R2=R4=OAc, R3=n-PrCOO

70 R1=n-PrCOO, R2=R3=R4=OAc

71 R1=R2=R3=R4=OAc

73 R1=R2=R4=OH, R3=OAc

74 R1=EtCOO, R2=R4=OAc, R3=n-PrCOO

75 R1=EtCOO, R2=R3=R4=OAc

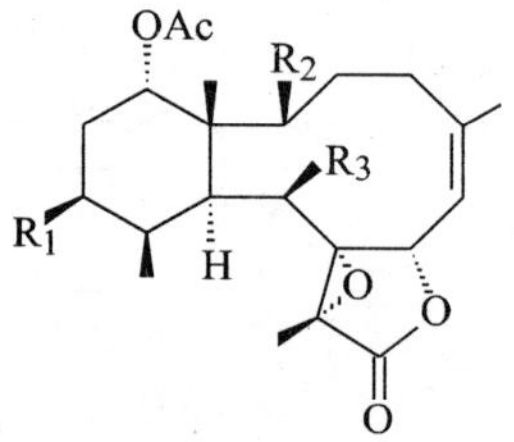

64 R1=OH, R2=OAc, R3=OH

67 R1=OAc, R2=OAc, R3=OAc

72 R1=OAc, R2=OAc, R3=OH

76 R1=EtCOO, R2=OAc, R3=OH

从软珊瑚 *Sinularia flexibilis*、*Nephthea brassia* 和 *Lobophytum crassum* 中分离得到 7 个 cembranoid 型二萜内酯：sinuflexolide（80）、dihydrosinuflexolide（81）、sinuflexolin（82）、brassicolide（83）、brassicolide acetate（84）、brassicolene（85）、lobocrassolide（86）[23~24]，这类化合物特点为含有 1 个十四元的不饱和环，并含有内酯环如化合物 80、81、83、84，或酯基如 82、86。

从柳叶珊瑚 *Acalycigorgia*. *inermis* 中分离得到 4 个 xenicane 型二萜类化合物：acalycixeniolides C－F（87~90），它们均含有烯键结构，这种结构较少见到，且对 K－562 细胞的生长均有显著的抑制活性。其 IC_{50} 分别为 1.6μg/ml、52.0μg/ml、4.7μg/ml、0.2μg/ml。由此可知结构中具有二甲基乙烯基片段的化合物活性比具有丙二烯基的化合物活性更大，结构中具有 α，β 不饱和酮片断的化合物活性较低[25]。

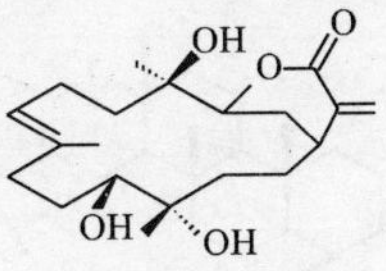

80

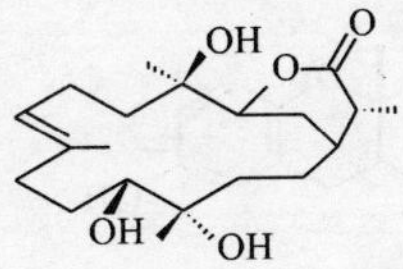

81

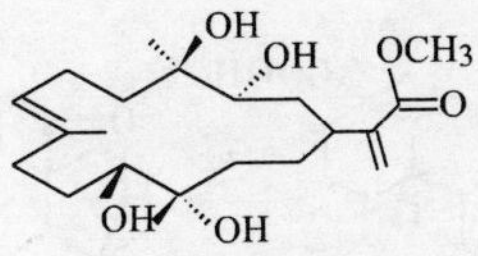

82

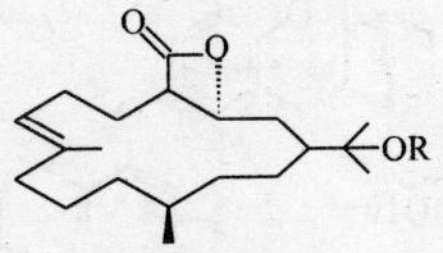

83　R=H
84　R=Ac

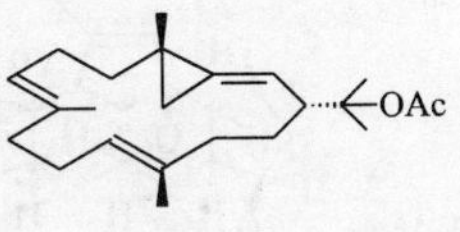

85

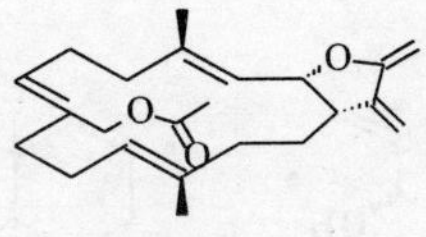

86

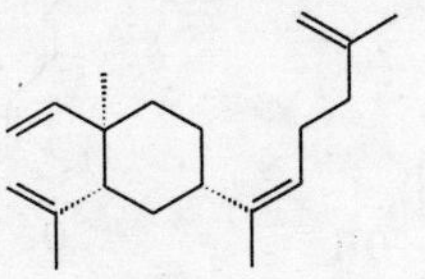

91

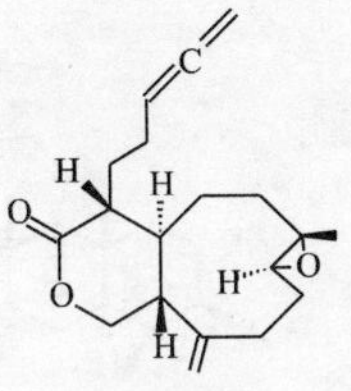

87

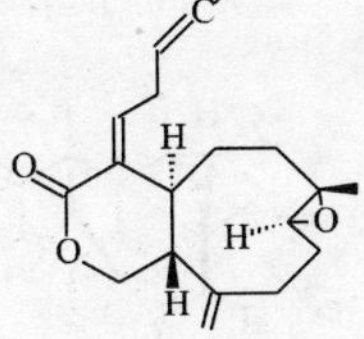

88

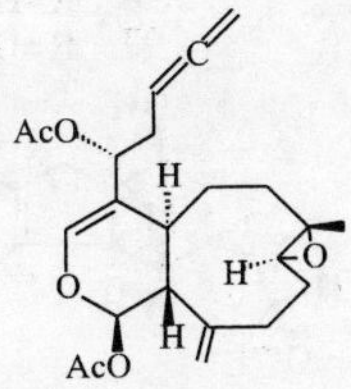

89

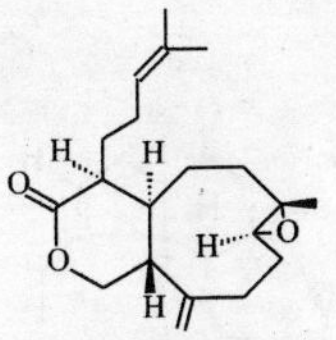

90

软珊瑚 *Sinularia inelegans* 中分离得到的化合物 ineleganene（91）对 A549 和 P－388 肿瘤细胞的生长有抑制作用[26]。从海绵 *Strangylophora sp*. 中分离得到 4 个属于 meroditerpenoid 的二萜类化合物：strongylophorinedimer（92）、strongylophorine 2～4（93～95），92 是一个二聚体，这 4 个化合物为五环二萜[27]。

从软珊瑚 *Xenia sp*. 中分离得到 2 个 xenicane 型二萜类化合物 xeniolide F（96）、9－hydroxyxeniolide F（97）[28]，从被囊动物 *Cystodytes sp*. 中分离得到 2 个 clerodane 型二萜 dytesinins A（98）和 dytesinins B（99）[29]。从 *Pseudopterogorgia bipinnata* 中分离得到 1 个二萜：verrillin（100）[30]。从海绵 *Epipolasis reiswigi* 中分离得到 2 个二萜类化合物 epipolone（101）和 epipolol（102）[31]。从 *Pseudopterogorgia elisabethas* 中分离得到 1 个二萜类化合物：colombiasin A（103）[32]。由红藻 *Laurencia*. *luzonensis* 中分离得到 1 个溴代二萜类化合物：3－bromobarekoxide（104）[13]。

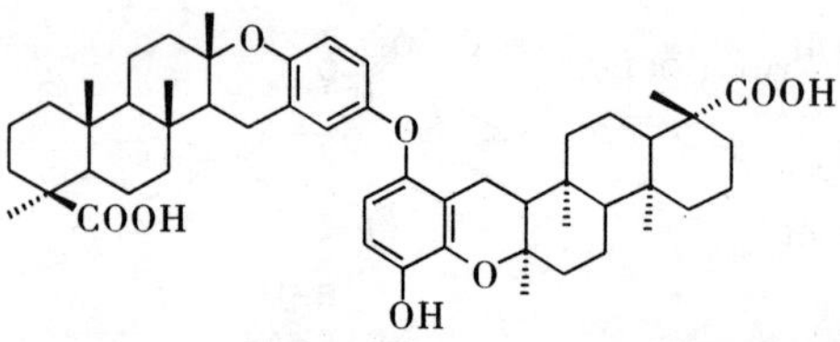

92

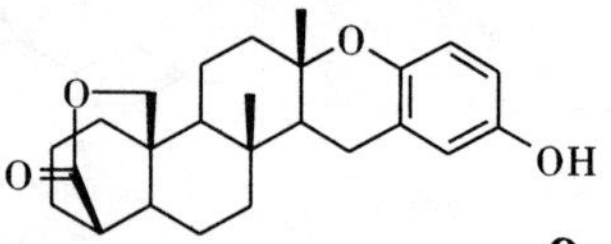

93

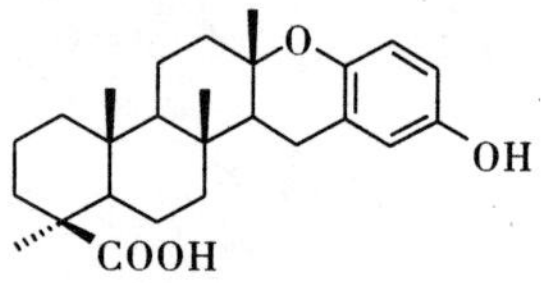

94

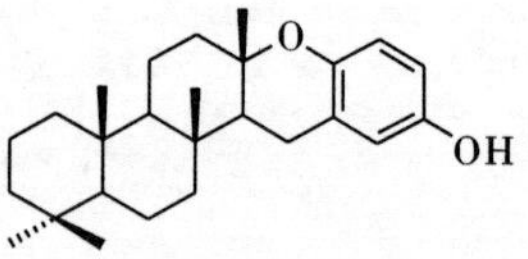

95

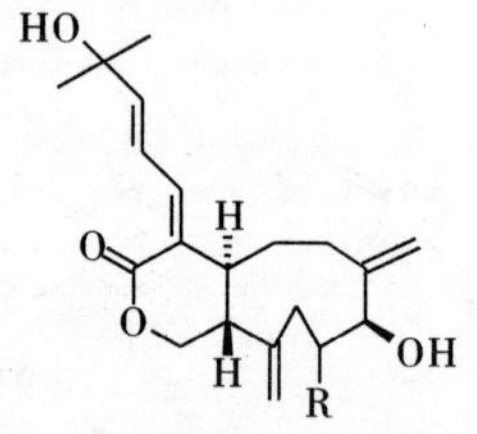

96 R=H
97 R=OH

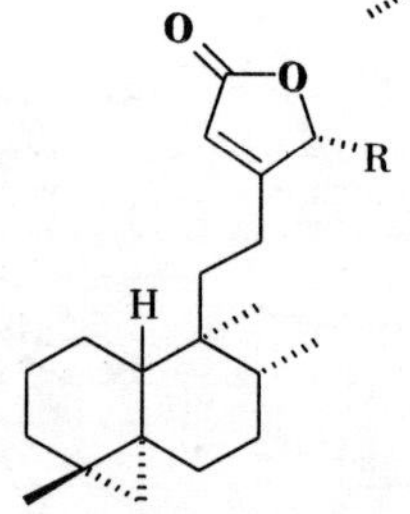

98 R=OH
99 R=H

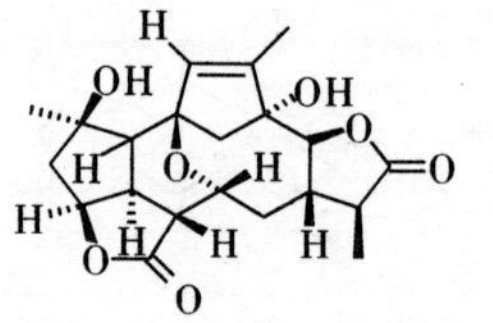

100

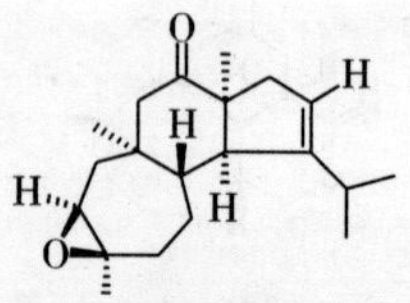

101

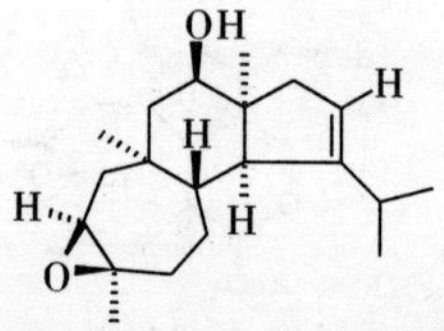

102

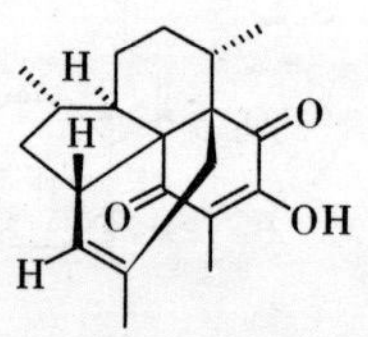

103

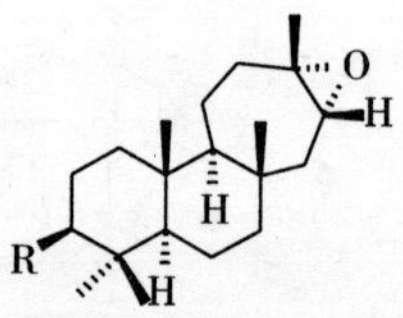

104

从柳珊瑚 *Briareum excavatum* 中得到二萜化合物 briaexcavatolides K – N（105 ~ 108）和 briaexcavatolides O ~ R（109 ~ 112），均属于 briarane 型含氧二萜。化合物 110 对 P – 388 和 HT – 29 有明显的细胞毒作用[33 ~ 34]。

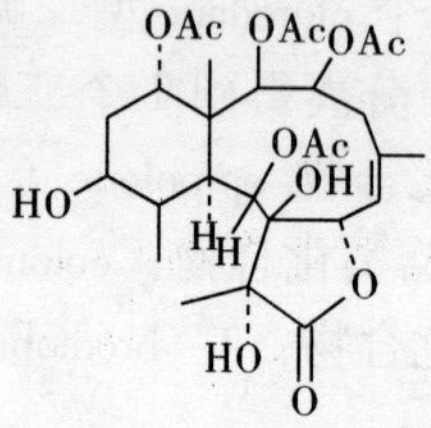

105

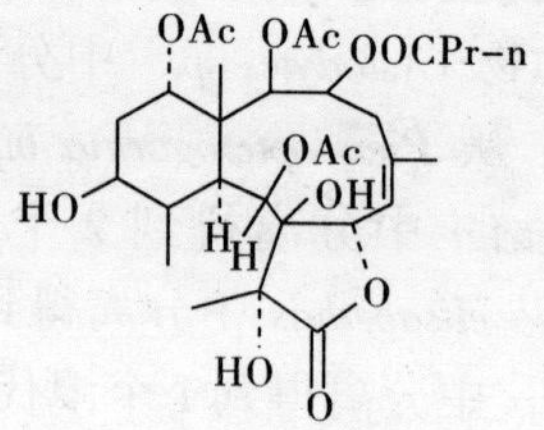

106

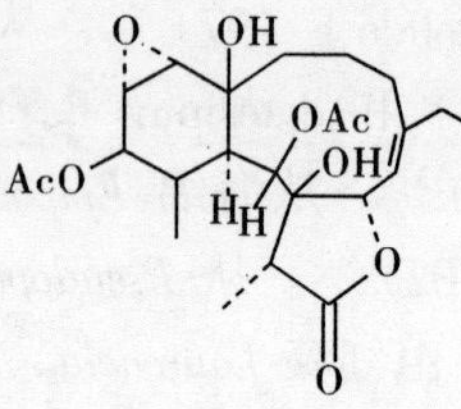

107 R=Cl 108 R=OH

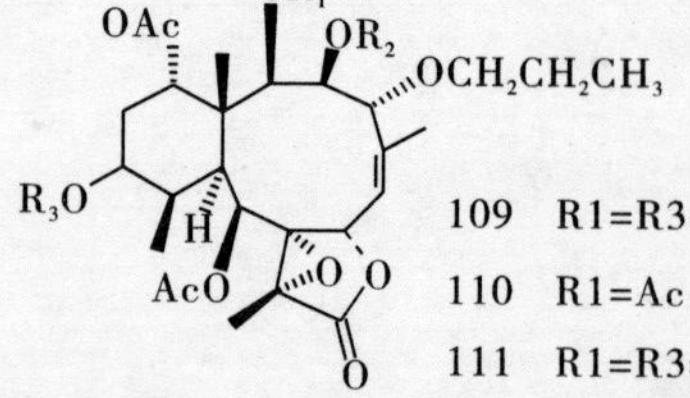

109 R1=R3=H, R2=Ac
110 R1=Ac, R2=R3=H
111 R1=R3=Ac, R2=H

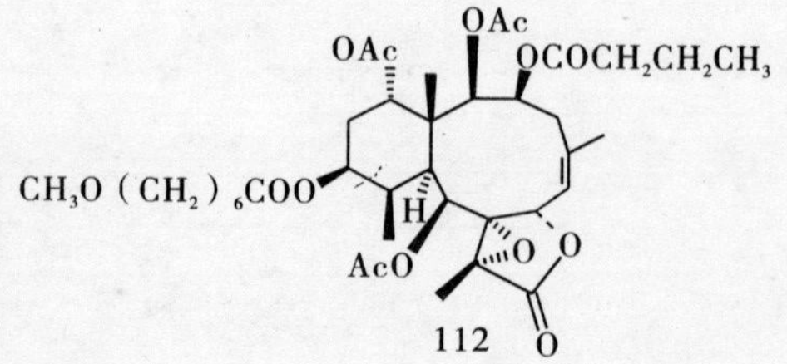

112

从软珊瑚 *Eunicea soecies* 中得到 3 个新的二萜类化合物 culaglycosides D，E 和（+）-nephenol（113～115）[35]。从 *Eunicea pinta* 中得到 8 个结构新颖的二萜类化合物：12-epieupalmerone，uprolides H～M（116～123）[36]。它们具有 γ-cembranolide 型骨架。化合物 117，118 对各种癌细胞有抑制作用，化合物 118 还具有抗霉菌活性。从软珊瑚 *Clavularia koellikeri* 中得到 2 个新的 cembran 骨架的二萜化合物 124 和 125 及一个具有 dollabelane 骨架的二萜化合物 126。化合物 124 和 126 在体外对肿瘤细胞生长有抑制作用[37]。

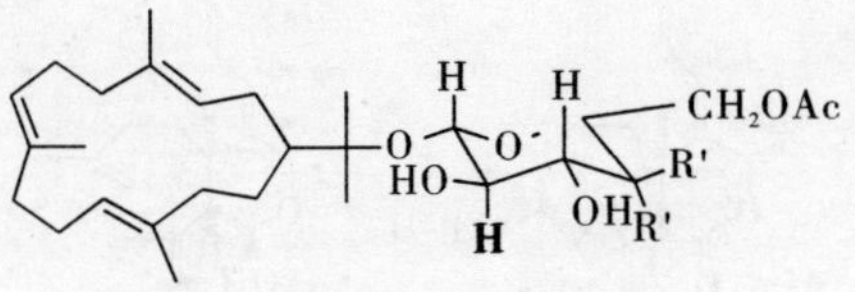

113　R'=OH，R''=H
114　R'=H，R''=OH

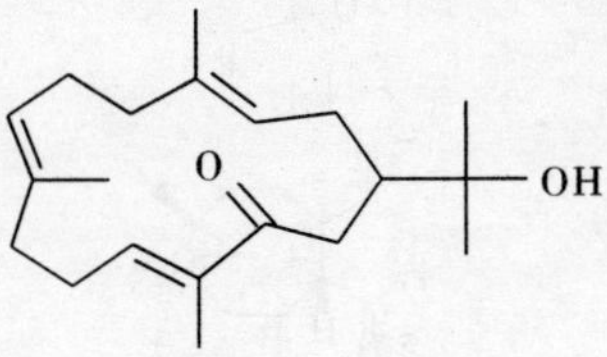

115

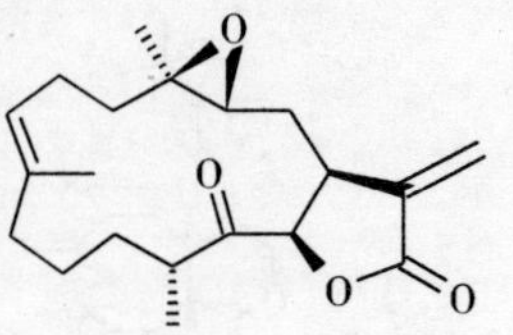

116

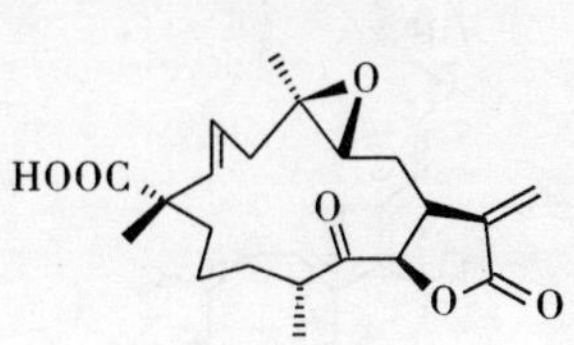

117

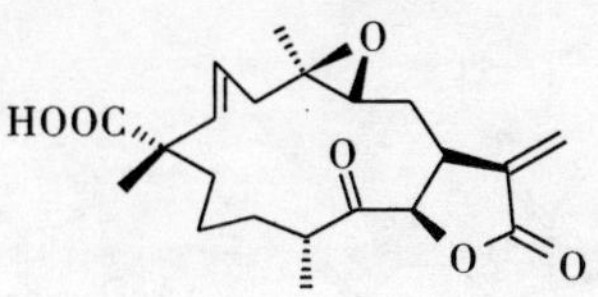

118

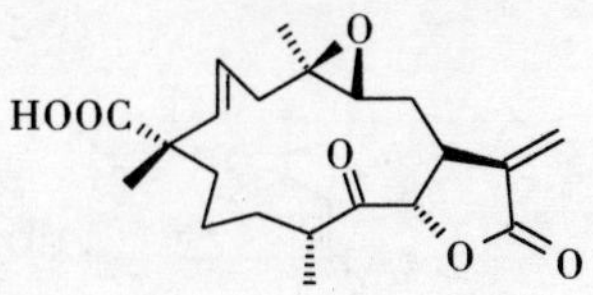

119

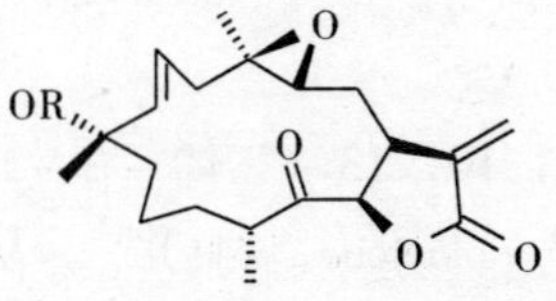

120　R=H
121　R=Ac

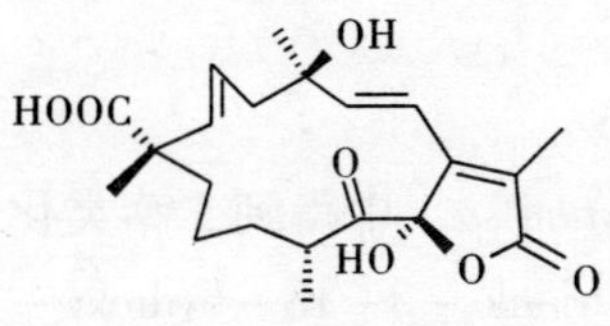

122

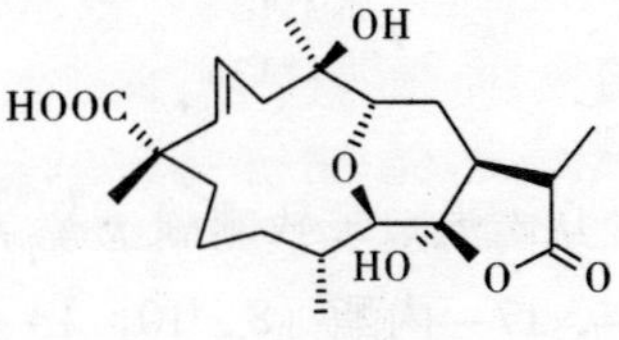

123

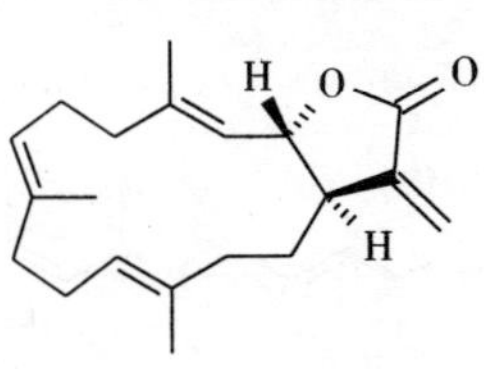

124

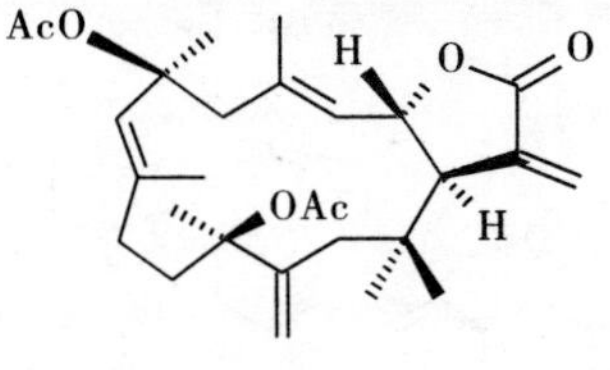

125

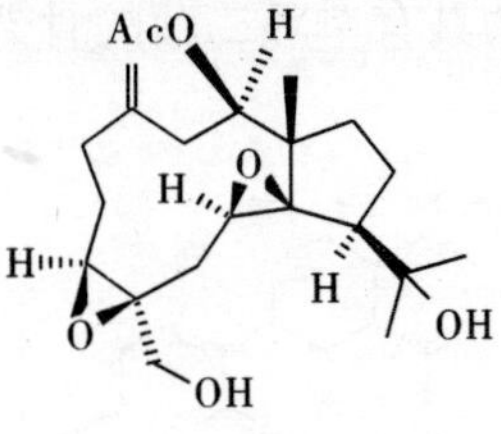

126

从柳珊瑚 *Acalycigorgia inermis* 中分离得到 xenicane 型二萜化合物 acalycixeniolide H～L（127～131）[38]，这些化合物对白血病细胞 K562 有显著的抑制作用。从柳叶软珊瑚 *Xenia umbellata* 中分离得到 7 个新的 xenicane 型二萜化合物 9-deoxyxeniloide-E（132），9-deoxy-7，8-epoxyxeniloide-E（133），xeniolide—G（134），9-deoxyxenialactol-C（135），xenibercin（136），xeniolide-H（137）和 xenitacin（138）。体外试验显示它们对癌细胞有选择性细胞毒作用[39]。从印度尼西亚软珊瑚 *Xenia sp* 中得到 2 个化合物：xeniolide-F（139）和 9-hydroxyxeniolide-F（140），关于其活性，尚未见报道[40]。

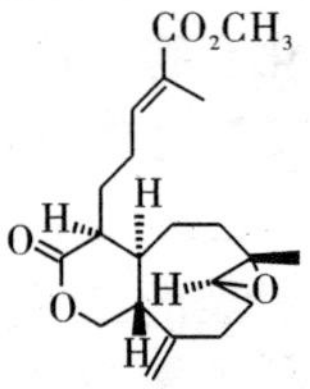
127
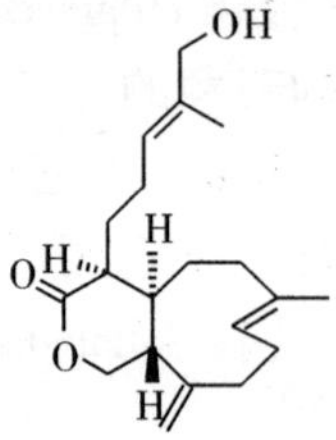
128
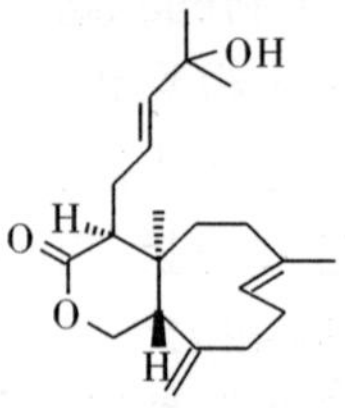
129
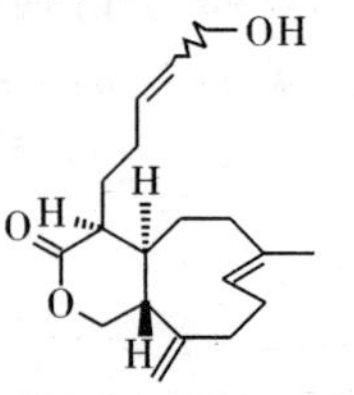
130
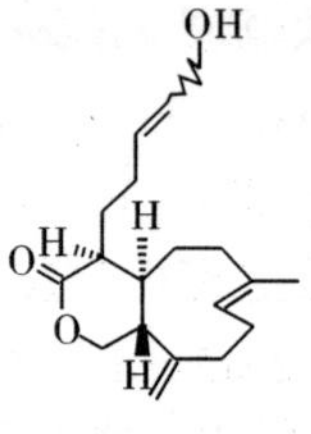
131

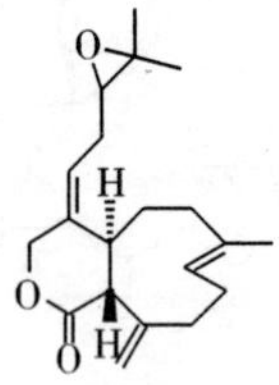
132
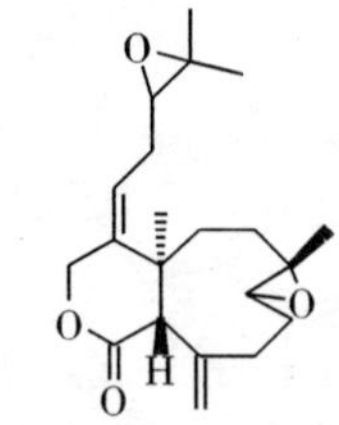
133
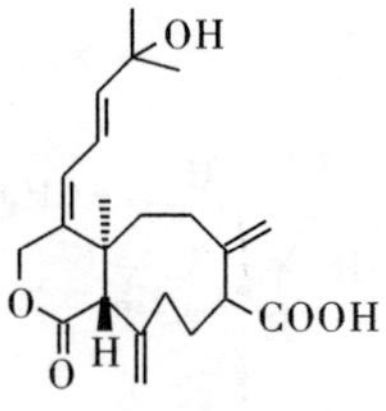
134
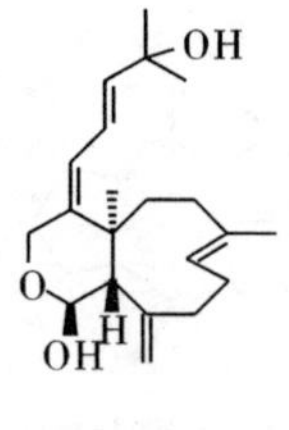
135

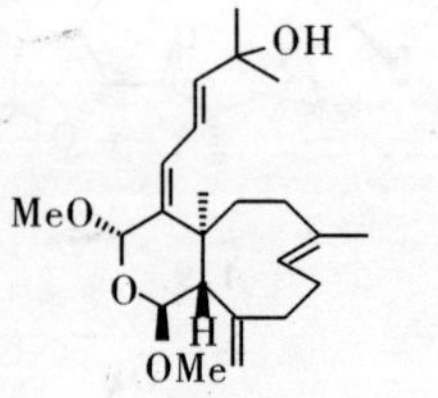
136
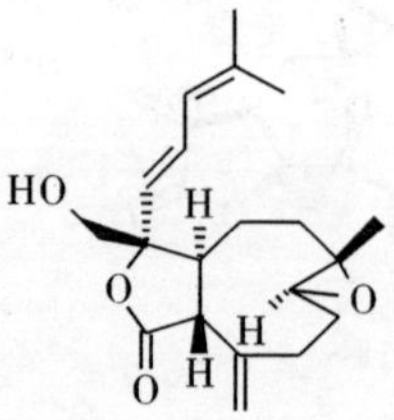
137
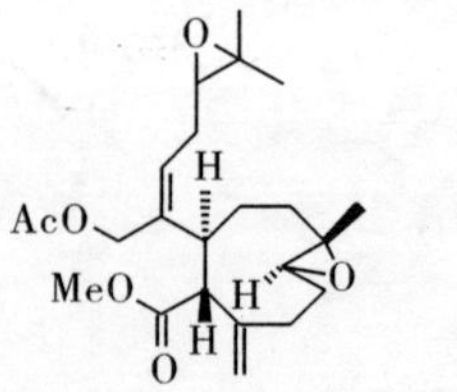
138
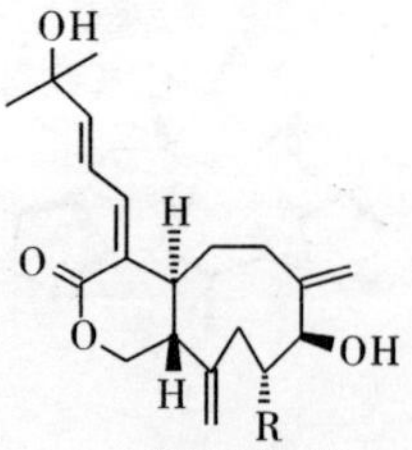
139 R=H
140 R=OH

从南海豆荚软珊瑚 *Lobophytum sp*. 中得到二萜类化合物 8，10，13 - 三烯 - β - 18 - 羟基 - 14，17 - 内酯（8，10，13 - trienlo - β - 18 - hydroxy - 14 - 17 - olactone，141）[41]。从澳大利亚南部一种海绵 *Phorbas sp* 中得到化合物 phorbasin B（142）和 phorbasin C（143），这两个化合物具有单环二萜的骨架[42]。

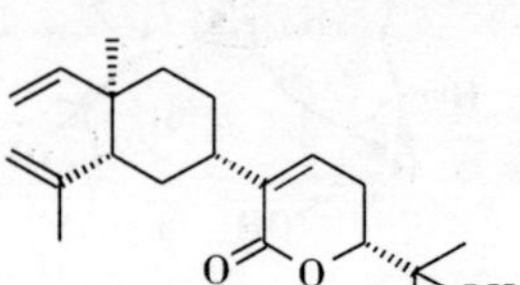
141
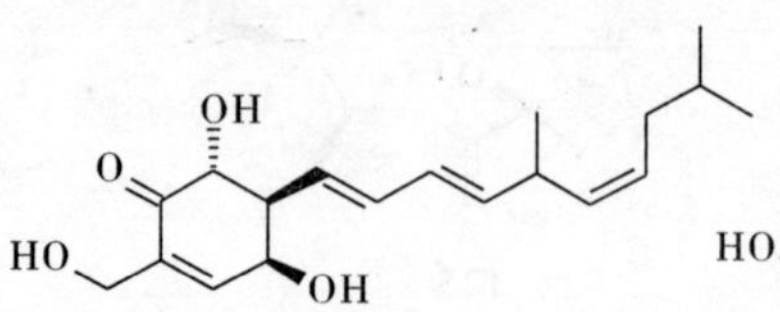
142
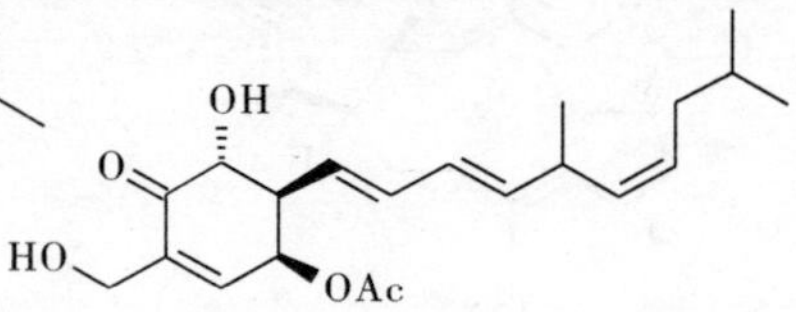
143

柳叶软珊瑚 *Clavulara inflatacucu* 的粗提取物对 A549，HT - 29，KB 以及 P - 388 等肿瘤细胞的生长有明显的抑制活性，从中分离得到 6 个新的二萜类化合物（$1R^*$，$12R^*$） - dolabella - 4（16），7，10 - triene - 3，13 - dione（144）、（$1R^*$，$7R^*$，$8S^*$，$12R^*$） - dolabella - 4（16），10 - diene - 7，8 - epoxy - 3，13 - dione（145）、（$1R^*$，$10R^*$，$11S^*$，$12R^*$） - dolabella - 4（16），7 - diene - 10，11 - epoxy - 3，13 - dione（146）、（$1R^*$） - dolabella - 4（16），7，11（12） - triene - 3，13 - dione（147）、（$1R^*$ $3R^*$） 3 - hydroxydolabella - 4（16），

7，11（12）- triene - 3，13 - dione（148）、（1R* 7R*）- hydroperoxydolabella - 4（16），8，（17），11（12）- triene - 3，13 - dione（149）[43]。

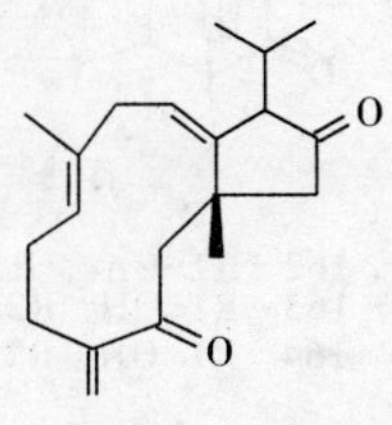

144

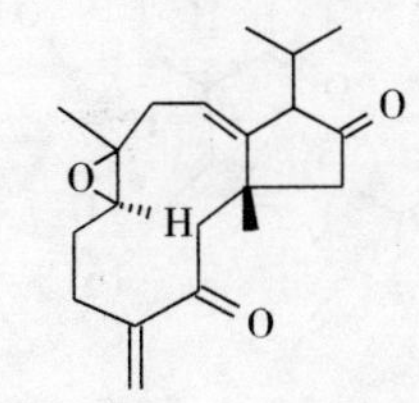

145

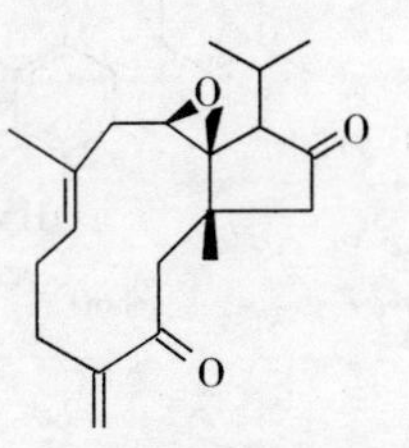

146

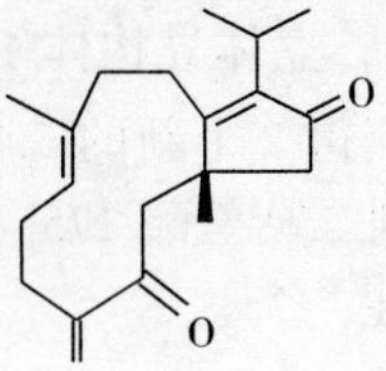

147

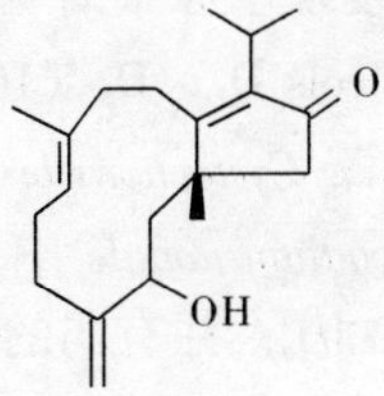

148

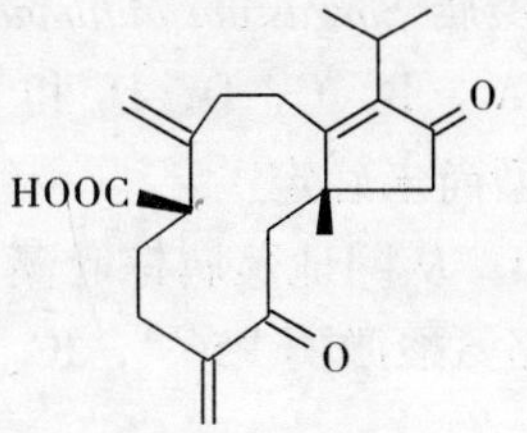

149

从柳叶软珊瑚 *Cespitulaea hypotentaculata* 中分离得到 4 个新的具有 Verticillan 骨架的二萜类化合物 CespitularinsA - D（150 - 153）和 1 个具有 nonverticillan 骨架的二萜类化合物 cespitularin E（154）以及 3 个具有 Cespitularane 骨架的新二萜：cespitularins F ~ H（155 ~ 157），这些化合物在体外试验中对癌细胞 A549，HT - 29，以及 P - 388 有选择性细胞毒作用[44]。

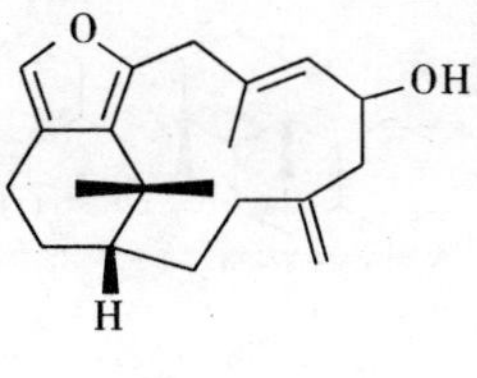

150

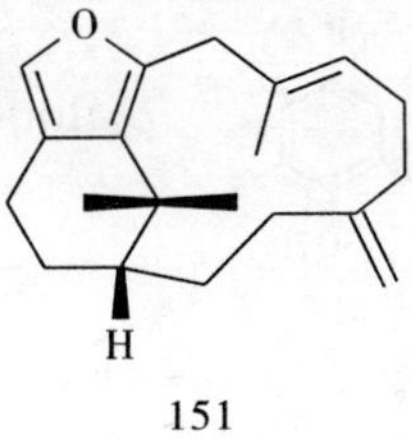

151

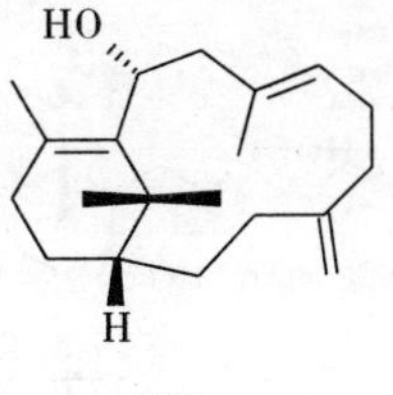

152

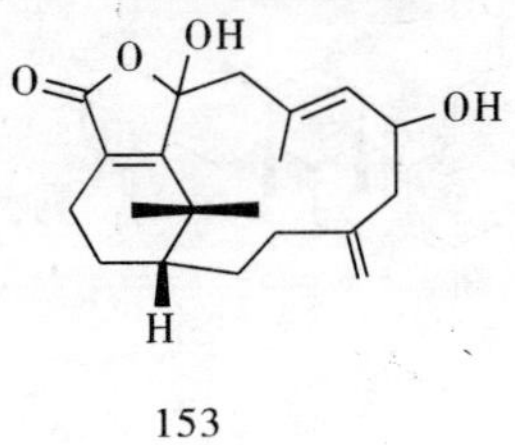

153

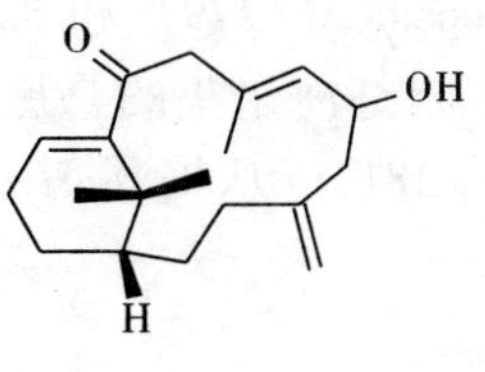

154

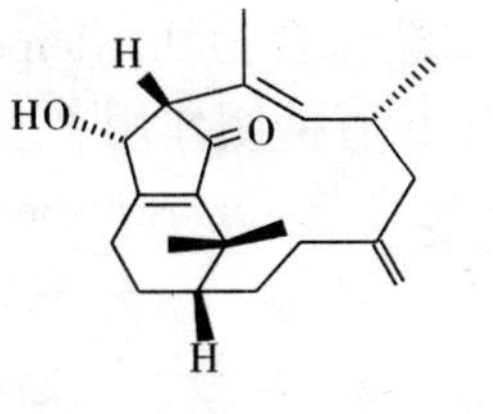

155

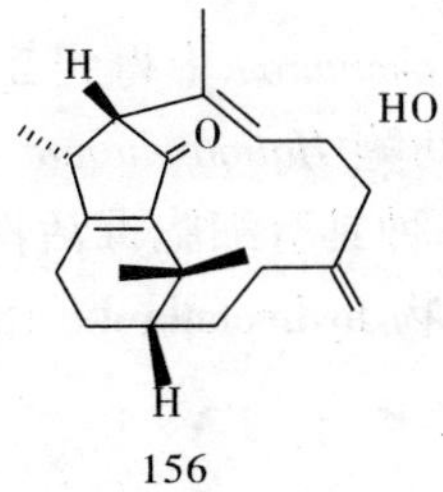

156

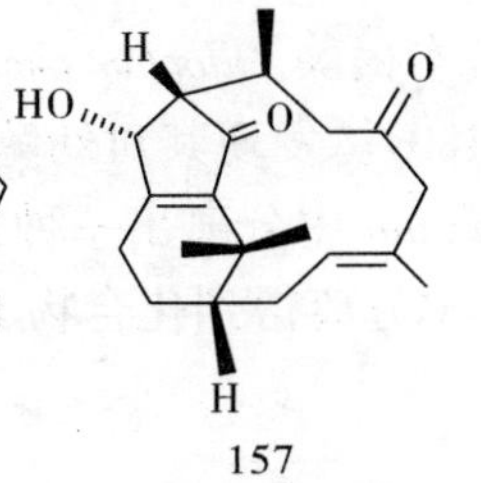

157

从西印度柳叶软珊瑚 *Pseudoopterogorigia elisabethae* 中分离得到 2 个新的具有抗菌活性的二萜类化合物 158 和 159，并首次得到 1 个双二萜化合物 160[45]。从软珊瑚 *Pachyclavularia violacea* 中得到 4 个新的二萜化合物 Pachyclavulariaenones D ~ G（161 ~ 164），其中化合物 164 对 HT - 29 以及 P - 388 具有明显的细胞毒作用[46]。

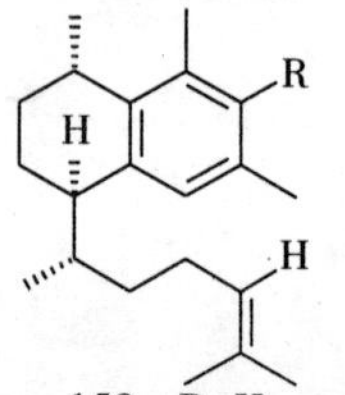

158 R=H
159 R=OH

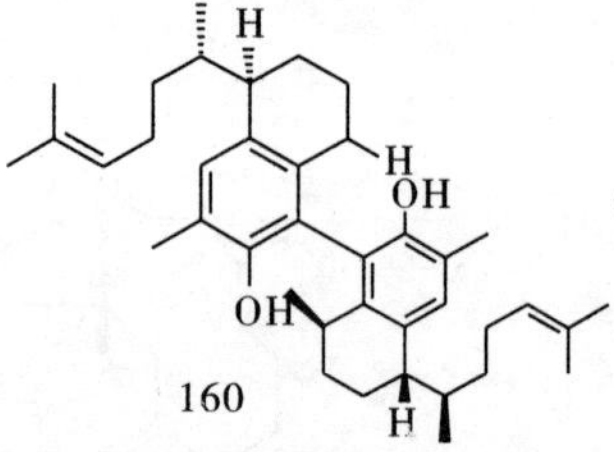

160

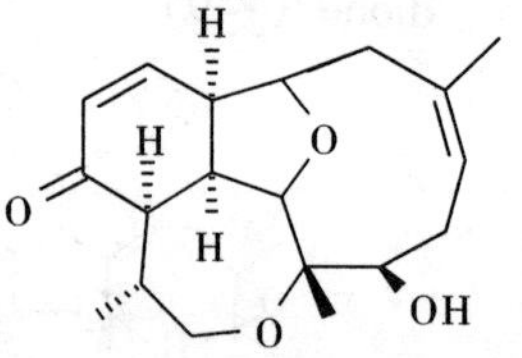

161

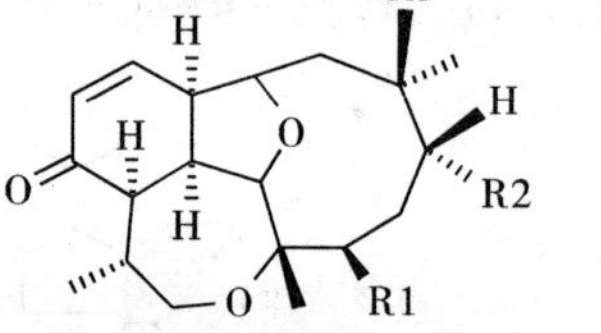

162 R1=OAc, R2=OAc, R3=OH
163 R1=OH, R2=OAc, R3=OH
164 R1=OH, R2=OH, R3=OH

从马尾藻属 *Sargassum autumnale* 中发现了 8 个对 ETB 受体具有选择性的内皮素拮抗剂，nahocols A，A_1，B，C，D，D_2 和 isonahocols D_1，D_2（165～172），立体异构体 165、166、169 和 170 的构型尚未确定[47]。自一种囊载藻 *Cystophora brownii* 中获得 2 个新的二萜氢醌类化合物 173 和 174。从网地藻属棕叶藻 *Stypopodium xonale* 中分离得到二萜氢醌 175～178，化合物 175 可抑制酪氨酸激酶 $P56^{KK}$，IC_{50} 187μmol/L，并有弱的抗菌活性[48～49]。

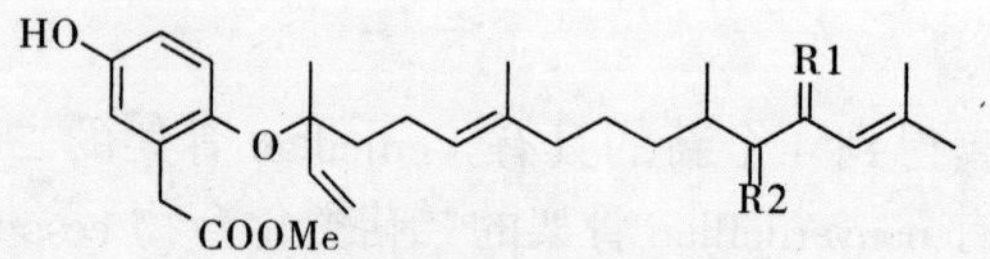

165, 166 R1=H, OH, R2=O
167 R1=2H, R2=O
168 R1=R2=H, OH
169, 170 R1=R2=H, OH, 10E

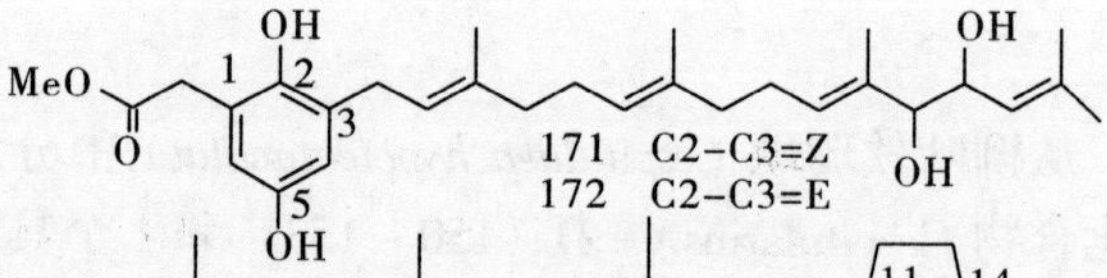

171 C2-C3=Z
172 C2-C3=E

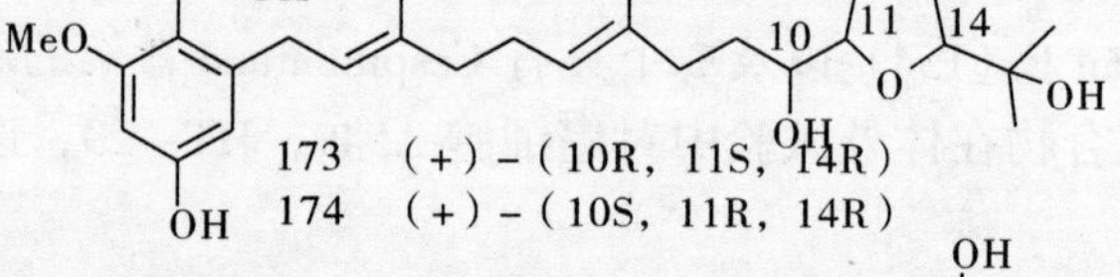

173 (+)-(10R, 11S, 14R)
174 (+)-(10S, 11R, 14R)

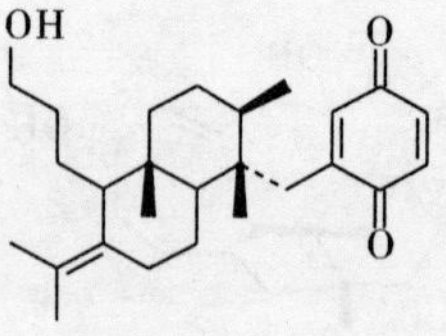

175

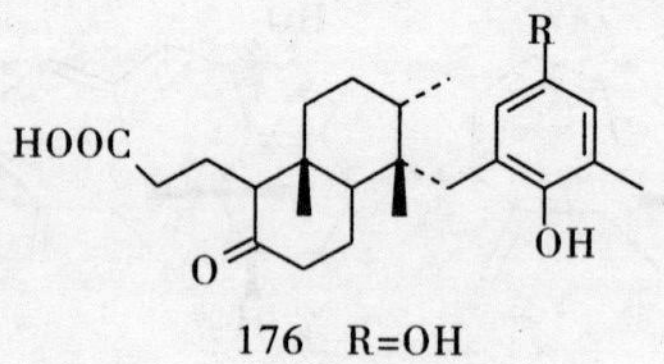

176 R=OH
177 R=OMe

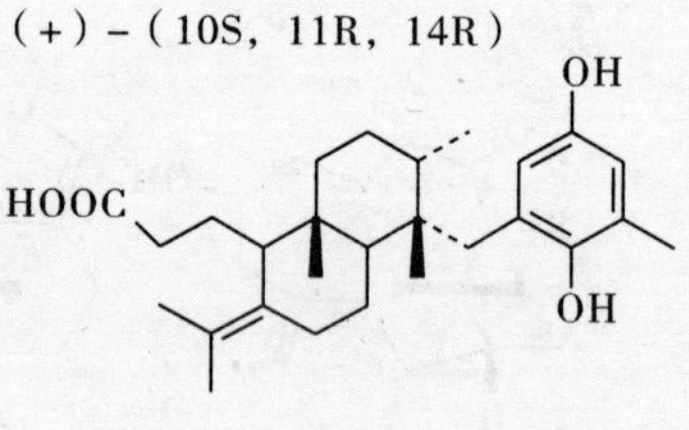

178

从日本褐藻 *Dilophus okamurae* 中得到 2 个二萜化合物 dictyterpenoid A（179）和 dictyterpenoid B（180）。发现其对幼鲍 *Haliotis hanna* 的生长有抑制作用[50]。自红海采集的马尾藻 *Sargassum crispum* 中分离出一种具有细胞毒活性的化合物 sargassinone（181），从褐藻 *Hydroclathrus tenuis* 中分离得到化合物 hydroclathrol（182）[51～52]。

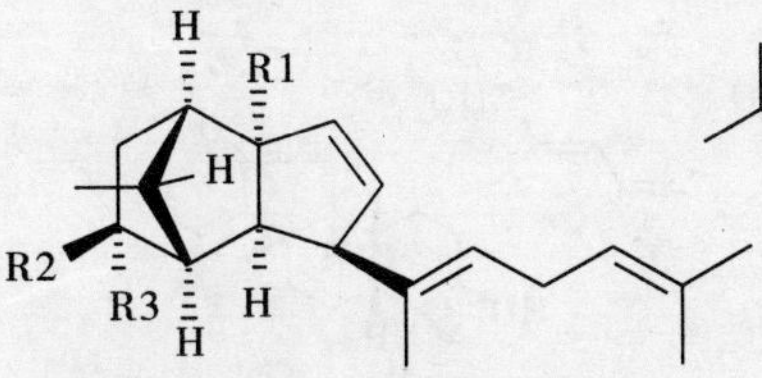

179　R1=CHO，R2，R3=O
180　R1=CH_2OH，R2=OH，R3=H

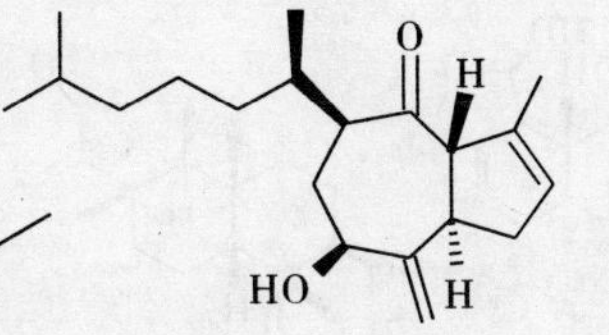

181

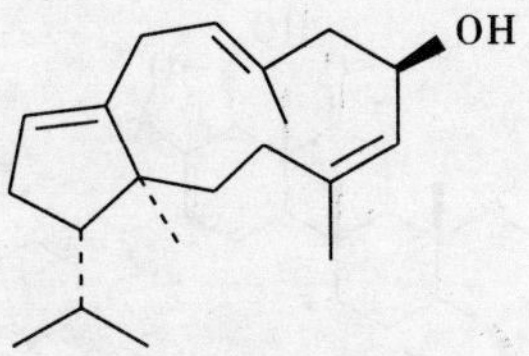

182

从囊链藻 *Bifyucatia bifurcata* 和日本蓝藻 *Sargassun sp* 中得到一系列直链二萜类化合物 183 ~ 193[53~55]。

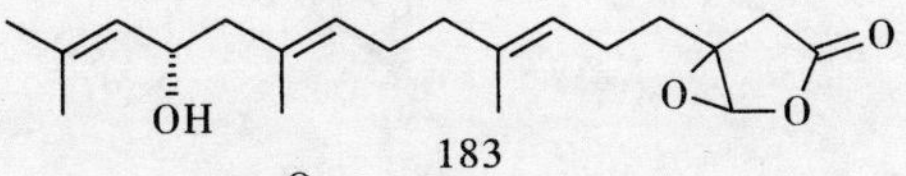

183

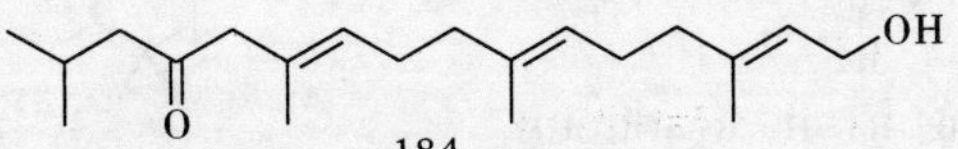

184

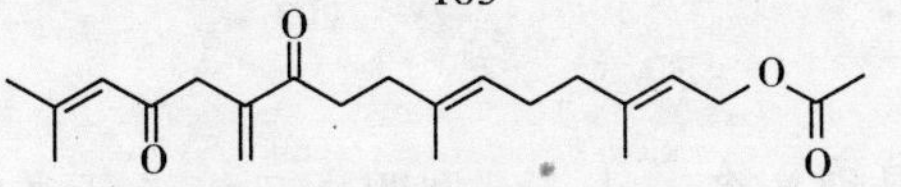

185

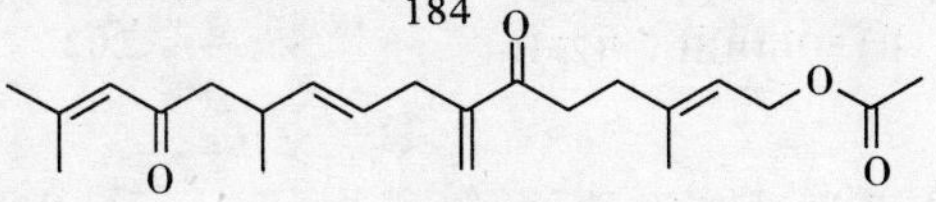

186

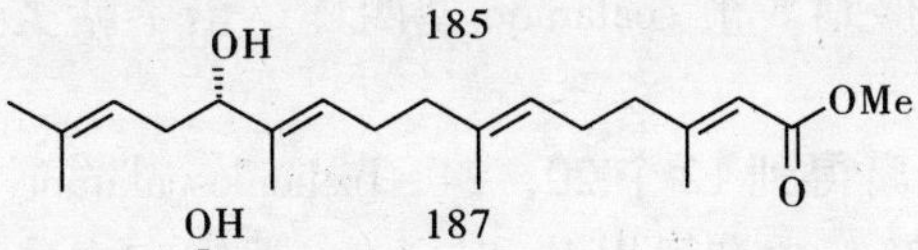

187

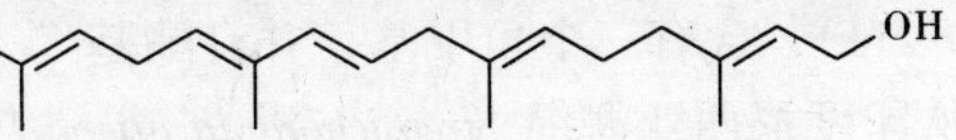

188

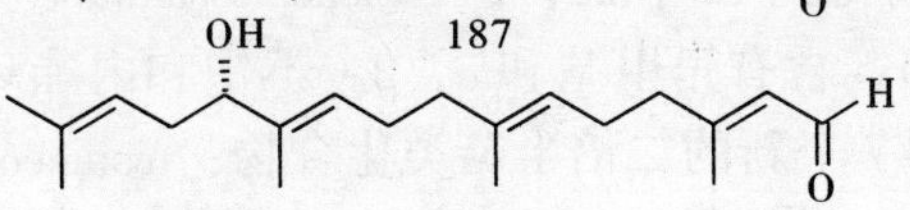

189

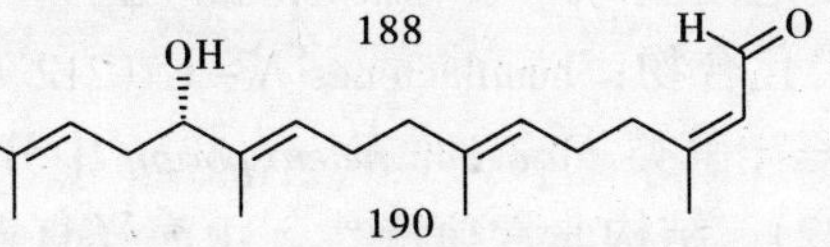

190

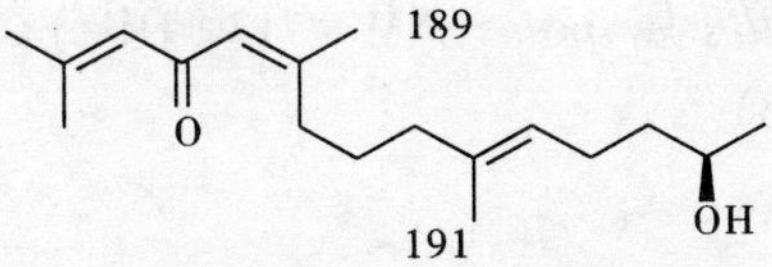

191

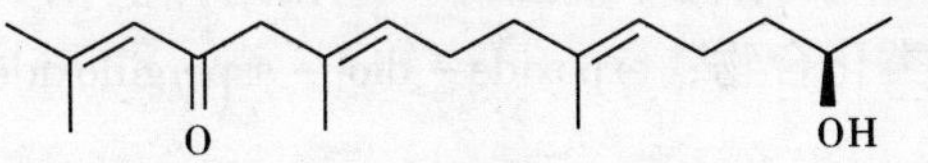

192

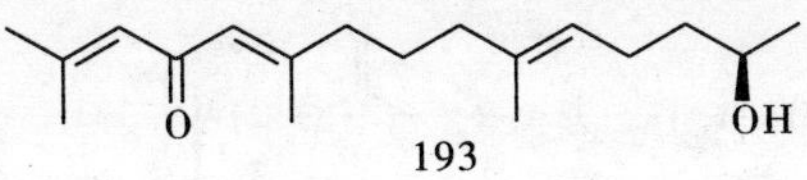

193

（四）二倍半萜　二倍半萜结构类型有 isomalabaricane 型、scalarane 型、20，24 – bishomoscalarane 型等。多为三环或四环萜类，多有角甲基。从海绵 *Glossodoris atromarginata* 中分离得到 2 个四环类二倍半萜类化合物 12 – deacetoxy – 12 – oxo – deoxoscalarin（194）和 12 – deacetoxy – 12 – *epi* – deoxoscalarina（195）[56]。

从海绵 *Rhabdastrella globostellata* 中分离得到 4 个具有 C_4 – 羟基取代的 isomalabaricane 型二倍半萜 aurorals 1 – 4（196 – 199），为三环二倍半萜，环与环之间均以顺式并环[57]。

从红海海绵 *Hyrtios erecta* 中分离得到 3 个 scalarane 型二倍半萜 3 – acetyl – sesterstatin 1（200）、19 – acetyl – sesterstatin 3（201）、salmahyrtisol B（202）和 salmahyrtisol A（203），为四环二倍半萜，含有三个角甲基[58]。

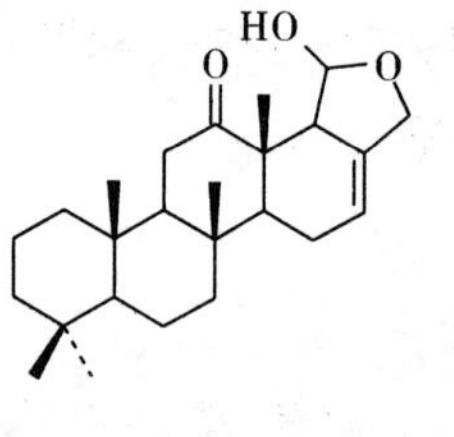

194

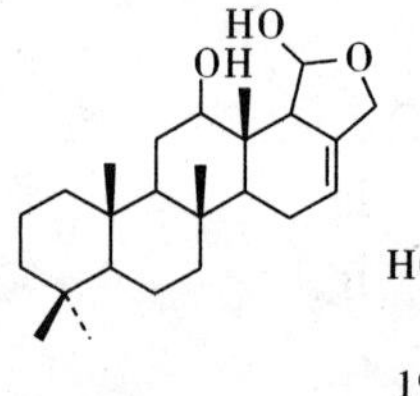

195

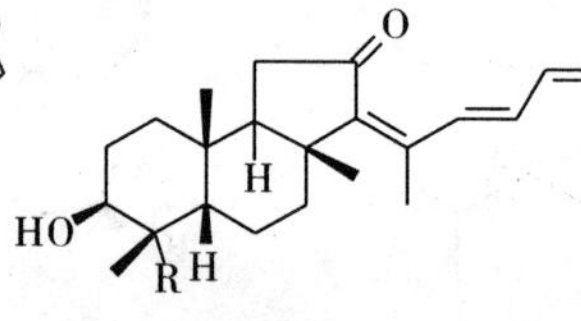

196 R=CH_2OH，Δ13=Z
196 R=CH_2OH，Δ13=E

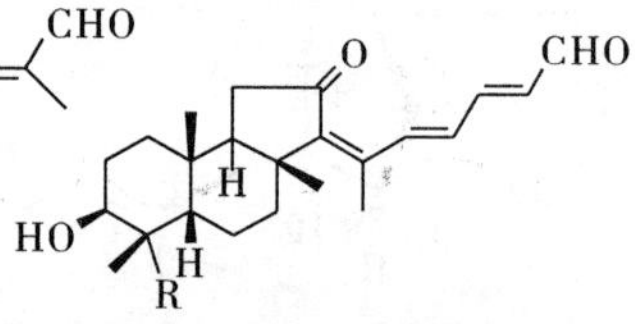

198 R=CH_2OH，Δ13=Z
199 R=CH_2OH，Δ13=E

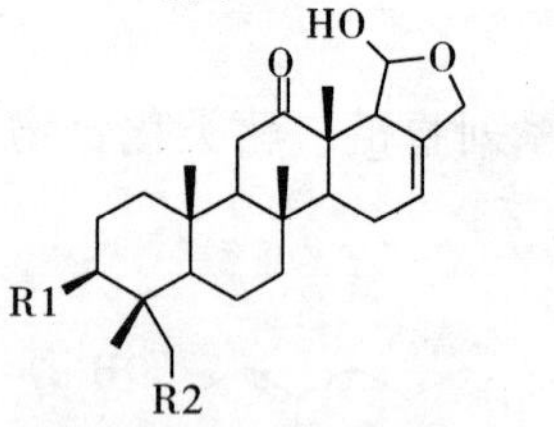

200 R1=H，R2=$OCOCH_3$
201 R1=$OCOCH_3$，R2=H

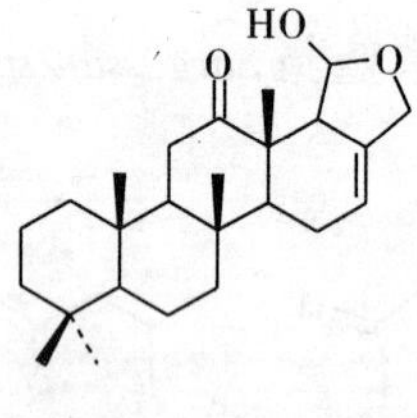

202

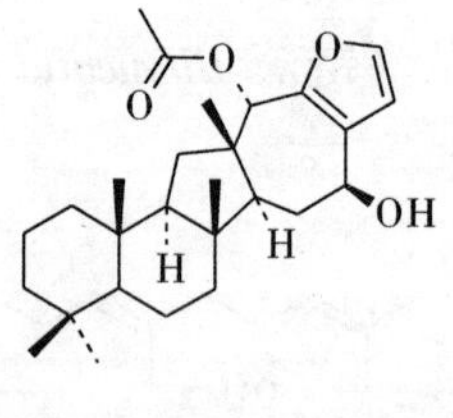

203

从印度尼西亚海绵 *Phyllospongia sp*．中分离得到 8 个 scalarane 型四环二倍半萜类化合物（204～211），含有三个角甲基，并有酯基[59]。

从印度尼西亚海绵 *Strepsichordala aliena* 中分离得到 12 个 20，24－bishomoscalarane 型四环二倍半萜类化合物：honulactones A－L（212～223），含有角甲基和 α，β－不饱和内酯环及酯基[60]。从海洋菌类 *Fusarium heterosporum* 中分离到 7 个新的二倍半萜类化合物：mangicols A－I（224～232），结构非常独特[61]。由海洋真菌 *Aspergillus* 属 *strain* CNM－713 菌中分离到 1 个二倍半萜类化合物：expoxide－diol－aspergilloxide（233）[62]。

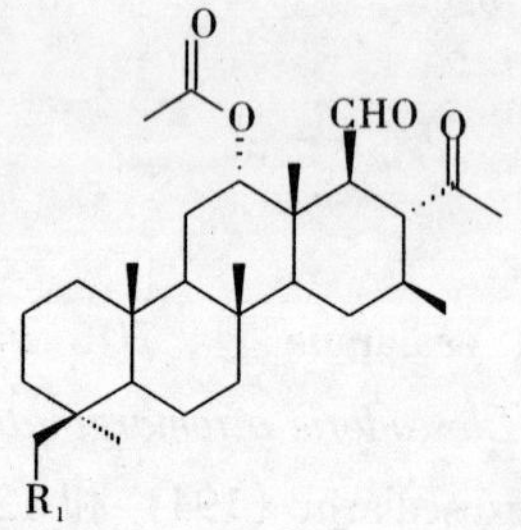

204 R_1=H，R_2=H
205 R_1=Me，R_2=H

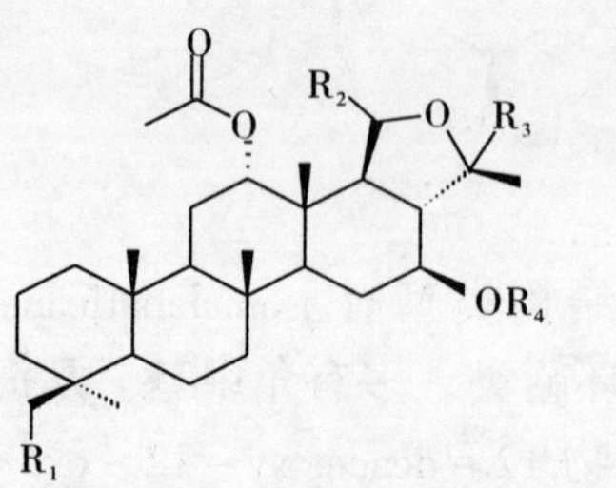

206 R_1=H，R_2=α－OH，R_3＝R_4=H
207 R_1=Me，R_2=α－OH，R_3=R_4=H
208 R_1=H，R_2=R_3=α－OMe，R_4=H

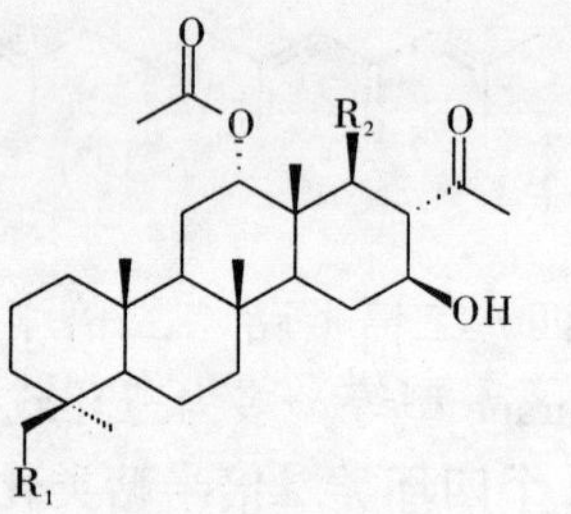

209 R_1=H，R_2=H
210 R_1=H，R_2=OH
211 R_1=Me，R_2=H

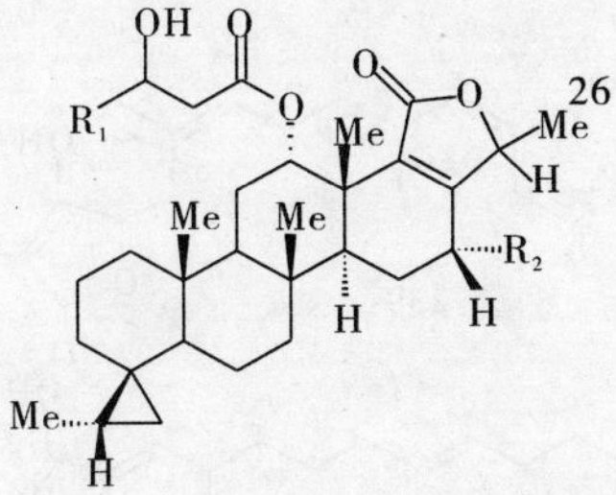

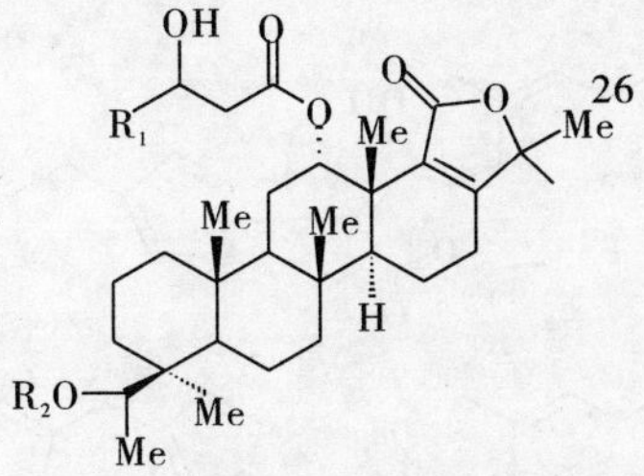

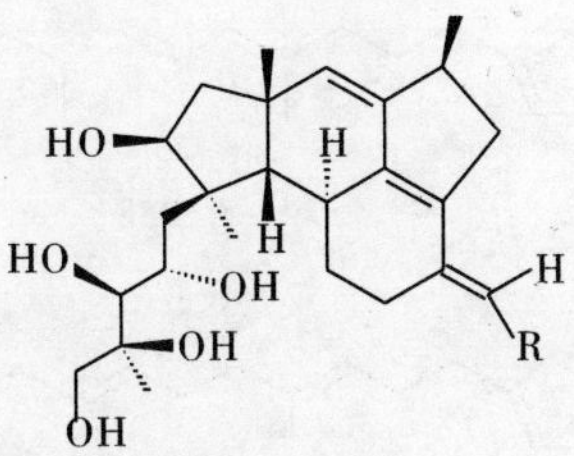

212　$R_1=CH_3, R_2=H, 26\beta-CH_3$
213　$R_1=CH_3, R_2=H, 26\alpha-CH_3$
214　$R_1=CH_2CH_3, R_2=H, 26\beta-CH_3$
215　$R_1=CH_2CH_3, R_2=H, 26\alpha-CH_3$
216　$R_1=CH_3, R_2=OH, 26\beta-CH_3$
217　$R_1=CH_3, R_2=OH, 26\alpha-CH_3$

218　$R_1=CH_3, R_2=CH_3CO, 26\beta-CH_3$
219　$R_1=CH_3, R_2=CH_3CO, 26\alpha-CH_3$
220　$R_1=CH_2CH_3, R_2=CH_3CO, 26\beta-CH_3$
221　$R_1=CH_2CH_3, R_2=CH_3CO, 26\alpha-CH_3$
222　$R_1=CH_3, R_2=CH_3CH_2CO, 26\beta-CH_3$
223　$R_1=CH_3, R_2=CH_3CH_2CO, 26\alpha-CH_3$

224　R=Cl
225　R=Br

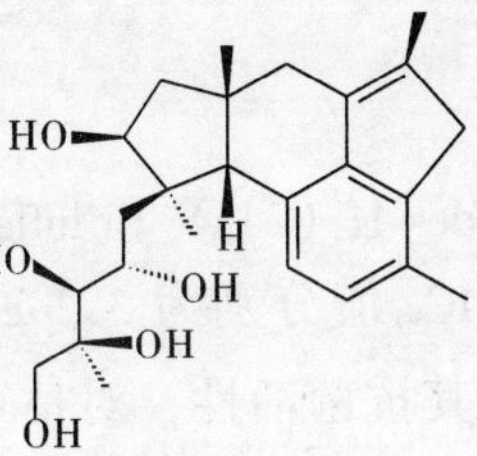

226

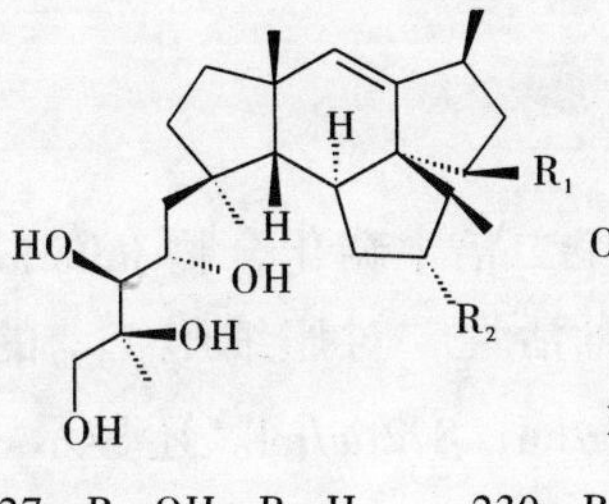

227　$R_1=OH$，$R_2=H$
228　$R_1=H$，$R_2=OH$
229　$R_1=H$，$R_2=H$

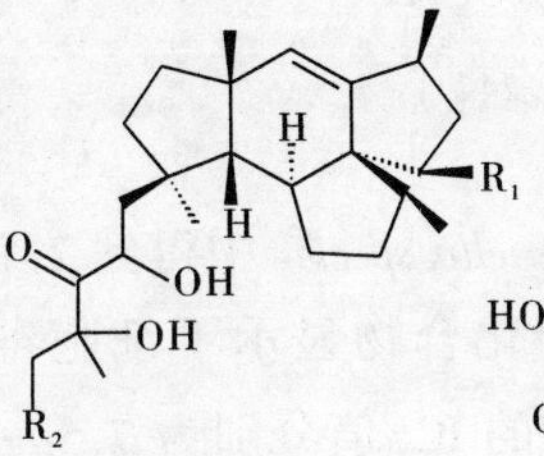

230　$R_1=OH$，$R_2=H$
231　$R_1=H$，$R_2=OH$
232　$R_1=H$，$R_2=H$

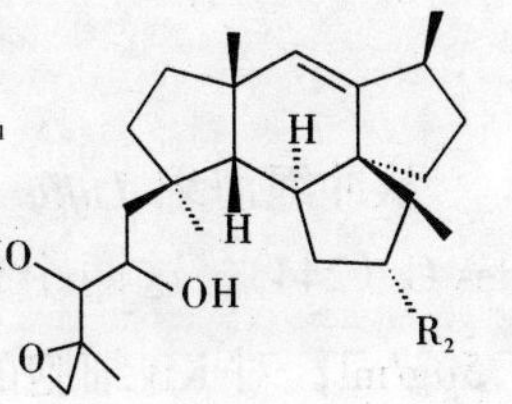

233

从海绵 *Ircinia sp*. 中分离到 4 个新的 Cheilanthane 类二倍半萜化合物：25 - hydroxy - 13（24），15，17 - cheilanthatrien - 19，25 - olide（234）、13，16 - epoxy - 25 - 25 - hydroxy - 17 - chei - la，nthen - 19，25 - olide（235）、25 - hydroxy - 13（24），17 - cheilanthadien - 16，19 - olide（236）和 16，25 - dihydroxy - 13（24），17 - cheilanthadien - 19，25 - olide（237）[63]。

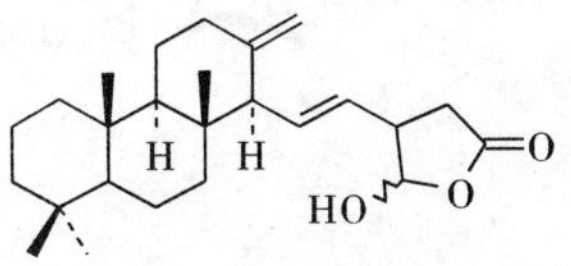

234

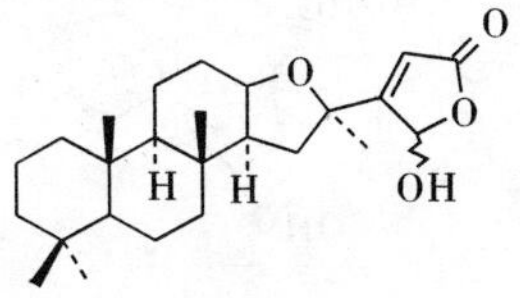

235

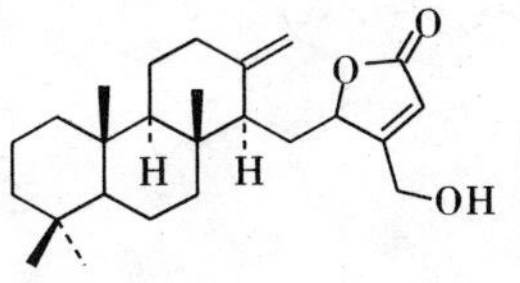

236

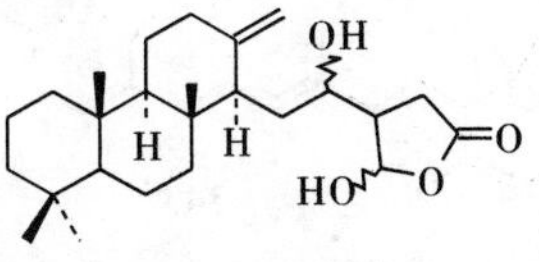

237

从海绵 *Sarcotragus sp*. 中分离得到 5 个新的呋喃二倍半萜特窗酸（Tetronic acids）（238 ~ 242）。它们显示了多样的几何构型和绝对构型的变化，药理作用表明它们对五种人类肿瘤细胞有抑制作用[64]。

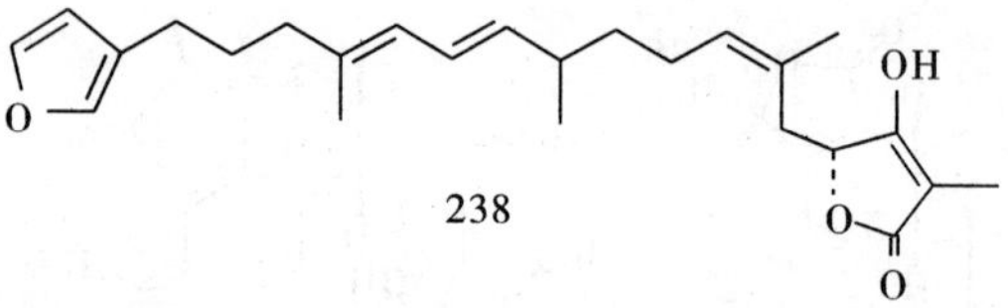

238

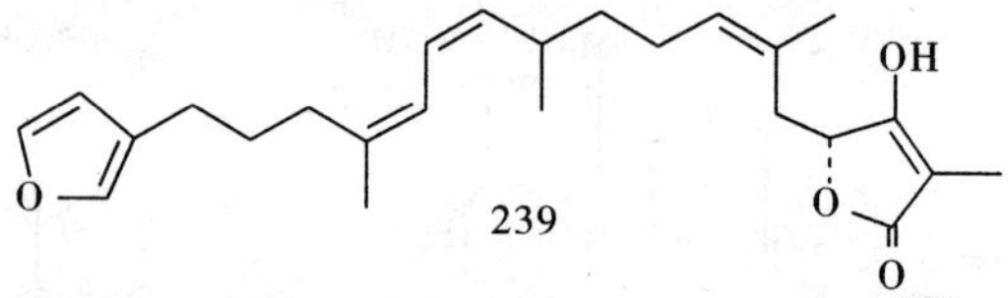

239

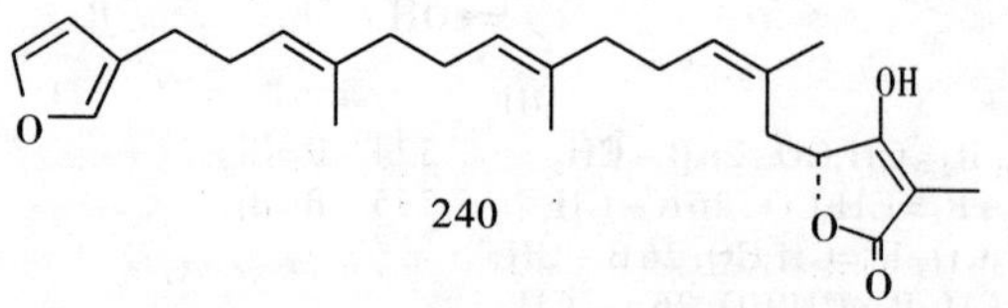

240

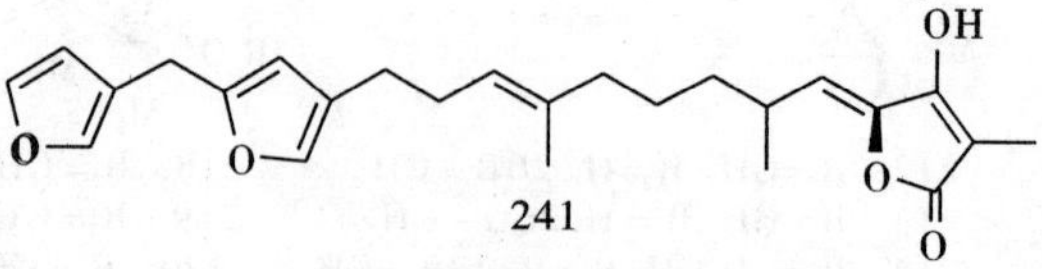

241

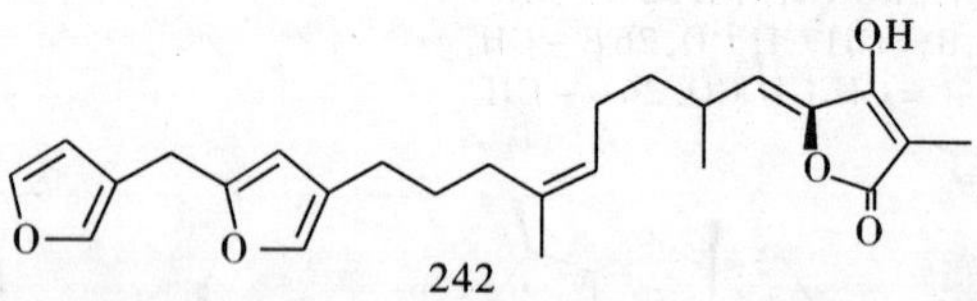

242

从冲绳海绵 *Luffariella species* 中得到 2 个二倍半萜化合物 luffariolides H（243）和 luffariolides G（244），这两个化合物显示了细胞毒活性，对癌细胞 L_{1210} 的 IC_{50} 值分别为 3.2μg/ml，4.5μg/ml，对 KB 细胞的 IC_{50} 值分别为 7.5μg/ml，8.2μg/ml。还显示了其抗菌活性，对枯草杆菌和 *Mycrococcus luteus* 的最低抑菌浓度均为 8.4μg/ml[65]。从红海海绵 *Diacarnus erythraeanus* 中得到 1 个去甲二倍半萜 muqubilone（245）[66]，从海绵 *Thorectandra sp*. 中得到了 2 个新的二倍半萜 thorectandrol A 和 B（246、247）。体外试验显示化合物 244 具有抗 HSV－1 的作用，ED_{50} 值为 30μg/ml。化合物 246、247 在 30～40μg/ml 的浓度内能有效地抑制癌细胞 MALME－3M 和 MCF－7 的生长[67]。

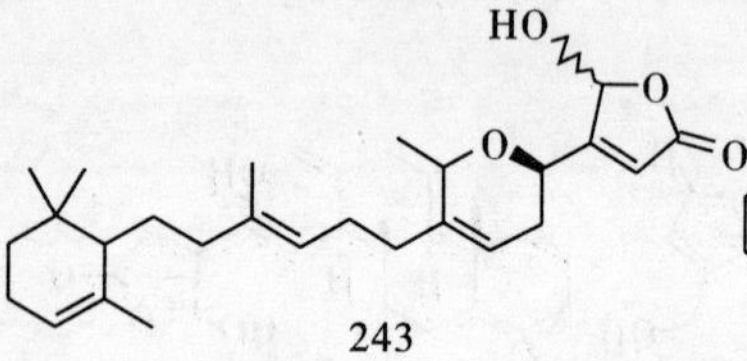

243

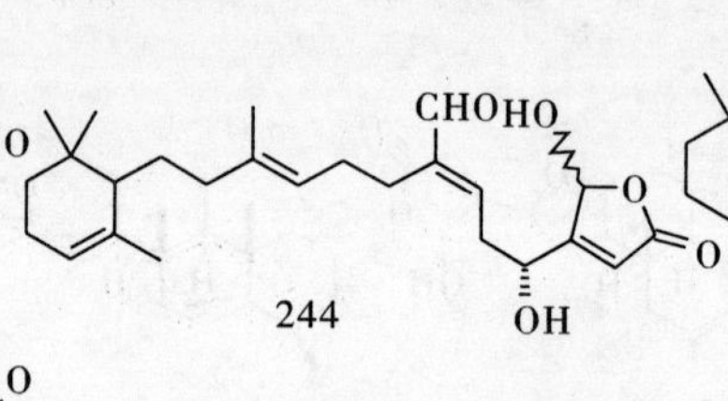

244

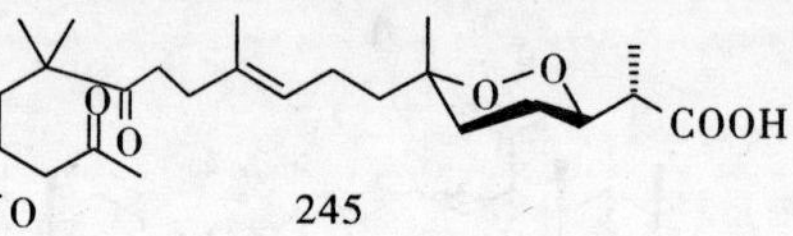

245

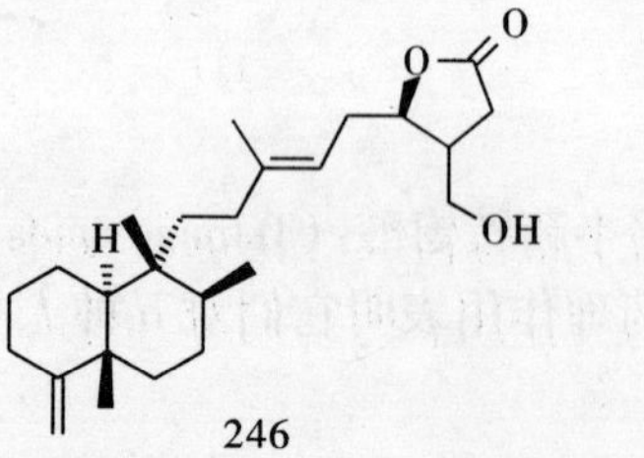

246

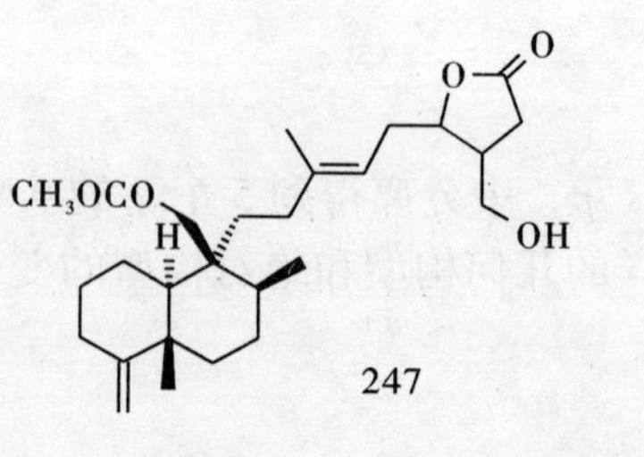

247

（五）三萜类　三萜类结构复杂，多为皂甙，但与陆地植物中分得的三萜皂甙有很大不同。结构类型有 isomalabaricane 型、30－norlanostane 型等。

从海参 *Pentamera*. *calcigera* 中分离得到 4 个具有单一硫酸酯的三萜海参皂苷：cucumarioside G_2（248），calcigerosides B（249），calcigerosides C_1（250），calcigerosides C_2（251），除248是四糖皂苷外，其余含5个糖，这些化合物脱硫酸酯后显示了对4种人和小鼠肿瘤细胞具有细胞毒作用 $IC_{50}=5\mu g/mL$[68]。

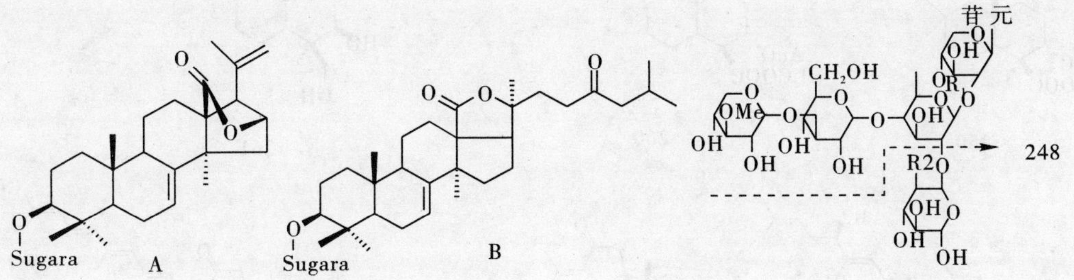

248　苷元 = A，$R_1=SO_3Na$

249　苷元 = A，$R_1=SO_3Na$，$R_2=CH_3$

250　苷元 = A，$R_1=SO_3Na$，$R_2=CHOH$

251　苷元 = A，$R_1=SO_3Na$，$R_2=CHOH$

从海绵 *Stelletta globostellata* 和 *Jaspis sp*. 分离得到12个 isomalabaricane 型三萜类化合物：globostellatic acid A（252）、3-epi-29-hydroxystelliferin E（253）、3-epi-29-hydroxystelliferin A（254）、globostellatic acid E methyl ester（255）、3-O-acetyl-jaspiferal B methyl ester（256）、3-O-acetyl-jaspiferal D methyl ester（257）3-O-acetyl-jaspiferal G methyl ester（258）、Jaspiferal acid A dimethyl ester（259）以及 Jaspiferal acid B dimethyl ester（260）、29-hydroxystelliferin D（261）、stelliferin A（262）、stelliferin D（263）[69~70]。从海绵 *Rhabdastrella globostellata* 中分离得到2个 isomalabaricane 型三萜化合物 stelletin H（264）和 stelletin I（265）[71]。

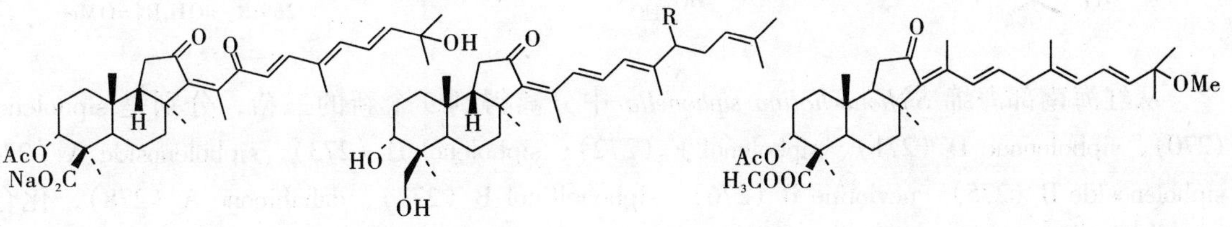

252　　253　R=OAc　254　R=OH　　255

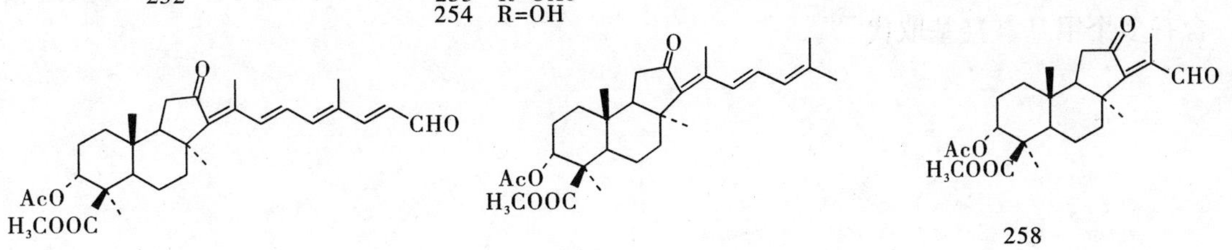

256　　257　　258

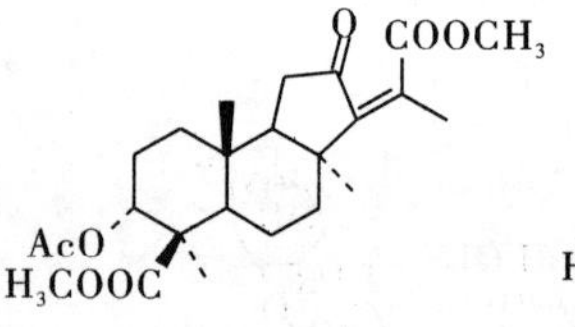

259

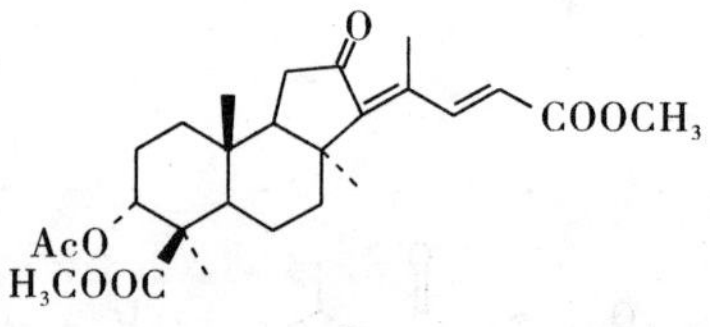

260

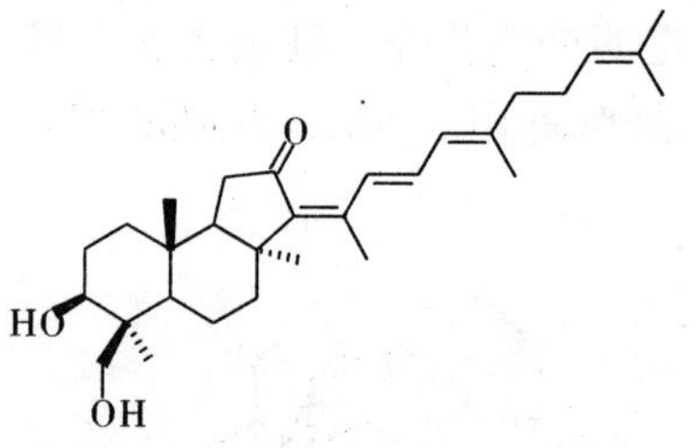

261

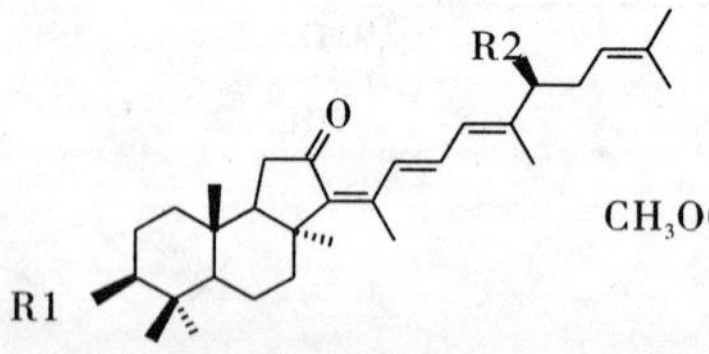

262 R1=OAc, R2=OH
263 R1=OH, R2=H

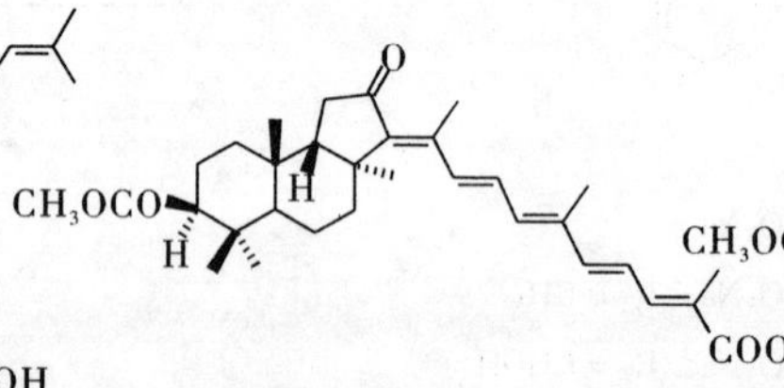

264

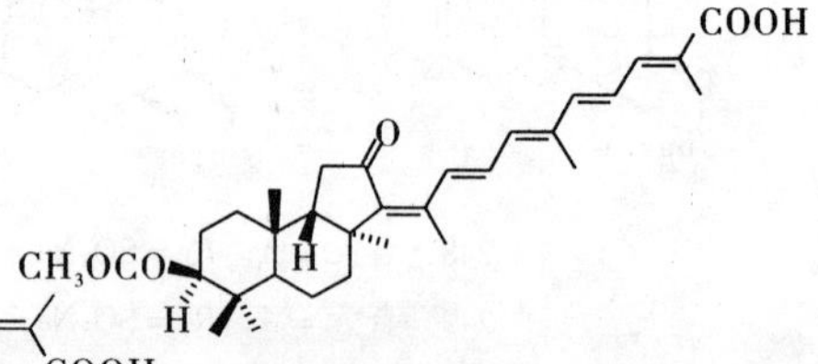

265

从海绵 *Melophlus isis* 中分离得到 4 个 30 - norlanostane 型三萜皂苷：sarasinosides H_1（266），sarasinosides H_2（267），sarasinosides I_1（268），sarasinosides I_2（269）。它们具有毒鱼、抑制海盘车受精卵细胞分裂和蛋白酶 C 活性及细胞毒作用[72]。

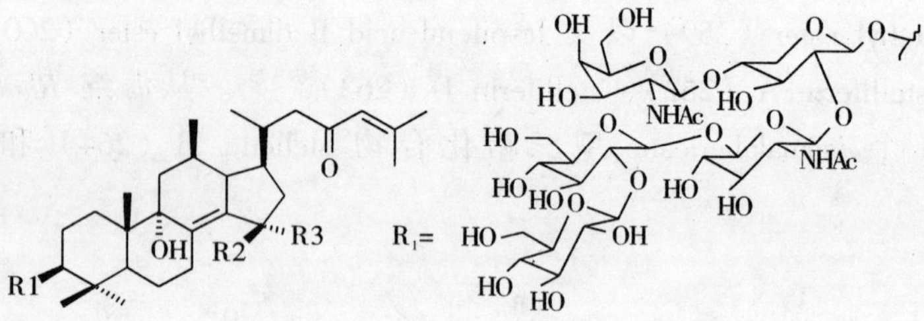

266: R_2 =OH, R_3 =H
267: R_2 =OMe, R_3 =H
268: R_2 =H, R_3 =OH
269: R_2 =OH, R_3 =OMe

从红海南部海绵 *Siphonochalina siphonella* 中分离得到 9 个新的三萜，分别是 sipholenol G（270）、sipholenone D（271）、sipholenol F（272）、sipholenol H（273）、sipholenoside A（274）、sipholenoside B（275）、neviotine B（276）、siphonellinol B（277）、dahabinone A（278），化合物 274 和 275 是 sipholane 型皂苷。结构特点为在含有 2 个二环的结构片段之间有 1 个二碳链相连，含有多个甲基、羟基取代[73]。

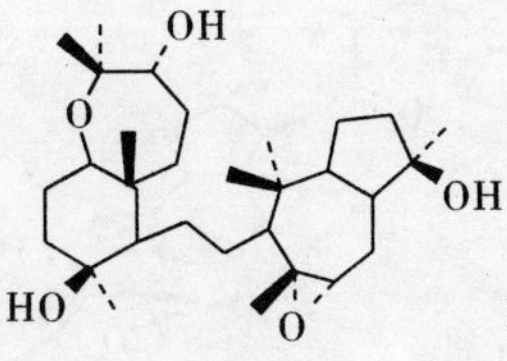

270

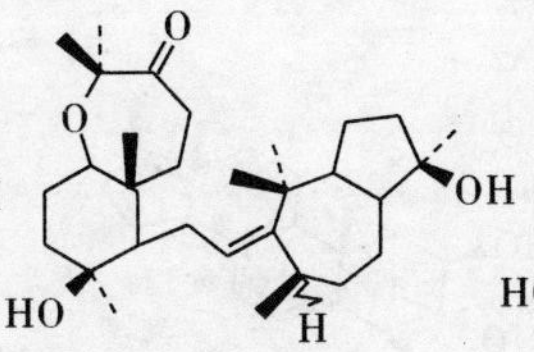

271

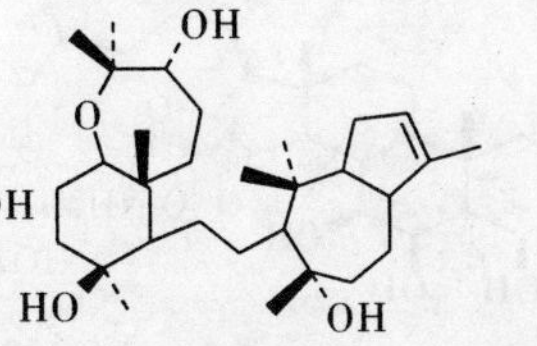

272

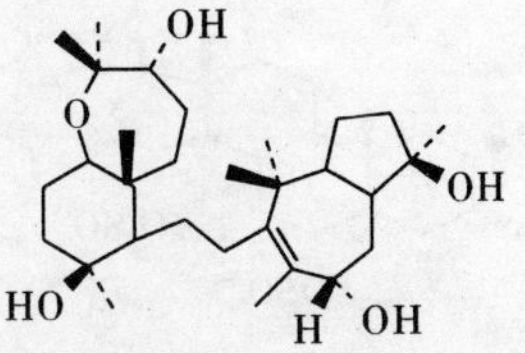

273

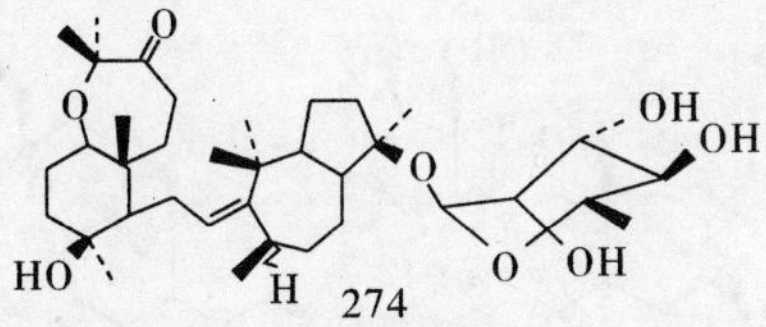

274

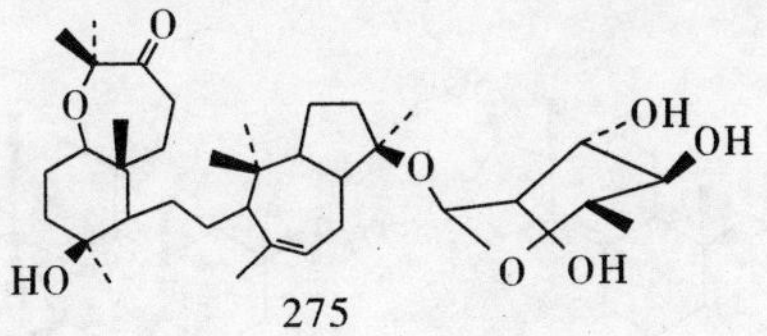

275

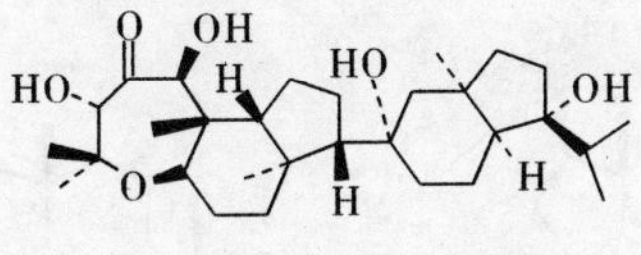

276

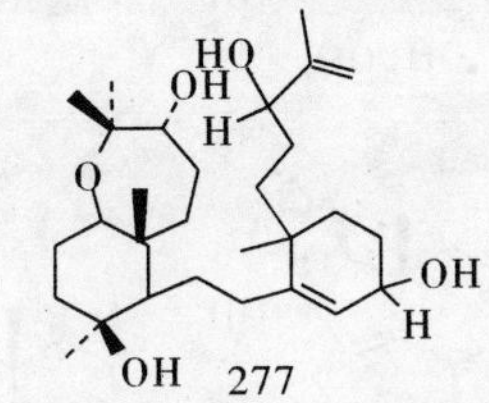

277

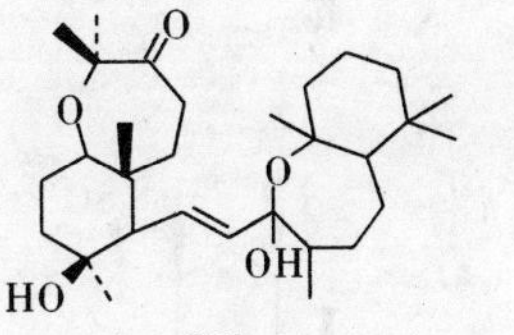

278

三、海洋甾醇类化合物

海洋甾体化合物一直是海洋化学家和药物化学家的研究兴趣之一。与陆生植物甾醇相比，海洋甾醇一般具有更为丰富多样的骨架和侧链，许多独特的结构在陆生植物中未见到，一些结构新颖的海洋甾体化合物具有较强的生理和药理活性，为开发新药提供了研究思路。1995 年以前海洋甾醇的研究概况已有一系列综述，汤海峰等人对 1996～2000 年的海洋甾醇的研究进展作了详细的综述，包括了海洋生物来源的单羟基甾醇、多羟基甾醇、甾酮及硫酸酯、硫酸盐类新化合物，其中有全新的甾体母核 64 种（SC 代表侧链），侧链 110 种[74]。

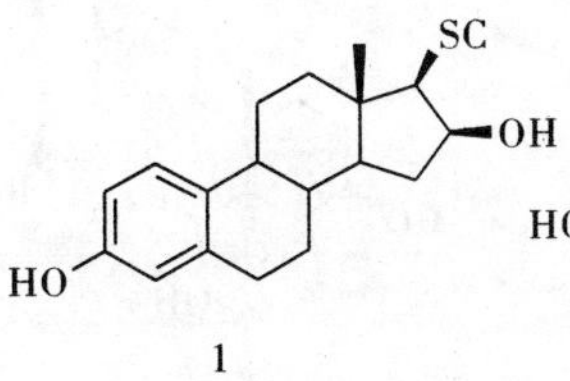

1

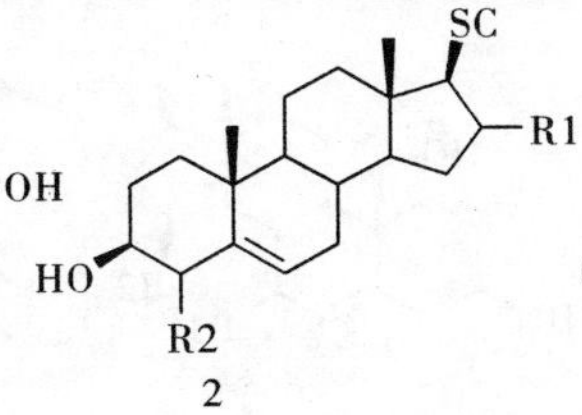

2

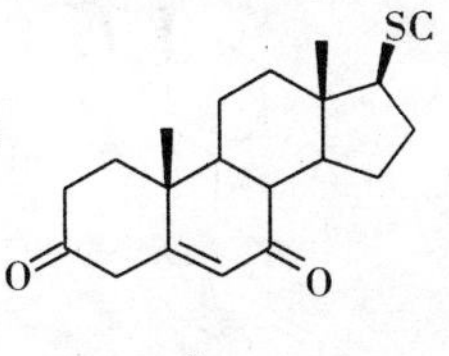

3

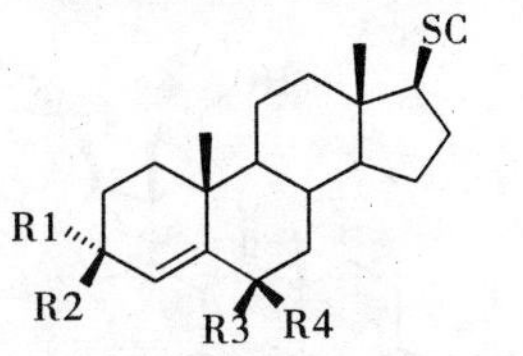

4

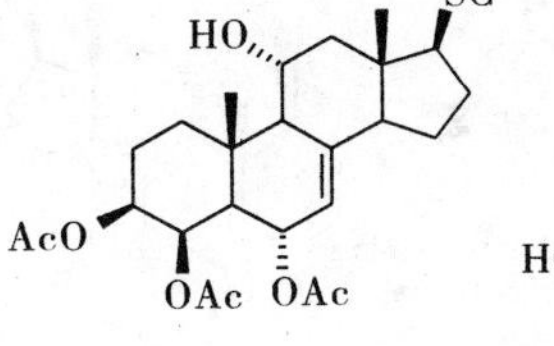

5

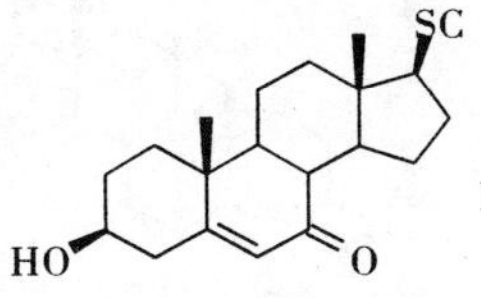

6

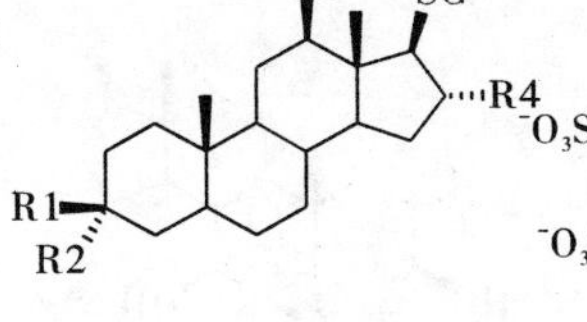

7

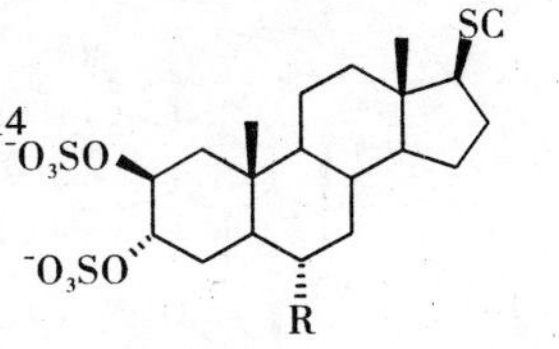

8

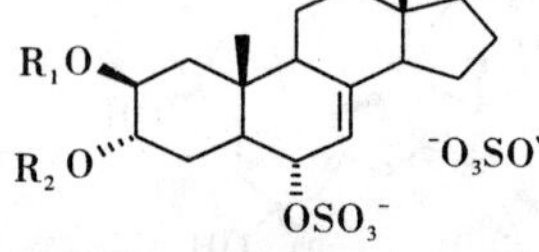
9

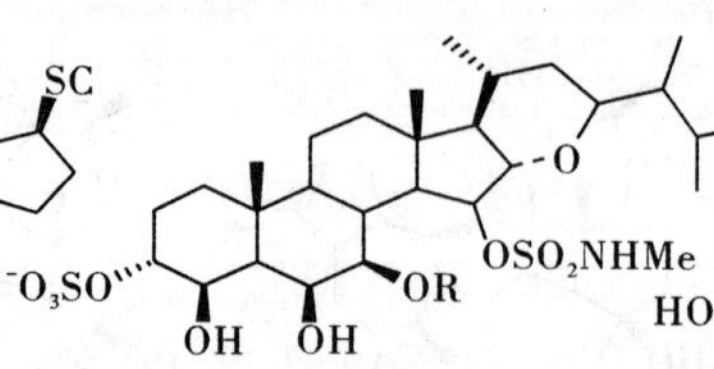
10

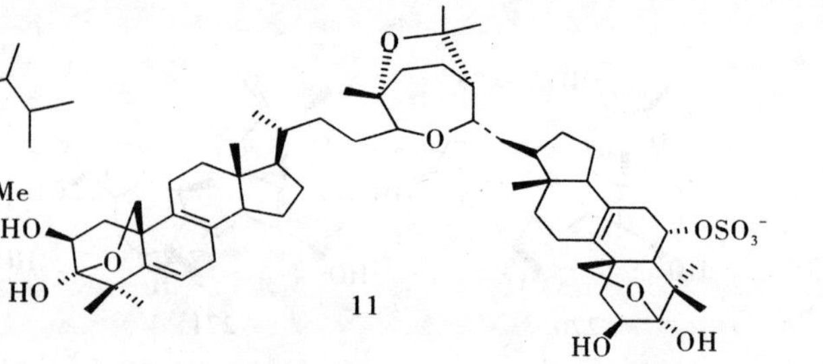
11

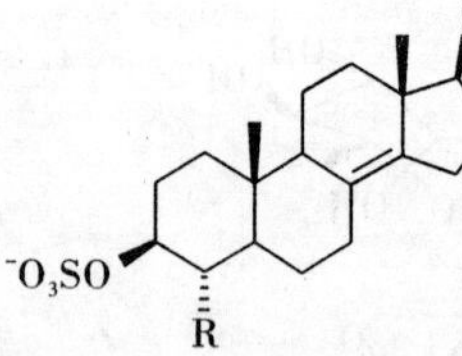
12

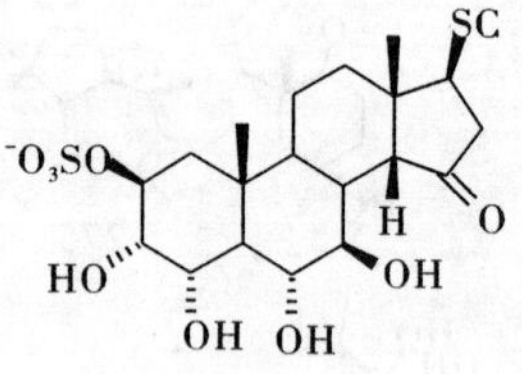
13

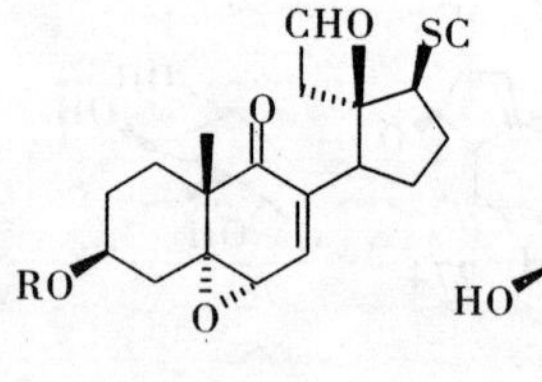
14

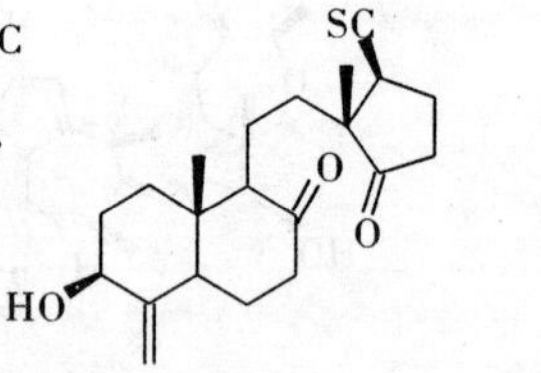
15

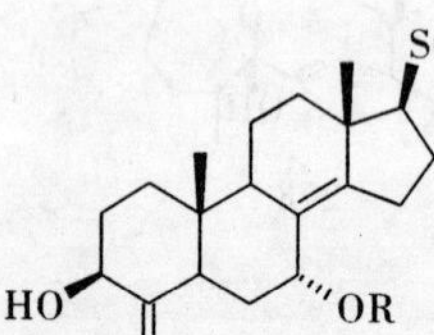
16

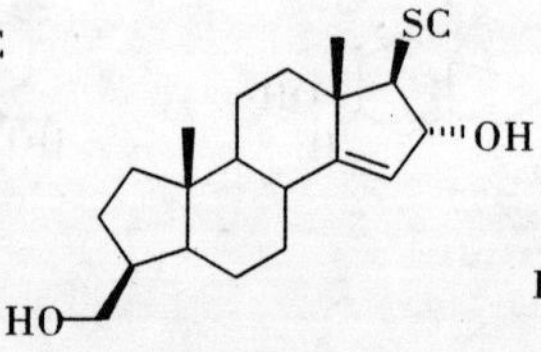
17

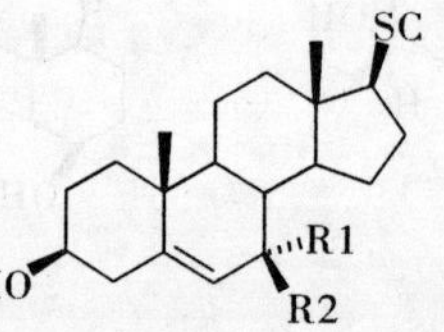
18

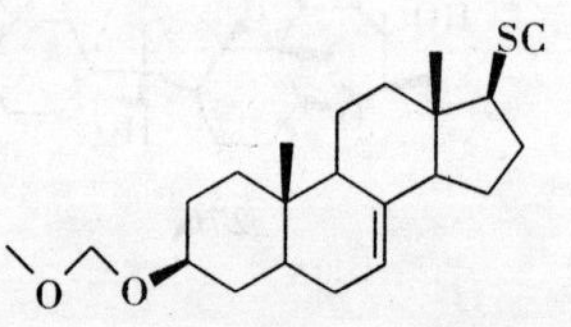
19

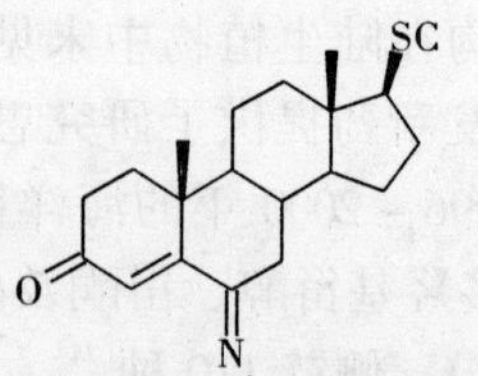
20

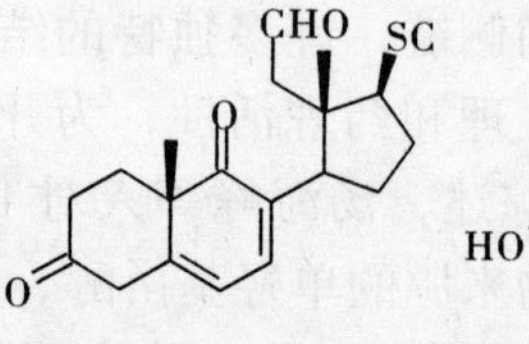
21

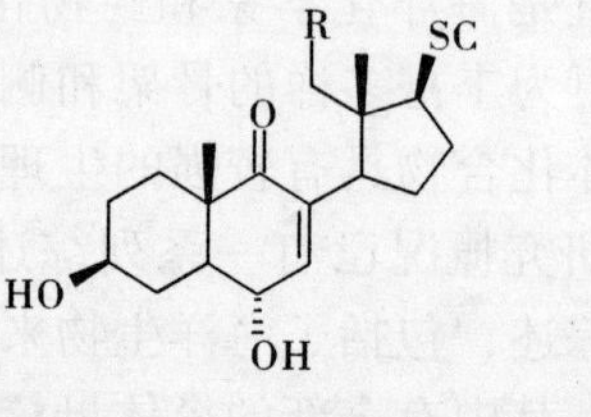
22

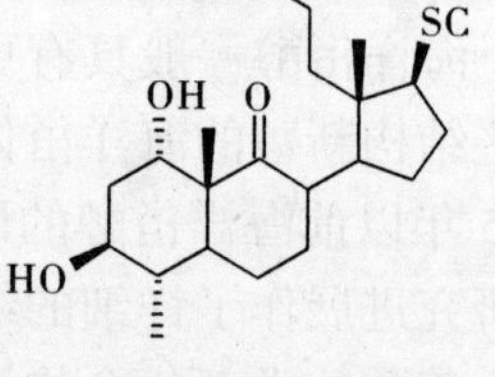
23

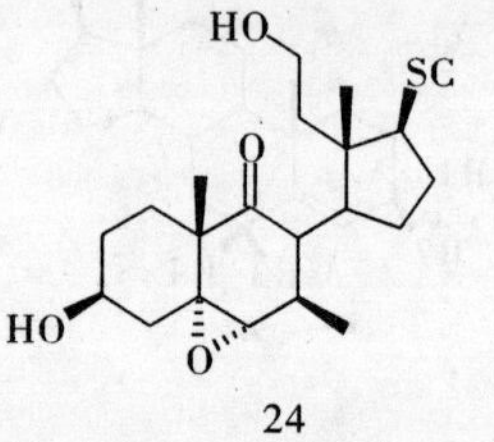
24

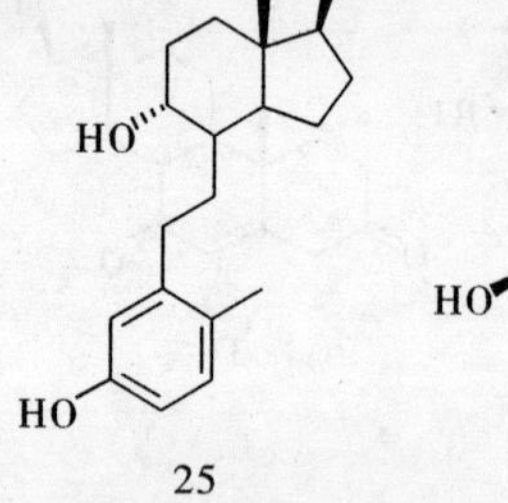
25

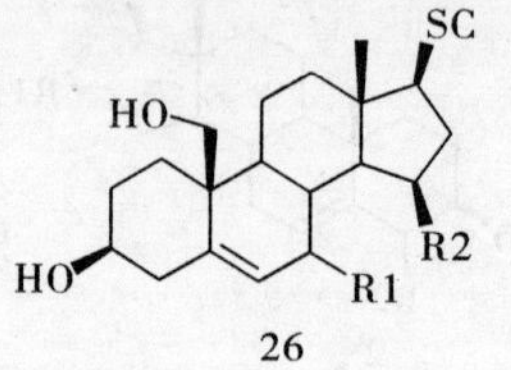
26

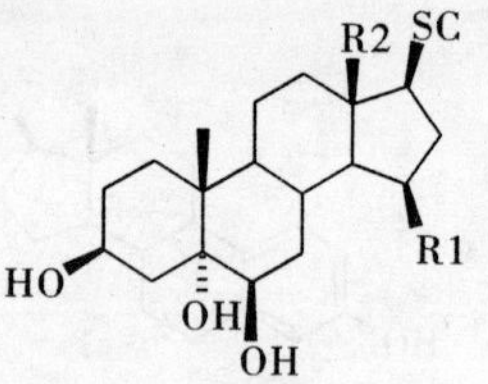
27

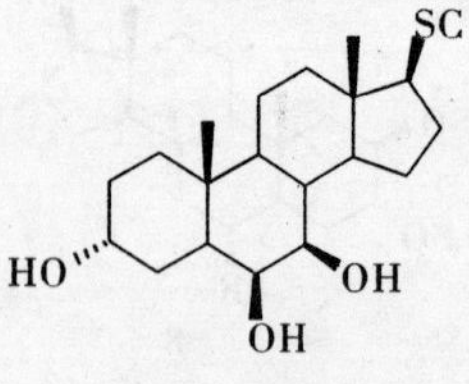
28

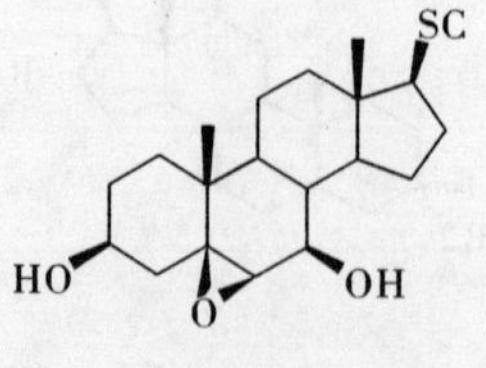
29

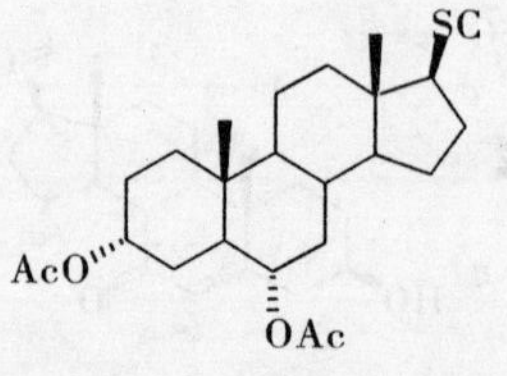
30

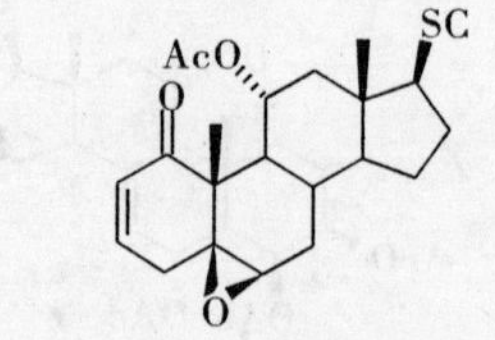
31

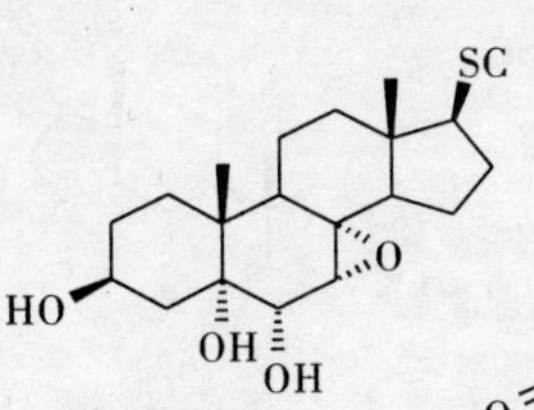

32

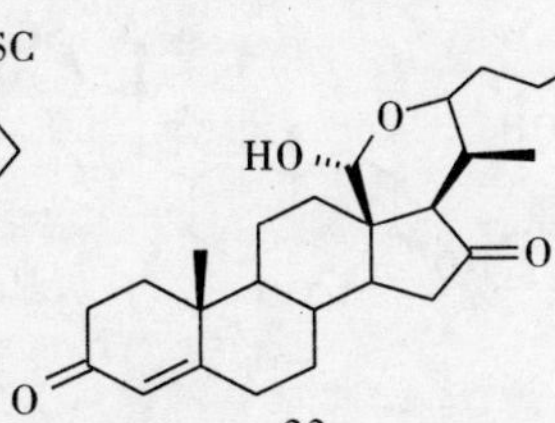

33

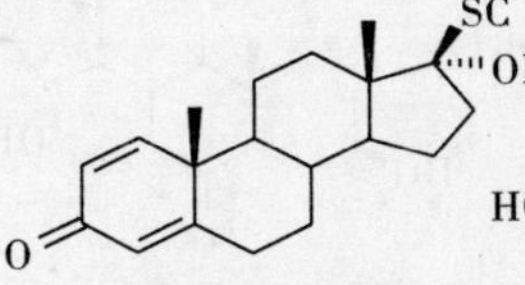

34

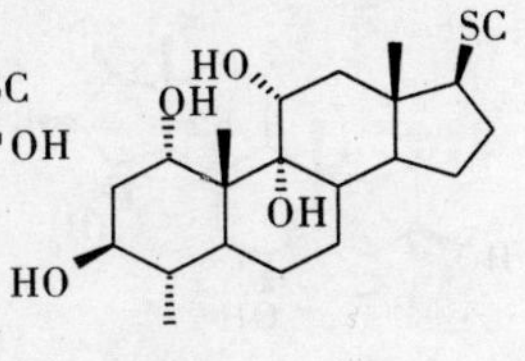

35

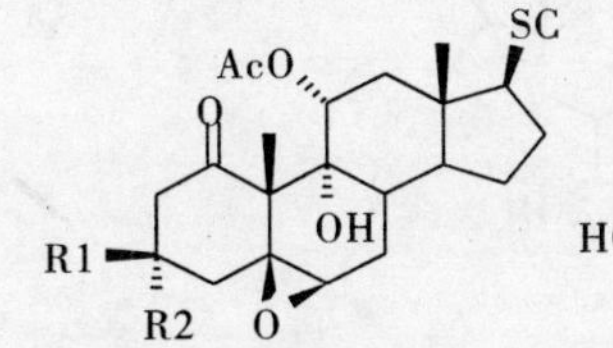

36

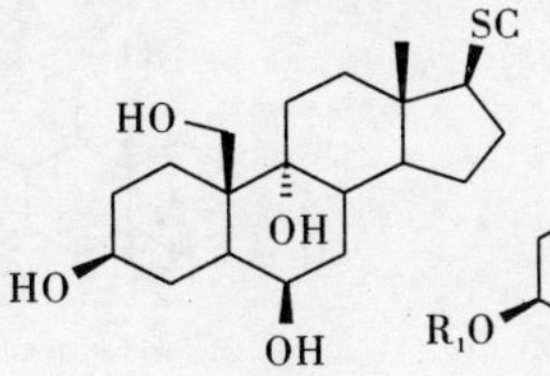

37

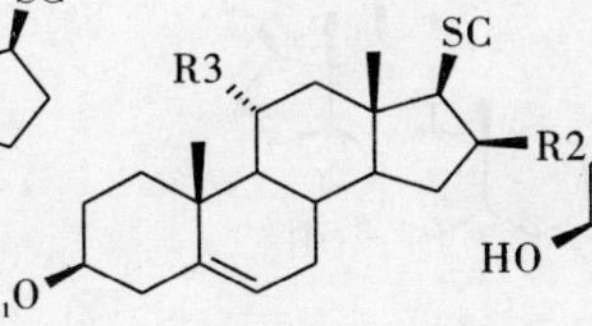

38

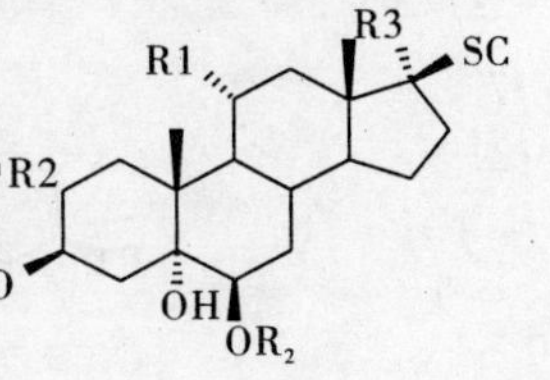

39

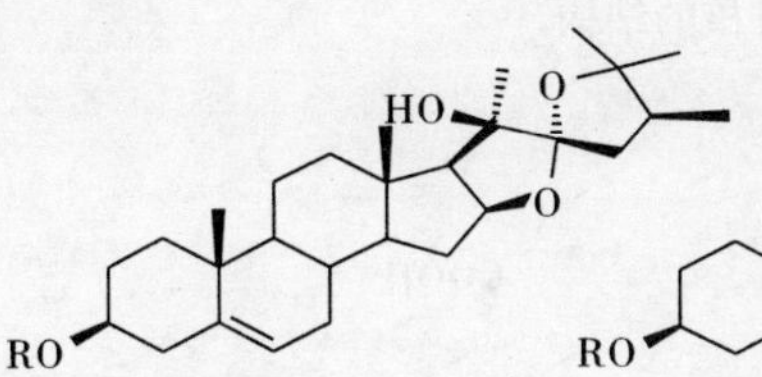

40

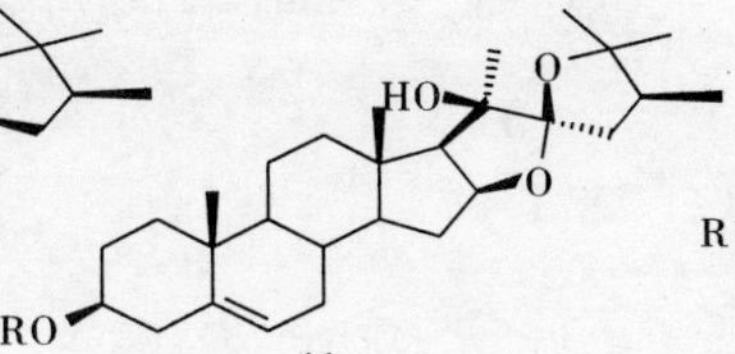

41

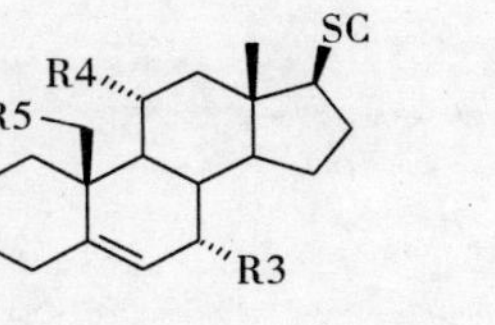

42

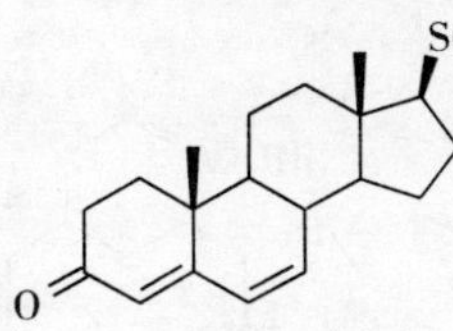

43

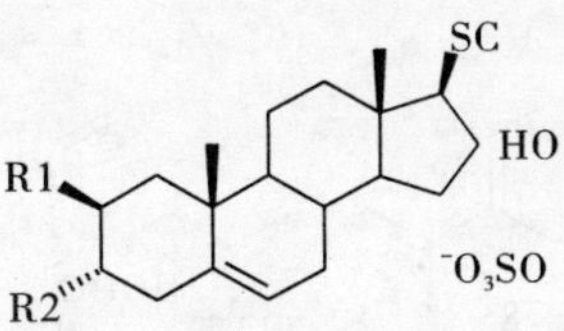

44

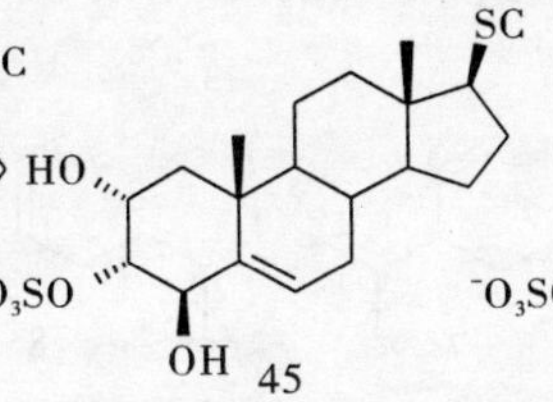

45

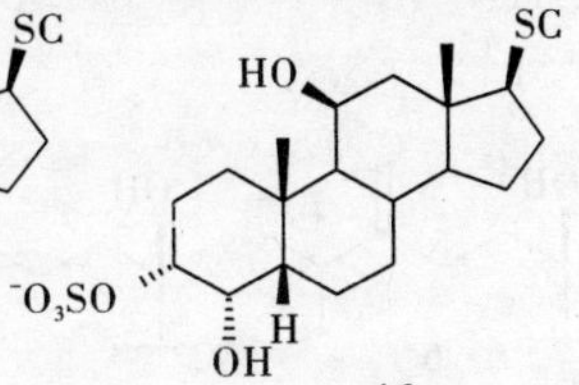

46

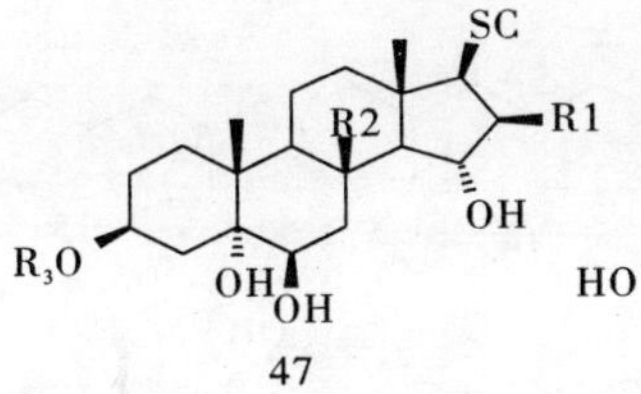

47

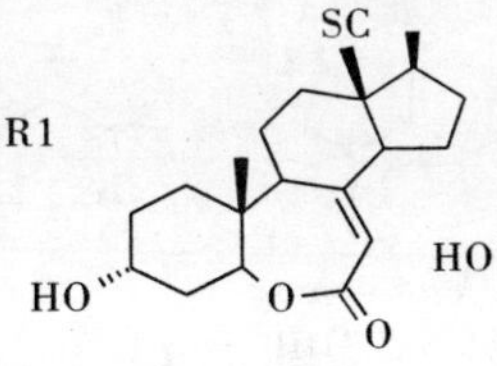

48

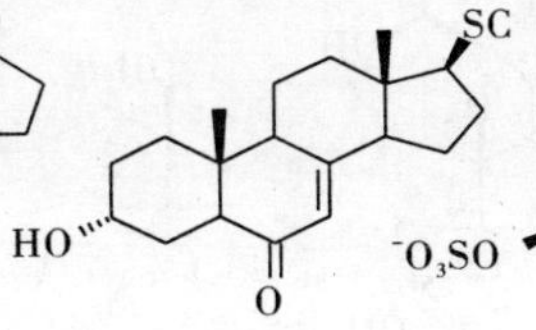

49

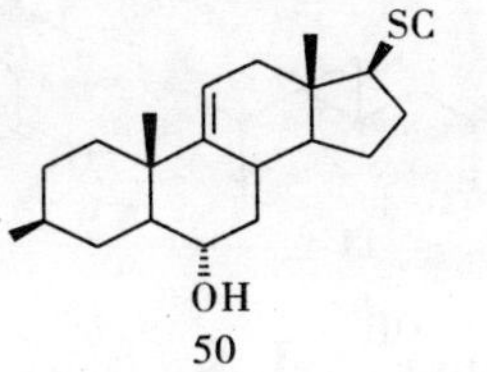

50

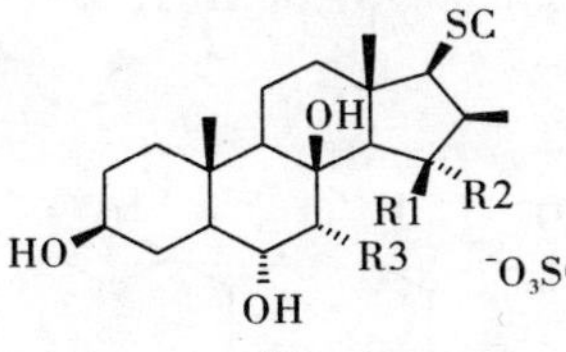

51

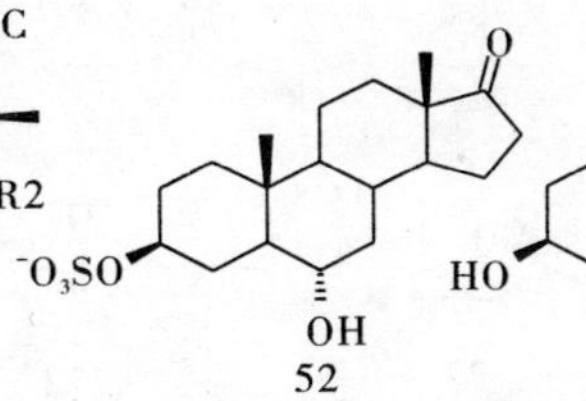

52

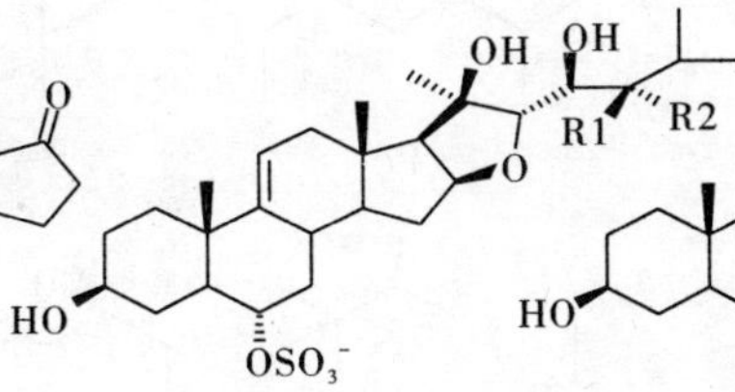

53

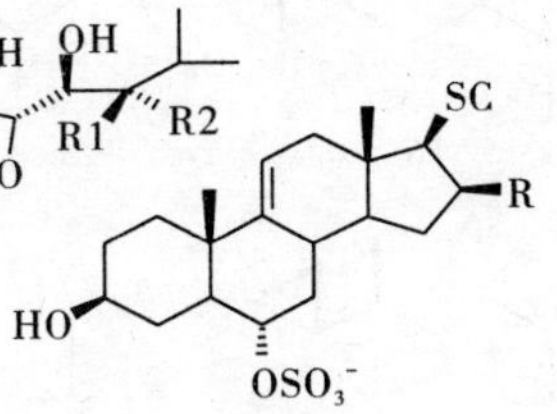

54

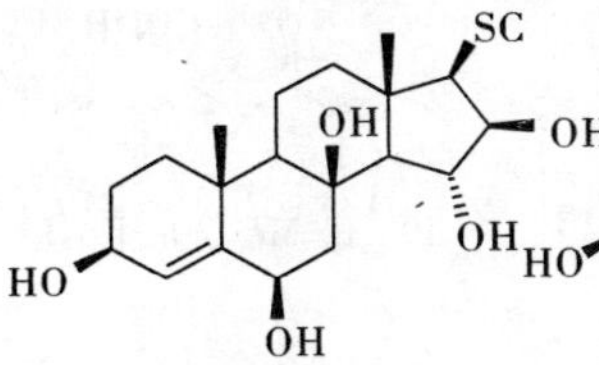

55

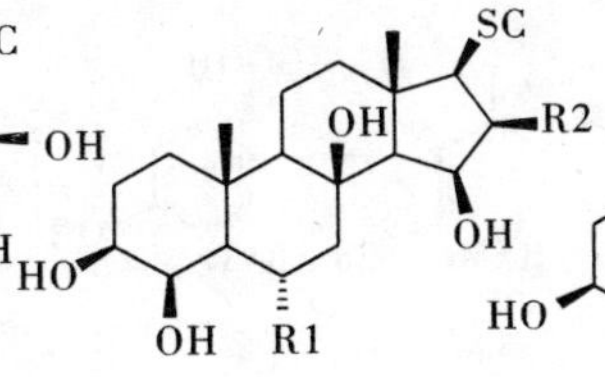

56

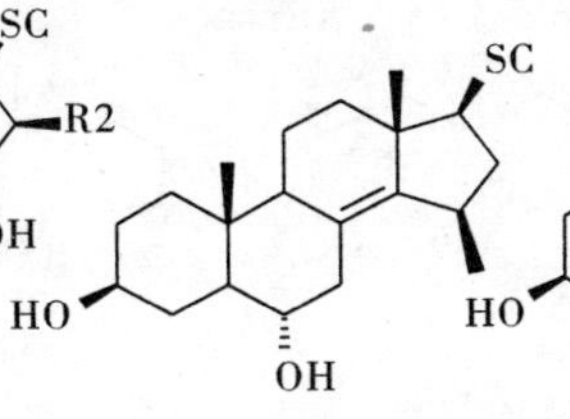

57

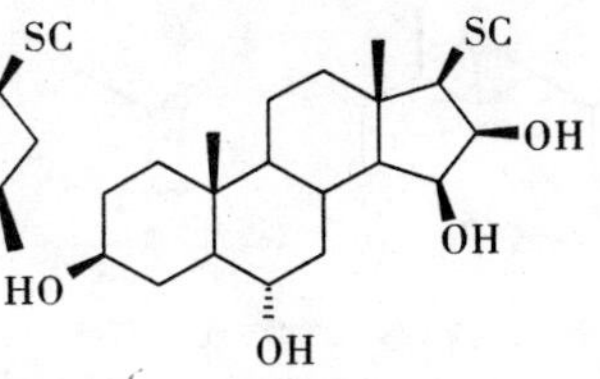

58

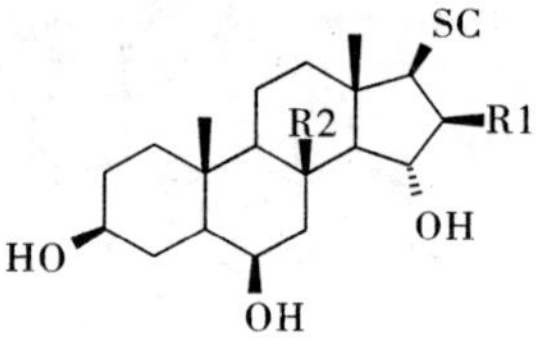
59

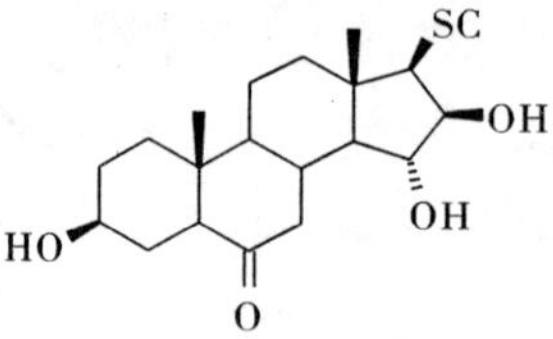
60

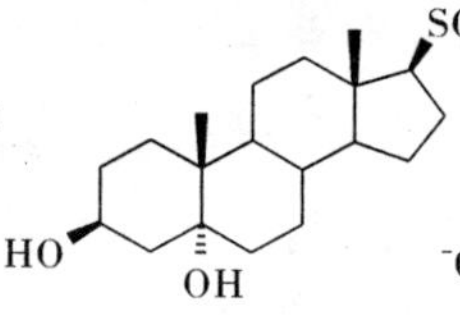
61

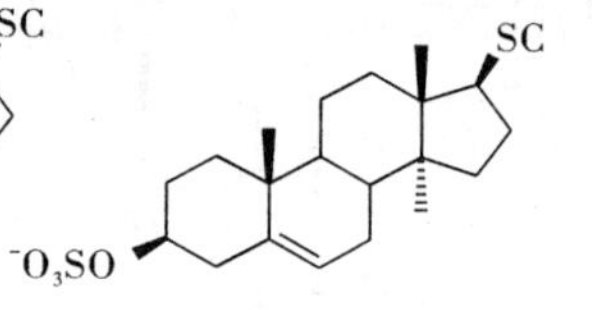
62

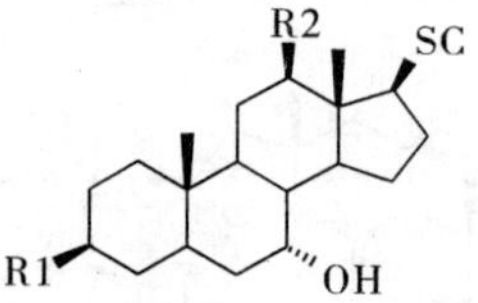
63

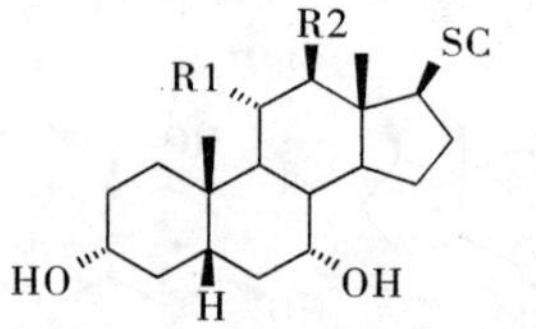
64

图 17－1　64 种甾体母核的结构

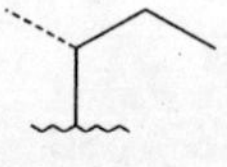
1

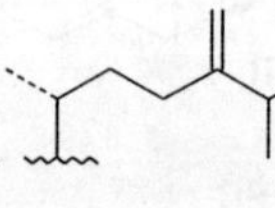
2

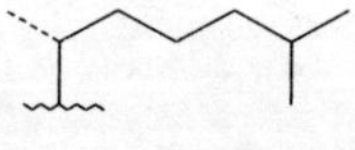
3

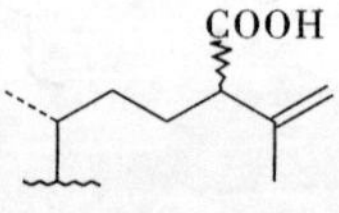
4

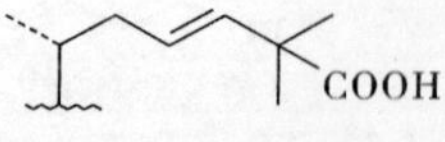
5

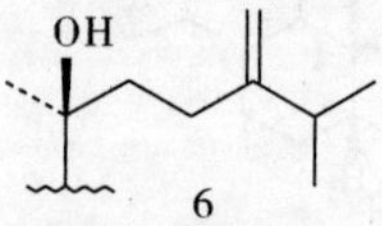
6

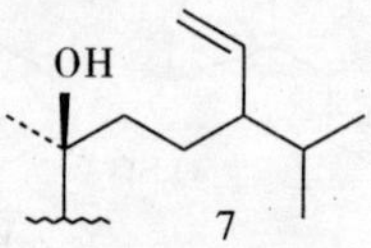
7

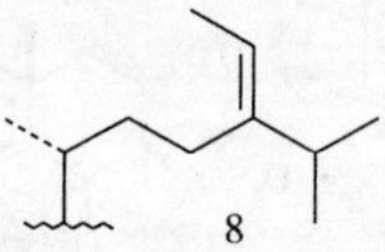
8

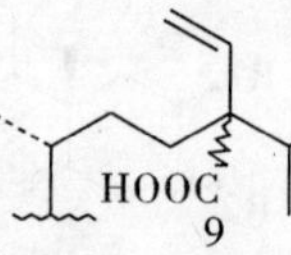
9

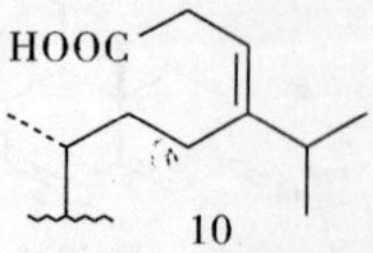
10

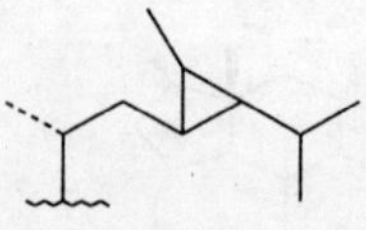
11

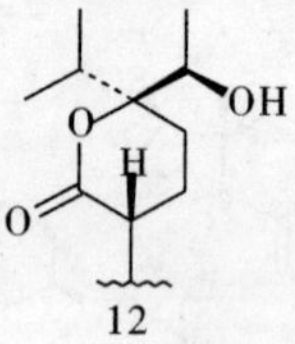
12

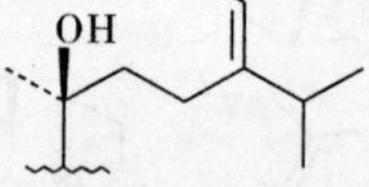
13

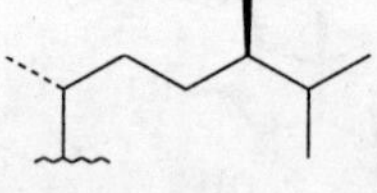
14

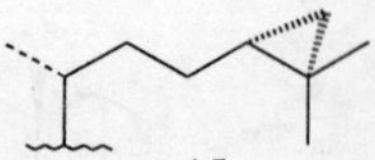
15

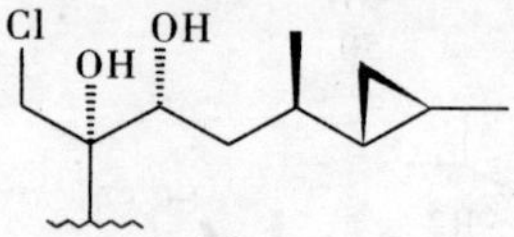
16

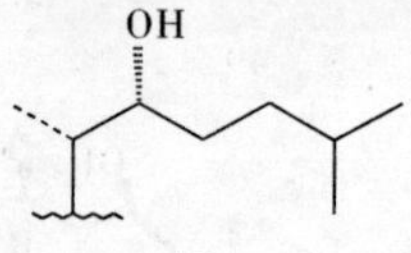
17

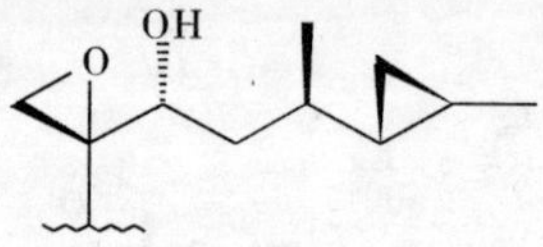
18

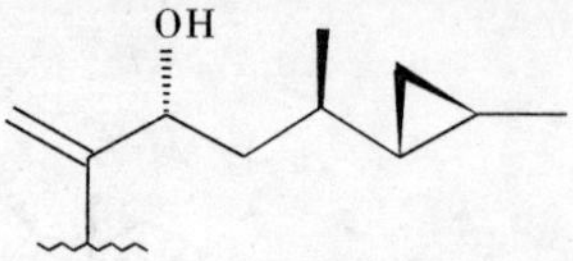
19

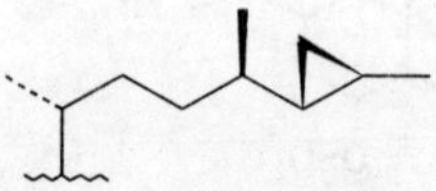
20

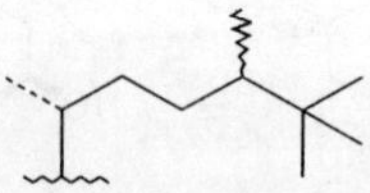
21

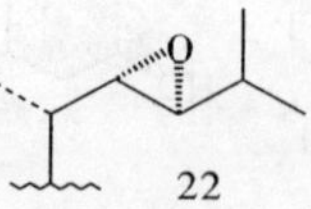
22

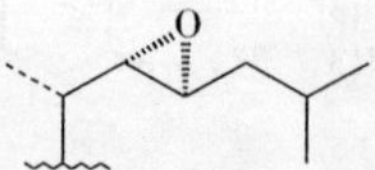
23

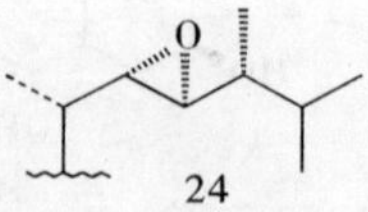
24

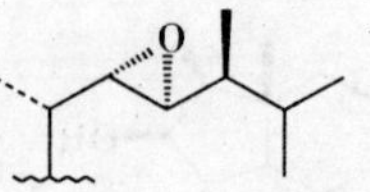
25

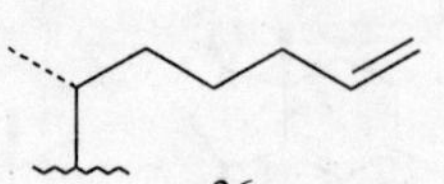
26

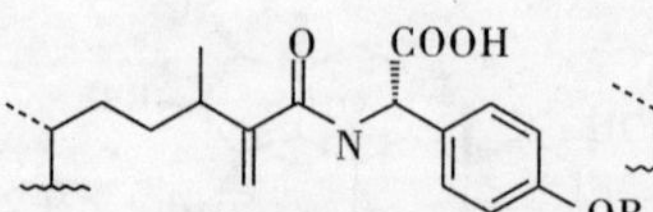
27 R=Me　28 R=H

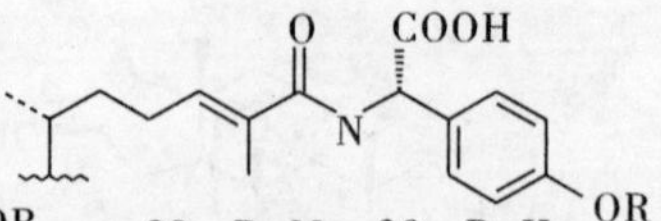
29 R=Me　30 R=H

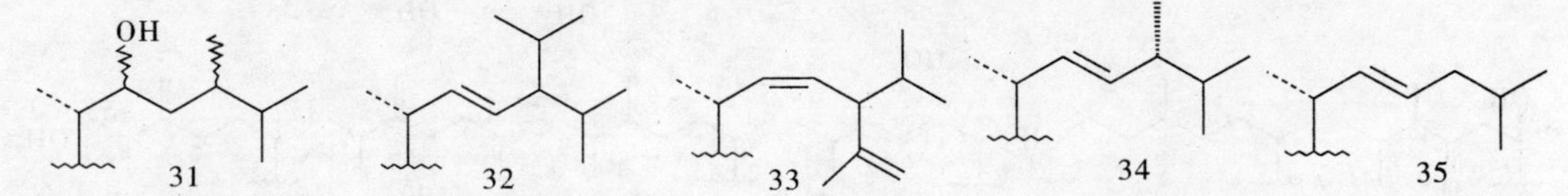

31 32 33 34 35

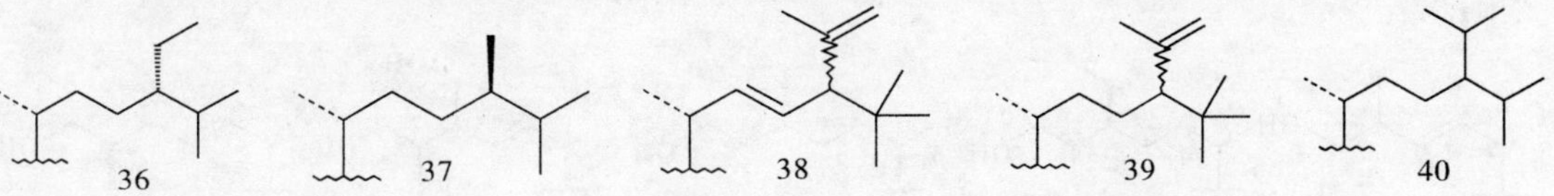

36 37 38 39 40

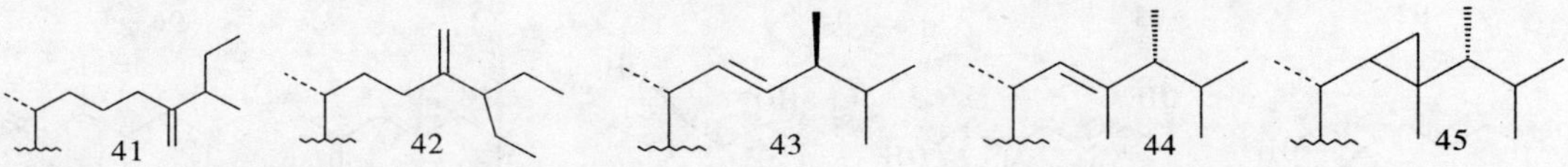

41 42 43 44 45

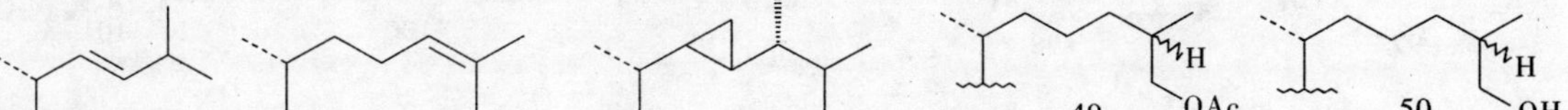

46 47 48 49 50

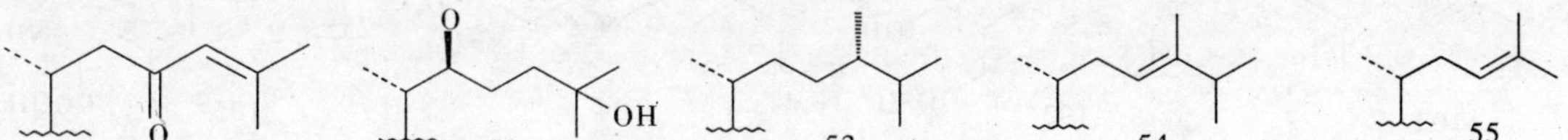

51 52 53 54 55

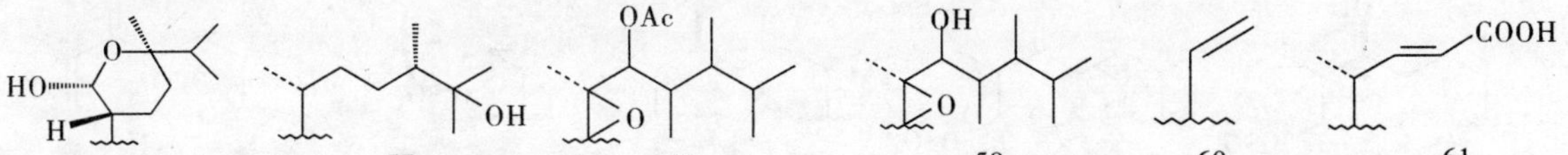

56 57 58 59 60 61

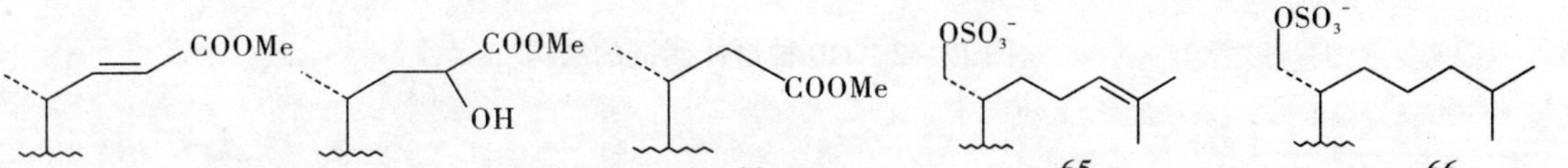

62 63 64 65 66

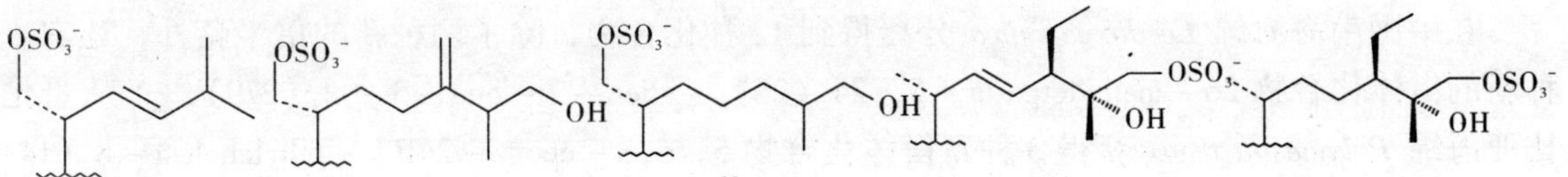

67 68 69 70 71

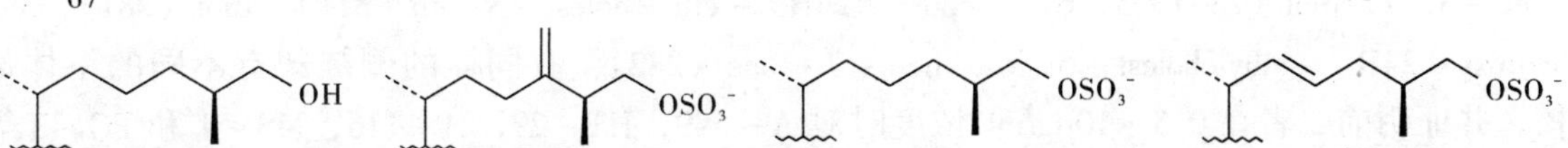

72 73 74 75

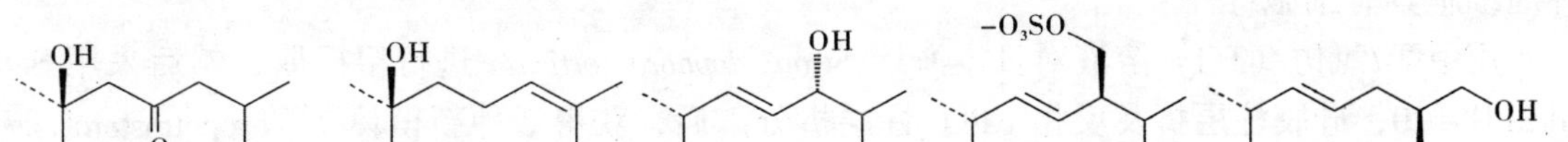

76 77 78 79 80

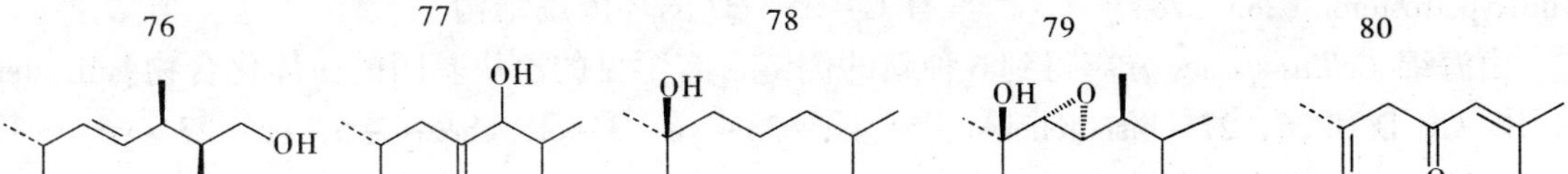

81 82 83 84 85

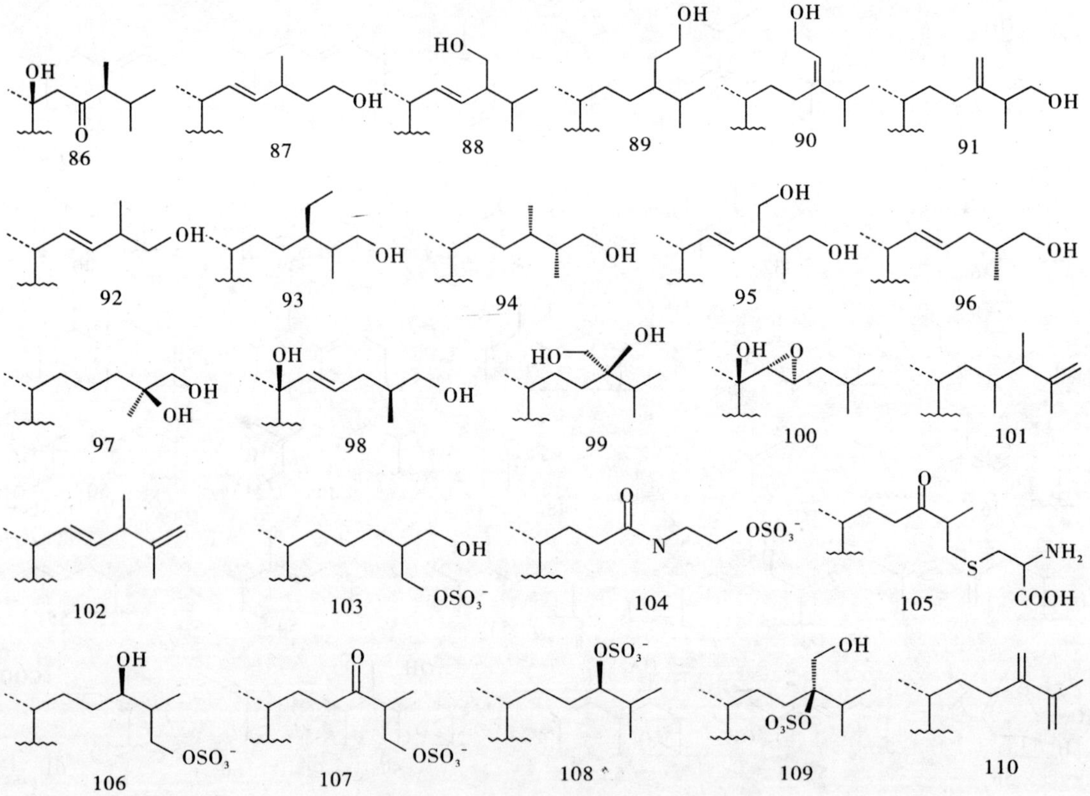

图 17-2 110 种甾体测链的结构

近几年发现的海洋甾体化合物在海绵中存在最多，结构多样性和新颖性最为明显。

在中国南海海绵 *Geodia japonica* 分离得到 12 种化合物，除了两种新的倍半萜外，还有一种新的甾体化合物 26 - methylergosta - 5，24（28） - dien - 7 - one - 3 - ol（279）[75]；从哥伦比亚海绵 *Polymastia tenax* 获得 3 种新甾体化合物 5，6， - epoxy - 24R* - ethylcholest - 8（14） - en - 3，7 - diol（280）、5，6， - epoxy - 24R* - ethylcholest - 8 - en - 3，7 - diol（281）、3 - hydroxy - 24R* - ethylcholest - 5，8 - dien - 7 - one（282），有同样的侧链却有不同的甾体母核，并证明前二者在 0.5 ~ 10μg/mL 浓度时对 A - 549，HT - 29，H - 116，MS - 1 和 PC - 3 等肿瘤细胞具有细胞毒性[76]。

用甲醇/氯仿（3:1）溶液对日本海绵 *Strongylophora corticata* 进行粗提取，然后采用 Sephadex LH - 20，硅胶柱层析及反相 HPLC 柱层析分离后，获得 2 种新甾体 7 - oxopetrosterol，7 - hydroxypetrosterol（283、284）[77]，都具有 C - 25，27 的环丙烷结构。

由海绵 *Gellius species* 分离得到 6 种新的侧链含有罕见的乙炔基团的甾体化合物 gelliusterol A、B、C、D 和 26，27 - bisnorcholest - 5 - en - 23 - yn - 3 - ol，cholest - 5 - en - 23 - yn - 3 - ol（285 ~ 290），得到这种侧链尚属首例[78]。

从海洋生物中，尤其是海绵和棘皮动物中得到许多甾体硫酸盐，它们多具有广泛的生理和药理活性。例如：最常见的甾体硫酸盐 halistanol 硫酸盐，首次是由海绵 *Halichondria moorei*

中得到的，具有抗微生物，抗 HIV－1，溶血，毒鱼活性。

自 2000 年来，由红海海绵 *Clathria species* 的 MeOH－EtOAc 提取物中分离出新型甾体硫酸盐 clathsterol（291）[79]，其在 10μM 浓度下具有抗艾滋病病毒转录酶活性。自海绵 *Zoanthus sp*. 发现新蜕皮甾体化合物 zoanthusterone（292）并利用 1D 和 2DNMR 确定了其结构[80]。

最近，在加勒比海安德罗斯岛的一种未被鉴定的海绵中分离得到一种具有抗微生物特性的甾体硫酸盐（293）。其侧链有罕见的 24－C 有二乙基取代，是第一次在海洋甾体中发现。在植物王国只有 laureoolol 和它的 3－O－甲基相似物具有这种侧链[81]。

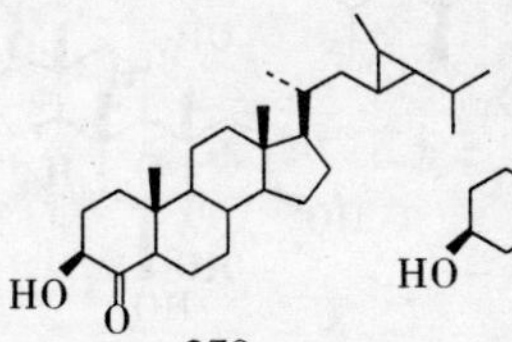

279

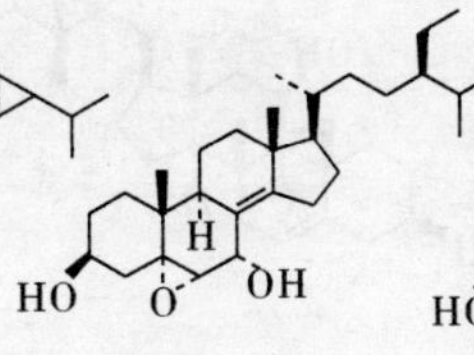

280

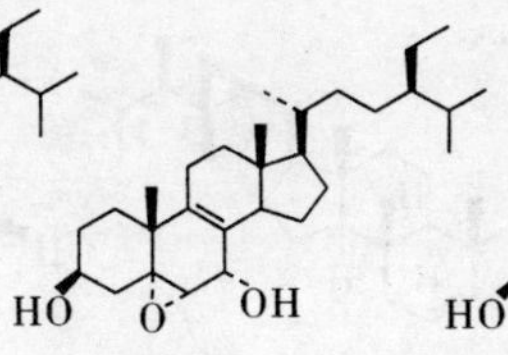

281

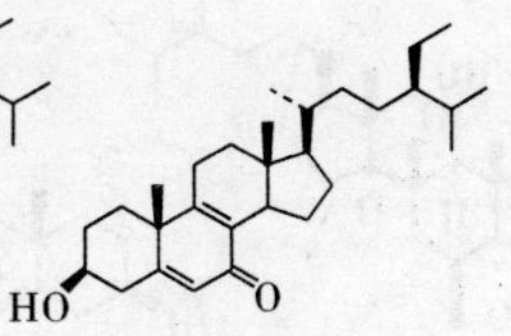

282

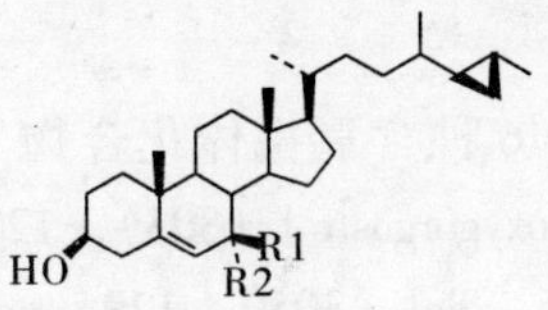

283 R1=R2=OH
284 R1=OH，R2=H

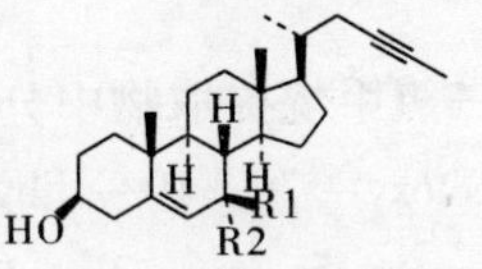

285 R1=H，R2=OH
286 R1=R2=O
287 R1=R2=H

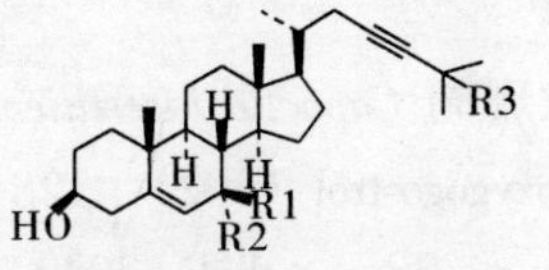

288 R1=R2=O，R3=H
289 R1=R2=O，R3=OH
290 R1=R2=R3=H

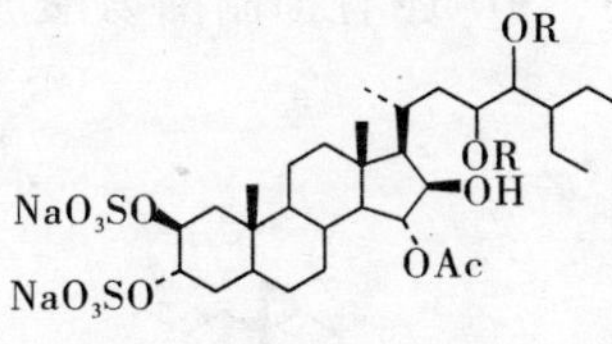

291 R=C_3H_7CO

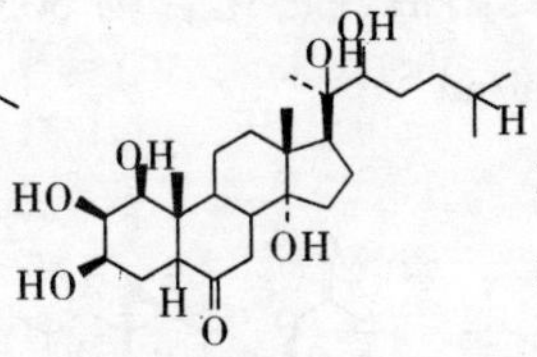

292

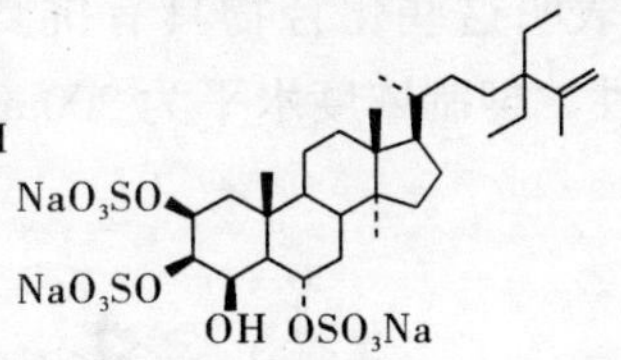

293

珊瑚虫纲的刺胞动物是海洋甾体的主要来源之一，化合物数目仅次于海绵甾醇，并且氧化程度较高。从台湾一种软珊瑚 *Sarcophyton crassocaule* 得到 2 种细胞毒性的甾体化合物（24S）－24－methylcholestane－3β，5α，6β－triol（294），24methylcholestane－3β，5α，6β，25－tetraol－25－monoacetate（295）[82]；由台湾软珊瑚 *clavularia viridis* 中分离得到 3 种新甾体化合物 soloniferone E、F、G（296～298），均具细胞毒性，并通过 1D 和 2DNMR 确定了其结构[83]。

由加勒比海珊瑚 *Eunicea laciniata* 中分离得到 3 种含有环丙烷结构的甾体化合物 gorgosterol（299）、gorgost－5－ene－3β，9α，11α－triol（300）、gorgostane－3β，5α，6β，9α，11α－pentol（301），并通过核磁共振技术确定了结构[84]。

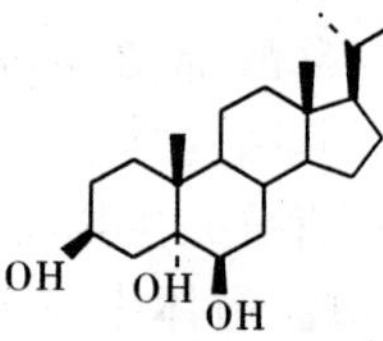

294

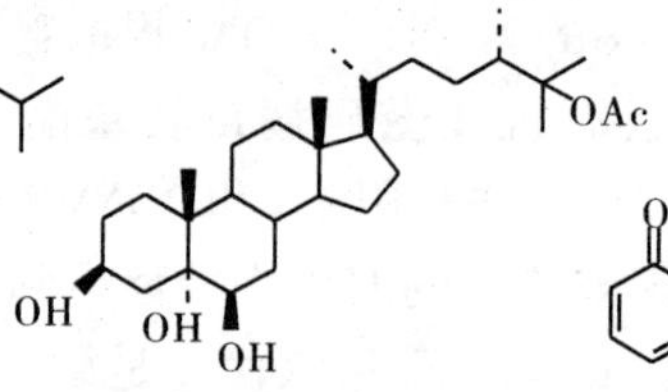

295

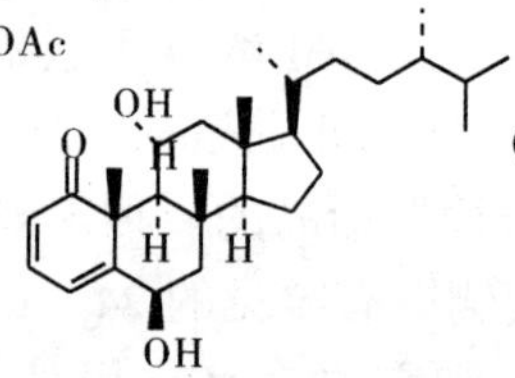

296

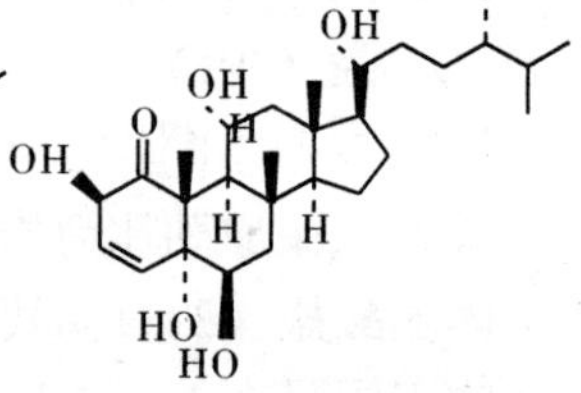

297

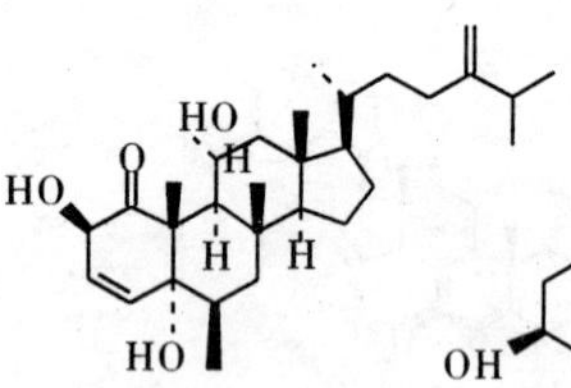

298

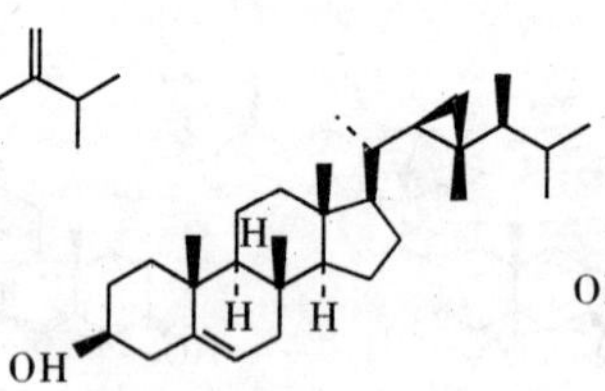

299

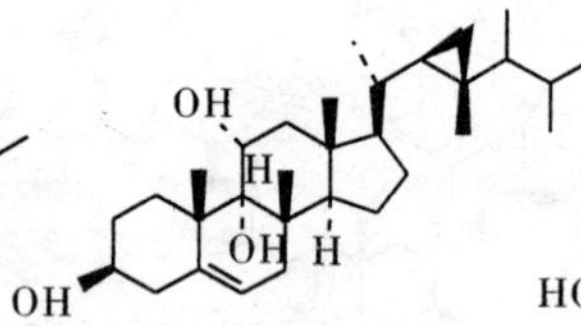

300

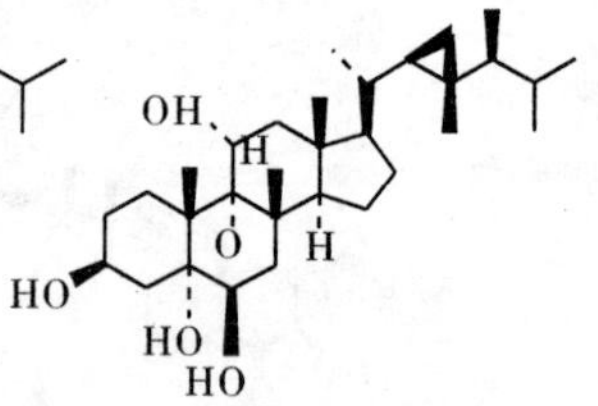

301

从软珊瑚 *Capnella lacertiliensis* 二氯甲烷提取物中分得 6 种含氧甾体化合物 12 - acetoxy - 7α - hydroxygogostrol（302）、12β - acetoxy - 7α，19 - dihydroxygorgostrol（303）、12β - acetoxyergost - 5 - ene - 3β， - diol（304）、gorgost - 5 - en - 3b，11a - diol（305）、12β - acetoxyergost - 5 - ene - 3β，11β，16 - triol（306）、11β - acetoxyergost - 5 - ene - 3β，12β，16 - triol（307），药理活性筛选表明这些化合物具有抗真菌活性，化合物 305、307 还有抑制酪氨酸激酶 $p56^{lck}$（TK）的活性，抑制浓度水平为 200μg/ml[85]。

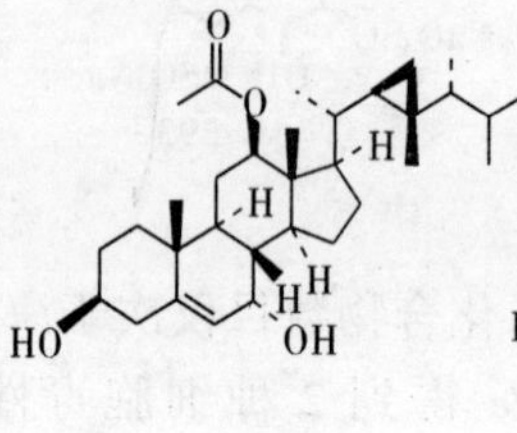

302

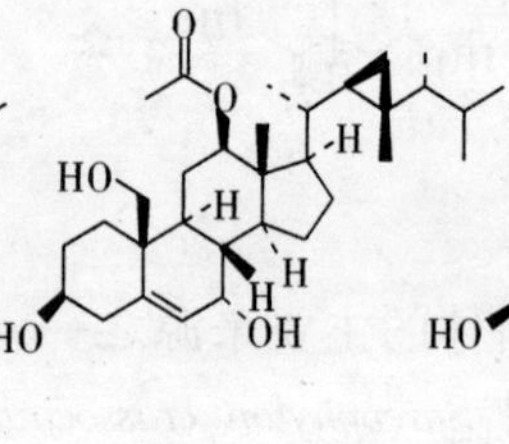

303

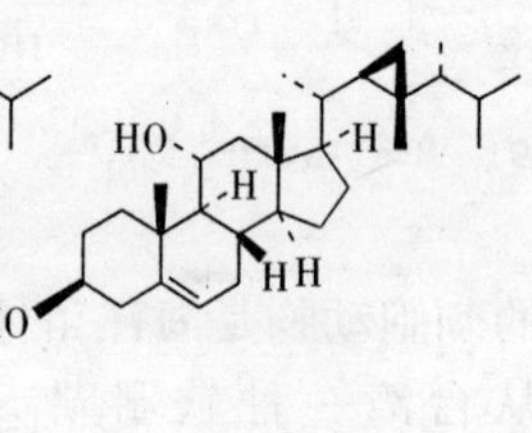

304

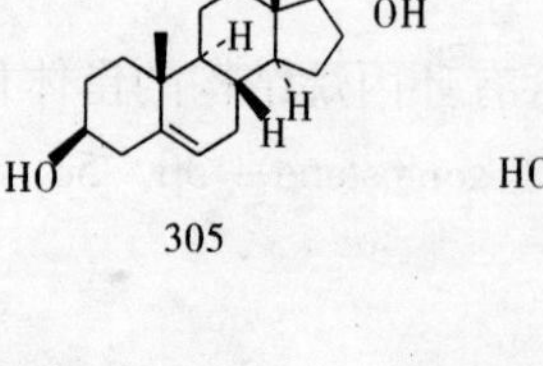

305

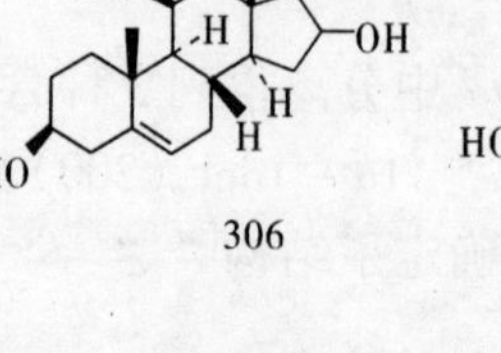

306

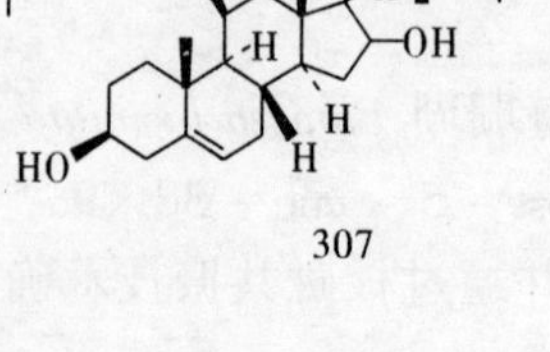

307

由印度软珊瑚 *Sarcophyto crassocaule* 分离得到 17 种新化合物，其中有 9 种甾体，分别为 17β，20β - epoxy - 23，24 - dimethylcholest - 5 - ene - 3β，22 - diol - 3β，22 - diacetate（308）、17β，20β - epoxy - 23，24 - dimethylcholest - 5 - ene - 3β，22 - diol（309）、gorgost - 5 - en - 3β，

11α - diol（310）、(22S，24S) - 24 - methyl - 22，25 - epoxyfurost - 5 - en - 3β，20β - diol - 3β - acetate（311）、(22R，24S) - 24 - methyl - 22，25 - epoxyfurost - 5 - en - 3β，20β - diol - 3β - acetate（312）、(22S，24S) - 24 - methyl - 22，25 - epoxyfurost - 5 - en - 3β，20β - diol（313）、(22R，24S) - 24 - methyl - 22，25 - epoxyfurost - 5 - en - 3β，20β - diol（314）、9 - oxo - 9，11 - secogorgost - 5 - ene - 33β，11α - diol（315）、coagulin（316）[86]。

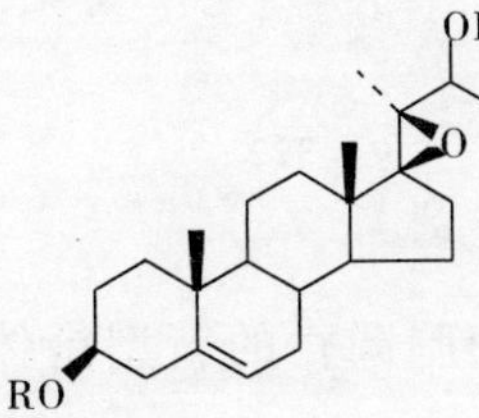

308　R=Ac
309　R=H

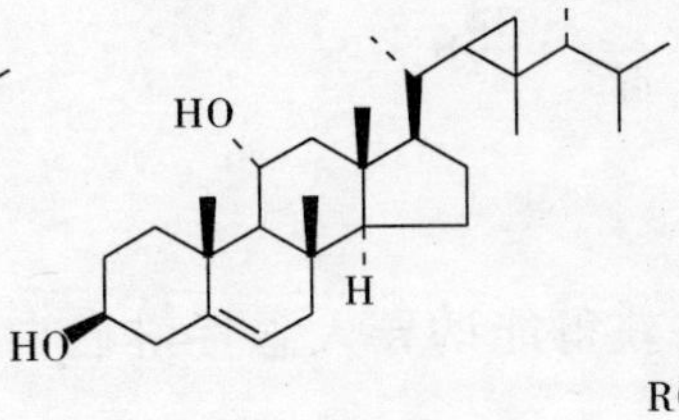

310

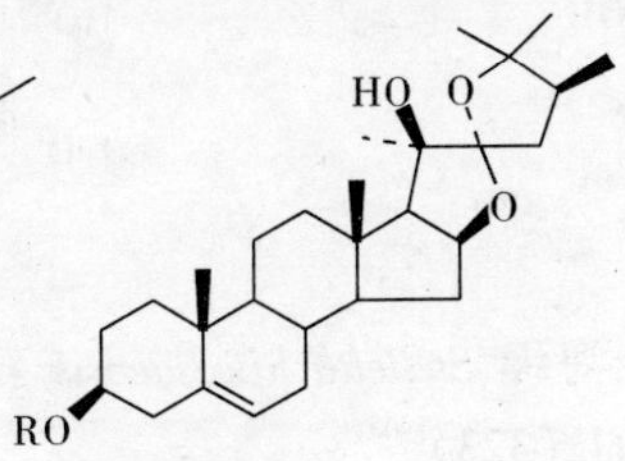

311　R=Ac
312　R=H

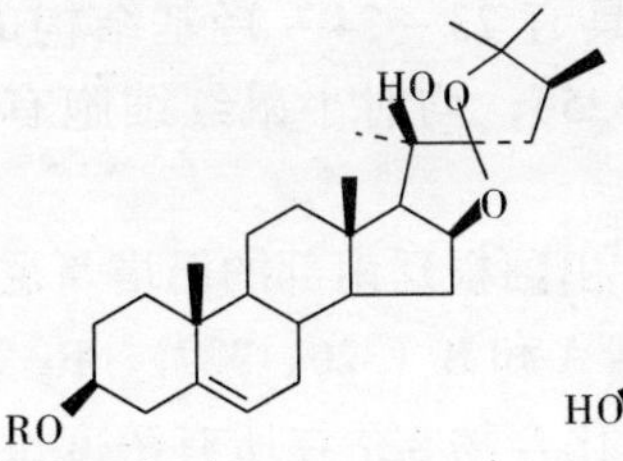

313　R=Ac
314　R=H

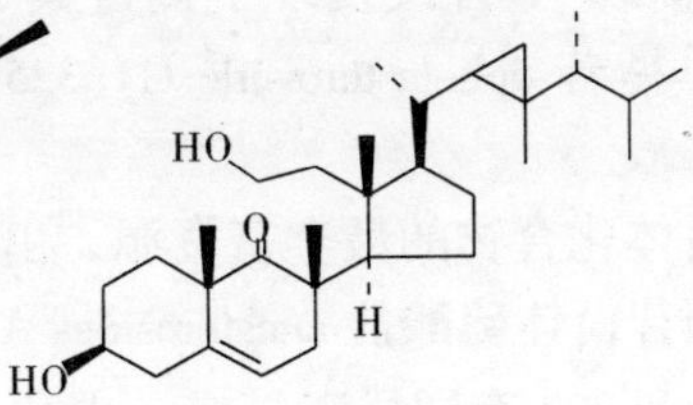

315

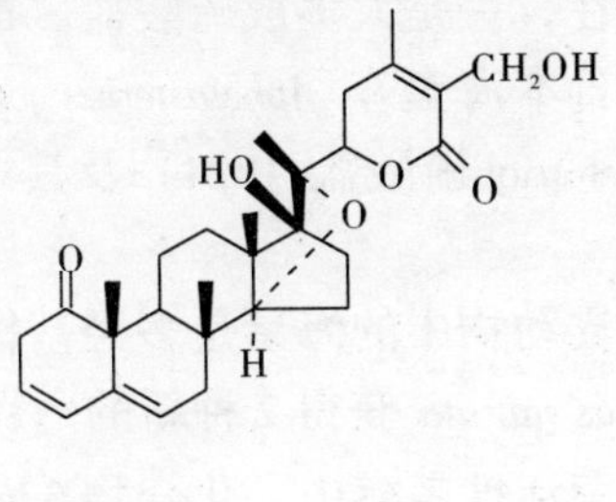

316

由台湾软珊瑚 *Isis hippuris* 获得一种多羟基甾酮 hippuristerone A（317）[87]；从冲绳岛软珊瑚 *Clavularia viridis* 得到 3 种新的甾体氯化物 yonarasterolG，H，I（318～320），通过核磁共振技术和化学转化的方法确定了结构和立体构型[88]；在台湾珊瑚 *Isis hippuris* 中获得了 2 种新的多羟基甾体化合物 isihippurols A（321）和 isihippurols B（322）[89]。

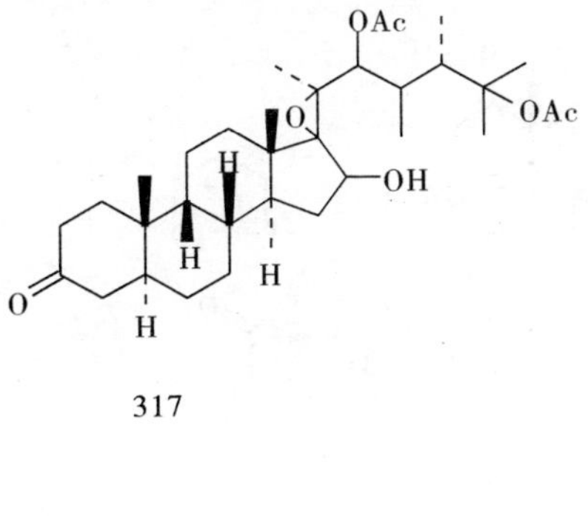

317

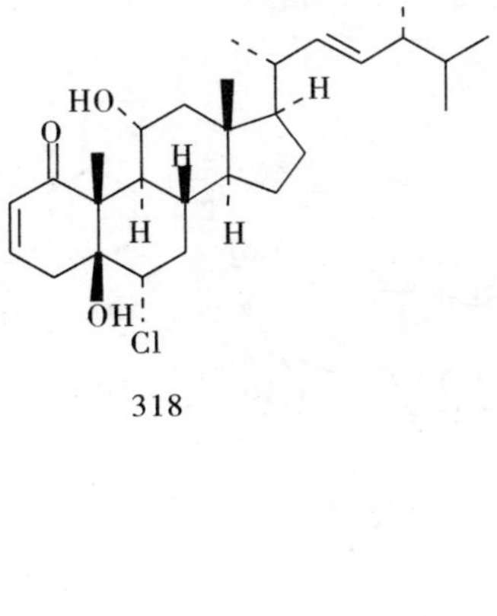

318

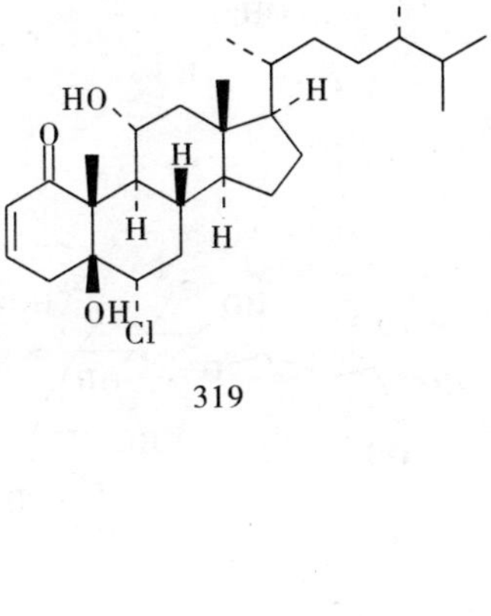

319

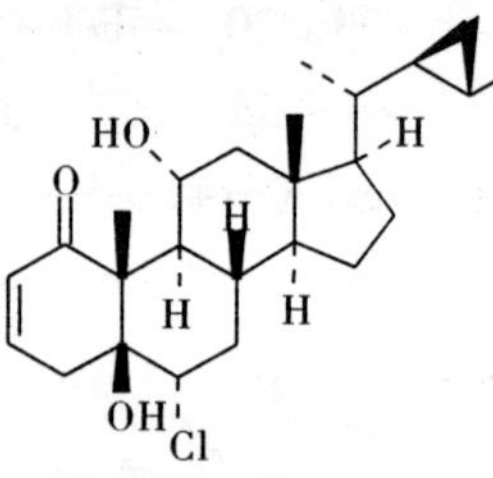

320

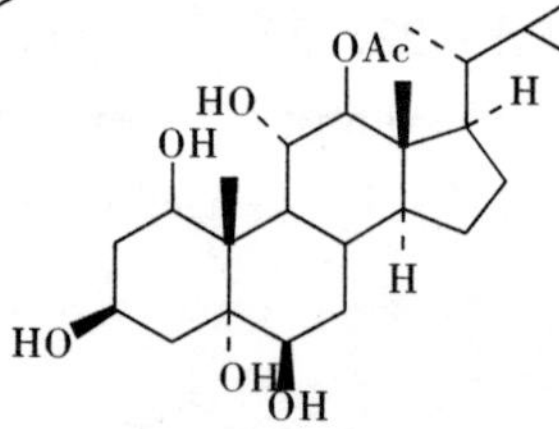

321

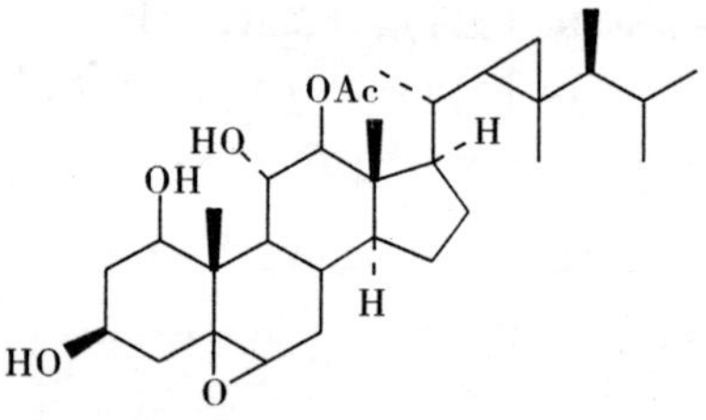

322

由海绵 *Stelletta hiwasaensis* 获得能诱导人急性淋巴白血病细胞凋亡的新型甾体化合物 orostanal（323）[90]。

棘皮动物也是甾体化合物的来源之一，棘皮动物甾体化合物有两个特点，一是常以糖苷形式存在，一是大多成硫酸盐。毒性皂苷广泛存在于棘皮动物中。

在日本海盘车 *Aphelasterias joponica* 中首次发现了侧链具有 23 - 24 - 羟基结构的甾醇。aphelaketotriol 硫酸盐（324）及其单糖苷 aphelasteroiside C（325），均对小鼠红细胞有溶血作用[91]。

棘皮动物中的海星是多羟基甾体化合物的最丰富资源，由阿根廷南部的巴塔哥尼亚海星 *Anasterias minuta* 获得 2 种新的六糖苷甾体硫酸盐 anasterosides A 和 B（326、327），R_2 为糖链。在抗真菌活性考察中，化合物 326 和 327 有同样六糖链，但化合物 327 在所有浓度试验中均无活性。证明甾体的侧链和糖部分以及 C - 3 的硫酸根对甾体的抗菌活性均有影响[92]。

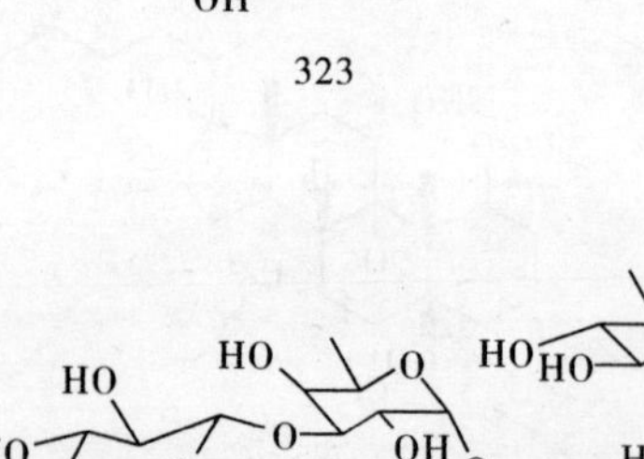

323

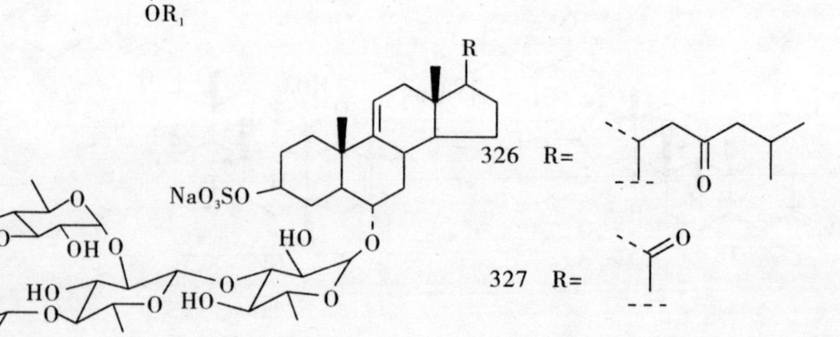

2002年Levina，E．V等人揭示了ophiuroid型甾体存在后，由采集自鄂霍次克的海星*Pteraster Pulvillus*得到2个ophiuroid型新甾体硫酸盐（328、329）[93]。

最近，从海星*Certonardoa semiregularis*中获得13种新的多羟基甾醇Certonardosterol A～M（330～342），它们对癌细胞都具有毒性，并有弱的抗菌活性，尤其是对链球菌pyogenes308A，假单胞菌aeruginosa1771和假单胞菌aeruginosa1771A[94]。

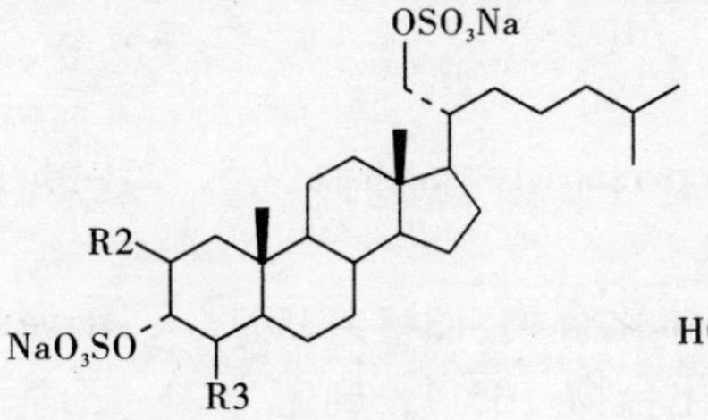

328 R2=H，R3=OH
329 R2=OH，R3=H

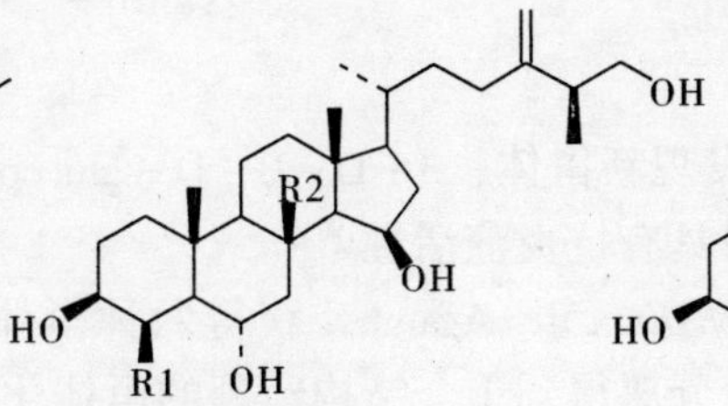

330 R1=OH，R2=OH
331 R1=OH，R2=H
332 R1=H，R2=OH
333 R1=H，R2=H

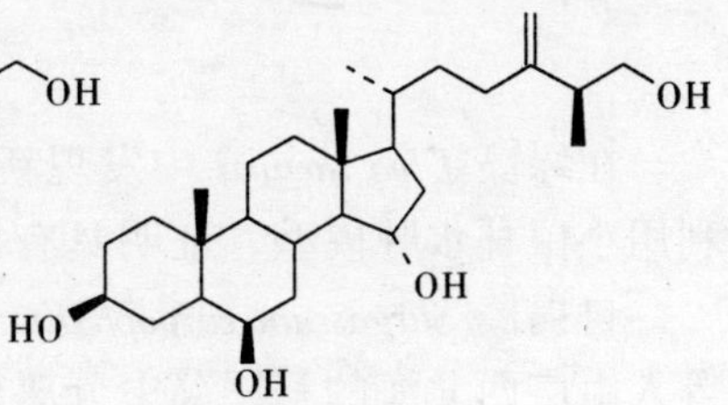

334

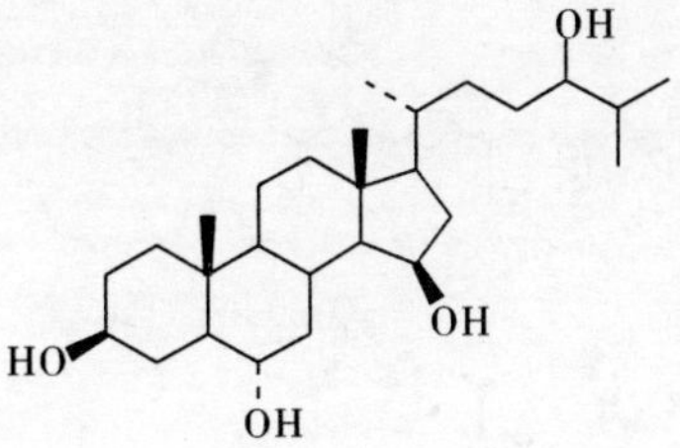

335

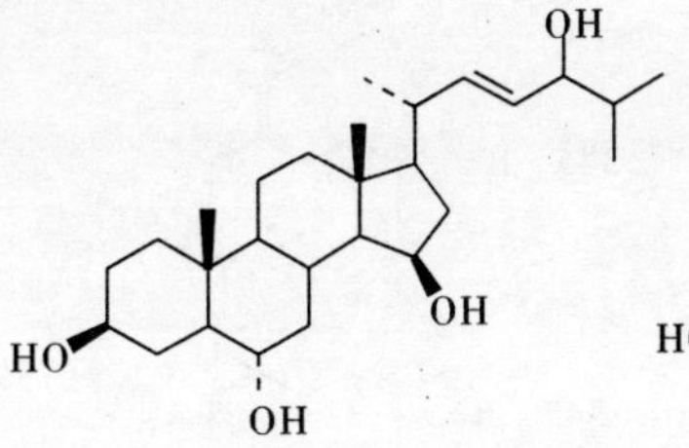

336

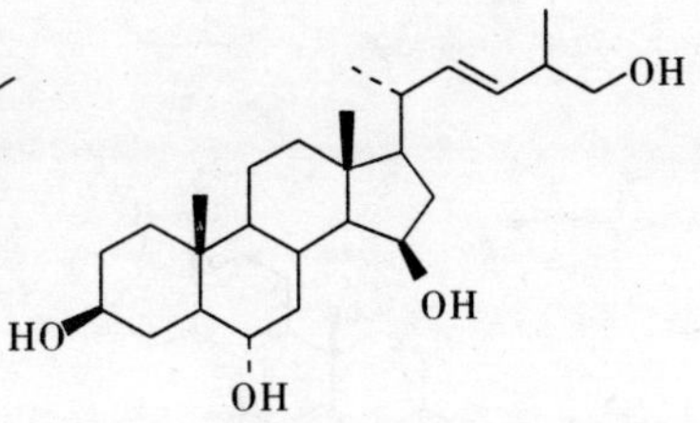

337

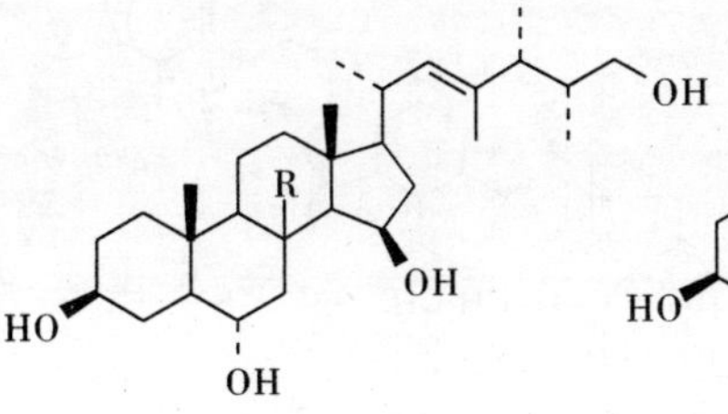

338 R=OH
339 R=H

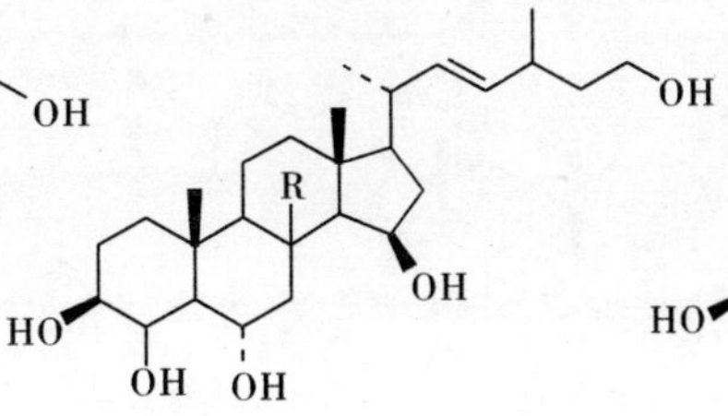

340 R=OH
341 R=H

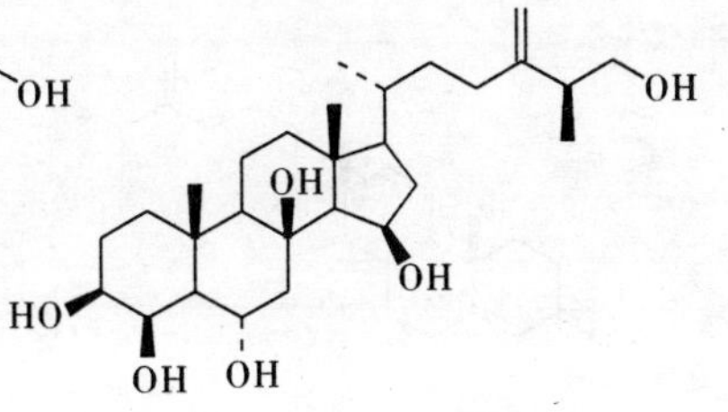

342

从海星*Luidia quinaria*和*Psilaster cassioope*．得到2种甾体皂苷类Luidiaquinoside和Psilasteroside（343、344）。luidiaquinoside含有新型五糖链，包含D－葡萄糖，D－异鼠李糖，在D－葡萄糖单元处有D－葡萄糖作为支链；Psilasteroside含有六糖链，其中阿拉伯糖以呋喃环形式存在。两者都有1个二羟基甾核，20－羟基，23－酮基官能团，利用NMR技术，包括$^{1}H-^{1}H$（COSY，TOCSY，ROESY）和$^{1}H-^{13}C$（HMQC，HMBC），EIMS，HRFABMS，结合GC分析，确定了其结构。并证明新甾体在体外对鼠嗜碱粒细胞（RBL－2H）有强的细胞毒性[95]。

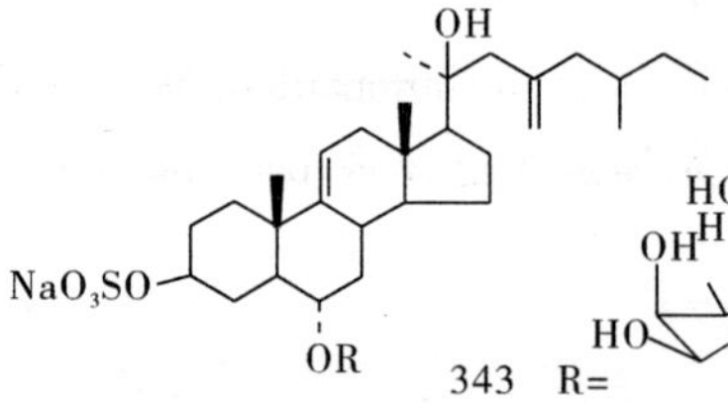

343 R= 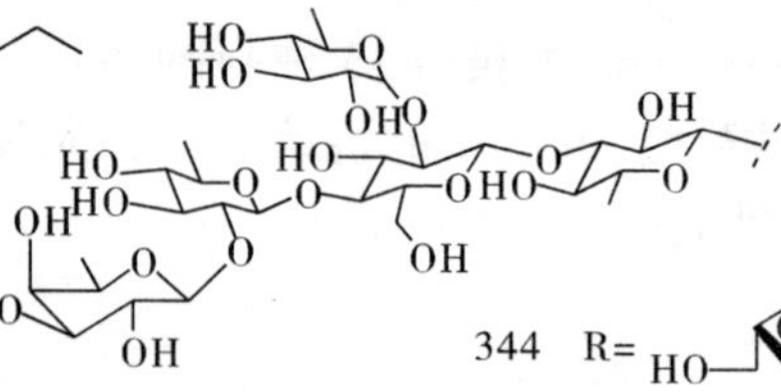

344 R= 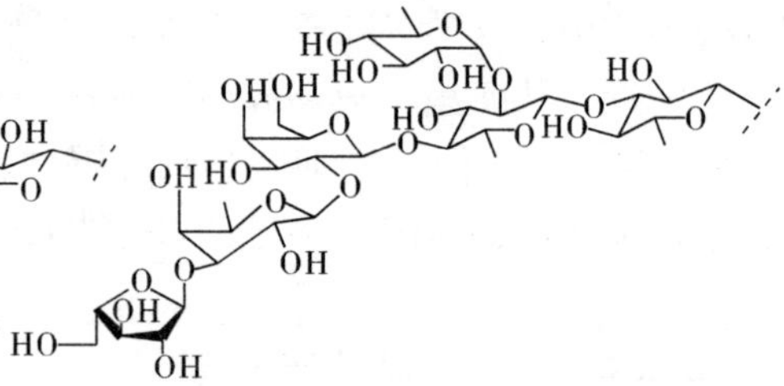

在绿藻 *Ulva lactuca* 中发现新甾体，3－O－β－D－glucopyranosyl－stigmasta－5，25－dien，利用小鼠耳水肿模型，证明具有抗炎症活性[96]。

自褐藻 *Sargassum carpophyllum* J．Agargh．获得六种甾体化合物（345～350）[97]；汤海峰等人由广西北海的马尾藻中分离得到1个结构新颖的甾体化合物（351），确定为24－乙基－3－乙氧甲酰基－5，24（28）－胆甾二烯－2－酮，这是首次报道从自然界获得的A－nor甾体羧酸酯类化合物[98]。

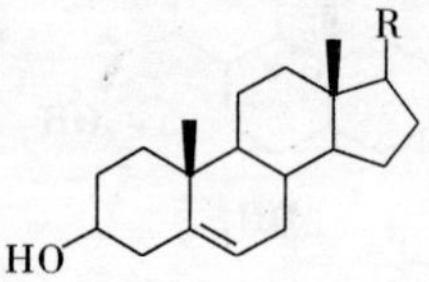

345 R= 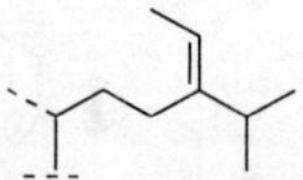

346 R= 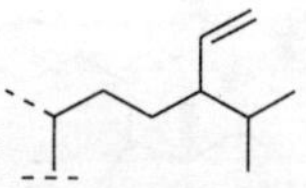

347 R= 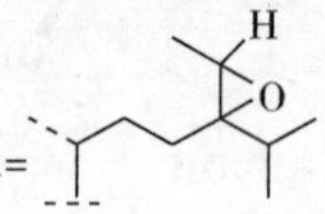

348 R= 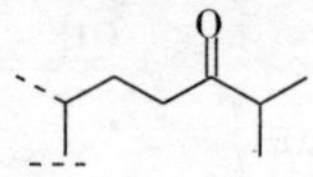

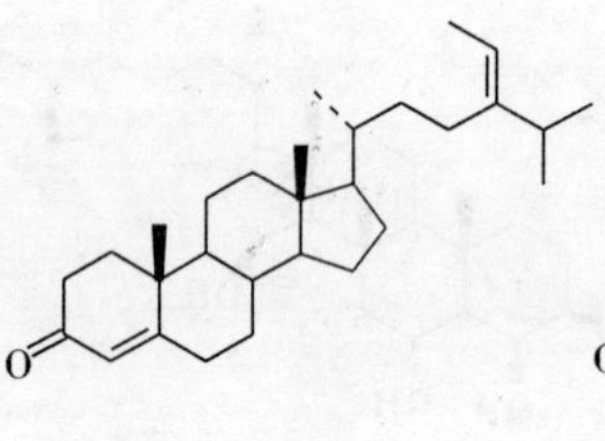

349

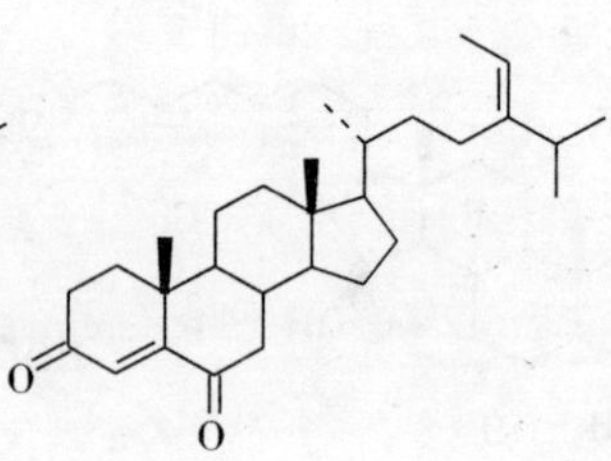

350

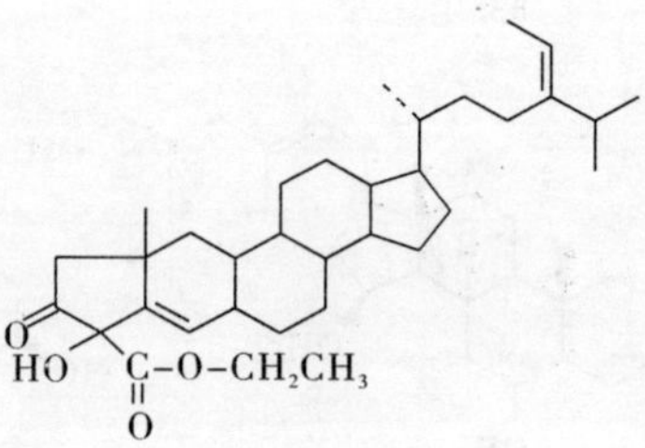

351

从白斑角鲨肝中发现了7种新的氨基甾醇 aminosterols1 1～7，squalamine（352～358）均有不同程度的抗菌活性。这几个甾醇在C－3位均有氨基基团，除化合物357外，侧链均硫酸化[99]。

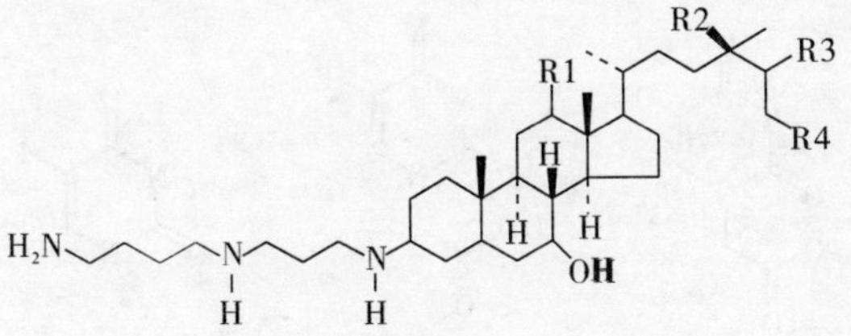

353　R_1=H，R_2=OH，R_3=H，R_4=OSO_3H

355　R_1=OH，R_2=OSO_3H，R_3=H，R_4=H

356　R_1=H，R_2=OSO_3H，R_3=CH_2OH，R_4=H

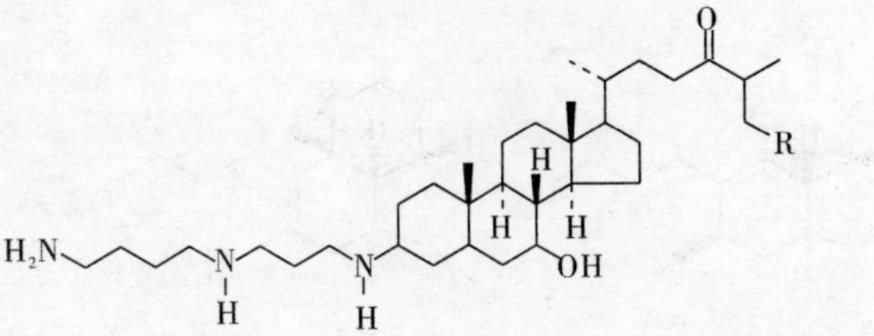

352　R=$SCH_2CH(NH_2)CO_2H$

354　R=OSO_3H

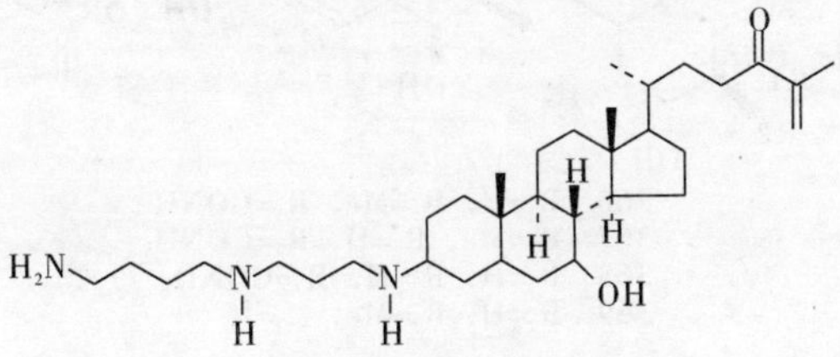

357

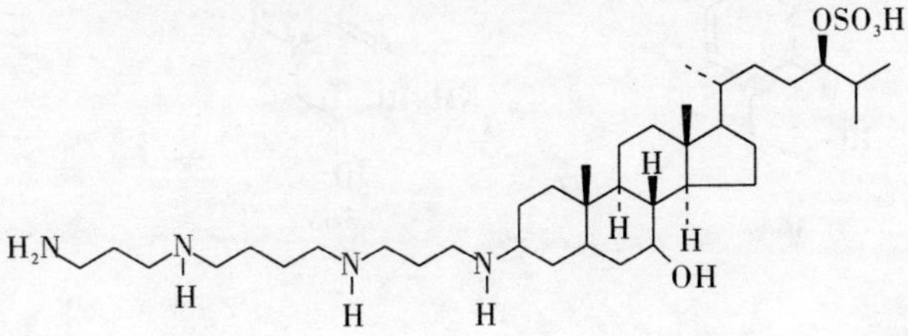

358

四、海洋生物中其他类化合物

其他类化合物包括酰胺类、肽类、大环内酯类、聚醚、核苷类等化合物。汤海峰等人从海绵 *Ptilocaulisaff*. *P*. *spiculifer* 中获得胍类化合物 ptilocaulin（359）和 isoptilocaulin（360），两者为环状化合物，对 LH1210 肿瘤细胞的 IC_{50} 分别为 0.39μg/ml 和 1.4μg/ml[100]。许晓华等人从来自南海西沙群岛的海绵 *Phakellia fusca* 中分离得到 5 个具有抗肿瘤活性的 5－氟尿嘧啶类衍生物（361～365），其中 362，363，365 是新化合物[101]。从加勒比海的海绵 *discodermia species* 中分离得到 6 个化合物 discodermolide（366）、2－epi－discodermolide（367）、2－desmethyl－discodermolide（368）、5－hydroxy－methyldiscodermolate（369）、19－des－aminocarbonyl-discoder－molide（370）、9（13）－cyclodiscoder molide（371）。对小鼠 P388 白血病细胞和 A－549 腺癌细胞均有细胞毒作用的，其中 367～371 为新化合物[102]。

海绵中还含有生物碱类化合物。如从韩国 keomun 岛的海绵 *Poecillastra wondoensis* 和 *Jaspis species*. 的粗提取物中得到 2 种咪唑类生物碱 wondonins A（372）和 B（373），这两个化合物对人类脐静脉内皮细胞癌具有细胞毒作用（LC_{50} = 63μg/ml）[103]。

从海绵 *Spongia sp*. 中分离得到大环内酯类化合物 spongidepsin（374），其对肿瘤细胞 J774－A1，WEHI－164 和 HEK－293 具有细胞毒作用，其 IC_{50} 在微摩尔水平[104]。

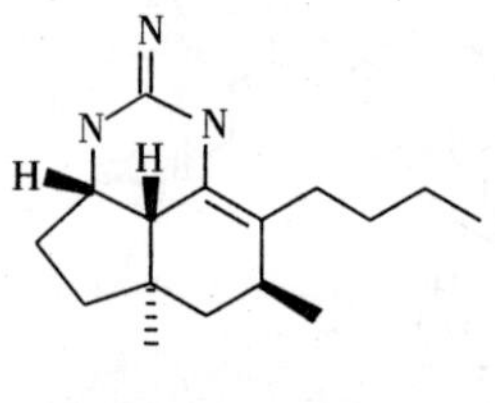

359

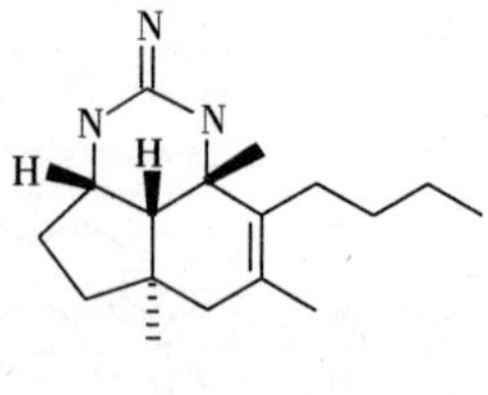

360

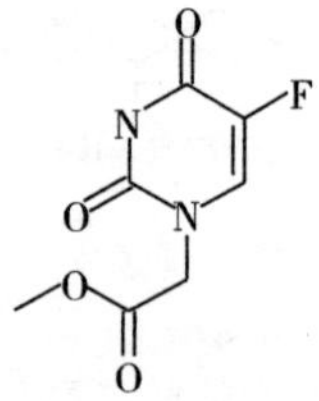

361

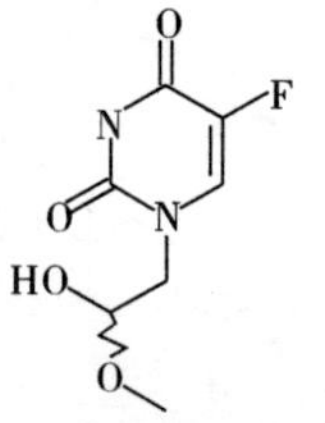

362

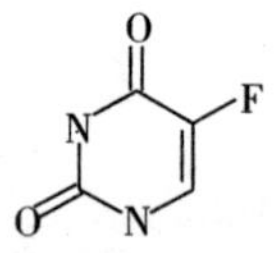

363

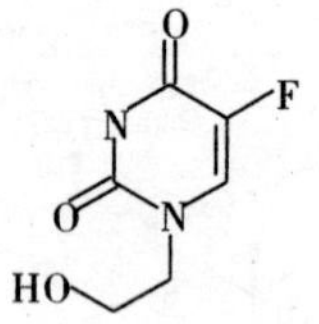

364

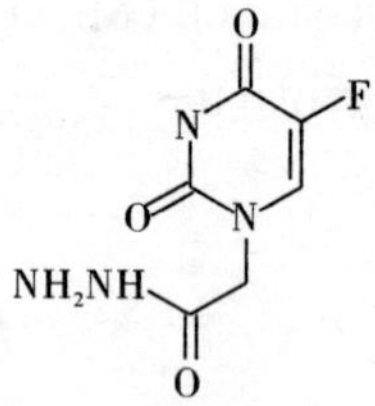

365

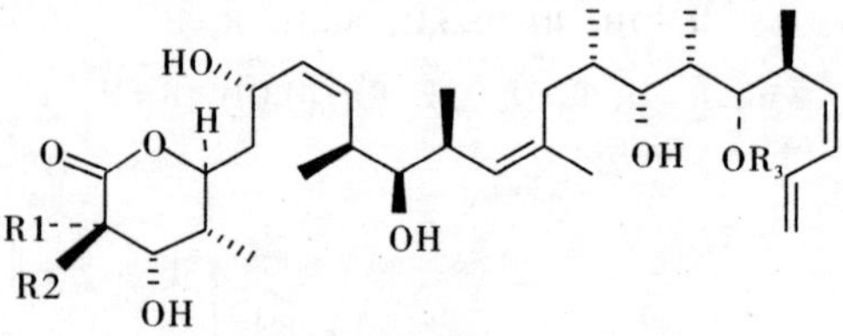

366 R_1=H，R_2=Me，R_3=$CONH_2$
367 R_1=Me，R_2=H，R_3=$CONH_2$
368 R_1=H，R_2=H，R_3=$CONH_2$
369 R_1=H，R_2=Me，R_3=H

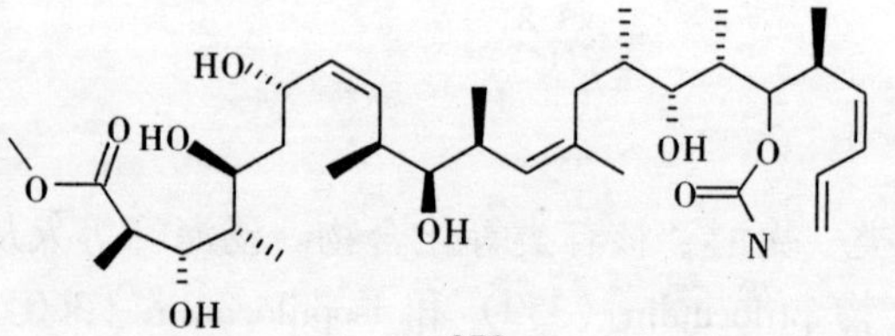

370

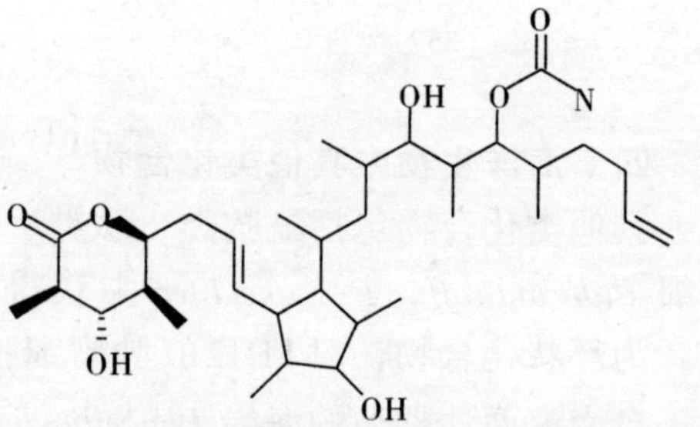

371

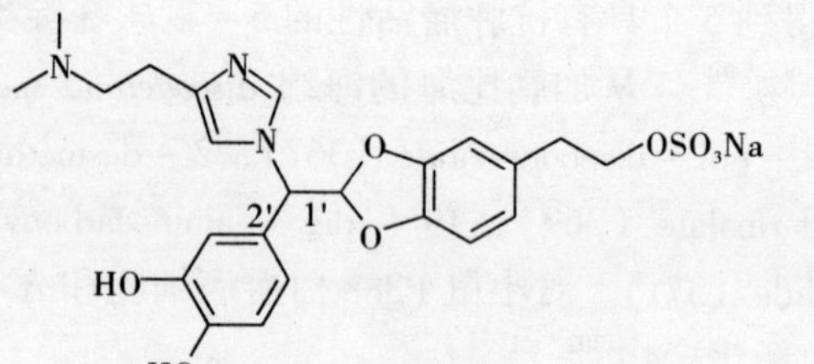

372，373（1'和2'差向异构）

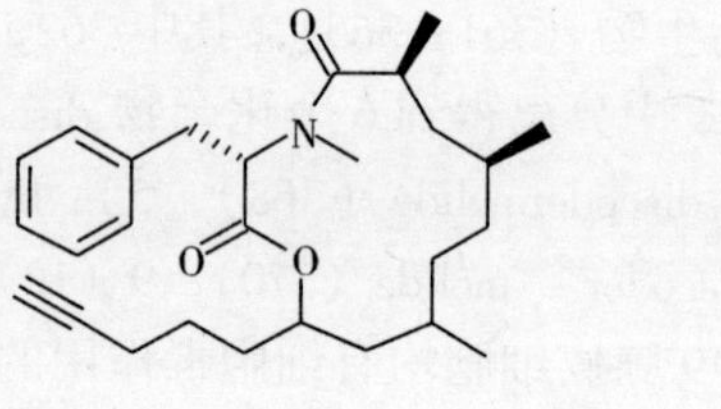

374

从西太平洋群岛的海绵 *Phakellia sp* 中提取得到具有癌细胞生长抑制作用的新化合物 phakellistantin 12（375）[105]，对 P388 白血病细胞的 ED_{50} 为 2.8μg/ml。从海绵 *Spongia sp*. 和 *Cinachyra*. *sp*. 中分别得到大环内酯类化合物 spongistatinl（376）和 Cinachyrolide A（377），从海绵 *Mycale izuensis* 的亲脂部分得到 6 个大环内酯类化合物，30，32 - dihydroxymycalolide A（378）、32 - hydroxymycalolide A（379）、mycalolide A（380）、30 - hydroxymycalolide A（381）、38 - hydroxymycalolide B（382）、mycalolide B（383），化合物 378 对 HeLa 细胞具有细胞毒作用，其 IC_{50} 为 2.6μg/ml[106]

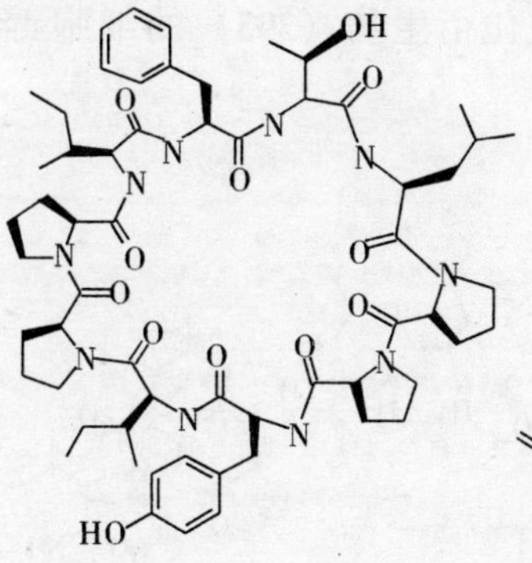

375

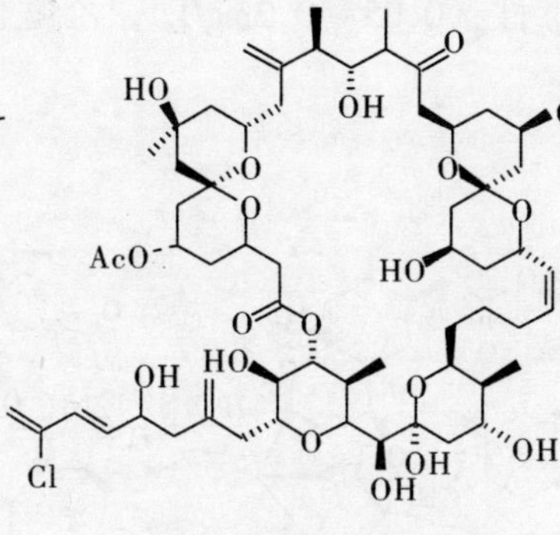

376

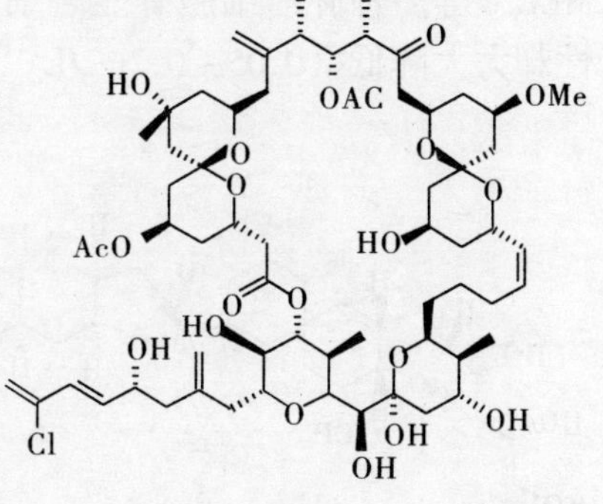

377

378　R=
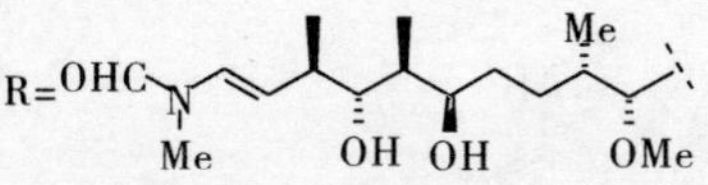

381　R=
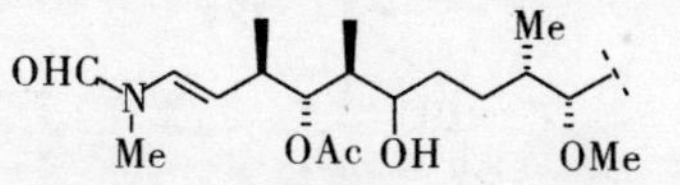

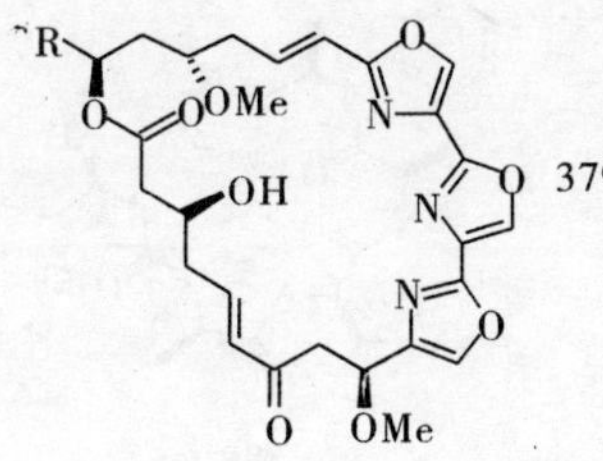

379　R=
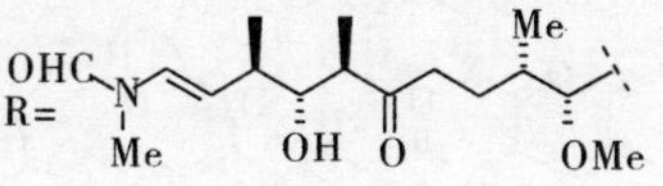

382　R=
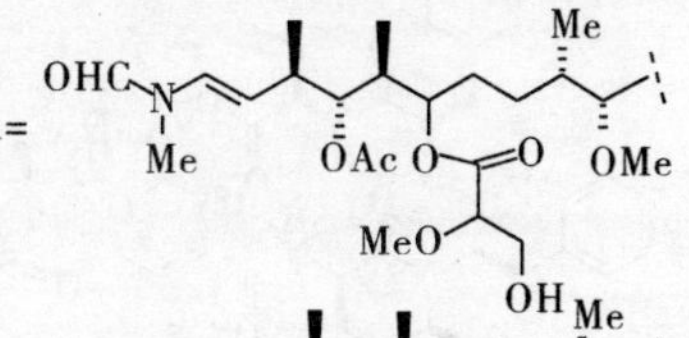

380　R=
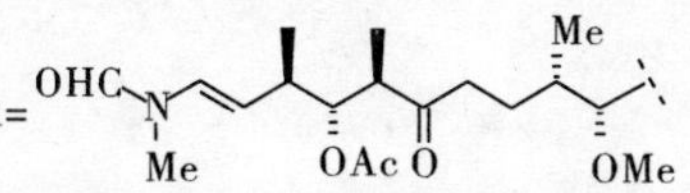

383　R=
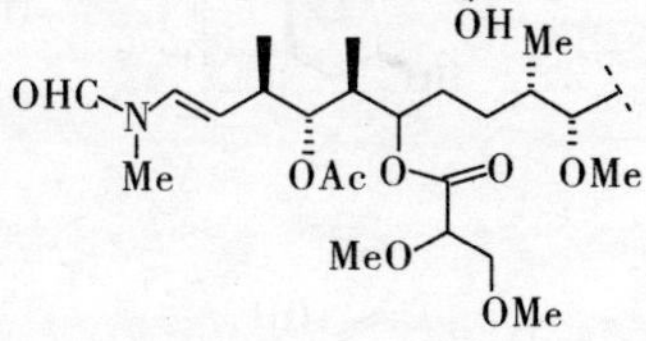

2001 年 Murray J．towel 等合成了具有细胞毒活性的大环酮 halichondrin B（384）[107]。从生活在夏威夷附近海域的软体动物 *Elysia rufescens* 中提取出一种新的抗肿瘤物质，Kahalalide F（385），对前列腺癌具有选择性体外生理活性，相关研究从 2001 年起已进入临床试验阶段[108]。

从斐济群岛的海洋青菌 *Lyngbya majuscula* 和 *Schizothrix species* 的混合物中分离得到 somamides A（386）和 somamides B（387）[107]。从塞班岛的海洋青菌 *Lyngbya confervoides* 中得到化合物 obyanamide（388）。该化合物对 KB 细胞具有细胞毒作用，其 IC_{50} 为 0.58μg/ml[109]。

海洋细菌具有抗癌活性的代谢产物多来源于革兰阳性菌，但有些革兰阴性海洋细菌也能产生结构相似的抗癌化合物。从采自帕劳群岛的巨藻 *Pocockiella variabilis* 分离到革兰阴性海洋嗜盐菌 *Pela - giobactervariaabilis*，从此菌的发酵液中分离到一组吩嗪化合物，其中 pelagiomicins A（389）在体内对宫颈癌 Hela 细胞、BALB3T3、BALB3T3/H - ras 细胞有显著的细胞毒性（IC_{50}分别为 0.04mg/L，0.2mg/L，0.07 mg/L）[110]。

从加勒比海海鞘 *Ecteinascidia turbinata* 及来自土耳其海岸 *Polycitonide* 属海鞘分离得到两株土壤杆菌，从它们的脂溶性代谢产物中分离得到两个有显著抗肿瘤活性的化合物 Sesbanimide A（390）和 C（391），其后又从该属中分离得到噻唑生物碱化合物 Agrochelin A

(392)，它可与 Zn^{2+} 形成络合物 Agrochelin A，在体外对小鼠 P388 白血病细胞、A549、HT29、MEL28 等多种肿瘤细胞有显著细胞毒性（0.05～0.2mg/L），乙酰化衍生物（393）的细胞毒性却大大降低（0.05～0.2mg/L）[110]。

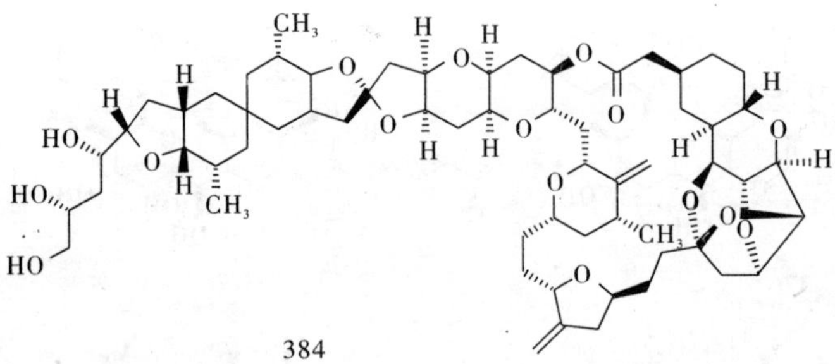

384

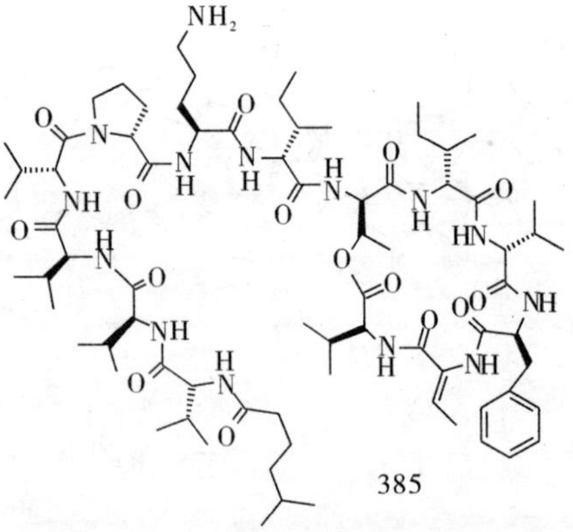

385

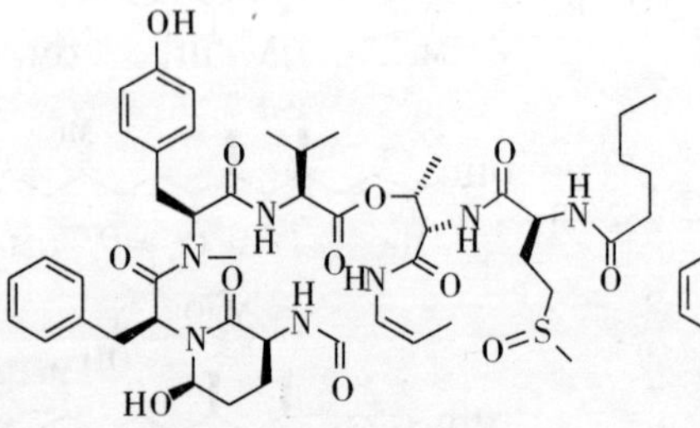

386

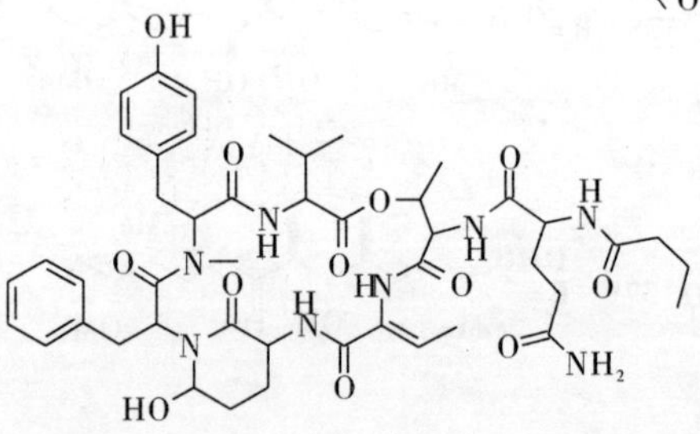

387

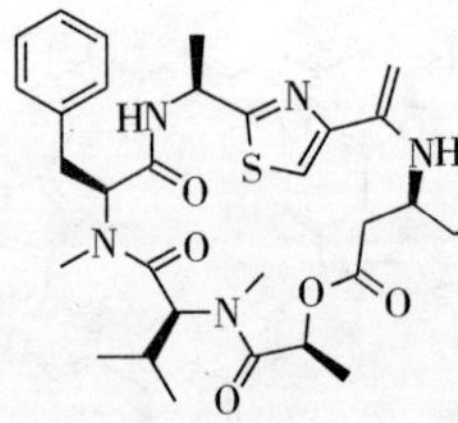

388

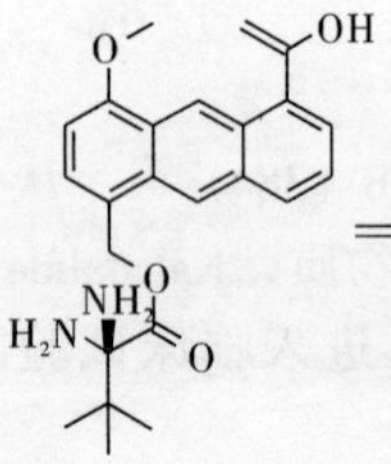

389

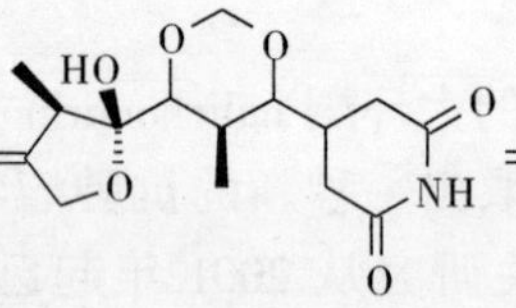

390

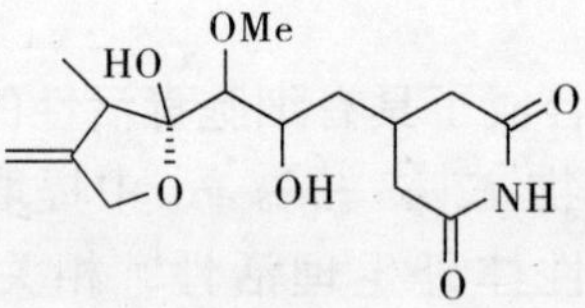

391

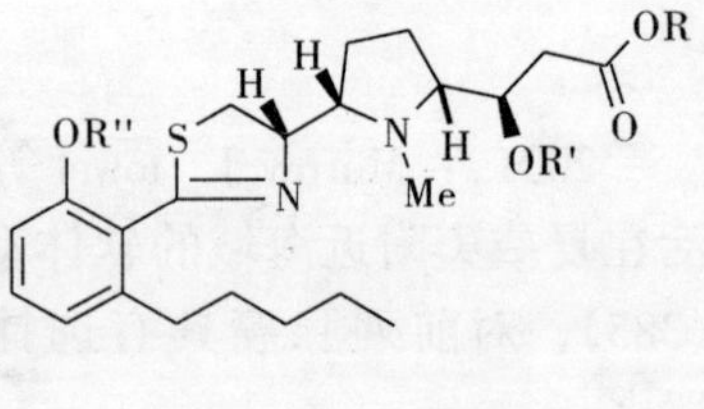

392 R=R'=R''=H

393 R=H，R'=R''=Ac

五、海洋天然产物研究展望

21 世纪人类社会面临着“人口剧增，资源匮乏，环境恶化”三大问题的严峻挑战，随着陆地资源的日益减少，开发海洋，向海洋索取资源变得日益迫切，而开发海洋药物已迫在眉睫。海洋中物种繁多、资源丰富。目前对海洋生物的成分研究还不太多，但已经发现海洋生物中的化学成分结构新颖，有很多具有很好的生物活性，尤其是细胞毒活性。因此，海洋生物有可能成为将来开发新药的丰富资源。

目前，在海洋药物的开发研究领域里走在前列的是美国、日本等科技发达国家，我国的海洋研究报道相对较少，这与样本采集的困难有关，有条件的研究单位正在加强基础化学研究及配套的活性筛选工作的力度。

在我国，海洋药物现已逐步发展为新的高新技术产业，海洋药物的研究将会有重大的突破，海洋药物的研究和开发具有广阔的发展前景和光明的前途。

（陈若芸）

参 考 文 献

1. 关美君，林文翰，丁源．海洋药物——二十一世纪中国药学研究的新热点．中国海洋药物，2001，1:1
2. 展翔天、张春光、司玫．海洋微生物活性物质研究进展．中国海洋药物，2002，2:42
3. Ana RDM, Mercedes C, Enrique D, *et al*. Geometry and halogen regiochemistry determination of vicinal dihalides by ^{1}H and ^{13}C NMR. Application to the structure elucidation of prefuroplocamioid, an unusual marine monoterpene. *Organic Letters*, 2002, 4:2949
4. Jose D, Juana R, Aurelio SM. Furoplocamioids A–C, novel polyhalogenated furonoid monoterpenes from *Plocamium cartilagineum*. *J. Nat. Prod*, 2001, 64:813
5. Duh CY, Wang SK, Wang YL, *et al*. Cytotoxic terpenoids from the Formosan soft coral *Nophthea brassica*. *J. Nat. Prod*, 1999, 62:518
6. Anjaneyulu ASR, Gowri PM, Krishn MVR. New sesquiterpinoids from the soft coral *Sin – ularia intacta* of the Indian Ocean. *J. Nat. Prod*, 1999, 62:1600
7. Wessels M, Konig GM, Wright AD. 3 – Acetoxyspathulenol, a new aromadendrane – type natural product from the soft coral *Parerythropodium fulvum*. *J. Nat. Prod*, 2001, 64:370
8. Wellington KD, Cambie RC, Rutledge PS, *et al*. Chemistry of spongers 19 Novel bioactive metabo – lites from *Hamigera tarangaensis*. *J. Nat. Prod*, 2000, 63:79
9. George M., Bronwin LS, Shan MS, et al. New sesqiterpene and brominated metabolites from the tropical marine sponge *Dysidea species*. *Tetrahedron*, 2000, 56:5247
10. Inmaculada B, Mercedes C, Ana RD, *et al*. Oxachamigrenes, new halogenated sesqiterpenes From *Laurencia obtusea*. *J. Nat. Prod*, 2002, 65:946
11. Chang YD shih – Chao C, Pei – ying S, *et al*. New Cadinene sesquiterpenoids from the Formosan soft coral *Xenia Puerto – galerae*. *J. Nat. Prod*, 2002, 65:1853
12. Gilles H G, george G H, John L. Furodysin lactone and pyrodysinoic acid, new sesquiterpenes from a Philippines *Dysiiidea species*. *J. Nat. Prod*, 2001, 64:1486
13. Masayuki K, Mong SM, tatsuo H, *et al*. New bromoterpenes from the red alga *Laurencia luzionensis*. *J. Nat. Prod*, 2000, 64:696
14. Musri M, Junichi T, Tatsuo H. New sesquiterpente carbonimidic dichlirides and related compounds from sponge *stylotella aurantium*. *J. Nat. Prod*, 2001, 64:111
15. Clelia G, Cecile D, Rot L, *et al*. New sesquiterpene and derivatives from the sponge Dysidea species with a selective inhibitor profile against human phosphoolipase A_2 and other leukocyte functions. *J. Nat. Prod*, 2001, 64:612
16. Chang YD, kuan JC, Ali AH, et al. sequitercieenes from the Fomosan stolonifer Tubipora musica, *J. Nat. Prod*, 2001, 64:1430
17. Danilo D, Rafael F, leopoldo S, *et al*. New sequiterpenederivatives from the red alga *Laurencia scoparia*. Isolation structure determination, and anthelmintic activity. *J. Nat. Prod*, 2001, 64:1552
18. Mitome H, Nagasawa T, Miyaoka H, *et al*. Dactyloquinones A and B, new sesquiterpenoid quinines from the okinawan marine sponge *dactylospongia elegans*. *J. Nat. Prod*, 2001, 64:1506

19. Mitome H, Nagasawa T, Miyaoka H, *et al*. A new sesquiterpenoid quinon and other related compounds from the okinawan marine sponge *dactylospongia elegans*. *J. Nat. Prod*, 2003, 66:46

20. Sheu JH, Sung PJ, Cheng MC, *et al*. Novel cytotoxic diterpenes, Excavaolides A – E, Isolated from the Formosan Gorgonian *Briareum excavatum*. *J. Nat. Prod*, 1998, 61:602

21. Sung PJ, Su JH, Wang GH, *et al*. Excavtaolides U – Z, new Briarane diterpenes from the *Gorgonian Briareum excavatum*. *J. Nat. Prod*, 1999, 62:457

22. Sheu JH, Sung PJ, Su JH, *et al*. Excavatolides F – M, new Briarane diterpenes from the *Gorgonian Briareum excavatum*. *J. Nat. Prod*, 1999, 62:1415

23. Duh CY, Wang SK, Tseng HK, *et al*. Novel Cytotoxic cembranoids from the soft coral *Sinularia flexibilis*. *J. Nat. Prod*, 1998, 61:844

24. Duh CY, Wang SK, Weng Yl, *et al*. Brassicolene, a novel cytotoxic diterpenoid from the Formosan soft coral *Nephthea brassica*. *Tetrahedron Lett*, 2000, 41:1401

25. Rho JR, Lee HS, Seo *Y*, *et al*. New Xenicane diterpenoids from the gorgonian *Acalycigorgia inermis*. *J. Nat. Prod*, 2000, 63:254

26. Chai MC, Wang SK, Dai CF, *et al*. A cytotoxic lobane diterpene from the Formosan soft coral *Sinularia inelegans*. *J. Nat. Prod*, 2000, 63:843

27. Mildred BO, Ru AE, Peter P, *et al*. A new meroditerpenoid dimmer from an undescribed Philippine marine sponge of the genus *Strongylophora*. *J. Nat. Prod*, 1998, 61:948

28. Cristina A, Noemi G, Gilmar S, *et al*. New xenia diterpenoids from the Indonesian soft coral *Xenia sp*. *J. Nat. Prod*, 2002, 65:766

29. Kazutaka S, Masashi T, Eri F, *et al*. Dytesinins A and B, New clerodane—type diterpenes with a cycolopropane ring from the Tunicate *Cystodytes sp*. *Tetrahedron*, 2000, 56:7923

30. Abimael DR and Shi YP. Verrillin. A highly oxygenated marine diterpene based on the novel verrillane carbon skeleton. *J. Org. Chem*, 2000, 65:5839

31. Abimael DR and Brunilda V. New diterpenes from the Caribbean sponge *Epipolasis reiswig*. *J. Org. Chem*, 2001, 66:6364

32. Abimael D and Catherine R. A marine diterpene with a novel tetracyclic framework from the west Indian gorgonian octocoral *Pseudopterogorgia elisabethae*. *Org. Lett*, 2000, 2:507

33. Ping – jyun S, Jui – Hsin S, Chang – yih D, et al. Briaexcavatolides K – N, new briarane diterpenes from the gorgonia *Briareum excavayum*. *J. Nat. Prod*, 2001, 64:318

34. Shwu – li W, Ping —jyun S, Michael YC, *et al*. New polyxygenerated briarane diterpenoids, briaexcavatolides O – R from the gorgonian *Briareum excavatum*, *J. Nat. Prod*, 2001, 64:1415

35. Yan – ping S, Abimael DR, Omaayra LP. Calycalaglycosides D and E, novel cembrane glycosides from the Caribbean gorgonian octocoral Eunicea species, and structural revision of the aglycon of calycon of calyculaglycoside A – C. *J. Nat. Prod*, 2001, 64:1439

36. Yan P S, Abimael DR, Charles L B, *et al*. New terpenoid constituents from *Eunicea pinta*. *J. Nat. Prod*, 2002, 65:1232

37. Macoto I, Yuuki M, Yosuke T, *et al*. New diterpenoids from the Okinawan soft coral *Clavularia Koellikeri*. *J. Nat. Prod*, 2001, 65:1441

38. Jung – rae R, Mi – sun O, Kyong H J, *et al*. New xenicane diter pinoids from the gorgonia *Acalycigoria inermis*. *J. Nat. Prod*, 2001, 64:540

39. Chan D, Ali AHE, Chen ying C, *et al*. New cytotoxic Xenia deterpenoids from the Fomosan soft coral *Xenia umbel-*

late. *J*. *Nat*. *Prod*, 2001, 65:1882

40. Cristina A, Noemi G, Gilmar S, *et al*. New Xenia deterpenoids from the Indonesian soft coral *Xenia sp*. *J*. *Nat*. *Prod*, 2001, 65:766
41. 梁利岩，邓松之，章勤，等．南海豆荚软珊瑚化学成分研究（Ⅲ）．中国海洋药物，2001，20:6
42. Michelle M, Robe J C. Phorbasin B and C: novl diterpenes from a southern Australian marine sponge *Phorbasies species*. *J*. *Nat*. *Prod*, 2001, 64:645
43. ChangY D, MinC C, Shang K W, *et al*. Cytotoxiic dolabellane diterpenes from the Fomosan soft coral *Clavularia inflata*. *J*. *Nat*. *Prod*, 2001, 64:1028
44. ChangYD, Ali AHE, Shang Y W, *et al*. Novel terpenoids from the Fomosan soft coral *Cespitularia hypotentaculata*. *J*. *Nat*. *Prod*, 2002, 65:1429
45. Abimael D R, Catherine R. Serrulatane diterpenes with antimycobacterial activity isolated from the weste Indian sea whip *Pseudoopterogorigia elisabethae*. *J*. *Nat*. *Prod*, 2001, 64:100
46. Guen H W, Jyh H S, ChangY D, *et al*. Pachyclavulariaenones D – G, new diterpenes from the soft coral *Pachyclavularia violacea*. *J*. *Nat*. *Prod*, 2002, 65:1475
47. Tsuchiya N, Sato A, Haruyama H, *et al*. Nahocols and isonahocols, endothelin antagonists from the brown alga *Sargassum autumnale*. *Phytochemistry*, 1998, 48:1003
48. Bian BH, Van A Ian A. Four new compounds from the Australian brown alga *Cystophora brownii*. *Aust*. *J*. *chem*, 1998, 51:1157
49. Wessels M, Konig GM, Wright AD. A new tyrosine kinase inhibitor from the marine brown alga *Stypopodium xonale*. *J*. *Nat*. *Prod*, 1999, 62:927
50. Suzuki M, Yamada H,, Kurata K. Dictyterpenoids A and B two novel diterpenoids with feeding – deterrent activity from the brown alga *dilophus okamurae*. *J*. *Nat*. *Prod*, 2002, 65:121
51. Ayyad SE, Slama MO, Mokhtar AH, *et al*. Cytotoxic bicyclic diterpene from the brown alga *Sargassum crispum*. *Boll*. *Chim*. *Farm*, 2001, 140:155
52. XH Xu, X Chen, JH Lu, *et al*. A new diterpenoid from *Hydroclathrus tenuis*. *Chin*. *Chem*. *Lett*, 2001, 12:709
53. Culioli G, Daoudi M, Mesguiche V, *et al*. Geranyl – geraniol – derived diterpenoids from the brown alga *Bifyucatia bifurcata*. *Phytochemistry*, 1999, 52:1447
54. Culioli G, Diguardia S, Vall R, *et al*. Geranyl – geraniol – derived diterpenoids from the brown alga *Bifyucatia bifurcate*; comparison with two other *Cystoseitaceae species*. *Biochem*. *Syst*. *Ecol*, 2000, 28:185
55. Gerald C, Mchammed D, Annick O M, et al. （s） – 12 – hydroxygeranylgeranilo – derived diterpenes from the bown alga *Bifyucatia bifurcate*. *Phytochemistry*, 2001, 57:529
56. Fontaha A, Cavaliere P, Ungur N, *et al*. New scalaranes from the nudibranch *Glossodoris atromarginata* and its Sponge prey. *J*. *Nat*. *Prod*, 1999, 62:1367
57. Marie – Lise B K, Arlette l, Cecile D, *et al*. New cytotoxic isomalabaicane – type sesterterpenes from the new Caledonian marine sponge *Rhabdastrella globstellata*. *Tetrahedron Lett*, 2000, 41:3087
58. Diaa T. A., Rodney K Y, Michelle K, *et al*. Salmahyrtisola, a novel cytotoxic sesterpene from the Red sea sponge *Hyrtios erecta*. *J*. *Nat*. *Prod*, 2002, 65:2
59. Michael C R, junichi T, Nicole V, *et al*. New scalarane class sesterterpenes from an Indonesian sponge, *Phyllospongia sp*. *J*. *Nat*. *Prod*, 2002, 65:1838
60. Jorge I J, Wesley YY, Paul J S, *et al*. Honulactones: New bishomoscalaran sesterterpenes from the Indonesian sponge *Strepsichordaia aliena*. *J*. *Org*. *Chem*, 2000, 65:6837

61. Matthew K. R, Paul R J and William F. Mangicols; Structures and biosynthesis of a new class of sesterterpene Polyols from a Marine fungus of the genus *Fusarium*. *J. Org. Chem*, 2000, 65:4843
62. Mercedes C, Paul R J and William F. Aspergilloxide, a novel sesterterpene epoxide from a marine – derivedfundus of the genus *Aspergillus*. *Organic Letters*, 2002, 4:1583
63. Malcolm SB, Annette, Gordon K, *et al*. Cheilanthane sesterterpenes, protein kinase inhibitors, from a marine sponge of the genus *Ircinia*. *J. Nat. Prod*, 2001, 64:300
64. Yonghong L, Bok HB, NaseerA, *et al*. New cytocoxic sesterterpenes from the sponge *Sarcotragus species*. *J. Nat. Prod*, 2001, 64:1301
65. Masashi T, Tadashi E, Yuzurum, *et al*. Luffariolids H and J, new sesterterpenes from a marine sponge *Luffariella species*. *J. Nat. Prod*, 2001, 64:1507
66. Khalid AES, Mark TH, Nadia EH, *et al*. Antimalarial, activiral, and antitoxoplasmosis norsesterterpene peroxide acids from the red sea sponge *Diacarnus erythraeanus*. *J. Nat. Prod*, 2001, 64:522
67. Romila DC, Tawnya CM, Nichael RB, *et al*. Thorectandrols A and B, new cytotoxic sesterterpene from the marine sponge *Thorectandra species*. *J. Nat. Prod*, 2001, 64:661
68. Avilov SA, Antonov AS, Drozdova OR, *et al*. Triterpene glycosides from the far—eastern sea cucumber Pentamera *calcigera*. 1. monosulfated glycosides and cytotoxicty of their unsulfated derivatives. *J. Nat.. Prod*, 2000, 63:65
69. Oku N, Matsunaga S, Wada S, *et al*. New isomalabaricane triterpenes from the marine sponge *Stelletta globostellata* that induce morphological changes in rat fibroblasts. *J. Nat. Prod*, 2000, 63:205
70. Zampella A, D' Auria MV, Debitus C, *et al*. New isomalabaricane derivatives from a new species of *Jaspis sponge* collected at the Vanuatu islands. *J. Nat. Prod*, 2000, 63:943
71. Deniz T, Gain CM, Gisela PC, *et al*. Bioactivite isomalabariciane triterpenes from the marine sponge *Rhabdastrella globostellata*. *J. Nat. Prod*, 2002, 65:210
72. Lee HS, Seo Y, Cho KW, *et al*. New triterpenoid saponins from the sponge *Melophlus isis*. *J. Nat. Prod*, 2000, 63:915
73. Yoel K, Tesfamariam Y, and Shmuel C. New triterpenoids from the red sea sponge *Siphonochalina siphonella*. *J. Nat. Prod*, 2001, 64:175
74. 汤海峰，易杨华，姚新生．海洋甾体化合物的研究进展．中国海洋药物，2002，21:42
75. ZhangWH, Che CT. Isomalabaricane type nortriterpenoids and other constituents of the marine sponge *Geodia japonia*. *J. Nat. Prod*, 2001, 64:1489
76. Santafe G, Paz V, Rodriguez J. *et al*. Novel cytotoxic oxygenated C29 sterols from the Colombian marine sponge *Polymastia tenax*. *J. Nat. Prod*, 2002, 65:1161
77. Umeyama A, Ito S, Yoshigaki A, *et al*. Two new 26, 27 – cyclosterols from the marine sponge *Strongylophora corticata*. *J. Nat. Prod*, 2000, 63:1540
78. Winklet A. G, Michelle K, Paul J. S. Gelliusterols A – D, New Acetylenic Sterols from a Sponge, *Gellius Species*. *J. Nat. Prod*, 2001, 64:741
79. Amira R, Tesfamarian Y, Shoshana L, *et al*. Clathsterol, a Novel Anti – HIV – 1 RT Sulfated Sterol from the Sponge *Clathria species*. *J. Nat. Prod*, 2001, 64:1451
80. Suksamrarn – A, Jankam – A, Tarnchompoo – B, et al. Ecdysteroids from a *Zoanthus sp*. *J. Nat. Prod*, 2002, 65:1194
81. Yang SW, Chan TM, Pomponi SA, *et al*. Structure elucidation of a new antifungal sterol sulfate, from a deep – water marine sponge (Family: *Astroscleridae*). *J. Antibiotics*. 2003, 56:186
82. Chang Y D, Hang K W, Shengm G C. Cytoxic Cembrenolides and Steroids from the Formosan Soft Coral *Sarcophyton*

crassocaule. *J*. *Nat*. *Prod*, 2000, 63:1634

83. Chang YD, Ali AHEG; Chih J C, *et al*. New cytotoxic constituents from the Formosan soft corals *Clavularia viridis and Clavularia violacea*. *J*. *Nat*. *Prod*, 2002, 65:1535
84. Haydelba TD, Baldwin SM, William FR. Steroidal Compounds from the CaribbeanOctocoral *Eunicea laciniata*. *J*. *Nat*. *Prod*, 2000, 63:1669
85. Anthony DW, Eva G,, Gabride M K. Oxygenated analogues of gorgosterol. and ergosterol from the soft coral. *Capnella lacertiliensis*. *J*. *Nat*. *Prod*, 2003, 66:157
86. Ammanamachi SRA, Moturu VRK, Ponnapalli MG. Novel Epoxy Steroids from the Indian Ocean soft coral *Sarcophyton crasspcauce*. *J*. *Nat*. *Prod*, 2000, 6:112
87. Sheu J H, Chen S P, Sung PJ. Hippuristerone A, a novel polyoxygenated steroid from the gorgonian *Isis hippuris*. *Tetrahedron Letters*, 2000, 41:7885
88. Iwashima M, Nara K, Nakamichi Y, *et al*. Three new chlorinated marine steroids, yonarasterols G, H and I, isolated from the Okinawan soft coral, *Clavularia viridis*. *Steroids*, 2001, 66:25
89. Shen YC, Venkata S P C, Chang Y T. Two new polyhydroxysteroids from the gorgonian *Isis hippuris*. *Steroids*, 2001, 66:721
90. Miyamoto T, Kodama K, Aramaki Y, *et al*. Orostanal, a novel abeo - sterol inducing apoptosis in leukemia cell from a marine sponge, *Stelletta hiwasaensis*. *Tetrahedron Letters*, 2001, 42:6349
91. Ivanchina NV, Kicha AA, Kalinovsky AI. Hemolytic polar steroidal constituents of the starfish *Aphelasterias japonica*. *J*. *Nat*. *Prod*, 2000, 63:1178
92. Hugo D. C, Alicia M. S, Marta S. M. Antifungal steroidal glycosides from the Patagonian Starfish *Anasterias minuta*: Structure - Activity Correlations. *J*. *Nat*. *Prod*, 2002, 65:153
93. Natalia V. I, Alla A. K, Anatoly I. K, *et al*. Hemolytic steroid disulfates from the Far Eastern starfish. *Pteraster pulvillus*. *J*. *Nat*. *Prod*, 2003, 66:298
94. Weihong Wang, Famei li, Yujin Park, *et al*. Bioactive Sterols from the Starfish *Certonardoa semiregularis*. *J*. *Nat*. *Prod*, 2003, 66:384
95. Simona D M, Nicola B, Maria I, *et al*. Bioactive asterosaponins from the starfish *luidia quinaria* and *Psilaster cassiope*. Isolation and Structure Characterization by two - dimensional NMR spectroscopy. *J*. *Nat*. *Prod*, 2003, 66:515
96. Nagwa E Awad. Biologically active steroid from the green alga *Ulva lactuca*. *Phytotheraphy Research*, 2000, 14:641
97. Tang H F, Yi Y H, Yao X S. Studies on the bioactive steroid constituents from *Sargassum carpophyllum*. *Chin Pharm*. *J*, 2002, 37:262
98. 汤海峰，易杨华，姚新生等．裸藻果叶马尾藻化学成分的研究．中国海洋药物，2002，21:11
99. Rao MN, Shinnar AE, Noecker LA, *et al*. Aminosterols from the dogfish shark *squalus zcanthias*. *J*. *Nat*. *Prod*, 2000, 63:631
100. 汤海峰，易杨华，姚新生等．海洋抗肿瘤物质研究概况与展望．药学服务与研究，2002，2:7
101. Xu X, Yao GM, Li YM, *et al*. 5 - Fluorouracil derivatives, from the sponge *Phakellia fusca*. *J*. *Nat*. *Prod*, 2003, 66:285
102. Sarath P. G, gopal K P, Ross E L, *et al*. Fiv new discodermolide Analogues from the marine sponge Discodermia species. *J*. *Nat*. *Prod*, 2002, 65:1643
103. Jongheon S, JungR R, Yang W S. Wondonins A and B new bis (dihydroxytyryl) imidazoles from a two - sponge association. *Tetrahedron letters*, 2001, 42:1965

104. Shunji A, Nobuaki N, Yuji K. Molecular modeling of 5 – desactylaltohyrtin A, a spongean cytotoxic macrolide. *Tetrahedron*, 2001, 57:6257

105. George RP, Pettit and Rui T. Antineoplastic Agents 390. Isolation and structure of phakellistain 12 from a Chuuk archipelagl marine sponge. *Bioorg. Med. Chem. Lett.* 2003, 13:685

106. Preecha P, Shigeki M, Rob W. M. van S. Isolation of a new Mycalolide from the Marine Sponge *Mycale izuensis*. *J. Nat. Prod*, 2002, 5:942

107. Margolin K, Longmate J, Synold TW. Dolastatin – 10 in metastatic melanoma: Aphase II and pharmokinetic trial of the California Cancer Consortium. Investigational. *New. Drugs*, 2001, 19:335

108. Lisa MN, Williamson R. T, Willian HG. Somamides A and B, Two New Depsipepetide Analogues of Dolatatin 13 from a Fijian Cyanobacterial Assemblage of *Iyngbya majuscula* and *schizothrix Specie*. *J. Nat. Prod*, 2001, 64: 716

109. Philip G. W, Wesley YY, Richarde M. Isolation and Structure Determination of Obyanamide, a Novel cytotoxic Cyclic Depsipeptide from the Marine Cyanobacterium *Lyngbya confervoides*. *J. Nat. Prod*, 2002, 65:29

110. 徐赤，顾谦群，崔承彬. 海洋微生物抗肿瘤代谢产物的研究进展. 中国海洋药物，2001，20:44

附 录

附录一 中文主题索引
(Object Index in Chinexe)

一 画

二 画

三 画

四 画

五 画

六 画

七 画

八 画

九 画

十画

十一画

十二画

十三画

十四画

十五画

十六画

十七画

十八画

十九画

二十画

二十一画

附录二 英文主题索引

(Object Index in English)

A

B

C

D

E

F

G

H

I

J

K

L

N

O

P

Q

R

S

T

U

附录三 中文生物学名索引
（Biology Name Index in Chinese）

一 画

二 画

三 画

四 画

五 画

六 画

七 画

八 画

九 画

十 画

十一画

十二画

十三画

十四画

十五画

十六画

十七画

十八画

十九画

二十画

二十一画

附录四 拉丁文生物学名索引
（Biology Name Index in Latin）

A

B

C

D

E

I

J

K

L

M

N

O

P

Q